Röntgendiagnostik
des Verdauungstraktes
bei Kindern
und Erwachsenen

Röntgendiagnostik des Verdauungstraktes

bei Kindern und Erwachsenen

Neugeborenes – Säugling – Kleinkind – Schulkind – Jugendlicher – Erwachsener

M. Arnold Lassrich · Robert Prévôt

2., neubearbeitete und erweiterte Auflage
1413 Abbildungen in 1545 Einzeldarstellungen

1983
Georg Thieme Verlag Stuttgart · New York

M. Arnold Lassrich, Prof. Dr. med.,
Direktor der Röntgenabteilung
der Universitäts-Kinderklinik,
Martinistraße 52, 2000 Hamburg 20

Robert Prévôt, Prof. Dr. med.,
ehem. Direktor der Radiologischen
Universitätsklinik und des Strahleninstituts,
Trenknerweg 42, 2000 Hamburg 52

CIP-Kurztitelaufnahme der Deutschen Bibliothek

Lassrich, Max Arnold:
Röntgendiagnostik des Verdauungstraktes bei Kindern
und Erwachsenen : Neugeborenes – Säugling – Kleinkind – Schulkind – Jugendlicher – Erwachsener /
M. Arnold Lassrich ; Robert Prévôt. – 2., neubearb.
u. erw. Aufl. – Stuttgart ; New York : Thieme, 1983.
   1. Aufl. u.d.T.: Prévôt, Robert: Röntgendiagnostik
   des Magen-Darmkanals

NE: Prévôt, Robert:

Die 1. Auflage 1959 erschien unter dem Titel „Röntgendiagnostik des Magen-Darmkanals" von Prévôt/
Lassrich

Wichtiger Hinweis: Medizin als Wissenschaft ist ständig
im Fluß. Forschung und klinische Erfahrung erweitern
unsere Kenntnisse, insbesondere was Behandlung und
medikamentöse Therapie anbelangt. Soweit in diesem
Werk eine Dosierung oder eine Applikation erwähnt wird,
darf der Leser zwar darauf vertrauen, daß Autoren, Her-
ausgeber und Verlag größte Mühe darauf verwandt haben,
daß diese Angabe genau dem Wissensstand bei Fertig-
stellung des Werkes entspricht. Dennoch ist jeder Benut-
zer aufgefordert, die Beipackzettel der verwendeten Präparate zu prüfen, um in eigener Verantwortung festzustellen, ob die dort gegebene Empfehlung für Dosierungen
oder die Beachtung von Kontraindikationen gegenüber der
Angabe in diesem Buch abweicht. Eine solche Prüfung ist
besonders wichtig bei selten verwendeten Präparaten
oder solchen, die neu auf den Markt gebracht worden sind.

© 1959, 1983 Georg Thieme Verlag, Rüdigerstraße 14,
D-7000 Stuttgart 30
Printed in Germany
Satz: Druckhaus Dörr, Inh. Adam Götz, 7140 Ludwigs-
burg (Linotype System 5 [202])
Druck: Karl Grammlich KG, 7401 Pliezhausen

ISBN 3-13-386402-5   1 2 3 4 5 6

Dem Andenken von
H. H. BERG und G. E. KONJETZNY
gewidmet

Vorwort

Die Röntgenuntersuchung des Verdauungstraktes ist heute so ergiebig geworden, daß sie bei den meisten Erkrankungen dem Kliniker wichtige Informationen liefern kann, die nach wie vor mit keiner anderen Methode zu erhalten sind. Die seit dem Erscheinen der ersten Auflage beträchtlichen diagnostischen Fortschritte wurden in die Darstellung einbezogen, gleichzeitig aber die Leistungen früherer Radiologen nicht vergessen, weil wir deren Arbeiten auch heute noch als Basis vieler Untersuchungen ansehen.

Schwerpunkt der Darstellung in dieser wesentlich erweiterten Neuauflage bleibt die klassische Röntgenuntersuchung, vor allem eine subtile Schleimhautdiagnostik unter Berücksichtigung von Funktionsstörungen, wie sie bei der Diagnostik von Anomalien, Entzündungen und tumorösen Veränderungen erforderlich ist. Darüber hinaus können die modernen Untersuchungsmethoden und Spezialverfahren zusätzliche Informationen liefern und ermöglichen häufig erst eine gezielte Therapie.

Die ungewöhnlich großen Fortschritte der Röntgendiagnostik bei Erkrankungen des Verdauungstraktes von Kindern nehmen in der Darstellung einen wesentlich größeren Raum ein als früher. Wir hielten es aber für sinnvoll, sie in den Gesamtrahmen des Buches einzufügen, weil viele Parallelen, Ähnlichkeiten und Übergänge zur Pathologie des Erwachsenen vorhanden sind. Befunde und Veränderungen aller Altersstufen wurden so ineinander verflochten, daß eine unnatürliche Trennung zwischen Kindern und Erwachsenen unterblieb. Methodik, Technik und Taktik der Röntgenuntersuchung weisen während aller Altersstufen zudem mehr Gemeinsamkeiten als Differenzen auf. Unterschiede der Pathologie und der Krankheitsbilder werden herausgestellt, Besonderheiten der Untersuchungstechnik begründet.

Die beachtliche Weiterentwicklung der Röntgenapparate, der Geräte und Kontrastmittel macht heute eine Untersuchung des Magendarmtraktes nicht nur ergiebiger, sondern reduziert auch erheblich deren Unannehmlichkeiten. Zudem ließ sich die Strahlenbelastung deutlich verringern. Die heute verfügbaren endoskopisch-bioptischen Untersuchungen sind für den Radiologen als eine Bestätigung, eine Komplettierung, aber auch als eine erwünschte Korrektur seiner Untersuchungsergebnisse außerordentlich hilfreich und wichtig geworden.

CT-Untersuchungen wurden berücksichtigt, zahlreiche Detailfragen müssen aber den modernen Monographien überlassen bleiben. Die Sonographie ergänzt einen Teil der bisherigen Röntgenuntersuchungen, ermöglicht als Suchmethode deren gezielteren Einsatz oder macht Röntgenuntersuchungen sogar manchmal überflüssig. Infolge der stürmisch gewachsenen Anwendung und neuer Erkenntnisse hat die Ultraschalluntersuchung während der letzten Jahre eine solche Informationsbreite erreicht, daß sie nicht mehr in unsere Darstellung einbezogen werden konnte und wir auf das Studium einschlägiger Bücher verweisen. Die Fülle der heute bekannten Fakten und das ungewöhnlich stark angewachsene Schrifttum konnten nicht annähernd vollständig in das Buch aufgenommen werden, so daß Lücken unvermeidlich bleiben. Man möge unsere Absicht erkennen und verstehen, die subtile Darstellung morphologischer Veränderungen unter Einbeziehung funktioneller Störungen in den Vordergrund zu rücken.

Wir danken Herrn Prof. Dr. Bücheler, Direktor der Abteilung Röntgendiagnostik der Radiologischen Universitätsklinik Hamburg, herzlich für die Überlassung der CT-Aufnahmen, ferner Herrn Prof. Dr. Soehendra, Chirurgische Universitätsklinik Hamburg, für die hervorragende Zusammenarbeit bei allen ERCP-Untersuchungen. Besonderer Dank gilt den Sekretärinnen der Universitäts-Kinderklinik Hamburg, Frau Ingeborg Wegner und Frau Johanna Tanau, für die umfangreichen und mühevollen Schreibarbeiten. Unser Dank gebührt vor allem auch der Fotografin der Universitäts-Kinderklinik Hamburg, Frau Regina Völz, die bei den fototechnischen Arbeiten mit besonderer Sorgfalt und Sachkenntnis half. Die Zeichnungen fertigte mit bekannter Meisterschaft Frau Ingrid Schaumburg, Hamburg, an.

Hamburg, Sommer 1983   M. Arnold Lassrich
Robert Prévôt

Inhaltsverzeichnis

1. Allgemeines

Einleitung

Seit der Einführung brauchbarer Kontrastmittel nimmt die Röntgenuntersuchung in der klinischen Gastroenterologie unbestritten eine führende Position ein. Durch zahlreiche neu entwickelte Verfahren wurde das diagnostische Repertoire derart erweitert und verfeinert, daß man bei keiner Erkrankung des Verdauungstraktes, sei sie nun akut oder chronisch, leicht oder schwer, auf die Röntgendiagnostik verzichten sollte. Methodische und technische Verbesserungen haben ihre Leistungsfähigkeit und Treffsicherheit in den letzten vier Jahrzehnten ungemein gesteigert. Endoskopie und Sonographie bieten heute eine wichtige und willkommene Ergänzung.

Qualifizierte diagnostische Leistungen setzen allerdings ein hohes Maß an *technischem Können* und *klinischem Verständnis* voraus. Man erwartet von einem guten Radiologen nicht nur die Bestätigung einer klinischen Verdachtsdiagnose oder den Ausschluß einer vermuteten Erkrankung, sondern darüber hinaus auch die Fähigkeit, durch die Röntgenuntersuchung bereits dann schon Veränderungen aufzudecken, wenn klinisch noch keine entsprechenden Symptome vorliegen. Es sei hier nur an die Frühdiagnose des Magenkarzinoms erinnert. Zweifel sind jedoch immer dort angebracht, wo Röntgenbefund und klinische Diagnose erheblich voneinander abweichen.

Röntgenologische Veränderungen, aus denen sich eine Operationsindikation ergeben kann, müssen auf jeden Fall auf ihre Konstanz hin kontrolliert und nach Möglichkeit unter Einschluß einer Endoskopie und Biopsie bestätigt werden (z. B. krebsähnliche Gastritiden, allergische Reaktionen der Magenschleimhaut).

Wenn auch der Aussagewert selbst der exaktesten Röntgenuntersuchung schon aus methodischen Gründen nicht über den einer Schwarz-Weiß-Fotografie eines anatomischen Präparates hinausgeht, kann er doch für die Diagnose entscheidend sein (Abb. 1.**1** und 1.**2**). Das gilt vor allem dann, wenn sich das Untersuchungsergebnis ohne Zwang in den Rahmen des klinischen Gesamtbildes einordnen läßt.

Man kann die immer wieder geäußerte Vorstellung nur als eine Utopie bezeichnen, daß nämlich *allein der behandelnde Arzt* aufgrund genauer Kenntnisse der Symptomatologie und des klinischen Befundes in der Lage sei, die Röntgenuntersuchung seines Kranken optimal durchzuführen. Große Vorbilder dieser Art, wie ASSMANN (1924) und H. H. BERG (1929/31), waren überragende und einmalige Persönlichkeiten, die sowohl die klinischen als auch die röntgenologischen Untersuchungsverfahren *ihrer Zeit* beherrschten. Heute aber machen komplizierte und zeitlich aufwendige Untersuchungsmethoden sowie der ständige Zuwachs an Wissen im Interesse des Patienten eine Spezialisierung unbedingt erforderlich. Die Aufgabe des Klinikers oder praktizierenden Arztes einerseits und die des Radiologen andererseits sind gegenwärtig so unterschiedlich, daß ein und dieselbe Person schon lange nicht mehr in der Lage ist, zwei derart schwierige Spezialgebiete gleichzeitig zu beherrschen.

Der Radiologe soll neben seiner eigentlichen Fachausbildung auch über gute *pathologisch-anatomische Kenntnisse* und ausreichende *klinische Erfahrungen* verfügen. Er muß sich speziell über die modernen klinisch-gastroenterologischen Probleme informieren, wenn er als gleichwertiger Partner von den Klinikern anerkannt werden will. Dem Radiologen allein steht die Entscheidung darüber zu, welche röntgenologische Technik und Taktik für die vorliegende klinische Fragestellung am geeignetsten ist.

Der Kliniker soll aufgrund der Anamnese und der Ergebnisse seiner Untersuchungen eine *präzise Fragestellung* formulieren. Eine zielstrebige und ergiebige Röntgenuntersuchung setzt die genaue Kenntnis der Vorgeschichte, der derzeitigen Beschwerden und der wichtigsten klinischen Befunde und Laborergebnisse voraus. Erst diese Informationen befähigen den Radiologen, die Untersuchung der Fragestellung entsprechend durchzuführen. Allzuoft muß er sich durch zusätzliche gezielte Fragen selbst ein klares Bild vom Beschwerdetyp des Kranken machen, um erfolgversprechend bei der Untersuchung vorzugehen.

Aber dieses Gespräch verschafft auch den wichtigen persönlichen Kontakt mit dem Patienten.

Bei schwierigen oder gar schicksalhaften Fragestellungen und Entscheidungen ist die Anwesenheit des behandelnden Arztes während der Röntgenuntersuchung wünschenswert. Das gilt besonders bei schwerkranken Patienten, bei denen eine sofortige internistische oder chirurgische Hilfe erforderlich werden kann. Radiologe und Kliniker sollen die Untersuchung auch dann gemeinsam durchführen, wenn Sonden zur Aspiration oder Biopsie lokalisiert werden müssen.

Der Radiologe fixiert das Ergebnis seiner Untersuchung in Form eines schriftlichen Berichtes. Dieser Bericht besteht normalerweise aus zwei Abschnitten, nämlich der *Schilderung des Untersuchungsganges*, der dabei gemachten Beobachtungen und aufgetretener Komplikationen, ferner aus dem eigentlichen *Urteil*. In ihm wird der Befund zu einer Diagnose oder Verdachtsdiagnose zusammengefaßt. Dabei sollen auch differentialdiagnostische Gesichtspunkte berücksichtigt und Hinweise auf evtl. notwendige ergänzende

Untersuchungen oder Kontrollen gegeben werden. Der behandelnde Arzt muß den Bericht am Tage der Untersuchung erhalten, in eiligen Fällen natürlich sofort telefonisch übermittelt bekommen.

Die Kenntnisse und Erfahrungen des Radiologen werden für den Patienten dann am besten nutzbar gemacht, wenn der Austausch der Informationen zwischen dem Radiologen und Kliniker umfassend ist, nicht abreißt und von der Verantwortlichkeit beider Spezialisten getragen wird. Die Zusammenarbeit darf sich daher nicht auf die schriftliche Mitteilung des Untersuchungsbefundes beschränken. In gemeinsamen Besprechungen soll man versuchen, den erhobenen Röntgenbefund in das klinische Gesamtbild einzuordnen. Wir halten es auch für selbstverständlich, den Radiologen über die Bestätigung einer Diagnose, über eine Fehlbeurteilung, über die Ergebnisse einer Biopsie, Operation oder Sektion sofort zu unterrichten. Derartige Informationen dienen der Weiterbildung und halten das Interesse an klinischen und wissenschaftlichen Fragestellungen wach.

Geschichtliche Daten und Fakten

Keine andere Entdeckung im Bereich der Medizin hat innerhalb kürzester Zeit eine so weltweite Verbreitung und Anwendung gefunden, wie die der Röntgenstrahlen. Mit ihrer Hilfe konnten jetzt plötzlich und zu jeder beliebigen Zeit dem Auge Veränderungen zugänglich gemacht werden, die man bis dahin nur bei Operationen und Autopsien zu sehen bekam.

Mit der Einführung röntgenologischer Untersuchungsverfahren vor 80 Jahren begann auch ein neues Kapitel in der Diagnostik abdomineller Erkrankungen. Neuartige Untersuchungstechniken wurden entwickelt und alle Verfahren seither ständig verbessert. Klarheit, Schärfe und Detailerkennbarkeit der Aufnahmen haben nicht nur wesentlich zugenommen, auch die Strahlenbelastung konnte erheblich reduziert werden. Viele technische Neuerungen haben die Arbeit des Untersuchers erleichtert und die Diagnostik ergiebiger gemacht. Die Geschichte der Röntgenologie des Verdauungstraktes erfüllt uns mit großer Achtung vor den Leistungen jener Pioniere, die in mühevoller Arbeit, mit primitiven Geräten, aber mit Begeisterung und Ideenreichtum die Grundlagen unserer heutigen Vorstellungen und Kenntnisse geschaffen haben.

Die Suche nach geeigneten Kontrastmitteln ist ein besonders faszinierendes Kapitel. In der Frühphase der Röntgen-Ära waren nur Knochen und

metalldichte Fremdkörper der Diagnostik zugänglich. Die ersten Versuche, auch den Verdauungstrakt sichtbar zu machen, waren – aus heutiger Sicht – primitiv und grob. Schrotkugeln aus Blei, Eisenoxydkapseln oder Gummikapseln mit eingeschlossenen Bleilösungen bzw. Wismutnitrat wurden zur Ösophagusdarstellung benutzt. RUMPEL verwendete 1897 Wismutaufschwemmungen für die Untersuchung der Speiseröhre. CANNON versuchte 1897 bei Tieren mit Wismutnitrat den Ösophagus und den Magen darzustellen. Im gleichen Jahr benutzte er zu diesem Zwecke Wismutkapseln auch bei einem 7 Jahre alten Mädchen. Er konnte damit zwar die Speiseröhre, nicht aber den Magen erkennen. Keine Untersuchungsmethode jedoch erwies sich als geeignet und befriedigend.

Obwohl damals *Bariumsulfat* bereits bekannt war und später auch in die Diagnostik eingeführt wurde, bevorzugte man ihrer angeblichen Reinheit wegen zunächst *Wismutsalze*. Wismutkapseln wurden noch um die Jahrhundertwende in größerem Umfang verwendet (BOAS u. LEVYDORN, HOLZKNECHT 1903/1906).

Diese ersten Versuche einer Diagnostik mit Kontrastmitteln wurden von RIEDER 1903 und 1904 aufgegriffen und systematisch weiterentwickelt. Er standardisierte das Kontrastmittel (Rieder-Mahlzeit mit Wismut), die Untersuchungspositio-

Abb. 1.1. Diffuse juvenile Polyposis des Dickdarmes

Abb. 1.1 und Abb. 1.2 stellen Röntgenbild und Operationspräparat einander gegenüber, um die Bedeutung der Reliefdarstellung und den lehrreichen Vergleich mit dem zugehörigen pathologisch-anatomischen Präparat zu dokumentieren. – Rektumschleimhaut. Untersuchung durch Kontrasteinlauf. Es zeigen sich zahlreiche rundliche, linsen- bis erbsgroße Aussparungen, die im Rektum, im Sigma und dem übrigen Kolon ein wabiges Relief mit gezähnelter Wandkontur ergeben. – 11jähriges Mädchen. Seit 2 Jahren weiche, dünnbreiige Stühle mit Auflagerungen von Blut und Schleim. Rektoskopisch: starke Blutungsneigung. Auf der geröteten Schleimhaut finden sich überall dichtstehende Polypen verschiedener Größe.

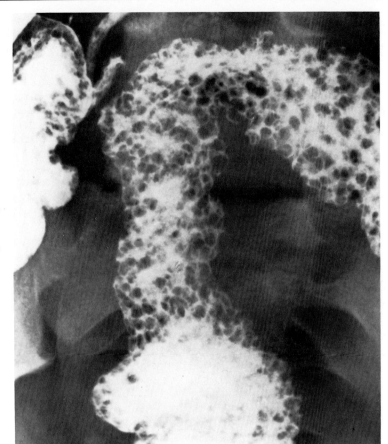

Abb. 1.2. Resektionspräparat zu Abb. 1.1

Distaler Rektumabschnitt, der mit dem Röntgenbild Abb. 1.1 korrespondiert. Die Schleimhaut ist vom Analring aufwärts mit dichtstehenden Schleimhautpolypen übersät. Histologisch: Polyposis mit kleinzelliger Infiltration des Zottenstromas. Keine atypischen Zellen. Mehrere Polypen zeigen oberflächliche Erosionen.

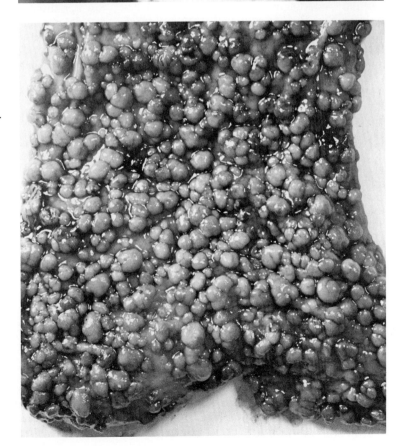

nen und den Untersuchungsgang, so daß eine klinisch brauchbare Methode resultierte. Allerdings unterschied sich seinerzeit die *Rieder-Mahlzeit* von unseren heutigen Kontrastmitteln dadurch, daß sie in ihrer Grundsubstanz aus Griesbzw. Kartoffelbrei bestand, dem entsprechende Mengen von Bismutum subnitricum beigemischt waren. Es ergaben sich daraus die charakteristischen Unterschiede zwischen der damaligen sog. „Prallfüllung" und der heutigen „Reliefdarstellung" mit einer kleinen, nur dünn aufgetragenen Schicht reinen Bariumsulfates. Neben dem Magen wurden auch schon Duodenum und Dünndarm in die Untersuchung einbezogen, sowie der Dickdarm in der Passage studiert. Erst 1910 begann die ausgedehnte Verwendung von Bariumsulfat, das inzwischen chemisch rein geliefert werden konnte, ferner billiger und frei von toxischen Nebenwirkungen war (BACHEM u. KRAUSE 1911). Im Mittelpunkt dieser Untersuchungstechnik standen mehrere in Intervallen angefertigte Röntgen*aufnahmen*, während von der Röntgen*durchleuchtung* nur wenig Gebrauch gemacht wurde.

In den Vereinigten Staaten waren es PFAHLER (1914) und CASE (1914), die sich in dieser Frühzeit besonders der röntgenologischen Diagnostik des Verdauungstraktes annahmen. In den 20er Jahren stand die *Durchleuchtung* im Vordergrund der Untersuchungen, weil die geringe Apparateleistung mit entsprechend langen Expositionszeiten die Anfertigung verwertbarer Aufnahmen kaum zuließ. Eine Gruppe deutscher und österreichischer Radiologen entwickelte damals die Durchleuchtung zu einem hohen Grad der Perfektion (HOLZKNECHT 1911/13, RIEDER 1913, GROEDEL 1924, HAENISCH 1924), die es gestattete, typische funktionelle Symptome am Verdauungstrakt herauszuarbeiten. Die Wiener Schule hatte 1911 den *Distinktor* entwickelt, einen Holzlöffel zur Palpation und Kompression des Magens, der die Hände vor der Röntgenstrahlung schützte.

Unter den zahlreichen Pionieren, die als Wegbereiter ihr Leben und ihre Gesundheit für das große Ziel opferten, sind in erster Linie HOLZKNECHT (1906/1910) und seine Schüler zu nennen. Sie haben es verstanden, die wirtschaftliche Not, nämlich den Mangel an fotografischem Material zu einer Tugend zu machen, indem sie die Technik der Durchleuchtung zu einer Kunst entwickelten, die für uns heute noch vorbildlich ist. Überzeugende Röntgenbilder, die morphologische Veränderungen klar wie ein anatomisches Präparat wiedergeben, sind stets das Resultat einer mühevollen Durchleuchtung. Sie lassen sich nicht durch eine noch so große Anzahl willkürlich hergestellter Serienaufnahmen ersetzen.

Die von der Wiener Schule entwickelte *Durchleuchtungstechnik* wurde in den USA von CARMAN 1917 aufgegriffen und von Mitgliedern der Mayo-Gruppe (KIRKLIN, WEBER 1935/1938) gefördert.

COLE stellte 1928 dagegen die *Röntgenaufnahme*, vor allem Serienaufnahmen in den Mittelpunkt seiner Magen-Darm-Diagnostik.

FORSSELL (1913) hat durch seine grundlegenden, weltweit anerkannten Arbeiten über die *Autoplastik* der Schleimhaut des Magen-Darm-Traktes den Weg zur direkten Darstellung anatomischer Veränderungen aufgezeigt. Er konnte nachweisen, daß die Schleimhaut über einen selbständigen Bewegungsmechanismus verfügt, der – unabhängig von der Muskelwand – von der Muscularis mucosae gesteuert wird. Überdies führte er als erster 1908 die *gezielte Aufnahme* ein.

Seit HAUDECK (1910) datiert die Darstellung der Ulkusnische im Magen als direktes und typisches Ulkussymptom. Er versuchte schon früh mit Hilfe einer subtilen Durchleuchtungstechnik zwischen benignen und malignen Ulzerationen zu unterscheiden. Stets blieb es sein Ziel, die röntgenologische Darstellung des jeweiligen pathologisch-anatomischen Zustandes voranzutreiben.

ÅKERLUND gelang 1917 zum ersten Mal der direkte Nachweis von Duodenalgeschwüren mit ungezielten Serienaufnahmen in halbrechter Bauch-Seitenlage. CHAOUL (1923) verbesserte diese Methode, indem er seine Befunde während der Durchleuchtung kontrollierte und die Darstellung der Reliefveränderungen mit einem aufblasbaren Kompressionsballon verbesserte. Die Perfektion des Verfahrens blieb H. H. BERG (1926) vorbehalten. Er konnte mit Hilfe einer von ihm konstruierten Schnellschaltung solche Reliefveränderungen in der günstigsten Füllungsphase aus der Durchleuchtung heraus festhalten.

SCHÜLE hatte bereits 1904 als erster versucht, den *Dickdarm* mit Hilfe einer öligen Wismutaufschwemmung röntgenologisch sichtbar zu machen. Allerdings eigneten sich die damaligen Durchleuchtungsstative nur für die Untersuchung stehender Patienten. Es war HAENISCH, der durch die Konstruktion eines neuen Gerätes – des sog. *Trochoskops* (1910) – eine Möglichkeit zur Dickdarmuntersuchung im Liegen schuf, wobei man das Einfließen des Kontrastmittels und seine Entleerung in der Durchleuchtung beobachten konnte. Eine Vorbereitung des Kranken mit Reinigungseinläufen erwies sich allerdings als unbedingt notwendig.

Nachdem WILLIAMS u. HOLZKNECHTS Versuche (1899), den Magen durch Einblasen von Luft röntgenologisch sichtbar zu machen, zu keinen brauchbaren Resultaten geführt hatten, empfahlen LAURELL (1921) und vor allem A. W. FISCHER (1923) erstmals bei der Untersuchung des Dickdarmes das sog. *Doppelkontrastverfahren*. Nach Entleerung eines gewöhnlichen Kontrasteinlaufes wurde mit einem Handgebläse Luft in den Dickdarm eingebracht, so daß sich die mit einem dünnen Kontrastbeschlag bedeckte Wand maximal entfaltete und im Röntgenbild durchsichtig wie ein System zylindrischer Glasröhren erschien. Das Untersuchungsverfahren wurde 1931 von KIRKLIN u. WEBER (Rochester) aufgegriffen und ausgebaut. Es gilt heute in der von WELIN (1955) modifizierten Form als die beste Methode zur Darstellung kleiner Tumoren und geringfügiger Schleimhautveränderungen im Dickdarm.

In den folgenden Jahrzehnten hat die röntgenologische Magen-Darm-Diagnostik speziell unter VON ELISCHER (1911), SCHWARZ (1916), FORSSELL (1922), RENDISCH (1923) und H. H. BERG (1926) mit der Einführung der *Reliefdiagnostik* einen ungeahnten Aufschwung genommen.

Bei dem raschen Ausbau der Röntgenuntersuchung von Speiseröhre, Magen, Duodenum und Dickdarm ist es verwunderlich, daß der *Dünndarmdiagnostik* lange Zeit so wenig Aufmerksamkeit geschenkt wurde. Es mag dies sowohl an den geringen Kenntnissen über Physiologie und Pathologie, als auch an den technischen Schwierigkeiten gelegen haben, die sich einer subtilen Untersuchung entgegenstellten. Zwar betrieben bereits CANNON (1906) und RIEDER (1925) röntgenologische Dünndarmstudien, aber erst FORSSELL (1928) schuf durch seine exakten Untersuchungen über die *normale Röntgenanatomie und Röntgenphysiologie des Magen-Darm-Kanals* die Voraussetzungen für eine ergiebige Exploration. In der Folgezeit wurden entscheidende Fortschritte in Deutschland (WELTZ 1926, H. H. BERG 1929, GUTZEIT 1933, PANSDORF 1937, KUHLMANN 1937, PANNHORST 1938, PRÉVÔT 1940), in den USA (GOLDEN 1945, CROHN 1949) und in den skandinavischen Ländern (HELLMER 1936, NORDENTOFT 1930 und LAURELL 1932) erzielt. Heute ist dieses Organ nicht nur einem detaillierten Röntgenstudium durchaus zugänglich, sondern es lassen sich viele Dünndarmerkrankungen ausschließlich oder doch überwiegend mit Hilfe des Röntgenverfahrens diagnostizieren.

Die für Erwachsene entwickelten und standardisierten röntgenologischen Untersuchungsverfahren wurden lange Zeit nur zögernd sowie in unzulänglicher Weise beim Kinde angewandt. Die technischen Schwierigkeiten erschienen insbesondere bei Neugeborenen, Säuglingen und Kleinkindern unüberwindlich, zudem waren die Kenntnisse über deren Besonderheiten zunächst noch lückenhaft. Dieser diagnostische und methodische Rückstand wurde erst im Laufe der letzten drei Jahrzehnte durch die mühevolle Kleinarbeit pädiatrischer Radiologen vieler Länder aufgeholt (CAFFEY 1945, NEUHAUSER 1947, LASSRICH 1955, ASTLEY 1956, WOLF 1959, SINGLETON 1959, RUDHE 1960, GIRDANI 1963, CHRISPIN 1969, EKLÖF 1969, SAUVEGRAIN 1969). Verbesserte Apparateleistungen sowie der Einsatz moderner strahlensparender Untersuchungstechniken und von Hilfsgeräten beschleunigten diese dringend notwendige Entwicklung. Technik und Taktik der Untersuchung des Verdauungstraktes beim Kinde sind heute den speziellen Fragestellungen des Pädiaters und des Kinderchirurgen angepaßt und liefern unentbehrliche diagnostische Grundlagen für die Behandlung (ANDERSON u. BURKE 1975, SINGLETON u. Mitarb. 1977, EBEL u. WILLICH 1979).

Bald nach der Entdeckung der Röntgenstrahlen wurden von zahlreichen Autoren auch Versuche mit der direkten und indirekten *Röntgenkinematographie* gemacht. Doch blieb ihnen wegen der unüberwindlichen technischen Schwierigkeiten lange Zeit ein Erfolg versagt. Erst JANKERS (1936) Ideenreichtum, vor allem seiner außergewöhnlichen technischen Begabung verdanken wir die entscheidende Wende. Er war das große Vorbild für alle, die sich später dieser überaus reizvollen und wichtigen Aufgabe widmeten.

Heute ist das Verfahren durch die Einführung der Bildverstärker-Fernsehkette, spezieller Kinokameras (Arriflex) und Filme wesentlich vereinfacht und die Strahlenexposition reduziert worden.

Instrumentarium

Apparate

Für gastroenterologische Röntgenuntersuchungen ist eine *leistungsfähige Apparatur* unabdingbar. Oft sind die zu durchstrahlenden Massen beträchtlich. Schnelle Organbewegungen, kurzluftige Patienten oder ängstliche Kinder erfordern zur Vermeidung von Bewegungsunschärfen kürzeste Expositionszeiten. Die modernen Sechs-Ventil-Apparate in Verbindung mit Hochleistungsdrehanoden und einer Belichtungsautomatik werden allen Anforderungen gerecht. Durch Fehlbelichtungen verursachte unnötige Strahlenexpositionen sind heute selten.

Untersuchungsgeräte

Auch die Untersuchungsgeräte lassen hinsichtlich des Strahlenschutzes, der Arbeitserleichterung und der Möglichkeit zur Herstellung von Serienaufnahmen kaum Wünsche offen. Alle beliebigen

Schrägpositionen, ja sogar Untersuchungen mit horizontalem oder schrägem Strahlengang sind möglich. Leider wächst mit zunehmender technischer Perfektion moderner Geräte auch deren Störanfälligkeit. Sie erleichtern zwar die Arbeit erheblich, ersetzen aber weder manuelles Geschick noch eine ausgefeilte differenzierte Untersuchungstechnik.

Bildverstärker-Fernsehkette

Bei der Röntgenuntersuchung des Verdauungstraktes hat die Durchleuchtung nicht nur ihren Platz behauptet, sondern ist angesichts der heutigen Anforderungen an subtiler Diagnostik noch stärker in den Vordergrund getreten. Da jetzt praktisch alle Durchleuchtungsgeräte mit einer Bildverstärker-Fernsehkette ausgerüstet sind, konnten die früher üblichen Durchleuchtungsdaten von 3 bis 4 mA Stromstärke und 70 bis 90 kV bei Erwachsenen, von 1 mA und 50 bis 70 kV bei Kindern erheblich reduziert werden. Damit verringert sich vor allem die Strahlenbelastung, auch für Arzt und Personal. In *keiner* Abteilung dürfen bei den verfügbaren technischen Möglichkeiten heutzutage noch *Kinder* mit der *konventionellen* Durchleuchtungsmethode untersucht werden.

Die Vorteile des modernen Instrumentariums sind überzeugend: die Adaptation entfällt, so daß dieser Zeitgewinn der Untersuchung und dem Patienten zugute kommen kann. Das Fernsehbild ist hell, der Kontrast läßt sich beliebig variieren, Information und Detailerkennbarkeit sind verbessert, und die Arbeit ist weniger ermüdend. Die Bildhelligkeit erlaubt eine Untersuchung bei gedämpfter Raumbeleuchtung, was für Patient und Arzt eine Erleichterung bedeutet. Besonders Kinder werden nicht mehr durch die Dunkelheit geängstigt. Das Fernsehbild ist ihnen vertraut, und sie selbst sind in der Lage, das Durchleuchtungsbild am Monitor mit Interesse zu verfolgen.

Mehrere Bildverstärker-*Formate* stehen zur Auswahl. Für die Untersuchung Erwachsener sind die 9-Zoll-Eingangsschirme (oder größer) am geeignetsten, für die Untersuchung von Kindern bringt dagegen das Format von 6 oder 7 Zoll einige Vorteile. Es begrenzt die Größe des Durchleuchtungsfeldes und reduziert damit die Strahlendosis. Allerdings gestattete es bis vor kurzem bei der Herstellung gezielter Übersichten auf größeren Formaten keine exakte Kontrolle über den wirklichen Bildausschnitt. Dieser Nachteil ist jetzt durch neuere Konstruktionen beseitigt worden. Der *Nachzieh-Effekt*, der sich sowohl bei schnellen Organbewegungen als auch bei rascher Bewegung des Leuchtschirmes störend bemerkbar machte, wurde durch die Entwicklung der „Plumbikon-Aufnahmeröhre" praktisch ausgeschaltet. Auch die *automatisierte Helligkeitssta-*

bilisierung bei unterschiedlichen Durchmessern erleichtert die Durchleuchtung und verbessert den Strahlenschutz. Die Grenzen dieser Technik liegen bei sehr kleinen Beobachtungsfeldern mit kontrastgefüllten Organen (z. B. bei hypertrophischer Pylorusstenose des Säuglings). Hierbei gewährleistet allein eine *zusätzliche Handregelung* die optimale Bildqualität und verhindert die Überstrahlung.

100-mm-Kamera

Die strahlensparende Durchleuchtungsmethode mit dem Röntgenbildverstärker hat durch die Einführung der 100-mm-Kamera eine wertvolle Ergänzung gefunden. Die Apparatur gestattet die Anfertigung von Einzel- und Serienaufnahmen mit rascher Bildfolge. Bis zu einem gewissen Umfang sind damit auch Bewegungsstudien möglich geworden. Vorrats- und Auffangkassetten sind heute so groß dimensioniert, daß auch längere Szenen einwandfrei festgehalten werden können. Die niedrige Röhrenbelastung erlaubt die Untersuchungen mit kleinem Brennfleck. Bei Verwendung der neuartigen Cäsium-Jodid-Bildverstärkerröhren bestechen solche Röntgenaufnahmen im Mittelformat durch ihre hervorragende Zeichenschärfe und einen großen Detailreichtum. Allerdings darf man die Einsparung an Röntgendosis pro Aufnahme – sie beträgt ca. $\frac{1}{10}$ der Dosis von üblichen Kassettenaufnahmen – nicht durch die Anfertigung einer übergroßen Zahl von Bildern wieder zunichte machen.

Fernsteuerung

Von der wachsenden Anhängerschaft dieser Methode werden als Vorteile angeführt, daß der Untersucher außerhalb des Durchleuchtungsraumes vollständig strahlengeschützt sitzen kann und mittels einer Fernsteuerung die Apparatur bedient. Es lassen sich mit den Patienten alle Lage- und Kompressionsmanöver vornehmen. Die Untersuchung kann mit Servosteuerung technisch einwandfrei durchgeführt werden. Trotz dieser Vorteile wird der unmittelbare Kontakt zum Patienten erschwert und eine sinnvolle, diagnostisch ergiebige Palpation unmöglich. Druckpunkte können nicht mehr so exakt lokalisiert, Resistenzen nicht mehr nachgewiesen werden.

Lediglich bei Neugeborenen und Säuglingen verspricht die Methode in Kombination mit speziellen Geräten einige Vorteile. Aber bei ängstlichen Kleinkindern und jungen Schulkindern kommt es häufig zu Schwierigkeiten, weil sie schon aus psychologischen Gründen während der Röntgenuntersuchung ihre Mutter, eine Kinderschwester oder den Arzt in unmittelbarer Nähe haben möchten.

Abb. 1.3. Ösophagusverätzung

Die Abb. 1.3 und 1.4 zeigen eine Verlaufsbeobachtung nach Verätzung. Röntgenkinematographische Kontrolluntersuchungen ermöglichen dabei am besten, zwischen Stenosen und funktionellen Lumenveränderungen zu differenzieren. – 2jähriges Kind. Verätzung des Rachens und der Speiseröhre mit Natronlauge. Als frühe Folgen sind eine Schluckstörung mit Eindringen des Kontrastmittels in den Epipharynx sowie eine röhrenförmige kurze Stenose im obersten Ösophagus nachzuweisen.

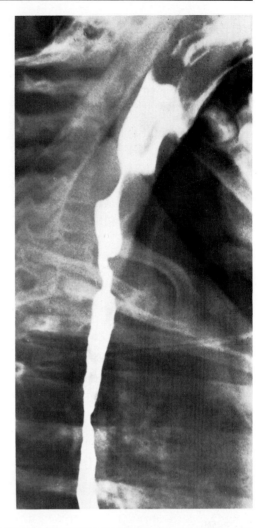

Abb. 1.4 (unten). Dasselbe Kind wie in Abb. 1.3, zwei Jahre später. – Aus einer **röntgenkinematographischen Kontrolluntersuchung** sind vier Phasen einer Breipassage entnommen. Die hochliegende Stenose ist durch Bougierung beseitigt worden. Der obere und mittlere Ösophagus zeigt zahlreiche Engen und erweist sich als außerordentlich irritabel. Das ganze Wechselspiel der Lumenveränderungen wird erst während einer Funktionsuntersuchung sichtbar, wobei sich die multiplen Stenosen durch ihre Konstanz gegenüber funktionellen Einengungen abgrenzen lassen.

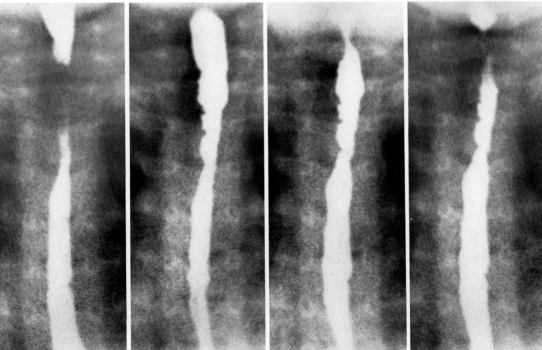

Bandspeicher

Durch den Einsatz des Bandspeichers wird die diagnostische Ausbeute der modernen Untersuchungsgeräte ebenfalls erhöht. Alle Durchleuchtungsphasen können jetzt ohne zusätzlichen Arbeitsaufwand, besonders aber auch ohne zusätzliche Strahlenbelastung festgehalten, sofort abgerufen, durch wiederholtes Betrachten besser analysiert und einem größeren Kreis zugänglich gemacht werden. Zudem sind gespeicherte Durchleuchtungsvorgänge unbegrenzt lagerungsfähig. Das Verfahren bietet große Vorteile bei der Analyse schneller Bewegungsabläufe, wie z. B. des Schluckaktes, der Ösophaguspassage, der Kardiafunktion, der Defäkation usw.

Röntgenkinematographie

Die apparativ aufwendige *indirekte* Röntgenkinematographie ist überholt. Sie hat aber dank der richtungsweisenden Vorarbeiten von JANKER (1936) den Weg zur heutigen Kinematographie mit Hilfe der Bildverstärkerröhre freigemacht. Bewährt hat sich dieses Verfahren bei der Analyse schneller Bewegungsvorgänge besonders im Bereich des Pharynx und der oberen Speiseröhre sowie zum Studium der Peristaltik von Magen und Duodenum (LASSRICH 1959). Es lassen sich damit sowohl pathologische Bewegungsabläufe (Schluckstörungen, Widerstandsperistaltik, gastro-ösophagealer Reflux) eindrucksvoll darstellen als auch komplizierte physiologische Organbewegungen untersuchen (Abb. 1.**3** u. 1.**4**).

Das Aufnahmeverfahren mit Impulsbetrieb (Cinepuls) reduziert die Strahlendosis gegenüber dem kontinuierlichen Röhrenstrom auf die Hälfte. Die dabei erzielbaren kurzen Belichtungszeiten von etwa 1–5 msec erlauben auch bei raschen Organbewegungen die Herstellung scharfer Einzelbilder.

Strahlengefährdung und Strahlenschutz

Bei jeder Röntgenuntersuchung des Verdauungstraktes muß man sich selbstverständlich bemühen, die Strahlenbelastung für den *Patienten* auf ein Minimum zu reduzieren. Der Strahlenschutz für den untersuchenden *Arzt* und das *Personal* stellt ein weiteres komplexes Problem dar, das von den technischen Einrichtungen der Abteilung, besonders aber von der Sorgfalt, den speziellen Kenntnissen und der Arbeitsdisziplin beeinflußt wird. Diesem ganzen Fragenkomplex hat auch der Gesetzgeber in der „Verordnung über den Schutz vor Schäden durch Röntgenstrahlen" (1973) durch eigene Auflagen besondere Beachtung geschenkt.

Bei der diagnostischen Anwendung der Röntgenstrahlen drohen heute hinsichtlich einer *somatischen Schädigung* weder dem Patienten noch dem Arzt irgendwelche Gefahren, wenn die Untersuchung mit der nötigen Sorgfalt und Sachkunde durchgeführt wird. Der Fragenkomplex einer *genetischen Gefährdung* ist dagegen weit komplizierter. Man sollte daher diesem Problem besondere Aufmerksamkeit widmen.

Für die Höhe der Dosis spielt die Durchleuchtungs- und Aufnahmetechnik eine entscheidende Rolle. Relevante Faktoren sind: eine zweckmäßige Strahlenqualität für Durchleuchtung und Aufnahmen, kurze Durchleuchtungszeiten, möglichst kleines Durchleuchtungsfeld, Verwendung der 100-mm-Kamera, ferner eine optimale Filmverarbeitung.

Die Verantwortlichkeit des Arztes beginnt mit einer *klaren Indikationsstellung* bei der Anordnung von Röntgenuntersuchungen. Eine sinnvolle Indikationsstellung ist aber nur von solchen Ärzten zu erwarten, die über eine ausreichende röntgenologische Ausbildung und Erfahrung verfügen und sowohl die Leistungsfähigkeit als auch die Grenzen des Röntgenverfahrens kennen.

Einige technische Hinweise zur Verringerung der Strahlenbelastung

Leistungsfähige *Großapparate* (Drehstromapparate) bringen gegenüber den Vierventilapparaten eine Verminderung der Oberflächendosis von 10 bis 20%. Außerdem entfallen damit besonders bei Kindern verwackelte oder veratmete Aufnahmen, die eine Wiederholung erforderlich machen.

Bei Gebrauch eines *Fußschalters* läßt sich die Durchleuchtungsdauer verkürzen und die Exposition der Aufnahmen durch spezielle Schaltvorrichtungen exakt im gewünschten Moment (richtige Atemphase bei Säuglingen) vornehmen. Weil man besonders während der Durchleuchtung von Kindern oft beide Hände für die Untersuchung benötigt, ist die Apparateschaltung mit der Hand unzweckmäßig.

Eine *automatische Tiefenblende* erspart die Formateinstellung unter Durchleuchtungskontrolle und verkürzt daher die Durchleuchtungszeit, besonders bei großer Aufblendung.

Die *Bandaufzeichnung* sollte nicht nur als modernes Dokumentationsverfahren in größerem Umfange als bisher eingesetzt, sondern vor allem auch als Lehr- und Kontrollmethode während der Ausbildung junger Ärzte benutzt werden.

Mit Hilfe eines Patienten-Dosismessers *(Diagnostik-Dosiszähler)* (Abb. 1.5) kann man kontinuierlich *ohne zusätzlichen Arbeitsaufwand* und *ohne Behinderung des Patienten und der Untersuchung* die eingestrahlte Dosis messen. Diese Registrierung dient nicht nur dem unmittelbaren Schutz des Patienten, sondern auch der Erarbeitung statistischen Materials, um die Strahlenbelastung größerer Bevölkerungsgruppen durch Röntgenuntersuchungen zu erfassen. Solche Dosismessungen haben zudem für Ärzte und für das Röntgenpersonal einen großen erzieherischen Wert.

Die *Anfertigung von Röntgenaufnahmen* darf nicht allein der technischen Assistentin überlassen werden. Stets sollte der Radiologe kontrollierend und beratend zur Seite stehen.

Eine *Belichtungsautomatik* hilft, die Quote der Fehlexpositionen und damit der Wiederholungsaufnahmen drastisch zu senken. Allerdings ergeben sich bei kleinen Feldern und kontrastmittelgefüllten Organen (z. B. Zielaufnahmen des Magenausganges bei Säuglingen, des Rektums usw.) noch technische Schwierigkeiten einer exakten Belichtungsmessung durch Ionisationskammern.

Eine *Tiefenblende mit Lichtvisier* ermöglicht bei allen Übersichtsaufnahmen eine genaue Begrenzung der Feldgröße. Es empfiehlt sich allerdings, die Feldgröße bereits während der Durchleuchtung zu markieren.

Bei der Verwendung einer Buckyblende genügt für Kinder ein *Schachtverhältnis* von 1 : 7, was Strahlung einspart. Bei Erwachsenen muß diese Relation 1 : 12 betragen, da wir hier ausschließlich mit der Hartstrahltechnik arbeiten.

Die Wahl *unterschiedlicher Verstärkerfolien* (hochverstärkende, normale und feinzeichnende Folien) kann ebenfalls zu einer Reduktion der Strahlenmenge beitragen, wenn dies diagnostisch vertretbar ist. Dabei verhält sich die erforderliche Dosis im Spannungsbereich von 60 kV wie etwa 0,8 : 1,0 : 1,9. Neue, unter Verwendung seltener Erden entwickelte Folientypen ermöglichen eine weitere beträchtliche Dosiseinsparung (FREY-SCHMIDT u. SAURE 1976, MAURER u. Mitarb. 1977). Ein *Gonadenschutz* in Form einer Bleiabdeckung ist bei männlichen Patienten selbstverständlich immer anzubringen, wenn die Gonaden im direkten Strahlengang liegen und die Untersuchung dadurch nicht entscheidend beeinträchtigt wird.

Für alle Röntgenuntersuchungen müssen unbedingt bereits *außerhalb* der eigenen Abteilung *angefertigte Röntgenaufnahmen* herangezogen werden, auch wenn deren Beschaffung oft mühevoll und zeitraubend ist.

Bei *Kindern aller Altersstufen* muß sich der Untersucher besonders bemühen, die eingestrahlte Dosis möglichst niedrig zu halten. Zu bedenken bleibt, daß die Strahlenempfindlichkeit des wachsenden Gewebes allgemein größer ist und der hohe Wassergehalt des jugendlichen Gewebes zusätzlich eine gesteigerte Strahlensensibilität mit sich bringt. Wegen des Summationseffektes kleiner Strahlenmengen über lange Zeiträume hin, kann bei der hohen Lebenserwartung der Kinder selbst nach langer Latenzzeit noch ein Strahlenschaden manifest werden. Die Volumendosis ist wegen der kleinen Körperdimensionen relativ hoch, und es werden daher *größere* Teile des aktiven Knochenmarks der Strahleneinwirkung ausgesetzt als beim Erwachsenen. Auch liegen die Gonaden infolge der kleineren Körpermaße näher dem Nutzstrahlenkegel (HARTUNG 1959, LASSRICH u. MOHR 1962, FENDEL 1976, FRIEDMANN u. BÜTZLER 1976, VOGEL u. Mitarb. 1978).

Durch ein vorausgehendes Gespräch mit den Kindern über die Art und den Zweck der Untersuchung ist es meist möglich, ihnen die Angst vor der Röntgenuntersuchung zu nehmen. Wenn man sich genügend Zeit läßt und genug Ruhe aufbringt, kann man ihr Vertrauen gewinnen. Manchmal empfiehlt es sich, die kleinen Patienten bei der Untersuchung anderer Kinder zuschauen zu lassen, um sie von der Schmerzlosigkeit der Röntgenuntersuchung zu überzeugen. Unruhe und Hetze im Röntgenbetrieb lassen sich meist durch organisatorische Maßnahmen ebenso vermeiden wie unnötig lange Wartezeiten, die besonders von Kindern (wenn sie nüchtern bleiben müssen) schlecht ertragen werden. Schmerzhafte diagnostische und therapeutische Eingriffe (Blutentnahme, Injektionen) sollten möglichst erst *nach* einer Röntgenuntersuchung vorgenommen werden.

Manche Untersuchungen lassen sich ohne die Assistenz der Eltern oder einer Kinderschwester überhaupt nicht durchführen. Allerdings soll man Schwestern nicht permanent zu Hilfeleistungen im Untersuchungsraum heranziehen. Manche Kinder verhalten sich bei *Abwesenheit ihrer Eltern* in einer fremden Umgebung viel ruhiger, vernünftiger und toleranter als in deren Gegenwart. Selbstverständlich kann aber eine einsichtige und verständnisvolle Mutter (z. B. beim Halten eines Säuglings und beim Füttern des Kontrastmittels) wertvolle Hilfe leisten.

Bei Säuglingen und Kleinkindern erschweren Ängstlichkeit und Gegenwehr alle Schutzmaßnahmen und erfordern für die einzelne Untersuchung einen viel größeren Zeitaufwand. Daher muß die Röntgenassistentin vor allem genügend Zeit für die Anfertigung von Aufnahmen haben,

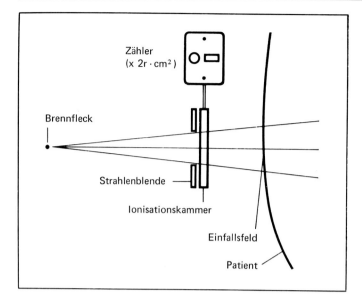

Abb. 1.5. Diagnostik-Dosiszähler
Meßprinzip zur Registrierung der Einfalls-dosis („Oberflächendosis"). Die Ionisations-kammer ist am distalen Ende der Tiefen-blende angebracht und mit einem Zählwerk verbunden. Die Apparatur erfaßt außer Strahlenmenge und -intensität auch die sich ständig verändernde Fläche des Durch-leuchtungsfeldes. Die Messung kann konti-nuierlich ohne Störung der Untersuchung und ohne Belästigung des Patienten durch-geführt werden.

Tabelle 1.1. Oberflächen- und Gonadendosis bei Übersichtsaufnahmen in Rückenlage von Kindern

Altersgruppe	Zahl der Unter-suchungen	Aufnahme-bedingungen	Aufnahme-format	Oberflächen-dosis	Gonadendosis	
					männl. (ohne Abdeckung)	weibl. (errechnet)
I (0– 1 J.)	2	52 kV 25 mAs	18 × 24	124 mr	109 mr	29 mr
II (1– 4 J.)	28	62 kV 40 mAs	24 × 30	420 mr	395 mr	126 mr
III (4–14 J.)	8	58 kV 50 mAs	30 × 40	416 mr	374 mr	120 mr
		Abdomenübersicht in Seitenlage				
III	4	78 kV 50 mAs	24 × 30	960 mr	324 mr	166 mr
		Abdomenübersicht in Bauchlage				
III	6	95 kV 5mAs	24 × 30	145 mr	12 mr	54 mr

Aufstellung der Ergebnisse eigener Dosismessungen bei Kindern (1962). Aufgeführt werden die Daten für übliche *Übersichtsaufnahmen in Rückenlage,* für *Übersichtsaufnahmen in Seitenposition* und für *Übersichtsaufnahmen in Bauchlage,* wie sie von uns nach Kontrastmittelfüllung des Magen-Darm-Traktes mit Hartstrahltechnik angefertigt werden. Diese Messungen wurden zum Teil an Kindern mit Leukämie durchgeführt. Durch eine Bleiabdeckung läßt sich die männliche Gonadendosis auf ca. $\frac{1}{20}$ reduzieren.

Tabelle 1.2. Oberflächen- und Gonadendosis bei Magen-Darm-Untersuchungen von Kindern

Alters-gruppen	Zahl der Unter-suchungen	Durchleucht. Bedingungen	Aufnahme-Span-nung, mAs	Zahl der Aufnahmen	Oberflächen-dosis	Gonadendosis männl.
II	8	65 kV 1 mA 6 min.	70 kV 7 mAs	8	2050 mr	60 mr
III	41	70 kV 1 mA 8 min.	100 kV 5 mAs	8	2260 mr	13 mr

Die Oberflächendosis (ohne Übersichtsaufnahme in Bauchlage) wurde mit Ionisationskammer am Orte der stärksten Einstrahlung (Magen-, Bulbus-, Duodenalregion) seinerzeit (1962) unter Verwendung einer konventionellen Durchleuch-tungseinrichtung gemessen. Heutzutage läßt sich bei Benutzung der Bildverstärker-Fernsehtechnik mit Einschluß von 100-mm-Kameraaufnahmen die Gesamtdosis auf ca. ein Drittel der angeführten Werte reduzieren.

Tabelle 1.3. **Oberflächen- und Gonadendosis beim Kontrasteinlauf von Kindern**

Alters-gruppen	Zahl der Unter-suchungen	Durchleucht. Bedingungen	Aufnahme-Span-nung, mAs	Zahl der Aufnahmen	Oberflächen-dosis	Gonadendosis männl.
I	3	65 kV 0,7 mA 2,5 min.	84 kV 4 mAs	6	935 mr	480 mr
II	6	68 kV 1 mA 3 min.	84 kV 7 mAs	8	1800 mr	210 mr
III	16	70 kV 1 mA 2,5 min.	92 kV 4,5 mAs	4	1670 mr	224 mr

Diese Messungen wurden ebenfalls noch ohne die Verwendung einer Bildverstärker-Fernsehkette durchgeführt. (Alle Durchleuchtungen mit einer Filterung von 4 mm Al, alle Röntgenaufnahmen mit Feinkorn-Folienkombinationen.)

denn Hetze führt häufig zu Einstellungsfehlern. Nach Angaben von SEELENTAG 1961 kann die Strahlendosis infolge einer schlechten Untersuchungs- und Arbeitstechnik um den Faktor 10 bis 100 oder sogar noch stärker ansteigen.

Gelegentlich ist es notwendig, Säuglinge und Kleinkinder während der Durchleuchtung und bei Röntgenaufnahmen zu fixieren. Für Untersuchungen in horizontaler Lage eignen sich halbgefüllte Sandsäcke unterschiedlicher Größe mit abwaschbaren Schutzhüllen (KROGMANN 1959).

In den letzten Jahren sind *spezielle Untersuchungsgeräte* für die Röntgendiagnostik bei Kindern konstruiert worden, die bei der Fixierung und Positionierung hilfreich und nützlich sind („Infantoskop" von Siemens, „Pédiatrix" von CGR-Koch und Sterzel, „Diagnost 73 P" von Philips).

Während „Infantoskop" und „Pédiatrix" als ferngesteuerte Geräte mit Übertischröhre angeboten werden, handelt es sich beim „Diagnost 73 P" um ein konventionelles Universal-Untersuchungsgerät mit Untertischröhre und speziellen Lagerungs- und Haltevorrichtungen, die bei Bedarf leicht anzubringen sind (Drehmulde, C-Bogen, Miktionsständer für Untersuchungen der Defäkation). Es ist daher möglich, mit *einem Gerät* Untersuchungen von Patienten *aller Altersstufen* (vom Neugeborenen bis zum Erwachsenen) durchzuführen. Zudem erlaubt die übliche Bauart mit Untertischröhre auch eine Palpation der Bauchorgane während der Durchleuchtung, ohne die uns eine moderne Magen-Darm-Diagnostik nicht möglich erscheint. Bei Geräten mit Übertischröhre verbietet sich solch eine Palpation wegen der direkten Strahlenexposition der untersuchenden Hand (SCHALL u. WILLICH 1963, SCHUSTER u. Mitarb. 1974, LASSRICH u. Mitarb. 1977).

Eine medikamentöse Sedierung ist für die Röntgenuntersuchung des Verdauungstraktes normalerweise nicht erforderlich und auch nicht wünschenswert, weil sie die Sekretions- und Motilitätsverhältnisse ungünstig beeinflussen kann. Ausnahmsweise benötigen wir bei zerebral geschädigten, erethischen Kindern Chloralhydrat (Rektiole zu 0,6 g) oder Valium (Dosierung nach Gewicht).

Indikationen zur Röntgenuntersuchung des Verdauungstraktes

Für die Indikation zu einer Röntgenuntersuchung des Verdauungstraktes lassen sich hier nur einige allgemeine Richtlinien aufstellen. Dabei sind neben den örtlichen Gegebenheiten (apparative Ausstattung und Transportbedingungen) vor allem auch die personelle Besetzung (Erfahrung und Leistungsfähigkeit der Röntgenabteilung) zu berücksichtigen.

Üblicherweise stellt der behandelnde Arzt die Indikation zu einer Röntgenuntersuchung. Der Radiologe aber wird immer wieder gefragt, ob man bei einer bestimmten klinischen Symptoma-tologie von einer Röntgenuntersuchung auch wirklich eine Klärung erwarten darf. Er muß also selbst über entsprechende klinische Kenntnisse und Erfahrungen verfügen, um entscheiden zu können, ob die Röntgenuntersuchung indiziert oder sinnlos ist.

Oft sind die klinischen Symptome, die Schmerzen und Klagen des Kranken so diffus, daß der Radiologe Schwierigkeiten hat, das betroffene Organ oder Organsystem exakt herauszufinden. So können beispielsweise Schluckbeschwerden, Herzbeklemmungen oder substernale Schmerzen auf eine Erkrankung des Pharynx oder der Speiseröhre, aber auch ebensogut auf die Kardia (Hiatushernie) hinweisen, Druck- und Schmerzattacken im Oberbauch sowohl auf einem Magen- oder Duodenalulkus, als auch auf einer Gallenerkrankung beruhen. Eine Durchfallsneigung mit „Kullern" und „Gurren" im Bauch oder rechtsseitige Unterbauchsensationen sind ebenso wenig pathognomonisch für eine Dünndarmaffektion wie Stuhlunregelmäßigkeiten für eine Dickdarmerkrankung.

Nicht immer spielt der *Beschwerdetypus* (Schmerz, Druck, Krampf) oder seine Lokalisation die wesentlichste Rolle. Große Bedeutung ist auch der Art der Beschwerden im Sinne eines episodischen Auftretens, ihrer Abhängigkeit von der Einnahme der Mahlzeiten, der jeweiligen Position des Patienten (Stehen, Liegen, Sitzen) oder schließlich einer bestimmten Jahresperiodizität und Tagesrhythmik beizumessen. Selbstverständlich sind dabei auch eine stärkere Gewichtsabnahme, eine Anämie, größere Blutungen oder vorausgegangene Operationen von Bedeutung. Hier bewährt sich als große Hilfe die in der Bergmannschen Klinik inaugurierte und von H. H. BERG zur Perfektion entwickelte Kunst der gezielten Anamnese.

Die Erkrankungen des Verdauungstraktes des Kindes bringen eine Anzahl besonderer Probleme mit sich, weil hier ein altersspezifisches Krankheitsspektrum vorliegt, ohne dessen Kenntnis Röntgenuntersuchungen unergiebig bleiben müssen. Zudem können Säuglinge, Kleinkinder und junge Schulkinder ihre Beschwerden und Schmerzen entweder gar nicht angeben oder zumindest nicht präzisieren bzw. exakt lokalisieren. Eine objektive Klärung der vorliegenden Erkrankung durch das Röntgenverfahren ist dann um so notwendiger.

Röntgenuntersuchungen lassen sich selbstverständlich schon bei Neugeborenen und jungen Säuglingen, selbst bei Frühgeborenen durchführen. Nahrungsverweigerung und Erbrechen, Trinkschwierigkeiten und Atemstörungen beim Schlucken, ein aufgetriebener Leib, Störungen des Mekonium- und Stuhlabgangs bilden absolute Indikationen für eine Röntgenuntersuchung während dieser Lebensphase. Abgesehen von allen akuten abdominellen Erkrankungen ist bei älteren Kindern eine Röntgenuntersuchung erforderlich bei heftigem Erbrechen, insbesondere Bluterbrechen, rezidivierenden intensiven Leibschmerzen, bei Auftreibungen des Bauches, Verdacht auf Abdominaltumoren, chronischem Durchfall, hartnäckiger Verstopfung, bei rektalem Blutabgang und ungeklärter Dystrophie. Jedes dieser Symptome hat eine unterschiedliche Bedeutung, die weitgehend vom *Kombinationstyp* bzw. dem *Alter des Kindes* abhängt. Einige Beispiele zur Verdeutlichung:

Erbrechen: Bei zunehmendem oder gar unstillbarem Erbrechen eines *Neugeborenen* besteht Verdacht auf eine obstruktive Mißbildung der Verdauungswege. Beim Erbrechen des *älteren Säuglings und des Schulkindes* liegen diesem Symptom oft ganz *andere* Erkrankungen zugrunde, die sich sowohl *innerhalb*, als auch *außerhalb* des Verdauungstraktes lokalisieren können. Auch an psychische Faktoren muß gedacht werden.

Beim *Bluterbrechen eines Säuglings* ist in erster Linie an eine Hiatushernie zu denken, gelegentlich tritt dieses Symptom aber auch bei der hypertrophischen Pylorusstenose auf.

Beim *Bluterbrechen der Schulkinder* entfällt diese Möglichkeit, weil innerhalb dieser Altersstufe beide Krankheiten nicht mehr vorkommen. Man muß also eher an Ösophagusvarizen, ein Magen- oder Duodenalulkus oder gar Tumoren denken.

Rezidivierende kolikartige Leibschmerzen: Sie sind bei Kindern im Spiel- und Schulalter häufig. Da sich hinter jeder dieser Schmerzattacken eine akute abdominelle Erkrankung verbergen kann, muß sich der Arzt rasch eine Meinung über die Gefährlichkeit der Symptome bilden. Vor allem muß er beurteilen können, ob ein chirurgischer Eingriff notwendig ist oder nicht. Bei solch einer Fragestellung vermag die Röntgenuntersuchung oft entscheidende Aussagen zu machen.

Rezidivierende Leibschmerzen sind in einem hohen Prozentsatz Ausdruck verschiedenartiger *organischer Erkrankungen* im Bereich des Verdauungstraktes. Es werden aber auch kolikartige, rein funktionelle Leibschmerzen bei solchen Kindern beobachtet, die durch Eigenarten im psychischen Verhalten auffallen. Rezidivierende Leibschmerzen im Sinne von *Nabelkoliken* stellen also keine Krankheitseinheit, sondern ein *Syndrom* dar. Die Aufgabe des Radiologen besteht darin, *organische* Ursachen aufzudecken und zu lokalisieren. Eine Röntgenuntersuchung ist immer notwendig, wenn die Leibschmerzen *dramatisch* sind, *häufig rezidivieren* oder wenn Schmerzattacken mit *Erbrechen und Fieber* einhergehen.

Auftreibung des Abdomens: Sie ist beim *Neugeborenen* stets verdächtig auf angeborene oder erworbene Obstruktionen des Dünn- oder Dickdarmes. Neben Atresien bzw. hochgradigen Stenosen kommen vor allem der Mekoniumileus, das Mekoniumpfropfsyndrom bzw. anderweitige mechanische oder funktionelle Verschlüsse in Betracht. Meist finden sich bei derartigen Obstruktionen neben einer Auftreibung des Leibes auch noch weitere Symptome, wie Erbrechen, Obstipation und Defäkationsschwierigkeiten. Fehlen andere klinische Zeichen, so liegt oft nur ein übermäßiger Meteorismus vor. Derartige Zustände findet man häufig bei zerebral geschädigten Kindern, die infolge von Motilitätsstörungen des Darmes an einer chronischen Obstipation leiden und zudem Unmengen von Luft verschlucken. Daß schließlich auch einmal eine akute Dyspepsie beim Säugling oder gar eine Darmperforation mit anschließender Peritonitis zu einer Auftreibung des Leibes führen kann, sei nur am Rande erwähnt. Bei *Schulkindern* allerdings entfallen fast alle diese Faktoren als Ursache eines aufgetriebenen Abdomens.

Chronischer Durchfall: Er ist bei *Säuglingen* selten, gelegentlich aber bei Dystrophie oder Atrophie zu beobachten. Bei Kleinkindern, vor allem aber bei *Schulkindern* kommen als auslösende Ursache neben einer infektiösen bzw. chronischen postinfektiösen Kolitis auch eine ulzeröse oder granulomatöse Kolitis bzw. eine Zöliakie in Betracht. Durchfallsepisoden treten sogar bei der *Hirschsprung*schen Krankheit auf, deren führendes Symptom ja eigentlich in einer hartnäckigen Obstipation besteht. Sie sind dann Folge einer durch Stuhlretention verursachten Reizung der Rektalschleimhaut.

Obstipation, gestörte Stuhlentleerung: Sie gilt in der *Neugeborenenperiode* als Symptom für die mannigfachen Formen der *konnatalen Obstruktion* des unteren Verdauungstraktes, besonders des Enddarmes. Bei älteren Säuglingen und *Kleinkindern* findet man neben Fehlernährung das aganglionäre, das idiopathische und das symptomatische *Megakolon* als häufigste Ursache.

Vorbereitung

Die Röntgenuntersuchung der Abdominalorgane wird beeinträchtigt oder gar unmöglich gemacht, wenn der Magen-Darm-Trakt Nahrungsreste, Kot oder überreichlich Darmgas enthält. Da das Kontrastmittel besonders bei der „Reliefuntersuchung" mit allen Teilen der Schleimhaut in innigsten Kontakt gebracht werden soll, ist eine entsprechende Vorbereitung des Patienten unbedingt erforderlich. Sie erhöht die Ergiebigkeit der Untersuchung.

Die Vorbereitung für eine ambulante Röntgenuntersuchung muß einfach, zumutbar und technisch leicht durchzuführen sein. Dafür stehen drei Möglichkeiten zur Verfügung, nämlich eine *diätetische Vorbereitung,* die Verwendung von *Laxantien* und die Applikation eines *Reinigungseinlaufs.*

Es empfiehlt sich, den Patienten für das Studium des *gesamten Verdauungstraktes* vorzubereiten, selbst dann, wenn vom Kliniker beispielsweise nur die Untersuchung des Magens gewünscht wird. Es können sich aus der vom Radiologen zusätzlich erhobenen Anamnese und aus den anfallenden Befunden neue Gesichtspunkte ergeben, die eine Kontrolle des *gesamten* Verdauungstraktes ratsam erscheinen lassen. Man kann dem Patienten einen Zeitverlust ersparen, wenn man ihn in solchen Fällen auch für einen Kontrasteinlauf vorbereitet hat.

Nahrungsreste: Magen und Dünndarm benötigen zur kompletten Entleerung etwa 10 Stunden. Die Mahlzeit am Vorabend der Untersuchung darf nicht zu spät eingenommen werden (etwa gegen 18 Uhr). Sie soll nur vollständig resorbierbare Nahrungsstoffe enthalten, wie Tee, Fruchtsäfte, Wasser, Kaffee ohne Milch, klare Brühe. Reste schwer verdaulicher Nahrungsmittel (beispielsweise Pilze und anderes) können sich nämlich, speziell bei Diabetikern, noch am nächsten Morgen im Magen befinden, die Untersuchung erschweren und zu Irrtümern Anlaß geben.

Der Patient muß nüchtern zur Untersuchung kommen, er darf unmittelbar vorher auch nichts trinken und nicht rauchen. Beides verändert die Sekretionsverhältnisse und die Motorik. Man soll die Untersuchung möglichst *früh* am Vormittag durchführen, weil sich sonst auch bei nüchternen Patienten eine störende Sekretmenge im Magen ansammelt.

Kot im Dickdarm: Die Entleerung des Dickdarms erfolgt am besten durch einen Reinigungseinlauf mit Wasser oder durch Laxantien. Der Reinigungseinlauf wird am Abend vor der Untersuchung sowie am Morgen der Untersuchung appliziert. Man muß darauf achten, daß das Wasser eine angemessene Temperatur hat, in ausreichender Menge *langsam* einfließt (bei Erwachsenen ca. 1½ l, bei Schulkindern 1 l) und einige Zeit angehalten wird, bis der Stuhldrang einsetzt. Zusätze, wie Seife oder Glyzerin, sind unzweckmäßig. Bei nachlässiger Technik werden meist nur die *untersten* Dickdarmabschnitte entleert.

Als wirkungsvoll haben sich ferner Karlsbader Salz und Magnesiumsulfat (1 Kaffeelöffel auf ½ Liter warmes Wasser) per os erwiesen. Auch Rizinusöl hat sich bewährt (15 g = 1 Eßlöffel 20 Stunden, weitere 15 g 12 Stunden vor der Untersuchung). Kontaktlaxantien mit Dickdarmwirkung (Dulcolax) sind vorteilhaft (2 Dragees 20 Stunden, ferner 2 Dragees und 1 Suppositorium 12 Stunden vor der Untersuchung). Der Dickdarm ist 8–10 Stunden nach diesen Abführmaßnahmen entleert und auch wieder soweit beruhigt, daß keine Irritation mehr besteht. Der Gebrauch allzu drastischer Abführmittel ist nicht zu empfehlen, weil sie den Darm oft noch unerwünscht lange in einem vermehrten Kontraktionszustand halten, der nicht nur das Einfließen des Kontrastmittels behindert, sondern auch künstlich ein „Reizrelief" erzeugt.

Junge Säuglinge dürfen vor einer Untersuchung nicht längere Zeit nüchtern bleiben, da sie an regelmäßige Mahlzeiten gewöhnt sind und eine Nahrungspause störendes Schreien und Unruhe zur Folge hätte. Es ist zweckmäßig, die Untersuchung des oberen Verdauungstraktes kurz vor einer fälligen Fütterung anzusetzen. Dann ist der Magen entleert, und die hungrigen Säuglinge nehmen den Kontrastbrei sehr gern. Liegt der erste Fütterungstermin morgens zwischen 6 und 7 Uhr, der zweite um 10 Uhr (bei 5 Mahlzeiten täglich), so wird man dem Säugling noch die 6-Uhr-Mahlzeit reichen und etwa um 10 Uhr mit der Röntgenuntersuchung beginnen.

Bei jungen Säuglingen verzichten wir auf einen Reinigungseinlauf und die Gabe von Laxantien, da die im Dickdarm angesammelte Kotmenge meist gering ist und der Stuhl auch wegen der mehr breiigen Konsistenz die Untersuchung weniger stört. Ein Reinigungseinlauf ist aber im 2. Lebenshalbjahr bei einigen Fragestellungen wünschenswert, vom 2. Lebensjahr an regelmäßig erforderlich.

Darmgase: Die Beseitigung starker Gasansammlungen im Magen-Darm-Trakt ist anzustreben, doch mit keiner Methode zuverlässig zu erreichen. Da bei Kindern die im Dünndarm befindliche Luft größtenteils über den Magen eindringt, aus dem sie in linker Seitenlage oder in Rückenlage leicht in den Darm entweicht, sollte man diesen Übertritt tunlichst unterdrücken oder zumindest verringern. Das läßt sich durch eine horizontale rechte Seitenlage vor und während der Untersuchung erzielen. Die im Magen-Darm-Trakt entstehenden CO_2-Mengen (durch enzymatische und bakterielle Aufspaltung der Nahrung) spielen nur eine geringe Rolle. Zu bedenken ist auch, daß bei älteren und bettlägerigen Patienten die Gasabsorption im Dünndarm gestört ist.

Taktik und Technik

Unter *Taktik* der röntgenologischen Magen-Darm-Untersuchung versteht H. H. Berg (1932) eine planvolle Anwendung und das sinnvolle Ineinandergreifen verschiedener Untersuchungsverfahren. Sie sollen sich optimal in den Gang der klinischen Gesamtuntersuchung einfügen. Die Taktik beinhaltet auch eine elastische Handhabung weiterer Untersuchungen, die sich aus der bisher erzielten Klärung, dem Zustand des Kranken und den klinischen Erwägungen ergeben. Es soll dadurch „eine sinn- und uferlose Vielgeschäftigkeit" vermieden werden.

Jeder Patient mit seinen Beschwerden, seinen Leistungsreserven oder seiner Schwäche, seinen Schmerzen, seinem psychischen Verhalten und seiner Toleranz gegenüber diagnostischen Maßnahmen erfordert eigene Überlegungen. Konzessionen an die Gründlichkeit werden zuweilen notwendig, weil bei schwerkranken Patienten eine erschöpfende Untersuchung oft unmöglich ist.

Bei der Festlegung der Taktik ist auf eine Ökonomie der Diagnostik ebenso Wert zu legen wie auf deren Vollständigkeit. Diese Überlegungen sind besonders wichtig, weil heutzutage die für einen Schwerkranken erforderlichen diagnostischen Leistungen nicht mehr von *einem Arzt allein* erbracht werden können, sondern der Abstimmung mit den übrigen Spezialisten bedürfen. Eine röntgenologische *Gesamtuntersuchung* ist aufwendig. Sie beeinträchtigt überdies die Verfolgung einer durch die Anamnese gegebenen Fährte. Auch kann man aus Gründen der Strahlenbelastung besonders bei Kindern nicht alles und jedes ohne hinreichende Indikation untersuchen. Eine Untersuchungstaktik, die nur einer ganz präzisen klinischen Fragestellung nachgeht, ist zwar ökonomischer, aber mit dem Nachteil behaftet, vielleicht klinisch relevante Befunde oder Verdachtsmomente *nicht* aufzudecken.

Die durch eine sorgfältige Anamnese und Untersuchung formulierte klinische Fragestellung weist am besten den Weg zu einer taktisch richtigen, sinnvollen Röntgenuntersuchung. Oft hat dieses erste Vorgehen allerdings nur provisorischen Charakter, weil Nachträge zur Anamnese oder schrittweise erhobene Befunde bzw. anfallende Untersuchungsergebnisse zu Ergänzungen zwingen können. Zudem bildet die Röntgenuntersuchung *nicht* mehr wie früher *den Abschluß* der klinischen Untersuchungsmethoden, sondern sie wird je nach Fragestellung im diagnostisch aufschlußreichsten Moment in den Gang der klinischen Gesamtuntersuchung eingeschaltet.

Bei typischen Fragestellungen haben sich empfehlenswerte Routen herausgebildet. Beispielsweise wird bei einer Klärung von Oberbauchbeschwerden die Röntgenuntersuchung wie folgt durchgeführt: Am ersten Tage werden nach der Darmreinigung Übersichtsaufnahmen der Bauchorgane und der Thoraxorgane angefertigt, evtl. folgen eine intravenöse Urographie oder eine orale Cholezystographie bzw. intravenöse Cholangiozystographie. Am zweiten Tage kann ein Kontrasteinlauf mit dem Appendixstudium, ferner eine Rönt-

Die Abbildungen 1.**6** bis 1.**8** zeigen die in der Magen-Darm-Diagnostik üblichen Aufnahmemöglichkeiten, nämlich die *Übersichtsaufnahme,* die *gezielte Übersichtsaufnahme* und die *gezielte Blendenaufnahme.*

Abb. 1.**6.** Reizrelief im Kolon. Übersichtsaufnahme

Die Übersichtsaufnahme wird in flacher Bauchlage oder einer leichten Rechts- bzw. Linksdrehung auf dem Bucky-Tisch angefertigt. – Zustand nach Entleerung des Kontrastmittels. Es besteht eine hochgradige Irritation der Schleimhaut, die sich in einem zarten, relativ faltenreichen, „zerknitterten" Reliefbild äußert. – 35jähriger Patient mit einer Colica mucosa.

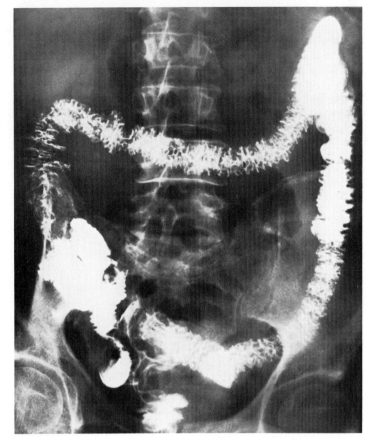

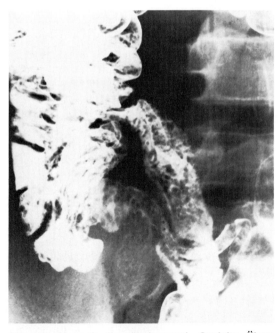

Abb. 1.**7.** Normale Ileozökalgegend. Gezielte Übersichtsaufnahme

Die in der Durchleuchtung zumeist unter mäßiger Kompression gezielt eingestellte Übersichtsaufnahme wird auf mittlere Formate (18/24 bzw. 24/30) exponiert. Sie zeigt hier bei einem 12jährigen Kind die Ileozökalgegend. Die Appendix ist gefüllt, ihr Abgang ist trichterförmig und weit (sog. fetale Form).

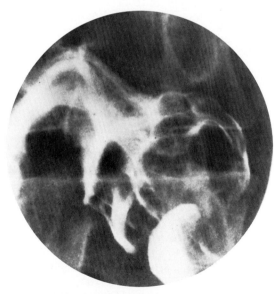

Abb. 1.**8.** Magenschleimhautprolaps. Gezielte Blendenaufnahme

Der in der Durchleuchtung erhobene Befund wird in der Phase der günstigsten Füllung und besten Freiprojektion unter dosierter Kompression mit einem Spezialtubus festgehalten. – 48jähriger Patient.

genuntersuchung der Speiseröhre, des Magens und des Duodenums angeschlossen werden. Ist eine überlagerungsfreie Dünndarmpassage erforderlich, muß man erst die vollständige Entleerung des applizierten Kontrastmittels abwarten. Ebenso erfordern zusätzliche Angiographien und Spezialverfahren natürlich einen kontrastmittelfreien Magen-Darm-Trakt. Bei unzulänglichen Resultaten bleiben die nächsten Tage für eine Wiederholung bzw. eine Überprüfung frei. Mit diesem Vorgehen läßt sich in kurzer Zeit genügend Klarheit über die wichtigsten Fragen erzielen.

Selbstverständlich wird man das Standardverfahren bei Schwerstkranken entsprechend dem klinischen Befund modifizieren und sich vorwiegend auf Übersichtsaufnahmen mit unterschiedlichem Strahlengang in verschiedenen Positionen beschränken. Sie können schnell, ohne stärkere Belästigung des Patienten und ohne Palpationsmanöver angefertigt werden. Eine solche Untersuchungstechnik ist in der Lage, genügend Hinweise über Operationsindikationen zu geben, oder aber eine Fragestellung so weit einzuengen, daß ergänzende Untersuchungen eingeleitet werden können.

Für die Darstellung der oberen Abschnitte des Verdauungstraktes ist die orale Kontrastmittelapplikation, für den Dickdarm der Kontrasteinlauf das geeignetste Untersuchungsverfahren. In der Gegend der Ileozökalklappe überschneiden und ergänzen sich die Bereiche beider Methoden. Da in der Magen-Darm-Diagnostik in erster Linie die direkten morphologischen Röntgensymptome aufgedeckt werden sollen, kommt der *Reliefdiagnostik* und der *Prallfüllung* die größte Bedeutung zu. Beide Techniken ermöglichen bei sinnvoller Kombination natürlich auch die Aufdeckung indirekter Symptome als Hinweis auf eine *gestörte Funktion*.

Eine geeignete *Strahlenqualität* (70–90 kV bei der Durchleuchtung) ist auch heute noch Voraussetzung für eine erfolgreiche Diagnostik. „Der gute Stil des Durchleuchters ist gekennzeichnet durch das Einschalten des Stromes bei geschlossener Blende" (H. H. BERG). Der gewandte Untersucher wird während des größten Teils der Untersuchung mit einem Bildausschnitt von 6 bis 15 cm im Quadrat auskommen. Ein größeres Feld läßt sich in seinen Einzelheiten sowieso nicht überblicken, außerdem ist bei enger Blende die Detailerkennbarkeit gesteigert und die während der Untersuchung applizierte Strahlendosis geringer.

Durch leichtes Hin- und Herdrehen des Patienten um seine Längsachse, die sog. „fließende Rotation", durch Untersuchungen in flacher Bauch-, Schräg- und Rückenlage gewinnt man einen äußerst plastischen Eindruck von den kontrastgefüllten Organen. Zusätzlich verschafft sich der

Untersucher auch damit die Möglichkeit, alle Einzelheiten tangential abzuleuchten und in übersichtlicher Position, frei von störenden Überlagerungen durch andere Organe, darzustellen und im Bilde festzuhalten. Dabei gehen Durchleuchtung, Palpation und Aufnahmeverfahren Hand in Hand.

Die *Palpation* soll zart und sinnvoll durchgeführt werden, um dem Kranken unnötige Schmerzen zu ersparen. Schädigungen durch brüske Palpation, wie sie bei dicht vor der Perforation stehenden Geschwüren und bei Fremdkörpern beschrieben worden sind, müssen unter allen Umständen vermieden werden. Während des Palpierens wird man gelegentlich ohne Bleigummihandschuhe arbeiten müssen, besonders dann, wenn es auf feines Tasten oder auf schwierige Expressionsmanöver ankommt. Dieses „Palpieren mit der ungeschützten Hand" ist für den Untersucher gefährlich und soll sich daher wirklich nur auf kurze, diagnostisch wichtige Augenblicke beschränken. Der Radiologe muß sich auf alle Fälle hüten, mit der Hand in den freien, vom Patienten nicht gefilterten Strahlenkegel zu gelangen, da sonst Schädigungen unvermeidlich sind. Zur Selbstkontrolle kann das Tragen einer Strahlenmeßplakette (LANGENDORFF u. Mitarb. 1952) am Handgelenk oder einer entsprechenden Ionisationskammer am Finger wertvolle Dienste leisten.

Das *Aufnahmeverfahren* ist von der Durchleuchtung nicht zu trennen. Es dient dazu, pathologische Befunde dokumentarisch festzuhalten. Es wird ferner eingesetzt, um während der Durchleuchtung beobachtete flüchtige oder fragliche Veränderungen im Bilde festzuhalten und zu analysieren.

Wir unterscheiden prinzipiell zwischen *Übersichtsaufnahmen* und *gezielten Aufnahmen* (Abb. 1.**6**–1.**8**). Die Übersichtsaufnahme (Abb. 1.**6**) wird am horizontal stehenden Blendentisch mit vertikalem Strahlengang meist in flacher Bauch- oder in einer entsprechenden Schräglage angefertigt. Maßgeblich für die Lagerung ist der vorher in der Durchleuchtung erhobene Befund.

Für die differenzierte Detaildiagnostik hat sich die *gezielte Aufnahme* als überlegen erwiesen. Sie wird unmittelbar in den Gang der Durchleuchtung eingefügt. Sie kann als *gezielte Übersichtsaufnahme* (24 × 30, 18 × 24 cm) (Abb. 1.**7**) oder als *gezielte Blendenaufnahme* (9 × 12, 9,0 cm im Durchmesser) (Abb. 1.**8**) angefertigt werden. Hierbei lassen sich diagnostisch wichtig erscheinende Befunde unter bester Freiprojektion und bei günstiger Füllung aus der Durchleuchtung herausfangen und im Bilde festhalten. Verschiedene Grade der Kompression, die durch den Druck des Blendentubus genau dosiert werden können, geben wertvolle Anhaltspunkte über die Reliefgestaltung und die Konsistenz der Schleim-

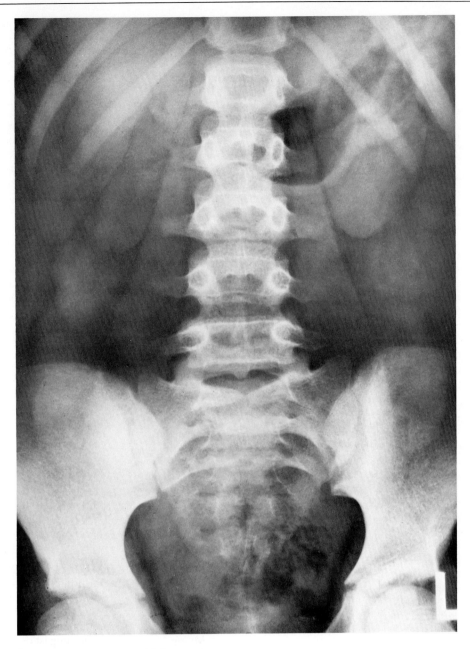

Abb. 1.9. Übersichtsaufnahme des Abdomens

8jähriges Kind. – Aufnahme in Rückenlage unter Verwendung einer Streustrahlenblende. Die Expositionsdaten sind so gewählt, daß die Weichteile gut zur Darstellung kommen. – Die Aufnahme dient der Beurteilung des Gas- und Kotgehaltes, der Situsverhältnisse, der Bestimmung der Organgröße (Leber, Milz, Nieren), dem Nachweis schattendichter Fremdkörper, von Konkrementen und Organverkalkungen, dem Ausschluß einer Ileussituation, einer Perforation, einer Exsudatansammlung usw. Die Übersichtsaufnahme der Abdominalorgane entscheidet oft über das weitere technische und taktische Vorgehen. – Der Magen-Darm-Kanal ist gut entleert und fast frei von Gas und Kot. Rechts und links der Wirbelsäule verlaufen die Psoasschatten. Die zarte Aufhellungszone um die Nieren entspricht dem perirenalen Fettgewebe. Die rechte Niere wird vom unteren Leberrand überragt.

haut, die sich auf Übersichtsaufnahmen nur unzureichend beurteilen lassen.

Der Patient darf nicht aus der Abteilung entlassen werden, bevor die Aufnahmen besehen und evtl. mit verbesserter Technik oder in veränderter Position wiederholt oder ergänzt worden sind.

Nativ- bzw. Leeraufnahme

Die Übersichtsaufnahme des Abdomens ohne Anwendung eines Kontrastmittels wird als *Nativ- bzw. Leeraufnahme* bezeichnet. Sie läßt sich ohne stärkere Belästigung des Patienten rasch anfertigen und ist bei vielen Fragestellungen sehr aufschlußreich. Die Diagnostik beruht auf den Kontrastunterschieden zwischen den parenchymatösen Bauchorganen, dem extra-, intra- und retroperitonealen Fettgewebe, der Luft innerhalb des Magen-Darm-Traktes sowie pathologischen Verkalkungen oder pathologischem Darminhalt (Fremdkörper usw.). Eine solche Übersichtsaufnahme vermittelt Informationen über diejenigen Organe, die nach einer Kontrastmittelapplikation ganz oder teilweise verdeckt würden. Bei der Diagnostik akuter abdomineller Erkrankungen wird sie in erweiterter Form (Aufnahmen in aufrechter Position, Aufnahmen mit horizontalem Strahlengang usw.) durchgeführt (siehe: Röntgendiagnostik bei akuten abdominellen Erkrankungen).

Übersichtsaufnahmen sollen im Großformat, also bei Erwachsenen mindestens mit der Filmgröße 30/40, besser noch 36/43 cm angefertigt werden und möglichst vom Zwerchfell bis zur Symphyse reichen. Die Lagerung des Patienten richtet sich nach der klinischen Fragestellung und dem Zustand des Kranken. Üblicherweise wird man die flache Rückenlage bevorzugen (Abb. 1.**9**). Bei geeigneter Technik (optimale Darstellung der Weichteile durch günstigen kV-Bereich, 100 cm Fokus-Film-Abstand, bewegliche Buckyblende) und nach guter Vorbereitung des Kranken vermittelt die Nativaufnahme viele diagnostisch wichtige Details. Die Klärung wird dann etwas erschwert, wenn die Dichteunterschiede, besonders bei Säuglingen, jungen Kindern und mageren Erwachsenen gering sind. Aber bereits vom frühen Kindesalter an kann man viele Strukturen erkennen, wie sie später charakteristischerweise gefunden werden. Bei Neugeborenen und jungen Säuglingen verzichten wir aus Gründen der Strahlenbelastung auf die Verwendung der Buckyblende. Manchmal ist es zweckmäßig, zur Ruhigstellung Sandsäcke auf die Beine zu legen oder das Kind durch ein über die Oberschenkel gespanntes Kompressorium für kurze Zeit zu immobilisieren.

Vom *Intestinaltrakt* selbst stellen sich nur diejenigen Abschnitte dar, die mit Luft oder Gas gefüllt sind. Das sind vor allem der Magen (Magenblase) und die Flexuren des Kolons. Der Dünndarm ist beim Erwachsenen normalerweise fast völlig luftleer im Gegensatz zum Säugling und Kleinkind, in dessen Magen-Darm-Kanal überall reichlich Gas gefunden wird. Geringe, nur auf Aufnahmen sichtbare Luftmengen in den obersten Jejunumschlingen sind häufig bedeutungslos, sie stammen fast immer aus dem Magen, aus dem sie entweichen, sobald der Patient in die linke Seitenlage gebracht wird. Gas in den untersten Ileumschlingen stammt meist aus dem Kolon. Es wird von dort durch den Reinigungseinlauf hinübergepreßt.

Größere Gasansammlungen im Dünndarm sind bei Erwachsenen immer pathologisch (Nieren- oder Gallenkolik, schwere Gastroenteritis, Ileus- oder Prä-Ileussituation u. a.). Es ist daher diesen Schlingen bei einer folgenden Untersuchung mit Kontrastbrei ganz besondere Aufmerksamkeit zuzuwenden. In jedem Falle aber erfordert der Nachweis einer stärkeren Gasfüllung im Dünn- oder Dickdarm neben der Untersuchung mit vertikalem Strahlengang eine Kontrolluntersuchung mit horizontalem Strahlengang, weil sich in dieser Position auch schon geringfügige Flüssigkeitsmengen im Darm nachweisen lassen. Kleinere Flüssigkeitsspiegel im Dünndarm sind oft erst an ihrer Undulation zu erkennen, wenn man während der Durchleuchtung eine zarte Stoßpalpation durchführt. Ihr Nachweis im Dünndarm ist nicht immer gleichbedeutend mit einer Ileussituation. Es werden ähnliche Befunde auch gelegentlich bei bestimmten Formen der Jejunitis (GUTZEIT, KUHLMANN 1933) sowie bei Nieren- oder Uretersteinkoliken erhoben. Freilich ist dabei der Flüssigkeitsgehalt meist bedeutend geringer als die Gasblähung.

Einige typische Formen von *Lageanomalien* und *Organverlagerungen* kann man auf der Nativaufnahme schon gut erkennen (Abb. 1.**10** u. 1.**11**). Bei einem Situs inversus abdominalis findet sich eine spiegelbildliche Anordnung der Bauchorgane und der Luftverteilung (Leberschatten, Magenblase). Eine Nonrotation läßt sich bei ausreichender Luftfüllung des Kolons durch dessen atypische Lage bereits vermuten. Eine große Milz verdrängt die Magenblase nach medial.

Auch klinisch bedeutungsvolle *Zwerchfellanomalien* kann man schon auf Übersichtsaufnahmen diagnostizieren. Bei einer Relaxatio links sind besonders Milz und Magen, bei einer Relaxatio

Abb. 1.10. Wilms-Tumor
Beispiel der *Tumordiagnostik mit Hilfe einer Abdomen-Übersichtsaufnahme* (Nativaufnahme). – Erweiterter Bauchraum, ausladende Flanken, Zwerchfellhochstand. Im Mittelbauch großer, weichteildichter Tumorschatten, der den lufthaltigen Magen-Darm-Trakt verlagert. Angehobener Magen, Verdrängung aller Dünn- und Dickdarmschlingen in den seitlichen rechten Mittelbauch und den Unterbauch. Keine Obstruktionszeichen. – 4 Monate alter, gut gedeihender Säugling. Erhebliche Größenzunahme des Bauches innerhalb kurzer Zeit. Keine Obstipation, kein Erbrechen, kein Aszites. Operativ: großer Wilms-Tumor der linken Niere.

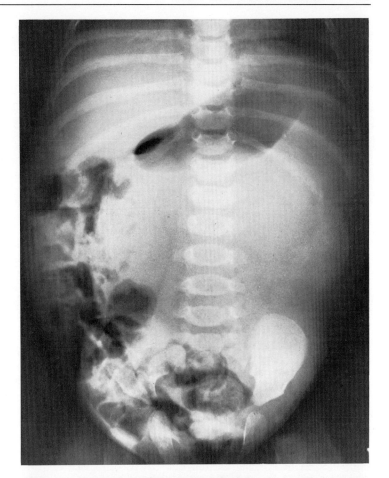

Abb. 1.11. Chilaiditi-Syndrom
Beispiel einer *pathologischen Luftverteilung*. – Infolge einer Interposition des stark gasgefüllten Dickdarmes zwischen Leber und vorderer Bauchwand ist der Leberschatten kaum noch zu sehen (sog. Subtraktionseffekt). Auf Frontalaufnahmen läßt sich die Lage des Kolons (vor bzw. hinter dem Leberschatten) erkennen. In Zweifelsfällen (subphrenischer Abszeß usw.) bringt die Untersuchung mit einem Kontrasteinlauf Klarheit. – 1¾ Jahre altes Kleinkind mit Idiotie und Krämpfen nach schwerem Geburtstrauma. Seit der Geburt ist der Leib häufig gebläht. Kind neigt zur Obstipation.

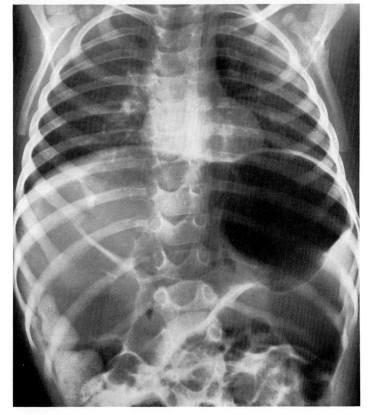

rechts Leber und Gallenblase sowie der Magen betroffen. Ausgedehnte Lückenbildungen im Zwerchfell mit Verlagerung großer Teile der Baucheingeweide in den Thoraxraum (Magen, Dünndarm, Dickdarm, Nieren) ergeben charakteristische Bilder (Abb. 1.**12**).

Die *Leber* stellt sich im rechten Oberbauch als homogener weichteildichter Schatten dar. Das Zwerchfell bildet ihre obere Grenze, die untere läßt sich nicht immer einwandfrei erkennen. Auch die Abgrenzung des rechten und linken Leberlappens ist röntgenologisch meist nicht möglich. Man hat zwar versucht, durch eine Aufblähung des Kolons den unteren Leberrand besser zu markieren, doch entspricht diese Kontur nur der Leberunterfläche und nicht der kaudalen Begrenzung des rechten Leberlappens. Er reicht bei Neugeborenen sogar etwa bis zum Darmbeinkamm, projiziert sich mit zunehmendem Alter (Wachstum der Bauchhöhle, relative Organverkleinerung) 1 bis 3 Querfinger höher, so daß sich die Größenverhältnisse allmählich denen des Erwachsenen nähern. Infolge der unterschiedlichen Projektion des Organs bei den verschiedenen Konstitutionstypen besteht leider oft eine deutliche Differenz zwischen klinischem Befund und Röntgenbild (nähere Einzelheiten siehe im Kapitel „Leber").

Die *Milz* liegt als weichteildichter Schatten im linken lateralen Oberbauch. Ihre Längsachse läuft etwa dem dorsalen Anteil der 10. Rippe parallel. Allerdings werden auch horizontal unter dem Zwerchfell liegende Milzen beobachtet. Man spricht dann von einer sog. *Kappenstellung*. Während die obere Begrenzung durch das Zwerchfell gegeben ist, lassen sich die mediale Begrenzung und der untere Milzpol nicht immer einwandfrei erkennen, besonders dann nicht, wenn Magen und linke Kolonflexur luftleer sind (nähere Einzelheiten siehe im Kapitel „Milz").

Die *Nieren*, aber auch deren pathologische Formvarianten (Verschmelzungsnieren) und Lageanomalien (dystope Nieren) lassen sich häufig bereits im Übersichtsbild abgrenzen. *Weichteildichte Tumoren* verlagern die luftgefüllten Darmabschnitte und verdrängen oder deformieren gelegentlich die Magenblase.

Die diagnostische Bewertung des *Psoasschattens* erfordert einige Zurückhaltung, werden doch selbst bei gesunden Erwachsenen in 25% Seitendifferenzen gefunden (ELKIN u. COHEN 1962). Ohne Zweifel haben aber Veränderungen des Psoasschattens bei der Differentialdiagnostik retroperitonealer Prozesse gegenüber intraperitonealer Entzündungen eine Bedeutung. Eine Asymmetrie der Psoaskontur kann aber auch schon durch eine schmerzhafte Skoliose nach Traumen oder Operationen verursacht sein, ja selbst bei intraperitonealen entzündlichen Prozessen und einer idiopathischen Skoliose vorliegen. Bei Säuglingen und Kleinkindern fehlt häufig noch der Psoasschatten.

Hautveränderungen im Bereich des Rumpfes und zwar sowohl der Bauchhaut als auch am Rücken können im Nativbild als pathologische Strukturen sichtbar werden und zu Fehldeutungen Anlaß geben. In Betracht kommen vor allem Tumoren der Haut, speziell des Rückens (Pigmentnaevi, Warzen, Neurofibrome (Abb. 1.**13**), Hämangiome, Lymphangiome) sowie postoperative Keloide (Abb. 1.**14**). Lipome sind wegen ihrer erhöhten Strahlendurchlässigkeit heller und daher gegen die Muskulatur gut abzugrenzen.

Beim generalisierten Ödem (Nephrose, Hydrops congenitus) findet man eine netzförmige Zeichnung und Verdickung der Bauchwand. Blutungen in die Bauchdecken (beispielsweise bei Hämophilie) oder lokalisierte Gewebsentzündungen im Sinne einer Zellulitis charakterisieren sich als flächenhafte Verschattungen.

Stark ausladende Flanken mit Tonusverlust der Bauchdecken sieht man bei der angeborenen Hypoplasie oder Aplasie der Bauchmuskulatur (Prune-Belly-Syndrom). Omphalozelen, größere Nabelhernien, lumbale Meningozelen sowie die ringförmigen Schleimhautwülste eines Anus praeter markieren sich als scharf begrenzte Weichteilschatten in der Mittellinie oder dem linken Mesogastrium. Bei Neugeborenen darf man sich durch den Nabelschnurschatten nicht irritieren lassen (Abb. 1.**12**).

Verkalkungen können sowohl in allen parenchymatösen Organen als auch in den Lymphknoten (Abb. 1.**15**), den Gefäßen, der Bauchwand, natürlich auch in Tumoren, speziell des Uterus (Abb. 1.**16**) vorkommen. Aufgabe der Röntgenuntersuchung ist ihr Nachweis, vor allem ihre Lokalisation bzw. ihre Zuordnung zu definierten Erkrankungen. Hierfür ist die Anzahl der Verkalkungen ebenso bedeutungsvoll wie ihre Anordnung und ihr Aussehen (herdförmig, glattrandig, zackig, inhomogen, spritzerartig usw.). Um ihre Organzugehörigkeit zu bestimmen, benötigt man mitunter Schrägaufnahmen (Gallensteine, Harnsteine). DE ABRÉU (1930) empfahl für derartige Zwecke eine Schrägprojektion in halbrechter Rückenlage (45 Grad). Durch diese Lagerung, in der man den Kranken mit Holzwoll- und Schaumgummikissen fixiert, gelingt es, Nieren- und Gallenblasengegend auf dem Film voneinander zu trennen.

Die Kenntnis der Lage solcher Schatten ist insofern von Bedeutung, als ihre zufällige Projektion auf die kleine Kurvatur eines kontrastgefüllten Magens eine Nische (Abb. 1.**15**) oder am kontrastgefüllten Dickdarm ein Divertikel vortäuschen kann. Ferner sprechen Lymphknotenver-

Abb. 1.12. Zwerchfellhernie

Das Beispiel soll demonstrieren, daß zur Klärung bei abdomineller Symptomatologie oft Abdomen- *und* Thoraxaufnahmen erforderlich sind. – 6 Stunden altes Neugeborenes mit Atemnotsyndrom und zunehmender Zyanose. Aufnahme in aufrechter Position. Infolge eines großflächigen Zwerchfelldefektes sind der Magen und das ganze Konvolut der Dünndarmschlingen in den Thoraxraum verlagert. Während der beginnenden Luftfüllung des Magen-Darm-Traktes beanspruchen sie in steigendem Maße Raum, verhindern die Entfaltung der Lunge und verlagern Herz und große Gefäße in die rechte Thoraxhälfte. Innerhalb des Bauchraumes befinden sich kaum luftgefüllte Darmabschnitte. Für die präoperative Diagnostik genügen Übersichtsaufnahmen, denn jede Kontrastmittelgabe verzögert nicht nur den Operationstermin, sondern verschlechtert auch die Überlebenschancen. Nabelschnurrest als Weichteilschatten im rechten Unterbauch (Pfeile).

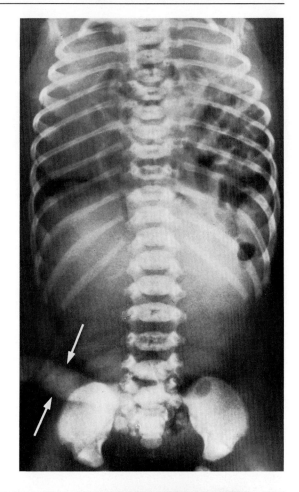

Abb. 1.13. Neurofibromatose

Die Abb. 1.13–1.17 zeigen einige Beispiele pathologischer Weichteilschatten und von Verkalkungen, die sich zwar auf Übersichtsaufnahmen darstellen, aber außerhalb des Bauchraumes liegen. – Weichteildichte Tumorschatten unterschiedlicher Größe, hervorgerufen durch zahlreiche in der Bauch- und Rückenhaut gelegene Neurofibrome. – 61jähriger Mann.

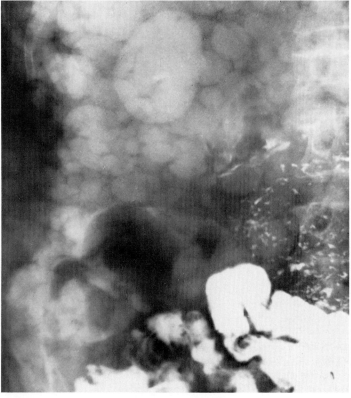

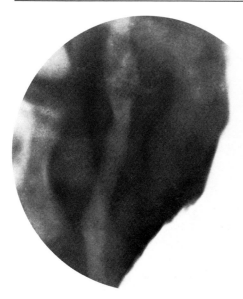

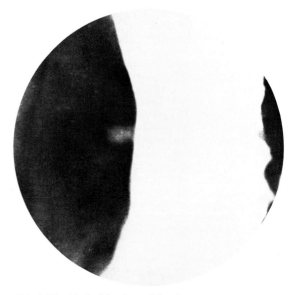

Abb. 1.14. Narbenkeloid der Bauchwand
Zustand nach Bauchoperation. Zwischen Wirbelsäule und kleine Kurvatur des Magens projiziert sich ein schlieriger, fast kalkdichter Schatten, der einem Narbenkeloid entspricht.

Abb. 1.15. Verkalkter Lymphknoten
Dieser im linken Mittelbauch gelegene verkalkte Lymphknoten täuscht am kontrastgefüllten Magen eine Ulkusnische vor.

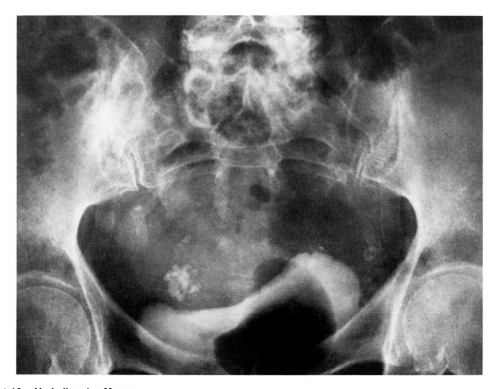

Abb. 1.16. Verkalkendes Myom
Krümeliger Kalkschatten innerhalb des kleinen Beckens durch ein verkalkendes Myom, das den Blasenschatten großflächig und muldenartig eindellt. In der Umgebung finden sich mehrere Phlebolithen sowie Kalkeinlagerungen in der Wand der A. iliaca. – 75jährige Frau.

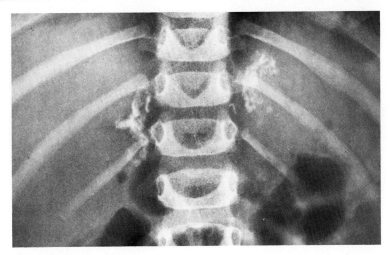

Abb. 1.17. Verkalkte Nebennieren
Ausgedehnte krümelige Kalkeinlagerungen in beiden Nebennieren. – 1½jähriges gesundes, tuberkulinnegatives Mädchen. Keine hormonalen Ausfallserscheinungen. Zufällige Beobachtung.

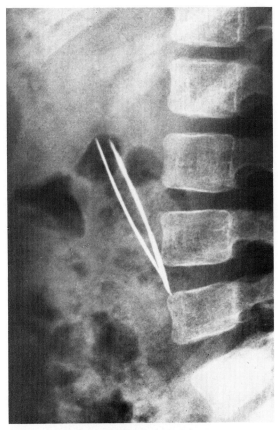

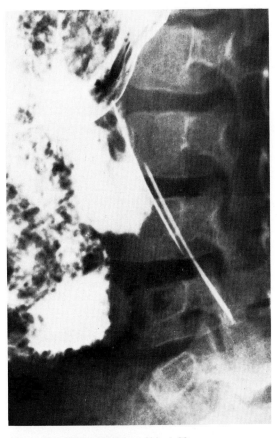

Abb. 1.18. Verschluckte Haarklemme
Die Abbildungen 1.**18** und 1.**19** zeigen, daß die Lokalisation von Fremdkörpern oft nur durch Übersichtsaufnahmen *und* die Untersuchung mit Kontrastmittel gelingt. – 3jähriges Kind, wegen Verdachtes auf Koxitis aufgenommen. Metalldichter Schatten vor der Wirbelsäule in der Psoasgegend, der Lage nach in der Flexura duodenojejunalis.

Abb. 1.19. Füllungsbild zu Abb. 1.**18**
Erst bei der Kontrastuntersuchung zeigt sich, daß der Fremdkörper nach Perforation der Darmwand außerhalb des Darmes liegt. Während der Operation fanden sich Dünndarmfisteln und ein Psoas-Abszeß. Weißer Pfeil an der Flexura duodenojejunalis.

kalkungen dafür, daß sich in dieser Gegend einmal entzündliche Prozesse abgespielt haben.

Verkalkungen innerhalb der Bauchwand sind selten. Man kann sie gelegentlich bei einer Myositis ossificans, *nicht* dagegen bei der Calcinosis universalis beobachten. Verkalkte paravertebrale Abszesse sowie verkalkende Neuroblastome ergeben ebenfalls entsprechend dichte Schatten.

Verkalkungen der *Nebennieren* projizieren sich bei mittlerer Atemstellung zwischen die 11. und 12. Rippe (Abb. 1.**17**). Sie liegen unmittelbar neben der Wirbelsäule und werden ein- oder doppelseitig gefunden. Meist sind die Kalkeinlagerungen krümelig. Ihre exakte Lokalisation macht keine Schwierigkeiten, wenn sich die Nebennieren bereits ohne Anwendung künstlicher Kontraste (Luftinsufflation) als dreieckige Schattengebilde kranial des oberen Nierenpols darstellen. Nebennierenverkalkungen kommen nach Tuberkulose (Morbus Addison) und bei Tumoren, beson-

ders bei Neuroblastomen und Phäochromozytomen vor. Die Verkalkungen innerhalb von Nebennierentumoren sind meist großflächig und zart. Man findet gelegentlich auch bei gesunden Kindern Kalkeinlagerungen in den Nebennieren und vermutet, daß es sich dabei um Folgezustände symptomlos gebliebener Blutungen nach schweren Geburten handelt. Auch im Gefolge einer beschleunigten postnatalen Involution der Nebennieren, sofern sie mit einem rapiden Gewebsuntergang einhergeht, wurden Verkalkungen beobachtet (EKLÖF u. Mitarb. 1975).

Schattendichte *Fremdkörper* innerhalb des Verdauungstraktes können auf Übersichtsaufnahmen meist sowohl identifiziert als auch lokalisiert werden (Abb. 1.**18** und 1.**19**). Bei gefährlich spitzen oder großen Gegenständen ist deren Passage durch Kontrollaufnahmen zu verfolgen. Die Röntgenaufnahme bleibt bei nichtschattengebenden Fremdkörpern meist ergebnislos. Mitunter hilft eine zusätzliche Seitenaufnahme bei der Klärung.

Kontrastmittel

Da sich der Magen-Darm-Trakt im Röntgenbild normalerweise fast gar nicht von seiner Umgebung abhebt, also keinerlei merkliche Kontrastunterschiede gegenüber den anliegenden Organen zeigt, ist es notwendig, auf künstlichem Wege die erforderlichen Kontraste zu schaffen. Das kann geschehen, indem man das Magen-Darm-Lumen durch Einblasen von Luft oder gasförmigen Substanzen *heller* oder durch die Applikation von strahlenundurchlässigen Substanzen *dunkler* macht als die Umgebung.

Das Einblasen von Luft allein wird heute in der Magen-Darm-Diagnostik des Erwachsenen kaum noch geübt, da sich die Untersuchungen mit schattengebenden Substanzen als weitaus überlegen und gefahrloser erwiesen haben. Beim Neugeborenen dagegen benutzen wir oft die durch Schlucken und Schreien im Magen-Darm-Trakt angesammelte Luft als physiologisches Kontrastmittel, das bereits auf Übersichtsaufnahmen die schnellste und schonendste Diagnostik typischer obstruktiver Mißbildungen erlaubt. Falls die Luftfüllung in dieser Altersstufe infolge ständigen Erbrechens oder von Schluckstörungen usw. für die Nativdiagnostik hochsitzender Verschlüsse (Duodenal-Jejunal-Atresie) nicht ausreicht, kann über eine Sonde zusätzlich Luft in den Magen eingeblasen werden (Abb. 1.**20**).

Bariumsulfat ist auch heute noch fast ausschließlich das Kontrastmittel der Wahl zur Darstellung des gesamten Magen-Darm-Traktes (Abb.

1.**21**–1.**27**). Es wird als reines Bariumsulfat (Barium sulfuricum purissimum *Merck*) in wäßriger Aufschwemmung für orale Zwecke und mit Zusatz pflanzlicher Schleime für den Kontrasteinlauf verwendet. Selbstverständlich sind auch andere gleichwertige Bariumpräparate im Handel, wie z. B. *Micropaque* und *Microtrast* (Nicholas Aspro), *Barium-Eugnost* „oral" bzw. „rektal" (Bariumsulfat-Forschungs- u. Vertriebs-GmbH, Berlin), *Unibaryt C* bzw. *Unibaryt rektal* (Röhm Pharma). Ihre Schattendichte ist unter Umständen sogar noch größer als die des gewöhnlichen Bariumsulfats. Da man jedoch in zunehmendem Maße auch bei Bariumpräparaten Wert auf eine gewisse Transparenz legt, bieten diese Kontrastmittel nur bei ungewöhnlich dicken Patienten Vorteile.

Seit dem Jahre 1950 verfügen wir mit dem Präparat „Barium Wander" über ein speziell für die Untersuchung des Dünndarmes geeignetes Kontrastmittel mit dem großen Vorteil, die Passagezeit erheblich zu verkürzen, ohne die Reliefgestaltung zu beeinflussen (Abb. 1.**26**). Inzwischen sind noch weitere, die Passage beschleunigende Präparate empfohlen worden, die man den üblichen Bariumaufschwemmungen beimischen kann, so vor allem das *Sorbit*, das *Sorbosan* (Merck) bzw. das *Solkoray* (Solco GmbH, Wyhlen). Da diese Substanzen jedoch in höherer Dosierung gelegentlich eine recht störende Hypersekretion im Dünndarm auslösen, ist sparsamer Gebrauch empfehlenswert.

Abb. 1.20. Dünndarmvolvulus
Beispiel einer *kombinierten Anwendung* von positivem und negativem Kontrastmittel. – Pathologische Dickdarmposition mit hochliegendem, nach kranial und medial gerichtetem Zökumpol. Der Verdacht auf einen Volvulus ließ sich durch die Luftfüllung des Magens und des Duodenums bestätigen: Durch eine Sonde wurde Luft in den Magen eingebracht, die während linker Seitenlage in das Duodenum entwich und die Obstruktion im unteren Duodenalknie bewies. Kleine Luftblasen im übrigen Darm lassen erkennen, daß die Obstruktion inkomplett ist. – 1 Monat alter Säugling. Zunehmendes Erbrechen, etwas Blut und Schleim im Stuhl. Nahrungsverweigerung. Operation: Dünndarmvolvulus.

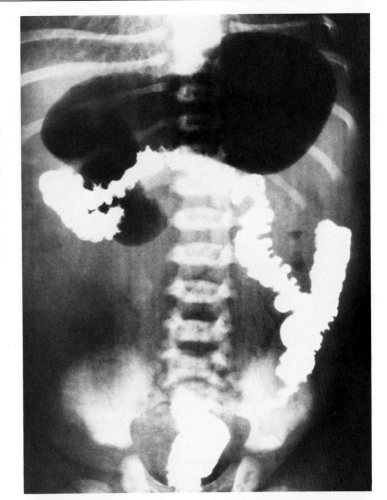

Abb. 1.21. Schleimhautdarstellung des Kolons mit Unibaryt rektal
2jähriges Kind. – Stark entleertes und kontrahiertes Kolon nach Applikation eines Spezialpräparates. Es gelingt mit diesem Kontrastmittel, rasch eine Defäkation zu provozieren und das ganze Kolon übersichtlich darzustellen. Das Entleerungsbild ähnelt einem „Irritationsrelief". Funktionelle Störungen lassen sich bei Verwendung dieses Kontrastmitteltyps nicht nachweisen, weil infolge des Aluminiumsalzzusatzes sich das Kolon unphysiologisch stark kontrahiert. Dagegen kann man Schleimhauttumoren sehr gut diagnostizieren. Eine kombinierte Barium-Luft-Füllung ist ebenfalls kaum möglich, weil der Kontrastmittelbeschlag auf der Mukosa *so* dünn ist, daß er unter der Dehnung des Kolons während der Luftblähung zerstört würde.

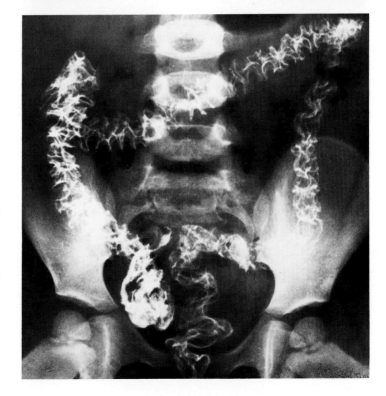

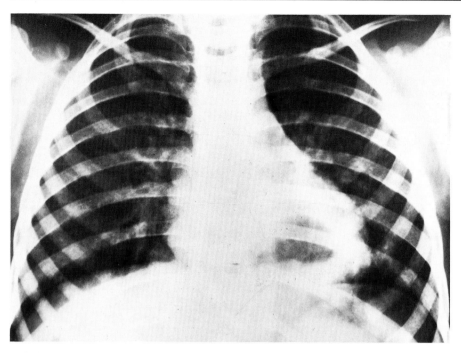

Abb. 1.22. Hiatushernie, Thoraxübersicht
Die Abb. 1.**22** und 1.**23** sollen zeigen, daß bestimmte Anomalien bzw. Erkrankungen nur durch die *Kombination verschiedener Verfahren,* beispielsweise von Nativaufnahme und Kontrastmittel-Applikation, nachgewiesen werden können. – Rundliche Aufhellung, die sich in die Gegend der Herzspitze projiziert. Beim Vergleich mit der Abb. 1.**23** erkennt man, daß es sich bei existenter Hiatushernie um die Magenblase und nicht um einen intrapulmonalen Prozeß mit Hohlraumbildung handelt. – 3jähriges Kind, das bereits seit der Säuglingszeit erbrach, mangelhaft an Gewicht zunahm und anämisch war.

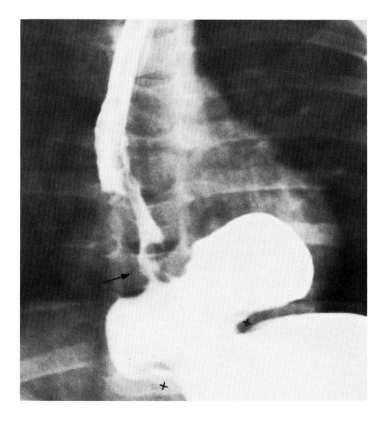

Abb. 1.23. Hiatushernie, Füllungsbild
Dasselbe Kind wie in Abb. 1.**22.** Bei der Untersuchung mit Kontrastmittel werden die veränderten anatomischen Verhältnisse deutlich. Ein Teil des Magens ist in den Brustraum verlagert und liegt oberhalb der Zwerchfellzwinge (x x) des Hiatus oesophageus. Die Speiseröhre ist verkürzt, ihre Schleimhaut im untersten Abschnitt verschwollen. Die Kardiaregion wird durch einen Pfeil markiert.

Abb. 1.24. Angeborene ringförmige Ösophagusstenose
Beispiel der *Diagnostik mit Prallfüllung.* – Die Methode der Prallfüllung eignet sich am besten, um das Kaliber, die Dehnbarkeit, die Wandbegrenzung, eine umschriebene Verengung mit prästenotischer Dilatation und eventueller Passagebehinderung nachzuweisen. Notwendig ist die Verabreichung eines großen Schluckes bzw. Löffels von Kontrastmittel. – 8jähriges Kind. Schluckbeschwerden traten lediglich bei großen Bissen und Fleischstücken usw. zusammen mit retrosternalem Druckgefühl auf. Die ersten Schwierigkeiten wurden beim Übergang von flüssiger zu fester Kost gegen Ende des Säuglingsalters beobachtet.

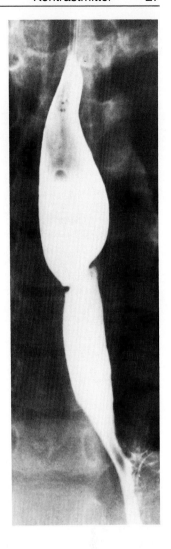

Abb. 1.25. Antrumpolyp
Beispiel der *Diagnostik mit Doppelkontrast.* – Diese Spezialmethode ist besonders ergiebig beim Nachweis kleiner Tumoren und bei der Darstellung geringfügiger Schleimhautveränderungen im Bereich des Magens und des Duodenums, vor allem aber bei der Untersuchung von Dickdarmerkrankungen. – Kurzgestielter polypöser Tumor der Antrumgegend, dargestellt im sog. „Pneumorelief". – 47jährige Patientin mit uncharakteristischen Oberbauchbeschwerden, die an eine Gastroduodenitis denken ließen. Anazidität, Blutbeimengungen im Magensaft.

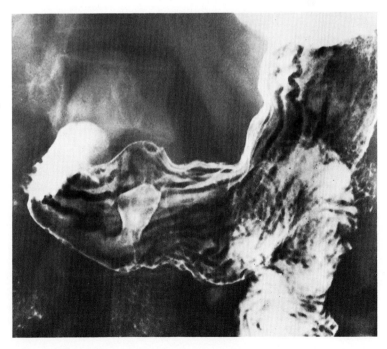

Eine ähnliche Wirkung besitzt auch Metaclopramid, das unter der Bezeichnung *Paspertin* im Handel ist (Kali-Chemie). Es wird in einer Dosis von 20 mg intravenös gegeben, ist also in seiner Anwendung etwas komplizierter als die oralen Präparate. Dafür hat es aber den Vorteil, die Reliefzeichnung kaum zu beeinträchtigen.

Bariumsulfat wird auch von Neugeborenen und Säuglingen gut toleriert, es ist praktisch frei von Risiken und ergibt den besten Kontrast. Allerdings werden vielfach Bedenken geäußert, in dieser Altersstufe könne Bariumsulfat entweder durch Schluckstörungen, beim Erbrechen oder über eine Fistelverbindung in den Respirationstrakt gelangen. Die zu erwartenden Gefahren werden meist überschätzt. Es gibt nur sehr wenige Berichte über Bariumaspirationen, die fatal oder gar tödlich endeten (SAUVEGRAIN 1969). Falls es aber zu einer Aspiration kommen sollte, gelangt das Barium kaum über die größeren Bronchialäste hinaus. Es wird rasch durch Husten eliminiert und erreicht fast nie die Alveolen. Falls erforderlich, kann der Säugling nach einer Aspiration mit dem Kopfe tief gelagert und das Bronchialsystem abgesaugt werden. Ein weiterer Beweis für die relative Ungefährlichkeit des Bariums bei Aspiration in die Hauptbronchien ist die Tatsache, daß es für die Bronchographien bei Erwachsenen und Kindern nicht nur empfohlen, sondern gelegentlich auch benutzt wird.

Gefahr droht jungen Kindern allerdings dann, wenn oral verabreichtes Barium sich bei einer *Hirschsprungschen Krankheit* im prästenotisch erweiterten Kolon oberhalb des engen Segmentes eindickt und festsetzt. In solchen Fällen ist es durchaus möglich, eine inkomplette Obstruktion in einen kompletten Verschluß umzuwandeln. Bei klinischem Verdacht auf dieses Leiden ist sowieso die orale Applikation unbedacht und diagnostisch unergiebig. Allerdings muß man zugeben, daß bei der Hirschsprungschen Krankheit während der ersten Lebenswochen das *Erbrechen* im Vordergrund der Symptomatologie stehen kann und daher die orale Gabe verständlich ist. Die jeweils geeignete Applikationsform des Kontrastmittels wird bei den einzelnen Krankheitsbildern begründet und besprochen.

Die Konsistenz des Kontrastmittels richtet sich ganz nach den Gegebenheiten und der Fragestellung. Ist der Magen voller Sekret und Schleim, so wird man ein dickeres Kontrastmittel reichen. Ist die Schleimhaut „trocken“, so kann das Kontrastmittel verdünnt werden. Die mit Wasser angerührte Bariumaufschwemmung soll in ihrer Konsistenz zwischen der einer gewöhnlichen und der einer kondensierten Milch liegen. Für die Untersuchung der Speiseröhre ist der zur Magenuntersuchung übliche Kontrastbrei wegen seines zu geringen Haftvermögens nicht immer geeignet.

HOLZKNECHT (1907) hat sich daher schon früh für eine Paste eingesetzt. Später modifizierte man das Kontrastmittel im Sinne der sogenannten Schwarzschen Barium-Milchzuckerpaste. Heute gibt es Fertigpräparate in Tuben nach Art des *Microtrast*. Die Konsistenz entspricht etwa der einer weichen Zinkpaste.

Für Ösophagusuntersuchungen können gelegentlich auch *jodierte Kontrastmittel* benutzt werden. Sie haben den Vorteil, gut auf der Schleimhautoberfläche zu haften. Zudem erreichen sie infolge ihrer hohen Viskosität bei Aspiration selten die Alveolen. Für eine Diagnostik im Bereich des übrigen Magen-Darm-Kanals haben sie gegenüber dem Barium keinen Vorteil, es sei denn, man befürchtet eine Perforation bzw. eine Nahtinsuffizienz oder Fistel im Anschluß an einen operativen Eingriff (Abb. 1.28 u. 1.29).

Jodhaltige Kontrastmittel existieren in zwei Formen, nämlich in echten Lösungen, wie *Gastrografin,* und in öligen oder wäßrigen Suspensionen, wie *Jodipin, Lipiodol,* bzw. *Dionosil* oder *Hytrast.*

Gastrografin entspricht als wasserlösliches Kontrastmittel einem 30%igen *Urografin* und enthält zusätzlich Geschmackskorrigentien und ein Netzmittel. Gastrografin ist hypertonisch. Es kann zu Hypovolämie führen, sobald es den Dünndarm erreicht, weil es die dreifache bis sechsfache Menge an Flüssigkeit in das Darmlumen saugt.

Dies wird gefährlich in Fällen von Erbrechen und Exsikkation sowie bei Obstruktionen mit Elektrolytstörungen. Die Gefahr wächst proportional der verabreichten Kontrastmittelmenge. Daher ist die Applikation einer größeren Menge bei Neugeborenen und Säuglingen mit ihrem geringen Gewicht besonders kritisch. Man sollte die angegebenen Höchstmengen der unverdünnten Lösung unbedingt beachten: Frühgeborene 3–5 ml, junge Säuglinge etwa 10 ml, ältere Säuglinge 10–15 ml.

Mit Gastrografin läßt sich im Magen und Duodenum die Schleimhautzeichnung noch eben beurteilen, im Dünndarm dagegen wegen der starken Kontrastmittelverdünnung nicht mehr. Hier dient das Gastrografin lediglich der Orientierung über einen Passagestop. Eine größere Dosis wirkt laxierend wie ein salinisches Abführmittel, so daß die Ileozökalklappe oft schon nach 10 bis 20 Minuten erreicht wird. Durch Wasserrückresorption im Dickdarm erhält man dort wieder einen guten Kontrast.

Die Verwendung dieses hypertonischen Kontrastmittels bei der Diagnostik von Schluckstörungen der Säuglinge ist ebenfalls wegen der Aspirationsgefahr problematisch. Sie wird durch die geringe Viskosität noch erhöht und kann zu gefährlichen entzündlichen Reaktionen der Tracheobronchialschleimhaut führen.

Abb. 1.26. Normaler Dünndarm
Beispiel einer *Dünndarmuntersuchung mit fraktionierter Applikation* von Barium Wander. – 10jähriges Kind. Aufnahme 20 Minuten nach Fütterungsbeginn. Die oberen und mittleren Dünndarmschlingen haben sich gleichmäßig und zusammenhängend gefüllt. Das Kontrastmittel bedeckt in so dünner Schicht die Darmoberfläche, daß sich die zarte Fiederung einwandfrei erkennen läßt. Nirgends zeigen sich Tonus-, Motilitäts- oder Sekretionsstörungen.

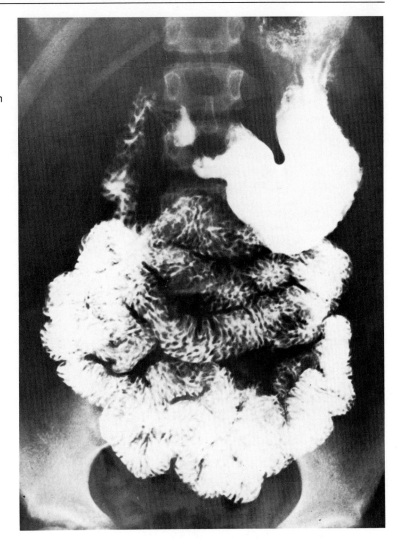

Abb. 1.27. Sigmastenose nach Bestrahlung
Beispiel einer *Dickdarmuntersuchung durch Kontrasteinlauf*. – Hochgradige Stenose (Pfeil), die wahrscheinlich infolge einer Schrumpfung von außen nach Bestrahlung eines Uteruskarzinoms entstanden ist. Es läßt sich bei derartigen Befunden fast nie entscheiden, ob die Veränderungen ausschließlich als Bestrahlungsfolge aufzufassen sind, oder sich durch eine fortschreitende karzinomatöse Infiltration der Parametrien bzw. der Beckenwand entwickeln.

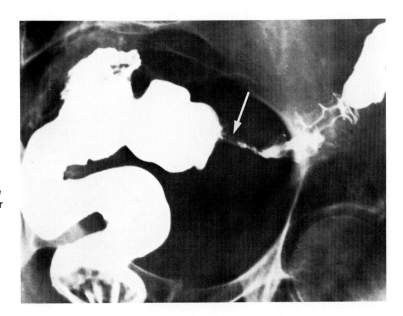

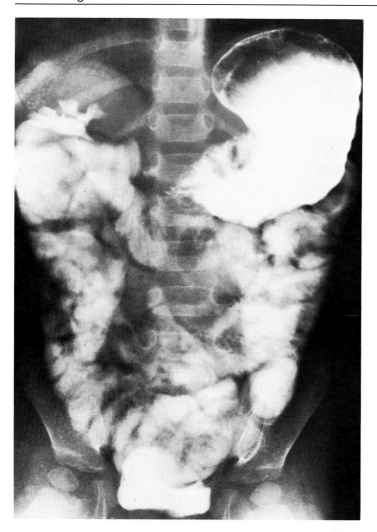

Die beiden Abbildungen 1.28 und 1.29 demonstrieren, daß im Bereiche des Magen-Darm-Traktes spezielle Fragestellungen gelegentlich eine Untersuchung mit *wäßrigem* oder *öligem Kontrastmittel* erforderlich machen.

Abb. 1.28. Dünndarmuntersuchung mit Gastrografin

2jähriges Kind mit einem Hepatoblastom, Zustand nach partieller Leberresektion. Intraabdominelle Metastasen, passagere Ileussituation. – Zum Ausschluß einer Obstruktion wurde im Anschluß an eine i. v. Urographie Gastrografin gegeben, das rasch den Magen verläßt, im Dünndarm aber sofort durch Darmsekret so stark verdünnt wird, daß zwar die freie Passage bestätigt, eine Schleimhautdiagnostik aber nicht möglich ist.

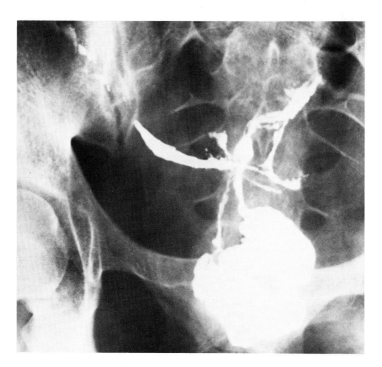

Abb. 1.29. Tuberkulöse Darmfisteln, (Jodipinfüllung)

Ausgedehnte Fistelbildung im kleinen Becken, ausgehend von einer Appendektomienarbe, dargestellt durch Jodipininstillation. – 22jähriger Mann. Abszeß 3 Wochen nach Appendektomie. Bei der Relaparotomie wird eine Bauchfelltuberkulose festgestellt. Mit einem kleinen Katheter gelangt man von der Appendektomiefistel bis in die Mitte des kleinen Beckens, von wo das Kontrastmittel in das Rektum fließt.

Abb. 1.30. Ösophagus- und Magenvarizen

Die Abbildungen 1.30–1.32 sollen aufzeigen, wie beispielsweise Ösophagus- und Magenvarizen durch *kombinierte Untersuchungsmethoden indirekt und direkt* nachgewiesen werden können. – Die im Magenfornix lokalisierten dicken Varizen ragen als knollige Weichteilschatten in die Magenblase hinein (Pfeil). Die Ösophagusvarizen kommen durch die Bariumaufschwemmung zur Darstellung. – 60jähriger Mann.

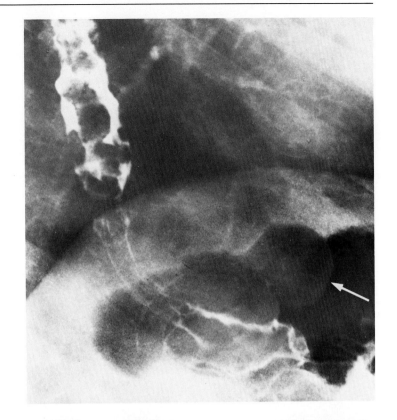

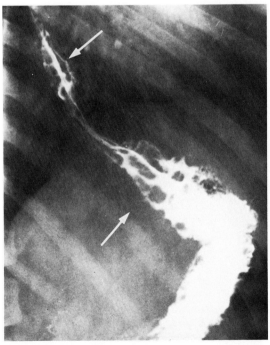

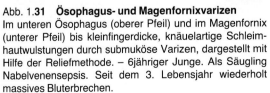

Abb. 1.31 Ösophagus- und Magenfornixvarizen

Im unteren Ösophagus (oberer Pfeil) und im Magenfornix (unterer Pfeil) bis kleinfingerdicke, knäuelartige Schleimhautwulstungen durch submuköse Varizen, dargestellt mit Hilfe der Reliefmethode. – 6jähriger Junge. Als Säugling Nabelvenensepsis. Seit dem 3. Lebensjahr wiederholt massives Bluterbrechen.

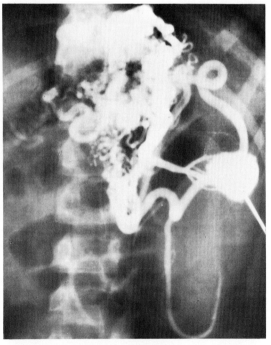

Abb. 1.32. Ösophagus- und Magenfornixvarizen

Dasselbe Kind wie Abb. 1.31. Darstellung der Varizen durch Splenoportographie. Der Abfluß des Kontrastmittels erfolgt über mehrere Gefäße. Es füllt sich ein Konvolut von Kollateralen, die zum Stromgebiet der V. gastrica brevis und der V. coronaria ventriculi gehören, den Magenfundus umgreifen und sich später über die Vv. oesophageae entleeren. Ein einheitlicher Pfortaderstamm war nicht vorhanden (operativ bestätigter extrahepatischer Block).

In letzter Zeit haben wir bei der Untersuchung des Magen-Darm-Kanals von Frühgeborenen, Neugeborenen und jungen Säuglingen gute Erfahrungen mit dem Kontrastmittel „Amipaque" gemacht. Es erzeugt keine Hypovolämie, wird gut vertragen und ergibt eine hohe Schattendichte.

Für die Untersuchung des Dickdarmes mit Hilfe des *Kontrasteinlaufs* hat sich die reine Bariumaufschwemmung nicht bewährt. Sie hinterläßt wegen ihres ungenügenden Haftvermögens nach der Defäkation keinen ausreichenden Wandbeschlag und ist daher für Reliefuntersuchungen ungeeignet. Man hat deswegen durch Zusatz pflanzlicher Schleime das Haftvermögen des Kontrastmittels verbessert und Spezialpräparate in den Handel gebracht, die auch für den Kontrasteinlauf geeignet sind, wie z. B. *Unibaryt C, Neobar* oder *Barotrast.* Nur für Sonderfälle anwendbar sind *diejenigen* Kontrastmittel, die speziell zur Darstellung der Dickdarmschleimhaut empfohlen werden und die Bezeichnung „rektal" tragen *(Neobar rektal, Unibaryt rektal).* Sie enthalten Reizstoffe, die eine weitgehende Entleerung bewirken und ein ausgesprochenes Reizrelief hervorrufen, wie man es z. B. bei der Colica mucosa und bei entzündlichen Veränderungen im Dickdarm oder in dessen Umgebung zu sehen bekommt. In der Tumordiagnostik kann ein derartiges Kontrastmittel von Vorteil sein. Bei Verdacht auf entzündliche oder allergische Veränderungen sollte man es jedoch *nicht verwenden.*

In besonders komplizierten klinischen Situationen kann die übliche Kontrastmitteldiagnostik noch durch eine der *angiographischen Untersuchungsmethoden,* also etwa eine abdominelle Arteriographie oder aber eine Splenoportographie ergänzt werden. Wir bedienen uns dieser Möglichkeiten speziell bei der Suche nach einer Blutungsquelle oder bei Tumoren, die von der Darmwand ausgehen, oder der Abklärung der verschiedenen Formen einer portalen Hypertension (Abb. 1.**30**–1.**32**).

Grundlagen der Schleimhautdiagnostik

Jede röntgenologische Diagnostik der Bauchorgane setzt die Kenntnis der normalen Befunde an den einzelnen Organsystemen voraus. Jedes Organ und jeder Abschnitt des Magen-Darm-Kanals hat entsprechend dem Körperbau, dem Alter und dem jeweiligen physischen und auch psychischen Zustand des Patienten sein eigenes Gesicht. Es ist das Gesicht des funktionierenden lebenden Organs, wie es in dieser Form und Übersichtlichkeit lediglich der Röntgenologe zu sehen bekommt. Weder der Pathologe noch der Chirurg (Narkose) erhalten vergleichbare Eindrücke. Unsere Vorstellungen von der Vielgestaltigkeit der Schleimhautformationen im Magen, Dünn- und Dickdarm stützen sich auf exakte experimentelle, anatomische und röntgenologische Studien am lebenden Organ (FORSSELL 1913). Diesen Untersuchungen verdanken wir unsere Kenntnisse über die Reliefgestaltung der Schleimhaut in Darmabschnitten, in denen der Anatom kaum Schleimhautfalten kannte, wie z. B. im unteren Dünndarm und vor allem im Kolon.

Jeder pathologische Zustand, der mit einer Entzündung, einer Ulzeration oder Neubildung einhergeht, ruft mehr oder weniger deutliche Veränderungen der Funktion und damit auch der Gestaltung des Reliefbildes hervor. Diese Veränderungen können geringfügig sein, sofern es sich um beginnende Erkrankungen handelt. Sie können aber auch ungemein charakteristisch werden, wenn der anatomische Befund voll ausgebildet ist.

Es sei erneut darauf hingewiesen, daß einwandfreie und diagnostisch beweisende Röntgenbefunde nur unter günstigen Untersuchungsbedingungen erhoben werden können. Die subtilste und raffinierteste Untersuchungstechnik muß versagen, wenn die Untersuchung an einem fast Sterbenden durchgeführt wird, oder wenn funktionelle Störungen bzw. Retentionen von Luft und Speiseresten den Untersucher allzusehr behindern (Abb. 1.**33**–1.**36**). In solchen Fällen kann zwar gelegentlich eine Diagnose durch ganz besonderes Geschick erzielt, aber niemals durch Ausdauer erzwungen werden. Man muß den Mut aufbringen, eine technisch nicht durchführbare Untersuchung rechtzeitig abzubrechen, um sie ggf. unter günstigeren Bedingungen zu wiederholen.

Das Geheimnis einer ergiebigen Röntgendiagnostik beruht nie allein auf technischen Fähigkeiten, sondern vor allem auf einem ausgesprochenen Fingerspitzengefühl für klinische Situationen, einer optisch künstlerischen Begabung und einer guten Palpationstechnik. Diese Palpation dient nicht nur dem Nachweis lokaler Druckpunkte, Resistenzen oder Tumoren, sondern vor allem auch der Darstellung feinster Niveau-Unterschiede im Reliefbild, das für die Diagnostik von ausschlaggebender Bedeutung ist (Abb. 1.**37**–1.**40**).

Da sich fast alle Entzündungen, Ulzerationen und Neubildungen des Magen-Darm-Traktes an der Innenwand, also an der eigentlichen Schleimhaut, abspielen und nur selten von außen her übergrei-

Die Abbildungen 1.**33**–1.**36** geben Situationen wieder, bei denen eine *Nahrungsretention* oder ein *abnormer Luft- und Kotgehalt* pathognomonisch für die Krankheit bzw. Störung sind. Die Diagnostik solcher Zustände ist sowohl mit Kontrastmittelapplikation als auch mit Übersichtsaufnahmen möglich.

Abb. 1.33. Hochgradige Retention von Sekret und Speiseresten im Ösophagus
Mächtige Erweiterung und Schlängelung der Speiseröhre bei lang bestehender Achalasie. Der Ösophagus ist bis zur Höhe des Jugulums mit retinierten Nahrungsresten angefüllt. Bei der Kontrastdarstellung kam es zu einer unregelmäßigen, schlierigen Füllung. Von einer Darstellung der Schleimhautfalten konnte keine Rede sein. Die Konturen der Speiseröhre, soweit sie sich überhaupt beurteilen ließen, waren relativ glatt, die kaudale Begrenzung ging spindelig in die Kardia über.

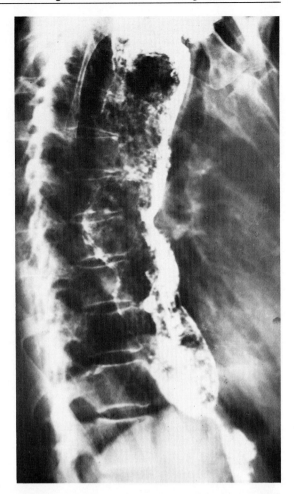

Abb. 1.34. Retinierte Speisereste im Magen
Unregelmäßige Aufhellungen, die bei der Palpation im Inneren des Magens flottieren und von Kontrastmittel umflossen werden. Die Magenkonturen sind daher relativ glatt. – 42jähriger Diabetiker ohne Magenbeschwerden, der am Abend vor der Röntgenuntersuchung Pilze gegessen hatte. Eine anatomische Stenose bestand nicht.

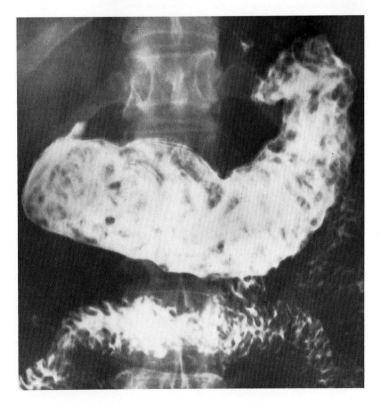

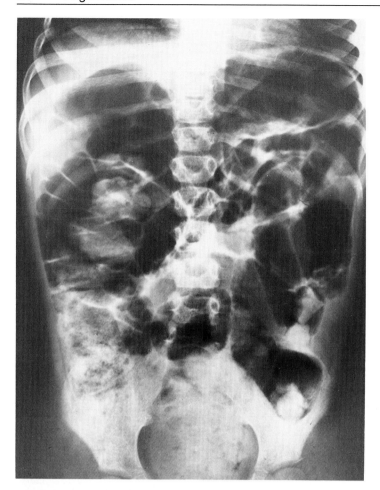

**Abb. 1.35.   Meteorismus, Stuhl-
retention**
Beispiel einer *pathologischen Gasansammlung* und von *Stuhlretentionen*.
Durch eine starke Luftfüllung des Darmes ist der Bauchraum erheblich erweitert und der Leberschatten fast verschwunden. Dünn- und Dickdarmschlingen sind gebläht und lassen sich
infolge der hochgradigen Dilatation
nicht mehr differenzieren. Zökum, Kolon und Rektum stark kotgefüllt. –
6jähriges zerebral schwer geschädigtes Kind. Subileussituation. Oft mußten Skybala ausgeräumt werden.

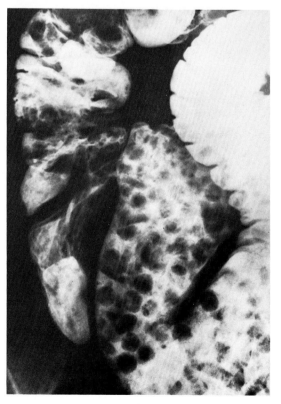

**Abb. 1.36.   Retention von Speiseresten im terminalen
Ileum**
Massiver Aufstau von rundlichen Aufhellungen im unteren
stark erweiterten Ileum unmittelbar vor der Ileozökalklappe. Patient hatte am Abend zuvor Erbsen gegessen. Bei
der operativen Kontrolle fand sich eine narbige Einengung
des terminalen Ileums unmittelbar vor der Bauhinschen
Klappe. Histologisch: Tuberkulose. – 58jähriger Mann.

Die Abbildungen 1.**37**–1.**40** demonstrieren die Anwendung der *Reliefmethode in Kombination mit gezielten Blendenaufnahmen* in verschiedenen Abschnitten des Magen-Darm-Traktes.

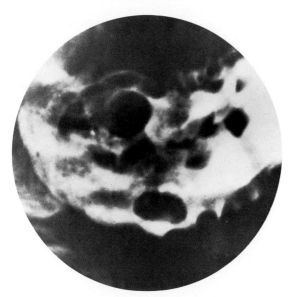

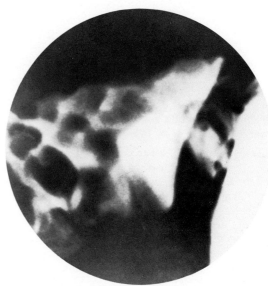

Abb. 1.37.   Gezielte Blendenaufnahme des Magens
Darstellung des Schleimhautreliefs mit einer dünnen Kontrastmittelschicht bei dosierter Kompression. Dabei kommen im präpylorischen Antrum zwei etwa bohnengroße polypöse Aufhellungen zur Darstellung. Klinisch: 56jähriger Mann mit chronischer anazider Antrumgastritis.

Abb. 1.38.   Gezielte Blendenaufnahme des Bulbus duodeni
Reliefdarstellung des Bulbus im I. schrägen Durchmesser unter dosierter Kompression. Dabei zeigen sich fingerkuppengroße rundliche bis polygonale Aufhellungen, die einer Hypertrophie der Brunnerschen Drüsen entsprechen (sog. Adenomatose). – 43jährige Frau.

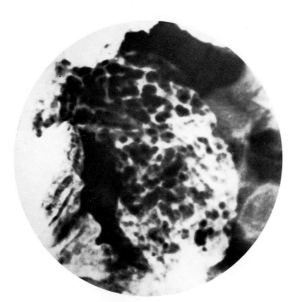

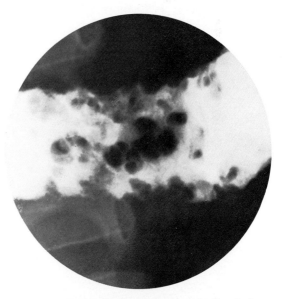

Abb. 1.39.   Gezielte Blendenaufnahme des terminalen Ileums
Reliefveränderungen im untersten Ileum. Es handelt sich um eine diffuse Hyperplasie der Lymphfollikel und der Peyerschen Plaques. – 9jähriges Kind mit rezidivierenden kolikartigen Unterbauchbeschwerden.

Abb. 1.40.   Gezielte Blendenaufnahme des Querkolons
Pseudopolypen im Querkolon bei einem 6jährigen Jungen mit rezidivierender ulzeröser Kolitis.

fen, ist ein exaktes Schleimhautstudium unerläßlich. Hierfür ist aber die früher ausschließlich geübte Methode der Prallfüllung nicht geeignet. Sie stellt nur den Ausguß des Hohlorgans in einem gewissen Dehnungszustand dar, dessen Konturen man zwar von den verschiedenen Seiten her ableuchten kann, ohne jedoch ein Urteil über die Innenfläche zu gewinnen. Es ist geradezu erstaunlich, welch ausgedehnte Reliefveränderungen (z. B. handtellergroße Karzinome) infolge allzu starker Überfüllung des Magens mit Kontrastmittel im Röntgenbild zum Verschwinden gebracht werden können.

Die Methode der Reliefuntersuchung beruht auf der Anwendung einer möglichst *geringen Kontrastmittelmenge* (etwa 75–100 ml). Sie soll eben ausreichen, die Vertiefungen, also die Faltentäler auszufüllen, so daß die eigentlichen Schleimhautfalten oder sonstigen Reliefformationen als Aufhellungen aus dem Kontrastmittel herausragen. Dabei muß man jedoch das zu untersuchende Organ noch in seiner ganzen Kontinuität beurteilen können.

Nach den Untersuchungen von FORSSELL (1923) ist „die ganze Schleimhaut des Digestionskanals ein plastisches Organ mit selbständigem Bewegungsmechanismus". Diese Autoplastik modelliert die Schleimhaut nach den Bedürfnissen der Digestion. Es gibt weder im Magen noch im Darm des Menschen irgendwelche *permanenten* Schleimhautfalten. Das Schleimhautrelief, das wir im Röntgenbild oder im anatomischen Präparat beobachten, ist kein konstantes anatomisches Gebilde, sondern repräsentiert nur eine Phase aus dem plastischen Bewegungsspiel der Mukosa. Das Schleimhautrelief kann an jeder Stelle von einer ganz ebenen Fläche zu einem sehr komplizierten Relief variieren. „Trotz dieses ausgiebigen Wechsels des Reliefs zeigt dieses doch sowohl in den verschiedenen Abschnitten des Digestionsrohres als auch bei verschiedenen Tiergattungen und vielleicht auch bei verschiedenen Individuen gewisse wiederkehrende lokale Formationen, und bei pathologischen Störungen ändert sich in vieler Hinsicht sowohl die lokale als auch die allgemeine Reliefbildung" (FORSSELL).

Nach H. H. BERG (1931) sind ganz allgemein folgende, auf die Reliefgestaltung einwirkende Momente zu berücksichtigen:

1. Das *sekretorische Verhalten* der Innenfläche, der Grad der Schlüpfrigkeit oder Klebrigkeit, die Bedeckung durch Beläge, Membranen oder Organinhalt (der gasförmig, flüssig oder fest bzw. gemischt sein kann).

2. Das *motorische Verhalten,* die *passive Formänderung* bei Verschiebung, Lagewechsel, Respiration, Pulsation und die *aktive Formänderung* bei der Eigenmotilität der Fläche selbst.

3. Die *Konsistenz* des durch den anatomischen Bau, Tonus und Turgor bedingten Grades von Weichheit oder Härte, Elastizität oder Starre.

4. Die *Gliederung der Fläche,* die faltenlos oder gefaltet sein kann; hierbei ist der Verlauf (längs, quer, geschlängelt, evtl. gedreht), das Kaliber und die Distanz (vermehrt, vermindert) der Falten von Bedeutung.

5. Die *Kontinuität der Fläche* (Ausstülpung, Einstülpung) und deren Unterbrechung durch Vertiefungen (Defekte), oder Erhebungen flächenhaften, höckerigen oder zerklüfteten Charakters.

2. Pharynx

Röntgenanatomie

Der beim Erwachsenen etwa 13 cm lange Schlundraum reicht vom Rachendach bis zum Ösophagusmund (Höhe des Krikoidknorpels, ca. 6.–7. Halswirbel) und wird an der Schädelbasis durch eine sehr kräftige Bindegewebsplatte (Fascia pharyngobasalis) fixiert. Kranial ist der Pharynx relativ breit und immer offen, verjüngt sich aber trichterförmig nach kaudal und endet am verschlossenen Ösophaguseingang.

Beim Neugeborenen und Säugling finden sich einige anatomische Besonderheiten, die den Saugakt wesentlich erleichtern und sich im ersten und zweiten Lebensjahr allmählich verlieren. Der Schlundkopf ist sagittal besonders tief, der Pharynx in vertikaler Ausdehnung aber auffallend kurz, so daß der Ringknorpel bereits in Höhe der Unterkante des 3. Halswirbels liegt. Während beim Erwachsenen der Mund-Rachenwinkel etwa 90 bis 100 Grad beträgt, erreicht er beim Neugeborenen Werte zwischen 120 bis 130 Grad. Dementsprechend verläuft auch der hintere Abschnitt des Zungenrückens bei Säuglingen wesentlich flacher. Das Gaumensegel ist verhältnismäßig kurz, der Recessus piriformis auffallend tief.

Der Pharynxraum wird üblicherweise in drei Abschnitte unterteilt, die etagenartig untereinander liegen. Es sind dies der *Epipharynx* (auch Nasopharynx genannt), der *Mesopharynx* (Oropharynx) und der *Hypopharynx* (Laryngopharynx oder Pars laryngea).

Der *Epipharynx* kommuniziert mit dem Mesopharynx, dem Nasenraum und dem Mittelohr. Diese Verbindung hat bei Schluckstörungen, bei Tumoren oder Adenoiden Bedeutung.

Der *Mesopharynx* liegt hinter der Mundhöhle, öffnet sich nach vorne, oben und unten und reicht vom weichen Gaumen bis zur Epiglottis. Dieser Abschnitt ist der direkten Inspektion am besten zugänglich.

Der *Hypopharynx* erstreckt sich von der Ebene des Zungenbeins bis zum Ösophaguseingang. Öffnungen sind nach oben, unten und nach vorne in den Larynx vorhanden. Die Seitenwände und die Hinterwand stellen Muskelplatten dar, während die Vorderwand durch die Epiglottis, durch Strukturen des Kehlkopfeingangs und die Ringknorpelplatte gebildet wird. Für den Schluckvorgang sind noch die Sinus piriformes und die Valleculae glossoepiglotticae von Bedeutung (Abb. 2.**1**–2.**3**).

Der muskuläre Teil des Pharynx gleicht einem abgeflachten Rohr, das von fünf paarig angeordneten Muskelgruppen gebildet wird. Die drei Konstriktoren (obere, mittlere und untere Gruppe) stellen den äußeren zirkulären Muskelmantel dar, während die innere longitudinale Muskellage aus Fasern des M. stylopharyngeus und des M. palatopharyngeus besteht. Die Pars cricopharyngea besitzt einen oberen schrägen und einen unteren mehr horizontalen Teil, zwischen denen sich eine Zone verminderter Festigkeit befindet. An dieser präformierten Stelle kann sich eine Ausstülpung in Form des hinteren Hypopharynxdivertikels entwickeln. Außen wird der Muskelschlauch von einer Bindegewebslage, der Adventitia, umhüllt (SEIFERT 1966).

Die Schleimhaut trägt im nasalen Anteil ein Flimmerepithel, im Mesopharynx ein mehrschichtiges Plattenepithel, in das reichlich Lymphgewebe eingelagert ist (BARGMANN 1962).

Die Blutgefäße stammen aus Ästen der A. carotis externa. Die Innervation erfolgt über den 2. Trigeminusast, den N. glossopharyngeus und den N. vagus.

Röntgenphysiologie

Während einer Prallfüllung mit Kontrastbrei werden zwar im Pharynx die intraluminalen Strukturen verdeckt, aber die breite Bariumsäule macht die Begrenzung des Rachenraumes im Seitenbild gut sichtbar. Die Hinterwand ist fast geradlinig und verläuft parallel zur Wirbelsäule. Allerdings sieht man bei älteren Menschen gelegentlich Eindellungen durch Osteophyten der Wirbelkörper. Die vordere Begrenzung zeigt eine kleine Einkerbung in Höhe der Valleculae und der Epiglottis. Durch den Krikoidknorpel und submuköse Venen können manchmal leichte bogige Impressionen entstehen (PITMAN u. FRASER 1965).

Im Mesopharynx kreuzen sich der Nahrungs- und der Luftweg. Durch den zentral gesteuerten, in seinem Bewegungsablauf komplizierten Schluckakt wird aber verhindert, daß normalerweise Nahrung in das Tracheobronchialsystem eindringt.

Beim *Schlucken* kommt es zu genau abgestimmten und zeitlich exakt koordinierten Bewegungen der Zunge, des Zungenrückens und des Zungengrundes, zu Bewegungen des weichen Gaumens, der Schlundwände, des Kehlkopfes, der Epiglottis sowie des Ösophagusmundes. Die Nahrung wird durch aktive Muskeltätigkeit erst willkürlich, später reflektorisch befördert.

Nachdem der Bissen in der Mundhöhle geformt ist, weitet sie sich hinten durch eine Senkung des Zungengrundes, der dann eine Art Rinne bildet. Der Eingang zum Mesopharynx wird durch eine Erschlaffung des M. palatoglossus und M. palatopharyngeus breiter. Um den Epipharynx abzuschließen, heben sich weicher Gaumen und Uvula.

Sobald der Bissen durch Anheben und eine Rückwärtsbewegung der Zunge sowie die Aktivität anderer Muskelgruppen in den Mesopharynx gedrückt worden ist, beginnt die reflektorische Phase des Schluckens. Die Funktion des Meso- und Hypopharynx besteht darin, den Bissen aufzunehmen und ihn zum Ösophaguseingang zu befördern. Charakteristisch sind die außerordentliche Geschwindigkeit und die Komplexität aller Muskelaktionen, um die Atemluft- und Nahrungspassage während ihrer gemeinsamen Strecke durch den Schlund zuverlässig zu trennen. Es ist daher verständlich, daß sich beim Schluckakt nervale und muskuläre Erkrankungen besonders störend auswirken. Lange Zeit konnte über Details dieser Bewegungsvorgänge keine Klarheit erzielt werden. Erst die Röntgenkinematographie gab uns die Möglichkeit, die komplizierten Bewegungsabläufe zu studieren, ohne selbst die zu untersuchenden Vorgänge zu stören.

Ein bedeutender Teil der Transportleistung wird von den Schlundschnürern übernommen, deren Tätigkeit röntgenologisch an den Veränderungen der Breisäule innerhalb des Schlundes zu verfolgen ist. Der weite, gewöhnlich luftgefüllte Pharynx verengt und verkürzt sich erheblich in sagittaler und vertikaler Richtung. Die Luft des Schlundraumes entweicht teilweise in die Trachea, teilweise in die Speiseröhre. Der M. cricopharyngeus erschlafft vor jedem Bissen und wird nicht etwa erst während der Nahrungspassage durch den Hypopharynx gedehnt. Öffnung und Verschluß des Ösophagusmundes sind ebenfalls reflektorische, aber aktive Muskelleistungen.

Bei einigen Säuglingen, aber auch bei größeren Kindern zeigt sich während der Breipassage durch den Hyopharynx in unterschiedlich starker Ausprägung am pharyngoösophagealen Übergang eine wulstförmige Impression von dorsal her (GIEDION u. NOLTE 1973) (Abb. 2.**5**, 2.**6**). Sie lokalisiert sich bei Säuglingen etwa in die Höhe von C 3, bei älteren Kindern in die Höhe von C 5 bis C 6 und entspricht wahrscheinlich dem pharyngoösophagealen Sphinkter. Das Kontrastmittel passiert diese Region ohne Behinderung und ohne Verzögerung. Es bestehen weder Schluckschwierigkeiten noch Erbrechen. Kontrolluntersuchungen zeigten die Inkonstanz dieses Befundes auf.

Ob diese Wulstbildung bei Säuglingen eine vorübergehende neuromuskuläre Koordinationsstörung darstellt, etwa im Sinne einer noch störanfälligen, unreifen „werdenden Funktion", ist bisher nicht geklärt. Möglicherweise handelt es sich auch um eine passagere Übererregbarkeit des pharyngoösophagealen Sphinkters. Nur in wenigen Fällen wirkt diese Funktionsstörung obstruktiv und verursacht Schluckschwierigkeiten (krikopharyngeale Achalasie), bleibt aber dann konstant nachweisbar (BLANK u. SILBIGER 1972, DAUM u. Mitarb. 1979).

Die Bissen und die Flüssigkeit gleiten größtenteils in den lateralen Nahrungskanälen, den Sinus piriformes, abwärts, während die Epiglottis durch die Nahrung, aber vor allem durch den Aufwärts- und Vorwärtsschub des Kehlkopfes beim Schlucken nach hinten und unten gedrückt wird, um den Kehlkopfeingang zu bedecken. Ihre Rolle beim Kehlkopfabschluß ist nur zweitrangig im Vergleich zur Sphinkterwirkung der supraglottischen laryngealen Muskulatur. Diese Tatsache wird auch durch klinische Beobachtungen und Tierexperimente untermauert, weil nämlich eine Amputation der Epiglottis nicht automatisch eine Aspiration zur Folge hat (BOLLE 1958).

Interessante Besonderheiten sind beim Neugeborenen und Säugling zu beobachten, deren Exi-

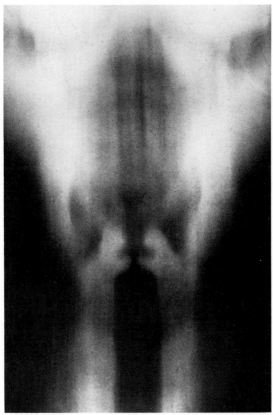

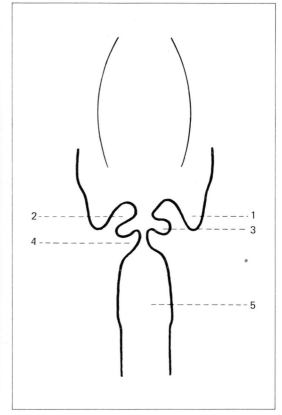

Abb. 2.1. Normaler Hypopharynx, normaler Kehlkopf
12jähriges Kind. – Sagittale Schichtaufnahme in Phona-
tionsstellung. Seitengleiche Form des Recessus piriformis.
Dieser Raum kann insbesondere durch Tumoren und Abszesse einseitig eingeengt und auch infolge partieller Lähmungen asymmetrisch deformiert werden. Für die Schichtuntersuchung ist der Patient so zu lagern, daß sich Hypopharynx, Kehlkopf und Trachea in einer Ebene parallel zur
Tischplatte befinden.

Abb. 2.2.   Skizze zu Abb. 2.1
1. Recessus piriformis   4. Stimmband
2. Taschenband   5. Trachea
3. Sinus Morgagni

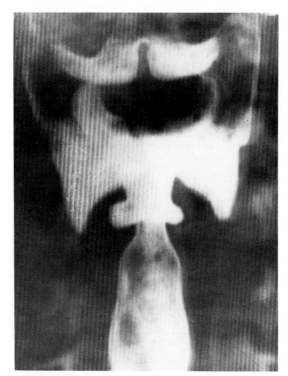

Abb. 2.3. Schlucklähmung
Während des ersten Schluckversuches gelangte kein Kontrastmittel in die Speiseröhre. Schlucklähmung infolge einer Innervationsstörung. Man sieht Kontrastmittel in den
Vallekeln des Zungengrundes, den Recessus piriformes,
dem Sinus Morgagni und der Trachea. – 10jähriges Kind,
das vorübergehend während einer subakut verlaufenden
Meningo-Enzephalitis Schluckstörungen bekam.

stenz und deren Entwicklung vom Funktionieren des *Saugaktes* abhängt. Die speziellen Bewegungsmechanismen beim Flaschentrinken wurden röntgenkinematographisch studiert (LASSRICH 1959). Zunächst wird beim Saugakt in der allseitig abgeschlossenen Mundhöhle ein Unterdruck erzeugt, anschließend der Saugerinhalt durch eine Kaubewegung der Unterkiefer entleert und durch eine Melkbewegung der Zunge ausgestrichen (Abb. 2.**4**).

Saugen, Schlucken und Atmen müssen zeitlich genau aufeinander abgestimmt sein. Das wird durch eine präzise, zentrale rhythmische Koppelung gewährleistet. Scheinbar kann ein Säugling gleichzeitig saugen, schlucken und atmen. Aber diese Vorstellung beruht auf einer Täuschung, denn für Sekundenbruchteile sistieren Mund- und Nasenatmung während des Schluckens, das jeweils nur in den Umkehrphasen der Atmung erfolgt.

Neben diesem physiologischen, durch Reflexmechanismen gut gesicherten Weg, den die Bissen und die Flüssigkeit aus dem Schlundraum in die Speiseröhre nehmen, gibt es bei Störungen des Schluckaktes für die Nahrung noch drei andere mögliche Ausgänge. Die Nahrung kann aus dem Pharynx wieder nach vorne in den *Mund*, sie kann aufwärts in den *Epipharynx* und schließlich auch nach vorne und unten in den *Larynx* gelangen.

Die Rückkehr in den Mundraum wird durch die kontinuierliche Aktion derjenigen Muskeln verhindert, die den Bissen in den Pharynx gedrückt haben. Die Nahrung wird vom Epipharynxraum durch eine kombinierte Kontraktion des Levator palatini und des M. palatopharyngeus ferngehalten. Den Abschluß komplettiert die Muskelplatte des Gaumens, die sich an die hintere obere Pharynxwand anlegt. Unterstützend wirkt die Medianbewegung der lateralen Pharynxwand gegen das Velum. Die supraglottischen Muskeln und die Epiglottis machen das Eindringen in den Larynx unmöglich.

Untersuchungstechnik

Die Röntgenuntersuchung des Pharynx wird häufig aus der Überzeugung heraus vernachlässigt, daß diese Region der direkten und indirekten Beobachtung und Beurteilung gut zugänglich sei. Die Inspektion kann jedoch bei anatomischen Varianten oder bei akuten Erkrankungen erhebliche Schwierigkeiten bereiten oder von Patienten, beispielsweise von Kleinkindern, nicht toleriert werden. Die Röntgenuntersuchung des Pharynx vermag auch zusätzliche Informationen über Ursachen und Ausdehnung einer Erkrankung sowie über Funktionsstörungen zu liefern, die mit keiner anderen Methode zu erhalten sind.

An wichtigen Röntgenverfahren stehen zur Verfügung: die Nativaufnahmen (einschließlich der Xeroradiographie), die Untersuchung mit Kontrastmittel (jeweils in zwei Ebenen), die Tomographie, die Computertomographie und Serien-Aufnahmeverfahren.

Nativaufnahmen

Seitenaufnahmen sind diagnostisch am ergiebigsten. Anatomische Einzelheiten lassen sich dann am besten erkennen, wenn der Pharynx ausreichend mit Luft gefüllt ist. Bei älteren Kindern und bei Erwachsenen werden diese Aufnahmen im Sitzen (herabgezogene Schultern) angefertigt.

Die Luftfüllung wird auch verstärkt, sobald der Patient durch gespitzte Lippen bei zugehaltener Nase ausatmet. Da jüngere Kinder solchen Aufforderungen nicht nachkommen, soll man die Aufnahme bei geschlossenem Munde während der Inspirationsphase und bei Nasenatmung exponieren.

Bei Neugeborenen und Säuglingen ist der *prävertebrale Weichteilschatten* normalerweise wesentlich breiter als später. Seine Dicke hängt sowohl von der Atemphase als auch von der Kopfhaltung ab. Die Nativaufnahme soll daher bei gestrecktem Hals und herabgezogenen Schultern während der Inspiration angefertigt werden. Eine günstige Darstellung läßt sich auch dann erzielen, wenn man das Kind in Rückenlage bringt, die Schultern durch Unterpolsterung etwas anhebt, den Kopf leicht nach dorsal hängen läßt und die Aufnahme mit horizontalem Strahlengang exponiert. Bei diesem Vorgehen entspricht der prävertebrale Weichteilschatten in Höhe von C 1 bis C 4 etwa dem Sagittaldurchmesser eines halben oder gar eines ganzen Wirbelkörpers dieser Region (CAPITANIO u. KIRKPATRICK 1970). Die Beugung des Kopfes nach vorn sowie eine forcierte Exspiration (Schreien) können allerdings den prävertebralen Weichteilschatten bis auf das Dreifache eines Wirbelkörpers verbreitern. Die Exspiration erkennt man jeweils am angehobenen Kehlkopf (Position des Zungenbeins), einer bogig verlaufenden, weil gestauchten Trachea und einer engen Luftröhre (Abb. 2.**7**). Die Kenntnis dieser Besonderheit ist für die richtige Interpretation pathologischer Veränderungen im Retropharynx (Abszesse, Tumoren) unumgänglich. Bei diagnostischen Schwierigkeiten läßt sich der Sachverhalt

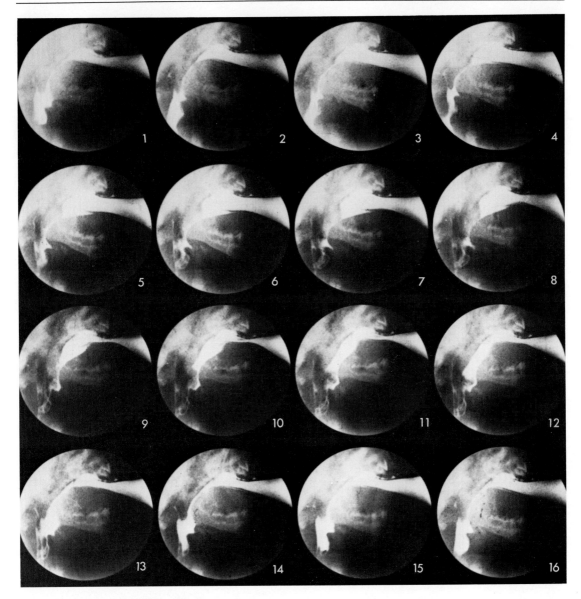

Abb. 2.4. Saugen, Schlucken, Atmen

3 Monate alter Säugling. – Röntgenkinematographische Serie mit einer Aufnahmegeschwindigkeit von 24 Bildern/sec. Saugen, Schlucken und Atmen können in ihrem Zusammenspiel genau studiert werden. Auch alle Zeitintervalle sind mit dieser Methode exakt zu erfassen.

Die Serie beginnt mit dem reflektorischen Teil des Schluckaktes (Bild 1). Die Mundhöhle ist gegenüber dem Schlund durch den Zungengrund abgeschlossen, der Meso- und Hypopharynx mit Kontrastmittel gefüllt und durch die Kontraktion der Schlundschnürer bereits erheblich verengt.

Ab Bild 4 wird der Sauger durch eine Senkung des Unterkiefers wieder breit, also gefüllt. Durch Saugwirkung ist etwas Kontrastmittel aus dem Saugerloch ausgetreten.

Ab Bild 9 wird der Sauger durch Kauwirkung entleert und durch die Zunge ausgestrichen, das Kontrastmittel in den Meso- und Hypopharynx befördert.

Ab Bild 13 beginnt erneut die reflektorische Phase des Schluckaktes. Die Atmung sistiert während des Schluckvorgangs für $8/24$ sec. Während dieser Zeit ist der Pharynxraum luftleer.

meist durch eine *gezielte Aufnahme* in seitlichem Strahlengang während tiefer Inspiration klären.

Als Ergänzung der Nativaufnahme kann im Pharynxbereich die *Xeroradiographie* eingesetzt werden. Damit gelingt durch die Betonung der Konturen eine bessere Darstellung der Weichteile, der Skelettstrukturen sowie deren Veränderungen, beispielsweise bei Entzündungen, bei Neoplasien und eingespießten Fremdkörpern (REINHARD u. Mitarb. 1974, SCHERTEL u. Mitarb. 1974, SCHERTEL u. ZUM WINKEL 1975, HAUSER u. SACOUN 1976). Die Strahlenbelastung ist allerdings wesentlich höher als bei konventionellen Aufnahmen, so daß das Verfahren bei Kindern kaum Anwendung gefunden hat.

Untersuchung mit Kontrastmittel

Die Untersuchung mit Barium gestaltet sich deswegen schwierig, weil der Kontrastbrei mit großer Geschwindigkeit den Pharynx durcheilt und Einzelheiten des Bewegungsablaufes nicht zu erkennen sind. Um eine Aufnahme bei Prallfüllung zu erzielen, also die Exposition mit dem Schluckakt zu koordinieren und die günstigste Füllungsphase im Bilde festzuhalten, ist eine genaue Absprache und Verständigung mit dem Patienten erforderlich. Zur Beurteilung der Schleimhautverhältnisse muß ein ausreichender Wandbeschlag erhalten bleiben, den man nur dann erzielt, wenn der Patient nicht nachschluckt.

Zur Untersuchung der oralen und pharyngealen Phase des Schluckaktes beim Säugling eignet sich besonders gut die Zuführung des Kontrastmittels mit Hilfe des sog. *Kathetersaugers* (Fa. Radioplast, Uppsala). Er stellt die Kombination eines Schnullers mit einer Sonde dar, die im Saugerlumen liegt und dort fixiert ist. Dieser Katheter kann unmittelbar vor der Benutzung mit einer Zuckerlösung bestrichen werden, so daß – wie sich in der Durchleuchtung nachweisen läßt – nach dem Einführen in die Mundhöhle sofort Saugbewegungen ausgelöst werden (Leersaugen). Der Schnullerring wird mit einem Klebestreifen an den Lippen und der Wange, oder mit einem Gummibändchen an beiden Ohren befestigt. Im gewünschten Moment injiziert man mit einer Spritze durch die Sonde das Kontrastmittel, das durch Saugbewegungen aufgenommen und geschluckt wird. So stimuliert man den Säugling nicht nur zum Saugen und Schlucken, sondern erzielt eine praktisch physiologische, aber steuerbare Kontrastmittelzufuhr und kann das Überfluten der Mundhöhle mit seiner Aspirationsgefahr vermeiden (GIEDION 1973). Die Voraussetzungen zur Herstellung gezielter Übersichtsaufnahmen von Mundhöhle und Pharynx (seitlicher Strahlengang) werden dadurch wesentlich verbessert.

Mit einer kombinierten Larynx-Pharynx-Kontrastuntersuchung kann man bei Patienten mit pharyngealen Karzinomen den Ausgangspunkt und die Ausdehnung des Tumors studieren. Dazu ist es erforderlich, nach Anästhesie der Kehlkopfschleimhaut zusätzlich ein Kontrastmittel zur Oberflächendarstellung des Larynx einzubringen, z. B. Hytrast.

Tomographie

Obwohl die Schichtuntersuchung nur selten klare anatomische Details liefert, erhält man doch bezüglich symmetrischer Veränderungen neue Informationen. Bei der Anfertigung ist darauf zu achten, daß die Längsachse des Pharynx parallel zur Tischplatte verläuft. Auch bei diesem Spezialverfahren lassen sich durch eine ausreichende Luftfüllung des Pharynx die Untersuchungsergebnisse verbessern.

Computertomographie

Sie eröffnet neuerdings eine weitere Möglichkeit, Weichteile und ossäre Strukturen des Pharynx bei Neoplasmen und anderen Erkrankungen überzeugend darzustellen. Das Verfahren ist oft der üblichen Filmtomographie überlegen und erhöht die diagnostische Sicherheit bei der Abgrenzung und der exakten Bestimmung einer Tumormasse. Auch lassen sich das Übergreifen auf die Gegenseite, der Befall zervikaler Lymphknoten und die Einbeziehung der Halsgefäße gut erkennen. Die Methode erleichtert auch die gezielte Probeexzision und verbessert die Voraussetzungen für Operation und Bestrahlung (HAUENSTEIN u. Mitarb. 1978, MÖDDER u. Mitarb. 1979).

Serienverfahren

Die *Röntgenkinematographie* stellt die geeignetste – allerdings mit beachtlicher Strahlenbelastung verbundene – Untersuchungsmethode dar, wenn der Schluckakt oder seine Störungen studiert werden sollen. Die Untersuchung mit seitlichem Strahlengang oder gar simultan in zwei Ebenen (Aufnahmefrequenz von 24–48 Bildern pro Sekunde) gibt gut Details der Funktion und der anatomischen Situation wieder. Auch mit *Serienaufnahmen im Mittelformat* (100-mm-Kamera) lassen sich heute erstaunlich viele Einzelheiten bei relativ geringer Strahlenbelastung erkennen. Ähnliche Ergebnisse kann man mit der *Bandaufzeichnung* des Schluckaktes erzielen. Ein zusätzlicher Vorteil dieses Verfahrens besteht in einer geringen Strahlenbelastung und der Möglichkeit, die Aufzeichnung sofort abzurufen und auszuwerten (JANKER u. SCHWAB 1958, SEAMAN 1966, EBEL 1967).

Abb. 2.5. Pharyngealer Wulst am Ösophaguseingang
Halbbogige umschriebene Impression in Höhe des Ösophagusmundes, die am stärksten an der Hinterwand ausgebildet ist. Der Hypopharynx ist nicht erweitert. Inkonstanter Befund. – 7jähriges Kind. Weder beim Trinken noch bei fester Nahrung irgendwelche Schluckschwierigkeiten.

Abb. 2.6 (rechts). Dasselbe Kind wie in Abb. 2.5 während derselben Untersuchung. Keine Retention von Kontrastmittel, keine Erweiterung des Hypopharynx. Der prävertebrale Weichteilschatten ist normal.

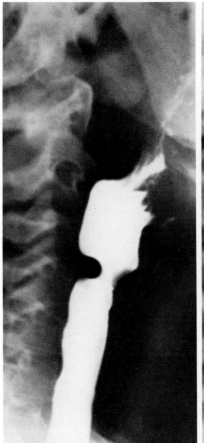
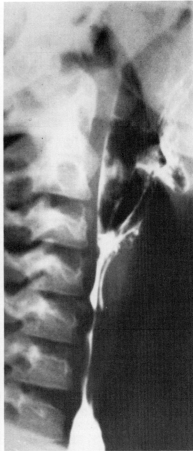

Abb. 2.7. Prävertebraler Weichteilschatten beim Säugling
12 Tage alter Säugling. Exposition während der Schreiexspiration und bei etwas vorgeneigtem Kopf. Der Epipharynx wird durch Pressen verschlossen, die Trachea ist bogig und gestaucht. Zwar erscheint der prävertebrale Weichteilschatten ungewöhnlich breit, in Anbetracht der Aufnahmetechnik ist der Befund aber nicht als pathologisch anzusehen. Ein weiteres Röntgenbild unter optimalen Aufnahmebedingungen ergab normale Verhältnisse. Auch bei der Racheninspektion kein pathologischer Befund.

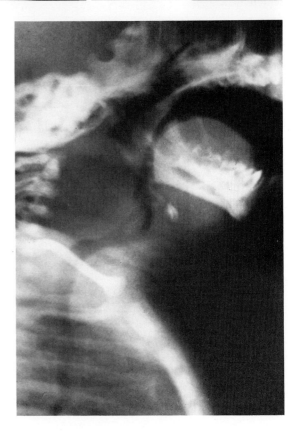

Anomalien

Der weiche Gaumen variiert in seiner Ausdehnung nach dorsal. Die Uvula kann ungenügend entwickelt, aber auch so lang sein, daß sie fast die Epiglottis erreicht. Solche Abweichungen erkennt man nur auf Seitenaufnahmen.

Fisteln und Zysten

Seitliche Halsfisteln und Halszysten (branchiogene Fisteln und Zysten) lokalisieren sich als Abkömmlinge der Kiemengänge in die laterale Halsregion. Sie haben einen schlitzförmigen Zugang vom Sinus piriformis her. Eine solche Fistel mündet am vorderen Rand des M. sternocleidomastoideus. Aus dieser Öffnung entleert sich etwas klare bzw. schleimige Flüssigkeit. Von einer oft nur punktförmigen Mündungsstelle aus läßt sich der mit Epithel ausgekleidete Fistelgang füllen und sichtbar machen (Abb. 2.**8**, 2.**9**). Der Gang kann aber so eng sein, daß die Instillation und die Passage des Kontrastmittels schwierig werden. Falls dieser Gang partiell obliteriert, kommt es zur Ausbildung einer seitlichen haselnuß- bis walnußgroßen *Halszyste,* die sowohl mit dem Pharynx als auch mit der Hautoberfläche in Verbindung stehen kann. Diese Gebilde sind gegen sog. *Laryngozelen* abzugrenzen, die sich mit Luft, aber nicht mit Speiseresten bzw. mit Kontrastmittel füllen.

Mediane Halszysten, die als Abkömmlinge des Ductus thyreoglossus zu betrachten sind, liegen dagegen in der Median-Sagittal-Ebene, etwa in Höhe zwischen Zungenbein und oberem Schildknorpel. Erst nach Perforation dieser Zysten, also sekundär, entsteht die *mediane Halsfistel* (GROB 1957, BIESALSKI 1960).

Divertikel

Pharyngeale Divertikel sind entweder erworben oder angeboren (Pulsionsdivertikel) und können hinten, vorne oder seitlich liegen.

Pulsionsdivertikel kommen vorwiegend bei älteren Patienten vor, werden aber auch bei größeren Kindern gelegentlich beobachtet. Pulsionsdivertikel entstehen dann, wenn infolge eines erhöhten Innendruckes im Pharynx bzw. im Ösophagus die Schleimhaut durch präformierte Wandlücken der Muskulatur hernienartig vor- und ausgestülpt wird. Es besteht demnach ein Mißverhältnis zwischen Innendruck und Wandfestigkeit.

Als Prototyp eines Pulsionsdivertikels gilt allgemein das erstmals von ZENKER 1877 beschriebene *Hypopharynxdivertikel,* das auch als *Grenzdivertikel* bezeichnet wird. Es liegt unmittelbar unterhalb des Ringknorpels, und zwar ausschließlich

an der Hinterwand. Es tritt nur in der Einzahl auf, ist bohnen- bis apfelgroß und wird ebenso wie die Divertikel am Duodenum und am Dickdarm vorwiegend in der zweiten Lebenshälfte etwa vom 50. Lebensjahr an beobachtet.

Der Nachweis ist röntgenologisch meist leicht. Bei geeigneter Untersuchungstechnik in horizontaler Seitenlage läßt sich die sackförmige Ausstülpung, in der sich das Kontrastmittel beim Schlukken verfängt, ohne Schwierigkeiten in der Durchleuchtung erkennen. Da die Patienten jedoch oft unmittelbar nach der Füllung des Divertikels reflektorisch nachzuschlucken pflegen, ist die bildmäßige Darstellung derartiger Befunde in diesem beim Schluckakt sowieso unverhältnismäßig schnell durcheilten Abschnitt meist schwierig. Dabei genügt es nicht, Form und Größe des Divertikels im Bilde festzuhalten, sondern die Beziehungen zur Nachbarschaft und besonders der umgebenden Schleimhaut zu demonstrieren. Es muß nämlich neben dem gefüllten Divertikel auch der zu- und abführende Ösophagusschenkel dargestellt werden. Auf technisch gut gelungenen Bildern (Abb. 2.**12**) sieht man dann die lippenförmige Duplikatur zwischen der Vorderwand des Divertikels und der Ösophagushinterwand, erkennt den Verlagerungseffekt, den das prallgefüllte Divertikel auf die Hinterwand der Speiseröhre ausübt, und findet darin eine überzeugende Erklärung für die vom Patienten geäußerten Beschwerden.

Gelegentlich kommen kleinste, dornförmige Trichter an der dorsalen Hypopharynxwand vor, die von einigen Autoren als Vorstadien der Zenkerschen Divertikel angesehen werden (Abb. 2.**13**, 2.**14**). GRAY 1932 und RUCKENSTEINER 1947 beschrieben sie zuerst, HOLMGREN 1946 und BROMBART 1956 vermuten, daß ein fließender Übergang zwischen diesen inkonstanten bzw. potentiellen und den konstanten Divertikeln besteht. Allerdings ist es uns trotz einer Beobachtungszeit von über 15 Jahren nicht gelungen, die Umwandlung eines derartigen inkonstanten Divertikels in ein echtes Grenzdivertikel zu konstatieren.

Vordere pharyngeale Divertikel in der Form flacher Ausbuchtungen sind nach Ansicht von ATKINSON 1957 nichts anderes als ausgeweitete Vallekel. Man sieht sie gelegentlich nach einer totalen Laryngektomie.

Laterale pharyngeale Divertikel findet man bei älteren Personen ziemlich häufig, besonders ausgeprägt bei Menschen, die aus beruflichen Gründen einen erheblichen intrapharyngealen Druck erzeugen und aushalten müssen (Glasbläser, Trompeter). Diese Divertikel stellen lediglich Aussackungen der seitlichen Pharynxwand dar.

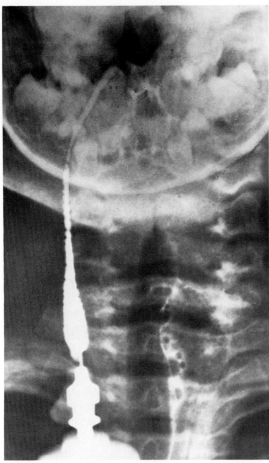

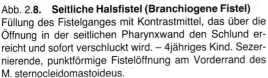

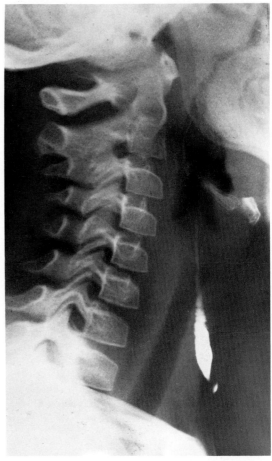

Abb. 2.8.   Seitliche Halsfistel (Branchiogene Fistel)
Füllung des Fistelganges mit Kontrastmittel, das über die Öffnung in der seitlichen Pharynxwand den Schlund erreicht und sofort verschluckt wird. – 4jähriges Kind. Sezernierende, punktförmige Fistelöffnung am Vorderrand des M. sternocleidomastoideus.

Abb. 2.9.   Dasselbe Kind wie in Abb. 2.8. Seitenaufnahme. Die Erweiterung des Fistelganges am proximalen Ende und sein Verlauf zum Pharynxraum sind gut zu erkennen. – Operativ bestätigt und exzidiert.

Abb. 2.10.   Larynxzyste – Schluckstörung
Der rundliche, weichteildichte Tumor am Boden des Hypopharynx erweitert den Schlundraum. Ein regulärer Abschluß des Epipharynx ist während des Schluckens nicht mehr möglich, so daß Kontrastmittel in den Nasenraum eindringt. – 6 Stunden altes Neugeborenes mit starkem inspiratorischem Stridor, Zyanose und Schluckschwierigkeiten. – Operativ bestätigte Larynxzyste.

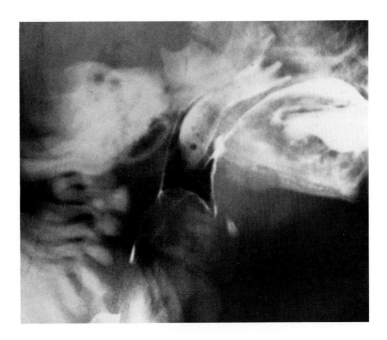

Der Pharynx ist an dieser Stelle anatomisch schwach und nachgiebig. Es handelt sich bei diesen Ausbuchtungen also mehr um hypopharyngeale Taschen bzw. Pharyngozelen. Symptome entstehen nur bei Nahrungsretention (ARDRAN u. KEMP 1962).

Das *angeborene pharyngoösophageale Divertikel* beim Kinde ist ausgesprochen selten und liegt oberhalb der Faserzüge des M. cricopharyngeus. Möglicherweise entsteht es ähnlich wie andere Duplikaturen des Verdauungstraktes (kommunizierende Duplikationszyste). Als echtes Divertikel ist es mit einer kompletten Muskelwand ausgestattet und erinnert in seiner Form an ein Zenkersches Divertikel (THEANDER 1973, MACKELLAR 1972).

Bei Neugeborenen jedoch dürfte die Mehrzahl aller divertikelartigen Aussackungen auf einer *iatrogenen Perforation* der Pharynxwand oberhalb des M. cricopharyngeus beruhen, die während eines Intubationsmanövers zustandekommen kann. Auch nach dem Versuch, eine Magensonde durch die Nase einzuführen, oder nach dem Absaugen von Schleim und Speichel unmittelbar nach der Geburt aus Mund und Rachen mit einem rigiden Katheter, sind solche submukösen Perforationen am pharyngoösophagealen Übergang beobachtet worden (EKLÖF u. Mitarb. 1969). Die Gefährdung für das Neugeborene steigt, wenn

diese Eingriffe hastig und bei zurückgeneigtem Kopf vorgenommen werden. Solche Läsionen scheinen häufiger zu sein, als bisher mitgeteilt wurde (HELLER u. Mitarb. 1977, LUCAYA u. Mitarb. 1979).

Die klinischen Symptome hängen von Sitz, Größe bzw. entzündlichen Komplikationen ab und ähneln denen einer Ösophagusatresie: Die Säuglinge würgen reichlich Schleim und Sekret hervor, husten bei Fütterungsversuchen und haben Schluckschwierigkeiten. Auf Seitenaufnahmen erkennt man innerhalb des stark verbreiterten prävertebralen Weichteilschattens eine oder gar mehrere luftgefüllte Räume mit Flüssigkeitsspiegeln (Sekret- und Luftfüllung). In diesen sackförmigen Hohlraum bzw. Kanal – parallel zum Ösophagus – kann Nahrung oder Kontrastmittel eindringen; er kann zum Ausgangspunkt retropharyngealer oder retroösophagealer Abszesse bzw. einer Mediastinitis werden.

Die besten Füllungsbedingungen erhält man in Rückenlage, eine günstige Darstellungsmöglichkeit in Seitenlage.

Differentialdiagnostisch ist zu bedenken, daß sich weder echte Divertikel noch Ösophagusduplikaturen spontan oder auf konservative Behandlung hin zurückbilden, wie das bei artefiziellen Aussackungen meist der Fall ist.

Funktionsstörungen

Zentrale oder periphere Läsionen unterschiedlicher Ätiologie der beim Schlucken beteiligten Nerven, aber auch primäre Myopathien, örtliche Erkrankungen oder Mißbildungen können zu einer ernsthaften Störung des komplizierten Bewegungsablaufes führen. Schädigungen der peripheren Pharynxinnervation, beispielsweise durch eine Tumorinfiltration oder durch Traumata, verursachen oft eine symmetrische Lähmung. Mit Hilfe einer Röntgenuntersuchung kann man den klinischen Verdacht bestätigen, den Grad der Schluckstörung definieren, ferner Besserungen oder Verschlechterungen sowie deren Folgen einigermaßen demonstrieren, vor allem einen Hypopharynx*tumor* nachweisen oder ausschließen.

Schluckstörungen

Schluckstörungen sind in schweren Fällen röntgenologisch durch das Eindringen von Nahrung bzw. Kontrastmittel in den Nasen-Rachen-Raum und durch Aspiration gekennzeichnet, weil der Abschluß des Epipharynx und der Verschluß des Kehlkopfeinganges nicht mehr zuverlässig funktionieren (Abb. 2.**15** u. 2.**16**). In leichteren Fällen

beobachtet man eine symmetrische Weitstellung des Pharynx, eine starke Auffüllung der Valleculae epiglotticae sowie der Recessus piriformes. Zudem zeigt sich eine Tonusverminderung des Hypopharynx mit einer verlangsamten Entleerung, so daß das Kontrastmittel längere Zeit in den Valleculae liegenbleibt (Abb. 2.**17**). Solche Kontrastmittelreste verschwinden auch nicht bei mehrfachem Nachschlucken. Eine kurzdauernde Retention ist dagegen nicht pathologisch (DAHM 1941).

Bei *Neugeborenen* und *Säuglingen* beobachtet man relativ häufig *Schluckstörungen*. Sie manifestieren sich in Form von Fütterungsschwierigkeiten und wiederholten Aspirationen. Die Gesundheit und das Gedeihen der jungen Kinder können ernsthaft bedroht werden, solange kontinuierlich Nahrung in den Nasenraum gelangt und durch die Nasenöffnung wieder herausfließt (Abb. 2.**18** u. 2.**19**) oder aber Nahrung in die Luftwege eindringt und aspiriert wird. Husten, Erstickungsanfälle und Zyanose während der Mahlzeiten sowie Aspirationspneumonien sind die Folge. In dieser Krankheitsphase ist die Flaschenfütterung gefährlich. Manchmal läßt sich für einige Zeit eine

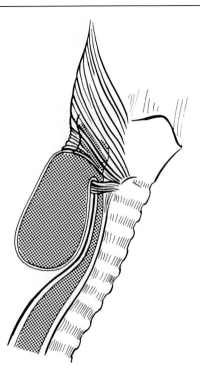

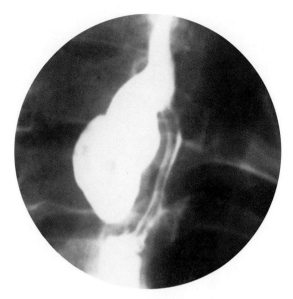

Abb. 2.11. Hypopharynxdivertikel
Skizze der anatomischen Situation eines typischen Zenkerschen Hypopharynxdivertikels.

Abb. 2.12. Hypopharynxdivertikel
Gezielte Aufnahme. Die Speiseröhre ist durch das gefüllte Divertikel deutlich nach ventral verlagert und eingeengt.

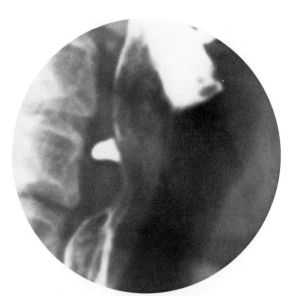

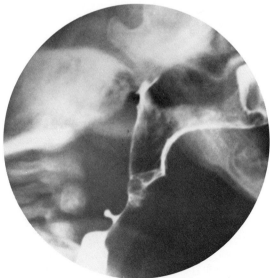

Abb. 2.13. Inkonstantes Grenzdivertikel
Kleines Grenzdivertikel an typischer Stelle bei einer 50jährigen Patientin, die wegen Schluckbeschwerden zur Untersuchung kam. Innervationsschwäche des Hypopharynx in Form einer Verzögerung des Reinigungsmanövers.

Abb. 2.14. Hypopharynxdivertikel beim Säugling
4 Wochen altes Kind mit Trinkschwierigkeiten. Reflux von Milch in den Nasenraum. – Konstant nachweisbares kleines Divertikel an der Pharynxhinterwand.

Sondenernährung nicht umgehen, in Ausnahmefällen wird sogar vorübergehend eine Gastrostomie erforderlich. Die Säuglinge aspirieren besonders leicht ölige Flüssigkeiten, beispielsweise Milch, während die Gefährdung bei Breifütterung abnimmt. Die Symptome und Folgen bessern sich je nach Ursache innerhalb einiger Tage, Wochen oder Monate. Bei generalisierten Muskelerkrankungen gibt es allerdings keine Heilung.

Die Ursachen dieser Schluckstörungen sind vielfältig. Man beobachtet sie unmittelbar postnatal vor allem bei erheblicher Unreife, schwerem Atemnotsyndrom sowie nach geburtstraumatischen Hirnschädigungen. In solchen Fällen unterbleibt vorübergehend sogar die physiologische Luftfüllung des Magen-Darm-Traktes. Dieses Symptom darf dann nicht als Zeichen einer obstruktiven Mißbildung interpretiert werden. Aber auch bei schwereren Allgemeinerkrankungen, besonders dann, wenn sie mit massiven Infekten des Nasen-Rachen-Raumes einhergehen, werden bei Säuglingen gelegentlich kurzdauernde Schluckstörungen beobachtet.

Eine Anzahl anatomischer Ursachen läßt sich röntgenologisch diagnostizieren bzw. ausschließen. So ist z. B. bei einer Choanalatresie weder ein störungsfreies Trinken noch Schlucken möglich. Daß Fehlbildungen im Sinne einer Lippen-Kiefer-Gaumenspalte das Saugen und Schlucken erheblich erschweren, bedarf kaum einer Erwähnung, meist aber auch keiner röntgenologischen Untersuchung. Nasopharyngeale Teratome, eine kongenitale Epulis, eine angeborene Makroglossie und andere Zungenmißbildungen, eine Larynxzyste, angeborene Ösophagusstenosen und Ösophagotrachealfisteln behindern den Schluckakt. Beim Pierre-Robin-Syndrom gibt es infolge der Hypoplasie der Mandibula und der stark dorsalen Zungenposition nicht nur erhebliche Atemschwierigkeiten, sondern auch Schluckstörungen. Die Glykogenspeicherkrankheit oder eine familiäre Dysautonomie äußern sich gelegentlich schon während der Säuglingszeit in Form beträchtlicher Schluckschwierigkeiten (MARGULIS u. Mitarb. 1968).

Die Aspiration während des Schluckens stellt manchmal das erste wichtige Symptom einer neurologischen Störung des Neugeborenen dar. Auch die *pharyngeale Inkoordination* der Frühgeborenen beruht auf einer vorübergehenden Unreife des Zentralnervensystems. Ähnliche Schluckstörungen kommen durch eine pharyngeale Hypotonie zustande, bei der man röntgenkinematographisch eine ungenügende Aktivität der hinteren Pharynxwand aufdecken kann. In der Vorgeschichte dieser Säuglinge findet man oft ein Hydramnion, was auf eine bereits pränatal existente Schluckstörung hinweist (SCHÄFER 1965).

Die Objektivierung, Lokalisation und Analyse einer Schluckstörung gelingt am besten durch eine röntgenkinematographische Untersuchung, ein Studium mit Serienaufnahmen oder eine Aufzeichnung und Analyse des Schluckaktes mit dem Bandspeichergerät (Abb. 2.**19**). Die Röntgenuntersuchung soll bei Säuglingen (seitlicher Strahlengang) während einer Kontrastmittelapplikation über den Kathetersauger erfolgen. Bariumsulfat ist zu bevorzugen, während wasserlösliche und ölige Kontrastmittel sich für diese Untersuchung als gefährlich erwiesen haben. Mundhöhle, Epi-, Meso- und Hypopharynx sowie der oberste Ösophagus sind in die Untersuchung einzubeziehen. Dadurch wird es möglich, die Störungen der bukkalen, der pharyngealen oder der ösophagealen Schluckphase zuzuordnen. Diese Unterteilung erscheint zwar etwas schematisch, ist aber für den Kliniker recht nützlich. Kombinierte Formen sind häufig anzutreffen.

Bei Störungen der *bukkalen Phase* sind die Kinder oft nicht in der Lage, normal zu saugen. Die Zungenbewegungen erscheinen kraftlos und reichen nicht aus, in der vorderen Mundhöhle ein Vakuum zu erzeugen, durch eine Kaubewegung den gefüllten Sauger zu komprimieren und durch eine Melkbewegung den Saugerinhalt auszustreichen. Selbst wenn Barium schließlich in den Mund gelangt, sind solche Säuglinge kaum fähig, durch eine Dorsalbewegung der Zunge das Kontrastmittel in den Meso- und Hypopharynx zu befördern, so daß es zu lange in der Mundhöhle verweilt.

Die Störungen der *pharyngealen Phase* sind klinisch am bedeutungsvollsten. Sie sind charakterisiert durch eine Ansammlung des Kontrastmittels im Meso- und Hypopharynx, bevor der verzögert ausgelöste Schluckreflex einsetzt. Dabei gelangt nur ein Teil der Nahrung in die Speiseröhre, der andere Teil bleibt im Pharynx liegen, fließt von dort in den Mund zurück, in ernsteren Fällen über den Epipharynx in die Nase oder in die Trachea. Vom Nasen-Rachen-Raum aus kann die Nahrung in die *Eustachische Röhre* eindringen und für rezidivierende Otitiden verantwortlich sein.

Leichtere, rasch vorübergehende Formen einer pharyngealen Inkoordination finden sich nicht selten auch bei gesunden Neugeborenen, bei denen eine geringe Kontrastmittelmenge in den Epipharynx eindringen kann. Da man den Schluckmechanismus als eine „werdende" und daher störanfällige Funktion ansehen muß, sind solche Koordinationsstörungen besonders bei unreifen Frühgeborenen verständlich.

Die Störungen der *ösophagealen Phase* des Schluckaktes beinhalten Passagestörungen im obersten Ösophagusabschnitt infolge kongenitaler Stenosen, Stenosen nach Verätzung, bei Gefäßanomalien, steckengebliebenen Fremdkörpern und deren Folgen usw., die später im einzel-

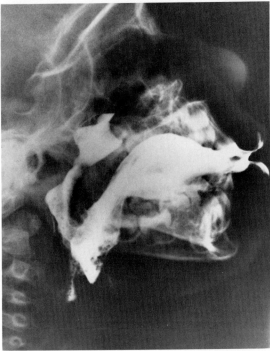

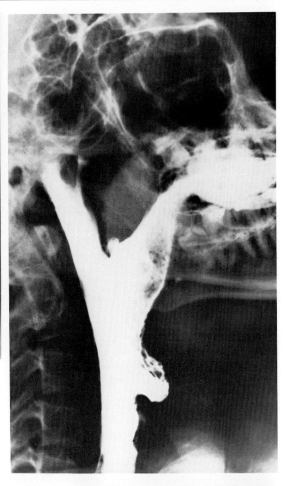

Abb. 2.15. Schlucklähmung
Zielaufnahme. Lähmung des Gaumensegels, das während
des Schluckens den Epipharynx nicht exakt abschließt.
Kontrastmittel dringt aus dem Mesopharynx in den Nasenraum ein. – 7 Monate alter Säugling. Schluckstörung seit
der Geburt. Ständig Schnupfen, mangelhaftes Gedeihen.

Abb. 2.16 (oben rechts). **Schluckstörung bei Zerebralschaden**
Zielaufnahme im Stehen. Das Kontrastmittel dringt in breitem Strom in
den Epipharynx ein. Der Abschluß durch den weichen Gaumen ist
insuffizient. – 20jähriger Patient. Schwerer perinataler Hirnschaden.
Seit der Säuglingszeit bestehen kontinuierlich Schluckstörungen und
häufig Aspirationspneumonien.

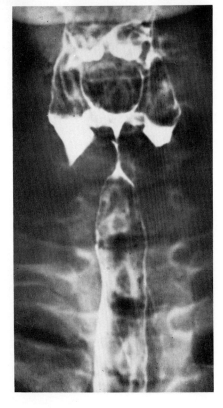

Abb. 2.17. Schluckstörung
Zielaufnahme im Stehen. Abnorm langes Haften des Kontrastmittels in
den Vallekeln und den Recessus piriformes bei Innervationsstörung
des Hypopharynx.

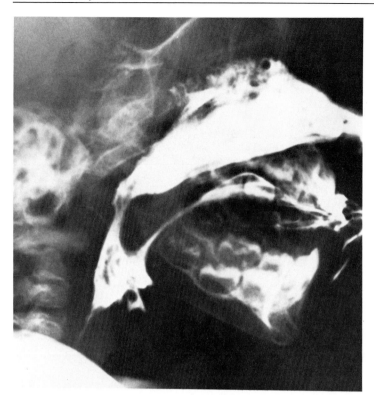

Abb. 2.18. Schlucklähmung bei Myatonie
Zielaufnahme im Liegen. Weicher Gaumen und Uvula heben sich während des Schluckens ungenügend. Ein Abschluß des Epipharynx ist nicht mehr möglich. Das Kontrastmittel dringt in breitem Strom in den Nasenraum ein. – 18 Monate altes Kleinkind mit ausgeprägter Myatonia congenita Oppenheim. Beim Trinken läuft ein Teil der Nahrung wieder durch die Nase ab. Ständig Aspirationspneumonien.

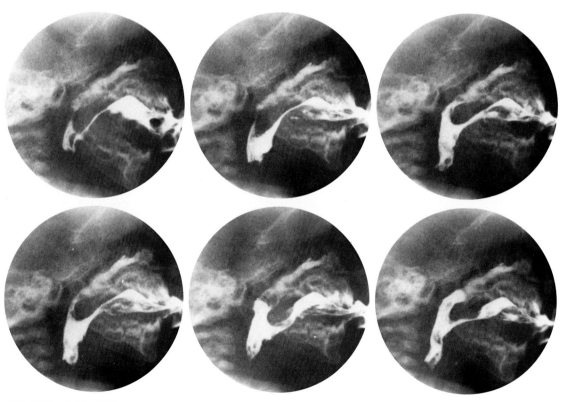

Abb. 2.19. Schlucklähmung
Dasselbe Kind wie in Abb. 2.18. Einer röntgenkinematographischen Serie des Schluckaktes wurden charakteristische Einzelbilder entnommen. Während der Breipassage durch den Mesopharynx fehlt infolge einer Lähmung des Gaumensegels der Abschluß des Schlundes gegenüber dem Epipharynx, so daß kontinuierlich Kontrastmittel in den Nasenraum gelangt.

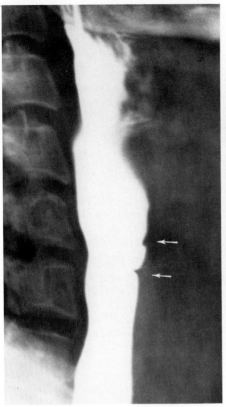
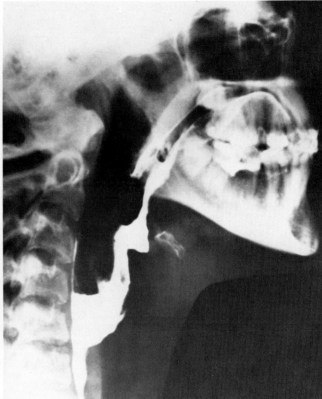

Abb. 2.20. Dysphagia sideropenica
Vermehrte Kontraktionsneigung und Konturunebenheiten im obersten Speiseröhrenabschnitt bei einer 47jährigen Frau mit Schluckbeschwerden, Zungenbrennen, Rhagaden an den Mundwinkeln, starker Gewichtsabnahme und Anämie.

Abb. 2.21 (oben rechts). **Schluckstörung bei Dermatomyositis**
Zielaufnahme im Stehen. Hypotonie des Pharynx, der sich während des Schluckens nicht ausreichend kontrahieren und entleeren kann. Der weiche Gaumen legt sich nicht an die Rachenhinterwand. Langdauernde Bariumretention in den Vallekeln, den Sinus piriformes, vor allem vor dem Ösophaguseingang infolge einer unzureichenden Erschlaffung des M. cricopharyngeus. – 15jähriger Patient.

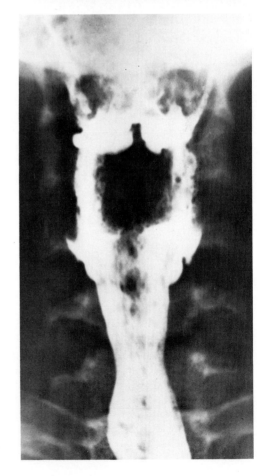

Abb. 2.22. Derselbe Patient wie in Abb. 2.21. Das Kontrastmittel fließt innerhalb des atonischen Pharynxraumes nur lateral in zwei breiten Strömen langsam abwärts. Es wird reichlich Luft verschluckt. Atonie der Speiseröhre.

nen erörtert werden (CHRISPIN u. FRIEDLAND 1966).

Über eine eigentümliche Form der Schluckstörung bei Eisenmangel mit typischen Röntgensymptomen berichteten WALDENSTRÖM u. KJELLBERG (1939). Das Krankheitsbild ist unter der Bezeichnung „Plummer-Vinson-Syndrom" (1924) oder „Kelly-Patterson-Syndrom" (1961) bekannt. Es geht einher mit Eisenmangel, Achlorhydrie, meist einer Anämie mit Milzvergrößerung, einer Glossitis sowie Schleimhautveränderungen in Mund, Pharynx und oberstem Ösophagus. Betroffen sind überwiegend Frauen im mittleren Lebensalter. Schluckschwierigkeiten werden besonders bei großen Bissen angegeben.

Röntgenologisch findet man bei Aufnahmen des Schluckaktes im obersten Speiseröhrenabschnitt, insbesondere zwischen Ringknorpel und Aortenimpression neben spastischen Kontraktionen einzelne oder multipel auftretende Wandunebenheiten, die Membrancharakter haben können und bevorzugt an der infiltrierten Ösophagusvorderwand liegen. Beweisende Röntgenaufnah-

men erzielt man bei seitlichem Strahlengang während der Prallfüllung (Abb. 2.**20**).

Histologisch handelt es sich um faltenartige Schleimhautdoppelungen, die durch Bindegewebseinbau verstärkt werden und dadurch Form und Lage behalten. Diese zirkulären Membranstenosen bilden offenbar die wesentliche Ursache der Schluckbeschwerden, die sich bei solch einer Eisenmangelanämie ausbilden können (Dysphagia sideropenica). Eine Probeexzision vermag die röntgenologische Diagnose zu bestätigen. Bei sehr ausgeprägten Fällen findet sich bald eine prästenotische Dilatation. Nach längerem Bestehen kann es zu narbig schrumpfenden Veränderungen und einer ständigen Beeinträchtigung des Schluckens kommen. Normalerweise sind die Störungen durch eine Eisentherapie zu beeinflussen.

ARDRAN u. KEMP (1962) sowie SEAMAN (1967) haben ähnliche Beobachtungen bereits bei Kindern im Alter zwischen acht bis zwölf Jahren gemacht. Die röntgenologischen Veränderungen und die Schluckbeschwerden verschwanden aber bereits wieder im Alter zwischen zehn und zwanzig Jahren.

Pharynxbeteiligung bei Haut- und Muskelerkrankungen

Einige Hauterkrankungen verändern auch die Mukosa und das submuköse Gewebe des Pharynxraumes, so daß es zu Schluckstörungen kommen kann.

Bei der *Epidermolysis bullosa* werden außer der Haut auch die Schleimhaut von Nase, Mund, Pharynx und Ösophagus betroffen. Die charakteristischen Blasen wandeln sich rasch in Schleimhautulzera um und behindern das Schlucken. Narbenbildungen sind üblich, sie ähneln denjenigen nach Laugenverätzungen und finden sich im Schlundraum und innerhalb der Speiseröhre. Die Dysphagie kann so erheblich werden, daß die Kinder kaum essen mögen und abmagern. SCHUMAN u. ARCINIEGAS 1972 haben derartige Beobachtungen beschrieben.

Für das *Pemphigoid* gilt die Mund- und Pharynxschleimhaut als Prädilektionsort. Schluckstörungen durch Narbenbildung und Stenosen kommen vor.

Polymyopathien, wie die *Dermatomyositis*, befallen häufig auch die Muskulatur der Zunge, des weichen Gaumens und des Pharynx. Schluckschwierigkeiten entstehen durch eine mangelhafte Stempelwirkung der Zunge, so daß eine ausreichende Antriebskraft für die Beförderung der Nahrung in den Pharynx fehlt. Die gestörte Koor-

dination aller Muskelkontraktionen und die Tonusverminderung haben langdauernde Retentionen im Hypopharynx, im Sinus piriformis und den Vallekeln zur Folge (Abb. 2.**21** u. 2.**22**), da die Nahrung wegen der unzulänglichen Muskelleistung den Pharynx nicht rasch genug verlassen kann. Eine ungenügende Erschlaffung des M. cricopharyngeus soll ebenfalls die Retention verstärken. Die Schwäche und Hypotonie der Gaumen- und Pharynxmuskulatur kann zu einer Regurgitation in den Nasenraum und zur verzögerten Schleimhautreinigung führen. Der Pharynx ist vor jedem Schluckakt weit und atonisch, enthält zudem reichlich Luft, die beim Schlucken mitgerissen wird und einen Meteorismus verursacht (POBURSKY u. Mitarb. 1973).

Auch bei akutem *Lupus erythematodes* wurde eine komplette Pharynxparalyse beobachtet.

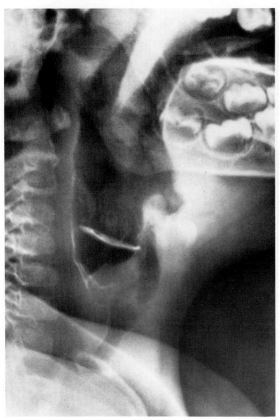

Abb. 2.23. Fremdkörper im Hypopharynx
Ein rundliches kleines Spielzeug aus Plastik hat sich im
Hypopharynx gefangen und quergestellt, spannt ihn aus
und komprimiert den Kehlkopfeingang. – 14 Monate altes
Kleinkind. Erhebliche Atemnot und Würgreiz. Entfernung
des Fremdkörpers unter Sicht.

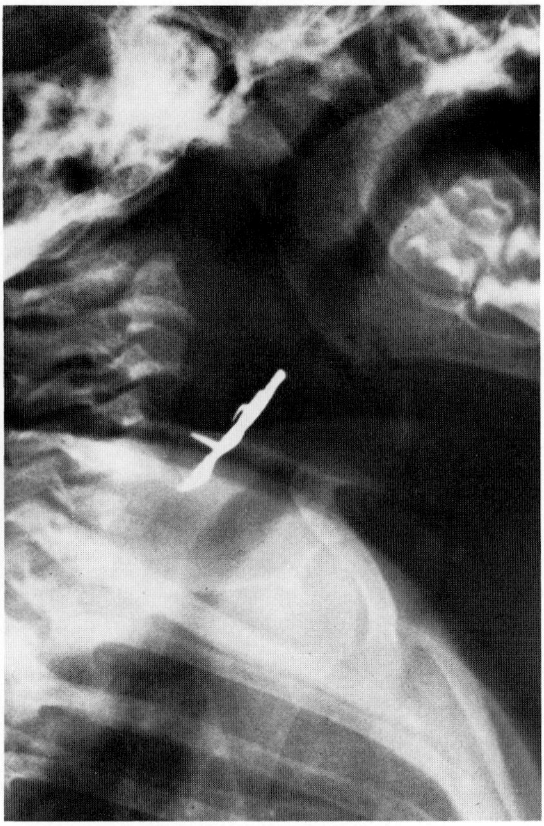

Abb. 2.24. Eingespießter Fremdkörper
Im Hypopharynx wird ein metalldichter Fremdkörper fest-
gehalten, dessen Dorn sich in die retropharyngealen
Weichteile eingespießt hat. – 9 Monate alter Säugling.
Würgreiz mit Entleerung blutig tingierten Speichels. Die
Extraktion unter Sicht war möglich.

Abb. 2.25. Fremdkörper im Ösophagusmund
Kleines Knochenstück in der oberen Ösophagusenge bei
einer 58jährigen Patientin. Die Oberfläche des Fremdkörpers ist mit einer dünnen Bariumaufschwemmung benetzt.

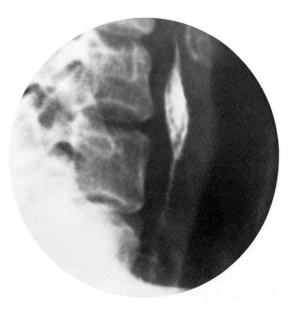

Fremdkörper

Besonders bei Säuglingen und Kleinkindern besteht die Gefahr, daß sich Fremdkörper beim „Verschlucken" auch innerhalb des Nasen-Rachen-Raumes festsetzen können. Ein Teil der hier nachweisbaren Gegenstände gelangt aber erst durch das Hochwürgen oder Erbrechen aus Speiseröhre und Magen wieder in den Pharynx (ALEXANDER u. Mitarb. 1969).

Die Fossa tonsillaris ist nicht tief genug, um Fremdkörper festzuhalten. Auch in den Vallekeln findet man sie selten. Einige der größeren, vor allem unregelmäßigen und spitzen Gegenstände, wie kleine Spielzeugteilchen, Sicherheitsnadeln, Fischgräten und Knochenstückchen, können im Hypopharynx und den Recessus piriformes liegenbleiben, sich festsetzen oder querstellen und den Kehlkopfeingang komprimieren (Abb. 2.**23** u. 2.**24**). Je nach Lokalisation kommt es zu starkem Würg- und Brechreiz, Verweigerung der Nahrungsaufnahme, Schluckstörungen, behinderter Atmung oder gar schwerer Atemnot.

Debile Kleinkinder stecken häufig auch Fremdkörper in die Nasenöffnungen, beispielsweise Erbsen, kleine Münzen, Knöpfe usw. Selbst Watte oder Stoffreste werden eingeführt, tamponieren Teile der Nase und rufen Entzündungen, aber auch Schluckstörungen hervor.

Falls sich Pharynx und Nasopharynx gut untersuchen lassen, kann man solche Fremdkörper meist schon mit dem Auge entdecken und danach entfernen. Verletzungen der Lippen, der Mundschleimhaut und der Nasenöffnungen dienen quasi als Wegweiser. Aber manchmal entgehen diese Fremdkörper der Inspektion, während die Röntgenaufnahme sie in Größe und Sitz, vor allem in ihren Auswirkungen gut erkennen läßt, sofern sie aus einem einigermaßen schattengebenden Material bestehen. Am ergiebigsten sind seitliche Aufnahmen. Dabei werden auch Gegenstände aus Kunststoff oder Kunstharz innerhalb des luftgefüllten Nasopharynx gut darstellbar. Handelt es sich dagegen um Knochen, Horn, Fischgräten oder Plastik, so kann man versuchen, mit Hilfe einer dünnen Bariumaufschwemmung die Oberfläche des Fremdkörpers anzufärben und ihn dadurch sichtbar zu machen (Abb. 2.**25**). Auch die Xeroradiographie ist beim Nachweis dieser Fremdkörper und der Umgebungsreaktionen hilfreich.

Indirekt lassen sich Fremdkörper des Nasen-Rachen-Raumes an einer Schwellung der Nasen- und Rachenschleimhaut oder aber dem Vorhandensein eines retropharyngealen Abszesses vermuten oder nachweisen.

Entzündungen

Im Bereich des Pharynxraumes sind akute und chronische Entzündungen häufig. Sie lokalisieren sich – außer auf der Schleimhaut – im umliegenden Weichteilgewebe, den Tonsillen, den tiefen Lymphknoten, dem Lymphgewebe sowie den benachbarten Speicheldrüsen. Es kommt hierbei zwar auch gelegentlich zu einer symmetrischen Einengung des Schlundraumes, jedoch im Gegensatz zu Neoplasmen nicht zu einer tumorösen Veränderung der glatten Epitheloberfläche.

Starke entzündliche Schwellungen des weichen Gaumens, der Uvula und der Rachenhinterwand ergeben im Röntgenbild entsprechend breite Weichteilschatten. Sie werden einschließlich eines Epiglottisödems meist nach Verätzungen und schweren Verbrühungen beobachtet. (Abb. 2.**26**).

Retropharyngeale Abszesse findet man überwiegend bei Säuglingen und Kleinkindern als Folge einer Vereiterung der tiefen retropharyngealen Lymphknotengruppen nach Infektionen der oberen Luftwege. Fieber, Schluckbeschwerden, Atemnot mit einem pharyngealen Schnarchen so-

wie Nackensteifigkeit gelten als charakteristisch. Bei der Inspektion sieht man die polsterartige Vorwölbung der geröteten und ödematös geschwollenen Pharynxhinterwand.

Röntgenologisch sind diese Abszesse durch eine tumorartige Vorwölbung des prävertebralen Weichteilschattens und eine Einengung des luftgefüllten Pharynxraumes charakterisiert (Abb. 2.**27** u. 2.**28**). Kehlkopf und Trachea werden ventralwärts verlagert. Nach spontaner Ruptur oder nach Inzision kann es innerhalb derartiger Abszesse zur Ausbildung eines Flüssigkeitsniveaus kommen. Die Röntgenuntersuchung ist besonders aufschlußreich bei der Erkennung tiefer gelegener Abszesse, die sich durch eine Inspektion und Palpation allein nicht diagnostizieren lassen. Man kann ferner ausschließen, ob die Abszeßentwicklung nicht etwa die Folge eines eingespießten Fremdkörpers ist oder von einer Osteomyelitis der Halswirbelsäule herrührt. Chronische Formen (bei älteren Kindern) entsprechen meist einem Senkungsabszeß, ausgehend von einer Tuberkulose der Halswirbelsäule (RAMILLO u. Mitarb. 1978) (Abb. 2.**29** u. 2.**30**).

Abb. 2.**26. Rachenverbrühung**
Ödematöse Verdickung der Rachenhinterwand mit eingeengtem Hypopharynx. Starke Schwellung der Epiglottis, Schleimhautschwellung im Kehlkopf infolge einer Aspiration. – 18 Monate altes Kleinkind, das versehentlich kochend heißen Kaffee trank. Verbrühungen der Lippen und der Mundhöhle. Hustenreiz und Atemnot.

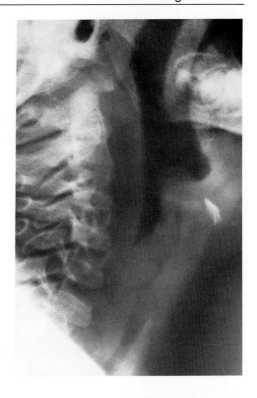

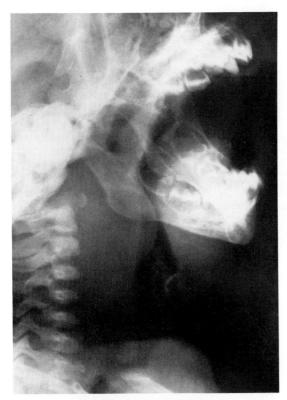

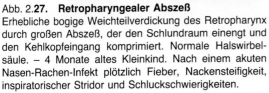

Abb. 2.**27. Retropharyngealer Abszeß**
Erhebliche bogige Weichteilverdickung des Retropharynx durch großen Abszeß, der den Schlundraum einengt und den Kehlkopfeingang komprimiert. Normale Halswirbelsäule. – 4 Monate altes Kleinkind. Nach einem akuten Nasen-Rachen-Infekt plötzlich Fieber, Nackensteifigkeit, inspiratorischer Stridor und Schluckschwierigkeiten.

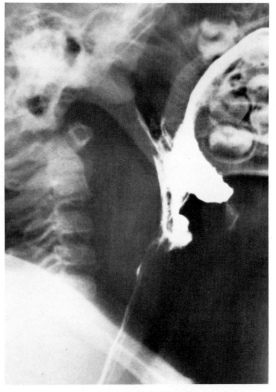

Abb. 2.**28. Retropharyngealer Abszeß**
Zielaufnahme während des Schluckens. Bogige Vorwölbung und Verdickung der prävertebralen Weichteile. Der mit Kontrastmittel gefüllte Pharynxraum ist eingeengt. – 2 Jahre altes Kleinkind. Fieber, Schluckschwierigkeiten, pharyngeales inspiratorisches Schnarchen.

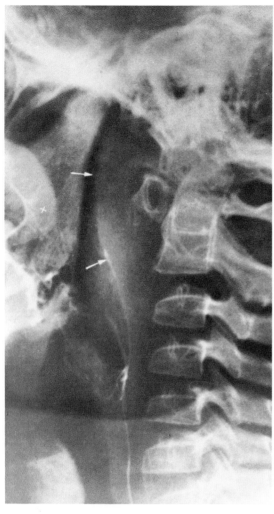 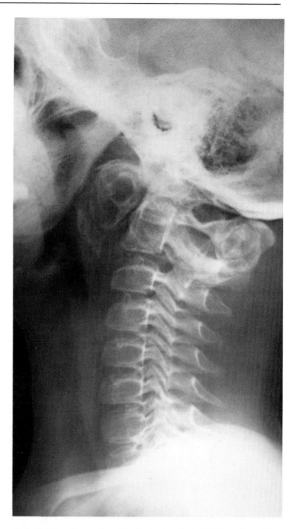

Abb. 2.29. Osteomyelitis der Halswirbelsäule
5jähriges Kind. – Im Anschluß an eine Angina entwickelte sich unter hohem Fieber und heftigen Schmerzen bei Kopfbewegungen eine Osteomyelitis des Atlas. Die Knochenzerstörungen begannen im hinteren Atlasbogen. Er ist etwas sklerotisch, der vordere Bogen bereits kalkarm und in seiner Struktur unregelmäßig aufgelockert. Erhebliche Verbreiterung des prävertebralen Weichteilschattens durch ein entzündliches Ödem mit Abszeßbildung (Pfeile). Die Rachenhinterwand ist mit Barium benetzt. x = Uvula.

Abb. 2.30. Dasselbe Kind wie in Abb. 2.29 einige Wochen später. – Der hintere Atlasbogen ist zerstört und zusammengesintert. Um den vorderen und hinteren Atlasbogen haben sich schalenförmig Kalksalze in nekrotischem Gewebe und einer Knochenapposition eingelagert. Die Knochenzerstörung blieb auf einen Wirbelkörper beschränkt und heilte ohne Beeinträchtigung der in der Nähe gelegenen lebenswichtigen nervösen Zentren aus.

Abb. 2.31. Retropharyngeale Blutung bei Hämophilie
Infolge einer plötzlichen massiven Blutung in das lockere retropharyngeale Gewebe ist der prävertebrale Weichteilschatten erheblich erweitert. Die Trachea wird bogig ausgespannt und mit dem Kehlkopf nach vorne verlagert. − 3jähriger Junge. Starke Atemnot mit Erstickungsgefahr. Das Kind konnte nicht mehr schlucken. Rasche Normalisierung nach Zufuhr antihämophilen Plasmas.

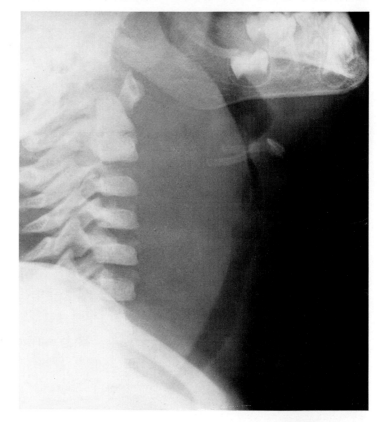

Abb. 2.32. Retropharyngeale Struma
Halbkugelige retropharyngeale Weichteilverdickung. Der Schlundraum ist eingeengt. Bogiger Trachealverlauf, ventralwärts verlagerter Kehlkopf. − 14 Tage alter Säugling mit stridoröser Atmung und Schluckschwierigkeiten. Bei der Inspektion fand sich eine kugelige Vorwölbung der Rachenhinterwand. − Szintigraphisch bestätigt.

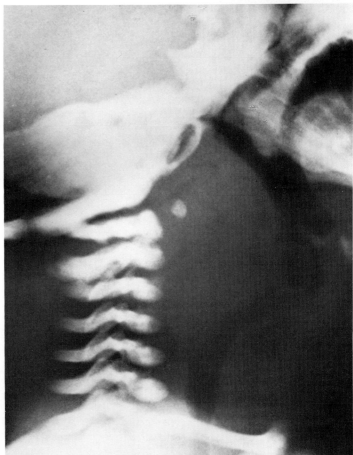

In *tuberkulös infizierten Halslymphknoten* finden sich nach einiger Zeit krümelige Kalkeinlagerungen. Diese Verkalkungen müssen durch Aufnahmen in zwei Ebenen von physiologischen Kalkimprägnationen im Kehlkopfbereich sorgfältig abgegrenzt werden.

Schwere *retropharyngeale Blutungen* (Hämophilie) in die Weichteile der Pharynxhinterwand verbreitern dieses Gewebe in ähnlicher Weise wie Abszesse (Abb. 2.**31**). Schluckschwierigkeiten, aber vor allem erhebliche Atembehinderungen durch die Kompression von Kehlkopfeingang, Larynx und Luftröhre sind die Folge. Die Trachea wird bei Blutungen und Abszessen nicht gebuckelt, wie bei Exspirationsaufnahmen, sondern nach vorn verdrängt und ausgespannt.

Bei Neugeborenen und Säuglingen mit *Hypothyreose* ist das retropharyngeale Gewebe myxödematös verdickt und breit, normalisiert sich aber rasch während einer Behandlung. Ähnlichen, allerdings konstanteren Befunden begegnet man gelegentlich bei retropharyngealen Strumen (Abb. 2.**32**). Ein *interstitielles Emphysem* zeigt sich im retropharyngealen Raum oft nach einer Tracheotomie, im Gefolge eines Mediastinalemphysems, oder aber während schwerer ulzeröser Entzündungen des Tracheobronchialsystems.

Tumoren

Die *Rachenmandel* wölbt sich halbkugelig vom Rachendach her als scharf begrenzter weichteildichter Schatten in den luftgefüllten Pharynxraum vor. Bei *Adenoiden* ist der Röntgenbefund oft eindeutiger als das Ergebnis der Inspektion oder gar der Palpation (Abb. 2.**33**). Er läßt sich zudem ohne Belästigung und Verängstigung der Kinder, besonders von Kleinkindern, erheben. Die seitliche Röntgenaufnahme ermöglicht auch eine Aussage über den Grad der Atembehinderung und erlaubt ferner, das Behandlungsergebnis nach einer Adenotomie zu überprüfen.

Stark vergrößerte *Gaumenmandeln* sind im luftgefüllten Mesopharynx ebenfalls auf Seitenaufnahmen einwandfrei zu erkennen (Abb. 2.**34**). Dabei ist zu beachten, daß ein Ohrläppchen als rundlicher weichteildichter Schatten sowohl vergrößerte Tonsillen als auch retropharyngeale Veränderungen vortäuschen kann.

Obwohl der Nachweis eines Pharynxtumors in den meisten Fällen allein durch Inspektion und Spiegelung möglich ist, sollte man doch nie auf die Röntgenuntersuchung und die Biopsie verzichten. Lokalisation und Ausdehnung, invasives Wachstum und vor allem Störungen der Schluck- und Atemfunktion lassen sich am zuverlässigsten röntgenologisch und im Computertomogramm studieren. Dieses Untersuchungsergebnis kann für die Behandlung und die Prognose von größter Bedeutung sein.

Im Epipharynx werden bei Erwachsenen und Kindern neben den entzündlichen Polypen gelegentlich auch echte Geschwülste, wie juvenile Angiofibrome (Abb. 2.**35**), Angiome, Chondrome, embryonale Rhabdomyome, Neuroblastome, Chordome und Chondrosarkome gefunden. Destruktionen der Schädelbasis sprechen für Malignität. Im Meso- und Hypopharynx überwiegen die Karzinome (Abb. 2.**36** u. 2.**37**).

Die von der hinteren oder seitlichen Pharynxwand ausgehenden weichteildichten Tumoren sind röntgenologisch meist schon im Nativbild durch eine Einengung und Deformierung des luftgefüllten Pharynxraumes oder durch eine Veränderung des prävertebralen Weichteilschattens zu erkennen. Wandinfiltrationen, der Verlust der Dehnbarkeit der Pharynxwand sowie Oberflächenveränderungen kommen jedoch am klarsten bei der Kontrastmitteluntersuchung zur Darstellung. Die Prallfüllung des Pharynxraumes ist dabei zwar wichtig, die Darstellung der Schleimhautoberfläche aber leichter zu erzielen und zudem diagnostisch ergiebiger.

Hypopharynxkarzinome gehören zu den von der Hypopharynxwand ausgehenden, raumfordernden Neoplasmen. Man beobachtet sie am häufigsten bei Frauen. In typischen Fällen zeigt sich eine unregelmäßige, mehr granuliert aussehende Oberfläche. Zu Beginn stehen Schluckstörungen im Vordergrund der Beschwerden (Abb. 2.**38** u. 2.**39**). Verätzungsfolgen, die röntgenologisch ähnlich aussehen können, lassen sich anamnestisch leicht abgrenzen.

Bei Säuglingen und Kindern ist bei einer Verbreiterung des retropharyngealen Gewebes auch an ein zystisches Hygrom, ein retropharyngeales Teratom oder eine vordere Meningozele zu denken.

Abb. 2.33. Adenoide
Seitliche Aufnahme des Nasen-Rachen-Raumes bei Nasenatmung.
Vergrößerte Rachenmandel in Form
eines großen Weichteilschattens an
der Schädelbasis (weiße Pfeile).
Das Gaumensegel mit der Uvula
(schwarzer Pfeil) hängt frei in den
Rachenraum hinein. Der Abstand
zwischen Rachenmandel und Gaumensegel ist ausschlaggebend für
die Behinderung der Nasenatmung.
Sie wird durch eine hyperplastische
Rachenmandel um so mehr beeinträchtigt, je flacher der Nasen-Rachen-Raum ist. – 11jähriges Kind.

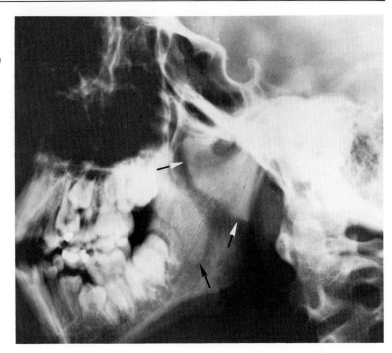

**Abb. 2.34. Vergrößerte Gaumen-
mandeln**
Seitliche Aufnahme des Meso- und
Hypopharynx. Riesige Vergrößerung der Gaumenmandeln, die als
walnußgroße Tumoren den Rachen-
eingang verlegen (Pfeile) und zu einer erheblichen Atembehinderung
führten. Der Epipharynx ist nur noch
in Form eines schmalen Spaltes vorhanden. Normaler prävertebraler
Weichteilschatten. – 6jähriges Kind
mit Pfeifferschem Drüsenfieber. Die
Röntgenuntersuchung wurde veran-
laßt, weil ein Einblick in den Rachenraum wegen der sich berührenden
großen Tonsillen unmöglich war, eine starke Atembehinderung vorlag
und Veränderungen im Pharynx (retropharyngealer Abszeß, Fremdkörper) und im Kehlkopf ausgeschlossen werden mußten.

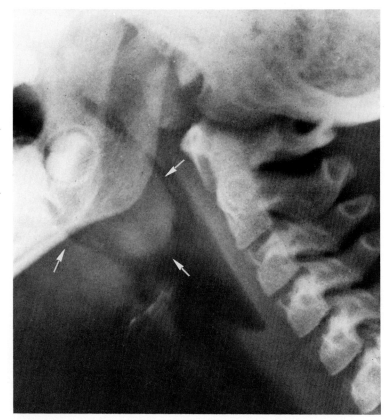

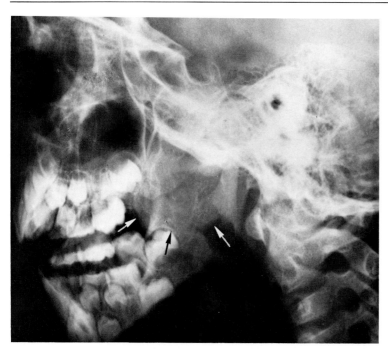

Abb. 2.35. Nasen-Rachen-Fibrom

Kastaniengroßer, unregelmäßig höckeriger Weichteiltumor, der den oberen Nasen-Rachen-Raum fast ausfüllt und den Luftweg verlegt. Diese Tumoren haben trotz ihrer histologischen Gutartigkeit eine außergewöhnliche Wachstumsenergie und zerstören häufig wie ein maligner Tumor den Keilbeinkörper und die Sella turcica, bei Ausdehnung nach vorn durch Druckatrophie auch die Siebbeinzellen und die Kieferhöhlen. – 9jähriger Junge.

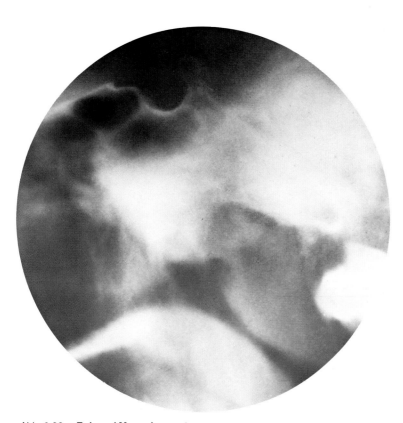

Abb. 2.36. Epi- und Mesopharynxtumor

Seitliche Schichtaufnahme in der Medianebene. Knollige Geschwulstmassen im Epi- und Mesopharynx. Die obere Hälfte des Tumors ist in den Boden der Keilbeinhöhle eingewachsen, die untere engt den Nasen-Rachen-Raum von dorsal her ein. – 58jähriger Mann mit rechtsseitiger Abduzensparese. Histologisch: undifferenziertes Plattenepithelkarzinom.

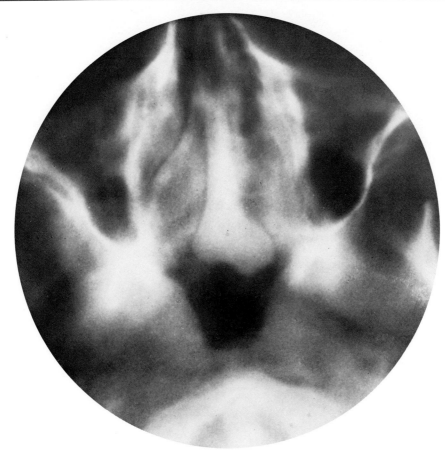

Abb. 2.37.   Epipharynxtumor
Halbaxiale Schichtaufnahme. Keulenförmige Verdickung im dorsalen Anteil des Vomer. – 66jährige Patientin mit blutig tingiertem Nasen-Rachen-Sekret. Die Probeexzision ergab ein verhornendes Plattenepithelkarzinom.

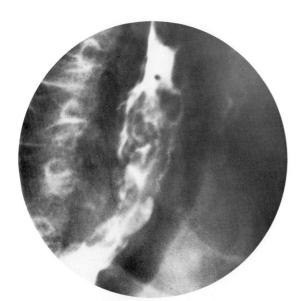

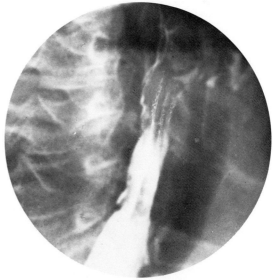

Abb. 2.38.   Hypopharynxkarzinom
Zielaufnahme. Kleines polypöses Karzinom im obersten Anteil der Speiseröhre in Höhe des Ringknorpels.

Abb. 2.39.   Hypopharynxkarzinom nach Bestrahlung
Derselbe Patient wie in Abb. 2.38 nach protrahiert fraktionierter Bestrahlung. Völlige Rückbildung der Geschwulst; man erkennt wieder Längsfalten.

3. Speiseröhre

Röntgenanatomie

Die Speiseröhre setzt den Nahrungsweg fort, der in der Mundhöhle beginnt und durch den Meso- und Hypopharynx führt, wo sich Atem- und Nahrungsweg kreuzen. Der Ösophagusmund bildet den unteren Abschluß des Pharynx und zugleich den Anfang der Speiseröhre. Er befindet sich bei Neugeborenen in Höhe des 3. bis 4., bei Säuglingen in Höhe des 4. bis 5., und bei Erwachsenen des 6. bis 7. Halswirbels. Anfang und Ende des Ösophagus liegen bei Neugeborenen im allgemeinen also drei Wirbelkörper höher als bei Erwachsenen. Die Speiseröhre hat unmittelbar nach der Geburt eine Länge von 11 bis 16 cm und bei Erwachsenen von 25 cm. Von der Zahnreihe bis zur Kardia mißt man bei Neugeborenen 18, bei 3jährigen 23, bei 10jährigen 27 und bei Erwachsenen 40 cm (GRÄVINGHOFF 1938).

Der Ösophagus weist in sagittaler und frontaler Richtung einige typische Krümmungen auf. Er verläuft anfangs direkt vor der Halswirbelsäule, weicht im oberen thorakalen Abschnitt etwas stärker ventralwärts aus und entfernt sich in Zwerchfellnähe wieder 1–2 cm von der Wirbelsäule. In der Median-Sagittal-Ebene biegt er im Halsteil und im oberen Thoraxbereich geringfügig nach links, im mittleren thorakalen Abschnitt flachbogig nach rechts ab. Unterhalb des 7. Brustwirbels zieht er nach links in Richtung zum Hiatus oesophageus. Die Bogenbildung sowie Verlagerungen und Kompressionseffekte durch anliegende normale Strukturen bzw. Organanteile sind beim Säugling und Kleinkind nicht so ausgeprägt wie bei älteren Kindern oder gar Erwachsenen.

Anatomisch läßt sich der Ösophagus in drei größere Abschnitte unterteilen, nämlich die *Pars cervicalis,* die *Pars thoracica* und die *Pars abdominalis.* BROMBART (1961) gab sogar eine Einteilung in zehn Abschnitte an.

Die *Pars cervicalis* beginnt mit dem Ösophagusmund. Die Speiseröhre verläuft in der Medianlinie unmittelbar hinter der Trachea direkt vor der Wirbelsäule und ist mit beiden durch lockeres Bindegewebe verbunden. Nur bei jungen Säuglingen erscheinen im Seitenbild Hypopharynx und oberster Ösophagusabschnitt wegen des üppig entwickelten retropharyngealen Gewebes, besonders während der Schrei-Exspiration, nach vorn verlagert.

In der *Pars thoracica* kreuzt der horizontale Teil des Aortenbogens den Ösophagus fast ventral und verursacht normalerweise eine Eindellung an der linken vorderen Kontur. Diese *Aortenimpression* ist bei Erwachsenen und älteren Kindern nahezu immer, bei Neugeborenen und Säuglingen aber nur selten nachweisbar. Sie läßt sich am besten in Rückenlage oder in halbrechter Schräglage darstellen. In dieser Position wirkt sich das Gewicht des Thymus und anderer mediastinaler Strukturen gemeinsam aus und verstärkt den Kompressionseffekt. Eine ähnliche, etwas tiefer gelegene flache Impression wird durch den linken Hauptbronchus hervorgerufen, der die Vorderfläche der Speiseröhre kreuzt (Abb. 3.1 u. 3.2).

Die Impressionen durch Aorta und linken Hauptbronchus werden mit zunehmendem Alter immer stärker. Die retrokardiale Portion der Speiseröhre hat in Höhe des linken Vorhofs direkten Kontakt mit dem Herzbeutel. Eine Vergrößerung dieser Herzhöhle bewirkt daher eine umschriebene Dorsalverlagerung der Speiseröhre und hat bei der Diagnostik einiger Herzfehler große Bedeutung. Bei Säuglingen ist zu bedenken, daß infolge des kleinen Thoraxvolumens und des relativ breiten Mediastinums der Ösophagus während der Exspiration insgesamt dorsalwärts verlagert wird.

Die Anordnung und die Funktion der Muskelfasern innerhalb der Speiseröhrenwand sind kompliziert. Wie LAIMER (1883) und LERCHE (1936) bereits nachweisen konnten, verlaufen die Faserzüge im zervikalen und thorakalen Anteil des Ösophagus nicht horizontal und vertikal als Ring- und Längsmuskulatur, sondern schrägelliptisch bzw. spiralig. Während eines gastroösophagealen Refluxes und der dadurch ausgelösten Irritation konnten wir die Anordnung der Muskelfasern besonders eindrucksvoll im Röntgenbild beobachten (Abb. 3.3 u. 3.4).

Untersuchungen von LIERSE u. STELZNER 1968

haben die bisherigen Kenntnisse über den Bau und die Funktion der Speiseröhre in entscheidenden Punkten bereichert bzw. korrigiert. Sie besitzt nämlich eine vom übrigen Magen-Darm-Kanal abweichende Architektur der Muscularis propria. Es gibt außen keine isolierte Längsmuskulatur und innen keine isolierte Ringmuskelschicht, sondern nur schraubig verlaufende Muskelfasersysteme. Ebenso fehlt distal ein Abschluß durch einen ringförmigen Schnürsphinkter üblicher Bauart, wie er etwa am Ausgang des Magens zu finden ist. Die einzelnen Muskelfasern sind im Ösophagus hakenförmig angeordnet, verlaufen also außen mehr in Längsrichtung und innen mehr schräg. In der terminalen Speiseröhrenwand schwenken die sonst schräg endenden inneren Faserabschnitte in eine horizontale Ebene ein und bilden ein mehrere Zentimeter langes Segment, in dem der Ösophagusabschluß zustande kommt. Aus diesem Muskelfaserverlauf resultiert also kein üblicher Sphinktermechanismus mit einer horizontalen Aktionsebene, sondern ein Verschluß, der durch eine Streckung bzw. Spannung der schraubig angeordneten Muskelfasern im Sinne eines „Dehnverschlusses" zustande kommt. „Als hinkender Vergleich könnte das Maschenwerk eines Strumpfes dienen; zieht man ihn lang, wird er eng" (STELZNER 1968) (Abb. 3.**5**).

Über den letzten Stand anatomischer und physiologischer Forschungsergebnisse an den verschiedenen Speiseröhrenabschnitten berichteten SIEWERT u. Mitarb. 1976. Dabei wurde erneut die Frage der Existenz eines unteren Ösophagus-Sphinkters aufgeworfen. MÜLLER (1976) konnte nämlich an in situ fixierten Präparaten des distalen Ösophagus eine etwa 2,9 cm lange Zone nachweisen, in der die Muscularis propria doppelt so dick ist wie in den oralwärts gelegenen Wandpartien.

Die Topographie des ösophagogastralen Abschnittes wird unterschiedlich interpretiert. Die Unterteilung von SCHWARZ 1924 (Abb. 3.**8**) entspricht am besten den oben zitierten Untersuchungsergebnissen. Der distale intrathorakale Ösophagus erweitert sich während der Breipassage flüchtig zur *Ampulla oesophagea*. Sie wird als eine Art Windkessel, also Energiespeicher, zur Bewältigung des Dehnverschlusses betrachtet, liegt oberhalb der Zwerchfellschenkel und ist teilweise von der *Membrana oesophagea* (Membrana diaphragmatico-oesophagea) umgeben. Diese derbelastische Membran zieht einerseits vom Zwerchfell kranialwärts und umschließt die Außenwand der untersten Speiseröhre, reicht aber andererseits auch kaudalwärts bis zur ösophagogastralen Übergangszone.

Während der Breipassage läßt sich gelegentlich eine flüchtige Eindellung zwischen Ampulla oesophagea und Antrum cardiacum beobachten, die durch eine Impression der Zwerchfellschenkel zustande kommt. An dieser Stelle liegt der *Hiatus oesophageus*. Im Hiatus ist die Speiseröhre nicht fest fixiert, was die Schwierigkeiten erhöht, ihn exakt zu lokalisieren. Der Ösophagus wird hier lediglich durch lockeres Bindegewebe gehalten.

Die *Pars abdominalis*, das subdiaphragmatikale Segment der Speiseröhre *(Antrum cardiacum)* ist kurz. Der Eintritt in den Magen *(Kardia)* erfolgt an dessen vorderer medialer Seite in einem spitzen Winkel (*His*scher Winkel 1903).

Ein schwieriges radiologisches Problem ergibt sich beim Versuch einer exakten Bestimmung der *Grenze zwischen Ösophagus und Magen*. Die Kaliberzunahme allein stellt kein sicheres Symptom dar. Anatomisch wird als präzises Kriterium des Innenreliefs zwar immer wieder auf die Epithelgrenze (Zackenrand der Mukosa) verwiesen. Doch auch sie ist primär variabel und infolge der großen Verschieblichkeit der Tunica mucosa gegenüber der Muscularis propria nicht als brauchbare Trennlinie zwischen Speiseröhre und Magen zu verwerten (HOLTHUSEN 1970). Es leuchtet ein, daß unter diesen Umständen die Diagnose kleiner Hiatushernien und ihre Abgrenzung gegenüber normalen Strukturen oft unmöglich ist (GUVONI u. WHALEN 1980).

Sog. *physiologische Engen* bestehen am Ösophagusmund, an der Kreuzungsstelle des linken Hauptbronchus und beim Durchtritt durch das Zwerchfell im Bereich des Hiatusschlitzes. Diese relativen Engen stellen keine Stenosen im anatomischen Sinne dar, sie sind lediglich der Einwirkung der Nachbarorgane zuzuschreiben, die allerdings an diesen Kontaktpunkten die Dehnungsfähigkeit des Muskelrohres begrenzen, aber auch die Passage von Fremdkörpern behindern können.

Die *Schleimhaut* der Speiseröhre besteht aus einem mehrschichtigen Plattenepithel mit eingelagerten Schleimdrüsen, einer Lamina propria mucosae und einer aus glatten, längsgerichteten Muskelfasern bestehenden Lamina muscularis mucosae. In Ruhestellung ist das von ihr begrenzte Lumen nicht kreisrund, sondern oval. Die längsgerichteten Falten berühren sich gegenseitig. Im Bereich der ösophagogastrischen Übergangszone ragen sie rosettenförmig in das Lumen vor. Die Grenze zwischen Ösophagus und Magen verläuft zickzackartig in Form der *Ora serrata,* etwas oberhalb der funktionellen Kardia (ALLISON u. JOHNSTONE 1953, BOTHA 1962).

Die *arteriellen Gefäße* gehören unterschiedlichen Gebieten an. Die Pars cervicalis wird aus dem Truncus thyreocervicalis versorgt, die Pars thoracica über die Aa. oesophagicae direkt aus der thorakalen Aorta, die Pars abdominalis aus Ästen der A. gastrica sinistra und der linken A. phrenica.

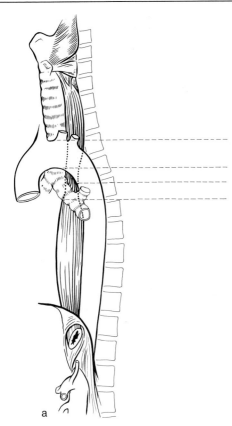

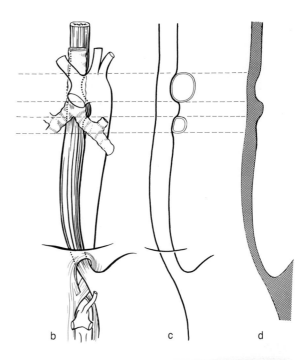

Abb. 3.1. Topographie der Speiseröhre und ihrer typischen Impressionen
Schematische Darstellung der Lagebeziehung des Ösophagus zu Aorta, Trachea und linkem Hauptbronchus in verschiedenen Projektionen.
a) Topographie im 2. schrägen Durchmesser (Boxerstellung). Aortenbogen und linker Hauptbronchus legen sich an den Ösophagus.
b) Topographie im sagittalen Strahlengang. Die flachen Impressionen durch Aortenbogen und linken Hauptbronchus werden sichtbar.
c) Schematische Darstellung des Ösophagus mit typischer Aorten- und Bronchusposition.
d) Schematische Darstellung der gefüllten Speiseröhre mit der charakteristischen Aorten- und Bronchusimpression bei frontalem Strahlengang.

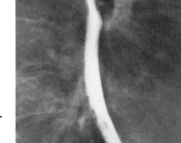

Abb. 3.2. Normale Speiseröhre mit typischer Aorten- und Bronchusimpression
Die Aufnahme ist mit der Abb. 3.1c und d zu vergleichen. Die flache obere Impression (Pfeil) der Speiseröhre wird durch den Aortenbogen, die tiefer gelegene Impression durch den linken Hauptbronchus verursacht. Diese Einbuchtungen werden bei tiefer Inspiration deutlicher, weil sich die gestreckte Speiseröhre dann besonders innig den benachbarten Organen anlegt. – 60jährige Frau.

Die *Venen* liegen in Form eines Plexus zwischen dem portalen und dem kavalen Kreislauf. Das venöse Blut des unteren Ösophagusdrittels fließt über die V. coronaria ventriculi in das portale System, das des oberen und mittleren Drittels über die V. azygos zur V. cava superior.

Die versorgenden *Nerven* stammen aus den Nn. vagi, und zwar die der Pars cervicalis durch Vermittlung der Nn. recurrentes, die des thorakalen und abdominalen Anteils direkt aus den Vagusstämmen.

Röntgenphysiologie

An der Transportleistung der Speiseröhre sind im wesentlichen drei Faktoren beteiligt, nämlich die *Peristaltik,* der *Tonus* und die *Schwerkraft.* Nur aus der Formänderung der Kontrastmittelsilhouette kann man röntgenologisch auf die Bewegungen der Speiseröhrenwand schließen.

Die aktive Funktion des Ösophagus beginnt mit der Öffnung und dem Verschluß des Ösophagusmundes. Ein bedeutender Teil des Nahrungstransportes wird von den Schlundschnürern übernommen. Die *Peristaltik* setzt in der Speiseröhre *dort* ein, wo sich der Bewegungsimpuls der bukkopharyngealen Schluckphase erschöpft hat. Die Aktionen der Ösophagusmuskulatur äußern sich in Form peristaltischer Wellen, die über das ganze Organ hinwegziehen, so daß die Speiseröhre ausgestreift wird. Sie treiben den Bissen vor sich her und befördern ihn in den Magen.

Tonusänderungen, also wechselnde Dehnungs- und Spannungszustände der Ösophaguswand übernehmen einen wichtigen Teil der Transportleistung. Dadurch wird der Inhalt umfaßt und die Breisäule geformt. Das Aussehen der Kontrastbilder ist im wesentlichen vom Wandtonus abhängig.

In aufrechter Position genügt meist allein die Wirkung der *Schwerkraft* für den Speisetransport im Ösophagus. Eine zusätzliche peristaltische Aktivität läßt sich dabei oft gar nicht nachweisen, besonders dann nicht, wenn sich bei fortgesetztem Trinken eine geschlossene Breisäule ausbildet. Je mehr sich der Patient der Horizontalen nähert und die Wirkung der Schwerkraft nachläßt bzw. ganz wegfällt, um so stärker tritt die *Peristaltik* in Erscheinung (Dodds 1977).

Die einzelnen Bewegungsabläufe lassen sich röntgenkinematographisch gut beobachten. Ihre Analyse gelingt am besten, wenn man aus derartigen Filmen zahlreiche Einzelbilder entnimmt und auswertet. Mit Hilfe dieser Methodik wurde die postnatale Entwicklung der motorischen Funktionen im oberen Verdauungstrakt bei Neugeborenen und Säuglingen studiert (Lassrich 1959).

Beim Neugeborenen gleicht der Ösophagus einem weiten, wenig tonisierten Rohr, das lediglich langsame Tonusschwankungen, aber keine stärkere Peristaltik aufweist. Die eigene Förderleistung ist noch gering, die Transportgeschwindigkeit niedrig. Der Nahrungstransport erfolgt überwiegend durch den Bewegungsimpuls, den die Flüssigkeit während der bukkopharyngealen Schluckphase erhält.

Innerhalb der ersten Lebensmonate bildet sich allmählich eine gut erkennbare Peristaltik aus. Dieses Alter ist bezüglich der Ösophagusmotorik als Übergangzeit von der funktionellen Unreife der ersten Lebenswochen zu dem überaus wechselnden Bild der nächsten Monate anzusehen (sog. „werdende Funktion"). Ein Breischluck benötigt von der Ösophagusmitte für den etwa 8 cm langen Transportweg bis zum Magen im Mittel noch 5 Sekunden. Häufiges Breipendeln – nicht durch Retroperistaltik, sondern durch *Tonusschwankungen* verursacht – ist zu beobachten. Der Brei bleibt in horizontaler Position, auch während der Schluck- und Saugpausen sowie nach Beendigung einer Flaschenmahlzeit noch mehrere Sekunden, ja Minuten bewegungslos in der Speiseröhre liegen.

Im ersten Lebenshalbjahr zeigt die Ösophagusperistaltik ein überaus wechselndes Bild, wie es in den späteren Altersstufen nicht mehr anzutreffen ist. Das Speiseröhrenlumen ändert innerhalb kurzer Zeit infolge einer maximalen Kontraktion sein Kaliber von Strohhalmdicke bis zu erheblichen wurst- und spindelförmigen Dilatationen. Es finden sich besonders in der unteren Ösophagushälfte kontrahierte Abschnitte unmittelbar neben birnenförmig erweiterten atonischen Partien. Diese Ösophagusform ist nicht pathologisch, sie läßt sich bei den meisten Säuglingen nachweisen. Peristaltik und Tonus verhalten sich in dieser Altersstufe überschießend, offenbar wegen eines noch mangelhaften Zusammenspiels aller an Peristaltik und Transport beteiligten nervösen und muskulären Mechanismen.

Schon beim Kleinkind fehlen die auffälligen Kaliberschwankungen der Säuglingszeit. Bei ihm und beim Schulkind sind alle jene Faktoren am Transport beteiligt, die auch bei Erwachsenen die wesentlichste Rolle spielen, nämlich die durch den Schluckakt mitgeteilte Bewegung, die Peristaltik, der Speiseröhrentonus und die Schwerkraft.

Abb. 3.3. Speiseröhren-muskulatur
Schematische Darstellung des Faserverlaufs in der partiell eröffneten Ösophaguswand (nach *Kaufmann* u. Mitarb. 1968).

Abb. 3.4. (rechts). **Darstellung der Speiseröhrenmuskulatur**
Irritation der Speiseröhre bei kleiner Hiatushernie mit Reflux-ösophagitis. Man erkennt deutlich die Struktur der Muscularis propria in Form spiralig verlaufender Faserzüge.

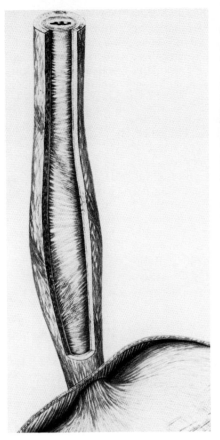
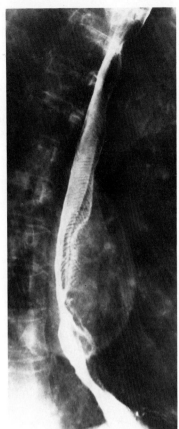

Abb. 3.5. Schematische Darstellung des Dehnverschlusses der Speiseröhre und der apolar schraubig angeordneten Muskelfasern
Eine Hauptrichtung der Fasern ist vorne und hinten als breites Band gezeichnet. x = Epithelgrenze, darüber ist als Kreis die horizontale Muskelanordnung im Verschlußsegment markiert (nach *Stelzner* u. *Lierse* 1968).

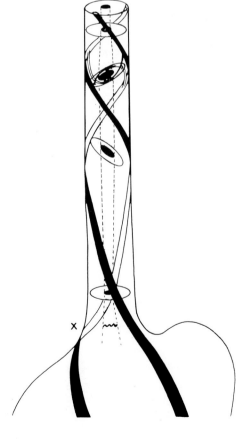

Was nun die Funktion der eigentlichen Kardia angeht, so müssen wir aufgrund der Arbeiten von STELZNER u. LIERSE (1967/1971) von der Vorstellung ausgehen, daß hier nicht ein ringförmiger Sphinkter vorliegt, sondern ein „angiomuskulärer Dehnverschluß", dessen muskuläre Komponenten bereits erwähnt wurden.

Der distale Speiseröhrenverschluß kommt dann zustande, „wenn das Hohlorgan in der Längsrichtung ausgespannt wird oder sich unter Tonusbeibehaltung verlängert". Solch ein Dehnverschluß arbeitet also in vertikaler Richtung und funktioniert nur, wenn sowohl die Grundspannung des gesamten Ösophagus als auch die Spannung der Einzelfaser intakt sind. Mit der Ösophagusverkürzung geht eine Erweiterung, mit der Ösophagusverlängerung eine Verengung des Lumens in der Gegend des Dehnverschlusses einher. Röntgenkinematographisch konnten wir diese neuen Ansichten überprüfen und bestätigen.

Die Verschlußfunktion dieses Segmentes wird durch einen subepithelialen Venenplexus verstärkt. Die üblicherweise im Magen-Darm-Trakt submukös liegenden Venen ziehen im Bereich des Verschlußsegmentes, also nur über eine kurze Strecke hin, lumenwärts direkt unter das Epithel (siehe „Portale Hypertension", Abb. 8.**16**). Der spezielle Muskelfaserverlauf und die Gefäßanordnung zusammen bilden den sog. „angiomuskulären Dehnverschluß". Diese neuen anatomischen Erkenntnisse lassen sich sowohl zur Beschreibung der normalen Funktion des distalen Ösophagus als auch zur Analyse von Funktionsstörungen heranziehen. Der funktionelle Abschluß der Speiseröhre liegt also unterhalb des Hiatus und oberhalb der Kardia. Beide sind nach diesen Vorstellungen am Verschlußmechanismus unbeteiligt.

IMDAHL (1963) studierte eingehend die *Druckverhältnisse im Ösophaguslumen* während des normalen Schluckaktes und bei Funktionsstörungen. Manometrische Meßergebnisse von HEITMANN u. MÖLLER (1970) haben gezeigt, daß weder in irgendeinem Segment der Speiseröhre noch im Magen ein konstanter Druck herrscht. Vielmehr bewirkt die Atmung, daß während der Inspiration – also bei der Kontraktion des Zwerchfells – der Druck in der mittleren Speiseröhre negativ und

im Magen positiv wird. Während der Exspiration – bzw. der Erschlaffung des Zwerchfells – verhält sich der Druck in beiden Organen umgekehrt. Im Anfangs- und Endteil des Ösophagus bleibt in einem etwa 4 cm langen Segment der Druck immer erhöht. Diese Zone hohen Druckes nennt man auch das *Abschlußsegment*. Mit dem Schluckbeginn bricht zuerst die *obere* und dann – etwa 1½ bis 2½ Sekunden später – auch die *untere* Hockdruckzone zusammen. Das bedeutet, daß sich die Abschlußsegmente alternativ öffnen.

HEITMANN u. MÖLLER 1970 konnten bei gesunden Erwachsenen in der terminalen Abschlußzone einen durchschnittlichen Druck von 10,5 mm Hg feststellen. Bei Neugeborenen lagen die Werte physiologischerweise wesentlich niedriger. Interessant war bei diesen Untersuchungen die Tatsache, daß beim Leerschlucken die Öffnung der terminalen Speiseröhre im Bereich der Hochdruckzone in 13% ausblieb, während sie beim Auftreten peristaltischer Kontraktionen (oberhalb des Verschlußsegmentes) regelmäßig eintrat. Der Hiatus oesophageus hat dabei keinerlei Einfluß auf den Verschlußmechanismus. Die Funktion wird ausschließlich von der sich anspannenden und verkürzenden Ösophaguswand ausgelöst (WILLICH 1971).

Neben diesen mechanischen Vorstellungen wird seit Anfang der vierziger Jahre in zunehmendem Umfang auch von einem *hormonell gesteuerten Verschlußmechanismus* der unteren Speiseröhre gesprochen. 1969 konnten GILES u. Mitarb. nachweisen, daß Gastrin den Verschlußmechanismus beeinflußt. Ihre Beobachtungen wurden 1970 von CASTELL u. HARRIS sowie 1971 von COHEN u. LIPSHUTZ bestätigt und ergänzt. Ähnliche Wirkungen werden auch dem Cholecystokinin-Pankreocymin sowie dem Caeruleïn zugesprochen (SEIFERT u. PAUL 1974).

Zur Zeit sind viele Autoren geneigt, sich der Auffassung HEITMANNS (1966) anzuschließen. Sie besagt, daß der ösophagogastrale Verschlußmechanismus zwar weitgehend von seinem anatomischen Bau abhängt, aber auch durch das autonome Nervensystem – speziell den Vagus – sowie die gastrointestinalen Hormone – insbesondere das Gastrin – gesteuert und beeinflußt wird.

Untersuchungstechnik

Die Lage der Speiseröhre zwischen Herz und Wirbelsäule erfordert zur übersichtlichen Darstellung eine entsprechende Schrägprojektion. Bei der Durchleuchtung im ersten oder zweiten schrägen Durchmesser werden die normalerweise *hin-*

tereinander liegenden Organe, wie Herz und Gefäßband, Retrokardialfeld und Wirbelsäule in Einzelschatten aufgelöst und frei *nebeneinander* projiziert.

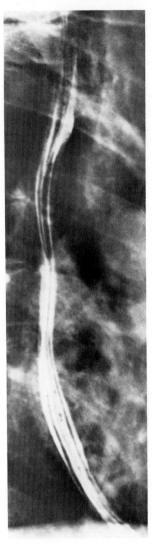

3.6

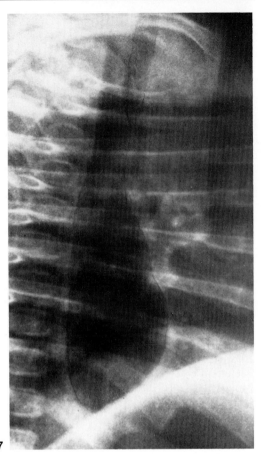

3.7

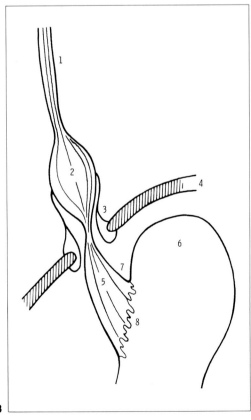

Abb. 3.6. Normaler Ösophagus
Reliefdarstellung der Ösophagusschleimhaut im 1. schrägen Durchmesser. Nach dem Abfließen des überschüssigen Kontrastmittels bleibt nur noch in den Faltentälern ein Wandbeschlag zurück.

Abb. 3.7. Luftfüllung der Speiseröhre beim Säugling
Durch Luftschlucken beim Schreien, während der Regurgitation verschluckter Luft nach dem Füttern, aber auch bei Reflux kann sich die Speiseröhre vorübergehend stark aufblähen. – 2 Monate alter Säugling.

Abb. 3.8. Ösophagogastrale Übergangsregion
(nach *Schwarz*)
1. Ösophagus
2. Ampulla oesophagea
3. Membrana diaphragmatico-oesophagea
4. Zwerchfell mit Hiatus oesophageus
5. Antrum cardiacum
6. Magenfornix
7. Hisscher Winkel
8. Zackenrand der Mukosa (Epithelgrenze)

3.8

Die Untersuchung beginnt mit einer Beobachtung des Retrokardialfeldes im ersten schrägen Durchmesser (Fechterstellung, halbrechte Schrägposition). Der Patient steht beim Betreten des Stativs mit dem Gesicht zum Untersucher bzw. dem Rücken zur Röhre. Er wird während der Durchleuchtung aufgefordert, langsam eine viertel oder eine halbe Wendung nach links zu machen. Durch weiteres Drehen des Patienten in den Hüften wird je nach Körperbau die Stellung vom Untersucher noch so weit korrigiert, daß sich der Ösophagus gut übersehen läßt.

Normalerweise ist die Speiseröhre in nüchternem Zustande luftleer. Gelegentlich sieht man auf Thoraxbildern von Säuglingen im Sagittal-, besser noch im Seitenbild, den Ösophagus als breite Luftsäule. Solche Aufnahmen sind während der Regurgitation von Luft aus dem Magen oder während des Schluckens exponiert (Abb. 3.**7**).

Die Untersuchung mit Kontrastmittel beginnt ebenso wie die orientierende Durchleuchtung ohne Kontrastmittel im ersten schrägen Durchmesser. Der Patient bekommt den Becher mit der Bariumaufschwemmung in die linke Hand (das Kleinkind einen Löffel voll Kontrastmittel in den Mund) und wird dann aufgefordert, zu trinken bzw. zu schlucken. Dabei durcheilt das Kontrastmittel das obere Drittel der Speiseröhre so schnell, daß eine Orientierung über diesen Teil bei der Untersuchung im Stehen nur sehr schwer möglich ist. Besonders dünnere Kontrastmittel gleiten an der schlüpfrigen Oberfläche ab, ohne einen Wandbeschlag zu hinterlassen.

Um bei der Breipassage den Einfluß der Schwerkraft auszuschalten, empfahl PALUGYAY (1920) die Horizontal- oder Kopftieflagerung und erreichte damit eine Verzögerung der Transportgeschwindigkeit. SCHATZKI (1931) bediente sich zur Beseitigung allzu großer Schlüpfrigkeit der Schleimhaut der sekretionshemmenden Wirkung des *Atropins*. Allerdings muß man sich darüber klar sein, daß dadurch auch die Motilität des Magens und besonders des Dünndarms erheblich und oft störend beeinflußt wird.

In Kopftieflage stellt sich der Ösophagus mit Ausnahme seines oberen Drittels, das nur während des Schluckaktes selbst beobachtet werden kann, in voller Ausdehnung dar. Er kann nun unter fließender Rotation zwischen dem ersten und zweiten schrägen Durchmesser auf verdächtige Befunde hin untersucht werden (DÜX 1979).

Weil die Speiseröhre einer direkten Palpation nicht zugänglich ist, läßt sich ein Urteil über die Elastizität der Wandungen nur auf indirektem Wege gewinnen. Bei tiefer In- und Exspiration beobachtet man den Ablauf der Peristaltik, die Dehnbarkeit des Rohres beim Schlucken größerer Breimengen oder von Luftblasen, schließlich die passive Deformierbarkeit unter der Pulsation

der Aorta und der anliegenden Teile des linken Herzens.

Nach Abfließen des überschüssigen Kontrastmittels bleibt in den Faltentälern des nunmehr kollabierten Hohlorgans ein Wandbeschlag zurück, der den Verlauf längsgerichteter Falten deutlich erkennen läßt. Die Breite der Falten beträgt etwa 2 mm (Abb. 3.**6**).

Als ergänzendes Verfahren werden Untersuchungen in *Hypotonie* (ZWAD u. UTHGENANNT 1975), mit *Doppelkontrast* (GOLDSTEIN u. DODD 1976) sowie neuerdings auch *CT-Untersuchungen* (HALBER u. Mitarb. 1979) empfohlen und eingesetzt. In einigen Fällen kann man damit besser als bisher feine Schleimhautveränderungen, die Dehnbarkeit und periösophageale Reaktionen aufdecken.

Bei *Neugeborenen und Säuglingen* wird die Untersuchung der Speiseröhre in einer leichten Reklination des Untersuchungsgerätes in Rücken-, Schräg- oder Seitenlage, seltener in aufrechter Position durchgeführt. Man benötigt dann allerdings eine zweckmäßige Halterung bzw. eine Fixierung durch entsprechende Hilfsgeräte oder durch Personal.

Die Wahl des Kontrastmittels (Barium oder wasserlöslich) muß ebenso sorgfältig überlegt werden wie die Art der Verabreichung. Je nach Alter, klinischer Situation und Fragestellung kann man das Kontrastmittel durch eine *Sonde,* mit der *Flasche* bzw. dem Kathetersauger oder mit einem *Löffel* applizieren.

Bei der *Ösophagusuntersuchung mittels einer Sonde* (Neugeborene und junge Säuglinge) wird ein dünner weicher Gummi- oder Plastikkatheter durch die Nase in die Speiseröhre eingeführt, damit man mit einer angesetzten Spritze dosiert und beliebig schnell das Kontrastmittel ohne Luftbeimengung instillieren kann. Das gelingt ohne größere Schwierigkeiten und ohne stärkere Belästigung des Säuglings, der sich während der Untersuchung zudem leicht in alle Positionen drehen läßt. Dabei ist zu beachten, daß die Sondenöffnung bis in das mittlere, besser noch in das *untere* Drittel der Speiseröhre vorgeschoben wird, damit es während einer *zu raschen* Kontrastmittelfüllung nicht zu einem Überlauf in die Trachea kommt. Die Darstellung des oberen Ösophagus erfolgt ohnehin bei dieser Methode in ausreichender Weise. Vorteilhaft ist dabei auch, daß die Bariumzufuhr nicht von der Trinkfähigkeit abhängt, was bei trinkfaulen oder schwerkranken, trinkschwachen Neugeborenen (nach einem Geburtstrauma usw.) einen Gewinn darstellt. Diese Art der Kontrastmittelzufuhr ist zwar unphysiologisch und erfordert mehr Zeit, erweist sich aber in der Hand des geübten Untersuchers als günstig und manchmal sogar als unumgänglich.

Bei der *Flaschenfütterung* (junge und ältere Säuglinge) empfiehlt sich der Gebrauch eines relativ dünnen Kontrastmittels, das ein normales Saugerloch gut passieren kann. Ein zu weites Saugerloch führt zur Überfüllung der Mundhöhle und erhöht die Aspirationsgefahr, ein zu enges Saugerloch bewirkt übermäßiges Luftschlucken. Die Flaschenfütterung soll immer in Seitenlage oder in aufrechter Postion erfolgen, um einer Aspiration vorzubeugen. FÖRSTER (1968) gab eine sinnvoll modifizierte Spezialflasche aus Kunststoff an, die sich bei Röntgenuntersuchungen der Säuglinge sehr bewährt hat. Während sich bei der üblichen Milchflasche der Sauger in der Längsachse befindet, also auch bei der Drehung des Kindes aus dem frontalen in den sagittalen Strahlengang leicht abgeknickt wird, ist bei dieser praktischen Neuerung der Flaschenhals retortenähnlich im rechten Winkel angebracht. Das ermöglicht einen einwandfreien Kontrastmittelzufluß und eine ungestörte Untersuchung.

Die *Löffelfütterung* ist für ältere Säuglinge und Kleinkinder, die bereits an Breimahlzeiten gewöhnt sind, die geeignetste Applikationsform von Bariumpräparaten unterschiedlicher Konsistenz. Da alle Bariumpräparate von jungen Kindern gern genommen werden, erübrigt sich der Zusatz von Geschmackskorrigentien.

Bei unklaren Ösophaguserkrankungen, bei denen die Gefahr des Erbrechens und damit einer Aspiration besteht, soll man die Untersuchung mit einer geringen Menge wasserlöslichen Kontrastmittels (Gastrografin) beginnen. Nach der ersten Orientierung läßt sich dann in entsprechend gelagerten Fällen das Studium der Speiseröhre mit den üblichen Bariumpräparaten fortsetzen (GIRDANY 1977).

Die Röntgenuntersuchung kann heutzutage im Bedarfsfall durch die direkte Inspektion mit Fiberglasendoskopen ergänzt werden, wobei sich unter Sichtkontrolle von umschriebenen Läsionen auch Oberflächenmaterial entnehmen läßt. Zur Erkennung und Differenzierung neuromuskulärer Erkrankungen sind neben dem Röntgenverfahren manometrische Methoden hilfreich (WILLICH 1971).

Anomalien

Ösophagusatresie

Die Ösophagusatresie gilt als die schwerste und häufigste Anomalie der Speiseröhre, und macht ca. ein Viertel aller angeborenen Verschlüsse des Verdauungstraktes aus. HECKER (1962) errechnete aus zahlreichen Literaturangaben eine Häufigkeit von etwa 1 : 3600. Wahrscheinlich ist sie sogar noch größer, weil ein Teil der betroffenen Neugeborenen ohne exakte Diagnose an einer Aspirationspneumonie bzw. an Unreife stirbt.

Die Ösophagusanomalien beruhen auf einer Entwicklungsstörung unbekannter Ursache (MURKEN u. Mitarb. 1969). Während der frühen Embryonalzeit bilden sich aus dem Vorderdarm durch eine laterale Einsenkung und Abschnürung sowohl der Ösophagus als auch die Trachea. Im zweiten Embryonalmonat setzt in der Speiseröhre eine starke Epithelproliferation ein, die das Lumen fast verschließt. Innerhalb dieser soliden Zellverbände entsteht später durch fortschreitende Vakuolisierung wieder ein einheitliches Lumen. Falls der Rekanalisierungsprozeß an umschriebener Stelle ausbleibt oder gestört wird, kommt es zur Atresie oder Stenose (BELTZ 1962, BLECHSCHMIDT 1970). Ein ähnlicher Vorgang scheint bei der Entwicklung „primärer Atresien" in allen Abschnitten des Verdauungstraktes eine Rolle zu spielen. Gelegentlich beobachtet man in der Nachbarschaft einer Atresie auch Gefäßanomalien (LANGMAN 1952). LISTER 1963 machte sogar Gefäßatypien für alle Hemmungsmißbildungen der Speiseröhre verantwortlich.

Bei einer Atresie ist die Kontinuität des Ösophaguslumens in unterschiedlicher Länge unterbrochen. Die Mißbildung lokalisiert sich meist in die obere Hälfte der Speiseröhre, etwa in die Höhe des 2. oder 3. Brustwirbelkörpers. Wegen des engen entwicklungsgeschichtlichen Zusammenhanges von Ösophagus und Trachea sind kombinierte Fehlbildungen, also vor allem ösophagotracheale Fisteln häufig. Etwa 90% der Fälle weisen derartige Fistelverbindungen auf. Pathologischanatomisch lassen sich die Atresien in charakteristische, von VOGT 1929 erstmals klassifizierte Typen unterteilen (Abb. 3.**9**).

Die Überlebenschancen derartiger Neugeborener haben sich durch die erstaunlichen Fortschritte der Kinderchirurgie beträchtlich erhöht. Voraussetzung ist, daß die Mißbildung sofort, also *vor* dem Auftreten einer (vermeidbaren) schweren Aspirationspneumonie erkannt und behandelt wird. Diagnostik und Therapie müssen daher *ohne Zeitverlust* eingeleitet werden (KOOP u. HAMILTON 1968).

Neugeborene mit einer Ösophagusatresie sind unmittelbar nach der Geburt unauffällig, schreien normal und atmen spontan. Aber schon während der ersten Lebensstunden erkennt man ungewöhnlich viel Schleim und Sekret in Mund und

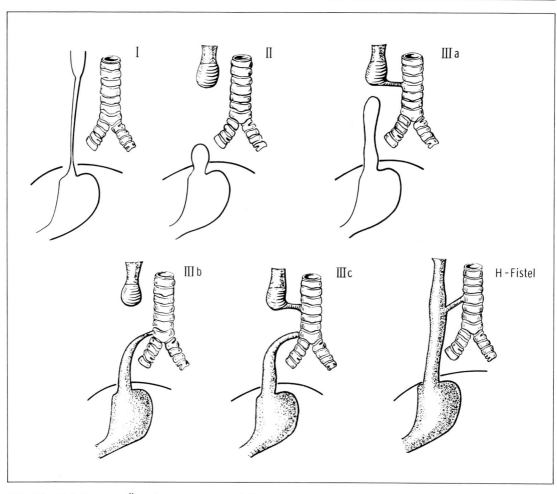

Abb. 3.**9 Einteilung der Ösophagusatresie nach Vogt**
Schematische Darstellung der häufigsten Typen. Die lufthaltigen Abschnitte der Speiseröhre und des Magens sind punktiert.

Typ I.   Ösophagusaplasie (keine Luft im Magen) – sehr selten
Typ II.   Atresie ohne Fistel (keine Luft im Magen) – ca. 7% der Fälle
Typ IIIa.   Atresie mit oberer Fistel (keine Luft im Magen) – ca. 1% der Fälle
Typ IIIb.   Atresie mit oberem Blindsack und Fistelverbindung zwischen Trachea und unterem Ösophagussegment. Häufigster Typ. – ca. 85–90% der Fälle.
Typ IIIc.   Atresie mit Fistel des oberen und unteren Segmentes zur Trachea. – ca. 2–3% der Fälle.
Typ IV.   Isolierte Ösophago-Trachealfistel (H-Fistel) – ca. 3% der Fälle.

(Aus *Kl.-D. Ebel,* in *G. Friedmann, W. Wenz, Kl.-D. Ebel, E. Bücheler:* Dringliche Röntgendiagnostik. Thieme, Stuttgart 1974)

Abb. 3.10. Ösophagusatresie, Typ II. Schema
Das obere Ösophagussegment ist weit, blind verschlossen und mit der unteren Ösophagusportion oft nur durch einen fibrösen Strang verbunden. Es besteht keine Fistelverbindung zur Trachea, der Magen-Darm-Trakt ist daher luftleer.

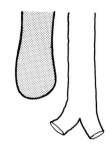

Abb. 3.11(rechts). Ösophagusatresie, Typ II
Das Röntgenbild entspricht dem Schema Abb. 3.10. – Luftgefüllter weiter oberer Blindsack in Höhe des Jugulums (Pfeile). Keine Luft im Magen-Darm-Trakt. – Neugeborenes, 3 Std. alt. Bei der Mutter bestand ein Hydramnion.

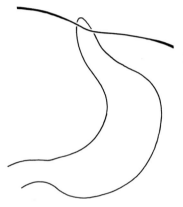

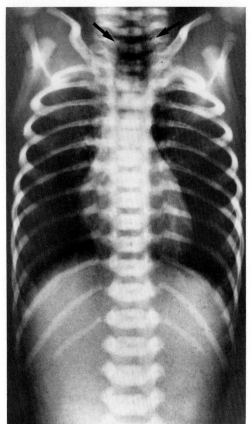

Abb. 3.12. Ösophagusatresie, Typ IIIa, Schema
Der obere Blindsack besitzt eine Fistelverbindung zur Trachea und ist daher häufig schmal. Der Magen-Darm-Trakt bleibt luftleer.

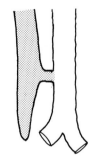

Abb. 3.13 (rechts). Ösophagusatresie, Typ IIIa
Das Röntgenbild entspricht dem Schema Abb. 3.12. – Schmaler, langer Ösophagusblindsack, der bis zur Bifurkation reicht. Überlauf des wasserlöslichen Kontrastmittels durch eine breite Fistel (Pfeil) in das Tracheobronchialsystem.

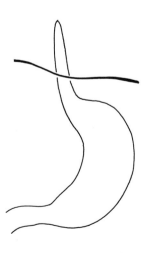

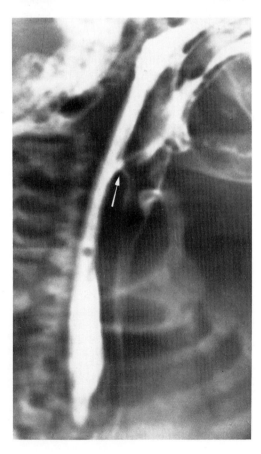

Nase. Ein Teil dieser Flüssigkeit ist unter Ausbildung von Schaumbläschen bald auch vor der Mund- und Nasenöffnung zu finden oder gelangt durch Schluckversuche ausschließlich in das Tracheobronchialsystem. Atemstörungen und Hustenattacken, Zyanose und Dyspnoe sind die Folgen. Bei diesen Symptomen ist jeder Fütterungsversuch kontraindiziert. Erfolgt er bei Verkennung der Situation trotzdem, so werden schwerste Husten- und Erstickungsanfälle sowie eine Aspirationspneumonie provoziert. Über eine *untere* Ösophagotrachealfistel oder -bronchialfistel kann zusätzlich Mageninhalt in die Lunge eindringen, die Aspiration verstärken und der Magensaft ätzend auf die Bronchialschleimhaut und das Lungengewebe einwirken.

Das Vorliegen eines *Hydramnions* sollte immer an eine Ösophagusatresie oder einen angeborenen Magen- bzw. Duodenalverschluß denken lassen. Normalerweise wird vom Fetus die Amnionflüssigkeit geschluckt, durch den Darm transportiert, dort resorbiert und schließlich über die Nabelschnur wieder in den mütterlichen Kreislauf abgegeben, so daß ein Gleichgewicht zwischen Produktion und Resorption besteht. Eine im oberen Magen-Darm-Trakt gelegene komplette Obstruktion – aber auch schwere Schluckstörungen durch Schädigungen des Fetus – unterbrechen den regulären Fruchtwasserzyklus und führen zu einer pathologischen Ansammlung von Amnionflüssigkeit. Dies gilt insbesondere für eine *Ösophagusatresie ohne Fistel*, bei der man etwa in 85% ein Hydramnion findet. Die Häufigkeit fällt auf ca. 30% bei einer Atresie mit unterer Fistel ab, die nicht regelmäßig die Fruchtwasserpassage behindert (WAGNER u. Mitarb. 1968).

Neugeborene mit einer Ösophagusatresie weisen oft noch weitere, das Leben gefährdende Anomalien auf. Unter 233 entsprechenden Kindern fand GROSS (1948) 24mal einen angeborenen Herzfehler, 23mal Mißbildungen des Enddarmes und bei 10 Neugeborenen zusätzlich ein Meckelsches Divertikel. 54 Kinder wiesen weitere Anomalien auf. Ähnliche Zahlen publizierte auch HAIGHT (1957), der bei 288 Neugeborenen mit Ösophagusatresie 114 bedeutende und 141 weniger schwere, insgesamt 255 korrelierte Bildungsfehler aufdeckte. Diese Tatsache ist deshalb von Bedeutung, weil eine Operation am Ösophagus *allein* die lebensbedrohliche Situation nicht immer beseitigt (GERMAN u. Mitarb. 1976).

Der klinische Verdacht kann durch einen *Sondierungsversuch* mit einem durch die Nase eingeführten Katheter bestätigt oder entkräftet werden (Nelaton-Katheter, CH 10). Normalerweise wird der Magen ohne jegliche Schwierigkeiten erreicht. Bei einer Atresie findet sich aber 9 bis 12 cm von der Nasenöffnung entfernt ein unüberwindliches Hindernis (Abb. 3.**16**a u. 3.**16**b). Allerdings muß man bedenken, daß eine zu weiche und zu dünne Sonde im erweiterten oberen Blindsack leicht umschlägt, sich daher relativ weit einschieben läßt und somit eine freie Passage vortäuscht (Abb. 3.**17**). Aber auch größere, aus dem oberen Blindsack aspirierte Sekretmengen, denen manchmal sogar über eine *untere* Fistelverbindung Magensaft und Galle beigemengt ist, können zu Fehldeutungen führen. Gelegentlich gleitet trotz bestehender Ösophagusatresie eine Sonde über eine *obere und untere Fistel* in den Magen (Abb. 3.**22**). Schließlich kann eine irrtümlich in die Trachea eingeführte Sonde über eine untere Fistel den Magen erreichen und den Kliniker bei seinem Sondierungsversuch verwirren. Man soll sich daher immer zusätzlich der Röntgendiagnostik bedienen, um eine exakte Information über den Sitz und Typus der Mißbildung, besonders auch über den Zustand der Thorax- und Abdominalorgane sowie über begleitende Anomalien zu erhalten.

Untersuchungstechnik: Die Untersuchung muß rasch und schonend durchgeführt werden. Etwa 30% der betroffenen Kinder sind Frühgeborene, wiegen also weniger als 2500 g. Der Röntgenraum soll gut angewärmt sein. Geräte zum Absaugen und Beatmen müssen bereit stehen.

Man beginnt die Röntgendiagnostik mit Übersichtsaufnahmen der Thorax- und Abdominalorgane in zwei Ebenen im Hängen. Oft sieht man bereits im Nativbild in Höhe des Jugulums den luftgefüllten oberen Blindsack, der sich besonders während der Schrei-Inspiration bläht und gelegentlich sogar einen Flüssigkeitsspiegel aufweist (Abb. 3.**11**). Die Trachea kann dabei nach vorn verlagert und etwas komprimiert sein. Zuweilen läßt sich auch im Seitenbild die luftgefüllte Fistelverbindung zwischen Trachea und unterem Ösophaguslumen als helles Band erkennen. Wichtig für den chirurgischen Zugang ist auch die Bestimmung der Position des Aortenbogens (Normalposition oder hohe Rechtslage) (BERDON u. Mitarb. 1979).

Die Übersichtsaufnahme erlaubt bereits eine gewisse Differenzierung der Mißbildung: ist der *Magen-Darm-Trakt frei von Luft* und das Abdomen eingesunken, so liegt entweder eine Ösophagusaplasie (Typ I), eine Ösophagusatresie ohne Fistel (Typ II), oder eine Atresie mit isolierter oberer Fistel (Typ IIIa) vor. Bedauerlicherweise lassen sich in diesen Fällen aber auch wichtige tiefer gelegene Anomalien, wie Duodenal- oder Dünndarmatresien im Nativbild nicht ausschließen (LASSRICH 1967, CROWE u. SUMMER 1978).

Ist der *Magen-Darm-Trakt mit Luft gefüllt* und das Abdomen gering aufgetrieben, so kann man den häufigsten Atresietyp (Typ IIIb) mit oberem Blindsack und unterer Fistel, den Typ IIIc, oder eine isolierte Ösophagotrachealfistel (H-Fistel)

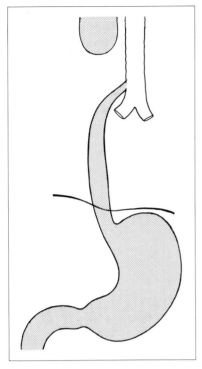

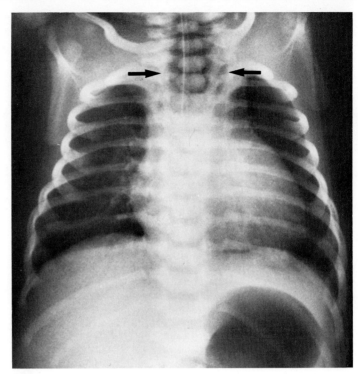

3.14   3.15

Abb. 3.14. Ösophagusatresie, Typ IIIb, Schema
Häufigster Atresietyp. Das obere Ösophagussegment ist weit und endet blind. Fistelverbindung zwischen Trachea und unterem Ösophagusabschnitt. Der Magen-Darm-Trakt füllt sich über diese Fistel mit Luft.

Abb. 3.15. Ösophagusatresie, Typ IIIb
Die Aufnahme entspricht dem Schema Abb. 3.14. – Luftfüllung des Ösophagusblindsackes in Höhe des Jugulums (Pfeile). Die eingeführte Sonde erreicht mit ihrer Spitze den Boden des Blindsackes. Reichlich Luft im Magen.

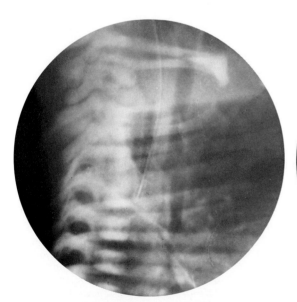

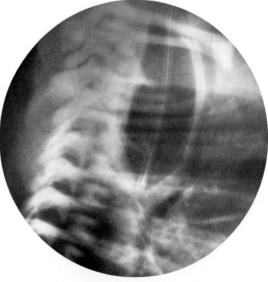

Abb. 3.16a. Ösophagusatresie, Typ IIIb
Beim Sondierungsversuch stößt die Sonde auf Widerstand, nämlich den Boden des oberen Blindsackes, der kaum Luft enthält und nicht klar erkennbar ist.

Abb. 3.16b. Dasselbe Kind wie in Abb. 3.16a. Durch die Sonde wurde Luft eingeblasen, so daß sich der obere Blindsack stark dilatiert, seine Länge und Position sichtbar werden und die Trachea nach vorne ausbiegt.

annehmen. Zu bedenken bleibt aber, daß eine distale Fistel (bei Typ IIIb und Typ IIIc) durch Schleim verschlossen oder auch so eng sein kann, daß nicht einmal Luft hindurchgeht.

Von manchen Autoren, besonders von Kinderchirurgen, werden ausschließlich Übersichtsaufnahmen mit einem in den Blindsack vorgeschobenen Katheter *ohne eine Kontrastmittelanwendung* empfohlen. Sie argumentieren, daß dieses Untersuchungsverfahren diagnostisch ausreicht, die Untersuchungszeit abkürzt und die Gefahr einer Kontrastmittelaspiration ausschließt. Uns erscheint aber die Instillation einer *kleinen Menge wasserlöslichen Kontrastmittels* (0,5 ml) manchmal von Vorteil: bei angeborenen hochsitzenden Ösophagusstenosen mit sehr engem Lumen ist die Katheterpassage oft unmöglich, dagegen gelingt es recht häufig, mit Hilfe von Kontrastmittel die Ursache des Hindernisses exakt zu definieren (Abb. 3.**35**).

Es lassen sich ferner eine (Abb. 3.**13**) oder sogar mehrere *hohe Fisteln* zwischen oberem Blindsack und der Trachea aufdecken und isolierte Fistelverbindungen diagnostizieren, was für das operative Vorgehen von Bedeutung ist (LIVADITIS u. Mitarb. 1968 u. 1969), zudem posttraumatische Pseudodivertikel erkennen (HELLER u. Mitarb. 1977).

Technik der Kontrastmitteluntersuchung: Zuerst soll man die Luft als physiologisches Kontrastmittel benutzen. Die Luftfüllung des oberen Blindsackes kann verstärkt werden, wenn man nach Einführen der Sonde das Sekret absaugt und unmittelbar vor der Exposition durch eine an die Sonde angesetzte Spritze rasch Luft injiziert und das obere Ösophagussegment bläht (Abb. 3.**16**b). Anschließend instilliert man in Hängelage unter Durchleuchtungskontrolle mit Bandaufzeichnung etwa 0,5 ml Kontrastmittel (Abb. 3.**18**). Zielaufnahmen in wechselndem Strahlengang halten den pathologischen Befund fest. Nach Beendigung der Untersuchung wird das Kontrastmittel wieder vollständig abgesaugt. Nur bei sorgfältiger Handhabung bleibt die Kontrastmitteluntersuchung risikofrei und liefert die erwünschten Informationen.

Ist die instillierte Kontrastmittelmenge zu groß, so provoziert man einen Überlauf aus dem oberen Blindsack in das Tracheobronchialsystem. Dann läßt sich nicht mehr entscheiden, ob die Trachealfüllung über eine hochgelegene Fistel oder durch Überlauf erfolgt ist. Falls reichlich Kontrastmittel aspiriert wird, stellt sich das ganze Tracheobronchialsystems nach Art eines Bronchogramms dar (Abb. 3.**19**). Dabei können sogar Fistelverbindungen zwischen der Trachea und dem unteren Ösophagussegment (bei Typ IIIb) sowie dieser Ösophagusabschnitt selbst sichtbar werden. Solch ein fehlerhaftes Vorgehen bedeutet aber eine

hochgradige Gefährdung des Neugeborenen, weil hypertonisches Kontrastmittel Reizerscheinungen auf der empfindlichen Tracheal- und Bronchialschleimhaut verursacht und die pulmonale Komplikationsrate deutlich steigert (HENRIKSON u. PETTERSON 1970).

Bei der Kontrastmitteluntersuchung ist die geschickte technische Durchführung wichtiger als die Art des Kontrastmittels. Als geeignete Präparate gelten verdünntes Urografin, Gastrografin, Amipaque, Hytrast oder ähnliches. Von manchen Autoren wird sogar Barium als ungefährlich angesehen, wenn man lediglich ein paar Tropfen auf den Boden des Blindsackes appliziert. Selbst bei einer Aspiration erreicht diese geringe Menge nicht die Alveolen, sondern wird durch Husten rasch eliminiert, so daß keinerlei Reizerscheinungen auf der Tracheobronchialschleimhaut entstehen (MERADJI 1975).

Die *Längenbestimmung* der distalen Ösophagusportion gelingt nur dann, wenn man als Palliativoperation eine Magenfistel anlegt. Dadurch erhält man die Möglichkeit, durch Einblasen von Luft bzw. die Instillation von Kontrastmittel (falls gastroösophagealer Reflux vorhanden ist oder provoziert werden kann) die Länge des *unteren* Ösophagussegmentes zu bestimmen (Abb. 3.**30**). Bei Kenntnis der Länge des *oberen* Segmentes läßt sich die atretische Strecke gut abschätzen und ein Urteil darüber gewinnen, ob eine End-zu-End-Anastomose überhaupt möglich ist. REHBEIN u. SCHWEDER (1972) haben eine überraschende Lösung dieses therapeutisch schwierigen Problems angeboten. Es gelang ihnen, durch eine lokale Tunnelbildung mit der „Fadentechnik" eine Direktvereinigung der beiden Ösophaguslumina ohne Koloninterposition zu erreichen. Röntgenologisch ist bei allen diesen Verfahren der Behandlungsverlauf und der Therapieerfolg zu kontrollieren (HERFARTH u. Mitarb. 1973).

Die häufigsten Typen der Ösophagusmißbildung sind – ohne die zahlreichen Varianten (DAUM 1970) – in Abb. 3.**9** nach der Klassifizierung von VOGT (1929) wiedergegeben. Sie sollen in dieser Reihenfolge mit ihrer Röntgensymptomatologie dargestellt werden.

Typ I: Ösophagusaplasie (sehr selten)
Die Aplasie (Agenesie) stellt die schwerste Form der Ösophagusmißbildung dar. Zwischen Hypopharynx und Magen besteht lediglich eine Verbindung in Form eines dünnen fibrösen Stranges, der einige Muskelfasern einschließt. Zudem liegen oft noch andere folgenschwere Anomalien vor. Die betroffenen Kinder sind nicht lebensfähig. Die Übersichtsaufnahme zeigt keinerlei Luftfüllung des Magen-Darm-Kanals. Der obere Blindsack ist nur rudimentär ausgebildet oder fehlt vollständig (Abb. 3.**9**).

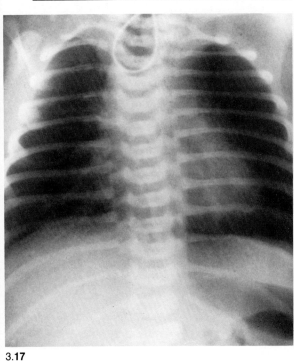
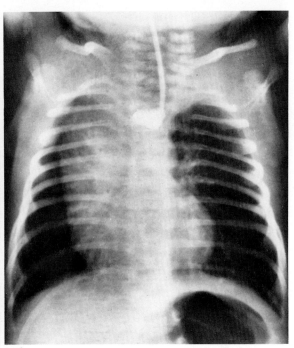

3.17   3.18

Abb. 3.17. Ösophagusatresie, Typ IIIb
Irreführender Sondierungsversuch. Durch die Nase wurde eine zu weiche und zu dünne Sonde vorgeschoben, die im oberen Blindsack umschlug, sich daher weit einführen ließ und eine freie Ösophaguspassage vortäuschte.

Abb. 3.18. Ösophagusatresie, Typ IIIb
Nach Einführen einer dicken Sonde bis auf den Boden des Blindsackes wurden wenige Tropfen wasserlöslichen Kontrastmittels eingeträufelt und nach der Anfertigung von Zielaufnahmen wieder abgesaugt. Die Luftfüllung des Magen-Darm-Traktes weist auf die Fistel zwischen Trachea und unterem Ösophagussegment hin.

Abb. 3.19. Ösophagusatresie, Typ IIIb
Beispiel eines fehlerhaften diagnostischen Vorgehens. Der obere Blindsack wurde prall bis zum Überlauf des Kontrastmittels in die Trachea aufgefüllt, so daß ein Bronchogramm zustande kam. Über die tracheoösophageale Fistelverbindung stellt sich sogar das untere Ösophagussegment dar. Ein solches Vorgehen gefährdet die Neugeborenen aufs schwerste (auswärtige Aufnahme).

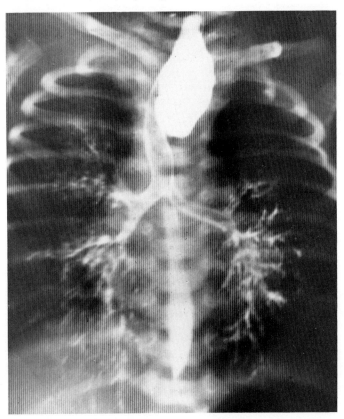

Typ II: Atresie ohne Fistel (ca. 7% der Fälle)

Bei diesem Typus besteht der Ösophagus lediglich aus einem oberen und unteren blind verschlossenen Segment, die beide durch einen fibrösen oder muskulären Strang miteinander verbunden sind. Meist ist die atretische Portion lang. Eine Klärung der anatomischen Verhältnisse ist vor der Behandlung erforderlich, aber nicht ohne weiteres möglich, da sich nur der obere weite Blindsack mit Kontrastmittel füllen läßt. In der Übersichtsaufnahme fehlt die Luft im Magen-Darm-Trakt. In derartigen Situationen muß eine Gastrostomie angelegt werden, die uns auch die Möglichkeit verschafft, die Länge des unteren Ösophagussegmentes zu bestimmen (Abb. 3.**10** u. 3.**11**).

Typ IIIa: Atresie mit oberer Fistel (ca. 1% der Fälle)

Bei diesem seltenen Atresietyp zeigt die Übersichtsaufnahme einen luftleeren Magen-Darm-Kanal. Der obere Blindsack besitzt eine, selten zwei oder gar mehrere Fisteln zur Trachea, durch die Speichel und Nahrung sofort in das Tracheobronchialsystem überlaufen. Falls das Lumen der Fistel groß und dadurch der Abfluß in das Bronchialsystem leicht möglich ist, bleibt das obere Ösophagussegment schmal. Bei engem Fistelkanal wird dagegen die Passage von Speichel und Nahrung behindert. Es entwickelt sich ein relativ weiter Blindsack. Die Differenzierung dieses Typs gelingt durch eine Untersuchung mit Kontrastmittel (Abb. 3.**12** u. 3.**13**).

Typ IIIb: Atresie mit oberem Blindsack und Fistelverbindung zwischen Trachea (bzw. Hauptbronchus) und unterem Blindsack (ca. 85–90% der Fälle)

Dieser Typ wird unter allen Atresieformen am häufigsten gefunden. Die Diagnose läßt sich meist bereits anhand einer Übersichtsaufnahme stellen. Charakteristisch ist dabei die Luftfüllung des oberen Ösophagusblindsackes in Höhe des Jugulums und die über eine untere tracheoösophageale oder bronchoösophageale Fistel erfolgte Luftfüllung des Magen-Darm-Kanals. Die Länge der atretischen Portion läßt sich allerdings nur vermuten (Abb. 3.**14**–3.**19**).

Typ IIIc: Ösophagusatresie mit Fistelverbindung des oberen und unteren Blindsackes zur Trachea (ca. 2–3% der Fälle)

Diese seltene Atresieform zeigt im Übersichtsbild einen luftgefüllten Magen-Darm-Kanal. Ein Sondierungsversuch kann zu diagnostischen Irrtümern Anlaß geben, falls die Sonde beide Fisteln passiert und schließlich in den Magen gelangt (Abb. 3.**22**). Kontrastmittel tritt sofort in das Tracheobronchialsystem über und färbt gelegentlich auch über die Fistelverbindung die untere Ösophagusportion an. Das obere Ösophagussegment bleibt nur bei einer weiten Fistelverbindung

schmal, weil dann gute Abflußverhältnisse zur Trachea hin bestehen (Abb. 3.**20**–3.**22**).

Typ IV: Die isolierte Ösophagotrachealfistel (H-Fistel, ca. 3% der Fälle)

Bei den Ösophagotrachealfisteln vom H-Typ ist die Speiseröhre selbst normal entwickelt. Diese Fistelverbindungen lokalisieren sich vom Pharynx bis zur Bifurkation, also charakteristischerweise höher als jene Fisteln, die man in Kombination mit den Ösophagusatresien antrifft. Der Fistelgang ist unterschiedlich lang und weit und verläuft stets von der Vorderwand des Ösophagus schräg nach aufwärts zur Hinterwand der Trachea. Es gibt auch Verbindungen in Form eines ösophagotrachealen Fensters (Abb. 3.**23** u. 3.**24**).

Durch die Fistelverbindung läuft Ösophagusinhalt in das Tracheobronchialsystem, umgekehrt strömt Luft aus der Trachea in die Speiseröhre. In ausgeprägten Fällen mit breiter Fistel ist das klinische Bild bereits bei Neugeborenen durch Hustenattacken beim Füttern und einen erheblichen Meteorismus gekennzeichnet. Die Symptome sind bei dünnflüssiger Nahrung am stärksten ausgeprägt, während sie bei eingedickter und fester Nahrung sogar fehlen können oder nur zeitweise und abgeschwächt auftreten. Durch eine weite Fistel gelangt auch allein durch die Atembewegungen ohne Fütterung, also unter Umgehung des verschlossenen Ösophaguseinganges, reichlich Luft aus der Trachea direkt in den Magen-Darm-Trakt. Schreien und Husten verstärken diese Luftpassage. Rezidivierende Pneumonien und Atelektasen bei Neugeborenen und Säuglingen erfordern immer den Ausschluß einer isolierten Fistelverbindung (WILLICH 1957, ECKSTEIN u. Mitarb. 1970, BEDARD u. Mitarb. 1974).

Der Untersucher muß wissen, daß solch eine Fistel inkonstant offen ist. Der röntgenologische Nachweis kann sich daher recht schwierig gestalten und erfordert eine angepaßte Untersuchungstechnik: man schiebt eine Sonde durch die Nase bis in den mittleren Ösophagus vor, um durch Kontrastmittelinjektion die mittlere Speiseröhre und während des Zurückziehens der Sonde auch die oberen Abschnitte etagenweise möglichst prall aufzufüllen. Wiederholte Injektionen sind erforderlich. Ein allzu rasches Abfließen des Kontrastmittels zum Magen hin kann man durch manuelle Kompression des linken Oberbauches verhindern. Der Hypopharynx muß besonders sorgfältig beobachtet werden, damit in die Trachea überfließendes Kontrastmittel nicht irrtümlicherweise als Beweis einer Fistelfüllung angesehen wird (Abb. 3.**25** u. 3.**26**).

Eine weitere Untersuchungsmethode besteht darin, den Ösophagus über eine doppelläufige Ballonsonde mit seitlichen Öffnungen aufzufüllen und gleichzeitig den Abfluß zu blockieren. Durch allmähliches Zurückziehen der Sonde wird die

Abb. 3.20.   Ösophagusatresie, Typ IIIc, Schema
Atresie mit Fistelverbindungen des oberen und des unteren Segmentes zur Trachea. Der Magen-Darm-Trakt ist mit Luft gefüllt, die über die Trachea und die untere Fistel eindringen kann.

Abb. 3.21 (rechts).   **Ösophagusatresie, Typ IIIc**
Korrespondierendes Röntgenbild zum Schema Abb. 3.20. – Postmortale Kontrastmittelfüllung, die beide Fistelverbindungen gut erkennen läßt. Das Kontrastmittel wurde in das obere Ösophagussegment eingebracht, lief über die obere Fistel in die Trachea, das Tracheobronchialsystem und über die untere Fistel in das distale Ösophagussegment (Röntgenaufnahme: Dr. *Holthusen*, Hamburg).

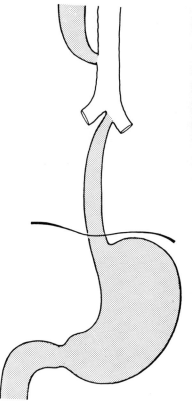
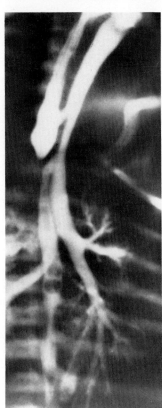

Abb. 3.22.   Ösophagusatresie, Typ IIIc
Das Röntgenbild entspricht dem Schema Abb. 3.20. – Ein Sondierungsversuch kann zu einer Fehldiagnose führen, wenn – wie hier demonstriert – die Sonde sowohl die obere als auch die untere Fistel passiert und auf diesem Wege den Magen erreicht. Als typisches Röntgensymptom der Atresie ist der weite, luftgefüllte obere Blindsack zu erkennen (Pfeile). Teilatelektase der rechten Lunge durch Aspiration.

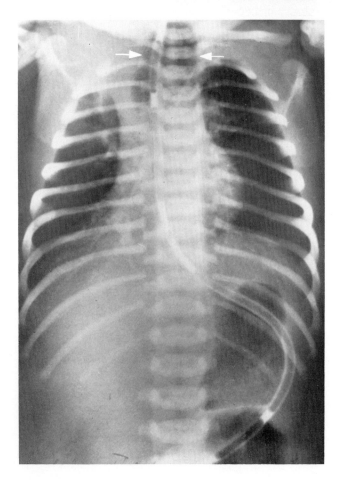

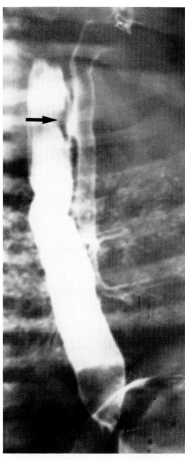

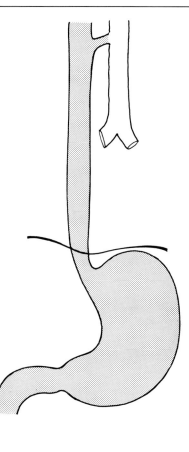

Abb. 3.**23** (links).   **Isolierte Ösophagotrachealfistel**
Hochsitzende Fistel zwischen Ösophagus und Trachea (Pfeil), durch die Kontrastmittel in das Tracheobronchialsystem übertritt. – 8 Tage altes Neugeborenes. Hustenanfälle beim Trinken, Schluckstörung, aufgetriebener Leib.

Abb. 3.**24.   Typ IV: Isolierte Ösophagotrachealfistel (H-Fistel), Schema**
Normal entwickelte Speiseröhre. Die Fistelverbindung liegt meist weit oberhalb der Bifurkation. Der Fistelgang ist unterschiedlich breit und verläuft von der Vorderwand der Speiseröhre schräg nach aufwärts zur Rückwand der Trachea. Der Magen-Darm-Trakt füllt sich über die Trachea stark mit Luft auf.

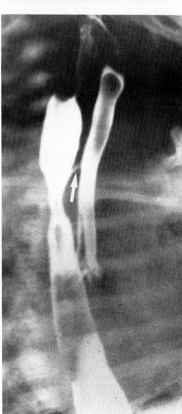

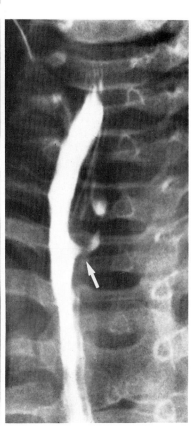

Abb. 3.**25** (links).   **Isolierte Ösophagotrachealfistel**
Hochgelegene, sehr dünne, schräg verlaufende Fistel (Pfeil), durch die aus der Speiseröhre Kontrastmittel in die Trachea überläuft. – Ein Monat alter Säugling. Seit der Geburt rezidivierende Pneumonien, gelegentlich Husten während des Fütterns.

Abb. 3.**26.   Isolierte Ösophagotrachealfistel**
Aufnahme in geringer Schrägposition. Durch die sehr dünne Fistelöffnung (Pfeil) fließt nur wenig Kontrastmittel in die Trachea über. – 4½ Jahre altes Kind. Seit der Säuglingszeit rezidivierende Pneumonien. Mehrere vorausgehende Röntgenuntersuchungen und Endoskopien verliefen negativ.

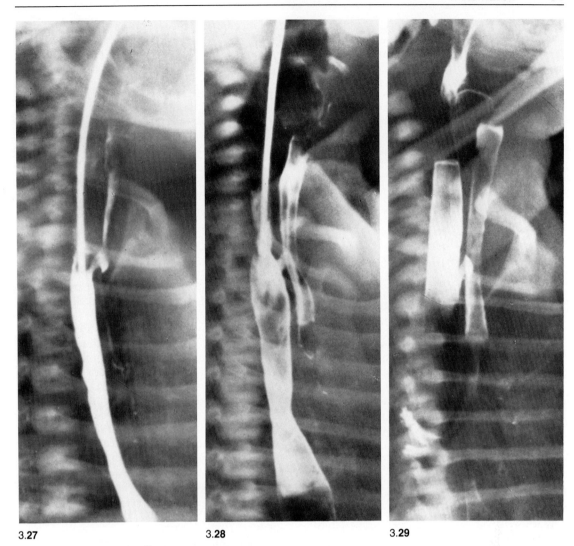

3.27   3.28   3.29

Abb. 3.27–3.29.   Isolierte Ösophagotrachealfistel
Darstellung einer erfolgversprechenden Untersuchungstechnik.

Abb. 3.**27.**   Eine durch die Nase eingeführte Sonde wird bis in den mittleren Ösophagusbereich vorgeschoben und die Speiseröhre möglichst rasch aufgefüllt. Die Prallfüllung erreicht gerade die Höhe der Fistel.

Abb. 3.**28.**   Durch allmähliches Zurückziehen der Sonde und eine erneute Kontrastmittelapplikation läßt sich die Speiseröhre etagenweise darstellen. Dabei füllt sich eine relativ weite und kurze Fistel. Überlauf des Kontrastmittels ins Tracheobronchialsystem.

Abb. 3.**29.**   Die Sonde ist zurückgezogen. Restbeschlag in der oberen Speiseröhre und der Luftröhre, wo sich etwas Kontrastmittel durch Hustenstöße auf der Schleimhaut verteilt und die exakte Höhenlokalisation der Fistelverbindung ermöglicht.

Speiseröhre wiederum etagenweise untersucht. Hochgelegene Fisteln erfaßt man auch gut während der üblichen Flaschenfütterung (Kathetersauger) durch sorgfältige Beobachtung des Schluckaktes und der Breipassage im obersten Ösophagusabschnitt.

Die Fisteln füllen sich am leichtesten mit Hilfe spezieller Lagerungseinrichtungen (Diagnost 73 P usw.) in flacher Bauch- oder besser noch in Kopftieflage. Bildmäßig lassen sie sich am besten in einer Schräg- oder Seitenprojektion durch gezielte Aufnahmen festhalten. Für den Nachweis besonders geeignet sind naturgemäß Serien-Aufnahmeverfahren oder der Bandspeicher, weil dabei dem Beobachter keine der Schluck- und Füllungsphasen entgeht und auch ein Überlaufen des Kontrastmittels im Hypopharynx exakt registriert werden kann. Eine genaue Lokalisation der Anomalie ist für den Chirurgen wichtig, weil hochliegende Fisteln vom Hals her operativ verschlossen werden können (Abb. 3.27–3.29).

Als Kontrastmittel bevorzugen wir eine dünne Bariumaufschwemmung. Ihre Vorteile liegen in der Schattendichte, der Ungefährlichkeit bei der Applikation größerer Mengen und der leichteren Passage durch einen dünnen Fistelkanal. Natürlich wird beim Nachweis einer Fistel die Zufuhr sofort gestoppt, so daß die Gefahr der Aspiration kaum existiert.

Bleibt bei negativem Untersuchungsergebnis aber der klinische Verdacht auf eine oder mehrere Fistelverbindungen bestehen, sind Röntgenkontrollen erforderlich. Der Erfolg der Untersuchung hängt meist von der Sorgfalt der Kontrastmittelapplikation sowie einer geschickten Handhabung der notwendigen Untersuchungsverfahren ab. Falls sie versagen, kann man gelegentlich die vermutete Fistel während einer Tracheographie, einer Tracheoskopie oder Ösophagoskopie auffinden. Aber auch dazu bedarf es sehr glücklicher Umstände, denn selbst kombinierte endoskopische Untersuchungen stellen keine Garantie für den Nachweis derart enger Fistelgänge dar (Bützler u. Mitarb. 1975).

Laryngotracheale Spaltbildungen gehören ebenfalls zu den selteneren Formen von Fistelverbindungen. Sie liegen zwischen dem Hypopharynx und dem obersten Trachealabschnitt. Die röntgenkinematographische Untersuchung und die Bandaufzeichnung sind hier besonders aufschlußreich, weil sich diese Mißbildung nur mit schneller Bildfolge gegenüber einem einfachen Überlauf des Kontrastmittels abgrenzen läßt (Daum u. Mitarb. 1965, Petterson 1969, Novoselac u. Mitarb. 1973).

Als seltene Ursache massiver Aspiration und als Anomalie eigenen Typs ist der Ursprung eines Hauptbronchus aus dem Ösophagus zu erwähnen

(ösophagobronchiale Fistel) (Seibel u. Rehbein 1970).

Postoperative Röntgenuntersuchungen

Der postoperative Verlauf ist häufig von typischen Komplikationen begleitet, die sich röntgenologisch klären lassen (Eklöf u. Mitarb. 1970).

Lungenkomplikationen: Die erste postoperative Thoraxaufnahme soll noch im Operationssaal angefertigt werden. Während der ersten vier bis fünf Tage nach dem Eingriff sind täglich Röntgenkontrollen (Bettaufnahmen) erforderlich, um Pneumonien, Pleuraergüsse, Atelektasen oder einen Pneumothorax nachweisen zu können.

Nahtinsuffizienz: Eine Nahtinsuffizienz tritt meist zwischen dem dritten und fünften postoperativen Tage auf. Weil sich bei großem Defekt zwischen dem oberen und unteren Blindsack beide Ösophagusabschnitte nur unter starker Spannung vereinigen lassen, gelingt die Herstellung einer einwandfreien Verbindung nicht immer. Weitere Schwierigkeiten entstehen bei einer ungewöhnlichen Dünnwandigkeit des unteren Ösophagusabschnittes, weil dann die Nähte leicht durchschneiden. Der bei postoperativen Atemstörungen oft erniedrigte intrapleurale Druck übt eine erhebliche Sogwirkung auf die Speiseröhre aus und begünstigt die Entwicklung einer Nahtinsuffizienz. Die Verschlechterung des Allgemeinbefindens, zunehmende Atemnot, ein Pneumo- oder Hydrothorax, massive pulmonale Infiltrationen oder Kombinationen derartiger Befunde stellen verdächtige Hinweise dar.

Bei der Kontrolluntersuchung der Speiseröhre mit Gastrografin oder Amipaque ist ein lokalisierter, kleiner und unerwarteter Kontrastmittelaustritt für derartige Komplikationen charakteristisch. Ihr Nachweis kann durch Röntgenaufnahmen im Bett erfolgen.

Insuffizienz des Fistelverschlusses: Gelegentlich öffnet sich die operativ verschlossene Ösophagotrachealfistel wieder. Es treten erneut Hustenattacken beim Trinken auf. Zudem dringt reichlich Luft in den Magen-Darm-Trakt ein. Der Nachweis einer solchen neuen Fistelverbindung gelingt am besten während einer prallen Auffüllung des oberen Ösophagusabschnittes mit Kontrastmittel über eine Sonde.

Postoperative Strikturen: Bei primärer Naht bleibt der Ösophagus etwa zwei bis fünf Tage lang an der Anastomose durch ein Ödem vollständig oder weitgehend verschlossen, so daß auch die Luft im Magen und Darm fehlt. Eine Woche nach der Operation zeigt sich meist eine Enge an der Nahtstelle. Der Grad dieser Einengung hängt von der ursprünglichen Weite des unteren Segmentes ab, ferner von der Nahttechnik, der lokalen Ver-

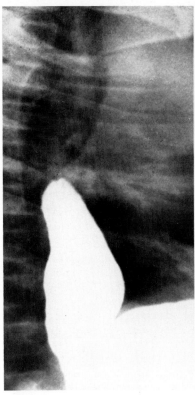 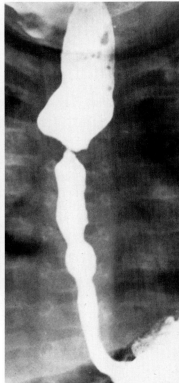 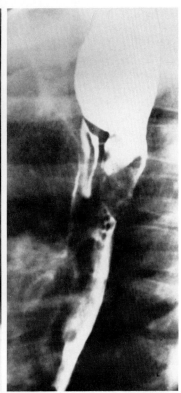

3.**30**   3.**31**a   3.**31**b

Abb. 3.30. Längenbestimmung des distalen Segmentes bei Ösophagusatresie
Der Magen wird über eine Gastrostomie stark mit Kontrastmittel (oder Luft) aufgefüllt. Falls man Reflux (oder eine Luftfüllung) erzielt, lassen sich Länge und Kaliber des distalen Ösophagussegmentes bestimmen.

Abb. 3.31a. Ösophagusatresie – postoperative Striktur
1 mm lange Stenose an der Anastomosestelle, die aber noch Kontrastmittel passieren läßt. Der obere Ösophagusabschnitt ist wie vor der Operation stark erweitert. – 6 Monate alter Säugling.

Abb. 3.31b. Ösophagusatresie – postoperative Fistelbildung
Dünner Fistelkanal an der Anastomose mit Überlauf des Kontrastmittels in die Trachea. Partielle Ösophagusblokkade durch eingeklemmten Fremdkörper – 2½jähriges Kind.

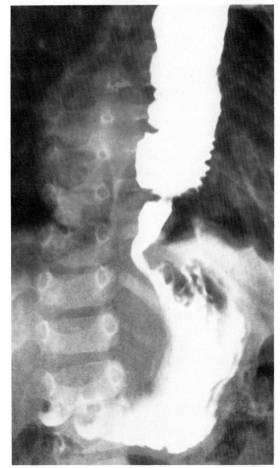

Abb. 3.32. Ösophagusersatz durch Kolontransplantat
Interposition eines Segmentes des Querkolons, das isoperistaltisch eingefügt wurde. Postoperative Kontrolle der Transportverhältnisse und der Anastomose. – 1jähriges Kind mit Ösophagusatresie.

schwellung bzw. der Narbenbildung. Sobald die entzündlichen Erscheinungen abklingen, ist noch mit einer spontanen Erweiterung zu rechnen.

Die narbige Striktur tritt meist während der dritten Woche nach der Operation auf. Klinisch wird sie durch eine Dysphagie, nämlich durch Schwierigkeiten beim Schlucken von Speichel und Schleim, vor allem aber beim Trinken angekündigt. Der obere Ösophagusabschnitt erweitert sich erneut, so daß dann wiederum die Gefahr einer Nahrungsaspiration durch Überlauf gegeben ist. Röntgenologisch lassen sich die anatomischen und funktionellen Veränderungen klar darstellen. Eine derartige Stenose kann 1–2 mm lang und ringförmig sein. Manchmal ist jedoch das Kaliber auf eine längere Strecke hin lediglich etwas reduziert.

Auch der Erfolg einer Dehnbehandlung derartiger postoperativer Strikturen sollte röntgenologisch kontrolliert werden. Die gute Entleerungsfähigkeit des oberen Ösophagusabschnittes ist ein wichtiges Kennzeichen des Behandlungsergebnisses und entscheidender als das Lumen der Stenose selbst (Abb. 3.**31**a).

Nachuntersuchungen während der ersten Lebensjahre

Auch in dieser Zeit erweitert sich das Lumen der Speiseröhre an der Anastomosestelle kaum so stark wie in den benachbarten Abschnitten. Demzufolge muß man mit Schwierigkeiten bei der Passage gröberer Nahrungsbestandteile (Apfelstückchen, Fleischstücke usw.) rechnen. Auch kommt es an der Anastomosestelle häufiger zu einer Fremdkörperblockade (KOCH u. Mitarb. 1976).

Der Verdacht auf *Fisteln* im Operationsgebiet ist bei älteren Kindern dann gegeben, wenn sich Jahre nach dem Eingriff hartnäckige Infektionen des Tracheobronchialsystems einstellen. Solche Fistelbildungen werden durch eine partielle Fremdkörperblockade an relativ engen Anastomosen begünstigt. Der Nachweis dieser Kanäle erfordert eine dünne Bariumaufschwemmung, so daß man die Fisteln und den Kontrastmittelbeschlag in der Trachea mit Zielaufnahmen festhalten kann (Abb. 3.**31**b).

Bei postoperativen röntgenkinematographischen Kontrollen findet sich mit Ausnahme der eigentlichen Anastomose meist eine gute Peristaltik in der Umgebung der Operationsstelle. Im unteren Segment wurden allerdings wiederholt Hin- und Herbewegungen beobachtet. Man faßt die verbleibenden Störungen als Ausdruck einer gewissen Inkoordination der Ösophagusmotorik auf (KIRKPATRICK u. Mitarb. 1961, EBEL u. HEIMIG 1968, DAUM u. KEUERLEBER 1969, LAKS u. Mitarb. 1972, MERADJI u. Mitarb. 1974).

Speiseröhrenersatz: Nach mühsamen Vorarbeiten gilt der Ösophagusersatz durch einen Kolonabschnitt jetzt in der Hand erfahrener Kinderchirurgen als ein zwar schwieriges, aber erprobtes Verfahren. Die erste Operation dieser Art bei einem Kinde datiert aus dem Jahre 1921 (Korrektur einer Ätzstriktur durch LUNDBLAD). Der intrapleurale Kolonersatz wird seit 1948 durchgeführt (SANDBLOM). Die Indikationen zu diesem Eingriff haben sich mit zunehmender Erfahrung ständig erweitert. Sie umfassen den Ösophagusersatz in besonders gelagerten Fällen von Ösophagusatresie, schwerer peptischer Stenose bei Hiatushernie, narbiger Striktur nach Verätzungen usw. (NORDIJK u. VERVAT 1969, HELMER u. ZWEYMÜLLER 1970).

Heutzutage wird meist ein Segment des Querkolons verwendet und isoperistaltisch eingefügt. Damit reduziert man am zuverlässigsten die Zahl der Komplikationen (AARONSON 1978).

Prae operationem müssen röntgenologisch einerseits die pathologischen und funktionellen Veränderungen der Speiseröhre, andererseits die Länge und Lage des Kolons exakt dargestellt werden. Ziel postoperativer Röntgenuntersuchungen ist es, die Transportverhältnisse in der Speiseröhre zu studieren, Reflux auszuschließen bzw. nachzuweisen sowie die möglichen Komplikationen wie eine Strangulation des Transplantates, Nahtinsuffizienzen, Fisteln, Strikturen und Empyeme aufzudecken. Derartige Untersuchungen sollten mit einem wasserlöslichen Kontrastmittel begonnen und mit einer Bariumaufschwemmung fortgesetzt werden (SCHILLER u. Mitarb. 1971) (Abb. 3.**32**).

Angeborene Ösophagusstenose

Sie gehört zu den seltenen Anomalien. Pathogenetisch wird – wie bei den Atresien – eine inkomplette Rekanalisierung der Speiseröhre in der frühen Fetalzeit diskutiert, aber als Ursache auch eine lokale intrauterine Gefäßschädigung für möglich gehalten, die eine umschriebene Nekrose mit Narbenbildung zur Folge haben kann. Gelegentlich sind in der Speiseröhrenwand Inseln ortsfremden Gewebes (Magenschleimhaut, Trachealknorpel) mit Stenosewirkung gefunden worden. Natürlich können Bindegewebsstränge und atypische Gefäße den Ösophagus auch von außen her einengen (SPATH u. RATZENHOFER 1959, SOAVE u. MEZZANO 1965, DEIRANIYA 1974).

Die Stenose ist entweder membranartig, kann aber auch Sanduhrform haben oder sich röhrenförmig über eine größere Strecke ausdehnen. Alle Grade der Einengung von einer leichten Eindellung bis zu diaphragmaartigen, fast kompletten Verschlüssen mit prästenotischer Dilatation werden beobachtet (Abb. 1.**24**, 3.**33**–3.**36**).

Die Stenosen finden sich meist im mittleren oder

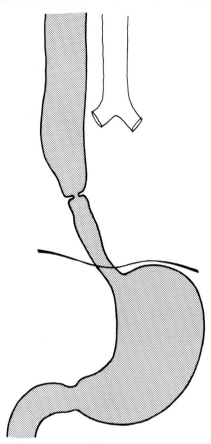

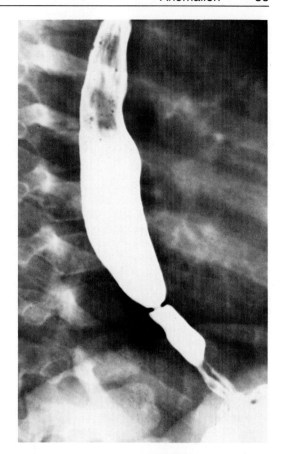

Abb. 3.33. Angeborene Ösophagusstenose, Schema
Typ einer Membranstenose, die diaphragmaartig das Lumen einengt.

Abb. 3.34. Angeborene Ösophagusstenose
(oben rechts)
Das Röntgenbild entspricht dem Schema Abb. 3.**33.** Membranartige Stenose im unteren Ösophagusdrittel mit prästenotischer Dilatation. – 2 Jahre altes Kind. Seit der Geburt Trinkschwierigkeiten. Zunahme des Erbrechens beim Übergang zu breiiger, besonders zu fester Nahrung.

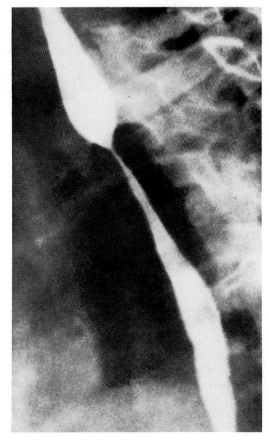

Abb. 3.35. Angeborene Ösophagusstenose
Sanduhrförmige Verengung der Speiseröhre an der Grenze zwischen oberem und mittlerem Drittel mit prästenotischer Dilatation. Im Gegensatz zu erworbenen Stenosen sind die Wandkonturen glatt. – 2½jähriges Kind. Erhebliche Schluckschwierigkeiten beim Übergang von flüssiger zu fester Nahrung.

unteren Drittel der Speiseröhre. Lokalisiert sich eine derartige Enge in die Nähe der Kardia, so ist die Abgrenzung gegenüber sekundären peptischen Stenosen nach Refluxösophagitis sehr schwierig und bleibt häufig offen. Selbst ösophagoskopisch lassen sich nicht immer angeborene und erworbene Formen voneinander unterscheiden. Die Zuordnung wird aber dann leicht, wenn gleichzeitig eine Hiatushernie oder Reflux vorliegen (WOLFROM 1959, ANGELBERGER 1967, NIEMANN u. EBERT 1969, KOISCHWITZ u. Mitarb. 1974).

Beginn und Intensität der klinischen Symptome hängen vom Grade der Anomalie ab. Charakteristisch ist dabei die Tatsache, daß während der ganzen Säuglingszeit bei flüssiger und breiiger Nahrung klinische Symptome praktisch fehlen können. Schwierigkeiten treten häufig erst beim Kleinkind auf, das sich weigert, gröbere Kost zu essen und mitunter auch unverdaute Nahrung regurgitiert. Gelegentlich führen verschluckte Fremdkörper, ein großes Fleischstück oder eine verschluckte Bohne zu den ersten dramatischen Verschlußsymptomen. Falls diese Mißbildung über Jahre unerkannt und unbehandelt bleibt, kann sich eine erhebliche prästenotische Dilatation entwickeln, die eine Trachealkompression, Hustenattacken und Atemstörungen verursacht.

Die Röntgenuntersuchung erfolgt mit der üblichen Bariumaufschwemmung. Wenn aber junge Säuglinge bereits während ihrer Trinkmahlzeiten erbrechen, empfiehlt es sich, zur ersten Orientierung einen Löffel wasserlöslichen Kontrastmittels zu geben. Anschließend kann die Untersuchung mit Bariumbrei fortgesetzt werden. Die Beobachtung während der Durchleuchtung sowie Zielaufnahmen vermitteln in den meisten Fällen ein gutes Bild von der funktionellen Wirksamkeit einer Stenose. Da manchmal gleichzeitig Ösophagotrachealfisteln vorkommen, soll man auch die Breipassage in horizontaler Bauchlage und in Schrägpositionen verfolgen. Die Diagnose ist röntgenologisch dann gesichert, wenn sich der Stenosebereich bei wiederholten Breipassagen nicht auf das Kaliber der benachbarten Abschnitte dehnen läßt. Nach der operativen Beseitigung derartiger Stenosen, sei es durch Dilatation, Myotomie oder Resektion, ist stets eine Röntgenkontrolle erforderlich, um die anatomischen und funktionellen Resultate zu überprüfen (HELMER u. Mitarb. 1975).

Duplikaturen

Sie sind – wie die Duplikaturen in den übrigen Abschnitten des Magen-Darm-Traktes – von der Pathogenese, der Morphologie, der Symptomatologie und der Diagnostik her außerordentlich interessant. Über ihre formale Genese werden jedoch recht unterschiedliche Auffassungen geäußert. Die Anomalie kann durch eine Fortentwick-

lung von Divertikelbildungen entstehen, aber auch als Ergebnis einer gestörten Rekanalisierung des Ösophagus nach der frühembryonalen physiologischen Okklusion vorkommen. Man sieht bei einer Ösophagusduplikatur gehäuft Mißbildungen der Wirbelsäule. Diese Beobachtung stützt die Ansicht, daß Duplikaturen sich auch infolge einer fehlerhaften Entwicklung der Chorda dorsalis bei ihrer Abspaltung aus dem Entoderm, oder aber durch einen unvollständigen Verschluß des Canalis neurentericus bilden können. Die Doppelbildungen lokalisieren sich selten in Höhe des zervikalen, häufiger des thorakalen Ösophagusabschnittes (HARTL 1965, DAUM u. Mitarb. 1972, KÖTELES u. ADLER 1973).

Man unterscheidet tubuläre und zystische Formen. Die *tubulären* Formen können die ganze Speiseröhre begleiten, aber auch lediglich segmentale intramurale Doppelungen darstellen. Gelegentlich bilden sie einen Schlauch, der vom Magen ausgeht und sich gewissermaßen in einer zweiten Speiseröhre kranialwärts fortsetzt, oder aber seinen Ursprung vom Duodenum und Jejunum nimmt und sich von dort her mit Barium füllen läßt. Die *zystischen* Formen stehen in enger topographischer Beziehung zum Ösophagus, befinden sich intra- oder extramural oder liegen als zystische Gebilde im dorsalen Thoraxraum, gehören aber dem Wandbau nach eindeutig zum Ösophagus. Sie bestehen außen aus glatter Muskulatur und werden innen von Mukosa des Verdauungstraktes, manchmal auch des Tracheobronchialsystems ausgekleidet. In der Regel sind Duplikaturen eng mit dem Ösophagus verbunden, besitzen aber nur selten eine offene Fistelverbindung zur Speiseröhre.

Die klinischen Symptome werden durch die Größe und Lage dieser zystischen Gebilde bestimmt. Es können bei Druck auf die Speiseröhre Schluckbeschwerden und Erbrechen, durch Kompression größerer Lungenabschnitte und der Bronchien auch Atemstörungen auftreten. Manche Duplikaturen enthalten Magenschleimhaut, in deren Umgebung gelegentlich peptische Ulzerationen entstehen. Die Gefahr eines Einbruchs in die Lunge und den Ösophagus liegt auf der Hand. Daher kommt es manchmal zu Hämorrhagien aus Mund oder Nase (Ösophagus oder Lunge) bzw. zu Meläna.

Die üblichen Thoraxaufnahmen in zwei Ebenen lassen lediglich einen tubulären, ovalären oder rundlichen, weichteildichten Tumorschatten erkennen, der im hinteren Mediastinum liegt. Rechts sieht man ihn etwas häufiger als links. Er überlappt den normalen Mediastinalschatten, verdrängt die Mediastinalorgane und die Lunge und verlagert die Speiseröhre meist nach lateral und vorne.

Nur in seltenen Fällen besteht die Möglichkeit,

Abb. 3.36. Angeborene röhrenförmige Ösophagusstenose
Erhebliche prästenotische Dilatation mit konischem Übergang in eine ring- und röhrenförmige Stenose. Aspirationspneumonie. – 2½ Monate alter Säugling mit Schluckschwierigkeiten und Nahrungsaspiration. Untersuchung in aufrechter Position.

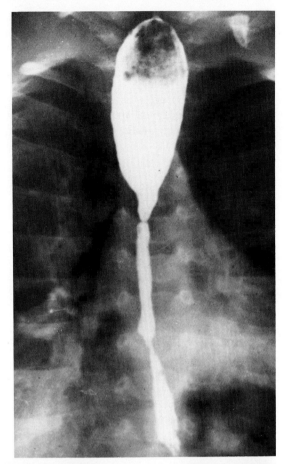

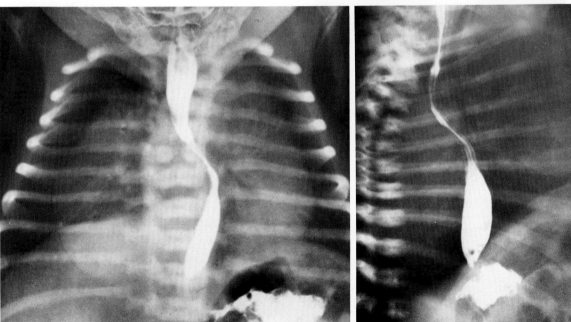

Abb. 3.37. Ösophagusduplikatur
Großer weichteildichter Tumorschatten, der den Herzrand weit nach rechts überragt, den Ösophagus bogenförmig verlagert und etwas komprimiert. Spaltbildung eines Brustwirbelkörpers. – 13 Tage alter Säugling.

Abb. 3.38 (rechts).   Seitenaufnahme zur Abb. 3.**37**
Zystische Ösophagusduplikatur, die in Form eines großen, ovalären Tumors die Speiseröhre nach vorn verlagert. Es besteht keine offene Verbindung zum Ösophagus. – Operativ bestätigt.

derartige Zysten über die Fistelverbindung von der Speiseröhre aus zu füllen und auf diese Weise direkt sichtbar zu machen (Abb. 3.37 u. 3.38). Meist sind selbst offene Verbindungen so eng, daß der übliche Bariumbrei ihr Lumen nicht zu passieren vermag. Auf korrespondierende Mißbildungen der Brustwirbelsäule, wie Spaltbildungen, Halbwirbel usw., ist immer zu achten. Obwohl Spezialuntersuchungen (Bronchographie, Angiographie, Myelographie) diagnostisch wertvoll sein können, läßt sich oft die Diagnose erst

während der Thorakotomie stellen. Differentialdiagnostisch sollte man in erster Linie an vordere Meningozelen, neurogene Tumoren, Perikardzysten und Aneurysmen der absteigenden Aorta denken. Meist jedoch wird man ohne eine exakte Artdiagnose zur Operation raten müssen. Heutzutage kann allerdings eine CT-Untersuchung zur Differentialdiagnose zwischen zystischen und soliden Gebilden herangezogen werden. Nicht selten finden sich gleichzeitig auch noch intraabdominal gelegene Duplikaturen (enterogene Zysten).

Divertikel

Umschriebene Aussackungen der Ösophaguswand werden als Divertikel bezeichnet. Neben den Einteilungsprinzipien in *Pulsions-* und *Traktionsdivertikel,* in *echte* und *falsche,* in *angeborene* und *erworbene* Divertikel hat Brombart 1956 als weiteres Kriterium die *unterschiedliche Lokalisation* vorgeschlagen.

Röntgenologisch sind diese Wandausstülpungen dadurch charakterisiert, daß sie immer wieder an derselben Stelle auftreten, während Form und Größe sich ändern können.

Pulsionsdivertikel

Sie kommen vorwiegend bei älteren Patienten vor, werden aber auch bei größeren Kindern gelegentlich beobachtet. Pulsionsdivertikel entstehen dann, wenn durch den Innendruck im Ösophagus die Schleimhaut durch präformierte Wandlücken der Muskulatur hernienartig vor- und ausgestülpt wird. Es handelt sich also um sog. „falsche" Divertikel, deren Entstehung auf einem Mißverhältnis zwischen Wandfestigkeit und Innendruck beruht. Die meisten Pulsionsdivertikel der Speiseröhre liegen an der Vorderwand (Abb. 3.39–3.40), und zwar mit Vorliebe oberhalb der physiologischen Engen. In Höhe der Bifurkation wölben sie sich gelegentlich in das Cavum bronchoaorticum vor, man nennt sie dann epibronchiale Divertikel oder interaorticobronchiale Divertikel (Brombart 1956).

Die oberhalb des Hiatus ösophagei gelegenen Divertikel bezeichnet man als *epiphrenale Divertikel* (Abb. 3.39 u. 3.40). Ihrer vermeintlichen Entstehung nach werden sie oft als Traktions-Pulsionsdivertikel angesehen. Nach Effler und Mitarb. 1959 leiden zwei Drittel dieser Patienten an Achalasie oder an einem diffusen Ösophagospasmus. Über ein Zusammentreffen mit Hiatushernien wird ebenfalls berichtet. Auch mehrfache Divertikelbildung kommt in diesem Bereich vor.

Die Beschwerden sind meist auf die Begleitkrank-

heit zu beziehen, nämlich auf eine Hiatushernie mit Refluxösophagitis, eine Achalasie oder ein Ösophaguskarzinom. Selbst im abdominellen Teil der Speiseröhre kann sich ein Divertikel ausbilden (Rettig 1962), das dann differentialdiagnostisch besondere Schwierigkeiten bereitet. Die epiphrenalen Divertikel sind etwa kirsch- bis walnußgroß, doch können sie auch Faustgröße erreichen. Meist sind sie kreisrund oder elliptisch und haben einen relativ weiten Hals mit deutlich einstrahlenden Falten. Sie kommen praktisch nur in der Einzahl vor. Ein ungewöhnlich großes Divertikel mit einem Durchmesser von 13 cm beschrieb Rubay 1962. Bei der Abgrenzung gegenüber Hiatushernien (Magenschleimhaut) ist der Nachweis von Ösophagusfalten differentialdiagnostisch von Wert (Abb. 3.41).

Traktionsdivertikel

Sie kommen durch Verwachsungen der Speiseröhre mit der Umgebung zustande. Meist handelt es sich um Folgen entzündlicher Prozesse, die sich in unmittelbarer Nachbarschaft, also im periösophagealen Gewebe, in der Trachea, den Hauptbronchien, vor allem den Bifurkations- und Hiluslymphknoten schon während der Kindheit abgespielt haben. Die Hauptursache ist bei Kindern in tuberkulösen (Doesel 1960), später auch in anthrakotischen Veränderungen zu suchen (Abb. 3.42). Bei einem Teil sind Lymphknotenperforationen oder gar Ösophagusperforationen (Wenz 1969) vorausgegangen. Im Verlauf der Narbenbildung werden alle Wandschichten der Speiseröhre ausgezogen. In der Regel sind die Ausstülpungen verhältnismäßig klein und schmal. Sie zeigen Sporn- oder Trichterform (Palugyay 1927, Herrnheiser 1928), können Erbsen- bis Walnußgröße haben und nehmen auch bei längerem Bestehen kaum an Umfang zu. Sie kommen in der Ein- oder Mehrzahl vor, allerdings finden sich selten mehr als drei Divertikel. Fast nie liegen sie senkrecht zur Ösophagusachse, sondern in einem

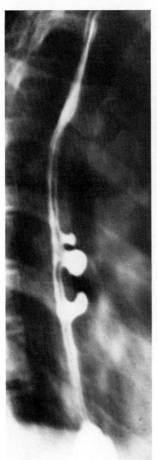 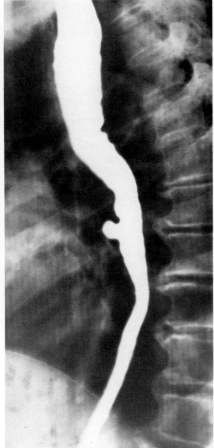 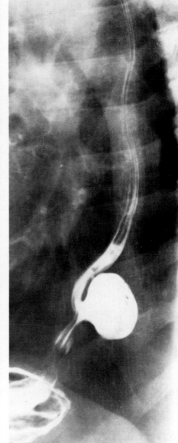

3.39   3.40   3.41

Abb. 3.39. Pulsionsdivertikel
Drei kleine Pulsionsdivertikel an der Vorderwand der Speiseröhre in Höhe
der Bifurkation.

Abb. 3.40. Ulkusähnliches Divertikel
Erbsgroßes Divertikel an der Vorderwand der Speiseröhre in Höhe der
Bifurkation.

Abb. 3.41. Ösophagusdivertikel
Walnußgroßes Divertikel an der Hinterwand der Speiseröhre dicht oberhalb
der Kardia. – 53jährige Patientin ohne Schluckbeschwerden.

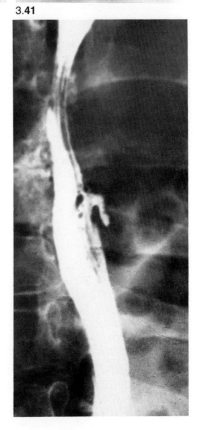

Abb. 3.42. Traktionsdivertikel
Dornförmige Ausziehung der Speiseröhre in Richtung eines Konglomerates
verkalkter Lymphknoten. Die untere Speiseröhrenhälfte ist nach links verzogen. – 10jähriges Kind mit tuberkulös infizierter Wabenlunge.

spitzen bzw. stumpfen Winkel, vorwiegend etwas nach schräg abwärts, seltener nach schräg aufwärts.

Da die Traktionsdivertikel wegen ihrer meist geringfügigen Größe in unkompliziertem Zustand kaum jemals Beschwerden machen, werden sie klinisch nicht erkannt. Aber auch der röntgenologischen Darstellung entgehen sie oft und besonders dann, wenn der Patient nur im Stehen untersucht wird. Die Füllung der Divertikel kann derart flüchtig sein, daß man sie zunächst gar nicht wahrnimmt. Man sollte daher bei der Suche nach Divertikeln den Ösophagus auch im Liegen studieren. Sie werden leicht übersehen, wenn man den Patienten nicht in einer Schräg- oder Seitenlage untersucht, speziell dann, wenn sie sich an der Vorderwand der Speiseröhre befinden. Andere Divertikel kommen ausschließlich in jenem Augenblick zur Darstellung, in dem das Kontrastmittel passiert, während sie an der kollabierten Speiseröhre unsichtbar bleiben.

Gelegentlich läßt sich in der unmittelbaren Umgebung des Divertikelgrundes ein verkalkter Lymphknoten als Ursache des Traktionseffektes nachweisen.

Fremdkörper können sich in einem Divertikel verfangen und zur Perforation führen. Es ist auch besondere Vorsicht bei Sondierungsversuchen geboten.

Die Differentialdiagnose zwischen kleinen Divertikeln und Ösophagusgeschwüren kann unter Umständen Schwierigkeiten bereiten.

Intramurale Divertikel

Eine weitere seltene Form stellen *intramurale Divertikel* dar, über deren Entwicklung und Bedeutung die Diskussion noch im Gange ist. Sie zeigen sich in Form kleinster Blindsäcke, die über die ganze Ausdehnung der Speiseröhre verteilt sein können. Sie haben einen engen Hals, sind etwa 2 mm tief und in der Mehrzahl vorhanden. Die meisten Autoren halten sie für ektatische Erweiterungen der Schleimdrüsen. Schluckbeschwerden und retrosternales Druckgefühl werden als Symptome angegeben (MENDL u. Mitarb. 1960, HODES u. Mitarb. 1966, CULVER u. CHAUDHARI 1967, WENZ 1969, BEAUCHAMP u. Mitarb. 1974).

Da sowohl in den Traktions- als auch besonders in den Pulsionsdivertikeln gelegentlich Speisereste retiniert werden, bilden derartige Wandausstülpungen Prädilektionsstellen für entzündliche Prozesse. Retentionen lassen sich durch unregelmäßig-bröckelige Aufhellungen innerhalb des Kontrastmittels nachweisen, während eine entzündliche Reaktion der Schleimhaut durch Verbreiterung und Wulstung der Falten am Divertikelhals charakterisiert ist. Oft wird sie von funktionellen Reaktionen, wie z. B. langdauernden Ösophagospasmen oder einem Kardiospasmus mit Dilatation begleitet. Schließlich können Divertikel in die Trachea, das angrenzende Lungengewebe und das Mediastinum perforieren. Selbst maligne Neoplasmen auf dem Boden von Divertikeln sind bekannt geworden.

Chalasie, Hiatushernien beim Kinde

Allgemeines

Anatomische, experimentelle und klinisch-röntgenologische Untersuchungen haben uns neue Einblicke in die Verschluß- und Öffnungsfunktion des terminalen Ösophagus verschafft. Daher werden heutzutage auch seine Störungen (gastroösophagealer Reflux, Achalasie) besser verstanden und anders bewertet.

Lange Zeit neigte man zu der Ansicht, daß im wesentlichen drei Mechanismen gemeinsam den Verschluß der distalen Speiseröhre gewährleisten, nämlich die hiatale *Zwerchfellzwinge,* die *Überdruckzone* im Endsegment des Ösophagus und das durch den *Hisschen Winkel* gebildete Ventil (NISSEN 1954, ROSETTI 1963).

Die Zwerchfellmuskulatur in Form der Hiatuszwinge stellte man in ihrer Wirkung als eine Art äußeren Sphinkter hin, der während der Inspirationsphase mit beiden Zwerchfellschenkeln den unteren Ösophagusabschnitt abklemmt. Die Funktion der Zwerchfellschenkel für den Ösophagusverschluß ist aber recht fraglich geworden, seitdem wir wissen, daß selbst nach experimenteller Entfernung des Zwerchfells in den meisten Fällen Reflux ausbleibt.

Nach wie vor wird der am ösophagogastralen Übergang gelegenen *Überdruckzone* (IMDAHL 1963) eine Sphinkterwirkung zugesprochen. WILLICH 1971 konnte nachweisen, daß sich diese Überdruckzone bei Säuglingen etwa vom dritten Lebensmonat an aufbaut und nach und nach wirksam wird.

Als dritter Faktor der Sphinkterwirkung wurde die *Integrität des ösophagogastrischen Winkels* bzw. der spitzwinkeligen Einmündung des Ösophagus in den Magen angesehen. Unter pathologischen Bedingungen (Trichterform des gastroösophagealen Überganges, Hochstand der Kardia, Hiatushernie) soll diese Ventilwirkung entfallen und den Reflux begünstigen oder ermöglichen, weil die Überdruckzone und die Hiatuszwinge allein dann nicht mehr ausreichen, einen wirksamen Abschluß zu gewährleisten. Auch diese Ansicht hat heute viel von ihrer Überzeugungskraft verloren.

Weder die Zwerchfellzwinge noch der intakte Hissche Winkel scheinen in überzeugender Weise einen Reflux zu verhüten, sondern fast ausschließlich die reguläre Fixation des unteren Speiseröhrenendes im Hiatusschlitz und die dadurch gesicherte Längsspannung des Organs. Nur dann kann die strangulierende Wirkung der spiralig verlaufenden Muskulatur im Abschlußsegment wirksam werden (STELZNER u. LIERSE 1968). Sobald nämlich der distale Ösophagus seinen Fixationspunkt einbüßt und seine normale Längsspannung verliert, wird der Dehnverschluß unwirksam. Führt man gemäß dieser Vorstellung bei einer Hiatushernie lediglich eine Gastropexie durch (STELZNER 1971), so gewinnt der atonische und verkürzte Ösophagus seine ursprüngliche Längsspannung zurück. Daraufhin funktioniert der Dehnverschluß wieder, und der Reflux verschwindet.

Die präzise Definition leichterer Anomalien im ösophagogastralen Übergangsgebiet ist bei Säuglingen schwierig, weil die genaue Zuordnung der jeweiligen anatomischen Strukturen zum Röntgenbild nicht immer gelingt. Am wichtigsten bleibt für das Kind der Nachweis von Reflux und von Refluxfolgen.

Spezielle Untersuchungstechnik

Bei ausgeprägter Hiatushernie sieht man eine auffallend kleine oder gar keine Magenblase, weil die verschluckte Luft ohne nennenswerte Behinderung wieder aus dem Magen nach oben entweichen kann. Zuweilen findet sich der luftgefüllte prolabierte Magenfornix auf Übersichtsaufnahmen im Thoraxraum (Abb. 1.**22**). Mit Kontrastmittel sollen vor allem Häufigkeit und Intensität des Refluxes, die Position der Kardia, die Größe einer Hernie, die Ösophagusatonie, besonders aber wichtige Komplikationen, wie die Refluxösophagitis und Stenosen, dargestellt werden (DARLING 1975).

Das führende Symptom „Erbrechen" ist sowohl für Anomalien am Mageneingang als auch am Magenausgang kennzeichnend, so daß man beiden Regionen gleichzeitig Aufmerksamkeit zuwenden muß. Durch Löffel- oder Flaschenfütterung werden dem Säugling etwa 20–30 ml Bariumbrei in aufrechter Position oder in linker Schräglage zugeführt. Unmittelbar nach dem Füttern bringt man das Kind in die horizontale rechte Seitenlage und untersucht die Pylorusregion. Während der ersten Breipassage lassen sich Ano-

malien am Magenausgang rasch ausschließen bzw. im Bilde festhalten. Erst danach soll das anatomische und funktionelle Detailstudium der Kardiaregion begonnen werden. Die klarste Darstellung erzielt man mit der Doppelkontrastmethode. Dazu wird das Untersuchungsgerät soweit aufgerichtet, daß die Magenluft in den Fornix und in die Hernie eindringt (Abb. 3.**48**). Wichtig ist die Beobachtung während tiefer In- und Exspiration, bzw. während des Schreiens, weil Gleithernien dann besser erkannt werden. Nach weiterer Breifütterung wird in horizontaler Rückenlage bzw. in Kopftieflage die Intensität des Refluxes beurteilt.

Ist keine Hiatushernie nachweisbar, sollte die Prüfung auf Reflux vorgenommen werden. Jeder erfahrene Untersucher hat zum Nachweis eigene Methoden und zur klinischen Bewertung eigene Maßstäbe entwickelt.

Zur *Refluxprüfung* füllen wir den Magen stärker auf, weil jede Magendistension – sei es durch Brei oder Luft – bei Säuglingen den Reflux erleichtert. Dann wird in Rückenlage mit dem Daumen etwas Druck auf den Oberbauch unterhalb des Xyphoids ausgeübt, um den intraabdominellen Druck zu erhöhen. In dieser Position kann man noch ein wenig Kontrastmittel verabreichen, so daß sich während der Breipassage die Kardia öffnet. Bei gestörter Funktion kommt es nach diesem Manöver leicht zum Reflux. Die Prüfung wird durch eine Untersuchung in Kopftieflage (45 Grad und mehr) fortgesetzt.

In dieser Position drehen wir den Säugling mehrmals aus der Rückenlage in Schräg- und Seitenlagen, so daß sich der Kontrastbrei direkt unterhalb der Kardia ansammelt und bei Insuffizienz starker Reflux zustande kommt.

Um bei fraglichem oder geringem Reflux eine Chalasie sicherer zu verifizieren, wurde die Applikation von Flüssigkeit (Wasser, Tee) nach der Bariumgabe empfohlen (LINSMAN 1965). Dieser „Syphonagetest" begünstigt allgemein den Reflux, selbst eine Anzahl normaler Säuglinge zeigen bei diesem Versuch eine „Chalasie". Um so wichtiger bleibt nach einer solchen Erweiterung des Untersuchungsverfahrens im Einzelfall eine gut abwägende Beurteilung aller radiologischen Befunde (BLUMENHAGEN u. CHRISTIE 1979).

Für den Untersucher liegen die Schwierigkeiten also nicht allein im Nachweis, sondern in der klinischen Bewertung eines Refluxes. Nach unserer Meinung hat Reflux bei jungen Säuglingen nur dann Bedeutung, wenn er während einer Untersuchung *mehrmals* erfolgt und *intensiv* ist, gleichgültig, ob er spontan, beim Schreien oder während einer leichten manuellen Kompression zustande kommt (McCAULEY u. Mitarb. 1978).

Für klinische Belange hat sich die Unterteilung

der Anomalien in drei Gruppen als zweckmäßig erwiesen, nämlich in

a) *Chalasie bzw. Kardia-Insuffizienz* (rein funktionelle Störung am Ösophagus-Magenübergang),
b) *Miniaturformen der Hiatushernie* (kleine epiphrenale Magentaschen, Relaxatio cardiooesophagea, mobile Kardia),
c) *Hiatushernien* (gleitende Hiatushernie, paraösophageale Hiatushernie).

Chalasie (Kardiainsuffizienz)

Für eine Übergangzeit von einigen Wochen nach der Geburt ist der Verschlußmechanismus des distalen Ösophagus nicht ganz funktionstüchtig (relative Kardiainsuffizienz). Besonders beim Schreien und Pressen ist bei gesunden, vor allem bei untergewichtigen und schwächlichen Säuglingen ein physiologischer kurzdauernder Reflux möglich, weil der erhöhte intraabdominelle Druck den distalen Speiseröhrenverschluß noch überwinden kann. Dieser physiologische Reflux wird begünstigt durch den geringen gastroösophagealen Sphinktertonus der ersten Lebenswochen und das noch sehr kurze intraabdominelle Ösophagussegment. Beim Reflux kommt es nicht immer zum Erbrechen, weil der Mageninhalt zwar bis in das mittlere oder gar obere Speiseröhrendrittel aufsteigt, der Ösophagusmund aber als letzte Barriere verschlossen bleibt.

Bei manchen jungen Säuglingen mit Erbrechen hat man eine Funktionsstörung des ösophagogastralen Überganges ohne eine nachweisbare anatomische Anomalie gefunden und sie als Chalasie bzw. Kardiainsuffizienz bezeichnet. Die Störung beruht möglicherweise auf einer nervösen Fehlsteuerung bzw. einer Unreife der Schließfunktion (NEUHAUSER u. BERENBERG 1947). Das Erbrechen beginnt im Alter von wenigen Tagen oder Wochen, es tritt nach der Fütterung oder beim Aufstoßen auf, wird kaum in aufrechter Position beobachtet und ist auch nicht explosionsartig. Die Gewichtszunahme bleibt trotz guten Trinkens unbefriedigend.

Findet sich Luft in der Speiseröhre (Thorax-Seitenaufnahme), so ist Reflux zu vermuten (DITTRICH 1967 u. 1974). Die Kontrastmitteluntersuchung läßt einen atonischen Ösophagus erkennen, dessen peristaltische Wellen auffallend flach sind. Das Kontrastmittel passiert unbehindert die manchmal weit geöffnete, an normaler Stelle liegende Kardia. Ein Druck mit der Hand auf das Abdomen, Schreien und Pressen, ja schon eine tiefe Inspiration können einen Reflux herbeiführen. In Kopftieflage kommt er regelmäßig zustande (Abb. 3.**44** u. 3.**45**).

Das klinische Bild ist nicht von dem einer Hiatushernie zu unterscheiden. Die Dauer dieser Funktionsstörung ist zeitlich meist auf einige Wochen begrenzt. Die Diagnose einer Chalasie sollte man nur mit Zurückhaltung stellen, weil bei Kontrolluntersuchungen sich doch in vielen Fällen eine kleine oder mehr tubuläre Hiatushernie finden läßt. Manchmal handelt es sich auch nur um einen belanglosen Reflux ohne klinischen Bezug bei Kindern, die viel Luft schlucken, damit den Magen dehnen, so daß die Kardia sich leicht öffnet.

Man sollte stets auch der Untersuchung des Magenausgangs und des Duodenums entsprechende Aufmerksamkeit widmen, da sich auf dem Boden einer tiefer gelegenen Passagestörung ein Reflux einstellen kann.

Miniaturformen der Hiatushernie

Sie stellen das Bindeglied zwischen reinen Funktionsstörungen (Chalasie, Kardiainsuffizienz) und den ausgeprägten Hiatushernien dar und werden am häufigsten bei sehr jungen Säuglingen beobachtet.

Zu diesem Formenkreis gehören die *kleinen epiphrenalen Magentaschen*, die *Relaxatio cardiooesophagea* und die *mobile Kardia* (DUHAMEL 1953, GROB 1957). Trotz eines geringen anatomischen und röntgenologischen Befundes zeigen sich manchmal bemerkenswerte Symptome, nämlich häufiges Erbrechen und eine mangelhafte Gewichtszunahme. Alle Miniaturformen sind deswegen klinisch bedeutungsvoll, weil sich in ihrem Gefolge eine Refluxösophagitis und sogar erhebliche Narbenstenosen ausbilden können.

Die *kleinen epiphrenalen Magentaschen* sind durch eine geringfügige Aussackung der Kardia in den Hiatusschlitz gekennzeichnet. Sie lassen sich nur mit einwandfreier Untersuchungstechnik nachweisen (Abb. 3.**46**).

Relaxatio cardiooesophagea und Chalasie werden von einigen Autoren als identisch angesehen. Es wird jedoch auch die Meinung vertreten, daß zur Relaxatio außer einem Reflux eine fehlerhafte Position der Kardia gehöre. Sie liegt in entsprechenden Fällen höher als üblich, zudem ist der Hissche Winkel vergrößert. Heutzutage wird auf eine derartige Differenzierung meist verzichtet, weil die röntgenologische Abgrenzung unsicher ist und die Bezeichnung daher subjektiv bleibt (WILLICH u. Mitarb. 1963).

Eine *mobile Kardia* soll sich durch Lageänderungen gegenüber dem Zwerchfell, besonders während der Atmung auszeichnen, woraus man eine mangelhafte Fixierung im Hiatusschlitz herleitet. Auch hier ist die exakte Definition der Anomalie problematisch und daher die Zuordnung entsprechender Befunde stets subjektiv.

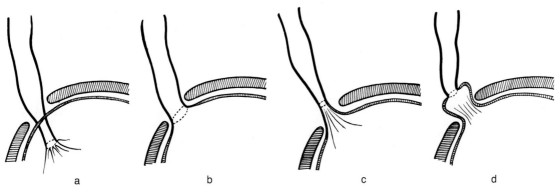

a   b   c   d

Abb. 3.43. Miniaturformen der gleitenden Hiatushernie
a = normale Verhältnisse   c = mobile Kardia
b = klaffende Kardia   d = kleine transitorische epiphrenale Magentasche

(aus *M. Grob:* Lehrbuch der Kinderchirurgie. Thieme, Stuttgart 1957)

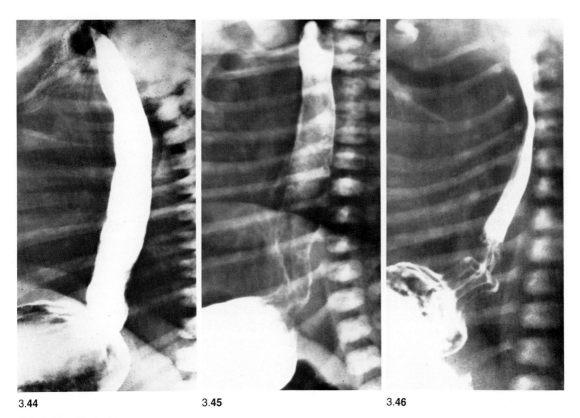

3.44   3.45   3.46

Abb. 3.44. Chalasie
Das Röntgenbild entspricht dem Schema Abb. 3.**43**b. Weit geöffnete Kardia. Füllung der atonischen Speiseröhre durch massiven Reflux. – 3 Tage altes Neugeborenes mit häufigem Erbrechen, das über 4 Wochen lang anhielt.

Abb. 3.45. Chalasie
Dasselbe Neugeborene wie in Abb. 3.**44** während derselben Untersuchung. Die Kardia klafft, so daß Magenluft in die atonische Speiseröhre entweichen kann.

Abb. 3.46. Epiphrenale Magentasche
Das Röntgenbild entspricht dem Schema Abb. 3.**43**d. Ein kleiner Fornixteil ist während der Inspiration durch den Hiatusschlitz prolabiert. Wiederholt wurde Reflux beobachtet. Kein Hinweis für eine Refluxösophagitis. – 8 Tage altes Neugeborenes mit Erbrechen.

Hiatushernien

Sie stellen bei Säuglingen und Kleinkindern das größte Kontingent der Zwerchfellhernien. Es handelt sich fast immer um angeborene Gleitbrüche unterschiedlicher Größe. Am häufigsten findet man kleine Hernien ohne peritonealen Überzug. Sie machen mehr als 70% aller Fälle aus.

Gleitende Hiatushernie: Die steigende Zahl der Mitteilungen beruht offenbar nicht auf einer echten Zunahme, sondern einer verbesserten Kenntnis und Diagnostik dieser Anomalie. Exakte Angaben über die Häufigkeit fehlen, weil kleine Hernien oft so rasch verschwinden, daß sie unerkannt bleiben. Während der letzten Jahre hat sich die Zahl der Beobachtungen in unserem Krankengut wieder verringert. Möglicherweise beruht dieser Rückgang auf der Tatsache, daß heute Säuglinge häufiger in Bauchlage gebracht werden und diese Position den Reflux erschwert.

Die wichtigsten anatomischen Voraussetzungen für eine Hernienbildung liegen offenbar im Hiatusschlitz selbst. Er wird durch einen Tonus- und Elastizitätsverlust der Zwerchfellmuskulatur derartig erweitert, daß sowohl eine Steigerung des intraabdominellen Druckes, als auch ein verstärkter Sog im Thoraxraum eine Protrusio der kardianahen Magenabschnitte bewirken können. Die nur locker fixierte Kardia schlüpft dabei durch den Hiatusschlitz und liegt dann oberhalb des Zwerchfells. Die angeborene Schwäche der Membrana phrenico-oesophagea (Membrana diaphragmatico-oesophagea) erleichtert diesen Vorgang (Abb. 3.**47**).

Infolge der Hernienbildung verlagert sich der untere Fixationspunkt der Speiseröhre (Kardia) kranialwärts, so daß der Ösophagus seine normale Spannung verliert und der Dehnverschluß in seiner Funktion beeinträchtigt wird. Damit sind die Voraussetzungen für einen gastroösophagealen Reflux gegeben.

Die Krankheit beginnt in der frühen Säuglingszeit, manchmal sogar bald nach der Geburt. Häufiges Erbrechen ist das klinische Leitsymptom. Das Erbrochene enthält oft frische Blutspuren, manchmal auch reichlich Hämatin. Wenn das *Erbrechen* trotz guten Appetits zu *Dystrophie* und der ständige Blutverlust zu *Anämie* führen, spricht man von einer klassischen *Symptomentrias.*

Aufgabe des Röntgenologen ist es, die jeweiligen *anatomischen Veränderungen* exakt darzustellen, die Funktionsstörung in Form des *Refluxes* nachzuweisen und Komplikationen, wie *Refluxösophagitis* und *Stenosenentwicklung,* aufzudecken.

Der Ösophagus ist atonisch, er erreicht die Hernie in ihrem Scheitelpunkt. Im Thoraxraum befindet sich ein unterschiedlich großer Teil des Magenfornix, der Gleiten bzw. Größenänderungen während der Atmung erkennen läßt. Die Diagnose ist sicher, wenn sich innerhalb der Hernie einwandfrei Magenschleimhautfalten darstellen lassen, die einen radialen Verlauf zur Kardia hin nehmen. Die Erkennung mehr tubulärer Formen der Hernienbildung gestaltet sich schwieriger, hierbei ist der Nachweis von Magenschleimhaut besonders wichtig (3.**49**).

Nach ausreichender Magenfüllung ist in geeigneter Position (horizontale Rückenlage, Kopftieflage) immer *Reflux* unterschiedlicher Stärke nachweisbar. Da gelegentlich die Grenze zwischen physiologischem und pathologischem Reflux schwierig festzulegen ist, kommt dem Nachweis der Hernie größte Bedeutung zu.

Die *Refluxösophagitis* ist das den ganzen Krankheitsverlauf prägende Ereignis. Weil das Epithel der Speiseröhre einer häufigen Einwirkung der Magensalzsäure und peptischer Fermente nicht immer standhält, bilden sich im distalen Ösophagusabschnitt rasch flächenhaft ausgebreitete, leicht blutende Erosionen und Ulzera aus (Abb. 3.**50**). Ganz flache Geschwüre entgehen dem röntgenologischen Nachweis, sind aber bereits endoskopisch zu erkennen. Sobald die Ulzera eine gewisse Tiefe und Ausdehnung erreicht haben, lassen sie sich als Unregelmäßigkeiten der Kontur sowohl bei Prallfüllung als auch mit der Doppelkontrastmethode erkennen (Abb. 3.**51**). Ein begleitendes Wandödem und spastische Einengungen addieren sich zu erheblichen Wanddefekten (Abb. 3.**52**). Gelegentlich werden auch solitäre, tiefgreifende Ulzera beobachtet, die die Speiseröhrenwand penetrieren, eine Mediastinitis verursachen, ja selbst die Aorta arrodieren können. Da die Gefahr einer sich schnell ausbreitenden Fibrose der tieferen Wandschichten mit ihrer Schrumpfungstendenz besteht, ist die Prognose derartiger Komplikationen nicht besonders günstig. Während also zunächst immer ein echter Gleitbruch vorliegt, bewirkt die Periösophagitis eine zunehmende Fixation des in den Thoraxraum prolabierten Magenanteils.

Die gefürchteten *Stenosen* zeigen sich in Form umschriebener oder ausgedehnter tubulärer Engen, die sich auch bei der Passage größerer Bissen nicht genügend weiten lassen. Solche Strikturen können so hochgradig sein, daß nur noch ein sehr enges Lumen übrigbleibt (Abb. 3.**55**). Eine Dysphagie kennzeichnet klinisch diese Komplikation. Lokalisierte Ringstenosen werden leicht mit angeborenen Engen verwechselt. Tubuläre lange, fast immer distal liegende Stenosen sind beinahe stets mit einer Entzündung der ganzen Ösophaguswand, einer Mediastinitis und vergrößerten Lymphknoten vergesellschaftet. Gelegentlich findet man eine isolierte Stenose im mittleren Drittel der Speiseröhre, während der distale Ösophagus ganz normale Schleimhaut aufweist. Dieses

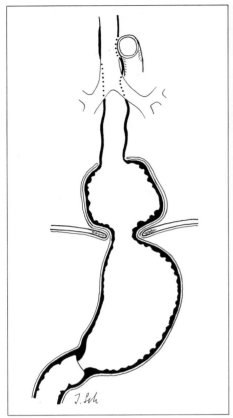

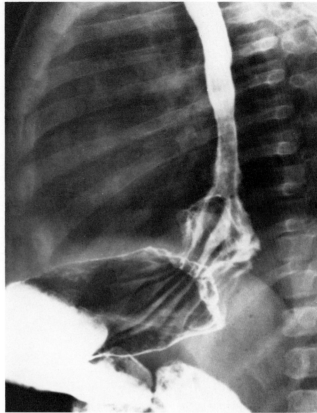

Abb. 3.47. Hiatushernie
Schematische Darstellung der anatomischen
Situation. Ein Teil des Magenfornix ist durch
den erweiterten Hiatusschlitz in den Thoraxraum prolabiert und wird von der Membrana
diaphragmatico-oesophagea bedeckt. Atonie
der Speiseröhre. Der intraabdominelle Magenanteil ist bei großen Hernien entsprechend verkleinert.

Abb. 3.48 (oben rechts). **Gleitende Hiatushernie**
Darstellung des prolabierten Magenanteils mit
der Doppelkontrastmethode. Man erkennt die
durchgehenden Magenschleimhautfalten und
im unteren Ösophagus als Refluxfolge Erosionen und flache Ulzerationen. – 5 Monate alter
Säugling.

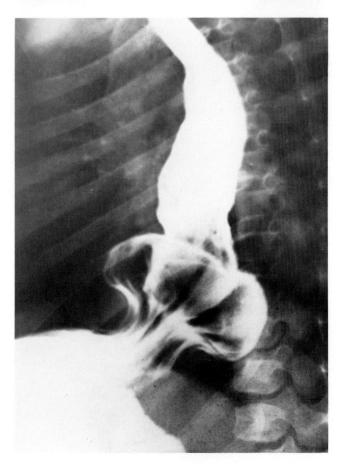

Abb. 3.49. Gleitende Hiatushernie
Durch den erweiterten Hiatusschlitz ist ein Teil
des Magenfornix prolabiert. Die Kardia liegt
oberhalb des Zwerchfells. Weiter, atonischer
Ösophagus. Bei jeder Erhöhung des intraabdominellen Druckes verstärkte sich der Prolaps,
während beim Nachlassen des Druckes der
Fornix wieder in seine normale Position glitt. –
4 Monate alter Säugling.

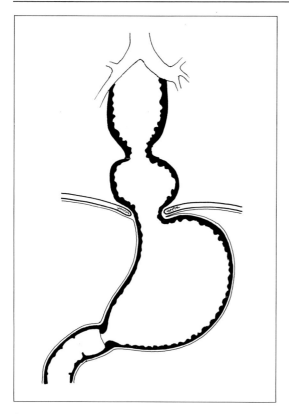

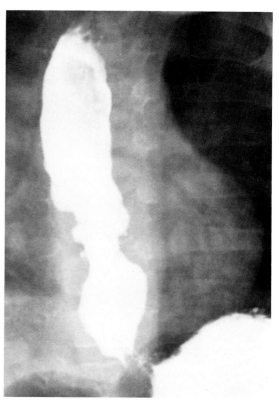

Abb. 3.50. Refluxösophagitis bei Hiatushernie
Schematische Darstellung von refluxbedingten Wandveränderungen im unteren Ösophagus. Die Schleimhaut ist verdickt, es finden sich Erosionen und Ulzerationen.

Abb. 3.51. Schwere Refluxösophagitis
Weiter, schlaffer, durch Reflux gefüllter Ösophagus. Oberhalb der Kardia engen Ödem und Ulzerationen das Lumen ein. – 9 Monate alter Säugling mit Hiatushernie. Seit der Geburt häufiges Erbrechen mit Blutbeimengungen. Es bestanden eine Dystrophie und eine Eisenmangelanämie.

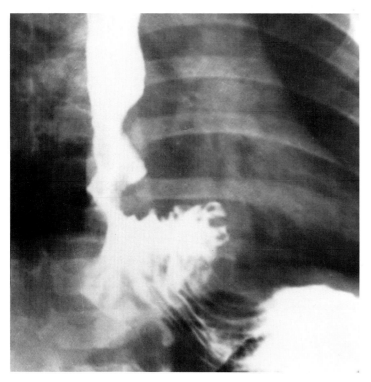

Abb. 3.52. Schwere Refluxösophagitis
Durch Reflux gefüllter atonischer Ösophagus, dessen Wand im unteren Drittel durch Ödem und Ulzerationen unregelmäßig konturiert ist. – 5 Monate alter Säugling mit Erbrechen. Das Erbrochene enthielt frische Blutbeimengungen, zuweilen auch Hämatin.

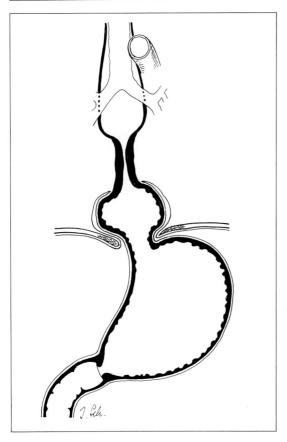

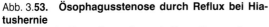

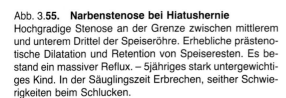

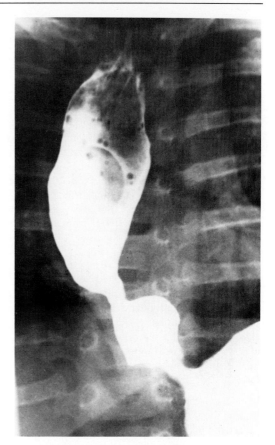

Abb. 3.53. Ösophagusstenose durch Reflux bei Hiatushernie
Schematische Darstellung einer tubulären Stenose im unteren Ösophagus bei Hiatushernie. Die Speiseröhrenwand ist durch Ödem verdickt, die Schleimhaut zerstört, das Lumen durch Fibrose und zunehmende Schrumpfung eingeengt und der Ösophagus verkürzt (sek. Brachyösophagus).

Abb. 3.54 (oben rechts). **Narbenstenose bei Hiatushernie**
Als Refluxfolge hat sich eine röhrenförmige Ösophagusstenose ausgebildet. Im prästenotisch dilatierten Speiseröhrenabschnitt wird ein verschluckter Fremdkörper (Schnullerring) festgehalten, der die Enge nicht passieren kann. – 14 Monate altes Kleinkind.

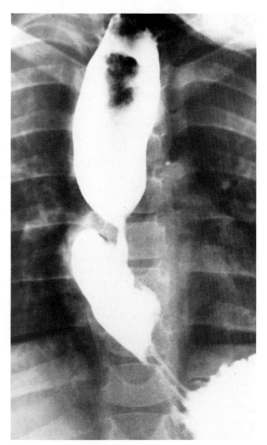

Abb. 3.55. Narbenstenose bei Hiatushernie
Hochgradige Stenose an der Grenze zwischen mittlerem und unterem Drittel der Speiseröhre. Erhebliche prästenotische Dilatation und Retention von Speiseresten. Es bestand ein massiver Reflux. – 5jähriges stark untergewichtiges Kind. In der Säuglingszeit Erbrechen, seither Schwierigkeiten beim Schlucken.

Phänomen ist schwer zu erklären. Bei allen ausgeprägten Formen zeigt sich eine erhebliche prästenotische Dilatation (Abb. 3.**53**, 3.**54**, 3.**79**).

Durch eine Schrumpfung und Verkürzung der Speiseröhre kommt es zur Ausbildung eines *sekundären Brachyösophagus.*

Der *primäre Brachyösophagus* stellt dagegen die Folge einer embryonalen Entwicklungsstörung dar, wobei anlagemäßig das Längenwachstum der Speiseröhre reduziert ist und daher ein Magenabschnitt oder gar der ganze Magen intrathorakal liegt. Die Mißbildung ist gelegentlich mit einer angeborenen Ösophagusstenose kombiniert. Nach Sektionsstatistiken findet man diese Form des Brachyösophagus in etwa 1–5% der Kinder mit einer Hiatushernie. BARRET 1950, SMITHERS 1950, ASTLEY 1954 und BELSEY 1956 hielten diese Zahlen aber für zu hoch. Sie glaubten vielmehr, daß hier Formen des sekundären Brachyösophagus mit eingerechnet wurden. In letzter Zeit mehren sich die Stimmen, die einen primären Brachyösophagus überhaupt nicht anerkennen und alle Ösophagusverkürzungen als Folgezustand einer Refluxösophagitis, also als ein sekundäres Ereignis betrachten.

Eine Unterscheidung beider Formen ist röntgenologisch nicht ohne weiteres möglich. Lediglich die Gefäßversorgung des herniierten Magenabschnittes läßt anatomisch eine Differenzierung zu: Beim primären Brachyösophagus wird nämlich der intrathorakale Magenabschnitt direkt von Ästen der Brustaorta versorgt, während bei sekundärem Brachyösophagus im Gefolge einer Hiatushernie der intrathorakale Magenanteil Blut aus Ästen der A. gastrica sinistra erhält (BROWN u. Mitarb. 1970).

Wird bei einer Hiatushernie eine konservative Behandlung durchgeführt, so ist eine kurzfristige Röntgenkontrolle erforderlich. Das Aufhören des Erbrechens kann nämlich lediglich ein Symptom der beginnenden Ösophagusstenose sein, während sich die Dysphagie als Stenosefolge erst nach längerer Zeit bemerkbar macht (VON EKESPARRE 1974).

Durch Aspiration bedingte *Lungenkomplikationen* sind bei den verschiedensten Formen und allen Entwicklungsstadien der Hiatushernie beobachtet worden. Sie setzen jedenfalls nicht prinzipiell die Ausbildung einer Stenose nach Refluxösophagitis voraus.

Bei etwa 2–4% der Säuglinge mit einer Hiatushernie wird gleichzeitig eine hypertrophische Pylorusstenose gefunden *(phrenopylorisches Syndrom,* ROVIRALTA 1950). Aber auch bei anderweitigen Stenosen am Magenausgang oder im Duodenum, ja sogar beim Keuchhusten mit seiner bekannten Brechneigung, sind derartige Komplikationen beobachtet worden.

Aufgrund eigener Beobachtungen und Nachuntersuchungen an 90 Kindern über einen Zeitraum bis zu 17 Jahren muß man bei Hiatushernien einschließlich der Miniaturformen in etwa 8% mit der Entwicklung einer Stenose rechnen (BRUNS 1968). Auch behielten einige der symptomfreien Kinder eine Kardiainsuffizienz, eine kleine Hernie oder eine geringfügige Stenose. Die Hernienbildung bei Erwachsenen dürfte nur ausnahmsweise diesem Kontingent entstammen (PRINSEN 1975).

Paraösophageale Hiatushernie: Bei dieser selteneren Hernie prolabiert ein Teil des Magens, gelegentlich aber auch einmal eine Dünndarmschlinge oder ein Teil des Querkolons durch den klaffenden Hiatus ins hintere Mediastinum. Immer ist ein peritonealer Bruchsack vorhanden.

Die Kardia behält ihre Lagebeziehungen zum Hiatus weitgehend bei, liegt dementsprechend auch nicht auf der Kuppe der Hernie, so daß die Magentasche hinter oder neben den distalen Ösophagus gleitet. Demnach besteht auch kein Reflux (Abb. 3.**56** u. 3.**57**).

Die klinischen Symptome in Form von Erbrechen und einer mangelhaften Gewichtszunahme sind unterschiedlich stark ausgeprägt, so daß diese Hernienbildung gelegentlich nur durch Zufall entdeckt wird. Manchmal läßt sich eine sekundäre Anämie diagnostizieren, die offenbar auf kleinen Erosionen der Magenschleimhaut beruht, die sich in den verlagerten Magenabschnitten finden lassen und endoskopisch nachweisbar sind. Ganz selten ist eine Einklemmung und Infarzierung des prolabierten Magenteiles beobachtet worden.

Bereits eine Übersichtsaufnahme der Thoraxorgane läßt rechts paravertebral in Höhe des Herz-Zwerchfell-Winkels eine Aufhellung erkennen, deren Begrenzung der Magenwand entspricht (Abb. 3.**59**). Oft sieht man einen Flüssigkeitsspiegel. Eine inspiratorische Größenzunahme dieser Luftblase ist charakteristisch. Im Seitenbild lokalisiert sich die Hernie in das hintere untere Mediastinum und vor die Wirbelsäule. Kleine Hernienbildungen ähneln (solange sie keine Luft enthalten) einem Zwerchfelltumor oder den Folgen einer Zwerchfellruptur. Mit Kontrastmittel sowie Aufnahmen in verschiedenen Positionen und Projektionen, vor allem während der Inspiration, gelingt die Darstellung dieser besonderen Hernienform und ihrer Beziehungen zur Kardia und dem übrigen Magen ohne größere Schwierigkeiten (3.**58**–3.**60**).

Nach der operativen Behandlung einer Hiatushernie kann sich ebenfalls paraösophageal eine Magentasche ausstülpen (HOYT u. Kyan 1974). Ist die Kardiaregion durch eine Gastropexie fixiert, so erfolgt die Aussackung des Fornix unmittelbar neben dem Ösophagus, gelegentlich aber unter Interposition eines Zwerchfellabschnitts (Abb. 3.**61**).

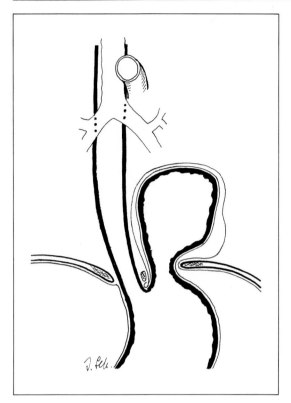
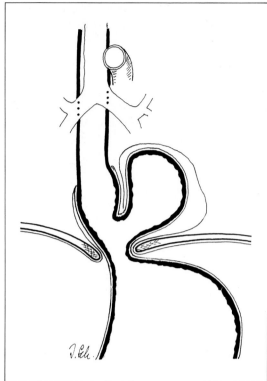

Abb. 3.56. Paraösophageale Hernie
Das Schema gibt die anatomischen Verhältnisse wieder. Es ist ein peritonealer Bruchsack vorhanden, die Kardia befindet sich
aber an normaler Stelle.

Abb. 3.57 (oben rechts). **Paraösophageale
Hernie (Mischform)**
Bei einer Erweiterung des Hiatusschlitzes
können die Kardia und der Magenfornix ne-
ben dem Ösophagus nach oben in die
Brusthöhle schlüpfen.

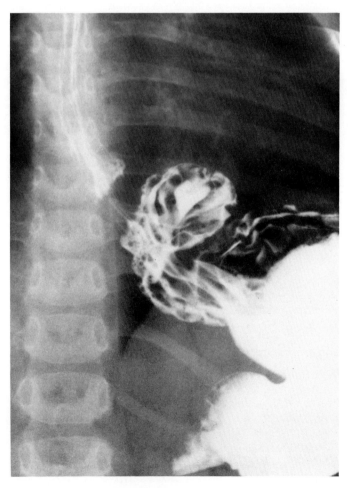

Abb. 3.58. Paraösophageale Hernie
Durch Doppelkontrast dargestellter asymmetrischer paraösophageal gelegener Magenprolaps. – 5jähriger Junge mit Erbrechen.

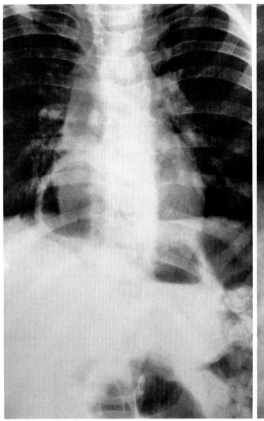

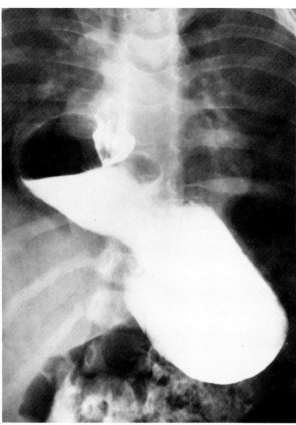

3.59   3.60

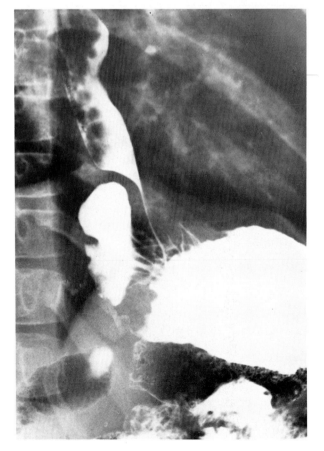

Abb. 3.59. Paraösophageale Hernie
Rundliche Aufhellung rechts im Herz-Zwerchfell-Winkel. Sie entspricht dem luftgefüllten, in den Thoraxraum prolabierten Fornix. Kleine, nach medial verlagerte Magenblase. – 3jähriges Mädchen mit erheblicher Anämie durch chronischen Blutverlust.

Abb. 3.60. Dasselbe Kind wie in Abb. 3.59. – Nach Kontrastfüllung erkennt man die abnorme Fornix- und Magenposition. Der Fornix ist durch den erweiterten Hiatus in den Thoraxraum geschlüpft. Normale Lage der Kardia.

Abb. 3.61. Postoperative paraösophageale Hernie
Der Fornix ist hinter dem Ösophagus in das Mediastinum geschlüpft. Normale Position der Kardia. Deutliche respiratorische Größenänderungen der Hernie. – Fast 2jähriges Kind. Als Säugling wegen Hiatushernie operiert. Ein Jahr später erhebliche Anämie. Kein Erbrechen.

Hiatushernien beim Erwachsenen

Beim Erwachsenen ist die Hiatushernie bereits seit den zwanziger Jahren bekannt. Es war das Verdienst amerikanischer (CARMAN u. FINEMANN 1924, MORRISON 1925, HEALEY 1926 sowie LE WALD 1928) und schwedischer Autoren (ÅKERLUND u. Mitarb. 1926), als erste auf dieses Krankheitsbild hingewiesen zu haben, das bis zu den Veröffentlichungen von EPPINGER (1904) und SCHWALBE (1900) in der klinischen und pathologisch-anatomischen Literatur so gut wie unbekannt war. Gestützt auf die Monographie von ÅKERLUND (1926) haben später zahlreiche weitere Autoren den Beweis erbracht, daß auch beim Erwachsenen die Hiatushernie zweifellos den häufigsten Typus innerer Hernien darstellt (BARSONY u. POLGAR 1927, KOPPENSTEIN, HOLLÄNDER 1930, BERG 1931, SCHATZKI 1932, CHAOUL, ADAM 1932, BERNING 1936 u. a.).

Hiatushernien sollen nach ÅKERLUND einen mit Peritoneum bekleideten Bruchsack haben, demnach also wahre Hernien sein. Anatomische Untersuchungen (ANDERS u. BAHRMANN 1932) haben diese Feststellung allerdings nicht bestätigen können. Es werden drei verschiedene Gruppen unterschieden, von denen die letzte die häufigste ist:

1. Hiatusbrüche mit verkürztem Ösophagus, bei denen operativ meist eine Reposition möglich ist.

2. Die paraösophagealen Hiatusbrüche, die dem in die Bauchhöhle eintretenden, nicht verkürzten, nicht herniierten Ösophagus angelagert sind.

3. Die Hiatusbrüche, bei denen der Ösophagus nicht verkürzt ist, aber das distale Ösophagusende selbst einen Teil des Bruchsackinhaltes bildet.

Hiatusbrüche und Bruchanlagen beim Erwachsenen (Hiatusinsuffizienz, H. H. BERG 1931) kommen vorwiegend in der zweiten Lebenshälfte vor. Sie sind oft bei demselben Konstitutionstyp zu finden, der auch sonst zu Hernien (Leisten-, Nabelhernien) oder ähnlichen Wandausstülpungen (Speiseröhren-, Duodenal- und Dickdarmdivertikel) neigt. Zweifellos spielen in den meisten Fällen Faktoren des Alterns der Gewebe für die Insuffizienz der Zwerchfell-Lücken und die Hernienbildung eine Rolle, wie EPPINGER es bereits 1904 angenommen hatte. Hinzu kommen die zunehmende Atrophie des linken Leberlappens sowie ein Schwund des subdiaphragmatikalen Fettringes am Hiatus oesophageus (ANDERS u. BAHRMANN 1932).

„Es sind vor allem die kurzen, gedrungenen Menschen mit großem sterno-vertebralen Durchmesser, rundem Rücken, meist fett, oder die doch wenigstens in einem gewissen Lebensalter einmal fett waren" (H. H. BERG 1931).

Die klinische Symptomatologie ist keineswegs einheitlich oder gar typisch. Beschwerden können unter Umständen völlig fehlen, wobei dann der Nachweis der Hernie einen mehr oder weniger belanglosen Nebenbefund darstellt. In einigen Fällen treten die Beschwerden periodisch bzw. intermittierend auf. Ein Drittel der Patienten klagt über Schluckstörungen, andere über unklare dyspeptische Beschwerden nach Art eines Ulkus oder eines chronischen Gallenleidens. Häufig werden gastrokardiale Klagen geäußert, die an anginöse Zustände erinnern. Schließlich können Kachexie und Anämie das Bild beherrschen und an ein okkultes Neoplasma denken lassen (HESS u. LIECHTI 1978, OTT u. Mitarb. 1979).

Alarmierende Symptome mit kolikartigen Schmerzen und Erbrechen treten bei Einklemmungen auf. Sie werden meist als Gallenkolik oder Stenokardie gedeutet. Bei längerem Bestehen derartiger Zustände kann unstillbares Erbrechen zu raschem und bedrohlichem Kräfteverfall führen. Durch den Druck des Bruchringes kommt es zu Druckusuren, Gefäßstauungen und Blutungen.

Die Diagnose der Hiatushernien ist ausschließlich Sache des Röntgenverfahrens. Die Untersuchung im Stehen bringt nur in den wenigsten Fällen Aufklärung. Selten einmal sieht man bei der Thoraxdurchleuchtung hinter dem Herzen eine kugelige Aufhellung mit oder ohne Flüssigkeitsspiegel, die dem luftgefüllten, in den Brustraum prolabierten Magenabschnitt entspricht. Derartige Befunde werden wesentlich häufiger bei angeborenen oder traumatisch erworbenen Zwerchfellhernien erhoben. Nur bei ganz bestimmter Lagerung des Patienten kommt eine Füllung der prolabierten Magenabschnitte zustande. Günstige Voraussetzungen erhält man am horizontal gestellten Stativ bzw. unter Beckenhochlagerung (PALUGY-AY 1927), in Rücken- oder Seitenlage und gleichzeitiger Steigerung des intraabdominellen Drukkes durch Kompression des Hypochondriums (ÅKERLUND 1926) oder Aufblähung des Kolons (SCHATZKI 1932). Beim Aufrichten des Patienten gleitet der Magen gelegentlich in die normale subphrenische Lage zurück bzw. das Kontrastmittel fließt in die subphrenisch gelegenen Magenabschnitte ab, *ohne* einen genügend deutlichen Wandbeschlag in der Hernie zu hinterlassen (Abb. 3.**65**–3.**67**).

Bei der „Hiatusinsuffizienz" des Erwachsenen (H. H. BERG 1931), bei der es sich um ein temporäres Prolabieren kardianaher Magenabschnitte über den Schnürring des Hiatus hinaus handelt,

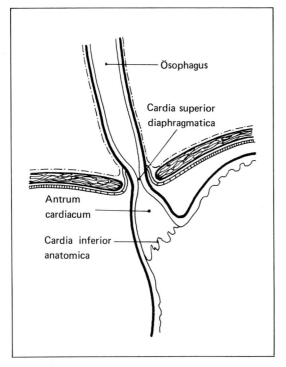

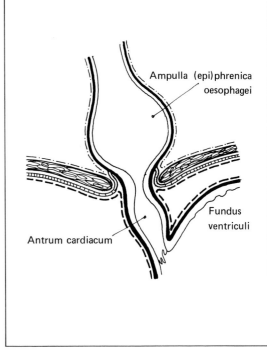

Abb. 3.62. Ösophagogastrale Übergangsregion
Schematische Darstellung eines Normalbefundes. Die Cardia superior diaphragmatica liegt in Höhe des Hiatus oesophageus. Bis hierher reicht die Faltenzeichnung der Speiseröhre. Unterhalb davon befindet sich das Antrum cardiacum, das sich nach kaudal mit dem Zackenrand der Mukosa vom eigentlichen Magen abgrenzt. Die Faltenbildung im Antrum cardiacum entspricht der einer Magenschleimhaut und ist noch mit einem Übergangsepithel bedeckt.

Abb. 3.63. Ösophagogastrale Übergangsregion mit Ampulla phrenica
Schematische Darstellung einer Variante. Aufstau oberhalb des Hiatus oesophageus in Form einer sog. Ampulla oesophagea. Normale Lage der Cardia superior diaphragmatica in Höhe des Hiatus. Kleines Antrum cardiacum, das sich mit dem Zackenrand der Mukosa – der Cardia inferior anatomica – gegen den eigentlichen Magen abgrenzt.

Abb. 3.64. Hiatusinsuffizienz
Das Antrum cardiacum ist während der Inspiration fast handbreit durch den weiten Hiatusschlitz in den Thoraxraum prolabiert. Man sieht deutlich den Unterschied zwischen den zarten längsverlaufenden Ösophagusfalten und den plumpen Falten der Magenschleimhaut. – 56jährige Frau mit jahrelanger Ulkusbeschwerde und großer Leistenhernie.

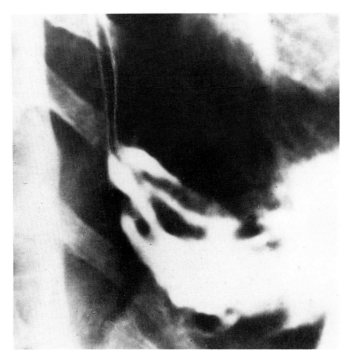

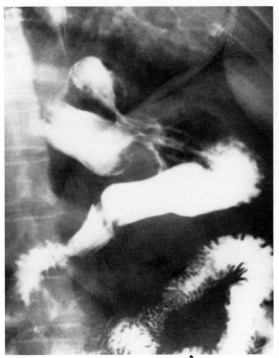

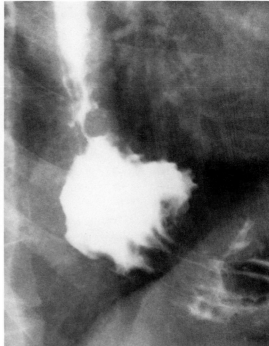

Abb. 3.65. Große Hiatushernie bei kurzem Ösophagus
Aufnahme in linker Seitenlage unter Kompression. – Gut ein Drittel des Magens ist in die Brusthöhle verlagert. Die Falten sind im prolabierten Anteil vergröbert. – 46jährige Frau mit stenokardischen Beschwerden.

Abb. 3.66 (oben rechts). **Hiatushernie mit Refluxösophagitis und kurzem Ösophagus**
Apfelgroße Hiatushernie. Faltenwulstung im verkürzten unteren Ösophagusdrittel als Ausdruck einer Refluxösophagitis. – 58jähriger Patient. Seit Monaten Oberbauchbeschwerden nach dem Essen. Retrosternaler Schmerz, Sodbrennen.

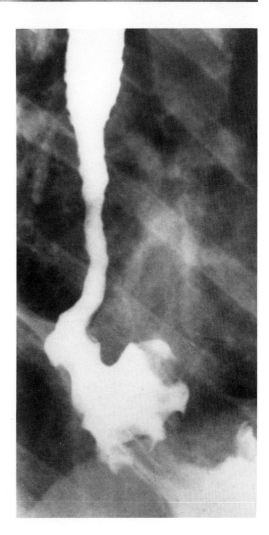

Abb. 3.**67. Hiatushernie mit schwerer narbiger Refluxösophagitis.**
Kleinapfelgroße Hiatushernie mit starker Faltenwulstung. Röhrenförmige Stenose des unteren Speiseröhrendrittels. – 55jährige Patientin. Seit mehreren Monaten Druckgefühl im Oberbauch und Sodbrennen.

sieht man in der letzten Phase des ösophagealen Schluckaktes gelegentlich ein Emporsteigen von Magenschleimhaut in den Thoraxraum (3.**64**).

Die unterste Ösophagusenge bleibt sowohl bei der Hiatushernie als auch bei der Hiatusinsuffizienz „unabhängig von der einschnürenden Wirkung des Zwerchfellschlitzes" auch oberhalb des Zwerchfells bestehen (ÅKERLUND 1926, BERG 1931).

1953 beschrieben SCHATZKI u. GARY sowie INGELFINGER u. KRAMER ein Krankheitsbild, das durch anfallsweise auftretende Schluckbeschwerden und eine bis dahin noch nicht bekannte Röntgensymptomatologie charakterisiert war.

Aus anscheinend völligem Wohlbefinden heraus bekamen die Patienten oft nach etwas kompakteren Mahlzeiten (Fleisch, Brot) plötzlich eine Blockade in der unteren Speiseröhrengegend, die meist einige Stunden lang anhielt. Erbrechen oder Trinken von Flüssigkeit brachte Erleichterung. Der Zustand konnte sich jedoch auch verstärken, so daß die Patienten unfähig waren, überhaupt noch festere Speise zu sich zu nehmen.

Bei der Röntgenuntersuchung fand sich in derartigen Fällen eine eigentümlich ringförmige Einengung an der Speiseröhre etwa 3–5 cm oberhalb des Zwerchfells (Abb. 3.**70**). Die Mehrzahl der Fälle war mit einer kleinen Hiatushernie vergesellschaftet.

Bei der Ösophagoskopie konnte man diesen Ring nur dann sehen, wenn man kleinkalibrige Instrumente anwandte.

Zunächst war man sich über die Genese dieses auch als „unterer Ösophagusring" oder auch „Schatzki-Ring" bezeichneten Gebildes nicht recht im klaren. Man dachte an kongenitale Anomalien, entzündliche Veränderungen, eine Hypertrophie des Constrictor cardiae. Heute ist man wohl allgemein der Ansicht, daß es sich nicht um eine Anomalie etwa im Sinne einer Schleimhautlippe oder einer umschriebenen Muskelhypertrophie handelt, sondern um einen funktionellen Zustand an der Schleimhautgrenze zwischen Ösophagus und Magen bei kleinen Hiatushernien, oder einem in den Brustraum prolabierten Antrum cardiacum.

Das Vorliegen einer Hiatusinsuffizienz besagt lediglich, daß in der anatomischen Fixierung der Speiseröhre im Zwerchfellschlitz (die nach ELZE 1929 in axialer Richtung sowieso ziemlich beweglich ist) eine Lockerung eingetreten ist. Es handelt sich hierbei „weder um voll ausgebildete, noch um temporär austretende eigentliche Hernien, sondern in Analogie zu anderen Bruchpforten gewissermaßen um Bruchanlagen, von denen allerdings fließende Übergänge zu den ausgebildeten Brüchen führen" (H. H. BERG 1931). Bei

voll ausgebildeten Brüchen ist die Darstellung des Schleimhautreliefs, auf dessen diagnostische Bedeutung bereits HERRNHEISER (1928) hingewiesen hat, von großer Wichtigkeit. Die meist ungewöhnlich schmalen, fast stets längsgerichteten Ösophagusfalten lassen sich schon durch ihr zartes Kaliber von den breiten Wülsten der kardianahen Schleimhaut ohne weiteres unterscheiden. Im Bruchring selbst sind die Falten häufig verbreitert und abgeflacht. Kranialwärts davon finden sich oft starre, erhabene Wulstbildungen, an denen es zur Ausbildung von Varizen, Stauungen und zu dekubitalen Defekten kommen kann. Die Hernien können Apfel- bis Faustgröße erreichen. Es kann sogar der ganze Magen in den Thorax verlagert sein.

Zuweilen werden in Höhe des Schnürringes regelrechte Magengeschwüre gefunden. COLLIER u. Mitarb. (1929) sowie BERNING (1937) haben über derartige Fälle berichtet. Auch Karzinome sind beschrieben worden (KIENBÖCK 1914).

CHAOUL u. ADAM haben 1932 die von KNOTHE (1932) veröffentlichten Zahlen über die Häufigkeit der Hiatushernien an der *Bergmann*schen Klinik angezweifelt und auf eine Täuschungsmöglichkeit bei der Röntgendiagnostik hingewiesen, die unter gewissen Untersuchungsbedingungen auftreten kann. Da die Muskelzwinge des Zwerchfells den Ösophagus am Hiatus oesophageus bei tiefer Inspiration abklemmt, sieht man beim Schlucken von Kontrastmittel an dieser Stelle vorübergehend einen Stop mit kugeliger Dilatation des untersten Ösophagus – die sog. Ampulla oesophagea – auftreten. Wenn diese Kugel bei tiefer Inspiration im Bilde festgehalten wird, kann sie bei oberflächlicher Betrachtung in der Tat einem insuffizienten Hiatus ähnlich sehen. Sie verschwindet jedoch sofort, wenn die Kompression des Zwerchfells in der Exspirationsphase nachläßt. Es werden deswegen in der Bergschen Schule Aufnahmen der Hiatusgegend ausschließlich in der *Exspirationsphase* angefertigt.

Größere epiphrenale Divertikel lassen sich durch den Nachweis von Ösophagusfalten am Divertikelhals differentialdiagnostisch leicht gegen Hiatushernien (Magenschleimhaut) abgrenzen. Im übrigen haben sich „bei kritischer Sichtung der publizierten Fälle von sog. epiphrenalen Ösophagusdivertikeln nicht wenige als zweifellos verkannte Hiatusbrüche erwiesen" (H. H. BERG 1931).

Angesichts der durch das Röntgenverfahren ermittelten Häufigkeit der Hiatusveränderungen ist es auffällig, daß in der pathologisch-anatomischen Literatur entsprechende Bestätigungen fehlen. Die wenigen dort beschriebenen Fälle beschränken sich auf die kongenitalen Formen und fixierte bzw. eingeklemmte Brüche, während die häufigere reponible Form bisher dem Nachweis zu entge-

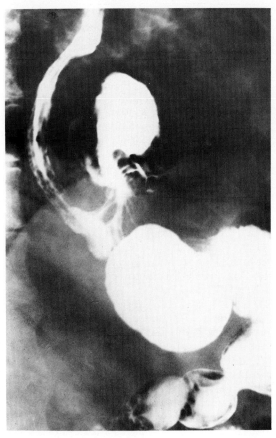

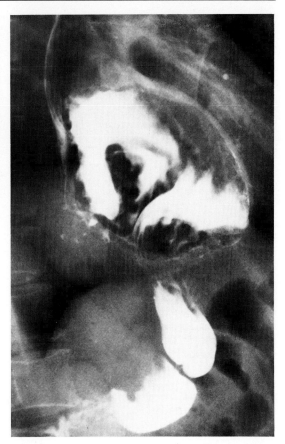

Abb. 3.68. Paraösophageale Hiatushernie mit Reflux-ösophagitis
Die Kardia liegt unterhalb des Zwerchfells, die Hernie ist neben dem Ösophagus in den Brustraum geschlüpft. Verschwollene Schleimhaut in der unteren Speiseröhre. – 64jähriger Mann, der seit einem Jahr nach dem Essen über Sodbrennen und zunehmenden Druck im Oberbauch klagt.

Abb. 3.69. Hiatushernie mit massivem Prolaps des Magens
Kurze, gestreckt verlaufende Speiseröhre. Fast zwei Drittel des Magens liegen oberhalb des Zwerchfells. – 50jährige Patientin mit heftigen periodisch auftretenden Oberbauchbeschwerden und Erbrechen.

Abb. 3.70. Schatzkischer Ring (the lower oesophageal ring)
Querverlaufende ringförmige Zone am unteren Ösophagusende beim Vorliegen einer kleinen Hiatushernie. Die untere Speiseröhre ist etwas gestaucht. – 67jähriger Patient mit Beschwerden wie bei „Achalasie".

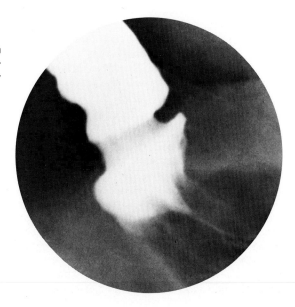

hen schien. Zweifellos erklären sich diese Differenzen zwischen klinischen und pathologisch-anatomischen Erhebungen durch die Sektionstechnik.

ANDERS u. BAHRMANN (1932) haben daher auf Anregung von BERG eine Sektionsmethode ausgearbeitet, die dem Austrittsmechanismus der Hernie, ähnlich wie beim röntgenologischen Nachweis, Rechnung trägt. Sie kamen aufgrund ihrer Untersuchungsergebnisse zu annähernd gleichen Zahlen wie SCHATZKI (1932). Viele bisher unklare Fragen sind durch diese Untersuchungen beantwortet, ebenso viele bis dahin bestehende Ansichten als unzutreffend erkannt worden. Daß es trotzdem nicht immer zu einer völligen Übereinstimmung zwischen anatomischer und röntgenologischer Beurteilung gekommen ist, mag sich aus den Schwierigkeiten erklären, die der Vergleich lebender und toter Organe (Totenstarre, Härtung usw.) zwangsläufig mit sich bringt.

Ulcus oesophagi

Das sog. peptische Ösophagusgeschwür, das röntgenologisch von BRONETTI (1925), Fleischner (1927), SCHATZKI (1932) u. a. erstmals beschrieben wurde, hat seinen Sitz an typischer Stelle. Es liegt immer in der unteren Hälfte der Speiseröhre, meist dicht oberhalb der Kardia. Kranialwärts der Bifurkation sind Ulzera, auch bei Sektionen, nie beobachtet worden. Pathologisch-anatomisch zeichnet es sich angeblich besonders „durch seine scharfen, meist wie mit dem Locheisen ausgestanzten Ränder und seine Neigung zur Tiefenausbreitung" aus (W. FISCHER 1926).

Nach einer Statistik von GRUBER (1911) findet sich auf je 30 Magengeschwüre ein Ulcus oesophagi. KAUFMANN (1909) konnte eine derartige Häufigkeit nicht bestätigen. Auch in unserem sehr großen Untersuchungsmaterial waren Ösophagusgeschwüre nur 9mal nachzuweisen.

Diese Diskrepanz zwischen anatomischen und klinischen Beobachtungen mag sich einerseits daraus erklären, daß wir zahlreiche, z. B. bei Infektionskrankheiten auftretende Ösophagusgeschwüre deswegen nicht zu sehen bekommen, weil die Kranken isoliert bleiben und daher nicht geröntgt werden. Andererseits aber scheint der größte Teil der bei Infektionskrankheiten pathologisch-anatomisch beobachteten Geschwüre so flach zu sein, daß sie in der Durchleuchtung nicht erkannt werden können.

Auf die ursächliche Bedeutung der Refluxösophagitis wurde besonders von ROSENHEIM (1890) und STARK (1931) sowie vor allem von amerikanischen Autoren hingewiesen (WINKELSTEIN 1935, ALLISON 1951, SCHMIDT 1954, JOHNSTONE 1955, ROTH 1974). DAVIDSON (1964) fand unter 16 Fällen von Refluxösophagitis 9mal typische Ulzera mit kleinen Hiatushernien. In der europäischen Literatur mehren sich in letzter Zeit ähnliche Beobachtungen. Wenn auch bei uns Schwere und Ausdehnung der Veränderungen nicht so eindringlich geschildert werden, so besteht doch kein Zweifel, daß die Refluxösophagitis mit Geschwürsbildung eine der wichtigsten Ursachen für das Blut- und Hämatinerbrechen darstellt (Abb. 3.**71** u. 3.**72**).

Anamnese und klinische Beschwerden können denen eines Ulcus duodeni ähneln, sogar Spät- und Nüchternschmerz ließen sich beobachten. Meist heilen Ösophagusulzera auf interne Behandlung hin ebenso gut ab wie Magen- und Zwölffingerdarmgeschwüre. Eine abnorme Penetrationsneigung scheint nach der klinisch-röntgenologischen Literatur nicht zu bestehen. Allerdings beobachteten wir zwei Patienten, bei denen es zu einer inneren Bronchialfistel gekommen war (Abb. 3.**73**).

Im Röntgenbild ist das Geschwür durch die Nische charakterisiert (Abb. 3.**74** u. 3.**75**). Sie sitzt häufiger an der Vorderwand, etwas mehr nach rechts oder links. Ulzera der Hinterwand sind selten. Ähnlich wie beim Ulcus ventriculi oder duodeni zeigt die Umgebung der Nische eine bikonkave Begrenzung als Ausdruck des entzündlichen Randwalles. Spasmen in Höhe der Nische sind häufig. Es lassen sich daher die Geschwürsbildungen oft erst nach mehrmaligem Schlucken von Kontrastbrei erkennen (Abb. 3.**76**).

Besonderes Mißtrauen verdienen diejenigen Geschwüre, die im Bereich der Kardia liegen und unter den Symptomen einer Achalasie verlaufen. Auch dann, wenn markante Schleimhautveränderungen noch nicht nachweisbar sind, muß man vor allem bei älteren Menschen solange an die Möglichkeit einer Krebsbildung denken, bis durch Kontrollen während der Behandlung die Gutartigkeit des Prozesses erwiesen ist. Hierbei kann außer dem eigentlichen Reliefstudium die Untersuchung mit der Doppelkontrastmethode unter Umständen von Nutzen sein, wie sie seit den 50er Jahren wieder von französischen Autoren empfohlen wird (PÉLISSIER u. Mitarb. 1953, PORCHER 1958). Durch den Nachweis der verminderten Dehnungsfähigkeit der Wand können da-

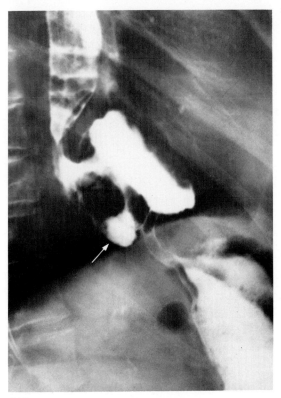

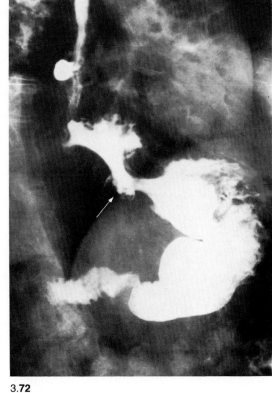

3.71

3.72

Abb. 3.71. Hiatushernie mit Ulkus
Haselnußgroßes Ulkus (Pfeil) unmittelbar oberhalb des
Schnürringes am Hiatus oesophageus bei faustgroßer
Hiatushernie. – 68jährige Frau, die seit einem halben Jahr
nach dem Essen, besonders abends, über Schmerzen
hinter dem Sternum klagte. Starker Brechreiz.

Abb. 3.72. Hiatushernie mit Ulkus
Gestreckt verlaufende Speiseröhre mit kleinem Divertikel
an der Hinterwand. Innerhalb der Hiatushernie findet sich
ein mit Thromben bedeckter Krater (Pfeil). – 62jähriger,
fettleibiger Diabetiker mit labilem Hypertonus. Seit einem
Jahr Anämie, in letzter Zeit Teerstühle.

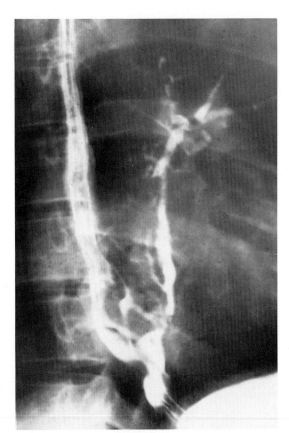

Abb. 3.73. Ösophagobronchialfistel
Fistelbildung nach Perforation eines Ulcus oesophagi in
das Bronchialsystem. – 38jährige Patientin. Vor 4 Jahren
mehrfach Bluterbrechen, damals bestand Verdacht auf
eine Lungentuberkulose. Vor einem Jahr nach kaltem
Trunk heftige Hustenattacke, bei jedem Schluck Hustenreiz, besonders in linker Seitenlage (Prof. *Englmann*).

mit auch submukös wachsende Karzinome besser erkannt werden.

Bei der Differentialdiagnose gegenüber Divertikeln muß man betonen, daß der Ulkuskrater im Gegensatz zum Divertikel starr ist und die Ränder des Geschwürs als Ausdruck des entzündlich-ödematösen Randwalles eine ausgesprochen bikonkave Begrenzung zeigen. Die Schwellung kann auch in der weiteren Umgebung des Geschwürs deutlich erkennbare Kontur- und Konsistenzveränderungen hervorrufen, so z. B. an der dem Krater gegenüberliegenden Wand. Schließlich pflegen Ulzera, wenn sie nicht gerade penetrieren, im Laufe einer entsprechenden Behandlung, aber auch ohne Behandlung, mit oder ohne Stenose abzuheilen.

Alle anderen Symptome funktioneller Art können auch bei Divertikeln beobachtet werden, wenn sekundär entzündliche Reaktionen vorliegen.

Fremdkörper

Neben dem Ausschluß gröberer anatomischer Veränderungen im Retrokardialraum dient die orientierende Durchleuchtung der Speiseröhre vor allem der Suche nach Fremdkörpern, die sich in den physiologischen Engen, dem Ösophagusmund, der Kreuzungsstelle des linken Hauptbronchus bzw. der Kardiagegend verklemmt, verfangen oder verhakt haben. Bei Erwachsenen handelt es sich meist um Nadeln, Nägel, Knochensplitter oder um Fragmente von Gebißplatten (Abb. 3.**77**). Bei Kleinkindern, die infolge ihres Nahrungs- und Spieltriebs vielerlei Gegenstände in den Mund stecken und dann reflektorisch verschlucken, ist die Auswahl wesentlich größer. Geisteskranke oder zerebral geschädigte Kinder sind besonders gefährdet. Mehr als 80% aller verschluckten Fremdkörper werden bei Kindern *unter 10 Jahren* beobachtet, am häufigsten handelt es sich verständlicherweise um Kleinkinder bis zu 2 Jahren.

Eine erstaunlich große Anzahl von spitzen und voluminösen Gegenständen passiert ohne Behinderung die Speiseröhre und den übrigen Verdauungskanal. Sie gehen in der Regel nach ein bis zwei Tagen spontan mit dem Stuhl ab. Meist sind es Münzen, Haarklemmen, Knöpfe, Steck-, Näh- und Sicherheitsnadeln, Büroklammern, Spielzeugteilchen, Fruchtkerne oder anderes. Offene Sicherheitsnadeln stellen sich gewöhnlich so ein, daß ihr stumpfes Ende vorausgeht. Wird eine offene Sicherheitsnadel mit der Spitze nach unten in der Speiseröhre angetroffen, so kann man mit Recht annehmen, daß dieser Fremdkörper schon im Magen gelegen hat, dann aber während einer Brechattacke wieder nach oben befördert worden ist. Erstaunlicherweise werden spitze Gegenstände meist gut von Nahrungsbrei eingehüllt und mitgenommen. Nur wenn zwischen der Größe des Fremdkörpers und den anatomischen Gegebenheiten ein allzu krasses Mißverhältnis besteht, kommt es zu Passagestörungen (ALEXANDER u. Mitarb. 1969).

Die in der Speiseröhre steckengebliebenen Fremdkörper verursachen einen Würg- und Hustenreiz, sie behindern das Schlucken oder machen es gar unmöglich. Durch Druckwirkung auf Larynx und Trachea können Atemstörungen auftreten, die sich bei einem aufkommenden Ödem noch verstärken.

Symptome von seiten der Atemwege lassen an eine Aspiration denken (Abb. 3.**78**). Sie nehmen zu, wenn sich sperrige Fremdkörper im Hypopharynx querstellen, einklemmen und den Kehlkopfeingang komprimieren. Eine Inspektion des Rachens zeigt dann gelegentlich den Gegenstand, der nicht in die Speiseröhre gelangt ist (SMITH u. Mitarb. 1974).

Die meisten Fremdkörper bleiben in der *oberen* Ösophagusenge stecken. Sie werden dort von der kräftigen Muskulatur festgehalten. Da das Lumen der Speiseröhre in dieser Höhe vorn vom Krikoidknorpel und hinten vom Körper des 6. Halswirbels abgeflacht ist, stellen sich flache *verschluckte* Fremdkörper, wie Münzen und Knöpfe, in der *Frontalebene* ein. Diese Tatsache ist differentialdiagnostisch deswegen wichtig, weil *aspirierte* Objekte sich in der Trachea in der *Sagittalebene* verklemmen. Verschluckte oder aspirierte offene Sicherheitsnadeln unterliegen den gleichen Bedingungen wie Münzen. Auf seitlichen Aufnahmen erkennt man an der lufthaltigen Trachea sehr wohl, ob ein Gegenstand verschluckt oder aspiriert worden ist. Die Erfahrung hat ferner gelehrt, daß man sich mit dem Nachweis *eines* verschluckten Fremdkörpers allein nicht begnügen darf, da auch noch weitere Objekte in anderen Abschnitten des Magen-Darm-Traktes liegen können.

Selbst die relativ geringfügige Beeinträchtigung des Lumens in Höhe der Bronchusimpression – der *mittleren* physiologischen Enge – reicht gelegentlich aus, auch hier Fremdkörper festzuhalten. Das gleiche gilt ebenso für die *untere* Enge in der Nähe der Kardia (Abb. 3.**82**).

Das Festsetzen von Fremdkörpern in den tieferen Ösophagusabschnitten ist bei Kindern immer verdächtig auf angeborene oder erworbene *Stenosen*

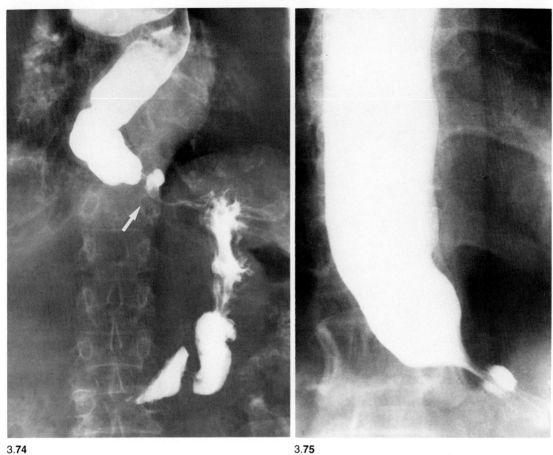

3.**74**   3.**75**

Abb. 3.74. Ulcus oesophagi
Erhebliche Erweiterung und Schlängelung der Speiseröhre mit Retention von Nahrungsresten. Kleiner Krater im Bereich der Kardia mit Stenoseeffekt (Pfeil). – 77jährige Patientin. Seit 23 Jahren bestehen Schluckbeschwerden. Wegen zunehmender Kachexie wurde eine Ösophagogastrostomie angelegt.

Abb. 3.75. Ulcus oesophagi mit Achalasie
Kardianahes, apfelkerngroßes Ulcus oesophagi mit Stenoseeffekt. Erhebliche Erweiterung der gesamten Speiseröhre. – 58jähriger Patient. Seit Jahren krampfartige Schmerzen hinter dem Sternum. Erbrechen unverdauter Speisen mit starker Gewichtsabnahme. Mehrfach wegen Achalasie gedehnt.

Abb. 3.76. Ulkus in der Kardia
Kleines Ulkus an der Vorderwand der Kardia unterhalb des Zwerchfellschlitzes. Deutliche Erweiterung der Speiseröhre.

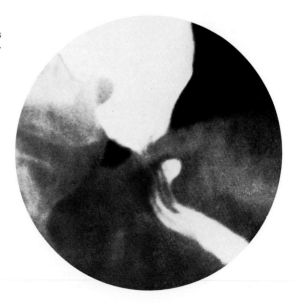

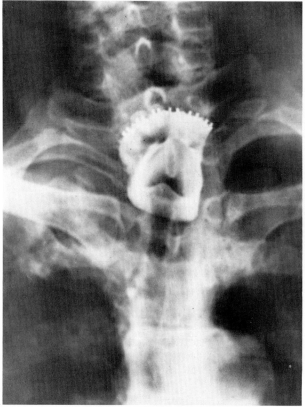

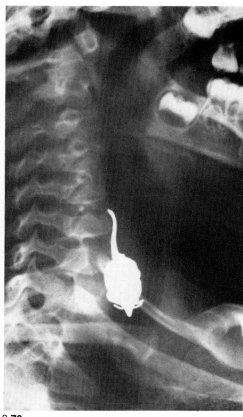

3.77   3.78

Abb. 3.77. Verschlucktes Gebiß
Der Fremdkörper hat sich in Höhe des Jugulums in der
oberen Speiseröhrenenge verfangen. Er konnte durch Extraktion entfernt werden.

Abb. 3.78. Fremdkörper im oberen Ösophagus
Der Fremdkörper wird in Höhe der Konstriktorengruppe
festgehalten. Wegen der scharfen Kanten bestand bei der
Extraktion Verletzungsgefahr. – 2½jähriges Kind. Weigerte
sich zu schlucken und würgte blutigen Speichel hervor.

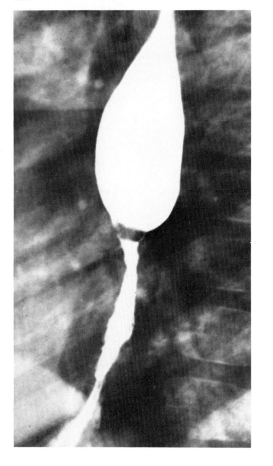

**Abb. 3.79. Fremdkörperblockade durch Ösophagus-
stenose**
Peptische Ösophagusstenose bei Hiatushernie, die den
unteren Ösophagus in eine röhrenförmige Enge umgewandelt hat. Der verschluckte Kirschkern wirkt wie ein
Kugelventil, läßt nur wenig Brei passieren und verursacht
eine prästenotische Dilatation. – 3½jähriges Kind. Seit der
Geburt Brechneigung. Verweigerte plötzlich feste Kost.

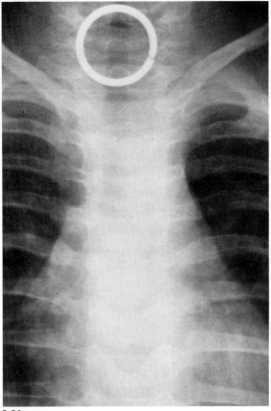
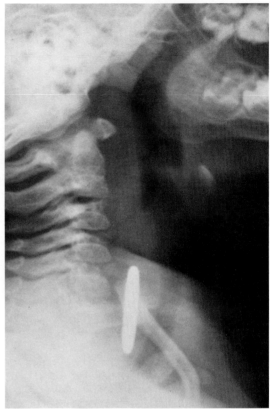

3.**80**   3.**81**

Abb. 3.**80. Schlüsselring im Ösophagus, Sagittalbild**
Der Metallring wird in Höhe der oberen Ösophagusenge festgehalten. –
2jähriges Kind, das vor einem Tag den Fremdkörper verschluckt hatte
und seither die Nahrung verweigerte.

Abb. 3.**81.** Seitenaufnahme zur Abb. 3.**80**
Die Seitenaufnahme läßt erkennen, daß der Fremdkörper hinter der
Trachea, also im Ösophagus gelegen ist. Es besteht keine Trachealkom-
pression.

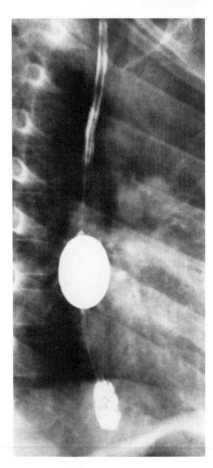

Abb. 3.**82. Münze im Ösophagus**
Geldstück im unteren Ösophagusdrittel. Es bestand weder eine angeborene noch erworbene Stenose. – 2jähriges Kind, hatte Hustenreiz,
mochte seit einigen Tagen keine feste Nahrung zu sich nehmen, konnte
aber trinken.

(Abb. 3.**79**), die auf diese Art erstmalig klinisch in Erscheinung treten.

Die Möglichkeiten, einen Fremdkörper röntgenologisch nachzuweisen, hängen von seiner Größe, seiner Lokalisation und Schattendichte ab. Metallische Fremdkörper (mit Ausnahme von Aluminium) oder Gegenstände mit Metallteilen lassen sich meist leicht in den verschiedenen Schrägdurchmessern während der Durchleuchtung oder mit einer Übersichtsaufnahme erkennen und lokalisieren (Abb. 3.**80**). Fremdkörper aus Plastik oder Kunstharz kommen dagegen häufig nur innerhalb des luftgefüllten Pharynx auf *seitlichen Aufnahmen der Halsregion,* seltener im Thoraxbereich zur Darstellung. Liegen diese Gegenstände tiefer, so erfordern sie meist, ähnlich wie verhakte Knochensplitter oder Fischgräten, die Anwendung von Kontrastmittel (STUBBE u. Mitarb. 1979).

Bei der Verabreichung eines kleinen Schluckes dünnflüssiger Bariumaufschwemmung bleibt gelegentlich etwas Kontrastmittel auf der unebenen Oberfläche des Fremdkörpers haften, sobald sich der übrige Ösophagus wieder entleert hat. Oder man läßt einen mit Barium getränkten Wattetupfer schlucken, der dann in Höhe des Fremdkörpers eine Passageverlangsamung erfährt. Auch sind kontrastmittelgefüllte Kapseln zur Suche und Lokalisation empfohlen worden. Sie verlangsamen entweder ihr Passagetempo ähnlich wie die Tupfer, oder sie werden durch den Fremdkörper gedreht.

Während sich Bariumbrei bei Knochensplittern mit rauher Oberfläche oft ausgezeichnet bewährt (SKARBY 1944), muß man bei kleineren Fremdkörpern und Fischgräten mit Enttäuschungen rechnen.

Die Suche nach Fremdkörpern kann bei Kindern wesentlich erleichtert werden, wenn die Eltern ein Doppel oder Teile des verschluckten Gegenstandes mitbringen. Der Röntgenologe erhält dadurch wertvolle Hinweise für die zweckmäßigste Untersuchungstechnik. Die Aufgabe der Röntgenuntersuchung besteht insgesamt in einer exakten Lokalisation, im Nachweis der Natur des Fremdkörpers und in der Aufdeckung von Komplikationen.

Nach der Entfernung von Fremdkörpern, die sich in der Ösophaguswand verhakt hatten, sieht man gelegentlich dorn- bzw. taschenartige Aussackungen (posttraumatische prävertebrale Pseudodivertikel), die zu Fistelbildungen mit den Nachbarorganen bzw. dem Pleuraraum neigen. Es sollten daher sicherheitshalber alle Nachuntersuchungen mit wasserlöslichen Präparaten (Gastrografin u. a.) begonnen oder durchgeführt werden (Abb. 3.**83**–3.**85**).

Ösophagusverletzungen und Rupturen

Perforationen der Speiseröhre werden gelegentlich nach Extraktionsversuchen steckengebliebener Fremdkörper beobachtet. Meist handelt es sich dabei um relativ große, sperrige oder spitze Gegenstände, die sich leicht in der Wand verhaken. Bleibt ein solcher Fremdkörper längere Zeit im Ösophagus liegen, so entwickelt sich zunächst eine Ösophagitis, deren Intensität von der Dauer der Schädigung abhängt. Es kommt zu Drucknekrosen, blutenden Granulationen, tiefer greifenden Läsionen oder gar zur Perforation. Fistelbildungen mit ständigem Überlaufen von Nahrung in das Tracheobronchialsystem geben den Weg zu einer Infektion der Lunge frei.

Wird die Ösophaguswand selbst durch Fremdkörper verletzt oder gar perforiert, so muß mit schweren Komplikationen gerechnet werden. Besonders gefürchtet sind scharfkantige Fremdkörper, weil sie während der Muskelkontraktionen der Speiseröhre leicht durch die Schleimhaut *in* und *durch* die Wand gespießt werden. Es besteht die Gefahr einer fortschreitenden *Periösophagitis* oder – bei Abkapselung – die eines chronischen periösophagealen *Abszesses* bzw. einer *Phlegmone* mit konsekutiver Kompressionsstenose.

Die engen Lagebeziehungen der Speiseröhre zur Pleura und dem hinteren Mediastinum machen es verständlich, daß im Verlauf einer Ösophagusperforation durch spitze Fremdkörper auch gelegentlich ein Spontanpneumothorax beobachtet wird. Läsionen der anliegenden Organe oder Gefäße, ja sogar Perikardverletzungen durch Fremdkörper sind beschrieben worden (MÜHE u. Mitarb. 1972).

Iatrogene instrumentelle Läsionen (während einer Ösophagoskopie, Bougierung oder Probeexzision) stellen heute die Hauptursachen einer Ösophagusperforation dar. Ist die Ösophaguswand durch pathologische Prozesse (Tumoren, Stenosen) gar noch starr oder brüchig und das Lumen erheblich eingeengt, so erhöht sich die Gefährdung durch einen solchen Eingriff. Man findet derartige Durchbruchstellen gelegentlich sogar im Hypopharynx. Sie kommen auch bei penetrierenden Verletzungen oder bei schweren Thoraxkompressionen vor.

Abb. 3.83. Fremdkörper in Höhe der oberen Ösophagusenge
11 Monate alter Säugling, der nach dem Verschlucken einer Schnalle jede Nahrung verweigerte. Die Entfernung des Fremdkörpers gelang erst nach mehreren schwierigen Extraktionsversuchen.

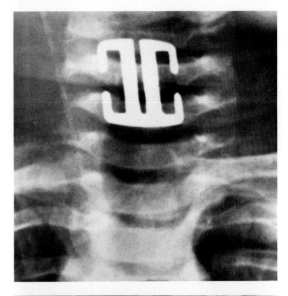

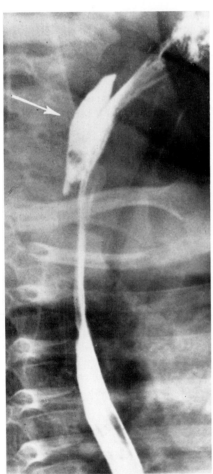

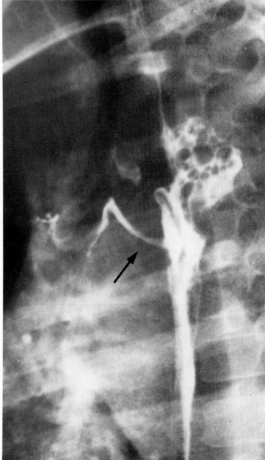

Abb. 3.84. Ösophagusverletzung nach Extraktion eines Fremdkörpers
Dasselbe Kind wie in Abb. 3.83. Trotz der Entfernung des Fremdkörpers blieben Schluckschwierigkeiten mit Hustenattakken bestehen. Taschenbildung (Pfeil) in Höhe des Ösophagusmundes mit Engstellung des oberen Ösophagusabschnittes. Zarter Kontrastmittelbeschlag in der Trachea.

Abb. 3.85 (rechts). **Ösophagotrachealfistel durch Fremdkörper**
In der mittleren Speiseröhre wird ein flacher Fremdkörper festgehalten (Spielzeug aus Plastik), der offenbar wochenlang festsaß. Drucknekrose mit Fistelbildung (Pfeil) zur Trachea, Ausbildung einer periösophagealen Abszeßhöhle. – 2jähriges Kleinkind mit Aspirationspneumonie und Empyem.

Nach dem Bougieren von Ösophagusstenosen beobachtet man zuweilen eigentümliche divertikelähnliche Aussackungen der Speiseröhrenwand. Solche instrumentellen Verletzungen lassen sich nicht immer vermeiden. Sie können allerdings gelegentlich zur Perforation und zur Mediastinitis führen und die Quelle gefährlicher Blutungen werden (Abb. 3.**86** u. 3.**87**).

Im Gefolge einer Speiseröhrenverletzung ist besonders die *Mediastinitis* zu fürchten. Da das Mediastinum einer Infektion keine anatomisch präformierten Schranken entgegensetzen kann, breitet sich der Prozeß rasch nach mehreren Richtungen hin aus und verursacht ein bedrohliches Krankheitsbild (Abb. 3.**88**).

Röntgenologisch ist die *Mediastinitis* durch eine Verbreiterung und unscharfe Begrenzung des Mittelschattens charakterisiert. Meist geht sie mit einer Ventralverlagerung der Trachea einher. Pleuraexsudate und -verdickungen können die Folge sein. Finden sich innerhalb der Verschattungen aufgehellte Bezirke, so muß man an die Entwicklung von *Abszessen* denken.

Gelegentlich gelangt über eine Fistel auch Luft in das Mediastinum und steigt von dort als Mediastinal- oder Hautemphysem bis in die Hals- und Nackenregion auf. Derartige Komplikationen nehmen allerdings selten bedrohliche Formen an. Dagegen kann ein entzündliches Ödem im oberen Mediastinum zu einer Kompression der großen Venenstämme und somit zur Thrombose führen.

Neben der foudroyant verlaufenden Mediastinitis nach Perforation wird auch eine mehr schleichende Form beobachtet, die dann zustandekommt, wenn sich die Perforationsstelle rechtzeitig und ausreichend abriegeln kann.

An *Ösophagusrupturen* muß man denken, wenn nach heftigem Erbrechen oder Pressen Schmerzen im Halsgebiet, im Thoraxraum, Schock und Dysphagie oder womöglich eine akute Oberbauchsymptomatik auftreten. Abgesehen von schweren Unfällen (Auto-, Flugzeug-, Eisenbahnunglück), die oft gleichzeitig mit entsprechenden Gefäßzerreißungen einhergehen und meist an Ort und Stelle zum Tode führen, sind vor allem Alkoholiker betroffen. Es können aber auch beim Heben großer Lasten, während der Entbindung, der Defäkation, anläßlich eines schweren Asthmaanfalls Rupturen der Speiseröhre entstehen. Es handelt sich fast immer um Längsrisse von 2 bis 10 cm Ausdehnung, die bei Erwachsenen unmittelbar oberhalb des Zwerchfells an der linken Zirkumferenz, bei Kindern dagegen auf der rechten Seite liegen (HOCHBERG u. PARLAMIS 1961, KERR 1962, O'CONNELL 1967).

Ösophagusverletzungen werden sogar schon bei Neugeborenen beobachtet. Möglicherweise bildet ein kongenitaler Defekt der Wandung die Voraussetzung. Eine Steigerung des Binnendruckes durch Erbrechen und Schluckauf sowie eine Ösophagitis gelten als auslösende Faktoren bzw. unterstützende Mechanismen (CHUNN u. Mitarb. 1962, NICHOLAS 1972, AARONSON 1975, GELEY 1975).

Röntgenologisch soll man mit Hilfe von Übersichtsaufnahmen der Thoraxorgane und der Halsregion nach Frühsymptomen, nämlich einer periösophagealen Luftansammlung, einem „Luftrahmen" fahnden. Später zeigt sich oft neben basalen Lungenatelektasen ein linksseitiger Hydro- oder Hydropneumothorax mit einer eigenartig inhomogenen Schattenbildung, offenbar durch ausgetretene Speisereste und Luftbeimischungen, sowie ein Haut-, Mediastinal- oder Halsemphysem.

Zurückhaltung ist bei der Anwendung von Kontrastmittel geboten. Es wird vor allem erforderlich, wenn eine Perforation nicht bewiesen, sondern ausgeschlossen werden soll. Bei der Untersuchung der Speiseröhre mit Gastrografin (horizontale Lage, Drehung in unterschiedliche Positionen) empfahl KERR (1962) ein „Abtasten" der vermuteten Perforationsstelle mit Hilfe einer weichen Gummisonde. Sie wird langsam vom Magen aus unter ständiger Abgabe des Kontrastmittels in die Speiseröhre hochgezogen. Dabei beobachtet man den Kontrastmittelaustritt in Form kleiner Pfützen in das Mediastinum bzw. in die Pleurahöhle. Eine derart entscheidende Untersuchung sollte nie unter Zeitdruck vorgenommen werden, denn der Nachweis einer sehr engen Perforationsöffnung mit Kontrastmittel kann einige Minuten in Anspruch nehmen (FELDMAN 1948).

Funktionelle Störungen

Atonie

Funktionelle Störungen der Speiseröhre mit einer Beeinträchtigung des Tonus finden sich bei Schwerkranken, bei manchen Frischoperierten, bei sehr alten Patienten, bei Inanition und Kachexie sowie Krankheiten, die mit einer allgemeinen Flüssigkeitsverarmung einhergehen. Sie führen zu einem Verlust der Wandspannung, zur sog. *Atonie* und zu einer Beeinträchtigung des normalen Bewegungs-, Transport- und Reinigungsmechanismus, so daß das Kontrastmittel ungewöhnlich

Abb. 3.86.   Artefizielles Ösophagusdivertikel
Ausstülpung an der Ösophagusvorderwand dicht unterhalb des Ösophagusmundes (Pfeil) nach Sondierungsversuchen bei einer Ätzstriktur. – 8jähriges Kind.

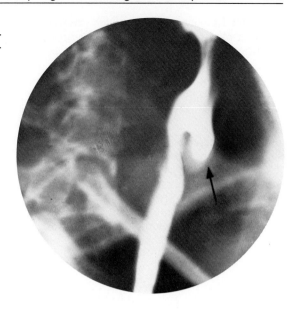

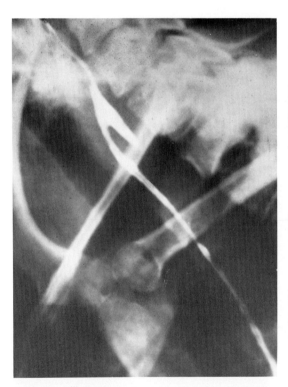

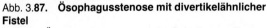

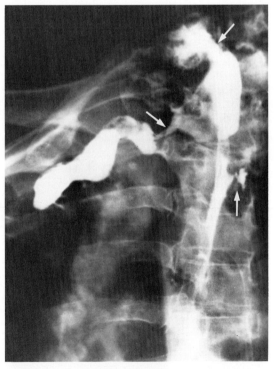

Abb. 3.87.   Ösophagusstenose mit divertikelähnlicher Fistel
Narbige Ösophagusstenose nach Salzsäureverätzung. Dornförmiger Blindsack an der Hinterwand. – 41jährige Frau mit Ösophagusstriktur, die mehrfach dilatiert werden mußte. Bei einem der letzten Dehnungsversuche verfing sich die Sonde an der Ösophagushinterwand. Es entstand eine Perforation in das retroösophageale Gewebe mit Mediastinitis.

Abb. 3.88.   Postoperative Ösophagusfisteln
Zustand nach Operation eines Zenkerschen Divertikels. Fistel im Bereich der Operationsnarbe (oberer Pfeil), aus der sich beim Trinken Speichel und Flüssigkeit entleerten. Neben der Halsfistel stellt sich ein etwa fingerlanger Fistelgang im vorderen Mediastinum dar, der mit der Speiseröhre kommunizierte (mittlerer Pfeil). Kaudal eine weitere Fistelbildung (unterer Pfeil).

lange im Ösophagus liegen bleibt und auf der Schleimhaut haftet.

ROSENHEIM (1902), HOLZKNECHT u. OLBERG (1910) haben auf diesen Zustand zuerst hingewiesen. Sie beschrieben ein oft minutenlanges Verweilen von Kontrastmittel in der Speiseröhre mit mehr oder weniger manifesten Schluckstörungen. Charakteristisch für derartige generalisierte oder lokalisierte Atonien ist die Tatsache, daß keinerlei Passagebehinderung an der Kardia besteht. Ursächlich werden *funktionelle* Störungen, gelegentlich aber auch *organische* Läsionen der Ösophagusmuskulatur (Dermatomyositis, Sklerodermie) vermutet. Einige Autoren sahen solche Befunde als Frühsymptome, kombiniert mit Kardiospasmus, bei langsam wachsenden Karzinomen oder bei präpylorischen Magengeschwüren (PALUGYAY 1924). Wir selbst möchten mit CHIZZOLA (1925) betonen, daß derartige Atonien mit zu den charakteristischen Symptomen der Ösophagusvarizen zählen, worauf ja auch WOLF (1928) bereits in seiner ersten Veröffentlichung hingewiesen hat.

Röntgenologisch sind Atonien oder Hypotonien durch eine beträchtliche Weitstellung des Speiseröhrenlumens charakterisiert. Ihr Durchmesser kann in besonders atonischen Phasen 3 bis 4 cm betragen. Die unzureichende oder gar fehlende Peristaltik läßt sich auch nicht durch den Schluckakt in Gang bringen (LENZ u. Mitarb. 1973). Da überdies die verschluckte Luft in der Speiseröhre nicht weiter transportiert wird, kommt es bei der Verabfolgung von Barium stets zu einem *Doppelkontrast*.

Natürlich sind die Schleimhautfalten infolge der Dehnung verstrichen, die Schleimhautoberfläche selbst ist aber nicht verändert. Ausnahmen bilden diejenigen Schwerkranken, bei denen die Atonie mit einem starken *Soorbefall* kombiniert ist.

Bei Neugeborenen und jungen Säuglingen werden Atonien auch als Folge einer geburtstraumatischen Hirnschädigung beobachtet; sie verschwinden aber meist nach einigen Tagen oder Wochen. Ferner können schwere Allgemeinerkrankungen, wie Pneumonie, Sepsis oder Peritonitis mit einem Tonusverlust und einer verminderten motorischen Aktivität der Speiseröhre einhergehen. Schließlich finden wir Atonien regelmäßig bei Hiatushernien des Säuglings.

Kaliberschwankungen erheblichen Grades ohne Transportstörung sind bei Säuglingen während der ersten Lebensmonate nicht krankhaft. Es lassen sich daher hinsichtlich der Weite des Ösophaguslumens aufgrund von Einzelaufnahmen keine diagnostischen Schlüsse ziehen. Nur die Durchleuchtung bzw. die Röntgenkinematographie ergibt ein anschauliches Bild vom funktionellen Verhalten während der Breipassage. In diesem Alter zeigt sich während des Trinkens, besonders

in der distalen Ösophagushälfte, ein ständiger Wechsel von Eng- und Weitstellung der mit verschluckter Luft untermischten Kontrastmittelsäule. Kontraktion und Dilatation ein- und desselben Abschnittes können also rasch miteinander wechseln. Diese Form der Deglutition läßt sich bei ruhigen und unruhigen, bei gleichmäßig und hastig trinkenden Säuglingen beobachten (LASSRICH 1959). Lange Zeit wurden solche Zustände als Ausdruck einer „hypertonisch-atonischen Dysphagie" angesehen (CATEL 1937). Sie sollten ursächlich für die Brechneigung junger Säuglinge verantwortlich sein. Einen Krankheitswert besitzen solche Befunde jedoch nicht. Peristaltik und Tonus verhalten sich während dieser frühen Altersstufe offenbar infolge eines mangelhaften Zusammenspiels aller am normalen Transport beteiligten nervösen und muskulären Mechanismen noch überschießend und unausgereift (Abb. 3.**89**–3.**91**).

Auch während der Atmung beobachtet man bei Säuglingen und Kleinkindern passive Änderungen des Speiseröhrenlumens und -verlaufes, weil die dünnwandige Speiseröhre dem Druck und Sog der Lunge nachgibt und dabei sowohl gestreckt als auch gestaucht wird. Nur in Zwerchfellnähe findet während der Inspiration eine Einengung statt. Es kommt hier also physiologischerweise zu einer Aufstauung des Kontrastmittels.

Spasmen

Spastische Zustände können praktisch in jeder Höhe der Speiseröhre auftreten. Man unterscheidet Spasmen, die *größere* Strecken befallen, sog. „Totalspasmen" und umschriebene „Zirkulärspasmen". Sie gehen teils mit, teils ohne Schluckstörungen einher. Spasmen bei Neurasthenie, Hysterie und Parkinsonismus lokalisieren sich in den Pharynx und in die *oberen* Anteile der Speiseröhre. Sie verursachen stets Schluckbeschwerden. Reflektorische Spasmen werden mehr im *unteren* Ösophagus beobachtet, und zwar meist nach örtlichen Wandschädigungen, z. B. nach Fremdkörperläsionen (QUIRING 1911), Verätzungen (TESCHENDORF 1928), oder auch schon nach geringfügigen mechanischen bzw. thermischen Reizen (großer Bissen, kalte Getränke, gastro-ösophagealer Reflux). Spasmen finden sich ferner reflektorisch bei Divertikeln und Ulzerationen der Speiseröhre, bei kardianahen und kardiafernen Geschwüren (ASSMANN 1936, PRÉVÔT 1959), bei Periösophagitis, Karzinomen, Hiatushernien, bei Magen- und Gallenblasenerkrankungen, Pleuraaffektionen, Appendizitis. Schließlich beobachtet man auch Spasmen ohne sicher erkennbare äußere Ursache nach Art multipler Kontraktionen mit dazwischenliegenden divertikelähnlichen Erweiterungen, sog. „funktionelle Divertikel" (BARSONY u. POLGAR 1927, TESCHENDORF 1928) (Abb. 3.**92**–3.**94**).

Abb. 3.**89**, 3.**90**.
Ösophagusmotorik beim jungen Säugling
Die Abbildungen 3.**89** u. 3.**90** geben zwei verschiedene Bewegungsphasen der Speiseröhre wieder, die während derselben Untersuchung beobachtet wurden. Man sieht eine gleichmäßig weite Speiseröhre im Wechsel mit kontrahierten Abschnitten. Die Peristaltik ist noch unkoordiniert, aber als altersspezifisch und physiologisch aufzufassen. – 1½ Monate alter Säugling.

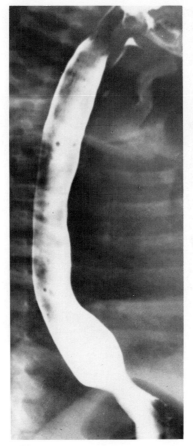 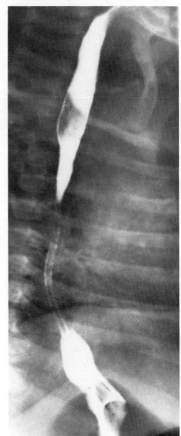

3.**89**   3.**90**

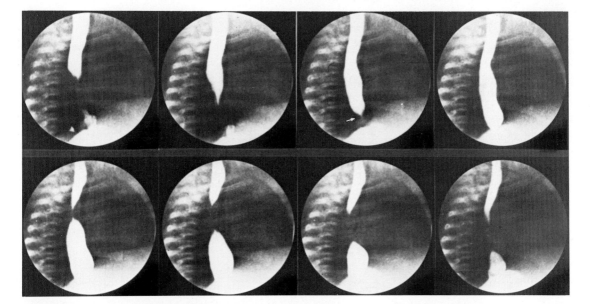

Abb. 3.**91. Ösophagusmotorik beim Säugling**
Ein Monat alter Säugling. Röntgenkinematographische Serie während des Flaschentrinkens. Zeitlicher Abstand zwischen den Einzelbildern 1 sec. – Der Ösophagus zeigt bezüglich der Weite, der Motorik und der Breiverteilung sehr variable Bilder. Das Kaliber wechselt von Strohhalmdicke bis zur doppelten Breite eines Wirbelkörpers. In der Ösophagusmitte beginnen ausgedehnte Kontraktionen, die die Breisäule in zwei Depots unterteilen, von denen das obere längere Zeit liegen bleibt, das untere in die Kardia gepreßt wird. – Peristaltik und Tonusschwankungen sind überschießend. – Normaler Befund.

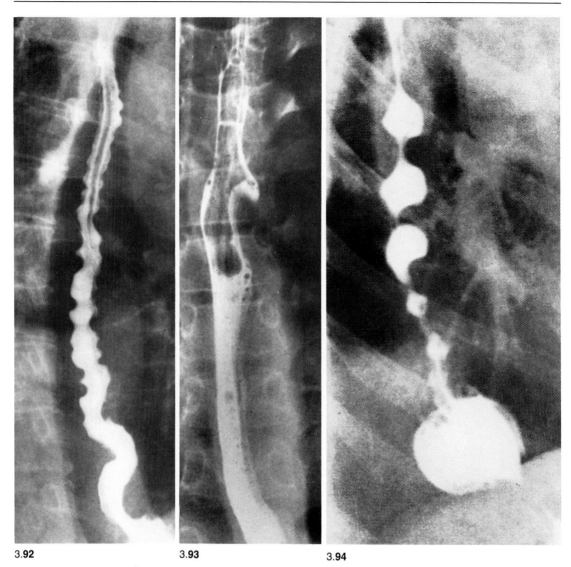

3.92   3.93   3.94

Abb. 3.92. Funktionelle Ösophagusdivertikel
Abnorm starke Kontraktionsneigung der gesamten Speiseröhrenwand bei einem 58jährigen Patienten ohne klinische Symptome.

Abb. 3.93. Funktionelles Divertikel
Dornförmige Aussackung der Speiseröhrenwand oberhalb des linken Hauptbronchus. Diese funktionelle Veränderung ließ sich während der Durchleuchtung in aufrechter Position wiederholt beobachten und war bei Inspiration am stärksten ausgeprägt. – 12jähriges Kind, keine Schluckbeschwerden. Zufällige Beobachtung.

Abb. 3.94. Funktionelle Ösophagusdivertikel
Irritation der Speiseröhre bei einer 64jährigen Frau mit retrosternalen Beschwerden und weitgestelltem Antrum cardiacum.

Abb. 3.95. Funktionelle Ösophagusdivertikel
Zustand nach Entfernen eines verschluckten Pfirsich-
kerns, der sich in der verkrampften Speiseröhre eingeklemmt hatte. Trotz des gelungenen Eingriffs blieben die
Funktionsstörungen weiterhin über längere Zeit bestehen.

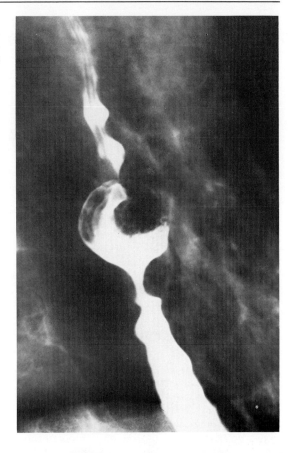

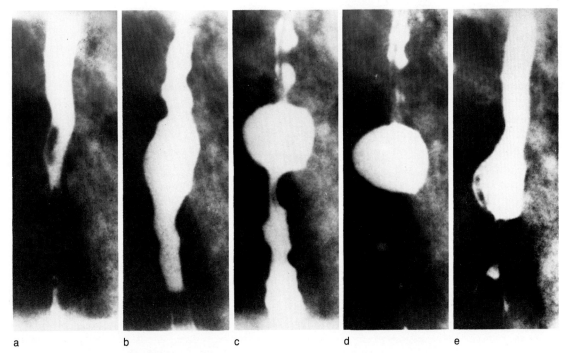

a   b   c   d   e

Abb. 3.96. Funktionelle Ösophagusdivertikel
Derselbe Patient wie in Abb. 3.95. Röntgenkinematographische Serie, aus der Einzelbilder mit einem zeitlichen Abstand
von je 1 sec. entnommen wurden. – Nach fast kompletter Ösophagusfüllung bilden sich durch Abschnürung mehrere
kugelige Erweiterungen aus. Nur aus der unteren Speiseröhrenhälfte wird das Kontrastmittel kardiawärts befördert,
während der übrige Kontrastbrei vorübergehend in einem großen kugelförmigen Raum festgehalten wird, der sich später
nach oben öffnet und entleert.

Diese Zustände sind meist kurzdauernd, sie verursachen nur eine geringfügige Retardierung der Passage, aber keinerlei Aufstau. Innerhalb der kontrahierten Abschnitte ist der Grundtonus deutlich erhöht, er beträgt 20 mm Hg (HEITMANN 1966). Die sich im Röntgenbild darstellenden Formveränderungen erklären sich leicht aus der „Schraubenmuskelfaser-Architektur" des Organs (STELZNER 1969). Zuweilen kommt während der passageren Kontraktion und Verkürzung der Speiseröhre ein besonders weitgestelltes Antrum cardiacum zur Darstellung. Fast alle Patienten mit echtem Ösophagospasmus reagieren gut auf Spasmolytika. Eine besonders eindrucksvolle Beobachtung konnten wir kinematographisch festhalten. Es handelte sich um einen Patienten, der während eines idiopathischen Ösophagospasmus einen Pfirsichkern verschluckt hatte. Der Fremdkörper wurde ösophagoskopisch entfernt, trotzdem blieb der Spasmus noch über einen längeren Zeitraum unverändert bestehen (Abb. 3.**95** u. 3.**96**).

Beim Säugling spielen lokale Spasmen im Gefolge örtlicher Entzündungen (Refluxösophagitis) eine besondere Rolle. Sie finden sich meist wenige Zentimeter oberhalb der Kardia. In frühen Stadien einer Hiatushernie ist die Verengung der Speiseröhre noch größtenteils durch Ödem und Spasmen bedingt, ihnen kann jedoch eine permanente Vernarbung folgen, sobald sich eine Fibrose ausbildet. Röntgenologisch ist eine Differenzierung zwischen einem Spasmus und einer Narbenbildung meist schwierig bzw. unmöglich. Nur kurzfristige Röntgenkontrollen können helfen, diese Frage zu klären.

URBAN (1955) beschrieb bei neuropathischen Kindern primäre, rein funktionelle Spasmen, die er als affektbedingt auffaßte, etwa als Ausdruck der Ablehnung unerwünschter Speisen oder als Protestaktion. Das Wechselspiel der Erscheinungen ermöglicht die Unterscheidung gegenüber organischen Stenosen.

Ein langdauernder rezidivierender Spasmus an derselben Stelle ist immer verdächtig auf mechanische oder thermische Irritationen durch Fremdkörper, eine Verletzung, ein Ulkus oder dgl.

Störungen der Motilität

Die *Motilität* der Speiseröhre wird durch einen Tonusverlust beeinträchtigt. In Fällen schwerer Atonie sieht man daher ein Sistieren der Ösophagusaktivität oder auch ungeregelte Kontraktionsbewegungen. Zwischen normalem und pathologischem Verhalten gibt es keine klare Grenze.

BROMBART (1956) beschrieb eine Sonderform der Motilitätsstörungen, sog. *sekundäre Kontraktionen,* die auf einen unbekannten Reiz hin erfolgen. Sie bestehen in einer zirkulären Kontraktion, die sich von der Speiseröhrenmitte aus oral- und aboralwärts ausbreitet, bis der ganze Ösophagus kontrahiert ist. Wenige Sekunden später kommt es dann wieder zu einer normalen Erschlaffung. Dieses Verhalten wird auch von manchen Autoren als Spasmus bezeichnet (TESCHENDORF 1928, BUCHTALA u. FUCHS 1952, KRETZSCHMAR 1978).

Bei *Koordinationsstörungen* der Speiseröhre findet sich ein verlangsamter Transport und ein Breipendeln mit gelegentlicher Aspiration. Pendelbewegungen allein sind jedoch auch bei gesunden Neugeborenen und jungen Säuglingen nichts Ungewöhnliches und die Grenzen zum pathologischen Verhalten oft fließend. Die verminderte Aktivität des Ösophagus äußert sich in einer reduzierten Transportleistung, die sich bis zum völligen Fehlen der Peristaltik steigern kann. Der Kontrastbrei bleibt dann über lange Zeit hin bewegungslos in der Speiseröhre liegen (SIEWERT u. Mitarb. 1976).

Achalasie

Die Bezeichnung „Achalasie" hat heute weitgehend alle anderen Synonyme, wie idiopathische Ösophagusdilatation, kardiotonische Ösophagusdilatation, Kardiospasmus, funktioneller Megaösophagus, Sclerosis cardiae usw. ersetzt, weil nach allgemeiner Überzeugung der wichtigste pathophysiologische Mechanismus in einer erworbenen Störung der Kardia*öffnung* besteht. Allerdings bleibt bis jetzt umstritten, ob dies für *alle* Fälle zutrifft (ROTH 1974) (Abb. 3.**97**).

Beim seltenen „Megaoesophagus congenitus" der jungen Säuglinge wird eine primäre Agenesie, evtl. Hypoplasie der Ganglienzellen des Plexus myentericus diskutiert (GROB 1957, BETTEX u. SCHÄRLI 1966, SCHUMANN 1968). Dabei vergleicht man diesen Zustand mit der Hirschsprungschen Krankheit (Aganglionose des Dickdarmes). Bei älteren Kindern mit nachgewiesener Achalasie reichen gelegentlich die Symptome bis in die Säuglingszeit zurück, so daß man annehmen kann, daß die Erkrankung sehr früh begonnen hat. DEVENS u. NEUHÄUSER 1964 schlugen daher vor, beim Kinde „Megaösophagus" und „Achalasie" aus Gründen unterschiedlicher Ätiologie zu trennen. Alle diesbezüglichen Erörterungen fanden aber keine ungeteilte Zustimmung. Auch

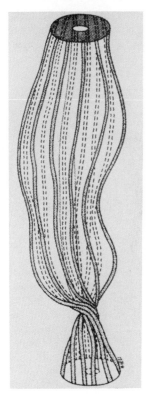

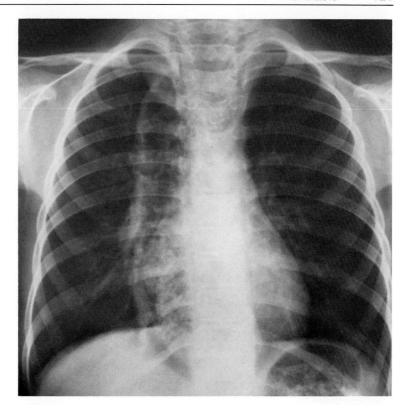

Abb. 3.97. Öffnungslähmung der Speiseröhre (Achalasie), Schematische Darstellung nach *Stelzner* u. *Lierse*
Vollständige Lähmung des Ösophagus. Die Speiseröhre ist zu lang. Es fehlt dem Gesamtorgan die Fähigkeit, die verschraubt liegenden Faserzüge zu überwinden. Der Dehnverschluß kann sich nicht mehr öffnen.

Abb. 3.98 (oben rechts). **Achalasie**
Armdicker, stark verbreiterter und mit Speiseresten angefüllter Ösophagus, der den Mittelschatten rechts weit überragt. Die Konturen des Gefäßbandes und des Vorhofbogens sind überlagert. – 8jähriges stark abgemagertes Mädchen. Seit zwei Jahren Regurgitation unverdauter Nahrung. Nachts Husten, offenbar durch Überlauf des stagnierenden Ösophagusinhaltes in das Tracheobronchialsystem.

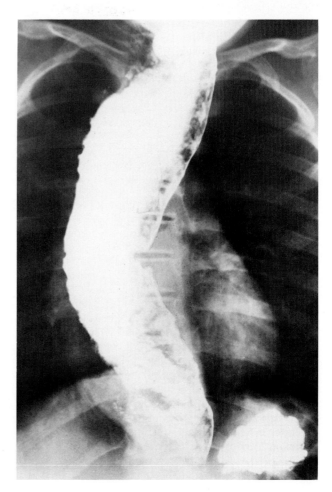

Abb. 3.99. Achalasie
Dasselbe Kind wie in Abb. 3.**98**. Stark erweiterter atonischer Ösophagus, der reichlich Speisereste enthält. Nur spärlicher Kontrastmittelabfluß in den Magen.

über eine familiäre Häufung ist berichtet worden (THIBERT 1965). YANAGISAWA 1966 fand bei 4 Kleinkindern mit Achalasie Knorpeleinschlüsse in der distalen Ösophaguswand und vermutete einen Zusammenhang mit der Krankheit. Aufgrund seiner Beobachtungen stellte er diesen „infantilen Typ" mit Beginn der Symptome in der Säuglingszeit dem „adulten Typ" (Beginn im späten Kindesalter) gegenüber (ASCH u. Mitarb. 1974).

Für die Achalasie im engeren Sinne werden heute morphologisch faßbare Läsionen des N. vagus oder seiner intramuralen Plexus gefordert (WANKE 1973), gleichgültig, ob die Schädigung zentral oder peripher erfolgt ist. Histologisch hat man in zahlreichen Fällen eine signifikante Reduktion sowie Degenerationserscheinungen und Zerstörungen der intramuralen Ganglienzellen gefunden. Ob die nachgewiesenen Veränderungen durch infektiöse, toxische oder andere Schädigungen bedingt sind, ist noch unklar. Auch sind die zeitlichen Beziehungen zwischen histologischen Befunden und Funktionsstörungen nicht geklärt. Unsicher bleibt also, ob die Nervenzellschädigung primärer oder sekundärer Natur ist (ALNOR 1959).

Bei Erwachsenen ist die Achalasie nach dem Karzinom die häufigste Speiseröhrenerkrankung. BLAHA (1967) behauptete, daß die Achalasie 15% aller Ösophaguserkrankungen ausmacht. Sie tritt meist zwischen dem 30. und 50. Lebensjahr auf. Aus großen Statistiken ergibt sich, daß nur 4% aller Fälle Kinder betreffen (SWENSON 1963) und die Krankheit bei Säuglingen außerordentlich selten ist (ASTLEY 1954, REDU u. BAUER 1963, RIEKE 1966).

Trotz vieler Untersuchungen und Spekulationen ist die Ätiologie dieser Erkrankung bis heute nicht bekannt, vielleicht auch nicht einheitlich. Es werden kongenitale, nervöse, psychische, endokrine und toxische Faktoren, die vegetative Dystonie und sogar Auto-Sensibilisierungsvorgänge diskutiert. Oft sind es psychische Traumen, ein Schreck (STIERLIN 1916, BERG 1931) oder ein Unfall, die die ersten akuten Beschwerden auslösen. In anderen Fällen scheinen thermische oder mechanische Schädigungen zugrunde zu liegen. Zweimal sahen wir die ersten Symptome während einer unerwünschten Schwangerschaft. Bei einem sensiblen 7jährigen Kinde unserer pädiatrischen Patienten begannen die Beschwerden unmittelbar nach einer Adenotomie. IMDAHL (1963) wies darauf hin, daß die Achalasie während des Krieges doppelt so häufig beobachtet wurde wie in der Nachkriegszeit. Wird die Krankheit durch einen psychischen Schock ausgelöst, so treten die retrosternalen krampfartigen Schmerzen meist plötzlich auf. Bei vielen Kranken entwickeln sich jedoch die Symptome allmählich ohne ein nach-

weisbares akutes Ereignis. Dabei sind Schluckschwierigkeiten, in späteren Stadien müheloses Regurgitieren großer unverdauter Speisemengen typisch. Einige Autoren warnen davor, seelischen Traumen in der Ätiologie ein *zu* großes Gewicht beizumessen (STARK 1952, IMDAHL 1963, VANTRAPPEN 1974).

Bei der Achalasie erweitert und verlängert sich der Ösophagus oft in grotesker Weise. Dabei kann man bekanntermaßen entsprechende Instrumente meist ohne jeden Widerstand durch das sich nicht öffnende Abschlußsegment in den Magen einführen. Von einem „Spasmus" ist nichts zu bemerken. Zwar ist nach BLAHA u. REEH 1967 die Abschlußzone kürzer (2,4 cm) als die einer normal tonisierten Speiseröhre, der Druck jedoch normal.

Bei unvollständiger Lähmung der Ösophagusmuskulatur können beim Schlucken aufkommende peristaltische Kontraktionen gelegentlich eine mühsame Öffnung des Abschlußsegmentes auslösen. Injiziert man einem Kranken mit einer kompletten Speiseröhrenlähmung ein *Acetylcholinderivat* – wie etwa *Bethanechol* bzw. *Urecholine* –, so erhält das Organ vorübergehend seinen Tonus zurück, und kontrahiert sich, sodaß sich beim Schlucken auch das Abschlußsegment öffnet.

Unverständlich erscheint zunächst die Tatsache, daß die gelähmte Speiseröhre oberhalb des Abschlußsegmentes oft eine ausgesprochene Muskelwand*hypertrophie* entwickelt. Man faßt sie heute als Folge auxotonischer Muskelkontraktionen auf. Wird nämlich durch das Auffüllen der Speiseröhre die Muskelwand gedehnt, so zieht sie sich kurzfristig „auf der Stelle tretend" wieder reflektorisch zusammen. Sie ist jedoch nicht in der Lage, eine echte peristaltische Welle zu organisieren. Bei der Öffnungslähmung ist immer die gesamte Speiseröhre betroffen. Das Organ ist zu lang, es kann sich nicht mehr verkürzen, die Muskelfasern im Bereich des Abschlußsegments verharren in Abschlußstellung, es fehlt dem Gesamtorgan der Schwung, die Aktion dieser verschraubt liegenden Fasern zu überwinden.

Klinisch stehen in zunehmendem Maße Schluckbeschwerden im Vordergrund der Symptome. Die Kranken lokalisieren ein Stenosegefühl oder krampfartige Schmerzen in die Gegend des Processus xyphoideus oder aber höher hinter das Brustbein. Manchmal fließen ihnen die eingenommenen Speisen beim Bücken ohne jegliche Brechneigung wieder aus dem Munde heraus. Es existiert ein erheblicher Foetor ex ore. In fortgeschrittenen Fällen enthält das Erbrochene noch Nahrungsreste früherer Mahlzeiten. Im Laufe der Jahre können die Patienten stark an Gewicht abnehmen und der Inanition verfallen. Spontane Besserungen kommen vor. Anfangs ist die Passage nur für festere Speisen, später auch für breiige

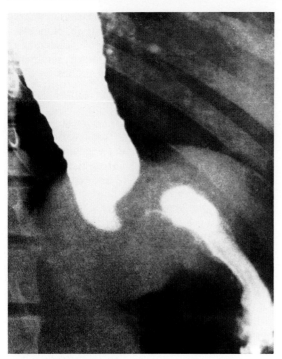

Abb. 3.100.   Achalasie
Erweiterung und Schlängelung der Speiseröhre. Randkon-
turen bogig begrenzt. Kardiagegend spindelig zugespitzt.
Es tritt nur wenig Kontrastbrei in den Magen über. –
29jährige Patientin, die seit einem Jahr über zunehmende
Schluckbeschwerden klagt.

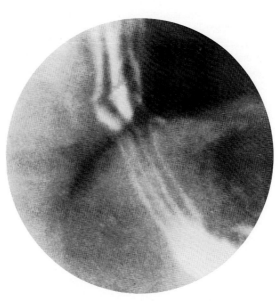

Abb. 3.101.   Kardiafalten bei Achalasie
Dieselbe Patientin wie in Abb. 3.100. Es gelingt, einwandfreie Schleimhautfalten in der Kardiagegend darzustellen
und somit die Gutartigkeit der Stenose zu beweisen.

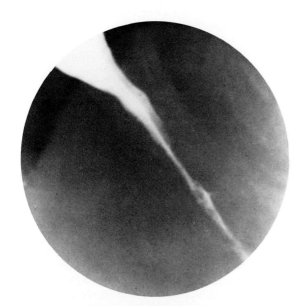

Abb. 3.102.   Achalasie, Höhepunkt
Hochgradige Ösophaguserweiterung mit hartnäckigem
Kardiaverschluß bei einer 36jährigen Patientin mit
Schluckbeschwerden. Beim Bücken fließen ihr gelegent-
lich Speisen in den Mund zurück.

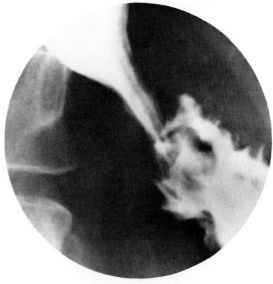

Abb. 3.103.   Achalasie, „Lösung"
Dieselbe Patientin wie in Abb. 3.102. – Der hartnäckige
Kardiaverschluß löste sich schlagartig nach Einatmen von
Amylnitrit.

und flüssige Nahrung behindert. Psychische Spannung verstärkt die Dysphagie. Durch Überlauf von Nahrung in die Luftröhre, insbesondere während des Schlafens, kommt es – bevorzugt bei Kindern – zu Hustenattacken und zur Aspiration mit einer Kette von Lungenkomplikationen. Werden Kleinkinder oder gar Säuglinge betroffen, so kann die Ernährung gefährdet, ja sogar die Flüssigkeitszufuhr beeinträchtigt sein. Eine erhebliche körperliche Retardierung ist die Folge, eine faltige Haut durch Dehydratation die Regel.

Schon auf Thoraxaufnahmen erkennt man in fortgeschrittenen Fällen typische Veränderungen, nämlich einen infolge der Ösophaguserweiterung verbreiterten Mittelschatten, wobei die dilatierte und prall gefüllte Speiseröhre die Herz- und Gefäßkontur nach rechts weit überragt und auch innerhalb des Herzschattens links sichtbar sein kann (Abb. 3.**98**). Im Seitenbild ist das Retrokardialfeld verschattet und die Trachea bogig nach vorn verlagert. Solche Befunde werden leicht für Mediastinaltumoren gehalten. Es kommt vor, daß eine derartig erweiterte Speiseröhre mehrere Liter Flüssigkeit enthält.

Bei der Kontrastuntersuchung klärt sich die Situation auf (Abb. 3.**99**). Die Bariumaufschwemmung sackt langsam in einen weiten, mit nicht schattengebenden Substanzen angefüllten Schlauch, verteilt sich in breiten Straßen und sammelt sich schließlich vor der Kardia an, wo sie oft stunden-, ja tagelang liegenbleibt. Von einer Faltenzeichnung ist nichts mehr zu sehen, vielmehr findet sich eine inhomogene bröckelige oder zähe Masse von retinierten Speiseresten, die die Schattenintensität des Ösophagogramms beeinträchtigt und Aufhellungen in der Kontrastfüllung hervorruft (Abb. 1.**33**). Die Konturen des Ösophagus sind, soweit sie überhaupt zur Darstellung kommen, meist wellig, aber doch einigermaßen scharfrandig. Zuweilen sieht man eine grobe Zähnelung als Ausdruck einer Verdickung der Schleimhautfalten bzw. der spiraligen Anteile des Muskelschlauches. Die kaudale Begrenzung setzt sich spindelig gegen die Kardia ab.

Von größter Bedeutung ist der Nachweis *einwandfreier Schleimhautfalten innerhalb der Kardia* (Abb. 3.**100** u. 3.**101**). Sind sie schmal und zart und laufen sie gestreckt bis in den Fornix des Magens hinein, so ist der Beweis erbracht, daß es sich um einen anatomisch gesehen *gutartigen* Prozeß handelt, der auch in den meisten Fällen auf entsprechende Therapie reagieren wird. Dies ist nicht regelmäßig der Fall und erklärt sich aus der Tatsache, daß langdauernde Retentionen schließlich zu entzündlichen und narbigen Veränderungen auch in der Umgebung der Kardia führen (Periösophagitis), die dann durch eine Dehnung natürlich nicht beseitigt werden können. Auf dem Boden derartiger Entzündungen ist die Entwicklung von Karzinomen beobachtet worden.

Zur genauen Beurteilung der Kardia ist es angebracht, durch eine Spülbehandlung die Nahrungsreste möglichst vollständig aus dem Ösophagus zu entfernen, so daß die Untersuchung unter günstigeren Voraussetzungen stattfinden kann.

Neben der Öffnungsfunktion der Kardia ist auch regelmäßig die Motilität der Pars thoracica der Speiseröhre gestört und nur im oberen Teil noch einigermaßen erhalten. Die Durchleuchtung und die Röntgenkinematographie zeigen eine verminderte und unkoordinierte Peristaltik. In fortgeschrittenen Fällen mit ausgeprägter Dilatation kommt es zu einer vollständigen motorischen Lähmung. Die Magenblase fehlt oder ist klein. Die Passage erfolgt schubweise durch den fadendünnen, schwanzartigen terminalen Abschnitt. Nur selten tritt bereits der erste Schluck ungehindert in den Magen über, häufig muß man lange Zeit geduldig warten. Das unterste Segment öffnet sich erst dann, wenn der Druck der Bariumsäule eine kritische Höhe erreicht hat und schließt sich wieder, sobald der Druck unter diesen Wert absinkt. Gelegentlich helfen kleine Kunstgriffe, die die Kranken meist schon an sich selbst ausprobiert haben. Tiefes Ein- und Ausatmen, Lagewechsel und vor allem die Erhöhung des intrathorakalen Druckes durch Pressen bei geschlossener Glottis lösen unter Umständen vorübergehend den hartnäckigen Verschluß. Mehrmaliges Nachschlucken von Speichel oder irgend einer Flüssigkeit kann die Peristaltik anregen. In einzelnen Fällen öffnet sich die Kardia beim Einatmen von *Amylnitrit*. Es ist daher vorteilhaft, die Wirkung dieser Maßnahmen unter Durchleuchtungskontrolle zu beobachten, um im geeigneten Augenblick den gut gefüllten Stenosekanal im Reliefbild gezielt festzuhalten. Spasmolytika dagegen, wie z. B. Atropin, haben keinerlei Wirkung auf das Verschlußsegment (Abb. 3.**102** u. 3.**103**).

Für klinische Zwecke hat sich die Einteilung in drei Phasen bewährt:

Anfangs ist der Ösophagus bezüglich seines Kalibers noch fast normal, aber die Kardia öffnet sich verzögert und schließt sich bereits wieder, bevor sich der gesamte Inhalt entleert hat. Die Luftmenge im Magen ist *nicht* reduziert, klinisch bestehen nur minimale Symptome. Die Röntgendiagnose ist in diesem Stadium noch unsicher.

Im *zweiten Stadium* dilatiert der thorakale Ösophagus, und der abdominelle Abschnitt erscheint bereits fadenförmig eng. Die normale Peristaltik ist verschwunden, sie wird durch unkoordinierte Wandbewegungen ersetzt. Die ösophageale Stase ist bereits ausgeprägt. Nur unter Druck eines erheblich aufgefüllten Ösophagus öffnet sich die Kardia. Die Magenblase ist klein, oder sie fehlt. In dieser Phase ist es schwierig, eine Achalasie gegen ein stenosierendes Karzinom oder eine peptische Stenose abzugrenzen.

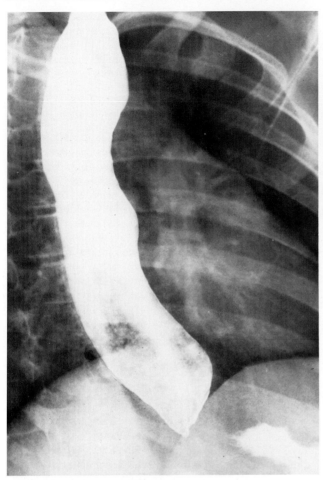

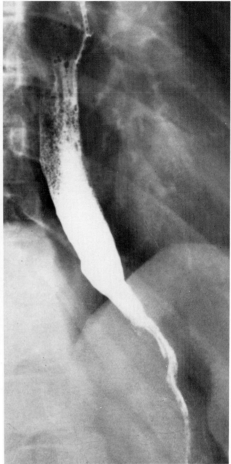

Abb. 3.104.   Achalasie, vor Behandlung
Sehr weiter, atonischer Ösophagus mit Speiseresten. Trotz
praller Auffüllung mit Kontrastbrei fließt nur wenig Kontrastbrei
in den Magen ab. Keine Magenblase. – 12jähriges Mädchen.
Abmagerung, Regurgitation unverdauter Nahrung.

Abb. 3.105 (oben rechts).   **Achalasie, nach Behandlung**
Dasselbe Kind wie in Abb. 3.104. – 4 Monate nach Spreizbe-
handlung ist die Speiseröhre nur noch gering erweitert, die
Passage durch den distalen Ösophagus nicht mehr behindert.
Ausreichend Magenluft nachweisbar. Gute Gewichtszu-
nahme, keine Beschwerden.

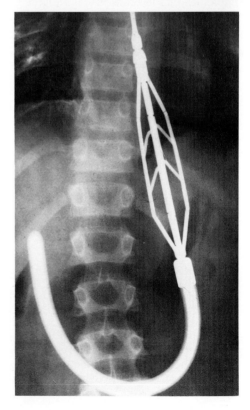

Abb. 3.106.   Starksches Dilatatorium
Starksches Dilatatorium in gespreiztem Zustand im unteren
Ösophagusbereich und im Magen. Der Führungsschlauch hat
sich in Richtung Magenausgang eingestellt. – 13jähriges Kind.

Im *Endstadium* kann der thorakale Ösophagus eine monströse Dilatation erfahren. Er ist dann mit stagnierenden Nahrungsresten prall gefüllt, wölbt sich über das Mediastinum seitlich nach rechts vor und verursacht verwirrende Thoraxbilder. Die Erweiterung ist mit einer Verlängerung und Schlängelung verquickt, so daß das terminale Segment sich rechtwinkelig gegenüber dem übrigen Ösophagus abknickt. Die Ösophaguswand ist wie ein weiter schlaffer Sack atonisch und bewegungslos. Gelegentlich führen ungeordnete, oberflächliche Kontraktionen zu einer partiellen Verengung. Um eine Öffnung der Kardia zu erzielen, werden zuweilen 1 Liter und mehr Barium benötigt. Zu diesem Zeitpunkt entleert sich die Speiseröhre nie mehr vollständig.

Die Dehnung mit dem Starkschen Dilatatorium (1914) bringt nur zu Beginn der Erkrankung eine schlagartige Besserung. Selbst bei unseren Kindern waren die Erfolge nicht anhaltend. In allen Fällen kam es nach 3 bis 6 Jahren wieder zu Rezidiven. Anstelle des Starkschen Dilatators haben WIENBECK u. MARTINI (1967), und WIENBECK u. HEITMANN (1973) einen pneumatisch betriebenen Dilatator angewandt und damit das Risiko erheblich herabgesetzt.

Der Eingriff wird am besten unter Durchleuchtungskontrolle vorgenommen. Nur so läßt sich die Führungssonde dirigieren und der Dilatator in die exakte Position bringen. Auch operative Eingriffe im Sinne einer Myotomie (Hellersche Operation 1914) oder einer Gastroösophagostomie sind empfohlen und in Frühstadien erfolgreich durchgeführt worden.

Röntgenologische Nachuntersuchungen sind erforderlich, um den Behandlungserfolg zu kontrollieren und um Rezidive rechtzeitig zu erfassen. Das Kontrastmittel soll bei gutem Ergebnis ohne nennenswerte Behinderung die Kardia passieren und der erweiterte Ösophagus sich in einigen Wochen normalisieren. Mit der Möglichkeit einer Refluxösophagitis als Folge einer artefiziell erzeugten Kardiainsuffizienz muß gerechnet werden (Abb. 3.**104**–3.**106**).

Störungen der autonomen Innervation (häufig durch geburtstraumatische Schädigungen) können bei Neugeborenen und jungen Säuglingen zu einer Beeinträchtigung des Kardiaspiels führen und eine *vorübergehende Achalasie* bzw. einen Kardiospasmus erzeugen. Die Ösophagusdilatation ist dabei nicht erheblich. Man findet Ernährungsschwierigkeiten. Die Kinder erbrechen wiederholt beim Füttern, wobei das Erbrochene zusätzlich durch die Nase ablaufen kann. Legt man während des Flaschentrinkens längere Pausen ein, so bildet sich die Brechneigung zurück.

Röntgenologisch sieht man einen weiten, prall gefüllten Ösophagus und eine verschlossene Kardia. Erst nach einigen Minuten erfolgt deren Öffnung und der schubweise Abfluß des Kontrastmittels in den Magen. Die Speiseröhre bleibt aber längere Zeit prall gefüllt. Auf Atropinbehandlung hin erzielt man gute Erfolge. Auch eine einmalige oder wiederholte Bougierung kann die Störung beseitigen. Kontrollen nach einigen Wochen zeigen einwandfreie Verhältnisse. Ein Übergang dieser kurzdauernden „Achalasie" in die Erwachsenenform ist nicht bekannt geworden. In der Beurteilung der röntgenologisch faßbaren Veränderungen, vor allem der Breitenretention im Ösophagus, ist Vorsicht geboten, weil die Grenzen zum normalen Verhalten fließend sind.

Differentialdiagnostisch ist bei Kindern immer an die kongenitale Ösophagusstenose mit prästenotischer Dilatation zu denken, die sich fast stets *oberhalb* des Zwerchfells lokalisiert. Die Peristaltik bleibt dabei erhalten, meist ist sie sogar verstärkt.

Über eine symptomatische Form der chronischen Achalasie mit neurotoxischer Zerstörung der parasympathischen Ganglienzellen – speziell des Plexus myentericus – durch das Trypanosoma *Cruci* berichtete KÖBERLE (1967). Die Erkrankung, die durch eine Raubwanze übertragen wird, wurde 1908 von CHAGAS erstmals in Brasilien beobachtet und beschrieben. In der ersten akuten Phase geht die Infektion mit Fieber, generalisierten Ödemen, Lymphknotenschwellungen sowie Leber- und Milzvergrößerungen einher. Ein Teil der Kranken stirbt an einer diffusen Meningoenzephalitis, ein anderer an Herzversagen (Myokarditis). Die Letalität beträgt etwa 10%. Erst in der chronischen Phase treten Schluckstörungen im Sinne einer Achalasie auf. Über einschlägige Beobachtungen haben DA SILVA u. Mitarb. (1973) berichtet.

Ösophagitis

Über die Häufigkeit der Ösophagitis gibt es keine zuverlässigen Angaben, weil nur akutere Formen mit typischen Beschwerden einherzugehen pflegen. Prinzipiell unterscheidet man die *primären* Entzündungen von den *sekundären,* die sich als Komplikation anderweitiger Erkrankungen einstellen. Dabei können die Symptome der Grundkrankheit derart im Vordergrund stehen, daß die Beteiligung der Speiseröhre völlig übersehen wird.

Ursächlich kommen sowohl bei den *akuten* als auch den *chronischen* Formen „infektiöse", „chemische" und „mechanisch-physikalische" Schäden in Betracht.

Akute Ösophagitis

Eine *akute katarrhalische Ösophagitis* kann auf *infektiösem Wege* durch das Übergreifen entzündlicher Prozesse der Nachbarorgane entstehen, etwa bei einer Pharyngitis, Tonsillitis, einem Nasen-Rachen-Infekt, einer Tracheobronchitis. Sie kann aber auch ebensogut Ausdruck der *hämatogenen Streuung* im Gefolge einer Pneumonie, Grippe, Peritonitis, Sepsis, Meningitis oder einer Pyelonephritis sein. Unter den *chemischen Reizen* spielen neben Säuren und Laugen auch Medikamente (TEPLICK u. Mitarb. 1980), vor allem der Reflux von Magen-Duodenal-Saft bei gleitenden Hiatushernien (Refluxösophagitis) eine entsprechende Rolle. Nähere Einzelheiten sind in den Kapiteln „Verätzungen" bzw. „Hiatushernie" aufgeführt. Als *mechanisch-physikalische* Ursachen sind vor allem Fremdkörper, wie Knochensplitter und Fischgräten, zu erwähnen, ferner der Reiz von Magensonden bei künstlicher Ernährung, das Trinken brühheißer Flüssigkeiten (Abb. 3.**107**), der Einfluß von Äthernarkosen sowie schließlich die unvermeidlichen Schleimhautreaktionen der Speiseröhre nach strahlentherapeutischen Maßnahmen im Bereich des Brustraums (Abb. 3.**108** u. 3.**109**).

Chronische Ösophagitis

Die *chronischen Formen* der Ösophagitis werden ihrer meist geringfügigen klinischen Erscheinungen wegen sicherlich für wesentlich seltener gehalten als sie in Wirklichkeit sind (HENNING 1949). Sie können sich aus akuten Formen entwickeln. Häufig sind sie jedoch Ausdruck eines bakteriellen, chemischen bzw. mechanisch-physikalischen Dauerschadens. Als solche kommen chronische Nasennebenhöhlenaffektionen, Emphysembronchitiden sowie die verschiedenen Formen der Mediastinitis einschließlich der Spondylitis in Frage. Auch die Einwirkung feinsten Metall- oder Porzellanstaubs bei Schleifern wurde in diesem Zusammenhang erwähnt. In der Mehrzahl der Fälle sind es jedoch irritierende Speisen oder Genußmittel wie scharfe Gewürze, konzentrierte Alkoholika, Nikotin in Form von Rauchwaren oder Kautabak, schließlich der Genuß übermäßig heißer oder kalter Speisen bzw. Getränke.

REHDER hat bereits 1924 darauf hingewiesen, daß zahlreiche Menschen durch Gewöhnung in der Lage sind, Temperaturen zwischen 55 und 85 Grad im Mund, im Rachen und in der Speiseröhre zu ertragen. Er war der Ansicht, daß diese Unsitte, die zwangsläufig zu einer „Brühösophagitis" führen würde, zugleich auch eine der häufigsten Ursachen für die Entstehung einer chronischen Gastritis sei.

Daß überdies schließlich auch chronische Stauungszustände bzw. Retentionen in der Speiseröhre bei Achalasie und Narbenstenosen zu einer chronischen Ösophagitis führen können, sei nur am Rande vermerkt.

Pathologisch-anatomisch werden bei der *akuten* Ösophagitis sowohl desquamative als auch exsudative Formen beobachtet. Bei den desquamativen wird die oberste Epithelschicht durch ein leukozytäres Infiltrat von der Unterlage abgehoben, bei den exsudativen ist meist auch die Tela submucosa mitbeteiligt. Es kommt zu lokalisierten oberflächlichen Schleimhautnekrosen mit flachen Geschwüren, die jedoch meist schnell wieder abheilen. Bei den *chronischen* Formen stehen neben lymphozytär-plasmazellulären Infiltraten vor allem Schleimhauthyperplasien und Sklerosen aller Wandschichten sowie schließlich die Ausbildung von Leukoplasien im Vordergrund.

WÜNDISCH u. ELSTER (1970) haben sich anhand eines nicht ausgesuchten Sektionsmaterials noch einmal eingehend mit der Ösophagitis beschäftigt. Unter 103 Fällen konnten 48mal zelluläre Infiltrationen der Tunica propria festgestellt werden, darunter 42, die als sichere Entzündungen anzusprechen waren. Es wurden oberflächliche, nekrotisierende und chronische Formen unterschieden. In mehr als der Hälfte der Fälle wurde als führender pathogenetischer Faktor eine mechanische Ursache (Magenschlauch, Ösophagoskopie, Saugbiopsie) ermittelt. Die bevorzugte Lokalisation des Entzündungsprozesses ist das untere Ösophagusdrittel.

Nicht alle Formen der Ösophagitis machen Beschwerden. Stärkere Grade allerdings äußern sich in einem mehr oder weniger uncharakteristischen retrosternalen Schmerz beim Schlucken, der in den Nacken, den Rücken und in die Arme ausstrahlen kann. Meist besteht auch Sodbrennen.

Die *Röntgendiagnostik der Ösophagitis*, die auf den Nachweis von Reliefveränderungen und Funktionsstörungen ausgerichtet ist, sollte ebenso wenig überbewertet werden wie die Gastritisdiagnostik. Zur Vermeidung von Fehlinterpretationen empfehlen sich endoskopische Kontrollen.

Der Patient wird am besten in horizontaler Seitenlage oder in einer horizontalen Schrägposition untersucht. Reliefveränderungen werden durch gezielte Übersichtsaufnahmen festgehalten. In dieser Position läßt sich auch die gestörte Funktion gut beurteilen.

Veränderte atypisch verlaufende Schleimhautfalten und eine wellig gezähnelte Ösophaguswand zeigen sich erst beim Übergreifen des entzündlichen Prozesses auf die Submukosa. Beim Kinde lassen sich infolge der größeren Reaktionsfähigkeit der Ösophagusschleimhaut die durch exogene Schäden entstandenen Entzündungen meist besser und früher erkennen als beim Erwachsenen. Sie betreffen vorwiegend den unteren Speiseröhrenabschnitt. Es zeigen sich anstelle der sonst zarten längsgestellten Falten unregelmäßige, kissenartige Wulstungen, die zu einer Einengung des Lumens führen (Abb. 3.**107**).

Funktionsstörungen geben röntgenologisch oft den ersten Hinweis auf das Vorliegen einer Ösophagitis. Im Stehen erscheint die Kontrastmittelpassage noch regelrecht, der Tonus ist annähernd normal, häufig herabgesetzt, die Peristaltik gering.

Der Patient hat das Empfinden einer Passagebehinderung. Die Speisen werden erst dann weitertransportiert, wenn der nächste Bissen geschluckt wird. Die Entleerung der Speiseröhre erfolgt verzögert und unvollständig. Das Kontrastmittel bleibt längere Zeit im Vestibulum gastrooesophageale liegen. Funktionsstörungen sollen nach ROTH (1964) für die Diagnose beweiskräftiger sein als Schleimhautveränderungen, die im Frühstadium einer Ösophagitis fehlen bzw. noch nicht nachweisbar sind.

Ösophagusulzerationen ohne erkennbare Ursache, etwa durch Reflux, sieht man gelegentlich als unerwartete Läsion bei der Autopsie von Säuglingen, bei denen zu Lebzeiten eine Hämatemesis bestand. Diese Ulzerationen sind fast immer so flach, daß ihre röntgenologische Darstellung nicht gelingt, es werden lediglich sekundäre Phänomene wie lokale Spasmen beobachtet. Die Pathogenese dieser Ösophagitis ist nicht bekannt. Gewöhnlich wird sie als ein zusätzliches Symptom nach geburtstraumatischen Hirnschädigungen und subduralen Hämatomen aufgefaßt. Bei älteren Säuglingen und Kindern kann sie sich auch bei Hirntumoren, bulbärer Poliomyelitis, Meningitis oder Enzephalitis entwickeln. Ein Säugling und ein Kleinkind mit einer Hämatemesis ohne Reflux sollte daher stets sorgfältig neurologisch untersucht werden.

An dieser Stelle müssen auch die allerdings selten auftretenden infektiösen Granulationsgeschwülste, wie die Tuberkulose, die Lues, die Aktinomykose und die Lymphogranulomatose, genannt werden (SCHREIBER u. Mitarb. 1977). Sie kommen in Form von Geschwüren, Infiltraten, Phlegmonen bzw. tumorartigen Knoten vor und lassen sich röntgenologisch nicht näher gegeneinander abgrenzen.

Tuberkulöse Entzündungen der Speiseröhre werden nur bei ganz schweren Lungentuberkulosen beobachtet. Meist handelt es sich um eine Inokulationsinfektion oder eine hämatogene Metastase, seltener um den Einbruch eines tuberkulös infi-

zierten Lymphknotens in die Speiseröhre oder ein Übergreifen per continuitatem von der Mundhöhle aus. Die typische Manifestation ist das Geschwür. Es ist flach, meist schmierig belegt und zeigt überhängende zerklüftete Ränder. Diffuse stenosierende Infiltrate sind selten.

Röntgenologisch wurden tuberkulöse Veränderungen der Speiseröhre von FLEISCHNER (1928), PRESSER (1934), KESZTLE (1963), WENZ (1969) und HEUCK (1973) beschrieben. Sie erinnern in ihrer Symptomatologie an die tuberkulösen Geschwüre des Dünn- bzw. des Dickdarms.

Bei der *Lues* handelt es sich meist um ulzerierende Gummen, die sich in Form scharf ausgestanzter Geschwüre oder narbiger Stenosen darstellen. Röntgenologische Beobachtungen liegen von ENGLSTAD (1932), BAUMANN (1949) sowie von WILCOX u. Mitarb. (1950) vor. Die von BAUMANN veröffentlichte Beobachtung erinnert an eine Ätzstenose.

Eine *Aktinomykose* und *Lymphogranulomatose* greift meist von den Nachbarorganen auf die Speiseröhre über. Röntgenologisch finden sich Wandstarren bzw. beim Durchbrechen der Schleimhautoberfläche Ulzerationen, die an maligne Neoplasmen erinnern. Wir selbst beobachteten bei einer Patientin mit einer histologisch nachgewiesenen generalisierten *Lymphogranulomatose* das Auftreten eines ulzerösen Prozesses im oberen Speiseröhrendrittel. Die Veränderungen bildeten sich auf Röntgentherapie hin schlagartig zurück, traten dann aber drei Wochen später an umschriebener Stelle in Form einer Ulzeration wieder auf. Schließlich resultierte eine narbige Stenose, die mehrfach bougiert werden mußte. Die Patientin starb, die Sektion wurde verweigert (Abb. 3.**108** u. 3.**109**).

Über eine ungewöhnlich seltene Lokalisation eines *Morbus Crohn* im unteren Ösophagusdrittel berichteten HEFFERNON u. KEPKAY (1954), ACHENBACH u. Mitarb. (1956), TURINA u. Mitarb. (1968) sowie VOGT-MOYKOPF u. WANKE (1970). Es fanden sich bei der Röntgenuntersuchung stets neoplasmaverdächtige Stenosen, die sich dann histologisch als Morbus Crohn verifizieren ließen.

Candida-Ösophagitis, Moniliasis

Ein *Soorbefall der Speiseröhre* kann nach einer exogenen Infektion als primäre Mykose, häufiger aber als sekundäre Candidiasis durch Aktivierung fakultativ pathogener Pilze im Mundraum auftreten. Die Entwicklung vom Soorpilzbefall des Gesunden zur Candidamykose erfolgt meist im Verlauf schwerer konsumierender Erkrankungen (Hämoblastosen, fortgeschrittene Karzinome, Endokarditis, akutes Nierenversagen usw.), oder nach therapeutischen Maßnahmen, die das zelluläre und humorale Abwehrsystem schwächen

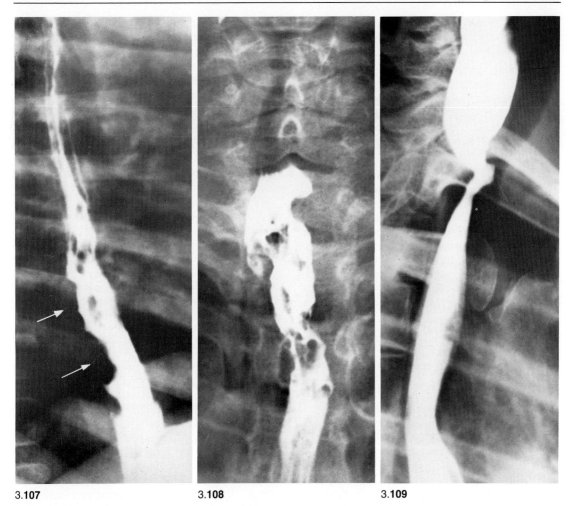

3.107   3.108   3.109

Abb. 3.107. Brühösophagitis
Mächtige entzündliche Schleimhautwulstung in der unteren Speiseröhre an der Hinterwand (Pfeile). Vollständige Rückbildung innerhalb einer Woche ohne jede Narbenbildung. – 2jähriges Kind. Verbrühung des Mundes, des Rachenringes und der Speiseröhre mit heißem Kaffee.

Abb. 3.108. Lymphogranulomatose der Speiseröhre
Große flächenhafte Ulzeration im oberen Drittel der Speiseröhre an der Vorderwand. – 37jährige Patientin mit histologisch gesicherter generalisierter Lymphogranulomatose fast aller Lymphknoten. In letzter Zeit zunehmende Schluckbeschwerden.

Abb. 3.109. Lymphogranulomatose der Speiseröhre nach Bestrahlung
Dieselbe Patientin wie in Abb. 3.108. Auf eine Röntgenbestrahlung hin bildete sich der Prozeß an der Speiseröhre vorübergehend zurück, rezidivierte jedoch in Form eines großen Ulkus, das sich dann unter erneuter Strahlentherapie bis auf Erbsgröße verkleinerte und schließlich narbig abheilte

(Zytostatika, Kortikosteroide, Antibiotika, Tuberkulostatika, Strahlentherapie, Antikörpermangelsyndrom).

Die Patienten klagen meist über heftige, sich rasch verschlimmernde Schluckbeschwerden, über ein retrosternales Brennen oder Schmerzen, die selbst auf Alkaloide kaum ansprechen. Die Sicherung der Diagnose erfolgt klinisch durch den Nachweis zahlreicher Erreger in Gewebe, Blut und Sekreten, in denen sie nicht saprophytär vorkommen, ferner endoskopisch.

1956 berichteten ANDREN u. THEANDER erstmals über Röntgenbefunde bei Soorbefall der Speiseröhre. Es folgten Arbeiten von KAUFMANN (1960), UTHGENANNT (1961), SVOBODA (1964), FRIEDMANN u. TISMER (1968), H. J. KAUFMANN (1970) u. a. Seither ist dieses Krankheitsbild auch in der radiologischen Literatur gut bekannt (KELLER u. HERING 1974).

Solange der Pilz nur die oberflächlichen Wandschichten befällt, die Epithel- und Wandnekrosen vereinzelt und die Pseudomembranen dünn sind, finden sich nur geringfügige Röntgensymptome, ja, sie können sogar trotz eines positiven ösophagoskopischen Befundes fehlen. Erst nach dem Übergreifen auf tiefere Wandschichten, einer Vermehrung der Wandinfiltrationen und Ulzerationen bilden sich charakteristische Röntgensymptome aus. Der Schluckakt ist, außer bei gleichzeitigem Befall des Pharynx, nicht gestört. Man sieht bei Prallfüllung zahlreiche unterschiedlich große, unregelmäßig geformte und begrenzte Kontrastmittelaussparungen. Die Randkonturen sind gezähnelt und wirken angenagt. Das Kontrastmittel kann unter die sich teilweise ablösenden Pseudomembranen eindringen und Doppelkonturen verursachen. Die mykotischen Ulzera stellen sich als multiple Nischen dar. Die geordnete Längsfältelung der Schleimhaut verschwindet und macht einem grobkörnigen spinnwebartigen Reliefbild Platz (Abb. 3.**110**). Die Passage ist verlangsamt, die Peristaltik infolge verminderter Dehnungsfähigkeit der infiltrierten Ösophaguswand streckenweise nicht mehr nachweisbar. In schweren Fällen erscheint die Speiseröhre als ein enges und starres Rohr (Abb. 3.**111**) (BODE 1973).

Die Prognose ist von der Grundkrankheit und der Intensität der spezifischen Behandlung abhängig. Nur bei einer ausgedehnten, alle Wandschichten erfassenden Candida-Ösophagitis bleiben auch nach dem Abklingen der akuten Mykose eine Starre und Stenosierung der Speiseröhre zurück, die an Verätzungsfolgen erinnern (Ho u. Mitarb. 1977).

Bei der *Epidermolysis bullosa dystrophica,* einem autosomal rezessiven Leiden, zeigt sich vom Säuglingsalter ab im Gefolge minimaler Traumata an der Haut eine ungewöhnliche Blasenbildung mit anschließender Narbenentwicklung. Zu den Hautveränderungen gesellt sich häufig eine korrespondierende Schleimhautschädigung im oberen Drittel der Speiseröhre, aus der sich nach und nach eine umschriebene oder tubuläre Enge entwickelt (Abb. 3.**112**). Es resultieren erhebliche Schluckschwierigkeiten und eine Dystrophie. Als Komplikationen sind Nahrungsretentionen, Blutungen, ja sogar Perforationen insbesondere nach Dilatationsversuchen bekannt geworden (BECKER u. SWINYARD 1968, FONKALSRUD u. AMENT 1977).

Eine *Herpes-simplex-Infektion* kann zusätzlich zu Larynxveränderungen bei Neugeborenen und Säuglingen die Speiseröhre befallen. Neben einem oft erheblichen Kehlkopfödem finden sich zellige Infiltrate, Erosionen und Geschwürsbildungen im Ösophagus, die dann später fibrös vernarben und zu Stenosen führen. Klinisch ist das Krankheitsbild durch Fieber, Somnolenz, Atembeschwerden, Speichelfluß, Schluckstörungen und gelegentlich auch Bluterbrechen charakterisiert. Pneumonien sowie Leber- und Milzvergrößerungen können das Bild komplizieren. Über einschlägige Beobachtungen haben unter anderen FELDER-MÜHLETHALER u. KRECH (1960), BECKER-KIPPS u. MCKENZIE (1968) sowie LALLEMAND und Mitarb. (1973) berichtet. Diese seltene, meist generalisierte Primärinfektion bei *nicht immunen* Säuglingen kommt nach SEIFERT (1966) nur dann zustande, wenn der mütterliche Organismus *erstmalig* am Ende einer Schwangerschaft von einer Herpesinfektion befallen wird, so daß den kindlichen Organismus diaplazentar noch keine Antikörper schützen. Beim Erwachsenen sind Herpesinfektionen der Speiseröhre unbekannt.

Verätzungen

Die schwersten Entzündungen der Speiseröhre, die besonders ihrer Folgen wegen gefürchtet sind, werden zweifellos durch chemische Substanzen verursacht. Laugen und Säuren, die von Kleinkindern aus Versehen, von Erwachsenen gelegentlich in suizidaler Absicht getrunken werden, können je nach Konzentration und Menge sowie der

Dauer ihrer Einwirkung schwerste Schleimhaut- und Wandveränderungen hervorrufen. Salzsäure, Schwefelsäure, Oxal- und Essigsäure, sowie Kali- bzw. Natronlauge, Ammoniak, Karbol, Lysol, Chlorzink und Sublimat stellen das Hauptkontingent derartiger Ätzgifte dar. Erfreulicherweise nahm im letzten Jahrzehnt die Zahl der Verätzun-

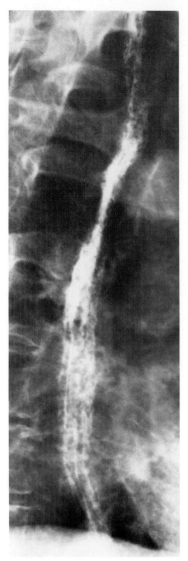 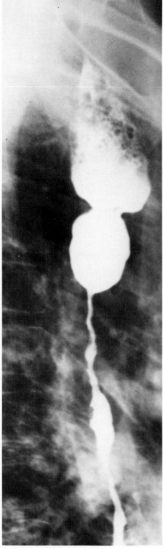 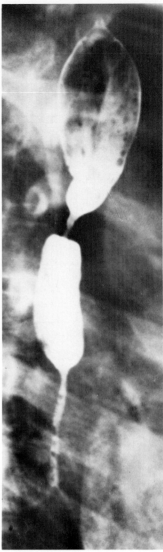

3.110   3.111   3.112

Abb. 3.110. Soorbefall der Speiseröhre
Spinnwebartige Auflagerungen auf der Schleimhaut der gesamten Speiseröhre. Verminderte Elastizität, besonders in der unteren Hälfte. Die längsverlaufenden Falten sind nur noch angedeutet zu erkennen. – 50jährige schwerkranke Patientin mit generalisierter Lymphogranulomatose. Erhebliche Schluckbeschwerden, Anämie.

Abb. 3.111. Ösophagusstenose bei chronischer granulomatöser Candidiasis
Hochgradige röhrenförmige Stenose des mittleren und unteren Drittels der Speiseröhre mit erheblicher prästenotischer Dilatation. – 15jähriges, stark abgemagertes Kind. Krankheitsbeginn im ersten Lebensjahr mit einer Soor-Stomatitis. Vom zweiten Jahr an Pilzgranulome in der Haut. Ab dem zehnten Lebensjahr zunehmende Schluckbeschwerden. Kann seither nur noch Flüssigkeit zu sich nehmen. Jetzt Soorbeläge auf den Lippen, in der Mundhöhle und auf der Rachenhinterwand.

Abb. 3.112. Ösophagusstenose bei Epidermolysis bullosa hereditaria
Zirkuläre Enge der oberen, Streckenstenose der mittleren und unteren Speiseröhre. Prästenotische Dilatation. – 9jähriger Junge, bei dem während der Säuglingszeit und im Kleinkindalter auf leichte Traumen hin ausgedehnte Blasenbildungen der Haut zustande kamen. Seit 3 Jahren zunehmende Schluckbeschwerden, besonders bei fester Nahrung.

gen ab: Den Kindern sind Ätzgifte offenbar nicht mehr so leicht zugänglich, und für Suizidversuche werden heute andere Substanzen bevorzugt.

Die konzentrierten Flüssigkeiten rufen bereits im Mund und Pharynx Verätzungen hervor. In der Regel bleibt die Schädigung der Mundschleimhaut oberflächlich, weil der Kontakt nur kurze Zeit dauert, die Flüssigkeit entweder sofort ausgespuckt oder rasch verschluckt wird. Findet man in der Mundhöhle keine Veränderungen, so ist auch die Speiseröhre selten stärker betroffen. Zeigen sich im Mund bereits Verätzungen, so sind erfahrungsgemäß in mehr als der Hälfte der Fälle auch Verätzungen im Ösophagus vorhanden, von denen wiederum die Hälfte zu Stenosen führt. Durch sofort einsetzenden Würgreiz und Regurgitieren wird die Ösophagusschleimhaut nicht nur beim Schlucken, sondern auch beim Erbrechen der ätzenden Substanz geschädigt. Gelegentlich kommt es zusätzlich zur Aspiration, so daß schwere Entzündungen des Larynx und der Trachealschleimhaut das Krankheitsbild komplizieren.

Die pathologisch-anatomischen Veränderungen bei einer Ösophagusverätzung sind von HALLER u. BACHMANN 1964 sorgfältig studiert worden. Unmittelbar nach der Berührung mit der ätzenden Substanz werden Mukosa und Submukosa des Ösophagus hyperämisch und ödematös. Es bilden sich oberflächliche Ulzerationen, denen bald eine Abstoßung des geschädigten Gewebes folgt. Ist die Verätzung intensiver, so finden sich Entzündungen und Nekrosen in *allen Wandschichten*, allerdings sind Perforationen in das Mediastinum selten. Die stärksten Veränderungen beobachtet man gewöhnlich an den physiologischen Engen und in der distalen Speiseröhre. Der Grund hierfür liegt in der Tatsache, daß die ätzenden Flüssigkeiten während der bukkopharyngealen Schluckphase die obere Hälfte der Speiseröhre meist schnell durcheilen, also quasi durch sie hindurchgespritzt werden. Oberhalb der Kardia hingegen erfolgt physiologischerweise ein gewisser Stopp, währenddessen eine ausgiebige Ätzwirkung stattfinden kann. Bemerkenswert ist dabei die Tatsache, daß aufgrund pathologisch-anatomischer Erfahrungen versehentlich genommene *kleine* Mengen eher die *Speiseröhre* und *größere Mengen* (Suizidversuch) mehr den *Magen* gefährden. Saure Substanzen rufen meist stärkere Zerstörungen im Magen hervor als Laugen, weil Alkalien offenbar durch den Magensaft teilweise neutralisiert werden.

Bei Kindern sind dagegen besonders die Auswirkungen alkalischer Flüssigkeiten im Ösophagus zu fürchten, wo häufig alle Wandschichten einschließlich des lockeren periösophagealen Gewebes geschädigt werden (HÖLLWARTH u. SAURER 1975).

Klinisch stehen neben heftigen Lokalbeschwerden (Würgreiz, Speichelfluß, retrosternaler Schmerz, Schluckschwierigkeiten) vor allem Schockzustände des Kreislaufs im Vordergrund, die besonders bei einer Ösophagusperforation und Mediastinitis sich verstärken.

Eine Thoraxaufnahme orientiert über die Existenz einer Mediastinalverbreiterung (Mediastinitis), eines Pneumomediastinum und eines Pleuraergusses (nach Ösophagusperforation). Es läßt sich ferner damit eine Aspirationspneumonie diagnostizieren, die nach Pharynxverätzungen und entsprechenden Schluckstörungen oder bei Fistelbildungen zwischen Ösophagus und dem Tracheobronchialsystem zustande kommen kann.

Nach dem Abklingen der Mundverletzungen soll man sich über das Ausmaß der Ösophagusschädigung durch eine behutsame Röntgenuntersuchung orientieren. Sie dient nicht nur der Diagnose, sondern auch der Kontrolle der medikamentösen Therapie sowie der Dilatationsbehandlung. Weitere regelmäßige Verlaufskontrollen können die Indikation zu einem eventuell notwendigen chirurgischen Eingriff (Magenfistel, Resektion, Ösophagusersatz) entscheidend beeinflussen.

Frische Verätzungen sind röntgenologisch selten beschrieben worden. Die Untersuchung galt früher als gefährlich, man befürchtete Blutungen und Perforationen.

TESCHENDORF (1928) berichtete über eine frische Sodaverätzung mit wulstig verbreiterten, spiralig verlaufenden Falten, die den ödematös verschwollenen bzw. verschorften Schleimhautkämmen entsprachen. Ähnliche Befunde beschrieben HERMANN (1928), PRÉVÔT (1936), BEUTEL (1938), FROMMHOLD u. Mitarb. (1976).

Heutzutage bestehen bei frischen Verätzungen keine ernstlichen Bedenken mehr gegen die Anwendung von Kontrastmitteln. Allerdings haften sie infolge der starken Sekretion in diesem Stadium schlecht auf der Schleimhaut, so daß die Füllung oft schlierig und aufgefasert erscheint. Es ist zweckmäßig, die Untersuchung in horizontaler Schrägposition mit einem Schluck eines wasserlöslichen Kontrastmittels zu beginnen, um beim Vorliegen von Fisteln den Patienten nicht unnötig zu gefährden, sie aber bald mit Bariumsulfat fortzusetzen (Abb. 3.**113**).

Im Frühstadium sieht man sowohl flächenhafte Ulzerationen als auch markantere Einengungen des Lumens, die sogar gelegentlich einen kompletten Verschluß vortäuschen. Sie sind als Folge des entzündlichen Ödems und lokaler Spasmen aufzufassen (Abb. 3.**114**). Das Ausmaß der durch Ödem, Exsudation und Spasmen bedingten Stenose kann sehr unterschiedlich sein. Wir beobachteten bei einigen Kindern lokalisierte und diffuse Spasmen nach schweren und leichten Ver-

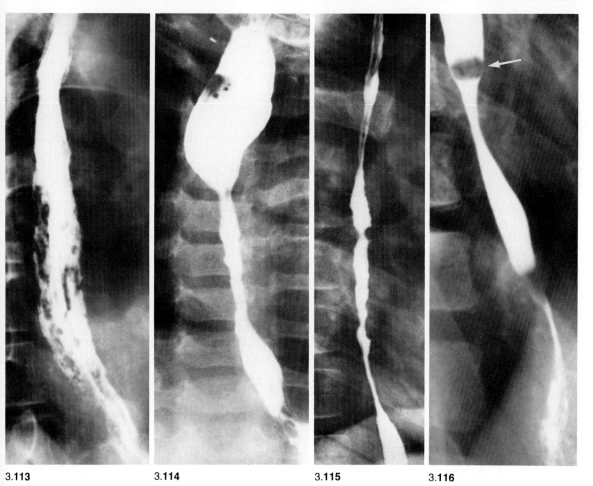

3.113   3.114   3.115   3.116

Abb. 3.113. Frische Ösophagusverätzung
Schleimhautwulstung nach Ösophagusverätzung. Das Kontrastmittel haftet schlecht. Patient hatte vor 10 Tagen Ammoniak getrunken.

Abb. 3.114. Ösophagospasmus nach Verätzung
Die untere Hälfte der Speiseröhre ist spastisch kontrahiert, die Wandkontur unregelmäßig. Erweiterung des oberen Ösophagus mit Nahrungsretention. Während der Durchleuchtung ließ sich die Kontraktionsneigung bei der Breipassage immer wieder nachweisen. – Kleinkind mit Schluckstörungen nach einer Verätzung.

Abb. 3.115. Ösophagospasmus nach Verätzung
Spastisch verengtes Ösophaguslumen mit unregelmäßigen Konturen, die auch nach Lösung des Spasmus bestehenblieben. Es handelt sich offenbar um flachpolypöse bzw. granuläre Wandunebenheiten. – 11jähriges Mädchen. Vor 6 Jahren Ösophagusverätzung mit Essigsäure. Seither häufig Schluckschwierigkeiten.

Abb. 3.116. Ösophagospasmus, Blockade durch einen Kirschkern
Dasselbe Kind wie in Abb. 3.115. – 3 Jahre später wird die Ösophaguspassage nach Verschlucken eines Kirschkernes (Pfeil) für mehrere Tage fast völlig blockiert. Durch die Irritation dieses Fremdkörpers trat ein läsionsbedingter Spasmus in der vorgeschädigten Speiseröhre auf.

ätzungen. Sie blieben lange Zeit bestehen und konnten durch erneute thermische oder mechanische Reize immer wieder reproduziert werden. In einzelnen Fällen kam es sogar zur Einklemmung von Fremdkörpern (Obstkerne) (Abb. 3.**115** u. 3.**116**).

DOMBROWSKI u. KAUFMANN 1966 haben sich angesichts der Erfolge der modernen Steroidtherapie für die frühzeitige Röntgenuntersuchung frischer Verätzungen eingesetzt. Die Autoren berichteten über 19 eigene Beobachtungen und empfahlen auch den Gebrauch von Bariumpräparaten, da sie besonders in eisgekühltem Zustande von den Kranken am wenigsten unangenehm empfunden werden. Bei schwerer Rachenbeteiligung war allerdings gelegentlich die Anwendung dünner Gummi- oder Plastiksonden nicht ganz zu vermeiden.

Entsprechend der Schwere und der Lokalisation der Schädigung unterscheiden DOMBROWSKI u. KAUFMANN vier verschiedene Befunde:

1. Beschränkt sich die Verätzung vorwiegend auf Gaumen, Rachen und Zungengrund, so besteht die Röntgensymptomatologie vorwiegend in einer *Störung des Schluckaktes* im Gebiete des Hypopharynx mit *Verzögerung des Reinigungsmanövers*. Die Reliefzeichnung entspricht einem Wandödem.

2. Oberflächliche Verätzungen mit Ätzstreifen an den Faltenkämmen und hämorrhagischer Inbibition zeigen im Röntgenbild eine lokale oder diffuse *ödematöse Reliefverbreiterung*. Der Faltencharakter bleibt erhalten; Haftfähigkeit, Wandelastizität und Peristaltik sind nur wenig beeinträchtigt.

3. Bei schweren Verätzungen mit tiefgreifenden Nekrosen ist im Röntgenbild das *Lumen weit, und die Konturen sind starr*. Gelegentlich werden als Ausdruck von Schorfen oder Schleimhautnekrosen *Doppelkonturen* beobachtet. Weitstellung des Lumens und Konturenstarre sind fast immer Symptome eines tiefgreifenden Ätzschadens.

4. Die Verätzungen der Kardiaregion lassen im akuten Stadium jegliche Wandbewegung vermissen. Die Kardia klafft. Später kommt es durch das sich entwickelnde Ödem zu einer umschriebenen Einengung des Lumens. Ein gastroösophagealer Reflux setzt erst nach Ausbildung narbiger Veränderungen der Kardiagegend ein.

In den ersten Wochen nach der Verätzung, noch ehe sich eine organische Stenose entwickelt, wird ein Intermediärstadium durchlaufen. Die Ösophaguswand erscheint während dieser Zeit infolge einer initialen Periösophagitis bewegungsarm oder gar starr. Anfangs findet sich durch Nachlassen des Spasmus und des Ödems an den vorerst engen Stellen eine Kaliberzunahme, später können sich jedoch auch an ursprünglich scheinbar wenig betroffenen Stellen schwere Narbenstenosen ausbilden.

Bei Verdacht auf Strikturen (wie überhaupt bei der Untersuchung von Stenosen) empfiehlt es sich, möglichst dünnes Kontrastmittel zu verwenden, um nicht etwa durch eine dicke Paste die schon behinderte Passage noch stärker zu erschweren, oder gar eine Obstruktion zu riskieren. Die Durchgängigkeit einer Stenose läßt sich schon vorher bereits mit einem Schluck Wasser abschätzen, wobei man den Weg der verschluckten Luftblasen verfolgt. Das Fehlen einer Magenblase ist jedenfalls immer auf eine erhebliche Passagebeeinträchtigung verdächtig.

Man kann die Schwere einer Striktur nicht voraussagen. Erst einige Zeit nach der akuten Phase läßt sich ein Anhalt über die Entwicklung und das Ausmaß der Stenose gewinnen (Abb. 1.**3** u. 1.**4**). Es sind daher wiederholte Röntgenkontrollen für die Verlaufsbeurteilung notwendig. Nur so kann der Kliniker rechtzeitig die zweckmäßigste Behandlung einleiten.

Oft klagen die Patienten etwa zwei Monate nach der Verätzung erneut über Schluckschwierigkeiten, die auf eine narbige Enge hinweisen. Derartige Strikturen können umschrieben ringförmig sein und eine exzentrische Öffnung haben. Es können jedoch auch multiple sanduhr- oder röhrenförmige Stenosen bestehen (Abb. 3.**117** u. 3.**118**).

Strikturen in der Umgebung des Ösophagusmundes geben Anlaß zu einer Verformung der Sinus piriformes und des pharyngoösophagealen Übergangs. Tubuläre Stenosen findet man bevorzugt im unteren Drittel. Oft ist die Speiseröhre oberhalb der Striktur dilatiert und zeigt pathologische Kontraktionen. Der Übergang vom gesunden zum pathologisch veränderten Teil kann abrupt oder allmählich erfolgen. Im Bereich der Striktur ist das Schleimhautbild meist ausgelöscht. Man sieht sowohl in den unregelmäßig begrenzten umschriebenen Stenosen als auch in den röhrenförmigen Engen von größerer Ausdehnung meist nur eine aufgerauhte Oberfläche, jedoch keinerlei Faltenzeichnung mehr. Oft ist die Verengung des Lumens auch mit einer Schrumpfung der Längsachse kombiniert, so daß die Kardia und Teile des Magenfornix in den Thoraxraum hochgezogen werden (FRANKEN 1973, WAGGONER 1974).

Ausdehnung und Schwere der Veränderungen hängen, wie bereits betont, von der Menge und der Konzentration der ätzenden Substanzen ab. Aber auch das Alter und die Initialbehandlung sind für den weiteren Verlauf von ausschlaggebender Bedeutung. Das Fortschreiten der Stenosierung bis zum narbigen Endstadium erstreckt sich über viele Monate und verläuft oft unaufhalt-

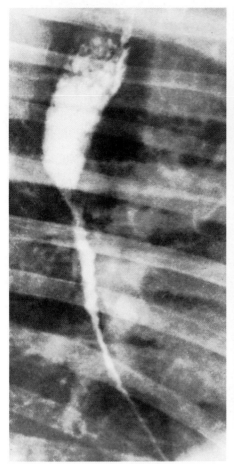
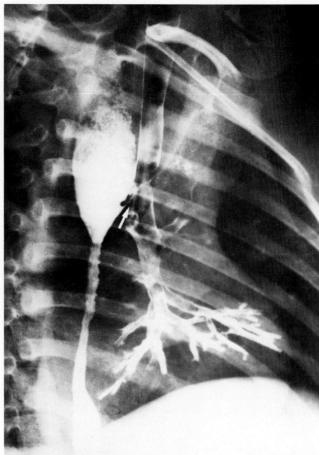

3.117   **3.118**

Abb. 3.117. Ösophagusverätzung
In dem etwas erweiterten oberen Teil der Speiseröhre ist das Kontrastmittel durch Untermischung mit Speiseresten und Speichel inhomogen und flockig. Die untere Ösophagushälfte ist hochgradig eingeengt, die Konturen sind durch Schleimhautschwellung und Nekrose fein gezähnelt. Nur wenig durch Retention verdünntes Kontrastmittel kann das verengte Lumen passieren. – 5½jähriges Kind. Vor drei Wochen Laugenverätzung. Seit einer Woche Schwierigkeiten bei der Aufnahme fester Speisen, seit zwei Tagen ist nur noch das Schlucken flüssiger Nahrung möglich.

Abb. 3.118. Ösophagusstenose mit Trachealfistel nach Verätzung
Dasselbe Kind wie in Abb. 3.117, 6 Wochen später. Inzwischen kam es zu Hustenattacken während des Essens und zu Würgreiz während des Schluckens. – Die obere Ösophagushälfte ist deutlich dilatiert und atonisch, der untere Abschnitt röhrenförmig stenosiert und starr mit unregelmäßig aufgerauhter Oberfläche. Ösophagotrachealfistel in Höhe der Bifurkation mit Granulationen (Pfeil). Wandbeschlag im Tracheobronchialsystem durch Kontrastmittelüberlauf. Die schwersten Veränderungen finden sich in der distalen Hälfte der Speiseröhre, während der obere Abschnitt infolge der schnellen Passage der ätzenden Flüssigkeit nur wenig versehrt ist. Das Fehlen der Magenblase weist bereits auf eine erhebliche Passagebehinderung hin.

sam progressiv. Trotz aller therapeutischen Versuche und Anfangserfolge ist die Gesamtprognose nicht günstig. Gelegentlich beobachtet man sogar die Entwicklung eines Karzinoms.

Differentialdiagnostisch machen die umschriebenen Ätzstrikturen nur in ihrer Abgrenzung gegenüber stenosierenden Neoplasmen oder angeborenen Stenosen Schwierigkeiten. Früher allerdings – in der Zeit vor der Chemotherapie der Tuberkulose – mußte man auch an die röhrenförmigen Stenosen denken, die gelegentlich im Gefolge einer schwieligen Mediastinitis nach extrapleuralen Ölplomben auftraten.

Daß es bei der Dehnung von Stenosen ähnlich wie bei der Sondierung von Strikturen der Harnröhre auch gelegentlich zur Ausbildung „falscher Wege", also Divertikelbildung, Perforationen oder Fistelbildung kommen kann, ist verständlich. Sie sind weniger wegen der Blutungsgefahr als wegen der drohenden Mediastinitis oder Fistelbildung gefürchtet. H. H. BERG (1929) berichtete von einem „zungenförmigen Divertikel nach Salzsäureverätzung", das neun Tage später bei einem Sondierungsversuch perforierte und zum Tode führte. Die Sektion deckte an dieser Stelle ein Geschwür auf. Daß Ätzgeschwüre gelegentlich derartige Formen annehmen, konnten auch wir bestätigen. Sondierungen und Bougierungen sollten unter Röntgenkontrolle bei gleichzeitiger Füllung des prästenotischen Abschnittes mit Kontrastmittel erfolgen.

Ein sehr ähnliches Bild nach einer Sondierung zeigen Abb. 3.**86** u. Abb. 3.**87**. Auch hier hatte sich die Sonde bei dem Dehnungsversuch in der Wand der Speiseröhre verfangen und eine Perforation verursacht, in deren Gefolge es zu einer allerdings noch günstig verlaufenden Mediastinitis kam.

Erwähnt sei, daß es bei Ösophagusstenosen infolge Überlaufens von Speisen in die Trachea zu Aspirationspneumonien sowie allen sich daraus ergebenden Komplikationen kommen kann.

Sklerodermie

Die Sklerodermie, früher ausschließlich als dermatologische Manifestation aufgefaßt, zählt heute unumstritten zum Formenkreis der sog. Kollagenosen.

Neben den bekannten Haut- und Gelenkveränderungen wird in einem hohen Prozentsatz (50%) auch eine viszerale Beteiligung beobachtet. Unter ihr dürfte die Sklerodermie der Speiseröhre die häufigste und vielleicht auch die bekannteste sein.

Pathologisch-anatomisch handelt es sich um eine fibröse Induration der Tela submucosa mit Degeneration der elastischen Fasern. Der Prozeß kann auch auf die Tunica muscularis übergreifen.

Die intestinalen Erscheinungen, die sich in Form von Schluckbeschwerden, Fremdkörpergefühl und retrosternalen Schmerzen äußern, gehen den dermatologischen Symptomen um Monate und Jahre voraus. Die ersten zuverlässigen röntgenologischen Beobachtungen stammen von SCHMIDT (1916) und HELM (1918). Ihnen fiel vor allem bei der Untersuchung in flacher Rückenlage die Weitstellung und Bewegungsarmut der Speiseröhre auf, die sog. *skleroderme Atonie*. Mit zunehmender Infiltration der Muscularis mucosae verschwindet auch die Faltenzeichnung. Stattdessen beobachtet man gelegentlich auf pulsationsfreien Aufnahmen „plattenförmige Füllungsdefekte" an den randständigen Konturen, die den fibrösen Indurationen der Submukosa entsprechen (FRIK 1962). FESSLER und POHL beschrieben 1932 erstmalig zirkuläre trichterförmige narbige Stenosen etwa 4 bis 5 cm oberhalb des Zwerchfells. Sie können eine Ausdehnung von mehreren Zentimetern haben. Gelegentlich werden innerhalb der Stenosen regelrechte Geschwüre beobachtet (Abb. 3.**120** u. 3.**122**). DÖRKEN (1951, 1955) hat über einen von uns untersuchten Patienten berichtet, der dann später an einem metastasierenden Bronchialkarzinom gestorben ist. Über ein umfangreiches Krankengut berichteten POIRIER u. RANKIN 1972 sowie COHEN u. Mitarb. 1972.

Sklerodermie, Dermatomyositis und Lupus erythematodes bewirken, zusätzlich zum Befall anderer Organe, auch beim Kinde Ösophagusveränderungen. Die Speiseröhre erscheint atonisch, die peristaltische Aktivität ist vermindert, die Transportleistung reduziert. Wandfibrose und Verlust der Überdruckzone begünstigen die Entwicklung einer Hiatushernie mit Reflux, einer Ösophagitis und die Ausbildung einer distalen Stenose (KASS u. Mitarb. 1966) (Abb. 3.**119** u. 3.**121**).

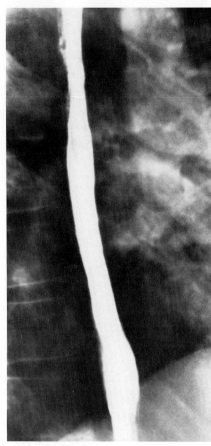

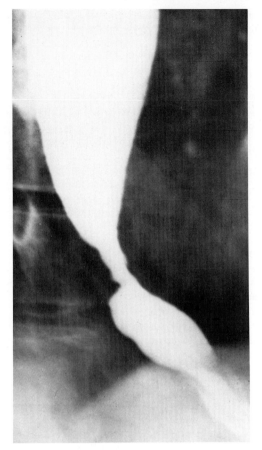

Abb. 3.119. Sklerodermie der Speiseröhre
Der Ösophagus stellt ein enges, fast starrwandiges Rohr dar, dessen Peristaltik fehlt. – 14 Jahre altes Kind mit Sklerodermie, Schluckschwierigkeiten und Druckgefühl hinter dem Sternum.

Abb. 3.120. Sklerodermie der Speiseröhre
Atonie und Stenose im unteren Speiseröhrendrittel mit kleinem Krater. Prästenotische Dilatation. Befund wurde autoptisch bestätigt. – 47jähriger Mann.

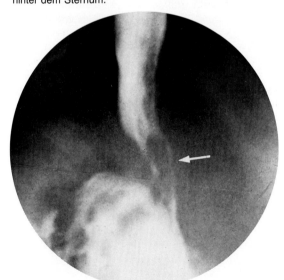

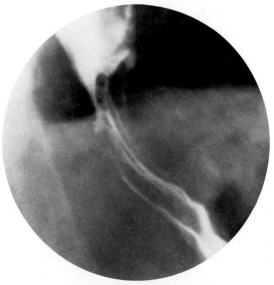

Abb. 3.121. Sklerodermie der Speiseröhre
Mäßige Atonie der gesamten Speiseröhre. Wulstige Faltenschwellung im distalen Ösophagus, auf die Kardiaregion übergreifend (Pfeil). – 14jähriges Kind mit Schluckbeschwerden, erheblicher Abmagerung und für Sklerodermie charakteristischen Hautveränderungen.

Abb. 3.122. Sklerodermie der Speiseröhre
Ausgesprochene Atonie und prästenotische Dilatation des Ösophagus. Oberhalb der Kardia besteht eine röhrenförmige Enge mit wulstiger Faltenschwellung. – 64jähriger Patient mit klinisch typischer Sklerodermie.

Verlagerungen der Speiseröhre

Die Speiseröhre kann vom Halsbereich an bis zur Kardia durch Vergrößerung der anliegenden Organe und durch mediastinale und pulmonale Strukturveränderungen verdrängt oder verlagert werden. Beeinträchtigt wird der Ösophagusverlauf ferner durch Prozesse und Erkrankungen der Wirbelsäule, der Halsorgane, des hinteren Mediastinums, der mediastinalen Lymphknoten, der Pleura und des Zwerchfells. Lungenagenesie oder -hypoplasie, schrumpfende einseitige Lungenprozesse, Lobektomien und Pneumektomien bewirken allgemeine Lageveränderungen des Mediastinums. Sie beeinträchtigen meist den gesamten Ösophagusverlauf, während narbige Prozesse oft nur *eine* Wandseite betreffen und gelegentlich zur Pseudodivertikelbildung führen. Solch ein Ösophagusabschnitt ist oft hypotonisch und hypokinetisch, und die Patienten klagen über Schluckstörungen. Gelegentlich sind auch hochgradige Kyphoskoliosen oder eine Trichterbrust Ursache entsprechender pathologischer Ösophaguspositionen.

Bei vielen Lageveränderungen der Speiseröhre kann das Röntgenbild ungemein charakteristisch, bei anderen aber auch überaus vieldeutig sein. Es liefert jedenfalls immer wichtige zusätzliche Informationen und ist bei allen Erkrankungen im Hals- und Mediastinalbereich indiziert.

Beim Absacken *retropharyngealer Abszesse* wird der Halsteil der Speiseröhre ventralwärts verlagert. *Strumen* verdrängen die Speiseröhre nach rechts bzw. links seitlich oder nach hinten und verursachen eine Eindellung der Ösophaguskontur an *der* Seite, die dem stärker vergrößerten Schilddrüsenlappen anliegt (Abb. 3.**123** u. 3.**124**).

Bei symmetrischer Vergrößerung der Schilddrüse und bei sog. Tauchkröpfen kann es zu einer deutlichen Kompression des Ösophaguslumens kommen, so daß säbelscheidenartige Deformitäten wie bei der Trachea resultieren. *Halszysten* produzieren ähnliche Bilder. *Karzinome der Schilddrüse* führen nicht nur zu einer Verlagerung, sie beeinflussen auch das Lumen und die Wandelastizität.

Bei älteren Menschen beobachtet man gelegentlich im zervikalen Anteil der Speiseröhre seichte *dorsale Impressionen.* Sie rühren von Bandscheibendegenerationen oder Randwülsten der Halswirbelsäule her und kommen am besten während des Schluckaktes zur Darstellung, wenn das Kontrastmittel den oberen Speiseröhrenabschnitt durcheilt. In dieser Region finden sich gelegentlich auch dornförmige dorsale Aussackungen, falls der Ösophagus durch Adhäsionen an die Wirbelsäule fixiert ist (Treugut 1979).

Vordere Meningozelen im Bereich der HWS und BWS imponieren als rundliche Tumoren, die die Speiseröhre ventralwärts und seitlich verlagern können.

Unter den *Mediastinaltumoren* sind es vor allem die malignen Neoplasmen der Bifurkations- und paratrachealen Lymphknoten (Abb. 3.**125**), also das primäre Lymphosarkom, oder aber Metastasen von epithelialen Tumoren (Karzinomen) und Tumoren des hinteren Mediastinums, die den Ösophagusverlauf beeinträchtigen. Ferner muß an die Lymphogranulomatose, die Leukämie, die Tuberkulose, die bronchogenen und enterogenen Tumoren, die Thymome, Teratome sowie die sonstigen gutartigen mesodermalen und neurogenen Gewächse gedacht werden.

Bei jungen Säuglingen vermag gelegentlich ein großer, sich besonders nach dorsal ausdehnender *Thymus* eine Verlagerung oder gar eine Kompression der Luft- und Speiseröhre herbeizuführen. Wir selbst sahen mehrfach Thymusvergrößerungen, die zu schweren Atem- und Schluckstörungen geführt hatten. Die Symptome lassen sich durch eine Kortisontherapie innerhalb weniger Tage beseitigen. Der Erfolg der Therapie bestätigt zugleich die Diagnose.

Alle diese Tumoren, soweit sie nicht direkt auf den Ösophagus übergreifen und seine Innenwand infiltrieren, rufen nur umschriebene Pelottensymptome (Druckeffekte) hervor. Man sieht infolgedessen entsprechend ihrer Ausdehnung randständige, mehr oder weniger scharf begrenzte Eindellungen, Abplattungen und Verlagerungen ohne gröbere Veränderungen des Innenreliefs. Die Pelottenwirkung ist bei der Untersuchung im Liegen besser zu erkennen als in anderen Positionen, weil der Druckeffekt dann deutlicher wird. Bei stärkerer Kompression kann die Faltenzeichnung im Bereich der Pelotte völlig verschwinden, um dicht ober- bzw. unterhalb wieder zum Vorschein zu kommen. Das Übergreifen destruierender Tumoren verursacht dagegen auch am Innenrelief Veränderungen, die jedoch wegen des meist desolaten Zustandes der Kranken bisher selten beobachtet oder studiert worden sind. Stärke und Grad der Beschwerden sind keineswegs abhängig vom anatomischen Befund. So können hochgradige Verlagerungen der Speiseröhre mit deutlicher Passagebeeinträchtigung fast symptomlos bleiben, während geringfügige Anomalien (A. circumflexa, Dysphagia lusoria) oft erhebliche Schluckbeschwerden verursachen.

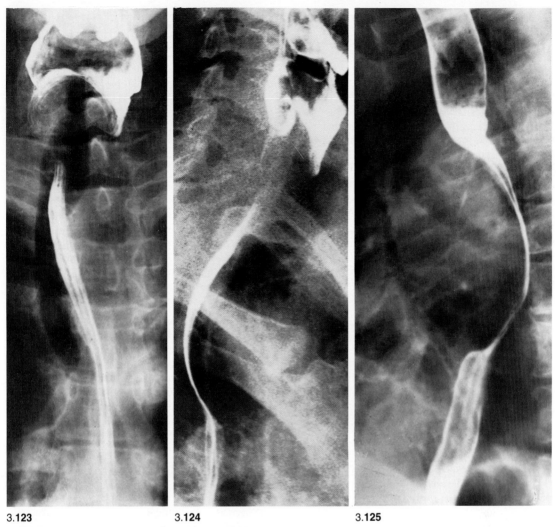

3.123   3.124   3.125

Abb. 3.123.   Ösophagusverlagerung durch Struma, Sagittalbild
Rechtsverlagerung der Speiseröhre und der Trachea durch eine große substernale Struma. Kontrastmittelretention in den Vallekeln des Zungengrundes und den Recessus piriformes des Kehlkopfes.

Abb. 3.124.   Ösophagusverlagerung durch Struma, Seitenbild
Derselbe Patient wie in Abb. 3.123. Bogige Dorsalverlagerung der Luftröhre und des oberen Ösophagus.

Abb. 3.125.   Ösophagusverlagerung durch Lymphosarkom
Tiefe Impression und Dorsalverlagerung des mittleren Speiseröhrendrittels durch eine tumorartige Vergrößerung der Hiluslymphknoten bei einem 61jährigen Patienten mit Schluckbeschwerden und Bluterbrechen.

Ösophagusverlagerungen durch Gefäßanomalien und Herzerkrankungen

Gefäßanomalien

Anomalien des Aortenbogens und seiner Äste können sowohl am Ösophagus als auch an der Trachea Kompressionserscheinungen hervorrufen. Nur wenn solche Mißbildungen Beschwerden machen, haben sie klinische Bedeutung, während sie hämodynamisch meist ohne Belang sind. Oft gehen diese Anomalien mit charakteristischen Verlagerungen und Impressionen der Speiseröhre einher, so daß ihre Differenzierung mit Hilfe eines Ösophagogramms möglich ist. Zuweilen läßt sich allerdings eine klare Aussage nur mit Hilfe einer Aortographie bzw. einer Angiokardiographie machen.

Zur Diagnostik sind immer Ösophagogramme in zwei Ebenen, manchmal auch noch zusätzliche Aufnahmen in Schrägprojektionen erforderlich. Es lassen sich damit die Lage, die Tiefe und Breite einer Impression bestimmen und wichtige Informationen über das Gefäßkaliber und den Gefäßverlauf gewinnen.

Das Ösophagogramm gibt uns im sagittalen Strahlengang darüber Aufschluß, auf welcher Seite die Aortenimpression liegt, ob es sich um einen Arcus aortae sinister (Normaltyp) oder dexter handelt. Die Aorta descendens läßt sich auf Röntgenaufnahmen der Thoraxorgane am besten mit der Hartstrahltechnik erkennen.

Die thorakale Aorta kann links der Wirbelsäule, vor oder rechts neben ihr nach abwärts ziehen.

Im seitlichen Ösophagogramm sieht man, ob eine dorsale oder ventrale Impression besteht, also ein retroösophageal oder ein präösophageal kreuzendes Gefäß vorliegt. Eine an der Vorderwand gelegene Ösophagusimpression beruht meist auf einem atypischen Gefäß, das zwischen Trachea und Ösophagus kreuzt (beispielsweise eine rechts entspringende linke Pulmonalarterie oder eine A. subclavia aberrans). In solchen Fällen bildet sich ein orthograd getroffener Gefäßschatten zwischen Ösophagus und Trachea ab (EKLÖF u. Mitarb. 1971).

Nur die wichtigsten Anomalien des Aortenbogens und seiner Äste sollen mit ihren Auswirkungen auf den Ösophagus kurz aufgezeigt werden.

Arcus aortae sinister: Er stellt die normale Position des Aortenbogens dar. Die Aorta ascendens reitet auf dem linken Hauptbronchus, sie zieht von ventral kommend seitlich der Trachea und des Ösophagus nach links dorsal. An der anterolateralen Ösophaguswand ruft der Aortenbogen eine seichte Impression hervor. Durch ihn wird die Speiseröhre in dieser Höhe gelegentlich etwas nach rechts gedrängt (Abb. 3.**126**).

Da der Winkel zwischen Aortenbogen und Sagittalebene je nach Lage und Drehung des Herzens (speziell bei Vitien) sich ändert, findet man die Aortenimpression an der Speiseröhre bald mehr ventral, bald mehr lateral.

Beim Säugling fehlt die Ösophagusimpression fast regelmäßig. Beim Kleinkind und Schulkind ist sie nur geringfügig ausgeprägt, weil das Aortenkaliber relativ klein und die Gefäßwand elastisch ist. Wachsender Gefäßdurchmesser und vor allem die zunehmende Wandstarre bei älteren Menschen lassen die normale Impression immer deutlicher werden.

Arteria circumflexa: Die rechte A. subclavia wird als A. circumflexa bezeichnet, wenn sie bei regelrechter Aortenlage als letzter Ast aus dem Aortenbogen entspringt und zwischen Ösophagus und Wirbelsäule zur rechten Axilla hin zieht. Dieses Gefäß kreuzt in 80% der Fälle in unterschiedlicher Höhe *hinter* dem Ösophagus, in den übrigen Fällen *zwischen* Speise- und Luftröhre zur Gegenseite. Es bildet zudem mit dem Aortenbogen einen inkompletten Gefäßring.

Schluckbeschwerden werden manchmal schon von Schulkindern geäußert, sind aber meist erst in fortgeschrittenem Alter infolge der zunehmenden Sklerose der Gefäßwand zu erwarten. KAUFMANN (1931) berichtete über einen Patienten mit tiefem Abgang einer hinter dem Ösophagus verlaufenden A. circumflexa, der nach mehrtägigem Liegenlassen einer Magensonde ein Dekubitalgeschwür mit einer tödlichen Blutung bekam. Sondierungen derartiger Kranker über Tage hin sollten, wenn irgend möglich, vermieden werden.

Diese häufigste Aortenbogenanomalie kommt auf der Thoraxaufnahme überhaupt nicht, im Schichtbild andeutungsweise zur Darstellung. Im Ösophagogramm läßt sich außer der üblichen seitlichen Aortenimpression dagegen an der Hinterwand der Speiseröhre eine mehr flache, manchmal etwas schräg verlaufende Gefäßrinne nachweisen. Erfordert die klinische Symptomatologie einen chirurgischen Eingriff, so ist präoperativ selbstverständlich eine Gefäßdarstellung notwendig (Abb. 3.**129**–3.**132**).

Arcus aortae dexter: Diese abnorme Aortenlage kann bereits auf einer gewöhnlichen Thoraxaufnahme diagnostiziert werden, weil der Aortenknopf an typischer Stelle fehlt, bzw. rechts zu finden ist. Der Aortenbogen reitet dabei über dem rechten Hauptbronchus (Abb. 3.**133**).

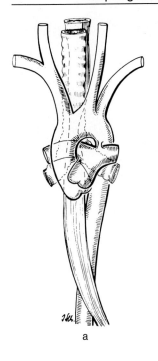

a

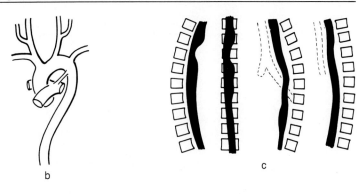

b

c

Abb. 3.126. Normaler Arcus aortae sinister – Schema

a) Wiedergabe der Lagebeziehungen von Aorta, Ösophagus, Trachea und A. pulmonalis zueinander.

b) Isoliertes Gefäßbild der Aorta mit Abgang der großen Äste des Aortenbogens sowie der A. pulmonalis mit dem Ductus bzw. dem Lig. Botalli.

c) Physiologische Aortenimpression, wie sie in vorderer schrägrechter, dorsoventraler, vorderer schräglinker und seitlicher Projektion sichtbar werden kann.

(Nach *Klinkhammer;* aus *N. Schad* in *Schinz* u. a.: Lehrbuch der Röntgendiagnostik. Thieme, Stuttgart 1968)

Abb. 3.127. Aortenimpression bei Arteriosklerose

Daumenballengroße Impression des mittleren Ösophagusdrittels durch eine arteriosklerotisch veränderte Aorta bei einem 55jährigen Patienten ohne Schluckbeschwerden.

Abb. 3.128 (rechts). **Aortenimpression bei Arteriosklerose**

Tiefe dorsale Impression im unteren Ösophagusdrittel durch eine arteriosklerotisch veränderte geschlängelte Aorta. – 68jähriger Patient mit Schluckbeschwerden, die in Höhe des Jugulums lokalisiert wurden.

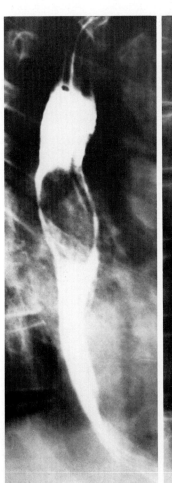

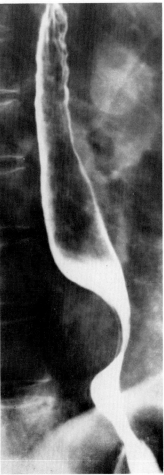

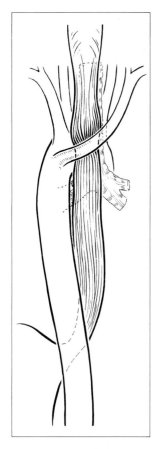

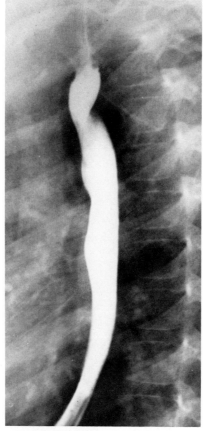

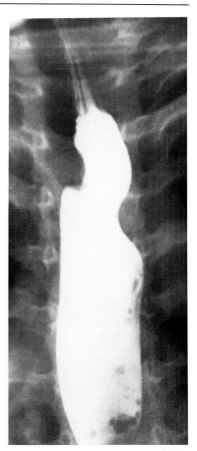

3.130   3.131

Abb. 3.**129** (oben links).   **Arteria circumflexa – Schema**
Ansicht von dorsal. Die rechte A. subclavia entspringt als
letzte große Arterie aus dem Aortenbogen, biegt nach
rechts und kreuzt dorsal die Speiseröhre.

Abb. 3.**130.   Ösophagusimpression durch eine A. circumflexa**
Kerbe an der Ösophagushinterwand infolge einer Impression durch die A. circumflexa. – 11jähriges Kind.

Abb. 3.**131.   Ösophagusimpression durch eine A. cir-
cumflexa**
Rinnenförmige schräg verlaufende Impression der oberen
Speiseröhre mit mäßiger Einengung. – 4jähriges Kind.

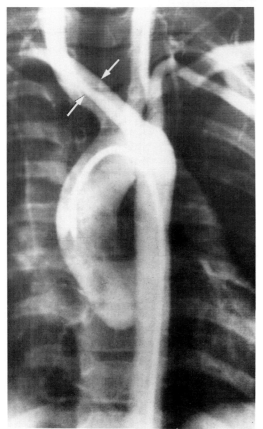

Abb. 3.**132.   Arteria circumflexa, Aortogramm**
Die A. circumflexa entspringt als letzter Ast aus dem
Aortenbogen und zieht als großkalibriges Gefäß (Pfeile)
zur rechten Axilla. – 8jähriges Kind.

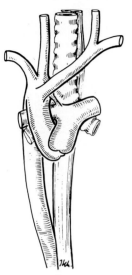
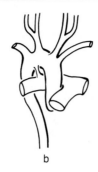
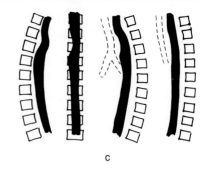

a

b

c

Abb. 3.133. Arcus aortae dexter
a) Anatomische Situation mit Truncus brachiocephalicus sinister.
b) Anatomische Situation bei getrenntem Abgang von A. carotis sinistra und A. subclavia sinistra.
c) Aortenimpression in vorderer schrägrechter, dorsoventraler, vorderer schräglinker und seitlicher Projektion.
(Nach *Klinkhammer*, aus *N. Schad* in *Schinz* u. a.: Lehrbuch der Röntgendiagnostik. Thieme, Stuttgart 1968)

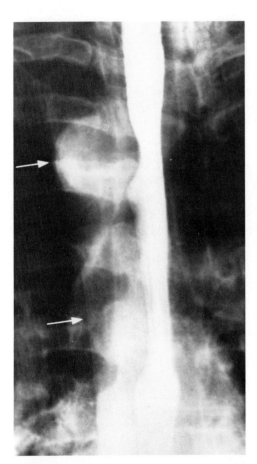
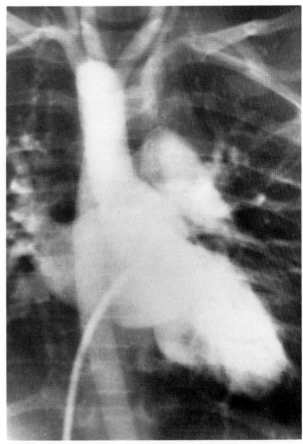

Abb. 3.134. Hohe Rechtslage der Aorta, Sagittalbild
Hohe Rechtslage der Aorta ohne Aortendivertikel. Die Speiseröhre verläuft in diesem Falle normal, abgesehen von einer geringen Impression rechts durch den Aortenbogen (oberer Pfeil). Die Aorta descendens liegt rechts der Wirbelsäule (unterer Pfeil). – 52jähriger Mann.

Abb. 3.135 (rechts). **Arcus aortae dexter**
Direkte Darstellung des Aortenverlaufes durch Angiokardiographie. Lävogramm nach Kontrastmittelinjektion in die A. pulmonalis und Lungendurchlauf. Die aufsteigende Aorta zieht nach rechts oben (hohe Rechtslage), die Aorta descendens biegt erst im unteren Thoraxbereich nach medial. – 1½jähriges Kind.

Im Ösophagogramm weist eine meist flache, charakteristische Impression an der rechten Seite auf diese Lageanomalie hin. Wir haben es also mit dem Spiegelbild des Normalbefundes zu tun. Die Aortenimpression liegt höher als normal, daher der Ausdruck „hohe Rechtslage" (Abb. 3.**134**). Die Aorta descendens zieht rechts der Wirbelsäule abwärts.

Im Kindesalter und bei kleinem Aortenkaliber kann die Impression sogar fehlen, weil der Aortenbogen stärker sagittal verläuft als auf der linken Seite. Zeigt sich außerdem eine dorsale Aortenimpression, so ist je nach Größe des Befundes an eine aberrierende A. subclavia sinistra oder gar an ein Aortendivertikel zu denken.

Diese Lageanomalie kann man bei zyanotischen Vitien häufiger antreffen. Ist die Aorta weit (*Fallot*sche Tetralogie), so wird der Ösophagus nach links und die V. cava superior nach rechts gedrängt; das Gefäßband erscheint dadurch etwas breiter. Im übrigen beeinträchtigt der rechts liegende Aortenbogen den Verlauf der Speiseröhre nicht (Abb. 3.**135**).

Aortendivertikel bei Arcus aortae dexter: Bei dieser Gefäßanomalie ist die A. subclavia sinistra als A. lusoria ausgebildet, entspringt als letzter großkalibriger Ast aus dem rechts gelegenen Aortenbogen, um sich nach wenigen Zentimetern zum normalen Gefäßdurchmesser zu verjüngen. Dieser erweiterte Gefäßanteil wird als *Aortendivertikel, Restdivertikel* oder *Lusoriawurzel* bezeichnet. Er liegt dorsal der Speiseröhre an und ergibt eine tiefe rundliche Ösophagusimpression. Die beste Darstellung erhält man in einer Schrägprojektion (Abb. 3.**136**–3.**138**).

Der Verdacht läßt sich durch eine Angiokardiographie bzw. ein Aortogramm bestätigen (Abb. 3.**139**). Schluckstörungen im Sinne einer Dysphagia lusoria können vorhanden sein, wenn es vorübergehend zu einer Anstauung von Kontrastmittel oberhalb des Divertikels kommt. Die Anomalie bedarf aber einer chirurgischen Behandlung, wenn zusammen mit dem Lig. Botalli und der A. pulmonalis ein Gefäßring gebildet wird.

Bei einer weiteren Variante des Arcus aortae dexter kreuzt die anfangs rechts liegende Aorta descendens den mittleren Ösophagus dorsal und verläuft dann links vor der Wirbelsäule nach abwärts.

Arcus aortae circumflexus: Kreuzt bei einer Rechtslage des Aortenbogens die Aorta hinter der Speiseröhre sofort auf die linke Seite hinüber, um von dort nach abwärts zu ziehen, so findet man eine entsprechend große, hochgelegene dorsale Ösophagusimpression. Die Impression ist breiter als die einer aberrierenden A. subclavia.

Gefäßringe: Das anatomische Substrat dieser klinisch wichtigen Anomalien ist sehr unterschiedlich (Aortenbogen, Aortenäste, Lig. Botalli, A. pulmonalis) und in seinen Einzelheiten selbst mit den Methoden der Angiokardiographie präoperativ nicht immer endgültig abzuklären (GROSS 1955, HEINTZEN 1963, KEITH u. Mitarb. 1964). Ein solcher Gefäßring umschließt Speiseröhre und Luftröhre so fest und eng, daß daraus schwere klinische Symptome resultieren. Die unterschiedlichen Typen dieser Anomalie sind von mehreren Autoren ausführlich dargestellt und anatomisch belegt worden (KÜNZLER u. SCHAD 1960, FONTANA u. EDWARDS 1962, STEWART u. Mitarb. 1964).

Bei dieser Mißbildung mit ihrer hochgradigen Trachealeinengung stehen in- und exspiratorischer Stridor, Erstickungsanfälle während des Trinkens sowie Schluckschwierigkeiten im Mittelpunkt der klinischen Erscheinungen. Katarrhe der oberen Luftwege können zu lebensbedrohlichen Zuständen führen. Die Thoraxaufnahme zeigt infolge der Trachealstenose ein obstruktives Emphysem. Zuweilen sieht man bereits auf Übersichts- und Zielaufnahmen die umschriebene Trachealeinengung. Tracheogramme wären zwar diagnostisch ergiebig, für den Säugling sind sie aber gefährlich, weil sie das bedrohlich enge Lumen noch weiter reduzieren und durch ein Ödem die Trachea fast undurchgängig machen können (GHARIB u. EBEL 1970).

Diagnostisch entscheidend ist das *Ösophagogramm.* Ein enger Gefäßring behindert die Breipassage und verstärkt während des Schluckens noch die Kompressionswirkung auf die Trachea. Die Impression des Ösophagus ist je nach anatomischem Substrat von hinten, vorne oder seitlich möglich und gibt manchmal Hinweise auf die Komponenten der Ringbildung.

Doppelter Aortenbogen: Er stellt den häufigsten und wichtigsten Typus derartiger Gefäßringe dar und entwickelt sich, wenn sowohl der rechte als auch der linke fetale vierte Aortenbogen persistieren (Abb. 3.**140**). Beide oft unterschiedlich großen Ringteile umschließen Trachea und Ösophagus und vereinigen sich dorsal zur Aorta descendens, die meist links der Wirbelsäule liegt.

Neugeborene und Säuglinge haben neben einer bedrohlich stridorösen Atmung auch Schluckschwierigkeiten, besonders zur Zeit des Übergangs zu fester Nahrung. Aspirationen können die Folge sein.

Charakteristisch ist im Ösophagogramm bei sagittalem Strahlengang die beidseitige Aortenimpression (Abb. 3.**141**). Der Aortenknopf ist oft klein und asymmetrisch. In Höhe des 3. oder 4. Thorakalwirbels erkennt man in Höhe der hochgradigen Trachealeinengung die typische Ösophagusverlagerung nach ventral und seitlich. Die dorsale Impression stammt von dem hinteren, meist größeren Bogenanteil (Abb. 3.**142**). Während der

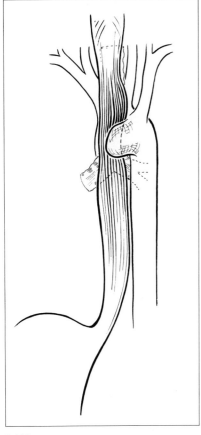

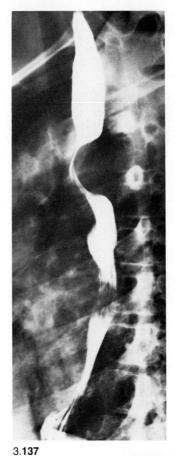

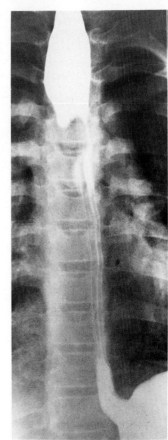

3.136   3.137

Abb. 3.136. Aortendivertikel bei Arcus aortae dexter
Schematische Darstellung eines isolierten Divertikels, von dorsal
gesehen. Das Divertikel findet, im Gegensatz zur Abb. 3.139, keine
Fortsetzung in einem Gefäß (A. subclavia sinistra).

Abb. 3.137. Aortendivertikel bei Arcus aortae dexter
Aufnahme in Schrägprojektion. Tiefe dorsale Aortenimpression mit
Aufstau des Kontrastmittels. – 9jähriges Kind.

Abb. 3.138 (oben rechts).   **Aortendivertikel**
Dasselbe Kind wie in Abb. 3.137. Aufnahme im Liegen. Deutliche
Ösophagusimpression mit Kontrastmittelaufstau.

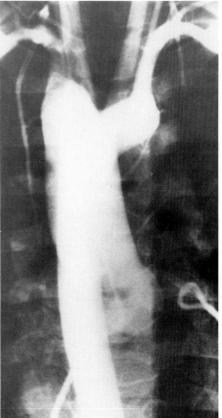

Abb. 3.139. Aortendivertikel
Dasselbe Kind wie in Abb. 3.137 und 3.138. – Aortographie. Die linke
A. subclavia entspringt aus einem Rezessus (Aortendivertikel), der
einer rudimentär gebliebenen linksseitigen Aortenanlage entspricht.

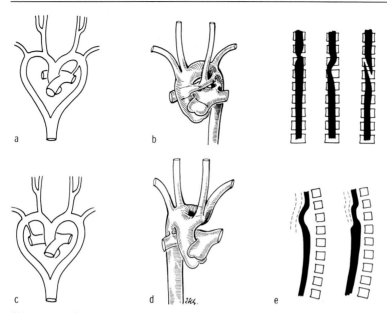

Abb. 3.**140.   Arcus aortae duplex**
a) Doppelter Aortenbogen mit zwei gleich großen Bogenanteilen und links gelegenem Ductus Botalli.
b) Anatomische Situation bei großem rechten Bogenanteil und links deszendierender Aorta.
c) Doppelter Aortenbogen mit zwei gleich großen Bogenanteilen und rechts gelegenem Ductus Botalli.
d) Großer rechter Bogenanteil und rechts deszendierende Aorta.
e) Typische Ösophagusimpression.
(Aus *N. Schad* in *Schinz* u. a.: Lehrbuch der Röntgendiagnostik. Thieme, Stuttgart 1968)

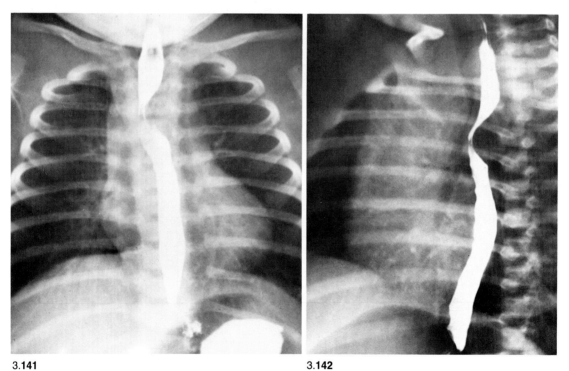

3.**141**   3.**142**

Abb. 3.**141.   Doppelter Aortenbogen**
Kompression und bogige Verlagerung der Speiseröhre. – 3 Wochen alter Säugling. Seit Geburt stridoröse Atmung, die sich jeweils beim Füttern bis zu Erstickungsanfällen steigerte.

Abb. 3.**142.   Doppelter Aortenbogen**
Dasselbe Kind wie in Abb. 3.**141**, Schrägaufnahme. Großbogige dorsale Ösophagusimpression. Speiseröhre und Luftröhre werden von dem Gefäßring umschlossen und stark eingeengt. Aufstau des Kontrastmittels oberhalb der Einengung.

Abb. 3.143. Ösophagusverlauf bei Aortenisthmusstenose
Gezielte Aufnahme im 2. schrägen Durchmesser. Die prästenotisch dilatierte Aorta komprimiert den dorsal vom Arcus liegenden Ösophagus, so daß man an dieser Stelle die Schleimhaut durchschimmern sieht (oberer Pfeil). Im mittleren Drittel wird die Speiseröhre durch die poststenotisch erweiterte absteigende Aorta nach ventral verlagert (unterer Pfeil) – 3jähriges Kind.

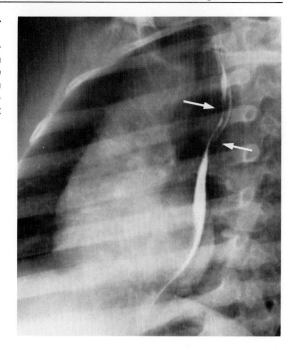

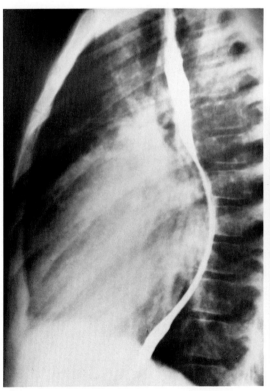

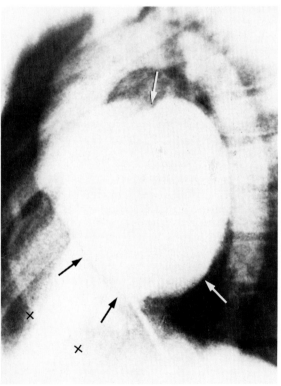

3.144   3.145

Abb. 3.144. Ösophagusverlagerung bei Mitralinsuffizienz
Seitenaufnahme. Der Ösophagus wird durch den stark erweiterten linken Vorhof in einem großen Bogen nach dorsal verlagert. Kontrastmittelaufstau in der oberen Speiseröhre infolge einer Kompression des Ösophagus durch den linken Vorhof. – 8jähriges Mädchen mit rheumatischer Endokarditis und schwerer Mitralinsuffizienz.

Abb. 3.145. Dasselbe Kind wie in Abb. 3.144. Selektive Cine-Angiokardiographie mit Injektion des Kontrastmittels in den linken Ventrikel. Situation am Ende einer Ventrikelsystole, in der der Rückstrom durch die insuffiziente Mitralklappe seinen Höhepunkt und der linke Vorhof seine größte Ausdehnung erreicht.
Pfeile = Vorhofbegrenzung; xx = linker Ventrikel am Ende der Systole.

Durchleuchtung kommt in diesem Abschnitt die von der Aorta auf die Speiseröhre übertragene Pulsation oft sehr eindrucksvoll zur Darstellung.

Coarctatio: Falls sie an typischer Stelle, also unmittelbar unterhalb des Abganges der linken A. subclavia liegt, kann die prä- und poststenotisch dilatierte Aorta den Ösophagus in charakteristischer Weise imprimieren. Die Speiseröhre weist dann im Sagittalbild zwei Eindellungen auf. Die obere Impression wird durch den Aortenbogen verursacht, ist infolge des vergrößerten Gefäßkalibers breit und zeigt lebhafte mitgeteilte Pulsationen, während die untere Ausdruck der poststenotisch dilatierten Aorta ist und nur wenig pulsiert. Diese Eindellungen verhalten sich spiegelbildlich zur doppelbogigen lateralen Begrenzung des Gefäßbandes (Lianesches Zeichen).

Die Ösophagusverlagerung durch den poststenotisch erweiterten Aortenteil ist in schräglinker Position oft am deutlichsten zu sehen und erfolgt mehr oder weniger stark nach rechts oder ventralwärts (Abb. 3.**143**). Sie gilt als ein frühes Röntgensymptom dieser Gefäßmißbildung.

Aortenektasie und -elongation: Die durch Gefäßerkrankungen bedingten Ösophagusverlagerungen lassen sich überzeugend nur durch Aufnahmen in mindestens zwei Ebenen nachweisen.

Stärkere Aortenerweiterungen bei älteren Menschen (Elastizitätsverlust der Wand) können umschrieben sein, aber auch die ganze thorakale Aorta betreffen. Eine isolierte Aszendensdilatation verändert die Ösophaguslage kaum, während ein erweiterter Arcus meist eine verstärkte Rechts- und Ventralverlagerung, evtl. auch eine Ösophaguskompression bedingt. Bei überlangem epiphrenalem Segment wird der Ösophagus in typischer Weise derart nach links und vorne verlagert, daß man an einen Tumor denken könnte. Die sichelartige Ausbuchtung der Speiseröhre kommt am besten im Seitenbild oder einer Schrägprojektion zur Darstellung. Gefäßbedingte Ösophagusverlagerungen erfordern wegen der Gefahr einer Ruptur besondere Vorsicht beim Gebrauch starrer Ösophagoskope bzw. Gastroskope.

Eine Aorta mit atypischer Doppelkrümmung („kinking") ohne Lumeneinengung kann den Ösophagus (ähnlich wie bei Aortenisthmusstenose) nach rechts verlagern und flach eindellen. Der genaue Gefäßverlauf ist allerdings nur durch eine Angiographie zu ermitteln.

Aneurysmatische Erweiterungen der Aorta mit umschriebenen Kalkeinlagerungen erkennt man oft schon auf üblichen Thoraxaufnahmen. Solche Aneurysmen sind in Größe, Form und Lage derart variabel, daß Verlagerungen der Speiseröhre nach jeder Richtung hin, teilweise mit Kompression des Ösophaguslumens, möglich sind.

Herzerkrankungen

Da der Ösophagus unmittelbar der Herzhinterwand anliegt, ergeben die engen Lagebeziehungen zwischen Herz und Speiseröhre diagnostisch aufschlußreiche Ösophagogramme. Bei allgemeiner Herzvergrößerung (Myokarditis, Endokarditis) sieht man einen entsprechend engen Retrokardialraum und eine nach dorsal abgedrängte Speiseröhre. Die Seitenaufnahme läßt dabei die wichtige Relation von Tiefendurchmesser des Thorax zur Herzgröße und vor allem die Ösophagusverlagerung erkennen.

Infolge des engen räumlichen Kontaktes zwischen der Speiseröhre und der Hinterwand des linken Vorhofs sieht man eine umschriebene Impression bei denjenigen Vitien, die mit einer ausgeprägten Vergrößerung des linken Vorhofes einhergehen: angeborene und erworbene Mitralstenose oder Mitralinsuffizienz (Abb. 3.**144** u. 3.**145**), Endokardfibrose, Ventrikelseptumdefekt, offener Ductus Botalli usw. Im Sagittalbild weicht der Ösophagus dann bogenförmig nach rechts aus (Abb. 3.**146**).

Vergrößerungen des linken Ventrikels lassen sich am besten in einem etwas überdrehten II. schrägen Durchmesser (links anliegend), Vergrößerungen des linken Vorhofs auch in einem überdrehten I. schrägen Durchmesser (rechts anliegend) darstellen (Abb. 3.**147**).

Benigne Tumoren

Gutartige Ösophagustumoren sind im Vergleich zu den bösartigen relativ selten. Ihre Frequenz wird mit 0,45 bis 0,58% angegeben (PLACHTA 1962). Mehr als die Hälfte sind *Leiomyome*. Sie liegen zu 90% im mittleren und distalen Drittel der Speiseröhre und bestehen aus glatter Muskulatur mit bindegewebigen Anteilen. Ihr Durch-

messer schwankt zwischen 1 und 8 cm. Kleinere Tumoren wölben die Schleimhaut kaum in das Lumen vor, wesentlich größere imponieren bereits auf Thoraxübersichten als Mediastinaltumoren (DÜX 1977).
Noch viel seltener sind kleinknotige oder gestielte *Lipome, Fibrome, Neurinome* oder aber

Abb. 3.146. Ösophagusverlagerung bei Mitralinsuffizienz
Gezielte Aufnahme im Liegen. Rechtsdeviation und mäßige Kompression durch den stark vergrößerten linken Vorhof. Doppelte Bogenunterteilung des rechten Herzrandes. Der obere Bogen (oberer Pfeil) entspricht dem stark nach rechts erweiterten *linken* Vorhof, der untere Bogen (unterer Pfeil) dem rechten Vorhof. – 13jähriges Kind mit Mitralinsuffizienz nach Endokarditis.

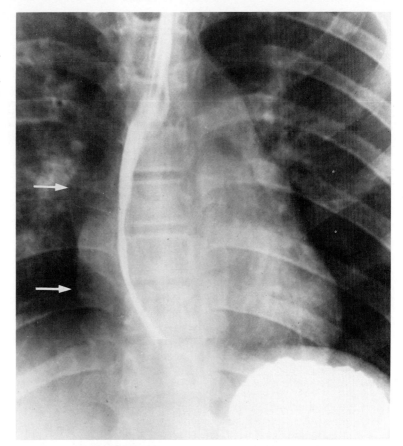

Abb. 3.147. Ösophagusverlagerung bei Mitralinsuffizienz
Dasselbe Kind wie in Abb. 3.146. Gezielte Aufnahme im ersten schrägen Durchmesser in linker horizontaler Seitenlage. Die Speiseröhre wird durch den erweiterten linken Vorhof nach dorsal verlagert und komprimiert und das Kontrastmittel etwas aufgestaut. Der Retrokardialraum ist eingeengt.

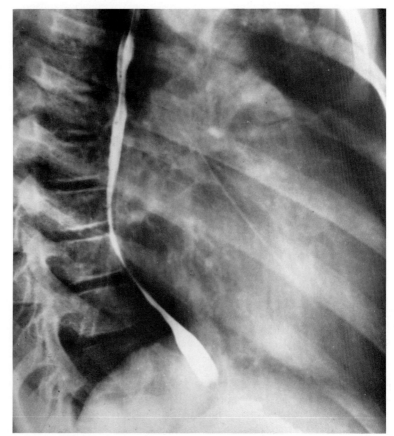

Papillome bzw. *papilläre Fibroepitheliome.* Alle diese Tumoren können einzeln oder multipel, breitbasig oder gestielt auftreten.

Die Tumoren charakterisieren sich röntgenologisch meist als scharfbegrenzte Aufhellungen, die je nach der Beschaffenheit der Tumorbasis flach der Speiseröhrenwand aufsitzen oder frei in das Lumen hineinragen (Abb. 3.**148** u. 3.**149**). Wir sahen langgestielte, taubeneigroße Tumoren spontan verschwinden, da es infolge einer Stieldrehung zur Selbstabstoßung gekommen war. Oberhalb von kardianahen Neoplasmen findet

man gelegentlich Retentionen von ungenügend zerkauten Speiseresten (Fisch, Fleisch), die dann einen wesentlich größeren Füllungsdefekt im Röntgenbild hervorrufen, als dem eigentlichen Tumor entspricht. Diskrepanzen zwischen Röntgenbild und anatomischem Befund lassen sich auf diese Weise erklären.

Eine über das rein morphologisch-deskriptive hinausgehende Diagnostik der einzelnen Tumorformen läßt sich röntgenologisch nicht erreichen (YOUNG 1963).

Karzinom und Sarkom

Unter den *malignen Geschwülsten* ist das Karzinom bei weitem am häufigsten. Allein *60%* aller Ösophagusstenosen werden nach OSMUND (1925) und YOUNG (1963) durch Karzinome hervorgerufen. Meist handelt es sich um Plattenepithelkrebse, nur in etwa 2% der Fälle findet man primäre Adenokarzinome (PLACHTA 1962).

Sie werden vorzugsweise an den physiologischen Engen angetroffen, also dem *Ösophagusmund,* der *Bifurkation* und der *Kardia.* Dort treten sie in sehr verschiedenen Formen auf, von denen 3 als besonders charakteristisch herausgestellt werden können:

1. der relativ weiche, vorwiegend expansiv wachsende Fungus,
2. das wandständig inselförmige Plateau, das meist frühzeitig zentral ulzeriert,
3. der narbig stenosierende Szirrhus.

Das medulläre polypöse Karzinom ist durch sein blumenkohlartig expansives Wachstum charakterisiert. Es sitzt der Wand meist breitbasig auf, ist relativ weich, wuchert üppig und zerfällt frühzeitig zu einer unregelmäßigen, häufig verjauchenden Geschwürsfläche. Der Zerfall kann so hochgradig sein, daß entweder überhaupt keine Stenoseerscheinungen auftreten, oder aber bestehende Schluckbeschwerden sich oft weitgehend zurückbilden.

Die wandständigen, beetartigen Formen stellen anfangs rundliche oder länglich plateauartige Erhebungen dar. Ihre Oberfläche bleibt jedoch nur kurze Zeit glatt. Meist beginnt frühzeitig ein zentraler geschwüriger Zerfall mit uneben höckerigem Geschwürsgrund und derbem, wallartig aufgeworfenem Rand, so daß eine ausgesprochene Teller- oder Schüsselform resultiert. Später greift der Tumor oft ring- oder gürtelförmig auf die ganze Wand über und verursacht eine mehr oder weniger deutliche Enge.

Der derbe bindegewebige Szirrhus, der sich zirkulär meist nur auf kurze Strecken ausdehnt, führt infolge narbiger Schrumpfung frühzeitig zur Stenose. Da er vorwiegend submukös wächst, ist die bedeckende Schleimhautoberfläche anfangs noch glatt, später wird sie unregelmäßig höckerig und uneben. Die Tumorgrenzen gehen bei dieser Form meist unauffällig ohne Randwall in die normale Ösophaguswand über.

Röntgenologisch findet man bei den polypös expansiv wachsenden Karzinomen eine Einengung des Lumens, hervorgerufen durch glatte oder unregelmäßig ins Lumen vorspringende Gewebsformationen, die Knoten und flache Wülste bilden (Abb. 3.**150**). Da durch ständige Ulzeration der Tumoroberfläche, durch Abbröckeln kleiner Tumormassen sich die Weite des Lumens und die Oberfläche des Tumors ständig verändern, wechseln auch von Untersuchung zu Untersuchung Schluckbeschwerden und Röntgenbefund. Neben den eigentlichen Reliefveränderungen läßt sich zuweilen in der Frontalstellung die Wandverdickung sowie die periösophageale Infiltration deutlich als schattengebender Tumor in der Umgebung der Stenose erkennen (Abb. 3.**151**) (DAFFNER u. Mitarb. 1979, LINDELL u. Mitarb. 1979).

Bei den schüsselförmigen Krebsen (Abb. 3.**152**) ist der plötzliche Abbruch des oft verbreiterten Faltenreliefs am wallartigen Rand des Tumors besonders charakteristisch. Dieser Randwall kann je nach Ausdehnung der Geschwulst schüsselförmig oder portioartig in das Lumen der Speiseröhre hineinragen. Gröbere, im Tumorkanal liegenbleibende Kontrastmitteldepots mit polygonalen, meist scharfen Konturen und wulstig begrenzten Rändern pflegen kraterförmigen Ulzerationen zu entsprechen. Bei zirkulärer Ausdehnung findet sich gelegentlich eine regenschirmartig überhängende Dilatation des prästenotischen Ösophagusabschnittes.

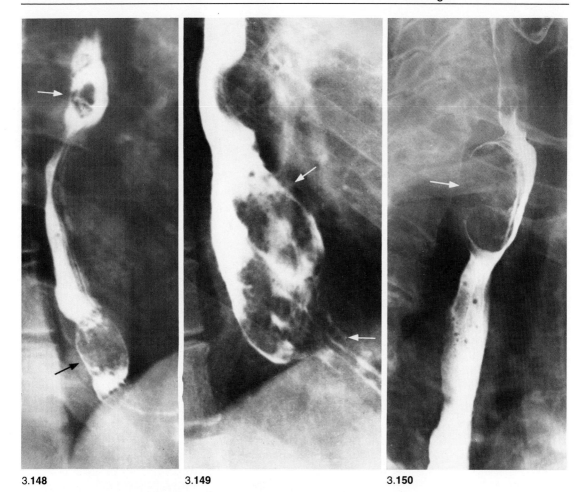

3.148   3.149   3.150

Abb. 3.148. Ösophaguspolypen
Polypöse Tumoren (Pfeile) im mittleren und unteren Ösophagusdrittel bei einem 63jährigen, abgemagerten Patienten mit Schluckstörungen. Es fand sich außerdem ein diffuses Magenkarzinom.

Abb. 3.149. Gutartiger Ösophagustumor
Hühnereigroßer polypöser Tumor (Pfeile) im unteren Speiseröhrendrittel bei einem 46jährigen Mann, der seit 2 Jahren über periodisch auftretende Magenbeschwerden klagte. Mehrfache Probeexzisionen ergaben normale Ösophagusschleimhaut. Der Tumor lag intramural (Leiomyom). Außerdem bestand ein präpylorisches Ulkus.

Abb. 3.150. Ösophaguskarzinom
Polypöser Tumor (Pfeil) im oberen Drittel der Speiseröhre bei einer 69jährigen Frau, die seit Wochen über Schluckbeschwerden klagte. Trotz der völlig glatten Oberfläche ergab die Probeexzision einwandfrei ein Karzinom.

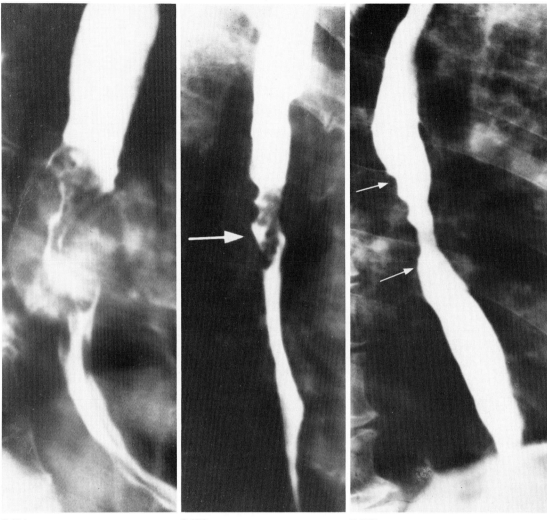

3.151   3.152   3.153

Abb. 3.151.   Stenosierendes Ösophaguskarzinom
Zirkulärer, stenosierender, polypöser Tumor im mittleren Drittel der Speiseröhre. In der Umgebung der Stenose sieht man
den Tumor als Eigenschatten in den hellen Retrokardialraum hineinragen. Scharfer Faltenabbruch am unteren
Tumorrand. Deutlicher Kontrastmittelstau oberhalb der Stenose.

Abb. 3.152.   Schüsselförmiges Karzinom
Kleines, schüsselförmiges Karzinom der Speiseröhre im mittleren Drittel. Der dreieckige Schattenfleck (Pfeil) entspricht
dem Krater, die Aufhellung in der Umgebung dem Randwall des Neoplasmas. Keine wesentliche Passagebehinderung.

Abb. 3.153.   Fibröses Karzinom
Relative Enge im mittleren Drittel der Speiseröhre mit ausgeprägter Wandstarre bei fibrösem Karzinom (Pfeile).

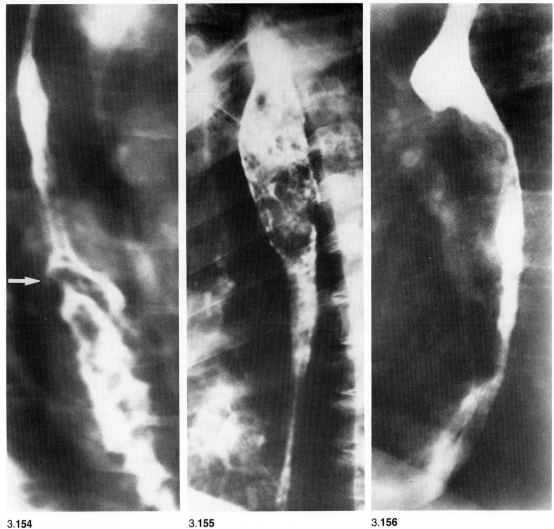

3.154   3.155   3.156

Abb. 3.**154. Ösophaguskarzinom, Übergangsform**
Varizenähnliches Reliefbild bei flach wachsendem Karzinom. Scharfer Randwall (Pfeil) zwischen normalem und
verändertem Relief. – 63jähriger Mann. Seit einem Vierteljahr Schluckbeschwerden, Erbrechen und Gewichtsabnahme.

Abb. 3.**155. Maligner Mischtumor der Speiseröhre**
Spindelige Erweiterung des oberen Speiseröhrendrittels durch einen etwa 10 × 4,5 cm großen, der Wand offenbar
breitbasig aufsitzenden Tumor. Die Oberfläche des Tumors ist zerklüftet, wahrscheinlich geschwürig zerfallen, die
Wandkonturen der Speiseröhre sind noch relativ elastisch. Es bestanden keine nennenswerten Schluckbeschwerden.
Histologisch: polymorphzelliges Sarkom.

Abb. 3.**156. Intramuraler Ösophagustumor**
Ausgedehnter intramural gelegener Tumor des mittleren und unteren Speiseröhrendrittels, der im wesentlichen von der
Vorderwand auszugehen scheint. Histologisch erwies sich der Tumor als gutartig (Leiomyom).

In fortgeschrittenen Stadien lassen sich die beiden ersten Typen nur schlecht voneinander unterscheiden.

Fibröse Formen des Karzinoms (Abb. 3.**153**) machen sich im Beginn oft nur durch eine Beeinträchtigung der Deformierbarkeit der Wandung während des Ablaufs von peristaltischen Wellen bemerkbar. Da derartige Störungen bei der raschen Passage des Kontrastmittels selbst am liegenden Patienten in der Durchleuchtung nur schwer festzustellen sind, empfiehlt sich die Anwendung des Bandspeichers bzw. der Kinematographie (PORCHER 1954). Erst in den fortgeschrittenen Stadien führen sie zu sanduhrförmigen, zylindrischen oder zirkulären Stenosen, die weitgehend an Ätzstrikturen erinnern. Ihre Ausdehnung ist meist begrenzt, selten nehmen sie mehr als 3–4 cm ein. Die Konturen der Stenose bleiben lange Zeit glatt, später erst werden sie infolge der zunehmenden Infiltration bzw. Ulzeration unregelmäßig und höckerig. Oberhalb von Stenosen besteht oft eine deutliche Erweiterung des Lumens.

Eine der häufigsten Komplikationen stark zerfallender Neoplasmen ist die Perforation in die Nachbarorgane, insbesondere in die Bronchien oder die großen Lungengefäße. Phlegmonöse Formen der Mediastinitis, Aspirationspneumonien oder tödliche Blutungen sind die Folge. Wir selbst beobachteten zwei Fälle, die monatelang als fötide Bronchitis bzw. als Bronchiektasen behandelt wurden. Die Patienten hatten nicht die geringsten Schluckbeschwerden. Erst bei der Sektion stellte sich heraus, daß beide Patienten an schweren, verjauchenden Ösophaguskarzinomen gestorben waren (Abb. 3.**154**).

Zapfen- oder dornförmige, über das Lumen des Tumorkanals hinausragende Kontrastmitteldepots sollten immer den Verdacht auf eine Penetration mit Fistelbildung erwecken. Das Übergreifen des Tumors auf den N. recurrens führt zu Heiserkeit und Schluckstörungen. Es kann auf diese Weise Kontrastbrei in die Trachea oder die Bronchien aspiriert werden, so daß der Eindruck einer Perforation entsteht. Umwachsungen der Aorta – in der Durchleuchtung als Aneurysma imponierend – lösen gelegentlich Aortalgien vom Typ einer Angina pectoris aus.

Unter den selteneren malignen Tumoren der Speiseröhre sind vor allem die Sarkome und die malignen *Mischgeschwülste* (SCHREIBER u. Mitarb. 1977) zu nennen (Abb. 3.**155**). *Sarkome* des Ösophagus treten meist bei älteren Leuten auf, und zwar angeblich vorwiegend in der *unteren Hälfte* der Speiseröhre. Es werden diffus infiltrierende und polypöse, weiche gallertartige, nicht stenosierende Formen unterschieden. Bei der Röntgenuntersuchung lassen sich die diffus infiltrierenden Sarkome vom fibrösen Karzinom praktisch nicht abgrenzen. Die polypösen Sarkome dagegen zeigen u. U. vom Karzinom doch recht abweichende Formen im Sinne glatt begrenzter, bis apfelgroßer Füllungsdefekte, um die das Kontrastmittel herumfließt. Bei flächenhafter Ulzeration der Tumoroberfläche werden netzartige Reliefformationen beobachtet (VON HACKER 1914, SOMMER 1923, HAENISCH 1924, ROSSELT u. SCHINZ 1924, BERG, PRÉVÔT 1948 u. a.). Neuerdings wird auch die Doppelkontrastmethode zum Nachweis der Ösophagustumoren empfohlen und erfolgreich eingesetzt (GOLDSTEIN u. DODD 1976).

Bei Kindern sind primäre maligne Neoplasmen der Speiseröhre außerordentlich selten (MOORE 1958), wogegen eine Wandbeteiligung durch anliegende Tumoren öfters beobachtet wird.

Im Verlaufe akuter lymphoblastischer Leukämien haben wir bei Kindern wiederholt leukämische Infiltrate in der Ösophaguswand nachweisen können, die sich in Form lokalisierter Aussparungen darstellen (Abb. 3.**159**).

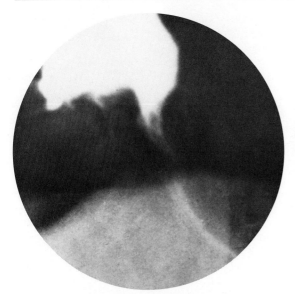

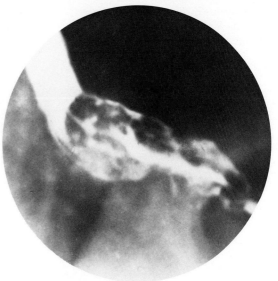

Abb. 3.157. Karzinom bei Kardiospasmus
Füllungsdefekt an der Hinterwand des unteren Ösophagus, lang anhaltender Kardiaverschluß. – 64jähriger Patient, der lange Zeit über Schluckbeschwerden klagte und bei dem seit Jahren eine Achalasie bestand. Seit 4 Wochen Erbrechen auch von flüssigen Speisen, starke Gewichtsabnahme. Autoptisch als Karzinom verifiziert.

Abb. 3.158. Neoplasma in der Kardia
Schüsselförmiges Neoplasma mit flacher Ulzeration. Faltenabbruch am Tumorrand.

Abb. 3.159. Leukämische Infiltrate im unteren Ösophagus
Multiple erbs- bis bohnengroße Infiltrate (Pfeile) im unteren Drittel der Speiseröhre und im Magenfornix bei einem 12jährigen Mädchen mit Leukämie. Es bestanden Schluckbeschwerden. Zuweilen wurde etwas Blut erbrochen.

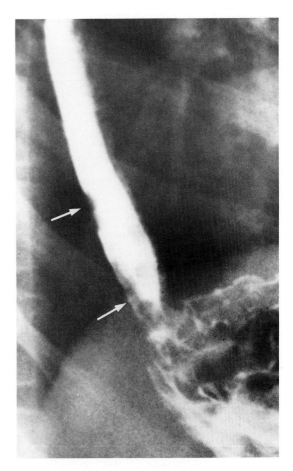

4. Magen

Röntgenanatomie

Der Magen, ein kompliziertes Hohlorgan, dient der Nahrungsaufnahme, der vorübergehenden Nahrungsspeicherung und der Verdauung. Er stellt den weitesten Abschnitt des Magen-Darm-Kanals dar, liegt mit seinem Fornix unmittelbar unter der linken Zwerchfellkuppe und erstreckt sich schräg nach medial abwärts bis zum Pylorus hin. Größe, Lage und Form sind außerordentlich variabel. Sie hängen nicht nur vom Lebensalter, dem Konstitutionstyp, dem Wandtonus, der jeweiligen Atemphase und der Stellung bzw. der Lage des Patienten ab, sondern auch vom wechselnden Innendruck bei unterschiedlicher Füllung und dem Druck der Nachbarorgane. Da der Magen nur an der Kardia und dem Pylorus fixiert ist, besitzt er eine beachtliche Beweglichkeit.

Magenformen

Der Magen ist, bezogen auf die Frontalebene, ein nahezu symmetrisches Gebilde, dessen vordere Hälfte beinahe spiegelbildlich der hinteren entspricht. Form und Aussehen sind am Lebenden einem ständigen Wechsel unterworfen, weil die Wandungen weich und zugleich kontraktil sind. In der Frühzeit der Röntgen-Ära hat man reichlich Mühe aufgewandt, um der Vielzahl möglicher Magenformen passende Namen zu geben. Die Erfahrung hat aber gelehrt, daß ein und derselbe Magen schon normalerweise zahlreiche anatomische und funktionelle Varianten aufweisen kann, wobei sich aber zwei Grundtypen herausstellen lassen:

Die *Hakenform* (RIEDER 1904) gilt als die *physiologische Eigenform*. Sie ist während der ersten Lebensmonate selten, gewöhnlich aber bei jüngeren und älteren Schulkindern, bei normalgewichtigen und mageren Erwachsenen anzutreffen. Der tiefste Magenpunkt liegt etwa in Höhe des 3. oder 4., der Pylorus rechts der Mittellinie in Höhe des 1. oder 2. Lendenwirbels. Beim Hakenmagen ist der Magenkörper stark in die Länge gezogen. Man findet an der kleinen Kurvatur zwischen dem Magenkörper und dem Antrum eine scharfe Knickbildung (*Angulus),* an der großen Kurvatur-

seite ein entsprechend tief gelegenes *Magenknie,* so daß die Hubhöhe groß ist und das Antrum steil ansteigt. Bei einer Formvariante, dem *Langmagen,* liegt der tiefste Magenabschnitt sogar etwa in Höhe des 5. Lendenwirbels, der Pylorus in der Mittellinie oder auch mehr links. Dabei nähert sich der Korpusanteil der Vertikalen.

Die zweite charakteristische Magenform, der sog. *Stierhornmagen* (HOLZKNECHT 1906), kommt der *anatomischen Grundform* nahe und ist durch eine ausgesprochene Querlage mit Anhebung der großen Kurvatur gekennzeichnet. Der Angulus ist abgeflacht. Beide Kurvaturen ziehen in sanften Bögen abwärts, der Pylorus zeigt nach hinten. Den tiefsten Punkt des Magens bildet das präpylorische Antrum. Man findet diese Magenform vorwiegend bei gedrungenen, korpulenten Menschen , sowie in Rückenlage. Sicher spielen außer statischen und konstitutionellen Faktoren auch die Qualität und Straffheit des Aufhängeapparates, der fibrösen Züge innerhalb der Magenwand sowie die tonische Innervation usw. eine Rolle.

Um die geschilderten Grundtypen pendeln also die mannigfachen Magenformen, die uns das lebende Organ bietet, und die auch jederzeit fließend in eine andere Form übergehen können. Gerade dieser Wechsel ist für den gesunden Magen charakteristisch, während das längere Bestehenbleiben einer bestimmten Form den Verdacht auf eine Atonie, eine krankhafte Wandstarre oder dgl. erweckt.

Magenabschnitte

Zur Definition der einzelnen Magenabschnitte werden verschiedene Bezeichnungen gebraucht (Abb. 4.**1**). Der *Fornix* stellt den höchsten Abschnitt, das *Magengewölbe,* dar. Es umfaßt den Raum links oberhalb der Kardia und wird meist durch die Magenblase ausgespannt. Der kraniale Magenpol wird als *Fornixpunkt* bezeichnet. Die Kardia selbst kann man zuweilen als Ring- oder Sternfigur im medialen Drittel des luftgefüllten Fornix besonders in halbrechter oder rechter Seitenlage erkennen. Während der Ösophagus fast ohne Winkelbildung in die kleine Kurvatur des Magens einmündet und von dort in die Waldeyersche Magenstraße übergeht, entsteht links oberhalb der Kardia eine sattelförmige Einziehung (*Incisura cardiaca, Fornixsattel*) in Form eines spitzen Winkels (Hisscher Winkel).

Der absteigende Hauptteil des Magens wird *Magenkörper* oder *Korpusteil* oder *Pars media* genannt, er liegt zwischen Fornix und Antrum und endet an der *Incisura angularis*. Die konkave *kleine Kurvatur* bildet die mediale, die konvexe *große Kurvatur* die laterale Begrenzung. Beide treffen sich kranial an der Kardia.

Das *Antrum (Pars pylorica, präpylorische Region)* liegt zwischen der Pars media (also dem Magenkörper) und dem Pylorus. Es verläuft bei hakenförmigen, besonders hypotonen Mägen in aufsteigender Richtung zum Pylorus, während es beim Stierhornmagen fast horizontal liegt.

Die genannten Formtypen finden sich bereits bei Neugeborenen und Säuglingen, sind dann allerdings weniger stark ausgeprägt. Der Magen ist während dieser Altersstufe trotz anatomischer und individueller Varianten meist konisch und hält eine mehr quere Lage inne. Da man den Säuglingsmagen fast immer im Liegen untersucht, hat sich diese Form als „normal" eingeprägt. Bei Beobachtungen im Hängen zeigt sich jedoch, daß der Magen auch in diesem frühen Alter gelegentlich schon länglich wird. Form und Lage hängen also auch weitgehend vom Füllungszustand, von der Gasfüllung der anliegenden Darmschlingen und von der Position während der Untersuchung (Hängen, Liegen) ab. Zudem wird die große Kurvatur oft durch eine starke Luftfüllung des Dünn- und Dickdarmes angehoben und horizontal gestellt (physiologische Rotation der großen Kurvatur, so daß die hintere Magenwand den tiefsten Punkt bildet. Diese Position wird durch die weite untere Thoraxapertur begünstigt.

Bei Neugeborenen ist der Magenkörper noch unentwickelt, so daß sich praktisch nur eine Unterteilung in das Fornix- und Antrumgebiet ergibt. Bezeichnend ist die geringe Ausbildung des Magengewölbes. Der Angulus erscheint kaum ausgeprägt. Mit der postnatalen Beanspruchung und Dehnung ist ein deutliches Längenwachstum des Korpusanteils verbunden. Er streckt sich nach unten, so daß der Magen eine mehr vertikale Lage einnimmt. Die Einwirkung der Schwerkraft (Laufbeginn) mag dabei eine Rolle spielen. Der Formwandel des Magens wird auch vom Wachstum der Bauchhöhle und von der Abnahme der physiologischen Luftblähung des Dünndarms begünstigt. Nach dem 1. Lebensjahr sind alle Übergänge zu den Magenformen des Erwachsenen zu finden.

Das *Wachstum des Magens* ähnelt in seiner Geschwindigkeit dem Körperwachstum. Die Länge (vom Fornix bis zum Pylorus) beträgt bei Neugeborenen nach der Nahrungsaufnahme ca. 5–6–8 cm, bei Erwachsenen 27–32 cm. Das reife Neugeborene hat ein Magengewicht von ca. 6,5 g, für ein Lebensalter von 14–20 Jahren werden 128 g angegeben (SCAMMON 1920).

Magenwand

Sie besteht aus 5 verschiedenen Schichten:

1. *Mukosa,* die eigentliche Schleimhaut, deren Oberfläche mit ihren Drüsen und Grübchen im Mikrorelief ein chagriniertes Aussehen hat. Es handelt sich dabei um die Areae gastricae, kleine polygonale Felderchen von etwa 1,5–4 mm Durchmesser.

2. *Muscularis mucosae,* eine zarte, sich zwischen Submukosa und Lamina propria der Mukosa einschiebende glatte Muskulatur mit sich überkreuzenden Fasern. Sie ist für die Autoplastik der Schleimhaut zuständig.

3. *Tela submucosa,* eine ansehnliche Lage von lockerem Bindegewebe, elastischen Fasern und kleinen Anhäufungen von Fettgewebe. In ihr verlaufen die Blut- und Lymphgefäße sowie die Nerven.

4. *Tunica muscularis.* Sie besteht aus *drei* Schichten von glatter Muskulatur. Aber nur die mittlere zirkuläre Schicht umschließt das Organ als kompletter Muskelmantel, während die äußeren longitudinalen, besonders aber die inneren schräg angeordneten Fasern als unvollständige Muskellagen ausgebildet sind. Der Muskelmantel des Magens ist fast überall gleich dick. Nur vom Kniestück abwärts verstärkt sich die Muskulatur erheblich, da ja das Antrum die Arbeit der Austreibung der Ingesta übernimmt. Im Antrum nimmt die mittlere oder zirkuläre Muskellage bis zum Pylorus hin kontinuierlich an Dicke zu und bildet am Pylorus selbst einen dreieckigen Wulst, den M. sphincter pylori. Er verursacht in der Schleimhaut eine entsprechende Erhebung, die *Valvula pylori,* die auch bei stärkster Dilatation oder Erschlaffung des Magens nicht verschwindet. Dieser anatomisch nachweisbare Sphinkter gehört also der Grundform des Magens an und ist in der Lage, zusammen mit der übrigen Ringmuskulatur des Antrums und der Schleimhaut den Magenausgang vollständig abzuschließen.

5. *Tunica serosa.* Sie ist ein Teil des eigentlichen Bauchfells mit den vorwiegend in Längsrichtung verlaufenden Bindegewebsfasern der *Subserosa.*

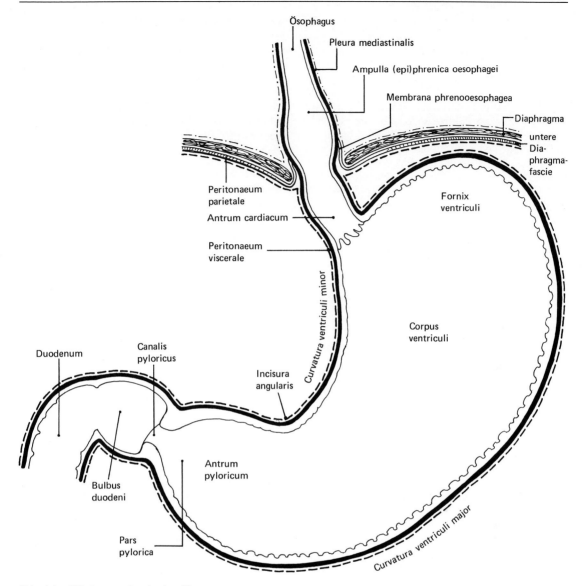

Abb. 4.1. Röntgenanatomie des Magens
Schematische Darstellung der Röntgenanatomie des distalen Ösophagus, des Magens und des Magenausgangs einschließlich des oberen Duodenums. Für einige Namen sind Synonyme im Gebrauch. So bezeichnen wir den unter der linken Zwerchfellkuppel gelegenen obersten Magenabschnitt in der Röntgennomenklatur nicht als Fundus ventriculi sondern als *Fornix (Forssell, Katsch)* und den pylorusnahen Anteil gelegentlich auch als *Canalis egestorius (Forssell)*. Der tiefste Punkt der großen Kurvatur wird heute noch häufig *kaudaler Pol (Groedel)* genannt, wohingegen die früher übliche Bezeichnung Pars descendens anstelle von *Corpus ventriculi* nicht mehr gebraucht werden sollte. Der Verlauf der Pleura und des Peritoneums ist als punktierte bzw. unterbrochene Linie dargestellt.

Fixierung

Der Magen ist mit Ausnahme schmaler Abschnitte im kardianahen Fornix und an den Kurvaturen mit Peritoneum bedeckt. Klinisch wichtige Peritonealduplikaturen sind das *Lig. hepatogastricum* und das sich distal anschließende *Lig. hepatoduodenale,* das in der Pylorusregion und am obersten Duodenalabschnitt inseriert. Diese Ligamente stellen Teile des Aufhängeapparates dar. Das *Lig. hepatoduodenale* beinhaltet vor allem die *A. hepatica,* die *V. portae* und den *Ductus choledochus* und formt die vordere Begrenzung des *Foramen Winslowi* und damit den Zugang zur *Bursa omentalis.* Ferner finden sich als zusätzliche Ligamente das *Lig. phrenicogastricum, gastrolienale* und *gastrocolicum,* die mehr Zügel als Tragbänder des Magens darstellen.

Die *Arterien* des Magens stammen aus dem Truncus coeliacus, der sich in drei Äste, nämlich die A. hepatica communis, die A. gastrica sinistra und die A. lienalis aufteilt.

Die A. gastrica sinistra zieht von der Kardiagegend entlang der kleinen Kurvatur des Magens nach rechts. Sie gibt in ihrem Verlauf kleinere Äste an die Magenvorder- und -hinterwand ab und anastomosiert mit der aus der A. hepatica propria stammenden A. gastrica dextra. So entsteht an der kleinen Kurvatur des Magens ein Arterienring.

Entlang der großen Kurvatur des Magens verläuft die aus der A. lienalis abzweigende A. gastroepiploica sinistra, die mit der aus der A. hepatica kommenden A. gastroepiploica dextra anastomosiert.

Die *Venen* des Magens folgen in etwa dem Verlauf der Arterien und gehören zum Pfortadergebiet. Der Stamm der Pfortader bildet sich nach dem Zusammenfluß der V. lienalis mit der V. mesenterica superior. In den Pfortaderstamm mündet die von der kleinen Kurvatur des Magens kommende V. coronaria ventriculi ein, die Verbindungen mit den Ösophagusvenen hat. Schließlich verläuft an der großen Kurvatur des Magens zwischen der V. lienalis und der V. mesenterica superior die V. gastroepiploica in Form einer großen Arkade.

Die den Magen versorgenden *Nerven* stammen einerseits aus den beiden mit dem Ösophagus in die Bauchhöhle ziehenden Vagusästen, andererseits aus den Sympatikusgeflechten, die die zum Magen hin verlaufenden Äste der A. coeliaca begleiten. Die Fasern verbinden sich zu einem Plexus gastricus ventralis und dorsalis. Der linke Vagus geht an der vorderen Fläche des Ösophagus in den Plexus gastricus ventralis, der rechte in den Plexus gastricus dorsalis über (CORNING 1949, TÖNDURY 1965).

Topographische Beziehungen

Die Vorderseite des Magens liegt der vorderen Bauchwand und der Unterseite des linken Leberlappens an, während sich die Pylorusregion in engster Nachbarschaft zum Lobus quadratus und der Gallenblase befindet. Die Magenhinterwand berührt die retroperitonealen Organe (linke Niere und Nebenniere) und Gebilde wie Pankreas und Milzgefäße, von denen der Magen durch die Bursa omentalis getrennt wird. Links lateral vom Fornix befindet sich die Milz, die bei einer Vergrößerung den Magen eindellen oder gar verlagern kann. Sie ist mit dem Magen durch das *Lig. gastrolienale* verbunden.

Reliefgestaltung

Die drei Schichten der Schleimhaut, nämlich Epithel, Lamina propria und Muscularis mucosae, sind mit Hilfe der Submukosa so locker an die Muskelwand angelegt, daß eine gute Verschieblichkeit der Mukosa gewährleistet ist. Während der Kontraktion der Muskelwand wirft die Schleimhaut vorwiegend in der Längsrichtung verlaufende Stauchungsfalten auf, die sich bei gedehntem Magen wieder abflachen und bei maximaler Dilatation praktisch verschwinden. Die Schleimhautfalten sind somit reine Gebilde der Mukosa.

Die Schleimhautfalten zeigen keinen einheitlichen oder fixierten Verlaufstypus. Er ist vielmehr entsprechend der digestiven Aufgabe einem ständigen Wechsel unterworfen. So findet man nicht nur bei verschiedenen Patienten eine sehr unterschiedliche Struktur, sondern auch bei ein- und demselben Kranken fließende Übergänge zwischen Quer- und Längsstellung, besonders in den aboralen Gebieten. Die groben Faltenzüge bestehen aus sog. Reservefalten. Die Schleimhaut wächst nämlich mit einer relativ großen Oberfläche heran, um auch ohne Überdehnung bei maximaler Magendilatation die Magenoberfläche noch gut zu bedecken, wobei allerdings die Falten vollkommen verstreichen.

Trotz der Variabilität in den verschiedenen Abschnitten läßt sich in leerem Zustand ein gewisser Grundtypus des Faltenverlaufs erkennen. Der Magenfornix und die große Kurvatur des Korpus zeigen normalerweise *marginale Einkerbungen,*

Abb. 4.2. Form und Relief des menschlichen Magens
Eröffneter Magen. Anatomisches Präparat nach *Elze*. Kaliber und Faltenverlauf sind an der kleinen Kurvatur, im Magenkörper und an der großen Kurvatur gut zu erkennen.
I. Falte der Magenstraße
II. Grenzfalte zwischen Magenkörper und Canalis egestorius
1, 2, 3 = Falten der Magenhinterwand

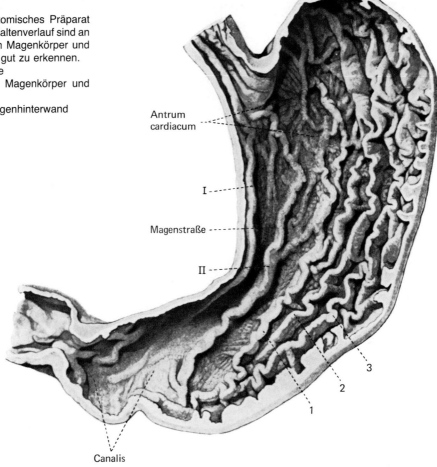

Antrum cardiacum

I

Magenstraße

II

3

2

1

Canalis

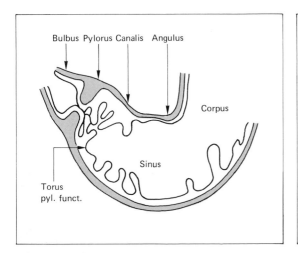

Bulbus Pylorus Canalis Angulus

Corpus

Sinus

Torus
pyl. funct.

Abb. 4.3. Autoplastik der Schleimhaut des Magens (nach *Forssell*)
Digestionskammern an der großen Kurvaturseite. Das pylorale Ende des Canalis ist durch ein kompliziertes Relief geschlossen.

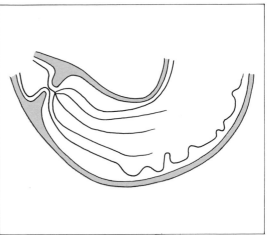

Abb. 4.4. Autoplastik der Schleimhaut des Magens (nach *Forssell*)
Die Längsfältelung des Canalis gibt eine andere Phase des Bewegungsspiels der Schleimhaut wieder.

die selbst nach stärkerer Auffüllung noch sichtbar bleiben. Im Magenkörper findet man die Schleimhautfalten mehr in der Längsrichtung angeordnet, sie sind entlang der kleinen Kurvatur niedrig, auch ist hier die Schleimhaut fester auf der Unterlage fixiert. Je mehr sich die Falten der großen Kurvatur nähern, um so geschlängelter und plumper werden sie, um schließlich an der Grenze zwischen Vorder- und Hinterwand – axial getroffen – als *Zähnelung* in Erscheinung zu treten.

Während die Falten im Bereich der Magenstraße mehr gestreckt verlaufen, streben sie in der Angulusgegend auseinander. Sie ziehen in der Region der Grenzfalte sogar quer über den Magen zur großen Kurvatur, während die übrigen Falten in Richtung auf den Pylorus hin konvergieren. Ihr Kaliber wechselt zwischen Strohhalm- und Bleistiftdicke (Abb. 4.**2**).

Schon während der Neugeborenenperiode ist die Darstellung sehr zarter und niedriger Schleimhautfalten möglich, doch bleibt ihr Nachweis wegen der geringen Niveauunterschiede, des meist vorhandenen Sekretes und der starken Magendilatation durch verschluckte Luft recht problematisch. Am *kontrahierten* Säuglingsmagen sind die Falten deutlicher. Während des zweiten Lebensjahres nimmt die Faltenhöhe derart zu, daß man fast regelmäßig Reliefbilder erhalten und auch eine Zähnelung der großen Kurvatur erkennen kann. Im Kleinkindesalter und besonders während des Schulalters erreicht das Relief schon eine Ausprägung, die der des Erwachsenen weitgehend ähnelt.

Die wesentlichsten Impulse für ihr wechselndes Bewegungsspiel – die sog. *Autoplastik* – erhält die auf der lockeren Submukosa gewissermaßen schwimmende Schleimhaut jedoch durch die *Muscularis mucosae.* Sie allein ist – wie wir aus den grundlegenden Arbeiten von FORSSELL (1913) wissen – in der Lage, die Schleimhaut entsprechend den digestiven Notwendigkeiten in jede beliebige Formation, und zwar von der kompliziertesten Reliefgestaltung bis zu einer ganz glatten Fläche umzuwandeln (Abb. 4.**3** u. 4.**4**).

Die Oberfläche der Falten selbst ist nicht glatt. Man findet eine gleichmäßige, wabenartige Felderung, die von den *Areae gastricae* herrührt. Diese Felderung der Magenschleimhaut ist bereits bei Neugeborenen vorhanden und wird bei hypertrophischer Schleimhaut besonders deutlich. Mit geeigneter Untersuchungstechnik lassen sich dieses „Feinrelief" und seine Veränderungen auch röntgenologisch darstellen. Eine sagokornähnliche Oberflächenveränderung wird gelegentlich durch die klinisch meist belanglose lymphoide Hyperplasie der Magenschleimhaut im Antrum bei Kindern hervorgerufen. Sie kann bis in das Duodenum reichen und beruht auf großen, das Epithel vorwölbenden Lymphfollikeln der Lamina propria (BAHK u. Mitarb. 1971).

Röntgenphysiologie

Während sich röntgenologisch lediglich ein Teil der sekretorischen Leistungen des Magens beurteilen läßt (Saftmenge, Schleimgehalt), ist die Motorik wesentlich besser zu erfassen. Funktionell stellt der Magen ein doppeltes Organ dar, das sich in einem einheitlichen Hohlraum vereinigt. Der Fornix bildet zusammen mit dem oberen Abschnitt des Magenkörpers ein fast inaktives *Reservoir* für die Speicherung der aufgenommenen Nahrung. Sie gleitet von hier aus allmählich in das aktivere Antrum, das der *Durchmischung* des Inhaltes dient, den Transport zum Pylorus bewerkstelligt und für die Magenentleerung sorgt (Abb. 4.**5**a und 4.**5**b).

In nüchternem Zustand liegen Vorder- und Hinterwand dicht aneinander, so daß lediglich im Fornixbereich ein Hohlraum besteht, den die Magenblase einnimmt. Wenn bei aufrechter Position Kontrastmittel in den leeren Magen gelangt, fließt es zunächst an der medialen Wand der Magenblase entlang, nimmt dann eine trichterförmige Gestalt an und sinkt allmählich in schmalen Streifen abwärts. Bereits im oberen Teil des Korpus wird der Breischluck allseitig von der Magenwand umfaßt, gleitet durch die Wirkung des eigenen Gewichts unter tonischem Druck der Magenwand bis zum Antrum hinab, wo es sich schalenförmig als Depot ansammelt. Bei zunehmender Füllung erweitert sich der Magen mehr in die Breite. Allerdings variiert dieser Füllungsvorgang je nach Magentypus. Beim Lang- oder Hakenmagen sinkt der kaudale Pol tief nach unten, während er beim hypertonischen Stierhornmagen sich in Höhe des 2. Lendenwirbels befindet.

Außerordentlich variabel ist in den verschiedenen Altersstufen auch das *Fassungsvermögen* des Magens. Es beträgt bei Kindern nach SCAMMON u. DOYLE (1920) am 1. Lebenstag 6–9 ml, am 2. Lebenstag 13–23 ml und steigt bis zum 10. Lebenstage auf 79–104 ml an. Die Zahlen beziehen sich auf Säuglinge, die 5mal am Tage angelegt wurden. Die rasche Zunahme des Fassungsvermögens in den ersten Lebenstagen ist nicht Ausdruck des Wachstums, sondern als eine Adaptation an die steigende Nahrungsmenge anzusehen. Am Ende des ersten Lebensjahres sind 370–460,

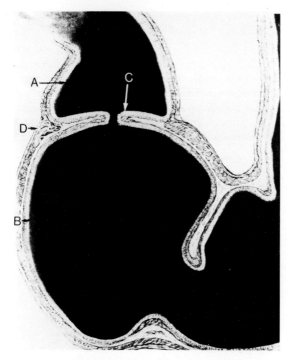
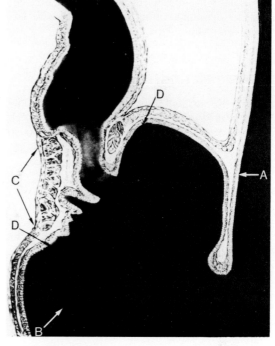

Abb. 4.**5.** **Autoplastische Vorgänge in der Antrum-Pylorus-Gegend**
Halbschematische Darstellung (nach *L. G. Cole*)
a) *Antrum dilatiert*
  A. Bulbus duodeni
  B. Antrum
  C. der aus Mukosa, Muscularis mucosae und der Kernschicht der Submukosa bestehende Pylorus
  D. der eigentliche Pylorusmuskel

b) *Antrum kontrahiert*
  A. Sulcus angularis in Form einer kulissenartig in das Magenlumen hineinreichenden mukomembranösen Falte
  B. Antrum
  C. Pyloruskanal
  D. Ausgangspunkt für die Entleerungsperistaltik

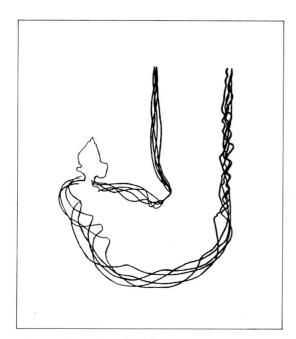
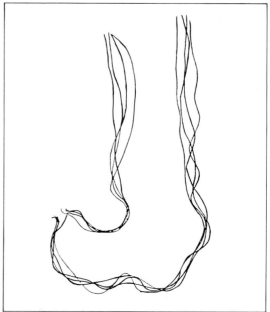

Abb. 4.**6.** **Ulcus-ventriculi-Polygramm**
Polygramm des Magens bei Ulcus ventriculi der Angulusgegend (nach *Kaestle, Rieder, Rosenthal*). Keine Peristaltik in der erkrankten Region.

Abb. 4.**7.** **Schematische Darstellung der gestörten Magenmotorik**
Polygramm des Magens bei Infiltration der Angulusgegend durch ein Karzinom (*Fraenkel*). Fehlende Peristaltik im veränderten Bezirk.

mit 8 Jahren 840–980 ml an Kapazität erreicht. Bei Erwachsenen beträgt das physiologische Fassungsvermögen etwa 1,5 bis 2 Liter.

Peristaltik und Tonus

Unsere Kenntnisse über die Peristaltik und den Tonus des Magens sind weit hinter denen zurückgeblieben, die uns die Röntgenuntersuchung im Hinblick auf morphologische Veränderungen bisher vermitteln konnte.

Es ist das große Verdient von WELTZ (1940), daß er, gestützt auf die Arbeiten von CANNON (1898), TRENDELENBURG (1917), ALVAREZ (1928), STRAUB (1933) und CATEL (1937), mit Hilfe der Röntgenkinematographie und Flächenkymographie (STUMPF 1934) die Bewegungsvorgänge am Magen analysiert hat. Auf diese Weise konnte er anstelle der bisher üblichen vagen Definitionen, wie „schnell bzw. träge ablaufende Peristaltik", klare physikalische Begriffe, wie Frequenz, Wellenlänge, Fortpflanzungsgeschwindigkeit, Kurvenform und Verlaufsrichtung setzen.

Zu ihrem Verständnis seien folgende physiologische Grundbegriffe vorausgeschickt:

1. Der Tonus des Magens ist eine von der Peristaltik unabhängige Grundfunktion. Als Tonus bezeichnete STRAUB (1933) die Ruhelänge aller kontraktilen Elemente.

2. Die Peristaltik wird ausgelöst durch den Dehnungsreiz.

3. Die Peristaltik hat eine Reizschwelle.

4. Die Höhe der Reizschwelle ist variabel, sie wechselt mit der Höhe des Tonus. Je höher der Tonus, desto niedriger die Reizschwelle.

5. Der peristaltikauslösende Dehnungsreiz ist um so wirkungsvoller, je plötzlicher er einsetzt.

Aufgrund eingehender Studien kam WELTZ (1940) zu der Erkenntnis, daß es keine schlechthin als „normal" zu bezeichnende, sondern nur eine der jeweiligen Reizgröße und dem jeweiligen Tonus angemessene Peristaltik gibt.

Frequenz der Peristaltik: Um eine exaktere Vorstellung von der Frequenz der Peristaltik zu bekommen, stellte WELTZ nach Untersuchungen von 200 *magengesunden* Männern und 300 *magengesunden* Frauen eine sog. Häufigkeitsverteilungskurve auf, die der Peristaltikfrequenz eines „normalen" Magens entsprach. Diese Kurve unterschied sich in keiner Weise von vergleichbaren Beobachtungen an 150 schwer magenkranken Männern und Frauen. Daraus geht hervor, daß es zum mindesten vom 20. Lebensjahr an aufwärts (Kinder waren nicht in diese Untersuchungen eingeschlossen) keine pathologischen Peristaltikfrequenzen gibt und daher Äußerungen über eine angeblich pathologische Steigerung oder Herabsetzung der Peristaltikfrequenz Unsinn sind.

Wellenlänge der Peristaltik: Im Gegensatz zur Peristaltikfrequenz ist die Wellenlänge abhängig vom Dehnungszustand des Magenwandanteils, über den sie hinwegläuft. Handelt es sich um *stärker gedehnte* Anteile, so ist die Wellenlänge *groß,* handelt es sich dagegen um *weniger stark* gedehnte Abschnitte, so ist sie *klein.*

Diese Feststellung entspricht keiner *primären* Störung der Peristaltik, sie ist lediglich der Ausdruck eines beeinträchtigten Dehnungszustandes. Ist er durch entzündliche oder neoplastische Infiltrationen lokal oder diffus reduziert, so kommt es zu einer Beeinträchtigung oder gar zu einer Aufhebung der Peristaltik. Die Peristaltik ist also ein feiner Indikator für den jeweiligen Dehnungszustand der Magenwand.

Wenn auch kein in Zentimetern auszudrückendes Normalmaß für die Wellenlänge existiert, so gibt es doch einige Anhaltspunkte, an denen man sich orientieren kann. Danach laufen, und zwar weitgehend unabhängig vom jeweiligen Dehnungszustand, am gesunden Magen etwa 2½ bis 3 peristaltische Wellen gleichzeitig ab.

Finden sich stattdessen gleichzeitig etwa 4 bis 5 Wellen, so faßte man diesen Zustand früher als Ausdruck einer *Funktionssteigerung* auf, man sprach von einer „Hyperperistaltik". WELTZ hat auch in derartigen Situationen die Frequenz bestimmt. Sie war normal, dagegen erwies sich die Wanderungsgeschwindigkeit als verlangsamt. Es handelt sich also um einen Zustand *verlangsamter Fortpflanzungsgeschwindigkeit* der peristaltischen Wellen, der mit der Bezeichnung „Hyperperistaltik" schlecht charakterisiert sein dürfte.

Fortpflanzungsgeschwindigkeit: Bei gleichbleibender Frequenz bedeutet eine verkleinerte Wellenlänge auch zugleich eine verringerte Fortpflanzungsgeschwindigkeit.

Kurvenform und Amplitude: Normalerweise entspricht die Form der ungestört ablaufenden Peristaltik einer Sinuskurve. Die Kurvenform kann dadurch deformiert werden, daß die Magenwand den peristaltischen Dehnungsreiz kaum oder gar nicht zustandebringt. Alles, was die Dehnung der Magenwand verringert (Narben, Infiltrationen), zeigt sich in einer lokalen Verkleinerung der Peristaltikamplitude. Umgekehrt vergrößert sich die Amplitude, wenn der peristaltikauslösende Dehnungsreiz *übernormale* Stärke annimmt, also z. B. bei der Stenoseperistaltik.

Laufrichtung, Antiperistaltik: Normalerweise verläuft die Peristaltik von Stellen niedrigeren Tonus zu solchen mit erhöhtem Tonus, also von kranial nach kaudal. Nach dem Gesetz der variablen Reizschwelle gibt es im Sinne eines physiologischen Entlastungsmechanismus für überfüllte

Darmabschnitte auch eine Retroperistaltik mit Rücktransport. Bei erschwerter Pyloruspassage erfolgt im Sinne der Entlastung gelegentlich auch eine Retroperistaltik.

In der oberen Magenhälfte gibt es keine peristaltischen Bewegungen. Nur bei leerem Organ sieht man in diesem Gebiet schwache rhythmische Kontraktionen, die bei Eintritt der Nahrung erlöschen. Die peristaltischen Wellen beginnen wenige Minuten nach der Breigabe und nehmen ihren Ausgang etwa von der Mitte des Magenkörpers, sind in dieser Höhe nur schwach ausgeprägt, vertiefen sich in Richtung auf das Antrum und laufen als ringförmige Konstriktionen zum Pylorus hin.

Im Laufe der Beobachtung treten immer wieder Pausen der peristaltischen Aktivität ein. Man kann durch Palpation und durch Lageänderung die Peristaltik anregen, weil man damit den Dehnungsreiz verändert. Individuelle Unterschiede sind vorhanden. Von Bedeutung erweisen sich die Art der Nahrung (chemische Zusammensetzung) und ihre Konsistenz (flüssig, breiförmig, fest). Fett und eiweißhaltige Nahrung vermindern die peristaltische Aktivität, während die übliche Kohlenhydratkost den Magen am schnellsten verläßt. Unruhe und Angst steigern, Ermüdung und depressive Stimmung verringern die Peristaltik.

Der *Magentonus* wird sympathisch und parasympathisch gesteuert. Dabei erhöht der Parasympathikus den Tonus, der Sympathikus setzt ihn herab.

Der Parasympathikus ist also im Magen-Darm-Kanal der Antreiber, der Aktivator der Verdauung. Ein niedriger Magentonus könnte Ausdruck eines Nachlassens des parasympathischen Antriebs sein. Es ist nicht bekannt, ob es derartige Zustände wirklich gibt. Wir wissen nur, daß pathologische Sympathikusreize, z. B. in der postoperativen Phase, eine akute Magendilatation in die Wege leiten können.

Früher hat man ein Nachlassen des Tonus meist als Zeichen der Ermüdung aufgefaßt, man sprach von einer „Ermüdung der Peristaltik", weil sie sich besser erfassen ließ als der jeweilige Tonus. Aber es handelt sich gar nicht um eine Ermüdungserscheinung, sondern um ein Nachlassen des Tonus und einen unterschwelligen Dehnungsreiz, unter dem die Peristaltik erlischt. Setzt man nämlich in derartigen Situationen einen rasch wirkenden Dehnungsreiz, so kommt die Peristaltik meist schnell wieder in Gang.

Der dilatierte Magen ist fast stets ein sympathisch *überreizter* und kein passiv gedehnter oder ermüdeter Magen.

Es gibt sicher Tonusstörungen, wobei einmal der sympathische, ein andermal der parasympathische Einfluß überwiegt. Im ersten Fall findet sich ein dilatierter Magen mit verzögerter Entleerung, im zweiten ein hochtonisierter Stierhornmagen mit lebhafter Peristaltik, mangelndem Pylorusverschluß und einer beschleunigten Entleerung.

Schließlich werden Störungen beobachtet, die WELTZ (1940) als „Tonusarhythmie" bezeichnete und die er als Lokalsymptom einer vegetativen Dystonie auffaßte. Er bezog sich dabei auf die von WEITZ u. VOLLERS (1926) beschriebenen Ballonsondenbeobachtungen, aus denen hervorgeht, daß es neben den physiologischen Langzeit- (½ Stunde oder länger) und Kurzzeitschwankungen (½ bis 2 Minuten) des Magentonus auch gelegentlich zu einem jähen arhythmischen Tonuswechsel kommen kann, der von den Betroffenen subjektiv als äußerst unangenehm empfunden wird.

RIEDER u. ROSENTHAL (1913), KAESTLE (1918), GROEDEL (1924) und FRÄNKEL (1926) haben schon frühzeitig auf die Bedeutung der passiven Deformierbarkeit der Magenkonturen unter der ablaufenden Peristaltik hingewiesen. Auch heute noch bewerten wir das von FRÄNKEL (1927) beschriebene „Riegelsymptom" als Zeichen krankhafter Wandveränderungen. Wir verstehen darunter den umschriebenen örtlichen Ausfall der Motilität an Stellen, die durch Ödem, entzündliche oder neoplastische Wandinfiltrationen steif und unelastisch geworden sind (Abb. 4.**6** u. 4.**7**).

Die motorische Aktivität des Magens ist in den einzelnen Altersstufen unterschiedlich. Während der ersten Lebenstage sind die peristaltischen Wellen klein, treten in großen Abständen auf und sind intermittierend. Selten wird mehr als eine Welle gleichzeitig beobachtet. Die Kontraktionen beginnen im Magenkörper und werden zum Pylorus hin etwas tiefer. Manchmal sieht man sofort nach der Bariumgabe eine lebhafte Magenbewegung, danach folgen einige Minuten der Inaktivität, ehe eine normale Peristaltik erreicht wird. Flüssige und breiige Kost passiert bei Säuglingen gelegentlich unmittelbar nach der Fütterung den Pylorus. Länger anhaltende Kontraktionen der präpylorischen Gegend können einen verlängerten Canalis egestorius (Pylorushypertrophie) vortäuschen. Eine starke Magendehnung durch verschluckte Luft oder eine Dünndarmluftblähung reduzieren die Magenperistaltik. Massage oder ein Beklopfen der Magengegend verursachen oft eine Steigerung der Motorik.

Magenentleerung

Sie ist ein von zahlreichen Faktoren gesteuerter, äußerst komplizierter Vorgang. Keineswegs wird bei *jeder* peristaltischen Welle der Pylorus geöffnet. Der Gesamttonus des Magens und der Tonus des Pylorus sind für die Entleerung ebenso bedeutungsvoll wie die Peristaltik. Während der Durchleuchtung kann man sich über den Tonus ein

Urteil bilden: Bei hypertonischem Pylorus gelingt es nicht, durch manuelle Expression Kontrastbrei in das Duodenum zu pressen, während bei hypotonischem Pylorus dies ohne Schwierigkeiten möglich ist, selbst wenn keine peristaltische Welle vorausgeht.

Weitgehend abhängig von Tonus und Peristaltik ist ferner die *Entleerungszeit* des normalen Magens. Sie schwankt bei einer Breimenge von etwa 250 ml zwischen ein und drei Stunden. Allerdings muß dabei berücksichtigt werden, daß sich diese Angaben lediglich auf ein Kontrastmittel beziehen, das keinerlei Nahrungsstoffe und Beimengungen enthält. Sonst würde sich die Entleerungszeit auch bei normalen Mägen erheblich ändern.

Zwei Faktoren spielen beim Säugling für die Beurteilung der Magenentleerung eine wesentliche Rolle, nämlich das Verbleiben in horizontaler Rückenlage vor, während und nach der Fütterung, ferner die Gasblähung des Magens und des Dünndarmes. Restfüllungen sind 12, ja selbst 24 Stunden nach der Fütterung beobachtet worden. Solche Zeitangaben sind aber kein Beweis für eine Entleerungsverzögerung oder gar eine organische Pylorusstenose, wenn nicht die näheren Untersuchungsbedingungen bekannt sind. Verharrt der Säugling nämlich nach der Mahlzeit in

Rückenlage, so sammelt sich die verschluckte Luft in den am höchsten gelegenen Magenabschnitten, dem Magenkörper und dem Antrum an, während der Fornix mit Flüssigkeit gefüllt bleibt. In dieser Position blockiert die verschluckte Luft die Magenentleerung, weil die geringe Eigenperistaltik kaum ausreicht, die Nahrung aus dem nach dorsal aussackenden Fornixteil auszutreiben. Die Flüssigkeit im Fornix verschließt zusätzlich die Kardia, so daß die Luft auch nicht in den Ösophagus entweichen kann, ohne zunächst Mageninhalt in die Speiseröhre zu spülen. In flacher Bauchlage oder in aufrechter Position ändern Flüssigkeit und Luft ihre Lage: Die Luft kann in den Fornix aufsteigen und entweichen, die Flüssigkeit hingegen erreicht das Antrum und wird schnell über den Pylorus entleert.

Läßt man Säuglinge nach einer Bariumfütterung in Bauchlage oder horizontaler rechter Seitenlage liegen, so ist der Magen nach 2½ Stunden praktisch leer. Verbleiben die Säuglinge dagegen in flacher Rückenlage, so findet man von der verabreichten Bariummahlzeit nach 10 Stunden noch 40–50% und nach 20 Stunden noch etwa 25% im Magen (MILLER u. OSTRUM 1945). Bei Kontrolluntersuchungen derselben Säuglinge in Bauch- oder rechter Seitenlage betrug die Entleerungszeit weniger als 3 Stunden, war also normal.

Untersuchungstechnik

Der Kontrastmitteluntersuchung wird eine orientierende Durchleuchtung bzw. eine Übersichtsaufnahme der Thoraxorgane und des Abdomens vorausgeschickt. Dabei lassen sich, sofern eine ausreichende Luftfüllung im Magen besteht, bereits wertvolle Informationen über Form, Größe und Lage des Magens, Impressionen oder Verlagerungen durch die Nachbarorgane, schattengebende Fremdkörper, Magenerweiterungen bei partiellem oder totalem Verschluß des Magenausgangs (Pylorusatresie, Pylorushypertrophie oder dgl.) gewinnen. Nach anhaltendem Erbrechen (Hiatushernie, Pylorushypertrophie) kann allerdings bei Säuglingen die Luft im Magen vorübergehend fehlen oder die Magenblase auffallend klein sein.

Die Röntgenuntersuchung des Magens schließt sich unmittelbar an die des Ösophagus an. Man beobachtet das Übertreten des Kontrastmittels aus der Speiseröhre in den Fornix. Die Schleimhautbeurteilung dieser Gegend gehört mit zu den schwierigsten Aufgaben. Dieser unter der Zwerchfellkuppel hinter dem knorpeligen bzw. knöchernen Rippenbogen gelegene Magenabschnitt entzieht sich jeglicher Palpation. Vorder- und Hinterwand sind durch die Magenblase mehr

oder weniger stark ausgespannt. Eine Reliefuntersuchung im üblichen Sinne durch Kompression ist nicht möglich. Man wird daher versuchen, durch eine gleichmäßige Kontrastmittelbenetzung des Magengewölbes sich eine entsprechende Übersicht zu verschaffen. Hierzu genügen meist schon die wenigen Schlucke, die zum Studium der Speiseröhre notwendig waren und die sich nun unter Drehung des Patienten um seine Längsachse am horizontal gestellten Stativ gleichmäßig auf der Innenwand des Magens verteilen. Das entstehende *Pneumorelief* (Magenblase und Kontrastbrei) wird nun in Bauchlage unter fließender Rotation zwischen erstem und zweitem schrägen Durchmesser besonders an den dorsalen und seitlichen Partien tangential abgeleuchtet. Dabei ist auf glatte Konturierung und gleichmäßige Rundung der Fornixwölbung zu achten.

Randständig getroffene, normale Fornixfalten imponieren als Kerben, die ähnlich wie die randständig getroffenen Falten der großen Kurvatur (Zähnelung) in das Lumen des Organs hineinragen.

Alle in der ersten Phase der Untersuchung erhobenen Befunde müssen, soweit es sich um patho-

Abb. 4.8. Normaler Magen (9jähriges Kind)

Der Magenfornix und die große Kurvaturseite zeigen physiologische marginale Einkerbungen. Im Bereich des Magenkörpers verlaufen die strohhalmdicken Falten an der kleinen Kurvatur gestreckt, sind in der Nähe der großen Kurvatur stärker geschlängelt, weichen nach distal etwas auseinander, um gegen den Pylorus hin wieder zu konvergieren.

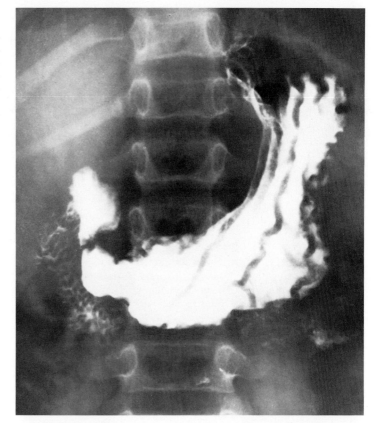

Abb. 4.9. Normales Schleimhautrelief des Magens

Übersichtsaufnahme in flacher Bauchlage mit Kompression und Hartstrahltechnik. – 30jährige Frau. Der Magen ist in seiner ganzen Kontinuität dargestellt. Lediglich die Faltentäler sind mit Kontrastmittel ausgefüllt, während die Faltenkämme aus dem Barium herausragen und somit das Oberflächenrelief bestimmen. Gestreckter Faltenverlauf im Bereich des Magenkörpers. Etwas erhöhter Tonus des präpylorischen Antrums. Hier sieht man keine Faltenzeichnung. Gut gefüllter Bulbus duodeni (vgl. Abb. 4.1).

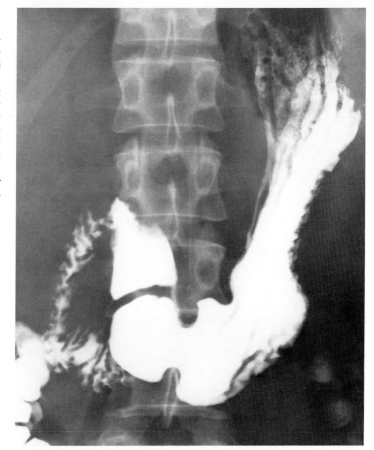

logische Veränderungen handelt, möglichst sofort ohne weitere Umlagerung des Kranken mit gezielten Aufnahmen festgehalten werden, bevor die zunehmende Sekretion wichtige Einzelheiten verwischt. Auch sollte man keinen Brei nachschlucken lassen, da sonst geringe Niveaudifferenzen überdeckt werden und sich somit dem Nachweis entziehen. In Rückenlage erscheint der Magen allerdings verkürzt und formverändert. Das Kontrastmittel sammelt sich im tief gelegenen Fornix neben der Wirbelsäule an. Der Magenkörper und das Antrum werden in dieser Position durch die Magenluft gebläht, so daß man einen Doppelkontrast dieser Abschnitte erhält, was sich gelegentlich für die Darstellung von Schleimhautveränderungen als sehr günstig erweist.

Unter allmählichem Aufrichten des Stativs wird dann das Herabgleiten des Kontrastbreis in den Magenkörper und das Antrum beobachtet. Hierbei stellen sich oft schon ohne jegliche Palpation die vorwiegend längsgerichteten Falten der Vorder- und Hinterwand dar, sofern die Bariumaufschwemmung nicht zu dick ist. Tiefes Ein- und Ausatmenlassen, vorübergehender Lagewechsel im Sinne des zweiten schrägen Durchmessers und leichte Palpation mit der flachen Hand beschleunigen den Gang der Untersuchung. Reicht die zum Fornixstudium eingenommene Breimenge für die Reliefdarstellung des restlichen Magens nicht aus, so können noch ein oder zwei weitere Schlucke nachgegeben werden. Insgesamt darf aber für das Reliefstudium nur so viel Kontrastmittel verabfolgt werden, wie zum Ausfüllen der Faltentäler notwendig ist. Dabei soll sich jedoch der Magen in seiner ganzen Kontinuität darstellen (Abb. 4.8–4.**10**). Dort, wo die Füllung *doch* stärker geworden ist, wird durch dosierte Kompression mit der Hand oder dem Kompressionstubus nachgeholfen, bis das Reliefbild erscheint. Es werden so Zentimeter um Zentimeter der ganzen Magenwand in schräger Rückenlage unter gleichzeitiger Palpation abgesucht. Dabei achte man besonders auf die Konturierung der kleinen Kurvatur (Nischen), den zusammenhängenden Verlauf der einzelnen Falten, auf Breite, Schlängelung und Elastizität. Gelegentlich stellen sich Vorder- und Hinterwandfalten gleichzeitig in x-förmiger Überschneidung dar. Die Kombination von Durchleuchtung und Serienaufnahmen (gezielte Blendenaufnahmen mit dosierter Kompression) erlaubt besonders im Antrum eine morphologische Feindiagnostik. Damit lassen sich auch oft die in der Durchleuchtung für das Auge unterschwelligen Veränderungen erfassen, wie z. B. die Areolazeichnung (KETO u. Mitarb. 1979, LOTZ u. LIEBENOW 1980) (Abb. 4.**12**–4.**14**).

Sobald man einen Überblick über die gesamte Schleimhaut des Magens erhalten hat, wird der Patient allmählich in den zweiten schrägen Durchmesser gedreht und über die rechte Seitenlage, unter Umlegung des Stativs, in *flache Bauchlage* gebracht. Hierbei stellt sich dann infolge der Autokompression noch einmal der ganze Faltenverlauf der Magenschleimhaut in aller Übersichtlichkeit dar. Bei besonders dünnen Kranken, deren Magen in dieser Lage allzusehr durch die Wirbelsäule komprimiert wird, empfiehlt es sich, einige *derbe* Zellstoffkissen unter die Hüften zu legen. Auf diese Weise wird der Magen von der Unterlage abgehoben. Die nun wieder etwas kräftiger erscheinende Magenfüllung kann dann durch beliebig starke Unterpolsterung des Magenkörpers mit flachen, *weichen* Holzwoll- oder Zellstoffkissen soweit komprimiert werden, bis das Relief wieder durchschimmert. Bei pyknischen Patienten ist die *rechte Seiten-* bzw. *halbrechte Bauch-Seitenlage* zu bevorzugen. In dieser Position stellt sich, wenn auch etwas in der Verkürzung, die kleine Kurvatur von der Einmündung der Kardia bis zum Pylorus in übersichtlicher Weise dar, und man hat außerdem noch den Vorteil einer filmparallelen Projektion des ganzen Duodenalverlaufes (FERNHOLZ u. DIHLMANN 1979).

An die Detailuntersuchung wird eine Übersichtsaufnahme des Magens in Bauchlage im Großformat (Bucky-Tisch) angeschlossen. Der Magen liegt dabei annähernd filmparallel, die Abbildungsverhältnisse sind günstig, und die durch Autokompression betonte Reliefzeichnung kommt gut zur Darstellung.

Die dann folgende weitere Auffüllung des Magens mit etwa 100 bis 200 ml Bariumaufschwemmung – die sog. Prallfüllung – dient dem Nachweis der Dehnbarkeit der Magenwand, aber auch der Prüfung der Entleerungsgeschwindigkeit.

Doppelkontrastmethode

Zur differenzierteren Darstellung von Reliefveränderungen der Magenhinterwand, speziell im Bereich des Korpus und des Antrums, hat sich die bereits 1911 von v. ELISCHER empfohlene Untersuchung mit dem sog. *Doppelkontrastverfahren* bewährt. Es wird heutzutage von vielen Untersuchern bevorzugt, weil nach deren Ansicht die diagnostische Ausbeute, insbesondere bei oberflächlichen Schleimhautläsionen und kleinen Tumoren größer ist.

Das Prinzip der Methode besteht in der Kombination eines positiven Kontrastmittels – also eines der üblichen Bariumpräparate – mit einem negativen Kontrastmittel im Sinne von Luft oder Gas (SHIRAKABE 1972, TREICHEL u. OESER 1975).

Eine besondere Vorbereitung des nüchternen Patienten ist meist nicht notwendig. Findet sich jedoch schon bei der Nativdurchleuchtung reichlich Sekret im Magen, so empfiehlt es sich, den Ma-

**Abb. 4.10. Vorder- und Hinter-
wandfalten der Magenschleimhaut**
Übersichtsaufnahme unter Kompression in halblinker Bauch-Seiten-
lage. Reliefdarstellung. – Unterschiedlicher Verlauf der Vorder- und
Hinterwandfalten im Bereich des Antrums. Die Falten überschneiden
sich daher im Röntgenbild.

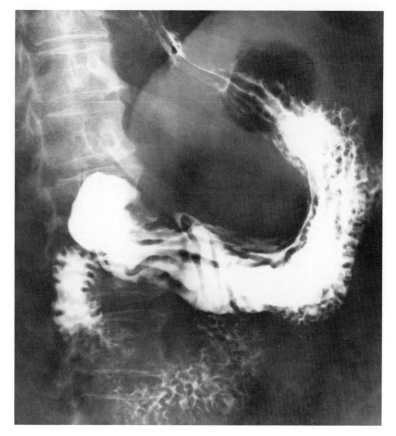

**Abb. 4.11. Magenschleimhaut,
Darstellung mit Doppelkontrast**
Gezielte Übersicht mit 100-mm-Ka-
mera. Für die Aufnahme (Rückenlage, leichte Drehung) wurde lediglich
die vorhandene Magenluft benutzt.
Der Kontrastbrei hat sich dorsal im
Fornix angesammelt. Der Magenkörper und das Antrum werden in
dieser Position durch die Magenluft
gebläht, so daß man innerhalb dieser Magenabschnitte einen Doppelkontrast erhält. Diese Methode erhöht die Möglichkeit, auch geringfügige Reliefveränderungen und kleine Tumoren darzustellen. – 12jähri-
ges Kind.

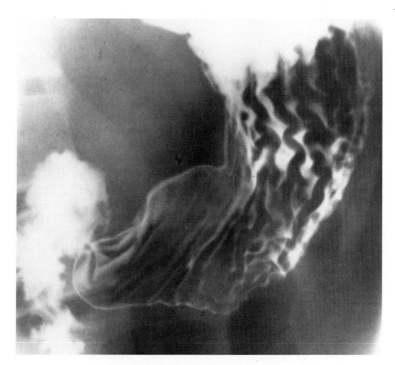

gensaft mittels einer Sonde abzusaugen. Einige Autoren verordnen sicherheitshalber Atropin (1 mg i. m.) bzw. Buscopan, oder sie bevorzugen sogar die Untersuchung in Hypotonie (RIENMÜLLER 1980, ROGGENSACK 1980).

Der Gang der Untersuchung gestaltet sich etwa folgendermaßen: Nach Applikation von ca. 100 bis 200 ml eines sahnigen, an der Magenwand gut haftenden Bariumpräparates, das man am horizontal gestellten Gerät unter fließender Rotation des Patienten gleichmäßig auf der gesamten Mageninnenwand in dünner Schicht verteilt, wird die eigentliche Untersuchung in *Rückenlage* fortgesetzt. Dabei fließt das überschüssige Kontrastmittel in den tiefer gelegenen Magenfornix ab, während sich die Magenblase allmählich in die Korpus- bzw. Antrumregion verlagert und dort ein ausgesprochenes Pneumorelief hervorruft (Abb. 4.**11**).

Während sich v. ELISCHER (1911) und BAENSCH (1927) mit der normalerweise im Magen vorhandenen Luft (Magenblase) als negatives Kontrastmittel begnügten, insufflierten HILPERT (1929), SHIRAKABE (1966) und KURU (1967) zusätzlich Luft über eine Sonde und erhöhten dadurch die Wirkung. Auch die Verwendung von Brausepulver ist bereits 1926 von VALLEBONA versucht worden, doch kam es dabei meist zu einer recht störenden Schaumbildung. Dieser Nachteil konnte in dem Präparat Gastrovison (Schering) durch den Zusatz von Dimethylpolysiloxan beseitigt werden. HEITZBERG u. TEICHEL (1972) sowie DIHLMANN (1976) haben darüber berichtet. Danach wird dem Patienten, nachdem er etwa 100 bis 150 ml Kontrastmittel zu sich genommen hat, das abgefüllte Granulat mit einem Löffel in den Mund gegeben und mit einem weiteren Kontrastmittelschluck hinuntergespült: Nach etwa 3–4 Minuten ist die Kohlendioxidentwicklung beendet und der Magen soweit aufgebläht, daß sich nun oberflächliche Reliefveränderungen, Konturunebenheiten und Wandstarren sowie Deformitäten speziell im Bereich der Hinterwand des Antrums und des Bulbus duodeni besonders gut beurteilen lassen.

FRIK (1956) hat sich des Verfahrens zum Nachweis der granulären und vor allem der erosiven Gastritis mit großem Erfolg bedient, SHIRAKABE (1966) und KURU (1967) haben es zur Diagnostik des oberflächlichen Schleimhautkarzinoms angewendet.

Zur Beurteilung der Übergangsregion zwischen Fornix und Korpus wird das Gerät bis zu einem Winkel von etwa 45 Grad wieder aufgerichtet. In dieser Position fließt das Kontrastmittel in Richtung auf den Pylorus, während in der Fornixgegend wieder ein Pneumorelief entsteht. Alle Füllungsphasen werden bei leichter Rotation des Patienten um wenige Grade unter Durchleuchtungskontrolle mit Hilfe gezielter Übersichtsaufnahmen im Bilde festgehalten.

Da jedoch die Beurteilung der Magenvorderwand im Doppelkontrastverfahren einige Schwierigkeiten bereitet, haben manche Autoren, so z. B. HEITZENBERG u. TREICHEL (1972) sowie auch DIHLMANN (1976) die Methode mit der Bergschen Relieftechnik zu kombinieren versucht, indem sie die Untersuchung in flacher Bauchlage unter dosierter Kompression mit Zellstoffkissen fortführten bzw. durch gezielte Aufnahmen ergänzten. Während sich die meisten Untersucher darauf beschränken, das Doppelkontrastverfahren nur dann anzuwenden, wenn mit der üblichen Relieftechnik eine einwandfreie Klärung nicht möglich ist, bzw. zwischen den gastroskopischen und den röntgenologischen Befunden Unterschiede bestehen, wird die Methode heute schon von einigen Autoren speziell für die Frühdiagnose des Magenkarzinoms zum Prinzip erhoben. Ein solcher Ausschließlichkeitsanspruch ist nicht gerechtfertigt. Schließlich wurden 1937 die beiden ersten Schleimhautkarzinome (BERTRAND, KONJETZNY) mit sehr unterschiedlichen röntgenologischen Verfahren (GUTMANN, PRÉVÔT) nachgewiesen.

Pharmakoradiologie

In diesem Zusammenhang soll noch kurz auf ein Verfahren eingegangen werden, das in seiner praktischen Auswirkung im Ausland – speziell in Frankreich – mehr Beachtung gefunden hat als bei uns, nämlich die Röntgenuntersuchung des Magens unter Zuhilfenahme von Morphium bzw. Atropin.

Obwohl KATSCH u. SCHWENTER bereits 1912 die Bedeutung des Verfahrens erkannt und ZEHBE (1913), MAHLO (1913), PANCOAST u. HOPKINS (1915) es aufgegriffen und empfohlen hatten, wurde es doch erst Anfang der 40er Jahre speziell von PORCHER, LEFÈVRE, BOUDAGHIAN, später von STÖSSEL u. MAINGUET (1959) als zusätzliche Untersuchungsmethode routinemäßig in die Diagnostik eingebaut.

Es ist kein Zufall, daß die Porchersche Schule sich der Methode gegenüber aufgeschlossener zeigte als die Bergsche Schule, zumal PORCHER sich bei der Diagnostik entzündlicher oder neoplastischer Infiltrationen der *Prallfüllung* in weit größerem Maße bediente als des *Reliefverfahrens*.

Als *Indikation* gelten speziell ulzeröse Prozesse am Magenausgang, Neoplasien des Antrums und des Pylorus und eine schlechte Darstellung des Bulbus duodeni bei Ulkusverdacht, sofern sich diese Fragen mit der üblichen Standardmethode nicht genügend abklären lassen (ca. 30%).

Als *Kontraindikation* wird nur die akute Magenblutung angegeben, während man den gelegent-

Abb. 4.**12.** **Feinstruktur der Magenschleimhaut** (nach *Lotzin*) Lupenphotographie. Y-förmige Schleimhautfalte mit typischer Areolazeichnung.

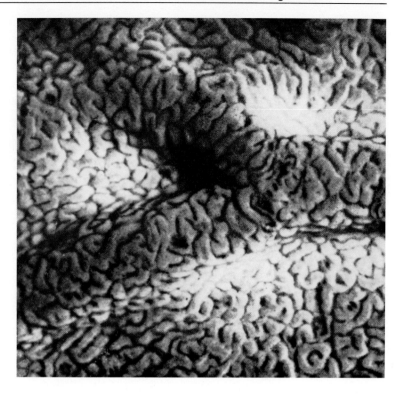

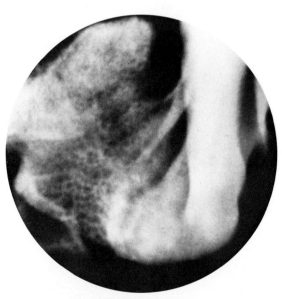

Abb. 4.**13.** **Areolazeichnung**
Röntgenologische Darstellung bei einem 20jährigen Erwachsenen. An der Grenze zwischen Magenkörper und Antrum geht das Schleimhautbild von einer normalen Faltenzeichnung plötzlich in eine granuläre Struktur über.

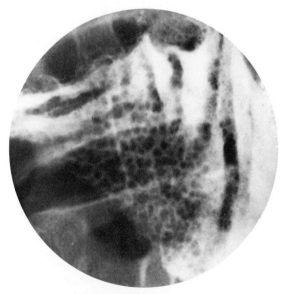

Abb. 4.**14.** **Areolazeichnung**
Röntgenologische Darstellung bei einem 14jährigen Kinde. Die einzelnen Areae gastricae sind durch flache, kontrastgefüllte Furchen voneinander getrennt und zeigen alle die gleiche Größe. Die Darstellung gelingt nur, wenn der Magen sekretarm ist und die Kompression genau dosiert wird.

lich auftretenden Nebenwirkungen, wie Schwindel, Übelkeit, Brechreiz, praktisch keine Bedeutung beimißt.

Die *Pharmakoradiographie* wird *nicht* mit der Standarduntersuchung kombiniert, sondern als *selbständige* Ergänzungsuntersuchung durchgeführt: 10 Min. nach Gabe von 0,01 g Morphin. hydrochl. läßt man den Patienten in einem Zuge 180–200 ml Bariumbrei trinken. Die Untersuchung des Magens wird am horizontal stehenden Gerät in flacher Bauch- bzw. halbrechter Bauch-Seiten-Lage durchgeführt und die Deformierbarkeit der Wandung anhand von Serienaufnahmen oder mit Hilfe des Bandspeichers bzw. der Kinematographie im Bilde festgehalten.

Nach ABBOTT u. PENDERGRASS (1935) werden zwei zeitlich differente Phasen der Morphiumwirkung auf Magen und Duodenum unterschieden. So kommt es bereits 2 Minuten nach der Injektion zu einer deutlichen Kontraktion der Muskulatur des *Duodenum descendens,* während die Tonuserhöhung und Vertiefung der Peristaltik am *Magen* erst nach 10–20 Minuten einsetzt. Dabei hebt sich die Magensilhouette deutlich an, die Magenblase wird kleiner und der Duodenalverlauf – speziell die Flexura duodenojejunalis – übersichtlicher. Es resultiert eine Dauerfüllung des Bulbus.

Da jedoch bei einem bestimmten Prozentsatz (20 %) der Patienten die gewünschte Wirkung *nicht* eintritt bzw. es zur Ausbildung einer *Morphiumblockierung* kommt, bei dem sich die Kontraktion der Muskulatur im Duodenum descendens zu einem *Spasmus* auswirkt, hat man versucht, eine ähnliche Wirkung mit *kleineren Dosen* von Atropin zu erzielen.

Die Dosierung wird folgendermaßen angegeben:

entweder ¼ mg Atropin. sulf. intravenös in Kombination mit 1 g Calcibromat, das die Wirkung potenzieren soll (BOURDON 1944),

oder ¾ mg intramuskulär, bzw. eine Woche lang täglich 2 × ¼ mg per os.

15 Minuten nach der Injektion bekommt der Patient 180 ml Bariumbrei zu trinken. Da die Magenentleerung eher verzögert ist, hat der Untersucher genügend Zeit, die Konturveränderungen in aller Ruhe zu studieren.

Atropin läßt die glatte Muskulatur der Kardia und des Pylorus erschlaffen, auf die übrige Magenmuskulatur übt es eine nicht so starke Wirkung aus wie das Morphium. Die Magensilhouette verkleinert sich nur geringfügig. Funktionelle Kontraktionszustände im Magen und Duodenum sowie Spasmen werden behoben, der Bulbus und das übrige Duodenum werden atonisch.

Als *Indikationen* werden angeführt:

1. Versagen von Morphium,

2. Differentialdiagnose zwischen funktionellem und organischem Sanduhrmagen,
3. Kontraktionszustände im Antrum,
4. hypertonische Stierhornmägen mit allzu schneller Entleerung.

Gegenindikationen: Das akute oder chronische Glaukom stellt eine absolute Gegenindikation dar.

Nebenerscheinungen wie passagere Tachykardie bzw. Trockenheit im Mund werden in Kauf genommen.

Spezielle Untersuchungstechnik beim Säugling

Beim Neugeborenen und Säugling veranlassen andere klinische Probleme eine Röntgenuntersuchung des Magens als bei älteren Kindern oder gar bei Erwachsenen. Es entfällt die Suche nach einem Karzinom, auch das Ulkus ist außerordentlich selten. Dagegen hat man häufiger nach Veränderungen am Mageneingang (Hiatushernie, Chalasie) und Magenausgang (hypertrophische Pylorusstenose sowie andere Passagehindernisse) zu suchen, ferner nach Tumoren zu fahnden, die den Magen imprimieren oder verlagern. Falls die Ursache von Brechattacken zu klären ist, muß man während der Bariumapplikation das Kontrastmittel solange von der kritischen Region fernhalten (um sie nicht zu verdecken), bis man sich auf sie konzentrieren kann.

Wir beginnen die Magenfüllung in horizontaler linker Seitenlage. Der Säugling erhält das Kontrastmittel mit der Flasche oder dem Löffel, ausnahmsweise mit der Magensonde. Macht die Verabreichung in dieser Position Schwierigkeiten, so kann die Mutter oder Pflegerin auch die Fütterung in gewohnter Weise auf dem Arm vornehmen. Selbst bei hypertrophischer Pylorusstenose ist damit eine einwandfreie Diagnostik möglich, da infolge der verzögerten Magenentleerung die diagnostisch entscheidende Phase kaum verpaßt wird.

Man beobachtet das Einfließen des Kontrastmittels durch die Kardia in den meist luftgefüllten Magenfornix. Nach Verabfolgung von ca. 20 bis 40 ml Kontrastmittel wird die Zufuhr unterbrochen und das Kind in die horizontale Rückenlage gebracht. Dabei sinkt das Kontrastmittel infolge seiner Schwere nach dorsal und bleibt dort neben der Wirbelsäule als rundliches Depot im Fornix liegen. Erst beim Drehen in die rechte Seitenlage bzw. halbrechte Bauch-Seiten-Lage fließt der Brei aus dem Fornix wie über eine Kaskade in den Magenkörper und das Antrum, wo er meist rasch oder doch wenigstens innerhalb weniger Minuten von der Peristaltik erfaßt und über den Pylorus entleert wird. Antrum und Pylorus verlaufen dabei filmparallel und lassen sich am besten, zusammen mit dem ganzen Duodenum, durch Anheben der unteren Körperhälfte vom Magenkörper freiprojizieren und einwandfrei übersehen.

Für den häufigen Positionswechsel während der Untersuchung ist eine gute Fixierung mit einem Hilfsgerät zweckmäßig, sofern man auf die verständnisvolle Mithilfe einer Pflegerin oder der Mutter verzichten muß.

Die Röntgenuntersuchung des Magens wird trotz der bedeutenden Fortschritte und Ergebnisse der Endoskopie noch für längere Zeit die *erste* oder *einzige* Untersuchung bleiben müssen. Sie läßt sich überall durchführen und belästigt den Patienten weniger als die endoskopischen Verfahren. Röntgenologisch kann man zusätzlich auch extragastrische Prozesse aufdecken. In Zukunft wird wahrscheinlich die jeweilige klinische Fragestellung sowohl für den Einsatz als auch die Reihenfolge beider Methoden den Ausschlag geben. Es wäre töricht und zum Schaden des Kranken, wenn ein Verfahren das andere nicht ergänzen, sondern ausschließen wollte.

Anomalien und Divertikel

Mißbildungen des Magens sind ausgesprochen selten. Schwere Anomalien, wie Agastrie, Mikrogastrie und Obstruktionen im Magen selbst bzw. des Magenausganges äußern sich schon beim ersten Fütterungsversuch durch heftiges, unbeeinflußbares Erbrechen. Die Röntgendiagnostik wird mit Übersichtsaufnahmen und Kontrastmitteluntersuchungen durchgeführt. Es läßt sich damit sowohl die anatomische Situation als auch die gestörte Funktion klären.

Agastrie

Es sind nur wenige Fälle dieser schwersten Mißbildung bekannt geworden, bei denen aufgrund einer Entwicklungsstörung der Magen vollständig fehlte. LINHARD (1927) hat von einem solchen Kinde berichtet, bei dem der Ösophagus direkt in ein erweitertes Duodenum mündete.

Mikrogastrie

Diese seltene Mißbildung ist durch eine erhebliche Unterentwicklung des Magens gekennzeichnet, der infolge des stark verminderten Volumens keine Nahrung mehr speichern kann. Erbrechen von Geburt an, Dehydratation und Gewichtsverlust sind charakteristische Symptome. Im Übersichtsbild fehlt die Magenblase. Die Untersuchung mit Kontrastmittel zeigt, daß die Unterteilung eines solchen Magens in Fornix, Körper und Antrum nicht mehr möglich ist. Infolge einer mangelhaften Entwicklung beider Kurvaturen liegt das röhrenförmige, rudimentäre Gebilde in der Median-Sagittal-Ebene und dient eigentlich nur als Verbindungsschlauch zwischen dem Ösophagus und dem Duodenum (Abb. 4.15). Die Kardia ist meist insuffizient, so daß der untere erweiterte Ösophagus die Speicherung der Nahrung teilweise übernehmen muß. Die erste Portion des Duodenums ist bei zusätzlicher Malrotation nach vorne gerichtet (SCHULZ, 1971, SHAKKELFORD u. Mitarb. 1973, HOCHBERGER u. SVOBODA 1974).

Riesenmagen

Bei einem von GIAMPALO (1939) beschriebenen Patienten fand sich solch ein riesiges Organ mit einem Gewicht von 6 kg und einer Länge der großen Kurvaturseite von mehr als zwei Metern. Zudem bestand eine Polyposis der Magenschleimhaut. Es blieb ungeklärt, ob dieser isolierte Riesenwuchs schon bei der Geburt als Anomalie vorhanden war, oder ob es sich um sekundäre Veränderungen handelte. Eine weitere Mitteilung ähnlicher Art stammt von SCHWARTZ (1928).

Innere Magenobstruktionen

Das Magenlumen obstruierende Anomalien sind selten. Der Verschluß erfolgt meist durch ein im Antrum oder präpylorisch gelegenes, querverlaufendes Schleimhautseptum oder eine Membran, die den Magen in zwei Abschnitte teilt (Abb. 4.17). Diese Septen können komplette Sperren darstellen, aber auch perforiert sein. Ursächlich werden lokale intrauterine Durchblutungsstörungen diskutiert. Die Neugeborenen erbrechen während der ersten Fütterung sofort Mageninhalt ohne Gallebeimengungen. Der Oberbauch ist oft aufgetrieben. Bei einem vollständigen Verschluß findet sich eine Luftblähung des Magens mit Flüssigkeitsspiegel, während Luft distal des Pylorus fehlt. Unmittelbar nach dem Erbrechen kann auch der Magen vorübergehend einmal luftleer sein. Durch die Untersuchung mit Kontrastmittel lassen sich Art und Lokalisation der Obstruktion sicherer bestimmen. Gelegentlich kommt es dabei zu einer Dauerkontraktion im Antrum, so daß ein langer Pyloruskanal vorgetäuscht wird.

Bei inkompletter Membran besteht lediglich eine Brechneigung, so daß die anatomische Situation oft jahrelang ohne Abklärung bestehen bleibt. Röntgenologisch findet sich manchmal im Übersichtsbild eine Magenerweiterung, bei der Kontrastmitteluntersuchung dagegen eine Beutelung bzw. eine abrupte Verengung oder Einschnürung im Antrum durch eine Membran (HOLLDACK u. Mitarb. 1980). Über das distale Antrum querverlaufende lineare Füllungsdefekte von unterschiedlicher Dicke sowie Hyperperistaltik sind charakteristische Befunde. Die Magenentleerung ist mehr oder weniger erschwert (CREMIN 1969, CLEMENTS u. Mitarb. 1979, FUJIOKA u. Mitarb. 1980, JINKINS u. Mitarb. 1980).

Daß auch Ligamente oder Briden partielle Obstruktionen und Deformitäten verursachen können, sei nur am Rande erwähnt. Derartige Fälle, bei denen quer über das präpylorische Antrum ziehende Bänder den Magen stark einschnüren, sind von MILLER u. OSTRUM 1945 beobachtet worden. Es fand sich dabei eine ausgesprochene Widerstandsperistaltik.

Angeborene Einschnürungen des Magenkörpers führen zu einer Sanduhrform (BARBIER 1936). Fassen wir sie als Ausdruck einer konnatalen Stenose auf, so dürfen sie pathologisch-anatomisch keinerlei Zeichen einer abgelaufenen Entzündung oder Narbenbildung aufweisen. Auch ektopisches, den Magen umgreifendes Pankreasgewebe kann je nach Lokalisation einen Sanduhrmagen oder eine Pylorusstenose hervorrufen (GARDINER 1907).

Pylorusatresie (Angeborener Pylorusverschluß)

Im Pylorus gelegene Membranen (gelegentlich mit kleiner zentraler Öffnung) sind von verschiedenen Autoren nachgewiesen und beschrieben worden (SAILER u. MÜLLER 1968, JANNECK u. v. EKESPARRE 1973). Das Übersichtsbild ist durch einen großen luftgefüllten Magen mit Flüssigkeitsspiegel charakterisiert, sowie durch ein Fehlen von Luft distal des Pylorus (Abb. 4.**18**–4.**20**). Nach Kontrastmittelgabe sieht man die abrupte Blockade der Breipassage im Magen. Eine Aspirationspneumonie sowie ein Zwerchfellhochstand sind übliche Begleitsymptome (SCHICKEDANZ u. Mitarb. 1971, DUCHARME u. BENSOUSSAN 1975, OLSEN u. GROTTE 1976).

Diese Art des Verschlusses läßt sich von intrauterin erworbenen Pylorus- bzw. Bulbusverschlüssen nicht ohne weiteres unterscheiden. In einer eigenen Beobachtung war bei einem Frühgeborenen der Magenausgang durch einen organisierten Thrombus blockiert, der sich im Gefolge eines

intrauterin entstandenen blutenden Ulcus duodeni entwickelt hatte (Abb. 4.**16**).

Angeborene hypertrophische Pylorusstenose

Sie wurde einige Male bei totgeborenen Kindern beobachtet. In solchen Fällen muß sie als angeboren gelten. Normalerweise ist bei Neugeborenen ein Pylorustumor nicht vorhanden. Er entwickelt sich erst während der ersten Lebenswochen.

Magenduplikaturen

GROSS (1952) gab in einer Serie von 68 Kindern mit Duplikaturen des Verdauungstraktes nur 2 Fälle an, die den Magen betrafen. Sie lagen gewöhnlich längs der großen Kurvatur als schlauchartige oder zystische Gebilde der Magenwand an und waren mit Magenschleimhaut ausgekleidet. Allerdings kann man Duplikaturen, die Magenschleimhaut enthalten, in jeder Höhe des Verdauungstraktes von der Zunge bis zum Anus finden. Sie dürften in ähnlicher Weise entstehen wie die Duplikaturen an den übrigen Stellen des Magen-Darm-Kanals. Bei der Geburt sind sie meist klein, können aber infolge von Sekretansammlungen bzw. -stauungen sehr rasch wachsen und in kurzer Zeit sogar den Magen an Größe übertreffen (PRUKSAPONG u. Mitarb. 1979).

Meist sind die Beschwerden durch Verdrängungserscheinungen, durch Überdehnung oder Ulzerationen innerhalb der Duplikaturen bedingt, wenn auch regelrechte Ulzera sowie Perforationen in den Magen, in die freie Bauchhöhle oder die Nachbarorgane zu den Seltenheiten zählen.

Sobald die Duplikatur eine gewisse Größe erreicht hat, läßt sie sich durch die Bauchdecke als rundlicher, praller Tumor tasten. Ein passagerer Verschluß des Magenausganges ist möglich. Auch ungewöhnliche Verbindungen solcher Zysten mit anderen Darmabschnitten (Ileum) sind beobachtet worden (KREMER u. Mitarb. 1970).

Röntgenologisch ähnelt der Befund derartiger mit dem Darmlumen kommunizierender Doppelbildungen demjenigen von Divertikeln, sofern die Füllung mit Kontrastmittel gelingt. Die meisten Duplikaturen sind nur indirekt zu erkennen, indem sie als weichteildichte Tumoren den Magen oder benachbarte Darmabschnitte verlagern (Abb. 4.**21**). Manche Zysten wölben sich in das Magenlumen vor und verursachen Füllungsdefekte. Liegen die Duplikaturen *hinter* dem Magen, so können sie mit Pankreaszysten, liegen sie *subserös*, mit Geschwülsten verwechselt werden. Kleinere Zysten in der Magenwand lassen sich röntgenologisch meist nicht erfassen (DAUM u. Mitarb. 1972).

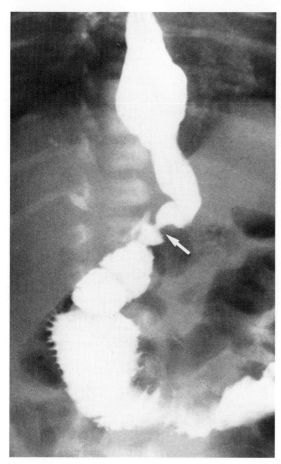

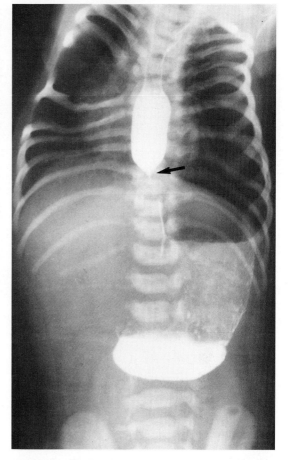

Abb. 4.15. Mikrogastrie (Magenhypoplasie)
Der Magen stellt lediglich ein kurzes schlauchartiges Ge-
bilde dar und erfüllt weder die Aufgabe als Nahrungsspei-
cher noch als Verdauungsorgan. Weiter Ösophagus. (Pfeil
= Pylorus). – 15 Tage altes Frühgeborenes mit multiplen
Mißbildungen. Erbrechen seit der Geburt. (Aufn.: Dr.
Schulz).

**Abb. 4.16. Angeborener Pylorusverschluß durch prä-
natales Ulcus duodeni**
Aufnahme im Hängen. Kardiospasmus (Pfeil). Reichlich
Sekret im Magen. Infolge eines Pylorusverschlusses kann
das Kontrastmittel den Magen nicht verlassen. Der Darm
ist luftleer. – Neugeborenes mit Erbrechen. Sektion: Das
Duodenum ist durch einen organisierten Thrombus verschlossen, der sich im Anschluß an ein intrauterin entstan-
denes blutenden Ulcus duodeni entwickelt hatte.

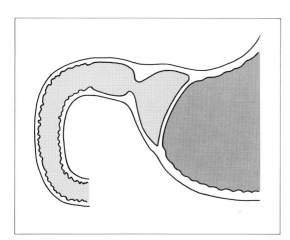

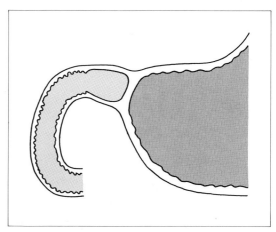

Abb. 4.17. Präpylorische Membran
Schematische Darstellung eines angeborenen kompletten
Magenverschlusses durch eine im Antrum gelegene Mem-
bran.

Abb. 4.18. Pylorusatresie
Schematische Darstellung eines angeborenen kompletten
Magenverschlusses durch ein im Pylorus lokalisiertes
Schleimhautseptum.

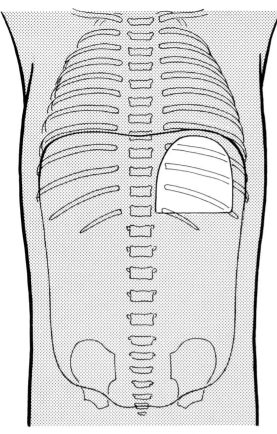

Abb. 4.19. Pylorusatresie
Schematische Darstellung einer typischen Röntgen-Über-
sichtsaufnahme. Nur der Magen enthält Luft und einen
Sekretspiegel. Duodenum, Dünndarm und Dickdarm sind
luftfrei.

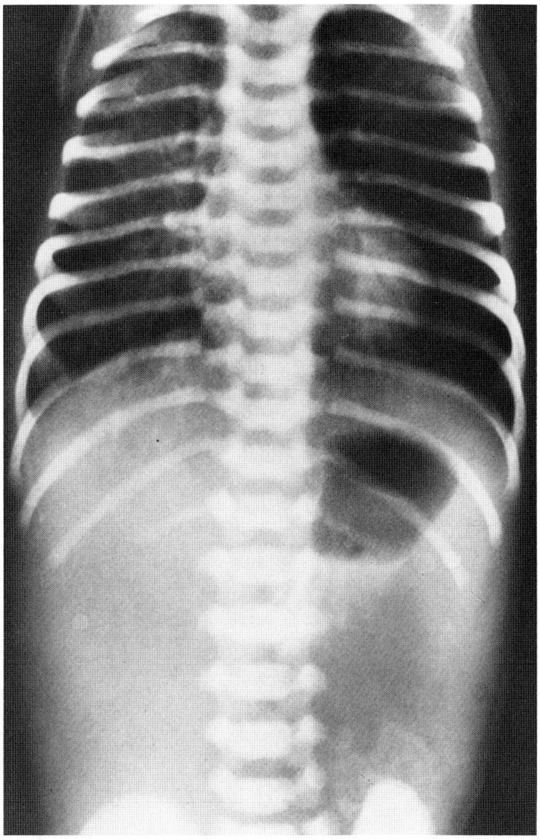

Abb. 4.20. Pylorusatresie
Korrespondierendes Röntgenbild zu Abb. 4.19. – Neugeborenes, 2. Lebenstag. Seit dem ersten Trinkversuch erbrach das Kind bei jeder Fütterung. Keine Gallebeimengung. Eingefallener, kleiner Unterbauch. Operativ bestätigte Pylorusatresie durch Membran. (Aufnahme: Dr. v.
Ekesparre).

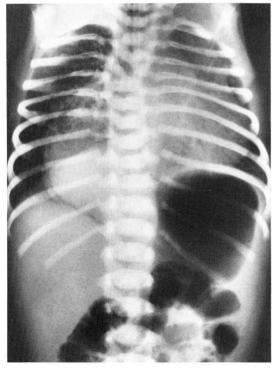

Abb. 4.21. Magenduplikatur
Kugeliger, weichteildichter homogener Tumorschatten, der
den oberen Magenkörper an der kleinen Kurvaturseite
imprimiert und sich bis unter die rechte Zwerchfellhälfte
erstreckt. Anomalie der Brustwirbelsäule. – 1 Woche alter
Säugling. Etwas vorgewölbter Oberbauch, Brechreiz. Operativ bestätigte Magenduplikatur. (Aufnahme: Dr. v. Ekesparre).

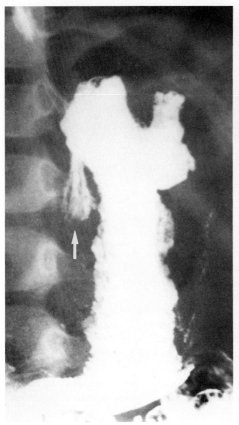
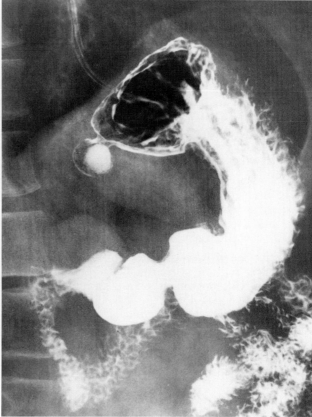

4.**22**   4.**23**

Abb. 4.22. Magendivertikel
Fingerförmiges, nahe der Kardia gelegenes Divertikel (Pfeil). – 2½jähriger Junge, der über Leibschmerzen klagte und wiederholt erbrach.

Abb. 4.23. Magendivertikel
Walnußgroßes Divertikel an der Fornixhinterwand bei einem 52jährigen Mann mit periodisch-rhythmischen Oberbauchbeschwerden. Die Kontrastfüllung derartiger an der Hinterwand gelegener Gebilde gelingt am besten in halblinker Rückenlage. Allerdings verlagert sich dabei die Magenluft in die Antrumgegend, so daß es hier zu einer Darstellung mit Doppelkontrast kommt. Der Patient wurde daher nach Füllung des Divertikels wieder auf die rechte Seite zurückgedreht.

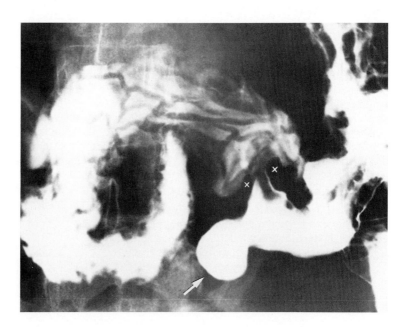

Abb. 4.24. Präpylorisches Magendivertikel
Gut haselnußgroßes Divertikel an der großen Kurvaturseite des Antrums (Pfeil). Pylorus (xx). – 77jährige Frau mit einem Neoplasma des Magenkörpers.

Magendivertikel

Man beobachtet sie in jeder Altersstufe, gelegentlich sogar bei Neugeborenen. Es werden angeborene und erworbene Divertikel unterschieden. Sie liegen fast immer an der Hinterwand des Fornix bzw. des Magenkörpers, unmittelbar unterhalb der Kardia, aber auch im Antrum. Angeborene Divertikel können inkomplette kommunizierende Duplikaturen darstellen. Oft sind sie taschen- oder sackförmig und haben eine offene Verbindung zum Magenlumen (BOTHEN u. EKLÖF 1966).

Auch bei den erworbenen Magendivertikeln unterscheidet man je nach der Entstehungsursache bzw. dem morphologischen Befund zwischen Pulsions- und Traktionsdivertikeln, echten und falschen Taschenbildungen.

Im allgemeinen bleiben Magendivertikel klinisch symptomlos. Sie werden meist zufällig bei einer Röntgenuntersuchung entdeckt. Lang anhaltende Retentionen können allerdings zu Komplikationen führen. Klinische Symptome, wie Leibschmerzen, Erbrechen oder eine Hämatemesis, finden sich bei Divertikeln nur dann, wenn gleichzeitig Schleimhautläsionen vorliegen oder sich eine Perforation anbahnt. Gelegentlich bilden Divertikel auch den Ausgangspunkt für eine Invagination. Ein Divertikel kann perforieren und ein Pneumoperitoneum bzw. eine Peritonitis zur Folge haben.

Röntgenologisch ergeben sich bei echten und falschen Divertikeln gleiche Bilder. Die glatte Begrenzung, ihre Wandelastizität und das Einstrahlen zarter Falten in den Divertikelhals sind so charakteristisch, daß Verwechslungen mit hochsitzenden Nischen kaum zu befürchten sind. Die Darstellung der Divertikel mißlingt, wenn man den Patienten nicht auch im Liegen untersucht bzw. ihn so lagert, daß sich der Divertikelhals nicht füllen kann. Enthält das Divertikel Nahrungsreste, so kann natürlich der röntgenologische Nachweis einmal versagen. Eine Gastroskopie wird seltener herangezogen, wohl dagegen zuweilen eine chirurgische Exploration, wenn dramatische klinische Symptome dies erfordern. Größere Divertikel sind sogar gelegentlich palpabel (Abb. 4.**22**–4.**24**).

Angeborene Wanddefekte

Sie finden sich meist im Fornixgebiet an der großen Kurvaturseite. Bei Neugeborenen sind diese Veränderungen wiederholt beobachtet worden und deswegen bedeutsam, weil sich infolge der üblichen postnatalen Magenblähung sowie durch zusätzliches Schreien und Pressen an den muskelschwachen Stellen eine Perforation mit spontanem Pneumoperitoneum entwickeln kann (DAUM u. Mitarb. 1966, GALUZZI 1971). Klinisch läßt sich dieser Zusammenhang nur vermuten und röntgenologisch lediglich die Perforation nachweisen. Natürlich ist es kontraindiziert, mit Kontrastmittel den Ort der Perforation suchen zu wollen. Er wird daher erst bei der Operation oder Sektion entdeckt. Auch in Fällen einer pränatalen Mekoniumperitonitis sollte man an die Möglichkeit einer intrauterinen Magenperforation mit dem Austritt von Mageninhalt denken.

Hypertrophische Pylorusstenose des Säuglings

Sie gilt als die klassische und wichtigste erworbene Magenerkrankung während der ersten Lebenswochen und ist aus unbekannten Gründen bei Jungen wesentlich häufiger als bei Mädchen. Unter 25 000 Kindern fand WALLGREN (1946) auf 154 Knaben bzw. 770 Mädchen jeweils einen Fall. Andere Statistiken geben sogar Verhältniszahlen von 9 : 1 an. Im Hamburger Krankengut beträgt das Verhältnis von Jungen zu Mädchen 3,3 : 1.

Ätiologisch und pathogenetisch bestehen bis heute beträchtliche Unklarheiten. WALLGREN (1937 und 1946) hat nachgewiesen, daß die Muskelhypertrophie erst postnatal einsetzt. Er hat bei 1000 gesunden Neugeborenen den Magenausgang röntgenologisch untersucht und als normal befunden. Von diesen 1000 Kindern bekamen später 5 sowohl klinisch als auch röntgenologisch eindeutige Symptome einer hypertrophischen Pylorusstenose. Die Häufung der Erkrankung in bestimmten Fällen spricht für genetische Einflüsse. Dispositionelle und peristatische Faktoren scheinen eine im einzelnen noch nicht überschaubare auslösende Rolle zu spielen. So nehmen manche Autoren an, daß eine speziell das Antrum betreffende Schleimhauthyperplasie, die während der Magenentleerung den Pylorus verlegt und zu einem Dauerspasmus führt, die Ursache einer derartigen Hypertrophie der zirkulären Pylorusmuskulatur sein könnte. BELDING u. KERNOHAN (1953) beschrieben degenerative Veränderungen in den Ganglienzellen des Plexus myentericus. Insgesamt läßt sich aus den vielen, teilweise kontroversen Hypothesen entnehmen, daß über die Ursache der sich rasch entwickelnden muskulären Hypertrophie bisher keine Klarheit besteht (SCHÄFER 1972).

Die Krankheit ist durch schwallartiges Erbrechen mit Gewichtsstillstand oder -abnahme und durch

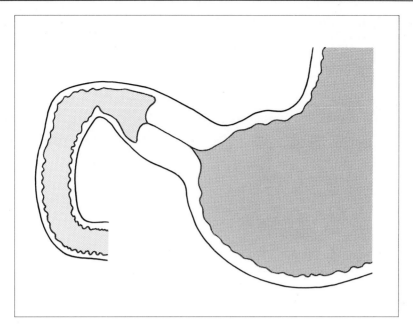

Abb. 4.25. Hypertrophische Pylorusstenose des Säuglings
Schematische Darstellung der anatomischen Situation. Die zirkuläre Muskulatur des Pylorus ist enorm verdickt. In die Hypertrophie wird das präpylorische Wandsegment einbezogen, so daß ein stark verlängerter und enger Canalis egestorius entsteht. Die Bulbusbasis erscheint durch die Muskelhypertrophie pilzförmig imprimiert.

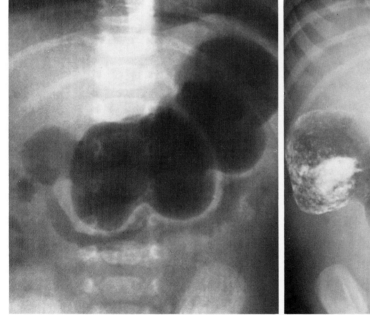

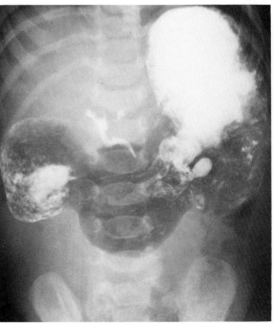

Abb. 4.26. Übersichtsaufnahme bei hypertrophischer Pylorusstenose
Luftgeblähter, erheblich dilatierter Magen, dessen Hyperperistaltik in Form zirkulärer Einschnürungen und dessen Rechtsdistanz bereits auf das Hindernis am Magenausgang hinweisen. Die Magenwand selbst ist verdickt. Dünndarm und Dickdarm sind luftarm. – 2 Monate alter Säugling.

Abb. 4.27. Magendilatation bei hypertrophischer Pylorusstenose
Starke Magenerweiterung mit Atonie. Der kaudale Magenpol befindet sich in Höhe des 5. Lendenwirbels, der Dünndarm ist fast luftfrei. Während der Aufnahme in Rückenlage sammelt sich das Kontrastmittel im dorsal liegenden Fornix an, so daß in dieser Position eine exakte Information über die Pylorusregion nicht zu erzielen ist.

Störungen des Elektrolyt- und Wasserhaushaltes gekennzeichnet. In typischen Fällen beginnt die Erkrankung in der 2. bis 6. Lebenswoche. Zunächst setzt das Erbrechen nach der Fütterung nur gelegentlich ein, nimmt dann aber innerhalb von Tagen oder Wochen an Häufigkeit und Intensität ständig zu, bis es endlich nach einer jeden Mahlzeit im Schwall bzw. in hohem Bogen erfolgt. Das Erbrochene enthält nie Galle, gelegentlich aber etwas frisches oder älteres Blut als Zeichen einer hämorrhagischen Ösophagitis oder Gastritis. Die Magenperistaltik ist vertieft und durch die meist mageren Bauchdecken deutlich zu erkennen. Läßt sich überdies auch noch ein muskulärer Pylorustumor tasten, so bekräftigt das den klinischen Verdacht.

Pathologisch-anatomisch findet man eine Verdikkung der zirkulären Muskulatur des Pylorus, die gleichzeitig das präpylorische Segment, den sog. Canalis egestorius des Magens einschließt. Der Magenausgang wird dadurch allseitig eingeengt und zu einem langen, schmalen Kanal umgeformt (Abb. 4.**25**). In diesem Abschnitt sowie in der übrigen Magenschleimhaut können oberflächliche Ulzerationen entstehen (TORGERSEN 1954).

Röntgenuntersuchungen

Die Diagnose der hypertrophischen Pylorusstenose läßt sich oft schon aufgrund der Anamnese, des klinischen Bildes und des Palpationsbefundes stellen. Bei Zweifeln bedarf es aber zur Sicherung des Befundes bzw. zum Nachweis anderweitiger Erkrankungen mit ähnlicher Symptomatologie der Röntgenuntersuchung. Sie liefert bei sachgemäßer Durchführung sehr zuverlässige Ergebnisse und verhütet damit unnötige Operationen.

Auf drei Fragestellungen soll sich die Röntgenuntersuchung konzentrieren, nämlich auf die *Beurteilung der Übersichtsaufnahme,* auf den direkten *Nachweis der Muskelhypertrophie* und eine *Entleerungsverzögerung des Magens.*

Die *Übersichtsaufnahme des Abdomens* kann bereits wichtige Hinweise für die Diagnose geben (RIGGS u. LONG 1971, HOLTHUSEN 1972). Als pathognomonisch gilt ein stark luftgeblähter Magen mit vermehrter Rechtsdistanz und einem Tiefstand des Magenknies bis zum 3. oder 4. Lendenwirbel. Oft findet sich auch eine verdickte Magenwand mit Hyperperistaltik, die sich durch tiefe Einschnürungen charakterisiert und bei gesunden Säuglingen nicht vorkommt (Abb. 4.**26**). Zeigt sich zusätzlich auf Zielaufnahmen des luftgeblähten Antrums in rechter Seitenlage eine „Schnabelbildung" bzw. „Schulterbildung", so erhärtet dies die Diagnose und macht manchmal sogar eine Kontrastmitteluntersuchung überflüssig (Abb. 4.**28**). Die Luftblähung des Magens fehlt

natürlich, wenn der Säugling unmittelbar vor der Aufnahme heftig erbrochen hat.

Die *Untersuchung mit Kontrastmittel* soll bei den meist elenden, dystrophischen Säuglingen besonders schonend und in einem ausreichenden zeitlichen Abstand (ca. 4 Std.) zur letzten Mahlzeit durchgeführt werden. Die Applikation des dünnen Bariumbreis kann auf zweierlei Weise erfolgen, nämlich über eine *Magensonde* oder durch *Flaschenfütterung.*

Es hat sich als zweckmäßig erwiesen, mit einer dünnen Magensonde (sie wird über die Nase eingeführt) aus dem oft überblähten und gedehnten Magen sowohl die Luft als auch den reichlich vorhandenen Magensaft abzusaugen. Beides verbessert entscheidend die Diagnostik. Es werden dann in linker horizontaler Seitenlage bzw. in Rückenlage durch die Sonde ca. 10 ml Barium eingefüllt. Größere Mengen sind nicht erforderlich, sie dehnen lediglich den Fornix und verdecken die Pylorusregion. Danach wird das Kind in die horizontale rechte Seitenlage bzw. Bauch-Seiten-Lage gebracht, wobei das Kontrastmittel rasch in das präpylorische Antrum fließt. Diese Lage soll bis zur Beendigung der Untersuchung beibehalten werden, weil nur in dieser Position das verabreichte Barium im Antrum zur Diagnostik zur Verfügung steht. Sobald man während der Durchleuchtung den Unterkörper und die Beine von der Unterlage (Tischplatte) abhebt, läßt sich der nach dorsal gerichtete Pyloruskanal, vom Magenkörper gelöst, überlagerungsfrei beobachten.

Bei gesunden Säuglingen wird sofort oder doch innerhalb kurzer Zeit ohne stärkere Antrumperistaltik eine üppige Duodenalfüllung erzielt. Der normale Pyloruskanal stellt sich dabei als eine 2–3 mm lange Einkerbung dar (Abb. 4.**29**).

Bei ausgeprägtem Krankheitsbild beginnt bald eine tief durchschnürende Magenperistaltik. Die peristaltischen Wellen enden aber bereits im präpylorischen Antrum, wo die Muskelhypertrophie beginnt, sie vermögen trotz der Hyperperistaltik erst nach etwa 5 bis 30 Minuten etwas Kontrastmittel in den langen Canalis egestorius zu drücken.

Alle Verformungen des Magenausgangs resultieren aus der muskulären Verengung und Verlängerung der präpylorischen Region. Das Antrum wird von distal her durch den hypertrophierten Muskel imprimiert, so daß eine „Schulter" zustandekommt, die in einer Art „Zapfen" endet. Zum Pylorus hin läßt sich immer wieder eine Kontrastmittelfüllung in Form eines charakteristischen Trichters – „Schnabel" – beobachten, der dem Eingang des Canalis egestorius entspricht. Form und Abschluß des Antrums ähneln daher in halbrechter Bauch-Seiten-Lage einem Klammerzeichen (}). Sobald genügend Kontrastmittel den

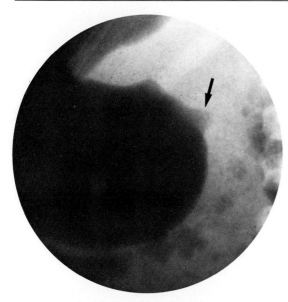

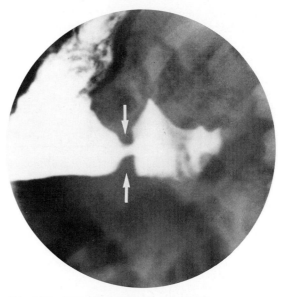

Abb. 4.28. Hypertrophische Pylorusstenose, Nativaufnahme
Zielaufnahme des Antrums in rechter Seitenlage. Bereits das Nativbild zeigt eindeutig den luftgeblähten Magen, dessen Antrum sich „schnabelförmig" zum Pylorus hin abschließt (Pfeil). Spärlicher Luftübertritt in den Dünndarm. – 7 Wochen alter Säugling.

Abb. 4.29. Normaler Pylorus beim Säugling
Untersuchung in rechter Seitenlage. Demonstration normaler Verhältnisse. Die Kerbe zwischen Antrum und dem Bulbus duodeni (Pfeile) entspricht dem normalen Pyloruswulst, der etwa 2–4 mm lang ist und fast horizontal nach hinten verläuft. – 3 Monate alter Säugling.

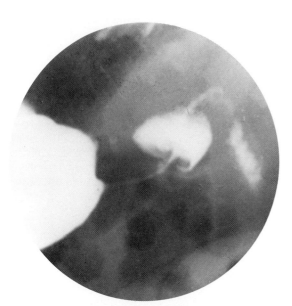

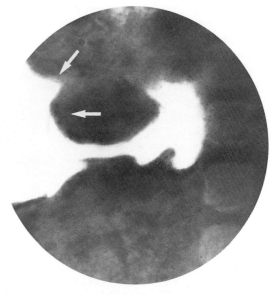

Abb. 4.30. Hypertrophische Pylorusstenose beim Säugling
Zielaufnahme in rechter Seitenlage. Der enge und lange Canalis egestorius verläuft bogenförmig und füllt sich erst nach 15 Minuten. Er wird von der Antrum- und Pylorusmuskulatur und der Schleimhaut gebildet. Infolge der pilzförmigen Impression durch den Pyloruswulst entsteht an der Bulbusbasis eine zirkuläre Schleimhauttasche. – 6 Wochen alter Säugling.

Abb. 4.31. Hypertrophische Pylorusstenose beim Säugling
Erhebliche Hypertrophie des präpylorischen Antrums und des Pylorusmuskels mit „Schulterbildung" (unterer Pfeil), die auf einer Muskelimpression beruht. Der „Zapfen" an der kleinen Kurvaturseite (oberer Pfeil) entspricht der Grenze zwischen normaler und verdickter Magenwand. Enger Canalis egestorius mit spärlicher Breipassage. Verzögerte Magenentleerung. – 7 Wochen alter Säugling.

Bulbus erreicht hat, sieht man auch hier, weit entfernt vom Antrum, eine pilzförmige Impression durch den Muskelwulst des verdickten Pylorus (Abb. 4.**30**–4.**35**).

Der Canalis egestorius ist stark eingeengt und verläuft bei ausgeprägter Hypertrophie bogenförmig nach dorsal. Seine Länge von ca 1 bis 4 cm entspricht dem Grade der Muskelverdickung. Er stellt sich entweder als ein strichförmiger Bariumschatten dar oder wird in Form von zwei bis drei parallelen, durch Schleimhautfalten gebildeten dünnen Linien sichtbar. Während einiger Untersuchungsphasen scheint kaum eine Kontrastmittelverbindung zwischen Antrum und Bulbus zu bestehen. Die Stenoseerscheinungen werden durch eine präpylorische und intrapylorische Schleimhautschwellung sowie lokale Spasmen verstärkt (SCHÄFER 1950, KOSENOW 1955, KOECHER 1962).

Bei leichtem Krankheitsverlauf zeigt sich lediglich eine mäßige Muskelimpression an der kleinen Kurvaturseite des präpylorischen Antrums, ein etwas bogig verlaufender, gering verlängerter Pyloruskanal sowie eine durchschnürende Peristaltik. In solchen Fällen können sich aber die klinischen Zeichen und die Röntgensymptome innerhalb weniger Tage erheblich verstärken.

Die Untersuchung soll nach der Anfertigung weniger Zielaufnahmen möglichst rasch beendet werden. Bei einigen Säuglingen kommt es aber trotz lebhafter Peristaltik auch nach 30 bis 40 Minuten nicht zu einer Bulbusfüllung, obwohl sich immer wieder die charakteristische Schnabelform im distalen Antrum ausbildet. Damit ist auch ohne direkten Nachweis des verlängerten Canalis egestorius die Diagnose gesichert.

Bei länger bestehender Krankheit kann nach anfänglicher Hyperperistaltik eine Atonie bzw. eine Magendekompensation eintreten. Der dilatierte Magen erscheint dann bewegungslos, und die Entleerung ist so stark verzögert, daß der direkte Nachweis eines verlängerten Canalis egestorius schwierig oder unmöglich wird.

Übersichtsaufnahmen des Abdomens in größeren Zeitabständen beweisen eine *stark verzögerte Magenentleerung*. Sie kann bis zu 20 Stunden und mehr beanspruchen. Zwar hat dieses indirekte Krankheitssymptom ebenfalls diagnostische Bedeutung, wird aber durch viele Faktoren zusätzlich beeinflußt (Kontrastmittelmenge, Lagerung des Kindes, Infekte usw.). Wir halten daher die Beobachtung der Magenentleerung über längere Zeit nicht für erforderlich. Sie ist zudem unexakt und belastet die schwerkranken Säuglinge, die dazu oft in ungeeigneten Räumen stundenlang warten müssen.

Füttert man das Kontrastmittel mit der Flasche oder appliziert zum Abschluß einer Untersuchung

nach Entfernung der Magensonde noch etwas Barium mit dem Löffel, so lassen sich auch Ösophagusanomalien nachweisen, die meist mit einer sehr ähnlichen Symptomatologie einhergehen.

Es ist vorteilhaft, während der Röntgenuntersuchung dem Säugling einen Schnuller mit Süßstoff- oder Glukoselösung zu geben. Dies beruhigt einerseits das Kind und hält andererseits die Magenperistaltik in Gang.

Die Reduktion der Durchleuchtungszeit verdient größte Beachtung. Es genügt, jeweils kurz und intermittierend mit Pausen von 10 bis 30 Sekunden ein sehr kleines Feld von ca. 3 × 3 cm zu beobachten, um die entscheidende Phase der Pylorus- und Bulbusfüllung zu erfassen. Wird sie versäumt, ergeben sich infolge der Überlagerungen Schwierigkeiten bei der Interpretation der Aufnahmen.

Die Kombination einer hypertrophischen Pylorusstenose mit einer partiellen Magenektopie kommt in 5% der Fälle vor und wird als *phreno-pylorisches Syndrom* bezeichnet (ROVIRALTA 1952) (Abb. 4.**36**). Eine überzeugende Erklärung für die Kombination beider Krankheiten fehlt bisher. Röntgenologisch ist dabei nachzuweisen, ob der gastroösophageale Reflux die Folge einer kleinen Hiatushernie ist oder ob die Chalasie oder eine Hiatushernie lediglich sekundär durch die Obstruktion des Pylorus zustandekommt. Bei sorgfältiger Erhebung der Anamnese ergibt sich in den meisten Fällen die Tatsache, daß zuerst Symptome einer Hiatushernie vorhanden waren, also die Hiatushernie nicht als Folge der Pylorusobstruktion aufzufassen ist.

Eine hypertrophische Pylorusstenose kann mit einem antralen Diaphragma (MANDELL 1978) oder einer weiteren *duodenalen Obstruktion kombiniert* vorkommen. Dieses Zusammentreffen läßt sich röntgenologisch vor der Pylorotomie nicht diagnostizieren, weil zu wenig Kontrastmittel den Pylorus passiert. Sie wird aber klinisch manifest und röntgenologisch darstellbar, sobald die erste Barriere durch die Operation überwunden ist (KOCH u. REHBEIN 1974).

Postoperative Beobachtungen

Bei operativ behandelten Säuglingen zeigt sich zwar unmittelbar nach der Pylorotomie (Weber-Ramstedt-Operation 1912) eine Depression der Magenaktivität. Sie hält allerdings selten länger als 24 Stunden an (FABER u. DAVIS 1961). Obgleich nach dieser kurzen Übergangsperiode der Pyloruskanal selbstverständlich noch verlängert ist, erscheint er nicht mehr so eng. Bereits nach der ersten oder zweiten peristaltischen Welle öffnet sich der Pylorus. Das Barium verläßt wesentlich schneller den Magen als vor der Operation (Abb. 4.**35**). Die Entleerungszeit normalisiert

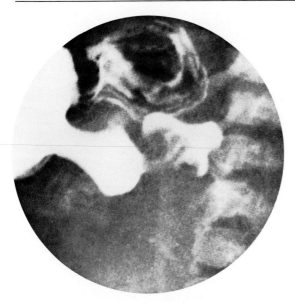

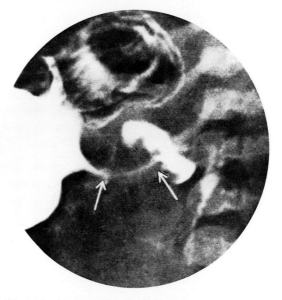

Abb. 4.32. Hypertrophische Pylorusstenose
Verlängerter und enger Pyloruskanal. Pilzförmige Impression der Bulbusbasis durch Muskelhypertrophie. Hyperperistaltik im Antrum, die aber nicht auf den Canalis egestorius übergreift. Die Bulbusfüllung begann erst nach 30 Minuten. – 6 Wochen alter Säugling.

Abb. 4.33. Hypertrophische Pylorusstenose
Derselbe Säugling wie in Abb. 4.32. Die Aufnahme erfolgte wenige Sekunden später. Das Antrum hat sich kontrahiert, so daß der Austreibungskanal noch länger erscheint. Aber lediglich die Strecke zwischen beiden Pfeilen entspricht der Muskelhypertrophie.

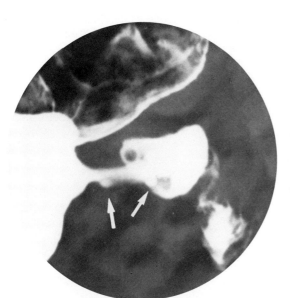

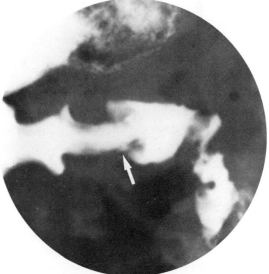

Abb. 4.34. Hypertrophische Pylorusstenose, vor Operation
Der Canalis egestorius ist eng und verlängert und läßt zwei kleine Ulzera erkennen (Pfeile), die operativ bestätigt wurden. – 2½ Monate alter Säugling, im Erbrochenen fanden sich Blutbeimengungen.

Abb. 4.35. Hypertrophische Pylorusstenose, nach Operation
Derselbe Säugling wie in Abb. 4.34. Kontrolluntersuchung drei Tage nach Operation. Der Canalis egestorius ist jetzt weit, und die Magenentleerung erfolgt rascher. Ein kleiner Ulkuskrater (Pfeil) bleibt weiterhin nachweisbar.

sich, obwohl die nachweisbare Hypertrophie des Pylorusmuskels noch viele Monate oder gar Jahre bestehen kann (DITTRICH 1961, HERRMANN u. SCHICKEDANZ 1968).

Gelegentlich wird eine postoperative Bulbusdeformität beobachtet (OLNIK u. WEENS 1955).

Hält das intensive Erbrechen nach der Operation an, so wird meist eine erneute Röntgenuntersuchung erforderlich. Dabei lassen sich folgende Befunde erheben: Nach einer *inkompletten Durchtrennung* des Pylorusmuskels finden sich röntgenologisch ähnliche, aber nicht mehr so stark ausgeprägte Symptome wie vor der Operation. Der Magen kann gasgebläht und der Dünndarm fast luftleer sein. Der Canalis egestorius ist lang, doch weiter als vor der Operation, aber der Pylorus öffnet sich nicht ausreichend, und die Magenentleerung bleibt trotz tiefer peristaltischer Wellen verzögert. Man sieht wieder die Schnabelbildung im Antrum wie vor der Operation.

Pylorospasmus

Der Pylorospasmus des jungen Säuglings wird als temporäre funktionelle Verengung der präpylorischen Region angesehen, ohne daß – im Gegensatz zur hypertrophischen Pylorusstenose – eine Verdickung der Muskulatur oder der Schleimhaut besteht. Für diese Funktionsstörung findet man meist keine organische Ursache. Nur gelegentlich liegt auslösend ein adrenogenitales Syndrom, ein Magenulkus, eine geburtstraumatische Hirnschädigung, eine Sepsis oder dergleichen vor. Manchmal zeigt sich ein kurzdauernder Pylorusverschluß bei übermäßiger Aerophagie, besonders dann, wenn fast der ganze Bauchraum vom stark dilatierten Magen eingenommen wird. Fehlverhalten seitens der Mutter, der Pflegerin und der Umgebung – also eine psychische Beeinträchtigung des Säuglings – kann ebenfalls eine Rolle spielen. Nach adäquater Behandlung verschwindet der Pylorospasmus meist rasch.

Das klinische Bild entspricht dem einer Obstruktion am Magenausgang, ist durch intermittierendes Erbrechen und schlechtes Trinken gekennzeichnet und bessert sich auf Spasmolytika hin. Der Oberbauch wird durch eine große Magenblase aufgetrieben, ein Pylorustumor ist nie zu tasten.

Die Diagnose läßt sich während einer Kontrastmitteluntersuchung stellen und erfordert aus therapeutischen Erwägungen eine möglichst klare Abgrenzung gegenüber der hypertrophischen Pylorusstenose (ASTLEY 1956).

Üblicherweise laufen bei gesunden Säuglingen meist mehrere flache peristaltische Wellen gegen den geschlossenen Pylorus hin, ehe die Magenentleerung beginnt. Bereits bei milden Formen

des Pylorospasmus ist demgegenüber die Öffnung der präpylorischen Region und des eigentlichen Pylorus deutlich verzögert. Bei stärkerer Ausprägung läßt sich nur eine erheblich reduzierte, häufig aber gar keine peristaltische Aktivität mehr erkennen. Oft bleibt das Barium sogar über Stunden bewegungslos im Magen liegen. Das Antrum kann längere Zeit in seiner ganzen Ausdehnung kontrahiert sein, so daß ein stark verlängerter, enger Canalis egestorius *vorgetäuscht* wird. Aber es fehlen sowohl die für eine hypertrophische Pylorusstenose so typischen Muskelimpressionen („Schnabel"- und „Schulter"bildung) im Antrum und an der Bulbusbasis, als auch eine Hyperperistaltik des Magens. Natürlich ist auch der bogenförmig verlaufende, verlängerte Pyloruskanal nicht zu finden (Abb. 4.**37** u. 4.**38**).

Bei intermittierender Durchleuchtung sieht man aber, daß die Kontraktion des Antrums inkonstant ist, sich hier gelegentlich (im Gegensatz zur hypertrophischen Pylorusstenose) Peristaltik zeigt, wobei die präpylorische Region von proximal her beinahe normal aufgeweitet wird und auch ab und zu einen Kontrastmittelbolus langsam durchtreten läßt.

Die Schwierigkeiten der Differentialdiagnose wachsen allerdings, sobald sich das Duodenum und das obere Jejunum mit Kontrastmittel füllen und den Magenausgang überlagern, weil gerade eine Beurteilung dieser Region entscheidende Informationen bringen kann. In Zweifelsfällen soll man ein paar Tage nach Diagnosestellung und medikamentöser Behandlung erneut untersuchen, um die Störung als sicher funktionell zu erkennen und um solch einen Säugling vor einer nicht indizierten Operation zu bewahren. Innerhalb kurzer Zeit löst sich der Spasmus, eine Pylorushypertrophie dagegen bleibt bestehen.

Abb. 4.36. Phrenopylorisches Syndrom (Roviralta)
Kombination einer hypertrophischen Pylorusstenose und einer Hiatushernie bzw. eines Refluxes. Trotz der Auffüllung des Magens ist nach 20 Minuten lediglich der verlängerte, bogig verlaufende und enge Canalis egestorius dargestellt (Pfeil). Es kam wiederholt zu massivem Reflux. – 18 Tage alter Säugling mit heftigem Erbrechen im Strahl und durch die Bauchdecken sichtbarer Magenperistaltik.

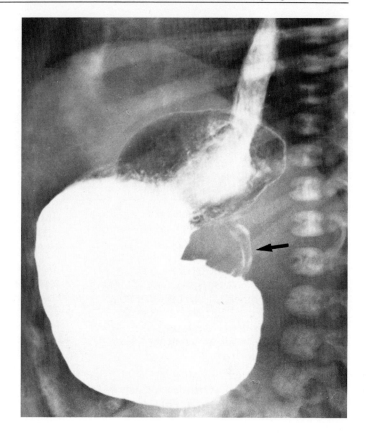

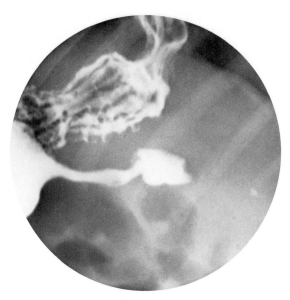

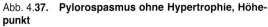

Abb. 4.37. Pylorospasmus ohne Hypertrophie, Höhepunkt
Röhrenförmiges, kontrahiertes Antrum, in dem sich aber träge durchlaufende Peristaltik beobachten läßt. Durch Spasmus eingeengter Magenausgang. Eine Bulbusfüllung kam erst nach 25 Min. zustande. Keine pilzförmige Impression an der Bulbusbasis. Eine Abgrenzung gegenüber der Pylorushypertrophie ist bei einmaliger oder kurzdauernder Beobachtung nicht ohne weiteres möglich. – 2 Monate alter Säugling mit rezidivierendem Erbrechen.

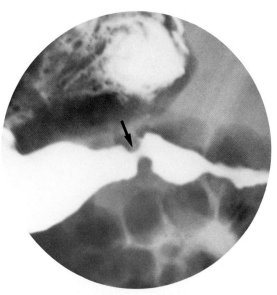

Abb. 4.38. Pylorospasmus ohne Hypertrophie, Lösung
Derselbe Säugling wie in Abb. 4.37. Kontrolluntersuchung kurze Zeit nach Behandlung. Das Antrum weitet sich gut auf, der Pyloruskanal ist normal (Pfeil). Es bestehen keinerlei Hinweise für eine Hypertrophie der Antrum- und Pylorusmuskulatur, ebenso fehlt eine Muskelimpression an der Bulbusbasis. Der erste Breischub in das Duodenum erfolgt jetzt sofort.

Aerophagie

Luftschlucken und Aufstoßen sind bis zu einem gewissen Grade als normale Mechanismen anzusehen. Diese physiologische Aerophagie erzeugt die Magenblase, die zum Teil den intragastrischen Druck regelt und Einfluß auf die Peristaltik hat. Beim Erwachsenen erlebte die Aerophagie zeitweilig als „Krankheitserscheinung" eine sicherlich unverdiente Beachtung. Französische Autoren, vor allem GUTMANN 1934 schilderten immer wieder ein fast spezifisches Beschwerdebild.

Säuglinge verschlucken normalerweise während des Fütterns Luft, und zwar bei flüssiger Nahrung und engem Saugerloch reichlicher als bei eingedickter oder breiiger Kost und Löffelfütterung, bei hastigem Saugen mehr als bei ruhigem Trinken. Röntgenkinematographisch läßt sich nachweisen, daß hauptsächlich die Luft des Pharynxraumes während des Schluckaktes von der Flüssigkeit mitgerissen wird (LASSRICH 1959). Die verschluckte Luft bestimmt weitgehend die Magenform und -größe.

Aber auch ohne den eigentlichen Schluckakt kann beim Atmen Luft durch den offenen Mund in den Ösophagus eindringen, der sie dann mit seiner Peristaltik in den Magen befördert. Diese Atmungsaerophagie wirkt sich bei Neugeborenen und schreienden Säuglingen oft äußerst nachteilig auf die Durchführung zahlreicher Untersuchungen aus.

Wird ein Säugling in Rückenlage gefüttert, so sammelt sich in dieser Position die Nahrung in dem nach dorsal aussackenden Fornix an, wodurch die Kardia infolge der aufgenommenen Flüssigkeit blockiert wird und die verschluckte Luft aus dem Korpus- und Antrumgebiet nicht wieder entweichen kann. Falls der Säugling keine Gelegenheit zum Aufstoßen erhält, kann der Magen auf ein Mehrfaches seiner üblichen Größe gedehnt werden. Der Pylorus liegt dann praktisch an der rechten Bauchwand (Abb. 4.39).

In *linker* horizontaler Seitenlage sammelt sich die Magenluft im Antrum und entweicht rasch durch den Pylorus, während die Kardia durch die aufgenommene Nahrung verschlossen bleibt. Beim Umlagern in die *rechte* Seitenlage vertauschen der Mageninhalt und die Luft ihre Positionen. Der Magenluft wird so der Weg durch den Pylorus verschlossen, sie kann aber jetzt leicht aus dem Fornix durch Aufstoßen über den Ösophagus entweichen.

Größere Luftmengen im Magen führen häufig dazu, daß beim Regurgitieren Nahrung mitgerissen wird. Sogar Erbrechen kann ausgelöst werden, wenn durch heftiges Aufstoßen die Bauchpresse aktiviert und damit die retrograde Magenentleerung eingeleitet wird.

Einige *Mißbildungen* wie die Lippen-Kiefer-Gaumen-Spalte oder die isolierte Ösophagotrachealfistel disponieren in erhöhtem Maße zum Luftschlucken, dementsprechend zu starkem Meteorismus. Ein derart fehlerhaftes Schlucken findet man ferner bei zerebral geschädigten und neuropathischen Kindern, bei denen das Luftschlucken zu einer Art Tic werden kann. Eine Zunahme der Schluckbewegungen und damit ein Luftschlucken beobachten wir auch als Folge einer starken Sekretbildung bei Entzündungen der oberen Atemwege. Erkrankungen mit einem vermehrten Speichelfluß (Stomatitis, Ulkus) können ebenfalls eine Aerophagie auslösen.

Eine häufige Ursache starker Aerophagie bei dystrophischen Säuglingen scheint der Hunger zu sein. Solche Kinder nehmen die Flasche sehr gierig und verschlucken dabei viel Luft. Beim Aufstoßen werden dann größere Flüssigkeitsmengen in den Ösophagus mitgerissen. Es kommt daher leicht zum Erbrechen, und ein großer Teil der so dringend benötigten Nahrung geht auf diese Weise wieder verloren.

Ist bei Säuglingen wegen ungewöhnlich starker Aerophagie eine Röntgenuntersuchung erforderlich, so soll man sie unter den gleichen äußeren Bedingungen wie die übliche Fütterung durchführen (gleiche Fütterungstechnik, Bariumaufschwemmung ähnlicher Konsistenz wie die Flaschennahrung, derselbe Sauger, dieselbe Flasche usw.).

Die verschluckte Luft passiert dann in zahlreichen Blasen zusammen mit dem Barium die Speiseröhre und läßt sich bezüglich ihrer Menge gut abschätzen.

Lediglich ein exzessives Luftschlucken, das durch Zwerchfellhochstand und Kompression der Nachbarorgane zu bedrohlichen Zuständen führen kann, gilt beim Säugling als bedenklich. Nur wenige Kinder fühlen sich durch eine Aerophagie behindert oder klagen über Beschwerden. Bei Erwachsenen kann ein „aerophagischer Anfall" einen heftigen und quälenden Drang zum Aufstoßen auslösen und, verbunden mit reichlicher Speichelabsonderung, Angst und Schweißausbruch, mitunter zu Kreislaufstörungen und Kollapszuständen führen.

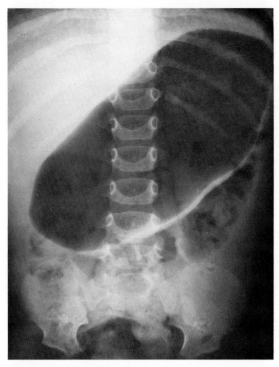

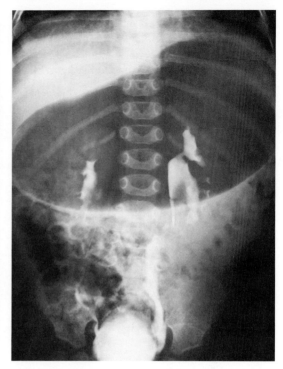

Abb. 4.39. Aerophagie
Während des Schreiens ist der Magen durch verschluckte Luft innerhalb kurzer Zeit so stark dilatiert worden, daß er fast bis an die rechte Bauchwand reicht. Der Dünndarm bleibt dabei infolge der Pyloruskontraktion relativ luftleer. – 1jähriges Kind.

Abb. 4.40. Luftblähung des Magens
Provozierte Aerophagie durch Flaschenfütterung im Liegen mit Tee (enges Saugerloch) während einer i. v. Urographie. Dabei wird soviel Luft mitgeschluckt, daß sich der Magen maximal aufbläht und die Nieren überlagerungsfrei sichtbar werden. – 11 Monate alter Säugling.

Abb. 4.41. Verschluckte Halskette
Einzelne Kettenglieder haben sich gelöst und liegen noch im Magen. Der größere Teil aber hat ohne klinische Symptome bereits das Querkolon und die linke Flexur erreicht. – 3jähriges Kind.

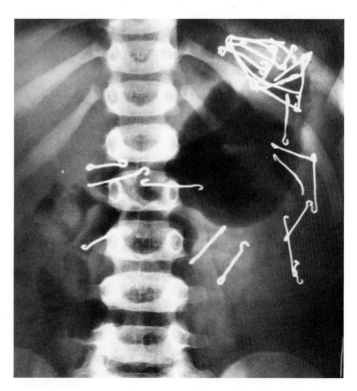

Fremdkörper

Die von Säuglingen und Kleinkindern verschluckten Gegenstände – meist handelt es sich um Spielzeugteilchen oder dgl. – bleiben je nach Größe, Form und Beschaffenheit zunächst für kürzere oder längere Zeit im Magen liegen. Bei rundlichen Fremdkörpern, wie Münzen, Knöpfen, Kugeln usw., besteht für das Kind keine Gefahr, wohl aber bei sperrigen oder spitzen Gegenständen (Nägeln, Nadeln, Haarklemmen usw.), weil sie den Pylorus schwer passieren können. Sie werden von der Peristaltik des Antrums unzureichend erfaßt und schlüpfen immer wieder in die Angulusgegend zurück. Rundliche Gegenstände kann man bedenkenlos einige Tage im Magen liegen lassen, ohne therapeutisch aktiv werden zu müssen, während spitze metallische Gegenstände – soweit es sich um Eisen oder Eisenblech handelt – möglichst rasch mit dem Magneten oder endoskopisch zu entfernen sind. Gelingt dies nicht, so muß man sich nach einigem Zuwarten zur Operation entschließen.

Auf Nativaufnahmen können Fremdkörper nur dann nachgewiesen werden, wenn sie aus Metall bestehen oder doch wenigstens Metallteile enthalten. Zuweilen benötigt man für eine exakte Lokalisation die Darstellung in einer zweiten Ebene. Während der Durchleuchtung läßt sich die Lage und Verschieblichkeit des Fremdkörpers überprüfen. Rutscht er in Kopftieflage in den Fornix und bei aufrechter Position in das Antrum, so liegt der Fremdkörper aller Wahrscheinlichkeit nach im Magen (Abb. 4.**41** u. 4.**44**).

Wenn sich der Magen nur ungenügend von seiner Umgebung abhebt, ist es notwendig, entweder nach Luftfüllung (kohlensäurehaltige Getränke) oder nach Verabreichung von Kontrastmittel den Lokalisationsversuch fortzusetzen. Natürlich wird der Fremdkörper leicht vom Kontrastmittel überlagert und verdeckt. Er kann jedoch jederzeit in der Durchleuchtung unter dosierter Kompression wieder dargestellt werden.

Nichtmetallische Fremdkörper, die keinen deutlichen Schatten geben, lassen sich durch die Reliefmethode nachweisen. Nach Applikation einer geringen Kontrastmittelmenge können diese Gegenstände einen Bariumbeschlag erhalten oder Füllungsdefekte innerhalb des Kontrastmittels verursachen. Da der Fremdkörper ja meistens eine gewisse Dicke und eine derbere Konsistenz als die umgebende Schleimhaut besitzt, muß er sich als Niveaudifferenz herausheben. Vorsichtige Palpation ist selbstverständlich in jedem Falle angebracht, um nicht spitze oder scharfe Gegenstände (Glas, Horn, Knochen, Plastik) in die Magenwand einzuspießen oder den Magen gar zu perforieren (MAGLINTE u. Mitarb. 1979) (Abb. 4.**42** u. 4.**48**).

Um den Abgang kleinerer Fremdkörper zu erleichtern, ist nach einer üblichen Mahlzeit die rechte horizontale Seitenlage empfehlenswert, weil die Gegenstände dann von der Peristaltik leichter erfaßt und ausgetrieben werden. Sie können vorübergehend auch den Magenausgang blockieren.

Bleiben rundliche Fremdkörper, die nach allgemeiner Erfahrung den Magen und das Duodenum gut passieren, über längere Zeit im Magen nachweisbar, so ist nach einer partiellen Obstruktion zu fahnden. Die Bariumuntersuchung deckt in solchen Fällen häufig eine kongenitale Anomalie am Magenausgang oder im Duodenum auf, die lediglich den Fremdkörper, nicht aber den üblichen Mageninhalt bei der Passage behindert (KASSNER u. Mitarb. 1975).

Bei Kindern und Erwachsenen mit schweren Intoxikationen oder unklaren komatösen Zuständen soll man mit einer Übersichtsaufnahme des Magens bzw. des Abdomens auch nach *Tablettenresten* suchen, die aus Versehen oder in suizidaler Absicht eingenommen wurden und im Magen bzw. im Darm liegen. Ein großer Teil der gegenwärtig für Suizide benutzten Hypnotika enthält Bromverbindungen, die – wie auch manche Tablettengrundsubstanz – schattengebend sind. Finden sich solche Tablettenreste, so ist ein wesentlicher Hinweis für die erforderliche Therapie gegeben (Abb. 4.**47**).

Bezoare

Unverdauliches organisches Material, das sich gelegentlich im Magen sammelt, konglomeriert im Laufe der Zeit zu einem Fremdkörper, den man mit dem Sammelbegriff „Bezoar" bezeichnet. Er hat seinen Namen von der Bezoarziege, die beim Lecken an ihrem Fell große Mengen von Haaren verschluckt, die sich im Magen zu Kugeln zusammenballen. Je nach der Zusammensetzung dieser Gebilde unterscheidet man zwischen Tricho-, Phyto- und Laktobezoaren.

Trichobezoare sind jenseits des Säuglingsalters die häufigsten Fremdkörper dieser Art. Sie werden vor allem im Rahmen einer Trichotillomanie gefunden, für die ein permanentes Ausreißen und Verschlucken der Haare (Kopfhaare, Augenbrauen) charakteristisch ist. Manche Kinder zupfen auch die Haarsubstanz oder Fäden aus Wolldecken, Spieltierchen, Kleidungsstücken oder dergleichen. Es handelt sich dabei um den Ausdruck einer neurotischen Fehlhaltung bei meist psychisch auffälligen Kindern (HÜTHER u. Mitarb. 1970). Als klinische Symptome werden Appetitlosigkeit, periodischer Brechreiz, unbestimmte

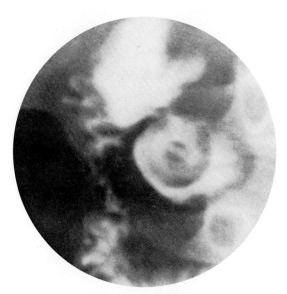

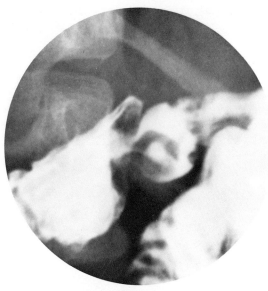

Abb. 4.42. Fremdkörper im Antrum
Darstellung eines nicht schattengebenden, im Magen frei beweglichen Fremdkörpers mit der Reliefmethode. – 8jähriger Junge, der einen Wäscheknopf verschluckt hatte.

Abb. 4.43. Pankreasinsel im Antrum
Nahezu identische Reliefformation im präpylorischen Antrum wie in Abb. 4.42, die auf ektopischem Pankreasgewebe beruhte und natürlich nicht verschieblich war. – 5jähriges Kind.

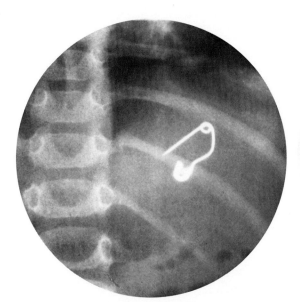

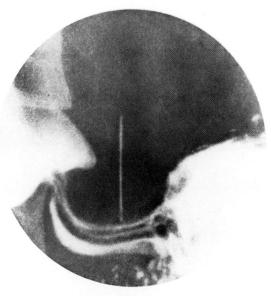

Abb. 4.44. Verschluckte Sicherheitsnadel
Geöffnete Sicherheitsnadel im Magenfornix bei einem 11 Monate alten Säugling. Röntgenaufnahme in Rückenlage, um die Autokompression zu umgehen. Auch darf man während der Röntgenuntersuchung nicht palpieren, weil sich sonst die Nadelspitze in die Magenwand einspießen könnte.

Abb. 4.45. Perforierte Nähnadel
Durch die Magenwand in das Lig. hepatogastricum perforierte Nähnadel, deren Öhr noch in der Antrummuskulatur liegt. Vermehrte Kontraktionsneigung im Antrum. – 45jährige Frau, die seit einem Jahr häufiger, in letzter Zeit sogar täglich erbrach. Das Verschlucken einer Nadel war der Patientin nicht bekannt.

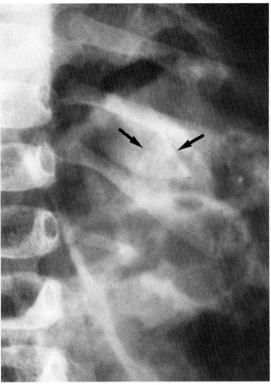

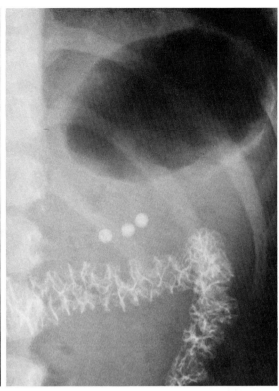

Abb. 4.46. Glassplitter im Magen
Dreieckiger spitzer Glassplitter im Fornix (Pfeile). – 6jähriges Kind, das in ein Trinkglas gebissen hatte.

Abb. 4.47. Tabletten im Magen
Der Magen enthält 3 schattendichte Tabletten. Ihre röntgenologische Darstellbarkeit hängt sowohl von der verwendeten Grundsubstanz als auch vom eigentlichen Medikament ab. Von klinischer Bedeutung ist der röntgenologische Nachweis vor allem bei Kleinkindern, die Tabletten in nicht bekannter Menge versehentlich einnehmen, ferner bei Bewußtlosen nach Suizidversuchen, um adäquate therapeutische Maßnahmen einzuleiten. – 4jähriges Kind.

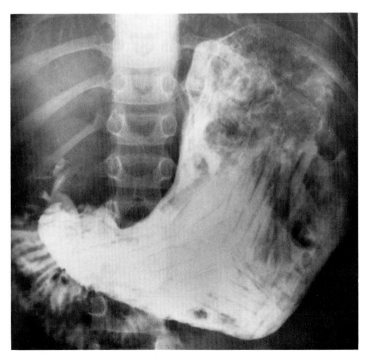

Abb. 4.48. Mit Makkaroni gefüllter Magen
8jähriges Ausländerkind, das „nüchtern" zur i. v. Urographie kam und im linken Oberbauch einen inhomogenen „Tumorschatten" aufwies. Nach Gabe von Gastrografin zeigte sich, daß der Magen prall mit Makkaroni gefüllt war.

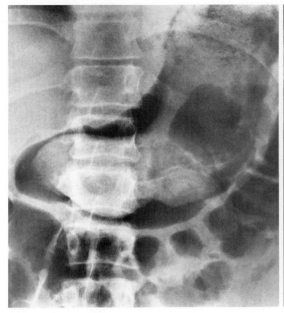 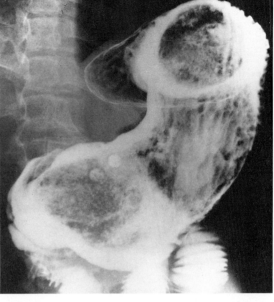

Abb. 4.49. Trichobezoar
Der Magen ist von einer inhomogenen, zusammenhängenden Masse ausgefüllt, die sich der Magenform anpaßt. Nach dem Trinken von Brause hat sich das Trichobezoar mit einem Luftmantel umgeben und wird von der Magenwand abgedrängt. – 13jähriges Mädchen, das sich büschelweise die Haare ausriß und sie verschluckte (Aufnahme: Dr. *Holthusen*).

Abb. 4.50. Dasselbe Kind wie in Abb. 4.49. Nach Breigabe wird das Trichobezoar mit Kontrastmittel durchtränkt. Das Barium kann nur an der kleinen Kurvaturseite einigermaßen unbehindert den Magen passieren.

Abb. 4.51. Laktobezoar
Der Magen wird von einer gut formbaren Substanz ausgefüllt, in die Barium eingedrungen ist und deren Oberfläche ebenfalls von Kontrastmittel bedeckt wird. Der größte Teil des Kontrastmittels passiert aber unbehindert den Magen. – 2jähriges, zerebral schwer geschädigtes, appetitloses und dystrophisches Kleinkind mit häufigem Erbrechen. Zur Substitution wurde über eine Magensonde mit Eiweiß angereicherte konzentrierte Nahrung aus Milchpulver verabreicht, die sich zu einem Laktobezoar umwandelte, das nach drei Tagen aber spontan verschwand.

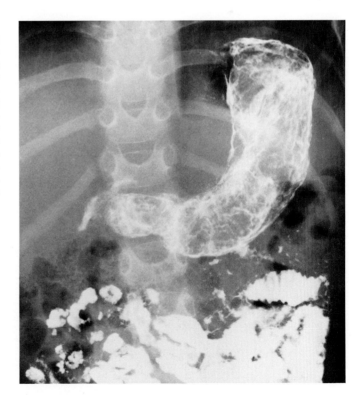

Oberbauchbeschwerden, evtl. eine tastbare Masse in der Magengegend, gerupftes oder spärliches Kopfhaar mit einzelnen größeren Alopezien genannt, oder überhaupt keine Beschwerden angegeben.

Die Hauptmasse des Haarklumpens liegt im Magen und paßt sich der jeweiligen Organform an. Teile des Trichobezoars können sogar ins Duodenum, ja bis in den oberen Dünndarm reichen. Die seltenen Komplikationen schließen Magenulzera, Blutungen, Obstruktionen und Perforationen ein (HARRIS u. HANLEY 1975, SCHREIBER 1976).

Das Übersichtsbild zeigt im Magen eine inhomogene, gesprenkelt aussehende Masse, die an eine Auffüllung mit Nahrung erinnert. Der weichteildichte, manchmal etwas intensivere Schatten kann den ganzen Magen ausfüllen und ist frei beweglich. Falls genug Magenluft vorhanden ist oder durch kohlensäurehaltige Getränke erzeugt wird, erscheint der Fremdkörper von Gas umrandet und von der Magenwand abgehoben (Abb. 4.**49**).

Nach Verabreichung einer Bariumaufschwemmung wird der Magen von einer mit Kontrastmittel benetzten oder durchtränkten grobsträhnigen Masse ausgefüllt, die sich von der Magenwand abdrängen läßt und nach der Magenentleerung am besten sichtbar wird. Im Bezoar bleiben für einige Zeit Kontrastmittelreste zurück, so daß man den inhomogenen Fremdkörper, halb imprägniert, halb strahlendurchlässig, gut erkennen kann (Abb. 4.**50**).

Phytobezoare stellen einen weiteren Typ dieser Fremdkörper dar. Sie enthalten unverdauliche vegetabilische Substanzen wie Zellulosefasern und werden in eine Art festes Koagulum umgewandelt, das wegen seines zunehmenden Umfanges den Magen nicht verlassen kann. Phytobezoare bilden sich gelegentlich nach dem Genuß unreifer Apfelsinen, von Kokosnüssen usw.

Laktobezoare kommen am häufigsten bei Neugeborenen und jungen Säuglingen vor. Die Entwicklung dieses Fremdkörpers beruht wahrscheinlich auf einer unsachgemäßen Zubereitung einer Trinkmahlzeit aus Milchpulver (zu konzentriert), so daß eine Durchfallsstörung und Erbrechen ausgelöst werden. Die resultierende Dehydratation fördert die Entstehung des Laktobezoars. Ferner wird bei Frühgeborenen ursächlich eine mangelhafte Verdauungsleistung angeschuldigt (CREMIN u. Mitarb. 1974).

Laktobezoare können symptomlos bleiben, aber auch zu Erbrechen führen, ja sogar Perforationen auslösen. Der Fremdkörper läßt sich röntgenologisch auf Übersichtsaufnahmen des Bauches als ein inhomogenes Gebilde, oder auf Thoraxaufnahmen als ein in die Magenblase reichender „Tumorschatten" erkennen. Röntgenaufnahmen in verschiedenen Positionen zeigen die Beweglichkeit und machen oft eine Bariumgabe unnötig. Als seltene Komplikationen sind Ulzerationen, Perforationen, sogar eine Pneumatosis der Magenwand beschrieben worden, so daß ausnahmsweise zur operativen Entfernung geraten wurde (WOLF u. BRUCE 1959). Fast immer läßt sich mit einer verstärkten Flüssigkeitszufuhr und einer Korrektur der Ernährung ein Laktobezoar beseitigen (Abb. 4.**51**).

Verhaltensgestörte oder debile Kinder essen gelegentlich alle möglichen unverdaulichen Dinge (Erde, Kohle, Mauerkalk), die dann vorübergehend im Magen-Darm-Trakt nachweisbar, aber im einzelnen kaum zu identifizieren sind und im Magen konglomerieren können (SEIDL u. Mitarb. 1978).

Funktionsstörungen

Die normale Peristaltik des Magens findet ihren Ausdruck in einer Ringwelle, die von proximal nach distal wandert, an Tiefe zunimmt und im Pförtnergebiet endet. Bei den Antrumkontraktionen wird ein Teil des Mageninhaltes durch den Pylorus gedrückt – sofern er sich öffnet –, der andere Teil fließt in den Magen zurück, da das Lumen der wandernden Enge (HENNING 1949) ausreichend groß bleibt. Auch nach Entnervung des Magens bleibt die peristaltische und sekretorische Funktion erhalten.

Der *Brechakt* kann zentral (Meningitis, Commotio, Hirntumoren, Gifte) oder reflektorisch von der Peripherie her ausgelöst werden. Beim Erbrechen schließt sich der Pylorus, das Antrum kontrahiert sich, während die Peristaltik ruht. Der im erschlafften Magenfornix angesammelte Speisebrei wird durch krankhafte unwillkürliche Kontraktionen der Bauchmuskulatur und des Zwerchfells durch die sich öffnende Kardia in die Speiseröhre und von dort nach außen befördert.

Unter *Regurgitation* versteht man das Aufsteigen von Speisen, die oft mit Luft untermischt sind, in den Mund. Übelkeit fehlt dabei.

Für eine *Rumination* ist charakteristisch, daß die Nahrung kurz nach einer Mahlzeit absichtlich hochgewürgt, erneut gekaut und wieder verschluckt, teilweise auch ausgespuckt wird. Von dieser Funktionsstörung werden vor allem vernachlässigte oder psychisch abnorme Säuglinge und Kleinkinder betroffen. Die Röntgenuntersuchung läßt an Ösophagus und Magen sowie in der ösophagogastralen Übergangsregion keinerlei organische Veränderungen erkennen. Auch fehlen Hinweise auf eine Refluxösophagitis.

Tonusanomalien

Veränderungen des Tonus lassen sich am besten während der Durchleuchtung am aufrecht stehenden Patienten beobachten. Sie sind meist durch eine Störung der zentralvegetativen Regulation bedingt.

Eine Steigerung des Tonus im Sinne einer *Hypertonie* macht sich sowohl im Bereich der Muscularis propria als auch der Muscularis mucosae bemerkbar. Der hypertone Magen zeigt sich den Ingesta gegenüber außerordentlich aktiv. Die Magenwand umfaßt das Kontrastmittel schon im Korpusanteil und läßt es nur langsam bis zum Pylorus vordringen. Ablaufzeit und Tiefe der Peristaltik sind erhöht, die Reliefgestaltung ist erheblich verstärkt. Die Tonussteigerung muß nicht den gesamten Magen betreffen, sie kann auch auf einzelne Bezirke beschränkt bleiben. Man findet derartige Hypertonien häufiger bei nervösen Patienten mit labilem Nervensystem, bei starken Rauchern, aber auch im Zusammenhang mit Gallensteinleiden. Lokalisierte Störungen des Tonus oder der Peristaltik haben meist eine organische Ursache. ASSMANN (1929) beobachtete Hypertonien und Totalspasmen des Magens bei der Tabes dorsalis und der Porphyrie.

Bei der *Hypotonie* ist die Spannungslage der Magenmuskulatur herabgesetzt und die Motilität eingeschränkt oder aufgehoben. Der physiologische Mageninhalt, der aus verschluckter Luft, Sekret und Nahrungsresten besteht, wird retiniert. Überwiegt der Flüssigkeitsgehalt, so sieht man im dilatierten Magen am aufrecht stehenden Patienten einen relativ hochstehenden Nüchternsekret-Spiegel. Überwiegt die Luftmenge, so läßt sich die ungewöhnliche Weite des Magenlumens und die Bewegungslosigkeit der Wand am besten in Rückenlage beurteilen (FRIK 1965).

Kontrastmittel gleitet langsam durch die Sekretschicht in den sackartig erweiterten schlaffen, wie leblos erscheinenden Magen und breitet sich schüsselförmig am Boden aus. Peristaltische Wellen fehlen. In seltenen Fällen sieht man in großen Zwischenräumen eine ganz flache wirkungslose Peristaltik aufkommen. Die Hypotonie kann auf das Duodenum übergreifen.

Ursächlich werden psychische Faktoren, organische Veränderungen im Sinne von Entzündungen oder Neoplasmen – auch ohne stenosierenden Effekt –, aber auch thermische Reize (Kälte) und

Medikamente (Atropin, Serotonin) angeführt (FRIK u. SCHMID 1961).

Bei Neugeborenen und Säuglingen sind ursächlich alle Faktoren in Betracht zu ziehen, die auch einen adynamischen Ileus hervorrufen können, besonders also die schwere postnatale Hypoxie, geburtstraumatische Hirnschädigungen mit allgemeiner Tonusverminderung, metabolische Störungen, schwerer Neugeborenenikterus, das Atemnotsyndrom, eine Sepsis usw.

Obgleich bei diesen Ursachen sowohl das Schlucken von Luft als auch die Fütterung beeinträchtigt sind, finden sich doch häufig große Luft- und Flüssigkeitsmengen im Magen, so daß klinisch eine Magendilatation und Erbrechen auffallen.

Die Röntgenübersichtsaufnahme zeigt eine große Flüssigkeitsansammlung und reichlich Luft im Magen bei normaler oder reduzierter Luftmenge im Darm. Nur wenn vom klinischen Bild und der Nativaufnahme her keine Klarheit besteht, ist eine Untersuchung mit Barium erforderlich. Man findet dabei eine deutlich verminderte peristaltische Aktivität im Magen und eine verzögerte minimale Duodenal- und Dünndarmfüllung. Das Kontrastmittel sollte nach der Untersuchung wieder durch eine Magensonde entfernt werden, weil jederzeit Erbrechen mit Aspiration drohen.

Eine der gefürchtetsten Funktionsstörungen des Magens ist die *Atonie*. Sie wird vor allem im Anschluß an Bauchoperationen (Magen, Gallenblase, Kolon, gynäkologische Eingriffe), aber ebenso häufig bei schweren Schockzuständen nach Unfällen beobachtet. Bekannt ist ferner die Magenatonie bei akuten Schüben der Pankreatitis oder während eines Gallensteinanfalles. BERNING und HENNING (1949) beschrieben unabhängig voneinander hochgradige Magenatonien bei diabetischen Stoffwechselstörungen (Koma, azetonämisches Erbrechen), die auf eine Insulin-Traubenzucker-Therapie gut ansprachen.

Lageanomalien und Lageveränderungen

Lageveränderungen des Magens können auf Entwicklungshemmungen beruhen, kommen jedoch meist durch äußere Einwirkungen zustande. In ihrer klinischen Bedeutung werden sie im allgemeinen überschätzt. Selbst hochgradige Verlagerungen gehen vielfach ohne Beschwerden einher. Die Diagnose besitzt aber insofern eine klinische Bedeutung, als sie uns pathologische Zustände der Nachbarorgane aufzeigen kann. Bei der Untersuchung derartig verlagerter Mägen muß sich die Untersuchungstechnik ganz der jeweiligen Lageanomalie anpassen (Anfertigung von gezielten und von Übersichtsaufnahmen in verschiedenen Positionen und Projektionen mit Kompression des Oberbauches u. a.).

Verlagerungen bei Zwerchfellerkrankungen

Der Magen, der mit seinem Fornix unmittelbar unterhalb der linken Zwerchfellkuppe liegt, wird in seiner Position und Form infolge dieser engen topographischen Beziehungen durch den Stand, durch Anomalien und Erkrankungen des Diaphragmas erheblich beeinflußt. Jede Zwerchfellbewegung verändert besonders den Fornix. Die drei unpaaren größeren Öffnungen des Zwerchfells (Durchtritt der Aorta, der V. cava inferior und des Ösophagus) gelten als Prädilektionsorte für die Herniation der Baucheingeweide in den Thoraxraum. Ein Magenprolaps durch das linke oder gar rechte Trigonum sternocostale ist viel seltener. Eine weitere Bruchpforte für den Magen stellen angeborene muskuläre Lücken oder traumatische Einrisse in der Pars costalis des Zwerchfells dar. Eine Verlagerung des Magens unter die rechte Zwerchfellkuppe mit Torsion um die Längs- oder Querachse ist ebenfalls möglich. Auch ein Zwerchfellhochstand (bei Lähmungen, bei Bauchtumoren oder Aszites) kann eine Hoch- oder Schräglage des Magens zur Folge haben. Vor allem werden derartige Verlagerungen bei *linksseitigen* Schäden des Zwerchfells, bei schrumpfenden Lungenprozessen, Pleuraerkrankungen oder nach Lobektomie, durch einseitige Hypo- oder Aplasie der Lunge verursacht. Der Hiatus oesophageus und die Kardia behalten jeweils ihre Position bei. Durch solche Zwerchfellerkrankungen kann gelegentlich auch die Entwicklung eines Magenvolvulus begünstigt werden (GERSON u. LEWICKI 1976) (Abb. 4.**52**–4.**54**).

Kaskadenmagen

Der „Wasserfall"- oder Kaskadentyp des Magens ist eine nicht ungewöhnliche und meist passagere Lagevariante. Sie entsteht dann, wenn der Fornix gegenüber dem Magenkörper nach dorsal abknickt. Es füllt sich also bei der Untersuchung in aufrechter Stellung zunächst ausschließlich dieser dorsale Magenabschnitt wie eine große Schale mit dem Kontrastmittel auf, das dann allmählich überläuft und wie über eine Kaskade in die tieferen Abschnitte des Magens hinabstürzt. Durch Vorwärtsneigen des Patienten bzw. eine halbrechte horizontale Bauch-Seiten-Lage kann man eine solche Kaskade leicht entleeren. Als auslösender Faktor für diese funktionelle Zweiteilung wird eine abnorme Kontraktionsneigung der Schrägmuskulatur an der Magenhinterwand angesehen (Abb. 4.**55** u. 4.**56**).

Üblicherweise ist die Kaskadenbildung flüchtig. Sie weicht einem normalen Bild, sobald es im Laufe der Untersuchung zu einer Kontrastfüllung der ursprünglich luftgeblähten Darmabschnitte, vor allem des distalen Querkolons, kommt. Eine Kaskadenbildung kann aber auch durch organische Veränderungen der Nachbarorgane (große Milz, Pankreastumoren und andere Bauchtumoren) hervorgerufen oder etwa durch Narbenbildung im Magen (nach Verätzung, nach Ulkus) sowie durch Verwachsungen im Gefolge einer Peritonitis begünstigt werden (WERNER 1954).

Die Kaskadenform des Magens wird in der Regel zufällig entdeckt. Meist macht sie keine Beschwerden und bedarf daher auch keiner klinischen Behandlung. Selbst bei organisch bedingten Formen ist nur mit großem Vorbehalt eine Operation zu erwägen (KELLER u. Mitarb. 1975).

Verlagerung durch Nachbarorgane

Recht häufig werden Lageanomalien beobachtet, die durch Druck der dem Magen anliegenden Organe bedingt sind. Gelegentlich kann sich die *Milz* zwischen Magenfornix und das linke Zwerchfell schieben. Flache Impressionen der Fornixkuppe oder der Fornixseitenwand sind meist auf die anliegende Milz zu beziehen. Vergrößerungen der *linken Niere* und der *linken Nebenniere* wirken ähnlich. Eindellungen oder Abflachungen der Fornixwölbung nahe der Kardia sind dagegen stets verdächtig auf Neoplasien des Fornix selbst bzw. auf vergrößerte perigastrische Lymphknoten. Verlagerungen der kleinen Kurvatur nach lateral und unten werden bei Vergrößerungen des *linken Leberlappens* beobachtet. *Pankreastumoren, Pankreaszysten, Magenduplikaturen* sowie Vergrößerungen retroperitonealer Organe und Lymphknotengruppen (Abb. 4.**57**) können sowohl die kleine Kurvatur des Magens nach

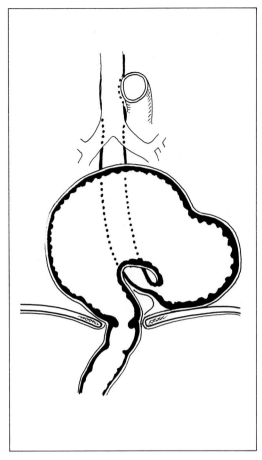

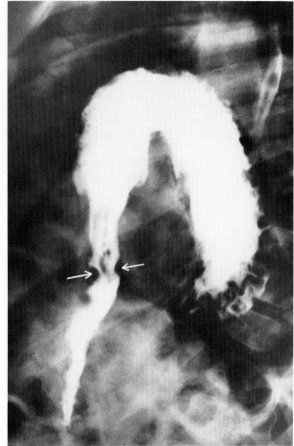

Abb. 4.52. Totale Magenverlagerung
Schematische Darstellung einer angeborenen Verlagerung des ganzen Magens in den Thoraxraum. Der Magenkörper ist nach aufwärts, das Antrum nach abwärts gerichtet. Die große Kurvatur bildet den höchsten Punkt. Sowohl die Kardia als auch der Pylorus liegen oberhalb des Zwerchfells etwa in gleicher Höhe. Das Duodenum verläuft steil nach abwärts.

Abb. 4.53 (oben rechts). **Totale Magenverlagerung**
Das Röntgenbild korrespondiert mit dem Schema Abb. **4.52.** Aufnahme in rechter Seitenlage. Kardia und Pylorus (Pfeile) liegen oberhalb des Zwerchfells. Gestreckter nach unten gerichteter Duodenalverlauf. – 1jähriges Kind mit Brechneigung.

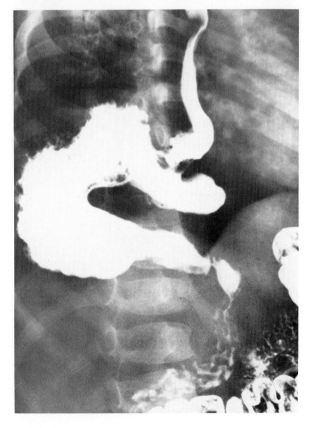

Abb. 4.54. Magenverlagerung
Röntgenaufnahme in Schrägposition. Verlagerung des gesamten Magens durch den weiten Hiatusschlitz in die rechte Thoraxhälfte. Der Fornix ist nach unten gerichtet. Es bestanden keine Entleerungsschwierigkeiten. – 3jähriges Kind mit rezidivierendem Erbrechen.

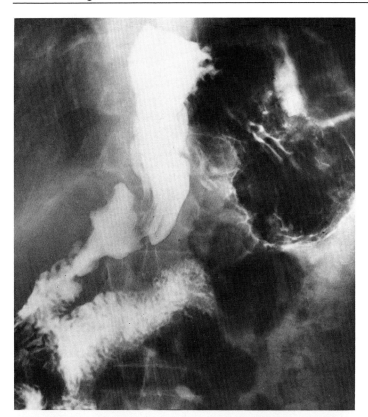

Abb. 4.**55. Kaskadenmagen**
Übersichtsaufnahme in flacher Bauchlage. – Patient klagte über stenokardische Beschwerden. – Hochgradige Kaskadenbildung. Tiefstand des Magenfornix. Die Mitte des Corpus ventriculi bildet den höchsten Punkt des Magens, der Magen reitet auf der luftgefüllten linken Kolonflexur (passagerer Zustand).

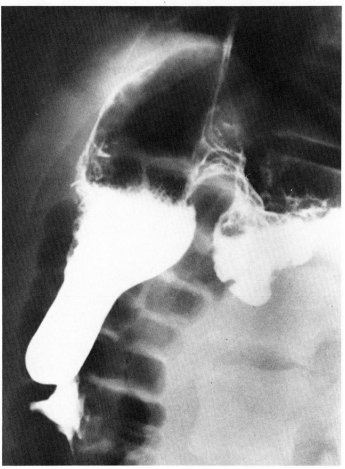

Abb. 4.**56. Kaskadenmagen**
Gezielte Seitenaufnahme im Stehen. Das stark luftgefüllte Kolon hat den Magenkörper angehoben und unterteilt. Der verabreichte Kontrastbrei gelangt zuerst in die ausgeprägte Kaskade, die sich erst nach Vorwärtsneigung partiell entleert. – 12jähriger Junge. Starker Luftschlucker, klagte oft über einen geblähten Leib.

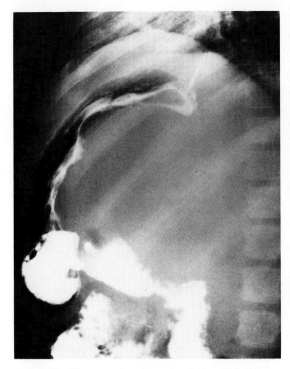

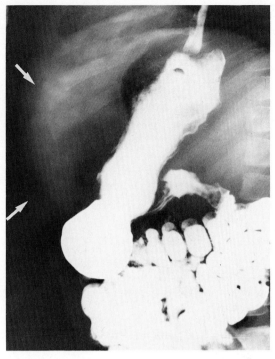

Abb. 4.57. Magenverlagerung durch Neuroblastom
Der Magenkörper ist erheblich ventralwärts verlagert und wird durch einen großflächigen retroperitonealen weichteildichten Tumorschatten plattgedrückt. – 3jähriges Kind mit aufgetriebenem Oberbauch, Brechreiz, Appetitlosigkeit und Abmagerung. Operativ bestätigtes retroperitoneales Neuroblastom.

Abb. 4.58. Magenverlagerung durch epigastrischen Abszess
Erhebliche Dorsalverlagerung und Abflachung des ganzen Magenkörpers. Die vordere Bauchwand und das Epigastrium sind stark verdickt (Pfeile), eine luftgefüllte Abszeßhöhle ist aber nicht vorhanden. – 6jähriges Kind mit septischer Granulomatose, bei dem sich wiederholt ein zeitweise fistelnder Abszess im Epigastrium entwickelte.

Abb. 4.59. Intermittierende Magentorsion
Der Magenkörper und das Antrum sind gegen den Magenfornix abgedreht. Spiraliger Verlauf der Schleimhautfalten. – 2 Monate alter Säugling mit rezidivierendem Erbrechen.

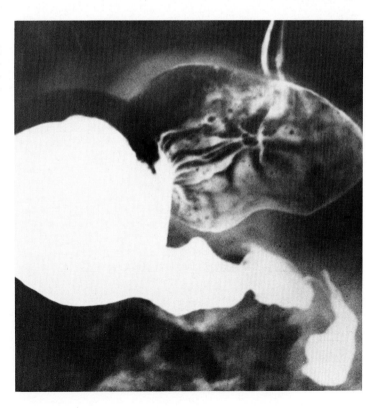

abwärts oder vorne drängen als auch eine Eindellung oder Anhebung der großen Kurvatur verursachen und das Antrum von dorsal her imprimieren. Mesenteriale Tumoren oder Zysten des Omentums verlagern den Magen nach hinten und oben. Die Richtung der Verlagerung und die Art der Formveränderung wird weitgehend durch die Lokalisation und den Typus eines Tumors bestimmt, sie kann daher differentialdiagnostisch ausgewertet werden (Abb. 4.**58**).

Die Wirbelsäule erzeugt besonders in Rückenlage bei mageren Patienten eine Impression des Magens, die bei stärkerer Lordose noch deutlicher wird.

Situs inversus

Bei einem totalen Situs inversus liegen die Thorax- und Abdominalorgane, beim selteneren Situs inversus partialis abdominalis lediglich der Magen-Darm-Trakt in spiegelbildlicher Position. Der Magen befindet sich dabei unter der rechten Zwerchfellhälfte und das Zökum im linken Unterbauch. Die rechte Zwerchfellhälfte steht oft etwas höher, und der Magen kann sogar hinter der Leber liegen. Zuweilen ist ein Situs inversus in Kombination mit einem angeborenen zyanotischen Herzfehler Ausdruck einer Asplenie oder eine Polysplenie (Ivemark-Syndrom) (TEPLICK u. Mitarb. 1979).

Magenvolvulus

Er ist durch eine spiralige Verdrehung des Magens gekennzeichnet, die entweder mehr um die Achse Kardia-Pylorus (mesenterio-axiale Form) oder senkrecht dazu (organo-axiale Form) erfolgt. Eine partielle oder totale Abschnürung seines Lumens ist die Folge. Bei totalem Magenvolvulus kann sich der Mageninhalt weder durch die Kardia noch durch den Pylorus entleeren.

Als Voraussetzungen bzw. Ursachen dieser Verdrehung gelten Zwerchfellhernien, eine Relaxatio, Tumoren des Magens oder seiner Nachbarschaft, Verwachsungsstränge, Schrumpfungen des Netzes, Hypermobilität, ungewöhnliche Darmblähung usw. Manche Fälle lassen sich ätiologisch nicht klären. Ein Volvulus kann auch durch den Brechakt, durch Husten oder andere Mechanismen zustandekommen, die die Bauchpresse stark beanspruchen (KUFAAS u. KEKOMÄKI 1974).

Der komplette Magenvolvulus verursacht das Bild eines hochsitzenden, plötzlich einsetzenden Ileus mit schwerem Kollaps, quälendem Würgen, Brechreiz und heftigen Schmerzen. Die Patienten mögen nicht schlucken und regurgitieren die Nahrung, die den Magen nicht erreichen kann. Der Magenmeteorismus nimmt zu, ein Versuch, den Magen zu sondieren, mißlingt (CAMPELL u. Mitarb. 1972). Selbst eine Infarzierung der Magenwand, eine Perforation, sogar eine Gasembolie des Pfortadersystems sind möglich (SEAMAN 1971, HEGEDÜS u. Mitarb. 1973).

Neben diesen akuten, mit heftigen klinischen Symptomen einhergehenden Formen gibt es zahlreiche leichtere Fälle mit geringfügiger Symptomatologie, ja meist dem Fehlen von Beschwerden. Sie sind abhängig vom Grade der Achsendrehung, von der Intensität des peritonealen Zuges und der Durchgängigkeit des Lumens.

Die Diagnose läßt sich bei klinischem Verdacht durch einen negativ endenden Sondierungsversuch und vor allem röntgenologisch durch Übersichtsaufnahmen und Kontrastmitteluntersuchungen stellen (MENUCK 1976).

Die Übersichtsaufnahme der Abdominal- und Thoraxorgane zeigt einen luftgeblähten Magen und kaum Luft distal des Pylorus, gelegentlich einen Zwerchfellhochstand links. Bei *mesenterio-axialem Volvulus* ist die Kardiaregion nach unten und medial verlagert, während der obstruierte Pylorus oben unmittelbar unter der linken Zwerchfellkuppe fast in der Mittellinie liegt. Gelegentlich sieht man eine Verdrehung der Schleimhautfalten. Barium wird im Magen retiniert.

Bei der *organo-axialen Form* hält der dilatierte Magen eine Position in der Mittellinie inne. Nach der Rotation liegt die Magenhinterwand vorn, während die Vorderwand dorsal zu finden ist. Auch hier wird Barium im Magen retiniert.

Groteske Lageveränderungen können durch eine abnorme Gasfüllung des Dünn- und Dickdarmes hervorgerufen werden. Sie sind entsprechend flüchtig. So vermag eine übermäßige Luftblähung des Dünn- und Dickdarmes bei Neugeborenen und Säuglingen eine *intermittierende Magentorsion* auszulösen. Dabei wird die große Kurvaturseite des Magens infolge der Verbindung mit dem Kolon (Lig. gastrocolicum) derart stark angehoben, daß ein partieller Volvulus um die Achse Kardia-Pylorus entsteht oder eine Verdrehung des Magenkörpers gegenüber dem Fornix zustande kommt (Abb. 4.**59**). Dieser Vorgang kann bei Neugeborenen und Säuglingen Erbrechen hervorrufen, das aber mit der Rückbildung des Meteorismus wieder verschwindet (EWERBECK 1972, SAUVEGRAIN u. LALLEMAND 1973).

Magenschleimhautprolaps

In den Jahren 1911 und 1913 berichtete SCHMIE-DEN erstmalig über ein bislang unbekanntes Krankheitsbild, bei dem es infolge eines Prolapses entzündlich hypertrophischer Antrumschleimhaut in das Duodenum zu einer regelrechten Pylorusblockade gekommen war. In mehreren Fällen von plastischer Gastritis konnte er einen etwa 2–3 cm tiefen Prolaps kolbig aufgetriebener präpylorischer Schleimhaut beobachten. Es handelte sich hierbei nicht um Invaginationen von polypösen Tumoren, sondern lediglich um ein Prolabieren entzündlich verdickter, wulstiger Falten (Abb. 4.**60**). 1926 haben ELIASON u. Mitarb. anhand eigener Beobachtungen diese Befunde klinisch, röntgenologisch und operativ bestätigt. Seitdem ist die Literatur über das Thema „Schleimhautprolaps" erheblich angewachsen, ohne daß es zu einer restlosen Klärung der Ätiologie oder zu einer Einigung über die klinische Bedeutung dieses Zustandes gekommen wäre.

Die Beurteilungen schwanken zwischen starker Überbewertung und völliger Ablehnung. So sprechen einige Autoren geradezu von einem selbständigen und ausgeprägten Krankheitsbild, das unter Umständen einer operativen Behandlung bedarf (SCOTT 1946, MELAMED 1956, ZIMMER 1960, ALNOR u. Mitarb. 1962). Andere Autoren anerkennen zwar die Befunde, messen ihnen jedoch nur eine beschränkte klinische Bedeutung bei (SCHRÖDER 1951, BARTELS u. ELTRON 1952). Schließlich fehlt es nicht an Stimmen, die das Problem im Grunde genommen für eine röntgenologische Fehldiagnose halten (POHLANDT 1959).

Daß derartige Zustände auch ohne das Vorliegen von „Polypen" vorkommen können, geht aus der chirurgischen Literatur *eindeutig* hervor, wenn auch die Angaben über die Häufigkeit sehr unterschiedlich sind: REES (1937) = 0,13%, SCOTT (1946) = 1,04%, BARTELS u. ELTRON (1952) mehr als 25%, ALNOR u. Mitarb. (1962) = 6,8%.

Ätiologisch werden verschiedene Faktoren angeschuldigt:

1. Hyperplasie der Magenschleimhaut,
2. Hypertrophische Gastritis,
3. Hypermotilität des Magens,
4. Kongenitale Varianten der Anatomie des Pylorus.

Die hyperplastische bzw. entzündlich hypertrophische Magenschleimhaut soll durch eine gesteigerte Peristaltik und den Abscherungsdruck des Mageninhaltes allmählich abgeplattet, gedehnt und pyloruswärts in das Duodenum vorgeschoben werden. Dabei soll es zu einer weit über die normalen autoplastischen Vorgänge (FORSSELL 1913, COLE 1928) hinausgehenden Lockerung der eigentlichen Mukosa von der Submukosa kommen (Décollement muqueux). Der Vorgang ist im allgemeinen reversibel. Es werden aber auch Einklemmungen im Pylorus sowie massive Blutungen (Hämatemesis und Meläna) beobachtet. Mikroskopisch findet man nach derartigen Einklemmungen Schleimhautblutungen, Erosionen bzw. kleine Nekrosen.

Bevorzugt sind nach SCOTT (1946), BARTELS u. ELTRON (1952) Patienten im Alter zwischen 30 und 40, nach ALNOR u. Mitarb. (1962) im Alter zwischen 50 und 60 Jahren. Das männliche und weibliche Geschlecht werden annähernd gleich häufig betroffen.

Nach ALNOR u. Mitarb. (1962), die auf diesem Gebiet wohl über die größte Erfahrung verfügen, sollte man zwischen einem chronischen und einem akuten Stadium unterscheiden.

Beim unkomplizierten chronischen Prolaps sind die subjektiven Beschwerden meist uncharakteristisch. Sie erinnern weitgehend an die einer Gastroduodenitis (epigastrischer Schmerz zum Teil von krampfartigem Charakter, Nüchternschmerz, Völlegefühl, Übelkeit und Erbrechen). Es wird sowohl von Anazidität als auch von Norm- und Hyperazidität gesprochen. In der Regel gehen die Beschwerden nach Einhalten einer Schonkost zurück.

Akute Einklemmungen sind durch plötzlich auftretende kolikartige Schmerzen bzw. perforationsähnliche Zustände mit Blutungen und unstillbarem Erbrechen charakterisiert, die meist ebenso schnell wieder verschwinden, wie sie entstanden sind. Ist ein Schleimhautprolaps mit einem Ulcus ventriculi oder duodeni kombiniert, so entsprechen die klinischen Beschwerden denen der Grundkrankheit.

Die Röntgensymptomatologie wurde von SCOTT (1946) etwa folgendermaßen geschildert:

1. Pilz-, schirm- bzw. blumenkohlartiger Füllungsdefekt an der Bulbusbasis.

2. Form, Größe und Gestalt des Defektes ändern sich während der Untersuchung sowie bei Untersuchungen zu verschiedenen Zeiten.

3. Die Faltenzeichnung des Antrums läßt sich kontinuierlich durch den Pylorus bis in die Bulbusbasis verfolgen.

4. Im Gegensatz zum Ulcus duodeni besteht fast nie eine Irritation des Bulbus, sondern eher eine Dauerfüllung.

5. Die Magenperistaltik ist meist verstärkt und vertieft.

6. Es bestehen keine Nischen oder Narben, die an ein Ulcus duodeni erinnern.

7. Die Veränderungen lassen sich am besten auf gezielten Aufnahmen festhalten.

8. Der Prolaps kommt sowohl im Liegen als auch im Stehen zur Darstellung. Der Füllungsgrad des Magens spielt dabei keine Rolle.

Während SCOTT (1946) sich praktisch nur auf den totalen zirkulären Prolaps beschränkte – er zeigte zwar in seinem Schema als Vorstadium auch das Prolabieren einer *einzelnen* Falte –, unterschied ZIMMER (1950) im ganzen 3 verschiedene Stadien, nämlich

1. den sog. *Faltenprolaps,* also das Prolabieren einer einzelnen Falte (Abb. 4.**61**),

2. den *unilateralen partiellen Prolaps,* bei dem es infolge Vorschlüpfens einer etwas voluminösen Schleimhautfalte zu einer einseitigen Eindellung der Bulbusbasis kommt, und

3. den *totalen zirkulären Prolaps* (Abb. 4.**62**–4.**65**).

ZIMMER wies ferner darauf hin, daß der Ablauf der Peristaltik nicht gestört sei, eine lokalisierte Druckschmerzhaftigkeit im Pylorusgebiet bestehe, daß die Distanz zwischen Bulbusbasis und Magenausgang vergrößert sei und die Recessus eine ungewöhnlich starke Ausziehung zeigen. Auch FRIK (1954) hielt dies für charakteristisch.

Zur Provokation eines Prolapses ist der Gebrauch eines peristaltikanregenden Kontrastmittels sowie eine Kompression des Antrums im 2. schrägen Durchmesser zu empfehlen. Aus der Symptomatologie von SCOTT (1946) erscheint ein Hinweis von besonderer Bedeutung. Er berührt den von POHLANDT (1955) geäußerten Einwand, daß ein großer Teil der als Pylorusprolaps diagnostizierten Fälle auf einer Fehldeutung beruhe. Auf Übersichtsaufnahmen in halbrechter Bauchseitenlage projiziert sich nämlich (besonders bei dikken Patienten) der Bulbus duodeni nicht filmparallel, sondern halbaxial. Es kann dadurch unter Umständen ein Schleimhautprolaps vorgetäuscht werden.

Es ist daher zu fordern, den Schleimhautprolaps prinzipiell in einem etwas überdrehten 1. schrägen Durchmesser darzustellen, also in einer Projektion, in der es praktisch ausgeschlossen ist, durch eine Aufsicht auf die Bulbusbasis getäuscht zu werden.

Wichtig erscheint auch die Tatsache, daß von den meisten Autoren das Zusammentreffen eines Schleimhautprolapses mit entzündlichen Magen- und Duodenalerkrankungen beschrieben wird. So betonten MANNING (1950), ZIMMER (1950) und SCHRÖDER (1951), daß in allen Fällen histologisch eine chronische Gastritis vorgelegen hätte. FELD-MAN u. MYERS (1952) fanden in 46% eine Gastritis, in 38,5% ein Ulcus duodeni und in 5,8% ein Ulcus ventriculi. Selbst die von SCOTT (1946) aufgeführten 14 Fälle wiesen in der Vorgeschichte entzündliche Magenduodenalerkrankungen auf (1 Ulcus ventriculi, 2 Duodenitiden, 11 Ulcera duodeni), die der Autor allerdings für Fehldiagnosen hält. Es besteht also trotz des röntgenologisch nachgewiesenen Schleimhautprolapses durchaus die Möglichkeit, die von den Patienten geklagten Beschwerden auf das Bestehen einer Gastroduodenitis und nicht auf den Schleimhautprolaps zu beziehen.

Flüchtige Prolapse bzw. Invaginationen sind dem erfahrenen Gastroenterologen an vielen Stellen des Magen-Darm-Kanals bekannt. Sie sind in den seltensten Fällen für die Beschwerden verantwortlich.

Im gleichen Sinne sprechen auch die Untersuchungen von BARTELS u. ELTRON (1952), die im Gegensatz zu SCOTT (1946) einen ungewöhnlich hohen Prozentsatz von Schleimhautprolapsen auch bei ihren gesunden Vergleichspersonen notierten. Sie kamen aufgrund dieser Feststellung zu der Überzeugung, daß der Schleimhautprolaps durch den Pylorus in unkomplizierten Fällen nicht als Krankheitsbild, sondern als eine annähernd normale physiologische Variante aufzufassen sei.

Wir selbst neigen heute aufgrund des vorliegenden Operationsmaterials dazu, *stärkere Grade* röntgenologisch nachgewiesener Schleimhautprolapse als Krankheitsbild anzuerkennen. Diese Vorstellung wurde auch von WHITE u. Mitarb. (1966) bestätigt.

Differentialdiagnostisch muß an prolabierende Polypen (Papillome, Fibroadenome, Myome usw.) sowie an die muskuläre Pylorushypertrophie bei hypertrophischer Gastritis gedacht werden.

Eine große Anzahl der irrtümlicherweise als Schleimhautprolaps in der Literatur aufgeführten Beobachtungen sind Pylorushypertrophien, bei denen unter kräftigen peristaltischen Kontraktionen die präpylorische Gegend sich „stempel- bzw. kolbenartig" (SCHRÖDER 1951) in die Bulbusbasis hineindrückt. MANNING u. GUNTER (1956) betonten die häufige Kombination eines Schleimhautprolapses mit einer Pylorushypertrophie bei ihren eigenen Patienten. Auch die von ZIMMER (1950) zitierte vergrößerte Distanz zwischen Bulbusbasis und Antrum spricht in demselben Sinne.

Selbst bei Kindern ist der Magenschleimhautprolaps nicht ungewöhnlich (Abb. 4.**66**). Er verläuft offenbar meist asymptomatisch. Okkulte Blutungen wurden gelegentlich nachgewiesen. An einer Gruppe von 300 Kindern aller Altersstufen, die einer röntgenologischen Magen-Darm-Untersuchung unterzogen wurden, fanden wir in 7%

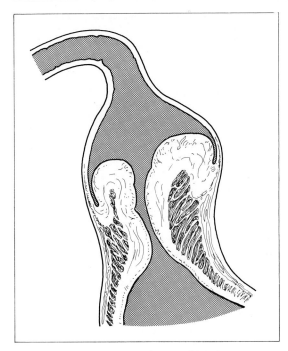

Abb. 4.60. Schema eines Magenschleimhaut-prolapses
Während der Antrumkontraktion stülpt sich hyperplastische Schleimhaut stempelartig in die Bulbusbasis vor.

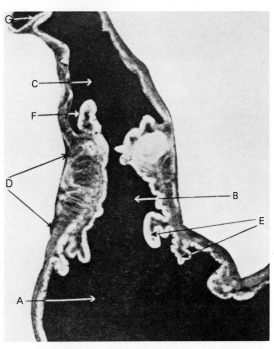

Abb. 4.61. Magenschleimhautprolaps, anatomisches Präparat (*Cole*)
In situ fixiertes Präparat eines normalen Magens mit starker Autoplastik der Schleimhaut im Bereich des Antrums und des Pylorus. Prolaps einer Antrumfalte in den Minorrezessus (F).
A. = Antrum, B. = Pyloruskanal, C. = Bulbus duodeni, D. = Antrum- und Pylorusmuskulatur, E. = Schleimhautfalten in der Autoplastik, F. = in den Bulbus prolabierte Antrumfalte, G. = 1. Dünndarmfalte jenseits des Bulbus.

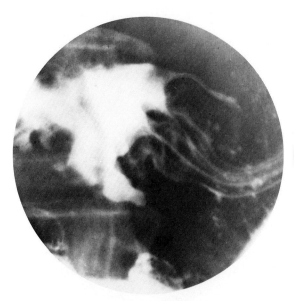

Abb. 4.62. Magenschleimhautprolaps
Tiefer, symmetrischer Prolaps von Antrumschleimhaut in die Bulbusbasis. – 54jähriger Patient, der seit 1½ Jahren über explosionsartig auftretende Diarrhöen und seit 8 Monaten über ziehende Schmerzen im linken Oberbauch klagte.

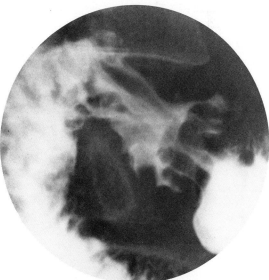

Abb. 4.63. Magenschleimhautprolaps
Prolaps von Antrumschleimhaut in die Bulbusbasis. – 37jähriger Patient, der seit 12 Jahren über Magenbeschwerden klagte. Vor 8 Jahren Ulcus duodeni. Zur Zeit der Untersuchung bestand eine Hepatitis.

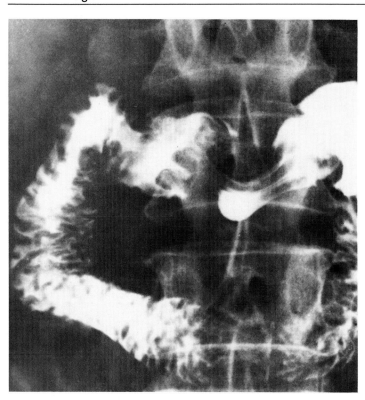

Abb. 4.**64.** **Magenschleimhaut-**
prolaps

Übersichtsaufnahme in flacher Bauchlage. „Typisches Bild" eines totalen zirkulären Prolapses von Magenschleimhaut bei einem 63jährigen Patienten. Seit einem Vierteljahr bestanden rechtsseitige, oft schon morgens nüchtern auftretende Oberbauchschmerzen und ein Druckschmerz in der Appendixgegend.

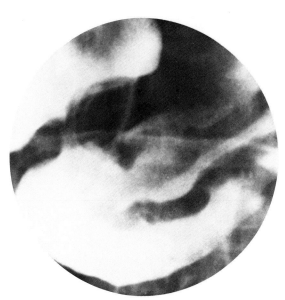

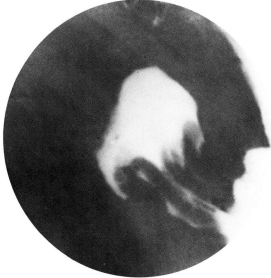

Abb. 4.**65.**   **Magenschleimhautprolaps**
Derselbe Patient wie in Abb. 4.**64.** Die gezielte Aufnahme in aufrechter Position (unmittelbar im Anschluß an die Übersichtsaufnahme) zeigt regelrechte Verhältnisse am Pylorus.

Abb. 4.**66.**   **Magenschleimhautprolaps beim Kinde**
Zirkulärer Prolaps von Antrumschleimhaut in die Bulbusbasis. – 8jähriges Kind, das über Schmerzen im Oberbauch und Brechreiz klagte.

einen Prolaps von 1–2 Schleimhautfalten, einen stärkeren Prolaps in 3%, einen ausgeprägten Prolaps aber nur selten (Lassrich 1972). Pathologisch-anatomische Untersuchungen liegen von unseren eigenen Beobachtungen bei Kindern nicht vor. Aber nichts hindert uns daran, einen ähnlichen Mechanismus wie bei Erwachsenen anzunehmen. Allerdings dürfte die Straffheit und Elastizität der Gewebe bei Kindern die Entstehung ausgeprägterer Formen verhindern.

Sonstige Invaginationen im Bereich des Magens

Neben diesen relativ häufig auftretenden gastroduodenalen Invaginationen werden noch andere Formen beobachtet. Henschen (1927) und Lindenschmidt (1951) haben die aus der Literatur bekannt gewordenen Fälle zusammengestellt und

versucht, Ursache und Mechanik dieser Vorgänge näher abzuklären.

Zur Beobachtung kamen gastrogastrische und retrograde gastrogastrische, gastroduodenale und duodenogastrale, gastroösophageale und ösophagogastrale Invaginationen. Ein Teil wurde durch Tumoren oder Schleimhautwülste ausgelöst, bei den übrigen mußten anderweitige mechanische oder funktionelle Momente angeschuldigt werden. Die Immobilisation eines umschriebenen Magen-Darm-Abschnittes kann ausreichen, daß sich ein angrenzender Teil über ihn stülpt. „Wenn im geordneten Wellenspiel der Magen-Darm-Peristaltik an irgendeiner Stelle eine Phasenverschiebung um eine halbe Wellenlänge auftritt, so kann dies Anlaß zu einer Kette von anatomischen und funktionellen Mißverhältnissen geben" (Lindenschmidt 1951) (siehe Kapitel „Operierter Magen").

Gutartige Magentumoren

Neben entzündlichen Schleimhauthyperplasien beobachtet man auch andere gutartige polypöse Magentumoren. Ihre Häufigkeit wird auf ca. 5–10% geschätzt (Montier u. Mitarb. 1961). Etwa 50% der Tumoren sind epithelialen, die andere Hälfte mesodermalen Ursprungs. Histologisch werden Fibroadenome, Papillome, Fibrome, Neurofibrome, Lipome, Myome und Fibromyome beschrieben (Eklund u. Mitarb. 1961). Gelegentlich können auch Angiome und versprengte Pankreasinseln polypöse Formen annehmen.

Beim Versuch einer röntgenologischen Tumordifferenzierung soll man die Zahl, die Lokalisation, Größe und Form ebenso berücksichtigen wie die Art der Anheftung, die Beweglichkeit, das Aussehen der Schleimhaut in der Umgebung und den Nachweis oberflächlicher Ulzerationen oder Verkalkungen im Tumorgebiet. Wichtig ist ferner die Konstanz oder Änderung des Röntgenbefundes bei kurzfristigen Kontrollen.

Eklöf (1962) hat aufgrund einer sorgfältigen Analyse von 221 eigenen Fällen die Röntgensymptome benigner Magentumoren herausgearbeitet und ebenso wie Galluzzi 1969 eine Differentialdiagnose versucht. Beide Autoren stellten den Grundformen des anatomischen Wachstums entsprechende Röntgenbefunde gegenüber und leiteten daraus die für die Tumoren charakteristische Symptomatologie ab. Absolute Voraussetzung für eine Aussage ist allerdings eine subtile Schleimhautdiagnostik, die durch die Doppelkontrastmethode ergänzt werden soll (Abb. 1.**25**). Aufnahmen in mindestens 2 Ebenen sind erfor-

derlich, um die Art der Anheftung eines Tumors zu klären (Gordon u. Mitarb. 1980).

Kleinere solitäre oder multiple *Polypen* sind klinisch häufig symptomlos. Allerdings neigt ein Teil infolge oberflächlicher Erosionen zu okkulten, selten zu stärkeren Blutungen, so daß eine Anämie zustande kommt. Langstielige Polypen prolabieren manchmal ins Duodenum und rufen Stenoseerscheinungen hervor. Gelegentlich reißt dabei der Stiel ab, so daß solch ein Tumor in den Dünndarm gelangt und verdaut wird. Polypen verursachen gut begrenzte Füllungsdefekte, deren Größe zwischen einigen Millimetern und 5 cm schwankt. Sie können breitbasig aufsitzen oder gestielt sein (Abb. 4.**67** u. 4.**68**).

Die nicht epithelialen Tumoren rufen Röntgensymptome hervor, die hauptsächlich von der Art des Wachstums und der Lokalisation abhängen. Während endogastrische und intramural wachsende Tumoren einen mehr oder weniger scharf begrenzten Füllungsdefekt verursachen, produzieren extragastrische Geschwülste lediglich Verdrängungserscheinungen. Auch können kleine Zysten im Pankreasschwanz eine gut begrenzte Aufhellung im Füllungsbild oder eine Deformierung der Magenwand bewirken. Neurogene und myogene Tumoren lokalisieren sich in alle Magenabschnitte und weisen fast immer eine breite Anheftung an der Magenwand auf (Abb. 4.**69**–4.**71**).

Trotz eines exakten Herausarbeitens der Oberflächengestaltung im Reliefbild ist es naturgemäß nur selten möglich, die einzelnen Tumortypen

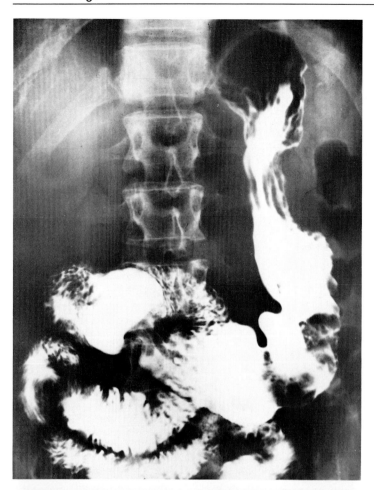

Abb. 4.67. Papillomatöser Tumor im Magen
Daumenballengroßer gelappter Tumor an der großen Kurvaturseite gegenüber dem Angulus. – 53jähriger Patient. Seit vielen Jahren Magenbeschwerden, subazide Säurewerte. Bei der Operation (Prof. *Konjetzny*) erwies sich der Tumor als gutartiges Papillom.

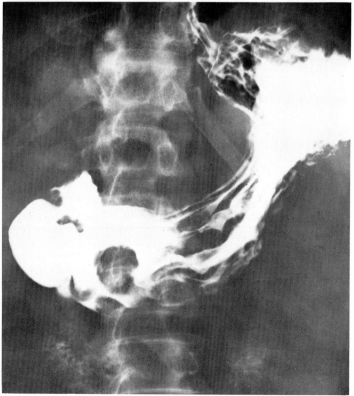

Abb. 4.68. Magenpolypen bei Brill-Symmers-Syndrom
Walnußgroßer, etwas höckeriger Tumor in der Angulusgegend des Magens nahe der großen Kurvatur. Faltenwulstung in der Umgebung. – 55jähriger Patient mit Hepatosplenomegalie und Vergrößerung der mediastinalen Lymphknoten. Wegen Verdachtes auf ein Brill-Symmers-Syndrom wurde der Patient zytostatisch behandelt. Er bekam daraufhin eine Magenblutung.

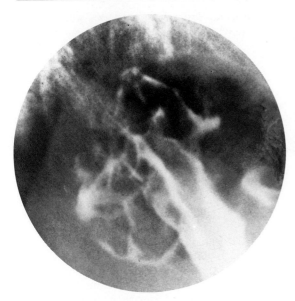

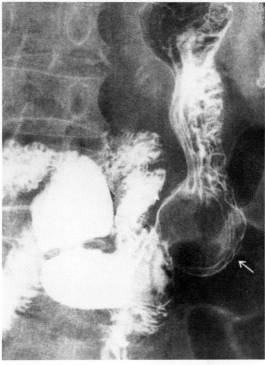

Abb. 4.69. Neurofibromatose des Magens
Zielaufnahme des Magenfornix in linker horizontaler Seitenlage. Verbreiterte, irregulär verlaufende Schleimhautfalten im Magengewölbe, hervorgerufen durch Neurofibrome der Magenwand. – 12jähriger Junge mit ausgedehnten
Neurofibromen auf Bauch- und Rückenhaut.

Abb. 4.70. Neurofibrom
Kleinapfelgroßer, kugeliger Magentumor in der Angulusgegend, (Pfeil). – 69jährige Frau, die bereits seit 15 Jahren
über Oberbauchbeschwerden klagte. Damals soll ein Ulcus ventriculi bestanden haben. Seit 6 Wochen Schwäche-
zustände, Ohnmachtsneigung, Anämie, histaminrefraktäre
Anazidität. Bei der Operation fand sich ein Neurofibrom.

Abb. 4.71. Angiom des Magenfornix
Polyzyklischer Füllungsdefekt an der
Hinterwand der Fornixgegend, dar-
gestellt im 1. schrägen Durchmesser
(Pfeile). – 51jährige Patientin mit links-
seitigem Pleuraerguß und ungeklärter
Hepatosplenomegalie, Temperaturer-
höhung und Gewichtsverlust. Bei einer
Probelaparotomie wurde ein ausge-
dehntes Angiom gefunden.

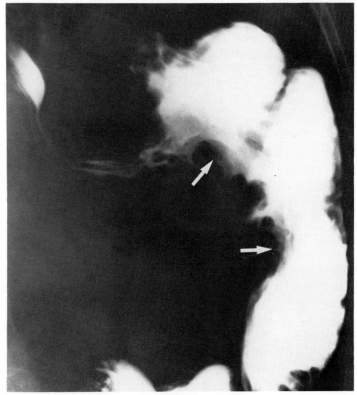

exakter zu definieren. Erosionen sind röntgenologisch meist unterschwellig. Eine Ulzeration gilt als geläufige Komplikation, gestattet aber weder eine Differenzierung des benignen Tumors noch eine Aussage über eine beginnende Malignität. Zentrale Ulzerationen finden sich bei Myomen und vor allem bei Neurinomen, die in der französischen Literatur auch unter dem Namen „Schwannom" bekannt sind, weil die Tumorbildung von den Zellen der Schwannschen Scheide ausgeht (SCHIRMER u. Mitarb. 1975).

Wir selbst konnten einen derartigen zentral ulzerierenden, gutartigen Tumor beobachten, der unter dem Bilde einer Pylorusstenose und einer symptomlosen Perforation einherging. Es handelte sich um ein pylorusnahes Myom mit einer tiefen fistelartigen Ulzeration, die bis unter die Serosa reichte. Dabei kam es zum Übertritt von Luft in die freie Bauchhöhle, wie es von PRÉVÔT (1938) und KNY (1948) bei Magen- und Duodenalgeschwüren beschrieben worden ist.

Bei Kindern sind gutartige Magentumoren seltener als bei Erwachsenen.

Sehr große, in der Lamina propria gelegene Lymphfollikel werden von den meisten Autoren nicht zu den eigentlichen Magentumoren gerechnet. Das Schleimhautbild ähnelt röntgenologisch dem „État mamelonné" (OU TIMM u. Mitarb. 1977). Auch findet man weder entzündliche Veränderungen noch Ulzerationen und selten vage abdominelle Beschwerden. Diskutiert wird ein Zusammenhang mit einem Immunglobulindefekt (BRASCH u. Mitarb. 1979).

„Polypen" (Adenome) können im Magen isoliert oder im Rahmen einer generalisierten Polypose, oder bei Peutz-Jeghers-Syndrom vorkommen (DENZLER u. Mitarb. 1979).

Lipome werden nur dann entdeckt, wenn Komplikationen, etwa eine Blutung oder eine Invagination resultieren (STEPHAN u. REJLEK 1966). Auch *Neurinome* sind selten (SAUER 1965).

Leiomyome bleiben meist symptomlos. Aber es wird auch von Erbrechen, okkulten oder manifesten Blutungen berichtet, sobald der Tumor eine gewisse Größe erreicht hat. Röntgenologisch manifestiert er sich durch einen polypoiden Füllungsdefekt, der manchmal eine zentrale Delle aufweist (YANNOPOULOS u. STOUT 1962, WURLITZER u. Mitarb. 1975).

Teratome kommen als Magentumoren überwiegend bei männlichen Säuglingen vor und liegen intra- oder extragastrisch. Sie erreichen manchmal eine beträchtliche Größe (bis etwa 900 g), enthalten solide, zystische und hämorrhagische Areale und können jeden Magenabschnitt, aber auch das ganze Organ beeinträchtigen. Klinisch findet man im linken Oberbauch einen palpablen Tumor mit Auftreibung des Abdomens, Erbrechen, seltener Blutabgang (Hämatemesis oder Meläna).

Röntgenologisch ist die Nativdiagnostik dann ergiebig, wenn sich im Teratom kalkdichte Strukturen (Knochen- oder Zahnanlagen) zeigen. Verwechslungen mit Kalkeinlagerungen bei Neuroblastomen oder Wilms-Tumoren sind zu vermeiden. Der Tumor bewirkt eine Deformierung des Magens, die sich schon bei Luftfüllung, deutlicher noch nach Kontrastmittelgabe erkennen läßt. Man findet dabei einen buckeligen, unterschiedlich großen Füllungsdefekt (WALDSCHMIDT u. Mitarb. 1970, NANDY u. Mitarb. 1974).

Differentialdiagnostisch sei noch erwähnt, daß Hämatome in der Magenwand bei Kindern mit Hämophilie röntgenologisch wie ein Tumor aussehen können (WRIGHT u. MATTHEWS 1971).

Magenkarzinom und Magensarkom

Man hat versucht, pathologisch-anatomisch der Vielgestaltigkeit der neoplastischen Reliefformationen unter Berücksichtigung wichtiger klinischer Gesichtspunkte durch die Unterteilung in verschiedene Gruppen gerecht zu werden. So unterschieden KONJETZNY (1921) und BORMANN (1926) vier Gruppen:

1. die zirkumskripten, solitären, polypösen Karzinome ohne erhebliche Ulzeration,

2. ulzerierte Karzinome mit wallartigem Rand und scharfer Grenze,

3. ulzerierte Karzinome mit wallartigem Rand und teils diffuser Ausbreitung,

4. diffuse Karzinome.

Es muß jedoch betont werden, daß sich das Magenkarzinom gelegentlich auch hinter völlig unverdächtigen Narbenzuständen verbergen kann, bei denen man eine Malignität nicht vermutet (Abb. 4.**72**).

Die expansiv wachsenden polypösen Geschwülste, die trotz ihrer oft erheblichen Größe erst relativ spät metastasieren, sind röntgenologisch auch bei ungeeigneter Untersuchungstechnik kaum zu übersehen (Abb. 4.**73**). Sie sitzen der großen oder kleinen Kurvatur bzw. der Vorder- oder Hinterwand des Magens mehr oder weniger breitbasig auf und ragen mit ihren Geschwulstmassen in das Innere des Magenlumens hinein. Ihre Oberfläche kann blumenkohlartig, knollig,

Abb. 4.72. Beutelmagen mit Karzinom

Ausgesprochene Verkürzung der kleinen Kurvatur mit Faltenkonvergenz auf einen präpylorisch gelegenen flachen Krater an der Hinterwand. – 39jähriger Mann. Seit etwa 5 Jahren ulkusähnliche Magenbeschwerden mit Blutungen. Bei der Resektion des Magens fand sich ein Karzinom.

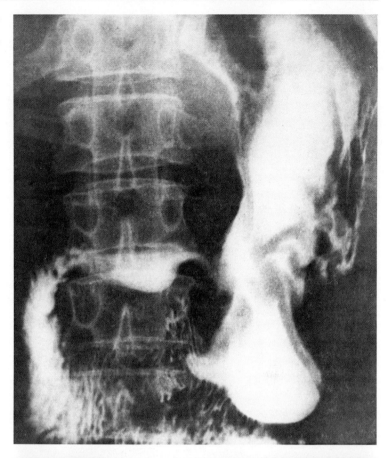

Abb. 4.73. Polypöses Magenkarzinom

Kindskopfgroßes, polypöses Neoplasma im Bereich des Antrums mit relativ glatter Oberfläche. Tumorbasis an der kleinen Kurvatur. – 71jähriger Mann. Seit etwa einem halben Jahr uncharakteristische Magenbeschwerden, Gewichtsabnahme und okkulte Blutungen. Operativ und autoptisch als Karzinom bestätigt.

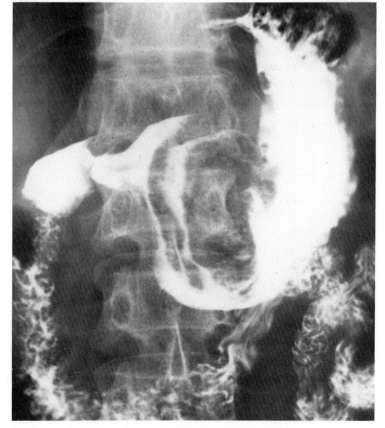

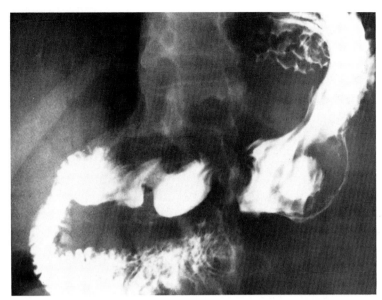

Abb. 4.74. Schüsselförmiges Neoplasma
Handtellergroßes, schüsselförmiges Neoplasma der Angulusgegend. Flacher, etwa walnußgroßer Krater mit zirkulärem, wallartigen Rand an der Magenhinterwand.

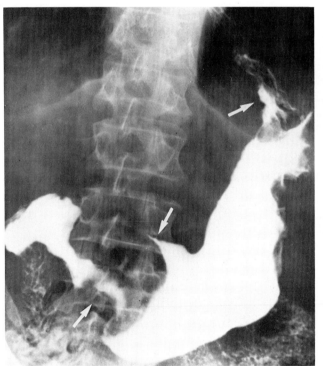

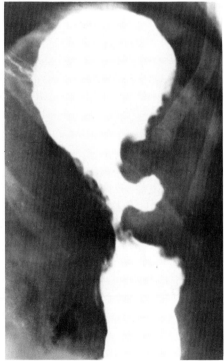

4.75   4.76

Abb. 4.75. Doppeltes Neoplasma im Magen
Schüsselförmige Neoplasien in der Kardiagegend (oberer Pfeil) und im Antrum (untere Pfeile) bei einem 61jährigen Patienten mit stenokardischen Beschwerden.

Abb. 4.76. Ulkusähnliches Karzinom an der großen Kurvatur
Daumennagelgroßes, in die Milz penetrierendes kraterförmiges Karzinom der großen Kurvatur des Magens. Operativ bestätigt.

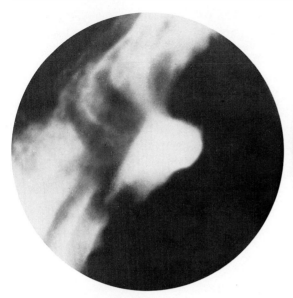

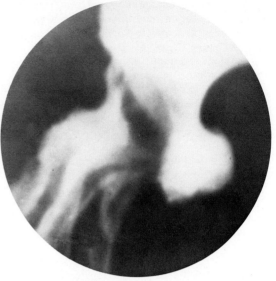

Abb. 4.77. Karzinomkrater
Gut mandelgroßer Krater an der großen Kurvaturseite des Magens gegenüber dem Angulus.

Abb. 4.78. Karzinomkrater
Derselbe Patient wie in Abb. 4.77. Der Krater wurde während der Behandlung zunächst kleiner, vergrößerte sich dann aber wieder. Operativ als Karzinom bestätigt (Prof. *Konjetzny*).

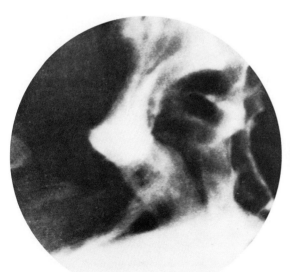

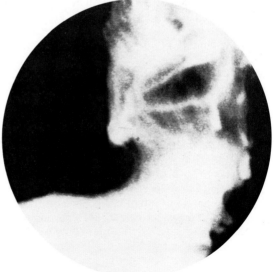

Abb. 4.79. Magenkarzinom
Fingerkuppengroßer Krater in der Angulusgegend des Magens.

Abb. 4.80. Magenkarzinom
Derselbe Patient wie in Abb. 4.79. Rückgang der Kratergröße nach Gastritisbehandlung. Bei der Operation fand sich ein ausgedehntes inoperables Neoplasma, das den Krater weitgehend überwuchert hatte.

höckerig, zottig, papillomatös oder aber zerklüftet und ulzeriert aussehen. Auch kleinste polypöse Tumoren lassen sich bei geeigneter Untersuchungstechnik meist unschwer nachweisen. Sie heben sich gegen die normale Magenwand als rundliche Aufhellungen relativ scharf ab.

Ebenso leicht sind die schüsselförmigen ulzerierenden Karzinome zu erkennen, sobald sie eine gewisse Ausdehnung erreicht haben (Abb. 4.**74** u. 4.**75**). Neben der eigentlichen Kraterbildung ist im Röntgenbild besonders der scharfe, wallartige Rand des Tumors und der Abbruch der normalen Schleimhautfalten charakteristisch. Liegen die Tumoren an der Vorder- oder Hinterwand, so kommt ihre Schüsselform recht deutlich zur Darstellung. Sitzt der Tumor jedoch der kleinen Kurvatur sattelförmig auf, so werden diese Formen bei geringerer Ausdehnung leicht übersehen, weil der Randwall des Kraters dann die gleiche Verlaufsrichtung zeigt wie die normalen Falten. Zwar wird in solchen Fällen noch der Krater erkannt, der Randwall jedoch mit einer gutartigen Schleimhautschwellung verwechselt.

Zur dritten Gruppe gehören unter anderem auch diejenigen Formen, die mit ulkusähnlichen Veränderungen einhergehen und daher mit gewöhnlichen Magengeschwüren verwechselt werden können. Hier ist die Relieftechnik unerläßlich. Bei dosierter Kompression läßt sich aus dem angrenzenden Relief, aus Höckerung, Wandstarre sowie der angenagten, oft stufenförmigen Konturierung der Kurvaturen ein nahezu sicherer Beweis für die Neoplasie erbringen. Kraterbildungen an der großen Kurvatur von atypischem Aussehen sind stets karzinomverdächtig (Abb. 4.**76**). Weder die Größe der Kraterbildung noch die Form ihres Randwalles geben Aufschluß über Benignität oder Malignität. In Zweifelsfällen läßt sich die Entscheidung oft erst nach mehrmaligen Kontrollen während der diätetischen Behandlung treffen. Die Verkleinerung eines Kraters spricht eher für Benignität, eine Größenzunahme für Malignität, wenn auch nicht geleugnet werden kann, daß selbst Karzinomkrater sich gelegentlich vorübergehend verkleinern können (PRÉVÔT 1937, HELLMER 1946) (Abb. 4.**77**–4.**80**).

Bei den diffus infiltrierenden Karzinomen sind entsprechend dem submukösen Wachstum die Grenzen gegen das normale Relief stets unscharf. Sie führen beim sog. Szirrhus, der vorwiegend die präpylorische Gegend oder die kleine Kurvatur befällt, infolge der Schrumpfung zu einer erheblichen, oft röhrenförmigen Einengung des Lumens mit Dilatation der prästenotischen Abschnitte, der sog. „Feldflaschenform" des Magens (Abb. 4.**81**). Die Wandungen sind starr und häufig als knorpelartiger, walzenförmiger Tumor zu palpieren. Beim Carcinoma fibrosum (KONJETZNY 1921)

kann der sich allmählich auf den ganzen Magen ausbreitende fibröse Krebs zu einer gleichmäßigen Verkleinerung des Magens führen, meist „unter Beibehaltung der gewissermaßen nur ins Kleine projizierten Organform" (Abb. 4.**84**). Im Röntgenbild fällt bei diesen Formen außer einer völlig starren Verkleinerung der ganzen Magensilhouette das Fehlen jeglicher normaler Faltenzeichnung auf. Das Relief ist anfangs glatt oder fein gehöckert, da infolge der neoplastischen submukösen Infiltration die Funktion der Autoplastik und damit die Faltenbildung überhaupt beeinträchtigt bzw. aufgehoben ist. Später erst, bei zunehmender Durchwachsung der Magenwand, treten grobhöckerige Reliefveränderungen in den Vordergrund. Gelegentlich staut sich das eingenommene Kontrastmittel bis in die Speiseröhre zurück, da der verkleinerte Magen infolge völligen Verlustes an Dehnbarkeit nicht mehr in der Lage ist, die zugeführten Breimengen aufzunehmen. Es kann jedoch bei stark infiltriertem Pylorus auch einmal zur Sturzentleerung kommen. Das Kontrastmittel fließt dann durch das starre Magenrohr in das Duodenum und den oberen Dünndarm.

Gerade die präpylorischen zirrhösen Formen des Karzinoms werden häufig übersehen. Dies erklärt sich aus der Tatsache, daß röntgenologisch oft eine gewisse Ähnlichkeit mit anderen, zur Wandverdickung und Starre führenden Prozessen besteht. Hierher gehören Ulkusnarben, Verätzungen, Lues bzw. gewisse Formen der Gastritis (Abb. 4.**82** u. 4.**83**) oder die gutartige Pylorushypertrophie (CRUVEILHIER 1829).

Besondere Beachtung erfordern die Neoplasmen des Fornix, weil sie der direkten Palpation nicht zugänglich sind. Sie können fast nur bei Anwendung des Prinzips der kleinen Kontrastmenge unter „fließender Rotation" dargestellt werden. Charakteristisch ist schon beim Einfließen des Kontrastmittels dessen Aufteilung in unregelmäßige Straßen.

Wenn man den Patienten in Rückenlage untersucht, so ragt der Tumor bei etwas stärkerer Füllung gelegentlich wie eine Insel aus dem sich im Fornix ansammelnden Kontrastmittelsee hervor. Man erkennt gelegentlich den Tumor bereits in der Durchleuchtung oder auf Übersichtsaufnahmen ohne Kontrastmittel an der Deformität der Magenblase (Abb. 4.**85** u. 4.**86**).

Trotz aller Bemühungen bleibt die Diagnose des Fornixkarzinoms problematisch. Dafür spricht schon die Tatsache, daß es kaum eine Untersuchungsmethode gibt, die *nicht* zur Diagnostik empfohlen worden wäre. Erwähnt seien nur die verschiedenen Lagerungsmöglichkeiten (LEDOUX u. Mitarb. 1939, PORCHER u. Mitarb. 1959, SOKOLOW-ANTONOWITSCH 1961, LUTZ 1969), das Dop-

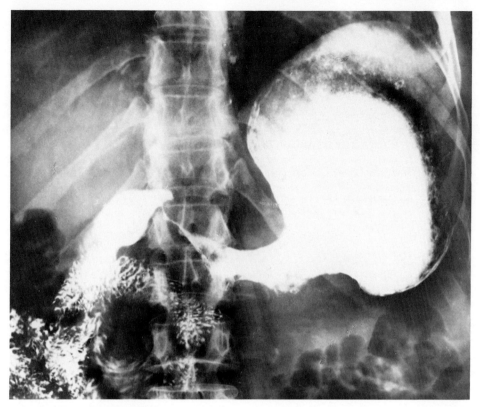

Abb. 4.81. Fibröses Magenkarzinom
Feldflaschenform des Magens. – 63jähriger Mann, seit dem 17. Lebensjahr Magenbeschwerden. Bei der Laparotomie: inoperables Karzinom.

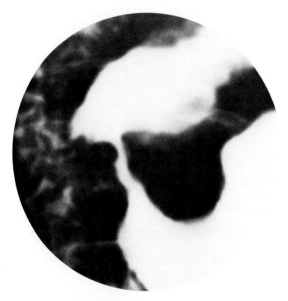

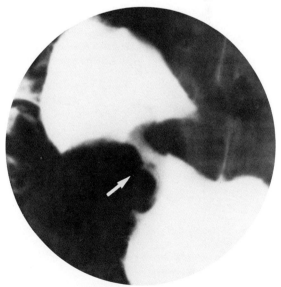

Abb. 4.82. Fibröses Antrumkarzinom
Unregelmäßige Einengung des präpylorischen Antrums mit Wandstarre. – 58jähriger Patient mit Stenoseerscheinungen. Bei der Operation (Prof. *Konjetzny*) stenosierendes Karzinom.

Abb. 4.83. Karzinomverdächtige präpylorische Stenose
Unregelmäßige Stenose mit höckerigen Konturen (Pfeil). Der Befund erwies sich bei der Operation lediglich als Pylorushypertrophie (Histologie: Prof. *Krauspe*).

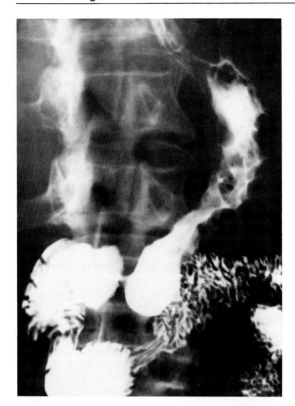

Abb. 4.84. Fibröses Karzinom
Diffuses, fibröses Karzinom des ganzen Magens mit erheblicher Verkleinerung des gesamten Organs. Man vergleiche die Größe des Magens mit der eines Wirbelkörpers. – 70jähriger Mann. Palpabler Tumor im Oberbauch. Autoptisch als Karzinom bestätigt.

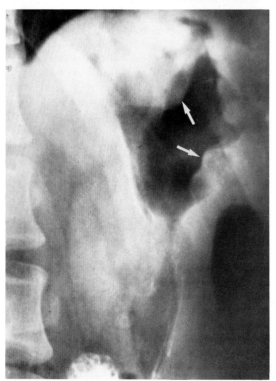

Abb. 4.85. Fornixkarzinom
Nativaufnahme. Unregelmäßige kulissenartig in das Lumen des Fornix hineinragende Tumormassen (Pfeile). Deformität der Magenblase.

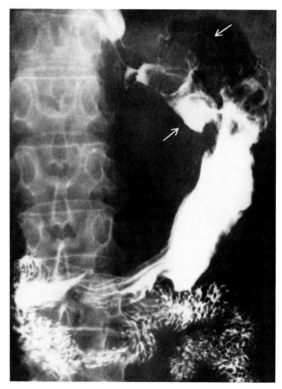

Abb. 4.86. Fornixkarzinom
Großes, ulzerierendes Neoplasma der Fornixgegend mit Krater an der kleinen Kurvatur unterhalb der Kardia (Pfeil). Deformität der Magenblase. Die Tumormassen ragen kulissenartig in das Fornixlumen hinein (oberer Pfeil). – 60jähriger Mann, vor 4 Wochen Bluterbrechen. Autoptisch als Karzinom bestätigt.

Abb. 4.87. Gallertkrebs des Magens
Ausgedehnte, offenbar von der kleinen Kurvatur ausgehende tumorartige Wandinfiltration fast des gesamten Magens ohne wesentlichen Stenoseeffekt. – 46jähriger Patient mit geringfügigen Oberbauchbeschwerden. Bei der Operation (Prof. *Konjetzny*) fand sich ein inoperables Gallertkarzinom.

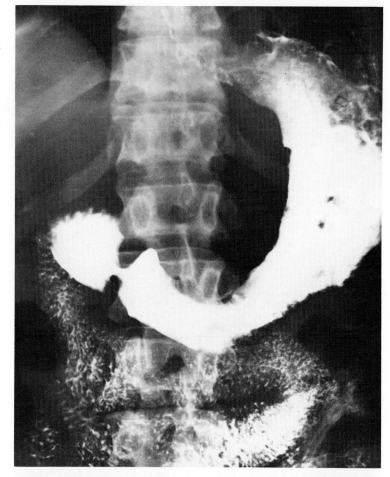

Abb. 4.88. Lymphosarkom des Magens
Ausgedehnte, grobknotige Wandinfiltrationen bei generalisierter Lymphosarkomatose. – 58jähriger Patient. Vor 6 Jahren Tonsillektomie wegen Schluckbeschwerden. Die submandibulären Lymphknoten waren damals bereits erheblich vergrößert. Der Verdacht auf ein Lymphosarkom ließ sich histologisch bestätigen. Danach Hautinfiltrate. 4 Jahre später Magenbeschwerden. Auf Strahlentherapie rascher Rückgang der Erscheinungen, es kam jedoch immer wieder zu Rezidiven.

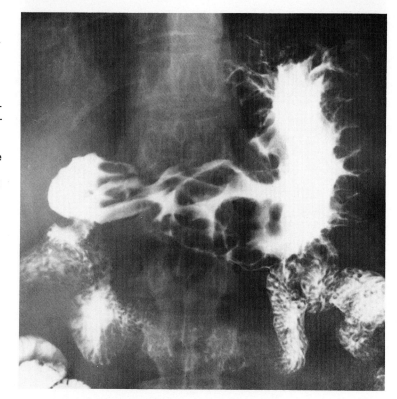

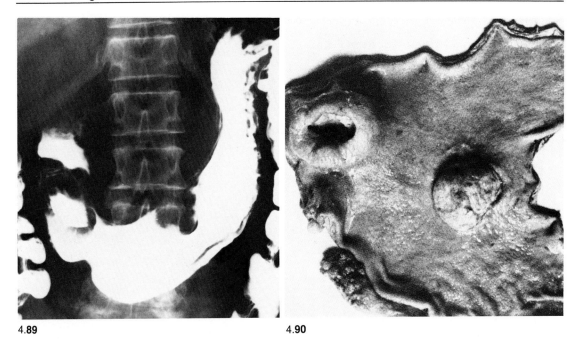

4.**89**   4.**90**

Abb. 4.**89. Karzinom und Sarkom des Magens**
Fast daumenballengroßer, zentral ulzerierter Tumor der Antrumgegend. Walnußgroßer, breitbasig aufsitzender, polypöser Tumor der Angulusgegend. – 62jährige Frau. Vor 2 Jahren wegen eines Mammakarzinoms operiert. Seit 4 Monaten Druck im rechten Oberbauch und Rückenschmerzen. Anazidität.

Abb. 4.**90. Resektionspräparat** zu Abb. 4.**89**
Der ulzerierte präpylorische Tumor erwies sich histologisch als Karzinosarkom, der nichtulzerierte Tumor als Karzinom (Prof. *Konjetzny*).

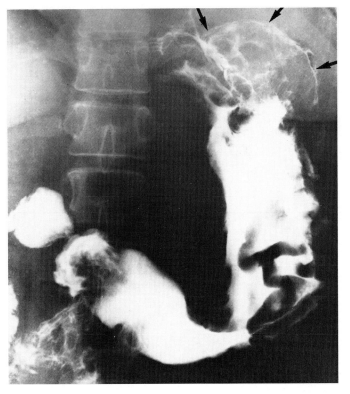

Abb. 4.**91. Magensarkom**
Massive Infiltration des Magenfornix (Pfeile) sowie der Hinterwand des Magenkörpers. Man fühlte im linken Oberbauch einen derben, bis zum Angulus reichenden Tumor. – 54jährige Frau aus karzinombelasteter Familie. Vor 6 Jahren gynäkologische Totalexstirpation mit Nachbestrahlung. Jetzt starke Gewichtsabnahme, Anämie und Tumorentwicklung im linken Oberbauch. Bei der Operation (Prof. *Zuckschwerdt*) fand sich ein Magensarkom.

Abb. 4.92.   Präpylorisches Sarkom
Walnußgroßes, präpylorisches Sarkom bei einer 38jährigen Frau mit ulkusähnlichen Magenbeschwerden.

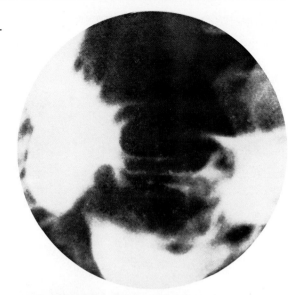

Abb. 4.93.   Magensarkom
Resektionspräparat zu Abb. 4.92. Histologisch: polymorphzelliges Fibrosarkom (Prof. *Konjetzny*).

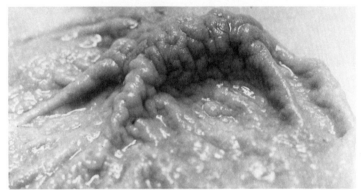

Abb. 4.94.   Pelotte am Antrum durch Lymphosarkom
Walnußgroße beidseitige Impressionen des Antrums mit partieller Abschnürung. Die Magenschleimhaut selbst ist nicht verändert. – 15jähriger Junge mit retroperitonealem Lymphosarkom (histologisch gesichert). Trotz Bestrahlung örtliches Rezidiv.

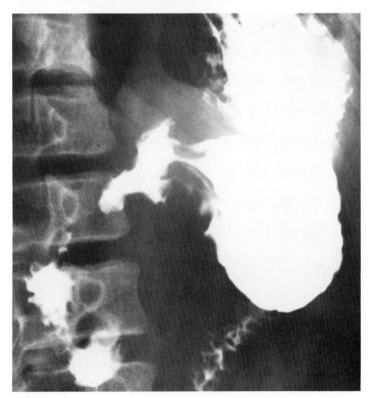

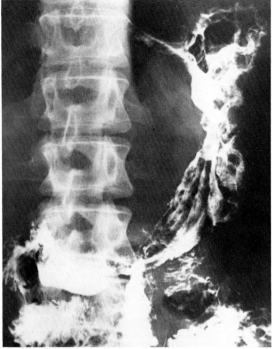
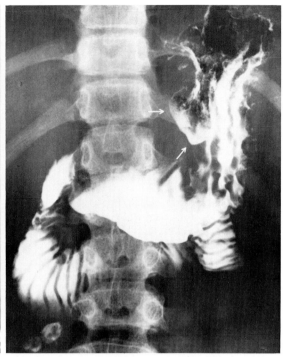

Abb. 4.95. Lymphogranulomatose des Magens
Hochgradige Schleimhautveränderungen in der proximalen Hälfte des Magenkörpers bei isolierter, histologisch gesicherter Organlymphogranulomatose (Prof. *Konjetzny*). – 44jähriger Mann, seit 8 Jahren periodisch auftretende Oberbauchbeschwerden, Gewichtsabnahme, Anazidität.

Abb. 4.96. Magenkarzinom bei einem Kinde
Walnußgroßer Krater (Pfeile) an der kleinen Kurvaturseite des Magenkörpers, Faltenabbruch in der Umgebung. – 11jähriger Junge, seit 2 Jahren kolikartige Leibschmerzen, Appetitlosigkeit, Blässe, häufiges Erbrechen. Operativ als Karzinom verifiziert (Prof. *Konjetzny*).

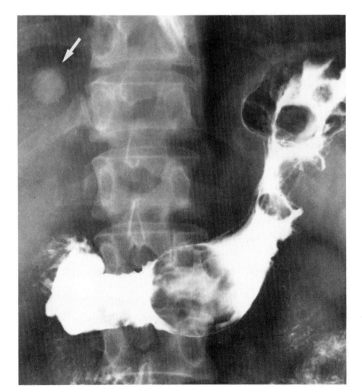

Abb. 4.97. Sarkommetastasen im Magen
Unregelmäßig große, kreisrunde Füllungsdefekte im oberen Drittel des Magenkörpers, der Angulusgegend und des Antrums zum Teil mit kleineren zentralen Einschmelzungen. Rundherd auch rechts dorsobasal im Lungengewebe zwischen 11. und 12. Rippe (Pfeil). – 47jähriger Patient, vor 3 Jahren operative Entfernung eines Präputialmelanoms, 1 Jahr später Hautmetastasen.

pelkontrastverfahren, das sich ja durch die Luft der Magenblase in der Fornixgegend automatisch anbietet, oder aber aufwendigere Methoden mit oder ohne Tomographie, bzw. die Angiographie, die CT-Untersuchung und die Gastroskopie (SEIFERT 1977, KOMAIKO 1979).

SCHOPS (1961), der der Diagnostik des Magenfornix eine umfangreiche Monographie gewidmet hat, kommt aufgrund seiner Erfahrungen zu der Überzeugung, daß es keine allgemein gültigen Untersuchungsverfahren gibt. Jeder Einzelfall erfordert ein individuelles Vorgehen, das mit der Nativuntersuchung des luftgefüllten Fornix in aufrechter und liegender Position beginnt und bei fließender Rotation mit einem adäquaten Kontrastmittel in den verschiedensten Schrägprojektionen und Gerätestellungen so lange fortgesetzt wird, bis man sich über alle Einzelheiten der Reliefstruktur im klaren ist.

Eine exaktere Abgrenzung der *Magenkarzinome* gegenüber den *Sarkomen* oder anderweitig infiltrativen bösartigen Geschwülsten ist röntgenologisch nicht immer möglich (Abb. 4.**87**–4.**95**).

Bei Kindern besteht histologisch, im makroskopischen Aussehen und in der röntgenologischen Erscheinungsform kein Unterschied gegenüber Karzinomen des Erwachsenen (WINDHOLZ 1936, MCNEER 1941, JAKUBOWSKI u. Mitarb. 1970). Wegen der uncharakteristischen Symptomatik (Leibschmerzen, Erbrechen, Anorexie, später erst Hämatemesis nach Ulzeration, palpabler Tumor) und der Seltenheit wird die Diagnose meist so spät gestellt, daß eine operative Behandlung nicht mehr möglich ist (Abb. 4.**96**). Die bisher röntgenologisch diagnostizierten Fälle beschränken sich auf weit fortgeschrittene Stadien mit sekundären Ulzerationen (ROSENKRANZ u. WOLF 1958, JOHNSTON u. Mitarb. 1975).

Der kleine Magenkrebs

1937 berichteten BERTRAND und KONJETZNY unabhängig voneinander zum ersten Male über Fälle von oberflächlichem Schleimhautkrebs auf dem Boden einer atrophischen Gastritis. Die Diagnose konnte erst durch das Auffinden einer regionären Lymphknotenmetastase gesichert werden.

BERTRAND schilderte seine Befunde als eine ganz oberflächliche Geschwürsbildung von etwa Fünfmarkstückgröße mit einem unregelmäßigen, serpiginösen Rand, während KONJETZNY sie als ganz flache, unregelmäßige, oft in der Fläche sehr ausgebreitete Erosionen bezeichnete. Sie waren bioptisch häufig sehr schwer nachzuweisen und bei unsachgemäßer Konservierung des Präparates leicht zu übersehen. Als langgestreckte rinnenförmige Erosionen im Bereich der Mukosa erinnerten sie auf den ersten Blick an ein unregelmäßig flaches Ulkus.

Durch diese Feststellung wurde den bisher bekannten Formen der Präkanzerose, nämlich der polypösen Gastritis und dem chronischen Magengeschwür, ein weiterer Typ an die Seite gestellt, der sich in Form von oberflächlichen serpiginösen Erosionen darstellt und mit flachen Proliferationen sowie atypischen, gelegentlich multiplen Ulzerationen kombiniert vorkommt.

Inzwischen konnten unsere Beobachtungen – wir verfügten bereits 1947 (BERG, BÜCKER, KONJETZNY, PRÉVÔT) über mehr als 40 einschlägige Fälle – auch von französischen, belgischen und vor allem japanischen Autoren bestätigt werden. In ihren Monographien berichteten sowohl SHIRAKABE u. Mitarb. (1966) als auch MASARU KURU (1967) über je 50 Frühdiagnosen von Magenkrebsen,

unter denen neben polypösen Formen auch zahlreiche oberflächliche Schleimhautkrebse erwähnt werden.

Über die Entstehung von Magenkrebsen auf dem Boden einer plastischen Gastritis mit warzigen, beetartigen, kammartigen oder polypösen Schleimhautveränderungen lagen damals bereits zahlreiche pathologisch-anatomisch gesicherte klinische Beobachtungen vor (KONJETZNY 1921, VON HECKER u. PRÉVÔT 1930, KADE 1947, ABEL 1952, SCHLOTTER 1955). Besonders gefährdet schienen Patienten mit multipler Polypenbildung zu sein (Abb. 4.**98**). Diese Tatsache wurde erneut von KUZIN (1968) betont. Ohne näher auf die Frage einzugehen, ob nun der einzelne Polyp (im Sinne eines Fibroadenoms) maligne entartet – was er wohl mit Sicherheit tut – oder ob eine Schleimhaut mit polypösen Überschußbildungen auch in erhöhtem Maße zur Krebsbildung neigt, spielen offenbar Größe und Zahl der Hyperplasien eine maßgebende Rolle.

KUZIN unterschied vier verschiedene Gruppen von Magenpolypen, die sehr verschiedenartige Degenerationstendenzen aufweisen:

1. Kleine isolierte Antrumpolypen bis zu einem Durchmesser von 1 cm. Ihre Neigung zu maligner Entartung beträgt 2%.
2. Mittelgroße Polypen des Antrums mit einem Durchmesser von 1–2 cm. Sie degenerieren in etwa 9%.
3. Größere Polypen mit einem Durchmesser von mehr als 2 cm. Sie sollen in etwa 40,5% maligne entarten.

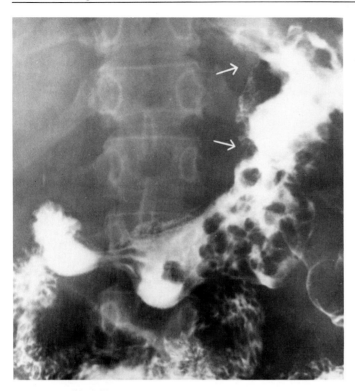

Abb. 4.**98. Entwicklung eines Magenkarzinoms auf dem Boden einer Polypose**
Diffuse Polypose des Magenkörpers. Maligne Reliefformationen im Bereich des Fornix (Pfeile). Operativ als Karzinom bestätigt.

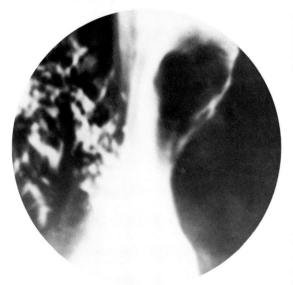

Abb. 4.**99. Kleines Magenkarzinom**
Mandelgroßer, breitbasig der großen Kurvaturseite des Magenkörpers aufsitzender Tumor bei einem 63jährigen Mann, der über uncharakteristische Magenbeschwerden mit gelegentlichem Erbrechen klagte.

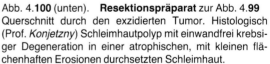

Abb. 4.**100** (unten). **Resektionspräparat** zur Abb. 4.**99**
Querschnitt durch den exzidierten Tumor. Histologisch (Prof. *Konjetzny*) Schleimhautpolyp mit einwandfrei krebsiger Degeneration in einer atrophischen, mit kleinen flächenhaften Erosionen durchsetzten Schleimhaut.

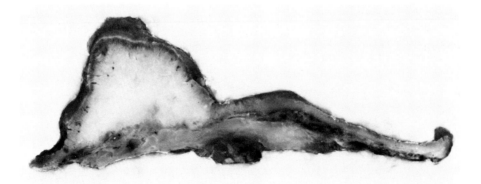

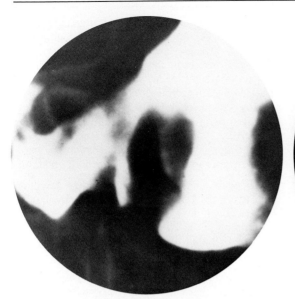

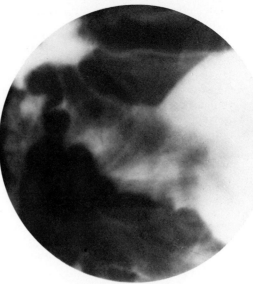

Abb. 4.101. Chronische Gastritis mit Übergang in ein Karzinom
Gezielte Aufnahme des Antrums. Anazide plastische Gastritis bei perniziöser Anämie. Kissenartige Wulstung der Falten an der großen Kurvaturseite. Verkürzung der kleinen Kurvatur mit Pylorushypertrophie.

Abb. 4.102. Derselbe Patient wie in Abb. 4.101. Im Laufe mehrerer Jahre entwickelte sich auf dem Boden der chronischen Entzündung ein fibröses Neoplasma.

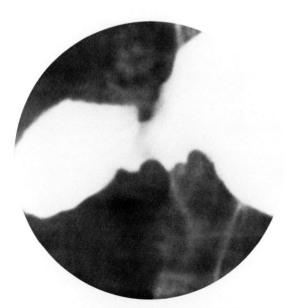

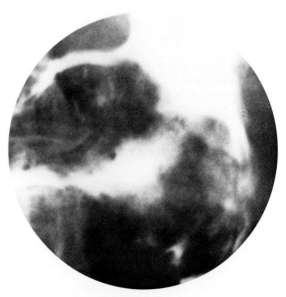

Abb. 4.103. Antrumgastritis, Übergang in ein Karzinom
Plastische Antrumgastritis mit zirkulärer Einengung des Lumens bei perniziöser Anämie.

Abb. 4.104. Derselbe Patient wie in Abb. 4.103. – 4 Jahre später hatte sich aus der Gastritis ein faustgroßes, polypöses Karzinom entwickelt.

4. Multiple Polypen, die in etwa 81% zur Krebsbildung neigen.

Während die Patienten der Gruppe 3 und 4 nach
Möglichkeit zu operieren sind, ergibt sich für die
Patienten der Gruppe 1 und 2 zum mindesten die
Notwendigkeit einer regelmäßigen Kontrolle in
etwa halbjährigen Abständen. Die Rezidivnei-
gung nach Magenresektionen wird mit 5% angegeben.

Dagegen scheint die Degenerationstendenz der
Riesenfaltengastritis sowie der Ménétrierschen
Form (1888), der mehr flächenhaften Schleimhauthyperplasien im Sinne der sog. „polyadénomes en nappe", geringer zu sein als ursprünglich
angenommen wurde. Auch wir verfügen über Fälle, die bereits mehr als 20 Jahre unter regelmäßiger Kontrolle stehen und bis jetzt keinerlei Tendenz zur Krebsbildung zeigen.

Daß Karzinome auch in einer ausgesprochen
atrophischen Schleimhaut entstehen können, war
ebenfalls bekannt (Abb. 4.**99** u. 4.**100**). Der klinische Begriff der Achylie, wie wir ihn z. B. von der
perniziösen Anämie her kennen, fällt pathologisch-anatomisch mit dem Begriff der Gastritis
atrophicans zusammen. VELDE (1933) sah hierbei
in 14% polypöse Schleimhautveränderungen,
RIEGLER (1945) sogar 8% maligne Tumoren. 1949
konnte KADE über die Bedeutung derartiger chronischer Gastritiden als präkarzinomatöses Stadium bei Kranken mit perniziöser Anämie berichten. Er beschrieb 20 eigene Fälle von Magenkarzinom, die sich innerhalb eines Zeitraumes von
2½ bis 14 Jahren nach Beginn einer perniziösen
Anämie auf dem Boden einer chronisch-atrophi-
schen bzw. atrophisch-hyperplastischen Gastritis
entwickelt hatten. Bei 4 weiteren Patienten konnte im Verlauf regelmäßiger Röntgenkontrollen
die allmähliche Umwandlung einer derart entzündlich veränderten Schleimhaut in ein Karzinom verfolgt werden. Zwei entsprechende Beispiele sind in den Abb. 4.**101**–4.**104** wiedergegeben. Diese Beobachtungen bestätigen die Feststellung von ANSCHÜTZ u. WANKE (1931), US-
LAND (1935) und KAPP (1937), daß die chronische
Gastritis im Laufe der Jahre in etwa 13,4%
(KAPP) bis 15% (USLAND) eine krebsartige Degeneration erfahren kann.

Die Frage, warum sich allerdings das Karzinom
einmal auf dem Boden einer atrophischen, das
andere Mal auf der Grundlage einer hyperplastischen Schleimhautentzündung entwickelt, ist vor-
läufig – wie KONJETZNY bereits 1938 feststellte –
nicht zu beantworten. Ebenso fehlt eine Antwort
auf die Frage, warum sich in einem Falle eine
atrophische, in einem anderen Falle eine *hyperplastische* Gastritis entwickelt, oder warum unter
zahlreichen kleinen Schleimhautwucherungen an
der einen oder anderen Stelle plötzlich eine besonders große polypöse Wucherung entsteht, ob-

wohl keinerlei grundsätzliche Unterschiede im
Gewebsbau (Überschuß- und Fehlregeneration)
vorliegen. Das gleiche gilt auch für die Wachs-
tumsgeschwindigkeit des Krebses. Man kennt einerseits Beobachtungen, nach denen sich aus derartigen teils röntgenologisch, teils operativ gesicherten chronischen gastritischen Schleimhautveränderungen erst nach Jahrzehnten ein Krebs
entwickelte, wohingegen andererseits aus einer
gleichartigen Veränderung innerhalb von wenigen Wochen ein inoperables Karzinom entstand.

Daß es auch beim chronischen Magengeschwür zu
einer krebsartigen Entartung des Geschwürsran-
des, also zu einem Ulkuskarzinom kommen kann,
ist pathologisch-anatomisch bewiesen, wenn auch
die Angaben über die Häufigkeit eines derartigen
Vorkommens sehr unterschiedlich sind.

Allein in der Mayo-Klinik schwankten in den
Jahren 1909–1928 die Zahlen zwischen 78 und
9,7%. Mittlere Werte dürften heute etwa zwischen 5 und 13% liegen (MARSHAK u. Mitarb.
1953, NELSON 1969).

Besonders schwierig ist die Entscheidung dann,
wenn sich ein Karzinom unmittelbar neben einem
chronischen Geschwür entwickelt und von dort
allmählich auf dieses übergreift. Da es sich jedoch
beide Male primär um einen chronisch entzündlichen Prozeß handelt, aus dem der Krebs hervorgeht, dürfte die Frage von zweitrangiger Bedeutung sein. Es bleibt im Einzelfall ungeklärt, ob
eine maligne Entartung eines ursprünglich gutartigen Geschwürs oder ein ulkusähnliches Karzinom vorliegt, das auf dem Boden einer chronischen Gastritis entstanden ist.

Grundsätzlich sind nach KONJETZNY 1938 folgende drei pathologisch-anatomische Zustände als
krebsverdächtig anzusprechen:

Gruppe 1: Warzige, beetartige, kammartige oder
polypöse Schleimhautveränderungen.

Ihr Nachweis ist unter günstigen Bedingungen
(sekretarmer Magen, wenig Schleim) relativ
leicht angesichts der Tatsache, daß es heute gelingt, die normale Areolazeichnung bzw. den État
mamelonné mit Hilfe von Feinfokusröhren und
der Hartstrahltechnik darzustellen, sofern die Niveauunterschiede etwa der Dicke einer Linse entsprechen.

Hierzu gehören ferner alle atypischen Geschwürsbildungen, wie sie von BERTRAND (1937) und
KONJETZNY (1937) bei oberflächlichen Schleim-
hautkarzinomen beschrieben wurden.

Gruppe 2a: Ausgedehnte, oberflächliche, unregelmäßige oder serpiginöse Erosionen, meist mit
mehr oder weniger deutlicher Wandverdickung in
ihrem Bereich. Sie finden sich nicht selten in der
Umgebung eines typischen chronischen Geschwürs.

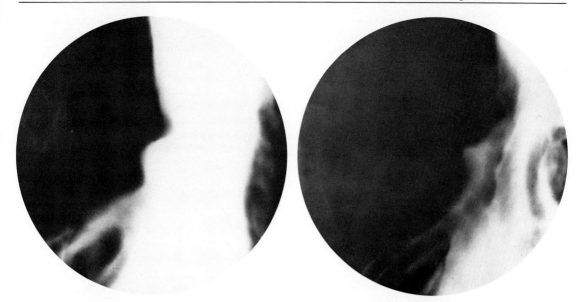

Abb. 4.105. Schleimhautkarzinom
Etwas versenkt liegender Krater der Angulusgegend mit angedeutetem Randwall. – 76jähriger Patient mit langjährigen periodisch auftretenden Oberbauchbeschwerden, Nüchtern- und Nachtschmerz. Mehrfach Blutungen.

Abb. 4.106. Derselbe Patient wie in Abb. 4.105, 4 Monate später. Atypischer Krater mit unregelmäßigen, teils flächenhaften, teils polypösen Füllungsdefekten in der Umgebung. Resektion wegen des Verdachts auf Schleimhautkarzinom.

Abb. 4.107. Resektionspräparat zu Abb. 4.106
Im Resektionspräparat findet sich eine fast handtellergroße, scharf begrenzte, serpiginöse Erosion mit Abbruch der Schleimhautfalten und kleinem, flachen Geschwür in der Mitte. An Vorder- und Hinterwand erbs- bis bohnengroße Höcker im Sinne einer hyperplastischen Gastritis. Histologisch: Schleimhautkarzinom (Prof. *Konjetzny*).

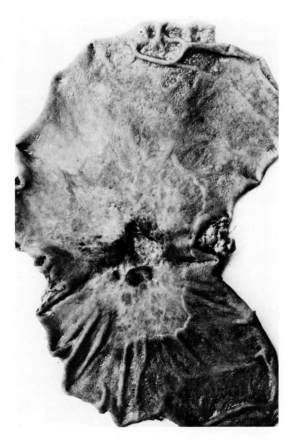

Die Darstellung flacher serpiginöser Erosionen ist wesentlich schwieriger, zumal hierbei die Niveauunterschiede innerhalb der atrophischen Mukosa meist recht geringfügig sind. Doch weisen Stufenbildungen im Verlauf der Faltentäler, relative Wandstarre und höckerige Areale neben unregelmäßigen Vertiefungen den richtigen Weg (Abb. 4.**105** u. 4.**106**).

Gruppe 2b: Große flächenhafte Erosionen mit deutlichem Schleimhautwall, die auf den ersten Blick ganz den Eindruck eines oberflächlichen Geschwürs machen.

Dieser Typ ist in der Regel leichter zu erkennen, da der Schleimhautwall mit seiner unregelmäßigen Höckerung eine ausgesprochene Veränderung der Gliederung der Relieffläche hervorruft (Abb. 4.**108**–4.**110**).

Gruppe 2c: Muldenförmige, flache Geschwüre mit meist wenig ausgeprägter Randwulstbildung. Sie imponieren röntgenologisch als unkomplizierte Ulzera. Bei näherer Überprüfung der umgebenden Schleimhaut finden sich jedoch oft unregelmäßige Protuberanzen in Form kleiner Höcker (Abb. 4.**111**).

Gruppe 3: Veränderungen in Form typisch penetrierender chronischer Geschwüre vom Typ des Ulkuskarzinoms bzw. des primären ulkusähnlichen Krebses.

Diese Befunde, die – abgesehen von ihrer Lokalisation im Antrum und an der großen Kurvatur – röntgenologisch nur bei Verlaufsuntersuchungen durch ihre mangelhafte Rückbildungsneigung als maligne oder doch mindestens als „kompliziert" anzusprechen sind, unterscheiden sich zunächst in nichts vom gewöhnlichen Ulcus rotundum. Die Größe des Kraters spielt nach unseren Erfahrungen hinsichtlich seiner Benignität oder Malignität im Gegensatz zur Ansicht amerikanischer Autoren (COMFORT u. Mitarb. 1954) keine Rolle. Von wesentlich größerer Bedeutung erscheint uns die Reliefzeichnung der umgebenden Schleimhaut, die beim Fortschreiten des malignen Prozesses in zunehmendem Maße unregelmäßige Proliferationen erkennen läßt (Abb. 4.**112** u. 4.**113**).

GUTMANN hatte sich seit 1937 bemüht, mit Hilfe der Serienaufnahmen (Polygramm) zu einer röntgenologischen Frühdiagnose des Magenkrebses zu kommen. Seine Mitarbeiter bedienten sich einer mehr oder weniger prallen Füllung des Magens in flacher Bauchlage. Zur Vertiefung der Peristaltik wurde im Bedarfsfalle Morphin verabfolgt. Die von GUTMANN aufgestellte sehr umfangreiche Symptomatologie bezieht sich ausschließlich auf Konturveränderungen. Umschriebene Läsionen der Magenvorder- bzw. -hinterwand, die nicht bis an die große oder kleine Kurvatur heranreichen, werden mit dieser Methode nicht oder nur unvollkommen erfaßt, sie

erfordern zu ihrer Darstellung eine ausgesprochene Relieftechnik. GUTMANN lehnte jahrelang diese Technik ab, weil man damit (wie er sich ausdrückte) zwar schöne Bilder, aber schlechte Diagnosen machen würde. Auch HAFTER (1956) hat sich dieser Auffassung angeschlossen. Inzwischen ist der Streit um die bessere Untersuchungsmethode beendet. Beide Schulen bedienen sich seither einer kombinierten Technik unter Einbeziehung des Doppelkontrastverfahrens. Erhebliches Aufsehen erregten die Monographien von SHIRAKABE (1966), KURU (1967) sowie KUROKOVA (1967), weil die Mitteilungen der Konjetznyschen und Bergschen Schule inzwischen schon weitgehend vergessen waren. Erneut entzündete sich der Streit um die beste Untersuchungstechnik (FRIK 1973, TREICHEL 1973), weil alle japanischen Autoren das Pneumorelief bevorzugten, das ja auch PORCHER schon 1937 speziell für diesen Zweck empfohlen hatte. Dabei wird allzu leicht übersehen, daß optimale Ergebnisse jedoch immer nur durch die Anwendung der jeweils erforderlichen Variation zu erzielen sind (FERNHOLZ u. DIHLMANN 1979).

Diese Monographien unterstreichen die Tatsache, daß die Zahl der röntgenologisch, gastroskopisch und gastrophotographisch (OSHIMA, WITT, BÜRGER 1972) diagnostizierten und anatomisch und histologisch exakt nachgewiesenen oberflächlichen Schleimhautkrebse des Magens auf nunmehr insgesamt zweihundert Fälle angewachsen und die röntgenologische Symptomatologie klarer und exakter geworden ist.

Demnach sind auch röntgenologisch die oberflächlichen Schleimhautkarzinome des Magens durch flache atypische Infiltrationen und flache oberflächliche Wanddefekte charakterisiert, die den serpiginösen Erosionen der anatomischen Präparate entsprechen. Die infiltrierten Bezirke lassen keinen Faltenverlauf mehr erkennen oder vermuten. Sie sind unregelmäßig, flächenhaft, warzig, höckerig und vielfach bogig begrenzt. Oft bestehen umschriebene beetartige Wandverdickungen, zwischen denen flache Vertiefungen liegen. Da ihre Konsistenz vermehrt ist, treten sie unter dosierter Kompression deutlich hervor. An den Rändern der Infiltrate laufen sich die normalen Schleimhautfalten tot. Sie brechen plötzlich ab oder zeigen doch jedenfalls eine ungewöhnliche Verlaufsform, zum Teil mit Andeutung von Faltenkonvergenz. Daneben finden sich flache Ulzerationen, deren Begrenzung uneben, bogig oder angenagt erscheint. Der Geschwürsgrund zeigt ebenfalls Niveauunterschiede, er ist zum Teil höckerig, zum Teil stufen- bzw. terrassenförmig. Bei randständiger Einstellung ragt der Krater nicht, wie der typische Ulkuskrater, über das Niveau der übrigen Magenwand hinaus, sondern er liegt oft exzentrisch in einem flächenhaften bzw. beetartigen Schleimhautinfiltrat versenkt.

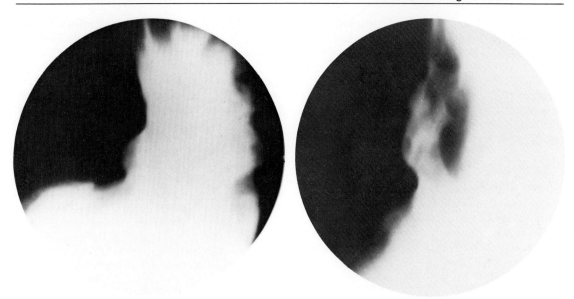

Abb. 4.108. Kleines Magenkarzinom
Oberflächlicher Schleimhautkrebs vom Typ eines Ulcus
ventriculi der Angulusgegend. Etwas versenkt liegendes
Ulkus mit wallartigem Rand. – 38jährige Frau, die seit
einem Vierteljahr über krampfartige Schmerzen unter dem
rechten Rippenbogen sowie über eine Fettüberempfind-
lichkeit klagte.

Abb. 4.109. Kleines Schleimhautkarzinom
Dieselbe Patientin wie in Abb. 4.108. – Kontrolluntersuchung 4 Monate später. In der Umgebung des Kraters
haben sich unregelmäßige Höcker gebildet, die den Verdacht auf ein beginnendes Karzinom nahelegten.

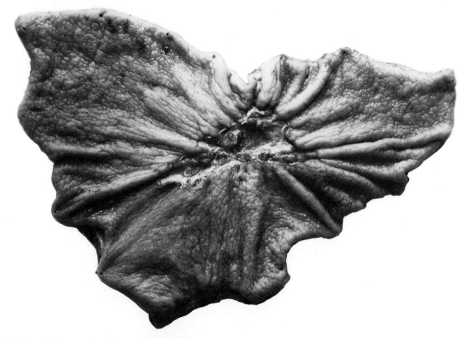

Abb. 4.110. Resektionspräparat zur Abb. 4.**109**
Das Resektionspräparat zeigt einen unregelmäßigen Geschwürskrater mit serpiginöser Erosion in der Umgebung.
Histologisch: Schleimhautkarzinom (Prof. *Konjetzny*).

Der Kraterrand kann wallartig erhaben, derb oder höckerig, ähnlich wie beim schüsselförmigen Karzinom sein. Die umgebenden, auf den Krater konvergierenden Schleimhautfalten erreichen den eigentlichen Wanddefekt nicht, sondern brechen am Randwall des Kraters oft kleinbogig konturiert ab (PRÉVÔT 1948, BÜCKER 1950 u. 1969). Gelegentlich werden in der Umgebung derartiger Krater kleine Aufhellungen gefunden (WALDER 1941). Sie sind Ausdruck höckeriger Tumorinfiltrate.

Es läßt sich nicht sicher entscheiden, ob die Wandinfiltration oder die Ulzeration das primäre Stadium dieser Krebsbildung darstellt. Immer wieder sehen wir neben der Ulzeration Neubildungen von granulärem oder polypösem Charakter auftreten und das ursprünglich typische Bild des Ulkuskraters verwischen.

Im großen und ganzen ist etwa zu sagen, daß sowohl atypische Schleimhautinfiltrate als auch atypische Wanddefekte sowie ihre Kombinationen auf eine beginnende Neoplasie im Sinne eines Schleimhautkrebses verdächtig sind, wenn sie sich nicht innerhalb weniger Wochen unter entsprechender interner Behandlung nahezu restlos zu einer normalen Schleimhautformation zurückbilden. Das besagt, daß die röntgenologische Frühdiagnose des kleinen Magenkrebses stets eine *Verdachtsdiagnose* bleibt, daß es eine typische oder charakteristische Symptomatologie bei der Vielgestaltigkeit der Schleimhautveränderungen nicht geben kann, zumal auch entzündliche Prozesse unter recht atypischen Bildern verlaufen (Abb. 4.**114**).

Maßgeblich für das therapeutische Handeln sind neben klinischen Gesichtspunkten (okkulte Blutungen, Hypoproteinämie) kurzfristige Röntgenkontrollen, die entsprechend der Zu- oder Abnahme der Reliefveränderungen ein chirurgisches oder konservatives Handeln erfordern. Die röntgenologischen Kontrollen dürfen erst dann beendet werden, wenn mehrfach eine einwandfreie Schleimhautzeichnung nachgewiesen werden konnte.

Der rein klinischen oder gar subjektiven Besserung nach einer internen Behandlung kommt leider keinerlei Beweiskraft zu. 80% der Magenkrebsfälle der Mayo-Klinik wurden nach einer Ulkuskur zunächst beschwerdefrei. Selbst Verkleinerungen krebsartiger Nischen sind beobachtet worden (PRÉVÔT 1937, HELLMER 1946, PALMER 1960). Zuweilen entwickeln sich oberflächliche Schleimhautkrebse innerhalb weniger Wochen aus anscheinend typischen Ulkusnischen.

KUHLENCORDT (1959) hat in Zusammenarbeit mit KONJETZNY und PRINZ den größten Teil der operierten oberflächlichen Schleimhautkrebse (42 Fälle) katamnestisch überprüft. Er kam dabei zu der Feststellung, daß offenbar wesentliche Unterschiede hinsichtlich der Prognose zwischen der Gruppe 1 (bei der der Schleimhautkrebs tatsächlich auf die oberflächliche Schleimhaut beschränkt war) und der Gruppe 2 bestehen, bei der mikroskopisch bereits eine beginnende Invasion in die Muscularis mucosae nachgewiesen werden konnte. Von 18 Patienten der Gruppe 1 lebten nach 15 Jahren noch 9. Die Überlebenszeit schwankte zwischen 3 und 15 Jahren, während von 19 Fällen der Gruppe 2 nur noch 3 am Leben waren. Die Operation lag bei ihnen 4¾ bis 14 Jahre zurück. Aus der Gruppe 1 ist kein Fall bekannt geworden, dessen Todesursache in unmittelbarer Beziehung zu der früheren Magenerkrankung stand, während aus der Gruppe 2 allein 9 Patienten innerhalb eines Zeitraumes von 9 Monaten bis 3½ Jahren an den Folgen des Krebses starben. Das Durchschnittsalter der Patienten der Gruppe 1 war wesentlich niedriger als das der Gruppe 2. Allein 5 Patienten der Gruppe 1 hatten das 40., 7 Patienten das 50. Lebensjahr noch nicht erreicht, während in der Gruppe 2 nur 4 Patienten unter 50 Jahren waren. Der Krebs verlief also bei den jugendlichen Patienten offenbar nicht bösartiger als bei den älteren.

5 weitere Fälle wurden einer Gruppe 3 zugeordnet, deren Histologie infolge Kriegseinwirkung heute nicht mehr zu überprüfen ist. Während in der Gesamtwertung die Prognose der früh diagnostizierten oberflächlichen Schleimhautkrebse ursprünglich *nicht* günstiger zu sein scheint als die der spät erkannten Formen, geht aus der erneuten Überprüfung doch eindeutig hervor, daß die Prognose des kleinen Magenkrebses auch heute noch entscheidend von seiner frühen Diagnose abhängt.

Über ähnliche Beobachtungen wie KUHLENCORDT (1959), allerdings mit wesentlich günstigerem Verlauf, berichtete 1970 der Japaner KOGA anhand von 85 Patienten. Die auf die Schleimhaut beschränkten Karzinome hatten postoperativ eine 5-Jahre-Überlebenszeit von 100%, die mit Submukosainfiltration einhergehenden eine solche von 87,5%. Es wird allerdings noch eine *weitere* Form erwähnt, bei der die ursprünglich auf die Mukosa beschränkte Wandinfiltration rasch auf die tieferen Schichten übergreift. Sie ist – was auch wir bestätigen konnten – in ihrem Verlauf wesentlich bösartiger als alle übrigen Krebsformen.

Die Frühdiagnose des Magenkarzinoms hängt leider nicht allein von technischen Belangen ab. Großes Gewicht hat die Tatsache, daß die Magenkrebskranken auch heute noch meist zu spät den Internisten oder Chirurgen aufsuchen, weil bis dahin 30% der Patienten praktisch über keine Beschwerden klagen (GRUNDMANN 1974).

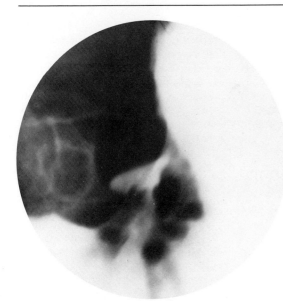

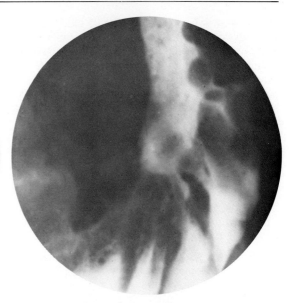

Abb. 4.111. Schleimhautkarzinom
Unregelmäßig geformter Krater in der Angulusgegend mit
warzigen, etwa apfelkerngroßen Aufhellungen in der Um-
gebung. – 62jähriger Mann, der seit 1 Jahr über Druck und
Völlegefühl in der Magengegend klagte. Histologisch:
Schleimhautkarzinom (Prof. *Konjetzny*).

Abb. 4.112. Schleimhautkarzinom
Reliefveränderungen an der kleinen Kurvaturseite des Magens in der Angulusgegend und dem angrenzenden Antrum. – 60jährige Patientin, die seit 30 Jahren magenkrank
ist. Vor 6 Jahren soll röntgenologisch ein Ulcus ventriculi
diagnostiziert worden sein.

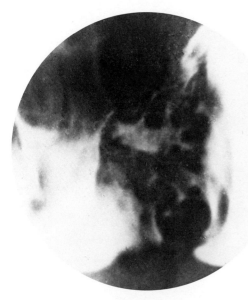

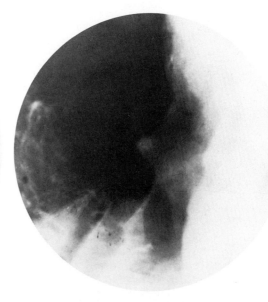

Abb. 4.113. Schleimhautkarzinom
Atypischer Krater in einer höckerig infiltrierten Umgebung.
– 36jährige Frau mit langjähriger Gallenanamnese. Histologisch: oberflächliches Schleimhautkarzinom (Prof. *Konjetzny*).

Abb. 4.114. Atypischer Krater in der Angulusgegend
Kleiner atypischer Krater in der Angulusgegend des Magens, flächenhafte Infiltration in der Umgebung. Verdacht
auf Schleimhautkarzinom. Histologisch jedoch kein Anhalt
für Malignität.

In Japan ist daher NI KAIDA (1970) seit längerem dazu übergegangen, im Rahmen der Vorsorge mit Hilfe fahrbarer Ambulatorien Röntgen-Reihenuntersuchungen durchzuführen. Es gelang auf diese Weise in den Jahren 1960–1970, unter eineinhalb Millionen Untersuchungen 930 Patienten mit Magenkrebs ausfindig zu machen, von denen 26,5% ausgesprochene Frühstadien aufwiesen. Die Treffsicherheit der Röntgenuntersuchung betrug 80%. Selbstverständlich wurde auch weitgehend von der Gastroskopie und der Gastrokamera Gebrauch gemacht (MILLER u. KAUFMANN 1976).

Metastatische Magentumoren

Metastatische Geschwülste sind im Magen relativ selten zu finden. Sie kommen sowohl bei Karzinomen als auch bei Sarkomen vor.

Münzenförmige Schleimhautmetastasen gelten bei primären Magenkarzinomen häufig als Ausdruck einer lymphogenen Verschleppung von Krebszellen in die Submukosa. Früher wurden sie auch – offenbar ganz zu Unrecht – als Impf- oder Abklatschmetastasen bezeichnet.

Sarkommetastasen der Magenschleimhaut stammen meist von Retikulosarkomen des Magen-Darm-Kanals, seltener von Lymphosarkomen, sie werden sowohl auf dem Lymph- als auch auf dem Blutwege verschleppt. Am häufigsten metastasieren maligne Melanome der Haut oder des Auges in die Schleimhaut des Magen-Darm-Kanals.

Die Röntgendiagnostik metastatischer Magentumoren ist bei multiplem Befall nicht allzu schwierig. Oft finden sich kreisrunde beetartige Infiltrate von Linsen- bis Handtellergröße mit zentralen Dellen bzw. schüsselförmigen Ulzerationen.

Isolierte Schleimhautmetastasen sind von primären schüsselförmigen Karzinomen praktisch nicht zu unterscheiden.

Das gelegentliche Auftreten multipler primärer Karzinome gleichen oder unterschiedlichen histologischen Typs an verschiedenen Stellen des Magen-Darm-Kanals darf nicht mit Metastasen verwechselt werden. Bekannt sind solche primär multiplen Karzinome an Speiseröhre und Magen bzw. an Magen und Kolon.

5. Duodenum

Röntgenanatomie

Das Duodenum ist beim Erwachsenen annähernd 25 bis 30 cm lang und etwa 4 bis 6 cm breit. Die entsprechenden Maße beim Neugeborenen liegen zwischen 7,5–10 bzw. 1,0–1,5 cm. Es besitzt – außer dem Bulbus duodeni – kein Mesenterium im üblichen Sinne und stellt daher den am stärksten fixierten Abschnitt des Dünndarms dar. Vom Pylorus bis zur Flexura duodenojejunalis verläuft es in einem relativ großen, hufeisenförmigen Bogen, dessen Konvexität nach rechts und hinten gerichtet ist, während die Konkavität den Kopf der Bauchspeicheldrüse umfaßt. Jede Größenänderung des Pankreaskopfes hat daher Auswirkungen auf den Duodenalverlauf. Die Form der Duodenalschleife ist außerdem vom Konstitutionstyp abhängig. Bei schlanken oder mageren Patienten erscheint der C-Bogen mehr länglich, während er bei adipösen Menschen breit ist.

Im Duodenum lassen sich drei verschiedene Abschnitte unterscheiden, die durch zwei Flexuren miteinander verbunden sind. Die *Pars superior* ist 4–5 cm lang, beginnt am Pylorus in Höhe des 1. Lendenwirbels und reicht bis zum oberen Duodenalknie, der sog. Flexura duodeni superior. Dieser kürzeste Abschnitt zieht schräg nach rechts hinten, berührt den Gallenblasenhals und legt sich an die rechte Seite der Wirbelsäule an. Von dort aus biegt er in die Pars descendens um.

Der oberste von Peritoneum überzogene Duodenalabschnitt ist der beweglichste Teil. Vorn lateral bestehen enge Lagebeziehungen zur Gallenblase. Dorsal verlaufen die A. gastroduodenalis und die zur Leber ziehenden Blutgefäße (A. hepatica, Pfortader) sowie der Ductus choledochus.

In der Röntgenologie wird die Pars superior als Bulbus duodeni oder einfach als *„Bulbus"* bezeichnet, obwohl der Vergleich mit einer Zwiebel nicht immer zutreffend ist. Der Pyloruskanal mündet etwa im Zentrum der kreisrunden Bulbusbasis ein. Der Bulbus ist gewöhnlich konisch und weist bei verschiedenen Personen erhebliche Varianten bezüglich der Länge und der Breite auf. Form und Achsenstellung hängen von mannigfaltigen Faktoren ab, von denen der jeweilige Tonus und Füllungszustand sowie das Alter und

der Habitus des Patienten vielleicht die wichtigste Rolle spielen. Kinder und Erwachsene mit einem sog. „Langmagen" haben in der Regel einen mehr vertikal verlaufenden, konusartigen Bulbus, der nach rechts oben zeigt und mit einer engen Spitze endet. Bei einer „Querlage des Magens" (Stierhornform) ist der Bulbus kürzer und liegt mehr horizontal. Er zeigt nach dorsal und rechts hin. Der Winkel zum Duodenum descendens ist dann stumpf.

Beim Neugeborenen und Säugling ist der Bulbus duodeni gewöhnlich klein, entweder sphärisch oder zylindrisch, obwohl auch gelegentlich der konische Typus beobachtet wird. Schleimhautfalten lassen sich in dem glattwandigen Organabschnitt kaum darstellen. In diesem Alter verläuft die Achse des Bulbus fast direkt dorsalwärts, so daß er bei frontaler Projektion vom Antrum überdeckt wird.

Nicht selten sieht man am Bulbusausgang, also am Übergang zur Pars descendens, eine relative Enge, die aber weder die Passage behindert, noch eine prästenotische Dilatation hervorruft. Offenbar handelt es sich dabei um eine Impression, die durch den Ductus choledochus am dünnwandigen Duodenum verursacht wird. Bei Kleinkindern, vor allem bei Schulkindern, findet man bereits den Typus des Erwachsenen-Bulbus.

Die enge anatomische und physiologische Zusammengehörigkeit von Magen und Pars superior duodeni drückt sich, abgesehen von der gleichen Art des Aufhängeapparates, vor allem in der Reliefgestaltung aus. So finden wir im Bulbus duodeni, wenn auch in wesentlich zarterer Ausprägung, eine ausgesprochene Längs- bzw. Querstellung der Faltenzeichnung, die der des Magens weitgehend ähnelt, während sie in der Pars descendens bereits absolut den Charakter von Dünndarmfalten hat.

Die *Pars descendens* ist mit ca. 8 bis 10 cm doppelt so lang wie die Pars superior und beginnt in Höhe des Gallenblasenhalses unmittelbar hinter dem oberen Duodenalknie. Von dort zieht sie fast senkrecht vor der Niere an der rechten Seite der Wirbelsäule und der V. cava inferior bis zum

3. bzw. 4. Lendenwirbel abwärts, wo sie unter Bildung der Flexura duodeni inferior ventral- und medianwärts verläuft und in die Pars inferior übergeht. Dieser Abschnitt ist nur vorn von Peritoneum überzogen. Vor ihm liegen das Colon transversum mit dem dazugehörigen Mesokolon sowie der rechte Leberlappen.

Die Pars descendens erscheint bei Neugeborenen und jungen Säuglingen oft auffällig geschlängelt, so daß Knicke zustandekommen und Engen vorgetäuscht werden. Die Passage wird aber in keiner Weise behindert. Man nimmt an, daß ursächlich eine noch unzureichende Fixierung die entscheidende Rolle spielt, die im Laufe des Wachstums aber verschwindet.

Das absteigende Duodenum umgreift den Kopf des Pankreas. Der Ductus choledochus verläuft medial neben und hinter dem Duodenum descendens und durchbohrt zusammen mit dem Ductus pancreaticus, der ihn auf eine kurze Strecke begleitet, die einzelnen Schichten der Darmwand. Dadurch entsteht unter der Schleimhaut ein Längswulst, die Plica longitudinalis duodeni, an deren Ende sich die meist gemeinsame Mündung des Gallen- und Pankreasganges in Form der *Papilla duodeni* (Vateri) befindet.

Aufgrund der anatomischen Darstellungen nimmt man gewöhnlich an, daß die Papille in der Mehrzahl der Fälle in der Mitte des absteigenden Duodenums liegt. Das scheint jedoch nach exakteren Untersuchungen keineswegs die Regel zu sein. MASSION u. Mitarb. (1950) konnten nachweisen, daß die Einmündungsstelle des Ductus choledochus nur in 38% dort gefunden wird, daß sie dagegen in 49% im unteren Duodenum und in etwa 8,25% im oberen Duodenalknie liegt (über die restlichen 4,75% werden keine Angaben gemacht). Zu ähnlichen Ergebnissen kamen GAMBARELLI u. Mitarb. (1955).

Die Schleimhautfalten werden distal des Bulbus nicht nur breiter und tiefer, sie verlaufen zudem spiralig (Plicae circulares), so daß von da an auch eine deutliche marginale Zähnelung zustandekommt. Sie wird bei einer mittleren Weitstellung am besten sichtbar, kann aber bei stärkerer Füllung und Erweiterung sogar verschwinden.

Die *Pars inferior,* der engste und längste Teil des Duodenums, zieht, von rechts unten nach links aufsteigend und die Medianlinie überquerend, als Pars horizontalis inferior bzw. als Pars ascendens zur linken Seite des 2. Lendenwirbels. Sie geht hier unter einer meist scharfen Biegung, der *Flexura duodenojejunalis,* in das Jejunum über. Ein vom linken Zwerchfellschenkel herabziehender fibrös-muskulärer Strang, der M. suspensorius duodeni (Treitzsches Band) fixiert diese Flexur.

Hinter der Pars inferior duodeni liegen die V. cava inferior und die Aorta abdominalis. Etwa in Höhe der Flexura duodenojejunalis entspringen die Mesenterialgefäße aus der Aorta, ziehen ventralwärts und überkreuzen vorn die Pars inferior duodeni. Diese Lageverhältnisse disponieren unter bestimmten Voraussetzungen zu einer partiellen Duodenalkompression.

Während der oberste Abschnitt des Duodenums noch allseitig von Serosa überzogen ist, liegen die übrigen Duodenalabschnitte retroperitoneal. Sie haben also nur *einen Serosaüberzug* an der *Vorderwand.*

Die Blutversorgung des Duodenums erfolgt über die A. gastroduodenalis sowie die Äste der Aa. pancreaticoduodenalis superior und inferior.

Wandbau

Die Wand des Duodenums besteht aus verschiedenen Schichten. Außen ist es von Peritoneum, der sog. *Tunica serosa,* bedeckt. Es folgen die Tunica muscularis, die Tunica submucosa, die Muscularis mucosae und die Tunica mucosa, also die eigentliche Schleimhaut.

Die *Tunica muscularis* besteht aus einer äußeren Längs- und einer inneren Ringmuskelschicht. Die äußere Schicht ist relativ dünn, während die innere eine ansehnliche Stärke aufweist. Ihre Kontraktionen bedingen die teilweise lebhaften peristaltischen Bewegungen des Duodenums, die den Transport und die Mischung der Ingesta garantieren.

Die *Tela submucosa* besteht aus einem relativ lockeren Gewebe. In ihr befinden sich die Gefäße und Nerven sowie an der Grenze zur eigentlichen Mukosa die Lamina muscularis mucosae, die die Autoplastik der Schleimhaut bewirkt. In den oberen Duodenalabschnitten nehmen die sog. *Brunnerschen Drüsen* einen verhältnismäßig großen Raum ein. Sie können im Stadium der Hypertrophie zu knotigen oder gar tumorartigen Verdickungen führen, die im Röntgenbild die Schleimhautoberfläche verändern. Ähnliche Bilder erhält man bei einer Hyperplasie der in die Lamina propria eingelagerten Lymphfollikel.

Die *eigentliche Schleimhaut* verdankt ihr sammetartiges Aussehen der außerordentlich großen Zahl kleiner, fingerförmiger Erhebungen, den sog. Darmzotten. Jede Zotte besitzt einen zentralen Chylusraum, den Zottensinus. Zwischen dem Oberflächenepithel und dem Chylusgefäß verlaufen zahlreiche kleine Blutgefäße. Die Zotten des Duodenums sind „blattförmig" und breiter als die des Jejunums.

Varianten des Duodenalverlaufes

Der Zwölffingerdarm besitzt in frühen Fetalstadien noch ein regelrechtes, nur an die Wirbelsäule fixiertes Mesoduodenum, das ihm eine relativ freie Beweglichkeit garantiert. Wir finden als Überbleibsel aus dieser Zeit gelegentlich postnatal Varianten des Verlaufs in Form abnormer Schleifenbildungen (Abb. 5.**1**–5.**3**).

Während man meistens den C-förmigen Typ des Duodenalverlaufs antrifft, verdienen einige Varianten Beachtung.

Eine kleine Schleifenbildung nahe der oberen Flexur kann den Eindruck einer Bulbusverlagerung oder -deformität vermitteln.

Im Duodenum descendens und ascendens bestehen manchmal zusätzliche unbedeutende Schleifenbildungen.

Das Duodenum liberum ist durch eine erhöhte Beweglichkeit des Zwölffingerdarmes infolge eines Mesoduodenums charakterisiert. Eine ausgesprochene Schleifenbildung ist die Folge.

Bei einem inversen Duodenalverlauf findet sich die dritte Duodenalportion lateral des Duodenum descendens, so daß sie rechts aufsteigend die Wirbelsäule oberhalb des Bulbus duodeni kreuzt. Es ergibt sich dann eine V-Form des Duodenums, die eine üppige Retroperistaltik sowie eine sackartige Erweiterung des unteren Duodenalknies mit Passagebehinderungen zur Folge hat.

Die Flexura duodenojejunalis kann bei abnorm kurzem Treitzschem Band relativ hoch liegen, so daß sie über die kleine Kurvatur des Magens hinausragt und Anlaß zu Fehldeutungen gibt („Ulkus" an der kleinen Kurvatur).

Bei einer inkompletten Darmdrehung (Mesenterium ileocolicum commune mit intestinaler Fehlrotation) verläuft das Duodenum von der unteren Flexur ab nach kaudal oder rechts lateral und mündet in das rechts gelegene Jejunum. In diesem Falle umgreift kein Abschnitt des Duodenums den Pankreaskopf. Damit entfällt die Möglichkeit, Pankreaserkrankungen aus einer Veränderung des Duodenalverlaufs zu diagnostizieren.

Röntgenphysiologie

Das Duodenum ist bereits maßgeblich an dem eigentlichen Verdauungsvorgang beteiligt. Es ist einerseits Transportorgan, andererseits führt es dem aus dem Magen kommenden Chymus wichtige Sekrete zu. Während der Durchmischung mit den Sekreten der großen Verdauungsdrüsen, der Leber und des Pankreas, werden die eingenommenen Speisen in resorptionsfähige Körper aufgespalten und im Jejunum und Ileum vom Blut- und Lymphstrom abtransportiert.

Röntgendurchleuchtung und Röntgenkinematographie haben uns die Vielfalt und das Ineinandergreifen der Bewegungsvorgänge im Duodenum verdeutlicht (WELTZ 1926). Sie haben uns gezeigt, daß hinsichtlich des funktionellen Verhaltens Unterschiede zwischen der Pars superior duodeni – also dem eigentlichen Bulbus – und den übrigen Duodenalabschnitten bestehen. Das betrifft nicht nur die *Tonuslage*, die sich am Bulbus sehr ähnlich verhält wie die des Magens, sondern auch die Motorik.

Durch eine Herabsetzung des Tonus kann sich der Bulbus umschrieben erweitern, sein Fassungsvermögen vergrößern und sich auf diese Weise der Entleerungsmotorik des Magens besser anpassen.

Auch hinsichtlich der Reizschwelle bestehen unterschiedliche Korrelationen in bezug auf die Pylorusfunktion und die Motorik der übrigen Duodenalabschnitte. So kommt es – wie FRIK (1969) nachweisen konnte – zum Beispiel fast nie zu einer Pylorusöffnung bzw. einer erneuten Ausschüttung von Mageninhalt, solange sich der Bulbus noch in einer hypotonen Phase befindet.

Die einzelnen Duodenalabschnitte unterscheiden sich auch hinsichtlich der *Motorik*. So stellt die zirkuläre Totalkontraktion für den Bulbus die häufigste Bewegungsform dar, wenn auch gelegentlich fortschreitende Kontraktionswellen beobachtet werden. Im absteigenden Duodenum und in den übrigen Abschnitten beherrschen mehr zirkuläre, röhrenförmige Kontraktionen, die von peristaltischen Bewegungen unterstützt werden, das Bild.

Durch die Bulbusentleerung wird das Kontrastmittel in die Pars descendens getrieben und in die Pars inferior und die Pars ascendens weiter transportiert. Bei vermindertem Tonus kann der Brei zunächst in der Pars descendens liegenbleiben. Er bewegt sich erst nach stärkerer Füllung, oft auch rückwärts in Richtung Bulbus, bei offenstehendem Pylorus sogar bis in den Magen. Dieser klinisch bedeutungslose Reflux ist also die Folge von Kontraktionen der Pars descendens und nicht einer Kontraktion des Bulbus.

Die Pars descendens des Duodenums bleibt in der Regel nicht gefüllt und ist gewöhnlich nur dann gut zu sehen, wenn jeder Kontrastmittelschub während seiner Passage exakt verfolgt wird. Aber nicht jeder Breischub verläßt die Pars inferior duodeni sofort, manche werden an der Kreuzungsstelle der Mesenterialgefäße aufgehalten, so

Die Abb. 5.1a–5.1f geben schematisch die variablen Fixationsverhältnisse des Duodenums durch das Lig. hepatogastricum und das Lig. hepatoduodenale sowie einige Lage- und Verlaufsvarianten wieder.

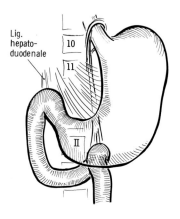

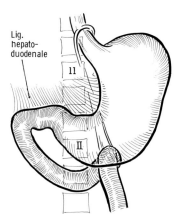

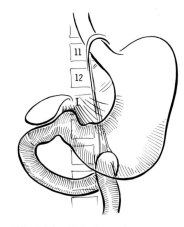

Abb. 5.1a. Normalbefund
Das Antrum steigt zum Pylorus und Bulbus hin an. Breitflächige Fixation durch das Lig. hepatogastricum und hepatoduodenale. Normales Treitzsches Band.

Abb. 5.1b. Fast horizontaler Verlauf des Bulbus duodeni und der obersten Duodenalportion bei kurzem Lig. hepatoduodenale.

Abb. 5.1c. Abflachung des oberen Duodenalknies durch die anliegende Gallenblase.

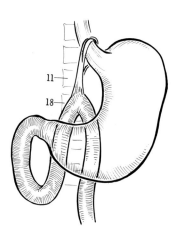

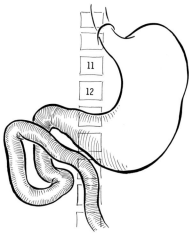

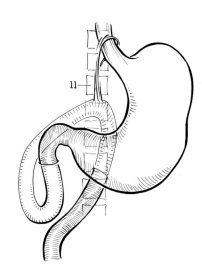

Abb. 5.1d. Abnormer Hochstand der Flexura duodenojejunalis mit Ausbildung eines spitzen Winkels durch ein kurzes Treitzsches Band.

Abb. 5.1e. Abnormer schleifenartiger Duodenalverlauf, wie er beim Mesenterium ileocolicum commune beobachtet wird. Die Flexura duodenojejunalis ist nicht ausgebildet.

Abb. 5.1f. Abnormer Duodenalverlauf im Sinne eines Duodenum inversum.

**Abb. 5.2. Abnormer Duodenal-
verlauf**
Typisches Bild eines Duodenum inversum bei einer 30jährigen Patientin. Keine Passagebehinderung, keine Beschwerden. Gezielte Übersichtsaufnahme im I. schrägen Durchmesser.

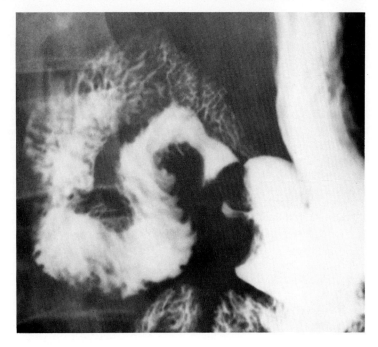

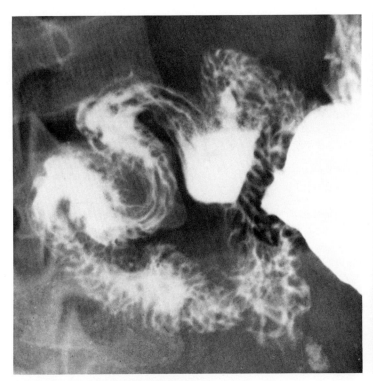

Abb. 5.3. Abnormer Duodenalverlauf
Ausgesprochene Schleifenbildung im Duodenum descendens. Keine Beeinträchtigung der Passage, keine Beschwerden.– 8jähriges Kind. Gezielte
Übersichtsaufnahme im I. schrägen Durchmesser.

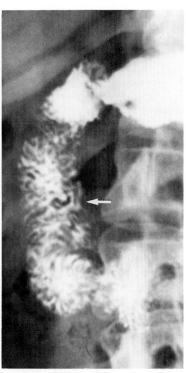

Abb. 5.4. Normale Papilla Vateri
Kleine Aussparung (Pfeil) innerhalb der
zarten Schleimhautfalten des absteigenden Duodenums. Übersichtsaufnahme in flacher Bauchlage.

daß wiederum ein Reflux in die Pars descendens des Duodenums stattfindet. Diese rückläufige Peristaltik ist häufiger und intensiver, sobald ein gewisser Druck durch die oberen Mesenterialgefäße auf das Duodenum erfolgt, natürlich auch dann, wenn andere Obstruktionen im distalen Duodenum vorhanden sind. Bei mageren Patienten wird infolge der Ptosis des Dünn- und Dickdarmes ein gewisser Zug auf die oberen Mesenterialgefäße ausgeübt, der zu einer stärkeren Kompression des Duodenums führen kann. Daher sieht man bei solchen Patienten eine Entleerungsverzögerung des absteigenden und aufsteigenden Duodenums mit einer gewissen Dilatation, oft auch in Kombination mit einer ungewöhnlich aktiven Vorwärts- und Rückwärtsperistaltik.

Eine mäßige Entleerungsverzögerung wird gelegentlich an der Flexura duodenojejunalis beobachtet, weil die Krümmung des Darmes dort am stärksten ist und überdies die Passage durch kongenitale Bänder oder deren Reste behindert sein kann. Meist laufen sie quer über die Flexur hinweg und engen sie – wie man es nicht selten bei Autopsien zu sehen bekommt – deutlich ein.

Im Duodenum sind ferner unabhängig von der Transporttätigkeit auftretende Kontraktionen und Tonusschwankungen zu beobachten, bei denen durch das Ineinandergreifen von Kontraktionen der Ring- und Längsmuskelschicht die sog. „Pendelbewegungen" ausgelöst werden. Sie gewährleisten mit ihrer Hin- und Herbewegung eine intensive Durchmischung des Darminhalts.

In den ersten Lebenswochen ist es meist außerordentlich schwierig, bei den üblichen Durchleuchtungspositionen Einzelheiten während der Kontrastmittelpassage zu erfassen, weil sie noch überstürzt abläuft und wesentliche Abschnitte des Duodenums durch den relativ großen Magen verdeckt werden. Nur in rechter Seitenlage lassen sich Pylorus und Duodenum optisch gut vom Magen trennen. Ähnliche Gegebenheiten finden sich auch noch bei älteren Säuglingen und Kleinkindern. Erst im Schulalter beginnen sich die Verhältnisse denen des Erwachsenen anzugleichen.

Unabhängig von den oben geschilderten Bewegungsvorgängen haben 1956 ALBOT u. KAPANDJI eigentümliche *Sphinkterzonen* im Bereich des Duodenums beschrieben, die sich zwar anatomisch *nicht* durch eine Verstärkung der Muskelmasse ausdrücken, die jedoch röntgenologisch immer wieder an der gleichen Stelle auftreten. Es werden drei derartige Zonen unterschieden:

1. *der bulboduodenale Sphinkter* (Kapandji); er liegt in Höhe des oberen Duodenalknies unmittelbar hinter der Bulbusspitze,
2. *der medioduodenale Sphinkter* (Kapandji) in der Mitte des absteigenden Duodenums,
3. *der Ochsnersche Sphinkter,* der in der Pars horizontalis inferior gelegen ist (Abb. 5.**5**).

Funktionsstörungen

Bei Störungen des neurovegetativen und des neuroendokrinen Gleichgewichts, bei Hypoglykämien und Spasmophilie soll die Kontraktionsneigung dieser Sphinkterzonen besonders eindrucksvoll sein. Liegen sie im Bereich des Einmündungsgebietes des Ductus choledochus bzw. Ductus pancreaticus, so können sie sich nachteilig auf den Sekretabfluß auswirken und *Dyskinesien* verursachen.

Von der Ausschüttung größerer Sekretmengen aus Leber, Galle und Pankreas, die sich im Laufe eines Tages auf mehrere Liter beläuft, ist während der Röntgenuntersuchung des Duodenums praktisch nie etwas zu bemerken, wohl aber von den engen Lagebeziehungen (Abb. 5.**13** u. 5.**14**). *Hypotonien* und *Atonien* werden am Bulbus sowohl im Zusammenhang mit ähnlichen Reaktionen am Magen als auch als selbständige Zustände beobachtet.

Der sog. *Megabulbus,* bei dem sich das Lumen der Pars superior bis auf Faustgröße erweitern kann, stellt wohl mehr eine Anomalie dar, jedenfalls sind derartige Erweiterungen allein durch Atonien kaum zu erklären. Die in solchen Situationen nach Lagewechsel in aufrechter Stellung oft nachweisbare Kuppelblase (SCHOEN 1953) hat keine pathologische Bedeutung.

Atonien des gesamten Duodenalverlaufs finden sich vorwiegend bei Gallen- und Pankreaserkrankungen.

Dilatationen des absteigenden Duodenums sowie des unteren Duodenalknies sind viel häufiger Ausdruck einer rein funktionellen Hypotonie als ein Hinweis auf die sog. chronische aortomesenteriale Duodenalkompression.

Abb. 5.**5.   Funktionelle Sphinkter-
zonen am Duodenum**
P   = Pylorus
BD Bulboduodenaler Sphinkter
MD Medioduodenaler Sphinkter
O   Ochsnerscher Sphinkter

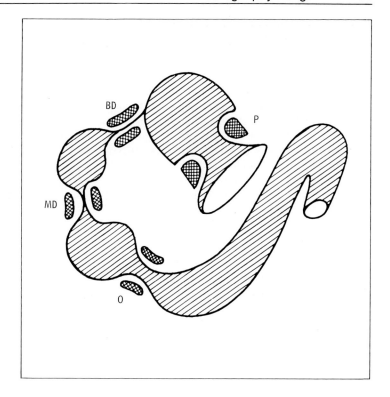

Abb. 5.**6.   Choledochusimpression am Bulbus
duodeni**
Rinnenförmige Impression der Bulbusmitte durch den dorsal gelegenen Ductus choledochus. Darstellung im I. schrägen Durchmesser. Normalbefund. – 12jähriges Kind.

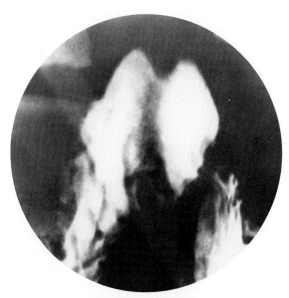
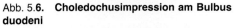

Abb. 5.**7.   Gallenblasenimpression am Bulbus duodeni**
Flachbogige Impression des Bulbus durch die anliegende Gallenblase. Füllung nach oraler Cholezystographie. Normalbefund. – 14jähriges Kind.

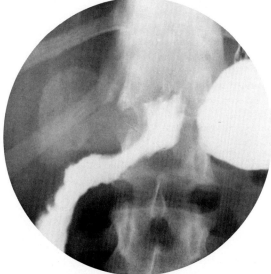

Untersuchungstechnik

Bei der Untersuchung des Duodenums ist das Verhalten der Magenperistaltik für das technische Vorgehen ausschlaggebend. Bei hypermotilen Mägen, die ihren Kontrastbrei gleich zu Anfang durch einen offenstehenden Pylorus entleeren, muß diese günstige Phase möglichst frühzeitig ausgenutzt werden, um der Gefahr einer später einsetzenden Magenatonie oder -sekretion möglichst frühzeitig zu begegnen. Bei langsam arbeitenden Mägen kann man dagegen abwarten. Wohl bei keinem anderen Abschnitt des Magen-Darm-Traktes ist der Erfolg der Untersuchung so weitgehend abhängig von einer geschickten Kombination von Durchleuchtung, Aufnahme und Palpation wie am Bulbus duodeni. Die manuelle Expression ist geradezu „ein unentbehrliches Hilfsmittel für die Erzielung einer brauchbaren Bulbusfüllung" (H. H. BERG 1926). Man bedient sich hierbei verschiedener Methoden. Entweder versucht man, am aufrecht stehenden Patienten im ersten schrägen Durchmesser durch streichende bzw. knetende Massage des Antrums den Kontrastbrei in den Bulbus hinüberzudrücken, oder man drückt, wie es BERG vorgeschlagen hat, die geschlossene Faust gegen den unteren Magenpol und öffnet sie langsam unter Beibehaltung eines gleichmäßigen Druckes. Die Fingerspitzen rollen dabei pyloruswärts ab. Zuweilen hilft eine länger dauernde Kompression der Angulusgegend im II. schrägen Durchmesser mit dem Tubus oder eine leichte Stoßpalpation mit den Fingerspitzen, um die Peristaltik anzuregen. Führen auch diese Maßnahmen nicht zum Ziel, dreht man den Kranken bei horizontal gestelltem Untersuchungsgerät in die rechte bzw. halbrechte Seitenlage, wie es besonders von ÅKERLUND (1921) und CHAOUL (1923) empfohlen wurde. Diese Lage hat den Vorteil, daß sich das Kontrastmittel im Antrum sammelt und der Übertritt von Luft in das Duodenum blockiert wird. Man sieht dann den Magen zwar in einer gewissen Verkürzung, den Bulbus jedoch filmparallel. Wir nennen diese Position den „umgekehrten ersten schrägen Durchmesser".

Ist daraufhin eine gleichmäßige Bulbusfüllung zustandegekommen, so kann man in dieser Position Aufnahmen am liegenden Patienten anfertigen bzw. den Patienten aufrichten und das Duodenum noch einmal im Stehen unter fließender Rotation zwischen dem ersten und zweiten schrägen Durchmesser pendelnd (Abb. 5.**10** u. 5.**11**) tangential ableuchten (BERG 1925). Es lassen sich dabei unter Kompression im ersten schrägen Durchmesser das Reliefbild des Bulbus und im zweiten schrägen Durchmesser dessen Vorder- und Hinterwand studieren.

Man wird bei der Herstellung von gezielten Auf-

nahmen natürlich bestrebt sein, durch Drehung des Patienten in verschiedene Positionen den Bulbus einmal aus dem Schatten der Wirbelsäule, das andere Mal aus der Flexura duodenojejunalis herauszuprojizieren, um nicht durch störende Überlagerungen Einzelheiten des Reliefbildes zu beeinträchtigen.

Der Nachweis von Wandveränderungen ist an einem so kleinen Organ wie dem Duodenum an sich zwar leichter als am Magen, doch ist ihre bildmäßige Darstellung infolge der verhältnismäßig viel stärkeren peristaltischen Deformierbarkeit schwerer und meist nur mit Hilfe gezielter Aufnahmen möglich. Entzündliche Prozesse der Bulbusinnenwand und deren Folgezustände sind charakterisiert durch Faltenwulstungen, Wanddefekte und Deformitäten. Reliefveränderungen lassen sich gut im ersten schrägen Durchmesser erkennen, weil man in dieser Position die besten Bedingungen für eine dosierte Kompression hat. Vorder- und Hinterwand des Bulbus liegen mehr oder weniger parallel zum Leuchtschirm. Sobald eine Bulbusfüllung zustandegekommen ist, wird durch zarten, tastenden Druck des Kompressionstubus allmählich immer stärker komprimiert, bis Vorder- und Hinterwandfalten sich eben berühren. Das Kontrastmittel bleibt dann praktisch nur noch in den Faltentälern liegen, während der durch die Kompression verdrängte Brei sich über das obere Duodenalknie entleert.

Im Säuglingsalter untersucht man den Bulbus duodeni und das übrige Duodenum von vornherein am besten in rechter horizontaler Seitenlage, weil der oberste Duodenalabschnitt direkt dorsalwärts verläuft und sich nur in dieser Position in ganzer Ausdehnung filmparallel darstellt. Der Bulbus entleert sich bei Neugeborenen und Säuglingen zusammen mit dem übrigen Duodenum relativ schnell.

Beim Klein- und Schulkind ist die Darstellung des Bulbus im normalen ersten schrägen Durchmesser wegen der durch die Kompression hervorgerufenen Irritation oft schwierig. Wir bedienen uns daher vorzugsweise der Untersuchung in halbschräger rechter Bauch-Seiten-Lage (umgekehrter erster schräger Durchmesser). Die hierbei auftretende Autokompression reicht in den meisten Fällen für eine befriedigende Darstellung der Schleimhaut aus. Ist dies nicht der Fall, so kann man durch Unterpolstern mit einem flachen Zellstoff- oder Holzwollkissen den Druck beliebig verstärken.

Während bei der Durchleuchtung des Bulbus die flache bzw. halbrechte Rückenlage meist absichtlich vermieden wird, ist diese Position zur Untersuchung des absteigenden Duodenums oft von

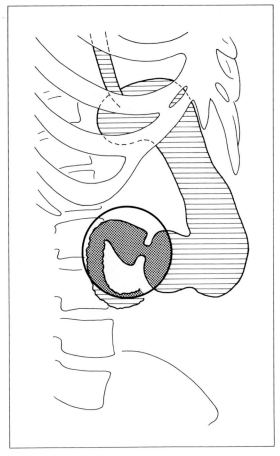 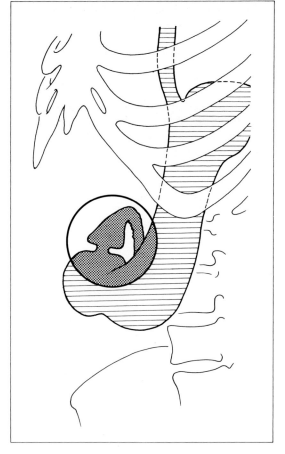

Abb. 5.8. Bulbus duodeni (rechte vordere Schrägstellung)
Projektion des Bulbus duodeni nach Drehung des Patienten in den I. schrägen Durchmesser (Fechterstellung, rechte Schulter vorne).

Abb. 5.9. Bulbus duodeni (linke vordere Schrägstellung)
Projektion des Bulbus duodeni nach Drehung des Patienten in den II. schrägen Durchmesser (Boxerstellung, linke Schulter vorne).

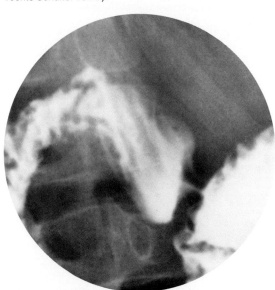 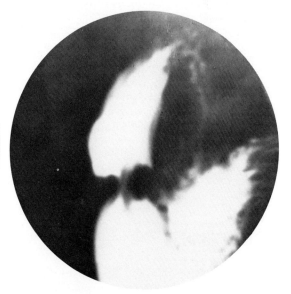

Abb. 5.10. Normaler Bulbus duodeni im I. schrägen Durchmesser
In dieser Position ist eine gute Kompression und Schleimhautdarstellung möglich. – 8jähriges Kind.

Abb. 5.11. Normaler Bulbus duodeni im II. schrägen Durchmesser
Geeignete Position zur Beurteilung der Vorder- und Hinterwand.

großem Vorteil. Infolge der dorsalen Lage dieses Duodenalabschnittes bleibt das Kontrastmittel bei der Untersuchung hier oft viel länger liegen als bei der Untersuchung im Stehen. Es können daher Einzelheiten des Reliefbildes, insbesondere der Papillenregion, genauer studiert werden. Ist trotzdem die Füllung noch zu flüchtig, so kann man in halbrechter Seitenlage durch Abklemmen der Pars inferior duodeni unter gleichzeitiger Expression von Kontrastbrei in den Bulbus eine Überfüllung des Duodenums erzielen, was besonders für die Darstellung von Divertikeln zu empfehlen ist.

Mitunter erscheint bei gesunden Kindern die Pars descendens duodeni durch das relativ große Pankreas ausgeweitet, so daß sich das Bild einer umgekehrten Drei ergibt.

In einem langen Duodenum können sich auch klinisch bedeutungslose Knicke und Schleifen ausbilden.

Hypotone Duodenographie

Die Röntgendiagnostik des Duodenums ist durch die Anwendung der hypotonen Duodenographie bereichert worden. Es handelt sich hierbei um eine Kombination der Pharmakoradiographie und der Doppelkontrastmethode. Neben einer positiven Bewertung (BÖTTGER u. Mitarb. 1972, GERHARDT 1975, NOVAK 1973, 1975) finden sich auch Stimmen, die den Wert des Verfahrens relativieren (SWART 1975, KAUDE 1978).

Auf die Vorteile einer kombinierten Kontrastbrei-Luft-Untersuchung des Duodenums mit Hilfe einer Duodenalsonde hatten PIBRAM u. KLEIBER bereits 1927 hingewiesen. LIOTTA 1955 verbesserte das Verfahren durch die zusätzliche Gabe von Spasmolytika. Er kombinierte die allgemein sedierende Wirkung des Skopolamins mit der eines durch die Duodenalsonde applizierten Oberflächenanästhetikums, nämlich des Xylocains.

Wir selbst haben das Verfahren vereinfacht, verzichten auf die Anwendung einer Duodenalsonde und beschränken uns lediglich auf die Applikation von Buscopan (je nach Körpergewicht etwa 40–50 mg, bei Kindern etwa 1 mg/kg Körpergewicht i. v.). Diese zusätzliche Untersuchung wird im Anschluß an das übliche Studium des Duodenums bei zurückgeneigtem Gerät (etwa 45 Grad) durchgeführt. Nach der Kontrastmittelgabe kann während einer vorübergehenden linken horizontalen Seitenlage meist genügend Luft aus dem Magen in das Duodenum geleitet werden, sonst muß man zusätzlich Brausepulver verabreichen. Die Buscopangabe bewirkt eine akute Tonussenkung im ganzen Magen-Darm-Trakt, die etwa 3–5 Minuten anhält und die Anfertigung aller erforderlichen Aufnahmen ermöglicht.

GERHARDT (1975) fand bei fast allen seinen Untersuchungen eine bessere Beurteilbarkeit des Duodenums, besonders der Pars descendens, die sich auf ca. 4 cm dilatiert. Während der hypotonen Phase wird der Bulbus duodeni durch die Gallenblase, die Pars descendens durch die rechte Niere und die Pars inferior durch die A. mesenterica superior imprimiert.

Indiziert ist dieses Verfahren vor allem zur Abklärung von Wandveränderungen in der Papillenregion, falls sie im Reliefbild nur unzureichend zur Darstellung kommen. Als besonders ergiebig hat sich die Methode bei Pankreaserkrankungen erwiesen, nämlich bei chronischer Pankreatitis, Zysten, bei Pankreaskarzinomen sowie Gallenblasenvergrößerung.

Im Bulbusbereich ist die *Doppelkontrastmethode* allein – also ohne die Verwendung von Pharmaka – hilfreich und häufig ergiebig. Mit ihr lassen sich oberflächliche Schleimhautläsionen oder kleine Tumoren der Bulbushinterwand überzeugend darstellen (Abb. 5.**13**). Die Luftfüllung des Bulbus gelingt meist leicht, wenn man durch Lagemanöver (linke horizontale Seitenlage) die Magenluft in den Bulbus duodeni dirigiert.

Das Duodenum ist auch endoskopisch sehr gut zugänglich und beurteilbar. Mit dieser Methode lassen sich Erosionen und Geschwüre, Polypen, Divertikel und Karzinome nachweisen und bildlich festhalten sowie im Einzelfall auch Gewebsproben entnehmen. Die endoskopische Untersuchung stellt heute eine wesentliche Komplettierung der klinischen Befunde sowie eine Bestätigung, aber auch eine Korrektur röntgenologischer Untersuchungsergebnisse dar (BECK u. Mitarb. 1973, IVAMURA u. SAITOH 1974).

Anomalien

Neben der Speiseröhre und der Rekto-Analgegend gilt das Duodenum als derjenige Darmabschnitt, in dem sich Fehlbildungen bevorzugt lokalisieren. Ihre Diagnostik ist besonders dringlich und verantwortungsvoll, weil in schweren Fällen nur die rechtzeitige Erkennung und Behandlung das Leben zu retten vermögen. Die Operationschancen dieser Kinder (meist Frühgeborene) werden dadurch beeinträchtigt, daß gleichzeitig oft noch andere schwerwiegende Anomalien vorliegen, wie beispielsweise Mongolismus, Herzfehler, Spaltbildungen im Bereich der Mundhöhle und

Abb. 5.12. Hypotone Duodenographie

Nach intravenöser Applikation von Buscopan wird über eine gut liegende Duodenalsonde mit Hilfe einer Spritze Kontrastmittel eingebracht und Luft in das atonische Duodenum eingeblasen. Heute verzichten wir auf den Gebrauch der Sonde. Durch entsprechende Lagerungsmanöver dirigieren wir das Kontrastmittel und die im Magen befindliche Luft in das Duodenum.

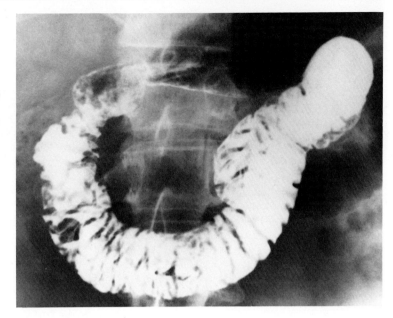

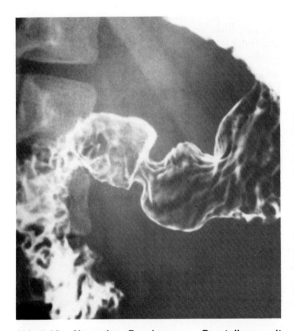

Abb. 5.13. Normales Duodenum – Darstellung mit Doppelkontrast

6jähriges Kind. – Nach Übertritt des ersten Breischubs wird durch Lagerungsmanöver (linke horizontale Seitenlage) soviel Magenluft in das Duodenum dirigiert, daß ein Doppelkontrast zustandekommt.

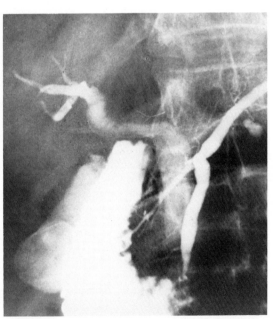

Abb. 5.14. Endoskopische retrograde Cholangio-Pankreatikographie (ERCP)

Es wurden sowohl die extrahepatischen Gallenwege als auch die Ausführungsgänge des Pankreas (Ductus pancreaticus und Ductus accessorius Santorini) mit einem wasserlöslichen Kontrastmittel dargestellt. Beim Zurückziehen der Sonde fließt etwas Kontrastmittel in das Duodenum ab.

der Wirbelsäule, Ösophagusmißbildungen u. a. (BODIAN u. Mitarb. 1952, FONKALSRUD 1969, BACHMANN 1980).

Die Ansichten über die Entstehungsmechanismen von Duodenalanomalien sind nicht einheitlich. Gegenwärtig wird der Theorie einer Störung der Rekanalisation der Vorrang eingeräumt gegenüber der Ansicht, daß intrauterine Gefäßschädigungen eine auslösende Rolle spielen. Demnach dürfte die Fehlentwicklung ähnlich wie bei den Ösophagusmißbildungen ablaufen: Nach der 5. Embryonalwoche obliteriert infolge einer üppigen Epithelproliferation vorübergehend das Lumen der primitiven Darmanlage (TANDLER 1902, BREMER 1944 u. 1957). Kurze Zeit später wird dann durch eine fortschreitende Vakuolisierung des soliden Zellstranges der Darm rasch rekanalisiert. Bei einer Störung dieses Ablaufes entwickeln sich Atresien, Stenosen, Divertikel und Duplikaturen. Weil dieselbe Noxe gleichzeitig an mehreren Stellen wirksam sein kann, bilden sich gelegentlich an verschiedenen Abschnitten des Verdauungstraktes korrespondierende Anomalien. Wegen der großen Zahl assoziierter Mißbildungen liegt auch der Gedanke an einen allgemeinen Insult während der frühen Fetalzeit sehr nahe. Diese Ansicht wird durch frühere Beobachtungen der Hamburger Kinderklinik gestützt. Als Folge der Einwirkungen einer chemischen Noxe (Thalidomid) während der ersten Schwangerschaftsmonate konnten neben den bekannten Extremitätenmißbildungen auch gehäuft Duodenalatresien und -stenosen registriert werden.

Die angeborenen Obstruktionen im Duodenum bilden *komplette* oder *inkomplette* Passagehindernisse. Sie lassen sich in *Atresien* und *Stenosen* unterteilen, die entweder auf *inneren*, im Darm lokalisierten Lumenveränderungen oder auf Einengungen von *außen* beruhen. Aber auch *kombinierte Formen* kommen vor (LYNN 1979).

Atresien werden wegen der dramatischen Symptomatologie meist früh entdeckt. Dagegen verursachen Stenosen je nach dem Grad der Obstruktion gelegentlich nur intermittierend oder gar selten Erbrechen, so daß sie manchmal lange Zeit unerkannt bleiben bzw. erst im Erwachsenenalter diagnostiziert werden (GROSS u. Mitarb. 1957, KEMP u. HARPER 1967, KLEINSCHMIDT u. Mitarb. 1973, DAUM 1975).

Einteilung der Duodenalverschlüsse

A. *Atresien*
   durch Membran (häufig),
   durch Unterbrechung der Kontinuität (selten)

B. *Stenosen*
   a) innere Formen:
      durch perforierte Membran, enges Segment, ringförmige Enge, intramurale Divertikel
   b) äußere Formen:
      1. *bei Lageanomalien:*
         durch Malrotation mit Bridenbildung, durch Volvulus
      2. *ohne Lageanomalien:*
         durch verstärktes Treitzsches Band, atypische Gefäße,
         Tumoren und Duplikaturen,
         Aorto-mesent. Duodenalkompression,
         Pancreas anulare
      3. *kombinierte Formen*

Duodenalatresie

Die Häufigkeit wird sehr unterschiedlich mit 1 : 9000 bis 1 : 40 000 angegeben. Anatomisch liegen der Mißbildung entweder eine membranöse Scheidewand, ein solider fibröser Strang zwischen zwei blind endenden Anteilen oder zwei isolierte Blindsäcke ohne Verbindung zugrunde (Abb. 5.15–5.17). Es besteht ein gewaltiger Unterschied des Darmlumens oberhalb und unterhalb der Obstruktion. Oft sind auch Magen und Magenausgang so stark erweitert, daß der klaffende Pylorus während der Operation nicht lokalisiert werden kann (HECKER 1962).

Atresien sind am häufigsten im absteigenden Duodenum oberhalb oder unterhalb der Papille zu finden. Sie können aber auch an jeder beliebigen Stelle zwischen Pylorus und Flexura duodenojejunalis lokalisiert sein. Bei einer Analyse von 113 inneren Obstruktionen zeigten sich 70 Verschlüsse in der Nähe der Papille, 9 an der Flexur und 16 im übrigen Duodenum.

Erbrechen tritt während des ersten Lebenstages, manchmal sogar schon vor dem ersten Trinkversuch auf. Die gelbliche Färbung des Erbrochenen weist auf eine Gallebeimengung und damit auf den infrapapillär gelegenen Verschluß hin. Der Oberbauch ist meist aufgetrieben, der Mittel- und Unterbauch eingefallen, weil die übliche Luftfüllung des Dünn- und Dickdarmes fehlt. Ein Hydramnion gilt als wichtiger Hinweis für die Existenz eines kompletten Verschlusses im Duodenum (REHBEIN u. BOIX-OCHOA 1963).

Röntgenuntersuchung

Die Diagnose läßt sich aufgrund von *Übersichtsaufnahmen* des Abdomens und der Thoraxorgane (Aspirationspneumonie) in aufrechter Position meist stellen. Luft und Flüssigkeit sammeln sich sowohl im Magen als auch im erweiterten Duodenum an. In typischen Fällen findet man im Oberbauch *zwei Luftblasen mit Spiegelbildung,* von denen die größere obere dem Magen, die etwas mehr rechts der Mittellinie gelegene kleine-

Abb. 5.15. Duodenalatresie
Schematische Darstellung eines Membranverschlusses im absteigenden Duodenum mit einer enormen Erweiterung und klaffendem Pylorus. Solche Obstruktionen liegen meist in der Nähe der Papilla Vateri. Das Duodenum setzt sich distal der Atresie dünnkalibrig fort.

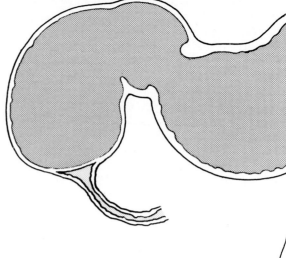

Abb. 5.16. Duodenalatresie
Schematische Darstellung einer Atresieform, bei der zwar die Kontinuität des Darmes erhalten ist, das Lumen aber über eine größere Strecke hin fehlt. Zwischen beiden unterschiedlichen Lumina findet sich lediglich ein solider Gewebsstrang oder ein dünnes fibröses Band.

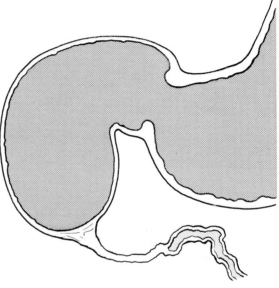

Abb. 5.17. Duodenalatresie
Schematische Darstellung eines Atresietyps mit Unterbrechung der Kontinuität des Darmes. Das distale Segment ist kollabiert, bzw. dünnkalibrig und dünnwandig.

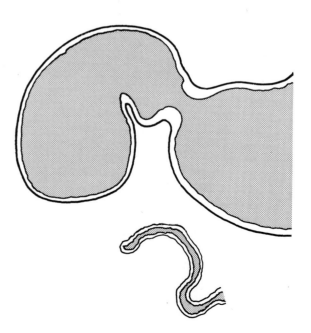

re dem Duodenum angehört (Abb. 5.**18**–5.**20**). Bei einer Atresie an der Flexura duodenojejunalis werden die Luftansammlung und die Spiegelbildung im Duodenum (ein oder zwei Spiegel) auffallend groß und breit und erstrecken sich von der rechten bis zur linken Bauchwand hin.

Die Luftfüllung des Magens und des Duodenums hängt davon ab, ob das Neugeborene lebenskräftig ist und somit auch während des Schreiens ausreichend Luft schlucken kann, ob es gefüttert worden ist, ob es erbrochen hat oder die Untersuchung unmittelbar nach einer Brechattacke durchgeführt wurde. Auch bleibt bei Ernährung durch eine intravenöse Tropfinfusion die Luftmenge im Verdauungstrakt allgemein gering.

Distal einer kompletten Obstruktion findet man keine Luft. ASTLEY 1969 konnte allerdings in Einzelfällen beobachten, daß etwas Luft distal einer Obstruktion eine Atresie nicht zuverlässig ausschließt, falls bei Y-förmiger Endung des Ductus choledochus im Atresiebereich ein Arm oberhalb und ein Arm unterhalb des Verschlusses einmündet. Dann kann über diese Bifurkation Luft in den Dünndarm eindringen.

Multiple Atresien (GLOVER u. Mitarb. 1942) bereiten der Röntgendiagnostik oft unüberwindliche Schwierigkeiten, weil nur jeweils die proximale Obstruktion erkannt werden kann. Selbst intraoperativ werden multiple Mißbildungen leicht übersehen (KAUTZ u. Mitarb. 1945).

Die Nativdiagnostik bleibt unsicher, falls der obere Magen-Darm-Trakt zu wenig Luft enthält. Auch kann die atretische Duodenalportion vollständig mit Flüssigkeit gefüllt sein, so daß nur die Magenblase sichtbar wird. In solchen Fällen muß man durch eine dünne Sonde den reichlich vorhandenen Magensaft absaugen und durch Luft ersetzen. Lagemanöver (linke horizontale Seitenlage) erleichtern erheblich den Austausch von Luft und Flüssigkeit im Duodenum.

Die Übersichtsaufnahme ermöglicht ferner die Diagnose eines Pneumoperitoneums, das gelegentlich bei Duodenalatresie nach einer Perforation aufgrund vorhandener Erosionen des Magens und des Duodenums gefunden wird. Solch eine Perforationsöffnung läßt den Magen und das Duodenum kollabieren, so daß dann pathognomonische Röntgensymptome vermißt werden. Natürlich verändern sich auch die typischen röntgenologischen Kriterien, wenn gleichzeitig eine Malrotation vorliegt.

Eine orale Kontrastmittelgabe liefert keine zusätzlichen Informationen und ist wegen der damit verbundenen Belastung und Gefährdung durch Aspiration nicht sinnvoll, ja kontraindiziert.

Dagegen ist ein Kontrasteinlauf für die Beurteilung der Gesamtsituation wünschenswert. Damit läßt sich die Zökumposition klären und in etwa

20% eine bestehende Drehstörung mit Bridenbildung oder gar ein Volvulus als Ursache des Duodenalverschlusses erkennen (KLEINSCHMIDT u. Mitarb. 1973, REHBEIN 1976).

Duodenalstenosen

Sie bieten ein klinisch und morphologisch sehr variables Bild und lassen sich entsprechend der anatomischen Grundsituation in innere, äußere und kombinierte Formen unterteilen. Erbrechen und Dystrophie gelten zwar als Leitsymptome, aber die klinischen Hinweise auf eine partielle Obstruktion sind unterschiedlich stark ausgeprägt und oft nur periodisch vorhanden. Einerseits kann manchmal schon während der ersten Lebenstage, ähnlich einer Atresie, unstillbares Erbrechen auftreten. Andererseits sind symptomarme oder gar symptomfreie Perioden mit einer ausreichenden Gewichtszunahme als Grund dafür anzusehen, daß die Diagnose gelegentlich im späten Säuglingsalter, bei Kleinkindern oder gar erst bei Erwachsenen gestellt wird. Sobald sich der prästenotische Duodenalanteil ausgeweitet hat, übernimmt er eine ähnliche Speicherfunktion wie der Magen, so daß die Brechneigung nachläßt. Eine Sonderform der Duodenalstenosen, die sich im Gefolge einer Bestrahlung der Nierenregion wegen eines Malignoms entwickelt, ist zu erwägen (WEBBE 1978).

Innere Duodenalstenosen weisen ein unterschiedliches anatomisches Substrat auf. Die Stenose kann in Form eines *tubulären engen Segmentes* ausgebildet sein. Sobald die Duodenalwand infolge einer Entwicklungsstörung an umschriebener Stelle nicht mehr dehnbar ist, entsteht eine *ringförmige Enge*, die noch durch eine aufgeworfene und verdickte Schleimhautfalte verstärkt werden kann. Gelegentlich findet sich auch ein *fibröser* oder mehr *knorpeliger Ring*, der einen Teil der Darmwand selbst darstellt. Weil eine derartige Enge nicht mitwächst, nimmt die Stenosewirkung allmählich zu (Abb. 5.**21**–5.**23**).

Die Duodenalstenose kann schließlich in Form einer *diaphragmaähnlichen Membran* mit zentraler oder exzentrischer Öffnung, ja mit mehreren Öffnungen ausgebildet sein (MÜLLER 1978).

Das anatomische Substrat innerer partieller Verschlüsse läßt sich jedoch nur während der Operation, oft erst nach der Eröffnung des Darmlumens nachweisen. Dem Radiologen bleibt lediglich die Aufgabe vorbehalten, eine Obstruktion exakt zu lokalisieren sowie deren Ausprägung und Auswirkung abzuschätzen.

Äußere Duodenalstenosen lokalisieren sich meist in das distale Duodenum oder in die Nähe der Flexur. Sie sind etwas häufiger als innere Obstruktionen und weisen eine variable anatomische

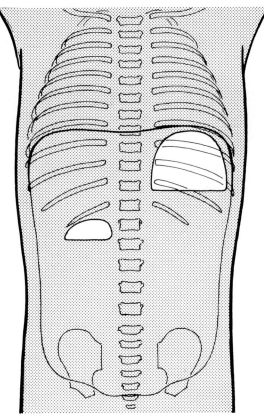

5.18

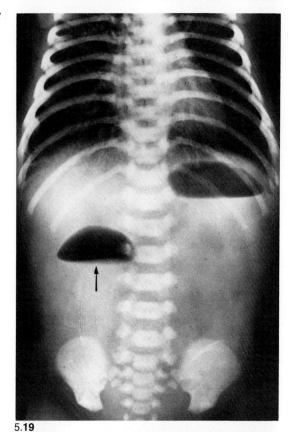

5.19

Abb. 5.18. Duodenalatresie
Schematische Darstellung einer Röntgen-Übersichtsauf-
nahme in aufrechter Position. Charakteristisch sind zwei
Luftblasen mit Flüssigkeitsspiegel. Die größere Luftblase
innerhalb des linken Oberbauches entspricht dem Magen,
die kleinere Luftblase rechts der Wirbelsäule dem erweiterten Duodenum.

Abb. 5.19. Duodenalatresie
Aufnahme in aufrechter Position. Das Röntgenbild entspricht dem Schema Abb. 5.18. Luftgefüllter Magen mit
Sekretspiegel. Eine zweite Luftblase (Pfeil) mit Flüssigkeitsspiegel im dilatierten Duodenum. Der übrige Darmtrakt ist luftleer. – Neugeborenes mit unstillbarem galligem
Erbrechen.

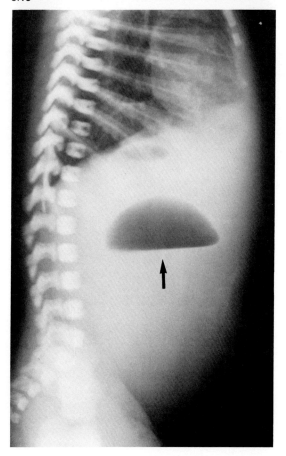

Abb. 5.20. Duodenalatresie
Seitenaufnahme zu Abb. 5.19. Die untere große Luftblase
(Pfeil) entspricht dem stark erweiterten Duodenum, während die Luft aus dem Magen (obere kleine Luftblase) fast
entwichen ist.

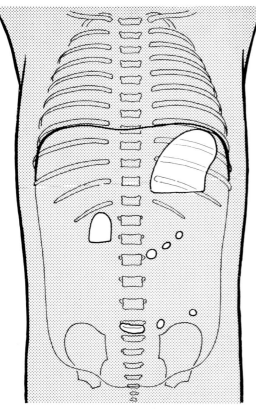

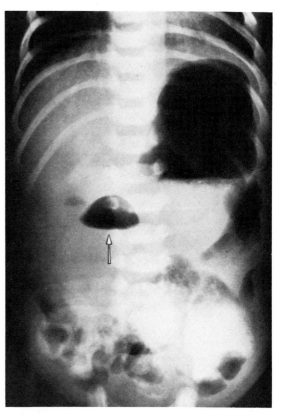

Abb. 5.21. Duodenalstenose
Schematische Darstellung einer typischen Röntgen-Über-
sichtsaufnahme. Nur bei hochgradiger Stenose ist auch
die Luftpassage behindert und das Duodenum prästenotisch dilatiert. Der Dünndarm erscheint luftarm.

Abb. 5.22. Angeborene innere Duodenalstenose
Das Röntgenbild entspricht dem Schema Abb. 5.21. –
Aufnahme in aufrechter Position. Große Luftblase im Magen, kleinere Luftblase im Duodenum (Pfeil). Dünndarm
und Dickdarm enthalten sehr wenig Luft.– 5 Tage altes
Neugeborenes. Sektion: innere Duodenalstenose mit nur
stricknadeldickem Lumen.

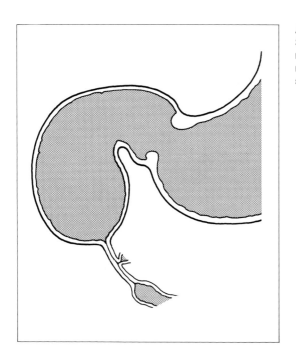

Abb. 5.23. Innere Duodenalstenose
Schematische Darstellung einer inneren tubulären Duodenalstenose der Pars descendens. Der Ductus choledochus
mündet innerhalb der verengten Portion. Erhebliche Prästenotische Dilatation, klaffender Pylorus.

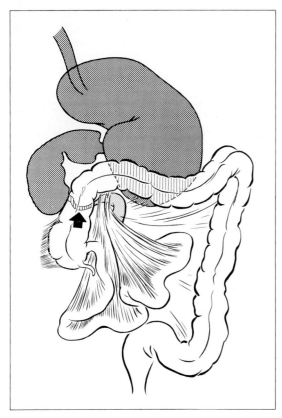

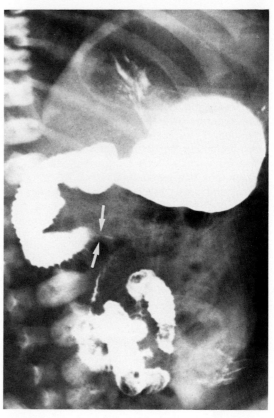

Abb. 5.24. Angeborene äußere Duodenalstenose bei Malrotation
Schematische Darstellung. Anheftung des unvollständig gewanderten und inkomplett deszendierten Zökumpoles nahe der Mesenterialwurzel durch dicke Briden, die die Pars inferior duodeni komprimieren. Erhebliche prästenotische Dilatation.

Abb. 5.25. Angeborene äußere Duodenalstenose bei Malrotation
Klaffender weiter Pylorus. Prästenotisch dilatiertes Duodenum infolge einer Einengung durch Briden (Pfeile). Spärlich gefüllter oberer Dünndarm. Der Operationsbefund entsprach dem Schema Abb. 5.24. – 8 Tage altes Neugeborenes, galliges Erbrechen seit der Geburt.

Abb. 5.26. Angeborene kombinierte Duodenalstenose
Etwas weiter Magen mit hochliegendem Pylorus (× ×). Unteres Duodenalknie prästenotisch erweitert. Hochgradige Enge in Nähe der Flexura duodenojejunalis (Pfeile). Operation: Duodenalkompression durch Briden (*äußere* Stenose). Außerdem fand sich eine *innere* Stenose. – 5 Tage altes Neugeborenes mit Erbrechen.

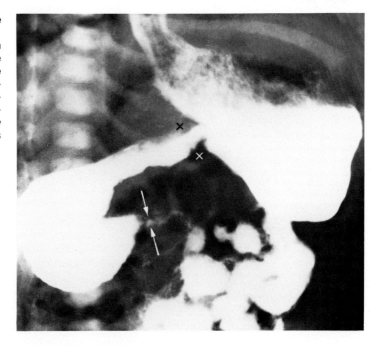

Grundsituation auf. Milde Formen werden oft nur zufällig vom Pathologen entdeckt. Auch die Kombination innerer und äußerer Obstruktionen ist nicht ungewöhnlich, sie soll nach ASTLEY (1956) etwa 10–16% betragen.

Bei der Entstehung äußerer Verschlüsse spielt die *Malrotation* die wichtigste Rolle. Sie läßt sich an einer abnormen Kürze der Duodenalschleife mit atypischer Position der Flexur (zu weit kaudal, meist rechts der Wirbelsäule) und an einer atypischen Lage der oberen Dünndarmschlingen im rechten Oberbauch erkennen. Hinzu kommen ein medial und hoch gelegener Zökumpol oder ein medial oder gar links der Wirbelsäule liegendes Colon ascendens. In solchen Fällen haben das Zökum und das Colon ascendens während der fetalen Darmdrehung ihre normale Lage nicht erreicht und sind an atypischen Stellen adhärent geworden. Diese Anheftung erfolgt durch derbe strangulierende *Briden*, die zum Mesenterialstiel ziehen und durch eine Kompression eine Duodenalstenose produzieren (Abb. 5.**24**–5.**29**).

Auch bei einer *Nonrotation* und der damit verbundenen unvollständigen Fixation des Duodenums kommt es zu einer Stenosierung, falls periduodenale Briden das Darmlumen von außen her einengen (Abb. 5.**30** u. 5.**31**).

Alle Grade und Formen dieser Drehstörung können einen *Volvulus* begünstigen und einen Verschluß einleiten, weil die fehlerhafte mesenteriale Fixation zur Torsion disponiert (MAY 1974, SWISCHUK 1979).

Intermittierende Formen der Duodenalstenose bereiten besondere diagnostische Schwierigkeiten, ganz gleich, ob es sich dabei um eine Membran mit kleiner Öffnung, eine Strangulation des Duodenums durch Briden oder um einen lockeren Volvulus handelt. Zur Klärung sind Untersuchungen während der Brechattacken erforderlich, weil nur dann die Obstruktion röntgenologisch sichtbar wird.

Auch ohne die Existenz einer Lageanomalie mit Bridenbildung oder einer echten Stenose kann das Duodenallumen umschrieben verengt sein. Hierzu gehören Beobachtungen, daß gelegentlich ein besonders straffes Treitzsches Band eine Stenose an der Flexura duodenojejunalis verursacht. Alle diese Anomalien, die sich klinisch durch Erbrechen und eine mangelhafte Gewichtszunahme bemerkbar machen können, bedürfen einer sorgfältigen röntgenologischen Untersuchung (HOLTHUSEN 1972, HÖRMANN u. HIMMEL 1976, STAUFFER u. IRVING 1977, AUBRESPY u. Mitarb. 1978).

An atypischen Gefäßen mit Auswirkungen auf das Duodenallumen und die freie Passage sind Venenringe, besonders aber die auf einer Entwicklungsstörung beruhende *präduodenal gelege-*

ne Pfortader zu nennen (BRAUN u. CUENDET 1971, WELTE u. GHARIB 1972, GRIPENBERG u. STENSTRÖM 1978). Sie imprimiert das Duodenum von vorn und bereitet bei operativen Eingriffen in dieser Region erhebliche technische Schwierigkeiten (REHBEIN 1976).

Die Auswirkung einer präduodenal gelegenen Pfortader auf das Duodenum im Sinne einer Passagebehinderung ist zwar immer wieder herausgestellt, aber auch bezweifelt worden. ESSCHER (pers. Mitt. 1980) wies darauf hin, daß ein so dünnwandiges Gefäß mit niedrigem Innendruck wohl kaum eine nennenswerte Kompression des Darmlumens verursachen könne. Vielmehr sei im Einzelfall auch nach anderen inneren und äußeren Stenosen zu fahnden (Membranstenose, Pancreas anulare, Malrotation mit Bridenbildung).

Duplikaturen

Ihre Entwicklung verläuft im Duodenalbereich in gleicher Weise wie in anderen Abschnitten des Magen-Darm-Traktes. Es handelt sich um relativ seltene, extramuköse bzw. intramural gelegene Anomalien, die gewöhnlich an der mesenterialen Seite liegen und nur ausnahmsweise eine Verbindung mit dem Darmlumen aufweisen (GROSS 1953, AVNI u. Mitarb. 1980). Ohne diese offene Kommunikation entwickeln sie sich zu zystischen oder tubulären Gebilden, die dem Duodenum anliegen und gelegentlich sogar durch eine Zwerchfell-Lücke bis in das mittlere und hintere Mediastinum reichen. Korrelierte Wirbelmißbildungen – wie etwa bei einer Ösophagusduplikatur – fehlen, jedoch kommen zusätzliche Anomalien im Magen-Darm-Trakt und in den Gallenwegen vor. Obwohl die Innenauskleidung einer Duplikatur fast immer an Darmschleimhaut erinnert, entspricht sie nicht unbedingt der des Duodenums. Man findet gelegentlich auch Magenschleimhaut, was bei einer offenen Verbindung zum Darmlumen zur Ulkusbildung und Blutung disponiert.

Meist werden Duplikaturen bis zum Ende des ersten Lebensjahres infolge ihrer Kompressions- und Verdrängungssymptome auffällig und dann auch diagnostiziert (TSCHÄPPELER u. SMITH 1976, BOWDER u. Mitarb. 1978). Man findet einen palpablen Tumor, Erbrechen und gelegentlich Bluterbrechen oder eine Meläna. Das Erbrechen beruht auf der Kompression des Duodenallumens oder des Magenausganges.

Sobald Duplikaturen eine gewisse Größe erreicht haben, erkennt man sie im *Nativbild* als weichteildichte, homogene Tumorschatten mit einer Verlagerung der luftgefüllten Nachbarorgane. Nur bei offener Verbindung mit dem Darmlumen kann auch Luft in den Hohlraum eindringen.

Kontrastmitteluntersuchungen zeigen ein nach oben und lateral verdrängtes Duodenum, das

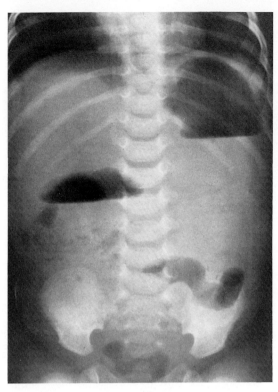

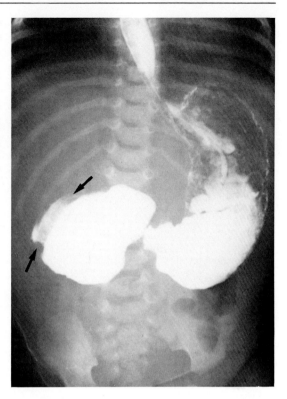

Abb. 5.27.   Angeborene Duodenalstenose bei Malrotation
Aufnahme im Stehen. Große Luftblase im Duodenum mit Flüssigkeitsspiegel. Spärliche Luftfüllung im Dünn- und Dickdarm. Befund weist auf eine erhebliche Stenosierung hin.

Abb. 5.28.   Dasselbe Kind wie in Abb. 5.27. – Kontrastmittelfüllung über eine Sonde. Stark dilatierter Bulbus duodeni mit einer rinnenförmigen Impression am Bulbusausgang (Pfeile). Der Dünndarm füllt sich nur sehr langsam und spärlich.

Abb. 5.29.   Dasselbe Kind wie in Abb. 5.28. – Dickdarmfüllung nach Absaugen des Kontrastmittels aus dem Magen. Fixierte Schleifenbildung an der rechten Flexur, Hochstand des Zökumpols. Bei der Operation fanden sich von hier ausgehende starke Briden, die in Richtung zum Mesenterialansatz zogen und den Bulbusausgang komprimierten.

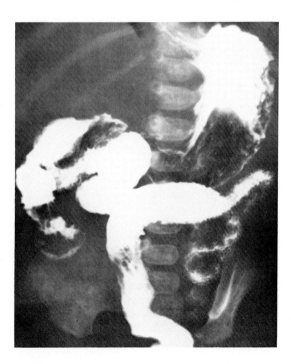

durch den „Tumor" ausgeweitet wird. Damit gelingt also nicht nur eine genauere Lokalisation, sondern vor allem die Darstellung des Kompressionseffektes bzw. der Passagestörung, wofür die Lage der Anomalie entscheidender ist als deren Größe (MENDL u. TANNER 1954). Auch lassen sich kleinere, im Nativbild nicht erkennbare Duplikaturen erst durch ihre Pelottenwirkung auffinden. Die rechte Niere wird gelegentlich nach unten verlagert.

Heute werden zur Diagnostik noch die Sonographie und CT-Untersuchungen herangezogen (FRIED 1977).

Differentialdiagnostisch sind Mesenterialzysten zu erwägen, die sich nie mit Kontrastmittel füllen und deren Wand manchmal Kalkeinlagerungen enthält. Zysten des Omentums liegen anterior zum Darm. Choledochuszysten oder Choledochozelen verursachen intermittierend Gelbsucht und acholische Stühle.

Aortomesenteriale Duodenalkompression

Sie zählt zu den äußeren Formen der Duodenalstenose. Der Gefäßabgang der A. mesenterica superior aus der Aorta erfolgt in einem spitzen Winkel. Er ist allerdings bei normal ausgebildetem intraabdominellem Fettgewebe und regulären Tonusverhältnissen groß genug, um die zwischen beiden arteriellen Gefäßen liegende horizontale Duodenalportion nicht zu beeinträchtigen. Unter bestimmten Voraussetzungen (starkes Untergewicht mit Enteroptose, übermäßiges Längenwachstum um die Pubertät, Magersucht, postoperative Atonie, Kompression durch eine verstärkte Lendenlordose) verkleinert sich dieser Gefäßwinkel derart, daß eine Stenosierung, gelegentlich fast eine Blockade im Duodenum entsteht (MINDELL u. HOLM 1970, SCHMID 1973).

Die akuteren Formen kommen offensichtlich durch eine Überfüllung des Magens zustande und sind seltener. Ihre Symptome können sich bis zum Bild eines hohen Ileus steigern. Häufiger findet sich aber die intermittierende Obstruktion. Die Beschwerden, nämlich Druck- und Völlegefühl nach den Mahlzeiten sowie Brechreiz und Erbrechen, sind besonders im Stehen oder in Rückenlage vorhanden, mildern sich oder verschwinden sogar in Seiten-, in Bauch- oder in Knie-Ellenbogen-Lage (BAY u. STOECKENIUS 1967, HAFTER 1969). Als Komplikation ist die Entwicklung eines Magenulkus zu nennen.

Der röntgenologische Nachweis dieser partiellen intermittierenden Obstruktion gelingt leicht, wenn man die Duodenalpassage in verschiedenen Positionen sorgfältig beobachtet. Sie wird sowohl im Stehen und in Rückenlage als auch in rechter Seitenlage und in Bauchlage studiert. Dabei zeigt sich in aufrechter Position und in Rückenlage eine Passagebehinderung oder fast ein Füllungsabbruch im unteren Duodenum am Orte der Gefäßkreuzung, so daß nur kleinere Portionen passieren können. Innerhalb der erweiterten prästenotischen Duodenalportion besteht eine lebhafte Peristaltik mit Retroperistaltik, wobei das Kontrastmittel häufig in den Magen zurückbefördert wird. In rechter Seitenlage oder in Bauchlage mildert sich der Kompressionseffekt oder verschwindet vollständig (GONDOS 1977).

Pancreas anulare

Eine fehlerhafte Pankreasentwicklung wird klinisch dann bedeutungsvoll, wenn sich Drüsengewebe, oft mit einem eigenen Ausführungsgang, ringförmig um das Duodenum legt, das Lumen einengt und eine äußere Duodenalstenose verursacht. Dabei umgreift ein Teil des Pankreaskopfes das obere Drittel der Pars descendens und komprimiert sie meist von lateral her. Das Pankreasgewebe kann auch in die Duodenalwand selbst eingebettet sein. Gelegentlich wird die Mündung des Ductus choledochus bzw. pancreaticus in diese Mißbildung einbezogen und stenosiert (Ikterus, Pankreatitis). Die Duodenaleinengung ist graduell sehr unterschiedlich, aber für die Symptomatologie ausschlaggebend (Abb. 5.**33**–5.**36**).

Bei Neugeborenen und Säuglingen wird ein Pancreas anulare nur dann vermutet bzw. diagnostiziert, wenn Symptome eines partiellen oder gar eines totalen Duodenalverschlusses vorliegen. Falls die Obstruktion komplett oder fast vollständig ist, findet sich röntgenologisch in der Übersichtsaufnahme eine doppelte Luftblase (Magen und Duodenum) wie bei einer Duodenalatresie oder ein Bild wie bei Pylorusatresie. Mildere Formen produzieren lediglich eine Duodenalstenose (VON EKESPARRE 1957, SAUER 1966, MERRILL u. RAFFENSPERGER 1976).

Bei Erwachsenen findet man ein Pancreas anulare meist bei der Suche nach Erkrankungen des Magens, des Duodenums oder des Pankreas. Hier kommt es nur selten zu gröberen Passagestörungen bzw. zu einer massiveren Einengung mit prästenotischer Dilatation. Der erste Röntgenbefund eines Pancreas anulare stammt von TRUELSEN 1940. Allerdings wurde die Diagnose erst operativ gestellt. Über bereits präoperativ vermutete Fälle konnten HOPE u. GIBBONS (1954), BALDERI (1955), DODD und NAFIS (1956) sowie wir selbst berichten.

Nach einer Sammelstatistik von MOORE (1956), die sich auf 70 bis zum Jahre 1952 veröffentlichte Fälle bezieht, wurde nur selten eine exakte Röntgendiagnose gestellt. Fast durchweg handelte es sich um Erwachsene, von denen nur 19% schon

**Abb. 5.30. Angeborene Duodenal-
stenose bei Nonrotation**
Prall gefüllter, stark erweiterter Bulbus
duodeni mit Stenosierung am Bulbusausgang durch dicke Briden. Spärliche
und verlangsamte Dünndarmfüllung.
Rechtslage des gesamten Dünndarms.
– 5jähriges Kind, gelegentlich Erbrechen.

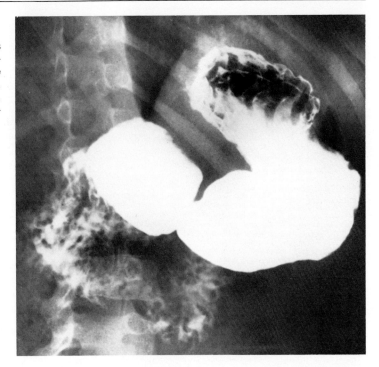

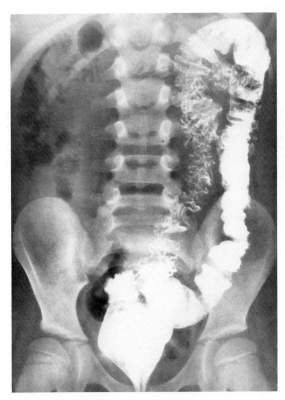

Abb. 5.31. Nonrotation mit Duodenalstenose
Dasselbe Kind wie in Abb. 5.30. – Typische Linkslage des
gesamten Dickdarmes, während luftgefüllte Dünndarmschlingen nur innerhalb der rechten Bauchhälfte zu finden
sind.

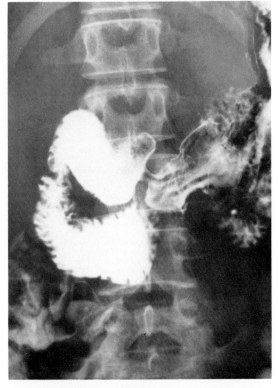

Abb. 5.32. Aortomesenteriale Duodenalkompression
Aufnahme in Rückenlage. Der Kontrastbrei staut sich an
der Gefäßkreuzung und weitet unteres Duodenalknie und
Bulbus beträchtlich auf. Auch in der Bauch- und Seitenlage
erfolgte keine freie Passage. Lebhafte Pendelperistaltik. –
16jähriges Mädchen mit länger bestehenden Brechattak-
ken, Völlegefühl und starker Abmagerung. Ausgeprägter
Beschwerdekomplex und Symptomatologie erforderten eine operative Behandlung.

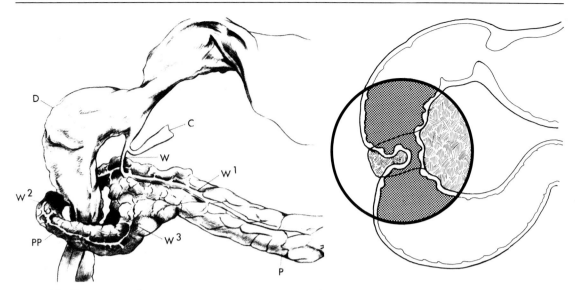

Abb. 5.33 Pancreas anulare
Einengung des absteigenden Duodenums durch ein Pancreas anulare. Halbschematische Zeichnung (*A. Ecker,* 1862).
D = Duodenum
C = Ductus choledochus
W = Einmündungsstelle des Ductus Wirsungianus
W^1 = Hauptausführungsgang des Ductus Wirsungianus
W^2 und W^3 = Ductus Santorini
P = Pankreaskörper
PP = ringförmiger Anteil der Pankreasanlage

Abb. 5.34. Pancreas anulare
Schematische Darstellung einer Zielaufnahme des Duodenum descendens nach einem operativ verifizierten Befund. Der Pankreaskopf umgreift ringförmig das absteigende Duodenum und engt das Lumen erheblich ein, so daß eine äußere Duodenalstenose resultiert.

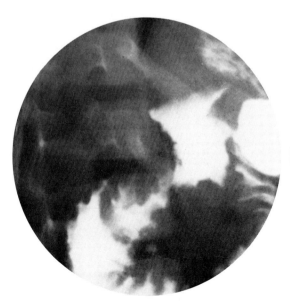

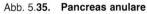

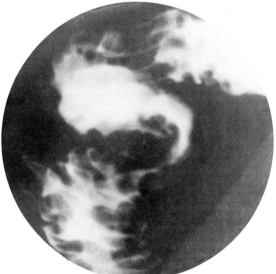

Abb. 5.35. Pancreas anulare
Der Pankreaskopf umgreift wie ein Tumor das Duodenum descendens und stenosiert das Lumen erheblich. – 1½jähriges Kleinkind. Seit der Geburt immer wieder Erbrechen, aber befriedigendes Gedeihen.

Abb. 5.36. Pancreas anulare
Typischer Duodenalverlauf bei Pancreas anulare mit Verlagerung und Einengung des absteigenden Duodenums dicht unterhalb des Bulbus. – 45jährige Frau, seit 1 Jahr Fettaversion, gelegentlich Erbrechen.

als Kinder Beschwerden hatten. Erst seit 1952 wird auch über entsprechende Beobachtungen an Kindern berichtet. Häufig sind zusätzliche Anomalien vorhanden (Ösophagus, Herz, Mongolismus).

Obwohl sich ein Pancreas anulare am häufigsten in die zweite Portion des Duodenums lokalisiert, kann es auch einmal den Pylorus und Bulbus umgreifen und deformieren, oder gar im dritten Abschnitt des Duodenums angetroffen werden. Die Einengung am Duodenum ist glattrandig, aber nicht immer symmetrisch und wenige mm bis zu 4 cm lang.

Röntgenuntersuchungen

Bei Duodenalstenosen wird nach einer Übersichtsaufnahme in aufrechter Position die Untersuchung mit Kontrastmitteln fortgesetzt. Nur so lassen sich die vielfältigen und manchmal verwirrenden anatomischen Grundlagen aufdecken und häufig auch der Typus der Obstruktion (innere oder äußere Formen) bestimmen.

Die *Übersichtsaufnahme* ohne Kontrastmittel ist lediglich bei hochgradigen Engen diagnostisch ergiebig, die auch die Luftpassage beeinträchtigen. In solchen Fällen findet sich ein dilatiertes Duodenum und eine reduzierte Luftmenge im Dünndarm (Abb. 5.**22**).

Für den direkten Nachweis einer Stenose benötigt man nur wenig oral verabreichtes *Kontrastmittel,* dessen Reste am Ende der Untersuchung wieder aus dem Magen abgesaugt werden sollen. Lediglich die Kombination von Durchleuchtung und Aufnahmeverfahren ermöglicht eine direkte Darstellung der Enge und des Duodenalverlaufs sowie die Zuordnung in innere und äußere Stenoseformen. Der Magen ist meist unauffällig, der Pylorus klafft oft weit, so daß eine unbehinderte Kontrastmittelbewegung in beiden Richtungen erfolgen kann. Am günstigsten stellt sich die Stenose in horizontaler rechter Seitenlage oder in aufrechter Position dar. Die prästenotische Duodenalerweiterung entspricht dem Grade der Enge und korreliert auch mit der Dauer und der Intensität der klinischen Symptome. Dieser erweiterte Duodenalabschnitt ist glattwandig und zeigt eine deutliche Widerstandsperistaltik, während der jenseits der Enge gelegene Anteil sich nur langsam und spärlich mit Kontrastmittel füllt.

Mit Hilfe des *Kontrasteinlaufs* kann man eine Lageanomalie des Dickdarmes, besonders des Zökumpols, mit ihren Auswirkungen auf das Duodenallumen aufdecken. Verwendet man gleichzeitig ein negatives Kontrastmittel (Luft) für den Nachweis der Duodenalobstruktion (Abb. 1.**20**), so läßt sich auf die schonendste Weise eine schnelle und exakte Diagnostik betreiben.

Divertikel

Angeborene Divertikel

Die angeborenen Divertikel des Duodenums entstehen offenbar in gleicher Weise wie in den anderen Abschnitten des Magen-Darm-Traktes (BREMER 1957, VAAGE u. KNUTRUD 1974). Sie entwickeln sich hauptsächlich an der antimesenterialen Seite aus kleinen flachen Epithelknospen, die ungefähr am Ende des 2. Embryonalmonats mit ihrer Aussprossung in Richtung Submukosa beginnen, aber gewöhnlich während der weiteren Darmentwicklung wieder verschwinden. Bei einer Fortentwicklung kann aus einem oder aus mehreren dieser Epithelhaufen ein Divertikel entstehen. Seine Wand wird lediglich aus Mukosa und Serosa gebildet, zwischen die sich eine dünne Muscularis mucosae lagert. Einige spärliche longitudinale Muskelfasern verstärken die zarte Wand.

Das Divertikel entwickelt sich intramural weiter, falls es sich keinen Weg durch die Muskellagen des Duodenums nach außen bahnt. In einem solchen Falle lokalisiert es sich lateral außerhalb der Duodenalwand (Abb. 5.**39**) im Gegensatz zu den

erworbenen Formen, die häufiger medial gelegen sind.

Die *intramuralen Divertikel* können einwandfrei diagnostiziert werden, falls sie sich mit Barium füllen und Kontrastmittel retinieren. Je nach Größe und Form wölben sie sich in das Duodenallumen vor, engen es ein oder verlegen es sogar. Als Symptome sind Schmerzen, Völlegefühl, Erbrechen und Meläna (Ulzerationen) beschrieben worden (Abb. 5.**37**).

Die ersten röntgenologischen Beobachtungen stammen von NELLSON 1947 und KINZER 1949. LAUDAN u. NORTON fanden 1963 in der internationalen Literatur nur 12 Mitteilungen, dreimal waren diese Anomalien mit Magen- bzw. Zwölffingerdarmgeschwüren kombiniert. Die Größe der Divertikel kann, wie ZATKIN u. Mitarb. 1959 betonen, während der Peristaltik wechseln. Mit der Doppelkontrastmethode kommen sie besonders eindrucksvoll zur Darstellung (STOLZE u. Mitarb. 1974).

Zu den angeborenen Divertikeln im weiteren Sinne möchten wir auch die eigentlichen *Bulbus-*

divertikel rechnen (Abb. 5.**38**). Ihr Umfang schwankt zwischen Linsen- und Bohnengröße. Die Differentialdiagnose gegenüber penetrierenden Geschwüren ist nicht immer leicht (WENDENBURG u. WEHLING 1967).

Erworbene Divertikel

Etwa bei 2% aller Patienten, bei denen eine röntgenologische Magen-Darm-Untersuchung durchgeführt wird, lassen sich im Duodenum erworbene Divertikel nachweisen. Meist handelt es sich dabei um ältere Erwachsene. Im Sektionsgut wird sogar eine Häufigkeit von 11–15% angegeben.

Die Divertikel kommen einzeln oder in der Mehrzahl vor und bilden sich an schwachen Stellen des Muskelmantels aus, nämlich meist dort, wo Blutgefäße die Darmwand durchdringen. Zweifellos ist bei einem Teil der Patienten auch die Duodenalkompression durch Gefäße (A. mesenterica superior) an der Entstehung beteiligt. Als bevorzugte Lokalisation gilt die Innenseite des absteigenden Duodenums in Höhe der Ausführungsgänge von Leber und Pankreas (Abb. 5.**41**–5.**43**). Es werden aber auch Divertikel an der äußeren Zirkumferenz beobachtet. Divertikel des oberen Duodenalknies sowie der Gegend der Flexura duodenojejunalis sind meist kranialwärts gerichtet. Die Suche nach Divertikeln sollte über das Duodenum hinaus fortgesetzt werden, weil man sie selbst im Jejunum noch finden kann. Manchmal lassen sie sich bereits während der orientierenden Durchleuchtung der Pankreasregion durch eine umschriebene Luftansammlung vermuten.

Verfolgt man ohne irgendwelches Zutun während der ersten Phase der Magenentleerung die Passage des Kontrastmittels durch das Duodenum, so wird man viel seltener Divertikel finden, als ihrer Häufigkeit entspricht. Da der Halsteil der Divertikel oft eng und ihr Lumen mit Speiseresten gefüllt ist, bedarf es zu ihrer Darstellung gewisser Kunstgriffe. Als bewährte und sichere Methode ist der Überfüllungsversuch zu nennen. Er besteht darin, daß man nach der Verabfolgung einer größeren Kontrastmittelmenge versucht, durch entsprechende Palpationsmanöver mit der rechten Hand schnell hintereinander mehrere Bulbusfüllungen zustandezubringen, während man gleichzeitig mit der anderen Hand, dem Distinktor oder einem Zellstoffbausch das untere Duodenalknie oder die Flexura duodenojejunalis abklemmt. Auf diese Weise läßt sich das Duodenum zwischen Bulbus und unterem Duodenalknie einigermaßen prall auffüllen, während sich die Wand dehnt und dabei auch den Divertikelhals erweitert, so daß Kontrastmittel in das Divertikel eindringen kann (Abb. 5.**44**).

Da Divertikel in Nähe der Flexura duodenojejunalis häufig durch den Magenkörper überlagert werden, gelingt ihre Darstellung am besten im ersten schrägen Durchmesser. Divertikel dieser Region können ein Ulcus ventriculi vortäuschen, wenn sie sich in Übersichtsaufnahmen auf die kleine Kurvatur des Magens projizieren. Auch Bulbusdivertikel werden gelegentlich mit Ulkusnischen verwechselt.

PORCHER (1959) empfahl zur Anregung der Peristaltik und damit einer besseren Divertikelfüllung die Anwendung von Morphium. BOCQUET u. Mitarb. (1965) bedienten sich eines Isopropamidpräparates („Priamide"). Wir selbst haben mit „Solcoray" gute Erfahrungen gemacht.

Der Nachweis von Divertikeln gelingt an sich leicht. Das Einstrahlen zarter Falten in den Divertikelhals ist ebenso charakteristisch wie die Elastizität und Eigenbewegung der Wand. Innerhalb kleinerer Divertikel läßt sich gelegentlich auch eine Schleimhautzeichnung erkennen, während das bei größeren Divertikeln nur selten der Fall ist (Abb. 5.**45**).

Die Entleerung der Divertikel erfolgt langsamer als die des übrigen Duodenums, oft überdauert die Divertikelfüllung die Entleerung des Magens. Retentionen innerhalb großer Duodenaldivertikel können zu Entzündungen, bzw. infolge eines Druckes auf die anliegende Duodenalwand zu einer Passagebehinderung führen. Als weitere bekannte Komplikationen gelten Ulzerationen, Blutungen, Perforationen, seltener Steinbildungen und die Entstehung maligner Geschwülste.

Klinisch spielen Duodenaldivertikel meist keine überragende Rolle (dyspeptische, periodischrhythmische, kolikartige Beschwerden). Nur in einigen Fällen resultieren Störungen der Leber- und der Pankreasfunktion, besonders dann, wenn sie sich in unmittelbarer Nähe der Einmündungsstelle des Ductus choledochus bzw. des Ductus pancreaticus entwickeln und den Gallenabfluß behindern. Falls sich ein Divertikel direkt in die Papillengegend lokalisiert, oder aber Gallen- und Pankreasgang in das Divertikel münden, so ist sogar ein Reflux von Kontrastmittel in die Gangsysteme möglich (MALL u. SCHMIDT 1976).

Beim Nachweis von Duodenaldivertikeln ist auch an eine Divertikelbildung des Dünn-, vor allem des Dickdarmes zu denken.

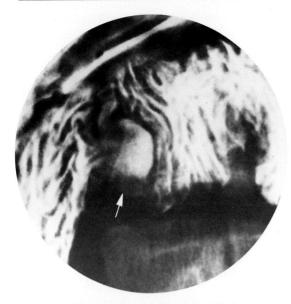

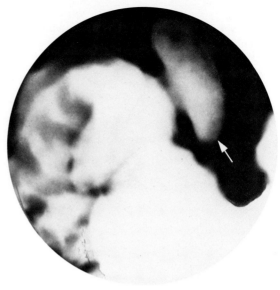

Abb. 5.37. Intramurales Duodenaldivertikel
Haselnußgroßes Divertikel mit gut sichtbarem Hals innerhalb des Duodenum ascendens nahe der Flexura duodenojejunalis (Pfeil). Wiederholte Füllung und Entleerung während der Breipassage. – 11jähriges Kind, nur gelegentlich Brechattacken.

Abb. 5.38. Angeborenes Duodenaldivertikel
Große Aussackung an der kleinen Kurvaturseite des Bulbus duodeni mit breitem Zugang zum Duodenallumen (Pfeil). Die reaktionslosen glatten Konturen sprechen gegen einen ulzerösen Prozeß. Zufallsbefund bei einer Durchuntersuchung.

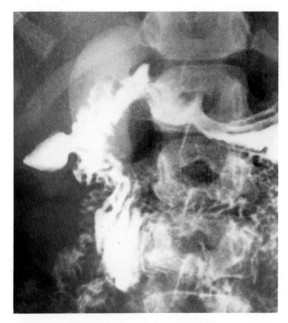

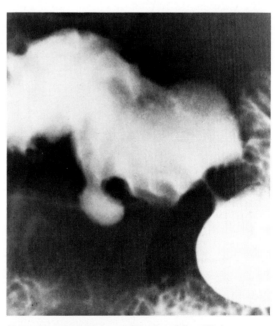

Abb. 5.39. Angeborenes Duodenaldivertikel
An der lateralen Duodenalwand lokalisiertes Divertikel, in das zarte Schleimhautfalten einstrahlen. Cholangiographisch ließ sich eine Beeinträchtigung der Gallenwege ausschließen. – 7jähriges Kind, gelegentlich Erbrechen.

Abb. 5.40. Angeborenes Duodenaldivertikel
Maiskorngroße glattwandige Aussackung an der großen Kurvaturseite des Bulbus duodeni. Auch hier sprechen die reaktionslosen Konturen gegen einen ulzerösen Prozeß oder seine Folgen. Zufallsbefund, 36jähriger Patient.

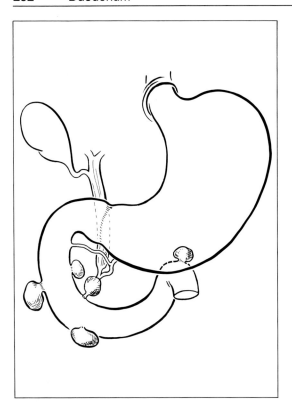

Abb. 5.41. Lokalisation von Duodenaldivertikeln
Schema der Lokalisation von Duodenaldivertikeln (Modifikation nach *Schinz, Baensch, Friedl*). Bevorzugt ist die mediale Zirkumferenz des Duodenalverlaufs. Divertikel der lateralen Zirkumferenz sowie der Flexura duodenojejunalis sind wesentlich seltener. Eine besondere klinische Bedeutung wird der Einmündung der Gallenwege in ein Divertikel beigemessen.

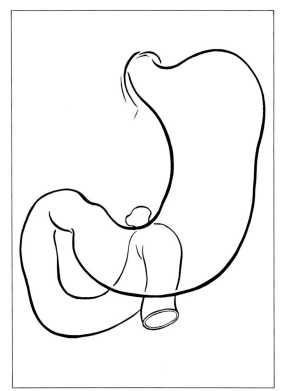

Abb. 5.42. Divertikel an der Flexura duodenojejunalis
Die schematische Darstellung soll darauf hinweisen, daß sich bei einigen Aufnahmepositionen das Divertikel auf die kleine Kurvatur des Magens projizieren und ein Ulkus vortäuschen kann.

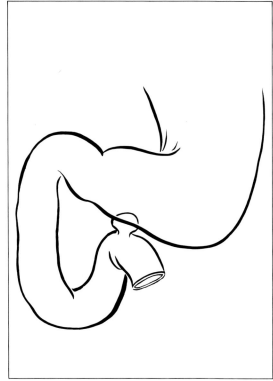

Abb. 5.43. Divertikel der Flexura duodenojejunalis
Ein an der Flexur gelegenes Divertikel kann trotz guter Füllung im Schatten des kontrastgefüllten Magens untertauchen, oder auch an der großen Kurvaturseite ein Ulkus vortäuschen.

**Abb. 5.44. Erworbenes Duo-
denaldivertikel**
Typisches Divertikel an der media-
len Zirkumferenz des absteigenden
Duodenums bei einer 50jährigen
Patientin.

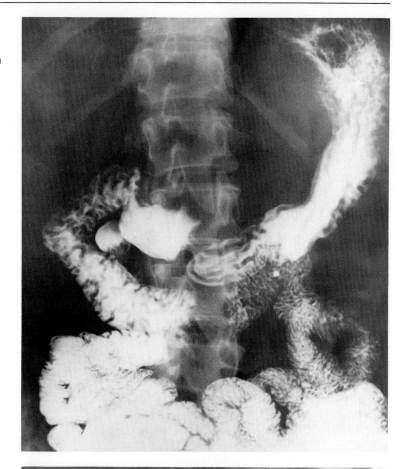

**Abb. 5.45. Erworbenes Duo-
denaldivertikel**
Divertikel an der lateralen Zirkumferenz des absteigenden Duodenums
ohne typische Beschwerden. –
71jährige Patientin.

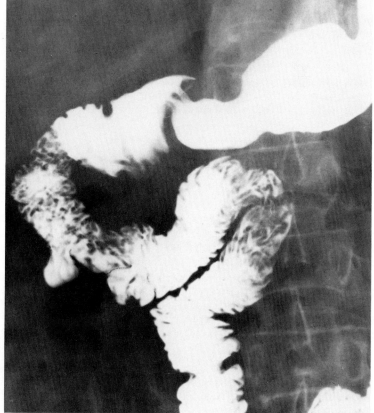

Fremdkörper

Fremdkörper im Duodenum erfordern wegen der besonderen anatomischen Situation spezielle Aufmerksamkeit. Rundliche Gegenstände (Münzen, Murmeln usw.), die ohne Schädigung des Kindes den Magen erreichen, passieren auch ohne Schwierigkeiten das Duodenum. Zu häufigeren röntgenologischen Lagekontrollen besteht daher kein Anlaß. Zwar wird vielfach von den Eltern behauptet, daß ein verschluckter Fremdkörper nicht abgegangen sei, weil sie ihn im Stuhl noch nicht gefunden hätten, aber erfahrungsgemäß werden bei dieser Suche viele Fremdkörper übersehen.

Auch Erwachsene halten spitze Gegenstände (Nähnadeln, Nägel) gelegentlich mit den Lippen oder im Munde, verschlucken sie versehentlich, so daß Schwierigkeiten während der Duodenalpassage des Fremdkörpers auftreten können.

Befindet sich ein Fremdkörper über längere Zeit im Duodenum, so bedeutet diese Tatsache allein schon eine Gefährdung des Patienten. Solch eine Lokalisation muß durch häufigere Kontrollen überwacht werden, um Komplikationen rechtzeitig aufzudecken. Falls Zweifel über den genauen Sitz bestehen, sollte man mit einer geringen Kontrastmittelmenge die Situation klären. Nichtschattengebende Fremdkörper (Hornknöpfe, kleinere Gegenstände aus Plastik, starke Fischgräten, Geflügelknochen, Holzstückchen usw.) lassen sich nach einem Schluck Barium nur indirekt als Füllungsdefekte oder durch Imprägnation nachweisen.

Besondere Beachtung erfordert die Gegend der Flexura duodenojejunalis, weil sich längliche Gegenstände hier leicht festsetzen. Die Gefahr wird um so größer, je stärker die Darmkrümmung an dieser Stelle ausgebildet ist. Das enge Lumen, die Schleifenbildung und der retroperitoneale Verlauf begünstigen bei langen, dünnen und spitzen Fremdkörpern (Nadeln, Nägeln, Haarklemmen) oder anderen Gegenständen mit scharfen Ecken und herausragenden Klammern (Zahnprothesen) geradezu ein Einspießen in die Darmwand oder gar eine Penetration. Wir beobachteten Psoasabszesse nach Perforation einer Haarklemme, Konkrementbildung mit Pyonephrose durch eine Nähnadel, die die Duodenalwand durchbohrt hatte und in das Nierenbecken eingedrungen war, ja sogar Leberabszesse mit tödlichem Ausgang (Abb. 5.**46** u. 5.**47**) (BAIRD 1968).

Spitze und längliche Fremdkörper erfordern eine besonders behutsame Röntgenuntersuchung. Die Gefahr, durch unvorsichtige Palpationsmanöver solch einen Fremdkörper in der Duodenalwand festzuspießen oder gar das Duodenum zu perforieren, ist außerordentlich groß.

Der Entschluß zur chirurgischen Entfernung eines Fremdkörpers aus dem Duodenum kann von röntgenologischer Seite dann unterstützt werden, wenn ein intestinaler Verschluß (Bezoar), eine Darmperforation (Luft oder sogar Flüssigkeit in der Bauchhöhle) oder ein Psoasabszeß nachzuweisen ist und die Gegenstände zu lang oder zu sperrig sind, um spontan passieren zu können. Zeigt ein Fremdkörper bei Kontrollaufnahmen keine Lageänderung, so ist er als eingespießt, verhakt oder verklemmt anzusehen, selbst wenn anfänglich Symptome fehlen. Auch Schmerz und Erbrechen allein, für die sonst eine Erklärung fehlt, signalisieren Gefahr und bestärken den Entschluß zur chirurgischen Intervention (KLEINHAUS 1979).

Sekundäre Veränderungen (Verlagerungen)

Füllung, Entleerung und Position des Duodenums können durch entsprechende Veränderungen der Nachbarorgane in typischer Weise beeinflußt werden. Es ist Aufgabe der Röntgenuntersuchung, solche Ursachen, d. h. den Ausgangspunkt bzw. die Organzugehörigkeit eines „Tumors" zu ermitteln, der den Verlauf des Duodenums oder seine Funktion beeinträchtigt. Die Untersuchungstechnik erfordert ein individuelles Vorgehen.

Eine vergrößerte *Gallenblase* kann eine flache Impression der Bulbusvorderwand, der *Ductus choledochus* eine rinnenförmige Impression der Bulbusmitte oder der Bulbusspitze, bzw. Kerben im oberen Duodenalknie hervorrufen, je nachdem, ob die Gallenwege das Duodenum kreuzen oder sich dem Bulbus anlegen. In der Zeit vor der Einführung der Cholezystographie und der modernen Gallenwegsdiagnostik (ERCP) nahmen derartige Befunde bei der Klärung von Gallenblasen- und Gallenwegserkrankungen einen breiten Raum ein. Ausgeprägte Verlagerungen sehen wir dagegen bei einigen schweren Gallengangsanomalien, etwa den *Choledochuszysten* (Abb. 5.**48**).

Retroperitoneal gelegene Tumoren beeinflussen den Duodenalverlauf nur dann, wenn sie eine bestimmte Größe erreicht haben. Lokalisieren sie sich in den linken Oberbauch, so wird der Magen

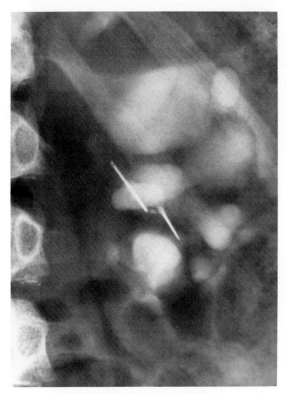

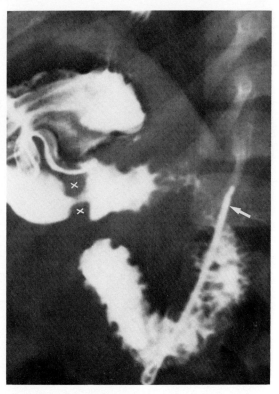

Abb. 5.46. Nähnadel im Nierenbecken
Zerbrochene Nadel innerhalb des linken Nierenbeckens mit Konkrementbildung an der Bruchstelle. Sekundäre Pyonephrose. – 10jähriger Junge, bei dem eine verschluckte Nähnadel das Duodenum perforiert hatte und in das Nierenbecken eingedrungen war.

Abb. 5.47. Haarklemme im Duodenum
Die Haarklemme im absteigenden Duodenum (Pfeil) veranschaulicht die Gefahren, die bei der Passage langer und starrer Fremdkörper im Duodenum auftreten können. ×× = Pylorus. – 3jähriges Kind.

Abb. 5.48. Duodenalverlagerung durch Choledochuszyste
Der kindskopfgroße Tumor ist als weichteildichter Schatten im rechten Mittelbauch zu erkennen und reicht über die Medianlinie nach links. Der rechte Bauch ist frei von Dünn- und Dickdarmschlingen. Der Bulbus ist nach medial verlagert, das absteigende Duodenum ausgespannt und komprimiert. – 9jähriges Mädchen. Wiederholt heller Stuhl. Großer Tumor im rechten Oberbauch, der sich operativ als prall gefüllte Choledochuszyste erwies.

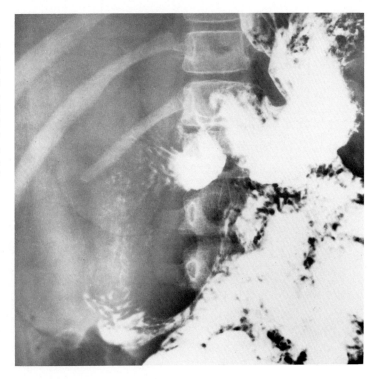

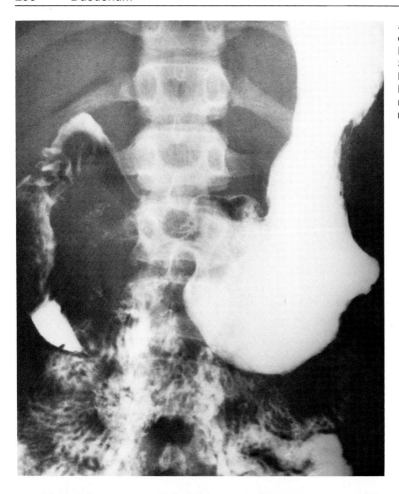

Abb. 5.49. Ausweitung des Duodenalbogens durch vergrößerte Lymphknoten
Stark vergrößerte peripankreatische Lymphknoten, die 10 Tage nach Lymphographie noch Kontrastmittelreste enthalten. – 14jähriger Junge mit Hodgkinscher Krankheit.

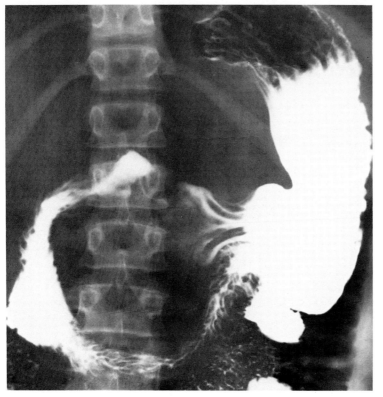

Abb. 5.50. Duodenalverlagerung durch Lymphosarkom-Metastasen
Impression des Antrums mit Verlagerung nach kranial. Das ganze Duodenalknie ist durch retroperitoneale Metastasen ausgeweitet. Das röntgenologische Bild entspricht dem eines Pankreastumors. – 13jähriges Kind.

bzw. die Flexura duodenojejunalis betroffen. Liegen sie dagegen mehr rechts, so verlagern sie den absteigenden Duodenalschenkel nach medial bzw. ventral und engen das Lumen entsprechend ein (WURNIG 1967).

Vergrößerungen des *Pankreasraumes* können sowohl durch eine Volumenzunahme des eigentlichen Drüsenkörpers, als auch durch eine Verdickung bzw. Infiltration des Mesenterialansatzes bedingt sein. Hierzu gehören vor allem Lipomatosen bzw. Liposklerosen sowie gut- und bösartige Vergrößerungen der peripankreatischen Lymphknoten. Je nach Lage des „Tumors" beobachten wir dabei eine Aufbiegung des ganzen Duodenums mit Abflachung der Falten an der medialen Zirkumferenz, oder aber eine Depression der Flexura duodenojejunalis (Abb. 5.**49** u. 5.**50**).

Eine Vergrößerung des *rechten oberen Nierenpols* kann sich ebenfalls auf den Duodenalverlauf auswirken. Veränderungen der rechten *Nebenniere* haben auf den Duodenalverlauf einen ähnlichen Einfluß. So kann z. B. eine akute *Nebennierenblutung* beim Neugeborenen oft durch ihre erhebliche Organvergrößerung eine deutliche Magen- und Duodenalverlagerung, ja sogar eine komplette Duodenalkompression hervorrufen. Die Diagnose wird heute am schonendsten mit der Sonographie gestellt. Eine durch Zysten, Karzinom oder Hydronephrose veränderte *Niere* verdrängt das Duodenum nicht nur nach ventral, sondern gelegentlich auch nach links (Abb. 5.**51**). Bei einer entsprechenden Vergrößerung der linken Niere wird der Magenkörper oft in ganzer Ausdehnung imprimiert, die Flexura duodenojejunalis dagegen meist nur geringfügig nach rechts oder ventral verlagert.

Auch *Aneurysmen* der abdominellen Aorta verändern manchmal den Duodenalverlauf. Ihr Druck ist zuweilen so stark, daß es zu einer fast kompletten Duodenalobstruktion kommt. Entzündlich-reaktive Adhäsionen derartiger Aneurysmen mit dem Duodenum und konsekutiver Fistelbildung und Sickerblutung sind von VOYLES u. MORETZ 1958 beschrieben worden. Gelegentlich weisen Verkalkungen in der Wand des Aneurysmas bereits auf seine Existenz hin.

Hämatome in der Mesenterialwurzel oder dem Mesokolon können eine solche Größe annehmen, daß sie die Magenform verändern und zu einer Verlagerung des Duodenums führen. Oft läßt sich die Ursache des Hämatoms aufgrund der Anamnese (vorausgegangene Operation, stumpfes Bauchtrauma, Marcumarmedikation) vermuten (Abb. 5.**52**). GRÁBENBERGER konnte 1931 als erster röntgenologisch präoperativ ein derartiges Hämatom nachweisen. Es folgten Mitteilungen von MIROLIUBOV 1961 u. Mitarb. und ABRANTES 1961. Wir selbst sahen gelegentlich ähnliche Hämatome bei Kindern mit *Hämophilie*. Der Verdrängungseffekt ähnelt dem eines Tumors, einer Zyste oder von vergrößerten Lymphknoten in der Pankreasgegend. Der Magen wird dabei an seiner großen Kurvaturseite angehoben, die erste und zweite Duodenalportion sind dilatiert und die Schleimhautfalten oft ödematös. Das distale Duodenum wird durch solch ein Hämatom gelegentlich komprimiert.

Rezidivierende Magenulzera können durch eine hochgradige Schrumpfung der kleinen Kurvatur und des Lig. hepatogastricum eine erhebliche Verlagerung des obersten Duodenalabschnitts bewirken. Infolge der Verkürzung der kleinen Kurvatur werden die proximalen Duodenalabschnitte oft über die Mittellinie hinaus derart nach links verzogen, daß der Bulbus praktisch horizontal über der Wirbelsäule verläuft.

Auch eine durch Kotfüllung stark erweiterte Flexura hepatica verursacht gelegentlich eine stärkere Medianverlagerung des absteigenden Duodenums. Oft täuscht eine derartige Impression geradezu einen innerhalb oder außerhalb der Duodenalwand liegenden Tumor vor. Die Kontrastfüllung des Dickdarms schließt diesen Irrtum jedoch leicht aus.

Tumoren (gut- und bösartige Formen)

Unter den Wandveränderungen im Duodenum spielen die Tumoren eine relativ geringe Rolle. Es kommen sowohl gut- als auch bösartige Geschwülste vor. Unter den gutartigen sind die sog. Polypen am häufigsten. Man versteht darunter breitbasig aufsitzende oder gestielte Geschwülste. Der Ausdruck „Polyp" charakterisiert also lediglich die Form des Tumors und sagt nichts über dessen gewebliche Zusammensetzung aus. Histologisch können derartige Geschwülste nämlich Adenomen, Papillomen, Lipomen, Angiomen, Fibromen, Myomen, Neurinomen oder Zysten entsprechen (Abb. 5.**53**–5.**56**). Eine Differenzierung ist röntgenologisch nicht möglich. Diese Feststellung gilt auch für die Beurteilung der Gut- bzw. der Bösartigkeit eines Tumors (EKLÖF 1961). Endoskopisch-bioptisch besteht manchmal die Möglichkeit einer weiteren Klärung (WOLFERT u. Mitarb. 1977).

Die Geschwülste des Bulbus duodeni sind meist gutartig. Sie können einzeln, aber auch multipel

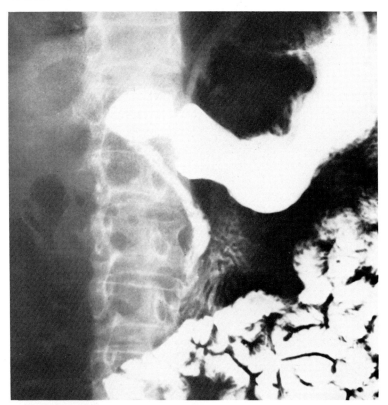

Abb. 5.51.   Duodenalverlagerung durch Hydronephrose
Erhebliche Links- und Ventralverlagerung des absteigenden Duodenums durch einen kindskopfgroßen „Tumor" im rechten Oberbauch. Bei der intravenösen Urographie erwies sich der „Tumor" als eine hochgradige Hydronephrose der rechten Niere. Übersichtsaufnahme in halbrechter Bauch-Seiten-Lage. – 58jähriger Patient.

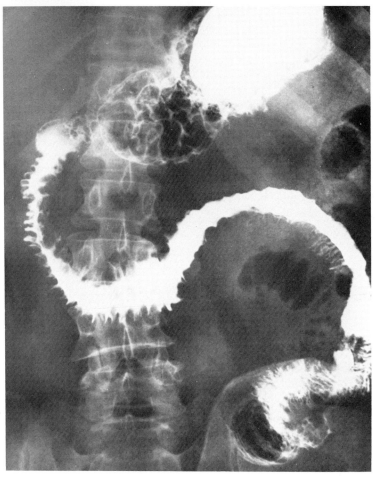

Abb. 5.52.   Duodenalverlagerung durch Hämatom
Aufbiegung des Duodenalverlaufs und der Flexura duodenojejunalis durch ein großes retroperitoneales Hämatom, das durch Marcumar bedingt war. – 59jähriger Patient. Passagere Hemiparese rechts mit Sprachstörungen im Gefolge einer linksseitigen Karotisstenose. Einleitung einer Marcumartherapie. Die Röntgenuntersuchung erfolgte wegen eines cholestatischen Ikterus sowie starker Schmerzen im rechten Oberbauch.

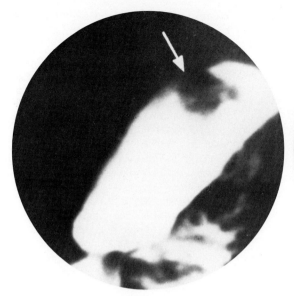

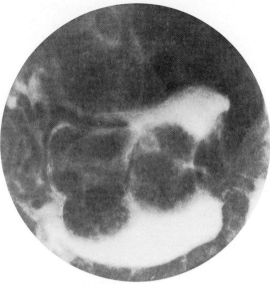

Abb. 5.53.   Polyp im Bulbus duodeni
Aufnahme im II. schrägen Durchmesser. Der Füllungsdefekt an der Vorderwand der Bulbusspitze (Pfeil) entspricht der Tumorbasis. – 65jähriger Mann mit uncharakteristischen Oberbauchbeschwerden im Sinne einer Gastritis.

Abb. 5.54.   Bulbuspolypen
Drei kirschgroße polypöse Aufhellungen im Bulbus duodeni. – 76jährige Patientin, die zur Klärung einer Anämie eingewiesen wurde. Es bestand eine Anazidität, im Stuhl ließ sich Blut nachweisen.

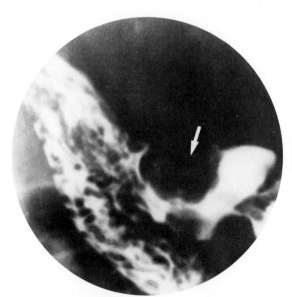

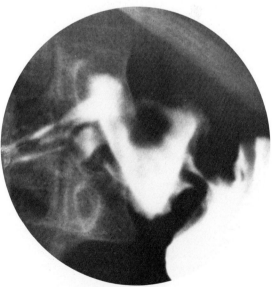

Abb. 5.55.   Duodenalzyste
Breitbasig der kleinen Kurvaturseite des Bulbus aufsitzender Füllungsdefekt (Pfeil), dessen anatomisches Substrat sich bei der Autopsie als Zyste erwies.

Abb. 5.56.   Polypöser Tumor im Bulbus duodeni
Konstanter, fast kirschgroßer Füllungsdefekt durch polypösen Tumor, möglicherweise durch Adenom der Brunnerschen Drüsen. Bisher operativ nicht verifiziert. – 10jähriges Kind.

auftreten. Gelegentlich sind sie mit gleichartigen Tumoren in anderen Abschnitten des Magen-Darm-Kanals vergesellschaftet. Eine maligne Degeneration von Duodenalpolypen wurde im Gegensatz zu Magenpolypen nie beobachtet.

Gelegentlich stülpen sich gestielte Polypen aus dem präpylorischen Antrum in die Bulbusmitte vor und täuschen so einen primären Bulbustumor vor. ALNOR u. Mitarb. 1963 haben derartige Beobachtungen bei der Darstellung der Röntgensymptomatologie des Magenschleimhautprolapses beschrieben.

Bei der röntgenologischen Verifizierung von Duodenaltumoren kommt es vor allem auf den Nachweis an, daß eine im Bulbus gefundene Aufhellung auch wirklich der Wand des Duodenums angehört und nicht etwa durch frei im Lumen beweglichen Darminhalt verursacht wird. Man muß bestrebt sein, die Basis des Tumors randständig einzustellen. Sitzt er der Vorder- oder Hinterwand des Bulbus auf, so eignet sich am besten die Darstellung im II. schrägen Durchmesser. Findet sich ein Tumor dagegen mehr an der großen oder an der kleinen Kurvatur, so ist der Nachweis im I. schrägen Durchmesser zu bevorzugen. Der Beweis der Zugehörigkeit eines Tumors zur Duodenalwand wird durch einen randständigen Füllungsdefekt bei tangentialer Einstellung erbracht. Die Breite des Defektes entspricht der Breite der Tumorbasis. Unsichere Befunde bedürfen der Überprüfung nach Entleerung des Magens oder der Kontrolle einige Tage später. Man muß die Gewißheit haben, daß der Patient wirklich nüchtern und der Magen leer ist.

Gelegentlich kann die Angiographie sowohl beim Nachweis als auch bei der Differentialdiagnose von Duodenaltumoren von erheblichem Nutzen sein (SCHERER u. Mitarb. 1976).

Differentialdiagnostisch sollte man auch an Pelotteneffekte denken, die durch entzündlich vergrößerte peripylorische Lymphknoten hervorgerufen werden können, oder auf münzenförmigen Metastasen beruhen, die an der Unterfläche der Leber liegen.

Ektopisches Pankreasgewebe findet sich innerhalb des Duodenums am häufigsten in der periampullären Region. Eine detaillierte Darstellung dieser Anomalie, ihrer klinischen Bedeutung und ihres röntgenologischen Nachweises wird im Kapitel „Pankreas" gegeben.

Als anatomisches Substrat multipler, rundlicher, kleiner Füllungsdefekte im Bulbus und im proximalen Duodenum findet man histologisch gelegentlich eine *Hyperplasie der Brunnerschen Drüsen* (Abb. 5.**57**–5.**60**). FEYRTER (1934) unterschied drei Typen, nämlich diffuse, etwa sagokorngroße Hyperplasien, umschrieben knotig-polypöse Formen mit einem Durchmesser von ca. 5 mm und schließlich solitäre Adenomknoten mit einem Durchmesser von 1–2 cm. Sie liegen in den tiefen Schichten der Mukosa, besonders aber in der Submukosa. Im Röntgenbild können sie sowohl ein granuläres – den sog. „Schrotkornbulbus" (POHLAND 1931) – als auch ein grobpolypöses Reliefbild verursachen. Häufig bestehen gastritische Beschwerden mit Hyperazidität, aber auch mit Hypoazidität. Selbst bei Kindern haben wir häufiger derartige Reliefveränderungen gesehen. Die Hyperplasie kann den Ausgangspunkt für eine umschriebene Adenombildung darstellen. LEMPKE (1959) sowie RIETH u. Mitarb. (1977) berichteten über multiple Adenome in Form gestielter Polypen, die zu einer Invagination Anlaß gaben. RAUBER u. GROSDIDIER (1962) beschrieben einen haselnußgroßen, zentral ulzerierten Bulbustumor, der sich bei der Operation als eine adenomatöse Wucherung der Brunnerschen Drüsen erwies.

Bei rundlichen, kleinpolypösen Reliefveränderungen im Bulbus duodeni und im übrigen Duodenum liegt gelegentlich eine lymphatische Hyperplasie vor (BÜCKER u. LAAS 1962, GOVONI 1976). Solche Vergrößerungen der Lymphfollikel innerhalb der Schleimhaut, seien sie reaktiv oder konstitutionell bzw. Substrat oder Teil des intestinalen Immunsystems, werden besonders bei Kindern an vielen Orten des Magen-Darm-Kanals (Magen, Dünndarm, Dickdarm) beobachtet. Es handelt sich dabei röntgenologisch allerdings um kleinere, granuläre Füllungsdefekte, deren Durchmesser etwa bei 2–3 mm liegt. Sie erreichen nie die Dimension eines Polypen oder von Adenomen. Im Zweifelsfall ist die Gabe eines Kortisonpräparates angezeigt, um zwischen einer Hyperplasie der Lymphfollikel und einer Adenomatose unterscheiden zu können. Lymphfollikel verkleinern sich nach einer solchen Medikation innerhalb weniger Tage, während Adenome unbeeinflußt bleiben.

Im übrigen Duodenum finden sich gutartige Tumoren am häufigsten im absteigenden Anteil, bzw. in der Gegend des unteren Duodenalknies (Abb. 5.**63**–5.**65**).

Unter den *bösartigen Geschwülsten* sind in erster Linie die *Karzinome* zu nennen. Ihre Häufigkeit ist gering und beträgt im Duodenum lediglich etwa 3,5%. Neben der seltenen Lokalisation im Bulbus duodeni werden sie in der Papillengegend und an der Flexura duodenojejunalis angetroffen (Abb. 5.**66** u. 5.**67**).

Charakteristisch sind Vorwölbungen und Veränderungen der Papille, ferner polypöse, blumenkohlartige, schüsselförmige, flache, rundliche Tumoren mit oder ohne Ulzerationen, bzw. zirkuläre Stenosen (Abb. 5.**68** u. 5.**69**). Allerdings können auch gutartige Tumoren (Myome, Lipome,

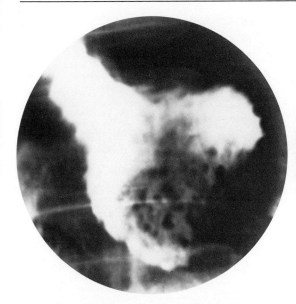

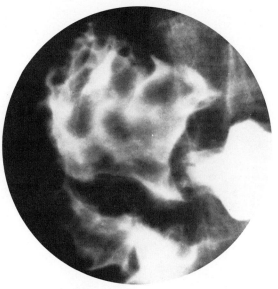

Abb. 5.**57.** „Adenomatose" des Bulbus duodeni
Pfefferkorngroße Füllungsdefekte im Bulbus, hervorgerufen durch eine mäßige Hyperplasie der Brunnerschen Drüsen, sog. „Schrotkornbulbus".

Abb. 5.**58.** „Adenomatose" des Bulbus duodeni
Fingerkuppengroße Aufhellungen im Bulbus und im absteigenden Duodenum infolge deutlicher Hyperplasie der Brunnerschen Drüsen. – 48jährige Frau, die seit 11 Jahren über wechselnde Magenbeschwerden im Sinne einer Gastroduodenitis klagte.

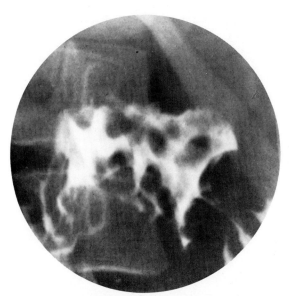

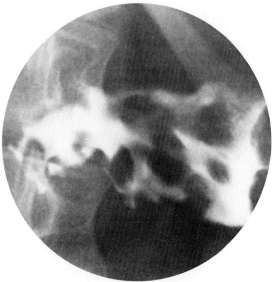

Abb. 5.**59.** „Adenomatose" des Bulbus duodeni
Zahlreiche linsengroße Füllungsdefekte im Bulbus duodeni bei einem 10jährigen Kinde. Es bestanden rezidivierende Leibschmerzen im Oberbauch, Brechreiz und gelegentlich Erbrechen.

Abb. 5.**60.** Dasselbe Kind wie in Abb. 5.**59**, 6 Jahre später. – Größenzunahme der Füllungsdefekte im Bulbus bei weiterhin bestehenden Beschwerden. Wahrscheinlich handelt es sich um eine Adenomatose der Brunnerschen Drüsen. Bisher keine operative Bestätigung.

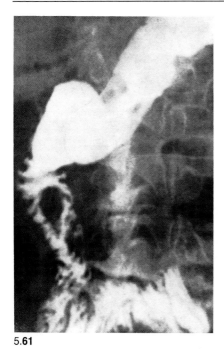
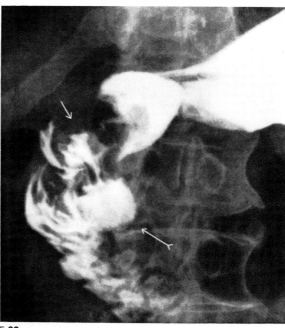

5.**61**   5.**62**

Abb. 5.61. Wulstung der Papilla Vateri
Mandelgroße Vorwölbung der Papille bei einer 78jährigen herzinsuffizienten Patientin. Bei der Sektion fand sich eine ausgeprägte Cholesteatose der Gallenblasenschleimhaut mit zahlreichen kleinen Papillomen (Prof. *Krauspe*).

Abb. 5.62. Karzinomähnliche Reliefformationen im oberen Duodenalknie
Reliefveränderungen im Bereich der Bulbusspitze mit Kraterbildung (oberer Pfeil) und derbem Randwall. Haselnußgroßes Divertikel an der Vorderwand des Duodenums (unterer Pfeil). – 42jähriger Mann mit Verdacht auf Leberzirrhose, der eine schwere Hämatemesis durchmachte. Bei der Sektion (Prof. *Krauspe*) fand sich ein großes, in das Pankreas penetrierendes Hinterwandulkus im Duodenum mit klaffendem Arterienstumpf und ein Divertikel an der Vorderwand des Bulbus.

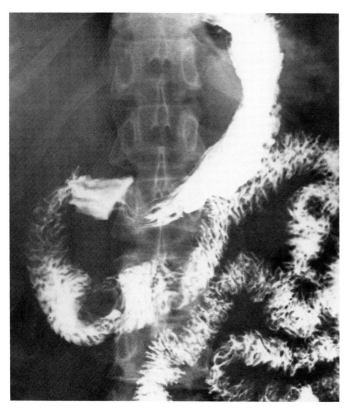

Abb. 5.63. Myom im unteren Duodenalknie
Walnußgroßer, relativ glatter Füllungsdefekt (histologisch als Myom verifiziert) bei einer 46jährigen Patientin, die wegen einer Eisenmangelanämie eingewiesen wurde. Von seiten des Magen-Darm-Kanals bestanden keinerlei Beschwerden.

Abb. 5.64. Lipom im unteren Duodenalknie
Daumenballengroßer, etwas gelappter Füllungsdefekt in der Gegend des unteren Duodenalknies. Kein Palpationsbefund, keine Passagebeeinträchtigung. Bei der Operation erwies sich der Tumor als Lipom.

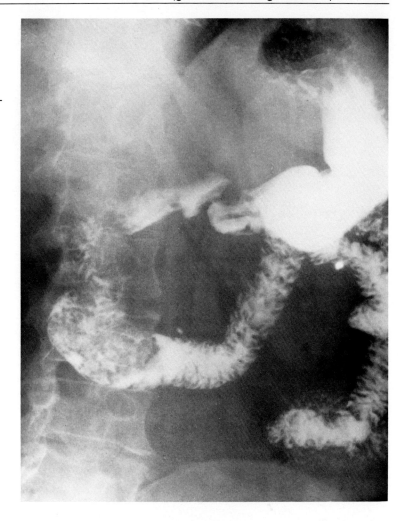

Abb. 5.65. Ulzerierendes Neurinom im absteigenden Duodenum
Große Zerfallshöhle in der Gegend des Pankreaskopfes mit unregelmäßigen Füllungsdefekten an der Basis. – 63jährige Patientin, die wegen einer massiven Magenblutung (Hämatemesis) röntgenologisch untersucht wurde. Pathol.-anat. fand sich ein neurogener Tumor (Prof. *Weppler*) (Rö.-Aufn.: Dr. *v. Hecker*).

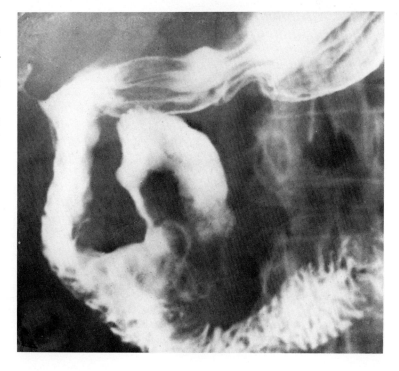

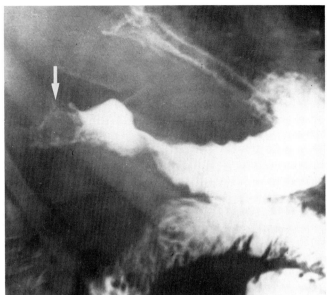 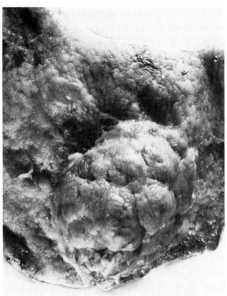

Abb. 5.66. Karzinom des Bulbus duodeni
Daumenkuppengroßer, ziemlich scharf begrenzter, etwas höckeriger
Füllungsdefekt im Bulbus (Pfeil) bei einem 53jährigen Patienten mit
Inappetenz, Gewichtsabnahme und okkulten Blutungen.

Abb. 5.67. Karzinom des Bulbus duodeni
Operationspräparat zu Abb. 5.66. Histologisch:
Adenokarzinom (Prof. *Konjetzny*).

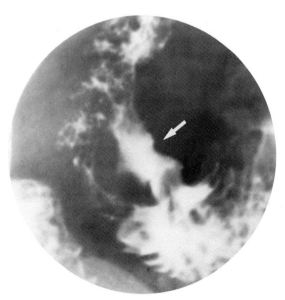 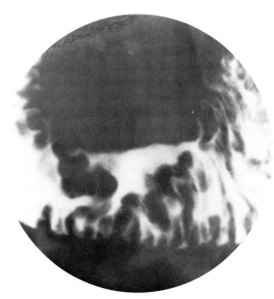

Abb. 5.68. Neoplasma der Pars descendens duodeni
Hochgradige Reliefveränderungen im mittleren Drittel des
absteigenden Duodenums (Pfeil). Unregelmäßiger Krater
mit Randwall im Sinne eines schüsselförmigen Karzinoms.
– 61jähriger Patient. Seit Wochen Ikterus mit erheblichem
Gewichtsverlust.

**Abb. 5.69. Schüsselförmiges Neoplasma der Pars
horizontalis inferior duodeni**
Typische Reliefveränderungen in der Gegend des unteren
Duodenalknies. Histologisch: Papillenkarzinom (Prof.
Krauspe).

Abb. 5.70. Melanommetastasen im unteren Duodenalknie
Ovalärer Füllungsdefekt (Pfeil) in der Pars horizontalis inferior. – 37jährige Patientin. 3 Jahre nach Entfernung eines Melanoms der Wade bildete sich ein „Hämangiom" der linken Gesichtshälfte aus. Die Exstirpation ergab ein Melanom. Seitdem Schmerzen im Oberbauch, starke Lebervergrößerung. – Autoptisch verifiziert.

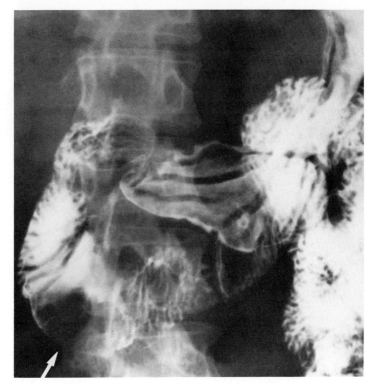

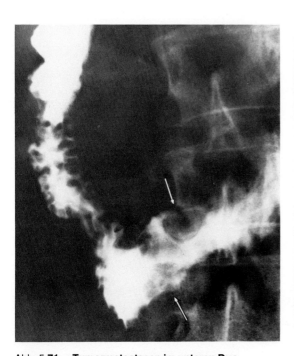

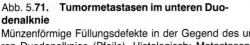

Abb. 5.71. Tumormetastasen im unteren Duodenalknie
Münzenförmige Füllungsdefekte in der Gegend des unteren Duodenalknies (Pfeile). Histologisch: Metastasen eines malignen Hodenteratoms (Prof. *Krauspe*).

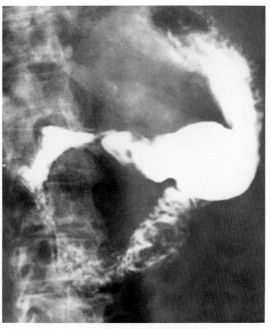

Abb. 5.72. „Polyp" im unteren Duodenum
Zylindrischer, etwas gelappter polypöser Tumor in der Pars inferior duodeni. Zufallsbefund bei einer Durchuntersuchung eines 53jährigen Patienten. Es handelt sich wahrscheinlich um ein Adenom. Patient entzog sich einer weiteren Diagnostik.

Neurinome) mit geschwürigem Zerfall einhergehen.

Sowohl polypöse als auch schüsselförmige maligne Geschwülste der Pars descendens duodeni erweisen sich anatomisch meist nicht als primäre Duodenal-, sondern weit häufiger als Gallengangskarzinome. – Bei Kindern sind maligne Duodenaltumoren praktisch unbekannt.

Metastatische Tumoren, vorwiegend sarkomatösen Ursprungs, treten zumeist multipel auf. Oft sind sie münzenförmig und zeigen gelegentlich eine zentrale Delle. Melanome und Hodengeschwülste bilden dabei das Hauptkontingent (Abb. 5.**70** u. 5.**71**). WIENERS (1966) hat über entsprechende Beobachtungen aus unserer Klinik berichtet.

6. Entzündungen des Magens und des Duodenums

Gastritis, Allgemeines

Mit der Einführung der *Saugbiopsie* durch WOOD (1949) und TOMENIUS (1950) wurde die Zuverlässigkeit der 20 Jahre lang in der Gastritisdiagnostik dominierenden Untersuchungsmethoden, nämlich der Gastroskopie (SCHINDLER 1923/1947) und der Röntgenuntersuchung (H. H. BERG 1935) plötzlich in Frage gestellt.

1959 berichtete HENNING erstmalig anhand eines umfangreichen Patientengutes (1521 Fälle) über die bioptischen Ergebnisse bei der Diagnostik der „chronischen Gastritis". Er stellte damals fest, daß nicht nur die gastroskopisch bisher als selten geltende *atrophische Gastritis* eine viermal höhere Frequenz aufwies als bis dahin vermutet, sondern daß auch die üblichen Formen der *Oberflächengastritis* mit Hilfe der Gastroskopie nur unzulänglich (in 40%) erfaßt werden können. HENNING betonte ferner, daß bei Ulkuskranken die Magenschleimhaut in 22%, beim Karzinom dagegen nur in 15% der Fälle normal sei (diese Zahlen entsprechen allerdings der üblichen Fehlerquote klinisch diagnostischer Methoden). Die Frage, ob ein einziges winziges, durch Saugbiopsie entnommenes Schleimhautstückchen aus einer nicht exakt definierten Stelle des Magens repräsentativ für die gesamte Magenschleimhaut ist oder sein könnte, wurde von ihm damals bejaht.

HENNING kam zu dem Ergebnis, daß die Gastroskopie ebenso wie die Röntgenuntersuchung als Methode zum Nachweis der chronischen Gastritis untauglich ist, wenn man von den erosiven und den polypösen Formen absieht.

Zweifellos hat die Saugbiopsie eine wesentliche Bereicherung unserer Diagnostik gebracht, sofern die Auswertung der Präparate in der Hand eines erfahrenen Pathologen liegt. Leider wird sie jedoch auch von nicht adäquat geschulten Gastroenterologen betrieben, die durch ungenügende Sachkenntnis das Verfahren nur in Mißkredit gebracht haben. Dabei wird nämlich häufig vernachlässigt bzw. verkannt, daß die Saugbiopsie, die sich ja ausschließlich auf die Mukosa beschränkt, im Vergleich mit der normalen Organhistologie nur einen *Teilaspekt* vermittelt. Blind entnommenem Biopsiematerial (speziell bei herd-förmigen Gastritiden) kann also gar *keine ausschließende* Beweiskraft zukommen.

Diese Ansicht vertrat auch SCHINDLER (1968), der Altmeister der Gastroskopie. Nach seiner Meinung ist die blinde Saugbiopsie „unter keinen Umständen in der Lage, die hypertrophischen, proliferativen und hypertrophisch-granulären Gastritiden histologisch zu erfassen, ganz abgesehen von den erosiven Formen".

Die blinde Aspirationsbiopsie ist naturgemäß in ihrer Aussage eingeschränkt, weil nur die Schleimhaut bis zur Lamina muscularis mucosae beurteilt werden kann. Bei herdförmigen Mukosaveränderungen ist ihr Ergebnis ebenfalls nicht repräsentativ. Zweifellos haben aber *gezielte Gewebsentnahmen unter Sicht* erhebliche Fortschritte in der Kenntnis der Magenerkrankungen gebracht. Um die möglichen Komplikationen der Methode zu reduzieren, muß sie jedoch den Spezialisten vorbehalten bleiben (FRÜHMORGEN u. CLASSEN 1974, HAFTER 1978).

H. H. BERG und seine Schule (PRÉVÔT u. LASSRICH 1959, BÜCKER 1969), haben nie behauptet, in der röntgenologischen Gastritisdiagnostik eine überdurchschnittlich hohe Trefferzahl zu erreichen. Wir stellten lediglich fest, daß wir *bestimmte Formen* der Gastritis unter günstigen Voraussetzungen grob morphologisch erfassen können. Hierzu gehören vor allem die *erosiven*, die *atrophisch-hyperplastischen* (sie gehen später in die polypösen Formen über) und *diejenigen* Antrumgastritiden, auf deren Boden sich die Pylorushypertrophie entwickelt.

Eines der wesentlichen Röntgensymptome der Gastritis ist das entzündliche Ödem nicht nur der Leistenspitzen, sondern vor allem der Submukosa sowie der Muscularis und der serösen Schicht (Perigastritis). „Der Röntgenuntersucher muß unterscheiden lernen zwischen der wechselnden elastischen, leicht deformierbaren Faltung verschiedenen Kalibers des *normalen* Magens und der gelähmten, plump deformierten, steifen, bis zur plastischen Verdickung gehenden Reliefveränderung des *gastritischen Magens*" (H. H. BERG 1935).

Akute und subakute Gastritis

Unter den röntgenologisch nachweisbaren Formen ist in erster Linie das Krankheitsbild der *akuten erosiven Gastroduodenitis* zu nennen. Zwar wurde es pathologisch-anatomisch bereits von Konjetzny u. Puhl 1925 bei akuten entzündlichen Prozessen der Magen-Duodenal-Schleimhaut beschrieben, aber der röntgenologische Nachweis gelang nur selten (Henning u. Schatzki 1933, Abel 1954, Frik 1956, Molineus 1960, Knapp u. Prévôt 1962, Bücker 1964). Diese Tatsache erklärt sich ohne weiteres daraus, daß bereits eine mäßige Schleimsekretion ausreicht, die außerordentlich geringe Niveaudifferenz zwischen dem kleinen Wanddefekt und dem entzündlich-ödematösen Randwall zu verwischen. Die Diagnose ist also nur an einer „trockenen" Schleimhaut mit speziell auf die Wiedergabe des Feinreliefs ausgerichteter Untersuchungstechnik möglich. Ferner ist zu berücksichtigen, daß man in den meisten Kliniken bei blutenden Gastritiden mit der Röntgenuntersuchung äußerst zurückhaltend ist. In diesem Zusammenhang sei ausdrücklich erwähnt, daß die erste röntgenologische Darstellung einer erosiven Gastritis in engster Zusammenarbeit mit einem erstklassigen Gastroskopiker erfolgte (Henning u. Schatzki 1933).

Form und Größe der Erosionen sind sehr unterschiedlich, nämlich punkt- und trichterförmig, rundlich oder länglich, linsengroß und größer. Meist werden die Defekte von einem geschwollenen und geröteten Schleimhautwall umgeben, während der Grund der Erosion von einem grau-weißen fibrinös-leukozytären Belag bedeckt wird (Konjetzny 1928).

Entsprechend dem Kommen und Gehen akut entzündlicher Schleimhautreaktionen ist das Krankheitsbild klinisch durch eine ausgesprochene *Periodizität der Beschwerden* gekennzeichnet, für die meist ein *Frühjahrsgipfel, Spätschmerz, Superazidität* und *okkulte Blutungen* charakteristisch sind. Männer werden häufiger als Frauen befallen (Verhältnis 45 : 16) (Henning 1933, Heilmann 1976).

Das Röntgenbild zeigt meist im Antrum, gelegentlich aber auch im Bulbus duodeni, entsprechend dem anatomischen Befund perlschnurartig angeordnete, etwa linsengroße, rundliche bis elliptische Aufhellungen. Sie lokalisieren sich auf die Faltenkämme der Schleimhaut und zeigen im Zentrum ein winziges Breidepot (Abb. 6.1–6.3). Die übrigen Formen der akuten bzw. subakuten Gastritis sind dagegen selten Gegenstand einer röntgenologischen Untersuchung. Sie werden gewöhnlich als „banale Magenverstimmungen" aufgefaßt und meist ohne weitere diagnostische Maßnahmen behandelt. Die in derartigen Fällen erhobenen Röntgenbefunde sind in der Regel morphologisch uncharakteristisch. Hierbei werden vorwiegend Störungen der Sekretion und der Motilität beobachtet.

Das *sekretorische Verhalten* kann bei der Gastritis normal, gesteigert oder vermindert sein. Eine Vermehrung des Sekretes läßt sich bereits beim ersten Schluck erkennen: die Bariumaufschwemmung gleitet sirupartig durch eine Flüssigkeitsschicht hindurch, ohne an der Magenwand zu haften. Das Kontrastmittel wird durch das Sekret verdünnt.

Meist geht die Sekretvermehrung, besonders bei den akuten Formen, mit einer Verstärkung der Schleimproduktion einher. Der von der Magenwand abgelöste Schleim, der sich dem Kontrastmittel beimengt, verursacht eine Beeinträchtigung des Kontrastes und der Homogenität, die von H. H. Berg 1929 unter dem Ausdruck „Schummerung" beschrieben wurde. Das Kontrastmittel bekommt bei der „Untersuchung mit der dünnen Schicht" ein eigentümlich flockiges Aussehen, das an geronnene Milch erinnert (Abb. 6.4). Dieses Phänomen darf nicht mit retinierten Speiseresten verwechselt werden, die wesentlich gröbere, unregelmäßige Aufhellungen hervorrufen und sich während der Durchleuchtung bei der Palpation meist frei bewegen lassen.

Fast regelmäßig finden sich bei der Gastritis auch Veränderungen der *Motilität*. Sie betreffen vorwiegend die Antrumgegend und bestehen in ungewöhnlich lang anhaltenden Kontraktionen, die durch intensive Palpationsmanöver unter Umständen noch verstärkt werden. Nicht selten gehen diese funktionellen Störungen mit diagnostisch aufschlußreichen Reliefveränderungen einher.

So findet man gelegentlich eine ausgesprochene Querstellung der Falten besonders in der präpylorischen Gegend. Das Kaliber der Falten ist plumper und breiter als gewöhnlich (5 mm und mehr), ihre Konsistenz starrer, steifer, weniger weich und elastisch. Sie lassen sich bei der Palpation nicht wegdrücken oder abplatten (Abb. 6.5). Die Faltentäler können durch die Verbreiterung der einzelnen Falten verschmälert sein; manchmal fließen auch mehrere Falten zu einem kissenartigen Bezirk zusammen. Auf diese Weise entstehen oft daumendicke Wülste mit nur verhältnismäßig schmalen Zwischenräumen.

Läßt sich die Breite der einzelnen Falten nicht in der Aufsicht beurteilen, so gibt uns die Zähnelung der großen Kurvatur oft wenigstens einen Anhalt über Breite und Höhe des Faltenquerschnitts. Röntgenologisch läßt sich nicht entschei-

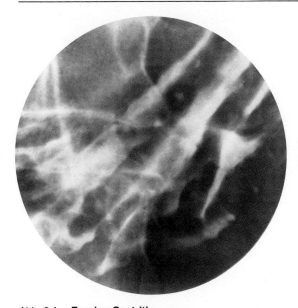

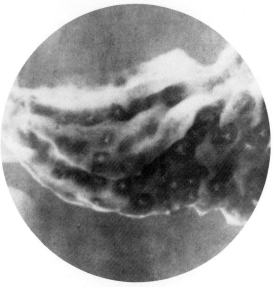

Abb. 6.1. Erosive Gastritis
Gezielte Aufnahme der Angulusgegend des Magens unter dosierter Kompression. Auf den Kämmen der Schleimhautfalten nahe der kleinen Kurvatur finden sich punktförmige Vertiefungen mit Randwall.– 43jährige Patientin, die seit zwei Jahren über periodisch auftretende krampfartige Oberbauchschmerzen mit Blähung des Leibes klagte.

Abb. 6.2. Erosive Antrumgastritis
Zielaufnahme des Antrums. Die von einem kleinen Randwall umgebenen punktförmigen Erosionen sind mit der Doppelkontrastmethode in Rückenlage dargestellt.

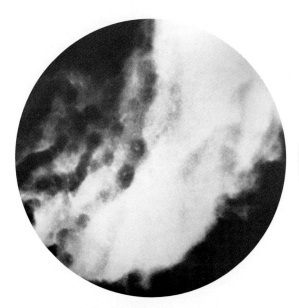

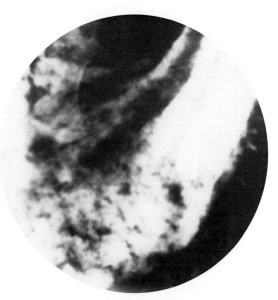

Abb. 6.3. Erosive Gastritis
Zielaufnahme der Angulusgegend unter dosierter Kompression. Zahlreiche rundliche Aufhellungen mit punktförmigen Vertiefungen auf den Kämmen der Schleimhautfalten. – 13jähriger Junge mit Oberbauchbeschwerden, lokalem Druckschmerz und Brechreiz.

Abb. 6.4. Magenschleim bei Gastritis
Zielaufnahme der Angulusgegend. Das Kontrastmittel erscheint infolge einer starken Untermischung mit Schleim inhomogen und flockig, sog. „Schummerung".

den, ob eine Vergröberung des Reliefbildes durch eine *Schleimhauthyperplasie* oder ein *submuköses Ödem* bedingt ist. Ein derartiges Ödem kann eine atrophische Schleimhaut von 3–3,5 mm Breite auf 5–6 mm vergröbern, wie WALK 1955 bei vergleichenden gastroskopischen und röntgenologischen Untersuchungen feststellte. Es kann also gastroskopisch das Bild einer *Schleimhautatrophie* und röntgenologisch das Bild einer *Faltenschwellung* vorliegen. Flüchtige, unter Umständen sehr hochgradige Ödeme der Submukosa wurden von CHEVALIER 1953 und unabhängig von ihm von BUFFARD u. GROZET 1952 bei *allergischen Erkrankungen* beschrieben. Sie können eine schwere Gastritis oder gar ein Karzinom vortäuschen, bilden sich aber auf eine antiallergische Behandlung meist rasch wieder zurück (s. Kap. Allergie).

Neben den eigentlichen Schleimhautveränderungen werden gelegentlich *Pelottensymptome* beobachtet. Es handelt sich hierbei meist um entzündlich veränderte peripylorische oder an der kleinen Kurvatur gelegene Lymphknoten, die während der Kompression umschriebene Aufhellungen verursachen, soweit sie an der Vorder- oder Hinterwand des Magens liegen (Abb. 6.**7** u. 6.**8**). Meist sind sie auch punktförmig durckschmerzhaft (der extraventrikuläre Druckschmerz im mittleren Epigastrium ist in vielen Fällen auf eine solche Lymphadenitis zurückzuführen). Derartige Pelotteneffekte dürfen nicht mit intragastral gelegenen Substraten (Speiseresten, Polypen) verwechselt werden. Allerdings ist die Unterscheidung zwischen Pelotten, Mageninhalt und Wandveränderungen manchmal ungewöhnlich schwierig, da sich auch Nahrungsreste, ähnlich wie beim Forssellschen Hundeversuch (1927) fest in Digestionskammern einbetten, dort tage-, ja wochenlang liegenbleiben und selbst intensive Magenspülungen überdauern können. In derartigen Fällen wird man vielfach auf Kontrolluntersuchungen nach entsprechender klinischer Behandlung angewiesen bleiben.

Gelegentlich gehen akute Formen der Gastroduodenitis mit so heftigen Schmerzen einher, daß sie bei gleichzeitig vorhandener brettharter Spannung der Bauchdecken eine Perforationsperitonitis vortäuschen können. KONJETZNY u. PUHL 1925 haben derartige Fälle beschrieben. Die Symptome werden durch den peritonealen Reiz einer bei akuter Gastritis oft bis in die Subserosa reichenden Lymphangitis erklärt. Leichtere Formen derartiger „Serosareizungen", deren Symptome an penetrierende Vorderwandgeschwüre erinnern, beobachtet man auch manchmal bei frischen entzündlichen Schüben chronisch-rezidivierender Gastritiden.

Der *Röntgenbefund der akuten Gastritis* ist meist außerordentlich enttäuschend. Immerhin spricht das Fehlen von Luft in der freien Bauchhöhle mit einer gewissen Wahrscheinlichkeit gegen eine Perforation.

Bei *Neugeborenen* kommen akute Erosionen gelegentlich im Gefolge geburtstraumatischer intrazerebraler Blutungen vor und lokalisieren sich überwiegend in den Korpusteil. Der Geburtsstreß wird als einer der ätiologischen Faktoren diskutiert. Bereits in den ersten Lebenstagen besteht auch eine enge Korrelation zur Säureproduktion mit dem Ergebnis, daß die Zahl der Erosionen innerhalb der ersten 36 Lebensstunden ansteigt und dann parallel zur Salzsäurekonzentration allmählich wieder absinkt. Häufiges Symptom derartiger neonataler Schleimhauterosionen ist die Magenblutung (Melaena vera neonatorum), so daß es mit und ohne Hämatemesis zu blutigen Stühlen kommen kann. Die chronische Erosion gilt dagegen mehr als eine Erkrankung älterer Kinder.

Bei *Säuglingen* manifestieren sich akute Entzündungen der Magenschleimhaut meist als Ernährungsstörungen, bei *Kleinkindern* kennzeichnen Appetitlosigkeit, Brechreiz und Erbrechen das Krankheitsbild. Gelegentlich ist dem Erbrochenen Blut beigemischt. *Ältere Kinder* klagen über vage Oberbauchschmerzen, Druckgefühl nach dem Essen und Brechreiz, sind appetitlos, sonst aber nicht stärker beeinträchtigt.

Die Ursachen der Gastritiden sind auch beim Kinde vielfältig und umfassen akute virale und bakterielle Infektionen, Lebensmittelvergiftungen, zu heiße oder zu kalte Getränke und Speisen, eine alimentäre Überlastung, auch einige Medikamente (Salizylate, Antibiotika, Zytostatika).

Pathologisch-anatomisch, auch endoskopisch zeigen sich oberflächliche Erosionen, die nicht die Muscularis mucosae erreichen, ferner kleine submuköse Hämorrhagien und Schleimhautveränderungen.

Röntgenologisch finden sich bei akuten Gastritiden der Säuglinge und Kleinkinder – falls man überhaupt röntgenologisch untersucht – meist eine Sekretvermehrung und eine verstärkte Schleimproduktion, die eine starke Flockung des Kontrastmittels zur Folge haben, während Erosionen und Schleimhautveränderungen röntgenologisch meist unterschwellig bleiben. Ähnliche Phänomene werden aber auch bei der hypertrophischen Pylorusstenose und bei partiellen Duodenalverschlüssen beobachtet.

Ältere Schulkinder können bei Gastritiden bereits ähnliche Reliefveränderungen, Motilitätsstörungen und Sekretionsanomalien wie Erwachsene aufweisen. Allerdings ist bisher die Zahl der radiologisch diagnostizierten Fälle klein geblieben (Abb. 6.**3**) (LASSRICH 1980).

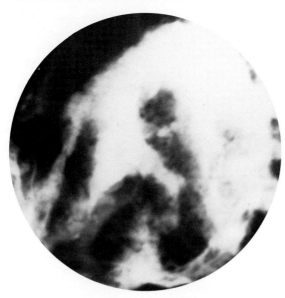

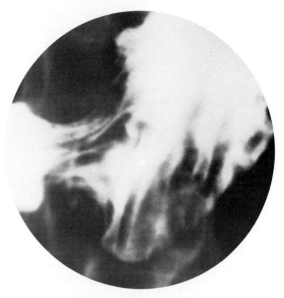

Abb. 6.5. Pellagra-Gastritis, Höhepunkt
Zielaufnahme der Angulusgegend. Mächtige Schleimhaut-schwellung mit fast daumenbreiten, kaum deformierbaren Wülsten. Verstärkte Schleimbildung im Magen.

Abb. 6.6. Pellagra-Gastritis, Heilung
Derselbe Patient wie in Abb. 6.5. – Abklingen der Schleim-hautschwellung nach Behandlung. Relief und Peristaltik des Magens sind wieder normal.

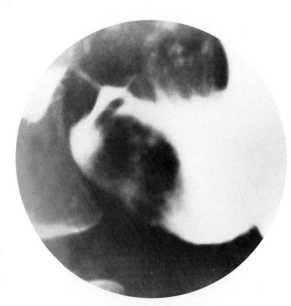

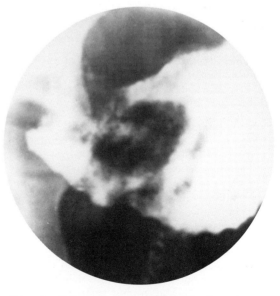

Abb. 6.7. Peripylorische Lymphadenitis
Mandelgroßer Pelotteneffekt im Bereich des präpylori-schen Antrums durch vergrößerte Lymphknoten. Sehr starker punktförmiger Druckschmerz. – 30jährige Patientin mit akutem gastritischem Schub und angedeutetem Serosasyndrom. Einige Jahre später bekam die Patientin ein präpylorisches Ulkus.

Abb. 6.8. Pelotte durch peripylorischen Lymph-knoten
Kompressionseffekt am Magenausgang durch einen ver-größerten peripylorischen Lymphknoten bei hämorrhagi-scher Gastroenteritis. Starker lokaler Druckschmerz.

Strahlenschäden des Magens im Sinne einer *Strahlengastritis* mit ihren Folgen sind nicht häufig, weil das Organ die therapeutisch erforderlichen Dosen relativ gut toleriert. Veränderungen können aber durchaus zustande kommen, wenn die Dosis 3500–4500 rd erreicht, wobei ein Schleimhautödem, Motilitätsstörungen, später eine Wandfibrose und ein starres, evtl. eingeengtes Antrum sowie ein Verlust der Falten resultieren. Sogar Ulzera mit Perforationsneigung wurden kurz nach einer Bestrahlung beobachtet. Auch sind Abszesse mit Fistelbildungen bekannt geworden (ROSWIT u. Mitarb. 1972).

Verätzungen

Unter die akuten Entzündungen der Magenschleimhaut sind auch alle Verätzungen zu rechnen. Sie nehmen insofern eine Sonderstellung ein, als ihnen eine gemeinsame Ätiologie, nämlich die *Einwirkung chemischer Substanzen* zugrundeliegt. Die Schädigung kommt meist durch orales Einverleiben von Säuren, Basen und anderen ätzenden Flüssigkeiten (Desinfektionsmittel) zustande, wird aber in milderer Ausprägung auch nach parenteraler Applikation auf dem Wege der Ausscheidung (Arsen, Lysol, Sublimat) beobachtet. Konzentrierte Säuren erweisen sich als besonders gefährlich, während ein Teil der Laugeneinwirkung offenbar durch die Magensalzsäure und den Speisebrei neutralisiert werden kann.

Bei Verätzungen durch Säuren und Laugen stellen, neben der Anamnese, das Erbrechen von Blut und evtl. vorhandene Ätzschorfe an den Mundwinkeln sowie Beläge auf der Mund- und Rachenschleimhaut eines der Haupt- und Erstsymptome dar. Im Erbrochenen können sich kleinere Teile, zuweilen auch größere Fetzen abgestoßener Schleimhaut befinden.

Magenverätzungen kommen bei Kindern versehentlich zustande, während Erwachsene oder Geistesgestörte diese Ätzgifte häufiger in suizidaler Absicht einnehmen.

Pathologisch-anatomisch finden sich sämtliche Grade der Wandschädigung von der einfachen katarrhalischen Gastritis (bei verdünntem Ätzmittel) bis zu den schwersten Formen der hämorrhagisch-nekrotisierenden Entzündung mit Schorfbildung und membranösen Belägen. Die Koagulationsnekrose der Magenwand kann mit einer Perforation und Peritonitis tödlich enden.

Die entzündliche Reaktion der Schleimhaut ist meist heftig und wird von Thrombosen der kleinen Gefäße begleitet, auch öffnet sich die ganze stark geschädigte Magenwand einer gefährlichen bakteriellen Infektion (Gasansammlung in der Magenwand). Etwa 5–7 Tage nach der akuten Verätzung bahnt sich die Regeneration mit der Entwicklung von Granulationsgewebe an. Während der nächsten 3–4 Wochen tritt nach dem Abklingen der Entzündungserscheinungen die fibröse Schrumpfung und Narbenbildung in den Vordergrund, während Teile der Schleimhaut zerstört bleiben. Danach ist die Entwicklung von Strikturen und Adhäsionen über Monate und Jahre in vollem Gange.

Die Intensität solch einer korrosiven Gastritis hängt von der Art und Menge, vor allem der Konzentration der ätzenden Substanz ab, ferner von der Dauer ihrer Einwirkung, dem jeweiligen Füllungszustand des Magens und der Menge des schützenden Schleimes. Bei leerem Magen rinnt das meist flüssig eingenommene Gift vorwiegend an der Hinterwand und der kleinen Kurvatur herab bis ins Antrum. Hier stagniert es vor dem reflektorisch verschlossenen Pylorus, so daß in dieser Region die ätzende Substanz am stärksten einwirken kann. Nur selten zeigt sich zusätzlich eine Pylorusstenose.

Während die Verätzungen im Ösophagus und in den kardianahen Magenabschnitten sich vorwiegend auf die Faltenkämme beschränken, kommt es in der präpylorischen Gegend oft zu einer flächenhaften Schädigung bzw. Nekrose der Vorder- und Hinterwand, besonders im Bereich der kleinen Kurvatur (Abb. 6.**9** u. 6.**10**). Doch werden auch Verätzungen der ganzen Magenschleimhaut beobachtet. Da die Mukosa bei Neugeborenen und Kleinkindern besonders verletzlich ist, können sich entsprechende Schäden bereits nach der Gabe von konzentriertem Kalziumchlorid (Tetaniebehandlung) mit Blutungen und Perforationen einstellen. Gelegentlich findet man später sogar Wandverkalkungen. Auch die Gabe von Schwermetallverbindungen (Eisensulfat) wirkt in zu großer Menge und in konzentrierter Form schädigend.

Mit Recht wird bei frischen Verätzungen vor der Röntgenuntersuchung gewarnt. Sie soll sich zuerst auf eine Nativaufnahme der Thoraxorgane (Mediastinitis durch schwerste Ösophagusverätzungen) und des Abdomens (Perforation) beschränken. Nach der akuten Phase wird man gelegentlich zu Kontrastmitteluntersuchungen genötigt sein, wenn äußerlich sichtbare Symptome fehlen und man sich über die Schwere und Ausdehnung der Schädigung orientieren will. Daß eine

Abb. 6.9. Salzsäureverätzung des Magens
Flächenhaft granuliert erscheinende Infiltration der ganzen Magenwand. Verminderte Dehnbarkeit, reduziertes Lumen. Grobe kissenartige Schleimhautwulstung präpylorisch.– 33jährige Frau, die in suizidaler Absicht Salzsäure getrunken und früher bereits mehrere Suizidversuche unternommen hatte.

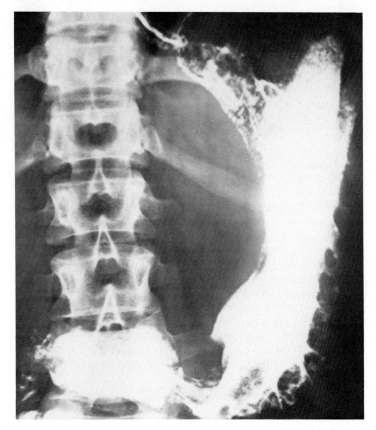

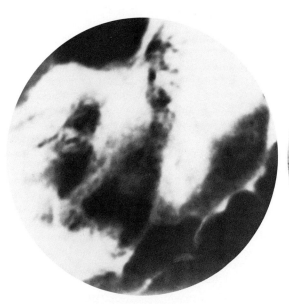

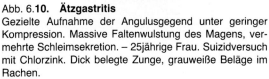

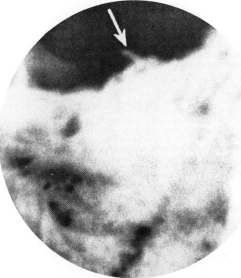

Abb. 6.10. Ätzgastritis
Gezielte Aufnahme der Angulusgegend unter geringer Kompression. Massive Faltenwulstung des Magens, vermehrte Schleimsekretion. – 25jährige Frau. Suizidversuch mit Chlorzink. Dick belegte Zunge, grauweiße Beläge im Rachen.

Abb. 6.11. Chlorzinkverätzung des Magens
Abnorm gewulstete, steife und starre Schleimhautfalten. Ätzgeschwür in Form einer dornförmigen kleinen Nische in der Angulusgegend (Pfeil). – 25jährige Frau mit Suizidversuch. 9 Tage später Bluterbrechen, das sich fünfmal wiederholte.

derartige Untersuchung nur unter größter Schonung des Patienten bei Vermeidung jeglicher Palpation vorgenommen werden darf, versteht sich von selbst. Als Kontrastmittel nimmt man am besten eine eisgekühlte, möglichst dünnflüssige Bariumaufschwemmung (siehe Kap. Ösophagusverätzungen) und gibt nur ganz geringe Mengen, um nicht durch Lösen von Schorfen eine neue, womöglich tödliche Blutung zu verursachen.

Trotz eines negativen oder geringen Befundes an der Speiseröhre können sich im Magen recht erhebliche Veränderungen zeigen. Allerdings hängt der jeweilige Röntgenbefund stark vom zeitlichen Abstand zur Verätzung ab. Dies trifft besonders für die präpylorische Region zu. Klobige Wülste, förmliche Schleimhautkissen engen dort das Lumen des Magens trichterförmig ein. Im Bereich des Magenkörpers läßt sich die Schwellung der einzelnen Falten auch ohne Palpation oft schon an der abnorm plumpen Zähnelung der großen Kurvatur erkennen. Zuweilen ist die ganze Magenwand in eine unregelmäßig gekörnte, granuliert erscheinende ödematöse Fläche umgewandelt. Die Magensilhouette erscheint starr, die Motorik ist erheblich beeinträchtigt oder gar erlo-

schen. In schweren Fällen sieht man randständig an der kleinen Kurvatur dornförmige Schattenvorsprünge, sog. *Ätzgeschwüre,* die wegen ihrer großen Blutungs- und Penetrationsgefahr zu ganz besonderer Vorsicht bei der Untersuchung mahnen (Abb. 6.**11**). Spätperforationen, phlegmonöse Begleitprozesse und ein paralytischer Ileus durch Peritonitis sind häufige Komplikationen schwerer Verätzungen (TREICHEL u. MACHA 1971, FRANKEN 1973, LEVITT u. Mitarb. 1975).

Das Endresultat der Ausheilungsvorgänge hängt von dem Grade der Entzündung ab. Hämorrhagisch-nekrotisierende Formen gehen, sofern der Patient den Zustand überhaupt überlebt, immer in eine mehr oder weniger starke Schrumpfung über. Die meist netzförmig verbundenen Narbenstränge führen zu hochgradigen Stenosen der präpylorischen Gegend. Durch prästenotische Erweiterung des unversehrten Magenrestes entsteht die sog. *Feldflaschenform.* Nach ausgedehnten Verätzungen des ganzen Magens werden Schrumpfmägen von knapp Faustgröße beobachtet. Derartige Befunde bedürfen wegen der drohenden Inanition des Kranken naturgemäß einer möglichst baldigen chirurgischen Behandlung.

Magenphlegmone

Magenphlegmonen bzw. Magenabszesse stellen submuköse eitrige Entzündungen dar. Meist handelt es sich um Metastasen mehr oder weniger septischer Prozesse nach Streptokokkeninfektionen, Typhus, Scharlach, Wochenbettfieber, Erysipel, Mandelabszessen, Osteomyelitis oder ähnlichen Erkrankungen. Nur selten tritt die Infektion im Anschluß an eine Magenoperation oder einen entzündlich ulzerösen Prozeß der Magenwand selbst auf oder wird von eitrigen Entzündungen der Gallenblasen- und Pfortadergegend weitergeleitet. Das Krankheitsbild kann ausgesprochen alarmierend sein und mit Schüttelfrost, hohem Fieber, kolikartig bohrenden Schmerzen und unstillbarem Erbrechen sowie peritonitischen Symptomen einhergehen. Aber auch weniger dramatische Verläufe etwa im Sinne einer gewöhnlichen Magenverstimmung oder eines Ulcus ventriculi werden beobachtet (KÜNZLER 1964).

Da Magenphlegmonen und Magenabszesse auch spontan abklingen können, sieht man gelegentlich Ausheilungszustände. Bei den auf das Antrum lokalisierten Formen ist das Krankheitsbild röntgenologisch durch eine zirkuläre oder sattelförmige Wandverdickung charakterisiert, die das Lumen des Magens mehr oder weniger stark einengt.

Die Wandverdickung kann das 15- bis 20fache der normalen Magenwandstärke betragen (OLSSON

1932). Die Schleimhaut selbst bleibt in den meisten Fällen unversehrt, soweit es sich nicht um eine von einer ulzerösen Gastritis ausgehende Phlegmone handelt. Doch sind die Falten selbst oft höckerig (ROTHERMEL 1932) oder je nach dem Grad der submukösen Infiltration mehr oder weniger stark verschwollen, verstrichen bzw. abgeplattet (BERG 1935, MINGAZZINI 1936, PRÉVÔT 1959). Ulzerationen als Folgeerscheinungen sind von KONJETZNY 1928 beobachtet worden. Das Röntgenbild erinnert in vielem an ein submukös wachsendes Neoplasma etwa vom Typus des Carcinoma fibrosum und ist von ihm durch eine einmalige Untersuchung kaum zu unterscheiden. Die meisten in der Literatur beschriebenen Fälle sind röntgenologisch als präpylorische stenosierende Neoplasmen angesprochen und erst während der Operation oder bei der Autopsie als Phlegmonen bzw. deren Folgezustände erkannt worden (VASS u. SIRCA 1941, FELCI 1952). Über einen größeren Abszeß bei einer Magenwandphlegmone, der sich als appendixgroßes Divertikel darstellte, berichtete OLSSON 1932.

Wir selbst beobachteten zwei Fälle, von denen der eine von einer phlegmonösen Cholezystitis ausging, der andere offenbar mit Vernarbung ausgeheilt war (Abb. 6.**12**–6.**14**) (WILLIAMS u. BEEBY 1973).

Abb. 6.12. Magenphlegmone
Narbige präpylorische Stenose nach Magenphlegmone (vor 12 Jahren). Die Antrumgegend ist röhrenförmig eingeengt, starr und unelastisch, der übrige Magen etwas atonisch. Kleine Polypen in der Angulusgegend. – 45jährige Frau mit intermittierenden Magenbeschwerden und Durchfällen.

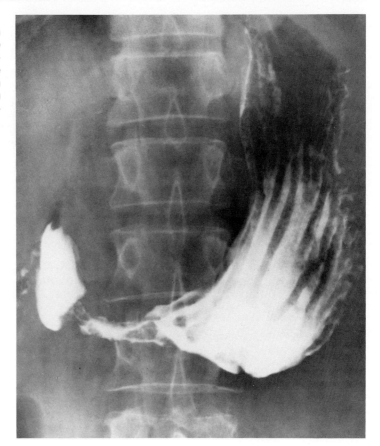

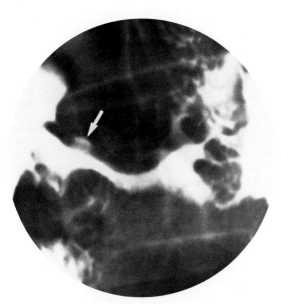

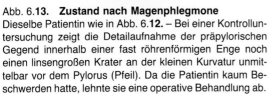

Abb. 6.13. Zustand nach Magenphlegmone
Dieselbe Patientin wie in Abb. 6.12. – Bei einer Kontrolluntersuchung zeigt die Detailaufnahme der präpylorischen Gegend innerhalb einer fast röhrenförmigen Enge noch einen linsengroßen Krater an der kleinen Kurvatur unmittelbar vor dem Pylorus (Pfeil). Da die Patientin kaum Beschwerden hatte, lehnte sie eine operative Behandlung ab.

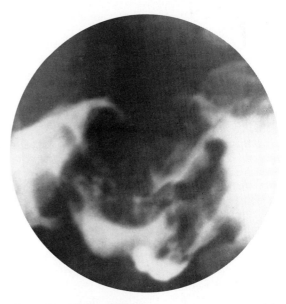

Abb. 6.14. Magenphlegmone
Schwere plastische Schleimhautinfiltration der präpylorischen Gegend bei abszedierender Cholezystitis. – 59jähriger Mann mit jahrelangen Gallenbeschwerden, Koliken und Ikterus. Röntgenologisch wurde der Verdacht auf ein Neoplasma geäußert. Bei der Operation (Prof. *Konjetzny*) fand sich eine phlegmonöse Gastritis.

Chronische Gastritis

Bei der chronischen Gastritis und ihren Folgezuständen sind positive Röntgenbefunde weitaus häufiger zu finden als bei den gewöhnlichen akuten Formen. Entsprechend den Niveauunterschieden lassen sich die hypertrophischen und die atrophisch-hyperplastischen Typen am besten darstellen, während die vorwiegend atrophischen Gastritiden sich zumeist dem Nachweis entziehen. In diesem Zusammenhang muß jedoch darauf hingewiesen werden, daß es nicht angängig ist, jede Veränderung des Faltenkalibers als Ausdruck einer chronischen Entzündung zu werten. Es können funktionelle Momente (Kontraktionsphasen, Turgorveränderungen) einen sehr wesentlichen Einfluß auf die Formation der Schleimhautoberfläche ausüben (FORSSELL 1927, BERG 1934). Außerdem muß betont werden, daß selbst Gastritiden mit stark leukozytärem Sediment röntgenologisch symptomlos verlaufen.

Bleiben jedoch Faltenwulstung und Wandstarre über Wochen oder gar Monate unverändert bestehen, so muß man diesen Zustand zumindest als pathologisch ansehen. Es läßt sich jedoch aufgrund der Faltenverbreiterung keine Aussage darüber machen, ob in dem vorliegenden Falle eine Schleimhauthypertrophie oder ein submuköses Ödem mit einer atrophischen Schleimhaut vorliegt (Abb. 6.**15** u. 6.**16**).

Die ersten makroskopisch faßbaren Veränderungen bei der atrophisch-hyperplastischen Gastritis, bei der es neben einer ungleichmäßigen Felderung der Mukosa zu einer unregelmäßigen, flachwarzigen Höckerung der Areae gastricae kommt (État mamelonné, LOUIS 1827), galten lange Zeit wegen der geringfügigen Niveauunterschiede röntgenologisch als unterschwellig. Heute lassen sich diese Stadien der chronischen Gastritis – Gastritis granularis – infolge günstigerer technischer Bedingungen (Hartstrahltechnik mit der Feinfokusröhre) vor allem im Doppelkontrastverfahren darstellen und bereits *vor* der Operation röntgenologisch diagnostizieren (Abb. 6.**17**–6.**19**). Voraussetzung hierzu ist allerdings neben einer relativ trockenen Magenwand, daß der Untersucher die Relieftechnik einwandfrei beherrscht. In der Durchleuchtung kann man unter zunehmender Kompression die unregelmäßige Felderung der Schleimhautoberfläche oft bereits ahnen. Sie besteht aus einem Netzwerk *unregelmäßig großer Aufhellungsbezirke* von Hanfkorn- bis Linsengröße und ist nur darstellbar, wenn man die Oberfläche lediglich mit einer ganz dünnen Kontrastmittelschicht benetzt. Diese Aufhellungen lassen sich innerhalb des Magens *nicht* hin und her bewegen, entsprechen also keinem Mageninhalt, sondern sind Ausdruck der Wandfläche. Sie stellen sich nicht nur in der Aufsicht im Relief,

sondern auch bei tangentialer Betrachtung im Profil dar (Abb. 6.**20**). Hier verursachen sie je nach der Größe der Wärzchen ungleichmäßig begrenzte, feinbogige Konturveränderungen an der großen, aber auch gelegentlich an der kleinen Kurvatur. Auf den ersten Blick bemerkt man nur eine ausgesprochen feine Zähnelung, die – soweit sie an der kleinen Kurvatur auftritt – ganz kleinen Ulzerationen sehr ähnlich sein kann. Die Tatsache, daß man auch an anderen Stellen warzige Aufhellungen gleich großen Kalibers erkennen kann, spricht jedoch dafür, daß es sich um die Querschnitte der gehöckerten Areae gastricae handelt (FRIK 1977).

Wesentlich leichter zu erkennen sind fortgeschrittene Stadien der atrophisch-hyperplastischen Gastritis, und zwar diejenigen Formen, die mit mehr oder weniger deutlichen warzigen, beet- oder kammartigen bzw. polypösen Schleimhautveränderungen einhergehen. Diese Gebilde lassen sich im Reliefbild je nach Form und Größe als entsprechende Aufhellungen darstellen. Ihre Grenzen sind meist scharf, ihre Oberfläche ist bei kleineren Tumoren häufig glatt, bei größeren oft mehrfach deutlich gekerbt, gelappt und von hahnenkammartiger oder zottiger Oberfläche (Abb. 6.**21**–6.**25**). Langstielige Tumoren lassen sich innerhalb des Magenlumens bei der Palpation gut verschieben. Es sind röntgenologisch präpylorische Tumoren beschrieben worden, die sich durch den Pylorus hindurchzwängten und dann, im Duodenum liegend, Passagestörungen verursachten (VELDE 1933, PINKE 1935, ALNOR u. Mitarb. 1962 u. a.) (Abb. 6.**27** u. 6.**28**).

Größere isolierte Polypen bieten differentialdiagnostisch keine Schwierigkeiten, wenn man sich der Grenzen der röntgenologischen Möglichkeiten bewußt bleibt und nicht versucht, Polypen gegen maligne Tumoren abzugrenzen.

Nicht haltbar ist die in der Literatur immer wieder auftauchende Behauptung, daß gutartige Tumoren scharf und glatt, bösartige dagegen unregelmäßig und unscharf begrenzt seien, oder daß man aus dem Ablauf der Peristaltik irgendwelche Rückschlüsse auf Benignität oder Malignität kleinerer polypöser Tumoren ziehen könne. Man muß sich darüber im klaren sein, daß man mit einer Röntgenuntersuchung keine histologische, sondern nur eine morphologische Diagnostik betreiben kann. Röntgendiagnosen wie „Leiomyom des Magens" sind keineswegs Glanzstücke der Diagnostik, sondern nur ein Beweis dafür, daß der Untersucher die Grenzen des von ihm angewandten Untersuchungsverfahrens nicht kennt.

Bereits schwieriger ist die Diagnose kleiner multipler, warziger Erhebungen bzw. des Zustandes,

Abb. 6.15. Riesenfaltengastritis
Mächtige Faltenwulstung im Bereich des Magenkörpers bei chronischer anazider Gastritis. Antrumrelief relativ zart. – 46jährige Patientin mit langjährigen Magenbeschwerden. Nach Gabe von Salzsäure wesentliche Besserung. Befund seit mehr als 10 Jahren konstant.

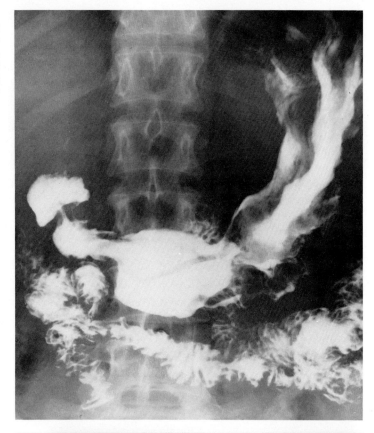

Abb. 6.16. Urämische Gastritis
Ungewöhnlich starke Faltenwulstung im Magenkörper mit entsprechend tiefer Zähnelung der großen Kurvatur. Die Falten erwiesen sich als ziemlich starr. – 8jähriger Junge mit chronischer Niereninsuffizienz, bei dem wiederholt Dialysen durchgeführt wurden. Immer wieder Brechreiz. Druckschmerz im Oberbauch.

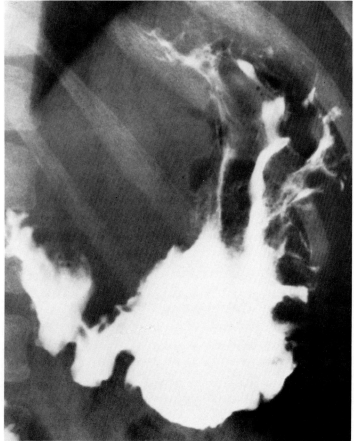

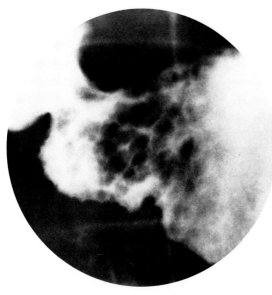

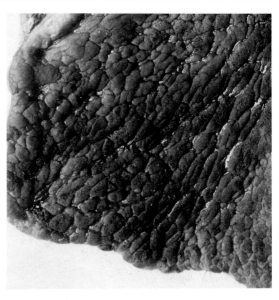

Abb. 6.17. Gastritis granularis (État mamelonné)
Gezielte Aufnahme des Antrums mit dosierter Kompression. Unregelmäßige Areolazeichnung, irreguläre feinbogige Zähnelung der großen Kurvatur.

Abb. 6.18. État mamelonné, Resektionspräparat
Operationspräparat zu Abb. 6.**17.** – État mamelonné der Antrumgegend mit einer flachwarzigen unregelmäßigen Höckerung der Areae gastricae.

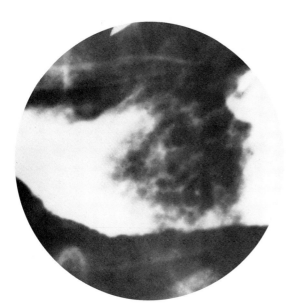

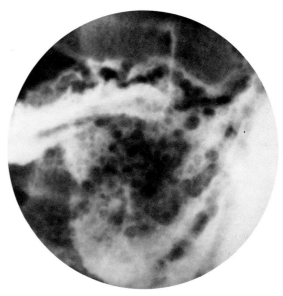

Abb. 6.19. État mamelonné
État mamelonné der Antrumgegend mit einer wabigen Reliefzeichnung. – 59jährige Patientin mit schlecht funktionierender Gastroenterostomie und Stenoseerscheinungen. Bei der Operation fand sich neben einem Krater eine Invagination der zuführenden Gastroenterostomie-Schlinge in den Magen sowie eine ausgesprochene Gastritis granularis.

Abb. 6.20. Polypöse Gastritis
Zielaufnahme des Antrums unter dosierter Kompression. Unterschiedlich große Aussparungen, verursacht durch polypöse Schleimhautveränderungen. – 13jähriges Kind mit rezidivierenden Leibschmerzen, Appetitmangel, Brechreiz und Druckgefühl im Oberbauch.

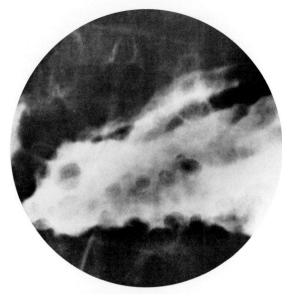

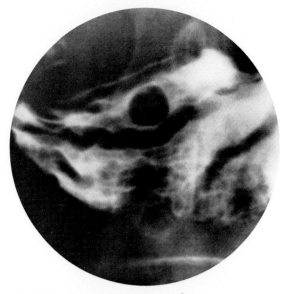

Abb. 6.21. Gastritis granularis
Typische Reliefveränderungen in der Antrumgegend des Magens bei fortgeschrittener Gastritis granularis. Unregelmäßige kleinpolypöse Aufhellungen sowie entsprechende Unregelmäßigkeiten der großen Kurvaturseite.

Abb. 6.22. Schleimhautpolyp bei État mamelonné
Knapp kirschgroßer Polyp nahe der kleinen Kurvatur des Antrums. An der großen Kurvaturseite ausgesprochen granuläre Schleimhautzeichnung im Sinne einer atrophisch-hyperplastischen Gastritis. – 41jährige Frau, die seit 5 Jahren über Magenbeschwerden klagte. Subazide Säurewerte.

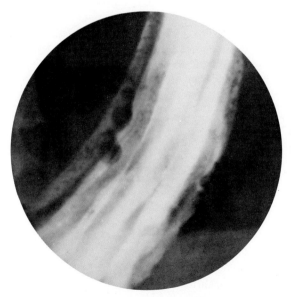

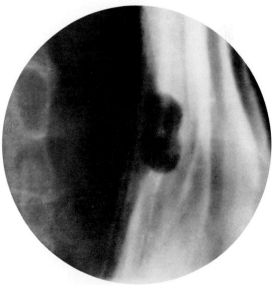

Abb. 6.23. Magenpolypen
Zwei etwa erbsgroße, nicht verschiebliche, randständige Aufhellungen im mittleren Korpusteil des Magens an der kleinen Kurvaturseite. – 68jährige Patientin mit langjährigen gastritischen Beschwerden.

Abb. 6.24. Größenzunahme von Magenpolypen
Dieselbe Patientin wie in Abb. 6.23., 21 Monate später. Inzwischen haben die Polypen deutlich an Größe zugenommen.

den man als *Gastritis chronica hyperplastica polyposa* bezeichnet. Hierbei findet man vorwiegend im Antrumgebiet eine ausgesprochene Umwandlung des Reliefbildes. Anstelle der normalen Längsfalten sieht man eine große Anzahl rundlicher Aufhellungen von Erbsen- bis Bohnengröße (Abb. 6.**29** u. 6.**30**).

Die Aufhellungen haben eine scharfe Begrenzung und nehmen an Zahl und Umfang gegen den Pylorus hin zu. An der großen und kleinen Kurvatur sieht man eine ungewöhnlich grobe Zähnelung, die dem Profil der breitbasig aufsitzenden, verschieden großen und hohen Polypen entspricht. Die Aufhellungen lassen sich im Magen *nicht* hin und her bewegen. Bei stärkerer Palpation treten unter Umständen erhebliche Kontraktionen auf.

Irrtumsmöglichkeiten müssen bei derartigen, an sich nicht häufigen Befunden berücksichtigt werden. Vor allem soll man an *Speisereste* denken (Abb. 6.**31**). Sie stammen entweder von einer kurz vorher genossenen Mahlzeit, oder es handelt sich um Retentionen bei mechanischen oder funktionellen Passagestörungen. Der Befund entspricht dem von KREMSER 1931 beschriebenen „pseudomalignen Relief", das von verschiedenen Autoren irrtümlich als eine besondere Form der Gastritis angesprochen wurde. Wir sahen derartige rein funktionelle Retentionen bei schweren Formen der Gastritis und bei *Diabetikern* (Abb. 6.**32**). Auch Einbettungsphänomene können dabei eine gewisse Rolle spielen. Dies gilt besonders für schwerverdauliche Vegetabilien, wie Pilze, Beeren und Hülsenfrüchte. So fanden wir beispielsweise bei Röntgenuntersuchungen nach Pilzvergiftungen trotz ausgiebiger Magenspülungen noch am dritten Tag fest in die Schleimhaut der präpylorischen Gegend eingebettete Pilzreste, die dann später durch weitere Spülungen entfernt werden konnten. Oft gelingt es während der Röntgenuntersuchung, derartige Speisereste aus den Schleimhauttaschen loszulösen und im Mageninnern flottieren zu sehen. Die Verschieblichkeit dieses nicht schattengebenden Mageninhaltes stellt ein wichtiges diagnostisches Kriterium dar. Während Polypen bei tangentialer Einstellung an dem Orte ihrer Anheftung einen randständigen Defekt hervorrufen oder bei multiplem Auftreten eine unregelmäßige Kerbung der Kontur bedingen, verursachen Speisereste keine derartigen Konturveränderungen, weil das Kontrastmittel sie meist von allen Seiten umfließen kann. Neben Speiseresten kommen extragastrale Prozesse in Betracht, die durch Pelottendruck auf die Magenwand einwirken. Hierher gehören vor allem peripylorische Lymphknoten (Lymphadenitis peripylorica), die sich bei dosierter Kompression als Aufhellung in der Magensilhouette darstellen und meist äußerst druckempfindlich sind (H. H. BERG, 1931, PRÉVÔT 1949, BARRAKLING 1953).

Aber auch Erkrankungen der anliegenden Organe, insbesondere der Leber, können bei einer umschriebenen Konsistenzvermehrung (primäre Lebertumoren, Metastasen) durch Pelottendruck ihrer Größe entsprechende Aufhellungen am Magen hervorrufen, die ohne Durchleuchtung oft nicht von Polypen zu unterscheiden sind. Luftblasen und Schleimbeimengungen im Kontrastbrei sind gelegentlich ebenfalls als Schleimhautveränderungen angesprochen worden. Diagnostische Irrtümer lassen sich heute viel leichter vermeiden, wenn man in schwierigen Situationen vergleichend röntgenologisch und endoskopisch untersucht und die Leistungsfähigkeit beider Verfahren kombiniert (STENDER u. Mitarb. 1975, SIELAFF 1977).

Ménétrier-Syndrom

1888 hat MÉNÉTRIER aus der Gruppe der polypösen Gastritiden eine wegen ihres eigentümlichen klinischen Verlaufs besonders auffällige Form herausgehoben, die er als „Polyadenomatose" bezeichnete. Er unterschied hierbei zwei verschiedene morphologische Typen, nämlich die „Polyadénomes polypeux" und die „Polyadénomes en nappe". Beide Formen können gleichzeitig in ein und demselben Magen vorkommen. Der Typ I ist durch das Auftreten multipler Einzelpolypen gekennzeichnet, während beim Typ II mehr eine beet- bzw. teppichartige Schleimhauthypertrophie vorliegt. Die Hypertrophie betrifft vorwiegend den exkretorischen Drüsenanteil (Abb. 6.**34**). RÖSCH u. Mitarb. (1975) stellten die Frage, ob es sich nicht um eine Präkanzerose handelt.

In der angelsächsischen Literatur ist dieses Krankheitsbild unter der Bezeichnung Ménétrier-Syndrom bekannt geworden (VILARDELL 1974). Klinisch bestehen gastritisähnliche Beschwerden mit Schmerzen, Völlegefühl und Brechneigung. Nicht selten werden Durchfälle, ja sogar Blutungen beobachtet. Später treten Ödeme der Unterschenkel, der Hände und des Gesichts auf. Sie sind der Ausdruck einer Hypoproteinämie durch Eiweißverlust aus Magen oder Darm. Dieser Nachweis kann heute nuklearmedizinisch mit markiertem Albumin (Cr^{51}) erbracht werden. MARTINI u. DÖLLE haben 1961, OLMSTEDT u. Mitarb. 1976 über entsprechende Beobachtungen berichtet. SCHUSTER (1967) beschrieb ausgeprägte polypoide Veränderungen innerhalb hypertrophischer Magenschleimhautfalten bei einem 5jährigen Mädchen mit Eiweißverlustsyndrom, Bluterbrechen und Dystrophie. Die Erkrankung wurde operativ und histologisch als Ménétrier-Syndrom verifiziert. Ähnliche Beobachtungen bei Kindern teilten BRUNS u. GAY (1968) mit.

Röntgenologisch zeigt sich eine überdimensionale Schleimhautentwicklung mit stark verbreiterten und verdickten Falten, deren Höhe bis zu 3 cm

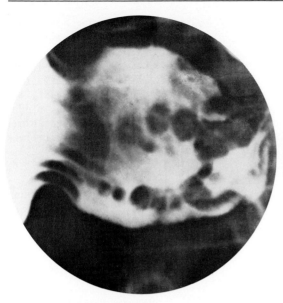

Abb. 6.25. Polypöse Gastritis
Multiple linsen- bis erbsgroße Aufhellungen präpylorisch bei chronischer Antrumgastritis.

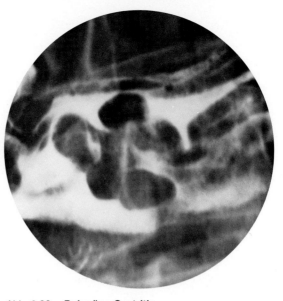

Abb. 6.26. Polypöse Gastritis
Relativ großer gelappter und gestielter Antrumpolyp. – 53jähriger Patient mit jahrelang bestehender chronischer anazider Gastritis.

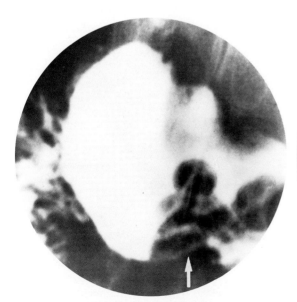

Abb. 6.27. Prolabierender Antrumpolyp
Gelappter polypöser Tumor (Pfeil), der sich während der Antrumkontraktion durch den Pylorus in den Bulbus vorschiebt, aber immer wieder in den Magen zurückschlüpft.

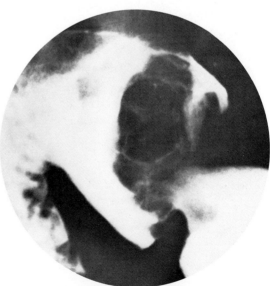

Abb. 6.28. Prolabierender Antrumpolyp
Großer, präpylorisch lokalisierter Antrumpolyp, der häufig in den Bulbus duodeni prolabiert und sich hier passager einklemmt, aber nie die Passage ganz blockiert.

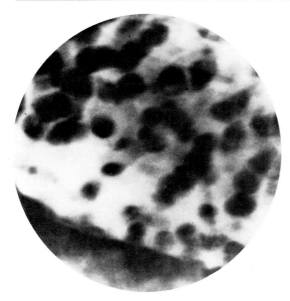

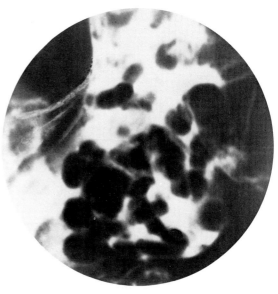

Abb. 6.29. Polypöse Antrumgastritis
Diffuse polypöse Reliefveränderungen bei einem 45jährigen Patienten mit histaminrefraktärer Achylie. Die Füllungsdefekte blieben konstant nachweisbar.

Abb. 6.30. Polypöse Gastritis im Magenkörper
Unterschiedlich große polypöse Reliefveränderungen im distalen Drittel des Magenkörpers. Sie sind unregelmäßig angeordnet und im Magenlumen nicht verschieblich.

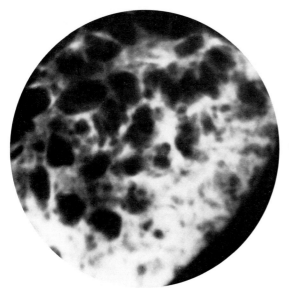

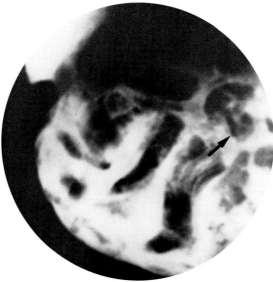

Abb. 6.31. Speisereste im Magen
In der Angulusgegend kommen unter dosierter Kompression zahlreiche ungleich große Aufhellungen durch Speisereste zur Darstellung. Sie lassen sich durch Palpation deutlich verschieben. Die Innenkonturen des Magens sind glatt.

Abb. 6.32. Speisereste im Magen
Auf einer gezielten Aufnahme des Antrums erkennt man bei dosierter Kompression deutlich, daß es sich hier um Pilze handelt. Sie wurden bei dem Patienten (Diabetiker) über Tage retiniert. Der Pfeil zeigt auf den Stiel eines Pfifferlings.

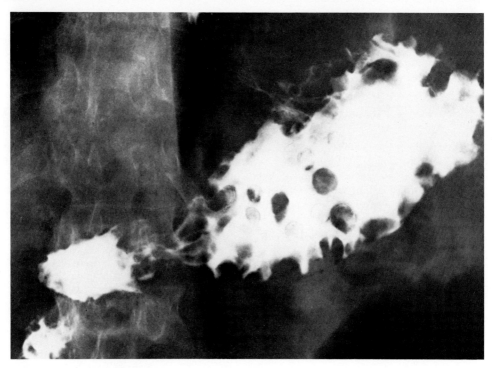

Abb. 6.33. Diffuse Polypose des Magens
Grob-polypöse Gastritis bei einem 53jährigen Mann mit schwerer exsudativer Gastropathie. Über die ganze Magenober-fläche verteilt finden sich rundliche Aufhellungen mit Durchmessern von 4–7 mm. Beide Kurvaturen sind entsprechend verändert und zeigen unregelmäßige Begrenzungen.

Abb. 6.34. Flachpolypöse Gastritis vom Typ Ménétrier
Ungleich große polypöse Erhabenhei-ten im Bereich des ganzen Magenkör-pers. – 66jährige Frau mit gastritischen Beschwerden und ausgesprochener ex-sudativer Gastropathie.

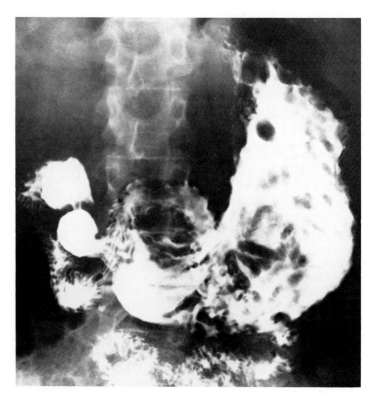

betragen kann. Die Faltentäler sind entsprechend weit, aber gelegentlich auch eng und tief. Die Magenschleimhaut kann lediglich regional verändert sein, so daß Formationen zustande kommen, die einen Tumor imitieren und Kontrolluntersuchungen erforderlich machen (PALMER 1958).

Gastritis bei perniziöser Anämie

In den dreißiger Jahren wurde sowohl von klinischer als auch von röntgenologischer Seite auf den Zusammenhang zwischen *Magenpolypen* und *perniziöser Anämie* hingewiesen. Neben LAGER-GREEN (1930) waren es vor allem amerikanische Autoren (PENDERGRAS u. Mitarb. 1930), die als erste derartige Beobachtungen machten. VELDE (1933) fand unter 42 Fällen von perniziöser Anämie sechsmal deutliche polypöse Gebilde, BEUTEL (1929) unter zwei Magenpolypen einen mit einer klinisch sicheren Perniziosa. HARING (1932) sah bei Polypen eine Hyperchromie und zweimal ein ausgesprochen perniziös-anämisches Syndrom. Ähnliche Beobachtungen teilte PINKE (1935) mit. Sämtliche Patienten wiesen eine Anazidität auf.

Wenn auch derartige Befunde bei der perniziösen Anämie röntgenologisch ebenso wenig konstant zu erheben sind wie eine besonders zarte Faltung (als Ausdruck einer atrophischen Gastritis, die ja in allen Fällen von perniziöser Anämie vorliegt), so ist an diesen Mitteilungen doch folgende Tatsache von besonderem Interesse: Die Anazidität, die bei der Perniziosa ein typisches Krankheitssymptom darstellt, wird auch bei der Polypenbildung fast regelmäßig angetroffen. Es scheinen enge Beziehungen zwischen Anämie und Veränderungen der Magenschleimhaut zu bestehen (CASTLE 1935).

Antrumgastritis

Alle bisher beschriebenen Schleimhautveränderungen, gleichgültig, ob sie nun *mit* oder *ohne* Erosionen bzw. Ulzerationen einhergehen, lokalisieren sich in der weit überwiegenden Zahl der Fälle auf die Antrumgegend des Magens, das heißt also auf die Grenzregion zwischen den Pylorus- und den Fundusdrüsen. Obwohl diese Tatsache bereits den älteren Pathologen bekannt gewesen ist, wurde die Trennung zwischen der selteneren *Allgemeingastritis* (Pangastritis) und der sehr viel häufigeren *Antrumgastritis* doch erst exakt von STOERK (1925), KONJETZNY (1928) und ORA-TOR (1932) herausgearbeitet. Beide Typen können herdförmig auftreten. Makroskopisch sind sie durch Veränderungen des Schleimhautreliefs im Sinne einer unregelmäßigen Areolazeichnung unterschiedlicher Höhe und Größe vom Typ eines État mamelonné charakterisiert, einer warzigen, beetartigen, polypösen, wulstigen oder kammartigen Schleimhautverdickung.

Stets handelt es sich histologisch um einen ausgesprochenen Umbau, einen Schwund der spezifischen Drüsen im Sinne einer fortschreitenden Atrophie mit reaktiven Überschuß- und Fehlregenerationen.

Die Röntgenbefunde entsprechen dem anatomischen Bild. Bei den hypertrophischen Formen sind die zu unförmigen Wülsten und Polstern verbreiterten Falten von neoplastischen Infiltrationen kaum zu unterscheiden (Abb. 6.**35**). Für den entzündlichen Charakter sprechen Ulzerationen bzw. das Erhaltenbleiben wenigstens des Grundtyps der Falten. Abwegige Reliefformationen, deren Richtung sozusagen „gegen den Strich" (BERG 1931) verläuft, gelten als karzinomverdächtig, sie erfordern stets eine erhöhte Aufmerksamkeit.

Fast regelmäßig findet sich bei den chronischen Formen neben den eigentlichen Schleimhautveränderungen auch eine mehr oder weniger deutliche Hypertrophie der Muscularis propria des Antrums. Meist bestehen gleichzeitig schwielige Verdickungen in den übrigen Wandschichten, so vor allem in der Submukosa.

Das Lumen des Canalis egestorius kann durch derartige Wandverdickungen erheblich eingeengt sein. Man spricht von einer hypertrophischen Pylorusstenose bzw. einer „gutartigen Pylorushypertrophie des Erwachsenen" (Abb. 6.**36**).

Pathologisch-anatomisch werden drei verschiedene Gruppen unterschieden:

1. die typische gutartige Pylorushypertrophie (CRUVEILHIER 1821), bei der es zu einer Verdickung *sämtlicher* Wandschichten kommt,

2. die vorwiegend die Muscularis propria betreffende gutartige Pylorushypertrophie muskulären Typs (LANDERER 1879, MAIER 1885 und CHIARI 1913),

Abb. 6.35. Antrumgastritis
Zielaufnahme des Antrums. Mächtige Wulstung und Querstellung der Falten bei schwerer Gastritis, die als großbogige Konturveränderungen auch an der großen Kurvatur
sichtbar sind.

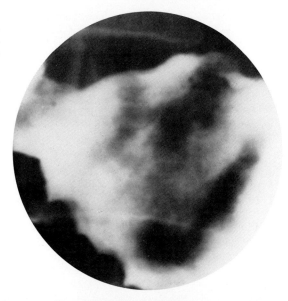

**Abb. 6.36. Chronische Antrum-
gastritis mit Pylorushypertrophie**
Konkavität an der kleinen Kurvaturseite des Antrums infolge einer Hypertrophie der Antrum- und Pylorusmuskulatur, die sich wulstartig in die
Bulbusbasis vorwölbt. Das Antrum
wird konzentrisch eingeengt. –
71jähriger Patient mit über 30jähri-
ger periodisch-rhythmischen Oberbauchbeschwerden.

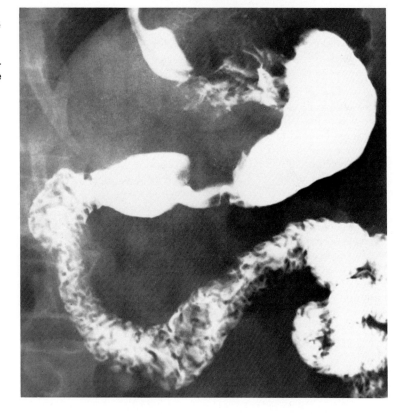

**Abb. 6.37. Gutartige Pylorus-
hypertrophie**
Mächtige Hypertrophie der Muscularis propria. Lupenvergrößerung eines Resektionspräparates (Prof.
Prinz).

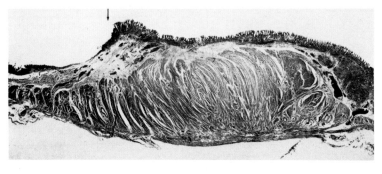

3. die vorwiegend die Schleimhaut betreffende Hypertrophie (VON HABERER 1915, KONJETZNY 1932).

BRINTON (1859) hat für die Cruveilhiersche Form die Bezeichnung „Linitis plastica" geprägt, ein Name, der das Krankheitsbild zwar „populär" gemacht hat, der jedoch im Grunde genommen auch nicht mehr besagt als z. B. der Ausdruck „Feldflaschenmagen".

Die Bezeichnung „Linitis plastica" beschränkt sich nämlich keineswegs allein auf die *gutartigen* Formen, sondern umfaßt als rein formale Definition gleichermaßen auch das makroskopische Bild des fibrösen Magen*krebses,* dessen Unterscheidung von der gutartigen Pylorushypertrophie selbst während der Operation oft unmöglich ist. Es gibt also sowohl eine *gutartige* als auch eine *bösartige* Pylorushypertrophie, sowohl einen *entzündlichen* als auch einen *karzinomatösen* Schrumpfmagen im Sinne einer „Linitis plastica".

Das Hauptcharakteristikum dieser Erkrankung besteht in einer Verbreiterung und Sklerosierung der Submukosa und in einer Hypertrophie der Muscularis propria. Die Schleimhaut selbst kann dabei sowohl verdickt als auch atrophisch sein (Abb. 6.**37**).

Die Verdickung der Muskulatur ist auf das Antrum beschränkt, sie nimmt pyloruswärts an Umfang zu und erreicht im Maximum eine Stärke von 1,2 bis 1,5 cm Durchmesser. Zwischen den einzelnen Muskelbündeln liegen grauweiße Bindegewebszüge, die auch der verdickten Schleimhaut ein eigentümlich streifiges bzw. gefächertes Aussehen verleihen (KONJETZNY 1932, PRINZ 1939).

Die Ansichten über die Ursache einer derartigen Muskelhypertrophie des Antrum- und Pylorusgebietes gehen weit auseinander. Ätiologisch werden chronisch entzündliche Vorgänge (KONJETZNY 1932, WANKE 1932, PRINZ 1939 u. a.) und funktionell-neurotische Störungen (VON BERGMANN 1926, LEHMANN 1930, RÖSSLE 1935) angeführt. In der Mehrzahl der mitgeteilten Fälle fand sich eine chronische Gastritis mit oder ohne Ulzerationen.

Klinisch bestehen bei den meisten Patienten über viele Jahre zurückreichende periodisch-rhythmische Oberbauchbeschwerden vom Typ einer chronisch rezidivierenden Gastroduodenitis oder eines Ulkus, oft mit Gewichtsabnahme und Erbrechen. Ein großer Teil der Kranken wurde aufgrund des Röntgenbefundes unter dem dringenden Verdacht eines Karzinoms zur Operation eingewiesen.

Im röntgenologischen Schrifttum war HAUDECK (1929) der erste, der auf das Vorkommen gutartiger präpylorischer Magenverengungen hinwies. Er vertrat bereits 1930 die Ansicht, man könnte durch den Nachweis von Schleimhautfalten innerhalb des Stenosekanals gutartige Stenosen von bösartigen unterscheiden. ARCHER berichtete 1930 über drei operativ gesicherte Fälle von hypertrophischer Pylorusstenose bei Erwachsenen. BERNSTEIN (1932) bestätigte noch einmal die Vorstellung, daß es in der Mehrzahl der Fälle mittels einer geeigneten Untersuchungstechnik (relativ pralle Füllung, Schräg- und Seitenlage, weitgehende Anwendung von Palpation) gelingt, gut- und bösartige Formen gegeneinander abzugrenzen (Abb. 6.**38**–6.**44**). Zu den gleichen Ergebnissen kam unabhängig von ihm WANKE (1932), der seinen Ausführungen ausgezeichnete mikroskopische Untersuchungen der Resektionspräparate beifügte.

1944 und 1950 hat BÜCKER das größtenteils aus der Konjetznyschen Sammlung stammende histologisch bearbeitete Material noch einmal anhand der vorliegenden Röntgenaufnahmen exakt überprüft. Er betonte die großen Schwierigkeiten der Röntgendiagnostik mit dem Reliefverfahren, da nämlich bei einer gutartigen Pylorushypertrophie die Schleimhautzeichnung völlig fehlen bzw. durch ein granuläres Relief ersetzt sein kann, wohingegen über den fibrösen submukös wachsenden Krebsen oft eine noch ganz unversehrte Schleimhaut gefunden wird.

Nur der Nachweis typisch entzündlicher Ulzerationen kann differentialdiagnostisch im Sinne der Benignität verwertet werden.

Treffsicherheit der röntgenologischen Gastritisdiagnose

Anfang der 60er Jahre haben BECKERMANN, SEITZ, BÜCKER und LAAS noch einmal den Versuch gemacht, unvoreingenommen und kritisch zu den damals zur Verfügung stehenden Untersuchungsmethoden Stellung zu nehmen, die zur Gastritisdiagnostik eingesetzt wurden.

Sie verglichen bei 369 Patienten die klinischen, röntgenologischen und bioptischen Befunde miteinander.

Unabhängig und ohne Kenntnis der Ergebnisse der anderen Untersucher legten 1962 Kliniker

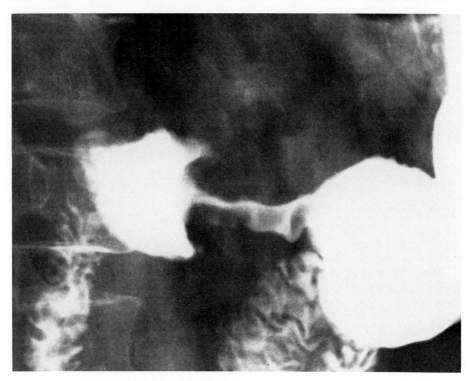

Abb. 6.38. Chronische Antrumgastritis mit Pylorushypertrophie
Massive zirkuläre Hypertrophie der Pylorus- und Antrummuskulatur mit stempelartiger Impression der Bulbusbasis. Konzentrische Einengung des Antrums. Faltenwulstung innerhalb der stenosierten, verlängerten Canalisgegend.

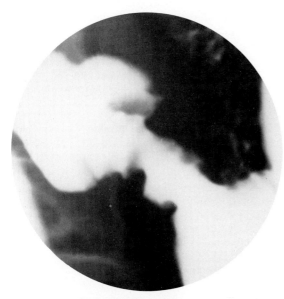

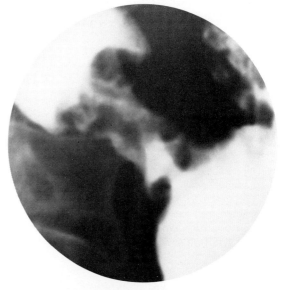

Abb. 6.39. Antrumgastritis mit Pylorushypertrophie
Symmetrische Einengung des Pylorus-Antrum-Gebietes bei 54jährigem Patienten, der seit 8 Jahren über Ulkusbeschwerden klagte.

Abb. 6.40. Antrumgastritis mit Pylorushypertrophie
Derselbe Patient wie in Abb. 6.39. – Die Zielaufnahme unter dosierter Kompression zeigt eine deutliche Faltenwulstung und ein Kontrastmitteldepot. Bei der Resektion (Prof. *Konjetzny*) fand sich eine chronische Antrumgastritis mit Pylorushypertrophie und ein kleines Ulkus.

(BECKERMANN, SEITZ), Röntgenologe (BÜCKER) und Pathologe (LAAS) ihre Ergebnisse auf entsprechenden Fragebögen fest, die dann anonym ausgewertet wurden. Die Biopsien wurden grundsätzlich als Mehrfachbiopsien mit der Heinkel-Sonde gezielt unter Durchleuchtungskontrolle dem Antrum des Magens entnommen.

Bei der Auswertung der Befunde stellte sich heraus, daß die Röntgenuntersuchung zur Erfassung der chronischen Gastritis gar nicht so untauglich ist, wie es uns HENNING (1959) und seine Schule gern glauben lassen möchten.

Bei den 268 Patienten mit einem positiven Röntgenbefund fand sich nämlich in 85% auch ein entsprechend pathologischer Biopsiebefund. Unter den 286 histologisch verifizierten Gastritiden waren 80% auch röntgenologisch diagnostiziert worden.

Ulcus ventriculi

Das Ulcus ventriculi simplex sive rotundum, das CRUVEILHIER 1829 als erster beschrieben hat, stellt einen runden oder ovalen, meist etwas trichter- bzw. terrassenförmig in die Tiefe gehenden Schleimhautdefekt dar. Über seine Pathogenese sind die Ansichten recht unterschiedlich. Keine der aufgestellten Theorien (Infarkttheorie, Entzündungstheorie, peptische Theorie) kann Anspruch auf allgemeine Gültigkeit erheben. So wird offenbar mit Recht in den letzten Jahrzehnten auch noch auf andere Faktoren, nämlich die Bedeutung hormoneller Fehlregulationen im Sinne einer vermehrten Ausschüttung von Nebennierenrindenhormon hingewiesen (sog. „Streßulkus"). Gemeint sind damit Beobachtungen über das Auftreten von Geschwüren nach kardiovaskulären, aber auch anderweitigen operativen Eingriffen, nach Traumata, Verbrennungen oder in urämischen Situationen (PENNER u. BERNHEIM 1939, CURLING 1942, HERBUT 1945, SPIRO u. Mitarb. 1950, McDONNEL u. McCLOSKEY 1953, DERRICH u. Mitarb. 1957, BECKER u. PEIPER 1976).

1955 berichteten ZOLLINGER u. ELLISON erstmalig über primäre *Jejunalgeschwüre* in Verbindung mit Inselzelladenomen des Pankreas, die nicht Insulin produzieren. Seither hat man sich bemüht, die Zusammenhänge näher abzuklären, die möglicherweise zwischen der Geschwürsbildung im Magen-Darm-Kanal und dem endokrinen System bestehen.

ELLISON sammelte zunächst 24 ähnliche Fälle aus dem damals vorliegenden Schrifttum. 14 dieser Patienten hatten solitäre und 10 multiple Pankreasadenome, wobei insgesamt 19 maligne waren. Sie wuchsen langsam, und keiner der Fälle zeigte irgendwelche Symptome eines Hyperinsulinismus. Im Vordergrund der Beschwerden standen einzig und allein die massive Hypersekretion eines stark sauren Magensaftes und die Unbeeinflußbarkeit des Geschwürsleidens.

Einer der Patienten wurde nach Exstirpation des Adenoms völlig symptom- und beschwerdefrei. Die Autoren schlossen daraus, daß im Pankreasadenom irgendwelche ulkusfördernden Faktoren enthalten sein müßten. Es gelang auch später, im Blutserum derartiger Kranker eine Eiweißfraktion aufzufinden, die als Glukagon bezeichnet wurde (CAMERON u. HOFFMANN 1974).

Im Röntgenbild stellt sich das Ulkus als Ausguß des Geschwürskraters und dessen Umgebung dar. Es wurde erstmalig 1906 von HEMMETER (Baltimore) beschrieben, 1909 von REICHE als „Nische" bezeichnet und diese Nische dann 1910 von HAUDECK als typisch für das Ulcus ventriculi erklärt.

Wir finden dieses Symptom, das einzig beweisende Zeichen für das Bestehen eines Geschwürs, sowohl beim Magen- und Duodenalulkus als auch beim sog. idiopathischen und postoperativen Ulcus jejuni oder dem Ulcus oesophagi.

Am Magen wurde die Trefferquote beim Ulkus von KEUTNER (1939) mit 94,7%, von STEVENSON u. YATES (1949) mit 94% angegeben. Uns scheinen diese Angaben reichlich optimistisch, zumal wenn man bedenkt, daß das Ulcus ventriculi nicht selten multizentrisch auftritt, es uns bei der Röntgenuntersuchung aber nur in seltenen Fällen gelingt, *mehr als einen* Geschwürskrater als Nische darzustellen.

Wenn man alle etwas tiefer greifenden, schlecht heilenden Wanddefekte des Magens, etwa von Pfefferkorngröße an aufwärts, als chronisches Ulkus im Sinne der pathologisch-anatomischen Nomenklatur bezeichnet, so besteht kein Zweifel, daß man bei günstigen Untersuchungsbedingungen und vorwiegender Lokalisation nahe der kleinen Kurvatur normalerweise in der Lage sein wird, Ulzera dieser Größenordnung darzustellen, auch wenn sie noch keinen kallösen Rand aufweisen. Daß allerdings auch weit größere Ulzera von 2–3 cm Durchmesser bei ungünstigen Untersuchungsbedingungen (geringe Niveaudifferenz zwischen Magenwand und Ulkus, Atonie, Hypersekretion, vermehrter Schleimgehalt, Lage an der Vorder- oder Hinterwand) röntgenologisch übersehen werden können, hat mit der prinzipiellen Darstellbarkeit des Ulcus ventriculi nichts zu tun.

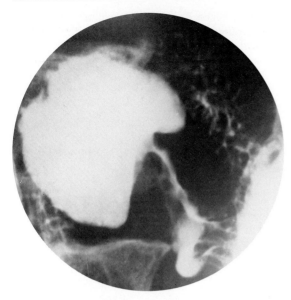

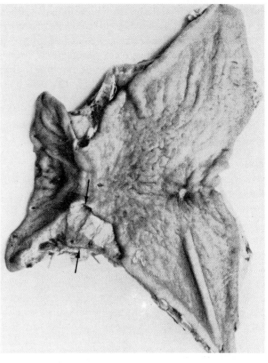

Abb. 6.41. Chronische Antrumgastritis mit Pylorus-hypertrophie
Hochgradige Stenose der Pylorus- und Antrumgegend mit Wandstarre und eigentümlich höckerigem Relief. – 64jähriger Patient, der seit vielen Jahren über Magenbeschwerden und zuletzt über Stenoseerscheinungen klagte.

Abb. 6.42. Chronische Antrumgastritis mit Pylorus-hypertrophie
Resektionspräparat zu Abb. 6.41. – Es fand sich eine mächtige muskuläre Pylorushypertrophie (→ ←), eine atrophisch-hyperplastische Gastritis und ein Ulkus in der Angulusgegend (Prof. *Konjetzny*).

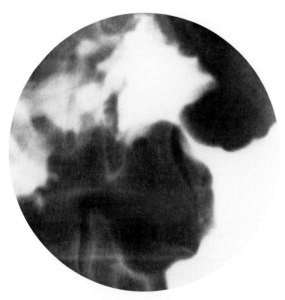

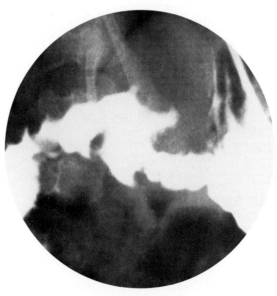

Abb. 6.43. Chronische Antrumgastritis mit Pylorus-hypertrophie
Trichterförmige präpylorische Stenose mit unregelmäßigen, etwas höckerigen Konturen, röntgenologisch als entzündlich aufgefaßt. – 44jährige Patientin mit Schmerzen im Oberbauch, besonders nach Kaffee und Weißwein. Saugbiopsie: chronische Gastritis. – Resektion: vorwiegend die Mukosa betreffende polypöse Hypertrophie, kleine versprengte Pankreasanlage (Prof. *Krauspe*).

Abb. 6.44. Antrumgastritis beim Kinde
Erhebliche konstante Wandhypertrophie im Antrum, das zu einem engen, wellig begrenzten Kanal umgewandelt ist. Bulbusimpression durch Muskelhypertrophie. – 2jähriges Kind mit rezidivierendem Erbrechen und Appetitmangel.

Größe und Tiefe der Nische entsprechen keineswegs immer der Größe und Tiefe des eigentlichen Wanddefektes. Jedenfalls läßt sich daraus nicht auf eine Beteiligung tieferer Wandschichten schließen (BARCLAY 1933). Tief erscheinende Ulzera haben zuweilen noch kaum die Submukosa erreicht, während sich gelegentlich relativ flach aussehende Nischen bei der Operation als kurz vor der Perforation stehend erweisen können.

Der sog. Kraterrand, der den eigentlichen Wanddefekt wallartig umgibt, entspricht in den meisten Fällen der entzündlich-ödematösen Schwellung der Submukosa sowie autoplastischen Abriegelungsvorgängen der infiltrierten Schleimhaut (FORSSELL 1927) (Abb. 6.**45**). GUÉRET u. LAMBLING (1949), CANDARDJIS (1956) sowie SCHUMACHER u. HAMPTON (1956) verwiesen auf den markanten Unterschied dieses Nischentyps (Abb. 6.**46**) gegenüber dem Carmanschen „Meniskus" (1921) beim schüsselförmigen Karzinom (Abb. 6.**47**). Dabei wird der in der Aufsicht getroffene Ringwall des gutartigen Magengeschwürs als „collet clair" oder auch als „Schumacher-Hamptonsche Linie" bezeichnet.

Bei der Gastroskopie, vor allem aber im frischen Resektionspräparat, läßt sich diese Randschwellung noch deutlich nachweisen. Sie bildet sich jedoch schon kurze Zeit später zurück, da das Ödem der Submukosa sowohl in physiologischer Kochsalzlösung, vor allem aber während der Härtung des Präparates in Formalin abfließt (FORSSELL 1927, BERG 1934).

Die Darstellung des Kraters hängt also von mehreren Faktoren ab:

1. Größe des eigentlichen Wanddefektes.
2. Dicke des umgebenden ödematösen Randwalls.
3. Autoplastik der Schleimhaut, die in der Lage ist, den Defekt u. U. gegen das Lumen des Magens abzuriegeln. Das kann durch einen irisblendenartigen „Zirkulärspasmus" (HAUDECK 1910) sowie eine korkenzieherartige Verdrehung der auf den Defekt zulaufenden Falten (GUTZEIT 1929) zustande kommen (Abb. 6.**48**–6.**51**).
4. Ausfüllung des Wanddefektes mit nicht schattengebenden Substanzen (Koagula, Thromben). Die Ausfüllung des Kraters mit Gerinnseln (WINDHOLZ 1937) erklärt die wesentlich schlechtere Darstellbarkeit kleinerer blutender Geschwüre.
5. Motorisches und sekretorisches Verhalten des Magens.

Trotz relativ günstiger Untersuchungsbedingungen werden jedoch immer noch eine große Anzahl von Geschwüren nicht erkannt. Es sind dies vor allem diejenigen Ulzera, die zwischen Angulus und Pylorus nahe der kleinen Kurvatur des Antrums liegen, oder solche, die sich etwas weiter von der kleinen Kurvatur entfernt an der Vorder- und Hinterwand meist im oberen Drittel des Magenkörpers befinden. Wird die Untersuchung nur am aufrechtstehenden und nicht auch am liegenden Patienten durchgeführt, so verschlechtern sich die diagnostischen Chancen noch weiter (PRÉVÔT 1967, STEIN u. Mitarb. 1974).

Während man die meisten an der kleinen Kurvatur des Magens gelegenen Geschwüre mit der Methode der prallen Füllung nachweisen kann (Abb. 6.**52** u. 6.**53**), bedürfen die an der Vorder- und Hinterwand gelegenen Ulzera einer subtilen Relieftechnik (Abb. 6.**54** u. 6.**55**).

Sicherlich läßt sich ein Teil der Hinterwandgeschwüre auch durch tangentiales Ableuchten des Magens in Schrägstellung erkennen. Ein anderer Teil jedoch entzieht sich dem Nachweis schon nach den ersten paar Schlucken, sobald sich nämlich die dicht aufeinanderliegenden Wände des leeren Magens durch das Einfließen des Breies voneinander entfernen.

An der kleinen Kurvatur kann auch dann, wenn in der Durchleuchtung *keine* deutliche Nische zu sehen ist, ein lokalisierter Druckschmerz sowie eine grobwulstige Zähnelung der gegenüberliegenden großen Kurvatur auf einen Wanddefekt hindeuten. Er stellt sich oft erst auf einer gezielten Aufnahme unter Kompression oder einer Übersichtsaufnahme in flacher Bauchlage überzeugend dar. Die Faltenschwellung in der näheren und weiteren Umgebung einer Nische nimmt gelegentlich geradezu kissenartige Formen an und engt dabei das Lumen des Magens an dieser Stelle um mehr als ein Drittel ein. Früher wurden derartige Schwellungszustände ganz allgemein als Spasmen gedeutet; heute weiß man, daß sie in der Mehrzahl der Fälle ähnlich den Verhältnissen im Duodenum (FORSSELL 1927) einem kissenartigen Ödem der Submukosa entsprechen. Es soll aber nicht verkannt werden, daß auch Spasmen (STURM 1948) dabei gelegentlich eine Rolle spielen.

Außerordentlich wertvoll kann die Kontrolle von Geschwürskratern während bzw. nach der konservativen Behandlung sein. Im allgemeinen läßt sich sagen, daß auch ungewöhnlich große Krater unter entsprechenden Maßnahmen (Gastritistherapie) normalerweise ausheilen. Es ist dabei meist ziemlich gleichgültig, mit welchen Spezialmethoden die Behandlung erfolgt. Selbst ohne jegliche Therapie können Magengeschwüre verschwinden. Die Tatsache, daß sich eine Nische mehr oder weniger schnell zurückbildet, gilt demnach keineswegs als ein Beweis für die Güte der angewandten therapeutischen Maßnahmen (Abb. 6.**56**–6.**61**). (HAUBRICH 1974).

Beim chronischen Ulkus wird besonders durch die entzündlichen Bindegewebswucherungen des submukösen und subserösen Gewebes der wall-

Abb. 6.45. Schleimhautplastik bei Ulcus ventriculi
Schematische Darstellung der anatomischen Situation bei einem Ulcus ventriculi der kleinen Kurvatur (modifiziert nach *Forssell*). Die entzündlich verdickte Schleimhaut am Eingang des Kraters (entzündlicher Randwall) täuscht einen ungewöhnlich tiefen Wanddefekt vor.

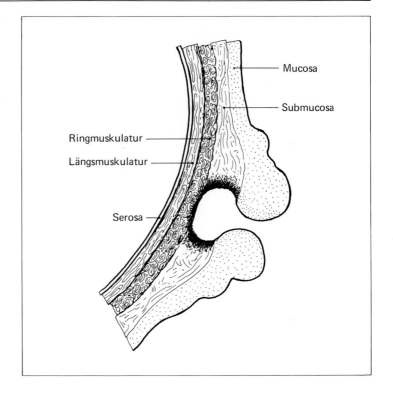

Abb. 6.46. Ulcus ventriculi
Bohnengroße Nische im mittleren Drittel des Magenkörpers an der kleinen Kurvatur. Die Aufhellung im Bereich des Nischenhalses entspricht dem Randwall des Geschwürs. Gegenüber der Nische daumenkuppengroßes kissenartiges Wandödem.

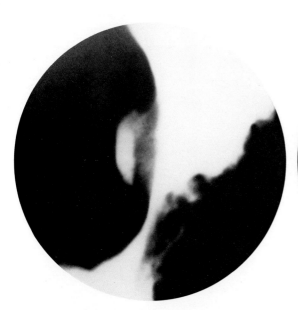
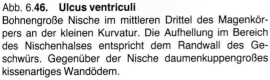

Abb. 6.47. Karzinom des Antrums
Markstückgroßes schüsselförmiges Neoplasma des Antrums unmittelbar vor dem Pylorus. Der Krater überragt das Niveau der kleinen Kurvatur nicht, er liegt „versenkt". Der wallartige Rand imitiert eine entzündliche Reaktion in der Umgebung eines gutartigen Geschwürs. Operativ als Karzinom bestätigt (Prof. *Konjetzny*).

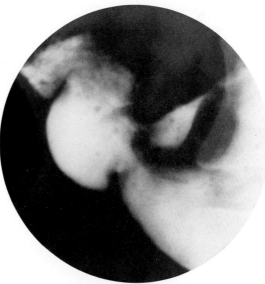

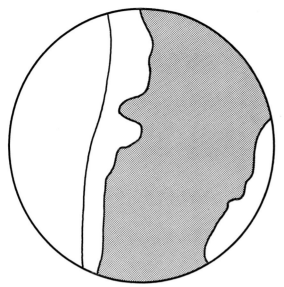

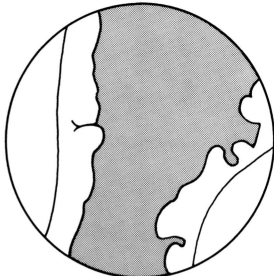

Abb. 6.48. Autoplastik einer Ulkusnische
Die Abb. 6.48 und 6.49 geben schematisch die autoplastische Abriegelung einer Ulkusnische wieder. In Ruhestellung ist der Zugang zum Krater an der kleinen Kurvatur weit und offen. Gut sichtbarer entzündlicher Randwall.

Abb. 6.49. Während derselben Untersuchung wird nach Absaugen des schleimhaltigen Sekretes der Zugang zur Nische durch die Autoplastik der Schleimhaut vorübergehend praktisch verschlossen.

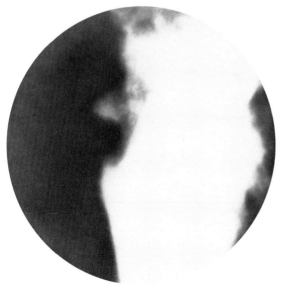

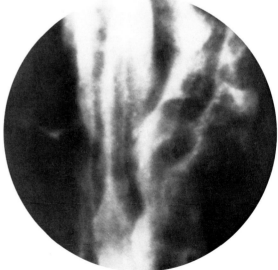

Abb. 6.50. Ulcus ventriculi
Die Zielaufnahme entspricht der schematischen Darstellung Abb. 6.48. Nischenbildung im mittleren Drittel der kleinen Kurvatur des Magenkörpers mit deutlichem Randwall. Darstellung in Prallfüllung (*H. H. Berg*).

Abb. 6.51. Ulcus ventriculi
Die Zielaufnahme entspricht der Zeichnung Abb. 6.49. – Derselbe Patient wie in Abb. 6.50. – Während derselben Untersuchung zeigt sich kurze Zeit später nach Absaugen des schleimhaltigen Magensekretes eine autoplastische Abriegelung der Nische, die nur noch ein fadendünnes Lumen aufweist.

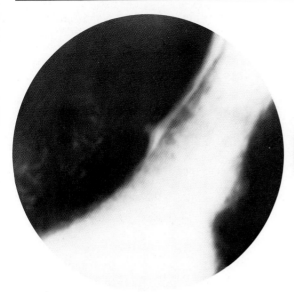

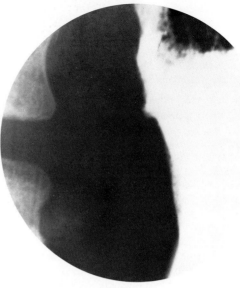

Abb. 6.52. Magengeschwür
Pfefferkorngroßes Ulcus ventriculi im unteren Drittel der kleinen Kurvatur des Magenkörpers. – 55jähriger Patient mit typischen Oberbauchbeschwerden und Blutungen.

Abb. 6.53. Magengeschwür
Kleine Nische an der Hinterwand des Magenkörpers. – 14jähriger Junge, seit zwei Jahren uncharakteristische Beschwerden im Oberbauch.

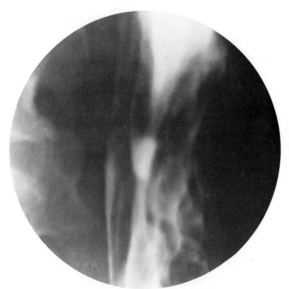

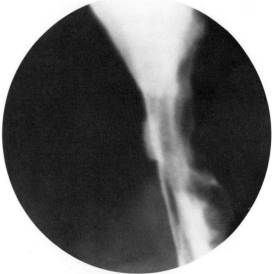

Abb. 6.54. Magengeschwür, Reliefdarstellung
Darstellung einer Hinterwandnische des Magenkörpers unter dosierter Kompression in der Aufsicht (Reliefnische).

Abb. 6.55. Magengeschwür, Profildarstellung
Derselbe Patient wie in Abb. 6.54. – Darstellung der Nische in Seitenstellung (überdrehter I. schräger Durchmesser) als Profilnische.

artige Kraterrand oft starr und unregelmäßig, ja zuweilen knorpelhart. Die weitere Umgebung des Defektes bekommt durch markige Infiltration und Ödem ein fast warziges Aussehen. Es entsteht ein sog. *Ulkustumor*. Der Krater selbst verliert seine rundliche Form (Abb. 6.**63** u. 6.**64**).

Behält also trotz sachgemäßer Behandlung die Nische eine unveränderliche Starre bei oder zeigt sie gar eine zunehmende Vertiefung, so ist der Verdacht auf drohende Perforation oder gar maligne Entartung gerechtfertigt (Abb. 6.**65** u. 6.**66**). Nicht immer ist es möglich, aus Form und Größe der Nische eine bevorstehende Perforation zu vermuten. Wir sahen riesige Nischen sich in wenigen Wochen zurückbilden und kleinste Nischen innerhalb von Tagen in die freie Bauchhöhle durchbrechen. Selbst nach der Verkleinerung einer ursprünglich haselnußgroßen Nische auf Traubenkerngröße kann plötzlich noch eine Perforation erfolgen (RAUSCH 1953) (Abb. 6.**67**–6.**69**).

Gelegentlich beobachteten wir, daß ursprünglich ganz harmlos aussehende Nischen sich nicht in dem üblichen Tempo zurückbildeten, sondern an den Randpartien flache Höcker oder oberflächlich um sich greifende weitere Ulzerationen bekamen. Es ist daher notwendig, bei allen röntgenologisch als Krater nachgewiesenen Geschwüren das Verschwinden der Nische zu verfolgen, auch dann, wenn das Geschwür klinisch einen gutartigen Eindruck macht. 81% aller Kranken mit Magenkrebs wurden in der Mayoklinik nach einer Ulkuskur zunächst einmal beschwerdefrei. Selbst Rückbildungen von Krebsnischen wurden röntgenologisch von HELLMER 1946, PALMER 1952 und uns beobachtet. Dies erklärt sich nur zum Teil durch einen regulären Heilungsvorgang. In den meisten Fällen jedoch wird die Ulzeration durch den überwiegend expansiven Charakter des Neoplasmas überwuchert und verkleinert sich auf diese Weise.

Die Frage, wie hoch der Prozentsatz der malignen Degeneration von ursprünglich gutartigen Geschwüren ist, kann heute noch nicht einheitlich beantwortet werden. Allein in der Mayoklinik schwankten die Angaben in den Jahren 1909 bis 1928 zwischen 78 und 9,7%. Im Genfer Pathologisch-anatomischen Institut wurden unter 1082 Resektionspräparaten in 13,9%, unter 2795 Autopsien dagegen nur in 5,2% der Fälle maligne Degenerationen gefunden. Es kommt also offenbar auch auf die Auslese des Materials an.

Röntgenologisch ist es unmöglich, gutartige und bösartige Krater voneinander zu unterscheiden, was auch von GUTMANN u. DAOUD 1953 betont wurde. In manchen Fällen kann man aus der Lokalisation des Kraters schon einen gewissen Verdacht schöpfen. Es gibt im Magen Regionen – wie HOLMES u. HAMPTON 1932 sowie GUTMANN 1967 hervorhoben –, in denen der Krebs häufiger vorkommt (Fornix und Antrum), und Abschnitte, in denen er selten ist (Corpus ventriculi). Allein zwei Drittel aller maligne degenerierten Geschwüre fanden sich an der kleinen Kurvaturseite des Antrums.

Diese Tatsachen treffen auch für das Ulkus an der großen Kurvatur zu. Zweifellos sind Geschwüre an der großen Kurvatur des Magens häufiger bösartig als gutartig, doch gibt es in der Literatur auch eine größere Anzahl histologisch einwandfrei gesicherter gutartiger Geschwüre dieser Lokalisation (FINSTERER u. GLAESSNER 1913, PRÉVÔT 1928, LEVIN u. Mitarb. 1948). Wir selbst beobachteten im Laufe der Jahre allein 7 derartige Fälle.

Streßulkus

Akute gastroduodenale Läsionen kommen bei einer erheblichen Zahl Schwerverletzter vor, ferner bei vielen Patienten der Intensivstationen. Wir sahen diese Erosionen oder Ulzerationen, ähnlich wie MÜLLER u. Mitarb. (1967), KONRAD u. BERENDT (1970), SCHUMPELICK u. RAUSCHENBERGER (1976), auch bei Erwachsenen und Kindern im Gefolge von Herzoperationen, die mit Hilfe der extrakorporalen Zirkulation durchgeführt wurden. Wir fanden diese Läsionen ferner bei Kindern mit schwerer Hypoxie, Azidose oder einer Sepsis, im Gefolge neurochirurgischer Eingriffe und nach schweren Verbrennungen. Endoskopisch lassen sich bei über 80% aller Schwerverletzten und Schwerkranken ischämische Schleimhautareale als Schockfolge nachweisen.

Für die Entstehung dieser gastroduodenalen Erosionen und Ulzerationen ist offenbar eine lokale Störung der Mikrozirkulation entscheidend. Die umschriebenen Läsionen können zwar durch eine Epithelneubildung rasch abheilen, aber häufig wird auch die Reepithelisation durch zusätzliche Noxen und Mechanismen erschwert oder unmöglich gemacht. Hierzu gehören der erhöhte Histamingehalt im Plasma, die vermehrte Säuresekretion, die herabgesetzte Schleimhautresistenz gegenüber proteolytischen Fermenten und der Reflux von Duodenalsaft in den Magen. Die Gallensäuren und das Lysolezithin, deren intragastrale Konzentration bei solchen Patienten 4- bis 5mal höher liegt als bei Gesunden, spielen bei der Entstehung dieser Läsionen eine wesentliche Rolle.

Pathologisch-anatomisch handelt es sich bei den Veränderungen nach schweren Operationen, Verletzungen oder Erkrankungen um akute peptische Erosionen bzw. Ulzerationen, die bevorzugt die Minorseite des Antrums sowie die Hinterwand des Bulbus duodeni betreffen. Das Auftreten mehrerer Geschwüre und eine beachtliche Größenausdehnung sind nicht ungewöhnlich. Sie

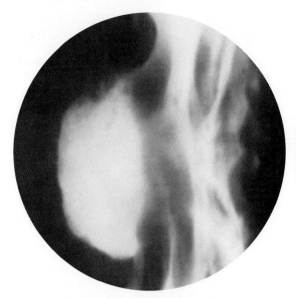

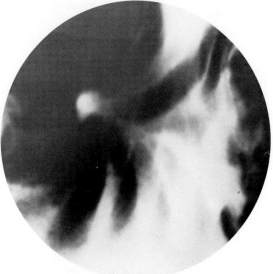

Abb. 6.56. Magengeschwür, Höhepunkt
Pflaumengroßer Krater an der kleinen Kurvatur des Magens vor der Behandlung. Wulstungen des Kraterrandes sowie der gegenüberliegenden großen Kurvatur durch starkes entzündliches Ödem.

Abb. 6.57. Magengeschwür, Rückbildung
Derselbe Patient wie in Abb. 6.56. – Rückgang der Nische auf Linsengröße mit Faltenkonvergenz nach Behandlung. Rückgang der Schleimhautschwellung.

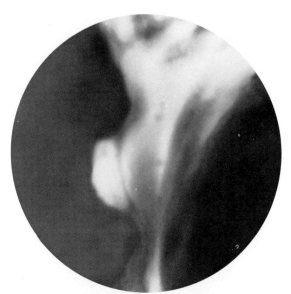

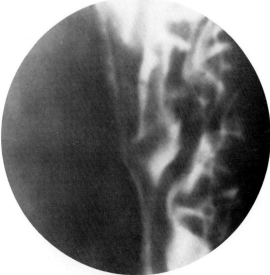

Abb. 6.58. Magengeschwür, Höhepunkt
Bohnengroßes Ulkus mit wulstigen Rändern an der kleinen Kurvatur des Magenkörpers. – 58jähriger Patient, der seit 2 Jahren über Magenbeschwerden klagte.

Abb. 6.59. Magengeschwür, Rückbildung
Derselbe Patient wie in Abb. 6.58 nach Heilung. Es besteht nur noch eine angedeutete Faltenkonvergenz, die Nische selbst ist verschwunden.

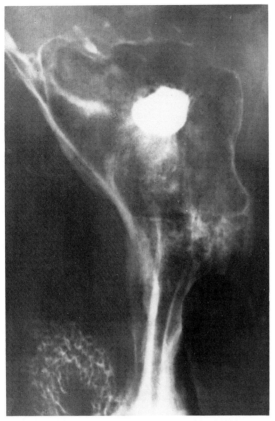 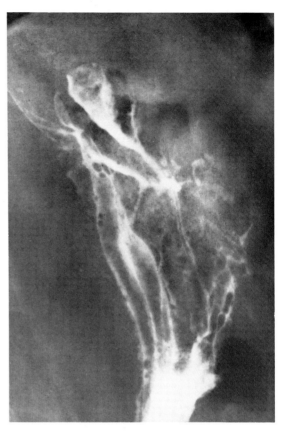

Abb. 6.60. Ulkus im Magenfornix, Höhepunkt
Haselnußgroßer Krater an der Hinterwand des Magenfornix, dargestellt im Pneumorelief in Rückenlage. – 63jährige Patientin, die seit 6 Jahren über heftige Oberbauchbeschwerden mit Erbrechen klagte. In den letzten 3 Wochen 5 kg Gewichtsverlust.

Abb. 6.61. Ulkus im Magenfornix, Rückbildung
Dieselbe Patientin wie in Abb. 6.60. – Verkleinerung des Kraters auf Reiskorngröße mit Faltenkonvergenz nach Therapie.

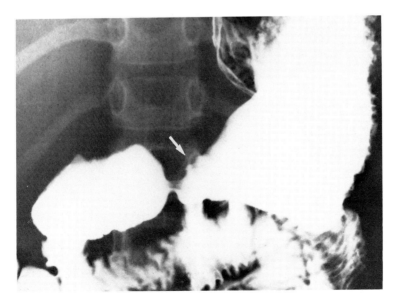

Abb. 6.62. Magenulzera nach Herzoperation
Zwei flache Nischenschatten (Pfeil) präpylorisch an der kleinen Kurvatur. – 6jähriges Kind. 14 Tage nach der Operation einer Aortenisthmusstenose Klagen über attackenartige Leibschmerzen und Brechreiz. Im Erbrochenen wiederholt Blutbeimengungen. Abheilung der Geschwüre innerhalb von 4 Wochen.

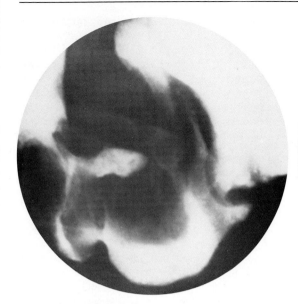

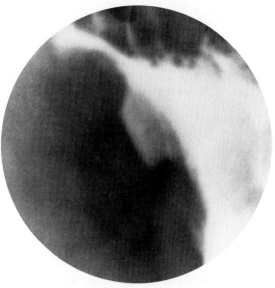

Abb. 6.63. Magenulkus
Reliefdarstellung eines Hinterwandgeschwürs des Antrums bei einem 64jährigen Patienten. Erhebliche Schleimhautschwellung in der Umgebung. Verdacht auf Neoplasma. Resektion: histologisch kein Anhalt für Karzinom.

Abb. 6.64. Magenulkus vom Typ eines Karzinoms
Mandelgroßes, versenkt liegendes Ulcus ventriculi dicht unterhalb der Kardia. – 37jähriger Mann, der seit mehr als einem Jahr über Magenbeschwerden klagte. Obwohl der Krater alle Symptome der Malignität aufwies, war er unter Behandlung nach 4 Wochen verschwunden.

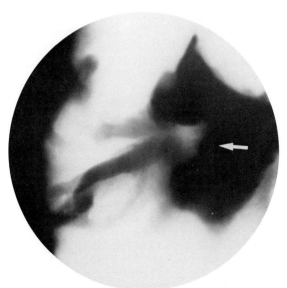

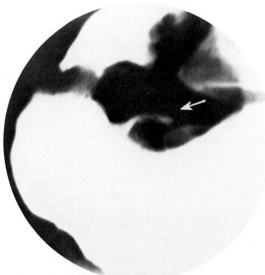

Abb. 6.65. Ins Pankreas penetrierendes Ulkus
An der Hinterwand des Antrums großes, kraterförmiges Ulkus mit Randwall, das ins Pankreas penetriert (Pfeil).

Abb. 6.66. Ulkuspenetration mit Fistel ins Mesogastrium
Tiefe, fistelähnliche Penetration eines Ulkus in das Lig. hepatogastricum bei 42jähriger Patientin mit mehrmaliger Hämatemesis und Teerstühlen.

unterscheiden sich histologisch kaum von herkömmlichen Ulzera.

Bei diesen Patienten treten aufgrund der Einwirkung der genannten Noxen oder nach zunächst unauffälligem postoperativem Verlauf plötzlich Brechreiz, Erbrechen und Oberbauchsymptome auf. Bluterbrechen, Teerstühle und ein Kreislaufkollaps können hinzukommen.

Die Läsionen lassen sich endoskopisch oder mit Kontrastmethoden nachweisen (Abb. 6.**62**). Die Wahl des geeigneten Untersuchungsverfahrens ist in jedem Einzelfall zu überlegen. Natürlich muß sich bei Perforationsverdacht der Untersucher auf Übersichtsaufnahmen beschränken (DEMLING u. RÖSCH 1978).

Ähnliche gastroduodenale Komplikationen zeigen sich bei Patienten nach Nierentransplantationen oder mit chronischer Niereninsuffizienz (JULIEN u. Mitarb. 1975). In einer eigenen Untersuchungsreihe von 40 Kindern und Jugendlichen fanden sich nach *Nierentransplantationen* in 3 von 14 Fällen, bei *chronischer Niereninsuffizienz* in 3 von 13 Fällen und bei 8 von 13 Kindern im *Hämodialyseprogramm* ödematös verdickte Schleimhautfalten, verbunden mit Erosionen und Ulzera, einer Hypersekretion und Motilitätsstörungen. Die höchste Zahl von Ulzera war also bei denjenigen Kindern zu verzeichnen, die einer Hämodialyse zugeführt werden mußten. Diese Patienten werden durch die Prozedur stark belastet, so daß (neben anderen Faktoren) offenbar die sich in kurzen Abständen wiederholende Streßsituation maßgeblich an der Entstehung der Ulzera beteiligt ist (LASSRICH u. Mitarb. 1979, SCHNYDER u. Mitarb. 1979).

Das sogenannte Kortisonulkus

Seit der Einführung der Therapie mit Kortikosteroiden ist mehrfach auf die Gefahr einer damit verbundenen Geschwürsbildung im Magen und Duodenum hingewiesen worden. Klinisch verliefen diese Geschwüre manchmal symptomlos. Allerdings sagt man ihnen eine vermehrte Penetrations- und Blutungsneigung sowie eine verzögerte Heilung nach. Einige wurden erst durch die Perforation entdeckt. Da sie häufiger nach Langzeitbehandlungen (Nephrose, Leukämie, rheumatoide Arthritis, Asthma bronchiale) auftreten, sah man einen ursächlichen Zusammenhang als wahrscheinlich an (CUSHMAN 1970).

Zweifellos erfolgt durch Kortikosteroide eine Beeinflussung der Salzsäure- und Pepsinproduktion im Magen. Auch die Schleimproduktion wird gebremst, der Magenschleim selbst qualitativ verändert. Zudem soll der Mukosawiderstand vermindert und die Heilung oberflächlicher Läsionen verzögert oder gestört werden.

Nach Gabe von Kortikosteroiden kommt es aber nicht zwangsläufig zur Ulkusbildung. Sie wird offenbar durch individuelle Faktoren begünstigt oder auch verhindert. Es zeigte sich, daß man im Tierversuch selbst mit hohen Dosen nicht regelmäßig Geschwüre erzeugen kann, ja selbst Atophangeschwüre verschlechtern sich nicht in jedem Falle unter Kortisongaben, sondern heilen nur verzögert ab.

Bei der starken Verbreitung des Ulkusleidens und der zunehmenden Anwendung von Kortikosteroiden werden wahrscheinlich zu viele Geschwüre dieser Therapie zur Last gelegt. Ein aggravierender Einfluß ist jedoch anzunehmen. Anhand der vorliegenden Literatur und unserer eigenen Erfahrungen (81 Patienten) haben WENDENBURG u. LASSRICH (1967) versucht, die Symptomatologie der „Kortisongeschwüre" gegenüber den üblichen Magen-Duodenal-Geschwüren abzugrenzen. Dabei fiel eine ungewöhnliche Lokalisation (z. B. große Kurvaturseite des Magens, distaler Bulbusabschnitt) und eine hohe Penetrationsneigung auf (Abb. 6.**70**–6.**73**). Von neun floriden Geschwüren standen allein vier unmittelbar vor der Perforation. Auch fehlte die entzündliche Umgebungsreaktion, und die Heilung war verzögert.

Magenulzera bei Kindern

Bei Neugeborenen, ja selbst bei Frühgeborenen, werden bereits Erosionen und Ulzera im Magen beobachtet. Sie sind offenbar häufiger als man bisher annahm. Viele Berichte basieren auf Sektionsergebnissen bzw. Operationsbefunden. Während dieser Altersstufe handelt es sich meistens um akute Ulkusbildungen, deren Entstehung auf einer anderweitigen Grundkrankheit beruht (sekundäre Ulzera). Sie werden häufig bei Schädigungen des zentralen Nervensystems (geburtstraumatische Hirnschäden, Meningitis), während schwerer Infektionen, einer Sepsis, bei ausgeprägter Dehydratation oder Verbrennungen beobachtet. Auch die Hypoxie unter der Geburt oder der Geburtsstreß selbst sollen durch eine verstärkte Kortisonausschüttung die Ausbildung von Erosionen und Ulzerationen begünstigen (Streßulkus). Es ist bekannt, daß die Azidität des Magensaftes nach der Geburt schnell, allerdings nur vorübergehend, ansteigt und bereits nach 24 Stunden ihr Maximum erreicht hat. Diese plötzliche Einwirkung auf eine unvorbereitete Magenschleimhaut disponiert zur Ulkusbildung. Offenbar müssen aber noch andere Faktoren hinzutreten, die eine örtliche Durchblutungsstörung herbeiführen und die Resistenz der sehr dünnen Schleimhaut vermindern. Eine plötzliche Überdehnung der Magenwand durch die initiale Luftfüllung während der ersten Atemzüge oder die akute Magendilatation bei künstlicher Beatmung können ebenfalls eine lokale Ischämie mit Erosio-

Abb. 6.67. Großes Magengeschwür vom Typ eines Karzinoms
Hühnereigroßer, zerklüfteter Krater dicht oberhalb des Angulus. – 49jährige Frau, die seit vielen Jahren über Magenbeschwerden klagte. Operation wegen Penetrationsgefahr. Dabei wurde ein inoperables Magenkarzinom vermutet und auf eine Resektion verzichtet. Drei Wochen später war der Krater praktisch verschwunden.

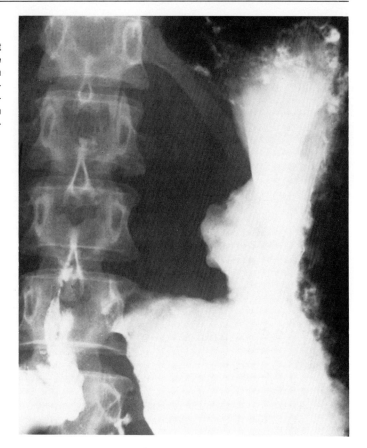

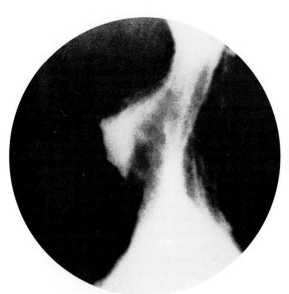
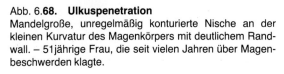

Abb. 6.68. Ulkuspenetration
Mandelgroße, unregelmäßig konturierte Nische an der kleinen Kurvatur des Magenkörpers mit deutlichem Randwall. – 51jährige Frau, die seit vielen Jahren über Magenbeschwerden klagte.

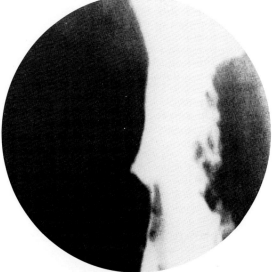

Abb. 6.69. Rückbildung der Nische
Dieselbe Patientin wie in Abb. 6.68, vier Wochen später. Weitgehende Rückbildung der Nische. Drei Tage nach der Kontrolluntersuchung erneut heftige Oberbauchschmerzen mit ausgesprochenem Serosasyndrom. Bei der Operation fand sich eine gedeckte Perforation.

nen bzw. Ulzerationen provozieren. Schleimhautläsionen entstehen gelegentlich auch mechanisch durch Magensonden.

Klinisch sind Magenulzera bei Neugeborenen lediglich durch ihre Komplikationen zu erkennen, nämlich die Blutung bzw. die Perforation. Blut kann sowohl erbrochen werden als auch im Stuhl nachweisbar sein. Die Perforation äußert sich in Form schwerer Schocksymptome, einem verfallenen Aussehen, der Nahrungsverweigerung und einer Auftreibung des Abdomens (FINCKE u. VOGEL 1974).

Die Röntgenuntersuchung soll bei Verdacht auf Perforation lediglich in Form einer Übersichtsaufnahme durchgeführt werden. Die Aufnahme in horizontaler Position läßt in Oberbauchmitte eine ballonartige Luftansammlung, in aufrechter Position ein Pneumoperitoneum erkennen. Charakteristisch ist, daß sich keine Luftblähung und keine Spiegelbildung im Magen mehr nachweisen läßt. Die Operationsindikation ist damit gegeben, eine Kontrastmittelgabe kontraindiziert. Überleben die Neugeborenen solch eine Ulkusperforation mit oder ohne Operation, so resultiert eine gewisse Deformität des Antrums durch Narbenbildung (HARTL 1969, DEHNER 1975).

Bei *älteren Säuglingen* sind sekundäre Ulkusbildungen wesentlich seltener, auch ist die Perforationsgefahr geringer. Hier kann der Ulkusnachweis bereits durch eine Kontrastmitteluntersuchung gelingen. Allerdings sind die Voraussetzungen zur Darstellung eines Kraters ungünstig, weil er meist sehr flach ist, die entzündliche Reaktion der Schleimhaut gering bleibt und sich praktisch kein entzündlicher Randwall ausbildet. Zudem erschwert die sehr starke Magensekretion eine Reliefdiagnostik.

Bei Säuglingen werden gelegentlich auch schon *peptische Ulzera* beobachtet.

Wie häufig peptische Magenulzera bei *Kleinkindern* vorkommen und Beschwerden verursachen, ist bisher unbekannt. Bei unseren eigenen Patienten bilden derartige Beobachtungen eine Ausnahme, aber bereits im *Vorschulalter* sind Geschwüre nicht mehr selten (MEDRANO u. Mitarb. 1978).

Inzwischen ist jedoch von verschiedenen Autoren (ALEXANDER 1951, BLOCK 1953, LASSRICH u. Mitarb. 1955, DITTRICH u. SCHNORR 1957, SCHUSTER u. GROSS 1963, LASSRICH u. SCHÄFER 1965, SEAGRAM u. Mitarb. 1973 u. a.) über eine große, bisher nicht vermutete Zahl von Magen- und Duodenalulzera bei Kindern berichtet worden. Diese Tatsache beruht wohl überwiegend auf einer verbesserten Diagnostik und nur zum Teil auf einer echten Zunahme der Krankheit. Offenbar hat die sorgfältigere Untersuchung mit radiologischen, neuerdings auch endoskopischen Methoden die Zahl der diagnostizierten Ulzera beträcht-

lich hochschnellen lassen. Wir selbst konnten während der letzten 25 Jahre über 200 Geschwüre diagnostizieren, dabei beträgt das Verhältnis von Magen- zu Duodenalulzera etwa 1 : 5.

Charakteristisch für die Ulkuskrankheit bei Kindern ist, daß uncharakteristische abdominelle Schmerzen und Beschwerden, manchmal im Epigastrium lokalisiert, manchmal in Form von Nabelkoliken auftretend, sowie Kopfschmerzen und Erbrechen den klinischen Verdacht sehr vage machen. Die Beschwerden können täglich, aber auch in größeren Intervallen auftreten. Erst bei älteren Kindern von etwa 10 bis 12 Jahren an ähneln die Symptome denen der Erwachsenen. Wir fanden ungefähr bei 80% unserer Patienten eine familiäre Disposition zu Magenerkrankungen und zum Ulkusleiden.

In Anbetracht dieser Unsicherheiten kommt der Röntgenuntersuchung und dem Nachweis einer Nische entscheidende Bedeutung zu. Magengeschwüre liegen fast ausschließlich an der kleinen Kurvatur oder im Antrum, während Ulzera an der großen Kurvatur zu den Raritäten gehören. Die Untersuchungstechnik (Relieftechnik und Prallfüllung) gleicht der beim Erwachsenen. Oft wird die Diagnostik durch den Sekretreichtum und den vermehrten Schleimgehalt des Magens erschwert. Die Ulzera heilen meist sehr rasch und ohne Narbenbildung ab, so daß Beutel- oder Sanduhrmägen bei Kindern praktisch unbekannt sind (GRÜTTNER u. LASSRICH 1980).

In geübter Hand, mit Erfahrung und entsprechendem Instrumentarium liefert heute auch die endoskopische Untersuchung bei Kindern überzeugende diagnostische Ergebnisse (BURDELSKI u. HUCHZERMEYER 1981).

Gefäßstümpfe

Gelegentlich wird der Kratergrund bei zunehmender Penetration nicht nur tiefer, sondern in seiner Konturierung auch unregelmäßig und höckerig. Zuweilen ragen kleine knospenartige Gebilde von Hirse- bzw. Reiskorngröße in das Lumen der Nische hinein. Derartige Feststellungen sind auch von anderen Autoren (BERG 1932, LASCHI 1935, ÅKERLUND 1938, HANSEN 1943) gemacht worden. Es handelt sich dabei nicht gerade um häufige Befunde. ÅKERLUND sah sie bis zum Jahre 1932 bei seinen umfangreichen Untersuchungen nur 6mal (4mal im Duodenum, 1mal bei einem Ulcus pylori bzw. einem Ulcus jejuni). Wir selbst notierten derartige Beobachtungen unter 35 000 Untersuchungen nur 18mal, und zwar 14mal bei Magengeschwüren und 4mal bei einem Ulcus duodeni. HANSEN 1943 schätzte die Häufigkeit derartiger Befunde in den von ENGLMANN und ihm untersuchten Patienten auf 1 : 1500. Einer unserer Fälle verlief tödlich. Er konnte daher

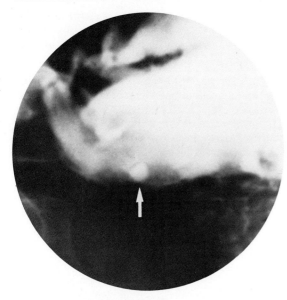

Abb. 6.70. Kortison-Ulkus
Flacher rundlicher Nischenschatten präpylorisch an der großen Kurvatur mit entzündlichem Randwall (Pfeil). – 11jähriges Kind, Kortisontherapie wegen Gelenkbeschwerden.

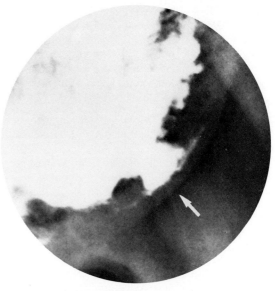

Abb. 6.71. Kortison-Ulkus
Großer unregelmäßiger Krater mit Unterminierung der Wand an der großen Kurvaturseite des Magens (Pfeil). Autoptisch bestätigt. – 10jähriges Kind. Kortisontherapie wegen Leukämie.

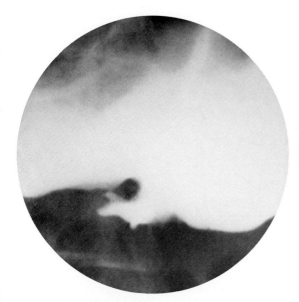

Abb. 6.72. Kortison-Ulkus
Atypische Geschwürsbildung an der großen Kurvatur des Magens, in das Lig. gastrocolicum penetrierend. – 40jährige Patientin, die wegen einer Dermatomyositis seit 5 Jahren intermittierend mit Urbason behandelt wurde. Seit 6 Monaten Sodbrennen und saures Aufstoßen. 11 Tage nach der Aufnahme in die Klinik massive Hämatemesis und Teerstuhl.

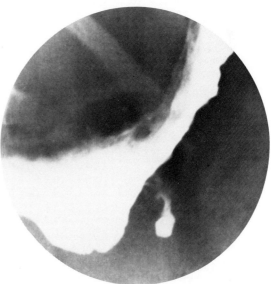

Abb. 6.73. Kortison-Ulkus
Tiefe Penetration in die Wand der großen Kurvatur des Magens. – 11jähriges Kind, Kortisonbehandlung wegen Leukämie. Klagte plötzlich über Oberbauchbeschwerden.

anatomisch bewiesen werden. Es handelte sich um Gefäßstümpfe, die von dem in die Tiefe sich ausdehnenden Geschwür freigelegt worden waren, bzw. um Thromben, die eine ständige Gefahr für den Kranken darstellten, da jede mechanische Läsion zu einer erheblichen, wenn nicht gar tödlichen Blutung führen kann (Abb. 6.**74**–6.**77**).

Seit Mitte der 60er Jahre gehört die *selektive Arteriographie* zweifellos zu den erfolgreichsten Untersuchungsmethoden zur Aufdeckung akuter Blutungen im Bereich des oberen Gastro-Intestinaltraktes. Einzelheiten und Ergebnisse werden im letzten Kapitel dargestellt.

Narbige Deformitäten

Das Ausheilen chronischer, in die Muscularis propria penetrierender Geschwüre geht meist mit narbigen Formveränderungen einher. Man unterscheidet zwei Typen von Deformitäten, den Beutelmagen und den Sanduhrmagen. Beide Formen gehören dank verbesserter Diagnostik und daher auch frühzeitiger Behandlung heutzutage zu den Seltenheiten (Abb. 6.**78**–6.**82**).

Da im Bereich der Geschwürsnarben immer wieder erneut größere und kleinere Ulzera auftreten, werden die Deformitäten meist von Jahr zu Jahr erheblicher. Beim Sanduhrmagen kann es infolge Auftretens geschwüriger Prozesse an der kleinen Kurvatur zusätzlich zu einer Verkürzung bzw. Einrollung dieser Gegend und somit zu einer Kombination von Sanduhr- und Beutelmagen kommen. Daß der Nachweis derartiger Deformitäten differentialdiagnostisch nur sehr bedingt im Sinne eines benignen Prozesses gewertet werden kann, braucht wohl kaum betont zu werden, da auf dem Boden chronischer Entzündungen erfahrungsgemäß im Laufe der Jahre auch Karzinome entstehen können. Wir sahen mehrfach typische Sanduhr- bzw. Beutelmägen, in denen sich Karzinome entwickelt hatten.

Duodenitis

Ebenso wie im Magen erkennt man auch im Bulbus duodeni stärkere Grade der Entzündung an einer ausgesprochenen Verbreiterung des Reliefs. Die Falten, die im Bulbus normalerweise etwa 2 mm breit sind und meist in der Längsrichtung verlaufen, können bei Entzündungen zu groben, plumpen, oft fingerdicken Wülsten anschwellen und sich quer stellen (Abb. 6.**83**, 6.**87**).

Es können derartige Faltenwulstungen mit und ohne Kraterbildung einhergehen (Abb. 6.**85** u. 6.**86**) und vom Bulbus bis zur Mitte des absteigenden Duodenums herabreichen. Der Entzündungsprozeß beschränkt sich in den seltensten Fällen auf Magen oder Duodenum allein, sondern befällt, entsprechend der physiologischen Einheit von Magen und Duodenum, meist beide Abschnitte des Verdauungskanals gemeinsam. Daher pflegt man nach einem Vorschlag KONJETZNYS (1923) auch heute schon ebenso selbstverständlich von einer *Gastroduodenitis* zu sprechen wie man von einem *Magen-Zwölffingerdarm-Geschwür* bzw. nach Magenoperation von einer *Gastrojejunitis* spricht.

Ulcus duodeni

Auch im Bulbus stellt sich das Ulkus wie im Magen in Form einer *Nische* dar (BARKLAY 1910, MELCHIOR 1917, ÅKERLUND 1921, BERG 1926). Sie ist der einzig verbindliche Beweis für einen Wanddefekt. Allerdings entspricht auch hier die im Röntgenbild dargestellte Tiefe des Kraters nicht der wirklichen Tiefe des Wanddefektes, sondern der Niveaudifferenz zwischen dem Geschwürsgrund und der höchsten Erhebung des die Nische umgebenden entzündlichen Ringwalles. Dieser „Ringwall" ist beim frischen, floriden Geschwür meist prall und glatt. Später flacht er allmählich ab und macht bei zunehmender Vernarbung einer ausgesprochen radiären Faltenkonvergenz Platz.

Die typische *En-Face-Nische* oder *Reliefnische* (BERG 1926) stellt sich als runder, ovaler oder dreieckiger Schattenfleck dar (Abb. 6.**89** u. 6.**90**), der sich bei narbigen oder entzündlichen Deformitäten auf die „Stelle der größten Enge" projiziert. Die Nische wird bei praller Füllung oft verdeckt, kann aber durch Druck auf den Bulbus leicht wieder sichtbar gemacht werden. Besonders deutlich kommen Geschwüre mit entzündlich-ödematösem Randwall zur Darstellung.

Die Zahl der bei *Kindern* diagnostizierten Duodenalulzera hat in den beiden letzten Jahrzehnten überall dort erstaunlich zugenommen, wo man zur ätiologischen Klärung abdomineller

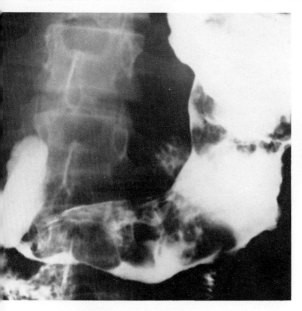

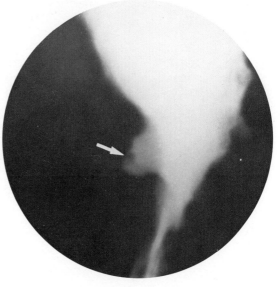

Abb. 6.74. Blutkoagula im Magen
Durch Blutkoagula bedingte Füllungsdefekte im Magen.
Ein kraterförmiges Ulkus kam nicht zur Darstellung. –
53jähriger Patient, der schon mehrfach Magenblutungen
gehabt hatte. Klinisch war die Blutung noch nicht bemerkt
worden.

Abb. 6.75. Magengeschwür mit Gefäßstumpf
Kraterförmiges Ulcus ventriculi mit hirsekorngroßem Füllungsdefekt (Pfeil) am Nischengrund (Gefäßstumpf). –
31jähriger Mann mit langjähriger Ulkusanamnese. Blutungsneigung.

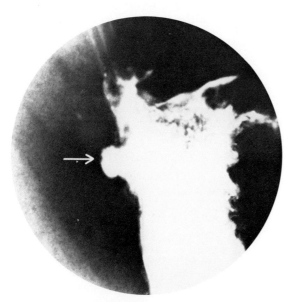

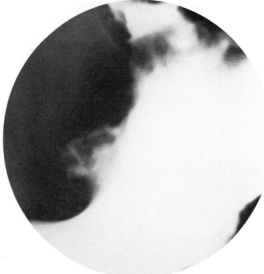

Abb. 6.76. Magengeschwür mit Gefäßstumpf
Erbsgroße Nische an der Hinterwand des Magenkörpers,
dicht unterhalb der Kardia. Knospenförmige Aussparung
am Nischengrund (Pfeil) durch Gefäßstumpf. – 8jähriges
Kind mit Leibschmerzen im Mittelbauch.

Abb. 6.77. Magengeschwür mit Thromben
Daumenkuppengroßer Krater oberhalb des Angulus an
der kleinen Kurvatur des Magens. Unregelmäßige Füllungsdefekte am Nischengrund, die offenbar durch Thromben bedingt sind. – 83jährige Patientin, die seit Jahrzehnten über periodisch auftretende Magenbeschwerden klagte. Zustand nach Hämatemesis.

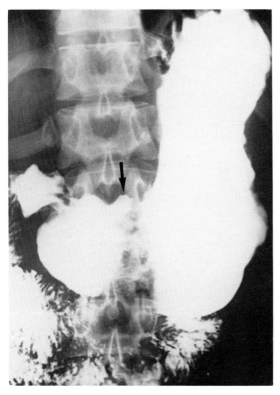

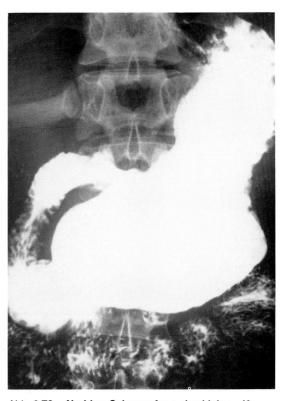

Abb. 6.78. Magengeschwür in der Angulusgegend
Erbsgroßer, unregelmäßiger Nischenschatten (Pfeil) in der Angulusgegend bei einem 37jährigen Patienten.

Abb. 6.79. Narbige Schrumpfung der kleinen Kurvaturseite nach Ulkus
Derselbe Patient wie in Abb. 6.78, 6 Jahre später. Ausgesprochener Beutelmagen nach Abheilen des offenbar tiefgreifenden Geschwürs.

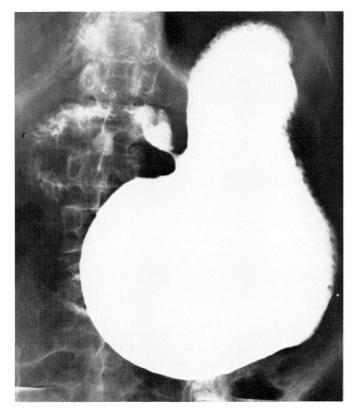

Abb. 6.80. Hochgradiger Beutelmagen
Massive narbige Verkürzung der kleinen Kurvaturseite des Magens. Beutelung der großen Kurvatur. Magenektasie mit Entleerungsverzögerung, Pylorusstenose. – 67jährige Frau mit jahrzehntelanger Magenanamnese und Blutungen. In der Durchleuchtung ließ sich auf Kompression ein gut daumenendgliedgroßes Ulkus in der Angulusgegend darstellen, das hier bei Prallfüllung völlig überdeckt wird.

**Abb. 6.81.   Sanduhr- und Beutel-
magen**
Kombination von Sanduhr- und Beutelmagen mit erheblicher Verkürzung der
kleinen Kurvatur. – 58jähriger Patient.
Seit 12 Jahren Ulkusbeschwerden, die
sich auf konservative Therapie immer
gut besserten. Seit 2 Jahren Gewichtsabnahme und Völlegefühl nach den
Mahlzeiten, vertrug nur kleine Portionen.

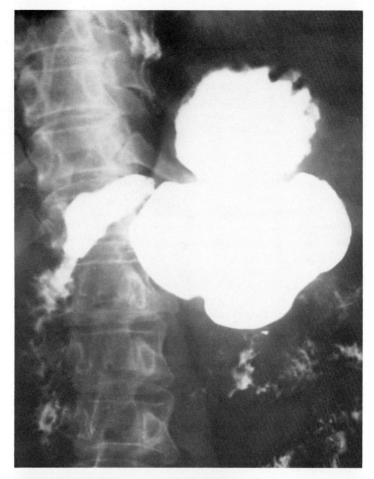

Abb. 6.82.   Sanduhrmagen
Ausgesprochene Sanduhrform des Magens infolge narbiger Raffung der Hinterwand des Magenkörpers. Fingerkup-
pengroßes Geschwür an der kleinen
Kurvatur unmittelbar unterhalb der
sanduhrförmigen Stenose. – 49jährige
Patientin. Angeblich erst seit zwei Jahren Magenbeschwerden mit Periodizität und Tagesrhythmik.

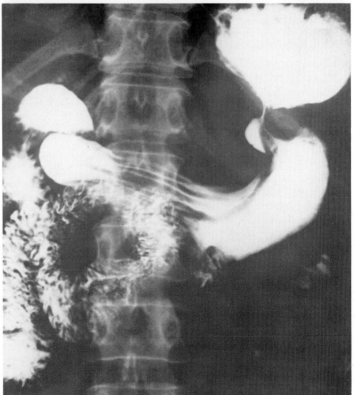

Beschwerden sorgfältig röntgenologisch untersucht (Lassrich u. Mitarb. 1955, Karlström 1964, Roselund u. Koop 1970, Robb u. Mitarb. 1972 u. a.). Aus unseren eigenen Beobachtungen sowie den Erfahrungen anderer Autoren ergibt sich, daß ein großer Teil der Erwachsenen mit Ulzera den Beginn der Beschwerden bis in die Kindheit zurückdatieren kann, also das Ulkusleiden offenbar in dieser Zeit begonnen hat.

Bezüglich des klinischen Bildes und der Röntgensymptomatologie existieren bei Kindern erhebliche, vom Alter abhängige Varianten: Das Ulcus duodeni manifestiert sich beim *Neugeborenen* durch eine Blutung oder Perforation und den Röntgensymptomen eines Pneumoperitoneums. Beim *Säugling* beobachtet man Fütterungsschwierigkeiten und Erbrechen, manchmal eine Hämatemesis und röntgenologisch gelegentlich bereits eine flache Kraterbildung (Abb. 6.**88**). Die von *Kleinkindern* und *Kindern im Vorschulalter* geäußerten Beschwerden sind vage und uneinheitlich. Sie wechseln zwischen unpräzise definierten und lokalisierten Leibschmerzen, häufig in Form sog. „Nabelkoliken", Appetitmangel, Erbrechen und Kopfschmerzen, während sich bei *Schulkindern* – besonders jenseits des 10.–12. Lebensjahres – bereits eine ulkusverdächtige Symptomatologie herausbilden kann. Röntgenologisch läßt sich dann auch ein typischer Krater darstellen (Abb. 6.**89**). Infolge der großen Reagibilität der Schleimhaut wird der entzündliche Ringwall ausgesprochen deutlich. Wegen der Unsicherheit aller klinischen Symptome und Beschwerden kommt diagnostisch der Röntgenuntersuchung die entscheidende Bedeutung zu.

Wir bevorzugen bei Kindern die röntgenologische Darstellung des Duodenalulkus in horizontaler Schrägprojektion (umgekehrter I. schräger Durchmesser). Dabei läßt sich sowohl die Füllung gut beobachten als auch durch Autokompression eine einwandfreie Schleimhautdarstellung erzielen und der Bulbus optimal freiprojizieren. Dagegen versagt oft die Untersuchung im Stehen, weil der Bulbus sich während einer dosierten Kompression als sehr irritabel erweist und eine gute Schleimhautdarstellung nur selten gelingt. Auch die Doppelkontrastmethode ist manchmal ergiebig, die endoskopische Untersuchung bzw. Kontrolle zumindest bei älteren Kindern anzustreben (Jenny u. Mitarb. 1972).

Bei unseren Nachuntersuchungen der Kinder mit Duodenalulkus hat sich eindeutig gezeigt, daß die Langzeitprognose um so günstiger ist, je früher die Diagnose gestellt wird und die Therapie beginnt. Rezidive kommen in etwa $\frac{1}{3}$ der Fälle vor. In 5–8% sind ernsthafte Komplikationen, wie akute Blutungen, Perforationssymptome und ausgeprägte Stenosen, bereits im frühen Alter zu

erwarten. Über ähnliche Ergebnisse berichteten auch Curci u. Mitarb. 1976.

Natürlich muß der Röntgenbefund bei Patienten aller Altersstufen beliebig reproduzierbar sein, wenn er Beweiskraft haben soll, d. h. auch nach Lösen der Kompression in einer zweiten und dritten Füllung erneut in gleicher Deutlichkeit zur Darstellung kommen. Schließlich muß es das Bestreben des Untersuchers sein, das Ulkus sowohl in der Aufsicht (En-face-Nische bzw. Relief-Nische) als auch im Profil (Profil-Nische) bildlich festzuhalten. Zu diesem Zweck sucht man den Bulbus im II. schrägen Durchmesser bei etwas pralerer Füllung ab, wobei sich ein Wanddefekt ggf. als randständige Nische erkennen läßt. Da nun nicht alle Ulzera in der Mitte der Vorder- oder Hinterwand liegen, müssen Bulbusvorder- und -hinterwand so lange abgeleuchtet werden, bis sich die Veränderungen überzeugend darstellen.

Dabei markieren sich die entsprechenden Wanddefekte an den randständig eingestellten Konturen (Vorder- bzw. Hinterwand) als „Profilnischen" (Abb. 6.**94**–6.**97**). Ihre Umgebung zeigt je nach der Breite des Ringwalles eine mehr oder weniger stark gerundete Konkavität des Profils. Die normale bogige Kontur des Bulbusrandes wird dadurch gestreckt oder aber häufiger konkav. Die in der Geschwürsebene auftretenden bogig begrenzten Füllungsdefekte von dem von Åkerlund (1921) beschriebenen „schön gerundeten" Typus entsprechen in der Regel einem submukösen, kissenartigen Faltenödem, wie Forssell (1923) an frischen Resektionspräparaten nachweisen konnte. Allerdings können derartige „Einziehungen" auch durch eine spastische Kontraktion bzw. durch narbige Raffung verstärkt werden. Beim Kinde stößt der Nachweis des Kraters als Profilnische meist schon wegen der Horizontallage des Antrums auf Schwierigkeiten.

Zufällig randständig getroffene Faltentäler der Bulbusbasis können u. U. mit Geschwürsnischen verwechselt werden, wie Pohlandt (1931) an Plastilinmodellen nachzuweisen versuchte.

Wenn auch bei Röntgenuntersuchungen im Duodenum in der Mehrzahl der Fälle nur *eine* Nische gefunden wird, so ist pathologisch-anatomisch gesehen die Multiplizität doch eher die Regel (Abb. 6.**91**–6.**93**). Diese Diskrepanz mag sich dadurch erklären, daß die meisten Nischen nur im I. schrägen Durchmesser dargestellt werden, wobei sich dann natürlich die an Vorderwand und Hinterwand gelegenen Nischen leicht aufeinanderprojizieren bzw. überdecken. H. H. Berg hat 1926 als einer der ersten die Multiplizität der Duodenalulzera im II. schrägen Durchmesser in Form von „kissing ulcers" dargestellt (Abb. 6.**94**).

Narbenbildungen und Stenosen als Folge oder Begleitzustand von Duodenalgeschwüren können

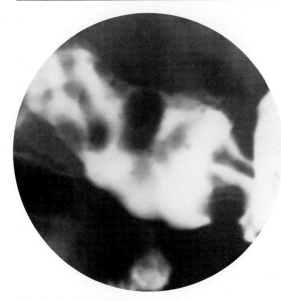

Abb. 6.83.   Duodenitis
Mächtige Faltenwulstung im Bulbus. – 37jähriger Mann,
der seit einem halben Jahr über Magenbeschwerden im
Sinne einer Gastritis klagte.

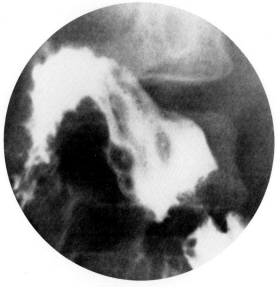

Abb. 6.84.   Erosive Duodenitis
Apfelkerngroße Aufhellungen in der Bulbusmitte und an
der großen Kurvaturseite mit punktförmiger Vertiefung
(Erosionen). – 8jähriger Junge. Seit zwei Jahren kolikartige
Leibschmerzen, die sich auf Diät meist schnell besserten
(Rö.-Aufn.: Dr. *Knapp*).

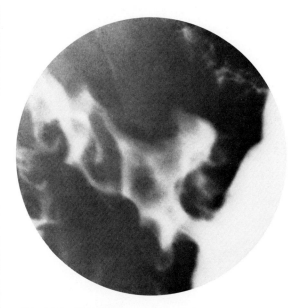

Abb. 6.85.   Duodenitis
Erhebliche Faltenwulstung im Bulbus duodeni als Ausdruck einer schweren Entzündung. Ein Ulkuskrater ist
bisher nicht darstellbar. – 14jähriger Junge mit Oberbauchbeschwerden, Druckschmerz und Brechreiz.

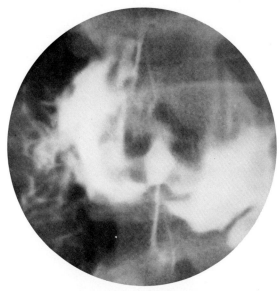

Abb. 6.86.   Übergang in ein Ulcus duodeni
Dasselbe Kind wie in Abb. 6.**85**. – 8 Wochen später hatte
sich ein tiefer Krater in Bulbusmitte mit erheblichem Randwall als Zeichen des entzündlichen Ödems ausgebildet.

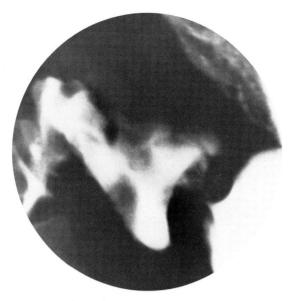

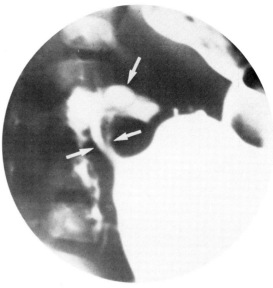

Abb. 6.87. Duodenitis bei Urämie
Ausgeprägte Faltenwulstung im Bulbus duodeni. – 7jähriges Kind mit chronischer Urämie. Wiederholt mit Dialysen behandelt. Brechreiz und Schmerzen im Oberbauch.

Abb. 6.88. Ulcus duodeni bei hypertrophischer Pylorusstenose
Stark verdickter und verlängerter Pylorusmuskel (Pfeile). Der Übertritt des Kontrastmittels in den Bulbus erfolgte erst nach einer halben Stunde. Hammerförmige Bulbusdeformität mit linsengroßer Nische (oberer Pfeil). – 3 Monate alter Säugling, der von der dritten Lebenswoche an im Strahl erbrach. Dem Erbrochenen waren Blut und Hämatin beigemengt.

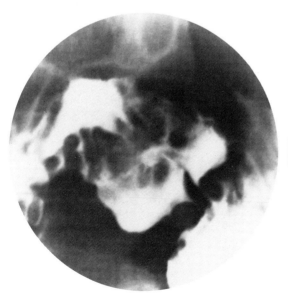

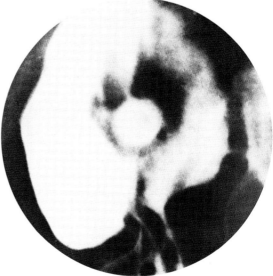

Abb. 6.89. Ulcus duodeni
Kleiner Nischenschatten in der Bulbusmitte mit angedeuteter Faltenkonvergenz als Ausdruck der beginnenden Vernarbung.– 12jähriger Junge mit uncharakteristischen Leibschmerzen, Kontrollaufnahme 4 Wochen nach Beginn einer Ulkusbehandlung.

Abb. 6.90. Ulcus duodeni
En-face-Nische mit ringförmiger Aufhellungszone in der Umgebung durch entzündlich ödematösen Ringwall.

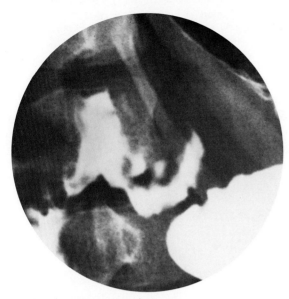

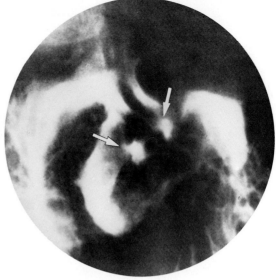

Abb. 6.91.   Doppelulkus beim Kinde
Zielaufnahme des Bulbus duodeni. In der Bulbusmitte zwei
unregelmäßige Nischenschatten, die von einem entzündlichen Ringwall umgeben werden. – 5jähriges Kind, das seit
Wochen über Leib- und Kopfschmerzen klagte und häufig
erbrach.

Abb. 6.92.   Doppelulkus beim Kinde
In der Bulbusmitte stellen sich im I. schrägen Durchmesser
unter dosierter Kompression zwei Nischenschatten dar
(Pfeile). – 13jähriges Kind mit Schmerzen im Oberbauch.

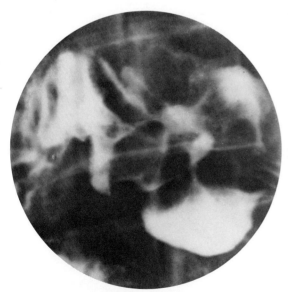

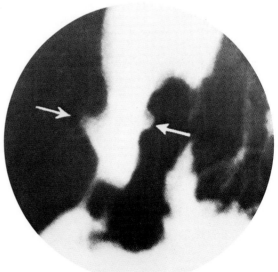

Abb. 6.93.   Doppelulkus
In der Bulbusmitte zwei annähernd gleich große En-face-
Nischen, die durch dosierte Kompression dargestellt wur-
den. Bereits angedeutete taschenartige Erweiterung des
Major- und Minorrezessus.

Abb. 6.94.   Ulcera duodeni an Vorder- und Hinterwand
Bei der Untersuchung des Bulbus im II. schrägen Durchmesser zeigt sich sowohl an der Vorderwand als auch an
der Hinterwand jeweils ein Geschwürskrater (Pfeile) mit
entzündlichem Randwall.

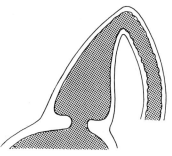

Abb. 6.95. Ulkuslokalisation
Schematische Darstellung einer Ulkuslokalisation mit Röntgenaufnahmen im II. schrägen Durchmesser (modifiziert nach *Åkerlund*)

a) Normalbefund. Vorder- und Hinterwand des Bulbus duodeni sind einwandfrei zu unterscheiden

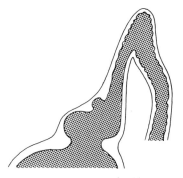

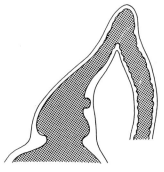

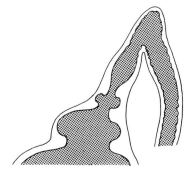

b) Ulkus an der Vorderwand

c) Ulkus an der Bulbushinterwand

d) Doppelulkus (Vorder- und Hinterwand)

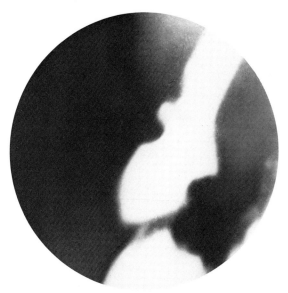

Abb. 6.96. Ulcus duodeni der Vorderwand
Bei der Kontrastdarstellung des Bulbus duodeni im II. schrägen Durchmesser kommt an der Vorderwand eine flache Nische mit entzündlichem Ringwall zur Darstellung. – 27jährige Patientin mit ausgesprochenem Nüchternschmerz.

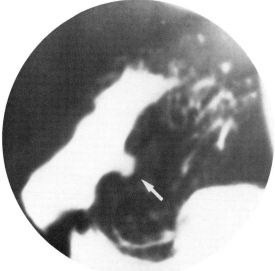

Abb. 6.97. Ulcus duodeni der Hinterwand
Darstellung eines Hinterwandulkus des Duodenums als Profilnische im II. schrägen Durchmesser (Pfeil). Erhebliche entzündliche Infiltration in der Umgebung des Kraters.

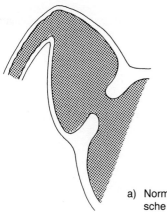

Abb. 6.**98.   Typische Bulbusdeformitäten**
Schematische Darstellung typischer Bulbusdeformitäten im I. schrägen Durchmesser (modifiziert nach *Åkerlund*).

a) Normalbefund. Glatte harmonische Bulbuskonturen.

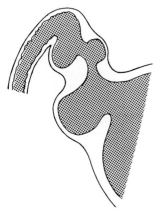

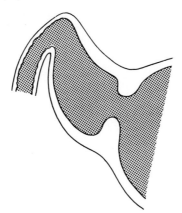

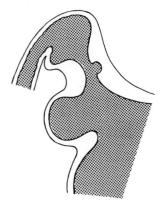

b) Profilnische am oberen Bulbusrand mit Ödem der Gegenseite.

c) Retraktion der Minorseite des Bulbus durch Ulkusnarbe.

d) Prästenotische Erweiterung und Verkürzung des Bulbus (Tasche an der Majorseite) bei Ulkus der Minorseite. Klaffender Pylorus.

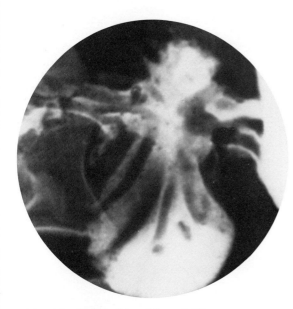

Abb. 6.**99.   Bulbusdeformität nach Ulkus**
Typische Bulbusdeformität mit Taschenbildung an der Majorseite ohne sicher erkennbaren Krater. Klaffender Pylorus.

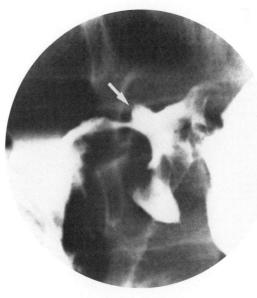

Abb. 6.**100.   Bulbusdeformität bei Ulcus duodeni**
Verkürzter Bulbus mit frischem Ulkus (Pfeil). Beide Rezessus sind taschenartig deformiert, das obere Duodenalknie ist röhrenförmig stenosiert und etwas angehoben (Pankreasreaktion). – 14jähriger Junge. Seit drei Jahren rezidivierende Ulcera duodeni.

bei der Nischensuche erhebliche Schwierigkeiten bereiten. Die Stenosen beruhen entweder auf Narben oder auf entzündlichen Schwellungszuständen in der Wandung. Das Geschwür selbst, soweit es sich nachweisen läßt, liegt dann meist der stärksten Schwellung gegenüber oder doch wenigstens in unmittelbarer Umgebung der größten Enge (Abb. 6.**98**–6.**100**).

So selten heute große Deformitäten am Magen angetroffen werden, so häufig begegnet man narbigen Veränderungen am Duodenum. Durch Beteiligung tieferer Wandschichten sowie durch Bildung von Adhäsionen auf der Serosaseite entstehen – entsprechend der „Einrollung" der kleinen Kurvatur beim Beutelmagen – *Verkürzungen der Majorseite und der Minorseite* sowie der *Längsachse des Bulbus.* Dem Sanduhrmagen vergleichbar finden sich auch Stenosen der Bulbusmitte mit den charakteristischen beutelartigen Taschen (HART 1918, SCHINZ 1921), die man wohl allgemein als prästenotische Dilatationen auffassen muß. Sie entstehen bereits dann, wenn das an sich relativ enge Lumen des Bulbus infolge kissenartiger Faltenwulstung in der Umgebung frischer Geschwüre eingeengt wird. Dabei sitzt, entsprechend dem Entstehungsmechanismus, das Ulkus stets an der *engsten Stelle* bzw. am Abgang, aber nie am Grunde der Tasche. Auch im präpylori-

schen Antrum sind ähnliche Taschen beschrieben worden.

Bei chronisch-rezidivierenden Duodenalgeschwüren kann der Bulbus allmählich durch fortschreitende, schrumpfende Vernarbung in ein kurzes, starres Rohr umgewandelt werden, dem man die ursprüngliche Form nicht mehr im entferntesten ansieht. Die Schrumpfung ist manchmal so hochgradig, daß der ehemalige Bulbus völlig aufgebraucht ist und das absteigende Duodenum ohne eigentliches oberes Knie unmittelbar hinter dem Pylorus steil nach abwärts verläuft (Abb. 6.**104**). Da in diesen Vernarbungen, die auf das Lig. hepatoduodenale übergreifen, neben der A. hepatica und der Pfortader auch der Ductus choledochus liegt, muß bei hochgradigen Bulbusphthisen mit einer winkeligen Verziehung dieses Gallenganges gerechnet werden.

Bei Kindern sind narbige Bulbusdeformitäten seltener. Allerdings konnten wir nach rezidivierenden Geschwüren auch gelegentlich stärkere Deformitäten und die Entwicklung hochgradiger Stenosen beobachten (Abb. 6.**103**, **107**).

Die Kenntnis derartiger Komplikationen ist nicht nur für den Internisten und Pädiater, sondern auch für den Chirurgen wegen der Frage des operativen Vorgehens von Bedeutung.

Erworbene Duodenalstenosen

Stenosen der Pars superior duodeni, also des eigentlichen Bulbus, sind bei weitem häufiger als Stenosen des Pylorusringes. Sie werden nur oft als „Pylorusstenosen" bezeichnet, weil sie die gleichen funktionellen Veränderungen am Magen verursachen und es bei der üblichen Untersuchung am aufrecht stehenden Patienten nicht immer gelingt, die Stenose exakt auf das Duodenum zu lokalisieren.

Diese Lokalisation aber ist gleichbedeutend mit der Beantwortung der Frage, ob eine gut- oder bösartige Stenose vorliegt. Glückt es nämlich durch entsprechende technische Maßnahmen, den Ort der Enge auf das Duodenum zu lokalisieren, so ist damit die wesentlichste Entscheidung, und zwar im Sinne der Gutartigkeit, bereits gefallen, denn maligne Duodenalstenosen kommen praktisch kaum vor. Läßt sich jedoch bei der ersten Untersuchung keine Klarheit über die anatomische Situation gewinnen, so ist unbedingt eine Kontrolle nach ausreichenden Magenspülungen erforderlich. Für eine derartige Zweituntersuchung gelten die gleichen Regeln wie bei der Pylorusstenose. Läßt sich durch Überfüllen des Magens keine ausreichende Peristaltik erzeugen, so legt man den Kranken bei horizontal gestell-

tem Stativ in rechte Seitenlage und fordert ihn auf, durch wechselndes Einziehen und Entspannen der Bauchdecke die Peristaltik in Gang zu bringen. Im umgekehrten I. schrägen Durchmesser (bei ventrodorsalem Strahlengang) bzw. im II. schrägen Durchmesser kann man den Beginn der Peristaltik und die ersten über den Pylorus durch das Duodenum sich entleerenden Breimengen verfolgen. Die erste pralle Füllung bringt gelegentlich die Stenose und den Krater genügend deutlich zur Darstellung, so daß gezielte Aufnahmen in dieser Position schon Beweiskraft besitzen können (Abb. 6.**106**). Daß überdies das Reliefbild, die Konturierung, die Peristaltik u. a. eine weitgehende Berücksichtigung erfahren müssen, dürfte ohne weiteres einleuchten.

Bei der Darstellung derartiger Duodenalstenosen findet sich auffallend oft ein weit klaffender Pylorus, also eine Insuffizienz, deren Entstehen mit der Insuffizienz einer Herzklappe nach ulzeröser Endokarditis verglichen werden kann.

Penetrierende Duodenalgeschwüre – das gilt auch für die durch Kortison provozierten Ulzera – heilen unter einer konsequent durchgeführten konservativen Therapie oft genau so schnell und voll-

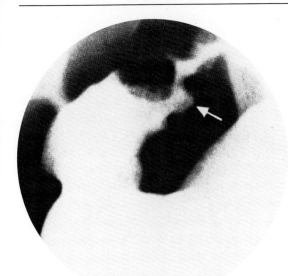

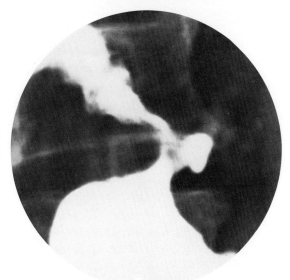

Abb. 6.101. Duodenalstenose mit Ulkus
Erhebliche Duodenalstenose bei Ulcus duodeni der Hinterwand (Pfeil), dargestellt in rechter horizontaler Seitenlage
im II. schrägen Durchmesser.

Abb. 6.102. Intrapylorisches Ulkus
Linsengroße Ulkusnische an der kleinen Kurvaturseite des
Pylorus. Narbe im Bulbus. – 50jährige Patientin mit langjährigen Oberbauchbeschwerden und beschleunigter Senkung. Operativ als Ulkus verifiziert.

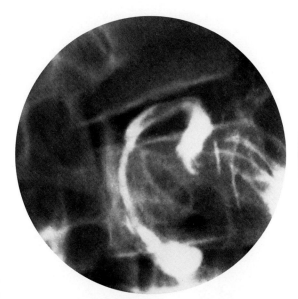

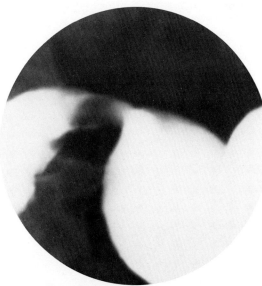

Abb. 6.103. Duodenalstenose nach Ulkus
Klaffender Pylorus. Fast vollständig geschrumpfter Bulbus
mit röhrenförmiger Stenose des oberen Duodenalknies.
Sekundäre Magenerweiterung. Eine Operation war erforderlich. – 13jähriger Junge, fünfjährige Beschwerdedauer.

Abb. 6.104. Phthisis bulbi
Höchster Grad der narbigen Deformität und Verkürzung
des Bulbus duodeni durch vernarbte Ulzera. Der Pylorus
klafft. Die Pars descendens geht unmittelbar hinter dem
Pylorus nach abwärts.

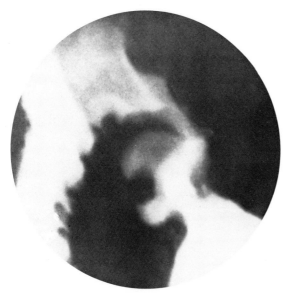

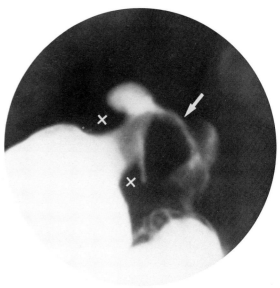

Abb. 6.105. Bulbusdeformität nach Ulkus
Hochgradige Deformierung des Bulbus duodeni mit asymmetrischem stenosierten Bulbusausgang. – 19jähriger Patient, bei dem seit dem 8. Lebensjahr Ulkusschübe beobachtet wurden.

Abb. 6.106. Narbige Duodenalstenose bei Ulcus duodeni
Darstellung einer Duodenalstenose im II. schrägen Durchmesser nach vorheriger Magenspülung. Apfelsinenkerngroßer Krater unmittelbar hinter dem Pylorus (××) an der Vorderwand des Bulbus. Die ganze Pars superior duodeni ist verkürzt und auf Stricknadeldicke stenosiert (Pfeil).

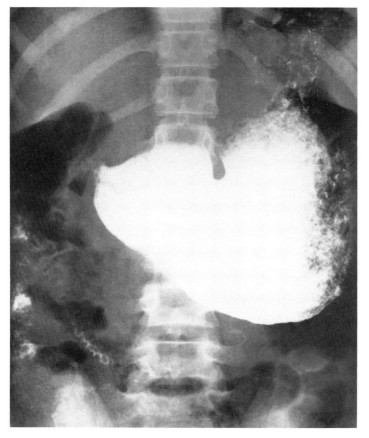

Abb. 6.107. Hochgradige Pylorusstenose nach Ulkus
Magenektasie mit Retention von Sekret und Speiseresten. Übersichtsaufnahme 2 Stunden nach Breigabe. Außerordentlich spärliche Entleerung. Im Dünndarm ist kaum Kontrastmittel zu finden. – 13jähriges Mädchen mit Appetitlosigkeit und Brechreiz nach fast jeder Mahlzeit. Wegen „psychogener Magersucht" mehrmals in klinischer Behandlung. Ohne eine ausgiebige Magenspülung war eine Klärung der anatomischen Situation nicht möglich. Operativ bestätigte hochgradige Bulbusstenose nach Ulcus duodeni.

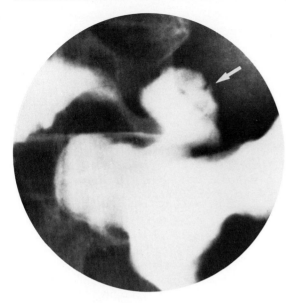 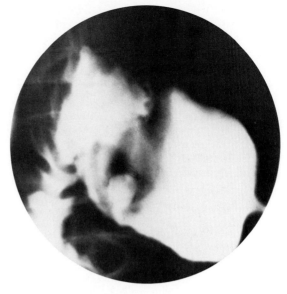

Abb. 6.108.   Penetrierendes Ulcus duodeni
Gut haselnußgroßes Ulkus mit Thromben am Kratergrund (Pfeil) in der Gegend des Minorrezessus. Erhebliche Stenosierung. Weit klaffender Pylorus. – Zustand nach schwerer Magenblutung.

Abb. 6.109.   Kortison-Ulkus im Duodenum
Atypische, fast erbsgroße Nische an der großen Kurvaturseite des Bulbus. – 8jähriges Kind, das wegen einer Chorioiditis centralis 3 Monate lang mit hohen Dosen von Urbason behandelt wurde. Seit 10 Tagen Leibschmerzen, besonders nachts. Abwehrspannung und Druckschmerz im Oberbauch. Das Ulkus verschwand kurze Zeit nach Absetzen des Kortisons.

Abb. 6.110.   Kortison-Ulkus im Duodenum
Atypische Form eines in das Lig. hepatoduodenale penetrierenden Ulcus duodeni nach längerdauernder Urbasonmedikation. Rasche Heilung nach Absetzen des Medikaments.

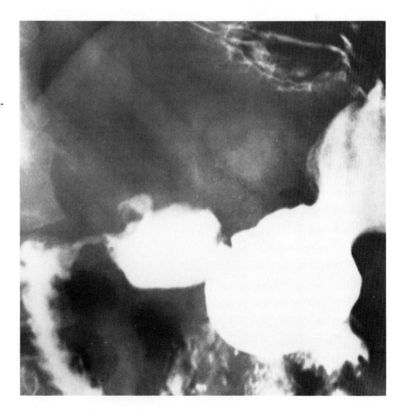

ständig aus wie unkomplizierte. Es lassen sich daher evtl. notwendig werdende operative Korrekturen meist im beschwerdefreien Intervall durchführen (Abb. 6.**108**–6.**110**).

Das postbulbäre Ulcus duodeni

Ulzera in den postbulbären Abschnitten des Duodenums sind relativ selten. Ihr Vorkommen wird pathologisch-anatomisch mit etwa 5 bis 10% der Duodenalgeschwüre beziffert. Collin (1894) konnte bereits von 262 Duodenalgeschwüren 242 auf den Bulbus, 14 auf die Pars descendens und 6 auf andere Abschnitte des Duodenums lokalisieren.

Die ersten Röntgenbefunde stammen aus dem Jahre 1916. Damals berichtete Case über eine entsprechende Beobachtung. Es folgten Mitteilungen von Gavazzeni (1933) und Portis u. Jaffe (1938). Meist handelte es sich um Einzelfälle. Eine Serie von 12 Patienten konnte 1936 erstmals Wolke zusammenstellen. Ihm fiel im Gegensatz zum typischen Duodenalgeschwür, das mit einer durchschnittlichen Blutungstendenz von 33–35% belastet ist, eine vermehrte Blutungsneigung von etwa 66–72% auf. Seine Beobachtungen wurden auch von anderen Autoren bestätigt (Rodriguez u. Mitarb. 1973).

Zollinger u. Ellison (1955) betonten das häufige Zusammentreffen von nichtinsulinproduzierenden Pankreasadenomen mit atypisch gelegenen Duodenalgeschwüren. Wehling hat 1966 über unsere ersten 20 Fälle von postbulbärer Geschwürsbildung berichtet. Es handelte sich um 15 männliche und 5 weibliche Patienten.

Da sich die Geschwüre unter den üblichen Untersuchungsbedingungen im Stehen bzw. in der flachen Bauchlage nur unzureichend darstellen, werden sie bei der Röntgenuntersuchung leicht übersehen, obwohl sie bei geeigneter Technik (horizontale Rückenlage) eigentlich recht charakteristische Befunde bieten. Der Krater liegt meist an der medialen Zirkumferenz des absteigenden Duodenums im oberen oder mittleren Drittel in Richtung auf den Pankreaskopf (Abb. 6.**111**–6.**113**). Der Nische gegenüber findet sich an der lateralen Begrenzung als Ausdruck einer entzündlich-ödematösen Faltenwulstung eine mehr oder weniger deutliche Konkavität. Sie erinnert weitgehend an das Spiegelbild des sog. „spastischen Sanduhrmagens", der zu Beginn der Kontrastmittelära so häufig erwähnt wurde. Oft bietet diese relative Enge geradezu einen Fingerzeig auf das in dieser Höhe lokalisierte Geschwür. Es kann u. U. erhebliche Größe erreichen. Beim Abheilen derartiger Ulzera kommt es zur Narbenbildung, die sich allmählich ausgleicht oder aber, wenn sie tiefer gelegen ist, unter zunehmender Schrumpfung eine dauernde Formveränderung hinterläßt. Liegen die Geschwüre in Papillennähe, so besteht die Gefahr, daß der Schrumpfungsprozeß auf die Papillenränder übergreift und somit zur Schlußunfähigkeit führt. Das Kontrastmittel fließt dann beim Überfüllungsversuch manchmal tief in den Ductus choledochus hinein.

Bei Kindern haben wir bisher unter 200 diagnostizierten Magen- und Duodenalgeschwüren keine Ulzera im Duodenum descendens gefunden.

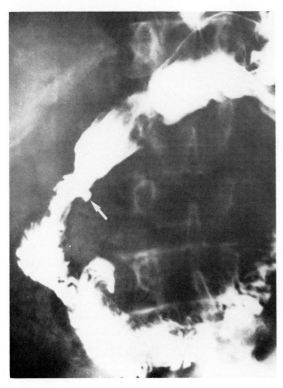 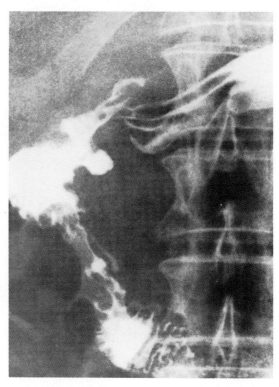

Abb. 6.111. Postbulbäres Ulcus duodeni, Duodenaldivertikel
Linsengroße Nische (Pfeil) an der medialen Zirkumferenz des absteigenden Duodenums, dicht hinter der Bulbusspitze; Divertikel in der Papillengegend. Antrum- und Pylorusgegend angehoben, Duodenalknie aufgehoben, Pankreasraum vergrößert. – 64jähriger Patient. Seit etwa 30 Jahren Oberbauchbeschwerden im Sinne eines Gallenleidens. In den letzten Monaten Gewichtsabnahme, periodisch-rhythmische Schmerzattacken.

Abb. 6.112. Ulkus der Pars descendens duodeni
Haselnußgroßer Krater im oberen Drittel der Pars descendens duodeni mit unregelmäßig gewulsteten Rändern, wahrscheinlich ins Pankreas penetrierend. – 73jähriger Patient mit heftigen linksseitigen Rückenschmerzen, die an einen Pankreastumor denken ließen.

Abb. 6.113. Ulkus der Pars descendens duodeni
Walnußgroßes Ulkus des absteigenden Duodenums, in das Pankreas penetrierend (Pfeil).

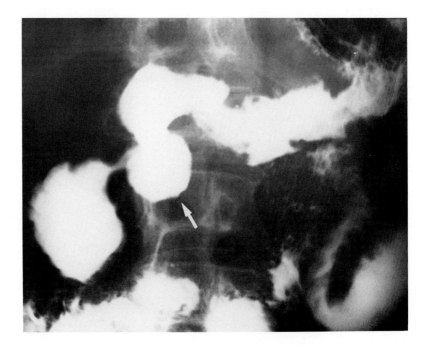

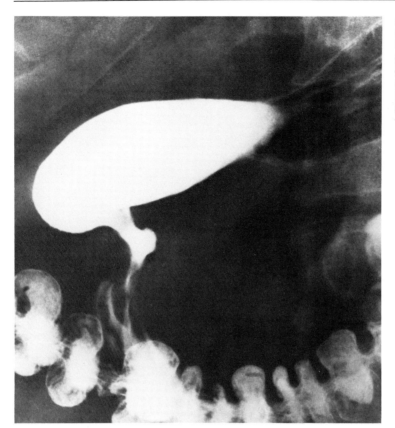

Abb. 6.114. Ulkus der Pars descendens duodeni
Ulkus im mittleren Drittel des absteigenden Duodenums. Röhrenförmige Stenose des in dieser Position nicht sichtbaren Bulbus. – 50jähriger Patient mit Durchfallsneigung (Pankreasreaktion).

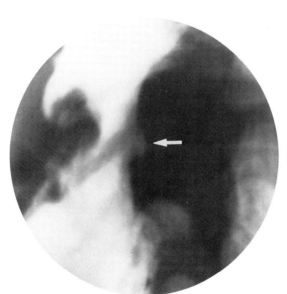

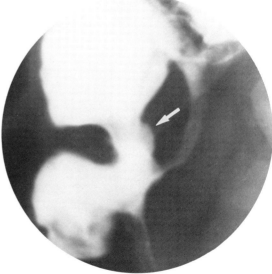

Abb. 6.115. Ulkus der Pars descendens duodeni
Ulkus der Pars descendens (Pfeil) mit kissenartiger Schleimhautschwellung an der gegenüberliegenden Seite. – 34jährige Frau mit mehrjähriger Ulkusanamnese.

Abb. 6.116. Ulkus der Pars descendens duodeni
Krater an der medialen Zirkumferenz (Pfeil) und „Einziehung" der gegenüberliegenden Seite. Papilleninsuffizienz offenbar infolge beginnender narbiger Verziehung, so daß unterhalb des Kraters Kontrastbrei in den Ductus choledochus fließt.– 30jähriger Mann mit periodischen Oberbauchbeschwerden seit 4 Jahren.

7. Operierter Magen

Allgemeines

Zu Recht gilt die Röntgenuntersuchung des operierten Magens als die „hohe Schule" der gastroenterologischen Radiologie. Der Untersucher soll ja neben den üblichen pathologischen Prozessen, wie Entzündungen, Geschwür und Krebs mit all ihren Folgeerscheinungen, auch noch die operativ bedingten Formveränderungen und die sich manchmal daraus ergebenden Komplikationen nachweisen und im Bilde festhalten.

Wichtig, ja zuweilen entscheidend für die diagnostische Ausbeute ist die *Reihenfolge,* in der die einzelnen Untersuchungen vorgenommen werden. Man wird daher *vor* der Verabfolgung von Bariumpräparaten zunächst einmal alle diejenigen Möglichkeiten ausschöpfen, die uns das Nativstudium bzw. die Untersuchung mit semitransparenten Kontrastmitteln (z. B. Gastrografin) bieten. So können Nativaufnahmen im Stehen und Liegen wertvolle Anhaltspunkte über lokale oder diffuse Dünn- und Dickdarmblähungen, eine Ileussituation, Konkremente oder dergleichen geben. Auch vermag eine i. v. Cholangiographie und Urographie differentialdiagnostisch weiterzuhelfen und somit den Fortgang der Untersuchung richtungweisend zu beeinflussen. Nicht nur die vom Patienten geäußerten Beschwerden, sondern auch Art und Zweck der durchgeführten Operation bestimmen den Ablauf dieser röntgenologischen Kontrollen. Allerdings sollte man sich hüten, die gesamte klinische Symptomatologie kritiklos der Magenoperation anzulasten (HAFTER 1963, BARTHELHEIMER u. Mitarb. 1969, HAUBRICH 1974).

Bei komplizierten Fällen ist es empfehlenswert, die Verhältnisse am Kolon *vor* der Untersuchung des eigentlichen Operationsgebietes zu studieren und die Magenuntersuchung auf den nächsten oder übernächsten Tag zu verschieben, falls störende Überlagerungen zu befürchten sind.

Die Röntgenuntersuchung des operierten Magens erfordert ein ganz *individuelles Vorgehen.* Das gilt insbesondere auch für die immer wieder auftauchende Frage, ob die Relieftechnik, das Doppelkontrastverfahren oder die Prallfüllung zu bevorzugen sei. Grundsätzlich sollte der Untersucher diejenige Methode anwenden, die alle pathologischen Veränderungen am überzeugendsten im Bilde darstellt. Gelingt dies mit der *Relieftechnik* oder der *Doppelkontrastmethode,* so sind sie anzuwenden, anderenfalls muß man die *Prallfüllung* versuchen.

Nach einer Information über die Thoraxorgane, insbesondere die basalen Lungenabschnitte sowie über den Stand und die Beweglichkeit des Zwerchfells, beginnt die eigentliche Untersuchung des Magens bei leicht zurückgeneigtem Stativ im I. schrägen Durchmesser. Man verfolgt zuerst das Herabgleiten des Kontrastmittels durch die Speiseröhre. Durch leichtes Drehen nach rechts und links sowie Umlegen des Patienten in die Bauch- und Rückenlage erzielt man einen gleichmäßigen Kontrastmittelbeschlag der Magenwand. Dann wird der Patient wieder aufgerichtet, denn ein exaktes Detailstudium läßt sich nur am aufrecht stehenden, bzw. leicht zurückgeneigten Patienten, aber niemals im Liegen durchführen. Höhe und Breite der Falten sowie die Gesamtelastizität der Wandung werden mittels manueller Palpation im einzelnen überprüft.

Liegt eine *Resektion* vor, so genügen zur Untersuchung des Magenstumpfes im allgemeinen zwei kleine Schlucke Kontrastbrei. Hat man sich über die Beschaffenheit des Magens selbst informiert, so beginnt die Suche nach der Operationsstelle.

Je nach der Art des vorgenommenen Eingriffs kann es sich darum handeln, eine *Übernähung,* eine *Gastroenterostomie* oder eine *Anastomose* nachzuweisen. Dabei ist entscheidend, unter fließender Rotation während der Durchleuchtung diejenige Position herausfinden, die alle operativen Veränderungen unter dosierter Kompression am überzeugendsten wiedergibt.

Form und Breite der Schleimhautfalten des Magens und an der Operationsstelle sowie Lage und Funktion der Anastomose erfordern bei der Untersuchung unsere besondere Aufmerksamkeit. Dabei bedarf es meist keiner ungewöhnlichen Manipulation, das Kontrastmittel in das Opera-

tionsgebiet zu befördern. Bei tiefer In- und Exspiration, mit Hilfe der Bauchpresse sowie der bald
einsetzenden Peristaltik füllen sich oft innerhalb
weniger Minuten die zur Anastomose oder Gastroenterostomie verwendeten Darmschlingen.

Zum Verständnis der Röntgensymptomatologie,
besonders der einzelnen Anastomoseformen,
muß in diesem Zusammenhang kurz das Prinzip
der speziellen chirurgischen Nahttechnik erwähnt
werden. Es besteht bekanntlich darin, die Wundränder nach *innen* einzustülpen, denn nur die
äußeren serösen Flächen des Magen-Darm-Kanals
garantieren eine ausreichende Tendenz zur Verklebung. Da die Naht meist in *mehreren Schichten*
erfolgt, stülpt jedes Mal die oberflächliche die
tiefer gelegene in das Innere des Lumens vor
(Abb. 7.**1**). Dadurch bildet sich im Darmlumen
ein aus zwei Wandschichten bestehender ringförmiger Wulst, der um so markanter ist, je breiter
die Serosaflächen aufeinanderliegen. Im Röntgenbild markiert sich dieser Wulst in der *Aufsicht*
als Ring, der sog. *Anastomosering.* Bei tangentialer Betrachtung, also im *Profil,* erscheint er als

zweilappige Zwinge, deren obere Hälfte bei einer
Magen-Dünndarm-Anastomose aus der Magenwand, deren untere Hälfte aus der Jejunalwand
besteht.

Dieses Bild der Operationsnaht, dessen Aussehen
sich immer wiederholt, gleichgültig, ob die Naht
zwischen Magen und Dünndarm oder zwischen
Dünndarm und Dünndarm angelegt wird, ist zugleich das typische Bild einer *jeden* Anastomose.
Es findet sich bei allen Resektionsmethoden, bei
der Gastroenterostomie und der Enteroanastomose daher immer wieder. Unterschiede bestehen lediglich hinsichtlich des Kalibers und der
Wanddicke der einzelnen Organe und des jeweiligen Schwellungszustandes (Abb. 7.**2.**–7.**4**).

Fortlaufende Nähte an der kleinen Kurvatur des
Magens, wie sie z. B. bei manchen Modifikationen des Billroth I zur Adaptation des Magens an
das Lumen des Duodenums vorgenommen werden (Schlauchanastomosen), verursachen im Fül-
lungsgebiet entsprechend wulstige Kerben (Casper 1968, Herzer 1977, Leitner u. Czembirek
1979).

Typische Operationen

Übernähungen

Übernähungen im Bereich des Magen-Darm-Kanals gehören zu den Notoperationen. Neben perforierenden Schuß- und Stichverletzungen sind es
besonders die akuten Perforationen von Magen-
und Duodenalgeschwüren, die wegen der Gefahr
einer eitrig-bakteriellen Peritonitis ein sofortiges
chirurgisches Eingreifen erfordern.

Je nach der Brüchigkeit des Gewebes führt man
die Übernähung mit einer zirkulär um die Perforationsstelle geführten Naht oder mit einzelnen
Knopfnähten aus, wobei die Wundränder nach
innen gestülpt werden. Im Magen spielen derartige Einstülpungen keine funktionsbehindernde
Rolle. Dagegen können sie im Duodenum zu
einer deutlichen Beeinträchtigung des Lumens
führen, zumal dann, wenn bereits stärkere narbige Deformitäten vorliegen. Entsprechend der
größeren Häufigkeit des Duodenalulkus finden
wir Perforationen meist an der Vorderwand des
Duodenums. Je nach Lage der Perforationsstelle
liegen sie mehr an der großen oder der kleinen
Kurvatur. Sie werden durch eine Wandeinstülpung charakterisiert, die sich in Form eines sog.
„Bürzels" nachweisen läßt (Prévôt 1935, Grunberg u. Jonckheere 1937). Die Abbildungen
7.**5**–7.**7** zeigen eine Übernähungsstelle an der
kleinen bzw. großen Kurvaturseite des Bulbus
duodeni in der *Aufsicht.* In Abbildung 7.**8** wird

ein gleichartiger Befund an der Bulbusvorderwand im *Profil* dargestellt.

Von den zahlreichen operativen Möglichkeiten
sollen hier nur einige wenige und besonders charakteristische Modifikationen angeführt werden,
darunter die verschiedenen Formen der Gastroenterostomie und der Magenresektion (Ottenjann 1973, Becker 1981).

Retrokolische Gastroenterostomie

Sie stellt eine Verbindung zwischen Magenhinterwand und einer hochgelegenen Jejunumschlinge
dar (v. Hacker 1885): Etwa 10–15 cm distal der
Flexura duodenojejunalis wird das Jejunum an
die Hinterwand des Magens nahe der großen
Kurvatur fixiert und eine etwa zwei Querfinger
breite Anastomose zwischen den beiden Organen
hergestellt. Dabei muß das Mesokolon durchbohrt und nachher wieder gut an die Dünndarmschlinge adaptiert werden, damit keine Lücke
bestehen bleibt, in der sich später andere Dünndarmschlingen einklemmen könnten (Abb. 7.**9**).

Das Anlegen einer Gastroenterostomie verändert
die ursprüngliche Form des Magens im Röntgenbild meist nicht wesentlich mit Ausnahme einer
geringen Pelottierung, die sich je nach Lage der
Operationsstelle mehr an der Hinterwand oder

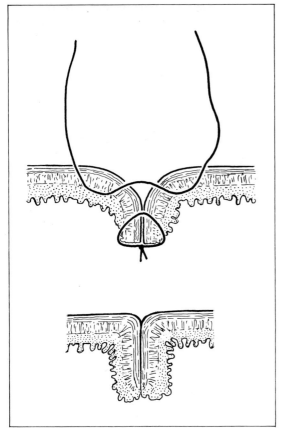

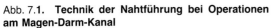

Abb. 7.1. Technik der Nahtführung bei Operationen am Magen-Darm-Kanal
Vereinigung zweier Darmabschnitte durch übereinander-liegende Knopfnähte, so daß die Schleimhaut als Wulst in das Lumen des Darmes vorgewölbt wird und daher rönt-genologisch einen zirkulären Füllungsdefekt verursacht.

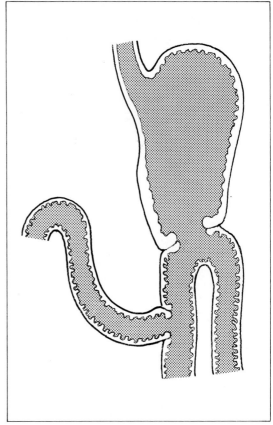

Abb. 7.2. Magen-Darm-Anastomose
Schematische Darstellung einer Magenresektion vom Typ des Billroth II mit Y-Anastomose.

Abb. 7.3. Magen-Dünndarm-Anastomose
Schematische Darstellung einer Seit-zu-End-Magen-Dünndarm-Anastomose.

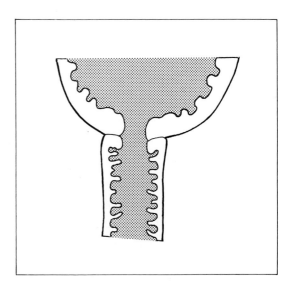

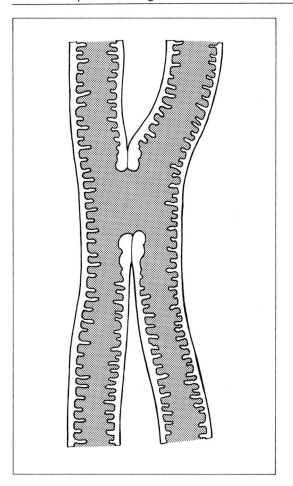

Abb. 7.4. Dünndarm-Dünndarm-Anastomose
Schematische Darstellung einer Seit-zu-Seit Entero-anastomose.

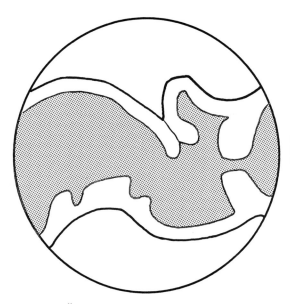

Abb. 7.5. Übernähter Bulbus duodeni
Schematische Darstellung einer Übernähung der Minor-seite des Bulbus duodeni nach Ulkusperforation. Die Wundränder sind nach innen eingestülpt. Sie wölben sich als „Bürzel" in das Lumen vor.

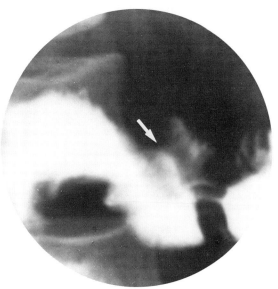

Abb. 7.6. Nach Perforation übernähtes Duodenal-geschwür
Die Abbildung korrespondiert mit dem Schema Abb. 7.5. – Zielaufnahme unter dosierter Kompression. Der zweilappi-ge Füllungsdefekt an der Minorseite des Bulbus (Pfeil) entspricht der Einstülpungsstelle.

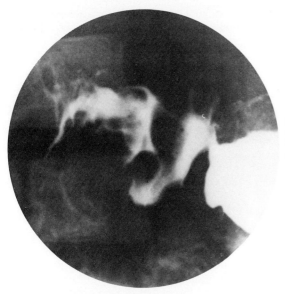

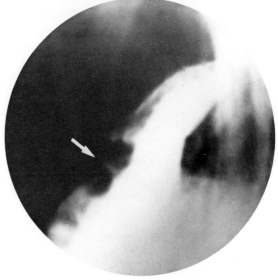

Abb. 7.7. Übernähter Bulbus duodeni
Bikonkaver Füllungsdefekt an der Majorseite des Bulbus (Übernähung). Querverlaufender Wulst nahe der Bulbusbasis (Wandödem). – 5jähriges Kind mit massiver Hämatemesis. Bei der Suche nach einer Blutungsquelle wurde der Bulbus duodeni eröffnet, ohne daß sich ein Geschwür fand.

Abb. 7.8. Nach Perforation übernähtes Duodenalgeschwür
Zielaufnahme im II. schrägen Durchmesser. Bikonkaver Füllungsdefekt an der Vorderwand des Bulbus duodeni an der Nahtstelle (Pfeil). Die Wanddicke der Einstülpung erklärt sich teils durch entzündliches, teils durch postoperatives Ödem.

Abb. 7.9. Retrokolische Gastroenterostomie
Schema der anatomischen Situation beim Anlegen einer retrokolischen Gastroenterostomie. Das Mesokolon ist durchbohrt, der Magen durch den entstandenen Schlitz nach abwärts gezogen und mit dem Jejunum anastomosiert.

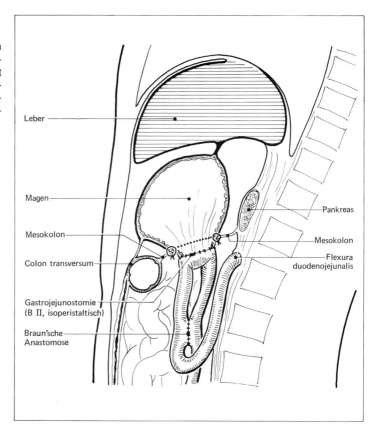

der großen Kurvatur befindet (Abb. 7.**10** u. 7.**11**). Gewöhnlich dürfen wir an der tiefsten Stelle der großen Kurvatur des Magens die Gastroenterostomie vermuten. Sie ist in der *Aufsicht* etwa kreisrund oder elliptisch und gleicht dem Bild, das wir von der axialen Projektion des Pylorus her kennen. Die Magenfalten laufen konzentrisch auf die neugeschaffene Öffnung zu, während sich das Lumen als dichterer Kontrastmittelfleck darstellt (Abb. 7.**12** u. 7.**13**).

In der *Profilbetrachtung* kommt die eigentliche Dicke des Gastroenterostomieringes als wulstige Kerbe bzw. Zwinge in der Kontrastmittelfüllung zur Darstellung. Das Lumen weist bei maximaler Dehnung eine Breite von 2–4 cm auf (Abb. 7.**14** u. 7.**15**).

Die *Lage der abführenden Schlinge* ist funktionell nicht ganz gleichgültig. Man muß die Richtung der Peristaltik des Darmes bei der Anlage der Gastroenterostomie berücksichtigen, die Gastroenterostomie soll „isoperistaltisch" liegen und etwa 2–4 cm breit sein (Abb. 7.**16** u. 7.**17**).

Besonders deutlich treten hier die von FORSSELL 1913 und seinen Schülern (HELLMER 1925, GRETTVE 1926) beschriebenen autoplastischen Vorgänge der Magen-Darm-Schleimhaut zutage. Die in der Nähe der Gastroenterostomie liegenden Magenfalten ändern ihren normalerweise zum Pylorus hin gerichteten Verlauf und konvergieren auf die Operationsstelle zu. Auch die Dünndarmfalten zeigen in dieser Gegend oft eine entsprechende Reaktion. Sie erzeugen gelegentlich geradezu eine Art von Ventilwirkung, wie HELLMER 1925 an Röntgenbildern und anatomischen Präparaten zeigen konnte. Man beobachtet Öffnung und Schließung.

Meist füllt sich bei gut funktionierenden Gastroenterostomien zunächst die abführende Schlinge. Erst später kommt es zur Darstellung der zuführenden Schlinge über den Pylorus, sofern er bei der Operation nicht verschlossen wurde.

Die Feststellung, ob überhaupt eine Gastroenterostomie vorliegt, ist *dann* schwierig, wenn die Magenentleerung ausschließlich über den Pylorus erfolgt. Eine schlecht oder gar nicht funktionierende Gastroenterostomie ist sozusagen immer als pathologisch anzusehen. In derartigen Fällen kann man eine Klärung nur durch den Ausschluß herbeiführen. Läßt sich nämlich in Beckenhochlagerung der Magenfundus so weit nach oben drängen, daß die Distanz zwischen Magen und Flexura duodenojejunalis mehr als drei Querfinger beträgt, so ist die Wahrscheinlichkeit äußerst gering, daß überhaupt eine Gastroenterostomie vorliegt. Gelingt dies nicht, so muß man versuchen, die Gastroenterostomie auf dem Umwege über den Pylorus zu füllen. Oft stellen sich dabei entsprechende entzündliche Re-

aktionen bzw. Ulzerationen dar, die die Funktionsstörung erklären.

Antekolische Gastroenterostomie

Bei der vorderen Gastroenterostomie (WÖLFLER 1881) wird die topographische Situation dergestalt verändert, daß die zur Anastomose verwendete Dünndarmschlinge *vor* dem großen Netz und vor dem Colon transversum vorbeigeführt und dann an der Vorderwand des Magens in unmittelbarer Nähe der großen Kurvatur befestigt wird.

Bei dieser Modifikation wird auf eine isoperistaltische Lage der abführenden Schlinge nicht so großer Wert gelegt wie bei der retrokolischen Gastroenterostomie, weil man üblicherweise etwa 10 cm unterhalb der Gastroenterostomie aus Sicherheitsgründen eine *Braunsche Enteroanastomose* (1892) anlegt. Über diese Verbindung kann vor allem die Gallenflüssigkeit und das Pankreassekret von der zuführenden direkt in die abführende Schlinge fließen, so daß keines der Sekrete den Magen erreicht und eine entsprechende Gefährdung vermieden wird. Besonders ist darauf zu achten, daß die *abführende Schlinge* auch wirklich *tiefer* liegt als die zuführende. Eine Überfüllung des *zuführenden Schenkels* könnte sonst leicht zu einer Dilatation und damit zu einer Abknickung der Enteroanastomose führen (Abb. 7.**18** u. 7.**19**).

Das Aufsuchen der Gastroenterostomie geschieht auch hier wieder durch tangentiales Ableuchten besonders der Magen*vorderwand* unter Berücksichtigung der Reliefverhältnisse. Schwierig ist die Unterscheidung zwischen zu- und abführender Schlinge aber dann, wenn sich beide Schlingen gleichzeitig füllen. Die Lage, ob medial oder lateral, gibt über die Verlaufsrichtung keine zuverlässigen Anhaltspunkte. Man erhält diese Information einzig und allein durch den weiteren Transport des Kontrastmittels unter den peristaltischen Bewegungen im Dünndarm. Verschiedene Autoren (GOETZE 1924, CHAOUL 1928, MEYER u. SCHMIDT 1930) behaupteten, daß sich die zuführende Schlinge nahezu immer zuerst, zuweilen sogar bis zur Flexura duodenojejunalis, füllen würde. Von einer derartigen Regelmäßigkeit konnten wir uns nie überzeugen. Offenbar hängen die Transportverhältnisse weitgehend von der jeweiligen Operationstechnik ab.

Die einwandfreie Darstellung der Enteroanastomose gelingt recht häufig, jedoch nicht immer. Füllt sich nur die abführende Schlinge, so ist es schwer, Kontrastmittel über die Anastomose in den zuführenden Schenkel hinüberzudrücken. In derartigen Fällen empfiehlt es sich, die abführende Schlinge durch Kompression abzuklemmen und den Patienten aufzufordern, sich der Bauch-

**Abb. 7.10. Zustand nach Gastro-
enterostomie**
Isoperistaltisch angelegte retrokolische
Gastroenterostomie. Die Pfeile zeigen
die Transportrichtung an. Präpylorische
Faltenschwellung, Bulbusdeformität. –
26jähriger Mann, seit 8 Jahren Beschwerden im Sinne eines Ulkus. Vor 4
Jahren Operation.

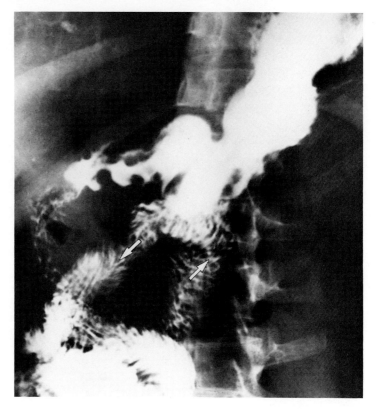

**Abb. 7.11. Zustand nach Gastro-
enterostomie**
Hoch- und querliegender Magen mit
isoperistaltischer Gastroenterostomie.
Die zur GE verwendete Jejunumschlinge läuft quer über die Flexura duodenojejunalis und das untere Duodenalknie,
zunächst nach rechts und dann nach
abwärts. Relative Enge im präpylorischen Antrum.

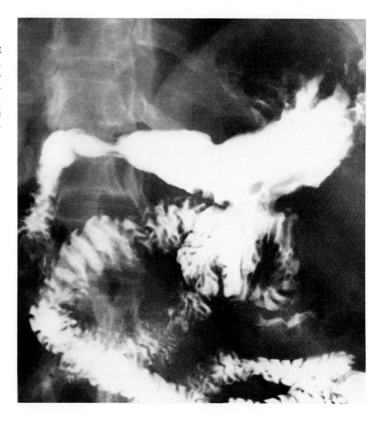

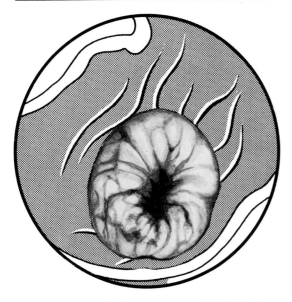

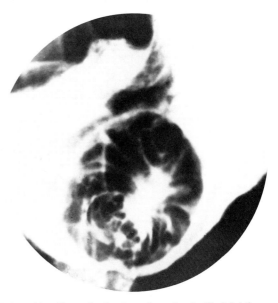

Abb. 7.12. Normale Gastroenterostomie (Aufsicht)
Das Schema entspricht der Abb. 7.13. – Darstellung einer
in der Aufsicht getroffenen Gastroenterostomie mit ausgesprochen wulstigen Rändern. Das Bild erinnert weitgehend
an entsprechende gastroskopische Befunde.

Abb. 7.13. Normale Gastroenterostomie (Aufsicht)
Die zirkuläre Aufhellung nahe der großen Kurvatur des
Magens entspricht dem Pelotteneffekt des Anastomoserin-
ges. In der Mitte der Aufhellung sieht man das Lumen der
Gastroenterostomie mit den konvergierenden Schleim-
hautfalten.

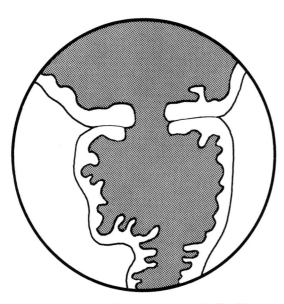

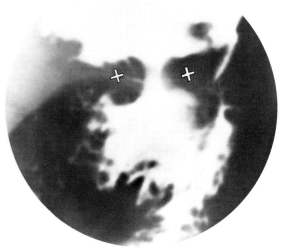

Abb. 7.14. Normale Gastroenterostomie (Profil)
Das Schema entspricht der Abb. 7.15. – Darstellung einer
im Profil getroffenen Gastroenterostomie.

Abb. 7.15. Normale Gastroenterostomie (Profil)
Der Anastomosenring (××) erinnert an einen im Profil
getroffenen Pylorusring.

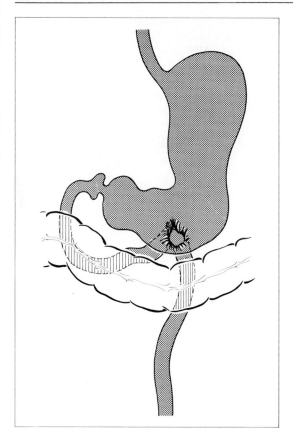

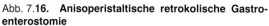

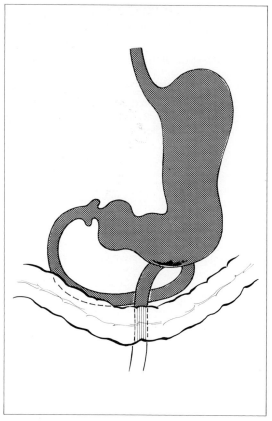

Abb. 7.16. Anisoperistaltische retrokolische Gastroenterostomie

Schematische Darstellung einer *anisoperistaltischen* hinteren Gastroenterostomie mit kurzer Schlinge, angelegt wegen einer narbigen Bulbusdeformität. Die Lage von Magen und Duodenum entspricht zwar, anatomisch gesehen, der Norm. Funktionell jedoch muß die GE als fehlerhaft bezeichnet werden; denn ihrer Aufgabe, eine störungsfreie Magenentleerung zu garantieren, kann sie nicht voll gerecht werden. Die Peristaltik des Duodenums verläuft in entgegengesetzter Richtung, zunächst zum Magen hin. Es kommt also im Bereich des neuen Magenausganges zu einer Gegenströmung.

Abb. 7.17. Isoperistaltische retrokolische Gastroenterostomie

Schematische Darstellung einer *isoperistaltischen* hinteren retrokolischen Gastroenterostomie mit kurzer Schlinge. Anatomisch gesehen, scheint die Lage der zur Anastomose verwendeten Flexura duodenojejunalis ungewohnt. Funktionell dagegen bietet sie erhebliche Vorteile. Es kommt im Bereich des neuen Magenausganges nicht mehr zu einer Gegenströmung durch unterschiedlich verlaufende Peristaltik. Die Entleerungsbedingungen des Magens werden durch das Ausbleiben mechanischer Störfaktoren günstiger und das Auftreten entzündlicher Komplikationen geringer.

presse zu bedienen. Meist stellen sich dann beide Anastomoseschenkel dar.

Über eine wesentlich bessere Möglichkeit, die zuführende Schlinge bei nach Billroth II operierten Mägen darzustellen, berichteten GOLD u. SEAMAN 1977, KRAFT 1977, OP DEN ORTH 1977 sowie SAPOUNOV 1982. Sie bedienten sich des Doppelkontrastverfahrens in Kombination von Buscopan und einem gasbildenden Granulat (Gastrovison Schering). Bei einer entsprechenden Links-Position sowie dosierter manueller Kompression bahnt sich das Kontrastmittel unter dem Druck der sich bildenden Kohlensäure den Weg in die zuführende Schlinge und färbt dort die Schleimhautoberfläche entsprechend an.

Magenresektion nach Billroth I

Die Operation nach *Billroth I,* die 1881 zum ersten Mal erfolgreich ausgeführt wurde, ist diejenige Resektionsmethode, die in ihrem Endresultat den physiologischen Bedingungen am nächsten kommt. Es werden dabei lediglich das Antrum und der Bulbus duodeni entfernt.

Um den nach der Resektion im Durchmesser sehr viel größeren Magenstumpf mit dem Duodenum zu vereinigen, muß der Querschnitt des Magenstumpfes eingeengt werden. Das kann auf sehr verschiedene Weise geschehen. Am häufigsten bedient man sich einer sog. *Schlauchanastomose,* bei der die kleine Kurvatur des Magenstumpfes trichterförmig so weit abgeschrägt wird, bis das verbleibende Lumen etwa dem des Duodenums entspricht. Im Röntgenbild findet man entsprechend dem operativen Eingriff einen verkleinerten Magen, der dem normalen Organ noch am ähnlichsten sieht. Die Form entspricht dem sog. Stierhornmagen, wobei die große Kurvatur glatt und die kleine verkürzt ist. Sie kann wie bei einem normalen Magen glatt sein, meist jedoch zeigen sich kleine, treppenförmige Stufen oder Kerben, die dem operativen Vorgehen an der kleinen Kurvatur entsprechen. An der Anastomose finden wir einen ringförmigen Wulst, der weitgehend an einen Pylorus erinnert. Der geraffte anschließende Duodenalabschnitt ist meist unmittelbar hinter der Anastomose bulbusartig erweitert (Abb. 7.**20**–7.**24**).

Magenresektion nach Billroth II

Müssen wegen neoplastischer Schleimhautveränderungen oder ausgedehnter ulzeröser Prozesse *größere Teile* des Magens oder des Duodenums entfernt werden, so läßt sich die Operation wegen des zu großen Abstandes zwischen Magenstumpf und Duodenum nicht mehr nach der Methode des Billroth I beenden. Sie erfordert dann eine andere Lösung. Diese von Billroth im Jahre 1885 zum

ersten Mal mit Erfolg durchgeführte Operation besteht in einem blinden Verschluß der Resektionsstelle des Magens und des Duodenalstumpfes, wobei die Anastomose durch eine lange Jejunalschlinge an der Vorderwand des Magens nach Art einer Gastroenterostomie angelegt und mit einer Braunschen Enteroanastomose zwischen zuführender und abführender Schlinge versehen wird (Abb. 7.**25**). Später ist diese Methode modifiziert worden. Es wurde die Anastomose auch an der Hinterwand des Magens mit kurzer Schlinge angelegt oder die Resektionsebene selbst zur Anastomose benutzt (Abb. 7.**26**–7.**28**).

Während MIKULICZ 1887 nur einen kleinen, an der großen Kurvatur gelegenen Teil zur Anastomose benutzte und den Rest des Magens blind verschloß, verwandte REICHEL (1911) die ganze Resektionsfläche zu einer breiten Anastomose zwischen Magen und Jejunum (Abb. 7.**29**–7.**33**). Neben der Originalmethode Billroth II, der Modifikation MIKULICZ-KRÖNLEIN(1887), REICHEL-POLYA (1911) und anderen röntgenologisch weniger interessierenden Modifikationen sei hier nur die Beendigung der Resektion mit der Y-Anastomose nach ROUX (1893) erwähnt (Abb. 7.**34**).

Während bei antekolischer Anastomose des Billroth II mit der langen Jejunumschlinge die isoperistaltische Lage keine so wesentliche Rolle spielt, muß beim Billroth II mit der retrokolischen Anastomose zur Vermeidung von Betriebsstörungen im Sinne einer Überfüllung der zuführenden Schlinge darauf geachtet werden, daß sie möglichst hoch und isoperistaltisch liegt.

Röntgenologisch charakterisieren sich alle Modifikationen des Billroth II durch den relativ kleinen Magenstumpf im linken Oberbauch und die Anastomose am tiefsten Punkt des Restmagens.

Bei der Originalmethode liegt die zur Anastomose verwandte Jejunumschlinge nicht am unteren Magenstumpfende, sondern nach Art einer Gastroenterostomie etwas höher an der Vorder- oder Hinterwand, während die Resektionsfläche blind verschlossen wird. Partielle Wandeinstülpungen wie z. B. bei der Modifikation nach MIKULICZ-KRÖNLEIN 1887 zeigen eine wulstige, treppenförmige Konturierung im distalen Teil der kleinen Kurvaturseite des Magenstumpfes.

Seltenere Operationen

Nach Ösophagus- bzw. Kardiaresektionen, die einen Zweihöhleneingriff erfordern, kann der Magen teilweise oder ganz in den Brustraum verlagert sein. Die Ösophagogastrostomie ist dann naturgemäß oberhalb des Zwerchfells zu suchen.

Bei der totalen oder subtotalen Magenresektion finden wir eine unmittelbare Vereinigung zwischen Speiseröhre und Duodenum bzw. Dünn-

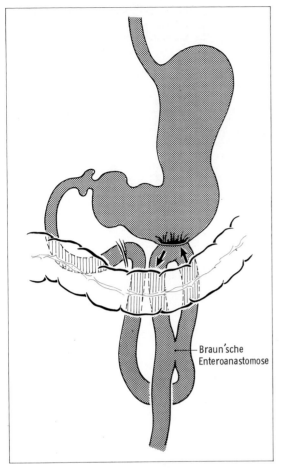

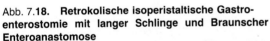

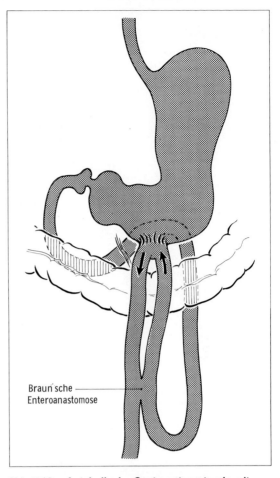

Abb. 7.18. Retrokolische isoperistaltische Gastro-enterostomie mit langer Schlinge und Braunscher Enteroanastomose

Schematische Darstellung einer isoperistaltischen hinteren retrokolischen Gastroenterostomie mit langer Schlinge und Braunscher Enteroanastomose. Diese Modifikation wird nur dann angewandt, wenn narbige Verwachsungen an der Flexura duodenojejunalis bestehen, die es nicht erlauben, eine kurze Schlinge heranzuziehen. Die Enteroanastomose verhindert das Übertreten von Gallen- und Pankreassekret in den Magen. Sie dient überdies dem Abfließen von Mageninhalt, der in die zuführende Schlinge gelangt ist.

Abb. 7.19. Antekolische Gastroenterostomie mit Braunscher Enteroanastomose

Schematische Darstellung einer isoperistaltischen antekolischen Gastroenterostomie mit langer Schlinge und Braunscher Enteroanastomose. Diese typische Operation wird dann angewandt, wenn narbig-entzündliche Verwachsungen den Zugang zur Bursa omentalis verlegen. Die zur GE herangezogene lange Dünndarmschlinge wird vor dem Omentum majus nach oben gezogen und am tiefsten Punkt der Magenvorderwand fixiert. Da zu- und abführender Dünndarmschenkel in gleicher Höhe liegen, muß zum Ausgleich bzw. zur Vermeidung einer Überfüllung der zuführenden Schlinge eine Braunsche Enteroanastomose angelegt werden.

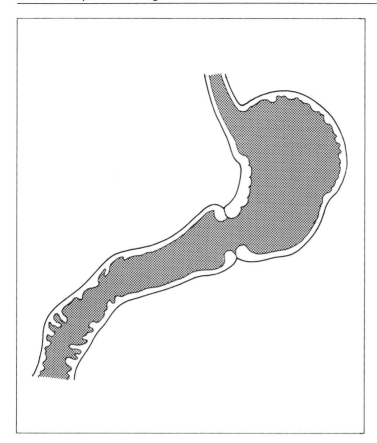

Abb. 7.**20.   Magenresektion nach Billroth I**
Schematische Darstellung einer End-zu-End-Anastomose. Zustand nach Magenresektion vom Typ Billroth I. Die groben Kerben an der verkürzten kleinen Kurvaturseite des Magenstumpfes entsprechen der Schlauchanastomose, durch die die Lumendifferenz zwischen Magen und Duodenum ausgeglichen wird.

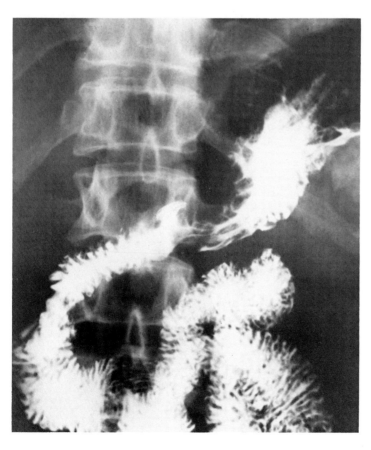

Abb. 7.**21.   Magenresektion nach Billroth I**
Verkleinerter gestreckter Magen. Wulstige Kerben an der kleinen Kurvatur, die der eingestülpten Naht einer Schlauchanastomose entsprechen. Bulbusähnliche Erweiterung des Duodenums jenseits der Gastroduodenostomie. Der Aspekt des Röntgenbildes ähnelt weitgehend dem eines normalen Magens.

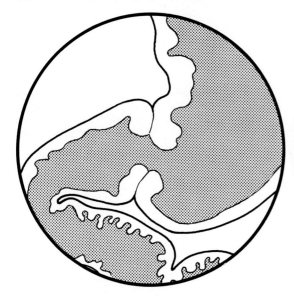

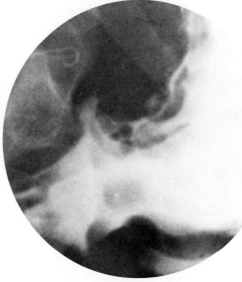

Abb. 7.22. Operation nach Billroth I, Anastomosetyp
Schematische Darstellung der anatomischen Situation am
Anastomosering einer End-zu-End-Anastomose zwischen
Magen und Duodenum.

Abb. 7.23. Anastomose eines Billroth I
Detailaufnahme der Anastomose eines nach Billroth I operierten Magens. Wulstiger Anastomosering, bulbusähnliche Erweiterung des Duodenums jenseits der Anastomose. Der Befund entspricht der Skizze Abb. 7.22.

**Abb. 7.24. Magenresektion nach
Billroth I**
Etwa faustgroßer Magenstumpf mit
End-zu-End-Anastomose.   Deutlich
sichtbarer Anastomosering, gestreckt
verlaufende Faltenzeichnung im proximalen Duodenum. – 60jähriger Patient.

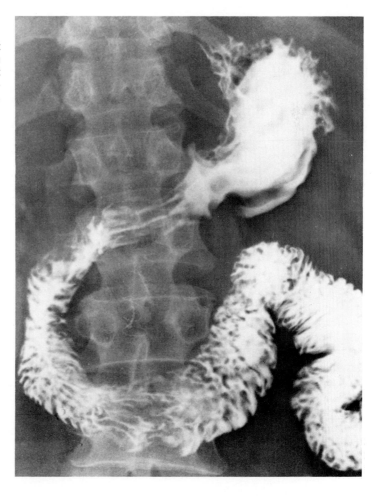

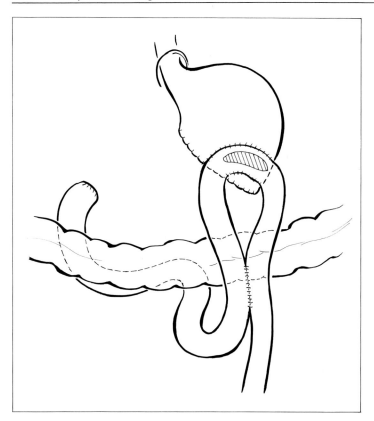

Abb. 7.25. Magenresektion nach Billroth II (Originalmethode) antekolisch mit Braunscher Enteroanastomose
Schematische Darstellung einer Magenresektion vom Typ des Billroth II in der Originalmethode. Verschluß der Resektionsstelle, Anlegen einer antekolischen Gastroenterostomie. Da hierbei eine lange Dünndarmschlinge verwendet wird, ist zur Vermeidung einer Überfüllung des zuführenden Schenkels eine Braunsche Enteroanastomose nötig.

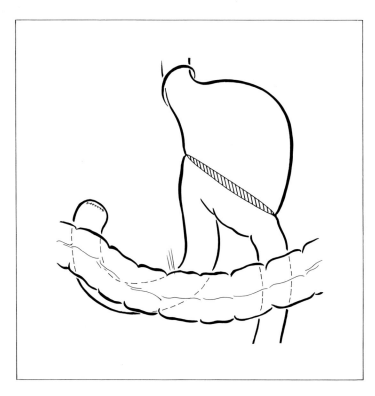

Abb. 7.26. Magenresektion vom Typ des Billroth II, Modifikation nach Reichel-Polya
Schematische Zeichnung einer Magenresektion vom Typ des Billroth II in der Modifikation von Reichel-Polya, retrokolisch. Die gesamte Resektionsfläche wird zur Anastomose verwendet. Sie ist daher sehr breit. Um ein Abfließen des Mageninhalts in das Duodenum zu verhindern, wird die Flexura duodenojejunalis möglichst hoch an der kleinen Kurvatur des Magens fixiert.

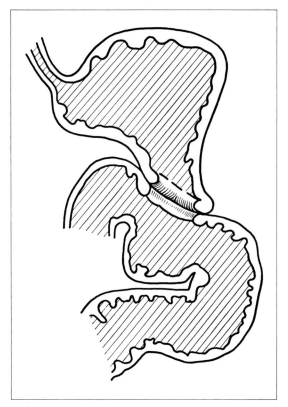

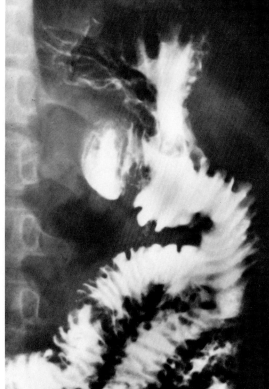

Abb. 7.27.   Magenresektion nach Billroth II
Schematische Darstellung einer Magenresektion nach Billroth II in der Modifikation von Reichel-Polya. Skizze zu Abb. 7.**28**.

Abb. 7.28 (oben rechts).   **Magenresektion nach Billroth II beim Kinde**
Magenresektion nach Billroth II in der Modifikation von Reichel-Polya mit breiter retrokolischer Anastomose. Die Schleimhautfalten im Magenstumpf sind etwas plump. Man erkennt deutlich den querverlaufenden Anastomosering sowie die etwas steifen quergestellten Falten der abführenden Dünndarmschlinge. – 14jähriger Junge, der wegen hochgradiger Duodenalstenose nach Ulcus duodeni operiert werden mußte.

Abb. 7.29.   Magenresektion nach Billroth II
Operation nach der Modifikation von Mikulicz-Krönlein. Der größte Teil der Resektionsflächen ist eingestülpt und vernäht. Man sieht die randständig getroffenen Nahtwülste (Pfeile) dicht oberhalb der Anastomose ($\times\times$).

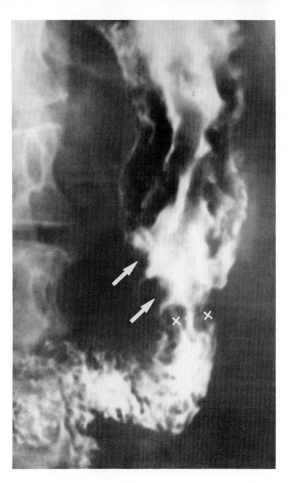

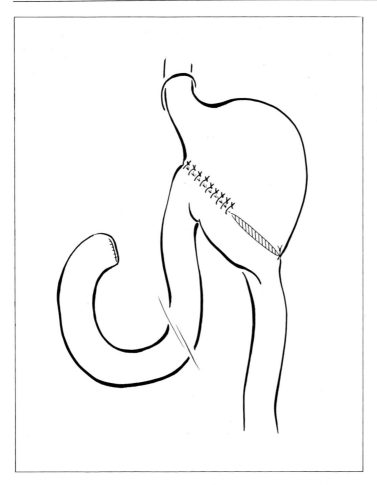

Abb. 7.**30.**   **Magenresektion nach Billroth II retrokolisch in der Modifikation von Mikulicz-Krönlein**
Schematische Darstellung einer Magenresektion mit Verschluß der proximalen Hälfte der Resektionsstelle und Anlegen einer retrokolischen Anastomose am tiefsten Punkt nahe der großen Kurvatur. Modifikation nach Mikulicz-Krönlein.

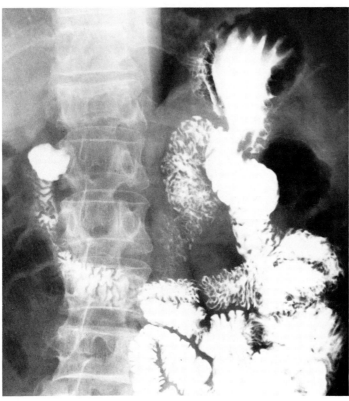

Abb. 7.**31.**   **Magenresektion nach Billroth II, retrokolisch, Modifikation Mikulicz-Krönlein**
Übersichtsaufnahme eines nach Billroth II resezierten Magens in der Modifikation nach Mikulicz-Krönlein retrokolisch. Die zuführende Schlinge hat sich rückläufig bis zur Einstülpung des Duodenalstumpfes gefüllt. Schleifenbildung des Jejunums unmittelbar unterhalb der Anastomose vom Typ eines Beutels (vgl. schematische Darstellung in Abb. 7.**30**). – 58jähriger Patient.

Abb. 7.32. Magenresektion nach Billroth II, antekolisch, mit Braunscher Enteroanastomose
Schematische Zeichnung eines nach Billroth II resezierten Magens mit antekolischer Anastomose und Braunscher Enteroanastomose in der Modifikation nach Mikulicz-Krönlein.

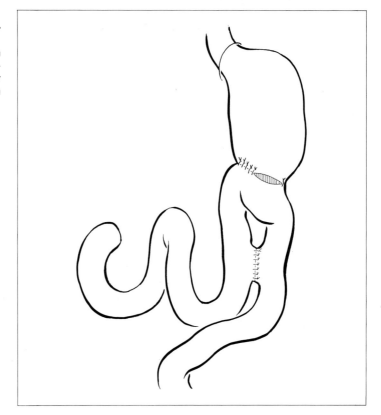

Abb. 7.33. Magenresektion nach Billroth II, antekolisch, mit Braunscher Enteroanastomose
Modifikation nach Mikulicz-Krönlein mit antekolischer Anastomose und Braunscher Enteroanastomose. Die zuführende Schlinge hat sich bis zum Duodenalstumpf gefüllt. Rechts am oberen Rand des 3. LW sieht man die Flexura duodenojejunalis (Fl. d.-j.), ferner die Enteroanastomose (EA). – 38jähriger Mann mit familiärer Ulkusbelastung. Vor 5 Jahren Magenresektion.

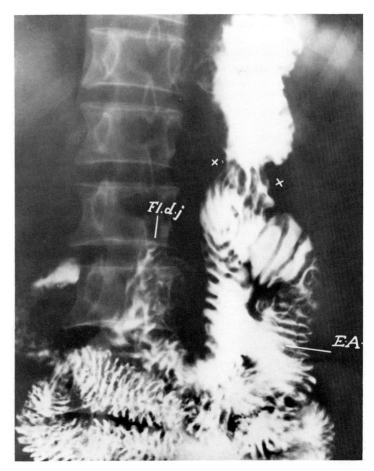

darm im Sinne einer End-zu-Seit- oder einer End-zu-End-Anastomose. Hierdurch kann entweder bei der Operation oder infolge narbiger Schrumpfung ein Teil des zur Anastomose verwendeten Dünndarms durch den Hiatus oesophageus in den Brustraum hinaufgezogen werden. Die Grenze zwischen Ösophagus und Jejunum ist unschwer zu erkennen. Die Untersuchung wird am besten in einer Position vorgenommen, in der sich der Ösophagus gut freiprojizieren läßt, d. h. also im I. oder II. schrägen Durchmesser (Abb. 7.35–7.37).

Vagotomie

Im Rahmen der Ulkuschirurgie stellt die Vagotomie in der Regel nur eine zusätzliche Maßnahme dar. „Ihr Ziel ist die Ausschaltung der zephalen Innervation der HCl-produzierenden Belegzellen und eine Minderung ihrer Reaktionsbereitschaft auf humorale Reize, ferner der Ausfall der intramuralen Gastrinstimulation und eine Minderung der motorischen Magenwandaktivität" (SCHREIBER 1969).

Unter den verschiedenen Verfahren hat sich bis heute die beidseitige selektive gastrale (proximale) Vagotomie unter Schonung derjenigen Äste am besten bewährt, die für die Innervation des Antrums, der Gallenwege, des Duodenums, des Pankreas, des Dünndarms und des Dickdarms zuständig sind. Sie gilt unter den chirurgischen Spezialisten als das Verfahren der Wahl. Diese Modifikation kann als zusätzliche Maßnahme bei allen Magenoperationen durchgeführt werden, die wegen eines Ulcus ventriculi oder duodeni notwendig sind, so z. B. am *nichtresezierten Magen* in Verbindung mit der Pyloroplastik. Aber auch in Kombination mit anderen operativen Eingriffen, wie z. B. der partiellen Resektion, der Antrektomie, der Hemigastrektomie oder dergleichen, wird dieser Eingriff angewandt.

Als alleinige therapeutische Maßnahme ist die Vagotomie vor allem beim nichtresezierbaren Ulcus postoperativum jejuni, beim nichtresezierbaren Ulkus im Magenstumpf und beim nichtresektionsfähigen Magenkarzinom bzw. Magensarkom zur Bekämpfung schwerer Schmerzzustände indiziert.

Da wir selbst über keine umfangreicheren Erfahrungen verfügen, beziehen wir uns vor allem auf die Veröffentlichungen erfahrener Spezialisten, wie PORCHER u. BUFFARD (1948), SCHREIBER u. DIEDERICH (1968) und vor allem SAPOUNOV (1971), der über Röntgenbefunde an über 400 Patienten berichtete.

Als zusätzliche Maßnahme ist die Vagotomie indiziert bei Magen- und Duodenalgeschwüren typischer Lokalisation mit einer stimulierten HCl von höchstens 30 mval/h. Ferner wird sie erfolgreich angewandt – und zwar in Kombination mit einer ⅔-Resektion – bei Ulzera mit stimulierten HCl-Werten von mindestens 30 und höchstens 50 mval/h. Röntgenkontrollen werden bereits zwischen dem 5. und 7. Tag nach der Operation vorgenommen. Als Kontrastmittel dient Gastrografin. Man registriert verschiedene Grade von Tonus- und Motilitätsstörungen an der Speiseröhre, dem Magen und dem Duodenum, nämlich:

1. Geringfügige Größenzunahme, angedeutete Keilform des Magens, relativ große Magenblase, vermehrtes Sekret, normale Peristaltik und Entleerung.

2. Deutliche Größenzunahme des Magens, große Magenblase, vermehrte Sekretion, ausreichende Peristaltik, verzögerte Entleerung.

3. Achalasie der Speiseröhre, Zunahme von Länge und Breite des Magens, große Sekretmenge, kaum wahrnehmbare Peristaltik, stark verzögerte Magenentleerung.

4. Atonie des Magens und des Duodenums, völliges Fehlen der Peristaltik, keine Magenentleerung, tagelange Retention von Kontrastmittel und Sekret.

Von 400 untersuchten Patienten (SAPUNOV 1971) zeigten

224 (56,0%)	keinerlei Veränderungen
99 (24,8%)	geringfügige Alterationen (Grad I)
45 (11,2%)	deutlichere Alterationen (Grad II)
22 (5,5%)	stärkere Alterationen (Grad III)
10 (2,5%)	sehr starke Alterationen (Grad IV)

Während also die selektive Vagotomie von 80,8% der Operierten ohne wesentliche klinische oder radiologische Komplikationen vertragen wurde, fanden sich bei den übrigen Patienten doch mehr oder weniger schwere Motilitäts- und Tonusstörungen. Sie traten klinisch schon zwischen dem 3. und 14. postoperativen Tage auf und bestanden in Übelkeit, Erbrechen und Reflux. Bei nicht ausreichender parenteraler Substitution von Kochsalz ist die Gefahr einer hypochlorämischen Urämie gegeben.

Daß der Nachweis einer Nische am vagotomierten Magen sich wesentlich schwieriger gestaltet als ohne Vagotomie, sei nur am Rande vermerkt.

Am resezierten Magen äußert sich die selektive gastrale Vagotomie ähnlich wie am nichtresezierten Organ: es findet sich eine Atonie des Magenstumpfes mit Sekretvermehrung, jedoch keine hochgradige Verzögerung der Entleerung.

In etwa 1–2% der Fälle werden auch funktionelle Störungen an der Kardia im Sinne einer Achalasie beobachtet. Sie stellen sich etwa am 4. bis 6. postoperativen Tage ein. Die Patienten klagen dann über Schluckbeschwerden und haben das Gefühl, daß die Speisen in Höhe des unteren Brustbeindrittels steckenbleiben. Tatsächlich

Abb. 7.34. Magenresektion nach Billroth II, retrokolisch, mit Y-Anastomose nach Roux
Y-Anastomose zwischen der abführenden Schlinge und dem Duodenum bzw. der Flexura duodenojejunalis. End-zu-End-Anastomose zwischen Magenstumpf und Jejunum, wobei die proximale Hälfte der Resektionsfläche verschlossen wurde.

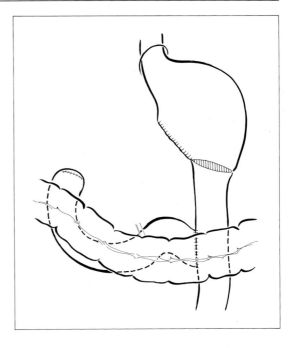

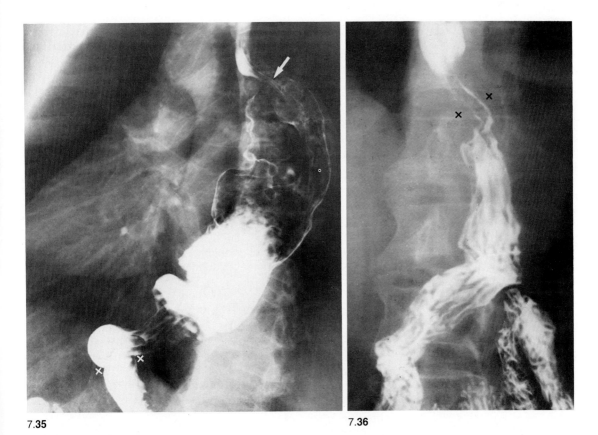

7.35   7.36

Abb. 7.35. Ösophagogastrostomie
Zustand nach Resektion eines Plattenepithelkarzinoms des mittleren Ösophagusdrittels. Verlagerung des Magens in die Brusthöhle. Pylorus (××), Ösophagogastrostomie (Pfeil).

Abb. 7.36. Ösophagoduodenostomie
Zustand nach totaler Magenresektion wegen eines Neoplasmas. Es wurde eine Ösophagoduodenostomie angelegt. Jetzt bestehen Beschwerden im Sinne einer Refluxösophagitis. Anastomose (××) zwischen Ösophagus und Duodenum.

konnten schon PORCHER u. BUFFARD (1948) nach Vagotomien in der Modifikation von DRAGSTEDT (1935) in der Kardia eingeklemmte Fremdkörper (Linsen, Kirschkerne) beobachten, die merkwürdigerweise klinisch keine Symptome verursachten. Gleichartige Störungen beschrieb auch SAPOUNOV (1971). Stärkere Dilatationen der Speiseröhre gehören zu den Seltenheiten. Da sie sich meist schon nach 5–6 Wochen, spätestens nach 5 Monaten wieder zurückbilden, kann man sich fast immer auf eine symptomatische Therapie beschränken.

Bei der röntgenologischen Nachuntersuchung gastrektomierter und vagotomierter Patienten fand JEPSEN (1968) neben retinierten Speiseresten erstmalig im Magen bezoarähnliche Gebilde, die zunächst den Eindruck von Tumoren machten. Sie konnten gastroskopisch bestätigt und mikroskopisch differenziert werden. Es handelte sich um tumorartige, der Magenwand fest aufsitzende *Hefepilzkolonien*, die sich in dem salzsäurearmen, stagnierenden Mageninhalt zu regelrechten Klößen entwickelt hatten. Insgesamt wurden derartige Befunde 44mal in einem Krankengut von 83 Patienten registriert. Es ließen sich 8 unterschiedliche Pilzsorten nachweisen, unter denen die Candida albicans und die Torulopsis glabrata den Hauptanteil bildeten. Die ersten klinischen Erscheinungen traten 2 Monate nach der Operation auf. Sie bestanden in einem Druckgefühl und Übelkeit und verschwanden in der Regel nach ½ bis 2 Jahren. Rezidive wurden gelegentlich beobachtet. Von dieser Komplikation wurden Patienten betroffen, die nach Billroth I, aber auch nach Billroth II operiert worden waren (LIEDBERG u. OSCARSON 1979).

Spezielle Operationen bei Neugeborenen und Säuglingen

Die dargestellten Operationen am Magen und Duodenum sind beim Kinde zwar seltener indiziert (Ulkus und Ulkuskomplikationen, Magentumoren), aber nicht ungewöhnlich. Die postoperative Röntgenuntersuchung wird mit ähnlicher Technik durchgeführt. Einige spezielle Eingriffe bei Neugeborenen, Säuglingen und Kleinkindern bedürfen der kurzen Darstellung, weil postoperativ oft eine radiologische Kontrolle notwendig wird.

Gastrostomie: Sie gilt als eine scheinbar unbedeutende, aber wirkungsvolle Palliativoperation bei Neugeborenen und Säuglingen und kann eine Reihe anderer Operationen günstig, ja entscheidend beeinflussen. Sie dient durch den eingelegten Katheter (Sekretableitung) dem Schutze des Operationsgebietes bei allen oralwärts gelegenen Hindernissen, z. B. Anastomosen am Ösophagus, Koloninterpositionen als Ösophagusersatz, Ätz-

strikturen und peptischen Stenosen, oder zur Bougierung. Sie wird ferner als Ernährungshilfe (bei Ösophagusatresie, Typ II) verwendet. Auch kann über die Gastrostomie bei dieser Anomalie etwas Luft in den Magen eingebracht werden, deren freie Passage bis ins Jejunum eine zusätzliche, bis dahin röntgenologisch nicht erkennbare Duodenalatresie ausschließt (REHBEIN 1976).

Durch Kontrastfüllung des Magens über die Fistel läßt sich die Kardiaregion und bei Reflux auch die untere Ösophagushälfte beurteilen. Bei der Beobachtung des Kontrastmittelabflusses durch den Pylorus überprüft man die Region unmittelbar distal des Magens, falls sie Operationsgebiet war (nach Eingriffen am Pylorus, Duodenum, Pankreas und den Gallenwegen).

Gastrotomie: Intragastrale Hindernisse wie komplette oder inkomplette präpylorische Membranen werden nach der Eröffnung des Magens lokalisiert und exzidiert. Röntgenologisch ist das Operationsergebnis im Hinblick auf die Magenfunktion zu überprüfen.

Pylorotomie: Typische Operation (nach Weber-Ramstedt 1910/1912) bei hypertrophischer Pylorusstenose. Hierbei wird eine längsverlaufende, etwa 10–15 mm lange Myotomie im superioranterioren gefäßfreien Abschnitt des Pylorus angelegt und die Schnittführung so gehandhabt, daß nach dem Auseinanderdrängen der Schnittränder die Mukosa in die Muskellücke prolabiert. Danach erweitert sich der Canalis egestorius rasch, und die Passage wird frei. Persistiert aber postoperativ das Erbrechen (vielleicht durch einige nicht durchtrennte Muskelfasern), wird eine Röntgenkontrolle erforderlich, die den Grad der noch vorhandenen Entleerungsverzögerung des Magens und evtl. eine Magenatonie aufzeigen.

Duodenoduodenostomie: Nach Möglichkeit wird bei einer Duodenalatresie keine Umgehungsanastomose angelegt, sondern nach Eröffnung des prästenotisch dilatierten Duodenums die Exzision der Membran vorgenommen, falls nicht der Gallengang in gefährlicher Nähe einmündet. Nur längere atretische Portionen und Streckenstenosen bedürfen einer Duodenoduodenostomie und End-zu-End-Anastomose. Die außerordentliche Variabilität der Duodenalobstruktionen macht es erforderlich, die Operation entsprechend den Besonderheiten des einzelnen Falles durchzuführen. Für einige Zeit legt man eine transanastomotische Nasensonde zur Flüssigkeits- und Nahrungszufuhr ein. Sie reduziert die Gefahr postoperativer Passagestörungen. Die zusätzliche Gastrostomie erlaubt die Ableitung des Magensekretes.

Röntgenologisch ist die Lage der Sondenspitze (etwa 20–25 cm distal des Pylorus) zu überprüfen. Sie wird täglich etwas zurückgezogen, damit die Sondenspitze nicht zu lange derselben Stelle des

Darmes anliegt. Man kann Komplikationen, wie eine Nahtinsuffizienz und Aspiration bei anhaltendem Erbrechen, aufdecken. Auch eine Funktionsschwäche oder gar Parese des erweiterten oralen Teils kann den postoperativen Verlauf stören und viele Jahre anhalten. Dieser Befund läßt sich durch eine Röntgenkontrolle etwa 6–7 Tage nach dem Eingriff, darüber hinaus auch später verifizieren (BECK u. REHBEIN 1973, GIRVAN u. STEPHENS 1974, DAUM u. Mitarb. 1977, STAUFFER u. IRVING 1977).

Innere Anastomosen: Magen- und Duodenalduplikaturen, gelegentlich auch posttraumatische Pankreaszysten bedürfen der Fensterung zwischen Zyste und dem jeweiligen Lumen, falls eine Exstirpation der Zyste nicht möglich ist. Postoperative Röntgenkontrollen erlauben eine Beurteilung des Operationsgebietes, vor allem den Nachweis, daß keine Retention von Magen- oder Duodenalinhalt erfolgt.

Bei *Pancreas anulare* wird die Stenose selbst operativ nicht angegangen, sondern durch eine kurzgeschlossene Umgehungsanastomose, nämlich eine Duodenoduodenostomie, beseitigt. Eine transanastomotische Sonde mit tiefer Position ihrer Spitze verringert die postoperativen Passageschwierigkeiten und verhütet, daß sie während der Nahrungsinstillation zurückschnellt. Die Anlage einer retrokolischen isoperistaltischen Duodenojejunostomie mit einer Seit-zu-Seit-Anastomose wird von den meisten Kinderchirurgen heute abgelehnt (REHBEIN 1976).

Postoperative Resorptionsstörungen

Auch die erfolgreichste Magenoperation scheint nicht ganz ohne Beeinträchtigung des Allgemeinbefindens abzulaufen. Das hat HENNING anhand eines sehr umfangreichen Krankengutes bereits 1964 einwandfrei festgestellt. Seine Beobachtungen bezogen sich vor allem auf die Magenresektion.

Danach erlangen etwa 80% der Patienten nach Magenresektion nicht wieder ihr früheres Körpergewicht. Das Gewichtsdefizit betrug im Durchschnitt 11,6 kg. Als Ursache wird der Verlust der Antrummuskulatur angesehen, der offenbar eine entscheidende Rolle für die geregelte fraktionierte Magenentleerung zukommt. Ohne diese Bremswirkung registriert man bei 36% der Patienten nach Resektionen eine vorzeitige Magenentleerung, in 75% eine ausgesprochene Sturzentleerung.

Diese Störung der Motilität wirkt sich auch auf den Dünndarm aus. 31% der Patienten klagen nach Magenresektionen über Durchfälle. Die beschleunigte Passage hat eine überstürzte Kohlenhydratresorption mit einem abnorm raschen Blutzuckeranstieg zur Folge und dürfte damit eine der wesentlichen Ursachen des sog. *Dumping-Syndroms* sein. Aber nicht bei allen Patienten äußert sich dieser Zustand auch subjektiv im Sinne einer hypoglykämischen Spätphase.

Dagegen ist die Eiweiß- und Eisenresorption zum Teil hochgradig beeinträchtigt. Eisenresorptionsstörungen wurden nach Billroth-II-Operationen in 80% der Fälle registriert.

Daß bei einer ungenügenden Fettresorption, einem entsprechenden Vitamin-D-Mangel und vermehrter Kalziumausscheidung im Stuhl ein sekundärer Hyperparathyreoidismus mit all seinen Auswirkungen auf das Skelett entstehen kann, wurde 1967 von UEHLINGER u. Mitarb. einwandfrei nachgewiesen. So findet sich speziell bei Patienten nach Magenresektion oft eine weit über die Norm hinausgehende Osteoporose des Skeletts mit ausgesprochen malazischer Komponente (32%).

Der Verlust des Säureschutzes begünstigt überdies die Entwicklung von Gallenleiden. 74% der magenresezierten Patienten neigen zu chronischen Hepatitiden, von denen einige in eine Fettleber, andere in eine Zirrhose übergehen.

Auch akute Pankreatitiden wurden beobachtet.

In besonders gelagerten Fällen wird auch bei Säuglingen und Kleinkindern eine Gastroenterostomie erforderlich, sei es in Form einer hinteren oder vorderen GE mit Braunscher Enteroanastomose. BRANDESKY 1969 berichtete über entsprechende Erfahrungen sowie über klinische und röntgenologische Nachuntersuchungen. Die Ergebnisse waren unbefriedigend (Resorptionsstörungen), vor allem im Hinblick auf den körperlichen Entwicklungsrückstand, der sich postoperativ nach durchschnittlich 5 Jahren eindeutig abzeichnete. Die Operationsindikation sollte daher bei Säuglingen und Kindern streng gestellt und in geeigneten Fällen die Möglichkeit der Rückoperation mit Abschaltung der Gastroenterostomie erwogen werden.

Postoperative Frühkomplikationen

Bei allen postoperativen Komplikationen sollte man prinzipiell zwischen *Frühformen* und *Spätformen* unterscheiden. Zu den Frühkomplikationen gehören (NISSEN 1964)

Blutungen,
Nahtinsuffizienz,
Undurchgängigkeit der Anastomose,
Magenatonie,
Invagination einer Jejunalschlinge.

Blutungen

Sie können nach dem Abgleiten von Ligaturen sowohl in die freie Bauchhöhle als auch in den Magen-Darm-Kanal erfolgen.

Intraperitoneale Blutungen manifestieren sich röntgenologisch durch eine allmählich an Umfang zunehmende, diffuse Verschattung des Oberbauches. Eine scharfe Abgrenzung der einzelnen Organe ist in Nativaufnahmen dann nicht mehr möglich.

Zum Nachweis von Blutungen in den Magen-Darm-Kanal bedarf es der Gabe eines wasserlöslichen Kontrastmittels (Gastrografin), das durch die Magensonde appliziert wird, die gleichzeitig dem Absaugen des Wundsekretes dient. Es stellen sich dabei die im Magen liegende Blutkoagula in typischer Weise dar. Eine exakte Lokalisation der Blutungsquelle ist aber nur mit Hilfe der Zöliakographie möglich.

Nahtinsuffizienz

Fistelbildungen im Operationsgebiet sind bei Gastrografinfüllung meist als extraenteral gelegene, unregelmäßige Kontrastdepots zu erkennen (Abb. 7.**38**). Dagegen läßt sich eine Nahtinsuffizienz nur vermuten, wenn sich die unter dem Zwerchfell liegenden postoperativen Luftsicheln rasch vergrößern und die Bauchdeckenspannung zunimmt. Kleinere Luftdepots bleiben nach einer Laparotomie ja normalerweise noch etwa 10 bis 12 Tage lang unter dem Zwerchfell sichtbar.

Erfreulicherweise bilden sich postoperative Fisteln am Magen meist innerhalb kurzer Zeit wieder zurück, so daß Nachoperationen nur in Ausnahmefällen notwendig werden.

Undurchgängigkeit der Anastomose

Sie ist eine der häufigsten postoperativen Frühkomplikationen. Meist liegt dabei ursächlich ein Ödem der Schleimhaut und der Submukosa vor (Abb. 7.**39**). Nur selten spielen technische Män-

gel eine Rolle. Sollten sich die Stenoseerscheinungen nicht innerhalb von 8 Tagen bessern, so ist unter Umständen eine Relaparotomie angezeigt. NISSEN 1963 empfahl in derartigen Fällen, eine *neue* Gastroenterostomie anzulegen und von einer Revision der Stenose abzusehen.

Die Röntgenkontrolle kann notfalls auch am Bett vorgenommen werden. Ausschlaggebend für den Operateur ist der Nachweis eines Sechs- oder Zwölfstundenrestes bei abgeklemmter Magensonde.

Magenatonie

Nach jeder Magenoperation kommt es in den ersten 24 bis 48 Stunden zu einer gewissen Atonie und Sekretstauung, da die meist noch ungenügende, nach etwa 4 bis 10 Stunden einsetzende Peristaltik nicht ausreicht, den Nüchterninhalt zu entleeren. Es wird daher empfohlen, frisch operierte Patienten so bald wie möglich in die rechte Seitenlage zu bringen. Meist kommt dann innerhalb der nächsten Tage wieder eine normale Funktion in Gang. Gefürchtet sind dagegen die zwar seltenen, aber oft lebensbedrohlichen *Magenatonien* mit akuter Dilatation, die im Rahmen eines paralytischen Ileus auftreten. Sie gehen meist gleichzeitig mit einem schweren peripheren Gefäßkollaps einher. Das Röntgenbild erinnert an die akute Magendilatation bei Diabetes (BERNING 1939).

Invaginationen

Sie sind am operierten Magen seltener als am nichtoperierten Organ und werden vorwiegend nach Gastroenterostomien, gelegentlich nach Magenresektionen beobachtet (Abb. 7.**40** bis 7.**43**). In 10% der Fälle ist die zuführende, in 74% die abführende Schlinge invaginiert. Invaginationen beider Schlingen wurden in 16% notiert.

Da derartige Zustände lebensbedrohlich sind, ist eine frühzeitige Röntgendiagnose unbedingt anzustreben. Sie läßt sich nur mit Hilfe der Kontrastfüllung durchführen. Typisch ist ein entsprechender Füllungsdefekt im Magen bzw. im Magenstumpf, in dem sich die ödematös verbreiterten Jejunalfalten deutlich abzeichnen.

Über die Pathologie und Klinik postoperativer Invaginationen haben sich HENSCHEN 1927 und LINDENSCHMIDT 1951 ausführlich geäußert. Sie unterschieden die häufiger auftretenden retrograden jejunogastrischen Invaginationen von den selteneren gastrojejunalen Formen.

Ursächlich werden sowohl mechanische als auch funktionelle Momente für die *Invaginationsbereit-*

Abb. 7.37. Ösophagojejunostomie
Zustand nach totaler Magenresektion wegen
eines Karzinoms und Anlegen einer Ösophagojejunostomie (××). Ein Teil des Dünndarms
liegt oberhalb des Zwerchfells in der Brusthöhle. Hiatus oesophageus (Pfeile).

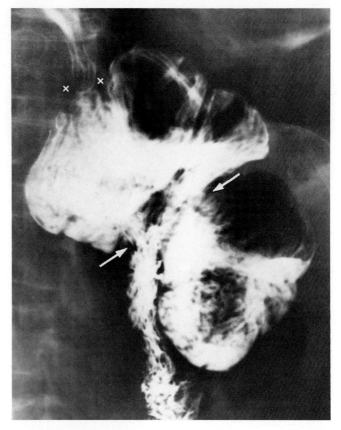

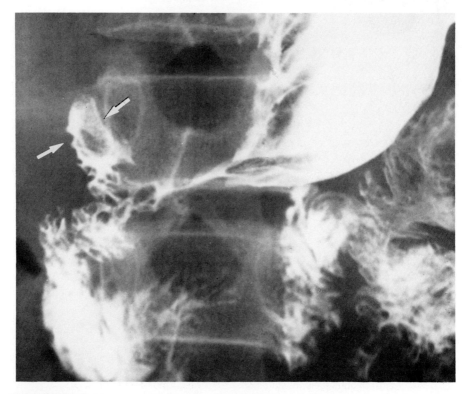

Abb. 7.38. Postoperative Fistelbildung
Fistelbildung an der Anastomose eines nach Billroth I operierten Magens. Das Lumen des Magenstumpfes ist im distalen
Korpusbereich durch Ödem der kleinen Kurvaturseite (Schlauchanastomose) trichterförmig eingeengt. Kontrastmittel-
austritt am oberen Rand der Anastomose (→ ←) (Rö.-Aufn.: Dr. *H. K. Beyer*).

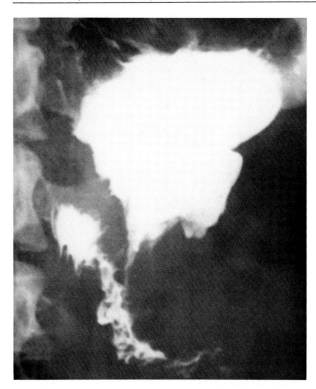

Abb. 7.39. Ödem am Anastomosenring eines nach Billroth II operierten Magens
Zustand nach Magenresektion vom Typ des Billroth II. Vier Wochen nach der Operation fand sich bei der Kontrolluntersuchung eine fast daumenballengroße Wulstung an der lateralen Zirkumferenz des Anastomosenringes, die die Passage in den Dünndarm erheblich beeinträchtigt. Spontane Besserung nach weiteren 14 Tagen.

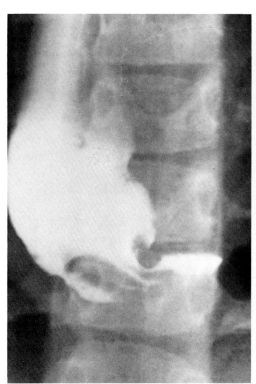

Abb. 7.40. Gastroösophageale Invagination
Retrograde gastroösophageale Invagination mit Aufstau des Kontrastmittels. – 8jähriges Kind mit Würgreiz und Schluckbeschwerden. Kontrolluntersuchung nach Ösophagotomie wegen Megaösophagus.

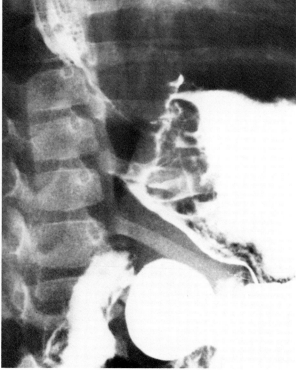

Abb. 7.41. Fundoplicatio
Einengung des distalen Ösophagus sowie Impression des Fornix nach Bildung einer Fundusmanschette um die Kardia und den terminalen Ösophagus. Zustand nach Operation einer großen Hiatushernie bei einem 3jährigen Kinde.

Abb. 7.42.   Duodenogastrische retrograde Invagination bei einem nach Billroth I operierten Magen
Schematische Darstellung (modifiziert nach *Henschen*).

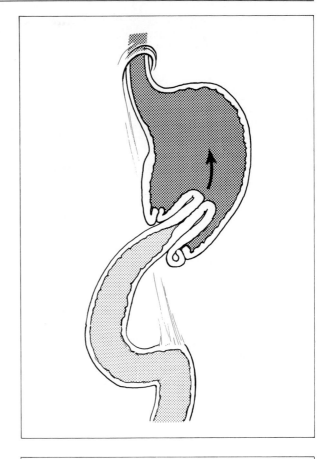

Abb. 7.43.   Gastrojejunale Invagination bei einem nach Billroth II operierten Magen
Schematische Darstellung (modifiziert nach *Henschen*).

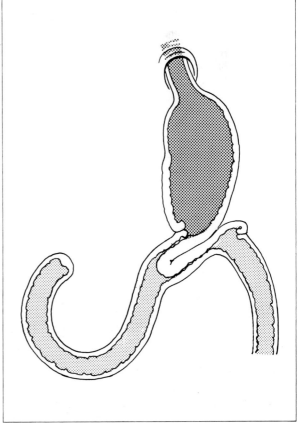

schaft angegeben. Unter ihnen spielen entzündliche Infiltrate, Wandödeme, abnorme Kontraktionen und Spasmen die wesentlichste Rolle.

Röntgenologisch lassen sich die einzelnen Invaginationstypen verständlicherweise nicht exakt voneinander abgrenzen (SCHNEIDER u. WALZ 1972).

Postoperative Spätkomplikationen

Zu den Spätkomplikationen sind zu rechnen:
die postoperative Gastritis,
das Ulcus postoperativum jejuni,
die Betriebsstörungen,
das Karzinom am operierten Ulkusmagen.

Postoperative Gastritis

Da durch den operativen Eingriff, wie z. B. das Entfernen oder Umgehen einer entzündlichen oder neoplastischen Stenose, eines penetrierenden oder blutenden Geschwürs, einer dicht vor der malignen Entartung stehenden Neubildung, das eigentliche Grundleiden, nämlich die Gastritis nicht mitbeseitigt werden kann, müssen wir selbst nach der Wiederherstellung günstiger Transportverhältnisse mit dem Fortbestand entzündlicher Veränderungen rechnen. Deswegen ist das Faltenrelief des operierten Magens fast nie von der gleichen Zartheit und Elastizität wie das eines nicht operierten Organs. Das gilt nicht nur für die einzelnen Resektionsformen, sondern auch in besonderem Maße für die einfache Gastroenterostomie. Wenn auch das stärkere Hervortreten der einzelnen Faltenkämme und ihre zunehmende Breite keinen direkten Beweis für entzündliche Veränderungen darstellen, so sind doch *stärkere* Grade der Faltenwulstung (ungenügendes Verstreichen bei der Palpation) immerhin fast beweisend.

Die Reliefveränderungen beschränken sich nicht auf die eigentlichen Magenfalten, sondern sind besonders deutlich in der Umgebung der Gastroenterostomie bzw. der Anastomose, vor allem aber an der abführenden Jejunalschlinge ausgebildet (Abb. 7.**44** u. 7.**45**). Ein derart verschwollener Gastroenterostomie- bzw. Anastomosering kann zu einem mehrere Zentimeter dicken, so groben und plumpen Wulst umgewandelt sein, daß er selbst auf die angrenzenden Magenabschnitte einen massiven Druck ausübt. Besonders eindrucksvoll sind die Reliefveränderungen am Dünndarm. Dort sehen wir statt der normalerweise zarten, feingefiederten Kerckringschen Falten quergestellte Wülste bis zu Fingerbreite oder gar konfluierende Schwellungen bis zum völligen Verlust einer Faltenzeichnung mit röhrenförmiger Einengung des Lumens.

Entzündliche Veränderungen gehören zu den häufigsten postoperativen Störungen (nach WAN-

KE 1950 in 73%). Wir finden sie isoliert ohne nachweisbare Geschwürbildung als *Gastroduodenojejunitis* nach Gastroenterostomien, als *Gastrojejunitis* nach Resektionen, bei Betriebsstörungen sowie als Grundleiden kraterförmiger Ulzera.

Ulcus postoperativum jejuni

Unter den entzündlichen Reaktionen stellt das postoperative Ulkus die häufigste und daher wohl zu Recht auch eine sehr gefürchtete Komplikation dar. Es kommt nahezu bei allen Operationstypen vor, wenngleich es nach unseren Erfahrungen beim Billroth I am seltensten beobachtet wird. Die Angaben hierüber sind in den verschiedenen Statistiken erstaunlich unterschiedlich. So gab WANKE 1950 nach Gastroenterostomien eine Häufigkeit von 2% an, während KALK 1964 sie mit 25% bezifferte. Für Resektionen wurden von STARLINGER 1949 folgende Zahlen genannt: Billroth I 0,9%, Billroth II antekolisch 2,2%, retrokolisch 0,6%, Y-Anastomose nach Roux 2,3%. Die Differenzen erklären sich zwanglos aus der Tatsache, daß die erfolgreich operierten Patienten vom *Chirurgen* registriert werden, weil diese Kranken in seiner Behandlung bleiben, während die anderen Patienten den Weg zum *Internisten* nehmen und somit in einer chirurgischen Statistik nicht zu finden sind. Auf diese Weise registrieren Chirurgen eher die Erfolge, Internisten mehr die Mißerfolge.

Früher wurde die Ursache der postoperativen Geschwürsbildung vorwiegend in technischen Problemen gesucht (Massenligaturen, schlecht resorbierbares Nahtmaterial usw.). Heute aber wissen wir, daß diese unerwünschten Komplikationen, die auch bei einwandfreier Technik und bei erstklassigen Operateuren vorkommen können, zumeist in dem eigentlichen Grundleiden der Patienten, nämlich der Neigung zu entzündlichen Reaktionen, zu suchen sind (KONJETZNY 1932, WANKE 1950 u. a.).

Sicherlich sind einzelne Operationsmethoden stärker mit postoperativen Störungen belastet als andere. Aber offenbar ist für die Häufigkeit der postoperativen Geschwürsbildung nicht die Art der Operation oder deren Technik von entscheidender Bedeutung, sondern die kritische Auswahl der Kranken bei der Indikationsstellung zur

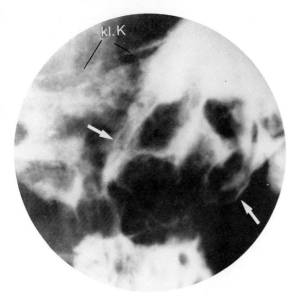

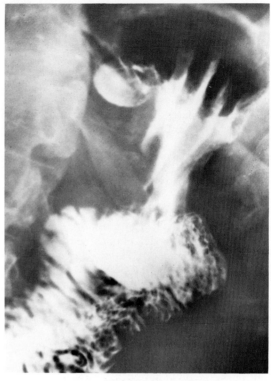

Abb. 7.44. Entzündlich verschwollener Gastroentero-stomiering
Aufsicht auf eine retrokolische Gastroenterostomie (Pfeile). Starke Wulstung des GE-Ringes, dessen Ränder den elliptischen Pelotteneffekt an der großen Kurvatur des Magens bedingen (kl. K. = kleine Kurvatur).

Abb. 7.45. Gastritis im operierten Magen
Steife plumpe Faltenwülste in einem nach Billroth II operierten Magen mit unterhalb der Kardia gelegenem Magendivertikel.

Abb. 7.46. Ulcus jejuni an einer Gastroenterostomie
Haselnußgroßes Ulcus jejuni (Pfeil) unmittelbar unter der Gastroenterostomie (××). Bei der kombinierten Magen-Kolon-Füllung kommt die enge Lagebeziehung zwischen Ulkus und Dickdarm zur Darstellung. Bei fortschreitender Penetration des Geschwürs muß mit der Möglichkeit einer Magen-Jejunum-Kolon-Fistel gerechnet werden.

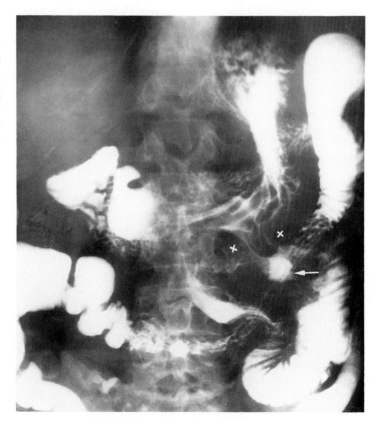

ersten Operation (Berg-Konjetzny 1932: Mißerfolge nach Magenoperationen).

Die Art der postoperativen Beschwerden ähnelt meist derjenigen, über die die Patienten auch schon *vor* der Operation geklagt haben, nur wird der Schmerzpunkt mehr in den linken Oberbauch verlegt. Gerade die Ähnlichkeit des postoperativen Beschwerdetyps mit dem präoperativen Zustand ist typisch für das Rezidivulkus, ebenso bleibt die Neigung zur Penetration oder zur Blutung bestehen.

Man findet diese Geschwüre am häufigsten an der Gastroenterostomie bzw. am Anastomosering. Zuweilen werden Ulzera auch an der Enteroanastomose beobachtet.

Eine gewisse Sonderstellung nehmen die im Magenstumpf wieder auftretenden Geschwüre ein. Ihr Vorkommen sei nur erwähnt, obwohl sie mit dem operativen Eingriff selbst nicht unbedingt in Verbindung zu bringen sind.

Röntgenologisch stützt sich die Diagnose genau wie beim Ulcus ventriculi oder duodeni auf den Nischennachweis, den Krater. Sein Auffinden und die bildliche Darstellung am operierten Magen dürfte heute kaum noch schwieriger sein als am nichtoperierten Organ (Abb. 7.**46**–7.**50**).

Form und Größe der Geschwüre ähneln denjenigen, die wir auch im Magen oder Duodenum zu sehen gewohnt sind. Meist sind sie kreisrund oder elliptisch, ihr Durchmesser bewegt sich zwischen Linsen- und Walnußgröße. Zudem weisen sie einen stark erhabenen Ringwall auf. Bei der Palpation fühlt man gelegentlich ein tumorartiges, oft recht schmerzhaftes entzündliches Infiltrat. Die entzündliche Reaktion greift häufig auf die Umgebung über, betrifft also den gesamten Anastomosering und einen Teil der nahegelegenen Dünndarmschleimhaut. Man kann sagen, daß die Veränderungen des Jejunalreliefs einen weit deutlicheren Hinweis auf das Bestehen eines postoperativen Ulkus liefern als die Schleimhautreaktion in unmittelbarer Umgebung eines Magengeschwürs.

Auch die Neigung zur Penetration oder zur Blutung kann sich, entsprechend dem Verlaufstyp vor der Operation, wiederholen (Berg u. Konjetzny 1932, Prévôt 1937). So konnten wir bei einem wegen eines blutenden Ulkus operierten Patienten trotz ausgiebiger Resektion im Laufe mehrerer Jahre nicht weniger als 24 weitere Blutungen registrieren. Die Schleimhautveränderungen waren geringfügig, wie es bei blutenden Geschwüren üblich ist.

Ebenso oft sahen wir bei anderen Patienten den Fortbestand einer ausgesprochenen Penetrationsneigung. Je nach Lage des Geschwürs kann es dabei nach vorheriger narbiger Verlötung mit den Nachbarorganen zur Arrosion und zur Fistelbildung kommen und jenen äußerst gefürchteten und unangenehmen Zustand herbeiführen, den man als *Magen-Jejunum-Kolon-Fistel* bezeichnet (Abb. 7.**51**). Das Aufstoßen fäkulent riechender Gase, Erbrechen kotartiger Massen, ein sofortiger Stuhldrang nach der Nahrungsaufnahme und zunehmender körperlicher Verfall sind die typischen Zeichen einer derartigen Komplikation.

Die Fistel kann eine breite offene Kommunikation mit dem Dickdarm aufweisen, manchmal liegt aber auch eine Art Ventilverschluß vor (Schreiber u. Mitarb. 1975, Laufer u. Mitarb. 1976, Schomacher u. Mitarb. 1980).

Die übliche orale Kontrastmittelapplikation führt daher diagnostisch nicht immer zum Ziel. Stellt sich die Fistel vom Magen aus nicht dar, d. h., kommt es unmittelbar nach der Magenentleerung nicht zur Kontrastfüllung des Kolons, so ist nach einer entsprechenden Vorbereitung eine spezielle Kontrastuntersuchung des Dickdarms mit Hilfe des Klysmas angezeigt. Meist gelingt es auf diesem Wege, das Kontrastmittel vom distalen Colon transversum aus über eine Jejunumschlinge in den Magen zu bringen. Das Ulkus selbst stellt sich dabei naturgemäß wegen allzu starker Überlagerung meist nicht sehr präzise dar.

Was die Heilungsaussichten des postoperativen Ulkus angeht, so muß im Gegensatz zu der pessimistischen Einstellung vieler Chirurgen hervorgehoben werden, daß auch die kraterförmigen, ja selbst die zur Penetration neigenden Geschwüre genau so wie die kraterförmigen Magen-Duodenal-Ulzera auf eine konservative Therapie ansprechen (Abb. 7.**52**–7.**54**). Das Auffinden eines penetrierenden Ulcus jejuni allein stellt also noch keine Indikation zu einem erneuten operativen Eingriff dar. Eine Operation ist aber dann nicht mehr zu umgehen, wenn sich trotz exakt durchgeführter internistischer Behandlung keine Neigung zur Verkleinerung des Geschwürs erkennen läßt. Dieselbe Beurteilung gilt, wenn trotz der konservativen Therapie die Größe des Kraters eher noch zunimmt und die Perforation in die freie Bauchhöhle oder in die Nachbarschaft befürchtet werden muß.

Wir sahen Dauererfolge nach der op. Beseitigung von Magen-Jejunum-Kolon-Fisteln. Trotz allem muß man sich natürlich darüber im klaren sein, daß bei der Mehrzahl der Kranken immer wieder Rückfälle zu erwarten sind.

Trichter

Gelegentlich findet man am Magenstumpf in unmittelbarer Umgebung der Anastomose kleine Blindsäcke mit Faltenkonvergenz, die Berg (1931) als Trichter bezeichnet hat. Es handelt sich dabei um gastroskopisch von Schindler (1923) bereits regelmäßig in der Nähe von Nahtstellen nachgewiesene nischenartige Vertiefungen, die

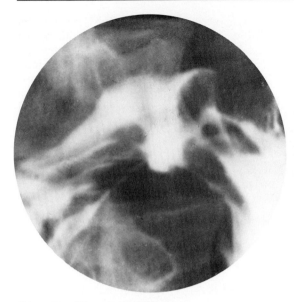

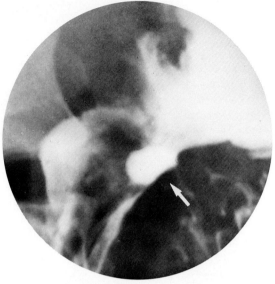

Abb. 7.47. Ulkus nach Billroth I
Postoperative Geschwürsbildung im Duodenum nach Magenresektion vom Typ des Billroth I. – 32jähriger Patient, seit 3 Jahren periodisch-rhythmische Oberbauchbeschwerden mit massiven, sich mehrfach wiederholenden Blutungen.

Abb. 7.48. Ulkus nach Billroth I
Postoperative Geschwürsbildung im Duodenum (Pfeil) nach Magenresektion vom Typ des Billroth I, die vor 4 Jahren wegen eines präpylorischen Ulkus durchgeführt wurde. 2 Jahre nach der Operation wieder typische Beschwerden. – 30jähriger Patient.

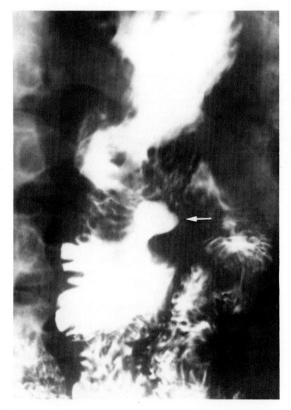

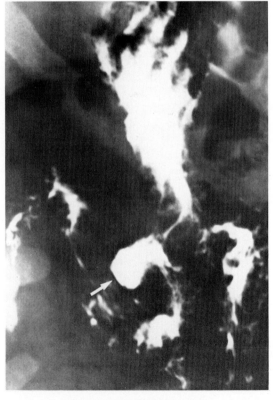

Abb. 7.49. Ulcus jejuni postoperativum
Ulcus jejuni (Pfeil) an einem nach Billroth II operierten Magen. Die Falten des Dünndarms in der Umgebung des Kraters sind deutlich verschwollen. – 45jähriger Mann. Magenresektion wegen eines stenosierenden Ulcus duodeni vor 2 Jahren. Tastbarer Ulkustumor.

Abb. 7.50. Ulcus jejuni postoperativum
Großes kraterförmiges Geschwür (Pfeil) am zuführenden Schenkel eines mit Y-Anastomose nach Roux operierten Magens. – 31jähriger Mann. Nach 7jährigen Beschwerden Magenresektion. Ein Jahr später Rezidiv.

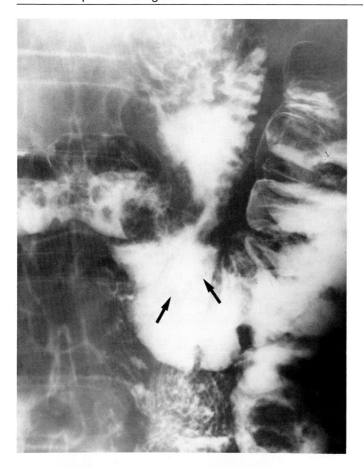

Abb. 7.**51. Magen-Jejunum-Kolonfistel**
Kontrastdarstellung des Magens durch Reflux mit Hilfe eines Bariumklysmas. Das an der vorderen Jejunalwand liegende Geschwür (Pfeile) ist in der Hinterwand des Kolons durchgebrochen. – 57jähriger Patient.

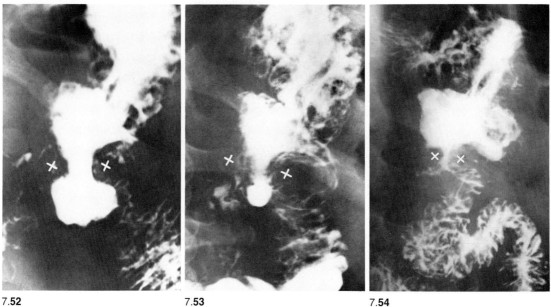

7.**52**   7.**53**   7.**54**

Abb. 7.**52. Großes Ulcus jejuni postoperativum nach Billroth II mit retrokolischer Anastomose**
Gut walnußgroßer Krater dicht unterhalb der verschwollenen Anastomose (××). Starke Wulstung der Falten an der zu- und abführenden Dünndarmschlinge.

Abb. 7.**53. Ulcus jejuni**
Derselbe Patient wie in Abb. 7.**52**, 20 Tage nach interner Therapie. Deutlicher Rückgang des Kraters.

Abb. 7.**54. Ulcus jejuni**
Derselbe Patient wie in Abb. 7.**52** und 7.**53**, sechs Wochen später. Der Krater ist jetzt vollständig verschwunden.

Abb. 7.55. Trichterbildung am operierten Magen
Schematische Zeichnung einer Trichterbildung, wie sie die Abb. 7.56 zeigt.

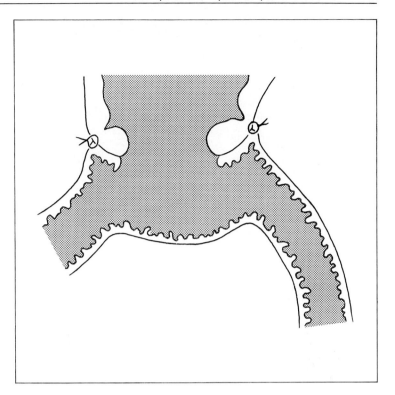

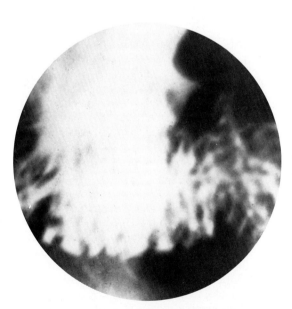

Abb. 7.56. Trichterbildung am operierten Magen
Kleiner Trichter an der lateralen Zirkumferenz der Anastomose eines nach Billroth II operierten Magens. Gegenüber der Ausziehung der Magenwand sieht man eine entsprechende Ausziehung des Jejunums (Nahtfolge).

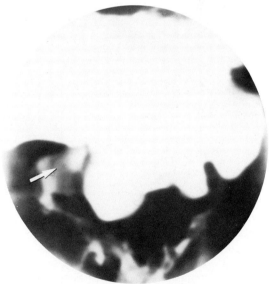

Abb. 7.57. Taschenbildung an der Gastroenterostomie
Antekolische Gastroenterostomie mit glatter Tasche vor einem kleinen Ulkuskrater (Pfeil). – 50jähriger Mann, der wegen langjähriger Magenbeschwerden mit Stenoseerscheinungen operiert werden mußte. Jetzt Teerstühle.

die Form tütenartiger Blindsäcke haben (Abb. 7.**55** u. 7.**56**). Sie entstehen durch den Zug der Aufhängenaht des Dünndarms am Magen. Ihnen kommt röntgenologisch nur insofern eine gewisse Bedeutung zu, als sie gelegentlich mit Ulkusrezidiven verwechselt werden, doch fehlt die entzündliche Wandstarre und die lokale Druckschmerzhaftigkeit.

Taschen

Neben dem eigentlichen Geschwürskrater kommen, ähnlich wie beim Ulcus duodeni, auch beim postoperativen Geschwür taschenartige Deformitäten vor (Abb. 7.**57**). Ihrer Genese nach handelt es sich um eine vor dem Ulkuspannus gelegene prästenotische Wandausstülpung, ähnlich den Hartschen Taschen (1918/19) am Bulbus duodeni. Sie sind *nicht* rückbildungsfähig und zeigen eine elastische Wand, meist ohne sicher erkennbare Schleimhautfalten. Man sieht sie nicht nur an Gastroenterostomien oder den verschiedenen Anastomoseformen, sondern auch im Zusammenhang mit Geschwüren an Enteroanastomosen. Natürlich bleiben derartige Taschen auch noch nach dem Abheilen der Geschwüre bestehen.

Beutel

Unter „Beuteln" verstehen wir umschriebene Erweiterungen des Jejunums gegenüber der Anastomose. Ihre Entstehung erklärt sich dadurch, daß der während der Operation erschlaffte, zwischen den Klemmen breit ausgespannte Dünndarm sich nach Beendigung der Anastomose wieder tonisch kontrahiert. Während sich dabei der Anastomosering konzentrisch einengt, formt sich der ihm gegenüberliegende Wandanteil des Dünndarms beutelartig um (Abb. 7.**58** u. 7.**59**). Derartige Beutel können harmlose Nebenbefunde darstellen, sich aber auch bei ungünstiger Lage der Anastomose derart erweitern, daß sie bei praller Füllung durch ihren Druck auf den zuführenden und abführenden Dünndarmschenkel die Passage völlig verlegen (Abb. 7.**60** u. 7.**61**).

Bei der Röntgenuntersuchung zeigen Beutel – im Gegensatz zu Taschen – eine deutliche, z. T. sogar eine auffallend hohe Schleimhautzeichnung.

Bürzel

Wie bereits erwähnt, bedingt die chirurgische Nahttechnik am Magen-Darm-Kanal eine Einstülpung der Wandschichten nach *innen*. Während diese Naht gewöhnlich nur als stärkere Wulstung bzw. Kerbung der medialen Magenkontur im Röntgenbild imponiert, kommt es bei breiteren Einstülpungen, insbesondere bei entzündlich veränderter Schleimhaut, zu deutlich nachweisbaren, rundlichen, kugeligen oder zirkulär ringförmigen Gebilden, die wir als „Bürzel" bezeichnen. Wir finden sie entsprechend der Tabaksbeutelnaht am unteren Zökumpol nach Appendektomie, an den Enden der Blindsäcke bei Seit-zu-

Seit-Anastomosen im Dünndarm, am Bulbus duodeni oder am Magen nach Übernähungen perforierter Ulzera. Sie sind schließlich auch bei den Modifikationen des Billroth II zu beobachten, bei denen die Resektionsfläche komplett oder doch wenigstens teilweise verschlossen wird.

Durch chronisch-entzündliche Prozesse, die sich in der Gegend der Anastomose abspielen, formen sich derartige Schleimhautwülste gelegentlich zu kugeligen, plastischen Gebilden. Fern der Anastomose können sie harmlose Nebenbefunde, in ihrer Nähe jedoch manchmal erhebliche Passagehindernisse darstellen. Legt sich nämlich ein derartiger Bürzel auf das Lumen der Anastomose, so kommt es durch den Druck der auf ihm liegenden Speisemenge zu einem regelrechten Kugelventilverschluß (Abb. 7.**62** u. 7.**63**).

Röntgenologisch findet sich in der Gegend der Nahtstelle eine rundliche bis elliptische, kugelige oder gelappte, meist scharf konturierte Aufhellung. Ein Palpationsbefund besteht nicht. Die klinische Symptomatologie ist uncharakteristisch, sie entspricht der einer chronischen Gastrojejunitis mit Verstärkung der Beschwerden bei frischen Schüben. Beim Auftreten eines Ventilverschlusses kommt es zum Symptomenkomplex des „Kleinen Magens" mit rasch einsetzendem Sättigungsgefühl, Brechreiz und Erbrechen schon nach unverhältnismäßig kleinen Mahlzeiten. Okkulte Blutungen lassen an einen ulzerösen Prozeß oder gar an ein malignes Neoplasma denken.

Betriebsstörungen am operierten Magen

Unter Betriebsstörungen verstehen wir Beeinträchtigungen des normalen Entleerungsmechanismus. Sie können sowohl durch narbige Verwachsungen im Sinne von Stenosen oder winkeligen Abknickungen als auch durch eine fehlerhafte Lage der zuführenden bzw. der abführenden Dünndarmschlinge verursacht werden. Sie kommen nach Gastroenterostomien, aber auch nach Magenresektionen vor.

Die schwerste Form einer derartigen Betriebsstörung ist der sog. „Circulus" (MIKULICZ 1887). Man versteht darunter das Zirkulieren von Speisen auf dem Wege Magen-Duodenum-Magen bei anisoperistaltischen retrokolischen Gastroenterostomien. Dabei verlassen die Speisen den Magen *nicht* über die Gastroenterostomie, sondern über den Pylorus und kehren über die Gastroenterostomie wieder in den Magen zurück. Die Ursache dieser Funktionsstörung liegt sicher nicht allein in der fehlerhaften Lage der Gastroenterostomie, weil in den ersten Wochen oder Monaten nach der Operation auch eine *nicht* isoperistaltisch liegende Gastroenterostomie einwandfrei funktioniert. Störungen werden immer nur dann beob-

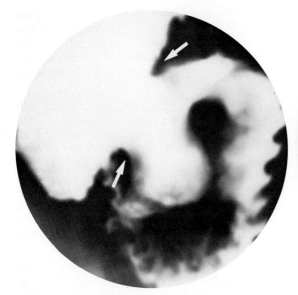

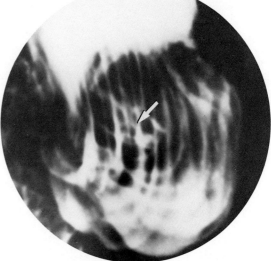

Abb. 7.58. Beutelbildung an einer vorderen Gastroenterostomie
Daumennagelgroßer Beutel unterhalb der Gastroenterostomie (Pfeile).

Abb. 7.59. Beutelbildung am operierten Magen
Magenresektion nach Billroth II mit antekolischer Anastomose. Mittelgroßer Beutel. Durch das zarte Relief der Vorderwandfalten sieht man in der Aufsicht getroffen die zuführende Schlinge durchschimmern (Pfeil).

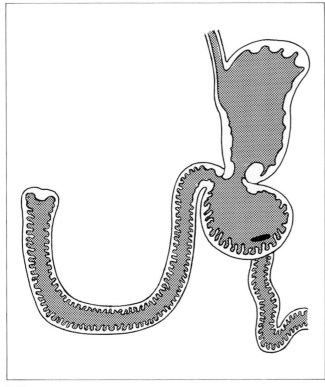

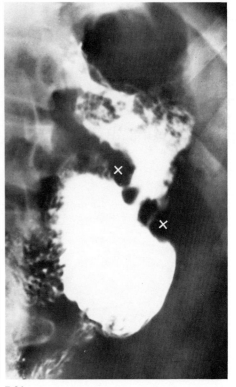

7.60   7.61

Abb. 7.60. Beutelbildung am operierten Magen
Großer Beutel an einem nach Billroth II operierten Magen mit retrokolischer Anastomose. Schematische Zeichnung zu Abb. 7.61.

Abb. 7.61. Beutelbildung am operierten Magen
Riesige Beutelbildung an einem nach Billroth II operierten Magen mit retrokolischer Anastomose. Bei praller Füllung des Beutels wird die zu- und abführende Dünndarmschlinge abgeklemmt.

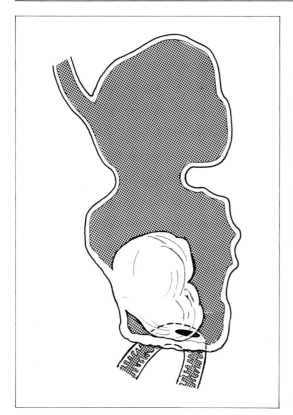

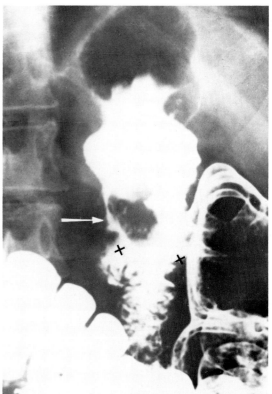

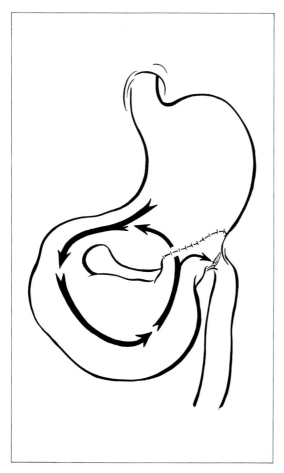

Abb. 7.62 (oben links). **Bürzelbildung im resezierten Magen**
Schematische Darstellung einer massiven Bürzelbildung in einem nach der Originalmethode von Billroth II operierten Magen. An der blind verschlossenen Resektionsfläche ist es zur Ausbildung eines großen polypösen Tumors gekommen.

Abb. 7.63. Bürzelbildung im resezierten Magen
Mandarinengroßer Füllungsdefekt (Pfeil) mit unregelmäßig zerklüftetem Relief dicht oberhalb der Gastroenterostomie (××) eines nach der Originalmethode (Billroth II) operierten Magens. Die an der Resektionsfläche eingestülpte gastritisch veränderte Magenschleimhaut ist tumorartig hypertrophiert und liegt (wie Abb. 7.62. zeigt) der hinteren Gastroenterostomie des Magenstumpfes wie ein Kugelventil auf.

Abb. 7.64. Circulus bei retrokolischer Gastroenterostomie
Schematische Darstellung einer Betriebsstörung im Sinne eines Circulus bei anisoperistaltisch angelegter Gastroenterostomie mit entzündlicher Reaktion (Ulkus) im Bereich der abführenden Jejunumschlinge.

Abb. 7.65. Inkompletter Circulus
Schematische Darstellung der anatomischen Situation von Abb. 7.66. Stenose
der abführenden Schlinge durch ein
Karzinomrezidiv. Eine ähnliche Situation kann naturgemäß auch durch einen
entzündlichen Prozeß (Ulcus jejuni)
ausgelöst werden.

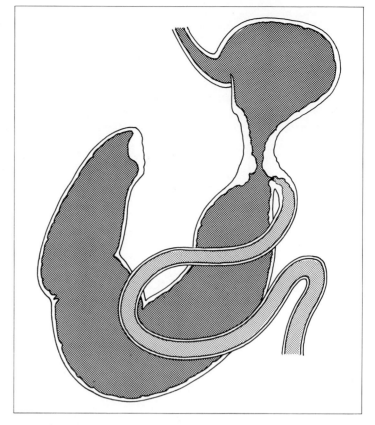

Abb. 7.66. Inkompletter Circulus
Zustand nach Magenresektion vom Typ
des Billroth II mit anisoperistaltischer retrokolischer Anastomose (Antrumkarzinom). Der Zugang zur abführenden Jejunumschlinge ist durch ein Rezidiv im
Operationsgebiet verlegt, so daß das
Kontrastmittel in die zuführende Duode-
nalschlinge ausweicht.

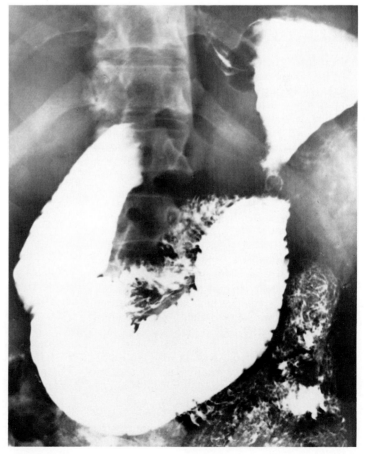

achtet, wenn zusätzlich entzündliche Veränderungen im Bereich der abführenden Jejunalschlinge auftreten und die Passage erschweren (Abb. 7.**64**). Es können das sowohl narbige Verziehungen als auch vor allem geschwürige Prozesse sein. Angesichts der meist erheblichen Dilatation des gesamten Duodenums ist der Nachweis einer Nische in derartigen Situationen naturgemäß oft recht schwierig.

Beim sog. *inkompletten Circulus* handelt es sich meist um eine fehlerhafte Lage der *abführenden Schlinge* einer retrokolischen Gastroenterostomie oder der Anastomose eines nach Billroth II operierten Magens. Sie liegt *höher* als die zuführende Schlinge. Der Speisebrei fließt dann nicht in den abführenden, sondern zwangsläufig in den tiefer gelegenen *zu*führenden Schenkel und staut sich dort an.

Derartige Passagestörungen sind keineswegs immer konstant vorhanden, sie können auch intermittierend auftreten, speziell dann, wenn die Komplikation durch entzündliche Prozesse ausgelöst worden ist. So sahen wir gelegentlich nach dem Abklingen der entzündlichen Erscheinungen eine völlige Rückbildung der Passagebehinderung und der Dilatation.

Natürlich kann auch einmal ein Neoplasma am operierten Magen Ursache einer derartigen Störung sein (Abb. 7.**65** u. 7.**66**).

Das Karzinom im operierten Ulkusmagen

Die bereits im Jahre 1913 von SALTZMANN u. KONJETZNY betonte und im Laufe vieler Jahre anhand zahlreicher lebenswarm gewonnener Operationspräparate bewiesene Tatsache, daß sich das Magenkarzinom fast immer auf dem Boden einer chronischen, meist atrophischen oder atrophisch-hyperplastischen Gastritis entwickelt, hat im Laufe der letzten Jahrzehnte durch weitere Veröffentlichungen ihre Bestätigung erfahren (BÜCKER 1968, DAHM u. REHNER 1975, HAFTER 1978, PFEIFFER u. SCHMÄHL 1979). Bei diesen Mitteilungen haben besonders diejenigen Beobachtungen großes Gewicht, bei denen das Karzinom auf dem Boden einer postoperativen Gastritis im operierten Ulkusmagen entstand. Diese Entwicklung erfolgte nicht etwa auf dem Boden eines chronischen Geschwürs, sondern weit davon entfernt an der Magen-Jejunum-Anastomose nach einfacher Gastroenterostomie oder nach Magenresektion. ANSCHÜTZ u. WANKE (1931) sprachen daher auch von einem *Karzinom im operierten Ulkusmagen.*

Allen diesen Veröffentlichungen – gleichgültig ob sie nun von BRAUN (1928), SINGER (1932), PRINZ (1938), BEYER (1943), PRÉVÔT (1943) oder GUTMANN (1952) stammen – ist eines gemeinsam, nämlich das verhältnismäßig große zeitliche Intervall zwischen dem operativen Eingriff und der Entwicklung des Neoplasmas. Die angegebenen Zeitspannen schwanken zwischen 7 und 37 Jahren (DAHM u. REHNER 1975).

Früher galt allgemein die Ansicht, daß ein Karzinom im Gegensatz zum Ulkus eine *kurze* Anamnese hat. Diese Annahme ist durch die Untersuchungsergebnisse von USLAND (1926) und KAPP (1937) widerlegt worden. USLAND konnte nachweisen, daß von 94 teils durch Operation, teils durch Autopsie gesicherten Magenkrebsen allein 26, also 28% der Kranken, über 5 Jahre an dyspeptischen Beschwerden gelitten hatten, die er als „Gastritis" deutete. Dabei bezeichnete USLAND diejenigen Beschwerden als „Gastritissymptome", die sich zumindest noch 3–4 Jahre vor der Entstehung des Krebses auf eine entsprechende klinische Behandlung zurückbildeten, „wobei sich der Kranke jahrelang gesund und arbeitsfähig gefühlt hat".

KAPP kam 1937 zu ähnlichen Ergebnissen. Er registrierte bei 120 Karzinomfällen je nach dem Sitz des Tumors eine durchschnittliche Anamnesedauer von 10 Monaten (Kardia), und 3 Jahren 4 Monaten (Pylorus), bzw. von 7 Jahren und 3 Monaten (Korpus), wobei die längste Beschwerdezeit 3 bzw. 6, bzw. 30 Jahre betrug. Dabei wurden allerdings alle Oberbauchbeschwerden notiert, die nicht in allzu großen Abständen aufgetreten waren. Er bezeichnete diese Anamnese daher auch nicht als die eigentliche Krebsanamnese, sondern als die „Anamnese einer mit Krebs endenden Magenkrankheit". Diese Beobachtungen bestätigten die bereits 1931 von ANSCHÜTZ u. WANKE erhobene Feststellung, daß etwa 20% aller Krebskranken eine jahrelange Vorgeschichte aufweisen.

Von noch weit größerer Bedeutung für das ganze Problem erscheinen die klinischen Beobachtungen dieser Autoren über das weitere Schicksal von Kranken, die wegen einer chronischen Gastritis längere Zeit in Behandlung standen. So berichteten ANSCHÜTZ u. WANKE (1931), daß von 365 Kranken mit einer Gastroduodenitis 14 Patienten, also 3,8%, später einen Magenkrebs bekamen. USLAND machte 1935 die überraschende Feststellung, daß von 125 Gastritiskranken aus den Jahren 1922 bis 1929 nicht weniger als 15% im Laufe der nächsten 5 bis 12 Jahre an einem Magenkrebs erkrankten.

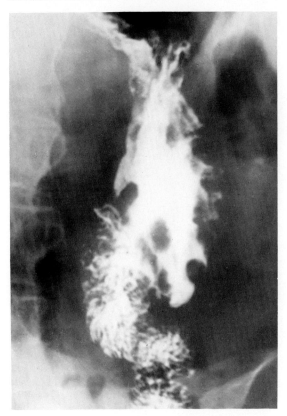

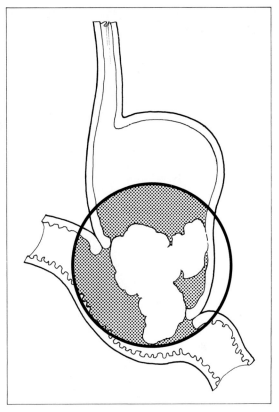

Abb. 7.67. Polypenbildung an der Anastomose
Zustand nach Magenresektion vom Typ des Billroth II mit
retrokolischer Anastomose. Unmittelbar oberhalb des Anastomosenringes sieht man zwei bohnengroße Aufhellungen, die operativ als Polypen verifiziert werden konnten
(Prof. *Konjetzny*).

Abb. 7.68. Polypenbildung am Anastomosenring
Schematische Darstellung zu Abb. 7.69.

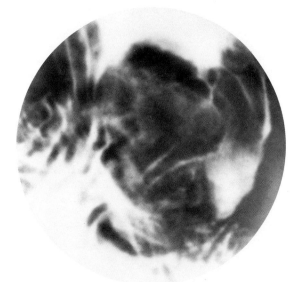

Abb. 7.69. Polypenbildung am Anastomosenring
Gezielte Aufnahme unter dosierter Kompression. Großer
glatter polypöser Tumor (histologisch gutartig) im Magenstumpf unmittelbar oberhalb der Anastomose eines nach
Billroth II operierten Magens.

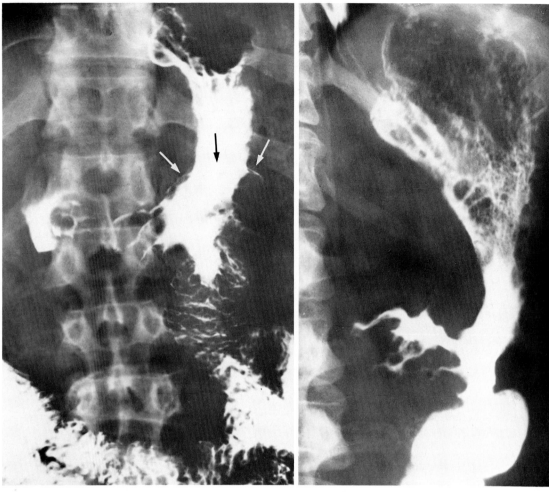

7.**70**   7.**71**

Abb. 7.**70.   Karzinom am Gastroenterostomiering**
Reliefveränderungen am Gastroenterostomiering mit Randwall nach oben (Pfeile). – 57jähriger Mann. Vor 20 Jahren
Anlage einer Gastroenterostomie wegen Ulcus duodeni. Seit einem halben Jahr Druck im Oberbauch und Teerstühle. Bei
der operativen Kontrolle (Prof. *Konjetzny*) fand sich ein inoperables Karzinom am Gastroenterostomiering.

Abb. 7.**71.   Karzinom am Gastroenterostomiering**
Ausgedehntes zerklüftetes Magenkarzinom im Antrum bei retrokolischer Gastroenterostomie. Die Veränderungen
greifen auf den Gastroenterostomiering über. – 51jährige Frau. Wegen eines Ulkus im Pylorus wurde vor 32 Jahren eine
Gastroenterostomie angelegt. Seit 10 Jahren anämisch. Jetzt Karzinom (autoptisch bestätigt).

Abb. 7.72. Karzinom am Gastro-enterostomiering
Multiple Reliefveränderungen am Gastroenterostomiering sowie an der Vorder- und Hinterwand des Magens mit Kraterbildung.

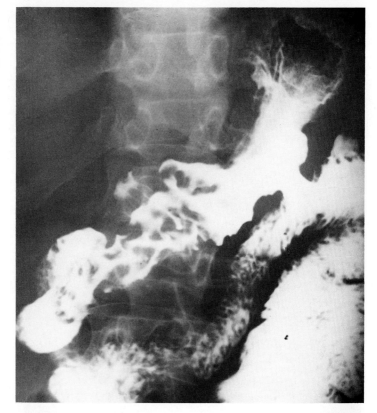

Abb. 7.73. Mesokolonrezidiv nach Magenresektion wegen Karzinoms
Unregelmäßige, wie angenagt aussehende Konturen an der magennahen Kolonbegrenzung (Pfeile). Die große Distanz zwischen Magen und Kolon entspricht einem fühlbaren Tumor. Der Röntgenbefund wurde autoptisch bestätigt.

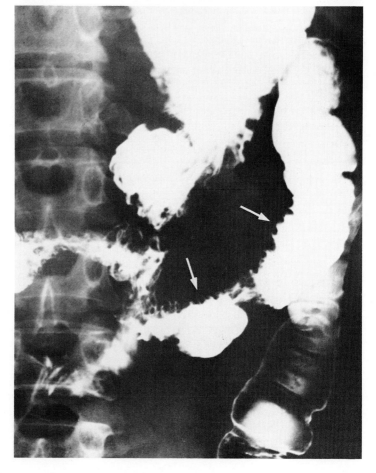

Der klinische Begriff „Gastritis" wurde als eine über mehrere Jahre gehende schmerzhafte Oberbauchbeschwerde definiert, die mit einer nicht ganz so ausgesprochenen Periodizität einherging wie das Ulkus. 90% der Kranken wurden im Laufe der Jahre mehrfach untersucht. Ulzera, Karzinome, Gallensteine sowie alle anderen mit Magen-Darm-Symptomen einhergehenden Erkrankungen wie Tuberkulose, Stoffwechsel-, Herz-, Nieren- und Leberleiden wurden ausgeschlossen.

KAPP, der durch seinen Mitarbeiter ILJAN 157 Gastritiskranke überwachen ließ, kam 1937 zu dem Ergebnis, daß im Laufe von 12 bis 17 Jahren nicht weniger als 13,4% ein Magenkarzinom bekamen.

Will man also die prozentuale Häufigkeit der Karzinomentstehung im operierten Ulkusmagen ermitteln, so muß man genau wie USLAND und KAPP das Schicksal der operierten Kranken über einen Zeitraum von 5 bis 12 bzw. 12 bis 17 Jahren verfolgen.

Leider läßt sich heute nicht mehr feststellen, welche anatomischen Formen diesem Begriff „Gastritis" zugrunde gelegen haben, denn die für die Objektivierung der Gastritis heute üblichen Verfahren, wie Röntgenuntersuchung, Gastroskopie und Biopsie, waren damals noch nicht derart ausgebaut wie jetzt. Es ist jedoch zu vermuten, daß die atrophisch-hyperplastischen Formen dabei eine besondere Rolle gespielt haben. In diesem Sinne sprechen auch unsere eigenen Beobachtungen, nämlich die häufig im Bereich der Gastroenterostomie bzw. Anastomose auftretenden polypösen Neubildungen chronisch-entzündlicher Genese. Man wird auch sie mit Recht als Präkanzerosen auffassen müssen (Abb. 7.**67** bis 7.**69**).

Aus den von uns beobachteten einschlägigen Fällen sei auf die Abb. 7.**70** bis 7.**72** verwiesen. Daß es sich ursprünglich um einen entzündlichen Schleimhautprozeß gehandelt hat, geht aus der Tatsache hervor, daß die seinerzeit vorgenommenen Operationen stets ein Ulcus ventriculi oder duodeni aufdeckten. Die Neigung zu gastritischen Schüben bestand auch nach der Operation weiter. Sie fand ihren Ausdruck in *plastischen Reliefformationen,* besonders im Bereich der Gastroenterostomie bzw. dem Anastomosering, wo sich auch gastroskopisch die schwersten Veränderungen zeigten. Zwei unserer Fälle wiesen eigentümliche Blutbildveränderungen auf, die klinisch als essentielle hypochrome Anämie bzw. als perniziöse Anämie aufgefaßt wurden. Da bei beiden Patienten sich die Behandlung über Jahre erstreckte, hatten sich die Symptome der Anämie klinisch und autoptisch ziemlich verwischt. Ein anderer Patient zeigte bei einer Blutbildkontrolle einen erhöhten Färbeindex, ohne jedoch sonst irgendwelche Anzeichen einer Anämie, geschweige denn einer Perniziosa zu bieten.

Da wir jedoch heute nach pathologisch-anatomischen Erhebungen (FABER 1910, LUBARSCH 1926, KONJETZNY 1938) die perniziöse Anämie lediglich als eine besondere Komplikation der Gastritis werten, fallen auch diese mit Blutbildveränderungen einhergehenden Beobachtungen nicht sonderlich aus dem Rahmen.

1979 haben HERFARTH u. SCHLAG in ihrer aus zahlreichen Einzelbeiträgen namhafter Experten bestehenden Monographie „Gastric Cancer" die Problematik der Karzinombildung im operierten Ulkusmagen noch einmal ausführlich gewürdigt. Sie kamen darin zu dem Ergebnis, daß neben bestimmten Operationstypen, wie z. B. der retrokolischen Gastroenterostomie bzw. der Magenresektion nach Billroth II retrokolisch, bei denen die Magenschleimhaut auch noch durch einen duodenogastrischen Reflux geschädigt wird, vor allem die Dauer der Einwirkung dieser Noxen eine ausschlaggebende Rolle spielt. So betrug das postoperative Karzinomrisiko nach 10 bis 19 Jahren 6,65%, wohingegen es nach 23 bis 26 Jahren bei diesen Operationstypen bereits 15% betrug (CLÉMENÇON u. Mitarb. 1976, PEITSCH u. BECKER 1979, BURRELL u. Mitarb. 1980).

Gastritis und Karzinom

Das Kapitel „Karzinom im operierten Ulkusmagen" stellte bereits modellartig die Beziehungen der Gastritis zur Krebsbildung dar. Dabei scheinen die durch den operativen Eingriff bedingten Funktionsveränderungen eine gewisse Rolle zu spielen. Daß jedoch auch unabhängig von derartigen Interventionen bestimmte Formen der atrophischen bzw. atrophisch-hyperplastischen Gastritis in erhöhtem Maße zur malignen Degeneration neigen, mögen die Abb. 7.**77** bis 7.**81** zeigen. KADE hat 1947 in Zusammenarbeit mit uns über die Gastritiden der Pernizioakranken berichtet. Bei insgesamt 229 Patienten fanden sich in 6,1% deutliche Polypen und in 46,1% weitere Reliefveränderungen, die dem Typ nach ebenfalls zu den atrophisch-hyperplastischen Formen der chronischen Gastritis gerechnet werden müssen. Bei 5% der Patienten konnte im Laufe der sich über Jahre hinziehenden Kontrollen die Umwandlung einer plastischen Antrumgastritis in ein Karzinom beobachtet werden (Abb. 4.**101** bis 4.**104**, 7.**74** bis 7.**76**).

Abb. 7.74. Übergang einer Gastritis in ein Karzinom
Die Abbildungen 7.74–7.76 zeigen die Umwandlung einer
plastisch veränderten Schleimhaut in ausgesprochen maligne Reliefveränderungen innerhalb von 5 Jahren. –
58jähriger Mann. Mit 28 Jahren Perforation eines Ulcus
duodeni. Damals wurde eine Gastroenterostomie angelegt. Seit 5½ Jahren perniziöse Anämie.

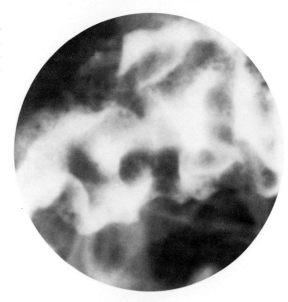

Abb. 7.**75.** Derselbe Patient wie in Abbildung 7.**74**,
5 Jahre später. – Es haben sich inzwischen flächenhafte
Schleimhautinfiltrationen mit Krater in der Angulusgegend
entwickelt.

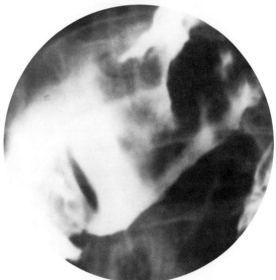

Abb. 7.**76.** Derselbe Patient wie in Abb. 7.**74** und 7.**75**. –
3 Monate später zeigen sich ausgesprochen maligne Reliefveränderungen.

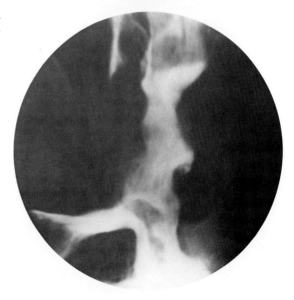

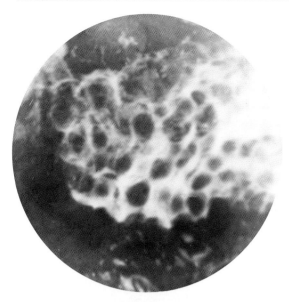

Abb. 7.77. Polypöse Antrumgastritis
Rundliche Aufhellungen von Erbsen- bis Bohnengröße, die vom Angulus bis zum Pylorus an Zahl und Umfang zunehmen. Die randständigen Konturen sind entsprechend der Größe der Aufhellungen grob gezähnelt. – 47jähriger Mann. Im Weltkrieg 1914/1918 Typhus, Ruhr und Paratyphus. Seitdem besteht Neigung zu Durchfällen. In letzter Zeit Gewichtsabnahme. Anazider Magensaft. Röntgenbefund 1927.

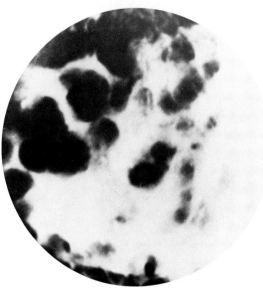

Abb. 7.78. Polypöse Antrumgastritis
Derselbe Patient wie in Abb. 7.77, vier Jahre später. – Im präpylorischen Antrum hat die Größe der Polypen erheblich zugenommen, sie sind jetzt zum Teil gelappt. Es wurde dem Patienten dringend eine Operation angeraten, zu der er sich jedoch nicht entschließen konnte. Auch blieb er weiteren Kontrolluntersuchungen fern. Röntgenaufnahme 1931.

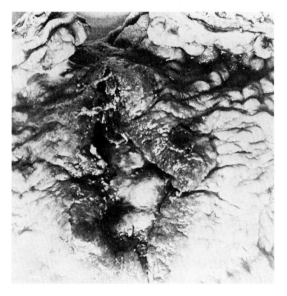

Abb. 7.79. Schüsselförmiges Karzinom
Mangelhaft konserviertes Operationspräparat desselben Patienten wie in Abb. 7.77 und 7.78. – Es zeigt einen großen zerklüfteten Krater mit einem derben, höckerigen Randwall vom Typ eines schüsselförmigen Karzinoms. Wegen zunehmender Hinfälligkeit hatte sich der Patient (1936) in einem anderen Krankenhaus operieren lassen.

Abb. 7.80. Papillomatöser Magentumor
Taubeneigroßer Tumor mit papillomatöser
Oberfläche in der Angulusgegend der kleinen Kurvatur. Hühnereigroßer Tumor im
Magenfundus. – 44jährige Patientin. Seit
19 Jahren Oberbauchbeschwerden, erhebliche Anämie. – Operativ wurde der Röntgenbefund bestätigt.

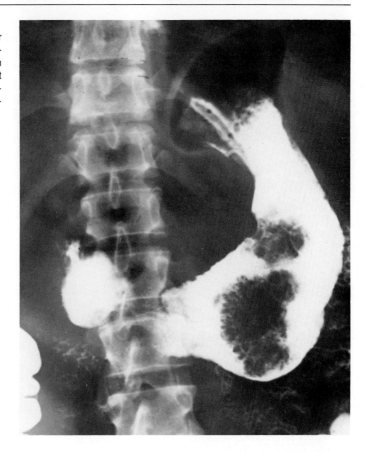

**Abb. 7.81. Resektionspräparat zu Abb.
7.80**
Großer papillomatöser Tumor mit deutlichen Anzeichen einer malignen Degeneration neben kleinen polypösen Tumoren in
einer gastritisch veränderten Schleimhaut
(Gastritis granularis) (Prof. *Konjetzny*).

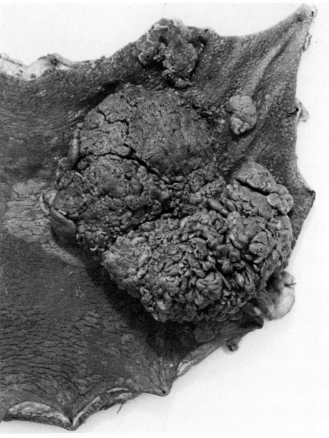

Mesokolonrezidiv

Nach der Resektion maligner Magentumoren, insbesondere nach der operativen Entfernung fibröser Karzinome, werden gelegentlich auch am Dickdarm Veränderungen beobachtet. Der Abstand zwischen Magenstumpf und Querkolon vergrößert sich, und es fehlt auf der dem Magen zugewandten Dickdarmbegrenzung die natürliche Haustration. Die Konturen sind angenagt und starr.

Anatomisch handelt es sich hier um ein Übergreifen des malignen Prozesses vom Operationsgebiet auf das Mesokolon und den Dickdarm. Die Veränderungen sind im allgemeinen so charakteristisch, daß sie kaum mit anderen Wanddeformitäten verwechselt werden können (Abb. 7.**73**), am ehesten noch einer tuberkulösen Infiltration ähneln.

8. Portale Hypertension

Einleitung

Die portale Hypertension mit ihren dramatischen Komplikationen, der oft tödlichen Varizenblutung und dem Aszites, hat durch die Entwicklung operativer Behandlungsmethoden nur einen Teil ihres Schreckens verloren. Obwohl die Shunt-Therapie (WHIPPLE 1945) eine anerkannte Behandlungsmethode geworden ist und man damit die Häufigkeit der Rezidivblutungen vermindern konnte, vermochte man mit diesem Verfahren die Lebenserwartung von Patienten mit portaler Hypertension auf der Grundlage einer schweren Leberzirrhose kaum zu verlängern (ECKARDT u. EWE 1981). Die Verhinderung neuer Blutungen wurde aber durch eine erhöhte Inzidenz von Enzephalopathien und Koma relativiert. Diese negativen Folgen beruhen teilweise auf der postoperativ verminderten Perfusion der Leber und auf hämodynamisch bedingten Gewebsnekrosen nach portokavalen Anastomosen (RASENACK 1981).

Die Erhöhung des Druckes in der Pfortader und in ihren Zubringervenen setzt zwar durch die Ausbildung von Umgehungskreisläufen eine gewisse hämodynamische Kompensation in Gang, bringt aber den Patienten in Gefahr. Das Verständnis dieser komplizierten pathologisch-anatomischen und hämodynamischen Vorgänge erfordert eine kurze Darstellung der Anatomie, der Physiologie und Pathophysiologie des Pfortaderkreislaufs sowie der Ursachen und der Klinik der portalen Hypertension (SCHWIEGK u. BECKMANN 1956, EWERBECK 1965, ZÖCKLER u. GHEORGHIU 1975, NEUMAYR u. PESCHL 1979).

Die Erkrankung stellt sich bei Erwachsenen und Kindern im Hinblick auf die Ätiologie und den Ort der Strömungshindernisse häufig ganz unterschiedlich dar. Aufgabe des Radiologen ist es, mit verschiedenen Methoden die jeweilige pathologisch-anatomische Situation sowie die veränderten Kreislaufverhältnisse exakt zu klären. Er vermag ferner einen Teil der Ursachen einer portalen Hypertension aufzudecken und Informationen zur Klassifikation beizusteuern. Damit können drohende Gefahren besser erkannt und die Einleitung von Palliativmaßnahmen klarer begründet werden.

Für die radiologische Diagnostik stehen Nativaufnahmen (Leber- und Milzgröße), Kontrastmitteluntersuchungen des Magen-Darm-Kanals und verschiedene angiographische Verfahren zur Verfügung.

Röntgenanatomie des Pfortaderkreislaufs

Der extrahepatische Pfortaderkreislauf, der im wesentlichen das venöse Blut der Milz und des Magen-Darm-Kanals aufnimmt, wird von der *V. lienalis* sowie deren Zubringervenen gebildet. Hierzu gehören die *Vv. gastricae breves*, die *Vv. pancreaticae*, die *V. coronaria ventriculi* sowie die *V. mesenterica inferior* und *V. mesenterica superior* (Abb. 8.**1** und 8.**2**).

Das aus der Milz abfließende Blut sammelt sich in kleineren Gefäßen, die sich hilusnahe zum Stamm der V. lienalis vereinigen. Sie verläuft dann in medialer, leicht kaudal geneigter Richtung und nimmt bald mehrere von kranial her kommende Äste, die *Vv. gastricae breves*, auf. Im mittleren Drittel münden von kranial die kleineren *Vv. pancreaticae* ein. Von kaudal her fließen in das portale Drittel der Milzvene die *V. mesenterica inferior* und etwas mehr distal die stärkere *V. mesenterica superior*. Einige Zentimeter stromabwärts, gelegentlich aber auch stromaufwärts, befindet sich die Einmündung der *V. coronaria ventriculi*. Von dort ab existiert ein einheitliches Gefäß, die eigentliche *Pfortader*. Sie bildet mit der V. lienalis einen nach kranial offenen, variablen Winkel von 90–180 Grad (Abb. 8.**3**a und 8.**3**b).

Die Vv. gastricae breves sammeln das Blut aus der oberen Hälfte des Magens, die V. coronaria ventriculi das Blut aus der Kardiagegend. Die

V. mesenterica superior und die V. mesenterica inferior drainieren das Abflußgebiet des Dünn- und Dickdarms. Über Anastomosen zwischen der V. coronaria ventriculi und den Ösophagusvenen bestehen Verbindungen (via V. azygos bzw. hemiazygos) zur V. cava superior. Ähnliche Anastomosen (Plexus haemorrhoidalis) finden sich zwischen den großen Mesenterialvenen und der V. cava inferior (CORNING 1946, ANACKER 1959, DÜX 1965).

Nach ihrem Eintritt in das Leberparenchym teilt sich die Pfortader in einen rechten und linken Ast auf. Der *rechte Hauptast* verläuft in einem nach kranial gerichteten Bogen und gibt hier einige Gefäße ab, die zum Lobus caudatus ziehen. Dann teilt er sich in einen dorsokaudalen und einen ventrokranialen Ast. Der dorsokaudale Ast beschreibt dabei einen nach oben offenen Bogen und endet im dorsokranialen Segment. Der ventrokraniale Ast zieht unmittelbar zum vorderen oberen Abschnitt der Leber.

Der *linke Pfortaderast* bildet einen engen, nach kaudal offenen Bogen und erreicht dabei fast die Leberoberfläche. Nach medial gibt er je einen nach oben *und* unten verlaufenden Ast ab, von denen der untere den Lobus quadratus und das Gallenblasenbett versorgt (Abb. 8.**4** u. 8.**5**).

Die Kenntnis der Endverzweigungen der Pfortader ist für das Verständnis der einzelnen Blockadetypen bei portaler Hypertension besonders wichtig. Einem präterminalen Pfortaderast entspringen je drei terminale Venulen (RAPPAPORT u. SASSE 1979). Jede von ihnen bildet die Achse eines einfachen *Leberazinus*. Durch Lücken der parenchymatösen Grenzlamelle mündet das Pfortaderblut in die konzentrisch liegenden *Sinusoide* eines Azinus. Die Sinusoide bilden die ungewöhnlich weiten Kapillaren (7–21 µm) der Leber und besitzen eine morphologische und funktionelle Sonderstellung. Arteriolen sind mit ihrer Muskelwand die Hauptregulatoren der intrahepatischen Durchblutung, sie können je nach Bedarf und der individuellen Stoffwechselaktivität den Blutstrom drosseln oder öffnen (DRAGOSICS 1979).

Das System der *Lebervenen,* beginnend mit den Zentralvenen, nimmt das Blut aus den Sinusoiden auf und leitet es in Sublobularvenen weiter, die in Sammelvenen münden. Meist sind eine rechte, mittlere und linke Lebervene vorhanden, die getrennt oder teilweise vereinigt in den suprahepatischen Abschnitt der V. cava inferior münden. Eine oder zwei kleinere isolierte Venen leiten das Blut aus dem Lobus caudatus direkt in die untere Hohlvene.

Die intrahepatische Gefäßstruktur zeigt pränatal und beim Neugeborenen wichtige Besonderheiten, die klinisch während der *Katheterisierung der Nabelvene* von großer Bedeutung sind.

Das Nabelvenenblut durchströmt zuerst den kurzen extraabdominellen Nabelschnurabschnitt, anschließend den intraabdominellen Teil der V. umbilicalis, der zunächst nach kranial gerichtet ist, oberflächlich unter der Bauchhaut liegt und dann bogig nach dorsokranial sich fortsetzt. Die Nabelvene mündet in den *Recessus umbilicalis,* einen geräumigen Gefäßabschnitt, der zum kräftigen linken Pfortaderast Verbindung hat, sich aber vor allem nach kranial in den *Ductus venosus Arantii* fortsetzt. Der Ductus venosus endet in einer Lebervene dicht unterhalb ihrer Vereinigung mit der unteren Hohlvene, nur selten unmittelbar in der V. cava inferior. Er schließt sich funktionell bei reifen Neugeborenen etwa 3–7 Tage nach der Geburt (RUDOLPH 1974), anatomisch etwa im Alter von 2–3 Wochen (WALSH u. Mitarb. 1974).

Die Nabelvene ist während der ersten Lebenstage als Zugang zum Gefäßsystem bei Frühgeborenen und Neugeborenen von außerordentlicher Bedeutung. Sie wird sowohl für therapeutische Maßnahmen (Austauschtransfusion, parenterale Ernährung, Zufuhr von Medikamenten, Schockbehandlung), als auch für diagnostische Zwecke benutzt (Blutentnahme, Venendruckmessung, Herzkatheterismus, Angiokardiographie). Ein eingeführter Nabelvenenkatheter nimmt denselben Weg wie das Blut der Nabelvene. Um negative Folgen dieser Prozedur zu vermeiden, muß die Position des Katheters röntgenologisch exakt bestimmt und kontrolliert und seine Verweildauer auf ein Minimum reduziert werden. In die Wand eines solchen Nabelvenenkatheters (Formocat) ist ein Metallfaden eingearbeitet, der Lagebestimmungen mit Hilfe von Übersichtsaufnahmen ohne Schwierigkeiten gestattet. Für das Einbringen von Flüssigkeit und Medikamenten darf man lediglich einen End-offenen Katheter benutzen. Er hat nur dann eine günstige Position inne, wenn seine Spitze innerhalb des rechten Vorhofs, in der unteren Hohlvene direkt unterhalb des rechten Vorhofes oder im Ductus venosus liegt. Auch die Katheterlage im Recessus umbilicalis ist noch zu tolerieren (Abb. 8.**6**–8.**8**). Als ungünstig und unbedingt korrekturbedürftig ist dagegen diejenige Position zu bezeichnen, in der die Katheterspitze weit innerhalb eines Pfortaderastes oder peripher vom Recessus umbilicalis liegt. Dann strömt nämlich die gesamte Menge oder mindestens 50% der infundierten Flüssigkeit in die Leber (MEYER u. LIND 1966). Bei hypertonen Lösungen und konzentrierten Medikamenten bedeutet dies eine große Gefahr für das Parenchym. Es können aber auch Perforationen der zarten Gefäße mit Blutungen auftreten, ferner sind Thrombosen, Thrombophlebitiden, Embolien und Abszedierungen möglich. Als Spätfolge dieser Komplikationen wurde wiederholt eine portale Hypertension beschrieben. Kalkherde im Leberparenchym als Residuen überstandener Gewebsnekrosen können auf der-

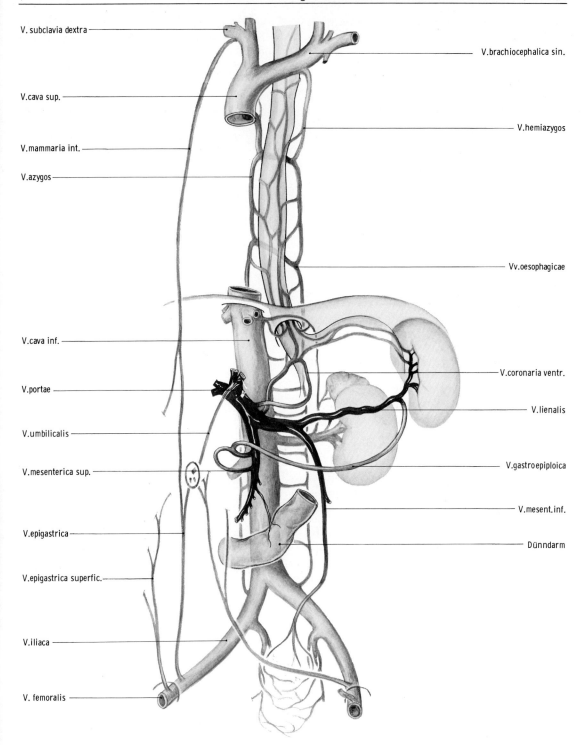

V. subclavia dextra

V.brachiocephalica sin.

V.cava sup.

V.hemiazygos

V.mammaria int.

V.azygos

Vv.oesophagicae

V.cava inf.

V.coronaria ventr.

V.portae

V.lienalis

V.umbilicalis

V.mesenterica sup.

V.gastroepiploica

V.mesent.inf.

V.epigastrica

Dünndarm

V.epigastrica superfic.

V.iliaca

V. femoralis

Abb. 8.1. Das Pfortadersystem und seine portokavalen Kollateralen
Schematische Darstellung des Pfortaderkreislaufes und seiner wichtigsten Verbindungen zu den großen Rumpfvenen (modifiziert nach *O. Schultze* 1935).
Bei portaler Hypertension entwickeln sich zahlreiche Gefäßverbindungen zwischen der splanchnischen und systemischen venösen Zirkulation. Das im Pfortadersystem angestaute Blut kann über kürzere oder längere Kollateralen (via V. coronaria ventriculi, Ösophagusvenen, Azygossystem u. a.) in die obere Hohlvene abströmen. Ein weiterer Abfluß erfolgt über Kollateralen der Vv. mesenterica inferior und superior sowie andere präformierte venöse Gefäße in die untere Hohlvene.

artige Ereignisse hinweisen (KEUTH u. Mitarb. 1972, ERNST u. Mitarb. 1976, ABLOW 1980).

Zur Positionsbestimmung der Katheterspitze sind Sagittalaufnahmen meist ausreichend, eine zusätzliche Seitenaufnahme (BAKER u. Mitarb. 1969) ist in manchen Fällen wünschenswert, insbesondere bei zusätzlichen arteriellen Kathetern

(Nabelarterie). Die Längenmessung des eingeführten Katheterabschnittes stellt für sich allein keine ausreichende Positionskontrolle dar. Als anatomischer Zielpunkt für die Lokalisation der Katheterspitze gilt der 8. oder 9. Brustwirbelkörper, weil sich hier dicht unterhalb des Zwerchfells die Lebervenen mit der unteren Hohlvene vereinigen (RICHTER 1976) (Abb. 8.**9**–8.**11**).

Röntgenphysiologie des Pfortaderkreislaufs

Die Pfortader liegt zwischen zwei unterschiedlichen Kapillargebieten, nämlich dem der Milz und der Baucheingeweide, speziell des Magen-Darm-Kanals (Splanchnikusgebiet) einerseits und dem Kapillargebiet der Leber andererseits. Hier findet innerhalb der sog. *Sinusoide* der Kontakt zwischen Blut und Leberzellen statt. Die Sinusoide erhalten am Rande der Läppchen sowohl Zufluß aus den Aufzweigungen der Pfortader als auch von den Ästen der Leberarterie und münden im Zentrum des Läppchens in die Zentralvene. Das Blut der Pfortader und der Leberarterie mischt sich teils außerhalb, teils innerhalb des Leberläppchens. Ein kompliziertes System arteriolärer Sphinkter- und Drosseleinrichtungen nimmt einen wesentlichen Einfluß auf die kapilläre Strombahn und ermöglicht es, daß Pfortaderblut (7–12 mm Hg Druck) überhaupt gegen den primär hohen arteriellen Druck (ca. 120 mm Hg) in das Stromgebiet der Leber eindringen kann. Ferner bewirken zahlreiche interlobuläre arterioportale Anastomosen eine stoßweise Beschleunigung des trägen Blutstromes im Niederdruckgebiet der Pfortader.

Die Sphinkter an beiden Enden der Sinusoide ermöglichen es außerdem, daß einzelne Parenchymbezirke in die Zirkulation aufgenommen bzw. von ihr ausgeschaltet werden können. Diese Tatsache ist durch angiographische Durchströmungsversuche von der Pfortader her im Tierversuch bestätigt worden. Während sich dabei in der Mehrzahl der Fälle die Leber gleichmäßig mit Kontrastmittel anfärbte, blieben gelegentlich die Randgebiete ausgespart. Es gibt also offenbar einen Durchblutungsmodus, bei dem die gesamte Leber gleichmäßig durchströmt wird, und einen anderen, bei dem der Blutstrom unter Aussparung der Randgebiete über Kurzschlüsse in den zentralen Parenchymabschnitten in die Lebervenen abfließt. Hinzu kommt, daß sich das Blut aus den verschiedenen Zuflußgebieten nicht gleichmäßig innerhalb der Pfortader durchmischt, sondern das Blut aus Magen, Milz und V. mesenterica inferior mehr in den *linken,* das Blut aus dem Dünndarm und den oberen Kolonabschnitten mehr in den *rechten* Leberlappen abströmt.

Der *Pfortaderdruck* beträgt beim Gesunden in Ruhe etwa 8–15 cm Wassersäule. Bei portaler Hypertension werden Werte über 20, von 40, ja bis zu 60 cm gemessen. Da der Druck in der V. portae um 6–8 cm über dem der V. cava inferior liegt, bedingen auch Druckerhöhungen innerhalb dieses großen Gefäßes eine Steigerung des Pfortaderdruckes auf entsprechende Werte. Als weiterer Faktor spielt der Lebervenendruck selbst eine wichtige Rolle. Er kann isoliert erhöht sein.

Das *Stromvolumen* der Pfortader beträgt ca. 1000–1500 ml/Min. bei Erwachsenen. Stromvolumen und Druck hängen ihrerseits ebenso vom Zufluß aus dem Milz- und dem Splanchnikusgebiet ab wie vom Widerstand innerhalb der Leber selbst. Erweiterungen der Arteriolen im Splanchnikusgebiet führen infolge des vermehrten Blutdurchflusses zu einem Anstieg des Druckes und einem erhöhten Stromvolumen der Pfortader. Bei Weitstellung der Lebergefäße resultiert dagegen ein Druckabfall im Pfortadergebiet und ein Anstieg des Blutvolumens, soweit die vorgeschalteten Gefäßprovinzen dies ermöglichen. Daß der Pfortaderdruck während der Verdauung sowie unter dem Einfluß nervaler und pharmakologischer Reize (Adrenalin, Azetylcholin, Histamin, Sauerstoffmangel) erheblichen Schwankungen unterliegt, ist seit längerem bekannt, ebenso die Tatsache, daß die Leberdurchblutung weitgehend von der körperlichen Belastung abhängt. Schon bei aufrechter Stellung nimmt sie um 30%, bei körperlicher Arbeit sogar um 40% ab.

Distal des Einmündungsbereichs der großen Darmvenen nimmt die Pfortader mit ihrer stärker entwickelten Längs- und Ringmuskulatur fast einen arteriellen Charakter an. Sie ist also schon von ihrer anatomischen Struktur her auf höhere Druckwerte eingerichtet als etwa die untere Hohlvene. Tatsächlich laufen in der Pfortader rhythmisch-peristaltische Kontraktionen mit regelrechten Druckwellen ab. Sie werden durch die Darmperistaltik unterstützt, die auf das venöse Kapillargeflecht der Submukosa einen pumpenartigen Effekt ausübt, der das Stromvolumen in der Pfortader erheblich zu steigern vermag.

Abb. 8.2. Pfortadersystem, Gefäßverlauf

Die V. lienalis zieht unter Zustrom aus kleineren Venen (Vv. gastricae breves, Vv. pancreaticae) in medialer und leicht kaudal geneigter Richtung. Die V. mesenterica inferior mündet von unten in das portale Drittel der V. lienalis. Etwa 2–3 cm stromabwärts bildet sich durch Zustrom aus der V. mesenterica superior von kaudal und der V. coronaria ventriculi von kranial her die V. portae, die sich intrahepatisch in einen rechten und linken Ast aufteilt. In der Gegend des ehemaligen Recessus umbilicalis mündet bei portaler Hypertension die rekanalisierte Nabelvene.

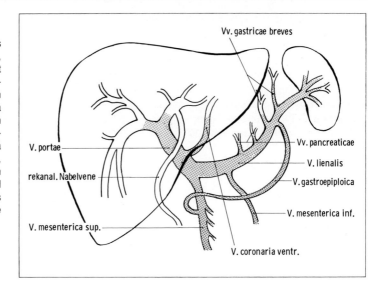

Abb. 8.3. Varianten der Winkelbildung zwischen der V. lienalis und der Pfortader (nach *Doener* u. Mitarb. 1955).

Die Einmündungsstellen der Zubringervenen und die Winkelbildung sind erheblichen Varianten unterworfen:

a) Kleiner Winkel zwischen V. lienalis und Pfortader von etwa 90 Grad, sog. *Y-Typ* des Zusammenflusses, wie man ihn bei Leberverkleinerung im Gefolge einer Zirrhose findet. – Ein mittlerer Winkel von 90–140 Grad wird als *Dreifußtyp* bezeichnet

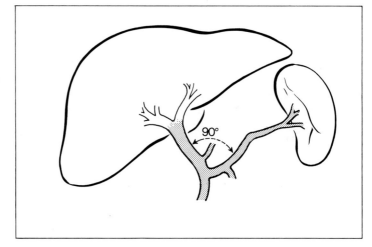

b) Großer Winkel von annähernd 180 Grad (T-Typ)

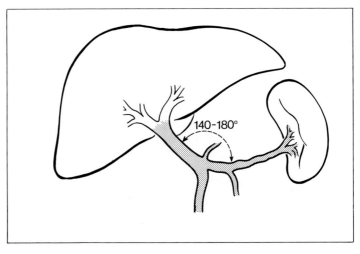

Die *Milz* kann ihrerseits durch ein System von Sperren den arteriellen Zufluß drosseln oder erhöhen, sie stellt somit im Pfortaderkreislauf eine Art Sicherheitsventil dar. Das Milzvolumen nimmt während der Verdauung allmählich zu, erreicht auf ihrem Höhepunkt ein Maximum, um dann am Ende der Verdauung wieder abzunehmen, indem Blut unter rhythmischen Kontraktionen entleert wird. Diese *Depotfunktion* der Milz läßt sich besonders eindrucksvoll bei Kindern mit Pfortaderstauung oder verlangsamtem venösem Blutabfluß durch eine variable Splenomegalie nachweisen.

Das Pfortaderblut erhält also von verschiedenen Seiten her die notwendige Bewegungsenergie, nämlich einmal durch die Darmperistaltik, das andere Mal durch die rhythmischen Kontraktionen der Milz und der Pfortader.

Pathophysiologie des Pfortaderkreislaufs

Die portale Hypertension – ein Ergebnis ätiologisch ganz unterschiedlicher Erkrankungen – ist dadurch charakterisiert, daß Pfortaderblut gegen einen erhöhten Widerstand fließen muß, der sich an einen anatomisch meist gut definierbaren Ort *vor* der Leber, *in* der Leber oder den *Lebervenen* lokalisieren läßt. Mit der Ausbildung gefährlicher Kollateralkreisläufe versucht der Körper, dieser Entwicklung zu begegnen, um den Abstrom des Pfortaderblutes zu gewährleisten und damit den portalen Kreislauf aufrechtzuerhalten (KÜHN u. Mitarb. 1975).

Diese Kollateralgefäße hat PICK bereits 1909 in klassischer Weise nach *hämodynamischen Gesichtspunkten* unterteilt. Er unterschied zwischen Gefäßen mit *hepatopetaler* und *hepatofugaler* Strömungsrichtung.

Hepatopetale Kollateralen stellen diejenigen Gefäße dar, die das Blut paraportal in die Leber leiten. Sie finden sich hauptsächlich im Lig. hepatoduodenale, im Lig. falciforme, im Omentum minus, ferner im Leberhilus. Häufig sind es präformierte Gefäßverbindungen, die erst nach einem Stromhindernis in der Pfortader ersatzweise als Kollateralgefäße in Funktion treten (SCHOENMACKERS u. VIETEN 1954).

Hepatofugale Kollateralen sind jene Gefäße, die wegen des hohen Widerstandes in der portalen Strombahn das Blut, unter Umgehung der Leber, in das Kavasystem ableiten. Schon normalerweise bestehen Anastomosen zwischen dem Portalsystem einerseits und dem Azygossystem der V. cava und gewöhnlich nicht benutzten portopulmonalen Abflußwegen andererseits. Steigt der Druck innerhalb des Pfortadersystems an, so versucht das Blut unter Umgehung des Hindernisses, über das Azygos-Kava-System das rechte Herz zu erreichen. Die portopulmonalen Anastomosen öffnen sich wegen des relativ hohen Pulmonalvenendruckes nur dann, wenn bei sehr hohem Pfortaderdruck größere Blutmengen in den Thoraxraum (Ösophagus und Mediastinum) gedrängt werden.

Zu den hepatofugalen Kollateralen gehören zahlreiche Verbindungen, die sich in drei größere Gruppen unterteilen lassen:

1. Zwischen dem Gebiet der Pfortader und der V. cava superior existieren an der Kardia und dem unteren Ösophagus präformierte Venen. Durch diese Gefäßverbindungen gelangt das Pfortaderblut nach *Stromumkehr* über die Vv. gastricae breves und die V. coronaria ventriculi in die ösophagealen und paraösophagealen Venen, um dann über das Azygos-Hemiazygos-System in die obere Hohlvene abzufließen. Variköse Gefäßerweiterungen im Fornix und im unteren Ösophagus sind die Folge. Die V. azygos selbst erscheint auf Thoraxaufnahmen und bei Schichtuntersuchungen breiter als normal (SWART 1959). Ferner öffnen sich weitere portokavale Gefäßverbindungen, um den Abstrom des Pfortaderblutes über die Mesenterialvenen zu den Vv. haemorrhoidales superior et inferior in die V. cava inferior zu ermöglichen.

2. Reste des obliterierten fetalen Kreislaufes (Nabelvene) können als portokavale Verbindungen rekanalisiert werden. Die Kollateralzirkulation erfolgt dann vom linken Ast der V. portae (Sinus venosus) über umbilikale und para-umbilikale Venen zur vorderen Bauchwand hin. Hier bestehen Kommunikationen über die Vv. epigastricae superior et inferior zur unteren Hohlvene.

3. Portokavale Gefäßverbindungen können schließlich dort entstehen, wo eine enge topographische Beziehung der Organe des Pfortaderkreislaufes mit dem *retroperitonealen Raum* und dem *parietalen Peritoneum* bestehen. Hierher gehören direkte splenorenale Anastomosen, Gefäße zwischen der Milzkapsel und der Bauchwand, die Drainage über Interkostal- und Zwerchfellgefäße zum Venenplexus des Magens und der Speiseröhre mit Abflußrichtung zum Azygossystem.

Das Verständnis der Pathophysiologie bedarf auch einiger klinischer Hinweise:

Bei *Erwachsenen* wecken Form- und Konsistenzänderungen von Leber und Milz, gelegentlich be-

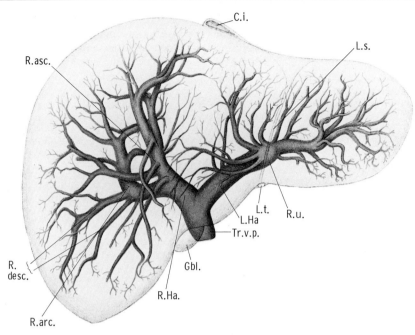

Abb. 8.4. Intrahepatische Pfortaderaufzweigungen (*Rex* 1888)
Portalbaum des Menschen. Darstellung nach Korrosionspräparaten. Die ventrale Ansicht ist in die Umrisse der Leber eingezeichnet.

Tr. v. p. = Truncus venae portae	R. u. = Recessus umbilicalis	Gbl. = Gallenblase
R. Ha. = Rechter Hauptast	C. i. = Vena cava inferior	R. asc. = Ramus ascendens
R. arc. = Ramus arcuatus	L. t. = Ligamentum teres	L. Ha = Linker Hauptast
R. desc. = Ramus descendens	L. s. = Ligamentum suspensorium	

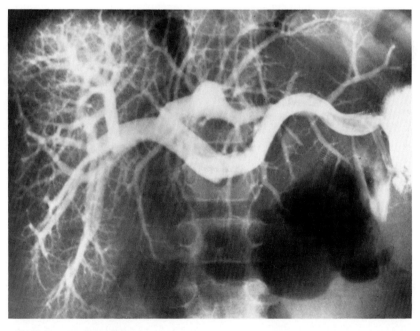

Abb. 8.5. Normale Splenoportographie
9jähriges Kind. – Aufnahme nach Beendigung der Injektion. Unbehinderter Kontrastmittelabfluß zum Leberhilus. Normale Milz-Leber-Zeit von 3 Sek. Gering geschlängelter Verlauf der Milzvene, deren Kaliber allmählich zunimmt. Die Zuflußvenen stellen sich nicht dar. Innerhalb der V. lienalis und der V. portae entstehen bereits schlierenartige Aussparungen durch den Zufluß unkontrastierten Blutes. Normale intrahepatische Aufzweigungen der V. portae in den linken und rechten Hauptast sowie deren Aufzweigungen (vgl. Abb. 8.4). Die einzelnen Äste zeigen eine gleichmäßige Kaliberabnahme.

gleitet von der Ausbildung eines Aszites, den Verdacht auf eine portale Hypertension, die meist auf einer intrahepatischen Widerstandserhöhung beruht. Als Faustregel gilt auch heute noch die von MARKHOFF 1954 gemachte Feststellung, daß eine große Leber und eine kleine Milz eher auf den häufigeren intrahepatischen Block schließen lassen, während eine normale Leber und eine große Milz für den selteneren extrahepatischen Block sprechen. Die gefürchteten Komplikationen, nämlich lebensbedrohliche Blutungen, sind aber erst nach der Ausbildung eines portokavalen Kollateralkreislaufes zu erwarten.

Die Angaben über die Häufigkeit tödlicher Varizenblutungen schwanken zwischen 14 und 25% der Erkrankten und mehr, wobei bereits 50% ihrer ersten Blutung erliegen (BECKMANN 1956). Dabei spielt offenbar nicht nur der plötzliche Blutverlust eine Rolle, sondern ebenso auch die zusätzliche akute Schädigung des Leberparenchyms durch einen ungewöhnlich hohen Proteinanfall (Resorption toxisch wirkender Eiweißabbauprodukte von dem in den Magen-Darm-Kanal gelangten Blut), ferner die Hypovolämie und die Hypoxie des Leberparenchyms. Außerdem werden diffuse parenchymatöse Sickerblutungen in den Magen-Darm-Trakt beobachtet, die Eisenmangelanämien hervorrufen. Gelegentlich treten bereits bei breiten spontanen Shuntbildungen portokavale Enzephalopathien auf, die als Folgen einer Intoxikation mit Eiweißabbauprodukten und Ammoniak aufzufassen sind.

In den Vordergrund klinisch-radiologischer Überlegungen rückt vor allem der Nachweis von Ösophagus- und Magenvarizen, während sog. Duodenalvarizen bezüglich einer Blutung ebensowenig Bedeutung zuzumessen ist wie den erweiterten und gestauten Hämorrhoidalvenen. Hinzu kommt die Notwendigkeit, den Blockadetyp und seinen Kollateralkreislauf zu klären mit dem Ziel, einen Therapieplan auch von radiologischer Seite zu begründen.

Das Zusammentreffen mehrerer pathogenetischer Faktoren bringt bei portaler Hypertension die *Aszitesbildung* in Gang. Hierzu gehören Regeneratknoten und fibröse Veränderungen des Leberparenchyms, die zu einer Kompression der postsinusoidalen Lebervenen führen, ferner die erhöhte hepatische Lymphproduktion mit Abgabe in die Bauchhöhle, die Störung der Nierenfunktion und Veränderungen im Renin-Angiotensin-Aldosteron-System (WERNING u. SIEGEN-THALER 1979).

Die früher vielfach geäußerte Vorstellung, daß der Pfortaderhochdruck die Ursache des Aszites sei, ist in dieser Form nicht mehr haltbar. Tierexperimentelle Untersuchungen haben gezeigt, daß eine Pfortaderkompression *allein* nicht zur Ausbildung eines Aszites ausreicht, wenn nicht gleichzeitig eine Hypoproteinämie besteht. Dagegen gelingt es regelmäßig, durch Drosselung der V. cava inferior einen portalen Hochdruck, eine Leberstauung und einen eiweißreichen Aszites zu erzeugen, der sich dann allerdings nach Ausbildung eines Kollateralkreislaufes allmählich wieder zurückbildet.

Bei *Kindern* mit portaler Hypertension ist die Anamnese bis zur ersten Blutung symptomarm. Über längere Zeit zeigen sich nur uncharakteristische Hinweise in Form von Blässe, Mattigkeit, Appetitlosigkeit mit schlechtem Gedeihen und einem Entwicklungsrückstand, zudem häufiger ein bemerkenswerter Milztumor. Zusätzlich bestehen Symptome des Hypersplenismus, nämlich eine Reifungs- und Ausschwemmungsstörung im Knochenmark mit einer Anämie, einer Thrombozytopenie und Leukopenie. Die Lebensdauer der Erythrozyten ist zudem verkürzt, und die Zahl der Retikulozyten steigt an. Die Thrombozytopenie und eine Thrombozytenfunktionsstörung erhöhen nicht nur die Gefahr des Verblutungstodes, sondern können auch die Durchführung notwendiger angiographischer Untersuchungen erschweren, oder machen vorher eine Substitution notwendig. Bei einigen Patienten findet sich anamnestisch während des ersten Lebensjahres ein Aszites, der wieder verschwindet, sobald sich genügend Kollateralen ausgebildet haben. Bei portaler Hypertension im Gefolge einer Thrombose der Pfortader tritt bei Kindern die erste Blutung früher ein als bei den selteneren Leberzirrhosen oder Leberfibrosen. Blutungsepisoden werden durch fieberhafte Erkrankungen gefördert oder gar eingeleitet. Die erste stärkere Blutung tritt etwa zwischen dem 3. und 10. Lebensjahr auf. Nach solch einem Ereignis verschwindet vorübergehend infolge einer Dekompression auch die Milzvergrößerung (HECKER u. Mitarb. 1976, MOWAT 1979, THELEN u. Mitarb. 1979, BOLKENIUS 1980).

Faßt man das Pfortadergebiet als funktionell geschlossenes System auf, für das die üblichen hämodynamischen Vorstellungen über Stromhindernisse, Widerstandserhöhung, Rückstau und Druckanstieg zutreffen, so erfolgt je nach dem Ort der Obstruktion die Umleitung nach ganz bestimmten Gesetzen. Dabei spielt der sog. "Seitendruck" eine wichtige Rolle. Er wirkt sich unmittelbar *vor* der Blockade am stärksten aus und führt dazu, daß Blut in erster Linie in diejenigen Kollateralen gedrängt wird, die unmittelbar vor dem Hindernis liegen.

Die klassische Unterteilung der Strömungshindernisse (WHIPPLE 1945) in *extrahepatische* und *intrahepatische* Formen orientiert sich topographisch an der *Leber*.

Der Abfluß des Pfortaderblutes kann an drei Prädilektionsstellen, nämlich *prähepatisch, intra-*

Abb. 8.6. Nabelvene und Pfortader beim Neugeborenen

Schematische Darstellung der anatomischen Beziehungen zwischen der Nabelvene, der Pfortader und der unteren Hohlvene. Die Nabelvene mündet in den Recessus umbilicalis und setzt sich im Ductus venosus fort, der in eine Lebervene oder die V. cava inferior mündet. Nach der Geburt obliterieren die Nabelvene und der Ductus venosus, während der Recessus umbilicalis in Form einer Erweiterung des linken Pfortaderastes auch beim Erwachsenen noch erkennbar bleibt.

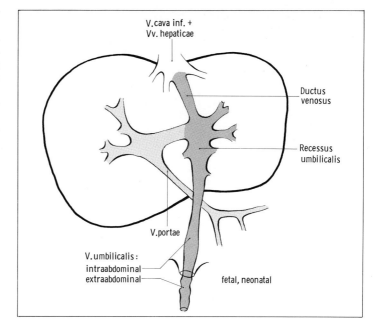

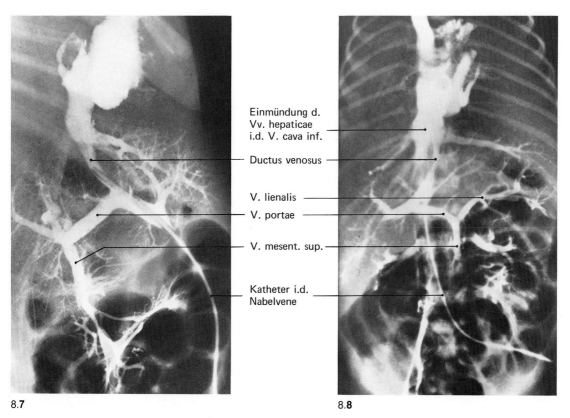

8.**7**

8.**8**

Abb. 8.**7**.   Seitenaufnahme zu Abb. 8.**8**

Abb. 8.8.   Postmortale Darstellung des fetalen Pfortadersystems

Menschlicher Fetus, mens VIII, SSL 29 cm. Über die Nabelvene wurde ein Katheter bis in den Ductus venosus vorgeschoben und Kontrastmittel instilliert. Die fetalen und bei der Geburt noch vorhandenen Gefäßverhältnisse werden sichtbar. Diese anatomischen und topographischen Besonderheiten sind für die Nabelvenenkatheterisierung aus diagnostischen und therapeutischen Gründen von großer Bedeutung (Postmortale Untersuchung: Dr. *Richter*).

hepatisch und *posthepatisch* behindert werden. Man spricht dann von einem entsprechenden „Block", einer „Blockade" oder einem „Abstromhindernis". Mischformen der einzelnen Blockadetypen kommen vor. Bei Erwachsenen und Kindern bestehen jedoch bezüglich der Ätiologie, der Häufigkeit, des Verlaufs sowie der Operabilität wesentliche Unterschiede.

1. Prähepatische Abstromhindernisse

Sie sind bei *Erwachsenen* seltener als bei Kindern und liegen entweder innerhalb der V. lienalis, in den Mesenterialvenen oder in der Pfortader selbst. Nur ausnahmsweise ruft die *isolierte Milzvenenstenose* eine portale Hypertension hervor. Aber meist schreitet solch ein Prozeß fort, greift auf die Pfortader über und zeitigt entsprechende Folgen (Abb. 8.**12** und 8.**13**).

Ursächlich kommen neben *Zirkulationsstörungen,* verbunden mit einer Polyzytämie, vor allem *Entzündungen* und *Neoplasmen* sowie *Traumafolgen* im Bereich der Nachbarorgane in Betracht. Zu nennen sind u. a. eine Pankreatitis, Cholangitis, Gastroenteritis, Ulcera ventriculi et duodeni, eine Appendizitis, Kolitis, Divertikulitis oder auch entzündlich veränderte Hämorrhoidalknoten, ferner Pankreaszysten, -tumoren oder -gummen sowie Neoplasmen im Leberhilus.

Kinder mit portaler Hypertension weisen in etwa 70% der Fälle *prähepatische Abstromhindernisse* innerhalb der Pfortader selbst auf, für die eine Anzahl von Ursachen bekannt geworden sind.

Im Anschluß an die Obliteration der Nabelvene in der Neugeborenenperiode kann dieser *physiologische Spontanverschluß* überschießend ablaufen und sich in der Pfortader fortsetzen. Die meisten Autoren geben jedoch an, daß sich entsprechende Gefäßverschlüsse im Gefolge *thrombophlebitischer Prozesse* der Nabelvene während der Neugeborenenperiode entwickeln, die auf die Pfortader übergreifen und ausgedehnte Obstruktionen zur Folge haben. In manchen Fällen erhält man auch klare Angaben über eine derartige Entzündung. Einige Nabelinfektionen verlaufen jedoch so schleichend („schmieriger Nabel") oder gar unbemerkt, daß man erst von ihren Spätfolgen überrascht wird. Gelegentlich wird von einer eitrigen Peritonitis während der Säuglingszeit berichtet.

Nach AUVERT 1969 beruht allerdings auch ein kleiner Teil der Verschlüsse auf einer *Anomalie der Pfortader,* nämlich einer kongenitalen Atresie bzw. Stenose unterschiedlicher Länge und Ausprägung, zu der sich eine sekundäre Thrombosierung gesellen kann.

Immer häufiger wird der Verschluß der Pfortader als Komplikation einer Nabelvenenkatheterisierung während der Neugeborenenperiode herausgestellt (WEISSENBACHER u. HAYEK 1969, ERFURTH u. Mitarb. 1974, WIEDERSBERG u. PAWLOWSKI 1980). Die mechanische Reizung des Gefäßendothels, eine zu lange Verweildauer des Katheters, die Schädigung durch hypertone Infusionslösungen, vor allem aber die aszendierenden Infektionen gelten dabei als die wichtigsten Faktoren.

Nach solch einem Verschluß kann es zwar zur partiellen Rekanalisation der Pfortader kommen. Meist aber entwickeln sich im Bett der V. portae lediglich mehrere venöse Ersatzverbindungen zur Leber, die die anatomische Grundlage für ein Gefäßgeflecht, eine „kavernomatöse Transformation" bilden (WALIA u. Mitarb. 1979, REUTER 1980). Diese Veränderungen dürfen nicht als Anomalie angesehen werden (Abb. 8.**14** und 8.**15**).

Je nach Lokalisation und Wirksamkeit des prähepatischen Abstromhindernisses entwickeln sich die kollateralen venösen Abflußwege, die sich im Splenoportogramm einwandfrei nachweisen lassen. Bei einer isolierten *Milzvenenblockade* bildet sich ein Kollateralkreislauf aus den Gefäßen des Milzhilus und des Magens, um das Blut über die V. gastroepiploica und die Vv. mesentericae in die Pfortader abzuleiten. Man erkennt häufig noch einen Teil der V. lienalis, die stenosiert oder durch Thromben verschlossen ist.

Liegt das Hindernis im *Stamm der V. portae,* so treten paraportale Umgehungsanastomosen in Erscheinung, die als hepatopetale Venen unter dem Bild eines „Portakavernoms" den portalen Kreislauf aufrechterhalten. Der Blutabstrom in die Leber ist zwar erschwert und die intrahepatische Zirkulation verringert, das Leberparenchym selbst bleibt aber intakt. Das Kontrastmittel fließt teilweise über hepatofugale Kollateralen, nämlich die V. coronaria ventriculi und die Mesenterialvenen ab, während der Abstrom über die V. umbilicalis fehlt.

Liegt die Blockade unmittelbar im Leberhilus, so entspricht der Kollateralkreislauf praktisch dem der intrahepatischen Blockbildung. Es fehlt lediglich die Abflußmöglichkeit über das Gefäßgeflecht der ehemaligen Nabelvene und über Leberkapselvenen. Dagegen schalten sich auch paraportale Venen in den Umgehungskreislauf ein.

2. Intrahepatische Abstromhindernisse

Bei *Erwachsenen* stellen die intrahepatischen Blockaden mit etwa 98% das Hauptkontingent aller Abstromhindernisse. Sie sind meist Folge einer Alkoholschädigung, einer Leberzirrhose,

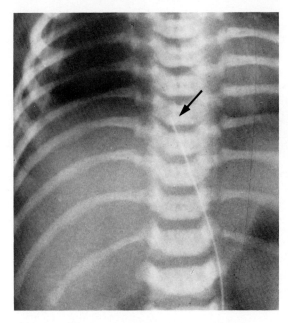

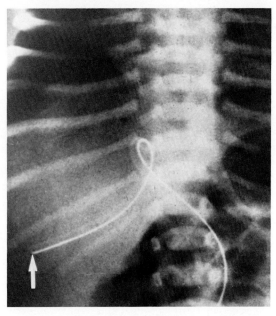

Abb. 8.9. Nabelvenenkatheter, richtige Position
Günstige Position der Katheterspitze (Pfeil) in Projektion
auf Th 8. Der Katheter hat die Nabelvene, den Recessus
umbilicalis und den Ductus venosus passiert und liegt mit
seiner Spitze innerhalb der Vena cava inferior direkt unterhalb des rechten Vorhofes. – Pleuradrainage rechts nach
Herzoperation.

Abb. 8.10. Nabelvenenkatheter, fehlerhafte Position
Die Katheterspitze liegt tief im rechten Pfortaderast. Das
bedeutet für das Gefäß selbst und für das Leberparenchym eine Gefährdung, falls konzentrierte Flüssigkeiten
oder Medikamente infundiert werden. Weil bei alleiniger
Messung der eingeführten Katheterstrecke solch ein Fehler nicht entdeckt wird, ist stets eine röntgenologische
Positionskontrolle erforderlich.

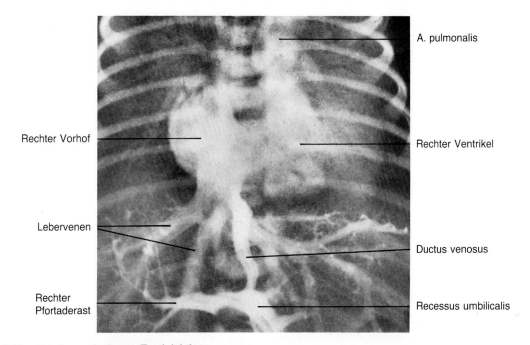

Abb. 8.11. Nabelvenenkatheter, Testinjektion
Fehlerhafte Position des Nabelvenenkatheters, dessen Spitze weit peripher innerhalb des rechten Pfortaderastes liegt.
Prüfung der Abstromverhältnisse durch Testinjektion. Das Kontrastmittel (3 ml Urovison, Handinjektion) fließt teils in das
Leberparenchym, zum größeren Teil über den Ductus venosus in die Lebervenen, in den rechten Vorhof und rechten
Ventrikel.

gleichgültig welcher Ätiologie, einer chronischen Hepatitis, einer massiven Fettleber, einer chronischen Cholangiopathie, in tropischen Ländern einer Schistosomiasis, myeloproliferativer Erkrankungen, einer Sarkoidose und anderer Krankheiten (WANKE 1955, NEUMAYR u. PESCHL 1979).

Bei einer Zirrhose oder Fibrose öffnen sich auch die präsinusoidalen Verbindungen zwischen Ästen der Leberarterie und der V. portae und erschweren durch eine zusätzliche Druckerhöhung im Pfortadergebiet den portalen Zustrom. Dabei verhält sich das Stromvolumen der Leberarterien zur Pfortader stets gegensätzlich: unter allen physiologischen und pathologischen Bedingungen, die mit einer Abnahme des Blutvolumens der Pfortader einhergehen, erhöht sich automatisch der Zufluß aus den Leberarterien.

Bei Zirrhose und Fibrose öffnen sich auch in verstärktem Umfange intrahepatische Kollateralgefäße von den Pfortaderästen zu den Lebervenen, so daß Pfortaderblut unter Umgehung der Sinusoide direkt in die Lebervenen gelangen kann.

Bei *Kindern* mit portaler Hypertension findet man nur in etwa 30% intrahepatische Abstromhindernisse. Ursächlich kommen dafür einige primäre Lebererkrankungen in Betracht, die infolge einer sekundären Fibrosierung die normale Leberarchitektur verändern, eine Kompression der intrahepatischen Pfortaderäste bewirken, den Gefäßwiderstand erhöhen und für zusätzliche Shunts zwischen Ästen der A. hepatica und der Pfortader verantwortlich sind.

Bei Kindern ist die *posthepatitische Zirrhose* als häufigste Ursache einer intrahepatischen Blockade anzusehen. Die *biliäre Zirrhose*, die im Gefolge einer Mißbildung der Gallenwege oder nach einer Neugeborenenhepatitis mit permanenter Gallenstauung einhergeht, führt kontinuierlich zum Untergang von Leberzellen und ebenfalls zu einer portalen Hypertension. Die *kongenitale Leberfibrose* ist als gelegentlich genetisch verankertes Leiden für eine intrahepatische Abflußbehinderung verantwortlich (TYSON u. Mitarb. 1968, WALIA u. Mitarb. 1979). Auch die *Mukoviszidose* kann eine portale Hypertension einleiten, sofern eine Leberbeteiligung vorliegt. Entsprechende Beobachtungen häufen sich gegenwärtig, weil dank moderner Therapie mehr Patienten diese Komplikation erleben. Kinder mit einem α_1-Antitrypsin-Mangel, einer angeborenen hereditären Defektproteinämie, entwickeln nach einigen Lebensjahren neben einem chronisch obstruktiven Lungenemphysem auch eine Leberzirrhose mit portaler Hypertension (KOEPP 1980).

Im *Splenoportogramm* sind nicht nur der Durchmesser der Pfortader sowie das Kaliber der hauptsächlich beanspruchten Umleitungen zu erfassen, sondern auch die Beeinträchtigung der Strömungsgeschwindigkeit (verlängerte Milz-Leber-Zeit). Der portovertebrale Winkel ist entsprechend der Größen- und Formänderung der Leber meist verkleinert. Wichtig für eine evtl. geplante Operation ist die Kenntnis, ob die Pfortader selbst intakt ist und sich zur Anastomose eignet, oder durch Thromben verändert wurde.

Intrahepatisch sind als Folge der pathologisch-anatomischen Prozesse die Zeichen einer Einengung des Gesamtquerschnitts der Pfortader zu finden. Die Leber selbst wird nur noch in geringem Umfange von Portalblut durchströmt. Je nach Form und Stadium einer Zirrhose zeigen sich auffallende Kalibersprünge, ferner Veränderungen an den mittleren und kleineren Ästen im Sinne einer Rarefizierung des portalen Gefäßbaumes und atypische Abgänge kleinerer Äste direkt von den größeren Gefäßen. Die Äste verlaufen oft gestreckt, sind eingeengt und werden unregelmäßig verdrängt, oder brechen plötzlich ab. Das Gefäßbild ähnelt einem „gealterten und vertrockneten Baum" (WANNAGAT 1955, 1979). Die Veränderungen verteilen sich nicht regelmäßig über die ganze Leber. Aus dem Splenoportogramm allein ist jedoch eine Differenzierung der einzelnen Zirrhoseformen nicht möglich.

3. Posthepatische Abstromhindernisse

Sie beruhen auf einer Abflußbehinderung im Bereich der Lebervenen bzw. der V. cava inferior. Bei Erwachsenen handelt es sich meist um eine Thrombose der V. hepatica bei obliterierender Endophlebitis, die sich bis in die feinsten Äste erstrecken kann. Auch narbig schrumpfende Prozesse des Perikards (obliterierende Perikarditis), eine kardiale Stauung, oder Narbenbildung und Kompressionen an der Einmündung der unteren Hohlvene kommen in Betracht (Budd-Chiari-Syndrom). Neuerdings werden auch Kontrazeptiva angeführt.

Beim *Kinde* sind posthepatische Abstromhindernisse seltener, werden aber gelegentlich durch Tumorkompression oder nach einem Einbruch von Tumormassen (Neuroblastom, Wilms-Tumor) in den obersten Abschnitt der V. cava inferior oder bei konstriktiver Perikarditis beobachtet. Auch die moderne Zytostatikatherapie verursacht manchmal ähnliche Nebenwirkungen (RUNNE u. Mitarb. 1980). Die Leber vergrößert sich dann, oft ist Aszites vorhanden.

Im *Splenoportogramm* bleiben die prähepatischen Gefäße normal. Es findet sich aber eine verlängerte Durchströmungszeit, weil das Kontrastmittel infolge der Abflußbehinderung im Bereich der Lebervenen ungewöhnlich lange im Parenchym verbleibt (verlängerte Auslöschzeit). Manchmal kommt es auch zu einer schwachen Darstellung

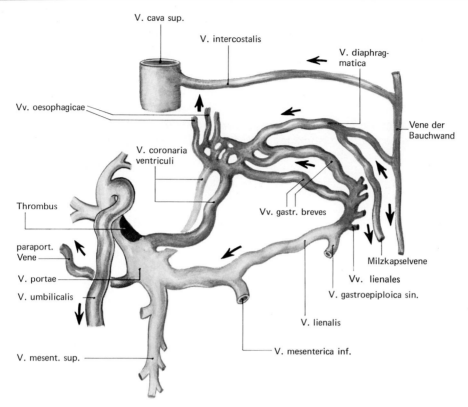

V. cava sup.

V. intercostalis

V. diaphrag-
matica

Vv. oesophagicae

Vene der
Bauchwand

V. coronaria
ventriculi

Thrombus

Vv. gastr. breves

paraport.
Vene

Milzkapselvene

V. portae

Vv. lienales

V. umbilicalis

V. gastroepiploica sin.

V. lienalis

V. mesent. sup.

V. mesenterica inf.

Abb. 8.12. Prähepatische Blockade
Schematische Darstellung einer prähepatischen Blockade durch Thromben in der V. portae mit Ausbildung eines hepatofugalen Kollateralkreislaufs. Das Hindernis in der Pfortader distal der Einmündung der V. coronaria ventriculi verursacht einen Abstrom des Blutes über die vorgeschalteten Venen, ferner durch rekanalisierte Gefäße zur oberen und unteren Hohlvene. Es bilden sich Magen- und Ösophagusvarizen.

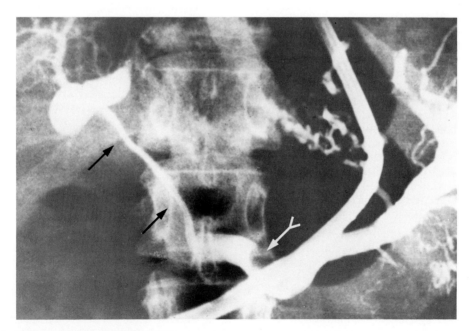

Abb. 8.13. Akute prähepatische Blockade
Wandständige, langgestreckte Thrombose der V. portae (Pfeile links), umschriebene wandständige Thrombose in der Milzvene (Pfeil), so daß eine akute prähepatische Blockade resultiert. Zusätzlich besteht eine intrahepatische Blockade infolge einer Leberzirrhose. Beginnende Entwicklung von Kollateralen (Prof. *Swart*).

portovenöser Anastomosen. Eine definitive Klärung der Art und des Sitzes eines Abstromhindernisses ist aber nur durch eine retrograde Katheterisierung der Lebervenen von der V. cava aus, ferner durch ein Kavogramm zu erwarten.

Eine portale Hypertension entwickelt sich durch:

1. Eine erhebliche Einengung oder Obliteration der V. lienalis oder des Pfortaderstammes infolge primärer Mißbildungen, angeborener Stenosen, einer Thrombose, einer Sklerose, infolge von Entzündungen, Tumoren und Tumormetastasen (prähepatischer Block).

2. Eine Erhöhung des intrahepatischen Gefäßwiderstandes, z. B. bei Leberzirrhose und Leberfibrose (intrahepatischer Block).

3. Eine Thrombose der Lebervenen, eine Drucksteigerung in der V. cava inferior, sei es durch obliterierende Perikarditis, eine Rechtsinsuffizienz, eine Tumorkompression oder Tumorinvasion (posthepatischer Block).

4. Angeborene Kurzschlüsse im Sinne einer a.-v. Fistel zwischen Arterien der Milz, des Magens, des Darmes und der Leber einerseits und dem Stromgebiet der Pfortader andererseits.

5. Eine beträchtliche Erhöhung des Minutenvolumens der Pfortader aufgrund einer funktionellen Störung, z. B. bei gewissen Formen der Splenomegalie.

6. Sinusoidale Vasospasmen bei nicht zirrhotischen Formen der Lebererkrankungen (SWART 1968).

Ösophagusvarizen, Magenvarizen, Duodenalvarizen

Bei Verdacht auf portale Hypertension und der Differenzierung unterschiedlicher Blockadetypen ist röntgenologisch zuerst der exakte Nachweis von Ösophagus- und Magenvarizen (aber auch von Ulzera) als Blutungsquellen erforderlich. In der Speiseröhre handelt es sich dabei um submukös gelegene Varizen (BUTLER 1951, STELZNER u. LIERSE 1968).

Normalerweise lassen sich in der Wand des oberen Magen-Darm-Traktes zwei getrennte venöse Gefäßgebiete unterscheiden. Das *äußere* Venennetz liegt im Bereich des Magens überwiegend submukös, zudem intra- und intermuskulär. Es erstreckt sich einige Millimeter über die histologische Kardiagrenze hinaus. Dort durchdringen die Venen die Muscularis mucosae der Speiseröhre und liegen über eine kurze Strecke hin *subepithelial*. STELZNER u. LIERSE nannten diesen umschriebenen Abschnitt die *zweite innere Gefäßprovinz*. Sie bildet zusammen mit der Muskulatur das „angiomuskuläre Verschlußsystem" der terminalen Speiseröhre. Es gibt hier keine oder nur sehr spärliche die Muscularis mucosae durchdringende Venen (Abb. 8.**16**).

Bei portalem Hochdruck erweitern sich sowohl die tiefen, als auch die subepithelialen Venen, also alle venösen Areale der Speiseröhre beträchtlich (Abb. 8.**17**). Infolge der Druckerhöhung in den dilatierten Venen ist auch der Blutabfluß aus dem Kapillargebiet der ganzen Ösophaguswand verlangsamt, so daß eine verschlechterte lokale Kreislaufsituation für Schleimhaut und Gefäßwände resultiert. Dies begünstigt ausgesprochen die Entwicklung einer Schleimhautulzeration (RICHTER u. LEDER 1980). Falls sie sich in die Tiefe fortsetzt, können auch maximal erweiterte, unter erhöhtem Druck stehende Varizen eröffnet werden, so daß eine massive Blutung einsetzt, die noch durch die verstärkte Blutungsneigung des Patienten forciert wird.

Wie Obduktionen zeigen, erfolgen tödliche Blutungen oft durch eine winzige Wandläsion von nur einem oder wenigen Millimetern Durchmesser. Diese Gefäßöffnung ist die Folge einer Schleimhaut- und Venenwandnekrose. Sie beruht auf einer peptischen Schädigung auf der Grundlage eines gastroösophagealen Refluxes und zeigt wegen schlechter Durchblutungsverhältnisse kaum eine Heilungstendenz. Zur Blutung neigen erfahrungsgemäß nur die distal gelegenen Ösophagusvarizen. Mechanische Momente kommen offenbar hinzu, weil sich die Stauung in den weiten subepithelialen Venen, für die keine Ausweichmöglichkeit besteht, vor allem während der Nahrungspassage verstärkt. Man kann derartige Perforationen auch postmortal aufdecken, falls Kontrastmittel unter Druck in die V. coronaria ventriculi injiziert wird.

Weil die Entwicklung starker Ösophagusvarizen überwiegend von der Durchgängigkeit und der Blutmenge der V. coronaria ventriculi abhängt, wird man in etwa 80–90% aller prä- und intrahepatischen Blockaden mit einem positiven Röntgenbefund rechnen dürfen. Liegt dieser Gefäßabgang allerdings im Bereich einer prähepatischen Thrombose, so sistiert oder verringert sich der Zufluß über diese große Vene, so daß sich Ösophagusvarizen dann nur über kollaterale Gefäße der kurzen Magenvenen entwickeln können.

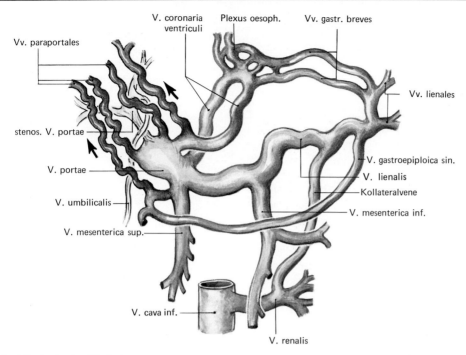

Abb. 8.14. Blockade der Pfortader
Schematische Darstellung einer prähepatischen Blockade mit Ausbildung eines hepatopetalen Kollateralkreislaufs nach Verschluß der Pfortaderäste oder bei Mißbildung der V. portae. Erweiterung der paraportalen Venen im Sinne einer „kavernomatösen Transformation". Der Abstrom erfolgt zusätzlich über die vorgeschalteten Venen.

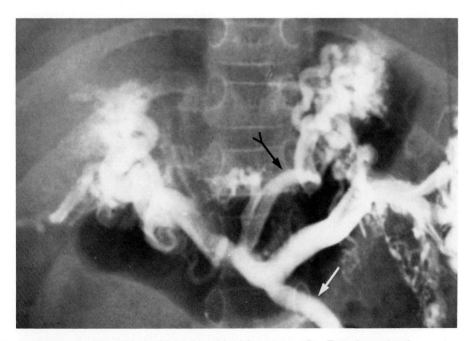

Abb. 8.15. Prähepatische Blockade im Pfortadergebiet („kavernomatöse Transformation")
Abstrom des Kontrastmittels über die sehr breite V. mesenterica inferior (Pfeil) zur unteren Hohlvene sowie über die kurzen Magenvenen und die weite V. coronaria ventriculi (Doppelpfeil) zu Ösophagusvarizen. Im Pfortaderbett und im Leberhilus findet sich ein Konvolut erweiterter periportaler Venen, aber keine eigentliche Pfortader mehr. – 4jähriges Kind. Vergrößerte Milz, Anämie, wiederholt Hämatemesis. Blutaustauschtransfusion über die Nabelvene während der Neugeborenenperiode.

Indirekter Varizennachweis

Merkwürdigerweise wird der Varizennachweis mit Kontrastmittel in der Literatur als ziemlich unzuverlässig bezeichnet. Dies beruht offenbar auf der Tatsache, daß die Füllung der varikös erweiterten Venenplexus im distalen Ösophagus raschen Schwankungen unterliegt. Sie hängen von der jeweiligen hämodynamischen Situation, der Position des Patienten während der Untersuchung, der Atemphase und vom Innendruck im Thoraxraum und in der Speiseröhre ab (STENDER u. KUNITSCH 1975). SCHATZKI 1932 bezifferte die Treffsicherheit mit 50%, BECKMANN 1956 gar nur mit 32,2%. Lediglich SWART 1968 gab mit 72% günstigere Werte an.

Die Röntgensymptomatologie der Ösophagusvarizen ist bereits lange bekannt. Als erste berichteten WOLF 1928 und H. H. BERG sowie KIRKLIN 1931 über derartige Befunde. WOLF stellte vier charakteristische Symptome heraus, die auch heute noch Gültigkeit haben:

1. Bogig begrenzte Aussparungen im Füllungsbild der Speiseröhre, hauptsächlich an der Hinterwand, die zwar zeitweise verschwinden können, aber stets an derselben Stelle und in gleicher Gestalt wieder nachweisbar werden.
2. Kreis- und kleeblattförmige Aufhellungen.
3. Verlangsamte Entleerung des Speiseröhreninhaltes.
4. Haften von Beschlägen an der Speiseröhrenschleimhaut.

Man kann diesen Symptomen noch zwei weitere hinzufügen, nämlich eine unveränderte Elastizität der Wandung trotz hochgradiger Reliefveränderungen (auch bei Prallfüllung) und das Fehlen einer scharfen Grenze zwischen normalem und verändertem Reliefbild. CHIZZOLA 1925 beschrieb als zusätzliches funktionelles Symptom eine Erweiterung des Lumens im Sinne einer *Atonie*.

Der Nachweis von Ösophagusvarizen ist keineswegs leicht, was allein schon durch die Tatsache beleuchtet wird, daß fast alle Autoren eine andere Untersuchungstechnik empfehlen. Die sonst zur Reliefdarstellung der Speiseröhre übliche Bariumpaste (z. B. Microtrast) ist in vielen Fällen ungeeignet, weil sie den Ösophagus durcheilt, ohne einen ausreichenden Wandbeschlag zu hinterlassen. WOLF schlug vor, einen dünnflüssigen Kontrastbrei zu gebrauchen. BEUTEL empfahl 1932 eine marmeladenartige Paste und ließ zum Auswaschen des überschüssigen Kontrastmittels eine dünne Aufschwemmung nachtrinken. Wir selbst verwenden die üblichen Bariumpräparate in einer sahnigen Konsistenz. Der Patient nimmt in aufrechter Stellung bei etwas rekliniertem Gerät im I. schrägen Durchmesser einen Schluck Brei in den Mund und schluckt auf Kommando nur einen Teil hinunter. Unmittelbar nach dem Schluckakt soll der Patient tief einatmen und den Atem kurz anhalten. Dadurch wird die Passagegeschwindigkeit des Kontrastmittels verlangsamt und der Tonus der Speiseröhre erhöht. Mit der zweiten Hälfte des Schluckes ist meist die gesamte Speiseröhre gut im Reliefbild sichtbar. Danach wird das Gerät bis zur Horizontalen umgelegt und die Untersuchung in einer halbschrägen Seitenlage fortgesetzt. Der Patient soll nun nicht mehr schlucken (Luftblasen).

Diese Lage in Verbindung mit einer Exspiration hat sich aufgrund exakter Messungen an der V. azygos (SWART 1963) als die günstigste Voraussetzung zur Darstellung von Varizen ergeben. Überdruck im Sinne des *Valsalvaschen* (Pressen) oder des *Müllerschen Versuchs* (Inspirationsbewegung bei geschlossener Glottis) sollte vermieden werden, da derartige Maßnahmen die Untersuchung nur negativ beeinflussen.

Am vorteilhaftesten ist eine mittlere Tonuslage der Speiseröhre. Eine allzu starke Atonie kann ebenso stören wie eine Hypertonie. Man muß schon geduldig abwarten, bis die Speiseröhre während der Exspiration den günstigsten Tonus für eine Aufnahme erreicht hat. Oft sind mehrere Aufnahmen erforderlich, bis es endlich gelingt, die gesuchten Varizen überzeugend im Bilde festzuhalten. „Das schönste Normalrelief schließt Ösophagusvarizen keineswegs aus" (SWART 1963). Am besten lassen sie sich im umgekehrten I. schrägen Durchmesser darstellen, also in halbrechter, horizontaler Bauchseitenlage. Nach Shuntoperationen muß ihr Nachweis als Ausdruck eines thrombotischen Verschlusses der portokavalen Anastomose gewertet werden (Abb. 8.**18**–8.**23**).

Im oberen Anteil der Speiseröhre können auch gelegentlich Ösophagusvarizen infolge einer Kompression der V. cava superior oder der V. azygos durch Mediastinaltumoren oder Bronchialkarzinome vorkommen (FRIK 1962, MIKKELSEN 1963, REX u. RICHTER 1967, WENZ 1972). Auch Strumen und vor allem Strumarezidive nach Operationen verursachen in einem ungewöhnlich hohen Prozentsatz (bis zu 54%) variköse Veränderungen im oberen Speiseröhrendrittel. LAGEMANN 1973 führte diese Komplikationen auf eine Blockade bzw. Unterbindung der Vv. thyreoideae inf. zurück und belegte seine Vorstellungen durch überzeugende Schemata und eindrucksvolle Röntgenbilder.

Nach LEBREC u. Mitarb. 1980 erbringt die exakte Varizendiagnostik die zuverlässigsten Kriterien für eine evtl. Shuntoperation. Diese Autoren betonten, daß die Gefahr einer akuten gastrointestinalen Blutung bei Patienten mit alkoholischer Leberzirrhose viel stärker von einer ausgeprägten Ösophagusvarikose abhängt (neben Ulzera) als vom Grad der portalen Hypertension.

**Abb. 8.16. Venenverlauf im distalen Öso-
phagus**
Schematische Darstellung der Venen im untersten Speiseröhrenabschnitt. Die venösen Gefäße
liegen submukös, intramuskulär und intermuskulär, durchdringen aber distal an umschriebener
Stelle die Muscularis mucosae und verlaufen
über eine kurze Strecke hin subepithelial. Gemeinsam mit den schraubig apolar angeordneten
Muskelzügen bilden die Venen den „angiomuskulären Dehnverschluß" der distalen Speiseröhre
(nach *Stelzner* u. *Lierse* 1968).

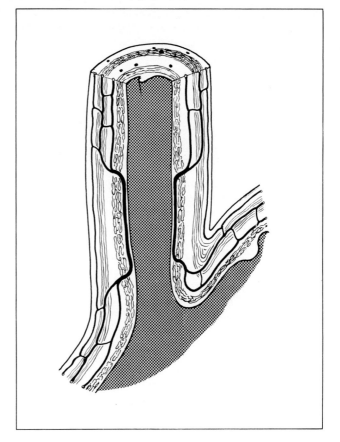

**Abb. 8.17. Ösophagusvarizen bei portaler
Hypertension**
Schematische Darstellung der mächtig erweiterten Venen im Bereich der distalen Speiseröhre
und des Magenfornix. Sowohl die tieferen als
auch die subepithelialen venösen Areale sind
stark dilatiert und verlaufen geschlängelt. Die Gefahr einer Ruptur bzw. peptischer Läsionen mit
massiver Blutung ist besonders in der Zone der
subepithelial gelegenen Venen gegeben (nach
Stelzner u. *Lierse*).

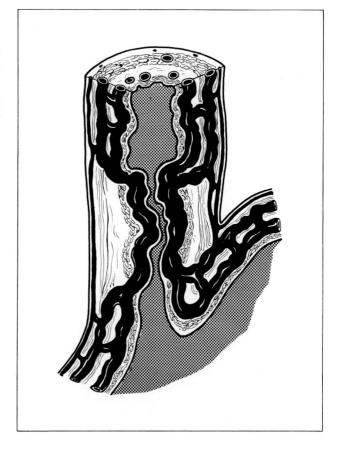

Beim Kinde erfordert die röntgenologische Darstellung von Ösophagusvarizen besondere Geduld, Erfahrung und den Einsatz aller technischen Hilfsmittel. Von Kleinkindern und jungen Schulkindern werden Atemkommandos noch nicht befolgt, Schlucken und Nachschlucken von Kontrastmittel nicht wunschgemäß vorgenommen, so daß eine geeignete Ösophagusfüllung durch dosierte Breigaben und Lagerungsmanöver erzielt werden muß. Wir führen daher die Untersuchung bevorzugt im Liegen (Schrägpositionen) durch und reduzieren damit die Transportgeschwindigkeit des Kontrastmittels. Zudem kann man bei guter Fixierung des Kindes mit einem relativ engen Beobachtungsfeld arbeiten. Der sahneartige Bariumbrei wird nur in kleinen Portionen gereicht, weil sich damit leichter ein guter Wandbeschlag erzielen läßt. Man vermeidet dadurch auch eine intensive Ösophagusmotorik, die selbst ausgeprägte Varizen zum Verschwinden bringen kann. Immer sind mehrere Zielaufnahmen oder Serienaufnahmen (100 mm-Kamera), kombiniert mit Bandaufzeichnungen in unterschiedlichen Schluck- und Füllungsphasen erforderlich, um Sicherheit über das Vorhandensein oder Fehlen von Varizen zu bekommen. Auch die hypotone Ösophagusuntersuchung kann gelegentlich von Nutzen sein (ZWAD u. UTHGENANNT 1975). In leichten Fällen lokalisieren sich Varizen nur in das *untere* Drittel der Speiseröhre, reichen aber manchmal bis in die Ösophagusmitte, ja sogar darüber hinaus. Solche Varizen lassen sich gelegentlich schon bei Säuglingen nachweisen.

Magenvarizen

Eine Varizenbildung im Bereich des Magenfornix finden wir fast regelmäßig bei prähepatischen Blockadeformen. Es handelt sich speziell um stammnahe Abstromhindernisse der Pfortader, die im Bereich der Einmündung der V. coronaria ventriculi liegen, oder aber um Milzvenenthrombosen. Bei Leberzirrhosen kommt es seltener zu dieser Entwicklung.

Das sich vor dem Hindernis anstauende Blut wird über die Hilusvenen in die Milz und über die Vv. gastricae breves in die Venen des Magenfornix zurückgedrängt. Es kommt also nicht nur zur Ausbildung einer erheblichen Milzvergrößerung, sondern auch zu einer Varikose des Magenfornix. Häufig sind diese Blockadeformen mit entsprechenden Veränderungen der paraportalen Venen vergesellschaftet.

Auch beim Kinde bilden sich Magenvarizen am stärksten im Fornixgebiet aus, bereiten aber gelegentlich Schwierigkeiten in der Abgrenzung gegenüber normalen Schleimhautfalten. Die Doppelkontrastmethode erleichtert ihre Darstellung. In Zweifelsfällen erweisen sich endoskopische Verfahren als hilfreich (WILDHIRT 1975, BUR-

DELSKI u. HUCHZERMEYER 1981) (Abb. 1.**30**, 8.**24**, 8.**25**).

Duodenalvarizen

Nach WALCKER 1922 unterscheidet man im wesentlichen drei Venen, die das Duodenum und Teile des Pankreas drainieren, nämlich die Vv. pancreaticoduodenales superiores, inferiores und posteriores. PÉTREN 1929 beschrieb dagegen fünf Venen, nämlich an der Vorderwand die Vv. pancreaticoduodenales anteriores (superior, media, inferior), an der Hinterwand die Vv. pancreaticoduodenales posteriores (superior und inferior). Angiographisch stellt sich die V. pancreaticoduodenalis posterior superior am regelmäßigsten dar.

ALBERTI hat 1931 runde und ovale Aufhellungsfiguren, die er bei portaler Hypertension am Zwölffingerdarm fand, als „Duodenalvarizen" beschrieben. Diese Bezeichnung wurde später auch von anderen Autoren übernommen. GROSDIDIER (1957), PERCHIK u. MAX (1963) berichteten über Blutungen aus Duodenalvarizen, deren anatomische Verifikation allerdings nicht ganz überzeugt.

Weil im Duodenum die Venektasien in den subepithelialen und submukösen Wandabschnitten nur *mikroskopisch* als Erweiterungen imponieren und überdies von einer Mukosa bedeckt sind, die eine größere Wanddicke aufweist als die Gefäße selbst, kommt im Röntgenbild naturgemäß nur das Faltenrelief und nicht die Gefäßerweiterung zur Darstellung. Da es sich nun bei den veröffentlichten Röntgenbefunden nicht um submuköse Varizen handeln kann, müssen dafür andere Ursachen verantwortlich gemacht werden.

STEPHAN (1968) hat anhand postmortaler Angiographien und histologischer Untersuchungen versucht, die entscheidenden Unterschiede zwischen den Ösophagusvarizen und den sog. Duodenalvarizen herauszuarbeiten, indem er unter normalen und pathologischen Bedingungen den Verlauf dieser Gefäße studierte. Sie umgreifen zirkulär das Duodenum, liegen in den äußeren subserösen Schichten und sind mit bloßem Auge gerade erkennbar. Ihr Durchmesser liegt unter 1 Millimeter. Mikroanastomosen zwischen den Duodenalvenen und venösen Gefäßen des Retroperitonealraumes kommen im postmortalen Angiogramm nicht zur Darstellung, obwohl das Kontrastmittel im histologischen Präparat in den feinen submukösen und subepithelialen Gefäßen des Duodenums nachgewiesen werden kann. Aus diesen Untersuchungen geht eindeutig hervor, daß die als „Duodenalvarizen" beschriebenen Veränderungen in Wirklichkeit durch *paraportale venöse Gefäße* und nicht etwa durch gestaute intramural gelegene Duodenalvenen hervorgerufen werden.

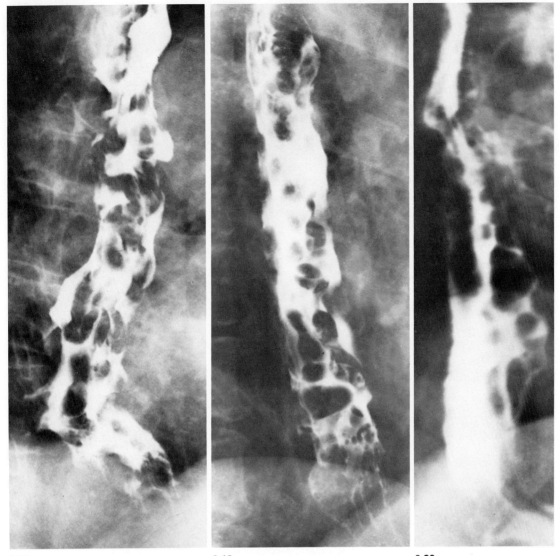

8.18   8.19   8.20

Abb. 8.18. Ösophagusvarizen
Typisch variköse Reliefveränderungen in Form unregelmäßig geschlängelter Aufhellungen. Deutliche Atonie der Speiseröhre. – 35jährige Patientin mit Melaena und Hämatemesis bei Leberzirrhose.

Abb. 8.19. Ösophagusvarizen
Erhebliche Ösophagusatonie. Schwere variköse Reliefveränderungen in der ganzen Speiseröhre, nach distal zunehmend. – 31jähriger Patient mit Hämatemesis bei Leberzirrhose.

Abb. 8.20. Ösophagusvarizen
Ausgeprägte Varizen bei einem 32jährigen Mann, der mit Melaena und Hämatemesis eingeliefert wurde. Klinisch bestand der Verdacht auf eine Milzvenenthrombose. Die Varizenentwicklung beruhte auf einer Leberzirrhose.

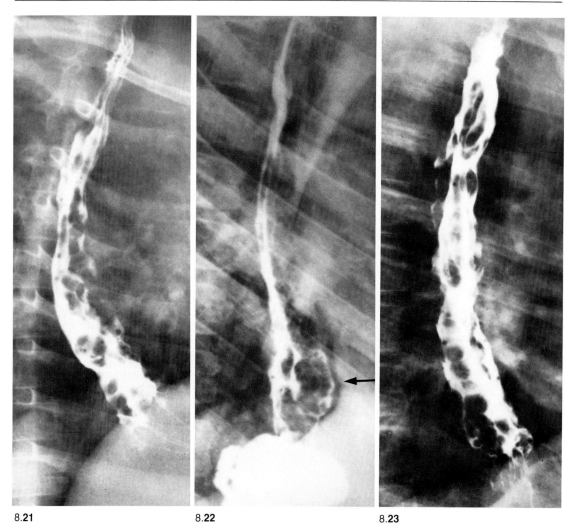

8.21　　　　　　　　　8.22　　　　　　　　8.23

Abb. 8.21. Ösophagusvarizen (Kind)
Perlschnurartige und geschlängelte Aussparungen im Reliefbild, hervorgerufen durch ausgeprägte Varizen in der unteren Hälfte der Speiseröhre. Mäßige Atonie. – 6jähriges Kind. Als Neugeborenes Darmperforation mit Peritonitis, in deren Gefolge sich eine Pfortaderthrombose und eine portale Hypertension ausbildeten. Erhebliche Milzvergrößerung, Bluterbrechen.

Abb. 8.22. Ösophagusvarizen (Kind)
Walnußgroßes Knäuel von Varizen dicht oberhalb der Kardia, die das Lumen der Speiseröhre lokal dilatieren (Pfeil). Keine Atonie. – 6jähriger Junge. Wiederholt Hämatemesis. Stark vergrößerte Milz. Anämie, Splenoportographie: prähepatische Blockade.

Abb. 8.23. Ösophagusvarizen (Kind)
Unregelmäßig verbreiterte und geschlängelte Reliefformationen infolge starker Varizenentwicklung, die bis in die obere Speiseröhre reicht. Endoskopisch bestätigte Varikose im ganzen Ösophagus. – 3jähriges Kind. Leber- und Milzvergrößerung. Bisher keine Hämatemesis.

Abb. 8.24. Magenvarizen

Die ausgeprägte Varizenbildung im distalen Ösophagus greift auf das Magengewölbe über, wo sich mit der Doppelkontrastmethode unregelmäßig verlaufende, teils geschlängelte Schleimhautfalten darstellen, die prall gefüllten Fornixvarizen entsprechen (s. Abb. 8.25). – 11jähriges Kind. Geburtsgewicht 1700 g, Atemnot-Syndrom, Ernährung über Nabelvenenkatheter während längerer Zeit. Austauschtransfusion über die Nabelvene wegen Hyperbilirubinämie. Seit dem 3. Lebensjahr Milzvergrößerung und Anämie, seit dem 9. Lebensjahr wiederholt Hämatemesis.

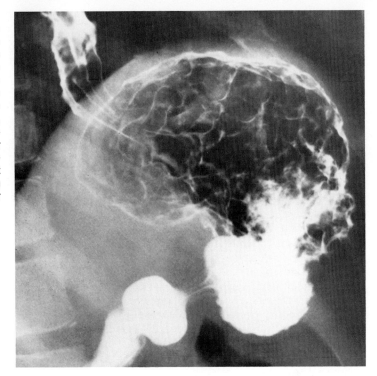

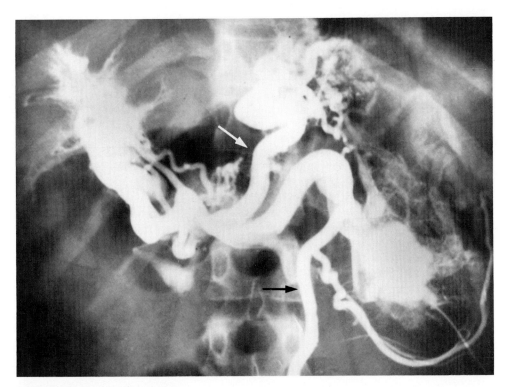

Abb. 8.25. Magenvarizen, Splenoportographie

Dasselbe Kind wie in Abb. 8.24. – Prä- und intrahepatische Blockbildung nach partieller Thrombosierung der Pfortader und ihrer intrahepatischen Aufzweigungen. Intralienaler Druck 28 cm H$_2$O. Geschlängelt verlaufende dicke Milzvene. Rückstrom in die V. mesenterica inf. (unterer Pfeil) und eine dickere Vene der Milzkapsel. Pralle Füllung der sehr weiten V. coronaria ventriculi (oberer Pfeil), die im Magenfornix ein Konvolut von Varizen bildet. Im Leberhilus ein Geflecht unterschiedlich dicker Venen.

In der Tat wurden bereits 1883 und 1898 von Sappey bzw. Charpy im Lig. hepatogastricum und hepatoduodenale sowie im Lig. falciforme sog. „paraportale Venen" beschrieben, die Pfortaderblut zur Leber führen, falls die Pfortader selbst thrombosiert oder schlecht durchgängig ist. Diese Gebilde verlaufen als federkieldicke, geschlängelte, plexusartig miteinander verbundene, breite Venen an der Vorder- und Hinterfläche des Magens und des Duodenums. Schoenmackers u. Vieten (1954) konnten diese Befunde im postmortalen Angiogramm bzw. Splenoportogramm bestätigen. Diese Gefäße, die entweder aus der Pfortader selbst oder aus Ästen der Duodenal- bzw. der Mesenterialvenen entspringen und in Richtung auf die Pfortader ziehen, werden normalerweise kaum beansprucht. Im Falle einer partiellen oder kompletten Pfortaderthrombose können sie sich jedoch als sog. paraportale Venen erheblich erweitern und somit auch im Röntgenbild des Bulbus bzw. des oberen Duodenalknies als Impressionen sichtbar werden, wie Olson u. Mitarb. (1963) bereits andeuteten (Abb. 8.**26**–8.**34**).

Zweifellos sind bei portaler Hypertension auch die Duodenal- und Mesenterialvenen in der Peripherie erweitert. Das läßt sich im postmortalen Angiogramm deutlich erkennen. Histologisch handelt es sich nach Staemmler 1956 jedoch nur um eine einfache Phlebektasie ohne gröberen Wandumbau im Sinne einer Hyalinisierung. Rupturen, die zu einer Blutung in das Duodenallumen hätten Anlaß geben können, wurden nie beobachtet.

„Duodenalvarizen" entstehen also bei extrahepatischen Obstruktionen der Pfortader durch hepatopetale Kollateralen, die diesen Verschluß überbrücken und den Blutfluß zur Leber hin aufrechterhalten. Liegt eine intrahepatische Blockade vor, so öffnen sich hepatofugale Kollateralgefäße, um das Pfortaderblut über pankreatikoduodenale Venen umzuleiten.

Diese erweiterten paraportalen Venen legen sich der Bulbus- und Duodenalwand an und imprimieren sie in charakteristischer Weise, so daß eine wellige bzw. bogige Wandkontur entsteht. Man darf diese Veränderungen nicht mit peptischen Ulzerationen verwechseln, die bei Patienten mit Leberzirrhose häufiger gefunden werden (Itzchak u. Glickmann 1977).

Angiographische Untersuchungen bei portaler Hypertension

Bei allen Formen der portalen Hypertension ist die angiographische Darstellung des Pfortaderkreislaufes und seiner Kollateralen erforderlich. Dazu wird je nach klinischer Situation eine Reihe spezieller Gefäßuntersuchungen eingesetzt. Sie geben uns einen guten Einblick in die pathologisch veränderte Hämodynamik und die Ausbildung der Kollateralen, ermöglichen eine Zuordnung zu den einzelnen Blockadeformen und helfen bei der Diskussion, ob und welche Möglichkeiten für eine Anastomoseoperation bestehen.

Vor allen Gefäßuntersuchungen muß der Gerinnungsstatus überprüft werden: Quickwert, Faktor V und Faktor VII dürfen nicht unter 50% liegen, die Thrombozytenzahl soll 50 000 nicht unterschreiten.

Direkte Splenoportographie

Hierbei wird das Kontrastmittel direkt in die Milz injiziert und der Abfluß über die Milzvene zur Pfortader und Leber mit Serienaufnahmen festgehalten. Das Verfahren liefert kontrastreiche, anatomisch klare Bilder des lienoportalen Stromgebietes und seiner Kollateralen und erlaubt eine zusätzliche Druckmessung. Um die Entwicklung dieser Methode haben sich u. a. Abeatici u. Campi (1951), Bahnsen u. Mitarb. (1953), Leger (1955), Bergstrand (1964), Wenz (1972) und Rösch (1964/74) besonders verdient gemacht. Sie befürworten vor allem die *perkutane Methode.* Wannagat (1955/79) und Kalk (1957) bevorzugen eine Variante, nämlich die Gefäßuntersuchung unter Sichtkontrolle während einer *Laparoskopie.*

Technik: Nach entsprechender Vorbereitung des Patienten (Reinigungseinlauf, Sedierung mit Valium) wird unter Lokalanästhesie (bei Atemstillstand) die vergrößerte Milz von der vorderen bzw. mittleren Axillarlinie aus in Höhe des 10. oder 11. ICR mit einer etwa 15 cm langen, knapp 2 mm dicken Nadel punktiert. Bei Kindern nehmen wir den Einstich unterhalb des Rippenbogens vor, der meist von der vergrößerten Milz überragt wird. Auch ist bei Kindern unter 8 Jahren eine Kurznarkose erforderlich. Anstelle der früher üblichen starren Injektionsnadel verwendet man heute ausschließlich einen Kunststoffkatheter (Longdwel-Katheter). Die Punktion zielt nach Durchstoßen der häufig derben Milzkapsel nach kraniodorsal in Richtung auf den Milzhilus. Bei guter Plazierung der Kanüle in einer hilusnahen Milzvene tropft langsam etwas Blut ab. Oft

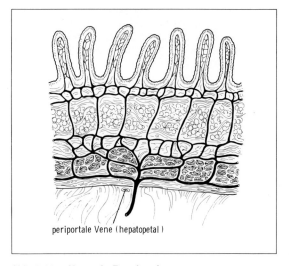

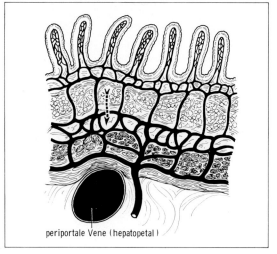

periportale Vene (hepatopetal)

periportale Vene (hepatopetal)

Abb. 8.26. Normale Duodenalvenen
Schematische Darstellung der normalen Venen im Duodenum (nach *Stephan* 1968). Die Venen innerhalb der
Darmwand und im Bereich der Zotten sind ungewöhnlich
zart. Außerhalb der Darmwand liegt eine dünne, fakultativ
periportale Vene.

Abb. 8.27. Duodenalvenen bei portalem Hochdruck
Schematische Darstellung der venösen Stauung bei portalem Hochdruck (nach *Stephan*). Die Venen innerhalb der
Darmwand und der Zotten sind nur geringfügig erweitert.
Sie kommen im Röntgenbild nicht zur Darstellung. Die
periportale extramural gelegene Vene dagegen zeigt eine
erhebliche Zunahme ihres Durchmessers. Sie kann sich
im Röntgenbild als Impression der Duodenalwand markieren.

**Abb. 8.28. „Bulbus- und Duodenal-
varizen" (Kind)**
12jähriger Junge mit schwerer Pankreasfibrose, in deren Gefolge sich eine
portale Hypertension entwickelte. Außer
den Ösophagusvarizen haben sich
„Duodenalvarizen" ausgebildet. Die
prall gefüllten, erweiterten Venen im periportalen Strombett liegen der Duodenalwand an und verursachen entsprechende Impressionen (Pfeile).

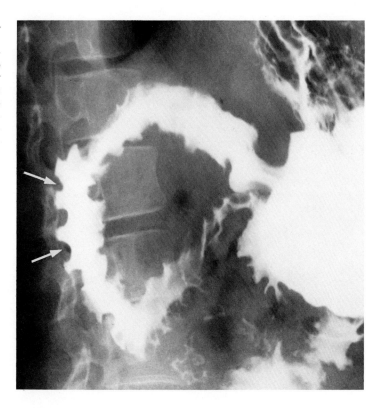

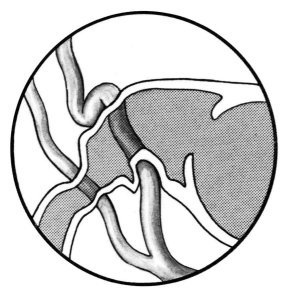

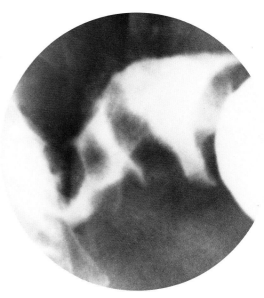

Abb. 8.29 „Bulbusvarizen"
Schematische Darstellung der anatomischen Situation (entsprechend der Abb. 8.30) bei erweiterten periportalen Venen infolge einer Pfortaderthrombose. Die dilatierten Venen liegen außerhalb der Darmwand. Daher kann keine Blutung in das Darmlumen erfolgen.

Abb. 8.30. „Bulbusvarizen"
Fast fingerdicke, quer über den Bulbus duodeni verlaufende Aufhellungen, sog. „Bulbusvarizen", die durch Impressionen erweiterter periportaler Venen zustandekommen. – 50jähriger Patient mit Leberzirrhose und Ösophagusvarizen. Mehrfach massive Hämatemesis.

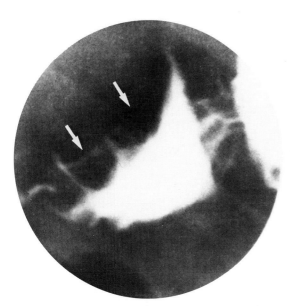

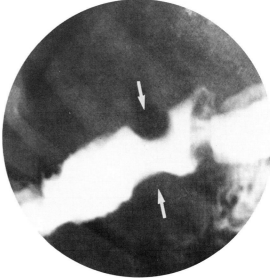

Abb. 8.31. „Bulbusvarizen"
Massive Impressionen der kleinen Kurvaturseite des Bulbus durch erweiterte periportale Venen (Pfeile). Portale Hypertension nach Pfortaderthrombose.

Abb. 8.32. „Bulbusvarizen" (Kind)
Großkalibrige Gefäßimpressionen an der Major- und der Minorseite des Bulbus (Pfeile). – 4jähriges Kind mit splenoportographisch bestätigter prähepatischer Blockade. Sie entwickelte sich im Gefolge einer Pfortaderthrombose nach einer Nabelinfektion in der Neugeborenenperiode.

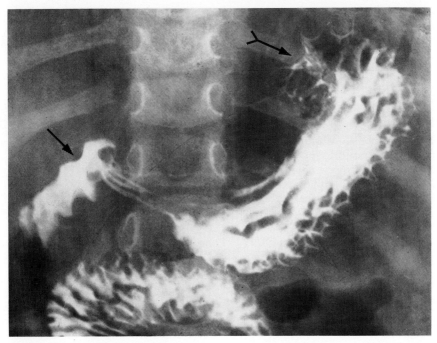

Abb. 8.33. Magenvarizen und „Bulbusvarizen"
Irregulärer Faltenverlauf im Magenfornix (Doppelpfeil), besonders in Kardianähe, durch Varizen. Bogige Impressionen des Bulbus duodeni durch große venöse Gefäße. Entwicklung einer portalen Hypertension nach Nabelvenenkatheterisierung in der Neugeborenenperiode. – Fast 4jähriges Kind mit Hämatemesis und Milzvergrößerung. Angiographisch bestätigte portale Hypertension (s. Abb. 8.**34**).

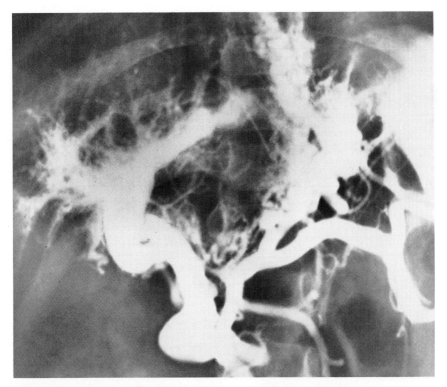

Abb. 8.34. Portale Hypertension mit Ösophagus-, Magen- und „Bulbusvarizen"
Dasselbe Kind wie in Abb. 8.**33**. – Im Splenoportogramm haben sich über Aufzweigungen der V. coronaria ventriculi massive Varizen im Magenfornix und im distalen Ösophagus dargestellt. Die Füllung der intrahepatischen Gefäße erfolgt über breite paraportale Venen. Sie verursachen die Impressionen am Duodenum („Duodenalvarizen").

muß man mehrere Sekunden abwarten, bis das Blut den Katheterkonus erreicht. Testinjektionen mit Kontrastmittel unter Durchleuchtungskontrolle sind erforderlich, um die Position der Nadelspitze zu kontrollieren bzw. zu korrigieren und den Abstrom zu prüfen. Die intralienale Druckmessung (Normalwerte ca. 8–15 cm H_2O) wird mit Hilfe eines Steigrohres (heparinisiertes Kochsalz) oder eines anderen Meßsystems *vor,* aber auch unmittelbar nach der Kontrastmittelinjektion vorgenommen. Die Messung muß jeweils über 10–15 Sek. ausgedehnt werden, bis sich der Druck stabilisiert hat. Die Kontrastmittelinjektion (Urografin, Angiografin) erfolgt mit einer Druckspritze. Es werden bei Erwachsenen und Kindern 0,6–0,8 ml pro kg Körpergewicht in ca. 4 Sek. injiziert.

Als günstigste Aufnahmeposition gilt die flache Rückenlage. Der Zentralstrahl soll auf das Xyphoid gerichtet sein. Serienaufnahmen halten den Füllungsvorgang einwandfrei fest. Die Aufnahmeserie wird mit 2 Bildern/Sek. über 3–4 Sek. lang begonnen und mit Aufnahmen im Sekundenabstand fortgesetzt. Zweckmäßig ist eine Gesamtaufnahmedauer von 12–20 Sek.

Nach Beendigung der Untersuchung, die bei zügiger Durchführung nur wenige Minuten in Anspruch nimmt, bleibt der Patient für die nächsten 24 Stunden in klinischer Beobachtung (Puls- und Blutdruckkontrolle, Messung des Bauchumfanges), um Komplikationen rechtzeitig begegnen zu können. Kontrollaufnahmen des Abdomens etwa 10–30 Min. nach der Injektion geben Auskunft über das Verschwinden des Kontrastmitteldepots aus der Milz, über einen eventuellen Austritt von Kontrastmittel in die freie Bauchhöhle sowie über den Zustand der Nieren. Letzteres ist besonders dann von Interesse, wenn eine splenorenale Anastomose erwogen wird.

An Komplikationen sind zu nennen: Fehlpunktionen (in die freie Bauchhöhle, die Niere, den Magen, das Kolon, die linke Thoraxhälfte), Nachblutungen aus der Milzpunktionsstelle, vor allem aber die zweizeitige Milzruptur (ANACKER 1959).

Einige Erkrankungen verbieten die Durchführung einer direkten Splenoportographie, nämlich eine schwere Blutungsneigung bzw. Gerinnungsstörung, Aszites, fehlende Operationsfähigkeit für Shuntoperationen, Verdacht auf Zystenmilz oder eine septisch veränderte Milz. In solchen Situationen bieten sich indirekte angiographische Methoden an, falls die Untersuchung keinen Aufschub duldet.

Bei der Beurteilung des Splenoportogramms sind Verlauf und Kaliber der V. lienalis, der Abstrom über die Pfortader sowie die Darstellung von Kollateralen zu analysieren. Eine ausgebliebene Füllung der Pfortader läßt nicht mit Sicherheit auf ihr Fehlen schließen. Derartige Bilder kommen auch dann zustande, wenn das ganze Kontrastmittel über gastroösophageale oder andere Kollateralen abfließt.

Neben den anatomischen und hämodynamischen Veränderungen ist vor allem auch die Durchströmungsgeschwindigkeit von Bedeutung (ANACKER 1966). Man unterscheidet hierbei die *Milz-Leberhilus-Zeit,* die *Milz-Leber-Zeit* und die *Auslöschzeit.*

Unter der *Milz-Leberhilus-Zeit* (1–2 Sek.) versteht man das Intervall zwischen Injektionsbeginn und Füllung der Bifurkation der V. portae.

Die *Milz-Leber-Zeit* (3–4 Sek.) umfaßt die Zeitdauer vom Injektionsbeginn bis zur Darstellung der kleinsten intrahepatischen Pfortaderäste.

Die *Auslöschzeit* (3–5 Sek.) entspricht dem Intervall zwischen Injektionsende und dem Zeitpunkt, zu dem sich die einzelnen intrahepatischen Äste nicht mehr unterscheiden lassen. Ein vollständiges Splenoportogramm liegt normalerweise also nach 5 Sek. vor.

Bei portaler Hypertension, speziell bei Leberzirrhose und Leberfibrose, sind sowohl das anatomische Bild als auch die Durchströmungsgeschwindigkeit verändert. Innerhalb der gestörten Hämodynamik ist die Auslöschzeit am stärksten beeinträchtigt. Sie kann sich bis auf 20 Sek. ausdehnen. Die sonst auf 3–4 Sek. begrenzte Milz-Leber-Zeit kann bis zu 9 Sek. verlängert sein (Abb. 8.**35**–8.**38**).

Indirekte Splenoportographie

Die Darstellung der portalen Strombahn auf *indirektem Wege* (BOIJSEN u. Mitarb. 1963, ACKER u. Mitarb. 1964) ist in den letzten Jahren erheblich ausgebaut worden und wird von den meisten Autoren (BÜCHELER u. Mitarb. 1971/1972, SCHULZ u. Mitarb. 1974) für Erwachsene als ungefährlicher und zweckmäßiger angesehen. Die Befürworter dieser Methode setzen sie bei portaler Hypertension immer als *erste* Gefäßuntersuchung ein, weil sie in ca. 85% die erwünschten Informationen liefert. Eine zusätzliche direkte Splenoportographie wird nur dann durchgeführt, wenn das indirekte Verfahren keine ausreichende Klärung gebracht hat und eine Operation vorgesehen ist (Abb. 8.**40**).

Die Vorteile der indirekten Methode liegen darin, daß das gesamte lienoportale Gefäßsystem einschließlich des mesenterialen Zuflußgebietes dargestellt werden kann. Dieses Verfahren läßt sich auch nach einer Splenektomie sowie bei Aszites anwenden. Es liefert insbesondere unter Anwendung vasokonstriktorischer Substanzen zuverlässige Informationen über die V. portae bzw. über die Funktion einer Anastomose nach Shunt-

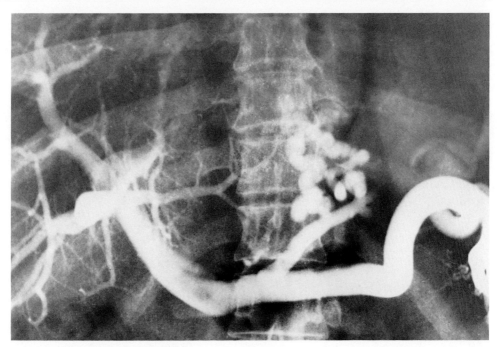

Abb. 8.35. Splenoportogramm bei Leberzirrhose
Flach und fast horizontal verlaufende breite V. lienalis. Stumpfer Winkel zwischen V. lienalis und Pfortader, stark reduzierte Füllung der intrahepatischen Pfortaderäste. Partieller Abfluß des Kontrastmittels über die V. coronaria ventriculi in Richtung Magen. Ausgesprochene Fornixvarikose. – 63jähriger Mann.

Abb. 8.36. Splenoportographie bei schwerer Leberzirrhose
Fast unbehinderter Abfluß des Kontrastmittels über die Milzvene. Spärliche Darstellung der Pfortader und ihrer intrahepatischen Äste. Massiver Abstrom des Kontrastmittels über die breite V. coronaria ventriculi in die Vv. oesophagicae unter Ausbildung einer ausgeprägten Varikose. Nach kaudal hin füllt sich eine erweiterte, stark geschlängelte Vene, die zur vorderen Bauchwand führt. Sie kann am Duodenum ähnliche Impressionen hervorrufen wie erweiterte periportale Venen. – 57jährige Frau.

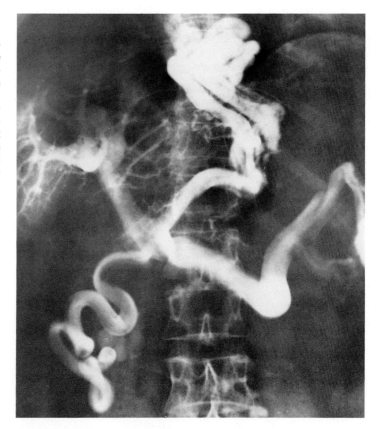

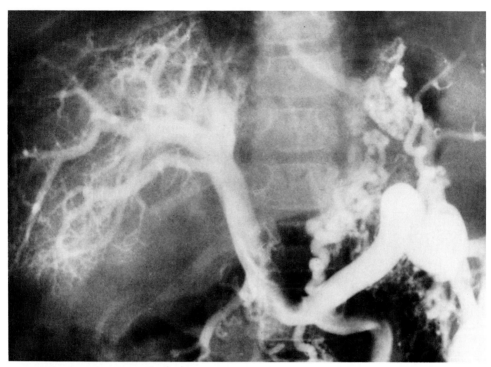

Abb. 8.37. Intrahepatische Blockade bei Leberzirrhose
Verlangsamter Abstrom aus der Milz. Weite und prall gefüllte V. lienalis. Ein großer Teil des Kontrastmittels fließt über Kollateralen (V. coronaria ventriculi, V. mesenterica inferior, V. mesenterica superior) unter Umgehung der Leber ab. Verkleinerte Leber. Die Pfortaderäste liegen eng beieinander, sind unregelmäßig. Stark verlängerte Auslöschzeit von 13 Sek. – 4jähriges Kind mit histologisch nachgewiesener Leberzirrhose.

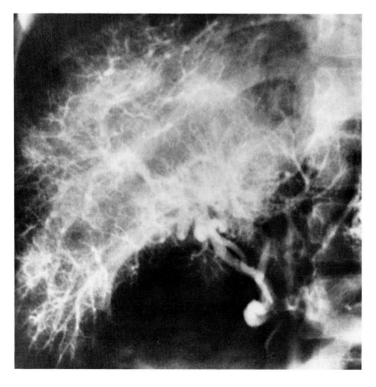

Abb. 8.38. Intrahepatischer Block bei Leberfibrose
Spätphase einer splenoportographischen Untersuchung. – Der Durchmesser aller intrahepatischen Pfortaderäste ist reduziert, ihr Verlauf irregulär, die Leber selbst verkleinert. Die Milz-Leber-Zeit ist auf 6 Sek., die Auslöschzeit auf 12 Sek. verlängert. – 10jähriger Junge. Histologisch gesicherte Leberfibrose.

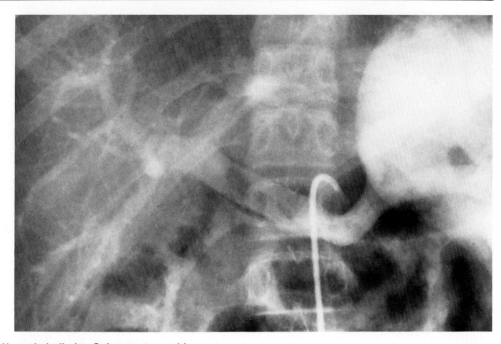

Abb. 8.39. Normale indirekte Splenoportographie
Superselektive Injektion des Kontrastmittels in die A. lienalis. Nach Durchströmung der Milz fullt sich die V. lienalis und eine normal verlaufende Pfortader. Auch die intrahepatischen Aufzweigungen sind einwandfrei zu erkennen. – 10jähriges Kind.

Abb. 8.40. Indirekte Portographie bei portaler Hypertension
Selektive Injektion des Kontrastmittels in die A. mesenterica superior. Während der venösen Phase lassen sich zwar zahlreiche dickere Gefäße im Leberhilus erkennen. Eine Klärung der anatomischen Situation war aber nicht möglich. Daher wurde später präoperativ auch eine direkte Splenoportographie durchgeführt. – 10jähriges Kind.

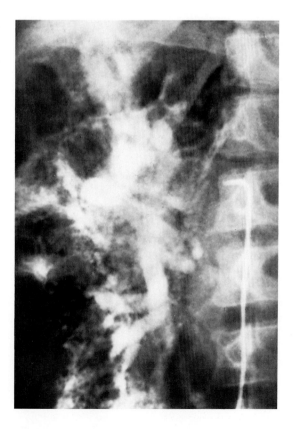

operation. Zudem erfolgt die Kontrastmittelanfärbung im Portalsystem „physiologischer" als mit der direkten Methode (MÜNSTER 1976, PIROTH u. Mitarb. 1979).

Die Untersuchungen unterteilen sich in die *indirekte Portographie* (Injektion in die A. mesenterica superior) und die *indirekte Splenoportographie* (Injektion in die A. lienalis). Erfolgt die Untersuchung in Form einer *Zöliakographie,* so läßt sich zusätzlich das *arterielle Gefäßbild der Leber* beurteilen. Bei einer Zirrhose findet man öfters eine Erweiterung des Hauptstammes und eine Schlängelung peripherer Äste, die mit einer Verkleinerung der Leber einerseits und der verstärkten arteriellen Durchströmung andererseits einhergehen. Ferner sind damit die nicht seltenen Karzinome bei Zirrhose zu erfassen, auch ist eine gute Kontrastierung der Lebervenen und deren Beurteilung möglich (Abb. 8.**39**–8.**42**).

Bei der akuten Varizenblutung ist die Angiographie geradezu in die Reihe der Sofortmaßnahmen aufgerückt, weil die Patienten wegen eines Kreislaufkollapses und des hämorrhagischen Magensekrets einer Magen-Darm-Untersuchung ohnehin unzugänglich sind. Selbst wenn sich die Blutungsquelle auch nur selten darstellen läßt, so erleichtert uns das Verfahren doch erheblich die Entscheidung über mögliche therapeutische Maßnahmen (BÜCHELER u. Mitarb. 1975, MENDEZ u. RUSSEL 1980). Die Untersuchungstechnik entspricht der einer selektiven viszeralen Arteriographie. Es werden 0,6–0,8 ml Kontrastmittel pro kg Körpergewicht innerhalb von 4–6 Sek. in die A. mesenterica superior, in den Truncus coeliacus oder direkt in die A. lienalis injiziert und 15–20 Serienaufnahmen mit einer Bildfrequenz von 1/Sek. angefertigt. Bei einer Splenomegalie versackt das Kontrastmittel in dem großen Organ, so daß die Kontrastdichte der Milzvene reduziert sein kann (KUNITSCH u. LUSKA 1977).

Als Komplikationen werden bei Erwachsenen lediglich diejenigen aufgeführt, die bei jeder transfemoralen Katheterisierung mit der Seldinger-Technik auftreten können, nämlich eine Nachblutung aus der Punktionsstelle, eine arterielle Thrombose sowie Fistel- und Aneurysmenbildung. Bei Kindern ist jedoch zu bedenken, daß die direkte Splenoportographie kaum Gefahren beinhaltet, die Direktpunktion der A. femoralis aber bei Kleinkindern gelegentlich schwierig und mit zusätzlichen Risiken (Wachstumsstörungen) behaftet ist.

Direkte Pfortaderkatheterisierung

Die sog. perkutane transhepatische Pfortaderkatheterisierung setzt ein exaktes Studium der Gallenwege und eine Zöliakographie voraus. Dabei wird in der venösen Phase die Lage des rechten Pfortaderastes unter Durchleuchtungskontrolle in zwei Ebenen auf der Haut des Patienten markiert. Nach dieser Lokalisation wird in einem zweiten Untersuchungsgang in Lokalanästhesie bei Atemstillstand eine Nadel vom 10. ICR rechts perkutan transhepatisch in Richtung auf den Leberhilus vorgeschoben. Über einen Katheter läßt sich nach Aspiration von Blut Kontrastmittel in die V. lienalis bzw. V. mesenterica superior injizieren. Diese von LUNDERQUIST und Mitarb. (1974/77) empfohlene Methode dient nicht nur dem Nachweis des jeweiligen Blockadetyps sowie der entsprechend veränderten Strömungsverhältnisse, sondern gestattet es auch, durch selektive Sondierung der V. coronaria ventriculi entsprechende Magen- und Ösophagusvarizen zu veröden (LUNDERQUIST 1974, MENDEZ u. RUSSEL 1980, REUTER 1980, UFLACKER u. LIMA 1980).

Omphaloportographie

Nach Freilegung, Sondierung und Bougierung der Nabelvene wird durch dieses normalerweise kollabierte Gefäß ein speziell gekrümmter Katheter über den ehemaligen Sinus venosus bis in den Hauptstamm der Pfortader geschoben (direkte Pfortaderkatheterisierung), der Druck direkt und präzise gemessen und Kontrastmittel injiziert (WIRBATZ u. Mitarb. 1968). Der Vorteil dieser Methode liegt in einer kontrastreichen Darstellung, wobei sich auch die posthepatischen Venen gut nachweisen lassen. Der Nachteil wird in dem größeren Aufwand gesehen (DETHLEFSEN 1975, CHIANDUSSI 1979).

Kavographie

Die Kavographie wird als zusätzliche Methode in besonders gelagerten Fällen einer portalen Hypertension angewendet. Sie ist immer dann erforderlich, wenn die Zirkulation in den unteren Extremitäten gestört ist und plötzlich Aszites mit einer Hepatomegalie auftritt. Sie dient bei Verdacht auf Budd-Chiari-Syndrom dazu, eine Einengung oder gar einen Verschluß der suprahepatischen Portion der V. cava inferior nachzuweisen. Bekannte Ursachen dafür sind Mißbildungen der unteren Hohlvene in Zwerchfellnähe, Anomalien der Lebervenen im Sinne einer Mündungsstenose, Hepatome, Wilms-Tumoren, Leukämien und Neuroblastome (ALAGILLE u. ODIEVRE 1978).

Darstellung der Vv. hepaticae

Sie gelingt durch eine retrograde Kontrastmittelfüllung, nachdem diese Gefäße mit einem Katheter über eine Armvene via V. cava superior und rechten Vorhof oder über die V. cava inferior erreicht wurden. Damit lassen sich eine posthepa-

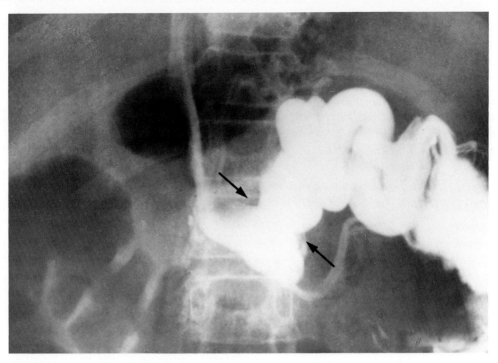

Abb. 8.41. Spontane splenorenale Anastomose bei Pfortaderthrombose
Während der Splenoportographie füllt sich lediglich die stark geschlängelte und ungewöhnlich breite Milzvene. Kein Abfluß zum Leberhilus. Das gesamte Kontrastmittel fließt über eine spontane splenorenale Anastomose (Pfeile) in die V. cava inferior. Die Veränderungen der Pfortader selbst bleiben mit dieser Untersuchung ungeklärt. – 7jähriges Kind.

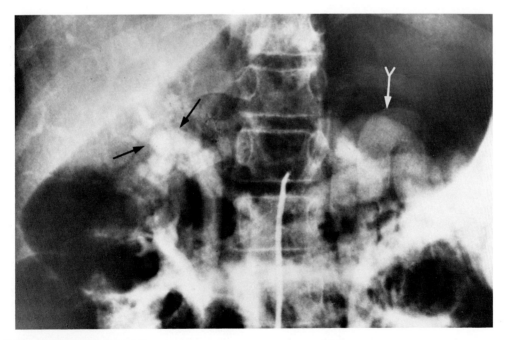

Abb. 8.42. Indirekte Portographie
Dasselbe Kind wie in Abb. 8.41 – Kontrastmittelinjektion in die A. mesenterica superior. Der Magen wurde aufgebläht. Extrahepatische Pfortaderobstruktion (Pfeile) mit reduziertem Einstrom in die Leber. Retrograde Auffüllung der dicken Milzvene (Doppelpfeil).

tische Blockade und fortschreitende veno-okklusive Erkrankungen erkennen. Neben dem angiographischen Nachweis einer Lebervenenstenose ist auch die Messung des Druckgradienten zwischen dem prä- und poststenotischen Abschnitt wichtig. Manchmal benötigt man allerdings ein transhepatisches Venogramm, um eine Ostiumstenose der Lebervenen zu verifizieren (BIGOT u. Mitarb. 1974).

Angiographie nach Shuntoperation

Darstellung und Beurteilung portokavaler und splenorenaler Shunts gelingen mit Hilfe einer selektiven Mesenterikographie bzw. Zöliakographie. Füllen sich dabei die Kollateralgefäße auffallend stark, so weist dies auf eine Abflußbehinderung im Anastomosenbereich hin.

9. Dünndarm

Einleitung

Der Dünndarm ist vom physiologischen Standpunkt aus gesehen der wichtigste Teil des gesamten Magen-Darm-Kanals. Der Mensch kann – wie GOLDEN 1945 sagte – ohne Magen und ohne Dickdarm leben, jedoch ist der Verlust größerer Dünndarmabschnitte mit dem Leben schwer vereinbar. Es lag daher nahe, sich klinisch und röntgenologisch besonders eingehend mit diesem Abschnitt des Verdauungskanals auseinanderzusetzen. Obwohl bereits 1930 H. H. BERG u. PANSDORF damit begannen, sind wesentliche Erkenntnisse röntgenologisch erst in den letzten 30 Jahren erarbeitet worden.

Zunächst wurden vor allem physiologische und pathophysiologische Studien über die verschiedenen Bewegungsformen des Dünndarms durchgeführt, die an die Namen GUTZEIT u. KUHLMANN 1933, WELTZ 1937, PANSDORF 1938, PANNHORST 1938 und NAUMANN 1948 geknüpft sind. Etwas später entwickelte sich dann auch eine differenziertere morphologisch-anatomische Diagnostik, deren Vertreter vor allem BROHÉE (1937), PENDERGRASS (1939), PRÉVÔT (1940), GOLDEN (1945), KUHLMANN (1951), NUVOLI (1953), PORCHER, BUFFARD, SAUVEGRAIN (1954) sowie CHÉRIGIÉ, HILLEMANN, PROUX und BOURDON (1957) waren.

Beim Erwachsenen benennt GOLDEN als Indikation zur speziellen Untersuchung des Dünndarms vor allem eine *Durchfallsneigung, intestinale Blutungen* sowie *Schmerzen,* speziell in der Nabelgegend und im rechten Unterbauch.

Beim Kinde nimmt die Röntgenuntersuchung des Dünndarms eine ausgesprochene Sonderstellung ein. Nicht nur die einzelnen Krankheitsbilder und -symptome, sondern auch die erforderlichen Untersuchungsmethoden weichen bei Neugeborenen, Säuglingen und größeren Kindern erheblich voneinander ab und unterscheiden sich wesentlich von den bei Erwachsenen üblichen Verfahren. Erst während der letzten beiden Jahrzehnte wurden die für die Untersuchung Erwachsener entwickelten Methoden auch bei größeren Kindern ausgiebiger und mit Erfolg angewandt (LASSRICH 1953, CHRISPIN 1969, SAUVEGRAIN 1973). Bei jungen Kindern wird allerdings die Untersuchung oft durch Abwehrreaktionen behindert, so daß eine ausreichende Palpation und übersichtliche Darstellung aller Dünndarmabschnitte nicht immer möglich ist.

Die Röntgenuntersuchung des Dünndarms erfordert beim Kinde aus Gründen einer möglichst geringen Strahlenexposition eine besonders gut begründete Indikation. Trotz dieser Einschränkung soll bzw. muß man bei zahlreichen klinischen Fragestellungen dieses Verfahren anwenden, weil es bisher am geeignetsten ist, eine Klärung herbeizuführen. Hierher gehören der Verdacht auf angeborene oder erworbene (komplette und inkomplette) Verschlüsse, auf Lageanomalien und andere Mißbildungen. Bei den Indikationen sind ferner zu nennen: die chronische Diarrhö, Steatorrhö oder der Eiweißverlust in den Darm, häufiges oder intermittierendes Erbrechen, ein aufgetriebener Leib, lang anhaltendes Fieber unklarer Ursache, abdominelle Tumoren, Blutungen, die weder in den Ösophagus, den Magen, das Duodenum noch in das Kolon lokalisiert werden können, ferner unklare abdominelle Erkrankungen. Rezidivierende Leibschmerzen gelten dann als Indikation zu einer Röntgenuntersuchung, wenn sie häufig und heftig sind und mit lokalen Druckpunkten oder gar mit Fieber einhergehen. Diese Aufzählung ist verständlicherweise nicht komplett.

Mehrere Faktoren haben der röntgenologischen Dünndarmdiagnostik beim Kinde in den letzten Jahren erheblichen Auftrieb gegeben. Hierzu gehören neue Erkenntnisse der Pathologie des Dünndarmes, Ergebnisse der endoskopischen und bioptischen Untersuchung, Fortschritte der Untersuchungstechnik und vor allem auch die beachtliche Entwicklung auf technisch-apparativem Gebiet (BV-Fernsehkette, Dokumentation und Analyse der Befunde mit Hilfe von Serienaufnahmen und der Bildaufzeichnung, neue hochverstärkende Folien). Natürlich behält auch der Ausschluß einer röntgenologisch faßbaren Dünndarmerkrankung seine klinische Bedeutung bei.

Die Anwendung der Katheterangiographie (Mesenterikographie) bei vaskulären, tumorösen und speziellen entzündlichen Dünndarmerkrankungen ist ein weiteres Hilfsmittel mit beachtlicher Aussagekraft geworden.

Röntgenanatomie

Topographisch-anatomisch reicht der Dünndarm vom Pylorus bis zur rechten Fossa iliaca. Er wird vom Colon ascendens, transversum und descendens eingerahmt und vom Omentum majus bedeckt, das schürzenartig vom Querkolon herabhängt. Der bei weitem größte Teil des Dünndarmes ist durch die Peritonealfalte – das Mesenterium – an der hinteren Bauchwand fixiert. Man unterscheidet das Duodenum, das etwa 30 cm lang ist, vom Jejunum und Ileum. ⅗ des eigentlichen Dünndarmes werden zum Jejunum, ⅖ zum Ileum gerechnet. Eine scharfe Grenze zwischen Jejunum und Ileum besteht nicht. Der dem Mesenterium zugewandte Rand wird als Gekröse- oder Mesenterialansatz, der dem Mesenterium abgewandte als freier Rand bezeichnet (RAUBER-KOPSCH 1920, CORNING 1949).

Die Angaben über die Länge des Dünndarms schwanken erheblich, weil sie weitgehend von der Meßmethode bzw. vom Tonus abhängen. VAN DER REIS u. SCHEMBRA (1926) machten die überraschende Beobachtung, daß zum Durchwandern des gesamten Darmschlauches vom Munde bis zum After beim Erwachsenen eine Sondenlänge von 2,20–2,70 m ausreicht. Dagegen werden an der Leiche nach Abtrennen des Dünndarms vom Mesenterium erheblich größere Zahlen angegeben. Nach PETER, WETZEL u. HEIDENREICH (1938) beträgt die Länge des Dünndarms bei Neugeborenen im Mittel 340 cm, bei Einjährigen 460 cm, bei Zehnjährigen 580 cm und bei Erwachsenen 750 cm. Während des ersten Lebensjahres nimmt das ganze Eingeweiderohr ungefähr um ⅓ seiner Länge zu, anschließend verläuft das Wachstum wesentlich langsamer. Die Gewichtsentwicklung verhält sich ähnlich: Der entleerte Darmschlauch (Dünn- und Dickdarm) eines Feten im 7. Schwangerschaftsmonat wiegt 10 g, bei Neugeborenen 50 g und bei Erwachsenen ca. 490 g.

Im Querschnitt eines Dünndarms erkennt man als äußere Wandschicht den dünnen Peritonealüberzug, die *Tunica serosa,* der nach innen die *Tunica muscularis* mit einer ausgesprochen scherengitterartigen Anordnung der Längs- und Ringmuskelfasern folgt (Abb. 9.**1**). Aus ihren Aktionen und ihrem Tonus erklären sich die unterschiedlichen Angaben über die Länge des Dünndarms. Der Muskelschicht legt sich die *Tunica submucosa* an, in der neben Muskelfasern der *Lamina muscularis mucosae* die größeren Gefäße und Nerven sowie Fettgewebe liegen. Innen bildet die *Tunica mucosa* die eigentliche Schleimhaut.

Während noch im Bulbus und im übrigen Duodenum die submukös gelegenen Brunnerschen Drüsen das histologische Bild beherrschen, überwiegen im gesamten Dünn- und Dickdarm dichtgestellte Einsenkungen, die sog. Lieberkühnschen Drüsen, die den Darmsaft, den *Succus entericus,* absondern. Daneben liegen, von kranial nach kaudal an Dichte zunehmend, die solitären Lymphknötchen, sog. *Lymphfollikel.* Sie sind etwa so groß wie ein Hirsekorn.

Vorwiegend im unteren Ileum und in der Gegend der Ileozökalklappe breiten sich die Peyerschen Plaques aus. Es handelt sich um längliche, beetartige Platten solitärer Lymphknötchen von 2–10 cm Länge und 1–3 cm Breite. Sie liegen immer dem Mesenterialansatz gegenüber.

Die Nerven des Dünndarms, die hauptsächlich aus dem Plexus mesentericus superior stammen, führen Äste des Truncus sympathikus und N. vagus. Sie gelangen mit den Aufzweigungen der A. mesenterica sup. zur Darmwand, breiten sich dort zunächst in Form eines subserösen Geflechtes aus, durchdringen dann die Längsmuskelfasern und bilden zwischen den beiden Schichten der Muscularis propria den Auerbachschen und im submukösen Gewebe den Meissnerschen Nervenplexus.

Die *Schleimhaut des Dünndarmes* bildet zahlreiche Falten. Die Querfalten des Jejunums – die sog. Plicae circulares – sind im allgemeinen höher und stehen dichter als die des Ileums (Abb. 9.**2**). Man findet in älteren Anatomiebüchern gelegentlich die Ansicht vertreten, daß die Faltenzeichnung im unteren Ileum allmählich ganz verschwindet. Das ist am Lebenden nicht der Fall.

An der Oberfläche der Schleimhautfalten befinden sich zahlreiche *Zotten.* Sie haben etwa die gleiche Aufgabe wie die Wurzeln eines Baumes. Jede Zotte besitzt einen zentralen Chylusraum, auch Zottensinus genannt. Zwischen den Chylusgefäßen und dem Epithel breiten sich die Blutgefäße aus (Abb. 9.**3**).

Der Unterschied zwischen der anatomischen Situation auf dem Sektionstisch einerseits und beim Lebenden andererseits scheint uns die Annahme zu bestätigen, daß es sich auch bei den Falten des Dünndarmes nicht um anatomisch präformierte,

Abb. 9.1. Verlauf der Muskelfasern im Dünndarm
Ausgesprochen scherengitterartiger Verlauf der Muscularis propria (aus *Bockus:* Gastroenterology, Saunders, Philadelphia 1964, nach *Schwenk*).

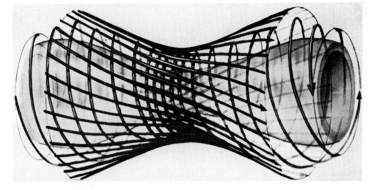

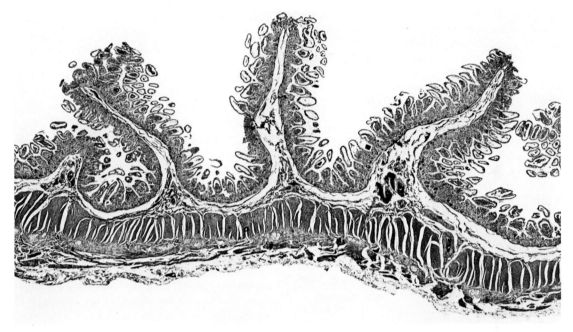

Abb. 9.2. Längsschnitt durch das mittlere Ileum
Lupenvergrößerung. Es sind drei Querfalten getroffen, die in ihrer Größenordnung und Form weitgehend den Falten des Jejunums ähneln (Bild: Prof. *Krauspe*, Path. Inst. Univ. Hamburg).

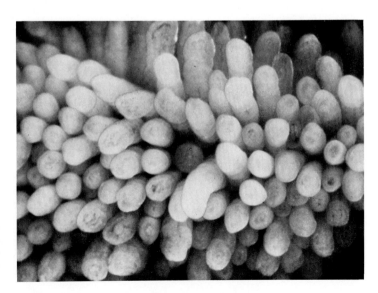

Abb. 9.3. Schleimhautzotten aus dem oberen Jejunum
Lupenvergrößerung einer Schleimhautbiopsie. Man sieht deutlich den zentralen Chylusraum, der mit einer punktförmigen Öffnung an der Zottenspitze beginnt (Bild: Prof. *Uehlinger*).

sondern weitgehend um *funktionelle Gebilde* handelt. Das trifft ebenfalls für die angeblich so konstanten Kerckringschen Falten zu, denn nach einer Infiltration der Submukosa mit physiologischer Kochsalzlösung gelang es GRETTVE (1936), auch *diesen* Faltentyp vollständig zum Verschwinden zu bringen.

FORSSELL (1923), der als erster diese autoplastischen Vorgänge am lebenden Organismus studiert und in so eindrucksvoller Weise beschrieben hat, schildert hierbei regelrechte Saug- und Druck-, Sieb- und Sperrvorrichtungen, die in engstem Zusammenhang mit den Verdauungsvorgängen zu stehen scheinen. Das Reliefbild ändert sich mit dem Füllungszustand des Darmes und der Beschaffenheit des Inhaltes. Es wechseln nämlich ständig röhrenförmig glatte Partien mit Sperren, die durch eine Vermehrung von Zahl und Kaliber der Falten zustande kommen und das Lumen des Darmes auch ohne sichtbare Veränderung der Außenwand verschließen können (Abb. 9.**4**). Höhe und Verlauf der Schleimhautfalten richten sich nach der digestiven Aufgabe. Sie hängen im wesentlichen von der Funktion der Lamina muscularis mucosae ab, die ihre Impulse vom Meissnerschen Plexus erhält. Zu- und abströmende Flüssigkeitsmengen der Submukosa unterstützen den Vorgang.

Die Lage der Dünndarmschlingen im Bauchraum ist einem ständigen Wechsel unterworfen. Allerdings ist ihre Position nie ganz regellos, sondern zeigt bis zu einem gewissen Grade eine mehr oder weniger typische Anordnung. Die im Ober- und Mittelbauch mehr links liegenden Horizontal- und Vertikalschlingen sowie ein Teil der Schlingen in der Nabelgegend gehören zum Jejunum, während sich das Ileum mehr rechts der Wirbelsäule, in die Unterbauchgegend und das kleine Becken lokalisiert.

MALL hat bereits 1897 ein Schema angegeben, das sich weitgehend mit der Lage des „Permeationsschlauches" von VAN DER REIS u. SCHEMBRA (1926) deckt (Abb. 9.**5**). Auch unsere eigenen, auf zahlreichen Röntgenaufnahmen basierenden Vorstellungen sind mit dem Schema identisch (Abb. 9.**6**).

Demnach befindet sich das *obere Drittel* des Dünndarmes üblicherweise im linken oberen Quadranten, das *mittlere Drittel* in der Nabelgegend und dem rechten oberen Quadranten, das *untere Drittel* im rechten Mittel- und Unterbauch sowie im kleinen Becken. Das Kaliber der einzelnen Dünndarmschlingen nimmt von proximal nach distal allmählich ab, so daß der Durchmesser des terminalen Ileums etwa um ein Drittel kleiner ist als derjenige der oberen Jejunumabschnitte.

Das Bild eines fraktioniert gefüllten normalen Dünndarmes ist in der Verteilung des Kontrastmittels mehr oder weniger harmonisch, so daß die Darmschlingen in einem fast lückenlosen Band zu verfolgen sind (Abb. 1.**26**, 9.**7** u. 9.**8**). Die Füllung der einzelnen Schlingen, die gleichmäßig nach distal abnehmende Weite des Lumens und die durch Falten bedingte Fiederung zeigen nirgends eine schroffe Unterbrechung oder Unregelmäßigkeit. Die Lage der oberen Jejunumschlingen ist locker, man sieht wenig Überschneidungen, und es bedarf meist keiner besonderen Palpation zur Beurteilung ihres Verlaufs. Die mittleren und unteren zum Ileum gehörenden Dünndarmschlingen liegen meist dicht zusammen, überschneiden sich in ihren Windungen und sind im kleinen Becken auf engem Raum oft so zusammengeklumpt, daß es schon einer gewissen Geschicklichkeit bedarf, den Verlauf und die Beweglichkeit einzelner Abschnitte sicher zu beurteilen. Verlauf und Abstand der einzelnen Schlingen sind außerdem abhängig von der freien Beweglichkeit innerhalb des Bauchraumes, vom Zustand des Mesenteriums (Fettgehalt, vergrößerte Lymphknoten) und schließlich vom Vorhandensein pathologischen Inhalts (Aszites) in der freien Peritonealhöhle (Abb. 9.**9**–9.**11**).

Bei Neugeborenen und jungen Säuglingen sind die Dünndarmschlingen infolge starker Luftfüllung meist so überdehnt, daß jegliche Faltenbildung verschwindet. Die sehr zarten Schleimhautfalten kommen im Nativbild lediglich dann zur Darstellung, wenn der Darm fast kollabiert ist. Auch bei älteren Säuglingen und bei Kleinkindern gelingt die Zuordnung der Darmschlingen zum Jejunum oder Ileum nur, solange die Luftfüllung den Faltencharakter der einzelnen Darmabschnitte nicht auslöscht. Aber bei Schulkindern ist diese Differenzierung gut möglich.

Nach oraler Kontrastmittelgabe erscheinen beim Neugeborenen die Dünndarmschlingen – verglichen mit der Größe des Bauchraumes – ebenfalls ziemlich weit und glatt konturiert. Nur innerhalb enggestellter Darmabschnitte finden sich andeutungsweise zarte Schleimhautfalten. Ihr Nachweis ist lediglich begrenzt möglich, weil sie sehr niedrig sind oder die Faltentäler Schleim und Sekret enthalten. Etwa vom 3.–6. Lebensmonat an wird eine Reliefzeichnung im oberen und mittleren Darmdrittel häufiger sichtbar.

Im Kleinkindes- und im frühen Schulalter findet man im Bereich des *terminalen Ileums* sowie der Klappengegend anstelle des erwarteten Reliefs mit flachen, längs verlaufenden Falten unregelmäßig *pseudopolypöse Reliefformationen*. Es handelt sich – wie SIEGMUND (1929), WELLS (1948) und LASSRICH (1953) nachweisen konnten – um eine für diese Altersstufe typische *Hyperplasie des lymphatischen Gewebes*, also der Lymphfollikel und der Peyer'schen Haufen. Erst etwa zwischen dem 9. und 12. Lebensjahr bekommt der kindliche Dünndarm auch in dieser Gegend eine dem

Abb. 9.**4.** Schleimhautformationen des Dünndarms

Schematische Darstellung. A–K bezeichnen verschiedene Schleimhautformationen, die uns in Form „geldrollenartiger, grobgefiederter, schneeflockenartiger und feingefiederter" Reliefbilder entgegentreten. Zuweilen finden sich auch glattbegrenzte, röhrenförmige Partien (G) und Sperren (I) durch dichtes Aneinanderpressen von Quer- und Längsfalten (nach *Forssell*).

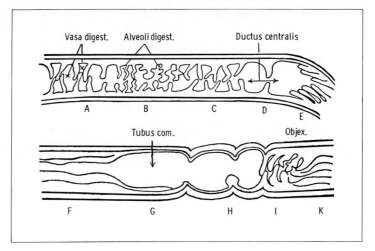

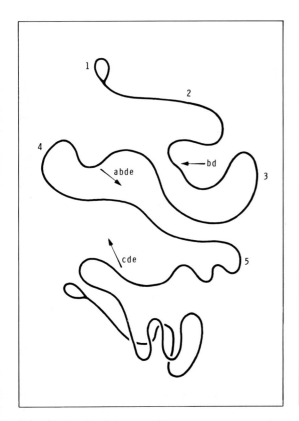

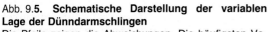

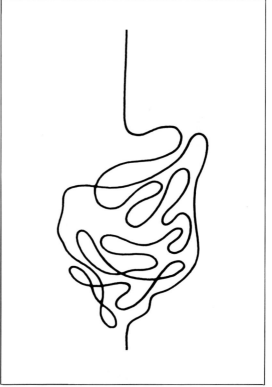

Abb. 9.**5.** **Schematische Darstellung der variablen Lage der Dünndarmschlingen**
Die Pfeile zeigen die Abweichungen. Die häufigsten Varianten sind mit a, b und c bezeichnet (nach *Mall* 1897).

Abb. 9.**6.** **Schematische Darstellung des Dünndarmverlaufs**
Die typische Lage der einzelnen Dünndarmabschnitte wird aufgrund zahlreicher eigener Röntgenaufnahmen dargestellt.

Erwachsenen ähnliche Faltenzeichnung (Abb. 9.**12**–9.**14**).

Das Schulkind weist – wie der Erwachsene – im Jejunum tief gezähnelte und gut darstellbare Schleimhautfalten auf, die ein charakteristisches, fein gefiedertes Relief erkennen lassen. Sie werden distalwärts niedriger, so daß die Darmwand fast glatt erscheint. Im Grenzbereich zwischen Jejunum und Ileum ändert sich auch bei Kindern allmählich der Faltentypus. Zur röntgenologischen Identifikation verschiedener Dünndarmabschnitte kann ebenfalls neben dem Charakter des Schleimhautbildes die Lage der Schlingen innerhalb des Bauchraumes herangezogen werden.

Röntgenphysiologie

Die Bewegungsvorgänge des Dünndarms sind frühzeitig und sehr eingehend teils am resezierten Darmstück (MAGNUS 1903/1904, TRENDELENBURG 1917 u. a.), teils mit Hilfe der Bauchfenstermethode an lebenden Kaninchen (KATSCH u. BORCHERS 1913) studiert worden. Bei Menschen wurden sie besonders mit der Ballonsonde (GANTER 1923, WEITZ u. VOLLMERS 1926) untersucht sowie vor allem mit der Kymo-Kinematographie (STUMPF-WEBER u. WEITZ 1936) bzw. der Kymographie (PANNHORST 1938) analysiert.

Alle diese Beobachtungen führten zu dem Ergebnis, daß sich Kontraktionen der Darmwand *mit deutlichen Vorwärtsbewegungen* des Inhaltes von solchen *ohne Transporteffekt* unterscheiden lassen. Es werden also demnach die sog. *Förderbewegungen* von *Mischbewegungen* unterschieden, wobei die Mischbewegungen ihrerseits sich wieder in Pendelbewegungen, kleine und große Spiralbewegungen sowie rhythmische Segmentationen unterteilen lassen.

Auch bei den Förderbewegungen, der eigentlichen Peristaltik, werden verschiedene Typen angegeben, wie z. B. die von KAESTLE u. BRÜGEL (1912) beschriebenen „Auswalzbewegungen" und die sog. „Rollbewegungen", die einer pathologisch gesteigerten Peristaltik entsprechen. PANSDORF (1937) kam aufgrund eingehender experimenteller Untersuchungen zu der Überzeugung, daß die eine Bewegungsform in die andere übergehen kann und somit der Beweis einer Funktionseinheit der verschiedenen Bewegungsvorgänge erbracht sei. NAUMANN (1948) hat, fußend auf den Untersuchungen von PANNHORST (1938), in seiner Monographie die einzelnen Bewegungsformen folgendermaßen definiert:

1. *Pendelbewegungen:* Sie entsprechen Kontraktionen umschriebener Bezirke der Längsmuskulatur, finden sich nur am Jejunum und sind hier eng gekoppelt mit Segmentationen.

2. *Segmentationen:* Sie entstehen durch Zusammenziehung begrenzter Ringmuskeleinheiten. Durch das Ineinandergreifen beider resultiert in situ als übergeordnete Bewegungsform die Spiralbewegung.

3. *Spiralbewegung:* Sie ist die im Bereich des Jejunums *dominierende Form* der kleinen Dünndarmbewegungen, da die zu ihrer Entstehung notwendigen Komponenten der Längs- und Ringmuskelkontraktionen an diesem Darmabschnitt voll zur Entwicklung kommen. Im Ileum dagegen, wo die Pendelbewegungen völlig erloschen und die Segmentationen in Form langsam distalwärts wandernder Ringmuskelkontraktionen das motorische Geschehen beherrschen, laufen Spiralbewegungen nur noch ganz oberflächlich ab. Sie haben demgemäß lediglich einen geringen mischenden Effekt. Im Jejunum kommt dagegen den Spiralbewegungen neben ihrer mischenden Funktion als wesentliches Moment noch ein Fördereffekt zu, der sich jeweils zwar nur auf kurze Strecken auswirkt, für den Gesamttransport aber von großer Bedeutung ist. Er stellt eine wirksame Unterstützung der Peristaltik dar.

4. *Peristaltik:* Ihr Fördereffekt ist erheblich. Bei der relativen Seltenheit ihres Vorkommens reicht sie allein jedoch nicht aus, die Transportaufgaben des Dünndarms zu erfüllen.

5. *Tonusschwankungen:* Hierbei handelt es sich um nicht wandernde, sich über längere Abschnitte erstreckende Kontraktionsvorgänge mit analwärts gerichteter Verschiebung des Darminhaltes.

Pendelbewegung, Segmentation und Spiralbewegungen werden unter dem Begriff der *kleinen Dünndarmbewegung* zusammengefaßt, da mit der früher üblichen Bezeichnung „Mischbewegung" nur ein Teil ihrer wirklichen Leistung charakterisiert ist. Sie werden von der Peristaltik und den Tonusschwankungen unterstützt, die man als *große Dünndarmbewegung* bezeichnet.

Während bei Klein- und Schulkindern die Bewegungsvorgänge im Dünndarm wie bei Erwachsenen ablaufen, zeigen sich im Neugeborenen- und Säuglingsalter einige Unterschiede: Alle Darmbewegungen sind träger und verhaltener, die Passage durch das Ileum ist langsamer. Sobald aber während dieser Untersuchungsphase der Säugling

Abb. 9.7. Normaler Dünndarm
11jähriges Mädchen. Übersichtsaufnahme in Bauchlage nach fraktionierter Breigabe. Die Darmschlingen haben sich kontinuierlich gefüllt. Die Schleimhaut wird lediglich von einer dünnen Kontrastmittelschicht bedeckt, so daß sich besonders im Jejunum die Fiederung gut darstellt. Im mittleren und unteren Dünndarm nimmt die Höhe der Kerckringschen Falten ab. Es herrschen hier zarte Längsfalten vor, und die Darmschlingen zeigen infolge zirkulärer Kontraktionen eine durchaus normale Segmentierung. Nirgends zeigen sich Tonus-, Motilitäts- oder Sekretionsanomalien.

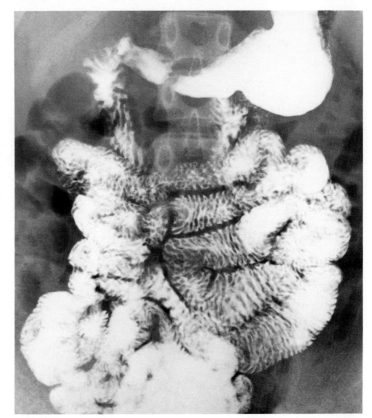

Abb. 9.8. Normaler Dünndarm
(Erwachsener)
Fraktioniert gefüllter normaler Dünndarm. Übersichtsaufnahme in Bauchlage. Die Jejunumschlingen zeigen einen sehr übersichtlichen Verlauf, während die Ileumschlingen mehr zusammengedrängt im kleinen Becken liegen. Die Grenze zwischen Jejunum und Ileum ist fließend. Alle Dünndarmschlingen sind gasfrei; das Kontrastmittel ist nicht durch Darmsekret verdünnt.

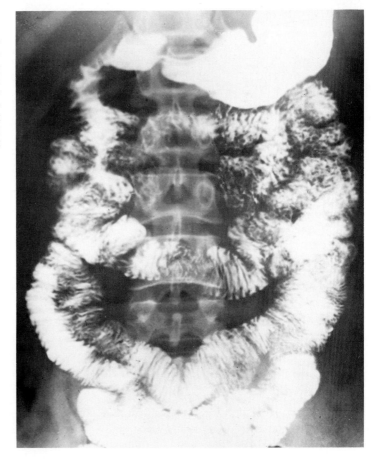

gefüttert wird oder erneut Kontrastmittel erhält, verstärkt sich reflektorisch die Aktivität des Ileums und beschleunigt den Übertritt in das Zökum.

Bei Klein- und Schulkindern erhält man normalerweise wie bei Erwachsenen – nach richtiger Fütterungs- und Untersuchungstechnik – eine zusammenhängende und harmonische Dünndarmfüllung. Sobald das Barium das Jejunum passiert hat, ergeben die auf der Schleimhaut liegengebliebenen Partikelchen ein Röntgenbild, das als „Schneeflockengestöber" charakterisiert wird, falls bei zu geringer Nachfütterung oder wegen konstanter Rückenlage kein ausreichender Kontrastmittelnachschub in den Dünndarm erfolgt. Bei solchen Voraussetzungen kommt diesem Phänomen keine pathologische Bedeutung zu.

Beim Säugling ist eine kontinuierliche Kontrastmittelfüllung nicht regelmäßig zu erzielen. Eine Diskontinuität im Jejunum, vor allem im Ileum, gilt noch als physiologisch, so daß oft neben einer erheblichen Variabilität des Darmlumens auch die Bariumfüllung segmentiert erscheinen kann. Manchmal wandelt sich ein anfangs mehr zusammenhängendes Füllungsbild in eine mehr klumpige Breiverteilung um. Selbst bei gesunden Kleinkindern ist dieser Effekt gelegentlich zu registrieren, der mit Tonusbesonderheiten und einer verstärkten Schleimproduktion in Zusammenhang gebracht wird. Die modernen handelsüblichen Bariumpräparate reduzieren allerdings deutlich die Klumpung des Kontrastmittels.

Bei Kleinkindern können gelegentlich auch emotionale Einflüsse (Ängstlichkeit während der Untersuchung) durch Tonus- und Sekretionsänderungen für eine Segmentation der anfangs zusammenhängenden Bariumfüllung verantwortlich sein. Dabei läßt sich im Einzelfall schwer abschätzen, ob eine plötzlich einsetzende Sekret- und Schleimproduktion oder motorische Impulse überwiegen. Unser Eindruck geht dahin, daß emotional labile Kinder etwas mehr zu dieser Reaktion neigen.

Einwirkungen von Pharmaka und Schwermetallen

Trotz umfangreicher experimenteller Studien über die Einwirkung verschiedener Pharmaka auf den Dünndarm (KATSCH 1914, BORCHERS 1930 und HUKOHARA 1930) spielt bei uns – im Gegensatz zu französischen Autoren, insbesondere der Schule PORCHER (1954) – die „Pharmakoradiographie" nur eine unbedeutende Rolle. NAUMANN (1948) hat neben der Wirkung von Abführmitteln (Foliae sennae, Istizin, Rizinusöl, Paraffin. liquidum, Na_2SO_4-Lösungen) den Einfluß von Atropin und Prostigmin auf den menschlichen Dünndarm noch einmal überprüft. Er faßte die bisher vorliegenden Erkenntnisse etwa folgendermaßen zusammen:

Atropin
Seine pharmakologische Grundwirkung ist – mit peripherem Angriffspunkt – parasympathisch erregend. Die Wirkung findet sich aber nur bei *kleinen Dosen,* während große Dosen regelmäßig eine Lähmung des Parasympathikus hervorrufen. Die Wirkung ist unabhängig vom Cholingehalt der Darmwand (LE HEUX 1920). ½ Std. nach subkutaner Verabfolgung von 1 mg Atropin besteht eine starke Tonusminderung mit Einschränkung der Motilität. Größere Förderbewegungen sind auch bei längerer Schirmbeobachtung nicht zu erkennen. Die Sekretion ist vermindert, das Relief trocken, die Falten sind quergestellt. Peristaltische Wellen kommen nur ganz vereinzelt und in großen Zeitabschnitten zur Beobachtung. Das Zusammenspiel von Ring- und Längsmuskulatur erscheint gestört, so daß eine erhebliche Passageverlangsamung resultiert.

Prostigmin
KATSCH (1913) und PANSDORF (1937) fanden unter dem Einfluß von Pilocarpin und Prostigmin am menschlichen Darm eine *Tonuszunahme* sowie eine pathologische Motilität mit starker Inkoordination der Bewegungserscheinungen. 40 Min. nach subkutaner Injektion von 0,5 mg Prostigmin treten eine erhebliche Tonuszunahme und eine enorme Steigerung der motorischen Leistung ein. Im oberen Dünndarm werden neben Pendelbewegungen vorwiegend peristaltische Wellen mit großem Fördereffekt beobachtet, während im Ileum die rhythmische Segmentation eine deutliche Ausprägung erfährt. Es besteht durchaus der Eindruck einer regelmäßig und geordnet ablaufenden Motorik. Die Frequenz der Muskelkontraktionen ist erhöht. Im Gegensatz zum Pilocarpin zeigt der Dünndarm nach Prostigmingaben trotz erheblicher Tonuszunahme eine in geordneten Bahnen ablaufende Hypermotilität. Diese Feststellungen wurden 1965 noch einmal durch NÄGELE bestätigt.

Wirkung von Schwermetallen
Alle Schwermetalle sind im Grunde genommen giftig, sie werden jedoch meist nur in geringen Mengen resorbiert. Unter einer akuten Metallvergiftung versteht man meist eine Gastroenteritis mit Injektion der Schleimhaut, Ulzerationen, Erbrechen und Durchfall.

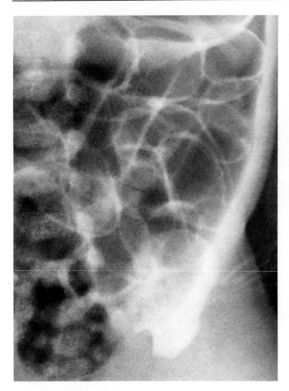 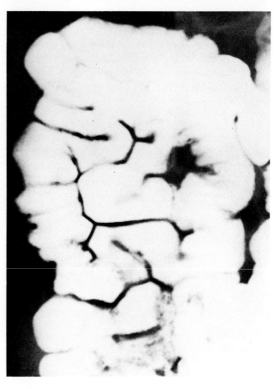

Abb. 9.9. Direkte Darstellung der Darmwand
Neugeborenes. – Nativaufnahme, Dünndarmmeteorismus.
Die dünnen Schattenlinien entsprechen der zarten Darm-
wand sowie Wandduplikaturen durch aneinandergepreßte
Schlingen, so daß sich T- oder Y-ähnliche Formen aus-
bilden.

Abb. 9.10. Indirekte Darstellung der Darmwand
7jähriges Kind. – Bei einer Kontrastfüllung des Dünndarms
stellen sich die Wandduplikaturen als T- und Y-förmige
Aufhellungen dar.

**Abb. 9.11. Dünndarmschlingen bei
Aszites**
Mittleres Ileum. Weite atonische Darmschlingen. Durch den Aszites sind die
normalerweise dicht zusammenliegen-
den Schlingen auseinandergedrängt.
Anstelle der schmalen T- bzw. Y-förmigen Aufhellungen sieht man bogig begrenzte Zwischenräume.

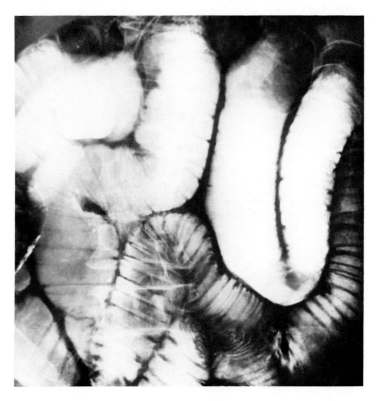

Quecksilber in Form des Sublimates gehört zu den schwersten Ätzgiften, besonders des Magens. Es führt unter heftigsten Leibschmerzen und Tenesmen zu blutigen, membranösen Durchfällen. *Kalomel,* das dagegen auch in größeren Dosen nur wenig resorbiert wird, hat eine vorwiegend laxierende Wirkung.

Wismut wurde früher in Form des Bismutum subnitricum allgemein als Kontrastmittel verwendet. Dabei wurden z. T. gefährliche Vergiftungen beobachtet. Es handelte sich weit weniger um Metall- als um *Nitritvergiftungen.* Ursächlich wurden dafür bestimmte Darmbakterien verantwortlich gemacht, die in der Lage waren, das Salz zu salpetriger Säure zu reduzieren (POULSSON 1920).

Blei wird langsam resorbiert; es wirkt meist oberflächlich adstringierend. Nur sehr selten werden akute Erscheinungen mit tödlichen Gastroenteritiden nach großen oralen Dosen von Bleiazetat beobachtet. Am bekanntesten sind die anfallsweise auftretenden Bleikoliken bei Malern, Lackierern, Typographen, Schriftgießern, Steingut- und Fayencearbeitern (bleihaltige Glasuren). PANSDORF (1931) berichtete über Röntgenbefunde in Form ausgesprochener Tonuserhöhungen mit spastischen Kontraktionszuständen.

Untersuchungstechnik

Je nach klinischer Fragestellung werden verschiedene Untersuchungsmethoden angewandt.

Zur Funktionsprüfung und für die Beurteilung der Passagezeit gilt die *einmalige orale Gabe* einer größeren Menge von Bariumsulfat (bei Erwachsenen etwa 250–300 ml, bei Kindern etwa 100–150 ml) als Methode der Wahl. Dafür wird die Standardaufschwemmung des Bariumsulfats benutzt (300 g Barium sulf. puriss. auf 400 ml Wasser), wie sie auch für die übliche Magenuntersuchung im Gebrauch ist. Die klinische Bedeutung dieser Methode ist heutzutage nur noch gering.

Zur Darstellung anatomischer Veränderungen hat sich bei Erwachsenen und bei Kindern die sog. „fraktionierte Dünndarmfüllung" von PANSDORF (1930/31) hervorragend bewährt. Hierbei bekommt der Patient in rechter Seitenlage alle 10–15 Min. einen Schluck einer wäßrigen Bariumaufschwemmung (insgesamt 200 ml) zu trinken.

WELTZ (1937) hat diese Methode insofern etwas modifiziert, als er den Magen zu Beginn der Untersuchung mit 200 ml Kontrastmittel auffüllte und dann in rechter horizontaler Seitenlage weitere 200 ml (alle 5 Min. 1–2 Schluck) nachtrinken ließ. Bei Kindern verfahren wir (unter entsprechender Reduktion der Kontrastmittelmenge) in gleicher Weise. Damit wird dem Magen bzw. der Pylorusfunktion die kontinuierliche Breiabgabe zur physiologischen Füllung des Dünndarms überlassen. Wichtig ist, daß dem Magen hierzu ausreichend Kontrastmittel angeboten wird.

PENDERGRASS 1939 warnte vor handelsüblichen Kontrastmitteln, denen Geschmackskorrigentien und Schleimstoffe beigefügt sind. Er benutzte zur Vermeidung allergischer Reaktionen reines Bariumsulfat mit destilliertem Wasser, während GOLDEN 1945 aus Gründen der Isotonie Barium mit physiologischer Kochsalzlösung bevorzugte. THURNHER u. GARBSCH 1955 empfahlen die Verwendung gut haftender, homogener, *kolloidaler Kontrastmittel,* um den störenden Einfluß funktioneller Faktoren weitgehend auszuschalten. Es darf nicht zur Ausflockung des Kontrastmittels kommen, wie man es häufig bei entzündlichen oder bei sprueartigen Dünndarmerkrankungen sieht. Die heutigen handelsüblichen Kontrastmittel erfüllen weitgehend diese Forderungen und haben sich für die Dünndarmuntersuchung als sehr geeignet erwiesen.

Eine brauchbare Reliefdarstellung im unteren Dünndarm war früher mit den üblichen Kontrastmitteln nicht möglich, da sie während ihres lange dauernden Transports (3–4 Std.) schon im Ileum durch Wasserresorption eingedickt wurden. Deswegen mußte die Untersuchung der untersten 40 cm des Ileums – sofern es sich um den Nachweis feinerer anatomischer Strukturen handelte – durch die retrograde Füllung mittels eines Kontrasteinlaufes ergänzt werden, wobei man einen Reflux durch die Ileozökalklappe anstrebte (Abb. 9.**15**).

Diese Schwierigkeiten schienen 1950 behoben, nachdem ZIMMER erstmals über ein neues Kontrastmittel, das „Barium-Wander", berichtete, das den Dünndarm wesentlich schneller durcheilte (1–2 Std.), ohne das Reliefbild zu verändern. Das Präparat wird auf seinem Wege durch den Dünndarm so wenig eingedickt, daß selbst in den untersten Ileumschlingen noch eine deutliche Faltenzeichnung zu erkennen ist. Leider wurde die Herstellung des Präparates aus wirtschaftlichen Gründen inzwischen eingestellt (Abb. 9.**16**).

WEINTRAUB (1949) versuchte aufgrund experimenteller Studien, den physiologischen Kältereiz zur Beschleunigung der Dünndarmpassage auszunützen, indem er mit – oder unmittelbar nach – der Verabreichung des Kontrastmittels Eiswasser zu trinken gab. Er konnte damit eine so erhebliche Passagebeschleunigung erzielen, daß das

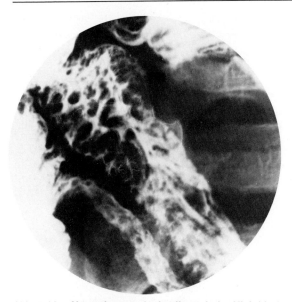

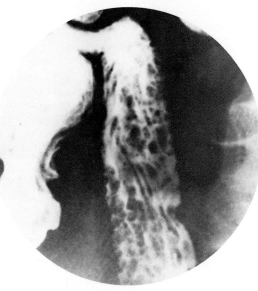

Abb. 9.12. Normales terminales Ileum beim Kleinkind
3½jähriger gesunder Junge. – Unregelmäßig polypöse Schleimhautzeichnung im unteren Ileum und in der Appendix als Ausdruck einer kräftigen altersgemäßen Entwicklung des lymphatischen Gewebes.

Abb. 9.13. Normales terminales Ileum beim Schulkind
10jähriges gesundes Kind. – Neben einigen kräftig entwickelten Follikeln weist die Reliefzeichnung der untersten Ileumschlinge schon vorwiegend Längsfalten auf, wie sie bei Jugendlichen und Erwachsenen regelmäßig vorkommen.

Abb. 9.14. Ileozökalgegend eines Kindes
Anatomisches Präparat eines 6jährigen Jungen, der nach ganz kurzer Krankheit an einem nichtdiphtherischen Krupp verstarb. Die Lymphfollikel und die Peyer'schen Haufen, besonders in der Klappengegend (Pfeile), sind vergrößert. Das Lymphgewebe war im ganzen Darm üppig entwickelt.

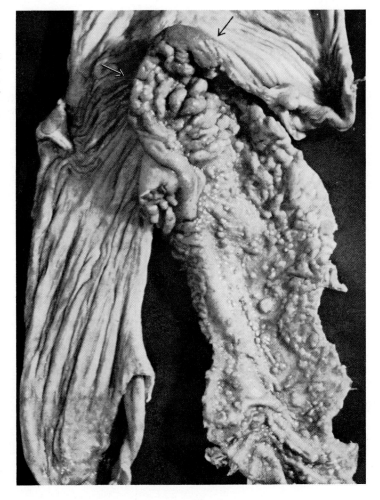

Kontrastmittel innerhalb von 15 Min. die Ileozökalklappe erreichte.

Bei Verdacht auf Dünndarmstenose, Penetration oder Fistelbildungen ist der Gebrauch von *Enterografin* zu empfehlen (vgl. Abb. 1.**28**), weil das Übertreten von Bariumsulfat in die freie Peritonealhöhle selbst bei Anwendung von Antibiotika und Sulfonamiden immer noch als lebensbedrohlich gelten muß.

Während die meisten Autoren ihr Kontrastmittel per os geben, empfahl SCHATZKI (1943) in Analogie zu DAVID (1913) und PESQUERA (1929) die Applikation durch eine *Duodenalsonde*. Er verwendete ein Kontrastmittel, das aus 6 Volumenteilen Barium und 20 Volumenteilen Wasser bestand, und ließ die Flüssigkeit (250–500 ml) aus einem Irrigator in den Dünndarm einlaufen. Die Untersuchung dauerte insgesamt nur etwa 20 Min. Sie sollte den Vorteil haben, daß

1. der ganze Dünndarm auf einmal zu übersehen ist;
2. der Dünndarm auch in der Durchleuchtung genau studiert werden kann;
3. die Reliefbeurteilung des Ileums erleichtert wird, weil sich das Kontrastmittel nicht eindickt;
4. man auch gleichzeitig das Zökum und das Colon ascendens hinsichtlich der Reliefverhältnisse übersehen kann;
5. die Untersuchung nicht viel Zeit in Anspruch nimmt.

GHELEN u. MENGIS (1938) bzw. GERSHON-COHEN u. SHAY (1939) versuchten, durch zusätzliches Nachblasen von Luft einen Doppelkontrast zu erzeugen und somit die Methode weiter zu verbessern. Auch TESCHENDORF (1954) gab eine Sondenmethode an, mit der es möglich ist, umschriebene Dünndarmabschnitte näher zu untersuchen. Er verwandte einen Doppelschlauch unterschiedlicher Länge. Die längere Sonde endet blind in einem Gummiballon, der mit Luft, Wasser oder einem Kontrastbrei aufgebläht werden kann, um das Darmlumen zu verschließen. Durch die kürzere Sonde wird Kontrastmittel in den oral des Gummiballons liegenden Dünndarmabschnitt injiziert.

Die Methode hat sich besonders bei Reizzuständen bewährt, die mit einer überstürzten Dünndarmpassage einhergehen. Durch Änderung des Druckes und der Menge der injizierten Flüssigkeit können Elastizitätsstörungen in Ruhe studiert werden.

Eine ähnliche Konstruktion – also ebenfalls eine Doppelsonde mit Gummiballon an der Spitze – stellt die sog. *Miller-Abbot-Sonde* dar, die in den USA vor allem bei Ileussituationen eine umfangreiche Anwendung gefunden hat. Sie dient diagnostischen, vor allem aber therapeutischen

Zwecken. GOLDEN (1945) hat das Anwendungsgebiet dieser Sonde ausführlich beschrieben.

In den Jahren 1970–1974 hat SELLINK (Leiden) eine neue Untersuchungsmethode für den Dünndarm erarbeitet. Er kombinierte den Schatzkischen „Dünndarmeinlauf" mit dem von GIANTURCO (1950) und LEDOUX-LEBARD (1968) angegebenen Verfahren einer Reliefdarstellung mit Hilfe eines semitransparenten Kontrastmittels und der Hartstrahltechnik. Dabei wurde besonderer Wert auf das rasche Einfließen einer relativ großen Kontrastmittelmenge gelegt, die man anschließend mit Wasser verdünnte bzw. semitransparent machte.

Nach dem Einführen einer Spezialsonde wird deren Spitze etwa in die Region der Flexura duodenojejunalis lokalisiert und das *Enteroklysma* in rechter bzw. halbrechter Seitenlage begonnen. Bei Kindern benutzen wir eine übliche Duodenalsonde, die nach Oberflächenanästhesie durch die Nase eingeführt und durch den Pylorus geschoben werden kann.

Die Einlaufgeschwindigkeit des Kontrastmittels beträgt ca. 80–200 ml pro Min., bei Kindern entsprechend weniger. Die Gesamtmenge soll ca. 600–1200 ml nicht übersteigen. Mit intermittierender Durchleuchtung wird das Fortschreiten der Füllung verfolgt. Während des Einlaufes werden vom Jejunum und terminalen Ileum gezielte Aufnahmen, nach vollständiger Darmfüllung eine Übersichtsaufnahme angefertigt. Danach kann die Untersuchung fortgesetzt werden, indem man Wasser einlaufen läßt oder Luft einbringt.

Die mit dieser Methode gewonnenen Bilder zeigen eine ungewöhnlich übersichtliche Darstellung weiter Strecken des Dünndarmes mit einer hochdifferenzierten Reliefzeichnung. Allerdings bleibt dieser Anblick nur relativ kurze Zeit bestehen. Meist setzt schon nach 10–15 Min. eine sehr starke reaktive Schleimsekretion ein, die von dem ursprünglich so eindrucksvollen Bild nicht mehr viel übrig läßt (Abb. 9.**17**).

Die Methode stellt zweifellos eine wesentliche Bereicherung unserer diagnostischen Möglichkeiten dar und wird bereits an verschiedenen Orten im täglichen Routinebetrieb erprobt.

Die Befürworter der Methode stellen folgende Vorteile heraus:

Einfache Vorbereitung des Patienten durch schlackenarme Kost, evtl. Rizinusgabe am Vortage. Ein Reinigungseinlauf ist nicht erforderlich. Eine Untermischung des Kontrastmittels mit Magensaft unterbleibt. Keine Ausflokkung und Eindickung des Kontrastmittels durch Wasserresorption im Ileum. Die Untersuchung kann gut gelenkt werden, die Untersuchungsdauer ist abgekürzt. Das Colon ascendens läßt sich in die Beurteilung einbezie-

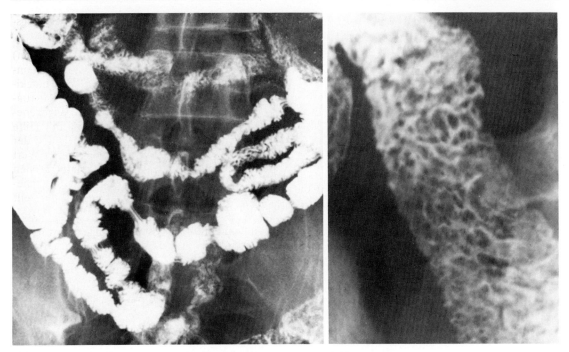

9.15   9.16

Abb. 9.15. Unterer Dünndarm, Darstellung durch Reflux
Normale Faltenbildung mit einer normalen Segmentierung infolge zirkulärer Kontraktionen. Es findet sich eine ähnliche Reliefzeichnung wie im Jejunum.

Abb. 9.16. Normale Schleimhaut im unteren Ileum
Terminales Ileum, Darstellung mit Barium-Wander. Infolge der Passagebeschleunigung erreicht dieses spezielle Kontrastmittel ohne wesentliche Eindickung den unteren Dünndarm. Dadurch läßt sich die Schleimhaut gut beurteilen. – 14jähriges Kind.

Abb. 9.17. Darstellung von Jejunumschlingen nach Sellink
13jähriges Kind. – Im Anschluß an den Dünndarmeinlauf mit Kontrastmittel wurde Wasser instilliert, so daß infolge der Semitransparenz die einzelnen Schleimhautfalten innerhalb der weiten Darmschlingen gut sichtbar werden.

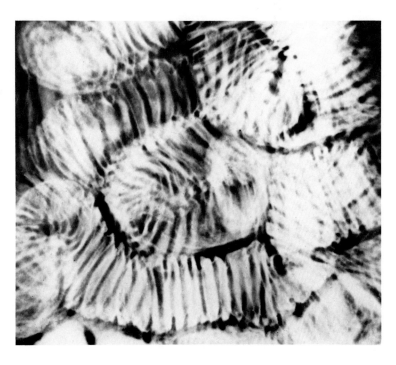

hen, und man kann den Darm sogar noch mit der Doppelkontrastmethode (Wasser oder Luft) studieren.

Die Kritiker der Methode führen einige Einschränkungen an:

Die übliche Magenuntersuchung zu Beginn eines Dünndarmstudiums ist nicht mehr möglich und muß gesondert vorgenommen werden. Die Einführung der Sonde in den Dünndarm stellt für sich bereits eine Belastung dar. Das Dirigieren der Sondenspitze durch den Pylorus verlängert ungebührlich die Durchleuchtungszeit. Die Kontrastmittelapplikation ist unphysiologisch, so daß funktionelle Dünndarmstörungen nicht mehr so sicher beurteilt werden können. Die Patienten klagen während des raschen Einlaufs (besonders bei kühlem oder gekühltem Kontrastmittel) über Mißbehagen oder sogar über abdominelle Beschwerden. Nach der Füllung des ganzen Dünndarms werden die einzelnen Schlingen infolge ihrer relativen Weite unübersichtlich. Das Absuchen der Schlingen gelingt nicht mehr zuverlässig, so daß umschriebene Läsionen leicht übersehen werden.

Bei allem bisherigen Für und Wider in der Abwägung der Vor- und Nachteile möchten wir betonen, daß die Methodik der Dünndarmuntersuchung der einzelnen Fragestellung angepaßt sein soll und von sekundärer Bedeutung bleiben wird. Entscheidend für den Untersuchungserfolg sind allein die geschickte Handhabung und die Ausschöpfung des jeweiligen Verfahrens.

Unabhängig von der jeweils angewandten Füllungsmethode muß der gesamte Dünndarm, von der Flexura duodenojejunalis bis zur Ileozökalklappe, Schlinge für Schlinge mit der palpierenden Hand abgesucht und von störenden Überlagerungen befreit werden. Nur so ist es möglich, sich einen einwandfreien Überblick über alle Einzelheiten zu verschaffen.

Erhobene Befunde können auf verschiedene Art und Weise bildmäßig festgehalten werden. Nach vollständiger Dünndarmfüllung wird eine *Übersichtsaufnahme im Großformat* in flacher Bauchlage auf dem Blendentisch angefertigt. Infolge der Autokompression ermöglicht diese Position eine übersichtliche Darstellung der einzelnen Darmschlingen. Vorher ist – besonders bei Kindern – eine Blasenentleerung erforderlich, damit die Dünndarmschlingen nicht aus dem kleinen Becken nach oben gedrängt werden und dann dicht gepackt übereinanderliegen (vgl. Abb. 1.**26**, 9.**7** u. 9.**8**).

Neben Übersichtsaufnahmen haben sich zur Darstellung von Einzelheiten *gezielte Übersichtsaufnahmen* mittlerer Formate (vgl. Abb. 1.**7**) bzw. *gezielte Blendenaufnahmen* (vgl. Abb. 1.**8**) in Rückenlage unter dosierter Kompression be-

währt. Dabei ist zu bedenken, daß sich häufig infolge einer solchen Kompression der Darm vorübergehend kontrahiert, subtile Schleimhautveränderungen sich aber nur bei erschlafftem Darm gut darstellen lassen. Während einer Darmkontraktion richten sich die Schleimhautfalten zudem immer longitudinal, also parallel der Achse aus, um nach der Erschlaffung wieder ihre normale Anordnung zu erlangen. Diese Reaktionen des Darmes sind, mit Ausnahme der ersten 4–5 Lebensmonate, in jeder Altersstufe anzutreffen und bei der Detaildiagnostik zu beachten. – Daß jedoch neben allen technischen Belangen die diagnostische Ausbeute weitestgehend von der Erfahrung und der Geschicklichkeit des Untersuchers abhängt, braucht wohl kaum betont zu werden.

Als wertvolles Kontroll- bzw. Ergänzungsverfahren hat sich nunmehr auch für den Dünndarm die in den letzten Jahren erheblich vervollkommnete *Endoskopie* erwiesen (LINDNER 1977). Ähnlich wie im Magen und Duodenum ist es nun auch im Jejunum, ja sogar im Ileum mit Hilfe eines entsprechend langen und flexiblen Fiberendoskops möglich, die Schleimhaut einer direkten Inspektion zugänglich zu machen. CLASSEN, FRÜHMORGEN, KOCH u. DEMLING (1972) ist es gelungen, das mit seinem Instrumentierkanal über einen vorher intubierten Teflonschlauch gestülpte Spezialgerät unter Durchleuchtungskontrolle über die Flexura duodenojejunalis bis in den mittleren Dünndarm vorzuschieben und dort eine Jejuno-Ileitis mit multiplen Ulzerationen und polypoiden Veränderungen, eine regionale Enteritis und eine follikuläre lymphatische Hyperplasie nachzuweisen (BECK, DISCHLER, HELMS, OEHLERT 1973).

Passagezeiten: Normalerweise beträgt die Passagezeit einer reinen Bariumaufschwemmung – also z. B. Barium sulfuricum purissimum (*Merck*) – von der Flexura duodenojejunalis bis zur Ileozökalklappe im Durchschnitt 2–4 Std. Passagegeschwindigkeiten *unter* 1 Std. sprechen für eine *Hypermotilität*, Passagezeiten über 4 Std. für eine *Motilitätsbeeinträchtigung*. Dabei muß man berücksichtigen, daß allein auch schon die Kontrastmittelmenge für das Passagetempo ausschlaggebend sein kann. Zu geringe Bariummengen (unter 200 ml) bedingen infolge ihres schwachen Dehnungsreizes eine *träge* Passage. Sie kann durch Verabfolgung einer *größeren* Kontrastmittelmenge angeregt werden. Selbstverständlich sind Kontrastmittel, denen Passagebeschleuniger zugesetzt worden sind, zum Nachweis funktioneller Störungen ebenso ungeeignet wie der „Dünndarmeinlauf" oder gar die Verabreichung eisgekühlter Flüssigkeiten.

Untersuchungen über die Transportzeit bei gesunden Kindern zeigten, daß schon normalerweise große Variationen bestehen. Nach LÖNNER-

**Abb. 9.18.   Verzögerte Dünndarm-
passage**
23jährige Patientin, Mens III. Übersichtsaufnahme des Dünndarms 6 Std.
nach fraktionierter Füllung bei Hyperemesis gravidarum. Trotz vorwiegend
rechter Seitenlage sind Magen und oberer Dünndarm immer noch weitgehend
mit dem Kontrastmittel gefüllt. Kaum
merkbare Peristaltik, erhebliche Sekretion.

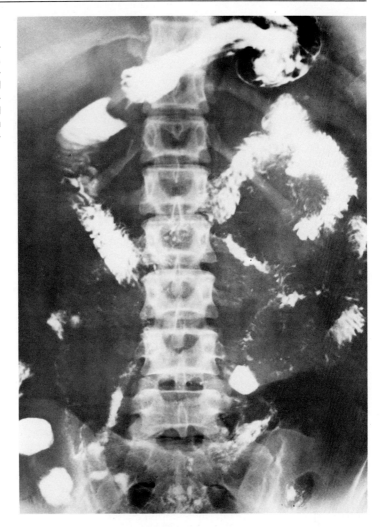

**Abb. 9.19.   Passageverlangsamung
durch funktionelle Stenosen**
Gezielte Übersichtsaufnahme des Mittelbauchs 3 Std. nach fraktionierter Gabe von Barium-Wander. Immer noch
deutliche Füllung im Bereich des
Ileums. Tonusanomalien mit langanhaltenden spastischen Kontraktionen (Pfeile) in mehreren Segmenten. – 63jähriger
Patient mit zunächst völlig unklaren,
langanhaltenden, kolikartigen Bauchschmerzen im Mittel- und Unterbauch.
Die klinische Untersuchung ergab eine
ausgesprochene Hypokalzämie.

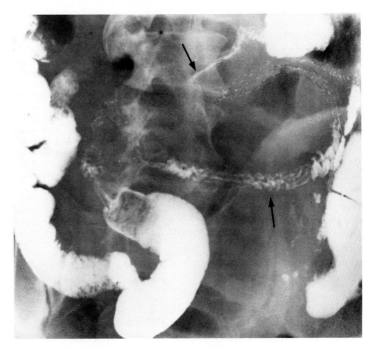

BLAD 1951 beträgt die Transportzeit bei einjährigen Kindern 1½ bis 6 Stunden, bei 9- bis 10jährigen ½ bis 8 Stunden. Als mittlere Werte gelten bei normaler Magenfunktion 1 bis 5 Stunden, bei Neugeborenen etwa 3 bis 6 Stunden. Es läßt sich also nicht ohne weiteres aus einer verlängerten oder verkürzten Passagezeit auf eine Dysfunktion schließen. Zahlreiche Umstände können, unabhängig von der Menge bzw. der Beschaffenheit des Kontrastmittels, das Passagetempo und somit die Passagezeit im positiven wie auch im negativen Sinne verändern.

Das Alter des Patienten soll nach KULLING (1953) einen Einfluß auf die Passagegeschwindigkeit haben. So fand er bei älteren Menschen zwischen 60 und 85 Jahren eine Passageverlangsamung ohne Beeinträchtigung des Reliefbildes zwischen 7 und 9, ja maximal bis zu 11 Stunden bei erheblicher Herabsetzung des Tonus, einer Erweiterung des Darmlumens und träger Peristaltik.

Bekannt sind ferner Änderungen der Passagezeit beim Morbus Basedow (verkürzt) und Myxödem (verlangsamt), bei der Addison'schen Krankheit (verkürzt) und der Hämatoporphyrinurie (verlangsamt), sowie unter dem Einfluß gewisser Medikamente. LÜDIN (1930) beobachtete Passageverlangsamungen bei Ohnmachtsneigung (was wir bestätigen können) sowohl vor als auch nach der Menstruation. Wir sahen ferner hochgradige Passageverzögerungen bei der Hyperemesis gravidarum (Abb. 9.**18**), geringere bei psychischer Depression und nach wochenlanger Bettruhe (WULACH 1911). PENDERGRASS, RAVDIN, JOHNSTON u. HODES (1936) berichteten über Veränderungen der Passagezeit bei Fermentstörungen. Sie fanden eine Verlangsamung der Magenentleerung und der Dünndarmpassage bei Hyperglykämie und eine Beschleunigung bei Hypoglykämie.

Ähnliche Beobachtungen wurden von SCHÖNBAUER (1955) auch bei Vitamin-B-Mangel gemacht. Es fand sich eine erhebliche Vermehrung von Gas und Flüssigkeit im Dünndarm; spastische Kontraktionen unter Bildung funktioneller Stenosen wechselten mit atonischen Zuständen. Die Passagezeit war ausgesprochen verlangsamt: Nach 2 Std. lag das Kontrastmittel immer noch im unteren Duodenalknie; Magen und Dünndarm waren erst nach 24 Std. leer.

Deutliche Passageverlangsamungen, verbunden mit kolikartigen Leibschmerzen, sahen wir gelegentlich bei Kranken mit *Hypokalzämie*. Die unteren Ileumschlingen zeigten massive, langanhaltende Kontraktionen in einer Ausdehnung von erst nach 24 Stunden leer.

Bei der *Hyperkalzämie* kann es dagegen infolge Hemmung der neuromuskulären Erregbarkeit zu einer ausgesprochenen Magen-Darm-Atonie kommen mit Entleerungsverzögerungen, Übelkeit und Erbrechen, Meteorismus und hartnäckiger Obstipation (OTTENJANN 1958). Eine derartige Hyperkalzämie muß nicht zwangsläufig auf einem Hyperparathyreoidismus beruhen.

Der gastroileale Reflex: Bei der Prüfung reflektorischer Entleerungsvorgänge im unteren Dünndarm nach Gabe von Eiweiß, Fett und Kohlenhydraten (sog. gastroilealer Reflex [PORGES 1928]) gelang es erstmalig ZOLLNER (1938), durch die Verabfolgung eines Butterfrühstücks die Kontrastfüllung im unteren Ileum anzuregen und einen beschleunigten Übertritt in das aufsteigende Kolon zu erzielen. Diese Feststellung war für uns keineswegs überraschend; sie bestätigte lediglich die bereits empirisch gefundene Tatsache, daß bei einer ins Stocken geratenen Dünndarmpassage das Essen eines Butterbrötchens oft Wunder wirkt.

1961 konnte FRANZEN diese Feststellung noch einmal bestätigen, indem er nachwies, daß der die Peristaltik anregende Einfluß durch die Ausschüttung von *Gallensaft* zustande kommt.

Seither haben wir uns in entsprechenden Situationen mehrfach mit guten Erfolgen mit der sog. „Reizmahlzeit" bedient, die eigentlich zur Entleerung kontrastgefüllter Gallenblasen gedacht ist und vorwiegend aus Trockeneigelb und Sorbit besteht.

Darmentwicklung, Lageanomalien (Malrotationen)

Von den komplizierten Entwicklungsvorgängen des Magen-Darm-Traktes soll hier nur soviel erwähnt werden, wie zum Verständnis der klinisch wichtigen und röntgenologisch diagnostizierbaren Rotations- und Fixationsanomalien erforderlich ist.

Die primitive Darmanlage folgt fast geradlinig dem Verlauf der Chorda dorsalis. Der Magen stellt im Bereich des oberen Darmrohres anfangs nur eine spindelige Erweiterung dar, deren dorsale Ausbuchtung sich durch stärkeres Wachstum rasch zur großen Kurvatur formt. Bald wächst der Darm schneller als die übrige Bauchhöhle des Embryos und bildet daher vor der Wirbelsäule die in der Sagittalebene liegende Nabelschleife (Abb. 9.**20**). Sie ist nach vorn gerichtet und erstreckt sich bis in den Anfangsteil des Nabelstranges, so daß eine „physiologische Nabelhernie" zustande kommt. Kranial dieser Nabelschleife befindet sich

Abb. 9.20. Darmentwicklung I

Die Abb. 9.20–9.24 geben die Darmentwicklung und die einzelnen Phasen der Drehung der Nabelschleife wieder. Darstellung mit Ansicht von schräg links. 3–4 mm langer Keimling, ensprechend der 4. bis 5. Fetalwoche. Sagittal eingestellte, fast gradlinige primitive Darmanlage. Schon jetzt lassen sich Magen und Duodenum (Vorderdarm, Versorgung durch den Truncus coeliacus), die Nabelschleife (Mitteldarm, Versorgung durch die A. mesenterica superior) und Kolon (Enddarm, Versorgung durch die A. mesenterica inferior) unterscheiden. An der sich entwickelnden Nabelschleife sieht man bereits einen zuführenden Schenkel, eine Kuppe mit dem Dottergang und einen rückführenden Schenkel mit der Zökumanlage. Ein dorsales Mesenterium fixiert das primitive Darmrohr an die hintere Bauchwand.

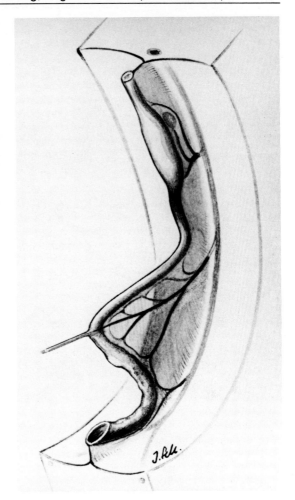

Abb. 9.21 Darmentwicklung II

15–20 mm langer Keimling. Gegen Ende der 4. Fetalwoche beginnt die Wendung der Duodenalschleife nach rechts, während sich der Magen frontal stellt. Die zunächst kurze Nabelschleife wächst ins Nabelschnurzölom vor und bildet während der 5.–10. Fetalwoche den Inhalt einer fetalen Nabelhernie.

Die Drehung der Nabelschleife beginnt etwa in der 6. Fetalwoche und erfolgt in einer der Uhrzeigerbewegung entgegengesetzten Richtung. Als Rotationsachse fungieren die A. mesenterica superior bzw. die Dottergefäße. Nach einer Drehung von 90 Grad liegt die primär sagittal eingestellte Nabelschleife in einer Transversalebene, das Zökum findet sich links. Diese erste Phase der Darmdrehung ist etwa in der 8. Fetalwoche beendet. Gleichzeitig beginnt auch das Eigenwachstum der Nabelschleife, wobei das präarterielle Segment sich stärker entwickelt.

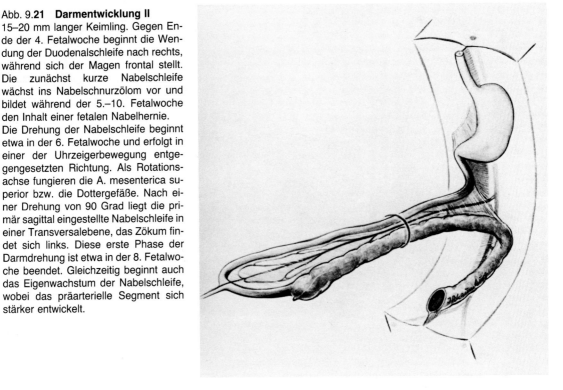

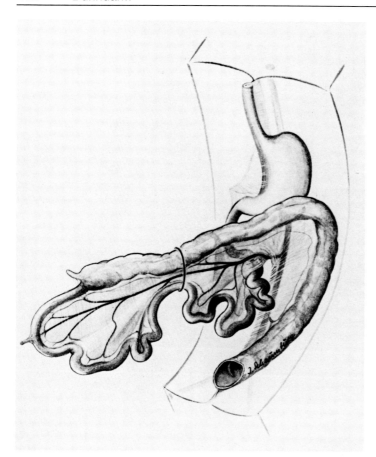

Abb. 9.22. Darmentwicklung III
Etwa 40 mm langer Keimling. Der Dünndarm wächst stark in die Länge, während das Kolon geradlinig nach dorsal zur hinteren Bauchwand zieht und dort rechtwinklig umbiegt. Nach einer weiteren Drehung um 90 Grad überkreuzt das Kolon den Dünndarm. Gesamtdrehung bisher 180 Grad. Aus dem kranialen Schenkel, dem präarteriellen Segment, entwickeln sich das Jejunum und das obere Ileum. Aus dem kaudalen Schenkel, dem postarteriellen Segment, bilden sich das untere Ileum und das proximale Kolon.

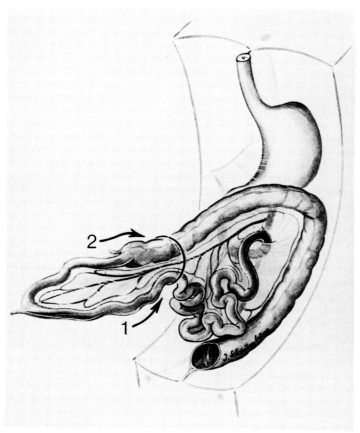

Abb. 9.23. Darmentwicklung IV
Nach der Vergrößerung des Bauchraumes zieht sich der Darm rasch aus der physiologischen Nabelhernie in die Bauchhöhle zurück. Dabei wird das Kolon in einem Zuge über den Dünndarm hinweg nach rechts geschlagen, so daß es das Duodenum überkreuzt. Infolge dieser jetzt einsetzenden letzten Drehung um 90 Grad erreicht das präarterielle Segment den linken Abschnitt der Bauchhöhle, während das postarterielle Segment in den rechten oberen Teil des Abdomens gelangt.

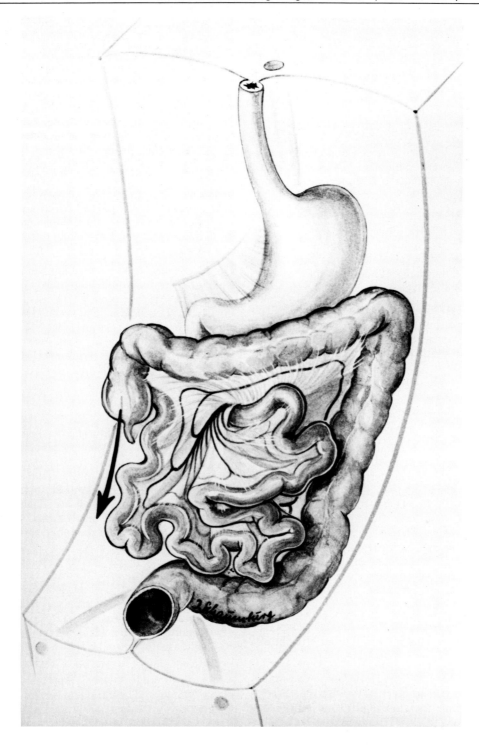

Abb. 9.24.   Darmentwicklung V
Die Drehung der Nabelschleife um insgesamt 270 Grad ist in der 11.–12. Fetalwoche beendet. Die Pars inferior (duodeni) verläuft nun hinter der A. mesenterica superior, das Kolon vor diesem Gefäß. Das Zökum befindet sich zu dieser Zeit noch im rechten Epigastrium unter der Leber. Erst während der 2. Schwangerschaftshälfte sowie nach der Geburt erreicht das Zökum durch Eigenwachstum des Colon ascendens seine endgültige Lage. Durch Verklebungen bestimmter Mesopartien mit dem Peritonaeum parietale kommt es zur Fixation des Duodenums, durch Verklebung des Mesocolon ascendens zur Fixation des Zökums und des Colon ascendens an die hintere Bauchwand. Das Mesogastrium dorsale verwächst mit dem freibleibenden Mesocolon transversum; die Haftstelle des Dünndarmmesenteriums verläuft nun an der hinteren Bauchwand als lineare Radix mesenterii von der definitiven Flexura duodenojejunalis zum Ileozökalwinkel.

die Magen- und Leberanlage, während sich kaudal der Hinterdarm lokalisiert.

Die Grenze zwischen Dünn- und Dickdarm ist sehr früh als ein zapfenförmiger Auswuchs erkennbar, aus dem sich das Zökum und der Wurmfortsatz entwickeln.

Gegen Ende der 6. Fetalwoche beginnen die Drehvorgänge der Nabelschleife. Die Drehung verläuft in mehreren Etappen und erfolgt entgegen dem Uhrzeigerlauf. Als Drehachse fungieren der Dottergang und die Dottergefäße (A. mesenterica superior).

Zuerst stellt sich die Nabelschleife nach einer Rotation um 90 Grad quer ein. Zu diesem Zeitpunkt lassen sich an der Nabelschleife bereits ein zuführender Schenkel, eine Kuppe mit Dottergang und schließlich der rückführende Schenkel mit der Zökumanlage unterscheiden (Abb. 9.**21**).

Im Zuge der weiteren Entwicklung bildet der Dünndarm durch Längenwachstum rasch einige Schlingen, während sich die gesamte Darmanlage um weitere 90 Grad dreht. Nach dieser Rotationsphase von bisher 180 Grad (Abb. 9.**22**) liegt der Dünndarm mehr dorsal und das Zökum sowie das Colon ascendens vor dem Dünndarm, während sich das Colon descendens bereits lateral der hinteren Bauchwand anlegt.

Während der weiteren Entwicklung vergrößert sich der Bauchraum rasch; der Darm nimmt an Länge erheblich zu und retrahiert sich aus der physiologischen Nabelhernie in Richtung Bauchhöhle (Abb. 9.**23**). Dabei wird das Kolon in einem Zuge über den Dünndarm hinweg nach rechts geschlagen (letzte Drehphase um weitere 90 Grad), so daß es das Duodenum überkreuzt. Anfangs liegt der Zökumpol im rechten Oberbauch unterhalb der Leber, um allmählich bis zur Geburt an seinen typischen Ort herabzusteigen.

Die definitive Darmlage, der normale Darmsitus, wird also nach einer Drehbewegung der Nabelschleife um dreimal 90 = 270 Grad erreicht und erfolgt während der frühen Fetalzeit.

Nach dem Abschluß der Darmrotation kommt es im wesentlichen nur noch zu einem Längenwachstum einzelner Darmabschnitte und zu Verklebungsvorgängen des Mesenteriums: Das Duodenum und sein Mesenterium werden hinter der freien Bauchhöhle in einer sekundär retroperitonealen Lage fixiert. Ebenso wächst das Mesocolon ascendens an, während das Mesocolon descendens nur bis an das frei bleibende Mesocolon sigmoideum angeheftet wird. Das Mesenterium des Jejunums und des Ileums nimmt seinen Ausgang von der schräg verlaufenden Radix mesenterii, das Mesocolon transversum von der quer liegenden oder leicht nach links aufsteigenden Radix mesocoli transversi (Abb. 9.**24**).

Die Aktivität des Verdauungstraktes beginnt bereits etwa in der 12. Fetalwoche. Durch Kontrastmittelinjektionen in die Amnionflüssigkeit sind zwei wesentliche Funktionen, nämlich Transport und Resorption, sehr früh beobachtet und studiert worden (Abb. 9.**25** u. 9.**26**). Einen weiteren Beweis für die pränatale Darmtätigkeit liefert auch die Erfahrung, daß man bei Müttern von Neugeborenen mit hochsitzenden Obstruktionen (z. B. Ösophagusatresie ohne Fistel, Duodenalatresie) ein Hydramnion findet, weil ein solch kompletter Verschluß den regulären Fruchtwasserzyklus unterbricht. Die Darmwandhypertrophie oberhalb obstruktiver Läsionen gilt als zusätzlicher Hinweis, daß eine pränatale motorische Aktivität besteht und Darminhalt durch den fetalen Verdauungstrakt befördert wird.

Der Verdauungstrakt eines reifen Neugeborenen ist anatomisch und funktionell so weit entwickelt, daß er alle Aufgaben gut erfüllen kann, die das postnatale Leben von ihm verlangt. Selbstverständlich sind diese „werdenden" Funktionen zum Zeitpunkt der Geburt noch nicht so stabilisiert, daß es keine Betriebsstörungen mehr geben könnte.

Lageanomalien

Sie beruhen auf einer Störung der komplizierten Drehvorgänge und werden gelegentlich als Zufallsbefund bei Operationen, bei Sektionen oder Röntgenuntersuchungen aufgedeckt, ohne daß vorher irgendwelche Beschwerden bekannt wurden. Lageanomalien können allerdings bei Kindern und Erwachsenen die Ursache akuter abdomineller Symptome sein, aber auch schwer zu deutende vage Beschwerden auslösen. Als Folge vorübergehender Passagestörungen treten manchmal rezidivierende Leibschmerzen („Nabelkoliken") und Brechattacken („azetonämisches Erbrechen") auf. Gelegentlich bildet sich ein Zöliakiesyndrom aus, falls durch eine Stauung der Mesenterialvenen und der Lymphgefäße die Resorptionsverhältnisse behindert werden.

Die Störungen der komplizierten Drehvorgänge sind in ihrer Vielfalt und Symptomatologie von GROB (1953) subtil beschrieben worden. Er unterscheidet drei verschiedene Formen bzw. Kategorien, die aber im Einzelfall nebeneinander vorkommen können:

1. Störungen der Darmdrehung,
2. Störungen des Eigenwachstums einzelner Darmabschnitte,
3. Störungen bei der Verklebung der Mesenterien.

Den *Störungen der Darmdrehung* kommt die klinisch größte praktische Bedeutung zu. Man beobachtet sie gelegentlich zusammen mit anderen Mißbildungen des Darmtraktes, wie Atresien,

Abb. 9.25. Dünndarmfunktion beim Feten (pränatale Transfusion)
Die Aktivität des fetalen Magen-Darm-Traktes läßt sich röntgenologisch während einer pränatalen Transfusion gut beobachten. – 28. Schwangerschaftswoche, schwere Rh-Erythroblastose. Röntgen-Aufnahme 24 Std. nach Urovison-Injektion in die Amnionhöhle. Der Fetus hat mit dem Fruchtwasser auch das verdünnte Kontrastmittel geschluckt und innerhalb von 24 Std. im Dünndarm (Pfeil) so stark eingedickt, daß sich die Darmschlingen und der zart angefärbte Dickdarm (Doppelpfeil) einwandfrei erkennen lassen. Man markiert sich mit dieser Methode exakt den Bauchraum, um nach einer Punktion von außen (unter Durchleuchtungskontrolle) die lebensrettende Transfusion in die freie Bauchhöhle des Feten vornehmen zu können. – Zwei wichtige Teilfunktionen des fetalen Darmes, nämlich Transport und Resorption, sind damit nachgewiesen, die sich intrauterin entwickeln und ausreifen.

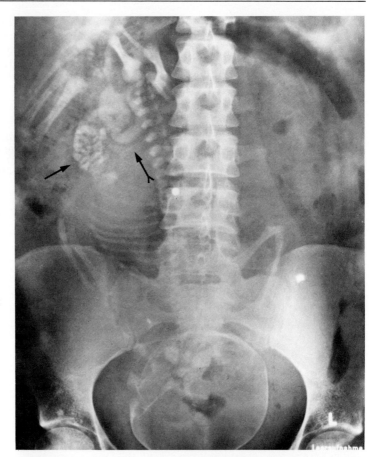

Abb. 9.26. Gestörte fetale Darmfunktion bei schwerer Erythroblastose
Kontrastmittelreste im Dickdarm eines Feten, die von der ersten pränatalen Transfusion in der 28. Schwangerschaftswoche herrühren. Wegen erheblicher Verschlechterung wurde 3 Wochen später die zweite pränatale Transfusion eingeleitet. Der Fetus schluckt infolge einer schweren Schädigung kein kontrasthaltiges Fruchtwasser mehr. Es umgibt lediglich seinen Körper. 3 Wochen später intrauteriner Fruchttod, der sich bereits jetzt in Form einer stark beeinträchtigten Funktion des Verdauungstraktes (Saugen, Schlucken, Resorption, Transportleistung) ankündigt (gemeinsame Untersuchung mit Prof. *Fischer*).

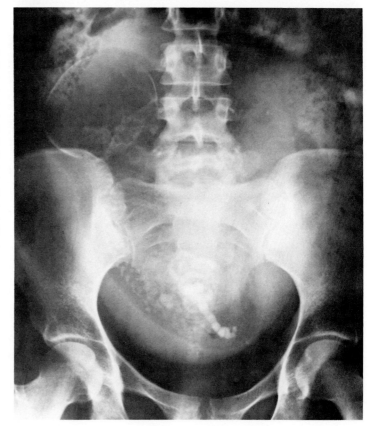

Stenosen, vor allem auch bei Morbus Down. Die Rotationsanomalien können sowohl die Gastro-duodenalschleife als auch die Nabelschleife (getrennt oder gleichzeitig) betreffen. Man unterscheidet Störungen im *Drehungsgrad,* nämlich eine *fehlende* oder *unvollständige* Rotation, ferner Störungen der *Drehrichtung,* nämlich *inverse* und *wechselnde* Drehungen. Die normale Drehrichtung (entgegen dem Uhrzeigerlauf) wird mit (+) gekennzeichnet, während inverse Drehungen mit (–) versehen werden.

Für die Klassifizierung von Drehstörungen ist die Lage der Pars inferior (duodeni) zum Mesenterialstiel wesentlich: Sie liegt nach der ersten Drehphase (+90 Grad) *rechts* vom Mesenterialstiel, nach der zweiten Drehphase um weitere 90 Grad *dorsal* des Mesenterialstiels. Nur bei *inversen Drehungen* (–) der Nabelschleife während der ersten und zweiten Phase wird die Pars inferior *vor* den Mesenterialstiel verlagert. Die Position des Colon descendens läßt erkennen, ob die erste Phase der Nabelschleifendrehung um 90 Grad *normal* (Linkslage des Colon descendens) oder *invers* (Rechtslage des Colon descendens) erfolgte.

Nonrotation

Der unpassend geprägte, aber eingebürgerte Begriff bezeichnet eine normal gerichtete, aber unvollständige Drehung der Nabelschleife lediglich um 90 Grad. Bei dieser Anomalie (Häufigkeit 0,2%) werden die Lageverhältnisse der 8. Fetalwoche beibehalten. Die beiden Teile der Nabelschleife (der obere bildet später den Dünndarm, der untere den Dickdarm) bleiben in ihrer ursprünglichen Position liegen und werden durch ein gemeinsames freies Mesenterium fixiert.

Neben einem Fehlen der Flexura duodenojejunalis links der Wirbelsäule sowie einer Rechtslage des oberen Dünndarmes ist besonders die abnorme Position des Kolons charakteristisch. Meist liegt das Zökum vor oder gar links der Wirbelsäule, in anderen Fällen im kleinen Becken, aber auch in der rechten oder linken Fossa iliaca. Zuweilen ist das Zökum auch nach oben geschlagen und liegt dann subhepatisch oder unter dem linken Rippenbogen. Das distale Colon transversum hängt oft in tiefer Schlinge U-förmig nach abwärts, während das absteigende Kolon sowie das Sigma und Rektum eine normale Lage aufweisen. Die Diagnose ist röntgenologisch angesichts der ausgesprochenen Linkslage des Dickdarmes leicht zu stellen. Allerdings kommen, wie bei allen anderen Lageanomalien, zahlreiche Unterarten vor, beispielsweise auch eine Rechtsverlagerung des proximalen Kolons mit der Ausbildung einer Flexura hepatica (Abb. 9.**27** u. 9.**28**).

Regelmäßig bleibt bei der Nonrotation die Verwachsung des Mesocolon ascendens mit der hinteren Bauchwand aus (*Mesenterium commune*). Die Mesenterialwurzel ist dann schmal und bildet einen Stiel, von dem sich das Gekröse fächerförmig ausbreitet. Aber auch bei normaler Darmdrehung wird gelegentlich eine ausreichende Anheftung des Mesenteriums vermißt. Unterbleibt die normale Fixierung nur im Bereich des Zökums und des Colon ascendens, so spricht man von einem Coecum mobile.

Die Nonrotation stellt keineswegs nur eine harmlose Anomalie dar. Es kommt ihr insofern eine klinische Bedeutung zu, als sie die Ursache mancher diagnostischen Irrtümer und Komplikationen sein kann. Volvulus und Invaginationen werden im chirurgischen Schrifttum am häufigsten genannt. Hinzu kommt, daß bei dieser Anomalie die Diagnose der akuten Appendizitis wegen der abnormen Lage des Wurmfortsatzes erschwert ist. Man soll daher den Patienten über die Anomalie seines Darmes aufklären, damit er ggf. beim Auftreten akuter Bauchattacken den behandelnden Arzt entsprechend informieren kann (Abb. 9.**29** u. 9.**30**).

Malrotation I

Hierbei erfolgt die Darmdrehung in normaler Richtung, aber nur um zweimal +90 Grad. Die Pars inferior (duodeni) dreht sich aus ihrer Rechtsposition *hinter* die Gefäßachse, während das Zökum und das Colon descendens meist etwas über die Mittellinie nach rechts hinauswandern. Infolge einer Wachstumshemmung stehen dabei häufig der Zökumpol und das proximale Kolon so hoch, daß sie das darunterliegende Duodenum komprimieren. Der Kompressionseffekt wird durch peritoneale Briden vom Zökumpol zur hinteren Bauchwand so verstärkt, daß es zur äußeren Duodenalstenose kommt, die oft mit einem Volvulus um den schmalen Mesenterialstiel verquickt ist. Diese Drehstörung läßt sich durch eine Untersuchung des Duodenums sowie des Dickdarmes klären (Abb. 9.**31**).

Inverse Drehungen

Falls sich die ursprünglich sagittal eingestellte Nabelschleife invers, also im Sinne des Uhrzeigerlaufes, um –90 Grad dreht, legt sich der absteigende Kolonschenkel der rechten hinteren Bauchwand an, während sich der Dünndarm nach links verlagert. Die Pars inferior (duodeni) wird in die inverse Drehbewegung einbezogen und nimmt eine prävaskuläre Lage ein. Setzt sich die inverse Rotation fort, so erreicht nach –180 Grad der proximale Kolonschenkel eine Position *vor,* der Dünndarm *hinter* dem Mesenterium. Nach kompletter inverser Drehung um –270 Grad findet man das Zökum und das Colon ascendens in der linken, den Dünndarm und das Colon descendens in der rechten Bauchhälfte (Abb. 9.**32**).

Malrotation II

Das Charakteristikum dieser fehlerhaften Drehbewegung (Grob 1953), nämlich die *prävaskuläre*

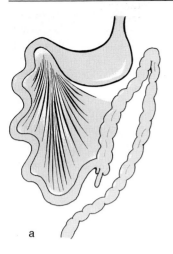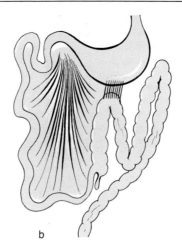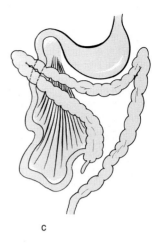

a   b   c

Abb. 9.27a–c. Dünndarm- und Kolonlage bei Nonrotation (nach *Grob*)
Die Nabelschleifendrehung ist nach einer Rotation von 90 Grad in normaler Richtung frühembryonal zum Stillstand gekommen. Das Duodenum verläuft rechts der Radix mesenterii. Eine Flexura duodenojejunalis hat sich nicht entwickeln können. Linkslage des Kolons:
a) embryonale Form der Nonrotation,
b) Schlingenbildung im Duodenum und im proximalen Kolon durch stärkeres Eigenwachstum der Nabelschleifensegmente bei Nonrotation,
c) partielle Rechtsverlagerung des proximalen Kolons bei Nonrotation.

Abb. 9.28. Nonrotation
Normale Lage von Magen, Bulbus und Duodenum descendens. Die Flexura duodenojejunalis liegt nicht wie üblich links, sondern rechts der Wirbelsäule. Abnorme Lage des ganzen Dünndarmes im rechten Ober-, Mittel- und Unterbauch. Position des Kolons in der linken Bauchhälfte. Dünn- und Dickdarmschlingen erwiesen sich während der Palpation als ungewöhnlich beweglich. Die Lage- und Fixationsverhältnisse des Dünn- und Dickdarmes bei Mesenterium (ileocolicum) commune entsprechen dem Entwicklungszustand am Ende des 2. Embryonalmonats. – 11jähriges Kind mit uncharakteristischen, überwiegend im linken Unterbauch lokalisierten Leibschmerzen (chronisch rezidivierende Appendizitis).

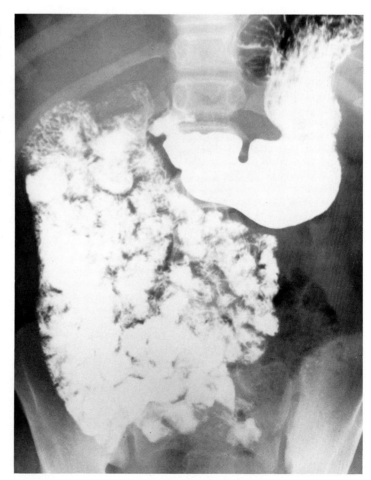

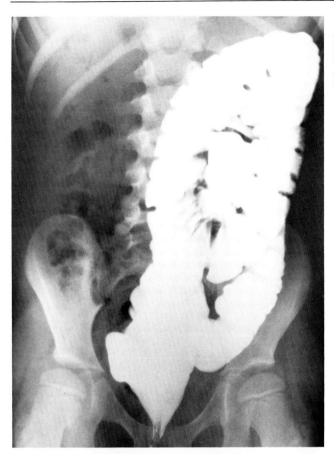

Abb. 9.29. Dickdarmlage bei Nonrotation
Abnorme Dickdarmposition nach inkompletter Drehung der Nabelschleife. Fast das gesamte Kolon liegt links der Wirbelsäule. Zökum und Appendix finden sich in der Median-Sagittalebene. – 5jähriges Kind.

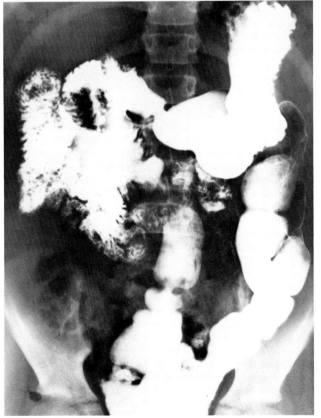

Abb. 9.30. Nonrotation, Dünndarm- und Dickdarmposition
Infolge einer Störung der Darmdrehung während der fötalen Entwicklung hat sich die Nabelschleife nur um 90 Grad gedreht. Die Pars inferior duodeni geht ohne die Ausbildung einer Flexura duodenojejunalis in den Dünndarm über. Das Jejunum und Ileum liegen rechts der Wirbelsäule. Die simultane Kolonfüllung zeigt, daß sich der gesamte Dickdarm in der linken Bauchhälfte befindet. Diese Lageanomalie prädisponiert wegen der unzureichenden Fixation des Darmes zu intermittierenden Ileussituationen. – 10jähriges Kind.

Abb. 9.31a u. b. Schematische Darstellung einer Malrotation I (nach *Grob*)
Stillstand der Nabelschleife nach einer Drehung von 180 Grad in normaler Richtung (zweimalige Drehung um je 90 Grad):
a) Kompression des Duodenums durch das proximale Kolon,
b) Malrotation I mit Wachstumshemmung des proximalen Kolons (Coecum altum).

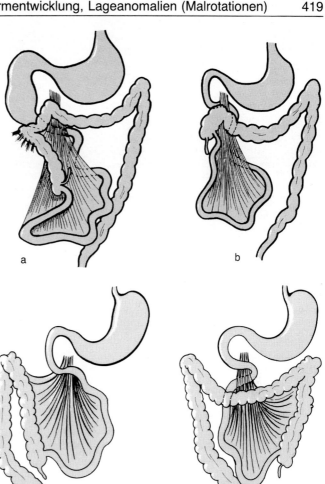

Abb. 9.32 a u. b. Inverse Drehungen (nach *Grob*)
a) Darmsitus bei inverser Drehung der Nabelschleife um −90 Grad,
b) vollständig durchgeführte inverse Drehung um −270 Grad.

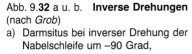

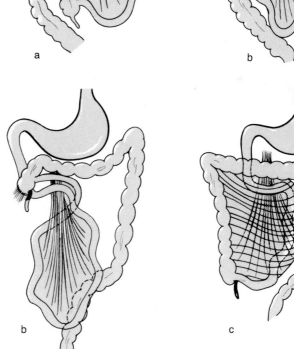

Abb. 9.33 a–c. Schematische Darstellung einer Malrotation II (nach *Grob*)
Die Malrotation II ist durch eine prävaskuläre Lage der Pars inferior (duodeni) gekennzeichnet. Bei dieser Drehstörung erfolgt die erste Darmdrehung regulär um 90 Grad, die weitere Drehung aber invers:
a) Situs bei wechselnder Drehung der Nabelschleife von +90 und −90 Grad,
b) Malrotation II mit sekundärer Hebung des proximalen Kolons vor das Duodenum und den Mesenterialstiel,
c) Malrotation II mit Bildung einer Hernia mesocolica infolge der sekundären Verlagerung des proximalen Kolons nach rechts.

Lage der Pars inferior (duodeni), kommt durch einen *Wechsel der Drehrichtung* zustande. Die erste Drehbewegung erfolgt zwar regulär um +90 Grad, die Darmdrehung setzt sich aber *invers* um –90 oder –180 Grad fort, so daß Zökum und Kolon *hinter* dem Mesenterialstiel liegen (Retroposition des Colon transversum). Daher findet man im Füllungsbild des Querkolons eine durch die Impression der Mesenterialwurzel bedingte Aussparung. Varianten der Position des proximalen Kolons sind jedoch möglich (Abb. 9.**33**).

Bei Verdacht auf eine Lage- und Rotationsanomalie des Darmes beginnt man die Röntgenuntersuchung mit einer Nativaufnahme des Abdomens. Manchmal läßt sich bereits aus der Beeinträchtigung der Luftpassage eine Duodenalstenose diagnostizieren. Durch orale Kontrastmittelgabe vermag man sowohl die Lage der Pars inferior (duodeni) als auch die Position des Dünndarms zu beurteilen. Seitenaufnahmen sind hierbei oft hilfreich bzw. erforderlich. Ein Kontrasteinlauf klärt die Position von Zökum und Kolon und läßt Impressionen im Colon transversum (Mesenterialwurzel) erkennen. Alle Untersuchungen zusammen ergeben erst ausreichende Hinweise auf den Typus der Lageanomalie und Anhaltspunkte über ihre klinische Bedeutung.

Im weiteren Sinne gehört auch der Prolaps von Organen und Darmschlingen durch Bauchwanddefekte sowie in äußere Hernien zu den angeborenen Lageanomalien.

Der *Nabelschnurbruch* (Omphalozele) erfordert unmittelbar nach der Geburt chirurgische Maßnahmen. Bei dieser Hemmungsmißbildung (Vorkommen etwa 1 : 6000), nämlich der Persistenz der physiologischen Nabelherniation, findet man Baucheingeweide (Peritoneum, Netz, große Teile des Darmes) innerhalb der durchscheinenden Bruchhüllen.

Bei der selteneren *Gastroschisis* (laterale paraumbilikale Bauchspalte) handelt es sich um eine angeborene Lücke der vorderen Bauchwand, meist rechts seitlich des Nabels, durch die Baucheingeweide vorfallen (Vorkommen etwa 1 : 30 000).

Falls Röntgenaufnahmen angefertigt werden, lassen die Übersichtsaufnahmen gut die prolabierten Organe oder Organteile erkennen (Magen-Darm-Trakt, Leber).

Umbilikalhernien sind das Ergebnis eines Defektes von Faszie und Muskulatur der vorderen Bauchwand, der am Ort der ursprünglichen Nabelgefäße (besonders der Nabelvene) bestehenbleibt und Peritoneum, Teile des Netzes sowie Dünndarmschlingen enthalten kann. Am häufigsten werden sie bei Frühgeborenen sowie Kindern mit Morbus Down beobachtet. Die Diagnose wird üblicherweise klinisch gestellt. Röntgenologisch kann man innerhalb großer Nabelhernien (Seitenaufnahmen) mehrere luftgefüllte Darmschlingen nachweisen. Nach Kontrastmittelgabe läßt sich gelegentlich eine Abdrehung einer Dünndarmschlinge mit der entsprechenden prästenotischen Dilatation erkennen.

Inguinalhernien kommen zustande, falls sich nach dem Hodendeszensus die mitgeführte peritoneale Ausstülpung (Processus vaginalis) nicht schließt bzw. nicht verödet. Sie werden meistens schon bei Frühgeborenen, Neugeborenen und jungen Säuglingen (rechts häufiger als links) manifest, sobald sich durch Schreien der intraabdominelle Druck erhöht und der Darm in den Bruchsack gepreßt wird. Diese Hernien bleiben so lange klinisch relativ belanglos, bis sich Obstruktionssymptome ausbilden.

Man kann solche Hernien mit einer Nativaufnahme diagnostizieren, falls die in die Leistenregion oder ins Skrotum prolabierten Darmschlingen ausreichend Luft enthalten. Eindrucksvolle Bilder ergeben sich auch während der Kontrastmittelpassage. Hernien ohne luftgefüllte Darmschlingen machen sich lediglich durch eine Verdichtung der Weichteile in der Leistengegend bemerkbar. Eingeklemmte Inguinalhernien sind in einem erheblichen Prozentsatz (44% nach McIver 1935) an Ileussituationen beteiligt (Abb. 9.**34** u. 9.**35**).

Atresien und angeborene Stenosen

Allgemeines

Neugeborene mit einer kompletten Dünndarmobstruktion werden innerhalb kürzester Zeit todkrank und geraten in einen Schockzustand. Erfahrungsgemäß ist eine zu späte oder gar falsche Diagnose zu keinem Zeitpunkt verhängnisvoller als in dieser Lebensperiode. Nur unmittelbar postnatal ist ein solches Kind noch in guter Verfassung, verfügt über ein ausreichendes Blutvolu-

men und genügend Antikörper, über eine ausgeglichene Elektrolytbilanz und eine gute Nebennierenrindenfunktion, um die erforderliche Operation zu überstehen. Der 1. und 2. Lebenstag müssen daher unbedingt für die Diagnostik und Therapie genutzt werden.

Die führenden klinischen Symptome einer kompletten angeborenen Dünndarmobstruktion, nämlich zunehmendes oder gar unstillbares, oft

Abb. 9.34. Dünndarmverlagerung bei großer Leistenhernie
Übersichtsaufnahme während einer intravenösen Urographie. Prolabierte lufthaltige Dünndarmschlingen rechts in der Leistenbeuge (Pfeile) außerhalb des Bauchraumes, die in einer großen Leistenhernie liegen. – 3 Monate alter Säugling. Symptome einer Darmobstruktion wurden nicht beobachtet.

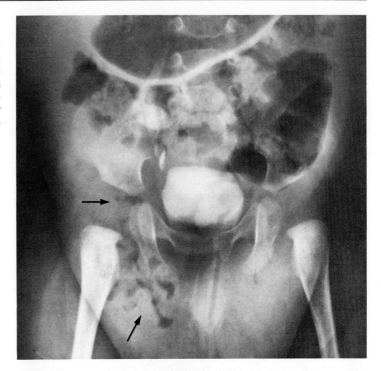

Abb. 9.35. Große Leistenhernie mit Dünndarmprolaps
Nach oraler Kontrastmittelgabe erkennt man die durch eine weite Bruchpforte in den Bruchsack verlagerten Dünndarmschlingen. Keine Behinderung der Passage. – 5 Monate alter Säugling.

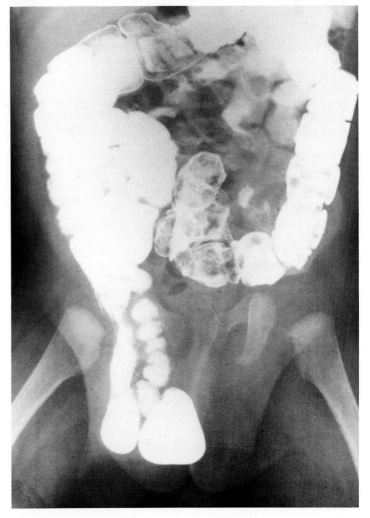

galliges Erbrechen, setzen bald nach der ersten Fütterung ein. Das Abdomen ist aufgetrieben; Mekonium wird nur spärlich abgesetzt und ist oft hellgrau und bröckelig. Nach kurzer Zeit stellt sich ein schwerer Kollaps ein, auch die Nahrungsaufnahme wird verweigert.

Aufgrund der sich meist nur auf Stunden oder wenige Tage erstreckenden Anamnese läßt sich klinisch lediglich eine Verdachtsdiagnose stellen. Dem Radiologen bleibt es vorbehalten, rasch durch einfache und schonende Röntgenverfahren den klinischen Verdacht zu bestätigen oder zu korrigieren, eine Obstruktion zu lokalisieren und eine Aussage zur Ätiologie des Verschlusses zu machen.

Untersuchungstechnik

Für die oft untergewichtigen Neugeborenen sollte der Röntgenraum eine Temperatur von etwa 30 °C haben. Notfalls läßt sich die Untersuchung auch durchführen, ohne das Kind auszuziehen. Auf keinen Fall darf präoperativ in der Röntgenabteilung eine Schädigung durch Unterkühlung eintreten.

Vor der Röntgenuntersuchung führen wir eine dünne Sonde durch die Nase in den Magen ein, um Mageninhalt bzw. galliges Darmsekret abzusaugen. Dadurch läßt der Brechreiz nach, und die Aspirationsgefahr wird geringer. Zudem läßt sich die Sonde zur Luftinsufflation in den Magen benutzen, sofern dies diagnostisch erforderlich ist.

Die Röntgenuntersuchung wird mit einer Übersichtsaufnahme (aufrechte Position, sagittaler Strahlengang) eingeleitet, auf der die Bauch- und Thoraxorgane gleichzeitig dargestellt sind. Sie gibt Auskunft über den Luftgehalt und die Luftverteilung (Ileussituation) innerhalb des Magen-Darm-Kanals, über eine evtl. vorhandene Perforation, über intraperitoneale Verkalkungen oder pulmonale Komplikationen (Aspirationspneumonie) bzw. Begleitmißbildungen (Herz, Wirbelsäule usw.) Eine zusätzliche Seitenaufnahme kann die räumliche Orientierung erleichtern und weitere Informationen liefern.

Die verschluckte *Luft* ist das geeignetste und zugleich ein physiologisches Kontrastmittel für die Nativdiagnostik bei Dünndarmverschlüssen des Neugeborenen. Aus dem Fehlen von Darmluft, einer pathologischen Ansammlung oder einer Blockade lassen sich oft exakte Aussagen über Sitz und Art der Obstruktion machen.

Die Kenntnis der physiologischen Luftfüllung des Magen-Darm-Traktes einschließlich ihrer Varianten ist Voraussetzung für die Nativdiagnostik: Normalerweise dringt unmittelbar nach der Geburt, hauptsächlich durch Verschlucken, aber auch während der ersten Atembewegungen, Luft in den Ösophagus ein, entfaltet den Magen, passiert innerhalb von 5–30 Min. den Pylorus und ist schon während der ersten Lebensstunde im proximalen Dünndarm zu finden. Bereits 3 Std. nach der Geburt enthält der ganze Dünndarm Luft. Bei über 90% der Neugeborenen ist zwischen 3 und 4 Std. Luft im Zökum und im Colon ascendens vorhanden, nach 8–9 Std. im Sigma nachweisbar. Die Füllung des Rektums ist ziemlich variabel. 8–11 Std. post partum läßt sich also in allen Abschnitten des Magen-Darm-Traktes Luft erkennen (Abb. 9.**36**).

Von dieser Regel gibt es wichtige Ausnahmen: Bei lebensschwachen oder geburtstraumatisch geschädigten oder mißgebildeten Frühgeborenen und Neugeborenen können Schluckschwierigkeiten und erhebliche Atemstörungen bestehen, die eine physiologische Luftfüllung des Magen-Darm-Traktes verzögern oder gar verhindern. Diagnostische Schwierigkeiten ergeben sich auch dann, wenn die verschluckte Luft zusammen mit dem Magen- oder Darminhalt erbrochen wird, so daß der Gasgehalt im Dünndarm nicht mehr ausreicht, um die Lage eines Verschlusses exakt zu lokalisieren. Die Luftfüllung ist ferner unzureichend im Gefolge bzw. als Nachwirkung einer starken Sedierung der Mutter während der Geburt, nach einer Gastrostomie (keine Schluckbewegung, Luft entweicht über die Magenöffnung), bei ausschließlich parenteraler Ernährung oder bei Beatmung über einen Trachealtubus (Atemnotsyndrom). In solchen Situationen leistet die Aufblähung des Magens durch die Sonde eine entscheidende Hilfe. Die insufflierte Luft kann dann in linker horizontaler Seitenlage über den Pylorus entweichen und den Darm schnell und ausreichend füllen. Die Luftfüllung des Magen-Darm-Traktes darf also nur unter Kenntnis klinischer Daten diagnostisch verwertet werden (Abb. 9.**37** u. 9.**38**).

In den meisten Fällen erweist sich eine Übersichtsaufnahme des Abdomens in aufrechter Position als diagnostisch ausreichend. Ist das nicht der Fall (z. B. bei angeborenen Stenosen), so ist zu überlegen, ob eine *orale* oder eine *rektale* Kontrastmittelapplikation weiterhelfen kann. Man muß sich ferner darüber klarwerden, ob ein *wasserlösliches Kontrastmittel* oder eine *Bariumaufschwemmung* geeigneter ist, ob man das Kontrastmittel durch eine Sonde einbringt, es mit der Flasche reicht oder mit dem Löffel füttert. Der Nachweis einer Darmperforation (Pneumoperitoneum) gilt selbstverständlich als eine Kontraindikation für jede Kontrastmittelanwendung.

Die Vor- und Nachteile der einzelnen Kontrastmittel bei der Diagnostik von Anomalien wurden bereits im Abschnitt „Kontrastmittel" des Einleitungskapitels ausführlich erörtert.

Abb. 9.36.   Normale Luftfüllung des Magen-Darm-Traktes
Vollständige Luftfüllung bei einem 24 Std. alten Neugeborenen. Es besteht ein physiologischer Meteorismus. Dünn- und Dickdarmschlingen lassen sich kaum unterscheiden. Die gleichmäßige Verteilung der Luft sowie eine kontinuierliche Füllung bis zum Rektum beweisen eine freie Passage.

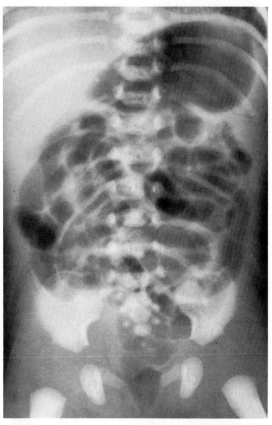

Abb. 9.37 (unten links).   **Luftfreier Magen-Darm-Trakt**
6 Std. altes Kind mit geburtstraumatischer Hirnschädigung und Atemstörungen. – Die fehlende Luftfüllung des Magens und des Darmes ist die Folge einer Schluckstörung und darf nicht ohne weitere Untersuchung als Symptom einer hochsitzenden Obstruktion bewertet werden. Nabelklemme rechts unten (Pfeil).

Abb. 9.38 (unten rechts).
Dasselbe Neugeborene wie in Abb. 9.37. Durch die Magensonde wurde Luft eingebracht, um sofort den Verdacht einer Obstruktion zu entkräften oder sie nachzuweisen. Die Luft passiert aber ohne Behinderung den ganzen Dünndarm.

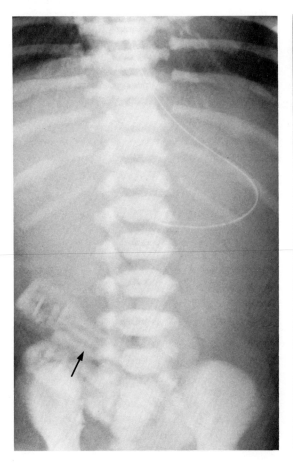

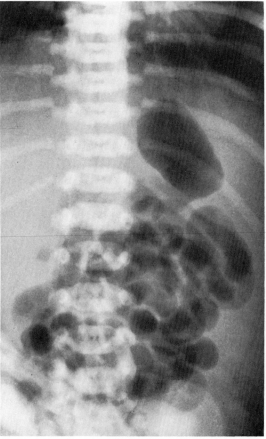

Falls Zweifel über die Höhe einer intestinalen Obstruktion bestehen bleiben (Ileum- oder Kolonatresie), kann häufig ein *Kontrasteinlauf* die Situation klären. Wir benutzen dazu ein wasserlösliches Kontrastmittel (Urografin in der Verdünnung 1 : 3, verdünntes Gastrografin) oder auch Bariumsulfat, das mit warmer Kochsalzlösung aufgeschwemmt wird. Für Gastrografin soll man sich dann entscheiden, wenn der Mekoniumabgang unzureichend ist. Er kommt daraufhin gut in Gang.

Das dünne Darmrohr muß sehr vorsichtig eingeführt werden. Man darf es nicht zu brüsk vorschieben, um nicht die überaus dünne Kolonwand im gut fixierten Sigmabereich zu perforieren. Das Kontrastmittel wird mit einer Spritze eingebracht, weil es sich damit unter Kontrolle applizieren und genau dosieren läßt.

Atresien

Atresien des Dünndarmes lokalisieren sich in das obere Jejunum, meist aber in das untere Ileum. Sie können mit analogen Mißbildungen des Ösophagus, des Duodenums oder der Rektoanalgegend kombiniert sein. Frühgeburt, Unreife und komplizierende Erkrankungen (Aspirationspneumonie) sowie weitere Anomalien beeinträchtigen die Prognose.

Pathologisch-anatomisch lassen sich mehrere Atresietypen unterscheiden. Am häufigsten findet man eine *komplette Unterbrechung der Kontinuität des Darmes,* oft zusammen mit einem V-förmigen Defekt des Mesenteriums. Beim *strangförmigen Typ* sind der weite proximale und der kollabierte distale Abschnitt durch einen soliden fibrösen Strang verbunden, in den manchmal Inseln von Darmepithel eingelagert sind. Bei dem seltenen *membranösen Typ* wird das Lumen lediglich durch eine dünne Wand verschlossen. Im übrigen bleibt aber die Kontinuität des Darmes erhalten. *Kombinierte Formen* und *multiple Atresien* kommen in ca. 15% der Fälle vor. Deswegen muß der Operateur stets auch die Durchgängigkeit des Darmes *distal* der Obstruktion überprüfen, weil diese weiteren Verschlüsse röntgenologisch kaum oder nur indirekt zu diagnostizieren sind. Zwar zeigt der distal einer Atresie gelegene Dünndarm einen regulären Wandbau, bleibt aber wegen seiner mangelhaften funktionellen Beanspruchung unentwickelt (REHBEIN u. WALDMANN 1964, HALSBAND u. REHBEIN 1969).

Die Ätiopathogenese der Dünndarmatresie wird insbesondere nach den Ergebnissen moderner tierexperimenteller Untersuchungen nicht mehr als einheitlich angesehen.

Nach den von TANDLER (1900) und BREMER (1957) geäußerten und von LYNN u. ESPINAS (1959) erneut vertretenen Auffassungen durchläuft auch der Darm während seiner Entwicklung das Stadium eines soliden Zellstranges. Die anschließende Rekanalisierung stellt die unbehinderte Durchgängigkeit wieder her. Dieser während der 8.–12. Embryonalwoche ablaufende Vorgang kann gestört werden, so daß Atresien und Stenosen entstehen. Solche Entwicklungsstörungen (*primäre* Atresieentstehung) werden besonders für Membranatresien, ferner beim Vorliegen multipler Verschlüsse in einem sonst unauffälligen Abdomen verantwortlich gemacht.

Nach LOUW und BARNARD 1955 spielen *Zirkulationsstörungen* bei der Entstehung von Atresien und Stenosen die entscheidende Rolle. Die Autoren konnten an Hundefeten nachweisen, daß nach einer erheblichen, an den Mesenterialgefäßen künstlich erzeugten Durchblutungsstörung eine Infarzierung und die Nekrose des zugehörigen Darmabschnittes zustande kommen. Sie heilen im aseptischen Milieu ohne Peritonitis, aber unter Ausbildung einer Atresie mit kompletter Separation des proximalen vom distalen Segment einschließlich eines V-förmigen Mesenterialdefektes ab. Solche schweren Zirkulationsstörungen können durch eine Hypoxie unbekannter Ursache, eine Thrombose, durch Invaginationen, Strangulationen im Nabelschnurbruch oder durch einen fetalen Volvulus entstehen (SANTULLI u. Mitarb. 1961).

Zuweilen findet der Operateur tatsächlich distal einer solchen Obstruktion einen regelrechten Volvulus. Nicht selten zeigen sich bei Atresien auch Reste ausgetretenen Mekoniums. Sie weisen auf eine abgeheilte Perforation hin. Narbenstränge und Adhäsionen werden ebenfalls als Hinweise derartiger Komplikationen gewertet. Im Einzelfall bleibt es aber unbekannt, welches Ereignis bei Feten die Durchblutung jeweils gedrosselt oder zum Stillstand gebracht hat. Viele Fälle von intestinaler Atresie sind also *sekundäre Ereignisse* und beruhen auf intrauterinen Gefäß- oder Darmläsionen.

Jejunalatresie

Bei hochsitzenden Verschlüssen beginnt das Erbrechen meist schon nach der ersten Fütterung. Der Meteorismus beschränkt sich auf den Oberbauch, während der Unterbauch eingesunken bleibt.

Im Übersichtsbild finden sich neben dem luftgefüllten Magen etwa 1–2 stark erweiterte Jejunalschlingen. Anfangs kann man hier noch Schleimhautfalten erkennen. Die Dilatation durch Luft und Sekret nimmt jedoch rasch zu und ist oft so hochgradig, daß die Faltenbildung durch Überdehnung verschwindet, die Darmschlingen von ihrem ursprünglichen Ort disloziert werden und man sie nicht mehr aufgrund ihrer Lage allein identifizieren kann. Enthalten die Jejunalschlingen reichlich Flüssigkeit mit Spiegelbildungen, so wird die Obstruktion leicht an einer zu hohen

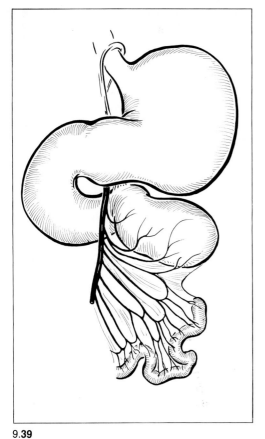

9.**39**

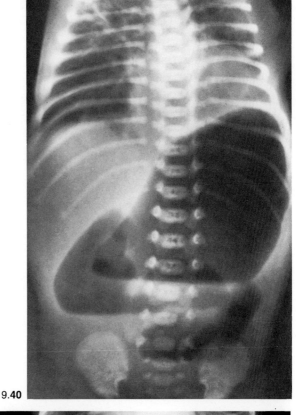

9.**40**

Abb. 9.**39.** Jejunalatresie
Schematische Darstellung des häufigsten Atresietyps mit einer kompletten Unterbrechung der Kontinuität und einem V-förmigen Defekt des Mesenteriums. Oberhalb der Atresie sind die Jejunalschlingen, das Duodenum und der Magen stark erweitert.
Kollabierter und kleinkalibriger Dünndarm distal der
Atresie.

Abb. 9.**40.** Atresie des oberen Jejunums
Der Magen und die obersten Jejunalschlingen sind
stark gebläht und zeigen Flüssigkeitsspiegel. Der
übrige Dünndarm und der Dickdarm enthalten keine
Luft. Nur der Lage, nicht aber dem Kaliber nach kann
man die erweiterten Darmschlingen dem Dünndarm
zuordnen. Aspirationspneumonie rechts. – Frühgeborenes, 2. Lebenstag.

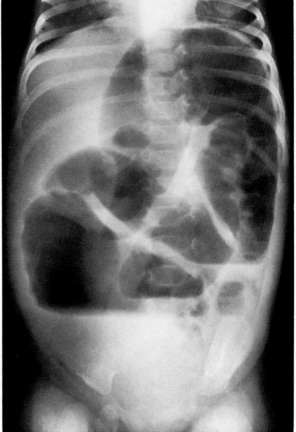

Abb. 9.**41.** Atresie des unteren Jejunums
Ungewöhnlich stark geblähte und bogig aufgestellte
Jejunalschlingen mit Flüssigkeitsspiegeln. Der unte-
re Dünndarm und der Dickdarm bleiben luftfrei. –
Neugeborenes, 2. Lebenstag. Operativ: Atresie des
unteren Jejunums.

Stelle vermutet, weil die präatretischen Abschnitte ausschließlich mit Sekret gefüllt sind. Einen genaueren Hinweis über die Höhe des Verschlusses erhält man erst, wenn sich diese Darmteile bei extremer Kopftieflage entleeren und mit Luft füllen. Alle postatretischen Dünn- und Dickdarmabschnitte bleiben natürlich luftleer (Abb. 9.39–9.41).

Bei einer Jejunalatresie findet sich ein normalkalibriger Dickdarm, also kein Mikrokolon, weil distal des Verschlusses noch ausreichend Darmsekret zur Verfügung steht und die Dickdarmentwicklung daher fast normal abläuft. Zeigt sich aber ein Mikrokolon, so muß man eine zweite tiefe Obstruktion annehmen. Aus diesen Überlegungen heraus sowie zum Ausschluß einer Kolonobstruktion ist eine Kolonuntersuchung wünschenswert.

Ileumatresie

Sie lokalisiert sich bevorzugt in die terminalen Abschnitte, gewöhnlich in die Nähe des Ductus omphalomesentericus. Der Ort des Verschlusses läßt sich um so schwieriger bestimmen, je tiefer er liegt. Das Erbrechen beginnt meist nach dem ersten Lebenstag und steigert sich rasch. Das Abdomen ist nach kurzer Zeit stark aufgetrieben.

Im Nativbild erkennt man anfangs einige über den ganzen Bauchraum verteilte, später nach dem Vordringen der Luft zahlreiche geblähte Dünndarmschlingen mit Spiegelbildungen, aber keinerlei Luft im Kolon oder gar im Rektum. Der erweiterte Dünndarm füllt schließlich den ganzen Bauchraum aus, so daß sich Dünn- und Dickdarm ohne Kolonkontrastdarstellung auch im Seitenbild nicht mehr voneinander unterscheiden lassen. Manchmal findet sich – ohne jedes Anzeichen einer Peritonitis oder gar einer Perforation – auch Flüssigkeit in der freien Bauchhöhle, so daß der Unterbauch weniger transparent erscheint. Die untersten Dünndarmabschnitte enthalten zuweilen Mekonium, das infolge einer Untermischung mit Luft gesprenkelt aussieht, was man üblicherweise nur bei einem Mekoniumileus oder bei Aganglionose des Kolons beobachten kann. Intraperitoneale Verkalkungen werden gelegentlich auch bei einer Atresie beobachtet. Sie sind oft tubulär, liegen intramural und bilden sich offenbar während der Entwicklung der Atresie im Gefolge einer Wandnekrose (STEINFELD u. HARRISON 1973) (Abb. 9.42–9.44).

Bei Verdacht auf eine Dünndarmatresie sind zur Beurteilung des Übersichtsbildes auch Informationen über den ersten Mekoniumabgang wichtig, der normalerweise 12–24 Std. nach der Geburt erfolgt. Ein Mekoniumpfropf kann nämlich den Abgang von Luft aus dem Rektum vorübergehend blockieren und eine Distension aller luftgefüllten Darmschlingen herbeiführen. Durch eine einfache digitale rektale Untersuchung läßt sich dieser Pfropf entfernen und die Überblähung schlagartig beseitigen.

Auch die Mekoniumuntersuchung vermag Hinweise über den Zeitpunkt einer Atresieentstehung zu geben: Entwickelt sich der Verschluß vor der 12. Fetalwoche, so enthält das Mekonium weder Galle noch andere typische Bestandteile. Kommt es aber später zur Atresieentwicklung, dann ist die Zusammensetzung des Mekoniums unauffällig.

Normalerweise erreicht das Mekonium im 4. Fetalmonat das Zökum und im 5. Fetalmonat das Rektum. Bildet sich aber schon früher eine Ileumatresie aus, so unterbleibt die Mekoniumpassage in den Dickdarm, und es entsteht als Folge der Inaktivitätsatrophie ein *Mikrokolon*. Seine Ausprägung ist unterschiedlich und hängt davon ab, ob distal des Verschlusses noch eine ausreichende Darmsekretion vorhanden ist oder nicht. Demnach ist das Kolon um so besser entwickelt bzw. um so weiter, je höher sich eine Atresie lokalisiert (Abb. 9.45–9.47).

Ein ausgeprägtes Mikrokolon bei einer hochsitzenden Atresie (Jejunum) muß immer den Verdacht auf einen zweiten tieferen Verschluß wecken. Aus diesen Gründen ist zur weiteren Differenzierung die Kolonkontrastuntersuchung für den Chirurgen von Bedeutung. Erzielt man dabei eine komplette Dickdarmfüllung und einen Reflux in das terminale Ileum, so schließt dies zuerst eine Dickdarmobstruktion aus, die aufgrund der Übersichtsaufnahmen allein (sehr weite und dislozierte Dünndarmschlingen) nicht zu diagnostizieren ist. Ein Mikrokolon bekräftigt die Diagnose eines tiefsitzenden kompletten Verschlusses (Abb. 9.48 u. 9.49).

Findet man aber die klinischen Anzeichen und die Röntgensymptomatologie einer tiefsitzenden Obstruktion und gleichzeitig ein normales Kolonkaliber, dann liegt meist nur eine hochgradige *Darmstenose* vor, die sich nach der Geburt funktionell wie eine Atresie verhält. Eine normale Zökumlage schließt auch Rotations- und Fixationsanomalien sowie einen Volvulus und in gewissem Umfange auch Briden als Ursachen der Obstruktion aus.

Eine *orale* Kontrastmittelgabe ist sowohl bei der Jejunal- als auch der Ileumatresie kontraindiziert, sie liefert keine weiteren Informationen und belastet nur zusätzlich das Neugeborene.

Aufgrund der Kenntnisse der normalen Luftfüllung des Magen-Darm-Traktes beim Neugeborenen sollte es möglich sein, innerhalb weniger Stunden nach der Geburt eine hochsitzende Dünndarmobstruktion zu diagnostizieren. Tiefer gelegene Verschlüsse benötigen zur Ausbildung der klinischen Symptomatologie und charakteri-

Abb. 9.42. Ileumatresie
Schematische Darstellung der anatomischen Situation beim häufigsten Mißbildungstyp. Die Kontinuität des Darmlumens ist unterbrochen, V-förmiger Defekt im Mesenterium, hochgradige Dilatation des Ileums vor dem Verschluß. Enges Kaliber des terminalen Ileums und des Kolons (Mikrokolon) distal der Atresie.

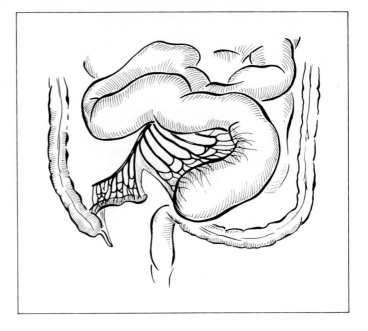

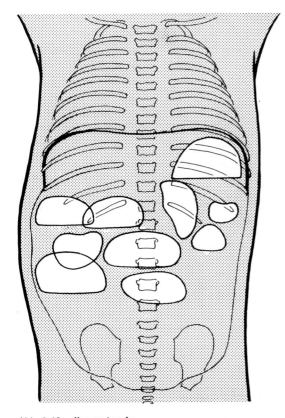

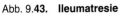

Abb. 9.43. Ileumatresie
Schematische Darstellung eines Übersichtsbildes. Luftgeblähte Dünndarmschlingen mit Flüssigkeitsspiegeln im Ober- und Mittelbauch sind charakteristisch für eine tief gelegene Atresie. Die Luftfüllung des Dickdarmes fehlt.

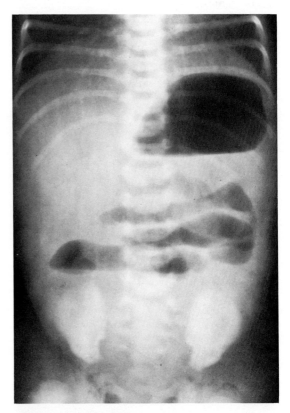

Abb. 9.44. Ileumatresie
Luftgeblähte, mit reichlich Flüssigkeit gefüllte Dünndarmschlingen im Mittelbauch. Das untere Ileum und der Dickdarm enthalten keine Luft. – Neugeborenes, 3. Lebenstag. Zunehmendes Erbrechen sowie eine starke Darmsekretion haben die Luftfüllung des unteren Ileums vereitelt. Operativ bestätigte Atresie des terminalen Ileums.

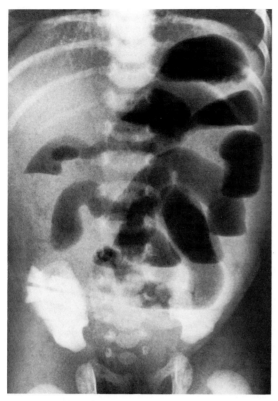

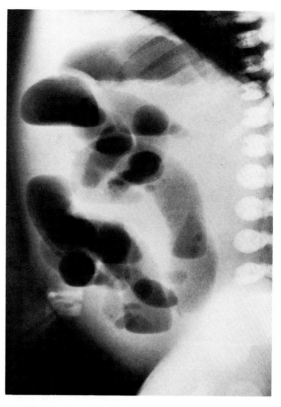

Abb. 9.45. Ileumatresie
Neugeborenes, 2. Lebenstag, zunehmendes Erbrechen, aufgetriebener Leib. – Komplette tiefsitzende Dünndarmobstruktion mit Flüssigkeitsspiegeln in den dilatierten, aufgestellten Dünndarmschlingen. Der Dickdarm ist luftfrei.

Abb. 9.46.
Dasselbe Kind wie in Abb. 9.45, Seitenaufnahme. Einwandfrei ist zu erkennen, daß die Luftblähung nur den Dünndarm betrifft, also Kolon, Sigma und Rektum luftfrei sind.

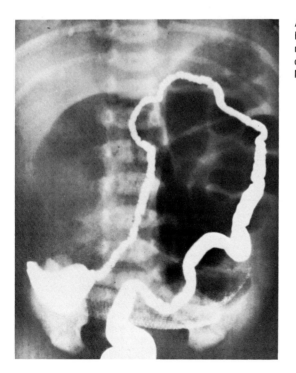

Abb. 9.47. Mikrokolon bei Ileumatresie
Dasselbe Kind wie in Abb. 9.45. u. 9.46. Dickdarmfüllung mit verdünntem Gastrografin. Ausgesprochen enges Dickdarmlumen. Dilatierter Zökumpol, in den das mit einer Membran verschlossene terminale Ileum prolabierte.

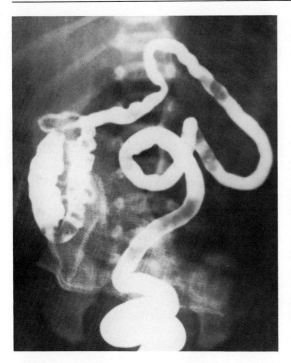

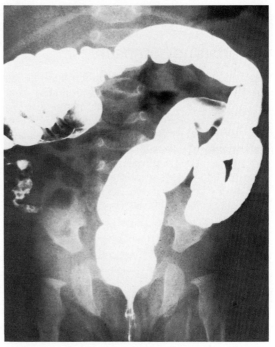

Abb. 9.48. Mikrokolon bei Ileumatresie
Ausgeprägtes Mikrokolon mit nur fingerdickem Kaliber. Darstellung durch verdünntes Gastrografin. – 2 Tage altes Neugeborenes. – Die Übersichtsaufnahme ergab Symptome einer Dünndarmatresie in mittlerer Höhe, bei der aber kein Mikrokolon zu erwarten ist. Erst der Nachweis des Mikrokolons ließ zusätzlich einen tiefsitzenden Darmverschluß annehmen. Bei der Operation fanden sich zwei Atresien, eine im mittleren Dünndarm, die zweite im terminalen Ileum.

Abb. 9.49. Mikrokolon, spätere Entwicklung
Dasselbe Kind wie in Abb. 9.48. im Alter von 4 Monaten. Nach gelungener Operation hat das Kolon als Folge seiner funktionellen Beanspruchung durch die freie Passage der Ingesta jetzt ein normales Kaliber erreicht.

Abb. 9.50. Angeborene hochgradige Dünndarmstenose
Schematische Darstellung eines Übersichtsbildes. Charakteristisch sind die prästenotisch stark erweiterten oberen Dünndarmschlingen mit Spiegelbildung sowie die spärliche Luftfüllung distal der Enge. Zur exakten Lokalisation ist immer eine Untersuchung mit Kontrastmittel erforderlich.

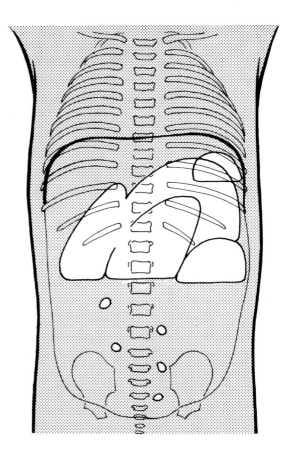

stischer Röntgensymptome oft einen Tag oder sogar etwas mehr Zeit.

Angeborene Stenosen

Sie sind weit seltener als Atresien und liegen vorzugsweise am Übergang vom Jejunum zum Ileum. Auch hier unterscheidet man – wie im Duodenum – zwischen *inneren, äußeren* und *kombinierten* Formen. Bei den inneren Stenosen ist das Lumen entweder tubulär, sanduhrförmig oder durch eine Art Diaphragma mit zentraler Öffnung eingeengt (Membranstenosen). Strangulierungen des Darmes durch Briden oder Adhäsionen verursachen äußere Stenosen.

Neugeborene mit einer ausgeprägten Dünndarmstenose können innerhalb kurzer Zeit das Bild eines kompletten Darmverschlusses entwickeln, wenn sich im Stenosebereich das Lumen durch Entzündung und Ödem rasch einengt. Ist die Veränderung nur mittelgradig oder gar geringfügig, so bleibt die Anomalie symptomarm, und die Diagnose wird erst jenseits des Säuglingsalters gestellt (BRÜNNER u. RITTER 1972). Durch eine ausgeprägte Hypertrophie der Darmmuskulatur werden auch höhergradige Stenosen über viele Jahre hin kompensiert. Hochgradige Stenosen verursachen infolge der erheblichen Retention eine Maldigestion mit Hypoproteinämie, selten auch mit okkultem Blutverlust. Die Kinder kommen dann wegen Appetitmangels und Dystrophie, einem aufgetriebenen Leib, Brechreiz und Erbrechen, einer Scheinobstipation oder Leibschmerzen zur Untersuchung.

Im Übersichtsbild kann bereits eine abnorme Gasverteilung auf eine Stenose hinweisen. Sie muß dann aber schon so hochgradig sein, daß selbst der Transport von Luft behindert wird. Um so wichtiger ist die exakte Lokalisation mit Hilfe einer Kontrastmittelpassage. Indirekte Röntgensymptome wie eine Stenoseperistaltik oder eine prästenotische Dilatation und eine Stase weisen auf den Ort der Passagestörung hin. Der Dünndarm kann das Kaliber von Dickdarmschlingen annehmen. Ein Kontrasteinlauf vermag in denjenigen Fällen eine Klärung herbeizuführen, bei denen Lageanomalien und Briden zu äußeren Stenosen geführt haben (Abb. 9.**50**–9.**53**).

Die *angeborene segmentale Dilatation* des Jejunums (ROSSI u. Mitarb. 1973, KOMI u. KOHYAMA 1974) oder des Ileums (UEDEA u. OKAMOTO 1972) stellt eine seltene Anomalie dar. Sie kann mehr zystisch oder tubulär sein. Die Darmwand weist eine Atrophie oder auch normale Muskellagen und eine normale Entwicklung der Ganglienzellen auf. Es liegen also weder eine Aganglionose noch eine Stenose vor. Als Symptome werden Obstipation, eine asymmetrische Auftreibung des Leibes, Bauchschmerzen, Dystrophie und Anämie beobachtet.

Röntgenologisch zeigt sich im Nativbild eine umschriebene Luftansammlung, die nicht dem Dickdarm zuzuordnen ist. Entscheidend bleibt aber die Kontrastmitteluntersuchung. Die mitunter bis zu 25 cm lange und erweiterte Dünndarmschlinge füllt sich auf und retiniert über längere Zeit Kontrastmittel sowie Nahrungsreste. Nachuntersuchungen 1–2 Tage nach der Breigabe bestätigen diesen Befund (Abb. 9.**54**–9.**56**).

Der *angeborene Kurzdarm* („short bowel syndrome") und dessen Extremform, die vollständige Aplasie des Dünndarmes (KEMPERDICK u. Mitarb. 1975) sind selten. Dabei ist nicht nur der Dünndarm auf die Hälfte bis zu einem Sechstel seiner normalen Länge verkürzt, sondern auch das Mesenterium fehlerhaft angelegt. Die Entwicklungsstörung soll auf der Grundlage einer intrauterinen Gefäßinsuffizienz zustandekommen. Drehstörungen werden häufig zusätzlich beobachtet. Es resultiert infolge schwerer Resorptions- und Ernährungsprobleme eine Gedeihstörung mit Durchfällen.

Der röntgenologische Nachweis ist nicht problemlos. Die Abschätzung der Längenreduktion des Dünndarmes gelingt aber bei der Analyse des Schlingenverlaufes und der ungewöhnlich kurzen Passagezeit.

Duplikaturen

Dünndarmduplikaturen (Synonyme: enterogene Zysten, Enterokystome, Jejunum bzw. Ileum duplex u. a.) lokalisieren sich in 70% der Fälle in die distalen Abschnitte (LADD u. GROSS 1937, GROSS 1953). Über den offenbar komplizierten Entstehungsmechanismus gibt es unterschiedliche Auffassungen.

BREMER (1944) nimmt an, daß diese Anomalien als Hemmungsmißbildungen durch Störung der Rekanalisationsperiode des primitiven Darmrohres in der frühen Embryonalzeit entstehen. Sie sollen sich, ähnlich wie Divertikel, aus einer Epithelknospe bilden können, die die einzelnen Wandschichten durchdringt, um in der Wand selbst oder außerhalb zu einem zystischen oder tubulären Gebilde heranzuwachsen.

Darmduplikaturen werden vielfach zusammen mit Anomalien der Wirbelsäule angetroffen

Abb. 9.**51.** **Angeborene Dünndarmstenose**
Schematische Darstellung einer tiefgelegenen angeborenen tubulären Dünndarmstenose. Hochgradige
prästenotische Dilatation. Der Dünndarmabschnitt distal der Stenose und das Kolon bleiben infolge geringer funktioneller Beanspruchung kleinkalibrig.

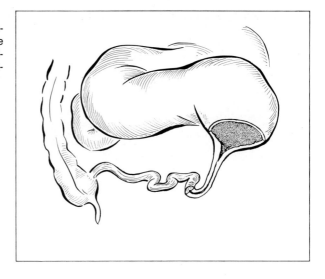

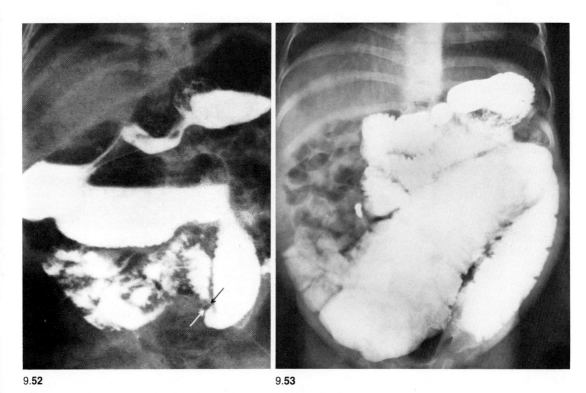

9.**52**   9.**53**

Abb. 9.**52.** **Angeborene Jejunalstenose**
Untersuchung in aufrechter Position. Umschriebene Darmstenose (Pfeile). Prästenotische Dilatation der oberen Jejunalschlingen, in denen das Kontrastmittel Spiegel bildet. Distal der Stenose ist der Dünndarm nur spärlich gefüllt. –
11 Wochen alter Säugling mit aufgetriebenem Oberbauch und häufigem Erbrechen.

Abb. 9.**53.** **Angeborene Dünndarmstenose**
Mächtige prästenotische Dilatation des unteren Jejunums, in der sich das Kontrastmittel mit Nahrungsresten untermischt.
– 1½jähriges dystrophisches Kleinkind mit dickem Bauch, Obstipation, Appetitlosigkeit und Erbrechen seit der Geburt.
Operativ: innere Darmstenose am Übergang von Jejunum zum Ileum.

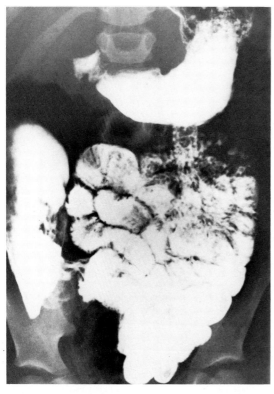

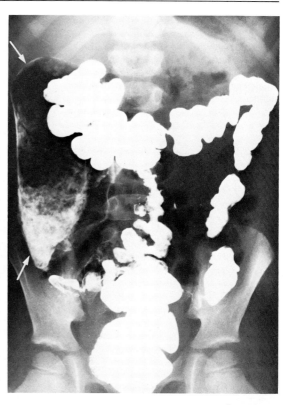

Abb. 9.54. Angeborene, umschriebene Dünndarm-erweiterung

Lokalisierte Dilatation des untersten Dünndarmes. – 3½jähriges Kind mit schwerer, therapieresistenter hypochromer Anämie. Blut im Stuhl.

Abb. 9.55. Dasselbe Kind wie in Abb. 9.54. Übersichtsaufnahme einen Tag nach Breigabe. Die sehr weite, mit Kontrastmittelresten, Stuhl und Luft gefüllte Dünndarmschlinge (funktionell: „blinde Schlinge") im rechten lateralen Mittelbauch (Pfeile) verlagert das Colon ascendens in weitem Bogen nach medial.

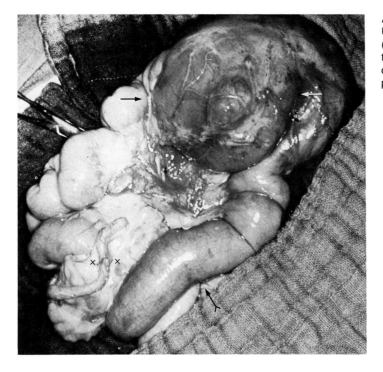

Abb. 9.56. Operationssitus

Umschriebene exzessive Erweiterung (Pfeile) des distalen Ileums mit Anheftung an die hintere Bauchwand. Appendix (Kreuze), terminales Ileum (Doppelpfeil).

Abb. 9.57. Darmduplikatur
Schematische Darstellung einer ovalären Duplikatur im Bereich des terminalen Ileums. Die zystischen Gebilde können auch rundlich oder tubulär sein; sie liegen immer auf der Seite des Mesenterialansatzes.

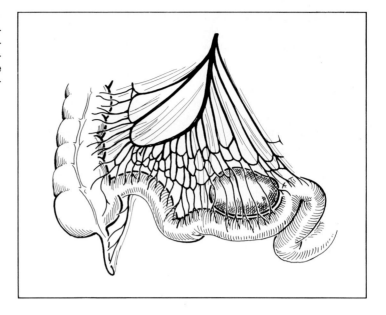

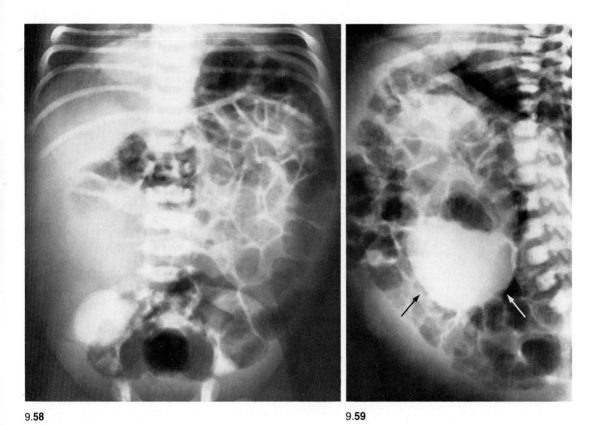

9.**58**   9.**59**

Abb. 9.58. Darmduplikatur
Weichteildichter Tumorschatten im rechten Mittelbauch, der die luftgefüllten Dünndarm- und Dickdarmschlingen verlagert. Die einwandfreie Urographie schloß eine Nierenanomalie aus. – 13 Tage altes Neugeborenes mit Erbrechen, einem vergrößerten Bauch und palpablem, prallelastischem Bauchtumor.

Abb. 9.59. Darmduplikatur
Dasselbe Kind wie in Abb. 9.**58.** Seitenaufnahme. Ovalärer, weichteildichter, glatt begrenzter Tumorschatten (Pfeile). Bei der Operation fanden sich zwei große, dem Darm anliegende Zysten (Duplikaturen) ohne eine offene Verbindung zum Darmlumen.

(Spina bifida, Spalt-, Keil- und Blockwirbel). In diesen Fällen ziehen häufig bindegewebige Stränge von der mißgebildeten Wirbelsäule zu den Zysten. REHBEIN (1954) und GROB (1957) sehen daher in diesen Mißbildungen eine Entwicklungsstörung der Chorda dorsalis während ihrer Abspaltung vom Entoderm unter Ausbildung von Adhäsionen. Die Duplikaturen stellen somit nur einen Teil einer komplexen Fehlbildung dar.

Von FAVARA u. Mitarb. (1971) werden schwere intrauterin ablaufende Gefäßinsulte als entscheidende Faktoren genannt, weil sich Duplikaturen manchmal zusammen mit Atresien und Stenosen finden lassen.

Die Duplikaturen besitzen einen Wandaufbau, der dem des Darmes ähnlich ist. Allerdings entspricht die Epithelauskleidung nicht immer der Schleimhaut jener Höhe, in der sich die Zyste befindet. Von klinischer Bedeutung ist die Tatsache, daß sich Inseln dystoper Magenschleimhaut ansiedeln können, in deren Nachbarschaft peptische Ulzera mit Blutungen und Perforationen zustande kommen.

Duplikaturen liegen immer auf der Seite des Mesenterialansatzes. Ihre Form variiert erheblich. Einerseits werden solitäre, große, dem Darm unmittelbar anliegende *zystische Gebilde* beobachtet, die ovale, rundliche und prall-elastische Tumoren darstellen. Ihr Inhalt besteht aus hellem Schleim, der gelblich-flockig, aber auch hämorrhagisch werden kann. Sie haben keine Verbindung mit dem Darmlumen. Andererseits findet man bis zu etwa 120 cm lange *tubuläre Formen,* die den Eindruck einer Darmdoppelung vermitteln. Solche schlauchförmigen Gebilde haben distal oder proximal eine Verbindung mit dem Darm (kommunizierende Doppellumen-Bildung) und sind häufiger als die rundlichen Zysten mit Inseln von Magenschleimhaut ausgekleidet.

Kleine *intramurale Zysten* liegen gewöhnlich in der Nähe der Ileozökalklappe. Bei direkter Kompression des Darmlumens können sie eine partielle oder komplette Obstruktion hervorrufen.

Transdiaphragmatikale Duplikaturen nehmen ihren Ausgang vom Duodenum oder von einer Jejunalschlinge und ziehen durch eine Zwerchfelllücke in das hintere Mediastinum. Sie liegen extrapleural, verbreitern als weichteildichte Gebilde das Mediastinum und lassen sich von der Darmlichtung her nur gelegentlich mit Barium füllen (HARTL 1965).

Multiple Duplikaturen sind selten. Die Kombination mit Mißbildungen anderer Organsysteme ist beschrieben worden.

Intestinale Duplikaturen können monate- oder jahrelang symptomlos bleiben, aber auch besonders innerhalb des ersten Lebensjahres durch Kompression des mit der Zyste eng verbundenen Darmabschnittes einen inkompletten, einen kompletten oder intermittierenden Verschluß herbeiführen (HARTL 1963, WURNIG 1963). Die klinischen Symptome sind ferner abhängig vom Sitz sowie von der Form und Größe der kirsch- bis kindskopfgroßen Gebilde. Große Zysten verursachen eine Zunahme des Bauchumfanges, lassen sich als prall-elastische Tumoren palpieren und verlagern oder komprimieren den Darm. Rezidivierende Leibschmerzen können bei älteren Kindern dann auftreten, wenn größere Zysten beim Stehen ins kleine Becken sinken und einen Zug am Mesenterium ausüben. Kleine intramurale Zysten bilden gelegentlich den Ausgangspunkt für eine Invagination. Ileus und Volvulus sind besonders bei Säuglingen häufige Komplikationen, die sogar schon intrauterin beobachtet wurden (YANAGISAWA 1959). Blutungen und Rupturen sind weitere gefährliche Komplikationen (DEVENS u. Mitarb. 1968, PREIER 1970).

Die Diagnose einer Darmduplikatur läßt sich wegen der Vielfalt der möglichen Symptome nicht immer röntgenologisch mit ausreichender Sicherheit stellen. Die Röntgenbefunde hängen vom Typ der Duplikatur und ihrer Lokalisation bzw. ihrer Auswirkung ab (TSCHÄPPELER u. SMITH 1976).

Bei nicht kommunizierenden großen Zysten zeigen sich im Nativbild ovale, homogene und weichteildichte Gebilde, ganz selten mit Kalkeinlagerungen in der Wand, die entsprechend ihrer Größe und Lage die luftgefüllten Darmschlingen verdrängen. Bei jeder Darmobstruktion im Neugeborenen- und Säuglingsalter ist differentialdiagnostisch eine Duplikatur zu erwägen. Ein Kolonkontrasteinlauf kann dann eine entsprechende Verlagerung aufzeigen (Abb. 9.**57**–9.**61**).

Sind bei älteren Kindern als Symptome ein Bauchtumor, evtl. okkulte oder massive Hämorrhagien und Leibschmerzen vorhanden, so kann die Dünndarmuntersuchung nach peroraler Kontrastmittelgabe eine Verlagerung, gelegentlich auch eine Ausspannung von Darmschlingen zeigen. Eine direkte Kontrastfüllung derartiger Zysten gelingt nur dann, wenn eine offene Verbindung vorhanden ist (tubuläre Formen). Die sich dabei ergebende Reliefzeichnung unterscheidet sich meist von der des benachbarten Dünndarms. Die Szintigraphie mit Technetium 99 vermag diagnostisch ebenfalls weiterzuhelfen, falls sich in einer Duplikatur Magenschleimhaut befindet. Allerdings bleibt die Unterscheidung gegenüber einem Meckelschen Divertikel unsicher (ROSE u. Mitarb. 1977).

Die Abgrenzung gegenüber Nierentumoren ist mit Hilfe einer intravenösen Urographie möglich. Bei Säuglingen und Kleinkindern eignet sich zur Unterscheidung von Zysten und soliden Tumoren im Bauchraum auch die *Ganzkörper-Kontrastdar-*

Abb. 9.60.   Ileus, hervorgerufen durch Darmwandzysten
Ausgeprägte Ileussituation infolge eines akuten Verschlusses im untersten Dünndarm. Der Bauchraum ist vergrößert; die arkadenartig aufgestellten Dünndarmschlingen sind gebläht und enthalten Flüssigkeitsspiegel. Keine Luft im Dickdarm. – 2 Monate alter Säugling. Heftige Leibschmerzen, Erbrechen, Blutauflagerungen auf dem Stuhl. Operativ bestätigte Invagination, hervorgerufen durch Darmwandzysten und vergrößerte Peyersche Plaques (vgl. Abb. 9.**61**).

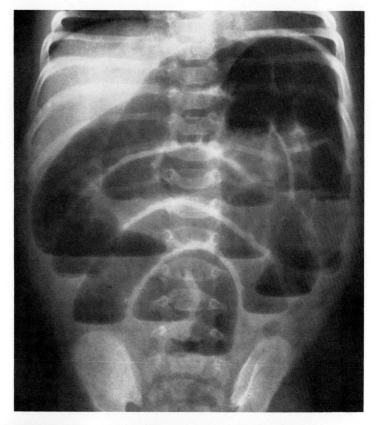

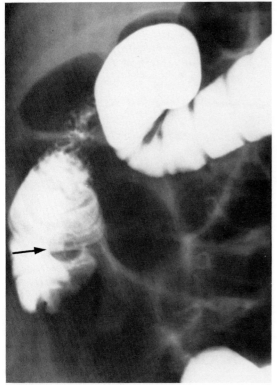

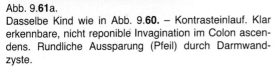

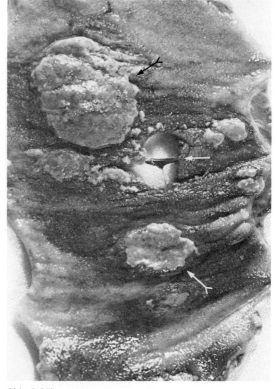

Abb. 9.**61**a.
Dasselbe Kind wie in Abb. 9.**60**. – Kontrasteinlauf. Klar erkennbare, nicht reponible Invagination im Colon ascendens. Rundliche Aussparung (Pfeil) durch Darmwandzyste.

Abb. 9.**61**b.
Resektionspräparat (terminales Ileum) zu Abbildung 9.**61**a. Innerhalb der Darmwand kirschgroße, eröffnete Zyste (Pfeil), in der Schleimhaut vergrößerte Peyersche Plaques (Doppelpfeile).

stellung (NEUHAUSER 1963). Durch eine schnell injizierte und hoch dosierte Kontrastmittelgabe (bis zu 5 ml Urovison pro kg Körpergewicht) werden die Abdominalorgane mit Kontrastmittel förmlich überschwemmt. Duplikaturen heben sich dabei wegen der fehlenden Kontrastmittelaufnahme als Aussparungen gut von der Umgebung ab, während solide Tumoren sich ähnlich wie Nieren, Leber und Milz deutlich und schnell anfärben und vorübergehend schattendicht werden.

Mesenterialzysten sind beim Kinde selten und bereiten klinisch und röntgenologisch erhebliche diagnostische Schwierigkeiten (SAUER u. MENARDI 1971, KOLTAI u. MENARDI 1973). Über die Ätiologie und den Entwicklungsmechanismus gibt es große Meinungsverschiedenheiten. Der Zysteninhalt (chylös, schleimig, serös, hämorrhagisch) ist ebenfalls unterschiedlich.

Die zystischen Gebilde entwickeln sich zwischen beiden Blättern des Mesenteriums oder im Netz, selten retroperitoneal, am häufigsten im Dünndarmmesenterium. Ihre Größe variiert zwischen Kirsch- und Kindskopfgröße. Sie kommen einzeln oder multipel, ein- und (selten) mehrkammerig vor.

Die Symptome treten meist im Kleinkindalter nach einer langen stummen Periode oder nach uncharakteristischen Beschwerden, wie Leibschmerzen und Erbrechen, oft plötzlich auf (Subileus, Ileus, Volvulus, Ruptur, Blutung). Das Abdomen vergrößert sich vorher so langsam, daß den Eltern diese Veränderung nicht auffällt.

Zur Röntgenuntersuchung sind für eine Verdachtsdiagnose die Nativaufnahme, die Magen-Darm-Untersuchung, evtl. ein Kontrasteinlauf und die i. v. Urographie heranzuziehen. Die Zyste zeigt sich dann als ein mehr oder weniger großes, raumforderndes, homogenes, rundliches Gebilde mit einer Verlagerung des Dünn- und Dickdarmes. Die Ganzkörper-Kontrastmethode sowie die Sonographie lassen bereits eine Differenzierung zwischen zystischem und solidem Tumor zu. Häufig wird die definitive Diagnose erst während der Operation gestellt.

Divertikel

Dünndarmdivertikel findet man in etwa 0,2% aller Sektionen. Sie können einzeln auftreten, meist jedoch sind sie multipel und liegen – im Gegensatz zum Meckelschen Divertikel – stets an der konkaven Seite des Dünndarmes, also am Mesenterialansatz. Sie werden im Jejunum häufiger beobachtet als im Ileum und sind oft mit Duodenaldivertikeln vergesellschaftet. Man spricht von *falschen* Divertikeln, wenn es sich um Prolapse der Mukosa und der Submukosa durch Muskellücken an anatomisch präformierten Stellen, nämlich den Durchtrittsstellen der Mesenterialgefäße, handelt. Man nennt sie erworbene *echte* Divertikel, wenn sie eine Muscularis externa besitzen. Als Entstehungsursache werden venöse Stauungen, Erhöhungen des intraabdominellen Druckes und Fettschwund im Alter angegeben.

Da derartige Divertikel gewöhnlich nur Erbs- bis Walnußgröße erreichen und überdies mit ihren mehr oder weniger breiten, nach unten gelegenen Hälsen in offener Kommunikation mit dem übrigen Dünndarm stehen, retinieren sie nur selten; meist entleeren sie sich gleichzeitig wie der entsprechende Darmabschnitt. Als Komplikationen werden Entzündungen, Abszedierungen, Ulzerationen und Perforationen beschrieben. Aber auch Resorptionsstörungen kommen vor. Kleinere isolierte Divertikel im Ileum sind praktisch bedeutungslos.

Die röntgenologische Darstellung multipler Dünndarmdivertikel gelingt am besten mit der fraktionierten Füllung (Abb. 9.**62**), weil man dabei einen weitgehenden Überblick über größere Dünndarmabschnitte gewinnt. Charakteristisch sind ihre kugelige bis eiförmige oder gelappte, aber dabei glatt konturierte Form sowie das Einstrahlen von Schleimhautfalten in den Divertikelhals (Abb. 9.**63** u. 9.**64**). ALBRECHT 1931, PANSDORF 1931, HENNING u. BAUMANN 1949, NUVOLI 1953, CHERGIÉ 1957, MILLER u. FELSON 1964 sowie viele andere haben über derartige Befunde berichtet.

Meckelsches Divertikel

Das Meckelsche Divertikel ist ein Überbleibsel des aus der Embryonalzeit stammenden Ductus omphalomesentericus, der sich normalerweise bereits während der Fetalzeit schließt. Bleibt er jedoch in seinem proximalen, dem Darm zugewandten Teil über die Geburt hinaus offen, so entspricht dieser Rest dem Meckelschen Divertikel. Es gilt als die häufigste Anomalie des Magen-Darm-Traktes. CHRISTIE (1931) konnte es unter 5768 Sektionen in 1,1%, LADD (1942) bei Neugeborenen in etwa 4% nachweisen. Im Durchschnitt wird es bei 2% aller Autopsien gefunden.

Beim Meckelschen Divertikel handelt es sich um ein sog. wahres Divertikel, das rechtwinklig vom Dünndarm abgeht und fingerförmig als Blindsack dem Mesenterialansatz gegenüber liegt. Seine Form und Größe wechseln ebenso wie seine Ent-

Abb. 9.62. Dünndarmdivertikel
Multiple haselnuß- bis hühnereigroße
Divertikel in Duodenum und Jejunum.
Die Divertikel liegen auf der Seite des
Mesenterialansatzes. – 58jähriger Pa-
tient, der wegen krampfartiger Schmer-
zen im rechten Oberbauch und starker
Gewichtsabnahme mit der Frage eines
Lebertumors oder eines Ulcus ventriculi
zur Röntgenuntersuchung geschickt
wurde.

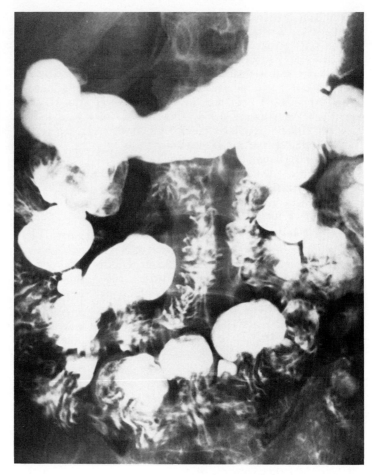

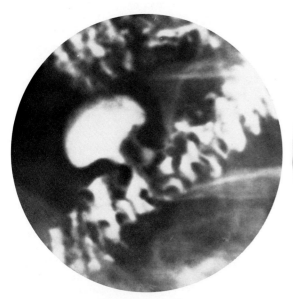

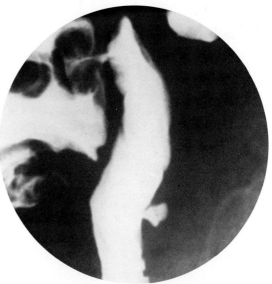

Abb. 9.63. Divertikel im oberen Ileum
Bohnengroßes Dünndarmdivertikel mit Faltenwulstung im
Halsanteil und aufgelockerter Reliefzeichnung im Ileum. –
69jähriger Patient. Seit etwa 7 Jahren Ulcera duodeni.
Jetzt Durchfallsneigung, kein frisches Duodenalgeschwür
nachweisbar.

Abb. 9.64. Divertikel am terminalen Ileum
Knapp linsengroßes Divertikel unmittelbar vor der Bauhinschen Klappe. Die Klappe selbst ist fast axial getroffen. –
30jähriger Patient mit fieberhafter Enteritis.

fernung von der Ileozökalklappe. Beim Erwachsenen liegt es ca. 1 m, beim Neugeborenen 10–50 cm von der Bauhinschen Klappe entfernt. Es ist meist fingerförmig, besitzt eine breite Mündung in das Ileum, kann sich aber sowohl zur Spitze als auch zur Basis hin verjüngen. Bezüglich der Länge findet man alle Übergänge von einer nur kuppenartigen Ausstülpung der Darmwand bis zu Riesendivertikeln (ca. 30 cm lang). Es kann flach und breitbasig sein, sich nach schmaler Basis ballonförmig ausweiten oder unregelmäßig begrenzt enden. Von der Spitze des Divertikels aus zieht nicht selten ein dem obliterierten Duktus entsprechender Strang zum Nabel (vgl. Abb. 9.**65**). Nach Entzündungen findet man es mit dem Mesenterium verwachsen.

Normalerweise ist das Meckelsche Divertikel mit Ileumschleimhaut ausgekleidet. Es kann jedoch auch Inseln von Magenschleimhaut (in ca. 60% der Fälle) oder anderem heterotopen Gewebe enthalten (Duodenum, Pankreas, Kolon).

In den meisten Fällen bleibt ein Meckelsches Divertikel klinisch bedeutungslos. Üblicherweise wird es während einer Appendektomie entdeckt, weil sich bei einer Entzündung eine Symptomatologie entwickelt, die derjenigen einer Appendizitis sehr ähnelt. Doch lassen sich auch andere für den Röntgenologen wichtige Komplikationen beobachten (schätzungsweise in 25–30% der Fälle), nämlich peptische Ulzerationen mit Blutungen und Perforationen, Obstruktionen und sehr selten gut- sowie bösartige Geschwülste.

Für die Entstehung von Komplikationen werden drei Fakten angeschuldigt, nämlich die ektope Magenschleimhaut im Divertikel, die Blindsacksituation und eine sekundäre Fixierung. Aus zahlreichen Berichten geht eindeutig hervor, daß eine Reihe von Komplikationen bereits in den beiden ersten Lebensjahren auftreten. Dabei überwiegt eindeutig das männliche Geschlecht (4 : 1), am stärksten bei Blutungen (7 : 1). MILLER u. WALLACE 1933 fanden bei einer Übersicht über 201 Fälle von Komplikationen bei Meckelschem Divertikel 92mal Ulzerationen mit Blutungen oder Perforationen, 63mal Invaginationen, 26mal andere Obstruktionen und 10mal akute Entzündungen. SÖDERLUND (1955) und GROSS (1971) (149 Patienten) gaben ähnliche Zahlen bei Kindern an.

Auf die Bedeutung von *Blutungen* aus Geschwüren, seltener aus Tumoren, haben bereits WULFF (1911) und HARKINS (1933) hingewiesen. Solche Blutungen, die wie Ulkusblutungen des Magens bzw. des Duodenums oft periodisch in den Frühjahrs- und Herbstmonaten auftreten, können mit uncharakteristischen Leibschmerzen und Blähungsbeschwerden einhergehen, aber auch klinisch völlig stumm sein. Es kommt dabei *nicht* zu Teerstühlen, sondern zu profusen Blutungen von *klarroter Farbe*. Leibschmerzen in der periumbili-

kalen Region oder auch tiefer sind häufig mit den Blutungsperioden kombiniert. Zuweilen gehen die Schmerzen den Blutungen voraus oder begleiten sie. Der Blutverlust ist unterschiedlich; oft besteht eine Neigung zur Wiederholung. Okkulte Blutungen können, sofern sie sich wiederholen, zur Anämie führen.

Auch bei älteren Kindern ist das Meckelsche Divertikel außer durch Schmerzattacken vorwiegend durch Darmblutungen charakterisiert (ein Drittel der Fälle), während bei Säuglingen viel häufiger als akute Komplikation ein Darmverschluß beobachtet wird. Er kommt bei bestehender Verbindung zur Darmwand durch eine Strangulation, einen Volvulus, eine Invagination oder innere Hernie zustande. Röntgenologisch läßt sich bei diesen Komplikationen lediglich eine Obstruktion diagnostizieren, nicht aber deren auslösende Ursache erkennen.

Die *Entzündung* des Divertikels wird häufiger bei älteren Kindern und bei Erwachsenen beobachtet. Begünstigend wirkt eine enge Divertikelmündung mit Stase von eingedicktem Kot oder gar Koprolithen. Sie kann mit Leibschmerzen einhergehen.

Perforationen können im Gefolge einer peptischen Wandschädigung, aber auch durch Fremdkörper erfolgen, die sich im Divertikel verfangen (Nadeln, kleine Spielzeugteilchen, Holzsplitter usw.). Die Symptome sind die einer Abszeßbildung, einer Peritonitis oder eines Pneumoperitoneums (SAUER 1966).

Beschwerden in Form uncharakteristischer Leibschmerzen können auch ohne sonstige Komplikationen auf einem Divertikel beruhen. Einen indirekten Beweis dafür erhält man, wenn nach seiner Entfernung solche Kinder beschwerdefrei werden.

Geschwülste des Divertikels – sowohl benigne als auch maligne – manifestieren sich klinisch meist als Blutung (CLASSEN u. Mitarb. 1961).

Röntgendiagnostik

In zahlreichen Veröffentlichungen wird immer wieder auf die großen Schwierigkeiten verwiesen, die sich der röntgenologischen Darstellung eines Meckelschen Divertikels entgegenstellen. Die klassischen Röntgenverfahren wie die Übersichtsaufnahme des Abdomens oder die Kontrastmitteluntersuchung des Dünndarmes werden meist als enttäuschend dargestellt. So kommt BENSON (1969) aufgrund von 97 chirurgisch behandelten Patienten zu der Überzeugung, daß eine präoperative Diagnose so gut wie unmöglich ist. PRÉVÔT (1936) hatte in 8 ähnlichen Fällen nur dreimal positive Ergebnisse.

CORNET u. Mitarb. (1968) gelang der röntgenologische Nachweis in einer Serie von 45 Kindern nur

Abb. 9.65. Meckelsches Divertikel
Schematische Darstellung eines Meckelschen Divertikels, das als Rest des Ductus omphalo-mesentericus eine strangartige Verbindung zur vorderen Bauchwand behalten kann. Länge, Kaliber und Lokalisation des Divertikels sind überaus variabel.

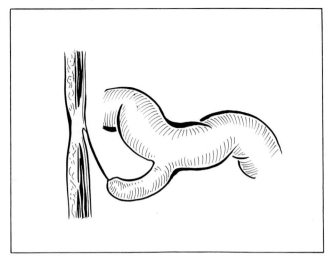

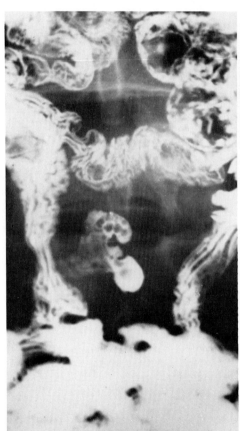

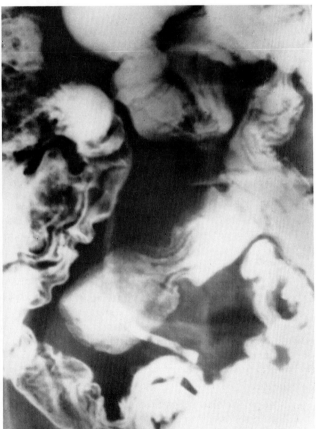

9.**66**

9.**67**

Abb. 9.66. Meckelsches Divertikel
Y-förmiges, zweigelapptes Meckelsches Divertikel etwa 1 m vor der Ileozökalgegend. – 44jährige Patientin mit Schmerzen im rechten Unterbauch, die sich auf das Divertikel lokalisieren ließen.

Abb. 9.67. Meckelsches Divertikel
Typische Lage eines etwa 7 cm langen und weitlumigen Divertikels, das mit seinem gerundeten Ende bis in die Gegend der Appendix reicht. – 45jährige Frau mit intermittierendem Ileus nach gynäkologischer Operation.

viermal, wobei einer der Fälle mit Hilfe einer Angiographie diagnostiziert wurde, während GROSS (1971) nur zweimal unter 149 Kindern präoperativ diagnostisch erfolgreich war. Die Zahl der Autoren ist groß, die jegliche Röntgendiagnostik als hoffnungslos bzw. in höchstem Maße als unbefriedigend kennzeichnen.

Bei der Suche nach einem Meckelschen Divertikel soll man alle Möglichkeiten der röntgenologischen Darstellung ausnutzen, d. h., man wird einerseits versuchen, die Gegend des Divertikels mit Hilfe eines ausgiebigen Refluxes während des Kontrasteinlaufes zu erreichen, andererseits den Nachweis in einer fraktionierten Dünndarmfüllung anstreben.

Bereits auf *Nativaufnahmen* des Abdomens, sei es im Liegen mit sagittalem Strahlengang oder in einer Seitenlage mit horizontalem Strahlengang, kann man gelegentlich ein luftgefülltes Meckelsches Divertikel erkennen.

Beim Vorliegen einer Darmblutung soll man mit Hilfe des *Kontrasteinlaufes* nicht zuerst nach einem Meckelschen Divertikel fahnden, sondern vielmehr zunächst einen tief sitzenden Dickdarmpolypen, eine Colitis ulcerosa oder dergleichen suchen und die Kontrastdarstellung des Kolons zunächst darauf einstellen. Erweist sich dieser Verdacht als unbegründet, kann immer noch der Versuch gemacht werden, das untere Ileum durch Reflux über die Klappengegend weitgehend zu füllen.

Auf keinen Fall darf man auf eine fraktionierte *Dünndarmfüllung* verzichten, weil sie in Kombination mit entsprechenden Detailaufnahmen zur erfolgreichsten Untersuchungsmethode gehört. Bei geschickter manueller Palpation sollte der Nachweis von Divertikeln bzw. entzündlichen Prozessen möglich sein (Abb. 9.**66**, 9.**67**).

Bei Perforation des Divertikels erkennt man auf dem Übersichtsbild nicht nur eine Skoliosehaltung der Wirbelsäule infolge des Schmerzes, sondern auch einen fehlenden Psoasrandschatten sowie eine Verlagerung der Darmschlingen durch Abszeß, gelegentlich auch eine Fistelbildung. Ursachen für eine fehlende Darstellung des Divertikels können Stenosen des Divertikelhalses, Muskelkontraktionen, Koagula sowie eine schnelle Entleerung sein.

Bei Kindern ist eine ausgiebige manuelle Palpation Voraussetzung für den Nachweis; sie läßt sich bei Säuglingen und Kleinkindern wegen der Gegenwehr schwer durchführen. Gelegentlich zeigen aber Spätaufnahmen noch eine Restfüllung in einem Divertikel (Abb. 9.**68** u. 9.**69**).

Bei der Suche nach der Blutungsquelle ist die viszerale selektive Angiographie heutzutage außerordentlich wichtig, um Informationen über Ätiologie und Lokalisation zu erhalten (FORTIER-

BEAULIEU u. Mitarb. 1969, WENZ u. Mitarb. 1972, FRIEDMANN u. Mitarb. 1974). Besitzt das Divertikel ein eigenes Mesenterium, so stammen seine Gefäße aus der A. omphalomesenterica, die aus der A. mesenterica superior entspringt.

Auch der Versuch einer Isotopendarstellung des Divertikels mit 99^m-Tc-Pertechnetat ist gerechtfertigt. Damit kann man jedoch nur Divertikel erfassen, die Salzsäure produzierende heterotope Magenschleimhaut enthalten. Diese spezielle Untersuchung verläuft allerdings auch bei Duplikaturen positiv, die Inseln von Magenschleimhaut aufweisen.

Rückbildungsstörungen des Ductus omphalomesentericus

Er obliteriert bereits in der 7. Embryonalwoche. Bei einer Störung dieser Rückbildung kommt es – abgesehen vom Meckelschen Divertikel – zu einer Reihe pathologischer Zustände, die teilweise mit erheblichen Krankheitserscheinungen einhergehen und einer Röntgenuntersuchung bedürfen:

1. Unterbleibt die Obliteration des Duktus vollständig, so resultiert nach dem Abfall der Nabelschnur ein offener Gang *(omphaloenterale Fistel, komplette Nabelfistel)*, der von außen in das Ileum führt und durch den sich Darminhalt, nach Infektion auch Eiter entleeren kann. Der röntgenologische Nachweis erfolgt durch eine Kontrastmittelfüllung von außen. Nach dem Aufsuchen der oft engen Öffnung am Nabel wird vorsichtig ein sehr dünner Kunststoffkatheter eingeschoben. Die Kontrastmittelinjektion (Urovison, Gastrografin) soll in Seitenlage unter Durchleuchtungskontrolle erfolgen. Während der Instillation stellt sich der Gang in seiner Länge und seinem Kaliber dar. Das Einfließen des Kontrastmittels in das Ileum beweist den offenen Duktus. Man kann auch einen Spritzenkonus direkt an die Nabelöffnung ansetzen und damit die Gangdarstellung versuchen (Abb. 9.**70**).

2. Der obliterierte Gang kann als *fibröser Strang* (Filum terminale) bestehenbleiben, der vom Ileum zum Nabel zieht und die Ursache eines Volvulus oder einer Strangulation werden kann. Zum Nachweis derartiger Verbindungen vom Nabel zum Dünndarm kann die Pneumoperitoneographie benutzt werden (SHAKELFORD u. MCALISTER 1972, VIDAL u. Mitarb. 1977).

3. Bleibt nur der distale Teil des Duktus (ohne oder mit Strangverbindung zum Ileum) am Nabel offen, so resultiert eine *unvollständige Nabelfistel*. Durch Kontrastmittelinstillation läßt sich die Tiefe dieser Fistel bestimmen.

4. Obliteriert nur der mittlere Abschnitt des Duktus, also bei Persistenz beider Enden, so entwik-

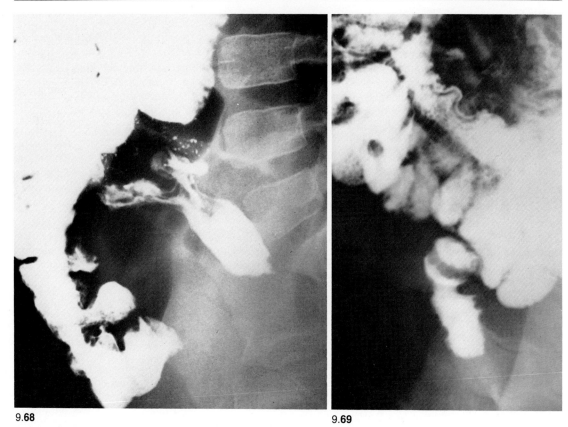

9.**68**   9.**69**

Abb. 9.68. Meckelsches Divertikel
Breites, nach dorsal gerichtetes Divertikel mit unregelmäßiger Spitze. Zu- und abführender Dünndarmschenkel sind einwandfrei zu erkennen. Operativ bestätigte Entzündung am Divertikelgrund. – 7jähriges Kind mit rezidivierenden Leibschmerzen, die später mehr in den Unterbauch lokalisiert wurden.

Abb. 9.69. Blutendes Meckelsches Divertikel
Gezielte Übersicht. Fingerförmiges Divertikel, in dem sich eine entzündlich veränderte Schleimhaut zeigt. – 12jähriger Junge. Seit Tagen Teerstühle und Schmerzen im Mittelbauch, erheblicher Blutverlust. Im Operationspräparat ließen sich Inseln von Magenschleimhaut, entzündliche Reaktionen und oberflächliche Ulzerationen nachweisen.

Abb. 9.70. Offener Ductus omphalomesentericus
Instillation von wasserlöslichem Kontrastmittel durch eine winzige Öffnung am Nabel. Das Kontrastmittel füllt den unregelmäßig weiten Ductus omphalomesentericus (Pfeil) und fließt dann in eine Dünndarmschlinge (Doppelpfeil) ab. – 5 Monate alter Säugling. Seit der Geburt nässender Nabel mit Entwicklung eines Nabelgranuloms. Der Gang wurde exzidiert.

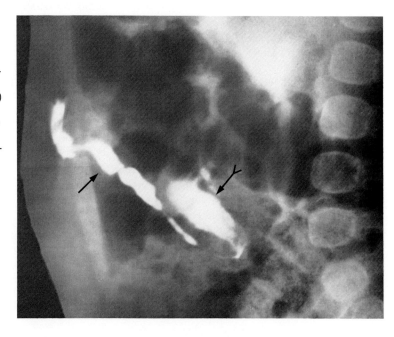

kelt sich sowohl ein Meckelsches Divertikel als auch eine unvollständige Nabelfistel.

5. Schließt sich der Duktus nur in seinem äußeren und inneren Abschnitt, so kann der dazwischenliegende offen gebliebene Teil sich durch Sekretstauung zu einer Zyste ausweiten *(Dottergangszyste)*. Meist liegen derartige Gebilde innerhalb der Bauchhöhle in der Median-Sagittal-Ebene. Der röntgenologische Nachweis ist direkt (Pneumoperitoneum) und indirekt (Pelottenwirkung der gut beweglichen Zyste an den Dünndarmschlingen) möglich (Abb. 9.**71** u. 9.**72**).

Während der Obliteration des Duktus kommt es ausnahmsweise auch einmal zu einem Übergreifen der narbigen Veränderungen über die innere Insertionsstelle hinaus auf das Ileum und somit zu einer Einengung des Darmlumens (Abb. 9.**73**).

Fremdkörper

Große, sperrige oder lange Fremdkörper (z. B. Haarklemmen, Nägel, lange Nadeln, geöffnete Sicherheitsnadeln) werden im Dünndarm selten beobachtet, weil sie nur unter Schwierigkeiten den Pylorus und die Flexura duodenojejunalis passieren können. Merkwürdigerweise verletzen aber selbst spitze Gegenstände (z. B. geöffnete Broschen, Anstecknadeln, Spielzeugteilchen) nur selten den Darm (ALEXANDER u. Mitarb. 1969, PELLERIN u. Mitarb. 1969). Offenbar spielt hier der sog. Nadelreflex (EXNER 1884) eine Rolle, wonach sich die Darmwand retrahiert, sobald ein spitzer Gegenstand sie zu lädieren droht (vgl. Abb. 9.**83**).

Weil der Dünndarm – im Gegensatz zum Duodenum – keine kritische Enge oder kurze und straffe Anheftung aufweist, passieren die meisten rundlichen Fremdkörper (Münzen, Murmeln, Knöpfe, Büroklammern, Fruchtkerne usw.), ohne Schaden anzurichten. Durch eine Darmstenose (vgl. Abb. 1.**36**), seltener durch die Ileozökalklappe selbst, können sie aber einige Zeit aufgehalten werden. LÜDIN 1956 berichtete über eine solche Beobachtung bei tuberkulösen Narbenstenosen. Wir selbst sahen Retentionen von Obstkernen im Blindsack der zuführenden Schlinge einer Seit-zu-Seit-Anastomose im mittleren Dünndarm. Meist sind es unverdauliche Speisereste, Obstkerne, Steine, verschluckte Zahnprothesen oder Konglomerate aus Haaren oder sonstige organische bzw. anorganische Substanzen. Phytobezoare (durch Karotten, Apfelsinen, Schalen von Weintrauben) oder Laktobezoare können bei Säuglingen oder postoperativ gelegentlich sogar einen kompletten Verschluß herbeiführen.

Auch Gallensteine, die nach entzündlicher Verlötung der Gallenblase mit dem Duodenum oft unter langdauernden, heftigsten Koliken durch die nekrotische Wand perforieren, verklemmen sich manchmal dicht vor der Ileozökalklappe im Dünndarm (CRANE 1931, GOLDSCHMIDT u. LUWISCH 1937, SPITZENBERGER 1938, PETRÉN 1939, BAENSCH 1953 u. a.). Die Diagnose ist nicht immer ganz leicht. Nur selten läßt sich auf Nativaufnahmen das Konkrement selbst nachweisen.

Manchmal kommt es bei einer Insuffizienz der Heisterschen Klappen bzw. der Vaterschen Papille zusätzlich zu einer Luft- bzw. Gasfüllung der Gallenwege, was die Diagnose erleichtert.

Glasstückchen werden seltener verschluckt und sind im Gegensatz zu Zahnfüllungen kaum zu finden. Die Bleiingestion (Bleifarbe) hat bei Kindern stark abgenommen. Reste zeigen sich wie bei Geophagie oder nach dem Verschlucken von Modelliermasse mehr im Kolon. Nach Suizidversuchen oder Unglücksfällen gelingt der Nachweis von Tablettenresten sowohl im Magen als auch im Dünndarm. Quecksilber läßt sich nach Bruch eines Thermometers im Munde in Form von Kügelchen mit einem Durchmesser von 2–3 mm innerhalb des ganzen Magen-Darm-Traktes auffinden.

Röntgenuntersuchungen

Verschluckte Knöpfe, Plastikteilchen, Marmeln usw. lassen sich auf einer Nativaufnahme nur dann erkennen, wenn sie von Luft umgeben sind. Ist ihr Nachweis oder Ausschluß klinisch erwünscht, so kann der Fremdkörper im Dünndarm unter Anwendung von Kontrastmittel mit der Reliefmethode aufgesucht bzw. ausgeschlossen werden. Handelt es sich dagegen um schattengebende Fremdkörper oder um solche, an denen sich Metallteilchen befinden, so lassen sie sich auf einer Übersichtsaufnahme einwandfrei erkennen.

Nach dem Nachweis eines Fremdkörpers soll der Radiologe einerseits das Kind vor zuviel Röntgenaufnahmen schützen, weil rundliche Gegenstände bei der Passage durch den Dünndarm keine Probleme verursachen und daher keiner Kontrolle, evtl. nur einer zweiten Aufnahme im Abstand von einer Woche bedürfen. Andererseits müssen nach dem Verschlucken spitzer, also gefährlicher Fremdkörper evtl. tägliche Kontrollen durchgeführt werden. Die Untersuchung in Bauchlage (Autokompression) oder die Palpation kann den Patienten gefährden. Bei der Lokalisation ist mitunter eine zusätzliche Seitenaufnahme sehr hilfreich.

Bleibt der Gegenstand mehrere Tage an derselben Stelle liegen, so muß man annehmen, daß er

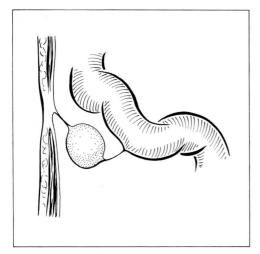

**Abb. 9.71. Zyste im Ductus omphalomesente-
ricus**
Schematische Darstellung. Der distale und der proximale Teil des ehemaligen Ductus omphalomesentericus sind obliteriert. Nur im mittleren Abschnitt
ist die Gangverbindung erhalten geblieben und infolge einer Sekretstauung zu einer Zyste ausgeweitet.

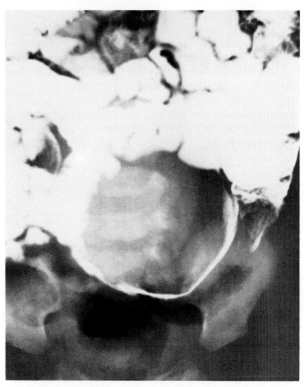

Abb. 9.72. Zyste im Ductus omphalomesentericus
Durch die dünnen Bauchdecken tastbarer, praller, rundlicher
Tumor, der leicht verschieblich war und die Dünndarmschlingen
verdrängte bzw. ausspannte. – 3 Wochen alter Säugling mit
palpablem Bauchtumor. Operativ bestätigte Zyste im Ductus
omphalomesentericus.

**Abb. 9.73. Dünndarmstenose bei
Meckelschem Divertikel**
Umschriebene Dünndarmstenose
(Pfeil) mit erheblicher prä- und post-
stenotischer Dilatation sowie einer
Stase des Kontrastmittels bzw. der
Nahrung, die sich funktionell als
„blinde Schlinge" auswirkte. Operativ: narbige Stenose mit multiplen
Verwachsungen an der Oblitera-
tionsstelle eines Meckelschen Divertikels. – 6jähriges Kind. Zunehmende Leistungsminderung durch Eisenmangelanämie.

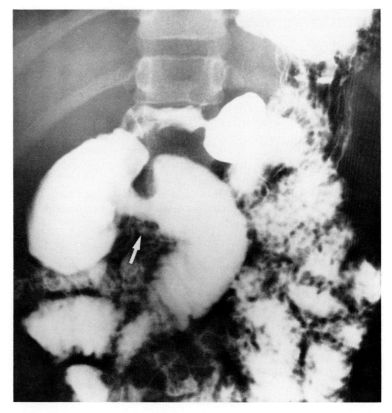

sich in der Darmwand verhakt oder sie gar perforiert hat. Eine intestinale Obstruktion und die Perforation (Schmerzen, Abwehrspannung, Erbrechen) sind entscheidende Komplikationen. Bei freier Perforation kann es zu Peritonitis, beim Eindringen in den retroperitonealen Raum, z. B. an der Flexura duodenojejunalis, zu Läsionen des M. psoas mit Abszeßbildung, zur Schädigung der Niere oder des Harnleiters kommen (vgl. Abb. 1.**18** u. 1.**19**).

Parasiten

Zu den Fremdkörpern im weiteren Sinne innerhalb des Dünndarms werden auch die Parasiten gezählt. In unseren Regionen sind vor allem die Askariden und Bandwürmer von Bedeutung.

Askariden

Ihr radiologischer Nachweis gelang zuerst 1922 dem Innsbrucker Röntgenologen FRITZ. Es folgten Mitteilungen von REITHER (1923), LAURELL (1925), GIOVETTI (1925), BOINE (1926) und anderen. PANSDORF (1927) empfahl zu diesem Zwecke die fraktionierte Dünndarmfüllung.

Am häufigsten werden Kinder befallen, weil sie auf persönliche Hygiene wenig Gewicht legen und die orale Infektion mit Wurmeiern um so leichter erfolgt. Bei stärkerem Wurmbefall findet sich ein ganzes Spektrum von Beschwerden und Symptomen. Sie reichen von vagen Leibschmerzen bis zu kolikartigen Schmerzattacken, die in den Oberbauch oder in die Nabelregion lokalisiert werden. Kopfschmerzen, Reizbarkeit, Erbrechen, sowohl Heißhunger als auch Appetitlosigkeit, Durchfälle, wechselnd mit Obstipation und ein Gewichtsverlust seien genannt. Bei starkem Wurmbefall können die Darmschlingen mit Askariden geradezu vollgestopft sein. Besonders bei Kleinkindern ist die Auftreibung des Abdomens und der Obturationsileus durch Würmer nicht selten. Er kommt durch Askaridenknäuel im unteren Ileum besonders dann zustande, wenn durch eine Wurmkur die Askariden in tiefere Darmabschnitte getrieben werden. Wandnekrosen und das Einwandern einzelner Askariden in die freie Bauchhöhle wurden beobachtet. Meist werden die Askariden im Jejunum und im Ileum gefunden. Sie sind jedoch infolge ihrer Eigenbeweglichkeit besonders bei Streßsituationen oder Fieber gelegentlich auch im Duodenum, Magen, ja bei Brechreiz und Erbrechen sogar im Ösophagus und der Trachea anzutreffen. Sie können auch in die Gallenwege, den Pankreasgang (Gefahr der Entwicklung von Pankreaszysten) oder in die Appendix eindringen und dort heftige Koliken auslösen.

Röntgenuntersuchungen: Natürlich läßt sich ein Askaridenbefall nicht ausschließlich röntgenologisch nachweisen, ist aber mit diesem Verfahren in den meisten Fällen leicht und schnell zu dia-

gnostizieren. FORSSELL (1926) und PENDERGRASS (1930) betonten den Wert der Röntgenuntersuchung vor allem für jene Fälle, in denen sich ausschließlich oder in der Überzahl Askaridenmännchen im Dünndarm ansiedeln.

Zur Anwendung kommen Nativaufnahmen und die Untersuchung mit fraktionierter Dünndarmfüllung, bei der die Würmer als Reliefaussparungen dargestellt werden, ferner die von ARCHER u. PETERSEN (1930) beschriebene Methode, bei der man den mit Kontrastmittel gefüllten Ingestionskanal der Würmer nach Entleerung des Dünndarms nachzuweisen sucht. Wir selbst wenden alle drei Methoden an.

In der Übersichtsaufnahme lassen sich Askariden dann bereits erkennen oder vermuten, wenn sie sich als weichteildichte, längliche und schmale Schattengebilde innerhalb der luftgefüllten Dünndarmschlingen darstellen und parallel zum Darmlumen verlaufen (Abb. 9.**74**).

Die direkte Darstellung der Würmer mit der fraktionierten Dünndarmfüllung hat sich als zuverlässiger erwiesen. Nach vorherigem Ausschluß anderweitiger Erkrankungen wird der Dünndarm etwa 30–45 Min. nach Breigabe in flacher Rückenlage untersucht; die einzelnen Dünndarmschlingen werden manuell auseinandergedrängt und ihr Relief unter Kompression studiert. Dabei finden sich entsprechend der Größe der Askariden 3–5 mm breite, etwa 5–30 cm lange zylindrische Aussparungen, die man mitunter als derbe Gebilde fühlen kann. Askaridenweibchen sind in ausgewachsenem Zustande dicker und länger (17–30 cm) als gleichaltrige Männchen (10–20 cm). Zuweilen lassen sich bei besonders kräftiger Palpation Eigenbewegungen der Würmer erkennen. Motilitätsstörungen, gelegentlich auch Schleimhautveränderungen sind im Gefolge einer massiven Askarideninfektion häufig nachweisbar (Abb. 9.**75**–9.**78**).

Lassen sich die Askariden bei einem stark hypermotilen Dünndarm nicht überzeugend im Reliefbild darstellen, so wird man versuchen, nach der Entleerung des Dünndarms wenigstens diejenigen Würmer zu erfassen, die den Kontrastbrei gefressen haben. Dies erfolgt meist dann, wenn der Patient länger als 12 Std. gefastet hat. Auf Übersichtsaufnahmen sieht man den etwa 1–3 mm breiten, 5–10 cm langen, mehr oder weniger geschlängelten, peitschenartigen Ingestionskanal der Parasiten, der in seinem Anfangsteil am weitesten ist (Abb. 9.**79**).

Tänien

Im allgemeinen kommt dem Nachweis von Plattwürmern im Dünndarm keine wesentliche Bedeutung zu, da die Parasiten in ausgewachsenem Zustand Proglottiden abstoßen, die sich im Stuhl des Patienten leicht auffinden lassen. Allerdings erscheint eine exaktere Lokalisation dann von

Abb. 9.74. Askariden, Nativaufnahme
Geschlängelte Halbschatten und
Aufhellungen innerhalb der Dünndarmschlingen im Bereich des linken Mittelbauches (Pfeile), weniger
deutlich auch rechts, verursacht
durch zahlreiche Askariden.
3jähriges Kind.

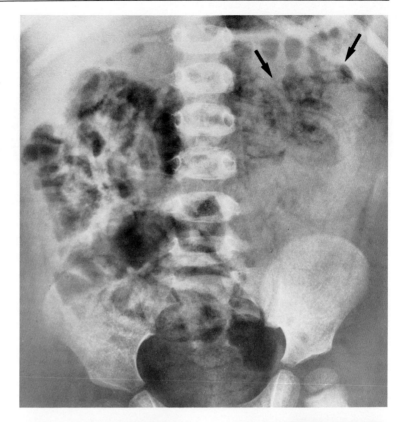

**Abb. 9.75. Askariden, Darstel-
lung mit Kontrastmittel**
Dasselbe Kind wie in Abb. 9.74.
Innerhalb der Jejunal- und Ileum-
schlingen zeigen sich zahlreiche
Askariden, die abschnittweise die
Darmschlingen komplett ausfüllen.

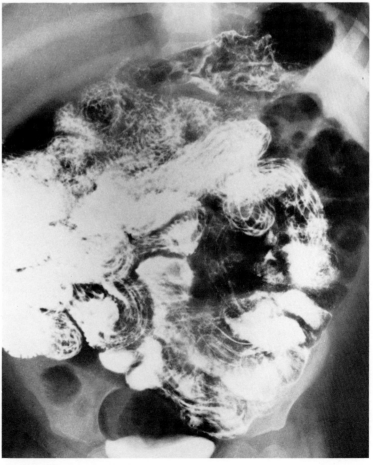

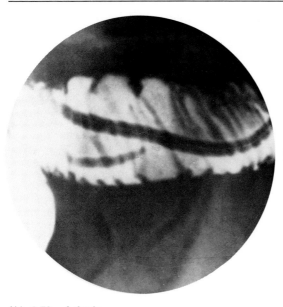

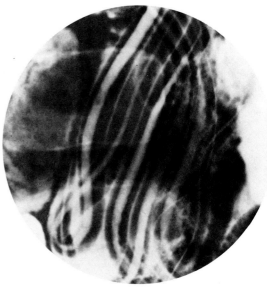

Abb. 9.76. Askaris
Darstellung eines Askaris im Dünndarm mit der Reliefmethode. Der Wurm ist als bandförmige Aussparung einwandfrei sichtbar. – 22jähriger Patient mit appendizitisähn-
lichen Beschwerden.

Abb. 9.77. Askariden
Im mittleren Dünndarm stellt sich unter dosierter Kompression ein ganzes Knäuel von Askariden dar. Die Parasiten
haben das Kontrastmittel gefressen, so daß ihr stellenweise ungewöhnlich weiter Darmkanal gut sichtbar wird. –
5jähriges Kind.

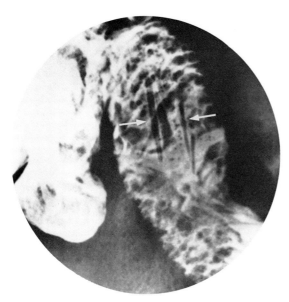

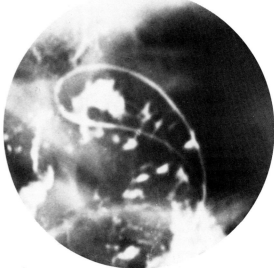

Abb. 9.78. Junge Askariden
Ungewöhnlich kleine Askariden mit strichförmigem Darmkanal innerhalb der terminalen Ileumschlinge (Pfeile). –
11jähriges Kind. Die durch eine Wurmkur abgetriebenen
Würmer waren 2–3 cm lang und produzierten daher noch
keine Eier. Der röntgenologische Nachweis war also wesentlich früher möglich als die mikroskopische Bestätigung
des Wurmbefalls.

**Abb. 9.79. Askaris-Darstellung nach Archer und
Petersen**
Darstellung des Darmkanals eines Askaris nach fast völli-
ger Entleerung des Dünndarms bei einem 2½jährigen
Kinde. Die Kontrastmittelretention innerhalb eines Wurmes
beträgt einige Stunden.

Abb. 9.**80.**   Bandwurm

Darstellung eines Bandwurms im oberen Jejunum etwa 50 cm distal der Flexura duodenojejunalis. Ausgesprochene Schleifenbildung, auffallend zarte Glieder. Eine möglichst exakte Lokalisation der Insertionsstelle (Kopf des Bandwurms) wurde notwendig, weil bei dem Patienten schon mehrere Kuren erfolglos geblieben waren. Das Wurmmittel sollte nun per Sonde gezielt appliziert werden.

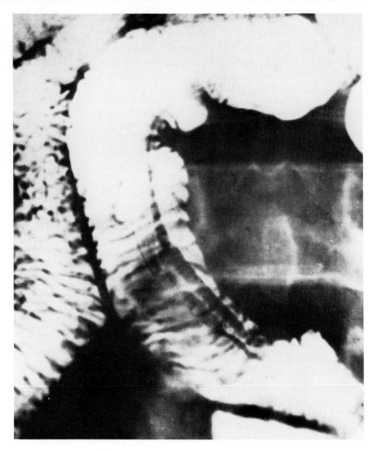

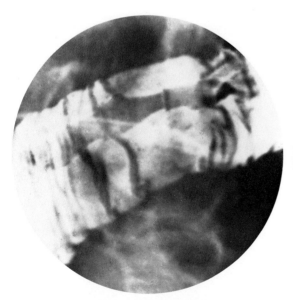

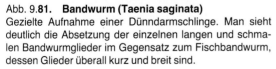

Abb. 9.**81.**   Bandwurm (Taenia saginata)

Gezielte Aufnahme einer Dünndarmschlinge. Man sieht deutlich die Absetzung der einzelnen langen und schmalen Bandwurmglieder im Gegensatz zum Fischbandwurm, dessen Glieder überall kurz und breit sind.

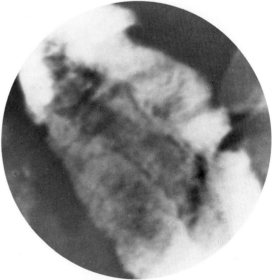

Abb. 9.**82.**   Fischbandwurm (Bothriocephalus latus)

Darstellung eines Fischbandwurms in Höhe des rechten Mittelbauchs. Der Bothriocephalus latus besitzt in allen Abschnitten kurze, quergestellte breite Glieder (vgl. Abb. 9.**81**).

Nutzen, wenn eine gezielte Wurmtherapie mittels einer Sonde vorgesehen ist oder aber Aussagen über die Lokalisation der Parasiten gemacht werden sollen. Das trifft vor allem für den Bothriocephalus latus zu, dessen Lage für das Auftreten von Anämien von Bedeutung zu sein scheint.

Schon 1924 berichtete VIETTI über die röntgenologische Symptomatologie der Tänie, die er gegen die des Askaris abgrenzt. 1928 beschrieb JACOTTI die röntgenologische Darstellung von Bandwürmern. Ihm folgten Mitteilungen von PRÉVÔT (1932), COLAT (1935), VESPIGNIANI (1938), COLOSIMO (1940) u. a. BAUMANN (1949) glaubte, in Anlehnung an den von ARCHER u. PETERSEN (1930) beschriebenen Digestionskanal, ihn auch bei der Tänie dargestellt zu haben. Eine solche Beobachtung ist von anderen Autoren nie bestätigt worden. Sie ist auch unwahrscheinlich, da die Tänie gar nicht über einen zentral gelegenen eigentlichen Darmkanal verfügt.

Alle Untersucher bedienten sich der Reliefmethode unter dosierter Kompression. Sie sind der Ansicht, daß ein in der Diagnostik des Dünndarms erfahrener Radiologe in der Lage sein sollte, Tänien in ausgewachsenem Zustand in einem gewissen Prozentsatz nachzuweisen. Allerdings hängt die Treffsicherheit weitgehend von der Geschicklichkeit des Untersuchers ab (Abb. 9.**80**–9.**82**).

Die Mehrzahl der Autoren lokalisiert diese Würmer in das Ileum, weil sie tatsächlich oft bis in diese Region herabreichen und dort auch entsprechend der Größe ihrer Glieder am leichtesten nachzuweisen sind. Wir selbst (PRÉVÔT, HORNBOSTEL u. DÖRKEN 1952) haben Untersuchungen mit dem Ziel durchgeführt, möglichst die kopfnahen Glieder der Würmer aufzufinden. Die meisten Exemplare von Taenia saginata (60 Beobachtungen) befanden sich im obersten Dünndarm, die ersten erkennbaren Glieder etwa 40–50 cm distal der Flexura duodenojejunalis. Diese Bandwürmer verhalten sich im Darmlumen keinesfalls passiv oder gar bewegungslos, sondern formieren sich oft in mehreren Schleifen nebeneinander. Man darf wohl mit Recht annehmen, daß diese Schleifenbildungen Ausdruck einer gegen die Peristaltik gerichteten Eigenbewegung sind.

Bei Befall mit Bothriocephalus latus hatten wir den Eindruck, daß bei den mit einer Anämie einhergehenden Erkrankungen die Würmer höher im Dünndarm lokalisiert werden konnten als bei den nicht anämischen Patienten.

Lamblien sollen je nach Region 2–50% der Bevölkerung befallen. Sie besiedeln innerhalb des Magen-Darm-Traktes das Duodenum und das obere Jejunum. Die Diagnose erfolgt durch direkten Nachweis der Protozoen im Duodenalsaft. Offenbar resultieren nur bei massiver Infektion klinische Symptome in Form einer Durchfallsstörung oder einer Malabsorption. Die Ausbildung von Krankheitszeichen ist zudem vom Kräftezustand des Patienten abhängig.

Röntgenologisch zeigen sich im Duodenum und im oberen Dünndarm entzündliche Schleimhautveränderungen, die inzwischen auch bioptisch bestätigt wurden. Sie sind gekennzeichnet durch eine Verbreiterung und Verdickung der Falten sowie durch funktionelle Störungen in Form einer vermehrten Sekretion und einer verstärkten Motilität, ferner einer Segmentation der Breisäule mit Dilatationen und Spasmen. Das Ileum wird nicht betroffen. Die Ausprägung der Röntgensymptome entspricht der Intensität der Infektion. Nach der Behandlung normalisiert sich das Röntgenbild (PETERSEN 1957).

Extraenterale raumfordernde Prozesse

Alle im Bauchraum oder retroperitoneal liegenden, raumfordernden Prozesse wie Tumoren von Milz und Nieren, Tumoren der Harnblase, des Uterus und seiner Adnexe sowie tumorartige Vergrößerungen der mesenterialen Lymphknoten, können zu Verlagerungen und Verdrängungen der Dünndarmschlingen führen.

Diffuse *Leber- und Milzvergrößerungen* drängen nicht nur die Kolonflexuren, sondern auch die oberen Dünndarmschlingen nach unten. *Nierentumoren* verlagern den Magen ventralwärts und die mittleren Dünndarmschlingen nach kaudal. Vergrößerungen des *Pankreaskörpers* führen zu einer Depression der Flexura duodenojejunalis, einer Aufbiegung des Duodenalverlaufes sowie zu Pelotteneffekten an Magen und Duodenum. *Generalisierte Tumoren* im Bauchraum verursachen Eindellungen oder Aussparungen an bzw. zwischen den Darmschlingen. Bei Säuglingen und Kleinkindern kann eine prall gefüllte *Harnblase* die Ileumschlingen aus dem kleinen Becken herausdrängen und kranialwärts verlagern. Das gleiche gilt für Erwachsene bei einer Prostatahypertrophie sowie schweren Formen der Phimose.

Derartige „Pelotteneffekte" lassen sich je nach ihrer Lage mehr oder weniger leicht auf bestimmte Organe bzw. Organsysteme beziehen.

Diffuse oder lokalisierte *Vergrößerungen der Mesenteriallymphknoten geringeren Ausmaßes*, wie wir sie bei Systemerkrankungen (Leukämie,

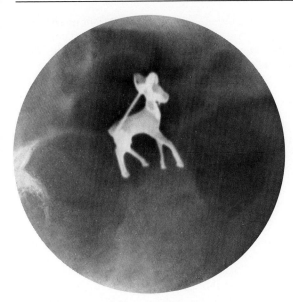

Abb. 9.83. Fremdkörper im Dünndarm
Verschluckte, geschlossene Anstecknadel im Ileum, die
nach 2 Tagen ohne jegliche Darmverletzung spontan ab-
ging. – 2jähriges Kind.

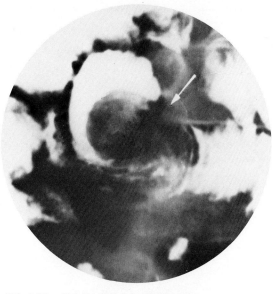

Abb. 9.84. Pelotte durch Lymphknoten
Haselnußgroßer, glattrandiger Füllungsdefekt (Pfeil), her-
vorgerufen durch die Pelottenwirkung eines vergrößerten
Lymphknotens bei mesenterialer Lymphadenitis.

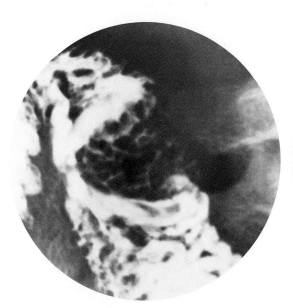

Abb. 9.85. Großer Peyerscher Plaque
Reaktive Vergrößerung eines Peyerschen Plaque nach
einer Darminfektion mit Impression an der terminalen
Ileumschlinge. Am Grunde dieser Pelotte zahlreiche
Lymphfollikel. – 7jähriges, tuberkulinnegatives Kind.

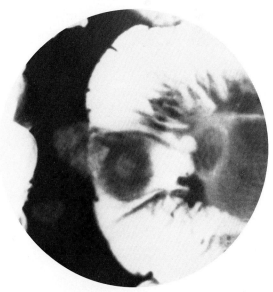

Abb. 9.86. Tuberkulöse Lymphadenitis mesenterialis
Pelottenwirkung an einer Dünndarmschlinge durch verkalkende Lymphknoten. Mehrere nicht verkalkte Lymphknoten ließen sich in der Umgebung indirekt durch Pelottenwirkung nachweisen. – 13jähriges Kind.

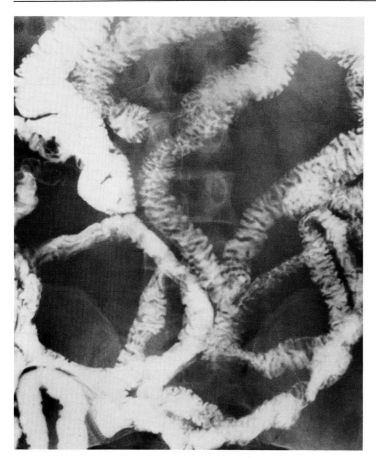

Abb. 9.87. Lipomatose des Mesenteriums
Stark voneinander distanzierte Dünndarmschlingen im Ober- und Mittelbauch mit breiten Zwischenräumen („Leeren"), bedingt durch eine außergewöhnlich massive Entwicklung des mesenterialen Fettgewebes. Die Übersichtsaufnahme in Bauchlage verstärkt infolge der Autokompression diese Wirkung. – 60jähriger Patient mit ausgesprochener „Mastfettsucht".

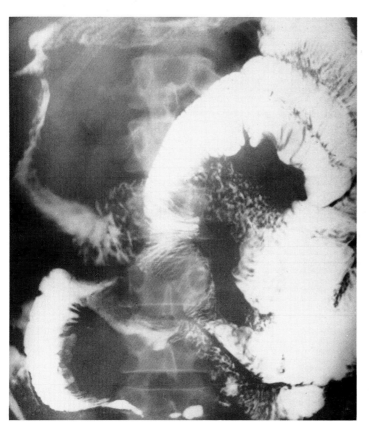

Abb. 9.88. Verlagerung der Darmschlingen bei Leukämie
Weit auseinandergedrängte, z. T. plattgedrückte Dünndarmschlingen durch große Mesenteriallymphknoten bei lymphatischer Leukämie. Erheblich verzögerte Dünndarmpassage. – 40jähriger Mann. Seit 1 Jahr Lymphknotenschwellungen am Hals, Reizhusten und Kurzluftigkeit. Große fühlbare Tumoren im Bauchraum.

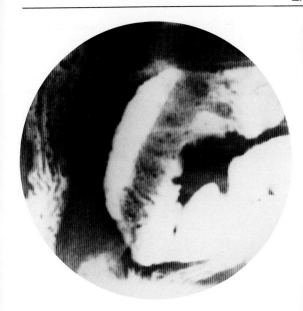

Abb. 9.89.   Pelotte durch die A. iliaca
Rinnenförmige Impression an einer im rechten Unterbauch gelegenen Ileumschlinge durch die A. iliaca. Das Gefäß ließ sich während der Durchleuchtung an seiner Pulsation gut erkennen und gegen andere extraenteral gelegene Gebilde (Lymphknoten) einwandfrei abgrenzen. – 10jähriges Kind.

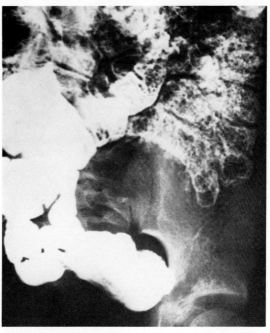

Abb. 9.90.   Verlagerung der Darmschlingen durch Ovarialtumor
Gezielte Aufnahme mit dosierter Kompression. Die Dünndarmschlingen werden im linken Unterbauch durch einen rundlichen, prallelastischen Tumor verlagert, bzw. legen sich diesem glattwandigen Gebilde an. – 7½jähriges Mädchen mit operativ bestätigtem zystischem Ovarialtumor.

Abb. 9.91.   Pelotte durch Lymphknoten
Großflächige, polygonale Aussparung im Füllungsbild des Dünndarmes infolge einer Verdrängung der Darmschlingen durch vergrößerte, nicht verkalkte, tuberkulös infizierte Lymphknoten (Pfeile). – 12jähriger, tuberkulinpositiver Junge. Subfebrile Temperaturen, kein Durchfall. Durch die Bauchdecken tastbare, etwas druckempfindliche Resistenz. 1 Jahr später zeigte sich eine Verkalkung innerhalb dieser Lymphknotengruppe.

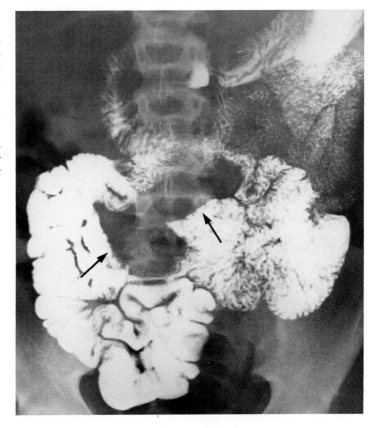

Lymphogranulomatose) bzw. bei Sarkommetastasen oder auch bei der Tuberkulose, der Crohnschen Krankheit, bei unspezifischen banalen Infekten zu sehen bekommen, entziehen sich zunächst dem röntgenologischen Nachweis. Es fällt lediglich eine Verlangsamung der Kontrastmittelpassage auf. Bei genauerem Studium, insbesondere unter Zuhilfenahme der Palpation, zeigt sich jedoch, daß die einzelnen Windungen der Dünndarmschlingen aufgebogen sind. Es finden sich dann nicht mehr die zarten T- bzw. Y-förmigen Figuren, die durch die Wand zweier aneinanderliegender Darmschlingen gebildet werden, sondern – ähnlich wie beim Aszites – bogig begrenzte Zwischenräume, sog. „Leeren", wie HEEREN (1937) sie nannte, bzw. knollig konturierte Aufhellungen (Abb. 9.**84**–9.**91**).

Bei sorgfältiger Röntgenuntersuchung kann man speziell in der Ileozökalgegend umschriebene Lymphknotenvergrößerungen spezifischer, häufiger unspezifischer Art in Form derartiger Pelotteneffekte nachweisen, auch dann, wenn sie palpatorisch oder durch sonstige klinische Untersuchungsmethoden nicht zu erfassen sind. Diese vergrößerten mesenterialen Lymphknoten lassen sich als reaktive Veränderungen bei fast allen Darmerkrankungen, ferner bei einer Anzahl infektiöser Allgemeinerkrankungen finden. Der Nachweis derartiger Lymphknoten bereitet dem Kliniker oft unüberwindliche Schwierigkeiten, er gelingt aber bei geeigneter Untersuchungstechnik röntgenologisch, sofern sich durch Lymphknoten

vergrößerungen bedingte Pelotten an den benachbarten Dünndarmschlingen aufdecken lassen. Hierfür werden die untersten Ileumschlingen durch behutsame Palpation auseinandergedrängt, einzeln abgesucht und mit den Händen ausgespannt. Solche durch Palpation isolierte Dünndarmschlingen lassen sich gegen die hintere Bauchwand drücken bzw. über sie hinwegrollen, so daß bei der Anwesenheit vergrößerter Lymphknoten oder anderer Tumoren umschriebene Füllungsdefekte in der Darmfüllung auftreten. Mit Hilfe dieser Methode kann in der Ileozökalgegend praktisch der ganze Mesenterialansatz abgetastet werden. Da normale, also nicht vergrößerte Lymphknoten auch bei sorgsamster Untersuchungstechnik niemals Pelotteneffekte hervorrufen, sind derartige Befunde stets als pathologisch zu bewerten (LASSRICH 1953).

Lymphknotenverkalkungen treten erfahrungsgemäß gewöhnlich erst 1½ Jahre nach einer Infektion auf. Meist handelt es sich um Folgezustände spezifischer Erkrankungen, vor allem um Tuberkulosen. Nur ausnahmsweise werden sie nach unspezifischen Entzündungen wie z. B. nach einer Appendizitis (KADRNKA, BARDET 1934) beobachtet.

Bandförmige Impressionen werden besonders bei Kindern gelegentlich durch die großen Beckengefäße (A. iliaca) bzw. an der terminalen Ileumschlinge durch eine normale Appendix verursacht.

Pneumatosis intestinalis

Die Pneumatosis intestinalis (Synonyme: Pneumatosis cystoides intestini, Emphysema intestini, Pneumatosis digestiva) ist durch das Auftreten multipler, gasgefüllter Zysten in der Wand des Magen-Darm-Traktes und anderer Organe des Bauchraumes gekennzeichnet. Die Luftbläschen liegen teils unter der Serosa, teils in der Submukosa, gelegentlich aber auch intramuskulär. Sie können solitär oder traubenförmig angeordnet sein. Meist findet man sie im Dünndarm, besonders im Ileum. Sie werden aber auch in der Magen- bzw. Gallenblasenwand, im Duodenum, ileozökal, im Dickdarm, im Mesokolon, in der Harnblase, in der Vagina und in der Pleura beobachtet. Die Bläschen können mikroskopisch klein sein, aber auch Kirsch-, ja sogar Taubeneigröße erreichen. Ihr Inhalt besteht aus Darmgasen, Stickstoff, Sauerstoff, Kohlendioxid, Wasserstoff und Methan.

Mehrere Ursachen werden für die Entstehung der Pneumatosis intestinalis verantwortlich gemacht, wobei keine der gängigen Theorien ganz befrie

digt. Vor allem sollen *mechanische, pulmonale, bakteriologische* und *biochemische Faktoren* von Bedeutung sein.

Nach der mechanischen Theorie wird unter bestimmten Bedingungen Darmluft in die Submukosa und die Subserosa gepreßt. Voraussetzungen sind offenbar eine Schleimhautläsion und eine Erhöhung des Druckes innerhalb des Darmlumens durch Obstruktionen.

Die pulmonale Theorie stützt sich auf Tierexperimente (MACKLIN 1939) und besagt, daß nach Alveolarrissen (durch starkes Husten, Asthma, Lungenemphysem, Überdruckbeatmung) Luft in das Mediastinum (Mediastinalemphysem) eindringen kann. Danach vermag die Luft angeblich durch den Pumpenmechanismus des Thorax entlang der perivaskulären Gewebsspalten ins Retroperitoneum und längs der Mesenterialgefäße bis in die Darmwand zu gelangen (ELLIOT u. ELLIOT 1963, SEAMAN u. Mitarb. 1966, MEYERS u. Mitarb. 1977).

Abb. 9.**92. Pneumatosis intestinalis**
Präparat aus dem pathologisch-anatomischen Museum der Universität Innsbruck (vgl. *Ruckensteiner* u. *Kux* 1933). Der Darm ist erheblich gebläht, die Darmwand enthält viele luftgefüllte Zysten, die nach distal an Zahl und Größe zunehmen.

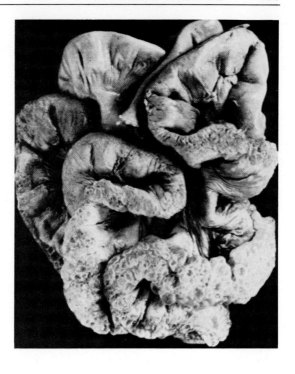

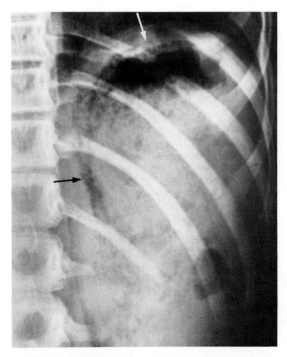

Abb. 9.**93a   Pneumatosis gastrica**
Bläschenartige Aufhellungen in der Magenwand, am stärksten im Magenfornix, an der kleinen Kurvatur und der Hinterwand (Pfeile). – 12jähriges Kind mit Erbrechen. Verdacht auf Arteriitis nodosa.

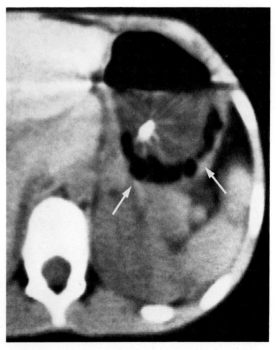

Abb. 9.**93b**
Dasselbe Kind wie in Abb. 9.**93a** – CT-Darstellung der ausgedehnten bläschenartigen Lufteinschlüsse, besonders in der dorsalen Magenwand, die den Mageninhalt umgeben (Pfeile). Sondenschatten in Magenmitte.

Rückt man die Schädigung des Darmes durch enterale Infektionen in den Vordergrund ätiopathogenetischer Überlegungen, dann sollen gasbildende Bakterien im Darm nach einer Schleimhautläsion eine Penetration des Gases bis in die Submukosa bewirken, um dort luftgefüllte Zysten zu bilden.

Nach der biochemischen bzw. metabolischen Theorie ermöglichen Enzymdefekte (z. B. bei Mukoviszidose) oder auch Kollagenosen (MUELLER u. Mitarb. 1972, OLIVERUS u. Mitarb. 1973) die Entwicklung der Zysten. Ein Teil der beobachteten Fälle läßt sich aber nicht diesen Gruppen zuordnen. Es wird betont, daß immer eine Darmdilatation mit sekundärer Hypoxie und Elektrolytstörungen beteiligt ist.

Die Erkrankung kann in eine primäre (idiopathische) und eine sekundäre Form unterteilt werden. Die *primäre Pneumatosis* (etwa 15% der Fälle) findet sich besonders bei Erwachsenen und lokalisiert sich bevorzugt in die linke Kolonhälfte.

Die *sekundäre Pneumatosis* wird bei einer Reihe sehr unterschiedlicher gastrointestinaler Erkrankungen beobachtet. Offenbar stellt die Schädigung der Mukosa eine wesentliche Voraussetzung dar.

In der *Magenwand* sind Luftansammlungen nach Intubationen, nach Endoskopie, bei Ulzerationen, bei einer Pylorusstenose, der Magenphlegmone und nach chemischen Läsionen bekanntgeworden.

Im *Dünndarm* wurde eine Pneumatosis nach Enteroanastomosen, bei Obstruktionen jeglicher Art, nach Ischämie des Darmes durch einen Mesenterialinfarkt, durch Lupus erythematodes oder eine Periarteriitis nodosa, bei Kollagenosen, Entzündungen, Parasiten, durch Steroidtherapie, bei Neoplasmen, Leukämie und nach Traumen beschrieben.

Im *Dickdarm* findet sich eine Pneumatosis gelegentlich bei granulomatöser Ileokolitis oder bei der Hirschsprungschen Krankheit.

Darüber hinaus ist die Pneumatosis bei sehr unterschiedlichen Erkrankungen beobachtet worden (z. B. bei Hepatitis).

Bezüglich des *Verlaufes* werden zwei Formen beschrieben, nämlich eine eher chronische, selten letale Form bei Erwachsenen und eine akute, häufig tödlich endende Form bei Säuglingen und Kleinkindern.

Die bei uns meist auftretende harmlosere Verlaufsform wird leicht übersehen, weil typische klinische Symptome fehlen und die röntgenologischen Veränderungen diskret sind. Häufig werden sie zufällig als Neben- bzw. als Überraschungsbefund bei Nativaufnahmen, Laparotomien oder Sektionen entdeckt.

Wesentlich anders sind die akuten, lebensbedrohlichen Verläufe bei Säuglingen und Kleinkindern zu beurteilen, über die besonders aus Lateinamerika berichtet wurde (NESBITT u. TOUSSAIN 1964, MANZANO 1966, VILLEGAS 1966). Nach diesen sorgfältig analysierten Beobachtungen bilden häufig schwere infektiöse, vor allem enterale und pulmonale Erkrankungen die Voraussetzung, so daß man bei schwerkranken Säuglingen immer nach dieser Erkrankung fahndet. Eine Dystrophie oder Atrophie gilt als wichtiger disponierender Faktor. Erbrechen, Diarrhö und ein aufgetriebener Leib sind Symptome, die sicher z. T. der Grundkrankheit zuzurechnen sind. Die Mortalität ist erschreckend hoch und beträgt bei jungen Säuglingen 75–90%, wobei offenbar die Grundkrankheit im wesentlichen den Verlauf entscheidet. – Die bei uns vorkommende Enterokolitis der Frühgeborenen weist sehr viele Parallelen auf und wird später abgehandelt.

Röntgenologisch findet man in ausgeprägten Fällen bandförmige, die Dünn- und Dickdarmwand begleitende Aufhellungsstreifen. Bei der Aufsicht auf diese veränderten Darmschlingen kommen Ringfiguren zur Darstellung, die dem geblähten Darmlumen und dem Bläschenbesatz entsprechen. In schweren Fällen spürt man ein Krepitieren während der Palpation (Abb. 9.**92**–9.**94**).

In leichteren Fällen kann die Röntgendiagnose Schwierigkeiten bereiten, weil man lediglich auf einige Zentimeter hin randständige Aufhellungen parallel des Darmlumens vermutet. Auf gezielten Aufnahmen in Kombination mit einer Kontrastdarstellung sind sie gelegentlich deutlicher zu erkennen. Diese multiplen Luftbläschen entlang des Verlaufes der Darmschlingen wechseln je nach Position des Patienten. Bei einer Dickdarmlokalisation zeigen sich nach einem Bariumeinlauf unregelmäßige, teilweise auch glatte Wandkonturen, besonders dann, wenn die Bläschenbildung submukös gelegen ist. Das Bild kann einer Colitis ulcerosa oder einer Dickdarmpolyposis ähneln.

Bei Säuglingen findet man häufig auch Symptome des paralytischen Ileus mit einer Erweiterung der Darmschlingen und Flüssigkeitsspiegeln, die bis zum Rektosigmoid zu verfolgen sind. Der peritoneale Reizzustand manifestiert sich in einer Verdickung der Darmwand und freier Flüssigkeit in der Bauchhöhle.

In schweren Fällen dringt Luft in das Portalsystem ein. Es entsteht ein *„Pneumohepatogramm"*, so daß die Pfortader und ihre Äste im homogenen Leberschatten als Aufhellungen erkennbar werden (Abb. 9.**95**).

Als röntgenologisch faßbare Komplikationen können ein Volvulus, eine Obstruktion des Darmes durch Kompression, eine Invagination, eine Perforation mit Pneumoperitoneum und eine Peritonitis auftreten.

Abb. 9.94. Pneumatosis intestinalis
Stark aufgetriebener Leib, erweiterter Bauchraum. Die Dünndarm- und Dickdarmschlingen sind maximal dilatiert und von breiten bandartigen Aufhellungsstreifen begleitet, die der subserösen Luftansammlung entsprechen. Bei orthogradem Darmverlauf sieht man Ringfiguren. Die Veränderungen nehmen nach distal hin deutlich zu. – 4 Monate alter schwerkranker Säugling. Durch Sektion bestätigte, ausgedehnte Pneumatosis intestinalis des Dünn- und Dickdarmes.

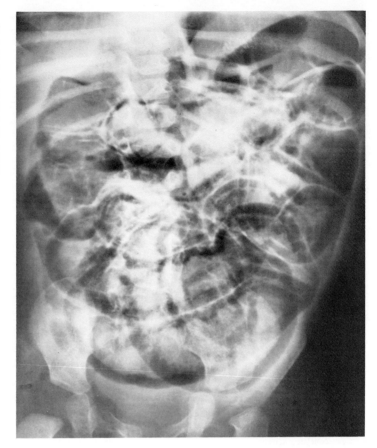

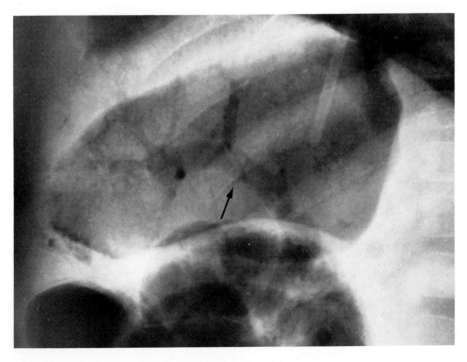

Abb. 9.95. „Pneumohepatogramm" bei Pneumatosis intestinalis
Als Komplikation der Grundkrankheit haben sich die Pfortader (Pfeil) und ihre Äste mit Luft gefüllt, so daß ein „Pneumohepatogramm" zustandekommt. – 3jähriges schwerkrankes Kind. Einige stark geblähte Dünndarmschlingen zeigen typische bandförmige Aufhellungen durch Luftansammlung in der Darmwand.

Da therapeutisch vor allem die Darmblähung und die Darmlähmung bekämpft werden müssen, hat die Röntgenuntersuchung über die Diagnosestellung hinaus die Aufgabe, die Wirkung der Behandlung zu verfolgen. Es sind jeweils Abdomenübersichtsaufnahmen in zwei Ebenen erforderlich.

Primäre Ernährungsstörungen

Allgemeines

Ernährungsstörungen im weiteren Sinne – von einigen Autoren als *Malabsorptionssyndrome* bezeichnet – stellen einen Sammelbegriff vielfältiger intestinaler und extraintestinaler Abnormitäten dar, die eine Funktionsstörung des Dünndarmes mit Beeinträchtigung der Verdauung, der Resorption und des Stoffwechsels zur Folge haben. Die intestinale Nahrungsaufbereitung und -aufnahme setzt zahlreiche einwandfrei funktionierende Mechanismen voraus – z. B. ein ausreichendes Nahrungsangebot, normale Verdauungsenzyme, eine intakte Mukosa und Darmwand, einen einwandfreien Resorptionsmechanismus –, die an vielen Orten gestört werden können.

Die meisten Malabsorptionssyndrome manifestieren sich beim Kinde klinisch durch weiche oder dünne Stühle, die oft übelriechend und entfärbt sind und fettig glänzen, durch einen aufgetriebenen schwappenden Bauch und eine mangelhafte Gewichts- und Größenzunahme. Bei Erwachsenen treten neben ähnlichen intestinalen Symptomen u. a. ein Gewichtsverlust und eine reduzierte Leistungsfähigkeit hinzu. In jedem einzelnen Falle sind die sorgfältige Anamnese und eine umfassende klinische Befunderhebung differentialdiagnostisch von größter Bedeutung.

Die Malabsorption im engeren Sinne, also die behinderte oder ungenügende Resorption ausreichend abgebauter Ingesta, stellt meist ein anatomisches oder funktionelles Problem der Darmwand selbst, speziell der Wand des Dünndarms dar, so daß der Verlust von Nahrungsbestandteilen (z. B. Fett, Eiweiß und Zucker) über den Stuhl meist größer ist als üblich.

Für die Gruppierung der Malabsorptionssyndrome existieren mehrere Vorschläge. GOLDEN (1945) und ADLERSBERG (1954) unterschieden seinerzeit zwischen einem *primären* und *sekundären* Malabsorptionssyndrom – eine Klassifikation, die heutzutage zwar noch üblich ist, aber nicht mehr allgemein Zustimmung findet bzw. wesentlich erweitert wurde. Eine Übersicht über primäre und sekundäre Formen gab später VOLWILER (1957) (Tab. 9.**1**).

Die Detailkenntnisse haben sich inzwischen erweitert; auch sind andere Einteilungsprinzipien (z. B. BLUM 1973, BECKER 1975) entwickelt worden. BECKER (1975) charakterisierte die Malabsorption pathologisch-anatomisch nach Art und Ort der Darmwandveränderungen. Er unterschied vier Stufen der Resorptionsdefekte und gliederte sie auf in Krankheiten der ersten Stufe mit *Epitheldefekten* (z. B. gluteninduzierte Enteropathie), Krankheiten der zweiten Stufe mit *Veränderungen der Submukosa* (z. B. Morbus Whipple, Morbus Crohn), Krankheiten der dritten Stufe mit *Abflußbehinderungen* (z. B. Darmwandamyloidose) und Krankheiten der vierten Stufe mit *Störungen der Hilfsmechanismen*, vor allem der Motilität (z. B. Ileus, Sklerodermie).

Die Diagnostik ist während der letzten beiden Jahrzehnte durch den Ausbau der Endoskopie, vor allem der *Dünndarmbiopsie*, sicherer und differenzierter geworden. Das Einführen und die Lokalisation der Biopsiekapsel bedürfen der Röntgenkontrolle, ebenso der Nachweis möglicher Komplikationen (z. B. abgebissene Sonde bei Kindern, Perforationen). Die Aufarbeitung des Biopsiematerials (histologische und histochemische Untersuchung) und die Aufdeckung von Enzymdefekten erleichtern heutzutage eine Einordnung. Die Differenzierung der Malabsorptionssyndrome scheint aber noch nicht abgeschlossen zu sein.

Viele der Störungen beruhen also auf Dünndarmerkrankungen und sind auch bis zu einem gewissen Grade der Röntgendiagnostik zugänglich. Sie ist besonders dann hilfreich, wenn ursächlich anatomische Abnormitäten vorliegen (Darmstenosen, Blindsacksyndrom, enterale Fisteln u. a.). Einschränkend muß aber betont werden, daß die Röntgensymptomatik bei Malabsorption von eindeutig pathologischen Veränderungen bis zu fast normalen Röntgenbildern reicht. Weil besonders bei Säuglingen und Kleinkindern bis zu etwa 2 Jahren das Röntgenbild des gesunden Dünndarms sowieso variabel ist, sollte hier besonders für die Interpretation eine sorgfältige klinische Korrelation vorgenommen werden.

Außerhalb des Dünndarms gelegene Erkrankungen können ebenfalls eine Malabsorption zur Folge haben. Hier seien genannt: Erkrankungen des Mesenteriums, des Pankreas, der Leber und der Gallenwege, des Magens, Parasitosen, Genuß-

mittel (Alkohol), iatrogene Ursachen (Röntgenbestrahlungen, Medikamente) usw.

Es sollen hier jedoch nur einige dieser Krankheitsbilder ihrer Röntgensymptomatologie wegen
kurz dargestellt werden, um den Zugang zu diesem ganzen Formenkreis zu vermitteln.

Tabelle 9.1   Einteilung der Malabsorptionsyndrome (nach
Volwiler)

A. *Primäres Malabsorptionsyndrom*

    a) Zöliakie
    b) Idiopathische Sprue
    c) Tropische Sprue

B. *Sekundäre Malabsorptionsyndrome*

I.   Unzureichende Durchmischung der Nahrung mit der
    Galle und den Fermenten, Lipasen, Trypsin und Dia-
    stase

    a) totale Magenresektion
    b) Teilresektion des Magens.

II. Unvollständige Fettspaltung durch Lipasemangel

    a) kongenitale zystische Pankreasfibrose
    b) akute und chronische Pankreatitis
    c) Tumor des Pankreas oder der Ampulla
        Vateri
    d) Pankreasfistel
    e) Eiweißmangel bei Hungerdystrophie und
        Kachexie.

III. Unzureichende Fettemulgierung durch Mangel an
    Galle

    a) Verschlußikterus
    b) schwerer Leberschaden.

IV. Veränderte Resorption im Dünndarm

   1. Verkleinerung und Veränderung der normalen
     Resorptionsfläche

    a) Darmresektion
    b) Anastomosen
    c) Enterostomien
    d) Fistel
    e) Strikturen
    f) Divertikel
    g) Blindsäcke

   2. Veränderung der Resorptionsfläche infolge
     Schleimhauterkrankungen

    a) entzündlich (tuberkulös, Ileitis terminalis)
    b) infiltrierendes Neoplasma
    c) Amyloidose
    d) Sklerodermie
    e) toxisch (Arsen, Thallium, Sulfonamide,
        Antibiotika).

   3. Behinderung des mesenterialen Lymphabflusses

    a) Tabes mesaraica
    b) Morbus Hodgkin
    c) Lymphosarkomatose
    d) Karzinose
    e) Whipple-Syndrom und Whipple-Erkran-
        kung.

   4. Gestörte Dünndarmdurchblutung.

Zöliakie

Die Zöliakie stellt ein oft familiär auftretendes
Leiden dar und gilt bei Kindern als die häufigste
Ursache einer Malabsorption. Sie ist charakterisiert durch eine Glutenintoleranz, wodurch eine
Zottenatrophie im Dünndarm resultiert, die die
Resorption vieler Nahrungsbestandteile beeinträchtigt. Das Gluten bzw. Gliadin ist in den
Kleberproteinen des Weizen-, Roggen-, Hafer-
und Gerstenmehls enthalten. Untersuchungen
über die Häufigkeit der Erkrankung variieren von
1 : 300 in Irland, 1 : 890 in der Schweiz bis deutlich geringerem Befall. Rassische Unterschiede,
aber auch unterschiedliche Indikationsstellungen
zum exakten Nachweis der Erkrankung mögen
bei diesen Differenzen eine Rolle spielen. Bei der
Zöliakie handelt es sich nie um eine vorübergehende Krankheit, obwohl die Symptome mit zunehmendem Alter schwächer ausgeprägt sind
oder auch ganz verschwinden.

Zur exakten Diagnose sind die lupenmikroskopi-
sche und die histochemische Untersuchung der
mittels Saugbiopsie gewonnenen Dünndarmschleimhaut erforderlich. Das Einführen der Sonde und die Lokalisation der Sondenspitze (etwa
an der Flexura duodenojejunalis) sind röntgenologisch zu überwachen.

Die Erkrankung ist anatomisch durch eine Verminderung der Zottenhöhe charakterisiert, die in
schweren Fällen bis zur totalen Atrophie fortschreiten kann. Der Schädigungsmechanismus
der Dünndarmschleimhaut durch Gluten bzw.
Gliadin ist weitgehend unbekannt.

Die führenden klinischen Symptome beginnen
meist schon zwischen dem 4. und 8. Lebensmonat, gelegentlich auch später. Zu ihnen gehören
die zunehmend schweren Durchfälle mit übelriechenden, massigen, gelegentlich fettglänzenden
Stühlen, eine vermehrte Flüssigkeitsansammlung
im Darm und ein stark vorgewölbtes, schwappen-
des Abdomen (Pseudoaszites), das infolge einer
Muskelhypotonie der Bauchdecken noch eindrucksvoller erscheint. Appetitlosigkeit, Gewichtsstillstand, Symptome der Hypovitaminose
und der Eisenmangelanämie sowie Verhaltensstö-
rungen gesellen sich hinzu. Fett, Eiweiß, Kohlenhydrate, Vitamine, Kalzium, Eisen und viele andere Stoffe werden nur ungenügend aufgenommen.

Eine Röntgenuntersuchung ist bei Zöliakiever-
dacht heute noch besonders dort sinnvoll und
indiziert, wo keine Möglichkeit zur Dünndarmbiopsie besteht. Auch läßt sich röntgenologisch
der Therapieerfolg gut kontrollieren oder ein
Diätfehler sehr früh aufdecken (Abb. 9.**96**–9.**98**).

Die Röntgensymptomatologie ist unspezifisch
und unterscheidet sich nicht gegenüber anderen
Formen der Malabsorption (ASTLEY u. FRENCH

1951). Sie ähnelt weitgehend auch Veränderungen bei schwereren Enteritiden mit ausgeprägtem Wandödem. Die Schleimhautfalten selbst sind verdickt, oder die Faltenzeichnung im Dünndarm ist ganz verschwunden, so daß die Konturen röhrenförmig und steif erscheinen. Es besteht eine verstärkte bis exzessive Sekretion, so daß eine Untermischung des Kontrastmittels mit Sekret und Schleim zustande kommt, die die Ausbildung von Halbschatten begünstigt. In leichteren Fällen können Passagebeschleunigungen und Tonuserhöhungen bestehen; bei schwereren Verläufen sind Tonus- und Passagetempo oft erheblich herabgesetzt (7 Std. und mehr). GLAUNER (1948) beobachtete sogar Passagezeiten bis zu 24 Std. Die Segmentation ist besonders deutlich im Ileum ausgeprägt, während die Dilatation meist im Jejunum anzutreffen ist. Passagere Invaginationen werden beobachtet.

Während sich die Veränderungen meist auf das Jejunum und das obere Ileum beschränken, konnten SNELL u. CAMP (1934) sowie vor allem KNAUER u. MONROE (1964) gleichartige Befunde auch im Bereich des Duodenums erheben. Alle Röntgensymptome verschwinden unter erfolgreicher Therapie (ASTLEY 1965).

Differentialdiagnostisch kommen vor allem die Sklerodermie, die regionale Enteritis, die Kollagenosen, aber auch Pankreatitiden in Frage, bei denen die entzündlich ödematösen Reaktionen auf die Flexura duodenojejunalis übergegriffen haben.

Die *Disaccharidmalabsorption* wird dann beobachtet, wenn infolge einer angeborenen oder erworbenen Störung der Disaccharidasenfunktion die natürlichen Disaccharide (z. B. Kochzucker) der Nahrung nicht hydrolytisch gespalten werden können. Bei der weiteren Passage der ungespaltenen Zucker resultiert eine Gärungsenteritis. Innerhalb dieser Krankheitsgruppe ist die angeborene oder erworbene *Laktosemalabsorption* (z. B. im Gefolge einer schweren Enteritis) bei Kindern am häufigsten. Sie äußert sich in rezidivierendem Erbrechen und wäßrigen Durchfällen nach Milchgabe. Infolge der unzureichenden fermentativen Spaltung wirkt der Milchzucker wie ein osmotisches Laxans.

Die Röntgenuntersuchung des Dünndarms vermag zur Diagnose und Differentialdiagnose beizutragen. Falls dem Barium sulf. pur. das als auslösendes Agens vermutete Disaccharid (wie z. B. Milchzucker) zugefügt wird, zeigen sich während dieses Expositionsversuches eine Irritation der Schleimhaut, eine erhebliche Passagebeschleunigung, eine Darmdilatation und Hypersekretion (BOWDLER u. WALKER-SMITH 1969, ROSENQUIST u. Mitarb. 1972).

Ein *Antikörpermangel*, der durch Immunglobulinanomalien bzw. durch Störungen der Immun-globulinsynthese zustande kommt, kann eine Malabsorption zur Folge haben. Die klinischen Symptome bei IgA- und IgM-Mangel sowie die röntgenologisch nachweisbaren Dünndarmveränderungen ähneln einer Zöliakie bzw. einer Lymphangiektasie oder werden durch lymphatische Hyperplasien charakterisiert. Sie finden sich im Duodenum und im Jejunum und reichen bis ins terminale Ileum, wobei die einzelnen Schleimhautlymphknötchen einen Durchmesser von 1–3 mm erreichen können (HODGSON u. Mitarb. 1967).

Auch bei der als *A-Betalipoproteinämie* bezeichneten Pathoproteinämie wird eine *Malabsorption* beobachtet. Bereits während der ersten Lebensmonate sind Durchfälle und Fettstühle mit einem an Zöliakie erinnernden klinischen und röntgenologischen Befund üblich.

Sprue

Die einheimische Sprue stellt die Glutenenteropathie des Erwachsenen dar. Sie weist alle Folgen einer Malabsorption für Fette, Eiweiß, Kohlenhydrate, Mineralien und Vitamine mit den entsprechenden klinischen Ausfallserscheinungen auf. Meist tritt sie im mittleren Lebensalter auf und verläuft in Schüben. Durchfälle mit erhöhtem Fettgehalt im Stuhl, Gewichtsverlust, Anämie, Hypoproteinämie, Osteomalazie mit Skelettschmerzen u. a. sind charakteristisch.

Ganz andere Ursachen sind trotz weitgehender Übereinstimmung im klinischen Bilde bei der *tropischen Sprue* zu finden. Den wichtigsten Faktor scheint die veränderte intestinale Flora darzustellen. Einheimische und tropische Sprue sind bei Dünndarmbiopsien durch Veränderungen der Zotten gekennzeichnet. Sie erscheinen niedriger, ja sie können atrophisch werden. Alle Veränderungen sind nach Therapie bis zu einem gewissen Grade reversibel.

Röntgenologisch macht auch hier der Befund am Dünndarm den Eindruck einer Entzündung. Zu Beginn besteht eine Tonuserhöhung mit Hypermotilität. Das Darmlumen ist eng, oft auf die Hälfte oder gar ein Viertel reduziert. Man sieht dies am deutlichsten im mittleren Drittel des Dünndarms. Die Passagegeschwindigkeit ist erhöht. Meist erfolgt der Übertritt des Kontrastmittels in das Zökum schon vor Ablauf einer halben Stunde, danach zeigen die Dünndarmschlingen kaum noch einen Wandbeschlag (Schneeflockenrelief). In fortgeschrittenen Fällen ist die Passagezeit infolge einer Hypomotilität und einer Atonie unter Umständen erheblich verlangsamt. Das Kontrastmittel erreicht dann die Ileozökalklappe meist erst nach sechs und mehr Stunden. Das Darmlumen kann normal, aber auch um das Doppelte erweitert sein. Weite Darmschlingen sollen

Abb. 9.96. Zöliakie
Nativaufnahme im Stehen. Der Bauchraum wird durch Aszites erweitert. Die mit Sekret und Gas überfüllten und dilatierten Dünndarmschlingen im Mittel- und Unterbauch liegen infolge des Aszites weit auseinander und weisen zahlreiche Spiegelbildungen auf. Keine Ileussituation. Colon descendens und Rektum enthalten reichlich Stuhl. – 16 Monate altes Kleinkind mit Dystrophie, schwerem Durchfall, Erbrechen und massigen Fettstühlen. Seit einer Woche Bein- und Lidödeme sowie ein aufgetriebenes Abdomen. Gesamteiweiß 4,1%, Fettausscheidung 7,4 g tgl. Dünndarmbiopsie: subtotale Zottenatrophie.

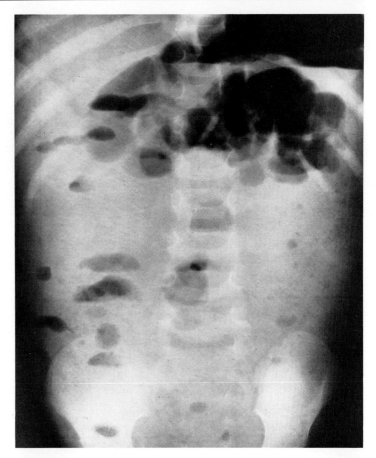

Abb. 9.97. Zöliakie
Erhebliche Dünndarmatonie mit verbreiterten Schleimhautfalten, Hypersekretion und Ausbildung von Halbschatten im Ileum. – 1½ Jahre altes Kleinkind mit großem schwappendem Bauch und Aszites, durchfälligen Stühlen und Dystrophie. Bioptisch nachgewiesener vollständiger Zottenverlust. 10 Monate nach glutenfreier Ernährung röntgenologisch und bioptisch wieder völlig normales Dünndarmbild.

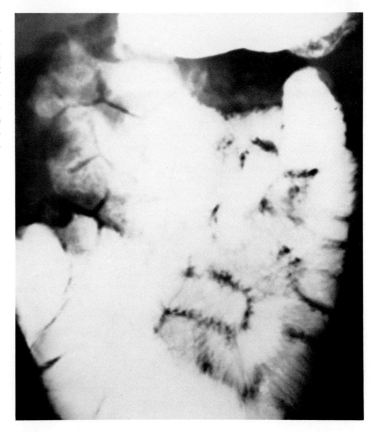

für fortgeschrittene Stadien der einheimischen Sprue und der Zöliakie geradezu charakteristisch sein. Spastische Kontraktionen unterschiedlicher Ausdehnung können umschrieben das Lumen einengen.

Die Schleimhautfalten selbst sind im Jejunum spärlich, in fortgeschrittenen Fällen völlig verschwunden, so daß die Konturen glatt werden. Es sind jedoch auch gelegentlich in unregelmäßigen Abständen angeordnete scheinbare Faltenverbreiterungen beschrieben worden. Dabei handelt es sich jedoch nicht um eine Verdickung der Mukosa, sondern um ein Ödem der Submukosa, denn bei der Autopsie findet sich fast stets eine ausgesprochen atrophische Schleimhaut (Abb. 9.**99**).

In vielen Fällen läßt sich der therapeutische Erfolg anhand des Röntgenbildes nachweisen bzw. verfolgen. Selbst in stärker fortgeschrittenen Stadien können die Hypotonie und die Segmentation

verschwinden und die Schleimhautfalten wieder zum Vorschein kommen.

Pellagra

Auch bei der Pellagra kommen neben den bekannten Hautveränderungen, der Anämie und zentralnervösen Störungen Symptome im Magen-Darm-Trakt vor, die an entzündliche Prozesse erinnern. Nach Angaben der älteren Literatur weisen etwa 80% aller an Pellagra Erkrankten eine Anazidität auf. Häufig bestehen ruhrartige Durchfälle, die zu erheblichen Gewichtsverlusten führen.

Röntgenologisch liegen bisher nur Mitteilungen über Schleimhautveränderungen am Magen vor (Tyndel u. Tammler 1938, Bücker 1939). Im Dünndarmbereich wird lediglich ein vermehrter Gasgehalt der Darmschlingen erwähnt.

Sekundäre Ernährungsstörungen

Sekundäre Ernährungsstörungen können sehr unterschiedliche Ursachen haben (s. Tab. 9.**1**, S. 457). Unter den hier aufgeführten Möglichkeiten spielen die *exsudativen Gastroenteropathien* vielleicht die wesentlichste Rolle. Sie sind auch unter der Bezeichnung „idiopathische oder essentielle Hypoproteinämie" oder „Eiweißverlustsyndrom" bekannt.

Beim Eiweißstoffwechsel hat der Dünndarm eine wichtige Funktion zu erfüllen. Zwar wird auch beim Gesunden eine kleine Eiweißmenge in den Darm ausgeschieden, aber der vermehrte oder gar exzessive Übertritt von Plasmaproteinen in den Intestinaltrakt ohne ausreichende Rückresorption der Proteine hat erhebliche klinische Auswirkungen.

Fast jede mit Schleimhautläsionen einhergehende Erkrankung des Magen-Darm-Traktes kann zu einem Eiweißverlust führen. Als Beispiele örtlicher Ursachen seien die Ménétriersche Krankheit, Neoplasmen, der Morbus Crohn, als Beispiele von Gesamterkrankungen die Zöliakie, die Whipplesche Krankheit und Infektionen genannt. Auch einige Allgemeinerkrankungen (z. B. die Herzdekompensation, eine konstriktive Perikarditis usw.) zeitigen Auswirkungen auf den Dünndarm in Form eines Eiweißverlustes. Diese Plasmaproteine ziehen regelmäßig eine erhebliche Flüssigkeitsmenge in das Darmlumen mit sich.

Der Grad der Eiweißausscheidung in den Darm läßt sich u. a. mit dem Ganzkörperzähler (^{51}Cr-Albumintest), oder durch die Bestimmung der ausgeschiedenen Eiweißmenge im Stuhl nachweisen.

Klinisch stehen eine allgemeine Ödembildung, Aszites, Pleuraergüsse, Beinödeme und eine ausgesprochene Hypoproteinämie im Vordergrund. Bereits Jones u. Eaton (1933) wiesen nach, daß die Ödembildung bei einem Plasmaproteinspiegel von etwa 5,5 mg% beginnt. Es gelang ihnen auch, experimentell durch Senkung des Plasmaproteinspiegels Ödeme zu erzeugen. Light (1942) machte auf die Bedeutung des submukösen Schleimhautödems als Ursache eines Ileus aufmerksam.

Bei 11 eigenen Patienten mit exsudativer Enteropathie konnten wir in Zusammenarbeit mit Martini u. Dölle (1961) bei 3 Patienten hochgradige Schleimhautveränderungen im Magen im Sinne einer diffusen Polypose vom Typ Ménétrier nachweisen. Bei den übrigen Beobachtungen ließen sich die Erkrankungen nicht auf umschriebene Abschnitte des Magen-Darm-Kanals lokalisieren. Einer der Kranken, der einen Typhus und eine nekrotisierende Enteritis überstanden hatte, zeigte später ausgedehnte klein- bis mittelfleckige Kalkeinlagerungen in der Pankreasgegend und im Mesenterium (Abb. 9.**100** u. 9.**101**).

Auf den Zusammenhang von Lebererkrankungen und Dünndarmstörungen haben erstmals Gutzeit u. Kuhlmann (1934) hingewiesen. Sie fanden beim Fehlen von Galle eine Hypomotilität und eine Segmentation im Dünndarm. Golden (1945) sah Funktionsstörungen und eine Faltenwulstung im Dünndarm bei einem Kranken mit subakuter Leberatrophie. Die Autopsie deckte ein Wandödem auf. Über unsere eigenen entsprechenden Beobachtungen hat Martini (1962) berichtet.

Abb. 9.98. Zöliakie
Auffallend weite atonische Dünndarmschlingen mit quergestellten, breiten
Schleimhautfalten. Gestörter Reinigungsmechanismus (Schneeflockenrelief), unzusammenhängende Füllung infolge einer Störung der Darmmotilität.
Erhebliche Sekretvermehrung im mittleren und unteren Dünndarm. – 7jähriger
Junge, der seit Jahren massige, schau-
mige, stinkende Stühle produzierte.

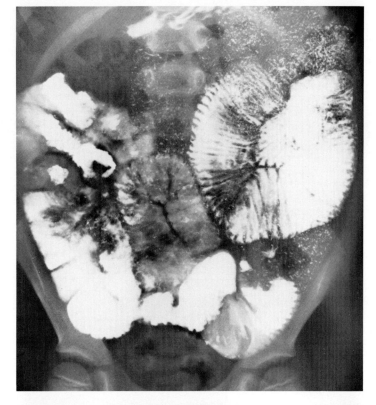

Abb. 9.99. Sprue
Röhrenförmig enge Jejunumschlingen,
fast ohne jegliche Reliefzeichnung. Dilatation der mittleren Dünndarmschlingen.
– 62jährige Patientin. Seit 1 Jahr sprueähnliche Durchfälle, 10 kg Gewichtsabnahme, Beinödeme, Eiweißmangelsyn-
drom.

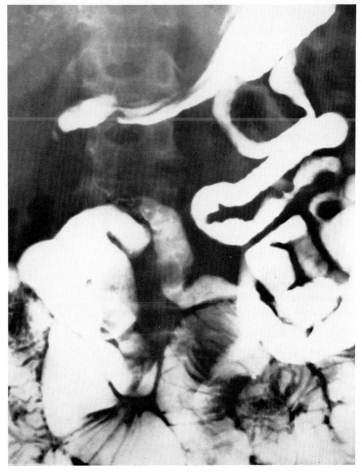

Mukoviszidose

Eine chronische Verdauungsinsuffizienz im Sinne einer Malabsorption kann sich auch bei den vorwiegend intestinalen Verlaufsformen der Mukoviszidose entwickeln, weil wichtige Verdauungsenzyme, vor allem die des Pankreas, vermindert produziert werden. Im Pankreas selbst kommt es zu einer Sekretverlegung der Ausführungsgänge, in deren Gefolge sich zystische Erweiterungen, schließlich eine fibröse Umwandlung des Drüsenparenchyms („zystische Pankreasfibrose"), gelegentlich mit Kalkeinlagerungen, ausbilden. Auch das Darmsekret ist infolge der genetisch verankerten allgemeinen Störung der exokrinen Drüsen zäh und fehlerhaft zusammengesetzt. Die Erkrankung wird einmal auf 2000 Neugeborene beobachtet. – Alle extraintestinalen Manifestationen (Lungenveränderungen, chronische Sinusitis usw.) bleiben hier unberücksichtigt.

Während in der Neugeborenenperiode der Mekoniumileus das klinische Bild prägen kann, überwiegen beim Klein- und Schulkind Durchfälle mit massigen, übelriechenden und fettglänzenden Stühlen. Ein vorgewölbtes Abdomen mit meteoristischer Darmblähung, ein Rektumprolaps, erhebliche Abmagerung trotz guten Appetits, Minderwuchs und verzögerte Reifung sind für schwere Formen charakteristisch.

Während des Kindesalters, aber auch bei Jugendlichen kann es auf der Grundlage dieser Krankheit durch zähe, klebrige Stuhlmassen zur partiellen oder kompletten tiefsitzenden Dünndarmobstruktion kommen, weil diese Fäkalmassen das terminale Ileum nicht zu passieren vermögen (sog. Mekonium-Ileus-Äquivalent).

Die Nativaufnahme läßt bei solchen Obstruktionserscheinungen einen dilatierten proximalen Dünndarm, intraluminales Fäkalmaterial im unteren Ileum und große Stuhlmassen im Dickdarm erkennen. Falls die Übersichtsaufnahme diagnostisch nicht zum Ziele führt, klärt ein Kontrasteinlauf mit Reflux die Situation. Die zähen Stuhlmassen können allerdings an der Darmwand hängenbleiben und marginale Füllungsdefekte verursachen.

Im Zökum setzt sich gelegentlich ein Klumpen zähen Stuhles fest und vermag die Symptome einer Appendizitis auszulösen.

Während bei Kleinkindern die röntgenologischen Veränderungen nicht überzeugend sind, finden sich bei älteren Kindern im Duodenum oft deutlich verbreiterte Schleimhautfalten mit nodulären Füllungsdefekten. Die Darmwand ist verdickt. Es wird auch eine relativ hohe Zahl von Duodenalulzera beobachtet. Im Jejunum, seltener im Ileum, zeigen sich vergröberte Relieformationen (Abb. 9.**102**). Hinzu kommen eine Segmentation des Füllungsbildes mit mäßiger Atonie, eine verlän-

gerte Transportzeit und die Disposition zu Dünndarminvaginationen. Prall gefüllte Dünn- und Dickdarmabschnitte können winzige Spiculae aufweisen. Sie sollen durch zähen Schleim zustande kommen, der aus den Krypten hervorquillt, oder auf einem Eindringen des Bariums in dilatierte Krypten beruhen (HORNYKIEWYTSCH 1962, GROSSMANN u. Mitarb. 1966, BARTRAM u. SMALL 1971, DJURHUUS u. Mitarb. 1973).

Im Dickdarm sind die Falten ebenfalls verbreitert; die Schleimhaut erscheint hypertrophiert und die Oberfläche ähnelt streckenweise einem Pflastersteinrelief. Ileokolische oder kolokolische Invaginationen sind nicht ungewöhnlich.

Für den Radiologen bleibt überdies von Bedeutung, daß manchmal eine hypoplastische Gallenblase vorhanden ist und in einigen Fällen aufgrund der Verschlüsse kleiner Gallenwege eine biliäre Leberzirrhose mit portaler Hypertension auftreten kann.

Blindsacksyndrom

Eine Malabsorption kommt auch dann zustande, wenn Ingesta innerhalb des Dünndarmes infolge grobanatomischer Veränderungen stagnieren. Dies ist bei angeborenen Stenosen im Ileum und bei Duplikaturen, bei großen Divertikeln, bei erworbenen Engen mit prästenotischer Dilatation, vor allem aber beim *Syndrom der blinden Schlinge* der Fall.

Diese Anomalien weisen neben einer Malabsorption noch andere Gemeinsamkeiten auf, nämlich eine lokale Hypomotilität bzw. Stase der Ingesta mit sekundären Veränderungen der Bakterienflora, woraufhin sich eine makrozytäre Anämie entwickelt. Klinisch bestehen, besonders bei Kindern, die Symptome einer partiellen Obstruktion mit intermittierenden Leibschmerzen, einem vergrößerten Leib, zuweilen Erbrechen und ein Wachstumsstillstand (vgl. Abb. 9.**54 u. 9.73**).

Bei der klassischen Form des Blindsacksyndroms ist ein Segment des Darmes vom normalen Transport der Ingesta ausgeschlossen. Es entwickelt sich meist postoperativ, beispielsweise nach einer Seit-zu-Seit-Anastomose, falls der proximale Schenkel sich in einen größeren Blindsack umwandelt, retiniert und sich unzureichend entleert. Ein blindes Ende kann auch entstehen, wenn ein atretischer Darmabschnitt durch eine Anastomose umgangen wird. Eine funktionell ähnliche Situation läßt sich gelegentlich zwischen erheblichen Darmstenosen (z. B. Morbus Crohn) beobachten. Sie kommt auch nach der operativen Behandlung von Dünn- oder Dickdarmatresien zustande, falls der präatretisch gelegene und funktionell minderwertige Darm nicht ausreichend reseziert wird oder sich später langsam, aber erheblich aufweitet und retiniert. Dann bleibt zwar die

Abb. 9.100. Sprueartiges Krankheitsbild
Hochgradige Dilatation der oberen Dünndarmschlingen mit erheblicher Passageverlangsamung. – 57jähriger Patient mit rezidivierenden Durchfällen. Klinisch bestand wegen einer langjährigen Oberschenkelosteomyelitis der Verdacht auf das Vorliegen eines Darmamyloids.

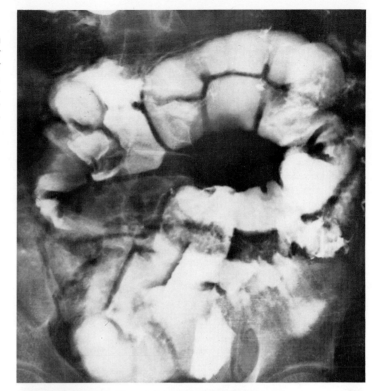

Abb. 9.101. Exsudative Enteropathie
Unregelmäßig klecksige Dünndarmfüllung. Faltenwulstung im mittleren Dünndarm, wahrscheinlich durch Wandödem. – 48jährige Patientin mit nachgewiesener exsudativer Enteropathie.

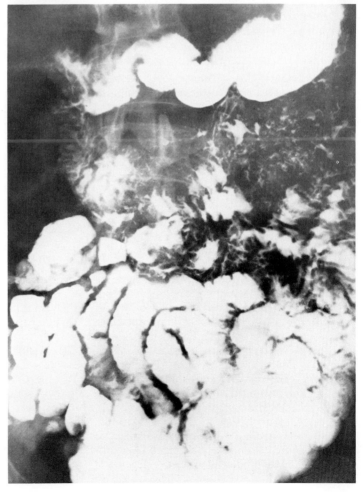

Anastomose offen, aber die Passage wird stark behindert (Schäfer u. Helge 1969).

Stellt sich nach einer Operation am Magen-Darm-Trakt eine Malabsorption ein, dann ist es die Aufgabe des Radiologen, die Transportverhältnisse an der Anastomose zu überprüfen bzw. nach einer „blinden Schlinge" zu fahnden. Die röntgenologische Suche soll mit einer Übersichtsaufnahme in aufrechter Position (evtl. Spiegelbildung und Nahrungsreste in der „blinden Schlinge") eingeleitet werden. Als geeignetes Verfahren bietet sich vor allem die Kontrastmitteluntersuchung des Dünndarms mit der Anfertigung von Übersichts- und Detailaufnahmen der Operationsstelle an. Spätaufnahmen, evtl. 24 oder gar 48 Std. nach der Kontrastmittelgabe, lassen häufig noch Bariumreste innerhalb des Blindsackes erkennen und damit den Grad der Retention gut abschätzen (Seitz u. Mitarb. 1977).

Enterale Fisteln

Fisteln zwischen dem Jejunum und Kolon bzw. dem Ileum und Kolon kommen als Komplikationen von Ulzera, Neoplasmen, einem Morbus Crohn, aber auch postoperativ zustande. Durch diesen Kurzschluß resultieren u. a. Malabsorption mit Diarrhö, Hypoproteinämie und erheblicher Gewichtsverlust.

Röntgenologisch lassen sich solche Fistelverbindungen nach oraler Bariumgabe (Abb. 9.**103**), aber auch während eines Kontrasteinlaufes nachweisen und lokalisieren. Die Untersuchung erfordert Erfahrung und Geschicklichkeit (Thoeny u. Mitarb. 1960).

Intestinale Lymphangiektasie

Die bereits von Schwartz u. Jarnum (1941), Jarnum u. Petersen (1951), besonders umfassend aber von Waldmann u. Mitarb. (1961/66) beschriebene Erkrankung ist durch eine Hypoproteinämie, eine ausgeprägte Ödembildung, gelegentlich aber durch asymmetrische Lymphödeme an den Beinen infolge einer Lymphgefäßmißbildung und eine generalisierte Störung des Lymphgefäßsystems charakterisiert. Sie kann mit einer Steatorrhö gekoppelt sein, in Schüben verlaufen und beim Kinde einen Wachstumsrückstand verursachen. Gelegentliche Klagen über Leibschmerzen, Übelkeit und Durchfall (als „rezidivierende Gastroenteritis" fehlgedeutet) werden solange nicht richtig zugeordnet, bis die Krankheit röntgenologisch und bioptisch geklärt ist. Chylöse Ergüsse der Pleura, des Perikards und des Peritoneums, auch Hypokalzämien oder Störungen des Tastempfindens werden gelegentlich beobachtet.

Pathologisch-anatomisch handelt es sich bei den im Kindesalter auftretenden Formen häufig um eine generalisierte Fehlbildung des Lymphgefäßsystems im Sinne einer Dysplasie mit variköser Ektasie. Beim Erwachsenen sieht man häufiger die Erkrankung als Folge einer retroperitonealen Fibrose oder einer chronischen Pankreatitis (Shimkin u. Mitarb. 1976). Die Dünndarmwand selbst ist ödematös; die Kerckringschen Falten sind verschwollen und weisen bläschenartig aufgetriebene Spitzen auf, die Lymphgefäße der Serosa sind erweitert. Endoskopisch fanden sich bei unseren Patienten deutlich verschwollene Kerckringsche Falten mit weißlicher Fleckelung.

Bioptisch lassen sich im Dünndarm erheblich dilatierte subepitheliale Lymphgefäße und eine ödematöse Durchtränkung der Mukosa sowie des interstitiellen Gewebes nachweisen. Die Zotten selbst sind z. T. kolbig aufgetrieben.

Bei der vom Fuß aus vorgenommenen Lymphographie kommen die Mißbildungen des Lymphgefäßsystems direkt zur Darstellung. Man kann kombiniert hochgradig hypoplastische und ektatische Lymphgefäße finden, die sowohl periphere als auch iliakale und paraaortale Lymphbahnen sowie den Ductus thoracicus betreffen (Mistillis 1965, Shimkin 1976).

Röntgenologisch macht sich die Eiweißexsudation in den Darm durch eine starke Verdünnung und eine vermehrte Fragmentation des Kontrastmittels bemerkbar. Das Relief ist häufig vergröbert. Die einzelnen Falten sind verdickt. Stellenweise finden sich kleinpolypöse Aussparungen bzw. Erhebungen, die den knotig erweiterten Lymphgefäßen der Mukosa und der Submukosa entsprechen. Der Abstand zwischen den einzelnen Darmschlingen ist infolge der Wandverdickung vergrößert (Abb. 9.**104** u. **9.105**).

Die röntgenologische Differentialdiagnose gegenüber anderen mit einer Verbreiterung der Schleimhautfalten einhergehenden Erkrankung, etwa gegenüber der Whippleschen Krankheit oder Fällen mit beträchtlicher Hypoproteinämie bei schwerer Nephrose, bei Leberzirrhose oder Perikardobliteration, kann Schwierigkeiten bereiten.

Whipplesche Krankheit

Die Whipplesche intestinale Lipodystrophie (Whipple 1907) stellt eine ebenfalls mit einer Störung der intestinalen Lymphzirkulation einhergehende Erkrankung dar. Ihre Ätiologie ist unbekannt. Einige Autoren rechnen sie zu den Kollagenosen (Ammann 1957), andere vermuten eine Infektion (Rice u. Mitarb. 1967). Meist befällt sie Männer zwischen dem 40. und 60. Lebensjahr, während sie bei Kindern außerordentlich selten ist (Aust u. Smith 1962).

Abb. 9.102. Dünndarm bei Mukoviszidose
Verbreiterte Schleimhautfalten im Jejunum mit Verlust der zarten Fiederung und mäßiger Atonie. Infolge einer Wandverdickung findet sich ein vergrößerter Abstand der einzelnen Schlingen voneinander. Der Magen wird durch das stark mit Kot gefüllte Querkolon nach oben gedrängt und torquiert. – 13jähriger Junge. Es bestanden sowohl pulmonale als auch intestinale Symptome der Mukoviszidose.

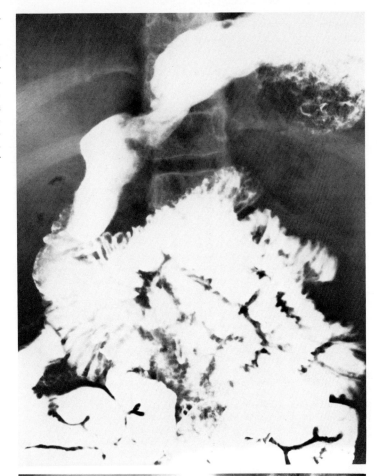

Abb. 9.103. Eiweißverlustsyndrom durch jejunokolische Fistel
Das Kontrastmittel erreicht unmittelbar hinter dem Duodenum über eine Fistelverbindung sofort das Kolon, dessen Haustration sichtbar wird (Pfeile). Die Passage ist sehr stark beschleunigt. – 13jähriger Junge. Einige Monate nach einer Bauchoperation trotz guten Appetits beträchtliche Abmagerung und erhebliche Hypoproteinämie. Sofortige Gewichtszunahme und Behebung des Eiweißverlustes nach operativem Fistelverschluß.

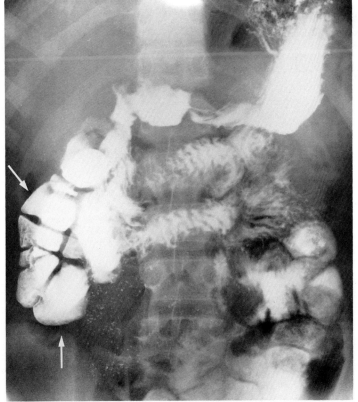

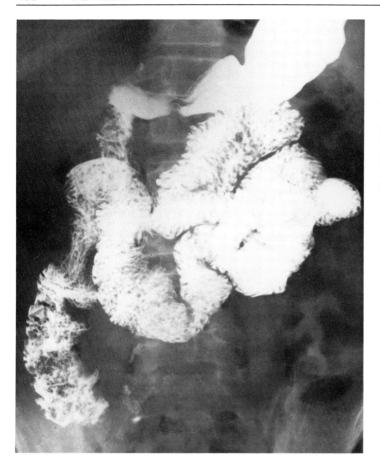

Abb. 9.104. Intestinale Lymphangiektasie
Nach distal zunehmend erweitertes Darmlumen mit punktförmigen Aufhellungen. Verzögerte Passage, etwas verbreiterte Schleimhautfalten. – 14jähriges Mädchen mit Elephantiasis eines Beines. Bei dem Kinde bestanden ein permanenter starker Eiweißverlust in den Darm mit erheblicher Hypoproteinämie sowie Durchfälle. Die ständig auftretenden Ödeme machten 1- bis 2mal pro Woche eine Plasmatransfusion erforderlich.

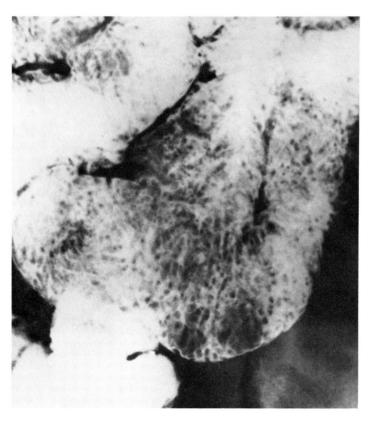

Abb. 9.105. Intestinale Lymphangiektasie
Dasselbe Kind wie in Abb. 9.104. – Gezielte Übersichtsaufnahme einiger Ileumschlingen im linken Unterbauch. Auffallend breites Lumen mit zahlreichen punktförmigen Aufhellungen, die sich wahrscheinlich infolge einer Retention von Lymphe ausbildeten. Lymphographisch wurden Anomalien der peripheren Lymphbahnen sowie der retroperitonealen Lymphgefäße und Lymphknoten nachgewiesen.

Abb. 9.106. Intestinale Lipodystrophie (Morbus Whipple)
Auffällige Querstellung und Wulstung der Schleimhautfalten im obersten Jejunum unmittelbar distal der Flexura duodenojejunalis (Pfeil). – 46jähriger Patient mit Oberbauchbeschwerden und Durchfällen, die bereits klinisch den Verdacht auf eine intestinale Form der Lipodystrophie nahelegten. Der Verdacht wurde 2 Monate später durch Sektion bestätigt.

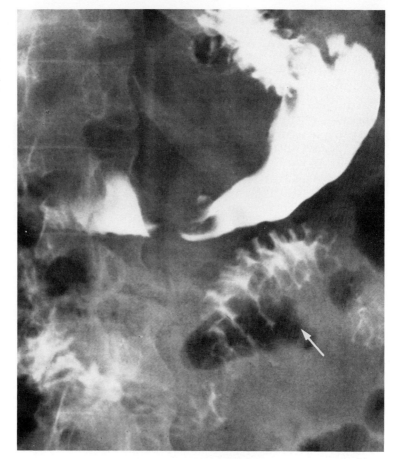

Abb. 9.107. Exsudative Enteropathie
Vakuolig aufgelockerte Dünndarmzeichnung mit sagokorngroßen Aufhellungen, die offenbar Lymphgefäßerweiterungen entsprechen. – 62jährige Patientin mit rezidivierenden Durchfällen, Pleuraergüssen und Beinödemen.

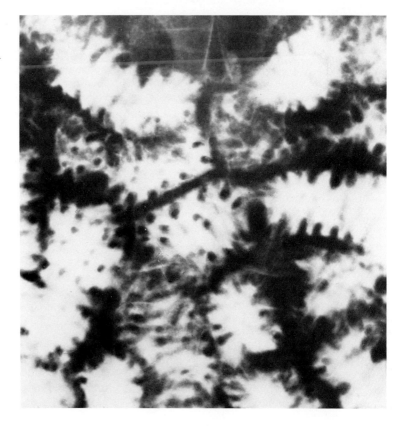

Pathologisch-anatomisch findet man eine massive Ablagerung von Neutralfetten und Fettsäuren in der Darmwand (PAS-positive Zellen in der Darmschleimhaut) und den mesenterialen Lymphknoten. Zuweilen besteht eine Polyserositis, im Bauchraum in Form eines chylösen Aszites.

BAUBRICH u. Mitarb. 1960 halten die Whipplesche Lipodystrophie aufgrund elektronenmikroskopischer Untersuchungen für eine Systemerkrankung, die sich zwar am häufigsten im Dünndarm und den mesenterialen Lymphknoten lokalisiert, aber auch in vielen anderen Organen, insbesondere in Leber und Milz, Lunge und Herz sowie den kleineren und größeren Gelenken, gefunden wird. So ist es nicht verwunderlich, daß die ersten Krankheitssymptome zunächst gar nicht auf den Magen-Darm-Trakt hinweisen, sondern an eine Allgemeininfektion denken lassen. Etwa ¾ aller Betroffenen klagen über schubweise auftretende Arthralgien, andere über remittierende Temperatursteigerungen und Reizhusten infolge einer Vergrößerung der mediastinalen Lymphknoten. Erst viele Monate später kommt es zu Blähungserscheinungen, Übelkeit, Brechreiz und Gewichtsabnahme. In fortgeschrittenen Stadien ist das Krankheitsbild durch sprueähnliche Durchfälle, Kachexie und Eisenmangelsymptome charakterisiert (FRANKEN u. Mitarb. 1975).

Die Nativaufnahme des Abdomens im Stehen läßt gelegentlich kleine Dünndarmspiegel erkennen. Bei der Untersuchung mit Kontrastmittel finden sich Tonus- und Motilitätsstörungen im Duodenum, vor allem im Jejunum, mit weitgestellten Schlingen, die durch kurzstreckige Spasmen unterbrochen werden, während das Ileum meist normal ist. Es besteht eine deutliche Hypersekretion. Die Zellinfiltration der Darmwand und Lymphgefäßerweiterungen werden für Faltenwulstungen verantwortlich gemacht, die man besonders im Duodenum und im Jejunum nachweisen kann. Der Mesenterialansatz ist induriert, die mesenterialen Lymphknoten sind vergrößert. Differentialdiagnostisch ist vor allem an eine Sprue und eine Amyloidose zu denken. LÜDIN (1939), KUHLMANN (1939), DEUCHER u. HOTZ (1941), GOLDEN (1945), MARINA-FIOL (1949), CLEMET u. MARSHAK (1969) und SCHÖNER (1972) haben die Röntgensymptomatologie eingehend beschrieben und einschlägige Beobachtungen mitgeteilt (Abb. 9.**106**).

Kollagenosen

Seitdem KLEMPERER, POLLACK u. BAEHR 1941 die Aufmerksamkeit der Kliniker erstmals auf eine Gruppe von Krankheiten gelenkt haben, die heute unter dem Namen „Kollagenosen" bekannt sind, ist die Diskussion über dieses Thema nicht zum Abschluß gekommen.

Pathologisch-anatomisch handelt es sich um eine Erkrankung des Mesenchyms, also im wesentlichen des Bindegewebes, deren Ursache noch keineswegs geklärt ist. Ätiologisch werden allergische Faktoren, vorzeitiges Altern der Kolloide, Stoffwechselkrankheiten oder ähnliches vermutet.

Heute werden die Kollagenkrankheiten als *Autoimmunkrankheiten* den Organkrankheiten gegenübergestellt. Organsysteme mit reichlichen Bindegewebsanteilen sind am häufigsten und stärksten betroffen.

Unter den Symptomen werden fibrinoide Nekrosen und Gefäßveränderungen als besonders charakteristisch bezeichnet, ferner eine Vermehrung des Gammaglobulins, Serosa- und Gelenkbeteiligungen sowie Lymphknotenreaktionen. Die Veränderungen spielen sich an den Nieren, im Blut, in der Haut, aber auch an anderen Organen ab.

Bisher wurden zu dieser Krankheitsgruppe die *endokrinen Arthropathien*, wie z. B. die Polyarthritis rheumatica und ankylosierende Spondylarthritis, gerechnet, ferner die *Sklerodermie*, die *Glomerulonephritis* bzw. die *maligne Nephrosklerose*, das *Boecksche Sarkoid* und die *Purpura Schoenlein-Henoch* (s. Abschnitt „Allergische Reaktionen", S. 472).

Heute schließt man auch den *Lupus erythematodes*, die *Dermatomyositis* und die *Periarteriitis nodosa* in diesen Formenkreis mit ein. Bei einem Teil der Erkrankungen ist der Magen-Darm-Kanal mitbeteiligt. Die Veränderungen sind uncharakteristisch und vieldeutig. Bisher liegen nur bei der Sklerodermie, der Purpura Schoenlein-Henoch, dem Lupus erythematodes, der Dermatomyositis und der Periarteriitis nodosa entsprechende klinische bzw. pathologisch-anatomische Beobachtungen vor.

SMYTH u. HELM wiesen 1916 bzw. 1918 erstmals bei der *Sklerodermie* auf funktionelle Störungen an der *Speiseröhre* hin. Sie beschrieben die sog. „sklerodermische Atonie". RAKE, FESSLER u. POHL berichteten 1931 bzw. 1932 über anatomische Stenosen in der Kardiagegend auf dem Boden entzündlich-narbiger Vorgänge. Heute liegen in der Literatur bereits mehr als 50 Arbeiten über insgesamt 150 Beobachtungen vor, in denen praktisch überall die gleiche Symptomatologie geschildert wird, die es gestattet, das Krankheitsbild (in 60% aller Fälle) bereits zu einem Zeitpunkt zu erkennen, in dem noch keine Hautveränderungen nachweisbar sind.

HALE und SCHATZKI (1944) berichteten über Röntgenbefunde am oberen Dünndarm. Es handelte sich um Patienten, die unter dem Bilde eines intermittierenden Ileus erkrankten. Röntgenologisch fand sich eine erhebliche *Erweiterung* des

Abb. 9.108. Dermatoskleromyositis

Hochgradige Atonie des absteigenden Duodenums, Querstellung der Falten im oberen Jejunum. Kompression des unteren Duodenalknies und Distanzierung der oberen Jejunumschlingen durch Infiltration des Mesenteriums. – 12jähriges Mädchen, das seit Jahren über Leibschmerzen und Durchfälle klagte. Das Kind war hochgradig abgemagert, hatte Pleuraergüsse und Aszites. Die Lymphknoten axillär, inguinal und am Kieferwinkel waren vergrößert. Herdförmige Hautveränderungen im Sinne einer Sklerodermie bzw. einer Dermatomyositis.

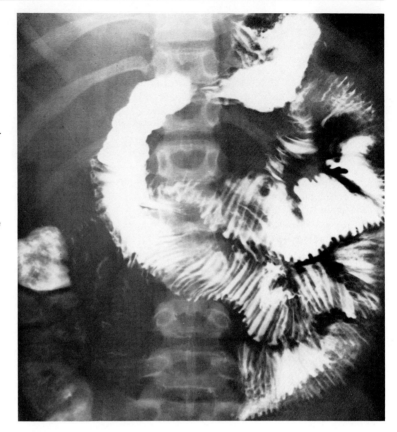

Abb. 9.109. Dermatoskleromyositis

Dasselbe Kind wie in Abb. 9.108. Bei der Kontrolle des übrigen Dünndarms sieht man bereits deutlich die Verdickung des Mesenterialansatzes im Bereich der über der Lendenwirbelsäule liegenden Schlingen. 3 Jahre später erhebliche Dünndarmatonie mit einer ungewöhnlich stark verlangsamten Passage.

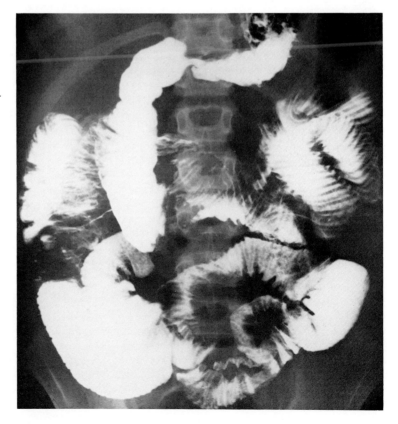

unteren Duodenalknies sowie des *oberen Dünn-darms,* in einem anderen Falle auch des *Ileums* und *des Kolons.* Die Passage war auffallend verzögert, stellenweise fehlte jegliche Peristaltik.

Ähnliche Beobachtungen am Dünndarm machte LESZLER (1955). Die Dünndarmschlingen waren ungewöhnlich weit, die Peristaltik träge, die Passagezeit verlängert (12 Std.). Bei der Autopsie fanden sich neben einer Wandverdickung der Speiseröhre und einer atrophischen Gastritis eine hämorrhagische Enteritis und eine diffuse Fibrose des Peritoneums mit zahlreichen *Verwachsungen im ganzen Bauchraum.* In schweren Fällen kann eine ischämische Gangrän zum paralytischen Ileus führen. GOETZ (1945) fand bei Autopsien neben Zonen schwerer Muskeldegenerationen mit Ödem der Nachbarschaft Veränderungen am Plexus, charakterisiert durch eine massive Fibrose und das Fehlen von Ganglienzellen.

Auch beim *Lupus erythematodes* können im Verlauf von Gefäßschäden schmerzhafte Bauchattaken mit peritonitischen Reizzuständen auftreten. Es wird daher vor der Anwendung von Kortison gewarnt. In anderen Fällen sollen Lymphknotenvergrößerungen, die an eine Lymphosarkomatose denken lassen, das klinische Bild beherrschen. Die Bestätigung des klinischen Verdachtes erfolgt serologisch durch den Nachweis des LE-Faktors.

Bei der *Periarteriitis nodosa* ist der Magen-Darm-Kanal ebenfalls in etwa 42% mitbeteiligt. Entzündungen und Perforationen werden sowohl am Dünndarm als auch am Dickdarm gefunden. Die Diagnose läßt sich histologisch nach Probeexzision eines periarteriitischen Knötchens verifizieren. Auch bei Medikamentenmißbrauch sind angiographisch und pathologisch-anatomisch Veränderungen im Sinne einer nekrotisierenden Arteriitis gefunden worden (HALPERN u. CITRON 1971).

In den letzten Jahren wurden ähnliche Veränderungen auch bei der *Dermatomyositis* beschrieben. Infolge der Intimaverdickung der Gefäße kommt es zu Ernährungsstörungen der Gewebe. Kinder und junge Mädchen sollen am häufigsten betroffen sein. Im akuten Stadium werden Gesichtsödeme und fleckige Rötungen beobachtet. Die gesamte Muskulatur ist schmerzhaft und kraftlos. Rheumatische Fieberschübe, Gelenkerkrankungen und Herzkomplikationen können das Krankheitsbild vervollständigen. WAINGER u. LEVER (1949) haben bei der Autopsie Ulzerationen an der Speiseröhre, im Jejunum, Ileum und Rektum gefunden. Die Darmwände waren ödematös verdickt. In einem der Fälle waren röntgenologisch schon zu Lebzeiten schwere Veränderungen am Dünndarm aufgefallen. Wir selbst konnten das Krankheitsbild bei einem 12jährigen Mädchen über Jahre hinaus verfolgen (PRÉVÔT u. Mitarb. 1964) (Abb. 9.**108** u. 9.**109**).

Paramyloid bzw. Amyloid

Der Begriff „Amyloid" (VIRCHOW 1854/57) charakterisiert eine Störung des Blut- und Gewebseiweißumsatzes, die mit der Einlagerung eines festen, spezifisch färbbaren Kohlenhydrat-Eiweiß-Komplexes einhergeht. Ätiologisch denkt man nach LETTERER (1962) an immunpathologische Vorgänge, ernährungsbedingte Ursachen, Fermentdefekte, hormonale Störungen und schließlich Chromosomenanomalien. Es wird zwischen dem primären Amyloid bzw. dem Paramyloid und den typischen sekundären Amyloidosen unterschieden.

Das primäre oder Paramyloid, das bereits von WILKS (1856) erwähnt wurde, stellt eine Erkrankung mit unbekannter Ursache dar. Sie befällt vorwiegend die Interstitien und das Gefäßbindegewebe des Herzens, der quergestreiften Muskulatur der Zunge, des Rumpfes und der Extremitäten, ferner das Knochenmark, die Haut, den Magen-Darm-Kanal, die Lunge, das Gehirn und periphere Nerven. Leber, Milz und Nieren bleiben häufig unbeteiligt.

Typische oder sekundäre Amyloidosen treten meist als Folge konsumierender Krankheiten auf. Man findet sie z. B. im Verlauf einer Lues, eines Morbus Hodgkin, einer Leukämie, eines Morbus Crohn bzw. nach chronischen Eiterungen, wie Bronchiektasen, Pleuraempyemen, einer Osteomyelitis oder einer Colitis ulcerosa. Die Veränderungen lokalisieren sich auf bestimmte Organe, nämlich Leber, Milz, Nieren und Nebennieren.

Ohne histochemische Untersuchungen ist es allerdings schwierig, eine exakte Differenzierung zwischen den beiden Formen zu treffen. Es gibt aber auch Fälle, bei denen zwar eine für das sekundäre Amyloid typische Lokalisation vorliegt, eine Grundkrankheit jedoch nicht nachgewiesen werden kann.

Auf das häufige Zusammentreffen von Paramyloidosen mit plasmozytären Reaktionen im Knochenmark haben ASKANAZY (1904) und ATKINSON (1934) wohl als erste hingewiesen. Es muß jedoch betont werden, daß nicht jedes Plasmozytom zum Paramyloid führt.

Klinisch können beide Formen z. T. lebensbedrohliche Störungen hervorrufen, die im wesentlichen durch den Eiweißmangel bedingt sind. Es werden beim Amyloid schwere Eiweißverluste über die Niere und beim Paramyloid sprueartige Durchfälle beobachtet. Der Eiweißmangel kann sowohl auf einer Resorptionsstörung des Darmes als auch auf einer Exsudation beruhen (PRÉVÔT jun., HEISIG, PAPAGEORGIOU 1965). Im Blut finden sich eine Hypoproteinämie, Thrombozytopenie und eine Hypokalzämie.

Abb. 9.110. Paramyloid des Ileums

Weitstellung der Schlingen, starre Konturen, Querstellung der Falten. Kissenartige Erhebungen durch Zusammenfließen mehrerer Falten (Paramyloideinlagerungen), besonders am Mesenterialansatz (Pfeile). – 72jähriger Patient. 1914 Schußverletzung am Unterkiefer. 1935, 1955 und 1963 Fistelbildung. Seit 1962 Oberbauchbeschwerden, meist unmittelbar nach dem Essen, ferner Ödeme der Unterschenkel und Anämie. Sternalpunktat: plasmazelluläre Proliferationen. (Aus: *H. Prévôt, H. N. Heisig, A. Papageorgiou:* Klin. Wschr. 43 [1965], 440).

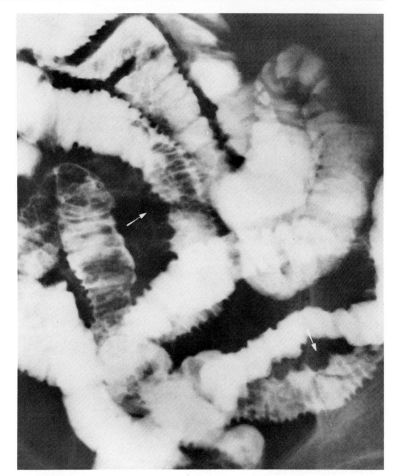

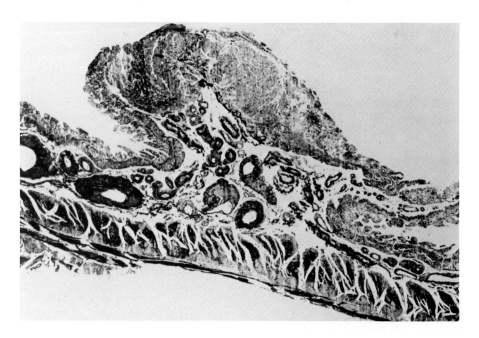

Abb. 9.111. Paramyloid

Massive Paramyloideinlagerung in der Mukosa, Lupenvergrößerung. Derselbe Patient wie in Abb. 9.**110**. (Aus: *H. Prévôt, H. N. Heisig, A. Papageorgiou:* Klin. Wschr. 43 [1965], 440).

Als typische Lokalisation des Paramyloids gilt u. a. das subepitheliale Bindegewebe der Schleimhaut des Magen-Darm-Kanals (LETTERER 1962). Das Ileum wird häufiger betroffen als das Jejunum. Zu Beginn der Erkrankung bewahrt makroskopisch die Faltenzeichnung noch die normale Struktur (BOCKUS 1964). In fortgeschrittenen Stadien geht sie jedoch infolge einer zunehmenden Destruktion der Drüsen allmählich verloren. Sobald in schweren Fällen mit massiverer Wandinfiltration größere Anteile der Schleimhaut durch Amyloid ersetzt werden, ist die Darmwand blaß, glasig und verdickt und die Faltenzeichnung praktisch nicht mehr nachzuweisen.

Da der Befall an den verschiedenen Abschnitten des Magen-Darm-Kanals sehr wechselnd und unterschiedlich sein kann, ergibt sich pathologisch-anatomisch ein durchaus ungleichmäßiges, wechselvolles Bild.

Dieser Vielgestaltigkeit entspricht auch die Röntgensymptomatologie. Es finden sich zunächst nur geringfügige, später dagegen mehr oder weniger ausgesprochene Reliefveränderungen. Die feingefiederte Struktur der Dünndarmzeichnung geht verloren. Es treten eine Auflockerung und eine betonte Querstellung und Verbreiterung der Fal-

ten in Erscheinung, die an einen entzündlichen Prozeß denken lassen. Bei knötchenförmigem Befall kann der Reliefcharakter eine ausgesprochen granuläre Form annehmen. Gelegentlich sind die Amyloideinlagerungen in der Schleimhaut derart massiv, daß die veränderten Falten wie plumpe Wülste oder Kissen in das Lumen hineinragen. Die Veränderungen sind am Mesenterialansatz meist eindrucksvoller als an der gegenüberliegenden Seite. GOLDEN, der 1954 wohl als einer der ersten entsprechende Röntgenbefunde am Dünndarm beschrieb, hebt neben einer Faltenverbreiterung mit Einengung des Lumens vor allem den Meteorismus als führendes Symptom hervor.

Bei stärkeren Wandinfiltrationen vergrößert sich die Distanz der einzelnen Schlingen voneinander. Oft besteht eine ausgesprochene Atonie mit Verlängerung der Passagezeit. RANDALL (1953) beschrieb einen Patienten mit Paramyloidose des Dünndarmes mit Ileussymptomen, bei dem die Schlingen des Dünndarmes weiter waren als die des Dickdarmes. PEARSON, RICE u. DICKENS (1941) notierten Passageverzögerungen im Dünndarm von 24 und 48 Std. Wir verfügen über 2 Beobachtungen, die autoptisch verifiziert werden konnten (Abb. 9.**110** und 9.**111**).

Allergische Reaktionen

Unter den funktionellen Darmstörungen ist die Allergie am längsten bekannt, aber auch zugleich am unklarsten geblieben (BUFFARD u. GROZET 1952). Zwar haben die Arbeiten von RICKERT (1902) und PIRQUET (1906) die Begriffe der Anaphylaxie und Allergie einer Klärung etwas näher gebracht, doch ist dadurch das eigentliche Wesen dieser abnormen Reaktionsbereitschaft nicht verständlicher geworden. Selbst heute steht noch keineswegs fest, welche Krankheitsbilder dem Formenkreis der Allergie überhaupt zuzurechnen sind.

Wenn auch von vielen Autoren aufgrund der sehr unterschiedlichen Symptomatologie eine ganze Reihe von sog. „allergischen Krankheiten" unterschieden werden (Heufieber, Asthma, Urtikaria, Quincke-Ödem, Migräne), so muß man sich doch darüber im klaren sein, daß allergische Reaktionen stets den *gesamten* Körper betreffen. Das trifft auch für die nutritive bzw. alimentäre Allergie zu, bei der das Allergen im Magen-Darm-Kanal resorbiert wird.

Auch hierbei beobachten wir sehr viel häufiger Reaktionen von seiten der Atemwege oder der Haut als von seiten des Magen-Darm-Kanals. Meist sind sie auch gar nicht besonders eindrucks-

voll. Es besteht lediglich eine gewisse Übelkeit, ein Druck im Oberbauch oder eine plötzlich auftretende Durchfallsneigung. Nur ganz selten kommt es zu schwereren kolikartigen Zuständen mit Erbrechen und ileusähnlichen Symptomen, die dann allerdings gegen echte Gallenkoliken oder die Schmerzattacken einer chronischen Pankreatitis kaum abzugrenzen sind (HESS 1961). Praktisch können alle Nahrungsmittel (vielleicht mit Ausnahme von Zucker) allergische Reaktionen am Magen-Darm-Trakt auslösen, wenn auch Milch, tierische und pflanzliche Eiweißstoffe (speziell Fisch und Mehl), Schokolade, Arzneimittel, gewisse Obst- und Gemüsesorten das Hauptkontingent darstellen.

In der Mehrzahl der Fälle treten die Reaktionen relativ kurz (etwa 5–10 Min.) nach der Einnahme des Allergens auf. Es kommen jedoch auch gelegentlich *Spätreaktionen* (COOKE 1942) nach 24 bzw. bis zu 72 Std. vor. Erstaunlich ist im übrigen die Tatsache, daß allergische Reaktionen bei demselben Patienten zu verschiedenen Zeiten sehr *unterschiedlich* ausfallen können. Sie scheinen nach BUFFARD (1952) nicht nur von der jeweils *psychischen* Grundeinstellung, sondern nach GOLDEN (1945) auch von der absoluten *Menge* des

Abb. 9.112. Allergische Gastritis
Daumenballengroßer Füllungsdefekt mit zentraler Vertiefung vom Typ eines schüsselförmigen Karzinoms. – 52jähriger Allergiker. Überempfindlichkeit gegen Sulfonamide. Asthma, Urtikaria. In letzter Zeit auch Magenbeschwerden. Nach Einnahme eines Antiemetikums heftige Bauchattacke. Bei einer auswärtigen Röntgenuntersuchung wurde der Verdacht auf ein Neoplasma geäußert, von uns bestätigt und zur Operation geraten. Die Röntgenkontrolle unmittelbar vor der geplanten Operation (Prof. *Bükker*) ergab einen absolut normalen Befund.

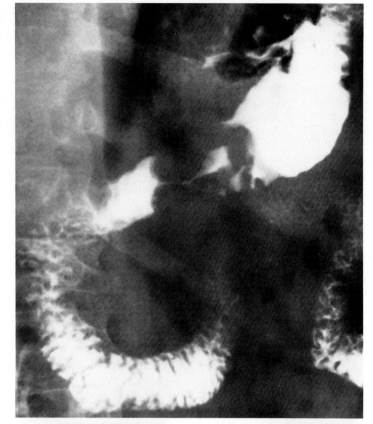

Abb. 9.113. Allergische Gastritis
Diffuses Magenwandödem vom Typ eines fibrösen Karzinoms 36 Std. nach Beginn einer heftigen akuten Oberbauchsymptomatik mit kolikartigen Beschwerden, die an eine Pankreatitis denken ließ. – 42jähriger Allergiker, der auch schon früher ähnliche Attacken durchgemacht hatte. Eine exaktere Definition des Allergens war nicht möglich. Der Patient hatte an einem »kalten Büffet« teilgenommen (Bild: Dr. *Terjung*).

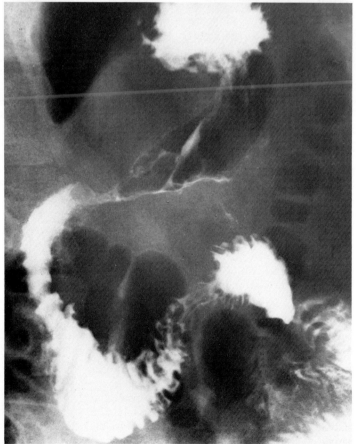

zugeführten Allergens abzuhängen. So berichtete GOLDEN von einem Kollegen, dessen Überempfindlichkeit gegen Hühnereiweiß jeweils erst nach dem Genuß eines zweiten Eies klinisch und röntgenologisch in Erscheinung trat.

Die ersten experimentellen Arbeiten über allergische bzw. anaphylaktische Reaktionen der *Magenschleimhaut* von sensibilisierten Hunden (Eier-Eiweiß) stammen von SCHITTENHELM u. WEICHARDT (1910). Sie beobachteten neben zahlreichen miliaren Hämorrhagien im gesamten Magen-Darm-Kanal eine speziell auf die Pylorusgegend begrenzte ödematöse Schwellung der Schleimhaut und der Submukosa.

Bemerkenswert und aufschlußreich verliefen die ersten vergleichenden röntgenologischen und gastroskopischen Studien an Patienten mit akuten allergischen Beschwerden (PAVIOT u. CHEVALLIER 1936). Die Reaktionen traten meist nicht unmittelbar, sondern erst 4 Std. nach Einnahme des Allergens auf. Neben Übelkeit bzw. krampfartigen Magen-Darm-Beschwerden mit Erbrechen bestanden gleichzeitig urtikarielle Exantheme, Quincke-Ödem, Kopfschmerzen sowie migräneartige Zustände. Röntgenologisch wurden massive kissenartige Faltenwulstungen registriert, die sich meist auf die präpylorische Gegend bzw. auf das distale Drittel des Magenkörpers nahe der großen Kurvatur lokalisierten.

Die Gastroskopie bestätigte den Röntgenbefund. Die Veränderungen des Faltenreliefs beschränkten sich streng auf die angegebenen Bezirke. Die Schleimhaut selbst war stark gerötet und von einer zähen Schleimschicht bedeckt. Zytologisch fand sich im Magensekret *keine* Vermehrung der Leukozyten oder der eosinophilen Zellen.

Ähnliche Beobachtungen machten HANSEN u. SIMONSEN (1937). Sie berichteten über zwei Patienten, von denen der eine (ein Erwachsener mit Heufieber und einer Allergie gegen Eigelb und Eiklar) nach der Applikation von ⅙ eines Eigelbs eine ausgesprochene Faltenwulstung in der Angulusgegend des Magens und einen langdauernden Pylorusverschluß bekam. Der andere Patient, ein Allergiker mit einer Überempfindlichkeit gegen Milch und Eiklar, reagierte dagegen nur mit einer massiven Verbreiterung des Faltenreliefs ohne Entleerungsverzögerung.

Wir selbst verfügen ebenfalls über einige recht eindrucksvolle Beobachtungen von allergischer Gastritis (Abb. 9.**112**–9.**116**).

Im *Dünndarm* treten allergische Reaktionen sicherlich noch viel häufiger auf als im Magen, nur werden sie in der Mehrzahl der Fälle nicht als solche erkannt. Der Wechsel von Durchfall und Verstopfung, die krampfartigen Bauchschmerzen und der schleimige Durchfall werden meist als banale Gastroenteritis registriert und entspre-

chend behandelt, sofern nicht gleichzeitig bestehende urtikarielle Exantheme die Überlegungen des Klinikers auf die richtige Fährte lenken.

Falls z. Z. der Röntgenuntersuchung keine nennenswerten allergischen Symptome mehr bestehen, darf man von der üblichen Kontrastuntersuchung mit der Bariumaufschwemmung auch keine allzu großen Informationen erwarten. Funktionelle Störungen im Sinne eines klecksigen, zerrissenen Füllungsbildes oder in Form von Tonus- bzw. Sekretionsanomalien und Passagebeschleunigungen erinnern an eine banale Enteritis. Man sollte daher in unkomplizierten Fällen die Untersuchung zweizeitig durchführen, nämlich das eine Mal mit einer etwas größeren Menge (400 ml) eines *allergenfreien* Bariumpräparates, das andere Mal (einige Tage später) *nach Irritation des Darmes* mit dem vermeintlichen *Allergen*. Eine Untermischung des Allergens mit der Bariumaufschwemmung ist nicht empfehlenswert, da es sonst leicht zu einem Pufferungseffekt kommt.

Übersichtsaufnahmen werden am besten 20 Min. nach Gabe des Kontrastmittels angefertigt, weitere Kontrollen je nach Geschwindigkeit des Passagetempos in Abständen von 5–15 Min. durchgeführt.

Die *Milchallergie* (Kuhmilchprotein-Intoleranz) stellt eine typische Nahrungsallergie des Säuglings und Kleinkindes dar. Sie tritt besonders bei Säuglingen auf, die während der ersten Lebenstage kleine Mengen von Kuhmilch erhalten haben, danach gestillt und dann erneut auf künstliche Ernährung umgestellt wurden. Die Krankheit ist klinisch durch Mißlaunigkeit und Unruhe, Erbrechen, Durchfall, auch blutige Stühle, Ödeme und eine ungenügende oder gar ausbleibende Gewichtszunahme gekennzeichnet. Hinzu gesellen sich ein Proteinverlust in den Darm und eosinophile Infiltrate in der Darmschleimhaut. Sogar die Ausbildung eines Malabsorptionssyndroms ist möglich. Als Erkrankungsmechanismus vermutet man eine teilweise Absorption des Nahrungseiweißes in nativem Zustand, wodurch sich Antikörper entwickeln. Heutzutage vermag man auch durch den Nachweis spezifischer Antikörper gegen Kuhmilcheiweiß im Blut den klinischen Verdacht zu erhärten (FREIER u. KLETTERER 1972).

TILING (1949) hat eine größere Zahl von Kleinkindern mit den klinischen Symptomen einer Milchallergie röntgenologisch untersucht. Er warf dabei die Frage auf, ob die nachgewiesenen Funktionsstörungen im Dünndarm und die Ausflokkung des Kontrastmittels nach Applikation des Allergens nicht schon normalerweise durch die Einwirkung des Magen- und Dünndarmsekrets zu erklären sei. Er konnte durch Vergleichsuntersuchungen nachweisen, daß das *nicht* der Fall ist.

Röntgenologisch finden sich im Dünndarm, falls als Expositionsversuch das spezifische Allergen

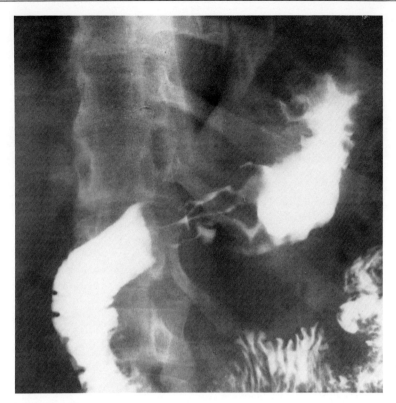

Abb. 9.114. Allergische Gastritis
Kissenartige Faltenwulstung präpylorisch und an der kleinen Kurvatur des Magenkörpers bis zum Fornix reichend, offenbar durch submuköses Ödem. – 41jähriger Patient, früher Penizillinallergie. Seit 14 Tagen diffuse Urtikaria und massives Quincke-Ödem des Gesichts, das auf Kortisonmedikation nur sehr langsam abklang. Dauernd Druck in der Magengegend und Schluckbeschwerden. Das Allergen konnte nicht ermittelt werden.

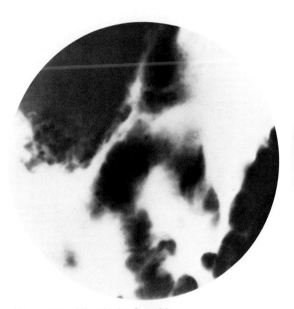

Abb. 9.115. Allergische Gastritis
Zielaufnahme der Angulusgegend. Mächtige Faltenwulstung im distalen Magenkörper bei subakuter Gastritis. – 13jähriger Junge, der bereits mehrfach Schübe von blutigen Durchfällen, Erbrechen, Urtikaria und Gelenkschwellungen gehabt hat. Die Erkrankung wurde klinisch als intestinale Form einer Purpura aufgefaßt. 4 Wochen später war die Reliefzeichnung im Magen wieder völlig normal.

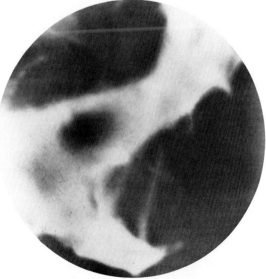

Abb. 9.116. Karzinomähnliche Gastritis allergica
Schwere plastische Reliefveränderungen in der Angulusgegend des Magens mit Einengung des Lumens. Der Befund hatte sich bei der Kontrolluntersuchung völlig zurückgebildet. – 65jähriger Allergiker, seit 4 Jahren häufig auftretende Magenbeschwerden mit subkardialen Ulzerationen von Daumennagelgröße.

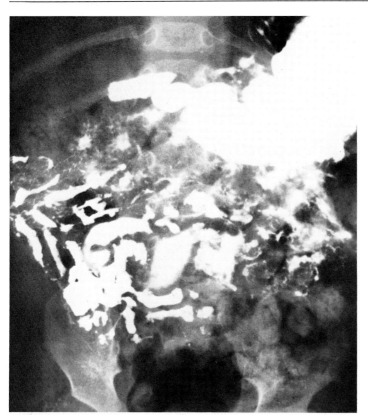

Abb. 9.117. Kuhmilchprotein-intoleranz

Für den Expositionstest wurde eine Milch-Barium-Aufschwemmung verwendet. Erhebliche Motilitäts- und Tonusstörungen mit Hypersekretion, einer klecksigen Dünndarmfüllung und einer beschleunigten Passage. – 7 Monate alter Säugling, dem während der ersten Lebenstage kleine Mengen Kuhmilch zugefüttert wurden. Nach dem Abstillen zunehmendes Erbrechen, dünne Stühle, Unruhe und mangelhafte Gewichtszunahme. Im Blut ließen sich spezifische Antikörper gegen Kuhmilcheiweiß nachweisen. Gedieh erst wieder nach milchfreier Ernährung.

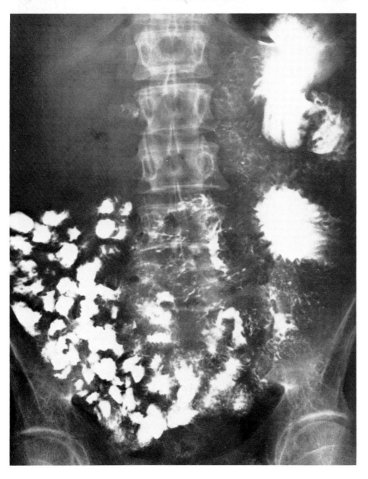

Abb. 9.118. Dünndarmallergie nach Magenresektion

Zustand nach Magenresektion vom Typ des Billroth II wegen Ulcus duodeni. Seit der Operation ausgesprochene Hypoglykämie nach süßer Milch, die vor der Operation nie bestanden hatte. Bei der üblichen Röntgenuntersuchung mit reinem Bariumsulfat völlig normale Reliefzeichnung im Dünndarm. Bei der Kontrolluntersuchung unter Zusatz gesüßter Milch ausgesprochen klecksige, unzusammenhängende, beschleunigte Füllung und bald einsetzender Heißhunger.

Abb. 9.**119.   Dünndarmallergie**
Allergisches Quincke-Ödem am Dünndarm.
Querschnitt durch die von *Kaijser* resezierte
Dünndarmschlinge eines Patienten, der we-
gen eines akuten ileusartigen Zustandes
bei intestinaler Allergie operiert wurde.

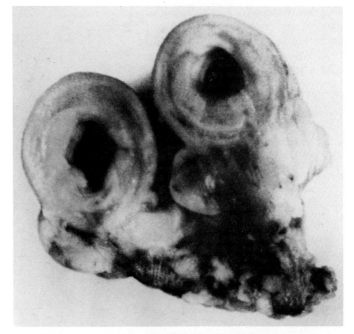

Abb. 9.**120.   Normaler Dünndarm eines
Kaninchens** mit zartem, durchsichtigen
Mesenterium. (Aus: *H. Fahrländer, F. Huber:* Gastroenterologia [Basel] 97 [1962],
156).

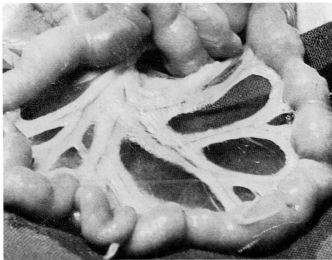

Abb. 9.**121.   Allergische   Reaktion   am
Mesenterium, Tierexperiment**
Starke narbige Verdickung des mesenterialen Fettgewebes im Sinne einer Liposklerose nach experimentell ausgelöster Allergie.
(Aus: *H. Fahrländer, F. Huber:* Gastroenterologia [Basel] 97 [1962], 156).

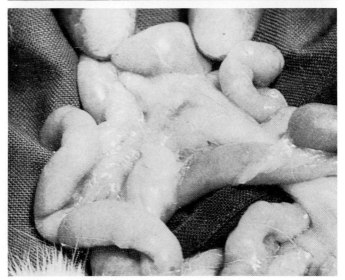

kurz vor der Bariumuntersuchung gegeben wird, eine Verdünnung des Bariums durch reichlich Sekret und Schleim, eine beschleunigte Passage, eine Segmentation und Darmdilatation sowie Schleimhautödeme (Abb. 9.**117**). Natürlich ist bei der Interpretation von Übersichtsaufnahmen des Dünndarms bei Säuglingen und Kleinkindern wegen der großen Variabilität des Normalbefundes Vorsicht geboten.

MARTINI u. MÖCKEL (1956) haben die Bedeutung der Milchallergie beim „Dumpingsyndrom" untersucht. Im Gegensatz zu HELLEMANS (1955) kamen sie zu der Überzeugung, daß zumindest bei einem Teil der Patienten eine echte Eiweißüberempfindlichkeit eine Rolle spielt (Abb. 9.**118**).

Auf *akute Bauchsymptome* bei Dünndarmallergien haben ALTHAUSEN u. Mitarb. (1927) sowie GUTMANN (1933) hingewiesen. Sie dachten dabei an ein lokalisiertes Quincke-Ödem der Darmwand. Allerdings war es zunächst schwierig, den bioptischen Beweis hierfür zu erbringen, da die Veränderungen in der Mehrzahl der Fälle nach wenigen Stunden wieder abgeklungen waren. Es blieb dem dänischen Chirurgen KAIJSER vorbehalten, diese Lücke zu schließen. 1937 operierte er einen Allergiker während einer Ileussituation und fand an dessen Dünndarm eine streng lokalisierte zirkuläre ödematöse Wandverdickung, die zu einer erheblichen Stenose geführt hatte.

Auf der Aufnahme des Resektionspräparates sieht man neben einer hochgradig ödematösen Durchtränkung der gesamten Darmwand (speziell der Submukosa) auch ein ausgesprochen bullöses Ödem des Mesenteriums (Abb. 9.**119**). GRAY u. Mitarb. (1940) beobachteten derartige Reaktionen an vorgelagerten Darmschlingen nach Ileostomien. Etwa 5 Min. nach Verabfolgung des Allergens kam es zu einem Abblassen der Schleimhaut, dem ein massives Ödem der Submukosa folgte. Die Veränderungen erreichten ihren Höhepunkt nach etwa 15–20 Min., um dann meist innerhalb eines Zeitraumes von 2–4 Std. wieder abzuklingen.

Man wird also bei der Röntgenuntersuchung im akuten allergischen Anfall eine umschriebene Darmstenose und eine Verdickung des Mesenterialansatzes erwarten dürfen. Meist sind die Erscheinungen nur flüchtig, weil das Ödem normalerweise schnell wieder abklingt. Häufen sich jedoch derartige Attacken, so können Indurationen des Mesenteriums die Folge sein. Das zeigten die interessanten tierexperimentellen Arbeiten von FAHRLÄNDER u. HUBER (1962), denen es gelang, am sensibilisierten Kaninchen allergische Reaktionen auszulösen, die eine massive Lipomatose bzw. Liposklerose zur Folge hatten (Abb. 9.**120** u. 9.**121**).

Derartige Befunde wurden in der röntgenologischen Literatur, außer der bereits zitierten Beob-achtung von KAIJSER, nur noch von KUHLMANN (1943), GOLDEN (1945) und FABER (1946) erwähnt. Auch wir verfügen über einschlägige Fälle (Abb. 9.**122**–9.**127**).

Unter den zahlreichen Autoren, die sich speziell um die funktionelle Röntgensymptomatologie der allergischen Enteritis verdient gemacht haben, sind in erster Linie HAMPTON (1941) und COOKE (1942) sowie BUFFARD u. GROZET (1952) zu nennen.

Einen ganz anderen Typus allergischer Reaktionen im Magen-Darm-Kanal beschrieb MÖCKEL (1974). Er sah akute Magen-, Duodenal- und Dünndarmatonien, wie wir sie bisher nur von Schockzuständen her kennen. Sie hielten ein bis höchstens zwei Tage lang an und gingen neben intestinalen Beschwerden (Druck im Oberbauch, Übelkeit, Brechneigung) zumeist mit urtikariellen Hautveränderungen einher.

Zu den allergischen Erkrankungen, die Magen-Darm-Störungen verursachen, gehört auch die *Schoenlein-Henochsche Purpura*, die man ebenfalls zu den sog. Kollagenosen zählt. Die Begründung der allergischen Genese stützt sich vor allem auf klinische Erscheinungen, wie das Auftreten urtikarieller Exantheme, flüchtiger Ödeme im Gesicht und am Handrücken, rheumatischer Beschwerden und periartikulärer Schwellungen. Als Allergene kommen sowohl bestimmte Nahrungsstoffe als auch Medikamente in Frage. Beim Kinde geht der Erkrankung oft ein Infekt der oberen Luftwege voraus.

Bei den abdominellen Formen der Purpura bzw. einer Beteiligung des Magen-Darm-Traktes an der Krankheit werden eindrucksvolle Symptome beobachtet. Erbrechen, vor allem äußerst heftige kolikartige Leibschmerzen mit blutigschleimigen Stühlen kennzeichnen den Beginn, aber auch den Verlauf der Erkrankung. Sie kann wenige Tage dauern, aber nicht selten sich in Schüben über viele Monate hin erstrecken. Klinisch bereitet die Abgrenzung gegenüber einer Colitis ulcerosa, einer Invagination oder einer Ileussituation mitunter erhebliche Schwierigkeiten. Außer dem Magen-Darm-Trakt werden vor allem auch die Harnwege (Hämaturie) und die Haut in Form petechialer Blutungen betroffen.

Der Typ der anatomischen Veränderungen scheint dafür zu sprechen, daß es sich nicht ausschließlich um eine reine Kapillarschädigung handelt, sondern – wie SCHULTEN u. FRANK (1953) annahmen – primär stets Ödeme bzw. entzündliche Reaktionen vorliegen, in die es sekundär hineinblutet.

Auch die von uns erhobenen Befunde scheinen diese Annahme zu bestätigen. 1942 konnten H. H. BERG u. PRÉVÔT erstmals über ein Kind berichten, bei dem sich röntgenologisch ausgeprägte

Abb. 9.122. Schwere, wahrscheinlich allergische Gastroenteritis
Massive Faltenwulstung und Querstellung im oberen Jejunum (Pfeile), sanduhrförmige Enge im absteigenden Duodenum. – 40jähriger Patient mit Nahrungsmittelallergie. Seit Monaten täglich massiges Erbrechen von hyperazidem Magensaft.

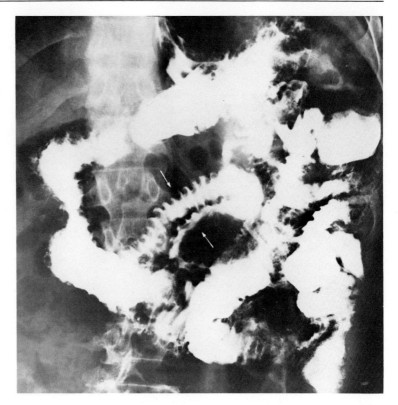

Abb. 9.123. Allergisches Ödem im Dünndarm
Flüchtige röhrenförmige Stenose im mittleren Dünndarm bei intestinaler Allergie (Pfeile). – 53jähriger Patient. Seit Jahren urtikarielle Hautveränderungen und Magenbeschwerden, die an ein Ulcus duodeni erinnerten. Der Röntgenbefund ließ sich bereits am nächsten Tag nicht mehr reproduzieren.

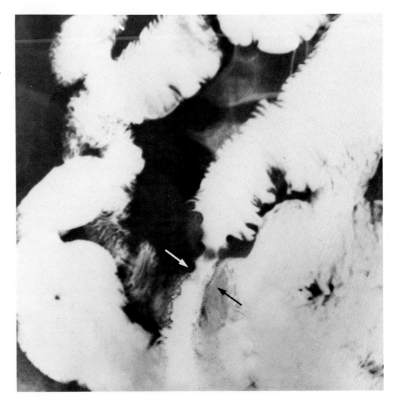

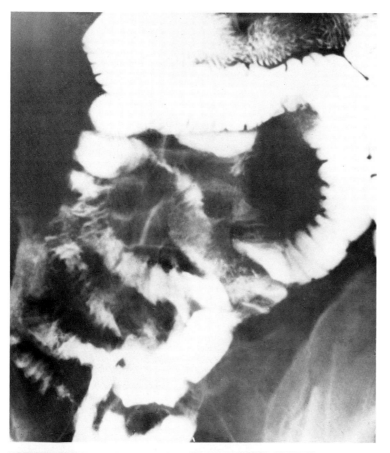

Abb. 9.**124. Dünndarmallergie**
Erhebliches Ödem des mesenterialen Fettgewebes und der benachbarten Dünndarmschlingen. Ihr Lumen ist stellenweise eingeengt, die Distanz der Schlingen vergrößert. Pelotteneffekte an einer der unteren Dünndarmschlingen durch geschwollenen Lymphknoten. – 36jähriger Patient mit Heuschnupfen, Asthma, Eiweiß- und Tabakallergie. Untersuchung während eines akuten ileusartigen Anfalls.

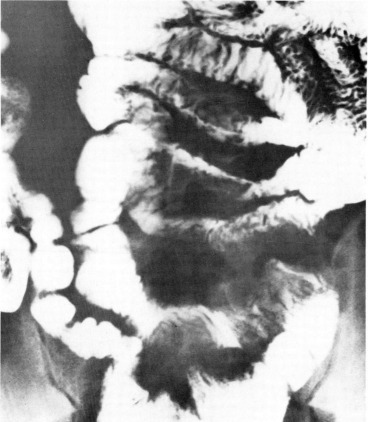

Abb. 9.**125. Hyperplasie des mesenterialen Fettgewebes**
Derselbe Patient wie in Abb. 9.**124.** Beobachtungen nach mehrmaligen Schüben einer intestinalen Allergie. Auch nach Abklingen der allergischen Erscheinungen bleibt bei dem sonst schlanken Patienten die Verdickung des mesenterialen Fettgewebes bestehen.

Abb. 9.126. Allergische Reaktion im Dünndarm
Allergisches Ödem im mittleren Jejunum. Einengung und Distanzierung der Dünndarmschlingen durch Wandödem und Ödem des Mesenteriums (Bild: Dr. *Freye*).

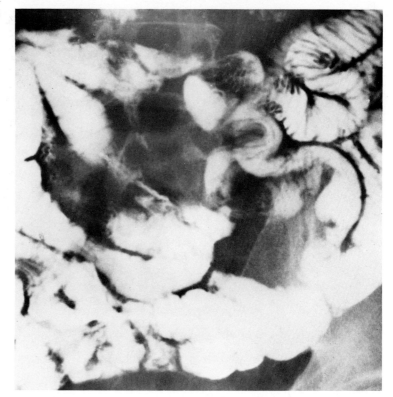

Abb. 9.127. Dünndarmallergie
Kranialverlagerung des Magens und einer der obersten Jejunumschlingen mit Abklemmung des Lumens, bedingt durch massive allergische ödematöse Reaktion am Mesenterialansatz (Pfeile).

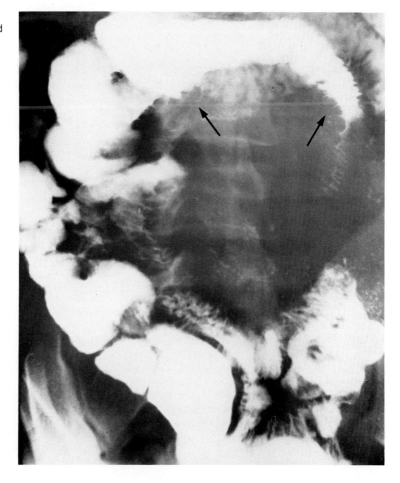

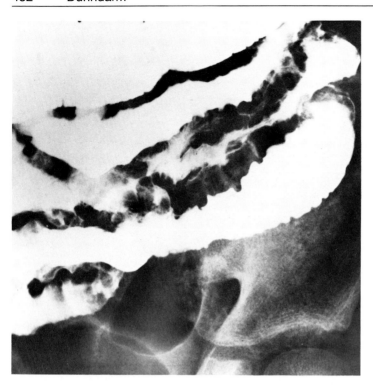

Abb. 9.128. Purpura Schoenlein-Henoch
Wulstige Schleimhautschwellung mit marginalen Füllungsdefekten und aufgehobener Faltenzeichnung im Ileum. Die einzelnen Schlingen sind starr, durch ein Wandödem eingeengt und infolge der erheblichen Wandverdickung stark voneinander distanziert. Segmentale Dilatation im mittleren Dünndarm, wo mehrere passagere Invaginationen beobachtet wurden. – 7jähriger Junge. Plötzlicher Krankheitsbeginn mit heftigen kurzdauernden krampfartigen Leibschmerzen, die mit Durchfällen, Blut- und Schleimabgang einhergingen.

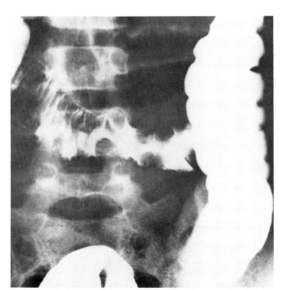

Abb. 9.129. Dickdarmbefall bei Schoenlein-Henochscher Purpura
Dasselbe Kind wie in Abb. 9.128. Erhebliches Wandödem auch im Bereich des Querkolons mit starker Schleimhautwulstung und deutlicher Kontraktionsneigung. Subileussituation.

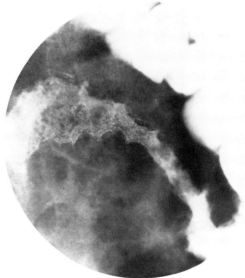

Abb. 9.130. Purpura Schoenlein-Henoch mit Stenose im Dünndarm
Röhrenförmige, ungewöhnlich druckschmerzhafte Stenose im unteren Ileum bei allergischer Kapillartoxikose. – 12jähriger Junge, der schon mehrfach unter dem Bilde einer Invagination erkrankte. Überempfindlich gegen rohes Obst und verschiedene Medikamente. Die Veränderungen bildeten sich innerhalb von 14 Tagen zurück.

Abb. 9.131. Allergische Kapillartoxikose am Dickdarm (Schoenlein-Henoch)
Massive Faltenwulstung im distalen Querkolon und im Colon descendens bei einem 35jährigen Mann, der nach Verabfolgung einer größeren Menge Novalgin-Chinin mit urtikariellen Hautveränderungen, Gelenkschmerzen, Erbrechen und blutigen Durchfällen erkrankte. 14 Tage später völlig normaler Befund.

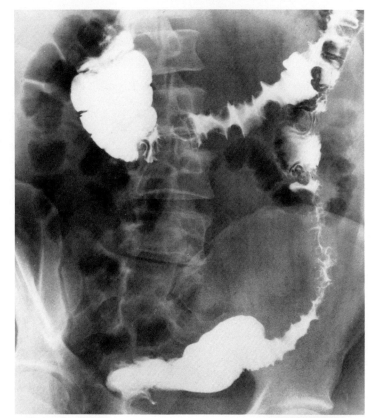

Abb. 9.132. Allergische Kolitis
Hochgradige Reliefveränderungen im Bereich des Sigmas, die an eine Polypose erinnern. – 48jähriger Allergiker, der seit 1 Jahr über intermittierend auftretende Leibschmerzen mit schaumigen Durchfällen klagte. Der Röntgenbefund bildete sich innerhalb von drei Wochen völlig zurück.

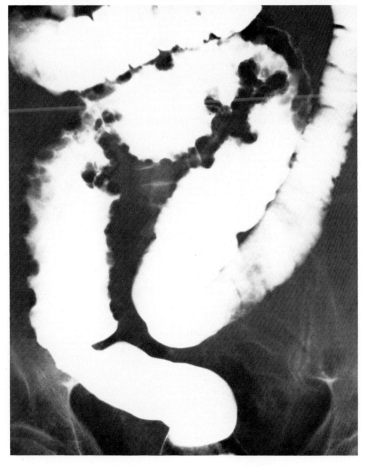

Veränderungen im Magen zeigten und dessen Krankengeschichte typisch für alle weiteren von uns beobachteten Patienten ist: Es handelte sich um einen 12jährigen Jungen, der ausgedehnte urtikarielle Exantheme und Hautblutungen aufwies und mit heftigsten Leibschmerzen, Erbrechen und blutigen Durchfällen erkrankte. Ellenbogen-, Hand- und Fingergelenke waren geschwollen. Bei der Kontrastuntersuchung des Magens fand sich eine massive Faltenwulstung im Bereich der unteren Hälfte des Magenkörpers (Abb. 9.**115**), die sich innerhalb von 4 Wochen restlos zurückbildete.

1957 beschrieben HANDEL u. SCHWARTZ Dünndarmveränderungen bei Schoenlein-Henochscher Purpura, die weitgehend an eine regionale Enteritis erinnerten; BERNARD u. Mitarb. (1957) konnten unter 50 Patienten röntgenologisch 9mal deutliche Magen-Darm-Veränderungen nachweisen.

Wir selbst fanden wie GROSSMAN u. Mitarb. (1965) sowie RODRIGUEZ-ERDMANN u. LEVITAN (1969) röntgenologisch hochgradige Schwellungszustände sowohl im Magen als auch im Dünn- und Dickdarm (Abb. 9.**128**–9.**131**). Es zeigten sich ein Verlust der Faltenzeichnung infolge eines ausgeprägten Wandödems mit Rigidität der Schlingen, marginale Füllungsdefekte durch submuköse und intramurale Blutungen, ein erhöhter Abstand der einzelnen Schlingen voneinander durch Blutungen in die Darmwand und ins Mesenterium sowie funktionelle Störungen in Form atonischer, dilatierter und kontrahierter Abschnitte. Ähnliche Bilder kommen allerdings bei Kindern auch dann zustande, wenn beispielsweise eine Hämophilie, eine Leukämie oder eine erhebliche Thrombozytopenie mit schwerer Blutungsbereitschaft vorliegt. Die Befunde können auch denen bei regionaler Enteritis oder Colitis ulcerosa ähneln. Nicht selten bilden die Blutungen in die Darmwand den Ausgangspunkt für passagere oder länger dauernde Invaginationen, ausnahmsweise auch einmal für einen Darmverschluß (TSUNODA u. ISHIDA 1970). Weil die Röntgensymptome den Haut- und Gelenkmanifestationen vorausgehen können, ist die Röntgenuntersuchung auch bei der Diagnosestellung behilflich. Die Normalisierung des Dünn- und Dickdarmreliefs erfolgt nach Resorption der Blutungen und benötigt meist einige Wochen.

Daß allergische Reaktionen im Dickdarm gelegentlich auch massive Hyperplasien des lymphatischen Apparates zur Folge haben, zeigt eine weitere Beobachtung (Abb. 9.**132**).

Entzündungen

Allgemeines

Banale Entzündungen des Dünndarmes waren selten Gegenstand röntgenologischer Untersuchungen. Deswegen findet man über diesen Fragenkomplex in der Literatur auch nur sehr spärliche Angaben. Die ersten röntgenanatomischen Befunde stammen aus dem deutschsprachigen Schrifttum. 1930 beschrieb H. H. BERG „breite entstellende Wulstbildungen" an der abführenden Schlinge einer Gastroenterostomie. GOLDEN (1936) erwähnte eine Beobachtung bei Lebensmittelvergiftung, wobei ihm eine rapide Dünndarmpassage und eine hypertonische Segmentation der Schlingen auffiel. Im übrigen unterschied er nur tuberkulöse von nicht tuberkulösen Entzündungen und meinte mit den nicht tuberkulösen Formen die Crohnsche Krankheit und die nichtsklerosierende Ileitis. Von einer banalen Enteritis war nirgends die Rede. NUVOLI (1933) zeigte zwar bei der Beschreibung des postoperativen Ulkus sowie bei akuten Enteritiden erheblich verbreiterte Dünndarmfalten, sprach jedoch nur von einer „Dystonie" der Schleimhaut, ohne die Wulstung zu erwähnen.

BROHÉE (1936), PORCHER, BUFFARD u. SAUVEGRAIN (1954) sowie FELDMAN (1957) sind außerhalb der Bergschen Schule die einzigen Autoren, die neben den üblichen funktionellen Symptomen auch Veränderungen des Faltenreliefs als Ausdruck eines entzündlichen Dünndarmprozesses erwähnten.

Wie bereits angedeutet, finden wir die markantesten entzündlichen Reaktionen bei der postoperativen Gastrojejunitis bzw. beim postoperativen Ulcus jejuni, und zwar sowohl nach Gastroenterostomien als auch nach Magenresektionen.

Pathologisch-anatomisch sind diese Befunde ausführlich von KONJETZNY (1932) beschrieben worden. Hiernach können „die entzündlichen Veränderungen in verschiedenen Formen auftreten". Manchmal ist nur ein geringes Ödem der Schleimhaut und der Submukosa mit mehr oder weniger reichlicher Anhäufung von fibrinös-leukozytärem Exsudat vorhanden. In anderen Fällen zeigt die Jejunumschlinge schon bei der Betastung und makroskopischen Betrachtung eine plastische Beschaffenheit mit hochgradiger ödematöser Schwellung der ganzen Darmwand bei gerötetem, mattglänzendem Serosaüberzug. Die Lymphknoten des Mesenteriums sind mehr oder weniger deutlich geschwollen, die Kerckringschen Falten oft so hochgradig ödematös, daß sie keine

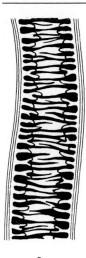 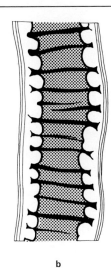 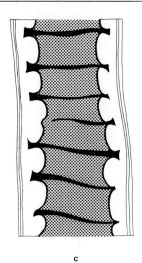 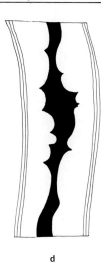

a   b   c   d

Abb. 9.133a–d.   Reliefveränderungen bei Enteritis
Schematische Darstellung der unterschiedlichen Reliefgestaltung bei banalen entzündlichen Veränderungen des Dünndarmes:
a) normales Reliefbild,
b) vergröbertes, quergestelltes Relief,
c) gewulstete, quergestellte Falten bei submukösem Ödem,
d) hochgradig kissenartig verschwollenes Faltenrelief. Die Faltentäler sind durch ein submuköses Ödem größtenteils zugeschwollen.

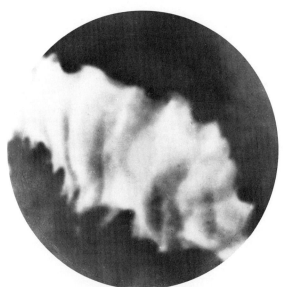

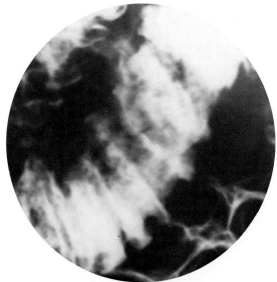

Abb. 9.134.   Faltenwulstung im Jejunum
Querstellung und Verbreiterung der Schleimhautfalten im Jejunum bei einem Patienten mit Ulcus duodeni. Die Veränderungen entsprechen dem Typ b aus Abb. 9.133.

Abb. 9.135.   Faltenwulstung im Jejunum
Querstellung und Wulstung der Falten im oberen Dünndarm bei banaler Gastroenteritis. Die Veränderungen entsprechen dem Typ c aus Abb. 9.133.

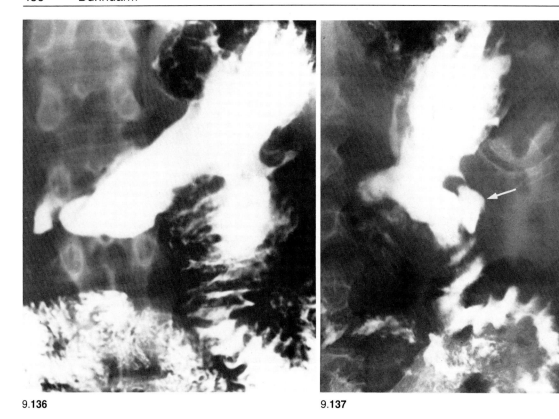

9.**136**   9.**137**

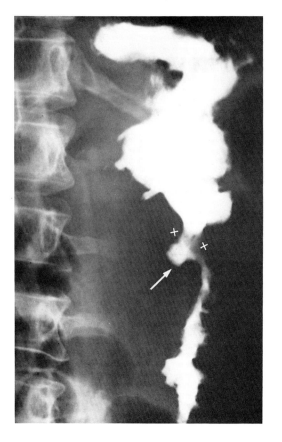

Abb. 9.**136.** **Faltenwulstung an einer Gastroenterostomie**
Hochliegende Gastroenterostomie an der großen Kurvatur
des Magenkörpers. Wulstung des G.-E.-Ringes, Verbreiterung und Querstellung der Faltenzeichnung im Bereich der
abführenden Jejunumschlinge. Die Reliefveränderungen
entsprechen etwa dem Typ b aus Abb. 9.**133.** Tieferliegen-
de Dünndarmzeichnung zart und unauffällig.

Abb. 9.**137.** **Entzündliche Faltenwulstung nach
Magenresektion**
Ausgesprochene Wulstung und Querstellung der Schleimhautfalten an der abführenden Schlinge eines nach Billroth II
operierten Magens. Dicht unterhalb der Anastomose man-
delkerngroßes Ulcus jejuni (Pfeil). Die Schleimhautveränderungen entsprechen dem Typ c aus Abb. 9.**133.**

Abb. 9.**138.** **Schwerste Form einer entzündlichen
Reaktion**
Hochgradige zirkuläre ödematöse Wulstung der Mukosa
und der Submukosa an einem nach Billroth II operierten
Magen mit retrokolischer Anastomose (××). Es hat sich
nur die abführende Schlinge gefüllt. Von einer eigentlichen
Faltenzeichnung ist nichts mehr zu erkennen. Ulkus (Pfeil)
gegenüber der Anastomose. Die Veränderungen entsprechen dem Typ d aus Abb. 9.**133.**

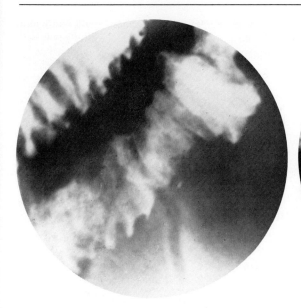 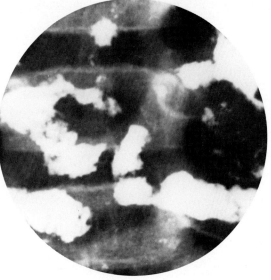

Abb. 9.139. Faltenwulstung im Dünndarm
Umschriebene Faltenwulstung durch submuköses Ödem
bei infektiöser Enteritis (nach *Schlotter*). Der eigentliche
Falten-Charakter ist weitgehend verschwunden. Durch Zusammenfließen mehrerer Falten ist eine Art Plateau entstanden.

Abb. 9.140. Enteritis
Klecksige Dünndarmfüllung. Das Kontrastmittel ist infolge
einer Untermischung mit Schleim inhomogen. – 5jähriges
Kind mit diffusen, uncharakteristischen Leibschmerzen.
Kein Durchfall.

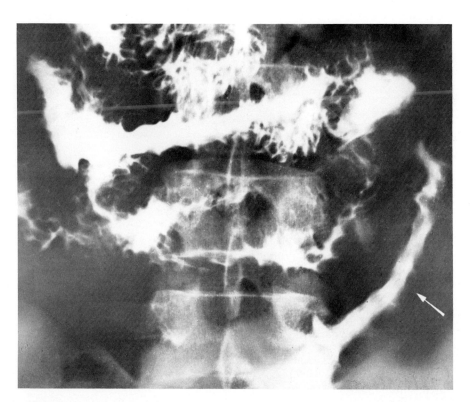

Abb. 9.141. Jejunitis
Unzusammenhängende klecksige Dünndarmfüllung bei banaler Gastroenteritis. Vermehrte Kontraktionsneigung mit
Wandödem (Pfeil). Der eigentliche Faltencharakter ist weitgehend verschwunden. Das Bild entspricht dem Typ d aus
Abb. 9.**133**.

eigentlichen Falten mehr darstellen, sondern ineinanderfließende grobe Wülste bilden.

SCHINDLER (1937), VIDAL-COLOMER (1951), GUTZEIT (1957) u. a. haben derartige Befunde gastroskopisch bestätigt. Die Schleimhaut zeigt dabei eine auffallend fleckige oder diffuse Rötung. Sie ist oft mit kleieförmigen oder mehr flächenhaften, pseudomembranösen Auflagerungen bedeckt. Immer handelt es sich um eine Mischung von akuten und chronischen entzündlichen Veränderungen.

Histologisch sind die oberen Schichten der Schleimhaut besonders dicht mit Leukozyten durchsetzt; es finden sich zahlreiche oberflächliche „Leistenspitzenerosionen" mit fibrinös-leukozytärem Exsudat. Die Submukosa wird von einem fibrinös-leukozytären Exsudat oder von Granulationsgewebe durchsetzt und enthält reichlich eosinophile und Plasmazellen. Das Gleiche trifft für die Muscularis propria und die Subserosa zu.

Röntgenologische Befunde

Das Röntgenbild entspricht durchaus den anatomischen Erhebungen. Auch hier ist die Symptomatologie von der Intensität und dem Grade der Entzündung abhängig. Die sonst so feine Fiederung der oberen Jejunumschleimhaut verschwindet. Man sieht statt dessen plumpe, flache Querwülste mit relativ schmalen Faltentälern. Stellenweise sind die Faltentäler gar nicht mehr zu erkennen. Mehrere Falten fließen, wie man an den randständig getroffenen Konturen ablesen kann, infolge des submukösen Ödems zu kissenartigen Wülsten zusammen, die in das Innere des Lumens hineinragen. Mit zunehmender ödematöser Wandinfiltration nimmt der betroffene Darmabschnitt immer mehr die Gestalt eines starren, faltenlosen Rohres an. Die Lamina muscularis mucosae wird durch zellreiches Exsudat blockiert und ist nicht mehr in der Lage, ein eigentliches Faltenrelief aufzubauen. Damit tritt der Zustand ein, den GRETTVE (1936) experimentell nach Infiltration der Submukosa mit physiologischer Kochsalzlösung hervorrufen konnte, nämlich eine Lähmung der Autoplastik der Schleimhaut. Sie dokumentiert sich durch ein Verstreichen bzw. das Verschwinden der Kerckringschen Falten. Diese Veränderungen sind derart eindrucksvoll, daß sie auch dem weniger Erfahrenen auffallen. Solche Bilder werden in der Tat schon als typisch für entzündliche Dünndarmprozesse angesehen (Abb. 9.133).

Es besteht aber kein Zweifel, daß wir ähnliche Reliefveränderungen im Dünndarm auch bei Patienten zu sehen bekommen, die *keine* operativen Eingriffe durchgemacht haben. Wir finden alle Übergänge von einer eben sichtbaren Auflockerung des Schleimhautbildes bis hin zu grotesken Schwellungszuständen, die den ursprünglichen Faltencharakter kaum noch ahnen lassen.

Demnach zeigen die banalen entzündlichen Dünndarmerkrankungen im Reliefbild etwa folgende, charakteristische Veränderungen:

1. Stadium: Die feine Fiederung der einzelnen Falten wird undeutlich, ihre Begrenzung verwaschen. Die Füllung ist weniger kontinuierlich; das Lumen der Darmschlingen wird enger (Abb. 9.**134**).

2. Stadium: Die Schlängelung der einzelnen Falten verschwindet. Es herrschen gestreckte, quergestellte, breite Falten vor. Der Tonus des Dünndarmes wird unregelmäßig; die Sekretion nimmt zu; die Füllung wird klecksig (Abb. 9.**135**).

3. Stadium: Die Falten werden plump, breit und starr; die Faltentäler schwellen zu. Doch der Faltencharakter ist meist noch zu erkennen, soweit er nicht durch Schleimuntermischung völlig verdeckt wird.

4. Stadium: Man beobachtet es fast ausschließlich am operierten Magen. Es wird charakterisiert durch eine hochgradige ödematöse Schwellung der Schleimhaut, besonders aber der Submukosa. Eine eigentliche Faltenzeichnung ist infolge Zuschwellens der Faltentäler kaum mehr zu erkennen. Nur an den Randkonturen läßt sich der Faltencharakter an der grobwulstigen Kerbung noch ahnen. Es besteht eine auffallend starke Kontraktionsneigung (Abb. 9.**138**).

Diese genannten Veränderungen finden sich vorwiegend im Bereich des oberen und mittleren Dünndarmes, also im Jejunum; sie werden im Ileum bei der peroralen Füllung nur selten beobachtet. Es ist jedoch anzunehmen, daß exaktere Studien des unteren Ileums mit der retrograden Füllung (Reflux mittels Kontrasteinlaufes) auch in diesem Gebiet noch entzündliche Reliefveränderungen aufdecken. So sahen wir z. B. bei der ulzerösen Kolitis im terminalen Ileum gelegentlich sehr eindrucksvolle Relief- und Konturveränderungen, die denen des Dickdarmes weitgehend ähnelten.

Funktionelle Störungen

Störungen der Motilität, des Tonus und der Sekretion können die Beurteilung des eigentlichen Reliefbildes erheblich erschweren. Trotzdem geben sie uns oft wertvolle diagnostische Hinweise. Um ihre Erforschung haben sich vor allem GUTZEIT u. KUHLMANN (1933) sowie unabhängig voneinander WELTZ (1948) und NAUMANN (1948) große Verdienste erworben. Natürlich sind derartige Funktionsstörungen für banale entzündliche Dünndarmerkrankungen nicht pathognomonisch. Man findet sie auch bei spezifischen Entzündungen wie Tuberkulose, Typhus, Paratyphus und der Ruhr, nach Verabreichung von Medikamen-

Abb. 9.142. Enteritis
Unzusammenhängende, klecksige Dünndarmfüllung und beschleunigte Passage. Vermehrte Darmsekretion mit Ausbildung von Halbschatten. Falten im mittleren Dünndarm stellenweise quergestellt und verbreitert. – 9jähriges Kind, uncharakteristische Leibschmerzen, Brechreiz, etwas Durchfall.

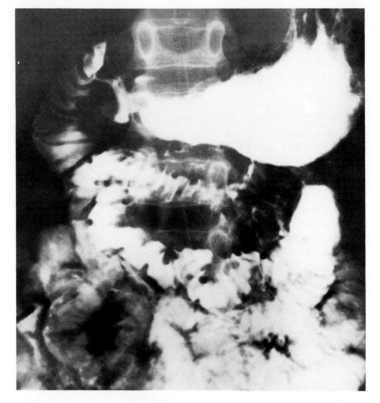

Abb. 9.143. Enteritis
Hochgradige Funktionsstörungen mit ungewöhnlich starker Sekretion, die zu einer erheblichen Verdünnung des Kontrastmittels geführt hat (stellenweise Halbschatten). Gestörter Tonus mit ausgeprägten Kaliberschwankungen. Verkürzte Passagezeit, so daß nach 40 Min. bereits das aufsteigende Kolon gefüllt war. – 1jähriges dystrophisches Kind mit länger bestehenden Durchfällen.

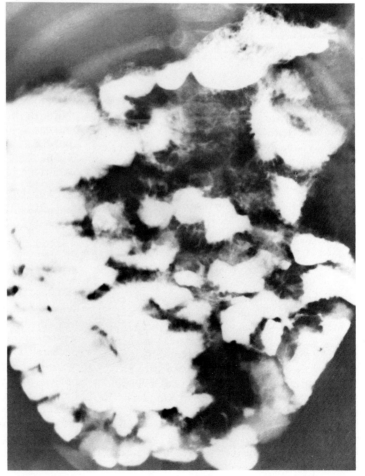

ten, z. B. Rizinus, Mannit sowie iso- und hypotonischen Na_2SO_4-Lösungen, wie NAUMANN (1948) überzeugend nachweisen konnte.

Als charakteristisch gelten (NAUMANN):

1. Passagestörungen im Sinne der Beschleunigung;
2. Motilitätsstörungen, kenntlich an dem zerrissenen Füllungsbild und der sog. Schneeflockenzeichnung. Beide sind Ausdruck eines unkoordinierten Bewegungsablaufes;
3. Tonusstörungen mit ungleichmäßiger Weite des Darmlumens;
4. Sekretionsstörungen mit vermehrter Flüssigkeits- und Schleimabsonderung, die zu einem verwaschenen Faltenbild und zu einem längeren Verweilen des Kontrastmittels in den Digestionskammern des Darmes führen. Letzteres bedingt zusammen mit der auf Motilitätsstörungen beruhenden ungenügenden „Auskehrung" des Darmes die Schneeflockenzeichnung;
5. abnorme Gasbildung, hier wenig ausgesprochen und nur im Dickdarm;
6. Neigung zu spastischen Darmkontraktionen, die auf der Aufnahme nicht erfaßt, die aber in der Durchleuchtung erkannt werden können (Abb. 9.**140**–9.**143**).

Nicht immer treten Passagebeschleunigungen des Dünndarms auch klinisch in Form von Durchfällen in Erscheinung. PORGES (1928) spricht hier von einer „Enteritis ohne Kolitis", H. H. BERG (1931) von einem „inneren Durchfall", der unter Umständen, wie auch GUTZEIT und KUHLMANN (1933) bestätigen, nach außen hin sogar als Obstipation imponieren kann.

Gelegentlich werden bei schwereren Formen der Enteritis auch Gasblähungen mit kleinen Flüssigkeitsspiegeln beobachtet, wie GUTZEIT u. KUHLMANN (1933) sie zum ersten Male beschrieben haben und wie LAMPÉ (1924) sie bei der Gärungsdyspepsie beobachtete. Die Spiegelbildungen sind meist sehr klein und haben keine Ähnlichkeit mit den markanten Befunden, denen wir bei Ileussituationen begegnen.

Auch Retentionen von Speiseresten, die sich als etwa reiskorngroße Aufhellungen markieren, kommen vor.

Spezielle Entzündungen

Darmbrand (Enteritis necroticans)

Die Enteritis necroticans stellt eine pathologisch-anatomisch und klinisch gut charakterisierte Infektionskrankheit dar, die bereits nach dem ersten Weltkrieg von LUBARSCH (1921) beschrieben wurde und erstmalig im Frühsommer 1946 sowie im Sommer 1947 endemisch in den küstennahen Gebieten Norddeutschlands auftrat.

Genau wie damals glaubte man, in dem schlechten Ernährungszustand der Bevölkerung (Eiweißmangel, Vitaminmangel u. a.) den Wegbereiter dieser Erkrankung erblicken zu müssen. So schrieb SIEGMUND (1948), daß sich die Mehrzahl der Erkrankten oder Verstorbenen in einem schlechten bis dürftigen Ernährungszustand befunden hätte. Allerdings wurde die Erkrankung auch gelegentlich bei gut ernährten Menschen aus ländlichen Bezirken beobachtet. DORMANNS (1948) sah in dem gehäuften Auftreten der Krankheit geradezu ein alarmierendes Symptom für den schlechten Gesundheitszustand der Bevölkerung.

Pathologisch-anatomisch handelt es sich um eine schwere Entzündung. Die oberen und mittleren Dünndarmabschnitte werden bevorzugt befallen, im Dünndarm sind die Veränderungen ausgesprochen segmentär angeordnet. Zwischen den erkrankten Darmabschnitten liegen völlig unversehrte Bezirke. Gelegentlich sind auch das Ileum und das Kolon beteiligt. Selbst im Ösophagus und im Magen wurden Blutungen und umschriebene ödematöse Schwellungen beobachtet, doch kam es dort nie zu Nekrosen.

Im Frühstadium ähnelt die Erkrankung einer frischen Verätzung. Es finden sich oberflächliche Verschorfungen, die auf den Kuppen der Schleimhautfalten beginnen und von dort aus auf die tieferen Schichten übergreifen. Oft werden größere zusammenhängende Schleimhautbezirke, zuweilen aber nur unregelmäßige Inseln befallen. Dabei besteht ein hämorrhagisches Ödem aller Wandschichten mit fibrinösen Ausschwitzungen auf der Serosa. Die Falten sind mächtig verschwollen; ihre Oberfläche ist matt granuliert bzw. mit Fibrin und Schorfen bedeckt. Stellenweise erkennt man flächenhafte Schleimhautnekrosen, die in Fetzen in das Innere des Lumens hineinhängen. Nach dem Abstoßen der Nekrosen entstehen oberflächliche oder tiefere Geschwüre, die zu Blutungen oder Perforationen neigen. Meist jedoch heilen die Defekte ab und werden durch eine minderwertige, zottenarme Schleimhaut bedeckt. Bei tiefergreifenden Geschwüren

Abb. 9.144. Darmbrand
Völlig atonische obere Jejunumschlinge ohne jegliche Peristaltik. Die Falten sind mächtig verschwollen und quergestellt. Man erkennt die Breite der Schleimhautfalten am besten an den bogigen Randkonturen (Pfeile). Innerhalb des Darmlumens retinierte Speisereste (nach *Frik*).

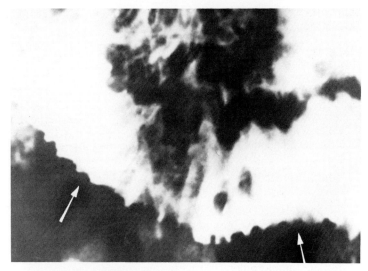

Abb. 9.145. Darmbrand
Resektionspräparat vom oberen Jejunum, etwa am 10. Krankheitstage. Mittelschwere Veränderungen, breite geschwollene Falten mit oberflächlichen Nekrosen und Fibrinauflagerungen. Das ausgeprägte Wandödem wird an den Schnittflächen gut sichtbar (Bild: Prof. *Jeckeln*).

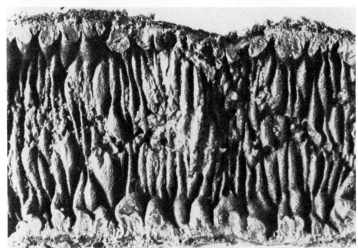

Abb. 9.146. Atypische primäre Geschwürsbildung im Dünndarm
Reliefveränderungen im mittleren Dünndarm (Pfeil) mit Verlust der Faltenzeichnung und relativer Enge. – 57jährige Patientin. Vor einigen Wochen Nephrektomie wegen Pyonephrose. 14 Tage vor der Krankenhausaufnahme Übelkeit und Erbrechen. Bei der Operation (Prof. *Stelzner*) fand sich eine zirkuläre Geschwürsbildung mit deutlicher Wandverdickung und narbiger Stenose. Histologisch (Prof. *Krauspe*): chronisches Ulkus mit fibröser Narbe.

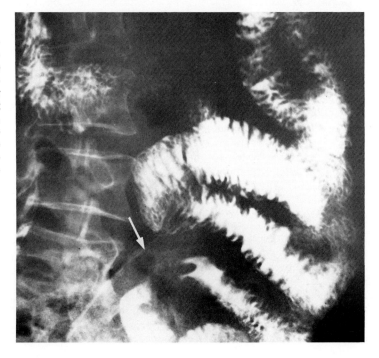

bleiben Narben mit ausgesprochener Schrumpfungsneigung zurück (SIEGMUND 1948).

Die Frage der Ätiologie ist noch umstritten. Die segmentäre Ausbreitung läßt – in Analogie zum Herpes zoster – auch an eine Virusinfektion denken. Allerdings wurden gelegentlich grampositive, dem Gasbrandbazillus ähnliche Anaerobier gefunden.

Klinisch unterscheidet man eine vorwiegend paralytische von einer mehr enteritischen Form (BEKKERMANN und LAAS 1947, DAMMERMANN 1947, JECKELN u. Mitarb. 1947, SIEGMUND u. Mitarb. 1948).

Meist beginnt die Erkrankung akut mit schweren Allgemeinerscheinungen, einem Kreislaufkollaps, heftigen Leibschmerzen und blutigen Diarrhöen. Die Milz ist nicht vergrößert; gelegentlich wird ein Druckschmerz im linken Oberbauch angegeben. Im Blutbild fällt eine ausgesprochene, langanhaltende Linksverschiebung mit toxischer Granulierung der Leukozyten auf. Die Blutsenkung ist stark erhöht; es besteht eine Indikanurie (NAGEL 1948). Die Mortalität betrug bei voll entwickelter, schwerer Erkrankung nach JECKELN u. Mitarb. (1947) etwa 50%.

Röntgenologisch ist das Krankheitsbild vor allem von MEYER-BURGDORFF u. FRIK (1947) studiert worden. Auf Übersichtsaufnahmen ohne Kontrastmittel findet man bei den paralytischen Formen eine starke Gasblähung im oberen Dünndarm mit Aufstellung der Schlingen nach Art „romanischer Bögen" und Spiegelbildungen.

Bei der Kontrastuntersuchung, die nicht vor dem 8. bzw. 12. Krankheitstage durchgeführt werden sollte, werden zunächst Störungen der Motilität beobachtet. Es fällt auf, daß gut abgegrenzte Abschnitte des Jejunums in einer Ausdehnung von 10–60 cm Länge keinerlei Förder- oder Mischbewegungen zeigen. Sie sind meist weiter als die übrigen Dünndarmschlingen, lassen sich nicht ausstreichen, sind dauernd mit Kontrastmittel gefüllt und enthalten oft retinierte Speisereste. Nur bei starkem Wandödem wird das Lumen eingeengt. Die Bewegungsvorgänge brechen an der Grenze zwischen den gesunden und befallenen Schlingen schroff ab und setzen sich dahinter wieder regelrecht fort. Bei der Untersuchung im horizontalen Strahlengang zeigen sich multiple, oft etagenförmig angeordnete Flüssigkeitsspiegel.

Das Schleimhautrelief ist in den erkrankten Abschnitten erheblich verändert; die Falten sind quergestellt, breit und starr, die Faltentäler schmal (Abb. 9.**144**). Oft konfluieren mehrere Falten zu einem kissenartig verschwollenen Bezirk. Die Konturen sind angenagt; zuweilen sieht man eine wabige Struktur. Fistelbildungen werden nicht beobachtet.

Primäres Dünndarmgeschwür

Sog. primäre Dünndarmgeschwüre sind selten. Sie kommen solitär und multipel vor. Ihre bevorzugte Lage ist das obere Jejunum und besonders das untere Ileum.

Die Ätiologie der Geschwüre ist offenbar nicht einheitlich. Neben lokal nekrotisierenden bzw. entzündungserregenden Faktoren werden Veränderungen an den Mesenterialgefäßen verantwortlich gemacht. Im Schrifttum wurden bisher etwa 500 Beobachtungen registriert.

Größe und Form der Geschwüre sind unterschiedlich. Meist liegen sie an der dem Mesenterialansatz gegenüberliegenden Darmwand. Sie können einen Durchmesser von 3–45 mm haben, linear, rundlich, oval, ring- oder sternförmig konturiert sein und ausgestanzte terrassenförmige, oder unterminierte Ränder aufweisen. Die regionalen Lymphknoten sind nur selten beteiligt.

Neben oberflächlichen Schleimhautdefekten werden auch tiefergreifende Geschwürsbildungen oder gar Perforationen beobachtet. Das männliche Geschlecht soll häufiger befallen sein als das weibliche (3 : 1).

Dem Krankheitsverlauf nach können akute von chronischen Geschwüren unterschieden werden. Meist beginnt die Erkrankung mit einem Subileus. Akute Geschwüre und narbige Ausheilungszustände kommen nebeneinander vor.

In jüngerer Zeit wurde eine gewisse Häufung von Dünndarmgeschwüren beobachtet (LINDHOLMER 1964, WELLMANN 1966). Da sich eine überzeugende Ursache dafür nicht ermitteln ließ, dachte man u. a. auch an einen Arzneimittelschaden. Vor allem wurden Thiazidderivate in Kombination mit Kaliumchlorid verantwortlich gemacht; man sprach geradezu von sog. „Kaliumgeschwüren". Da jedoch seit Jahren viele Menschen derartige Medikamente ohne jegliche Nebenwirkungen einnehmen und auch nur etwa die Hälfte der Patienten eine in dieser Richtung verdächtige Vorgeschichte aufwies, schien eine Verallgemeinerung dieser Vorstellung wenig einleuchtend.

1961 bzw. 1963 waren GAZES und unabhängig von ihm TEICHER eigentümliche Veränderungen an den Mesenterialgefäßen im Sinne von obliterierenden Sklerosen oder Phlebitiden aufgefallen. Sie wurden von ALEXANDER und SCHWARTZ (1966) sowie vor allem von KRAUSPE in einer gemeinsam mit STELZNER (1966) herausgegebenen zusammenfassenden klinischen und histologischen Arbeit bestätigt.

Daß hierbei auch noch andere Faktoren im Sinne einer Gefäßschädigung – Kollagenosen, Allergie, Leberzirrhosen – oder einer nekrotisierenden Entzündung – Tuberkulose, regionale Enteritis,

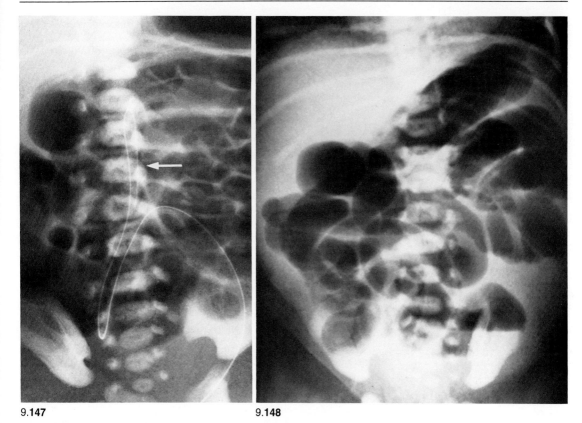

9.147 9.148

Abb. 9.147. Akute Darmischämie mit nachfolgender Enterokolitis
4 Std. altes Neugeborenes. – Der Nabelarterienkatheter ist fälschlicherweise in die A. mesenterica superior gelangt (Pfeil) und blockiert dadurch die arterielle Versorgung des Darmes. Starker Meteorismus.

Abb. 9.148. Dasselbe Kind wie in Abb. 9.147 im Alter von 24 Std. Hochgradige Darmdilatation mit Atonie und Ileus als Folge der iatrogenen Darmischämie, aus der sich eine nekrotisierende Enterokolitis entwickelte.

Abb. 9.149. Nekrotisierende Enterokolitis
Ausgesprochene Dünndarmblähung. Einige Darmschlingen lassen eine intramurale Gasansammlung erkennen. Diese Pneumatosis intestinalis findet sich als Luftsaum parallel der eigentlichen Darmwand (Pfeile). Orthograd verlaufende Darmlumina erscheinen mit einer Doppelkontur. – 11 Tage altes schwerkrankes Frühgeborenes mit blutigem Durchfall, aufgetriebenem Leib und Kollapsneigung. Später Perforation des Ileums, durch Übernähung geheilt.

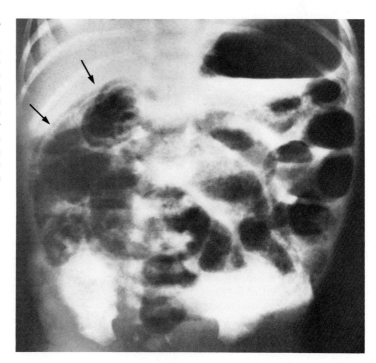

Zollinger-Ellison-Syndrom – eine begünstigende Rolle spielen können, leuchtet ein.

Röntgenologisch sind die Befunde entsprechend der unterschiedlichen Genese sehr variabel. Einige Geschwüre imponieren – ähnlich wie das postoperative Ulcus jejuni – als Nische, andere mehr als umschriebene Einengung des Lumens etwa im Sinne eines ringförmigen tuberkulösen Geschwürs bzw. einer Narbenstenose mit mehr oder weniger deutlicher prästenotischer Dilatation (Abb. 9.**146**).

EBELING (1933) und vor allem NUVOLI (1953) veröffentlichten ausgezeichnete Röntgenbilder; GOLDEN (1945) und wir (KRAUSPE u. STELZNER 1966) fanden ringförmige Stenosen, die trotz ihres tuberkuloseverdächtigen Aussehens histologisch eine exakte Diagnose nicht zuließen.

Bei Kindern sind primäre, nicht spezifische ileale Dünndarmgeschwüre nur vereinzelt beobachtet worden (GROSFELD u. Mitarb. 1970). Durch chronische oder gar akute Blutungen kommen Anämien zustande, während Perforationen oder Stenosen nur selten resultieren. Die Diagnose ist wie bei Erwachsenen sehr schwierig; oft wird das Geschwür erst bei einer Operation entdeckt.

Nekrotisierende Enterokolitis des Säuglings

Diese mit hoher Letalität behaftete Erkrankung wird heutzutage bei Neugeborenen, besonders bei Frühgeborenen, gelegentlich auch bei etwas älteren Säuglingen häufiger beobachtet bzw. diagnostiziert. Wahrscheinlich sind mehrere ätiologische Faktoren für das meist schwere Krankheitsbild verantwortlich zu machen. Genannt werden vor allem die neonatale Hypoxie bzw. Asphyxie, eine lokale Darmischämie, eine Austauschtransfusion, schwere Herzfehler bzw. Herzoperationen bei Neugeborenen, die Aufnahme infizierten Fruchtwassers, aber auch septische Allgemeininfektionen bzw. akute Darminfektionen (DRAINER u. ANDERSON 1971, DÉNES u. Mitarb. 1973, SPIER u. HÖPNER 1975, RICHMOND u. MIKITY 1975, KLEINMAN u. Mitarb. 1976).

Einige Autoren nennen als entscheidendes Ereignis eine Streßsituation, bei der es infolge einer plötzlichen Blutumverteilung (Bevorzugung von Gehirn- und Koronararterien) zur Hypoxie bzw. Ischämie des Darmes kommen soll. Diesen Überlegungen entsprechen auch klinische Beobachtungen, bei denen nach kurzdauernden Verschlüssen der A. mesenterica superior (z. B. durch einen Katheter) oder bei einer Blockade der Mesenterialvenen eine nekrotisierende Enterokolitis entstanden ist (Abb. 9.**147** u. 9.**148**). Aufgrund solcher Beobachtungen, insbesondere auch nach Ergebnissen von Tierversuchen, wurde die als Synonym verwendete Bezeichnung „ischämische Gastroenterokolitis" geprägt (TOULOUKIAN u. Mitarb. 1972), die eine Mangeldurchblutung des Darmes als pathogenetisch entscheidenden Faktor betont.

Pathologisch-anatomisch weist die Schleimhaut des Darmes oberflächliche Ulzerationen, Nekrosen und submuköse Blutungen, ferner pseudomembranöse Beläge auf. Rasch können diese Veränderungen sowie umschriebene oder ausgedehnte Entzündungen alle Darmschichten erfassen und von einer Durchwanderungsperitonitis begleitet werden. Am häufigsten und stärksten sind Ileum und Kolon befallen. Oft läßt sich intramural Gas nachweisen. Im Bereich schwer geschädigter Wandabschnitte ist jederzeit eine Perforation möglich.

Die schwere Erkrankung beeinträchtigt das junge Kind außerordentlich. Dünne, bald blutige Stühle, Nahrungsverweigerung, Erbrechen und eine rasche Exsikkation, eine Dyspnoe, ein aufgetriebener Leib und fehlende Darmgeräusche sind kennzeichnend.

Für die Diagnose dieser lebensbedrohlichen Erkrankung ist die Röntgenuntersuchung außerordentlich wichtig. Man muß sich praktisch auf Übersichtsaufnahmen beschränken, die bei den schwerkranken Kindern oft nur im Bett bzw. im Inkubator angefertigt werden können. Dabei sind Zusatzaufnahmen in Seitenlage oder mit horizontalem Strahlengang bei Rückenlage des Kindes zum Nachweis von Dünndarmspiegeln, einer Perforation oder von Exsudat in der freien Bauchhöhle sehr hilfreich.

Die Aufgabe des Radiologen besteht in der *Frühdiagnose,* der *Verlaufsbeobachtung* und der *Aufdeckung von Spätkomplikationen.*

Weil die Röntgensymptome im Wesentlichen unspezifisch sind, kann eine Frühdiagnose nur aufgrund der Röntgenaufnahmen *und* des klinischen Bildes gestellt werden. Die Röntgensymptome gehen allerdings den klinischen Erscheinungen voraus, so daß von seiten des Radiologen häufig nicht nur sehr früh der Verdacht auf die Krankheit ausgesprochen wird, sondern wir auch auf sich anbahnende Komplikationen hinweisen können.

Die *Frühdiagnose* basiert auf drei wichtigen Röntgensymptomen, nämlich der *Darmdilatation* bzw. einem starken Meteorismus, einer *intramuralen Gasansammlung* und *Luft in der Pfortader.*

1. Die *Darmdilatation* betrifft den Dünn- und Dickdarm. Sie ist die Folge einer schweren Darmschädigung mit funktionellem Ileus oder einer mechanischen Obstruktion. Man trifft die Darmdilatation fast immer an, sie geht den klinischen Symptomen einige Stunden voraus und korreliert etwa mit der Schwere des klinischen Befundes.

Abb. 9.**150.   Nekrotisierende Enterokolitis bei Herzfehler**
2 Monate alter Säugling mit schwerem angeborenem Vitium, bei dem es wiederholt zu kurzdauerndem Herz- und Atemstillstand kam. – Ausbildung einer nekrotisierenden Enterokolitis mit starkem Meteorismus und Ileus, einer Darmlähmung und intramuraler Gasansammlung (unterer Pfeil), in deren Verlauf sich auch Luft im Pfortadersystem (oberer Pfeil) fand. Das Kind verstarb.

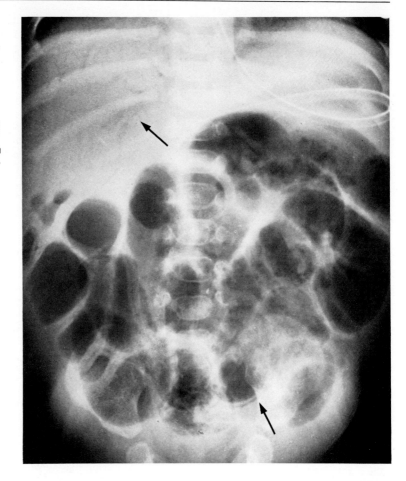

Abb. 9.**151.   Dickdarmstenose nach nekrotisierender Enterokolitis**
Hochgradige narbige Stenose im Querkolon mit röhrenförmiger Enge und zerstörter Schleimhaut. Prästenotische Dilatation. – 3 Monate alter Säugling. Perforation des Darmes und Peritonitis während einer schweren Enterokolitis. Die Entwicklung der Stenose ist der Grundkrankheit und ihren Komplikationen zuzuschreiben (Bild: Dr. *Meradji*).

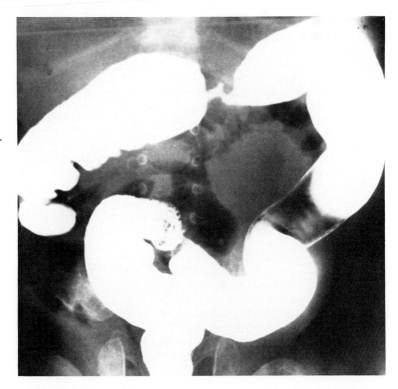

Ihr kann rasch eine ausgeprägte Ileussituation mit Spiegelbildungen im Darmlumen folgen. Der vergrößerte Abstand zwischen den einzelnen Schlingen weist auf eine Verdickung der Darmwand oder auf intraperitoneale Flüssigkeit hin.

2. Die *intramurale Gasansammlung* erscheint in Form schmaler und unregelmäßiger Aufhellungsstreifen parallel des Darmlumens; bei orthograd getroffenen Darmschlingen entstehen Ringfiguren. Man hat oft Mühe, diese diskreten Veränderungen zu entdecken, besonders dann, wenn der Dickdarm reichlich Stuhl enthält. Dieses Frühsymptom ist nicht immer (nur in ca. 60% der Fälle) vorhanden, bekräftigt aber den klinischen Verdacht. Es kann rasch auftreten und wieder schnell verschwinden, wobei die intramurale Gasmenge auch nicht mit der Schwere der Krankheit korreliert (Abb. 9.**149**).

3. Falls intramural angesammeltes Gas längs der Mesenterialvenen in die *Pfortader* weitergeleitet wird oder durch Bakterienaszension in der Pfortader selbst entsteht, läßt sich dieses ebenfalls flüchtige Ereignis in Form baumartig verzweigter, dünner Aufhellungslinien innerhalb des hilusnahen Leberschattens erkennen (Abb. 9.**150**). Dieses Symptom ist nicht so häufig (in etwa 10% der Fälle) wie die intramurale Gasansammlung anzutreffen und wird öfter bei schwerem als bei leichtem Krankheitsverlauf gesehen. Differentialdiagnostisch muß ausgeschlossen werden, daß die Luft nicht etwa über einen Nabelvenenkatheter versehentlich in die Pfortader eingebracht wurde.

Die Untersuchung mit Kontrastmittel wird während der akuten Krankheitsphase von vielen Autoren (auch von uns) wegen der Perforationsgefahr vermieden, wurde gelegentlich aber doch mit Erfolg durchgeführt. Man fand dabei hochgradige Schleimhautveränderungen mit flächenhaft ausgebreiteten Ulzerationen, eine unregelmäßig zakkige Wandkontur und eine Lumeneinengung der betroffenen Darmabschnitte.

Natürlich muß diese Untersuchung sehr behutsam vorgenommen und nur wasserlösliches Kontrastmittel verwendet werden (Berdon u. Mitarb. 1964, Dietel u. Hartmann 1967, Siegle u. Mitarb. 1976). Der Kontrasteinlauf kann allerdings differentialdiagnostisch bei einer Ileussituation des Neugeborenen notwendig sein, um ein Megacolon congenitum oder eine Malrotation auszuschließen.

Für die wichtige *Verlaufsbeobachtung* sind häufige Röntgenaufnahmen erforderlich, die bei leichteren Erkrankungen anfangs täglich, bei schwereren sogar mehrmals täglich angefertigt werden sollen. Da auch bei Komplikationen die Röntgensymptome den klinischen Erscheinungen vorauseilen (und eine chirurgische Behandlung erforder-

lich machen können), ist eine hohe Untersuchungsfrequenz gerechtfertigt.

Freie Luft in der Bauchhöhle signalisiert eine Darmperforation.

Freie intraperitoneale Flüssigkeit (Transparenzminderung im Unterbauch bzw. den dorsalen Partien) ist ein Beweis einer Peritonitis, die sich häufig auf der Grundlage einer Perforation ausbildet.

Wenn sich die allgemeine Darmdilatation plötzlich in eine *asymmetrische Luftverteilung* mit Dilatation umwandelt, gilt dies als ein kritisches Zeichen, weil diese Veränderungen auf der Grundlage einer schweren Nekrose erfolgen. Dies trifft auch zu, wenn bei allgemeiner Abnahme der Darmluft eine Schlinge isoliert über Stunden erweitert bleibt. Nach Operationserfahrungen erfolgt dies in einem nekrotischen Darmabschnitt.

Eine komplette *intestinale Obstruktion* aufgrund einer lokalen schweren Nekrose, von Adhäsionen, von Fistelbildungen oder Abszessen gilt auch als Operationsindikation.

Unmittelbar postoperativ (nach Übernähung oder Darmresektion) sind Röntgenkontrollen erforderlich, wobei eine erneute Flüssigkeitsansammlung im Bauchraum und die Verminderung der Luftfüllung des Darmes als kritische Zeichen gelten.

Weil aufgrund der Behandlung heutzutage viele Säuglinge eine nekrotisierende Enterokolitis überleben, ist es nach leichteren Erkrankungen, besonders aber bei schweren Verläufen, erforderlich, nach Spätfolgen zu fahnden. Sie zeigen sich einige Wochen bis Monate, gelegentlich auch erst später in Form lokaler tubulärer oder zirkulärer Dünn- und Dickdarmstenosen (Abb. 9.**151**). Auch mehrfache Stenosen kommen vor. Im Gefolge von Übernähungen bzw. End-zu-End-Anastomosen nach Resektionen sind ebenfalls Engen beobachtet worden (Penner u. Mitarb. 1974, Meradji 1975, Bell u. Mitarb. 1976, Schäfer u. Young 1977). Falls große Dünndarmabschnitte entfernt werden mußten, sind erhebliche Resorptions- und Ernährungsstörungen zu befürchten.

Regionale Enteritis (Crohn)

1932 beschrieben Crohn, Ginzberg u. Oppenheimer erstmalig zusammenfassend pathologischanatomisch und klinisch eine entzündliche Dünndarmerkrankung, die sie als „regionale bzw. terminale Ileitis" bezeichneten. Allerdings hatten bereits Combe u. Saunders (1806) sowie Laewen (1914) gleichartige Beobachtungen gemacht.

Da sich die Veränderungen jedoch keineswegs (wie zunächst angenommen) auf das Ileum beschränken, sondern gelegentlich auch isoliert

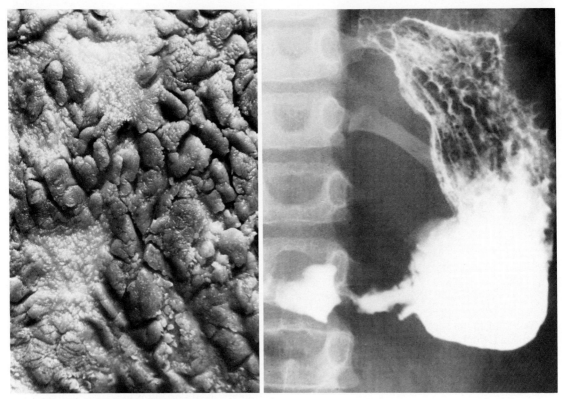

Abb. 9.152. Regionale Enteritis (Crohn)
Lupenvergrößerung des Schleimhautbildes eines Resektionspräparates (Dr. *Schlotter*). Man sieht einen Wechsel von relativ ebenen und plumpen Granulationen mit grobpolypösen Schleimhautwucherungen, dem sogen. „Pflastersteinrelief".

Abb. 9.153. (rechts) Crohnsche Krankheit des Magens
Umschriebene Einengung des praepylorischen Antrums mit zerstörter Schleimhaut, unregelmäßigen Konturen und Ulzerationen. Endoskopisch und histologisch verifiziert. – 7jähriges Kind.

Abb. 9.154. Regionale Enteritis (Crohn) im Duodenum
Röhrenförmige Enge vor der Flexura duodenojejunalis. Kordelartige Reliefformationen im oberen Jejunum vom Typ des sog. „string-sign". – 73jähriger Mann mit Oberbauchbeschwerden, Gewichtsabnahme, Brechneigung und Anämie. Operativ und histologisch als regionale Enteritis verifiziert (Prof. *Konjetzny*).

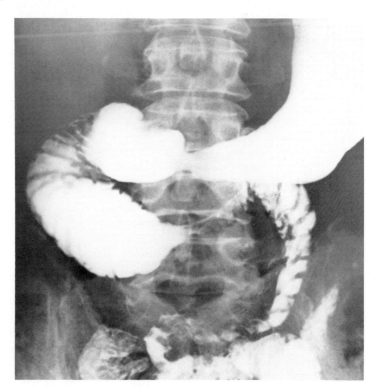

oder zusammenhängend den Ösophagus und Magen, das Duodenum, das Jejunum und vor allem das Kolon befallen – auch unsere erste Beobachtung (KONJETZNY 1932) betraf das Sigma – schlugen HARRIS u. Mitarb. (1933) die Bezeichnung „chronisch vernarbende Enteritis" vor. Sie ist wohl ebenso prägnant wie die heute allgemein übliche Bezeichnung „regionale Enteritis" oder „Crohnsche Krankheit".

Die Ätiologie der Erkrankung ist unbekannt. Neben mechanischen und diätetischen Ursachen werden toxische, immunologische bzw. allergische Faktoren diskutiert. In den letzten Jahren wurde bereits ernstlich von der Möglichkeit einer Virusinfektion gesprochen (SCHNEIRSON 1962, CAVE 1973, ARONSON 1974, BEEKEN u. GITNICK 1976).

Pathologisch-anatomisch handelt es sich um eine in Schüben verlaufende Entzündung mit Ulzerationen der Schleimhaut, einer serösen Durchtränkung der Submukosa und der Serosa, reaktiven Veränderungen am Mesenterialansatz und in den regionalen Lymphknoten.

In ausgeprägtem Zustand ist die Serosa fleckig gerötet und sulzig verdickt. Sie zeigt oberflächliche Fibrinauflagerungen. Die Muscularis propria wird von einem kapillarreichen Bindegewebe durchsetzt. Es finden sich Granulome, die bis in die Serosa reichen.

Besonders eindrucksvoll sind die Veränderungen im Bereiche der Submukosa. Hier charakterisieren Ödeme, eine Erweiterung der Lymphgefäße, zellige Infiltrationen und Epitheloidzellgranulome das histologische Bild.

Die eigentliche Schleimhaut ist ödematös verschwollen, wird von Lymphozyten und Plasmazellen durchsetzt, ist mit einer zähen Schleimschicht bedeckt und zeigt eine ausgesprochen grobpolypöse Oberfläche („Pflastersteinrelief"). Die stellenweise desquamierte Mukosa wölbt sich wulstig zwischen einem Netzwerk von Ulzerationen vor, die z. T. tief bis in die Muscularis propria reichen und dort kleine Abszesse unterhalten. Aberrierende Drüsenelemente vom Typ der Pylorusdrüsen sowie herdförmig angeordnete Granulationen verstärken den polypoiden Charakter der Schleimhaut. An anderen Stellen ist die Mukosa durch serpiginöse Erosionen völlig zerstört und wird durch ein flachpolypöses Granulationsgewebe ersetzt (Abb. 9.**152**).

In fortgeschrittenen Stadien kommt es zu einer tumorartigen, derben Fibrosierung und Schrumpfung der gesamten Darmwand mit unregelmäßiger Einengung des Lumens (sklerosierend-stenosierende Form) sowie einer massiven Lipsklerose des Mesenterialansatzes.

Die Ausdehnung des Prozesses ist unterschiedlich; er kann 10–30 cm, aber auch wesentlich länger sein. Es werden isolierte, unilokuläre Veränderungen beobachtet, häufiger jedoch ein ausgesprochen segmentärer Befall, wobei kranke und gesunde Bezirke miteinander abwechseln (sog. „skip lesions" bzw. „skip areas"). Der Prozeß macht meist an der Ileozökalklappe halt, greift jedoch auch gelegentlich auf das Zökum bzw. das Colon ascendens über und ruft dann das Bild einer „Ileokolitis Crohn" hervor.

Fisteln, gedeckte Perforationen und Abszeßbildungen werden in etwa 35% der Patienten registriert (VAN PATTER 1952). Am häufigsten finden sich Dünndarmfisteln (23%) oder Fisteln zwischen Dünn- und Dickdarm (zum Zökum in 24%, zum Sigma in 19%). Aber auch zu den Harnwegen und dem weiblichen Genitale sind innere Fistelbildungen beschrieben worden (FORBES u. DUNCAN 1937). Äußere Fisteln kommen dagegen etwas seltener vor (15%).

Eine Krebsbildung auf dem Boden der regionalen Enteritis ist, abgesehen von wenigen Einzelbeobachtungen (JONES 1969, FARMER 1970), ungewöhnlich, weil reaktive Überschußbildungen – im Gegensatz zur ulzerösen Kolitis – nur eine unbedeutende Rolle spielen. Im Pathologischen Institut der Universität Hamburg wurde bisher keine einzige Beobachtung dieser Art registriert.

Die Crohnsche Krankheit lokalisiert sich sehr selten in den *Ösophagus* und verursacht meist eine Stenose (FRÖHLICH u. Mitarb. 1976).

Im *Magen* kann die Krankheit das Antrum befallen, eine Enge hervorrufen und die Entleerung beeinträchtigen (NELSON 1968, FARMAN u. Mitarb. 1975, HABERMANN u. Mitarb. 1976) (Abb. 9.**153**).

Im *Duodenum* beobachtet man als Krankheitsfolge eine Stenosierung (Abb. 9.**154**), die meist im Bereich der Flexura duodenojejunalis liegt (THOMPSON u. Mitarb. 1975, KOISCHWITZ u. Mitarb. 1976).

Isolierte Manifestationen im *Jejunum* werden in etwa 10% der Erkrankungen gefunden (CHRISPIN u. TEMPANY 1967, MARSHAK u. LINDNER 1976).

Das *terminale Ileum* ist bei mehr als der Hälfte aller Patienten isoliert erkrankt, wird in 80–85% aber mitbetroffen.

Man schätzt, daß sich die Crohnsche Krankheit in etwa 30% der Fälle ausschließlich in den Dickdarm lokalisiert oder den Dickdarm einbezieht.

Der Beginn der Beschwerden ist meist schleichend und uncharakteristisch. Die Patienten klagen über Müdigkeit, Abgeschlagenheit und Gewichtsverlust. Später können kolikartige Schmerzen im rechten Unterbauch vom Typ einer Appendizitis auftreten. Daher wird häufig in dieser Krankheitsphase eine Appendektomie durchgeführt, ohne daß sich bei der Operation die Appendix als pathologisch erweist. Die Schmerzen

Abb. 9.155. Regionale Enteritis (Crohn), Frühstadium
Verwaschene Reliefzeichnung mit Querstellung der Falten in einer der mittleren Dünndarmschlingen. Lipomatose am Mesenterialansatz, charakterisiert durch die Konkavität der Kontur (Pfeil). – 32jähriger Patient. In den letzten 6 Jahren fünfmal Attacken von krampfartigen Schmerzen im Mittelbauch, Meteorismus und Durchfall.

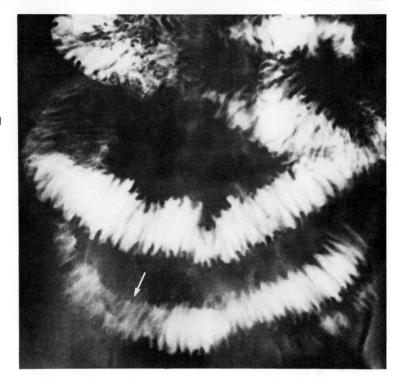

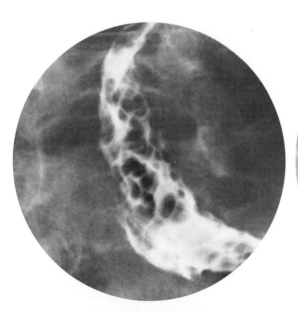

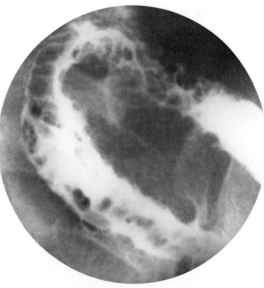

Abb. 9.156a. Pflastersteinrelief (Morbus Crohn)
Zielaufnahme einer unteren Ileumschlinge. Rundliche, unterschiedlich große Aufhellungen im Füllungsbild bei dosierter Kompression. Die Wandkonturen sind entsprechend verändert. – 12jähriger Junge.

Abb. 9.156b. Pflastersteinrelief (Morbus Crohn)
Dasselbe Kind wie in Abb. 9.156a. – Die Reliefveränderungen erstreckten sich über eine Länge von 20 cm. Distanzierung beider Schenkel der Dünndarmschlinge infolge einer Verdickung der Darmwand und des Mesenteriums.

werden von leichtem Fieber und Durchfällen begleitet. Nur selten bestehen stärkere Blutungen, eine Anämie oder eine Störung der Fettresorption.

Die Erkrankung befällt am häufigsten Patienten zwischen dem 20. und 30. Lebensjahr, doch werden auch höhere Altersgruppen bis zu 70 Jahren (VAN PATTER 1954) sowie Kinder und Jugendliche betroffen (RHUDE u. KEATS 1965, LASSRICH 1969, EHRENPREIS u. Mitarb. 1971, BRUNNER u. Mitarb. 1976, HAUKE u. Mitarb. 1978).

Röntgendiagnostik: Ziel der Röntgenuntersuchung ist es, die makroskopisch-anatomischen Läsionen der Schleimhaut, alle Veränderungen der Darmwand und des Mesenteriums, Komplikationen sowie funktionelle Krankheitsfolgen darzustellen. Das Röntgenverfahren vermag, besser als jede andere Untersuchungsmethode, uns genaue Informationen über Sitz und Ausdehnung des entzündlichen Prozesses, über seinen Verlauf und seine Komplikationen zu liefern. Die Erfahrung zeigt aber, daß kein einzelnes Röntgensymptom für sich allein die Diagnose einer Crohnschen Krankheit gestattet. Erst nach der Beurteilung aller Veränderungen läßt sich ein fundierter Verdacht aussprechen oder gar die Erkrankung mit Sicherheit diagnostizieren. Nur eine morphologisch ausgerichtete Röntgenuntersuchung ermöglicht die Darstellung der charakteristischen Schleimhaut- und Wandveränderungen, aber auch die Beurteilung ihrer funktionellen Auswirkungen. Endoskopische Verfahren ergänzen heutzutage, zusammen mit der Biopsie, die Röntgenuntersuchungen und gelten in vielen Kliniken bereits als obligat.

Die Röntgenuntersuchung soll mit einer Nativaufnahme des Abdomens begonnen werden. Zwar ist sie bei frischer Erkrankung meist unergiebig, aber nach längerer Krankheitsdauer (Nieren- und Gallensteine) und bei Ausbildung eines Konglomerattumors mit einer Ileussituation oder gar bei toxischem Megakolon unumgänglich. Der Übersichtsaufnahme wird ein Kontrasteinlauf (mit Doppelkontrastuntersuchung) angeschlossen, dem eine Untersuchung des übrigen Magen-Darm-Traktes folgen soll. Diese Reihenfolge erlaubt innerhalb kürzester Zeit die Untersuchung des *gesamten* Magen-Darm-Traktes. Alle Teiluntersuchungen lassen wichtige Fragen offen.

Die *Angiographie* (Aa. mesenterica superior und inferior) wird gelegentlich zur Diagnose, häufiger noch zur Differentialdiagnose herangezogen, um Informationen über Ausdehnung und Aktivität der Erkrankung zu erhalten (vgl. Abb. 9.**167** u. 9.**168**). Diese Untersuchungen haben manchmal positive Ergebnisse bei der Differenzierung zwischen florid-entzündlichen und narbig-fibrotischen Veränderungen erbracht. Auch kann man Adhäsionen eindeutiger erkennen, als dies mit den üblichen Kontrastmethoden möglich ist (DOMBROWSKI 1973).

Die röntgenologisch darstellbaren Veränderungen betreffen die *Schleimhaut*, die *Darmwand*, das *Mesenterium* sowie *Komplikationen*.

Schleimhaut: Die Röntgenuntersuchung kann in Frühfällen im Stich lassen. Bald aber ähneln die Bilder weitgehend denen einer unspezifischen banalen Enteritis (Abb. 9.**155**) bzw. Kolitis, da lediglich eine Verbreiterung oder Wulstung der Schleimhautfalten zu erkennen ist. Bei Befall des Jejunums, des Ileums, des terminalen Ileums oder des Kolons, wo normalerweise das lymphatische Gewebe in der Schleimhaut üppig entwickelt ist, wird das Relief bald durch grobknotige Formationen charakterisiert („Pflastersteinrelief"). Sie entstehen durch die Ausbildung reaktiv vergrößerter Lymphfollikel, stehengebliebene Schleimhautinseln bzw. -regenerate, durch Granulationen, ein entzündliches Ödem und durch Ulzerationen. Gemeinsam mit den längs- bzw. querverlaufenden Fissuren verursachen sie ausgefranste, irreguläre Konturen („Spiculae") und lineare Streifenschatten. Die 1–2 cm langen Geschwüre bevorzugen die Seite des Mesenterialansatzes (Abb. 9.**156**–9.**160**).

Sobald die Ulzerationen auf Kosten der dazwischenliegenden Schleimhautinseln zunehmen und das Pflastersteinrelief ersetzen, entsteht röntgenologisch ein irreguläres Netzwerk. Die Zerstörung der Schleimhaut ist nach einiger Zeit gewöhnlich so vollständig, daß nur einige Inseln entzündlicher Mukosa (entzündliche Schleimhautpolypen) übrigbleiben und Füllungsdefekte mit weichen Konturen und unterschiedlicher Größe produzieren. Zuletzt resultiert das Bild einer starren, unregelmäßig aufgerauhten Röhre, die mit Kontrastmittel gefüllt ist und keine Schleimhautoberfläche mehr erkennen läßt. Die veränderten Darmabschnitte setzen sich ziemlich scharf von den gesunden Partien ab.

Nach einiger Zeit verkürzt sich auch die mesenteriale Seite des Darmes, weil infolge der Schleimhautulzera sowie der reaktiven Lipomatose des Mesenteriums diese Seite gerafft und verkürzt wird. Durch den exzentrischen Wandbefall kommt es auf der gegenüberliegenden Seite zu girlandenförmigen Taschenbildungen in Form von Pseudonischen oder Pseudodivertikeln.

Darmwand: Das submuköse Ödem bzw. die ödematöse derbe Infiltration aller Wandschichten hat allmählich eine Verdickung und eine Elastizitätsminderung zur Folge. Auch die einsetzende Fibrose und die fortschreitende Fibrosklerose wirken in dieser Richtung, so daß eine solche Schlinge tumorähnlich starr, verkürzt und verengt erscheint. Die verdickte und rigide Darmwand distanziert die benachbarten Schlingen und ist als

Abb. 9.157. Regionale Enteritis (Crohn)
Kontrolluntersuchung des Dünn-
darms nach der Methode von Sellink
bei bereits bekannter Crohnscher
Krankheit. Für die Gesamtuntersuchung wurden nur etwa 20 Min. benötigt. Hochgradig verändertes terminales Ileum, dessen Schleimhaut
zerstört, dessen Lumen eingeengt
und dessen Wand verdickt ist. Neue
Läsionen oder Komplikationen ließen sich nicht aufdecken. – 14jähri-
ger Junge.

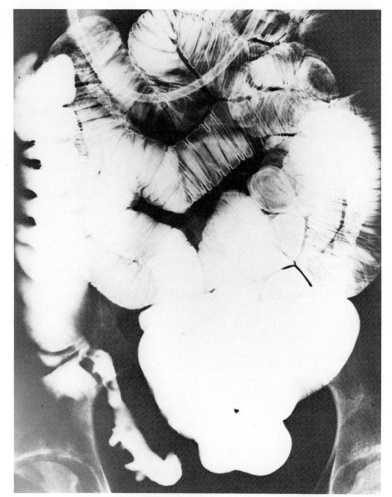

Abb. 9.158. Reginale Enteritis (Crohn) im unteren Ileum
Bogig verlaufende, röhrenförmig de-
formierte Dünndarmschlingen mit
grobpolypöser Reliefzeichnung und
starren Konturen. Mächtige Lipomatose des Mesenterialansatzes, so
daß die Schlinge in einem großen
Bogen ausgespannt erscheint.

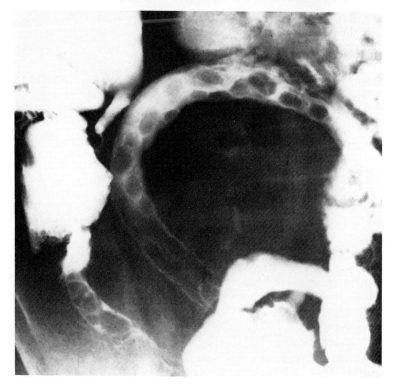

walzenförmige Resistenz während der Durchleuchtung gut zu tasten. Am Ort der Erkrankung findet man meist eine umschriebene Abwehrspannung.

Das sog. „string sign" stellt ein Röntgensymptom der bereits fortgeschrittenen Crohnschen Krankheit dar, kommt sowohl in der nichtstenotischen als auch der stenotischen Phase vor und wird meist im terminalen Ileum beobachtet. Man sieht dabei eine unregelmäßig dünne Schattenbildung, die in ihrem Aussehen an einen gedrehten Wollfaden erinnert. Das Symptom kommt durch eine inkomplette Bariumfüllung eines kurzen Darmabschnittes zustande, dessen Lumen aufgrund von Entzündungen, Ulzerationen und lokaler Spasmen eingeengt ist. Wiederholte Zielaufnahmen zeigen, daß solch ein Darmabschnitt doch eine gewisse Dehnungsfähigkeit beibehält.

Rigide Engen beruhen auf einer starken und bleibenden Wandverdickung. Diese *Stenosen* können sich auf 1–2 cm erstrecken, aber auch wesentlich länger sein. Mit einer hochgradigen, bleibenden Verengung ist immer eine prästenotische Dilatation verbunden. Dieser oft maximal dilatierte Dünndarmabschnitt besitzt eine eigene Pathologie und Röntgensymptomatologie mit erheblicher Retention von Darminhalt, dem Festhalten verschluckter Fremdkörper, mit Entzündungen, einer Muskelhypertrophie und Widerstandsperistaltik sowie gelegentlich sogar einer Subileussituation (Abb. 9.**161** u. 9.**162**).

Mesenterium: Seine Veränderungen (Ödem, Verdickung, Liposklerose) lassen sich röntgenologisch nur indirekt darstellen. Weil das verdickte und starre Mesenterium und die vergrößerten Lymphknoten eine Pelottenwirkung auf den Darm ausüben, sind die betroffenen Darmschlingen oft bogig ausgespannt oder imprimiert.

Komplikationen: *Fisteln* gelten als eine typische Komplikation der Crohnschen Krankheit. Sie kommen einzeln oder als ein System zahlreicher, wirr angelegter Gänge vor und kombinieren sich auch mit Abszessen (Abb. 9.**163**–9.**165**). Zum Nachweis innerer Fisteln muß man versuchen, durch entsprechende Palpationsmanöver vorübergehend einen Überdruck im Darmlumen zu erzeugen oder während der Darmfüllung etwas Kontrastmittel in die Fistel zu pressen. Isolierte Fistelkanäle sind leicht, sich überlappende, unregelmäßige Strichschatten oft schwer zu interpretieren. Fisteln werden manchmal deswegen nicht gefunden, weil sie von anderen Darmschlingen vollständig überdeckt sind. *Enterovesikale Fisteln* stellen die Ursache hartnäckiger Harnwegsinfektionen dar. Ihr Nachweis erfordert eine zusätzliche urologische Röntgenuntersuchung (i. v. Urographie, Zystographie).

Eine *freie Perforation* erfolgt nur selten. Luftsicheln unter den Zwerchfellkuppen beweisen solch einen Durchbruch. Er kommt fast nur im Dünndarmbereich zustande. Plötzlich auftretende Fieberschübe, Kollapsneigung, Benommenheit und Tachykardie sollten stets den Verdacht auf eine sich anbahnende Geschwürspenetration mit sog. „toxischem Megakolon" erwecken, wie wir es allerdings häufiger bei der ulzerösen Kolitis beobachten.

Die Frage nach der *Aktivität* der schubweise verlaufenden Crohnschen Krankheit läßt sich röntgenologisch nicht verbindlich beantworten. Die Differenzierung zwischen einer akuten oder chronischen Phase, zwischen einem Früh- oder Spätstadium des entzündlichen Prozesses ist mit einer einmaligen Kontrastmitteluntersuchung sowieso nicht möglich. Auch bleibt die Einteilung in eine stenotische und eine nichtstenotische Form rein deskriptiv. Diese prinzipiellen diagnostischen Schwierigkeiten erlauben es auch nicht, den Erfolg oder Mißerfolg einer medikamentösen Therapie mit genügender Sicherheit aus den Änderungen der Röntgensymptomatologie abzulesen (Abb. 9.**167** u. 9.**168**).

Differentialdiagnostisch kommen vor allem die Tuberkulose, das Lymphosarkom, die Lymphogranulomatose, die Vasculitis allergica, der Darminfarkt und schließlich – wie MARSHAK 1955 sie schilderte – schwere Formen des Abführmittelabusus in Frage.

Ungewöhnlich schwierig kann unter Umständen die Differentialdiagnose zwischen einer Crohnschen Krankheit und einem abgeheilten *Darminfarkt* sein, zumal es auch dabei histologisch zu einer massiven submukösen Fibrose kommt (WHITEHEAD 1975). Hier leistet die intestinale Angiographie wertvolle Dienste. In der röntgenologischen Literatur sind Darminfarkte seit längerem unter dem Begriff der „ischämischen Darmerkrankungen" bekannt. NELSON u. EGGLESTON (1960), MARSTON, PHELLS, THOMAS u. MORSON (1969), HUBER u. AKORBIANTZ (1970), MARSHAK u. LINDNER (1971) sowie DINGENDORF, SWART u. HABERICH (1971) haben anhand vergleichender gastroenterologischer und angiographischer Studien über entsprechende Beobachtungen berichtet (Abb. 9.**169**–9.**172**).

Das klinische Bild wird weitgehend von der Art und der Lokalisation der Zirkulationsstörung bestimmt. FAUST u. HARTWEG (1973) unterscheiden drei verschiedene Typen, nämlich: akute, subakute und milde Verlaufsformen.

1. *Akute* Formen sind meist durch plötzlich auftretende, kolikartige Leibschmerzen mit Meteorismus und blutigen Durchfällen charakterisiert. Oft besteht ein lokalisierter Druck- und Loslaßschmerz. Die alkalische Phosphatase kann erhöht sein.

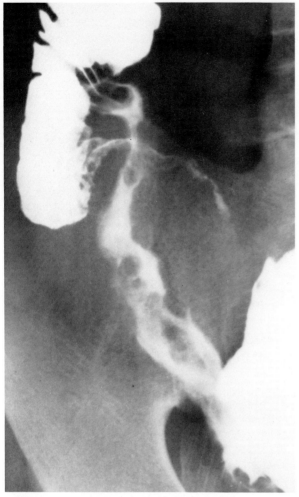

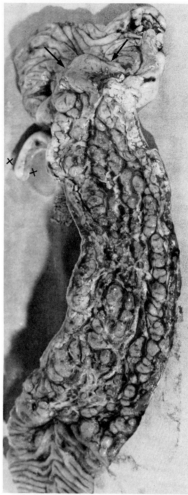

9.**159**   9.**160**

Abb. 9.159.   Regionale Enteritis (Crohn)
Zerstörte Schleimhaut im terminalen Ileum mit Ausbildung
eines Kopfsteinpflasterreliefs und unregelmäßigen angenagten Konturen in der starren und verdickten Schlinge. –
13jähriger Junge mit Leibschmerzen, rezidivierenden
Durchfällen und Gewichtsverlust. Fühlbare druckempfindliche Resistenz in der Ileozökalgegend.

Abb. 9.160.   Regionale Enteritis (Crohn)
Operationspräparat zu Abb. 9.**159**. Erhebliche Reliefveränderungen im terminalen Ileum im Sinne einer grobpolypösen Schleimhauthyperplasie. Appendix (××), Ileozökalklappe (Pfeile).

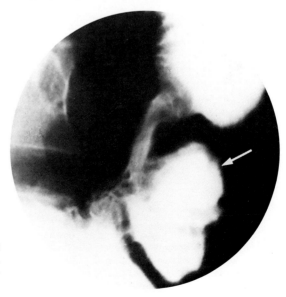

Abb. 9.161.   Dünndarmstenose bei Morb. Crohn
11jähriges Kind. – Zielaufnahme einer Ileumschlinge mit
röhrenförmiger Enge und praestenotischer Dilatation.
Pseudodivertikel (Pfeil) durch asymmetrischen Wandbefall.

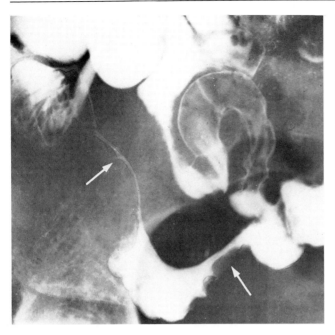

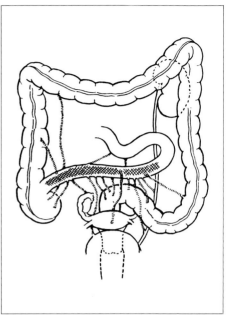

Abb. 9.162. Stenosen bei regionaler Enteritis (Crohn)
Hochgradige Engen an der letzten Ileumschlinge (Pfeile). – 22jähriger Patient, der wegen Verdachtes auf Appendizitis operiert wurde. Es fand sich aber eine typische regionale Enteritis. Trotz der Stenosen bestanden niemals ileusartige Symptome.

Abb. 9.163 (oben rechts). **Fistelbildungen bei regionaler Enteritis (Crohn)**
Aufgezeigt sind Dünndarm – Dünndarmfisteln, Dünndarm – Dickdarmfisteln, Dünndarm – Ureterfisteln, ferner Fisteln zwischen Dünndarm und Uterus, zwischen Dünndarm und Tube, zwischen Dünndarm und Blase. Nicht dargestellt wurden Dünndarm – Scheidenfisteln sowie die blind im Mesenterium endenden Kanäle.

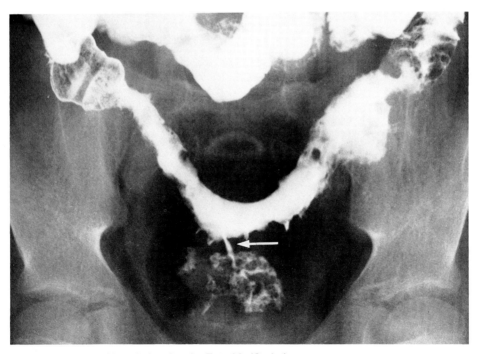

Abb. 9.164. Fistelbildung bei regionaler Enteritis (Crohn)
Gezielte Übersicht des terminalen Ileums, das nur noch ein starres, deutlich verdicktes Rohr darstellt. Die Schleimhaut ist zerstört, die Wandkontur unregelmäßig. Durch eine Fistelöffnung (Pfeil) tritt strahlartig Kontrastmittel in das Sigma über. – 14jähriges Mädchen. Seit 1 Jahr Appetitlosigkeit, Abmagerung, Anämie und Leibschmerzen im Unterbauch mit fühlbarer Resistenz.

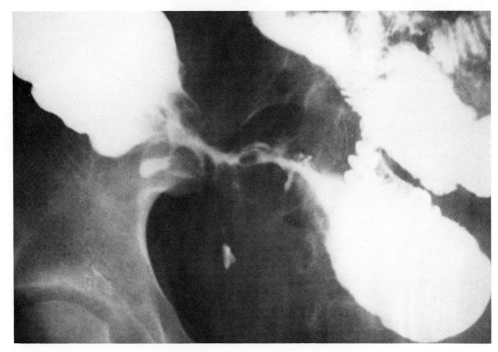

Abb. 9.165. Fistelbildung bei regionaler Enteritis (Crohn)
Stenose im Bereich des terminalen Ileums mit Verlust der Schleimhautzeichnung und prästenotischer Dilatation. 3 cm lange Fistel. – 13jähriges Kind. Mit 10 Jahren Appendektomie. Der Wurmfortsatz erwies sich dabei als normal und das Ileum im terminalen Anteil als deutlich verdickt; die regionalen Lymphknoten waren vergrößert. Jetzt seit 1 Jahr periodisch Fieberattacken, Übelkeit, Durchfall und Gewichtsverlust. Bei der Relaparotomie als Enteritis regionalis (Crohn) verifiziert.

Abb. 9.166. Rektovaginale Fistel bei regionaler Enteritis (Crohn)
Tiefliegende rektovaginale Fistelbildung (Pfeil) bei regionaler Enteritis Crohn des Rektums. Bei der Kontrastdarstellung des unteren Dickdarms füllt sich von dem röhrenförmig deformierten Rektum aus (links im Bild) über eine Fistel die Scheide (Doppelpfeil). Gezielte Übersicht in linker Seitenlage.

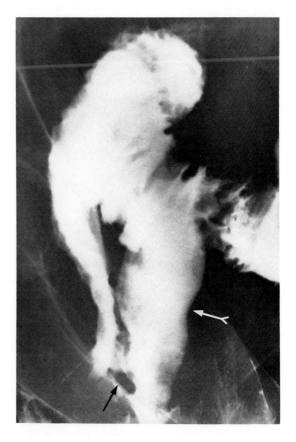

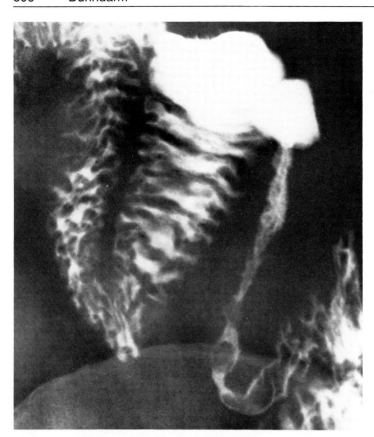

Abb. 9.167. Enteritis regionalis (Crohn) im oberen Jejunum
Umschriebene, etwa 12 cm lange Stenose mit polypoiden Reliefveränderungen im oberen Jejunum. Die Darmwand ist im Bereich des stenosierten Abschnittes massiv verdickt (Bild: Prof. *Dombrowski*).

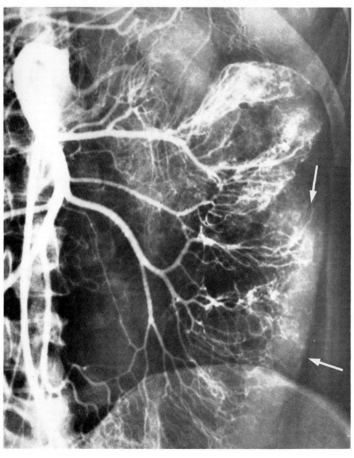

Abb. 9.168. Enteritis regionalis (Crohn) im oberen Jejunum
Derselbe Patient wie in Abb. 9.167. Bei der selektiven Angiographie der A. mesenterica superior findet sich eine intensive Kontrastanfärbung der verdickten Darmwand (Pfeile). Die Wandarterien sind im erkrankten Segment deutlich weiter und zahlreicher als in den gesunden Abschnitten (Bild: Prof. *Dombrowski*).

Abb. 9.169. Darminfarkt
Selektive Angiographie der A. mesenterica superior. Umschriebene Thromben in 2 kleinen Jejunalästen (Pfeile). – 55jähriger Patient, mehrfach akute Bauchbeschwerden mit kolikartigen Schmerzen im rechten Unterbauch, absolute Arrhythmie. Operation: livide Verfärbung von 70 cm Dünndarm. Mit Rücksicht auf die noch ausreichende Durchblutung wurde auf eine Resektion verzichtet (Bild: Prof. *Swart*).

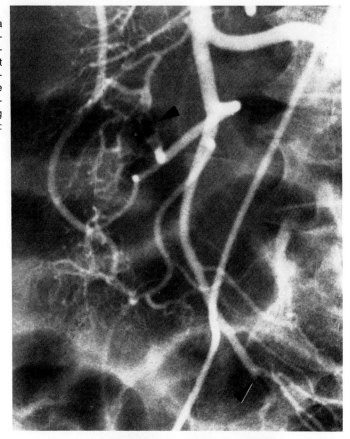

Abb. 9.170. Darminfarkt
Derselbe Patient wie in Abb. 9.169, 12 Wochen später. Bei einer Magen-Darm-Passage wurden 3 relative Engen im unteren Ileum gefunden, die weitgehend an eine regionale Enteritis (Crohn) erinnern. Nunmehr haben sich auch Durchfälle eingestellt. In einer Subileussituation wurden 40 cm Dünndarm reseziert. Histologisch: Ileitis terminalis.

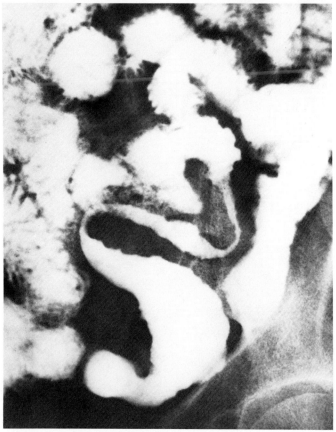

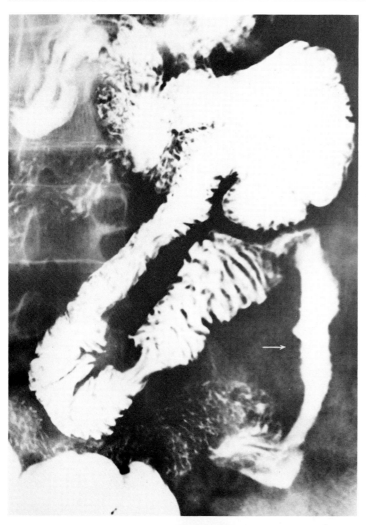

Abb. 9.**171.   Zustand nach Darminfarkt**
Relative Enge im oberen Jejunum mit
unregelmäßig arrodierten Konturen
(Pfeil). – 50jähriger Mann mit intermittierend auftretenden Ileusattacken und
kardiovaskulären Komplikationen. Ursprünglich als regionale Enteritis
(Crohn) aufgefaßt. Bei einer Röntgenkontrolle etwa 1 Jahr später fand sich
nur noch eine 2 cm lange, allerdings
auch wesentlich engere Stenose mit gelegentlich auftretenden Passagestörungen. Daher Resektion der Stenose. Histologisch: Narbengewebe.

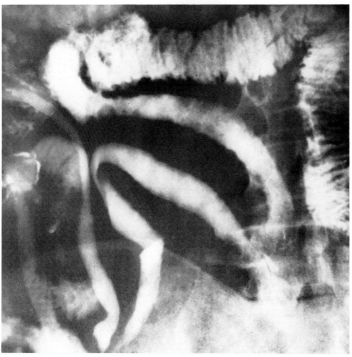

Abb. 9.**172.   Zustand nach Darminfarkt**
Etwa 60 cm lange bandförmige Stenose
im Ileum vom Typ einer regionalen
Enteritis (Crohn). – 68jährige Patientin.
Vor einigen Wochen linksseitige kolikartige Oberbauchschmerzen mit Erbrechen und blutigen Durchfällen. Zuletzt
komplette Stuhl- und Windverhaltung.
Thrombose des linken Beines.

Abb. 9.173. Ileokolitis Crohn
Schwere Kontur- und Reliefveränderungen im unteren Dünndarm, der Klappengegend, vor allem aber im aufsteigenden Kolon und im Transversum mit ausgeprägten Pflastersteinformationen, die abrupt im Querkolon enden. – 14jähriger Junge mit Schmerzen im rechten Unterbauch, Durchfällen und Fieberschüben. Stärkerer Gewichtsverlust.

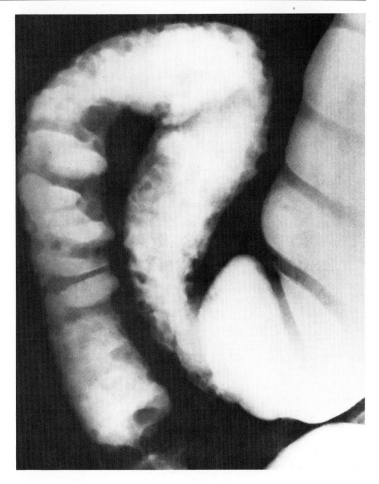

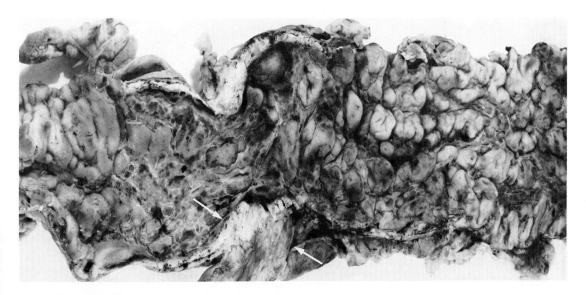

Abb. 9.174. Ileokolitis Crohn
Resektionspräparat zu Abb. 9.173. Eröffnet und dargestellt sind der Zökumpol und das Colon ascendens mit ausgesprochen grobpolypösen Reliefveränderungen und Ulzerationen. Ileozökalklappe = Pfeile. – 1 Jahr später Rezidiv im Operationsgebiet und im Querkolon.

2.*Subakute* Zustände werden mehr als dumpfe Schmerzen geschildert, die 1–2 Std. post cenam beginnen und nach 2–4 Std. wieder abklingen. Der Schmerzgrad hängt meist vom Umfang der eingenommenen Nahrungsmenge ab. Gelegentlich bestehen Übelkeit, Erbrechen und Durchfälle.

3. Die *mildeste* Form verläuft unter dem Bilde einer intestinalen Angina mäßigen Grades. Meist handelt es sich um Kranke, die das 50. Lebensjahr bereits überschritten und auch sonst schon gelegentlich über kardiovaskuläre Insuffizienzerscheinungen geklagt haben. Traumen, rheumatische Erkrankungen, Neoplasien, Hernien und lokale intraabdominelle Entzündungen werden als auslösende Faktoren angesehen.

Schließlich sollte man differentialdiagnostisch auch an Veränderungen durch einen *Strahlenschaden* („Strahlenenteritis") denken. Weil die Dünndarmschleimhaut gegenüber ionisierenden Strahlen besonders empfindlich ist, kommt es nach Bestrahlungen zu Hyperämie und Ödem, zu Ulzerationen und Nekrosen, ja sogar zu Perforationen der Darmwand mit Fisteln. Die Muscularis propria wird dann in den Entzündungsprozeß einbezogen, sobald stärkere Veränderungen an den Arterien, Venen und Lymphgefäßen (Endothelproliferationen, Thrombosen) vorliegen. Schließlich heilt der Prozeß unter Ausbildung von Stenosen und Adhäsionen ab. Alle Darmwandschäden bleiben meist scharf auf das Bestrahlungsfeld beschränkt und zeigen sich am häufigsten im Ileum, weil Bestrahlungen im Beckenbereich relativ oft vorgenommen werden müssen.

Röntgenologisch kann man zu Beginn Reliefveränderungen und funktionelle Störungen finden, die denen einer Enteritis entsprechen. Die Schleimhautfalten sind verbreitert, die Darmwand ist ödematös verdickt, so daß sich die einzelnen Schlingen stärker voneinander distanzieren. Nach Monaten oder Jahren heilt der Prozeß unter Ausbildung von Stenosen ab (vgl. Abb. 1.**27**).

Sowohl während der akuten als auch der Spätphase können die röntgenologischen Veränderungen denen einer Crohnschen Krankheit sehr ähneln (MARSHAK 1967, HERZER u. VERGAU 1973). Die Anamnese ist hier differentialdiagnostisch von besonderem Gewicht.

Dickdarmbefall: Nicht selten greift der entzündliche Prozeß vom terminalen Ileum aus auf das Zökum, das Colon ascendens und das Colon transversum über (Ileokolitis Crohn). Diese Lokalisation ist ebenso charakteristisch wie der isolierte segmentäre Dickdarmbefall. Beim Übergang der Entzündung vom Dünndarm aus werden gelegentlich eine Verdickung und Insuffizienz der Bauhinschen Klappe beobachtet, wobei sich die Klappenlippen portio-artig in das Dickdarmlu-

men vorwölben (KUHLMANN u. RATING 1941). Die seinerzeit von BROOKE u. COOKE (1951) als Sonderform bzw. Übergangsform zur Colitis ulcerosa herausgestellte Ileokolitis hat sich später als Crohnsche Krankheit erwiesen.

Isolierte Erkrankungen des *Dickdarms* zeigen etwa die gleiche Röntgensymptomatologie wie bei Befall des Dünndarms. Es kann hier sowohl zu einer diffusen, häufiger aber zu einer segmentären Veränderung kommen.

Beim Kontrasteinlauf fallen zunächst die verminderte Kapazität und zuweilen sehr heftige Kontraktionen auf. Nicht immer läßt sich dabei zwischen lokalen Spasmen und organischen Stenosen unterscheiden. Übermäßig starke, segmental angeordnete Haustrationen, besonders nach Entleerung des Kontrastmittels, werden von RHUDE u. KEATS (1965) als Frühsymptom beschrieben. Mit zunehmender Wandverdickung verliert sich die Haustration; es kommt zur Ausbildung von Reliefveränderungen im Sinne eines Wandödems sowie zur Entwicklung grobpolypöser Schleimhautwülste mit dazwischenliegenden Ulzerationen. Der Verdacht auf eine Crohnsche Krankheit verstärkt sich, wenn typisch asymmetrische Wandveränderungen vorliegen, bei denen auf der Gegenseite eine normale Haustrenbildung fortbesteht. Im weiteren Verlauf kann es zur Ausbildung multipler Strikturen kommen (Abb. 9.**173**–9.**176**).

Innere Fisteln sind möglich, aber Analfisteln so häufig, daß ihr Nachweis in erster Linie an die Crohnsche Krankheit denken läßt. Man soll sie mit Hilfe einer Fistelfüllung darstellen, falls es nicht gelingt, sie schon während des Kontrasteinlaufes oder bei der Defäkation sichtbar zu machen.

Die Unterscheidung zwischen einer Colitis ulcerosa und einer Crohnschen Dickdarmerkrankung ist röntgenologisch manchmal schwierig oder unmöglich. Diagnostisch hilfreich bleibt die Tatsache, daß die ulzeröse Kolitis gewöhnlich im Rektum beginnt und aufsteigt, blutige Durchfälle produziert und hauptsächlich die Mukosa verändert. Fisteln sind sehr selten. Die Crohnsche Krankheit dagegen beginnt gewöhnlich in der Ileozökalgegend, verändert die Schleimhaut im Sinne eines Pflastersteinreliefs, befällt segmentartig die tieferen Schichten des Darmes und schreitet distalwärts fort. Endoskopie und Biopsie vermögen bei der Abgrenzung beider Erkrankungen entscheidend weiterzuhelfen.

Nichtsklerosierende Ileitis (Golden)

1945 beschrieb GOLDEN eine neuartige Dünndarmerkrankung, die er bewußt von den sklero-

Abb. 9.175. Ileokolitis Crohn
Grobpolypöse Schleimhautveränderungen im unteren Ileum sowie im aufsteigenden und proximalen Querkolon. – 26jähriger Patient. Seit 1 Jahr Schmerzen im rechten Mittelbauch. Täglich mehrfach schaumig-stinkende Durchfälle. Insgesamt 21 kg Gewichtsverlust, Anämie, Störung der Fettresorption. Angesichts der wirkungslosen internen Therapie Resektion von 30 cm Ileum und des größten Teils des Dickdarms. Anastomose zwischen Ileum und Sigmoid. Histologisch: weder typische Colitis ulcerosa noch typische Enteritis regionalis (Crohn).

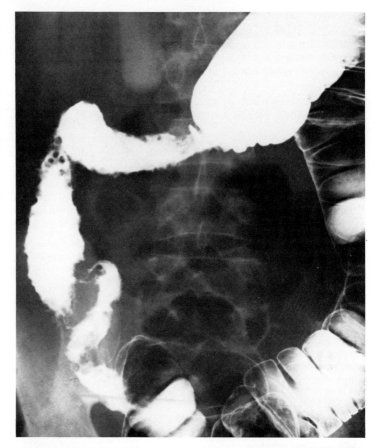

Abb. 9.176. Ileokolitis Crohn
Derselbe Patient wie Abb. 9.175; 1 Jahr später. Es haben sich erneut Durchfälle eingestellt. Bei einer Röntgen-Kontrolluntersuchung Rezidiv im unteren Ileum dicht vor der Anastomose. Es kam zu Ileussituationen. Im Mittel- und Unterbauch fühlte man einen mannskopfgroßen Tumor, der einer massiven Liposklerose des Mesenterialansatzes entsprach. Patient starb einige Monate später an einer fistelnden Peritonitis.

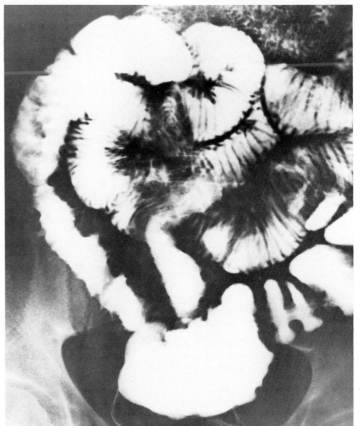

sierenden Formen der regionalen Enteritis im Sinne von CROHN, GINZBERG u. OPPENHEIMER (1932) abgrenzte. Seine Beobachtungen bezogen sich fast ausschließlich auf Mädchen im Alter zwischen 10 und 20 Jahren, die über rechtsseitige Unterbauchschmerzen vom Typ einer Appendizitis klagten. Gelegentlich bestanden Durchfälle mit Schleim- oder Blutbeimengungen.

Der Röntgenbefund war charakterisiert durch Schleimhautveränderungen im unteren Ileum. Es fanden sich rundliche Aufhellungen von Pfefferkorn- bis Linsengröße, die an eine Polypose erinnerten. Sie ließen sich meist nur unter dosierter Kompression nachweisen. GOLDEN (1945) bezeichnete den Zustand als „the cobblestone ileum". In anderen Fällen waren die Falten verbreitert bzw. irritiert, oder es bestand eine Wulstung der Ileozökalklappe. Meist fand sich während der Palpation eine umschriebene Druckschmerzhaftigkeit der untersten Dünndarmschlingen. Man fühlte das verdickte Ileum unter den Fingern hin- und herrollen. Mehrere Patienten wurden laparotomiert. Bei einigen wurde die Appendix entfernt, obwohl sie makroskopisch einwandfrei erschien. Die unterste Dünndarmschlinge war verdickt.

Die Veränderungen bildeten sich bei einigen Patientinnen im Laufe der nächsten Wochen zurück, bei anderen blieben sie trotz Nachlassens der Beschwerden bestehen. Innerhalb einer Beobachtungszeit von 10 Jahren konnte in keinem Fall die Entwicklung einer sklerosierenden Enteritis (Crohnsche Krankheit) beobachtet werden. Da keine Probeexzision aus dem unteren Ileum vorgenommen wurde, blieb die Histologie ungeklärt.

1941 waren bereits von STRÖMBECK und unabhängig von ihm von MARINA-FIOL und ROF-CARBALLO ähnliche Fälle beschrieben worden. Alle drei Autoren führten in Anlehnung an die Arbeiten von LAURELL (1932) die Schleimhautveränderungen auf eine Hyperplasie des lymphatischen Apparates (Lymphfollikel und Peyersche Plaques) zurück. Seitdem ist von mehreren in- und ausländischen Autoren diese Ansicht bestätigt worden (PRÉVÔT 1950, BÜCKER u. FEINDT 1951, ARNULF u. BUFFARD 1953, LASSRICH 1953).

Als typische Röntgensymptome werden beschrieben:

1. vorübergehende und reversible Vergrößerungen der Lymphfollikel und Peyerschen Plaques in der terminalen Ileumschlinge und der Appendix unter Ausbildung eines pseudopolypösen Reliefs,

2. Wandverdickung und Tastbarkeit der terminalen Ileumschlinge,

3. verminderte Kontraktionsfähigkeit,

4. umschriebener Druckschmerz,

5. Schwellung und Schmerzhaftigkeit der Ileozökalklappe,

6. Vergrößerung der ileozökalen Lymphknoten.

Zuweilen konzentrieren sich die vergrößerten Follikel und hyperplastischen Plaques derart stark auf einen umschriebenen Bezirk, daß sich regelrechte *Darmtonsillen* bilden. Sie können die Entwicklung einer Invagination begünstigen. LAURELL (1932) hat bereits auf derartige Befunde bei Kindern aufmerksam gemacht. Die Größe der Follikel erreicht ihren Höhepunkt während der Zeit der stärksten Beschwerden und nimmt in den beschwerdefreien Intervallen ab, wie Serienbeobachtungen und Kontrolluntersuchungen zeigten (Abb. 9.**177**–9.**184**).

Die Darstellung der Reliefveränderungen soll durch Zielaufnahmen erfolgen. Eine einwandfreie Palpation und die Beurteilung des Tastbefundes am terminalen Ileum und des Klappenringes ist nur bei ganz entspannten Bauchdecken möglich. Diese Voraussetzungen muß man sich während der Untersuchung von Kindern verschaffen.

Bei den Veränderungen am lymphatischen Gewebe des terminalen Ileums, der Ileozökalklappe und der ileozökalen Lymphknoten handelt es sich offenbar um eine reaktive Hyperplasie nach mehr oder weniger alltäglichen, wahrscheinlich toxischen, bakteriellen oder viralen Darminfekten. Hinzu kommen eine sulzige Durchtränkung der unteren Ileumschlinge und des zugehörigen Mesenteriums sowie eine lokale Lymphknotenreaktion. Diese Befunde sind mehrfach bei Appendektomien verifiziert worden. LASSRICH (1953) hat auf die Bedeutung dieser Veränderungen als eine der möglichen Ursachen von „Nabelkoliken" aufmerksam gemacht.

Während STRÖMBECK (1937) und PRÉVÔT (1948) die von GOLDEN (1945) gewählte Nomenklatur „nichtsklerosierende Ileitis" verwandten bzw. beibehielten, wurde von anderen Autoren das Krankheitsbild als „Enteritis follicularis" (MARINA-FIOL 1962), als „Pseudopolyposis lymphatica ilei" (SCHMIEDEN u. WESTHUES 1927, BÜCKER u. FEINDT 1951), „Iléite lymphoide terminale" (ARNULF u. BUFFARD 1953) und schließlich „Ileitis catarrhalis" (LASSRICH u. SCHÄFER 1953) bezeichnet.

Unsere Vorstellungen über die Ausprägung des lymphatischen Gewebes im Darm und besonders im terminalen Ileum bei Kindern beruhen überwiegend auf der Untersuchung von Sektionspräparaten. Man kann hieraus jedoch nur bedingt Schlüsse auf den Normalzustand ziehen, weil jede langdauernde, zehrende und zum Tode führende Krankheit eine Reduktion des lymphatischen Gewebes zur Folge hat. Inzwischen liegen ausreichende Erfahrungen an plötzlich aus voller Gesundheit durch Unfälle zu Tode gekommenen

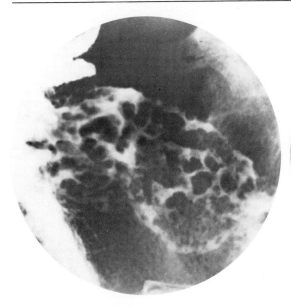

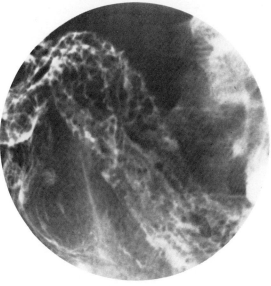

Abb. 9.177. Nichtsklerosierende Ileitis (Golden), Höhepunkt
Beetartige Aufhellungen vom Typ des Kopfsteinpflasterreliefs im Bereich der verdickten und druckschmerzhaften terminalen Ileumschlinge. – 11jähriger tuberkulinnegativer Junge mit Nabelkoliken.

Abb. 9.178. Nichtsklerosierende Ileitis (Golden), nach Heilung
Derselbe Patient wie Abb. 9.177, 2 Monate später. Vollständige Rückbildung der Reliefveränderungen. Es zeigen sich lediglich dem Alter entsprechende kleinere Lymphfollikel.

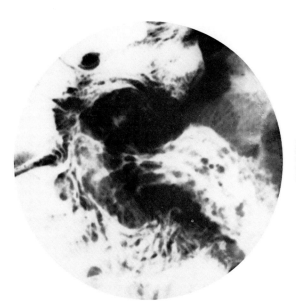

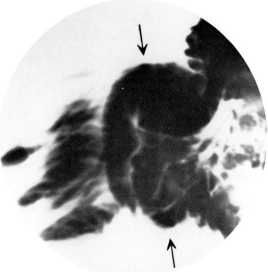

Abb. 9.179. Schwellung der Ileozökalklappe bei nichtsklerosierender Ileitis (Golden)
Dasselbe Kind wie in Abb. 9.177. – Der entzündliche Prozeß hat 3 Wochen nach Beginn auf die Ileozökalklappe übergegriffen. Sie ist erheblich verdickt, tastbar und druckschmerzhaft und ragt pilzförmig in das Lumen des Zökums. Das starke Ödem beider Klappenlippen engt die Einmündung des terminalen Ileums deutlich ein.

Abb. 9.180. Schwellung der Ileozökalklappe bei beginnender Tuberkulose
Beispiel für reaktive Veränderungen der Klappenregion mit starker Wulstung der Klappenlippen (Pfeile) bei Verdacht auf frische Ileozökaltuberkulose. – 11jähriger, anfangs tuberkulinnegativer Junge. Ständig ungeklärte Temperaturerhöhung mit Schmerzen im rechten Unterbauch. 6 Wochen später positive Tuberkulinreaktion.

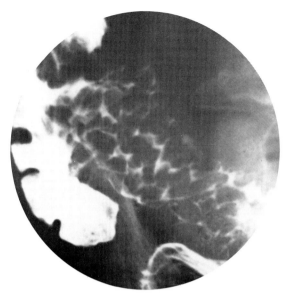

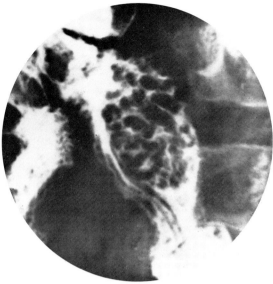

Abb. 9.181. Nichtsklerosierende Ileitis (Golden)
Starke reaktive Vergrößerung der Lymphfollikel im terminalen Ileum, das verdickt und druckempfindlich war. – 7jähriges Kind. Die Veränderungen am terminalen Ileum wurden während einer Appendektomie bestätigt.

Abb. 9.182. „Darmtonsille"
Gut mandelgroße Aufhellung im Bereich der terminalen Ileumschlinge mit unregelmäßig wabiger Schleimhaut. Die Veränderungen entsprechen einem ungewöhnlich großen Peyerschen Plaque. – 7jähriges Mädchen.

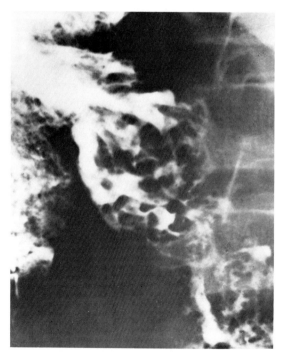

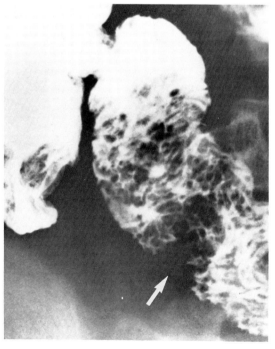

Abb. 9.183. Nichtsklerosierende Ileitis (Golden), Höhepunkt
Starke Vergrößerung der Lymphfollikel im terminalen Ileum. Tastbare, verdickte Darmschlinge mit lokaler Druckempfindlichkeit. – Das während einer Appendektomie entnommene Gewebsstückchen zeigte über einem Peyerschen Haufen einen chronischen Reiz- und Entzündungszustand der Schleimhaut (Prof. *Krauspe*).

Abb. 9.184. Nichtsklerosierende Ileitis (Golden), Heilung
Dasselbe Kind wie in Abb. 9.183, 6 Wochen später. Normalisierung des Reliefs unter medikamentöser Behandlung. Der 13jährige Junge war jetzt beschwerdefrei. Der Pfeil bezeichnet den Ort der Probeexzision.

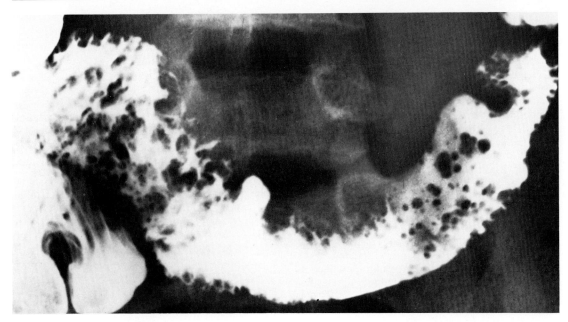

Abb. 9.185. Yersinia-Ileitis
Ausgesprochen grobpolypöse Reliefveränderungen durch reaktive Vergrößerung der Lymphfollikel und der Peyerschen Plaques im terminalen Ileum, besonders in Klappennähe. – 12jähriger Junge. Seit 2 Monaten rezidivierende Leibschmerzen mit Druckschmerz im Ileozökalbereich. Kein Durchfall, Leukozytose. Komplementbindungsreaktion auf Yersinia pseudotuberculosa 1 : 500 positiv.

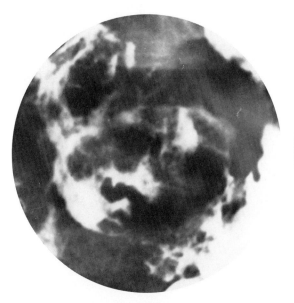

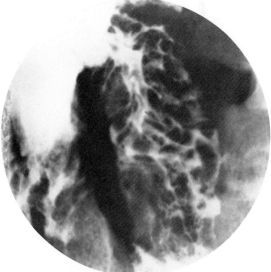

Abb. 9.186. Terminales Ileum bei Masern
Untersuchung während des Prodromalstadiums wegen Schmerzen im rechten Unterbauch. Beetartige Vergrößerung der Lymphfollikel und der Peyer'schen Haufen als Symptom reaktiver Veränderungen des Lymphgewebes durch die Grundkrankheit. – 4jähriges Kind.

Abb. 9.187. Terminales Ileum bei Scharlach
Passagere Vergrößerung der Lymphknötchen in der Schleimhaut während der akuten Krankheitsphase. Normalisierung des Reliefs nach 4 Wochen. – 12jähriges Kind mit Scharlach und Leibschmerzen im rechten Unterbauch.

Kindern vor, die uns auch über die physiologische Entwicklung des lymphatischen Gewebes einwandfrei unterrichten. Demnach gehören gut entwickelte Lymphfollikel im Dünndarm beim Kinde in einigen Altersstufen zum Normalbefund (vgl. Abb. 9.**12**–9.**14**).

Die Follikel stellen in der Darmschleimhaut die erste Zone der Abwehr gegen alle eindringenden Noxen bakterieller, viraler und toxischer Art dar. Als anatomischer Ort der Auseinandersetzung wird das Retikuloendothel der Reaktionszentren mit seinen phagozytären und speichernden Fähigkeiten sowie seinen biologischen Abwehrleistungen angesehen. Eine große Zahl experimenteller Untersuchungen spricht auch dafür, daß das gesamte lymphatische Gewebe im Dienste der Immunstoffbildung steht. Aus Tierversuchen ist ferner bekannt, daß üppige Fütterung über längere Zeit eine deutliche Zunahme, Hunger und schwer resorbierbare Nahrung dagegen eine starke Rückbildung des lymphatischen Gewebes mit sich bringen (CHARLESWORTH u. Mitarb. 1970, SCHENKEN u. Mitarb. 1975, JONA u. Mitarb. 1976).

Nachdem SIEGMUND (1929) bereits vom pathologisch-anatomischen Standpunkt darauf hingewiesen hatte, daß eine Vergrößerung des lymphatischen Apparates im unteren Dünndarm keineswegs immer eine Erkrankung im Sinne einer „Enteritis nodularis" bzw. „follicularis" zu sein braucht, hat WELLS (1948) diese Tatsache auch röntgenologisch bestätigen können. Sie stellte als erste an 14 gesunden Kindern unter 13 Jahren fest, daß polypoide Reliefveränderungen im unteren Dünndarm im Kindesalter zum Normalbefund gehören, daß sie bei gut genährten stärker entwickelt sind als bei schwächlichen Kindern, und belegte ihre Behauptung mit ausgezeichneten Röntgenbildern und histologischen Präparaten. LASSRICH (1953) studierte an 130 darmgesunden Kindern im Alter von 2 und 14 Jahren die Entwicklung der Follikel in den verschiedenen Altersstufen. Er konnte dabei nachweisen, daß der Grad der Hyperplasie im wesentlichen altersgebunden ist, daß er seinen Höhepunkt im Kleinkindes- und frühen Schulalter erreicht, um sich mit einsetzender Pubertät wieder zurückzubilden. Die Häufung des lymphatischen Gewebes ist am deutlichsten an der medialen oberen Kontur der letzten Ileumschlinge unmittelbar vor der Ileozökalklappe, in einer Gegend also, in der auch der Typhus und die Tuberkulose sich ansiedeln und ihre ersten Röntgensymptome zeigen („Alarmknötchen" [MARINA-FIOL 1945]).

Voraussetzung für die Diagnose „nichtsklerosierende Ileitis" ist stets, daß mehrere der unter 1–6 (s. oben) angegebenen Kriterien vorhanden sind. Eine üppige Ausprägung der Lymphfollikel im terminalen Ileum ist weder krankhaft noch ungewöhnlich.

Während der letzten Jahre wurde mehrfach über Infektionen mit den gramnegativen Keimen der *Yersinia pseudotuberculosis* und *enterocolitica* berichtet. Diese Erkrankung vermag unter dem Bilde unklarer abdomineller Beschwerden oder gar einer Appendizitis entzündliche Veränderungen am terminalen Ileum herbeizuführen, die während Appendektomien verifiziert werden konnten. Die Bestätigung der Diagnose erfolgt bakteriologisch und serologisch.

Röntgenologisch zeigen sich dabei im terminalen Ileum in einer Ausdehnung von 10–20 cm anfangs polypoide Reliefveränderungen durch vergrößerte Lymphfollikel, später ein diffuses Ödem mit Rigidität und Verdickung der Darmwand (Abb. 9.**185**). Die Röntgensymptome überdauern oft die Beschwerden, bilden sich aber innerhalb von 1–2 Monaten zurück (HARDT u. Mitarb. 1973, SHRAGO 1976, EKBERG u. Mitarb. 1977, HEIN u. KNAUFF 1978).

CHÉRIGIÉ u. Mitarb. (1955) haben auf Veränderungen der Lymphfollikel im terminalen Ileum bei Masern und Röteln aufmerksam gemacht. Wir selbst konnten diese Befunde bestätigen und sahen reaktive Vergrößerungen der Lymphfollikel ferner bei Tonsillitis, Scharlach, der Mononukleose und bei Diphtherie (Abb. 9.**186**–9.**187**).

JAKOB (1948) und BÖHM (1950) haben unabhängig voneinander über diffuse Follikelhyperplasien bei Darmtuberkulose berichtet. Während BÖHM diese Befunde als eine Art allergischer Reaktion auf die tuberkulöse Infektion auffaßte, schien JAKOB einen solchen Zusammenhang nicht anzunehmen. Wie wir selbst mehrfach beobachten konnten, treten in der Tat derartige Hyperplasien gelegentlich im Verlaufe rezidivierender unspezifischer Enteritiden auf, und zwar nicht nur bei jüngeren, sondern auch bei älteren Patienten. Differentialdiagnostisch muß in erster Linie an eine Polypose, an eine Crohnsche Krankheit, an die Darmtuberkulose, Folgen von Allergien bzw. an retinierte Speisereste gedacht werden (Abb. 9.**188**–9.**190**).

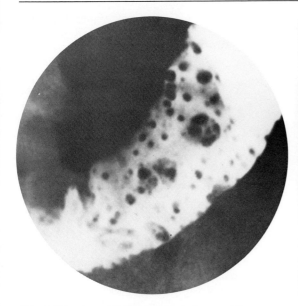

Abb. 9.188.   Lymphfollikel in einer Ileumschlinge
Zielaufnahme einer Darmschlinge im linken Unterbauch.
Punktförmige Aussparungen durch offenbar reaktiv ver-
größerte Lymphfollikel, die teilweise in Peyerschen Pla-
ques angeordnet sind. – 11jähriges Kind. Vor 4 Wochen
Enteritis.

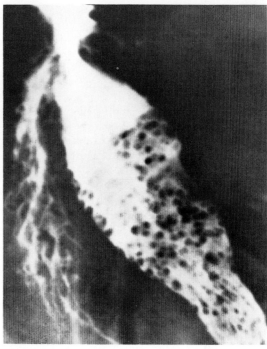

**Abb. 9.189.   Hyperplasie der Lymphfollikel beim
Erwachsenen**
Hirsekorngroße, rundliche Aufhellungen und randständige
Füllungsdefekte als Ausdruck vergrößerter Lymphfollikel
bei unspezifischer Enteritis. – 65jährige Frau mit Achylie
und Durchfallsneigung. Auf Behandlung mit Sulfonamiden,
Bettruhe und Wärme völliger Rückgang der Verände-
rungen.

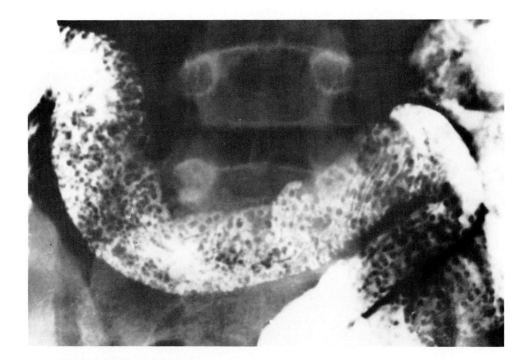

Abb. 9.190.   Follikuläre Hyperplasie im Dünndarm
Hirse- bis pfefferkorngroße Aufhellungen in der Schleimhaut des unteren Dünndarms. Es blieb ungeklärt, um welche Art
reaktiver Veränderungen des Lymphgewebes es sich handelte. – 10jähriger Junge mit walzenförmiger, druckempfindlicher Resistenz im Unterbauch. Seit mehreren Monaten Leibschmerzen.

Spezifische Entzündungen

Die Darmtuberkulose

Die gemeinsame Abhandlung der *Dünn-* und *Dickdarmtuberkulose* erklärt sich aus der Tatsache, daß sich die intestinalen Formen der Tuberkulose überwiegend im Bereich dieses Grenzgebietes, also der Ileozökalgegend lokalisieren. Insofern hat das Krankheitsbild einen ausgesprochenen Modellcharakter für alle vom Dünndarm auf den Dickdarm übergreifenden entzündlichen Veränderungen. Obwohl dank einer erfolgreichen Prophylaxe und Chemotherapie die Darmtuberkulose hierzulande kaum mehr vorkommt, ist eine ausführlichere Schilderung insofern gerechtfertigt, als die Röntgensymptomatologie dieser Krankheit beispielhaft und systematisch erforscht wurde und nicht gänzlich in Vergessenheit geraten sollte.

Früher galt die Darmtuberkulose geradezu als die Domäne der morphologisch ausgerichteten Dünndarmdiagnostik. Die ersten Versuche, tuberkulöse Veränderungen im Darmtrakt nachzuweisen, gehen bereits auf STIERLIN (1911) zurück. In seinen grundlegenden Arbeiten berichtete er über eine Anzahl von Röntgensymptomen, die zwar für die Tuberkulose nicht pathognomonisch sind, aber auch heute noch ihre Bedeutung behalten haben.

Man bediente sich damals auch für die Untersuchung des Dickdarmes fast ausschließlich der oralen Passage. Da jedoch mit dieser Methode infolge starker Eindickung des Kontrastmittels eine exakte Schleimhautdiagnostik des unteren Dünndarms und des Dickdarms nicht möglich ist, finden wir in den ersten Berichten vorwiegend Schilderungen über funktionelle Störungen. Erst mit der Einführung des Kontrasteinlaufes durch HAENISCH (1912) verbesserten sich die diagnostischen Möglichkeiten. Die von STIERLIN (1911) aufgestellte Symptomatologie wurde später von SCHWARZ u. HAENISCH (1911), KIENBÖCK (1913), CASE (1914) u. a. bestätigt und ergänzt. Sie galt bis zur systematischen Einführung der Reliefdiagnostik als das sicherste Fundament zur Erkennung der Darmtuberkulose.

1925 berichtete A. W. FISCHER in Anlehnung an LAURELL (1924) zum ersten Mal über systematische Dickdarmstudien mit der kombinierten Kontrastdarstellung (Barium-Luft-Füllung). Ein großer Teil der erhobenen Befunde konnte operativ bestätigt werden. HAMMER (1927) hat die bis dahin in Deutschland vorwiegend auf die funktionelle Diagnostik eingestellte Untersuchung bewußt und systematisch auf den Nachweis *anatomischer Veränderungen* ausgerichtet. Auch FLEISCHNER (1928) stellte in seiner Monographie über die Darmtuberkulose vorwiegend anatomische Gesichtspunkte in den Vordergrund. 1937 erschien in den USA die Monographie von BRAUN u. SAMPSON mit gleichem Inhalt.

Obwohl FLEISCHNER bereits 1928 überzeugende Bilder der Dünndarmtuberkulose vorlegte, war es doch PANSDORF (1937) vorbehalten, zum ersten Mal bewußt zwei tuberkulöse Geschwüre des Dünndarms etwa 50 cm vor der Ileozökalklappe zu demonstrieren. Eine der umfassendsten Darstellungen der damaligen Zeit stammt von ROTHER (1935). Ihr folgten systematische Dünndarmstudien von PRÉVÔT (1940) UND GOLDEN (1945), die bereits zu einer gewissen Abrundung der Symptomatologie der Dünndarmtuberkulose führten, bis es endlich MARINA-FIOL (1949) gelang, den *Solitärtuberkel* in Form des „Alarmknötchens" darzustellen. 1950 brachte BÖHM durch seine unvergleichlich eindrucksvollen anatomischen Präparate eine Bestätigung der bisherigen Röntgensymptomatologie.

Die nun folgenden Arbeiten von BÖHM (1949/50), KUHLMANN (1951), NUVOLI (1953), PORCHER u. Mitarb. (1954), DE BUSSCHER (1955), RIGAL (1955) u. a. ließen bereits erkennen, daß mit der Einführung der Tuberkulostatika die Darmtuberkulose eine so wirksame Behandlung erfuhr, daß sie fast verschwand, nachdem die Darstellung ihrer Röntgensymptomatologie erst kurz vorher zum Abschluß gekommen war.

Pathologisch-anatomisch unterscheidet man zwischen einer sog. *primären* Darmtuberkulose (Fütterungstuberkulose) und einer *sekundären* Darmtuberkulose.

Bei der *primären* Darmtuberkulose erfolgt die Infektion nach Verschlucken tuberkulose-infizierten Materials (zumeist Tuberkelbazillen vom Typus bovinus, z. B. in der Milch) vorzugsweise im unteren Ileum. Danach kommt es zur Ausbildung eines Primärkomplexes, d. h. zu einer Schädigung der Darmwand, ausgehend von den Lymphfollikeln und den Peyerschen Haufen, und zu einer starken Reaktion der regionalen Lymphknoten des Mesenteriums. Da der Primärherd nur selten zur Verkäsung neigt, heilt er in der Mehrzahl der Fälle mit einer kaum sichtbaren Narbe ab, während die Lymphknoten teils käsig, teils fibrös-hyalin umgewandelt werden und meist Kalksalze einlagern. Fast nie werden regelrechte Ulzera der Darmwand beobachtet, die den Geschwüren einer sekundären Darmtuberkulose ähneln.

Bei der wesentlich häufigeren *sekundären* Form der Darmtuberkulose erfolgt die Infektion des Darmes bei bereits bestehender ulzeröser Lungenphthise durch verschlucktes, tuberkulöses

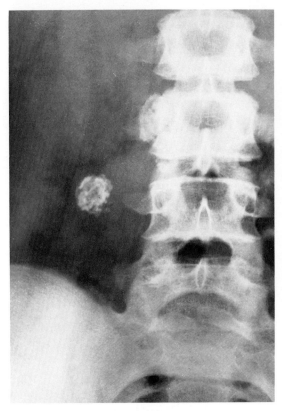

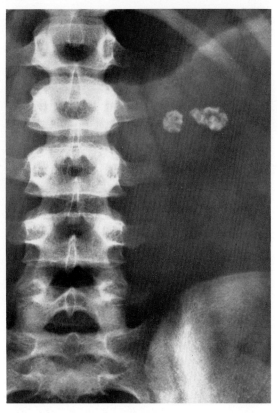

Abb. 9.191. Verkalkte Lymphknoten nach Ingestionstuberkulose
Typische Lokalisation im rechten Mittel- und Unterbauch. – 12jähriges Kind. Keine klinische Symptomatologie, zufällige Beobachtung.

Abb. 9.192. Verkalkte Lymphknoten nach Ingestionstuberkulose
Mehrere verkalkte Lymphknoten an atypischer Stelle im linken Mittelbauch als Folge einer Ingestionstuberkulose. – 9jähriges tuberkulinpositives Kind. Keine Beschwerden, zufällige Beobachtung.

Abb. 9.193. Tuberkulöse Geschwüre
Resektionspräparat (Böhm). Geschwüriger Zerfall der mächtig geschwollenen Peyerschen Haufen. Auch die entfernteren Darmabschnitte zeigen eine deutliche Faltenwulstung.

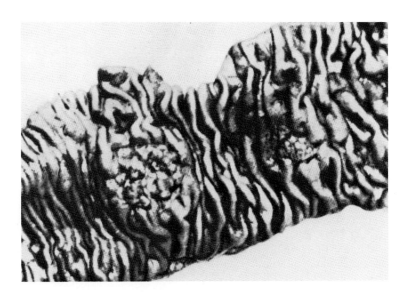

Sputum oder auch metastatisch auf dem Blutwege. Ähnlich wie bei Typhus beginnen die Veränderungen bei Darmtuberkulose mit Vorliebe im Bereich des lymphatischen Apparates, also an den Follikeln und Peyerschen Haufen des unteren Ileums und der Ileozökalklappe. Sie können, wie Böhm (1950) an frischen Resektionspräparaten nachwies, die Größe eines halben Walnußkerns erreichen. Diese stark geschwollenen Peyerschen Haufen zeigen zunächst an der Oberfläche Blutungen und kleine Substanzverluste. Später wird die Schleimhaut nekrotisch, so daß sich unter Abstoßung des zerstörten lymphatischen Gewebes das *tuberkulöse Geschwür* entwickelt. Durch Konfluenz mit benachbarten Geschwüren können zirkuläre oder gürtelförmige Ulzerationen entstehen oder gar größere Darmabschnitte in eine kontinuierliche Geschwürsfläche umgewandelt werden.

In der Ileozökalgegend kommt es häufiger zu stenosierenden, hyperplastischen, narbigen Formen, die makroskopisch an Karzinome erinnern. Abheilende Geschwüre bilden unregelmäßige Narben, die je nach Ausdehnung des Prozesses zu Asymmetrien oder zu mehr oder weniger starken zirkulären Stenosen führen.

Stierlin (1911) konnte als erster die tuberkulösen Veränderungen an ihrer Prädilektionsstelle, der Ileozökalgegend, nachweisen. Er beschrieb tuberkulöse Geschwüre in Form eines konstanten Schattenflecks, abnorme Füllungsbilder bei ulzerösen Prozessen im Dickdarm und Passageverzögerungen bei Strikturen im Dünndarm. Als eines der wichtigsten Symptome jedoch bezeichnete er „das Fehlen der Kontrastmittelfüllung" im Bereich der ulzerös veränderten Darmabschnitte, insbesondere des Zökums und Colon ascendens, das sog. „Stierlin-Symptom". Nach seinen Angaben „bleibt der tuberkulös erkrankte Kolonabschnitt gleichsam wie ausgelöscht".

Das Symptom des Kontrastausfalls ist jedoch nicht für eine Tuberkulose beweisend. Es findet sich auch bei anderen, mit Schleimhautveränderungen einhergehenden Darmerkrankungen, wie z. B. beim Karzinom oder der ulzerösen Kolitis sowie der Crohnschen Krankheit. Stierlin (1911) und Faulhaber (1916) haben dies bereits selbst festgestellt. Das Stierlin-Symptom kann aber auch bei schweren ulzerösen Tuberkulosen des Darmes völlig fehlen, wie Faulhaber (1916), Goldhammer (1916), Revesz (1918), Lange (1923/24) und besonders Fleischner (1928) betonten.

Ein dem Stierlinschen Symptom sehr ähnliches Phänomen beschrieben Marina-Fiol u. Rof Carballo (1941) unter der Bezeichnung „Sprungsymptom". Es handelt sich hierbei, wie die Autoren sagen, um ein „Stierlin-Incompleto" der präsphinkteralen Gegend des Ileums.

Über den Verlauf der enteralen Primärinfektion liegen erst seit der Lübecker Impfkatastrophe von 1930 (versehentliche orale Vakzination mit virulenten Bazillen) umfangreichere Erfahrungen vor. Primäre Darmgeschwüre konnten bei keinem Kinde autoptisch nachgewiesen werden. Lymphknotenverkalkungen waren frühestens 1½ Jahre nach der Infektion erkennbar. 2½ Jahre nach der Infektion waren in der weitaus größten Zahl der Fälle die Lymphknoten bereits verkalkt. Nach 3 Jahren hatte der Verkalkungsprozeß praktisch seinen Abschluß gefunden (Abb. 9.**191** u. 9.**192**).

Bisher wurden Verkalkungen der abdominellen Lymphknoten fast ausnahmslos als Ausdruck einer überstandenen Darmtuberkulose gewertet. Allerdings lagen bereits sehr früh (Lejeune 1920, Strömbeck 1932) Mitteilungen vor, die von *nichttuberkulösen* Verkalkungen im rechten Mittelbauch berichteten. Kadrnka u. Bardet (1934) haben diese Fragestellung erneut überprüft und kamen zu der Feststellung, daß auch bei chronischen Formen der *Appendizitis* in etwa 11%, ferner nach *Typhus* Verkalkungen der regionalen Lymphknoten beobachtet werden.

Da das tuberkulöse Primärgeschwür, abgesehen von einer relativ lebhaften Reaktion der regionären Lymphknoten (Siegmund 1929), gegenüber dem postprimären Geschwür keinerlei Besonderheiten aufweist, dürfte auch das Röntgenbild der primären Darmtuberkulose weitgehend den Bildern ähneln, die wir von der sekundären Darmtuberkulose her zu sehen gewohnt sind. Merkwürdigerweise liegen jedoch weder im innoch ausländischen Schrifttum überzeugende Darstellungen von primären Darmtuberkulosen vor. Auch unsere eigenen Beobachtungen gehen über eine Vermutungsdiagnose nicht hinaus (Abb. 9.**194**–9.**197**).

Das tuberkulöse Dünndarmgeschwür entwickelt sich meist kontinuierlich aus den infizierten, sich zusehends vergrößernden Peyerschen Haufen. Diese Infiltrate stellen sich, je nachdem, ob sie in der Aufsicht oder im Profil getroffen werden, als zentrale Aufhellungen im Darmlumen oder als plateauförmige Konturdefekte dar. Anfangs zeigen sie entsprechend den Böhmschen Bildern (1949) noch eine deutlich gefaltete Oberfläche. Später jedoch verschwindet diese Zeichnung unter dem steifer werdenden Ödem und der zunehmenden Infiltration der Peyerschen Haufen, so daß die Oberfläche bzw. die Kontur mehr oder weniger beetartig glatt erscheint. Beschränkt sich die Infiltration auf *eine* Wand, so entsteht eine asymmetrische Einengung des Lumens. Ergreift der Prozeß aber zirkulär die Darmwand, so kommt es zu einer konzentrischen Einengung (Abb. 9.**198**–9.**203**).

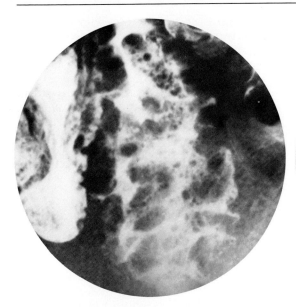

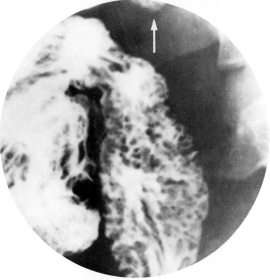

Abb. 9.194. Primäre Darmtuberkulose, Höhepunkt
Hochgradige Vergrößerung der Lymphfollikel und Peyerschen Plaques im Bereich des teminalen Ileums. – 10jähriges Mädchen mit Schmerzen im Unterbauch.

Abb. 9.195. Primäre Darmtuberkulose, Heilung
Dasselbe Kind wie in Abb. 9.194, 2 Jahre später. Völlige Normalisierung der Schleimhautzeichnung. Man sieht lediglich Lymphfollikel in Zahl und Größe, die etwa dem Alter entsprechen, zusätzlich aber jetzt verkalkte ileozökale Lymphknoten (Pfeil).

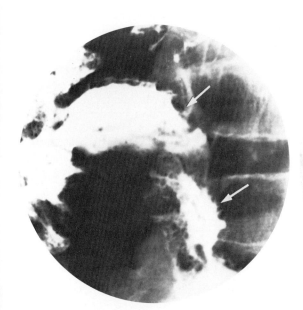

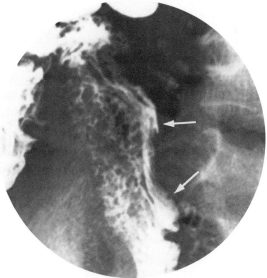

Abb. 9.196. Primäre Darmtuberkulose, akutes Stadium
Gezielte Aufnahme des terminalen Ileums. Ulzeration der vergrößerten Lymphfollikel und Peyerschen Haufen (Pfeile). Angenagte Konturen. Die normale Follikelzeichnung ist verschwunden. – 6jähriges tuberkulinpositives Kind, das seit ½ Jahr über Nabelkoliken klagte. Kein Fieber, kein Durchfall.

Abb. 9.197. Primäre Darmtuberkulose, Narbenbildung
Dasselbe Kind wie in Abb. 9.196, 2 Jahre nach Behandlung. Am Orte der ursprünglichen Ulzerationen findet sich jetzt eine flache Narbe (Pfeile). Die Schleimhautzeichnung ist wieder normal. Ein Teil der ileozökalen Lymphknoten ist bereits verkalkt.

Mit zunehmender Ulzeration der Schleimhautoberfläche und bei Abstoßung nekrotischer Massen des käsig umgewandelten Peyerschen Haufens werden Relief und Konturen des eingeengten
Darmabschnittes allmählich unregelmäßiger. Sie
erscheinen zerklüftet und angenagt. Da sich innerhalb des geschwürigen Bezirks destruktive und
reparatorische Vorgänge nebeneinander abspielen, kann das Röntgenbild des tuberkulösen Geschwürs außerordentlich unterschiedlich sein. Je
nachdem, ob es sich um oberflächlich ulzerierende, mit polypösen Granulationen bedeckte Ge-
schwürsflächen oder aber mehr um fibröse Formen handelt, sehen wir röntgenologisch bei einer
Dünndarmtuberkulose höckerig-polypös oder
granuliert erscheinende bzw. tumorähnliche Reliefbilder. Niemals jedoch gelang uns die Darstellung eines unterminierten Geschwürrandes. Nur
ausnahmsweise fanden sich Geschwürsnischen,
wie sie KUHLMANN (1951) tatsächlich gezeigt hat.

Vom unteren Ileum greifen die tuberkulösen Veränderungen meist kontinuierlich auf die Klappengegend und von dort auf den Dickdarm über.
90% aller Darmtuberkulosen sind an dieser Stelle
zu finden. Man unterscheidet auch hier zwischen
oberflächlich-ulzerierenden, tumorartigen und *stenosierenden* Formen.

Die *oberflächlich-ulzerierenden Formen* zeigen,
abgesehen von einer vermehrten Kontraktionsneigung, eine immerhin noch gut erhaltene
Wandelastizität, die sich sowohl während des
Kontrasteinlaufes als auch – wie FISCHER (1925),
HAMMER (1927) und FLEISCHNER (1928) nachgewiesen haben – mit der kombinierten Kontrastdarstellung durch Luftinsufflation nachweisen
läßt. Die abnorme Kontraktionsneigung und die
relativ gute Dehnbarkeit beweisen, daß es sich
hier offenbar vorwiegend um einen *Schleimhautprozeß* handelt, der noch nicht auf die tieferen
Wandschichten, insbesondere die Muskulatur
übergegriffen hat. Haustration und Konturen sind
jedoch verändert. Es finden sich unregelmäßig
grob gezähnelte, z. T. wie angenagt aussehende
Begrenzungen, die der geschwürig veränderten
Darmwand entsprechen. Das Lumen ist eingeengt, der Kontrast vermindert. Im *Reliefbild* zeigen diese meist ringförmig angeordneten Ulzerationsflächen eine ausgesprochen grobwabige
Struktur, in denen Reste einer normalen Schleimhautzeichnung kaum mehr zu erkennen sind
(Abb. 9.**202**–9.**204**).

Die *tumorartigen Formen*, die nicht selten mit
dysenterischen Formen kombiniert sind, machen
sich durch unregelmäßige Füllungsdefekte bemerkbar, die scharfrandig und oft mit mächtiger
Wulstung wie ein Neoplasma in das Lumen des
Darmes hineinragen. Sie werden am häufigsten
und eindrucksvollsten in der eigentlichen Klappengegend beobachtet. Infolge Umwandlung des
präzökalen Ileums in ein starres, dickwandiges
Rohr stülpen sich die hyperplastisch verdickten
Lippen der Bauhinschen Klappe oft „portioartig"
in das Lumen des Zökums vor (Abb. 9.**205** u.
9.**206**).

Im Gegensatz zur unspezifischen Kolitis, die
meist größere Abschnitte des Dickdarms befällt
und ohne scharfe Grenze in normale Strukturen
übergeht, ist die Tuberkulose des Dickdarmes in
diesem Stadium häufig noch *segmentär* angeordnet, so daß veränderte und normale Schleimhautbezirke miteinander abwechseln. Während die
normalen Partien eine regelrechte Kontur, Dehnbarkeit und Haustration aufweisen, zeigen die
veränderten Abschnitte eine *verminderte* Dehnbarkeit, eine Wandstarre und eine relative Enge.

Auch fehlt die Haustration. Sobald die Geschwüre zu umfangreicheren Ulzerationsflächen zusammenfließen und größere Bezirke befallen, erinnert das Reliefbild an die dysenterischen Formen
der schweren ulzerösen Kolitis, von dem es röntgenologisch kaum mehr zu unterscheiden ist
(Abb. 9.**207** u. 9.**208**).

Neben Ulzerationen spielen Ausheilungsvorgän-
ge im Sinne einer Hyperplasie der restlichen
Schleimhautinseln sowie des Granulationsgewe-
bes eine gewisse Rolle. Es kommt daher zur
Ausbildung einer flächenhaften, kleinwarzigen
Polypose.

Der Grad der Ausheilung einer Darmtuberkulose
unter medikamentöser Behandlung hängt weitgehend von dem Stadium ab, in dem diese Behandlung beginnt. Mehr oder weniger oberflächliche
Formen der Schleimhauttuberkulose können unter Umständen *ohne* röntgenologisch nachweisbare Deformitäten ausheilen. Andere wieder zeigen
narbige Verkürzungen (Abb. 9.**209**–9.**211**) und
granuläre bis polypöse Schleimhauthyperplasien.
Falls der Prozeß auf die Muskulatur übergegriffen
hat, resultieren röhrenförmige oder sanduhrförmige Stenosen, die meist einer chirurgischen Behandlung bedürfen. So sahen wir Vernarbungen
im Bereich des aufsteigenden Kolons mit einem
Tiefstand der rechten Flexur sowie einer
Schrumpfung und Verkürzung des Zökums. Zuweilen behält die Pars infravalvularis nur noch
Daumennagelgröße. Manchmal ist von ihr überhaupt nichts mehr zu sehen, so daß die letzte
Ileumschlinge mit einer wulstigen Verdickung der
Klappe am tiefsten Punkt des aufsteigenden Kolons einmündet (CARRERA u. Mitarb. 1976).

Darmfisteln: Früher galt die Analfistel als eine
der häufigsten Komplikationen der Darmtuberkulose. Etwa 50–60% aller Analfisteln und -fissu-
ren wurden als tuberkulös bezeichnet. Heute ist
diese Komplikation dank einer erfolgreichen
Chemotherapie so weitgehend zurückgegangen,
daß ihr kaum mehr eine Bedeutung zukommt.

Die röntgenologische Darstellung der meist
sehr engen und kurzen Fisteln ist schwierig.

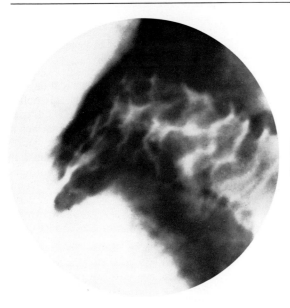

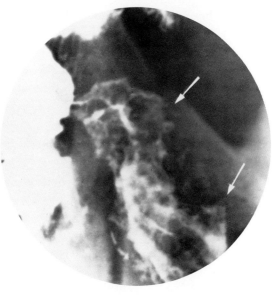

Abb. 9.198. Beginnende Ileozökaltuberkulose
Ausgesprochen verbreiterte und quergestellte Falten im untersten Ileum. Angedeutetes Pflastersteinrelief durch eine reaktive Vergrößerung des lymphatischen Gewebes. – 21jähriger Patient mit rechtsseitigem spezifischen Oberlappenprozeß. Keine abdominellen Symptome.

Abb. 9.199. Beginnende Ileozökaltuberkulose
Derselbe Patient wie in Abb. 9.198. Kontrolluntersuchung 8 Tage später. Die normale Faltenzeichnung ist fast verschwunden. Es zeigt sich jetzt eine unregelmäßige Wulstung des Reliefs. An der oberen Zirkumferenz des terminalen Ileums (Pfeile) mandelgroßer randständiger Füllungsdefekt (geschwollener Peyerscher Plaque).

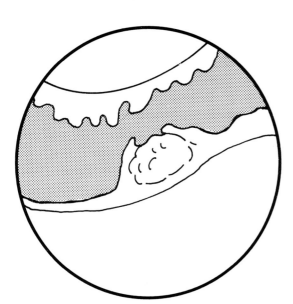

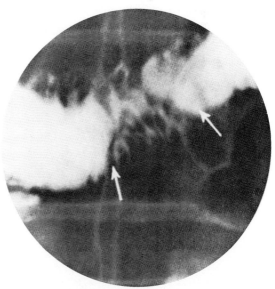

Abb. 9.200. Infiltration eines Peyerschen Haufens
Schematische Zeichnung zur Abb. 9.201. Querschnitt durch eine untere Dünndarmschlinge. Geschwollener Peyerscher Haufen, beginnende Ulzeration der Schleimhaut.

Abb. 9.201. Geschwollener Peyerscher Haufen bei Tuberkulose
Bohnengroßer, halbkugeliger Füllungsdefekt an der unteren Begrenzung einer Ileumschlinge als Ausdruck eines tuberkulös infiltrierten Peyerschen Haufens (Pfeile). – 52jähriger Mann mit offener Oberlappentuberkulose.

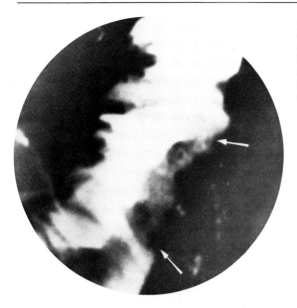

Abb. 9.202. Dünndarmtuberkulose
Plateau-artiger, scharfrandiger Füllungsdefekt an der lateralen unteren Begrenzung einer Ileumschlinge (Pfeile),
hervorgerufen durch die Infiltration eines tuberkulös veränderten Peyerschen Plaque. Bisher noch keine nachweisbare Ulzeration. – 18jähriges Mädchen. Seit einem Monat
offene Lungentuberkulose, gelegentlich Durchfall.

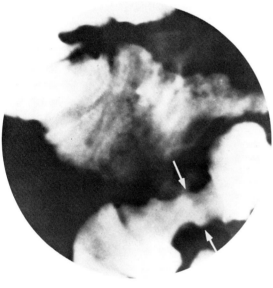

Abb. 9.203. Dünndarmtuberkulose
Zirkuläre Wandinfiltration (Pfeile), Konturen glattrandig,
aber wulstig. Bisher keine Anzeichen für Ulzeration. –
43jähriger Mann mit doppelseitiger Lungentuberkulose.
Keine wesentlichen Symptome von seiten des Darmes.

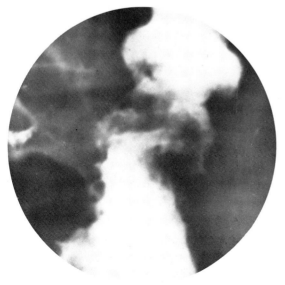

Abb. 9.204. Dünndarmtuberkulose mit Ulzerationen
Fortschreitende Ulzerationen des verkästen lymphatischen Gewebes. Die Konturen sind angenagt, unregelmäßig und zackig. Im Inneren des Lumens erkennt man
flache Füllungsdefekte. Es ist keine normale Reliefzeichnung mehr vorhanden.

**Abb. 9.205. Schleimhauttuber-
kulose des terminalen Ileums**
Mächtig geschwollene Peyersche Haufen (Pfeile), die als große, breitbasig der
Darmwand aufsitzende Füllungsdefekte
in das Lumen des terminalen Ileums
hineinragen. Wulstung des Klappenringes (schwarze Pfeile).

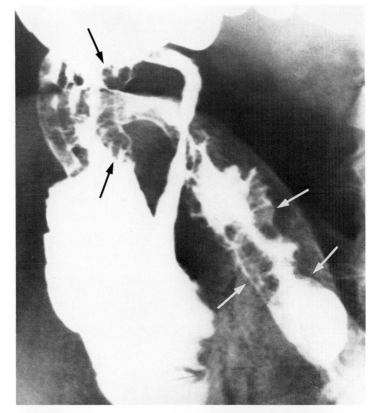

**Abb. 9.206. Tuberkulose der Ileo-
zökalgegend**
Mächtige Wulstung des Klappenringes
(Kreuze), röhrenförmige Einengung der
zuführenden Ileumschlinge, Verkürzung
des Zökums. Reliefzeichnung im untersten Dünndarm, der Klappengegend sowie im aufsteigenden Dickdarm schwer
verändert. – 15jähriges Mädchen mit
übelriechenden Durchfällen. Im Stuhl
wurden Tuberkelbazillen gefunden.

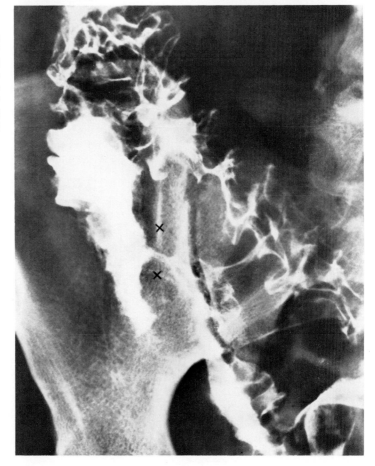

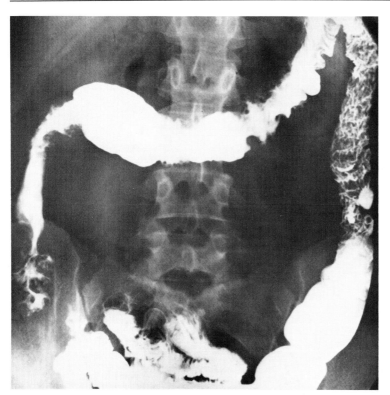

Abb. 9.207.   Tuberkulose des Dickdarmes
Typisch segmentäre Anordnung der Kontur- und Reliefveränderungen im aufsteigenden Kolon und im Querkolon mit Asymmetrien und relativen Engen. Portioartige Wulstung des Klappenringes. – 24jährige Frau. Seit 1 Jahr lungenkrank. Linksseitiger offener Prozeß.

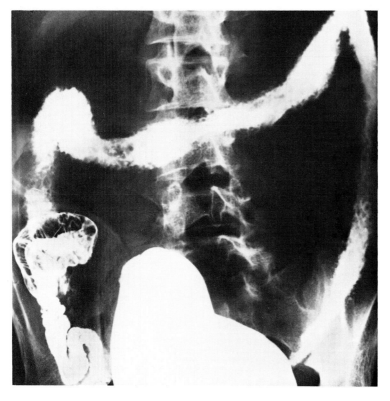

Abb. 9.208.   Schwere Dickdarmtuberkulose
Typus der dysenterischen Form der Dickdarmtuberkulose (durch Sektion bestätigt). Haustration und normale Konturierung fehlen. Relief wabig, Konturen angenagt. Das Bild erinnert an eine unspezifische ulzeröse Kolitis. – 25jähriger Mann, seit ½ Jahr Neigung zu Durchfällen mit Blutbeimengungen. Gewichtsabnahme und Temperatursteigerung. Im Sputum reichlich Tuberkelbazillen.

Abb. 9.209. Tuberkulöse Narbe im Ileum
Narbige Verkürzung der kranialen (Pfeil), Beutelung der kaudalen Kontur einer der oberen Ileumschlingen. Zustand nach Vernarbung eines tuberkulösen Geschwürs. – 45jähriger Mann.

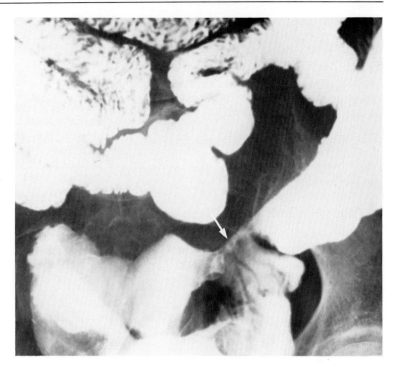

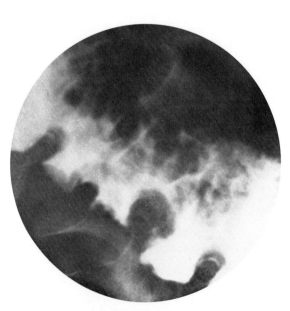

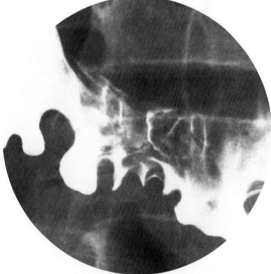

Abb. 9.210. Schleimhauttuberkulose des Querkolons
Segmentäre, asymmetrische Kontur- und Reliefveränderung mit fortschreitender Ulzeration und Füllungsdefekten. – 14jähriger Junge. Lungentuberkulose, positiver Bazillenbefund im Stuhl.

Abb. 9.211. Narbenbildung nach Tuberkulose
Dasselbe Kind wie in Abb. 9.210, 9 Monate nach Behandlungsbeginn. Narbenbildung am Ort der Ulzerationen mit relativer Enge und Verlust der Haustrenbildung.

Die Untersuchung wird am besten in flacher Rükkenlage vorgenommen, wobei die Fistelfüllung mit einer Spritze und einer knopfsondenähnlichen Nadel erfolgen soll (vgl. Abb. 1.**29**).

Postoperative Fisteln, z. B. nach einer tuberkulösen Appendizitis, lassen sich wesentlich leichter darstellen, wenn das Einlegen eines dünnen Gummikatheters möglich ist. Da vor der Untersuchung nicht mit Sicherheit abzusehen ist, ob eine derartige Fistel in der Peritonealhöhle oder im Darm endet, sollte nur wasserlösliches Kontrastmittel verwendet werden.

Typhöses Dünndarmgeschwür

Die typhösen Schleimhautveränderungen im unteren Dünndarm sind röntgenologisch kaum von einer Tuberkulose zu unterscheiden. Da auch hierbei der pathologische Prozeß sich zuerst im lymphatischen Apparat, also den Lymphfollikeln und den Peyerschen Haufen ansiedelt, ist von vornherein mit einer ähnlichen Röntgensymptomatologie zu rechnen. In der Tat fanden wir zu Beginn der Erkrankung ähnlich wie bei der Tuberkulose eine ausgesprochene Vergrößerung der Lymphfollikel und der Peyerschen Plaques, die sich in erbs- bis bohnengroßen, halbkugeligen, breitbasigen Füllungsdefekten bemerkbar machten (Abb. 9.**212**–9.**214**). Das eigentliche Typhusgeschwür stellt sich in Form einer relativen Enge von 4–5 cm dar. PORCHER u. Mitarb. (1954) sowie CHÉRIGIÉ u. Mitarb. (1957) haben unsere Befunde bestätigt. Die indirekten Röntgensymptome erinnern an eine schwere Enteritis mit Tonusanomalien, einer Hypersekretion mit Passageunregelmäßigkeiten und Retentionen.

Gutartige Tumoren

Gutartige Tumoren des Dünndarms sind bei Erwachsenen und Kindern relativ selten. In der Mayo-Klinik wurden sie unter 21 000 Tumoroperationen des Magen-Darm-Traktes nur in ca. 0,8% der Patienten beobachtet (GOOD 1963). Man unterscheidet pathologisch-anatomisch zwischen Fibromen, Leiomyomen, Fibromyomen, Adenomyomen, Adenomen, Lipomen, Hämangiomen, Lymphangiomen, Neurinomen, Neurofibromen usw.

Fibrome des Dünndarms sind meist solitär und klein. Überwiegend handelt es sich aber um Mischgeschwülste.

Leio- und *Fibromyome* treten häufig multipel auf. Sie erreichen nur eine mäßige Größe und neigen zu regressiven Veränderungen (Zerfall). Es werden innere, sich in das Darmlumen vorwölbende Tumoren von äußeren Geschwülsten unterschieden, die gelegentlich einen größeren Umfang aufweisen.

Adenomyome findet man als benigne epitheliale Tumoren im Duodenum und im Jejunum. Sie sind klein und polypös und werden von manchen Autoren in Beziehung zu versprengten Pankreasinseln, Enterokystomen und der Endometriose gebracht.

Als *Polypen* bezeichnet man im allgemeinen umschriebene Schleimhauthyperplasien, die eine Überschußbildung von Mukosa und Submukosa (reines Adenom) darstellen. Die drüsigen Elemente weisen dabei aber nicht den bestimmenden, sondern nur einen proportionalen Anteil auf. Der Ausdruck „Polyp" im weiteren Sinne beschreibt jedoch nichts anderes als jeden pilzartig, breitbasig oder gestielt sich in das Lumen des Darmes vorwölbenden gut- oder bösartigen Tumor. Ungerechtfertigt wird oft generell die Benignität unterstellt. Die Bezeichnung „Polyp" sagt nichts über die gewebliche Struktur aus; sie umfaßt echte Neoplasien und umschriebene Hyperplasien, epitheliale und nichtepitheliale, benigne, maligne und entzündliche Prozesse. Um das heterogene Substrat solcher Neubildungen besonders zu betonen, wird auch die Bezeichnung „polypoide Läsion" angewendet. Eine exakte Klassifizierung sollte immer der histologischen Untersuchung vorbehalten bleiben.

Polypoide Läsionen können auch als entzündlich regenerative Schleimhautwucherungen, z. B. im Verlauf einer ulzerösen Kolitis, der Crohnschen Krankheit, einer Tuberkulose und Dysenterie, beobachtet werden. Vielfach werden diese Formationen auch als „Pseudopolypen" bezeichnet.

Polypen bzw. polypoide Läsionen unterteilt man makroskopisch nach Anzahl und Lokalisation. Während der benigne adenomatöse Polyp bei Erwachsenen und beim Kinde gewöhnlich als einzelne Läsion oder zu mehreren in einem umschriebenen Dünndarmabschnitt vorkommt (Abb. 9.**215** u. 9.**216**), werden auch generalisierte oder zirkumskript angeordnete Polypen beobachtet. Sie sind häufig mit einem charakteristischen Syndrom gekoppelt.

Das *Peutz-Jeghers-Syndrom* (PEUTZ 1921, JEGHERS u. Mitarb. 1949) – auch „intestinale Polypose mit mukokutaner Pigmentation" genannt – ist durch peri- und enorale Pigmentflecken, Heredität und eine intestinale Polyposis gekennzeichnet. Das Leiden manifestiert sich meist in der ersten und zweiten Lebensdekade. In etwa 5% bestehen

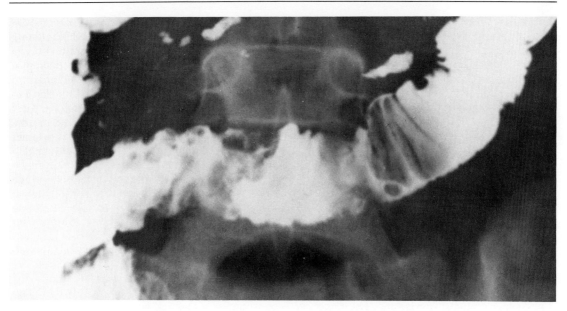

Abb. 9.212. Typhus abdominalis
Beetartige Vergrößerung der Peyerschen Plaques und der Lymphfollikel im terminalen Ileum, die wie ein zirkulärer Tumor das Darmlumen einengen. – 10jähriges Kind, 2. Krankheitswoche.

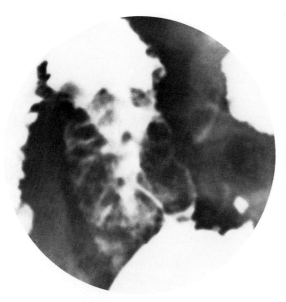

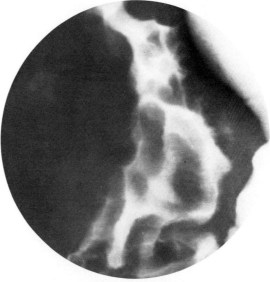

Abb. 9.213. Typhus abdominalis
Starke, flächige Vergrößerung der Peyerschen Plaques in der terminalen Ileumschlinge während des Stadiums der markigen Schwellung. – 9jähriges Kind, 2. Krankheitswoche.

Abb. 9.214. Typhus abdominalis
Mächtige Wulstung der Peyerschen Plaques im terminalen Ileum bei einem 21jährigen Mann. 3. Krankheitswoche.

gleichzeitig Ovarialtumoren. Bei den Pigmentflecken, die für die Zuordnung der Erkrankung von besonderer Bedeutung sind, handelt es sich um 0,5–10 mm große, bräunliche Gebilde im Haut- oder Schleimhautniveau. Charakteristisch ist ihre Lokalisation perioral, aber auch um die Nasen- und Augenöffnung, im Lippenrot sowie in der Schleimhaut der Mundhöhle. Die Erblichkeit steht außer Zweifel (NEUMANN 1960, SCHOTT u. Mitarb. 1974).

Als röntgenologisch kennzeichnendes Symptom sind die Polypen im Dünndarm (häufiger im Jejunum als im Ileum) anzusehen. Aber auch andere Abschnitte des Magen-Darm-Traktes (vom Ösophagus bis zum Rektum) können betroffen sein. Polypenbildungen kommen gelegentlich auch in der nasopharyngealen, der vesikalen und bronchialen Schleimhaut vor.

Allein der Sitz und das Wachstum sind für die klinischen Symptome von Belang. Die Diagnose erfolgt fast immer erst aufgrund von Komplikationen, nämlich eines Darmverschlusses und einer Anämie. Beinahe alle Patienten vermögen anamnestisch länger bestehende Beschwerden in Form rezidivierender Leibschmerzen anzugeben, die offenbar auf passageren Invaginationen beruhen. Sie können mit einem tastbaren Tumor einhergehen, den der Patient selbst fühlt oder sieht. Eine spontane Lösung scheint häufig zu sein. Beschwerdefreie Intervalle von Monaten oder sogar von Jahren kommen vor; also bedarf nicht jede Invagination der sofortigen Operation. Der Patient und seine Familie sollten daher mit der Krankheit gut vertraut gemacht werden. Bei akuten Verschlüssen liegt der die Invagination verursachende Polyp an der Spitze des Invaginats. Chronisch und latent verlaufende intestinale Blutungen führen zu einer erheblichen Anämie. Maligne Degenerationen gelten als ausgesprochene Rarität (Abb. 9.**217**–9.**219**).

Bei der juvenilen Polypose, einer überwiegend im Dickdarm lokalisierten Erkrankung, ist die Darmschleimhaut von mehreren oder zahlreichen Polypen mehr oder weniger dicht übersät. Eine Beteiligung des Dünndarms ist möglich.

Auch beim *Gardner-Syndrom* werden Polypen im Dünndarm gefunden, obwohl auch hier die intestinale Polyposis, kombiniert mit Tumoren innerhalb von Weichteilen und Knochen, sich überwiegend in den Dickdarm lokalisiert.

Eine andere, genetisch verankerte Variante der Polyposis stellt das *Cronkhite-Canada-Syndrom* dar. Es handelt sich dabei um eine Kombination einer generalisierten gastrointestinalen Polyposis mit einer Alopezie sowie Pigmentationen und Nagelveränderungen.

Lipome bilden oft lappige Knollen in der Submukosa. Sie können die Schleimhaut vorwölben und

sich zu langstieligen, pendelnden Polypen auswachsen. Zuweilen erreichen sie Hühnereigröße und führen dann leicht zu Invaginationen. Es besteht keine Verbindung zur sog. Lipomatose des Mesenterialansatzes bzw. der Appendices epiploicae, die meist als Teilerscheinung einer allgemeinen Adipositas auftritt oder aber im Verlauf chronisch-entzündlicher Dünndarmerkrankungen beobachtet wird, wie z. B. der Crohnschen Krankheit oder nach Ruhr (VESIN 1940, PRÉVÔT u. JUNKER 1940, DI RIENZO u. MOSCA 1951). Gelegentlich kommt eine streng lokalisierte Lipomatose in der Gegend der Ileozökalklappe zustande. Wahrscheinlich handelt es sich hier auch um einen Folgezustand chronischer Entzündungen. Die Klappenlippen sind dann verdickt, und der Klappenring ist gewulstet. BERANBAOM u. SUBBARAO (1955), GRAYSON (1958), SALEM u. MCGEE (1959) haben über derartige Fälle berichtet. Sie glaubten, die Lipomatose des Klappenringes von anderen Klappenverdickungen abgrenzen zu können, weil das Fettgewebe eine geringere Absorption der Röntgenstrahlung aufweist als die übrigen Weichteile (Absorptionsverhältnis von Fett zu Weichteilen wie 0,9 : 1,0).

Hämangiome sollen etwa 6–9% der gutartigen Dünndarmgeschwülste ausmachen (HANSEN 1948, RIVER u. Mitarb. 1956). Meist sind sie klein und flach (MANDEL 1957). KAIJSER (1936) betonte in einer sehr gründlichen Arbeit über Hämangiome des Magen-Darm-Kanals die große Neigung zur Phlebolithenbildung. Gehäufte kleinfleckige Kalkeinlagerungen im Bauchraum sollen geradezu charakteristisch für derartige Gebilde sein. Pathologisch-anatomisch unterschied er Phlebektasien von kavernösen Hämangiomen, gewöhnliche Hämangiome von Angiomatosen. Männer waren häufiger befallen als Frauen (45 : 18). Über intestinale Hämangiome bei Kindern, ihre Gefahr für Blutungen und intestinale Obstruktionen berichteten ABRAHAMSON u. SHANDLING (1973).

Lymphangiome treten meist in Form von Zysten auf.

Am häufigsten werden *Adenome* bzw. Fibroadenome beobachtet. Sie können gestielt, polypös oder breitbasig sein und beetartig wachsen. Ihre Oberfläche stellt sich glatt, gelappt oder papillomatös dar. Sie gehen von der eigentlichen Schleimhaut aus. Die Submukosa wird dabei meist nur als Stiel mit in die Höhe gezogen. Sie kann allerdings auch an der Wucherung aktiv beteiligt sein und einen fibrösen, zottigen, oft sehr zell- und gefäßreichen Grundstock liefern.

Neurinome, die in der französischen Literatur auch als *Schwannome* bezeichnet werden, weil sie sich aus Zellen der Schwannschen Scheiden entwickeln, sind erst in den dreißiger Jahren näher bekanntgeworden. 1932 beschrieb KÖNIG ein

Abb. 9.215. Polyp im mittleren Dünndarm
Taubeneigroße Aussparung (Pfeil) im Jejunum ohne prästenotische Dilatation. – 48jähriger Mann mit periodisch im Frühjahr auftretenden Darmblutungen ohne eigentliche Beschwerden. 6 Wochen nach der Untersuchung wurde der Patient wegen einer Ileussituation operiert (Prof. *v. Haberer*). Es fand sich eine Invagination, hervorgerufen durch ein Fibromyom.

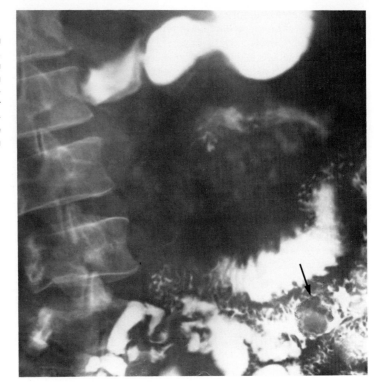

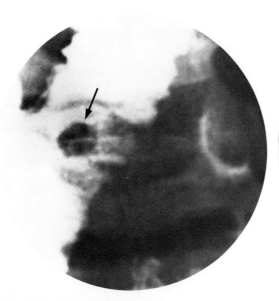

Abb. 9.216. Polyp im Dünndarm
Gut erbsgroßer, der Darmwand aufsitzender rundlicher Füllungsdefekt (Pfeil), in dessen näherer Umgebung sich noch zwei weitere ähnliche Gebilde finden ließen. – 5jähriges Kind, das über rezidivierende Leibschmerzen vom Typ der Nabelkoliken klagte.

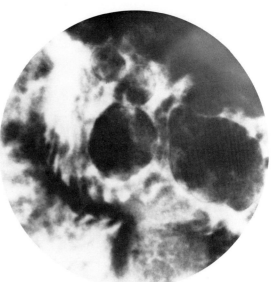

Abb. 9.217. Polypen im Dünndarm bei Peutz-Jeghers-Syndrom
Multiple Polypen unterschiedlicher Größe im mittleren Jejunum. – 16jähriger Junge mit perioralen Pigmentationen. Keine Bauchbeschwerden. Die Untersuchung fand auf Veranlassung der Eltern statt, weil die Schwester des Jungen (die ähnliche Pigmentationen am Mund hatte) wegen eines durch Polypen ausgelösten Ileus operiert worden war.

Neurinom des Dünndarms, das durch eitrigen Zerfall zur Peritonitis geführt hatte und deswegen operiert werden mußte. Die Neigung zur Ulzeration scheint jedoch für die Neurinome typisch zu sein. 1943 teilte von Braunbehrens eine Beobachtung mit oberflächlich „wandernder" Nische mit, weil das Neurinom offenbar eine relativ weitgehende Beweglichkeit auf der Submukosa aufwies. Schmidt berichtete 1952 über einen weiteren Patienten mit Dünndarmneurinom und hochgradiger Anämie. Prévôt teilte 1959 eine Beobachtung von Heckers mit über einen zerfallenden Tumor im absteigenden Duodenum, der sich als Neurinom erwies. Auch dieser Tumor hatte zu einer massiven „Magenblutung" geführt.

Neurofibrome können Teilerscheinung einer allgemeinen Neurofibromatose sein und werden äußerlich oft mit Myomen verwechselt. Ein multipler Dünndarmbefall ist möglich.

Gutartige Tumoren scheinen keine typische Lokalisation im Dünndarm zu bevorzugen. Gröbere prästenotische Dilatationen werden im allgemeinen vermißt.

Klinisch verursachen gutartige Tumoren, abgesehen von gelegentlich auftretenden okkulten Blutungen, oft jahrelang keinerlei Symptome. Sie treten eigentlich bei Erwachsenen und Kindern nur dann in Erscheinung, wenn sie zu Komplikationen wie Obstruktion, Perforation oder Blutung führen. Die Obstruktionssymptome sind am häufigsten anzutreffen und beruhen meist auf Invaginationen. Nicht immer kommt es bei derartigen Vorfällen gleich zu akut bedrohlichen Situationen. Es werden auch flüchtige reversible Passagestörungen beobachtet, die den Patienten nur wenig belästigen bzw. die zu beseitigen er durch entsprechende Maßnahmen (Massage) erlernt hat. Blutungen treten in Form eines chronischen okkulten Blutverlustes oder aber auch in Form massiger klar-roter Entleerungen auf. Gelegentlich werden Nekrosen von Tumoren nach Stieldrehungen beobachtet. Der Polyp reißt dann ab und erscheint im Stuhl, oder er wird unterwegs verdaut.

Gutartige Dünndarmtumoren sind immerhin in einem relativ hohen Prozentsatz ursächlich an Dünndarminvaginationen beteiligt. Ihr Anteil wurde von Keasby (1955) bei einem Kontingent von 224 Invaginationen auf 116 Fälle beziffert.

Maligne Degenerationen von Polypen bzw. die Krebsentstehung in einem von Polypen befallenen Darmabschnitt sind offenbar häufig. Sie wurden bereits von Schmieden-Westhues (1927) mit 50% angegeben.

Die röntgenologische Treffsicherheit war über viele Jahre relativ gering, konnte aber inzwischen deutlich gesteigert werden. Unter 1399 operierten gutartigen Tumoren, über die River (1956) be-

richtete, waren nur 79 präoperativ nachgewiesen worden.

Die Röntgenuntersuchung soll mit einer Nativaufnahme eingeleitet werden. Eine Verlagerung luftgefüllter Dünndarmschlingen oder der Nachweis einer Subileus- oder gar einer Ileussituation ist damit bereits möglich. Der direkte Tumornachweis ist durch eine subtile Dünndarmuntersuchung zu führen, wobei die übliche fraktionierte Füllung den sorgfältigen und geübten Untersucher durchaus in die Lage versetzt, Neubildungen von weniger als 1 cm Durchmesser aufzufinden. Gutartige Formen stellen sich je nach ihrem Aussehen als rundliche bis elliptische Aussparungen von Pfefferkorn- bis Pflaumengröße dar. Sie können sich als glatt konturierte, rundliche, polyzyklische oder höckerige Neubildungen darstellen. Allerdings sind Einzelheiten der Oberflächenzeichnung oft nur schwer zu erkennen, weil sich das Reliefbild der umgebenden Schleimhaut mit auf die Oberfläche des Tumors projiziert. Während der Durchleuchtung kann durch Palpation die Resistenz des Tumors definiert, ferner seine Beweglichkeit geprüft werden. Durch Wachstum mit partiellem Darmverschluß kommt gelegentlich eine prästenotische Erweiterung zustande, die bereits auf die Lokalisation aufmerksam macht.

Die Dünndarmuntersuchung nach fraktionierter Füllung wird von manchen Autoren heute als unzureichend bzw. ergänzungsbedürftig hingestellt. Sie kann durch Untersuchungen mit der Sondenmethode verbessert werden (Pesquera 1929, Schatzki 1943, Sellink 1970/74, Scherer u. Mitarb. 1977).

Pharmako-radiologische Verfahren können nach Angaben von Novak (1976) die Treffsicherheit erhöhen.

Dünndarminvaginationen

Flüchtige Invaginationen im Magen-Darm-Trakt sind dem erfahrenen, gastroenterologisch geschulten Röntgenologen geläufig. Sie kommen im Magen als sog. Schleimhautprolaps vor und werden im operierten Magen als Invaginationen des zuführenden G.-E.-Schenkels, vor allem aber im Dünndarm beobachtet.

Diese Erkenntnisse sind keineswegs neu. Schon Cruveilhier (1849) vermutete, daß ein Teil der attackenartigen Leibschmerzen beim Kinde (Nabelkoliken) auf temporären, kurzdauernden Invaginationen beruht, die sich von selbst wieder lösen. Hellmer (1948) wies darauf hin, daß Invaginationen keineswegs immer klinische Erscheinungen hervorrufen und Beschwerden erst dann auftreten, wenn das Invaginat eine bestimmte Größe erreicht. Kleinere Invaginationen und Desinvagi-

Abb. 9.**218 a.   Peutz-Jeghers-Syndrom**

Gezielte Übersichtsaufnahme von Magen und Duodenum. Blumenkohlartiger Füllungsdefekt ohne Passagebehinderung unmittelbar vor der Flexura duodenojejunalis (Pfeil), im oberen Dünndarm weitere unterschiedlich große polypöse Tumoren. – 10jähriger Junge. Die Röntgenuntersuchung war wegen plötzlich einsetzender heftiger Leibschmerzen mit Bluterbrechen und Blutbeimengungen im Stuhl durchgeführt worden.

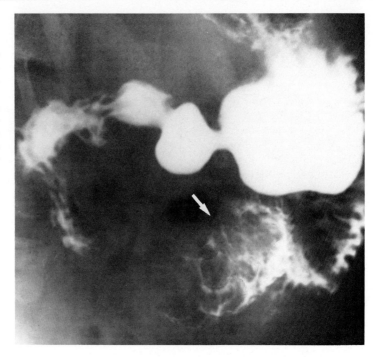

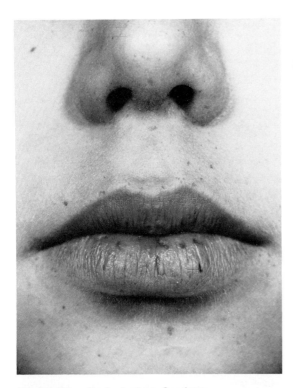

Abb. 9.**218 b.   Peutz-Jeghers-Syndrom**
Derselbe Junge wie in Abbildung 9.**218 a**. – Pigmentflekken auf dem Lippenrot, perioral und enoral auf der Wangenschleimhaut. – Ein Geschwisterkind litt an derselben Krankheit.

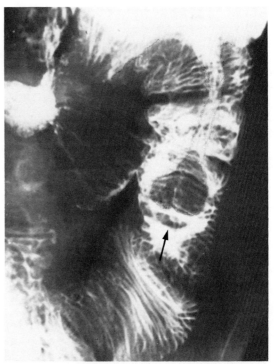

Abb. 9.**219.   Passagere, rezidivierende Dünndarminvaginationen bei Peutz-Jeghers-Syndrom**
Ein gestielter Polyp (Pfeil) hat eine Invagination hervorgerufen, die sich wieder spontan löste. – 9jähriger Junge, der wiederholt an ähnlichen Schmerzattacken litt.

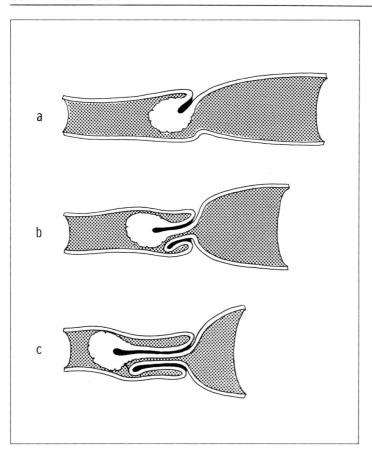

Abb. 9.**220 a–c. Invagination**
Schematische Darstellung des Invaginationsvorganges (nach *Laurell*):
a) Ein flacher genabelter Wandtumor (z. B. vergrößerter Peyerscher Haufen oder „Polyp") wird durch eine peristaltische Welle erfaßt. Es kommt zunächst zu einer physiologischen Invagination.
b) Der Wandtumor wird vorwärts bewegt; noch ist die Invagination intermittierend.
c) Irreversible Invagination infolge zunehmender Wandeinstülpung, die durch die Peristaltik vorwärts getrieben wird.

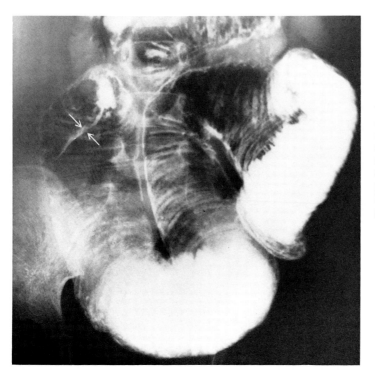

Abb. 9.**221. Dünndarminvagination**
Die Jejunalschlingen oberhalb des Darmverschlusses sind hochgradig dilatiert und mit Luft und Sekret sowie verdünntem Kontrastmittel gefüllt. Das mehrere Zentimeter lange Lumen des Invaginats ist als strichförmiger Schatten (Pfeile) zu erkennen. Offenbar entstand die Invagination als Folge leukämischer Wandinfiltrate, die von der Peristaltik des Darmes erfaßt und eingestülpt wurden. – 3½jähriges Kind mit akuter fortgeschrittener Leukämie, das plötzlich blutige Stühle entleerte und erbrach. Im rechten Mittelbauch war ein großer Tumor zu tasten.

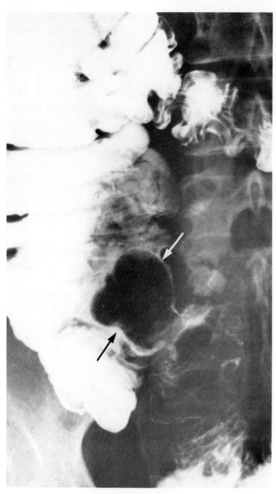

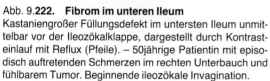

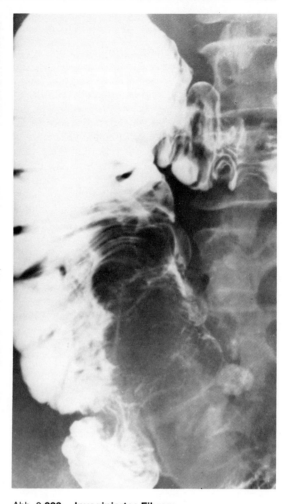

Abb. 9.222.   Fibrom im unteren Ileum
Kastaniengroßer Füllungsdefekt im untersten Ileum unmittelbar vor der Ileozökalklappe, dargestellt durch Kontrasteinlauf mit Reflux (Pfeile). – 50jährige Patientin mit episodisch auftretenden Schmerzen im rechten Unterbauch und fühlbarem Tumor. Beginnende ileozökale Invagination.

Abb. 9.223.   Invaginiertes Fibrom
Dieselbe Patientin wie in Abb. 9.222. – Während der Untersuchung kam es zu einer massiven Kontraktion im Ileozökalbereich. Dabei stülpte sich der Tumor unter Einbeziehung von etwa 12 cm Ileum tief in das Colon ascendens ein. Während der Defäkation kam es zur vollständigen Rückbildung der Invagination. Operation und histologischer Befund: Fibrom (Prof. *Zoepfel*).

nationen würden aber vom Kranken überhaupt nicht empfunden.

Wir selbst haben wiederholt passagere Dünndarminvaginationen bei Kindern beobachtet, die über krampfartige Leibschmerzen klagten. Diese nichtobstruktiven Invaginationen beschränkten sich meist auf wenige Zentimeter, betrafen ein oder mehrere Segmente, bildeten sich symptomlos, gelegentlich aber unter ziehenden Schmerzen aus und verschwanden wieder spontan oder nach leichter Palpation. Sie waren im Jejunum etwas häufiger als im Ileum anzutreffen und einige Sekunden, aber auch mehrere Minuten lang sichtbar. Ihre Ursache blieb unbekannt, lokale anatomische Veränderungen ließen sich nicht darstellen.

Vielleicht liegt bei solchen flüchtigen Invaginationen eine neuromuskuläre Dysfunktion auf enterale Reize, vielleicht eine Reaktion auf Allergene vor. Eine Koordinationsstörung der Peristaltik bei erhöhter Darmerregbarkeit und gesteigerter Motilität wird ebenfalls diskutiert.

Auch während Laparotomien werden gelegentlich passagere Dünndarminvaginationen beobachtet. Sie treten isoliert oder multipel auf und lösen sich wieder spontan. TEITELBAUM u. ARENSON (1950) fanden sie röntgenologisch bei Kindern im Alter von 4–8 Jahren, teilweise nach der Gabe von Abführmitteln. Diese Invaginationen wurden operativ bestätigt und ließen sich leicht lösen, um gleich darauf an anderen Stellen wieder aufzutreten.

Die Röntgensymptome entsprechen denen, die wir von typischen Dickdarminvaginationen her kennen. Man findet eine örtliche Darmerweiterung durch Invaginans und Invaginatum, zwischen die sich spiralig Kontrastmittel schiebt, das auch im zentralen eingeengten Darmlumen sichtbar bleibt.

Diese Beobachtungen werfen die Frage auf, ob solche flüchtigen Invaginationen bei jenen Kindern klinische Bedeutung besitzen, die wegen Leibschmerzen röntgenologisch untersucht werden. Man könnte die Darmeinschiebung in einen logischen Zusammenhang mit den Beschwerden bringen. Aber es finden sich auch gelegentlich Invaginationen bei Kindern, die über keine Beschwerden klagen.

Über den Mechanismus der Invaginationsentstehung auf der Grundlage eines anatomischen Substrates im Dünn- und Dickdarm hat LAURELL (1932) eindrucksvolle Beobachtungen mitgeteilt. Er stellte nämlich beim Lösen von Invaginationen fest, daß an der Serosaseite des zuletzt desinvaginierten Darmabschnittes oft kleine, nabelartige Vertiefungen lagen, unter denen man eine tumorähnliche Wandverdickung fühlte. Sie entsprachen Anschwellungen der Peyerschen Plaques, die aller Wahrscheinlichkeit nach die Invagination verursacht hatten. Über diese Modellvorstellung gibt die Abb. 9.**220** Auskunft. Ähnlich wirken kleine polypöse Tumoren, Darmwandzysten, in das Darmlumen eingestülpte Meckelsche Divertikel, leukämische Wandinfiltrationen, Darmwandhämatome bei Schoenlein-Henochscher Purpura oder eine Enteritis, die neben der reaktiven Vergrößerung der Peyerschen Plaques zu einer gesteigerten Peristaltik führt. Solche Invaginationen, die im Gefolge eines anatomischen Substrates entstehen, verursachen meist heftige klinische Symptome, lösen sich seltener spontan und lassen sich aufgrund ihrer Komplikationen (Obstruktion) röntgenologisch direkt oder indirekt nachweisen (Abb. 9.**221**–9.**226**).

Ohne Zweifel hat auch die Angiographie eine erhebliche Bedeutung für den Nachweis von Dünndarmtumoren gewonnen. Sie dient einmal zur Darstellung des anatomischen Substrats, zum anderen aber auch zur Aufdeckung einer Blutungsquelle bei Tumor (Abb. 9.**227** u. 9.**228**). Der besondere Wert besteht präoperativ aber in der exakteren Klärung der Lokalisation (besonders extraluminal) und der Ausbreitung eines Tumors sowie in der, allerdings begrenzten Differenzierungsmöglichkeit in gut- oder bösartiges Wachstumsverhalten (DE SCHEPPER 1974, FRANKEN u. Mitarb. 1975).

Primäre bösartige Geschwülste

Karzinome und Sarkome

Von den bösartigen Geschwülsten des Magen-Darm-Kanals lokalisieren sich beim Erwachsenen etwa 3–5% in den Dünndarm. Karzinome werden häufiger gefunden als Sarkome; bevorzugt sind das obere Jejunum und das untere Ileum. Im Gegensatz hierzu gilt bei Kindern ein Dünndarmkarzinom als große Rarität (BONELLI 1947), während Sarkome, speziell Lymphosarkome, als die typischen Neoplasien dieser Altersstufe anzusehen sind (SHEY u. Mitarb. 1973).

Nach CARTER 1935 liegen etwa 72% der Dünndarmkrebse in den obersten 30 cm des Jejunums. Sie verteilen sich ungefähr folgendermaßen auf die einzelnen Dünndarmabschnitte: Duodenum 25%, Jejunum 40% und Ileum 35%.

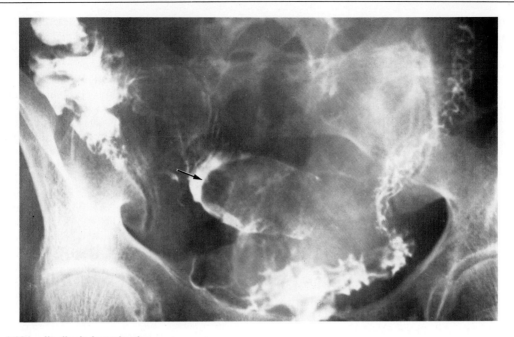

Abb. 9.224. Ileoileale Invagination

2 × 1 cm großer Füllungsdefekt im unteren Ileum, dargestellt durch einen Kontrasteinlauf (Pfeil). – 60jähriger Patient, der im letzten halben Jahr stark abgemagert war und über diffuse Schmerzen im ganzen Bauch klagte. Bei der Operation (Prof. *Konjetzny*) fand sich eine Invagination, die durch einen mandelgroßen Tumor bedingt war, der sich histologisch als Adenom erwies.

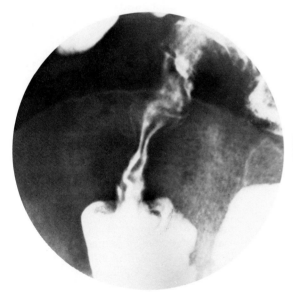
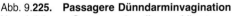

Abb. 9.225. Passagere Dünndarminvagination

Umschriebener Spasmus einer Ileumschlinge, an der verkalkte Lymphknoten liegen. Der kontrahierte Abschnitt schiebt sich soeben in den distalen Abschnitt ein. Die Invagination hielt ca. 15 Min. an, bereitete dem Kinde deutliche Beschwerden und löste sich unter Palpation.

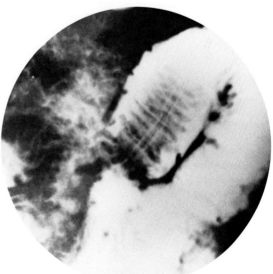

Abb. 9.226. Passagere Dünndarminvagination

Eine kontrahierte Jejunalschlinge schiebt sich tief in den benachbarten Darmabschnitt ein. Keine Beschwerden während der Invagination, spontane Lösung. Ähnliche Invaginationen fanden sich an mehreren anderen Dünndarmabschnitten während derselben Untersuchung, ferner während einer Kontrolle. – 8jähriges Kind, das wiederholt über Leibschmerzen klagte.

Pathologisch-anatomisch wird zwischen Zylinderzell- und Rundzellkrebsen unterschieden. Bei beiden Typen gibt es eine gallertige Abart. Makroskopisch finden wir die gleichen Formationen, die uns auch vom Magen her geläufig sind, nämlich:

1. die polypösen Karzinome,
2. die schüsselförmigen Krebse mit aufgeworfenem, wulstigem Rand,
3. die ringförmigen, infiltrierenden Formen mit Übergang in den Szirrhus,
4. die reinen szirrhösen Formen.

Echte papilläre, zottige Geschwülste sind sehr selten.

Die durch die Tumoren im Röntgenbild hervorgerufenen Reliefveränderungen entsprechen den makroskopischen Formen der Neoplasien. So sehen wir polypös wachsende Karzinome als kugelige Füllungsdefekte, schüsselförmige, zentral ulzerierte Krebse als Krater mit derbem, wallartigem Rand, zirkulär fibröse Neoplasmen als ringförmige Stenosen. All diesen Varianten gemeinsam sind das Fehlen der normalen Reliefzeichnung, ein meist scharf begrenzter, wallartiger Rand sowie der Elastizitätsverlust der Wandung, während eine Kraterbildung oder ein höhlenförmiger Zerfall nur bei bestimmten Typen vorkommt (Abb. 9.**229**–9.**233**). Neben Stenosen und Blutungen werden gelegentlich Perforationen in die freie Bauchhöhle oder in Nachbarorgane mit Fistelbildung beobachtet. Tumormetastasen, wie wir sie nach Ovarialkarzinomen, Melanomen, Hypernephromen usw. zu sehen bekommen, treten meist multipel als münzenförmige oder isoliert als ringförmige, stenosierende Tumoren auf. Auch sie können oberflächlich oder zentral zerfallen oder perforieren.

Differentialdiagnostisch lassen sich Tumoren, die von den Nachbarorganen auf den Dünndarm übergreifen, nicht immer von primären Dünndarmgeschwülsten abgrenzen, besonders dann nicht, wenn sie zum Zerfall oder zur Ulzeration neigen. Hierzu gehören beim Kinde insbesondere Neuroblastome und maligne Ovarialtumoren (Smith u. Mitarb. 1977).

Primäre Sarkome sind selten. Als zirkumskripte Knollen können sie teils mit glatter Schleimhaut, teils mit ulzerierter Oberfläche die Darmwand durchsetzen. Sie sind selten polypös und werden in allen Altersstufen, auch schon bei Kindern, gefunden. Männer werden häufiger betroffen als Frauen. Meist sind Sarkome nur mikroskopisch – auch dann nicht immer leicht – von Karzinomen zu unterscheiden (Kaufmann 1931).

Histologisch werden Rundzell-, Alveolar-, Spindelzellsarkome und Lymphosarkome beschrieben. Gelegentlich wird auch über eine maligne sarkomatöse Entartung von Leiomyomen berichtet.

Lymphosarkome gehen vom lymphatischen Gewebe aus. Sie beginnen in den tiefen Schichten der Mukosa oder Submukosa, können große Strecken mit weißen, glasigen Geschwulstmassen infiltrieren, auf den Mesenterialansatz übergreifen und höckerige Wülste oder breitbasige, gestielte Tumoren bilden. Sie verursachen entweder Stenosen oder führen zur Invagination. Die sog. inneren Formen, die von der Submukosa ausgehen und auf die Muscularis propria übergreifen, haben durch Schädigung der elastischen Elemente oft *aneurysmatische Erweiterungen* der Darmwand zur Folge (Madelung 1892, Freud 1916, Kaufmann 1931, Smokwina 1961). Es kann jedoch im Bereich der infiltrierenden Geschwulstmassen – ähnlich wie bei den Schwannomen – auch zu unregelmäßigen *Zerfallshöhlen* kommen (Prévôt 1940, Smokwina 1961).

Im Röntgenbild lassen sich knollige oder polypöse Sarkome nicht von Karzinomen unterscheiden. Infiltrierende, stenosierende Formen erinnern an fibröse Krebse. Nur die Lymphosarkome imponieren durch ihre Zerfallshöhlen oder aneurysmatischen Lumenerweiterungen. Diese Tatsache hat zu der irrtümlichen Vorstellung geführt, daß das Dünndarmsarkom prinzipiell nur durch diese Symptomatologie (Freud 1916) gekennzeichnet wäre. Es gibt jedoch in der Literatur eine wenigstens ebenso große Anzahl von Beobachtungen, die diese Ansicht widerlegen (Soper 1929, Lemmel 1930, Gerber 1930, Rövekamp 1930, Rösch u. Gerber 1930, Ullmann 1932, Busche 1934, Prévôt 1940). Besonders wertvoll sind in diesem Zusammenhang die von Marshak u. Eliason (1961) publizierten Beobachtungen, die auf der Analyse von 75 eigenen Fällen beruhen. Die Autoren differenzierten zwischen 5 bezüglich der Röntgensymptomatologie sehr unterschiedlichen Typen:

1. multiple, noduläre Veränderungen, die eine unregelmäßig grobe Konturierung des Lumens verursachen,
2. eine infiltrative Form, bei der die Einengung des Lumens auf längere Strecken im Vordergrund steht,
3. eine polypoide Form, die zur Invagination neigt,
4. einen endo-exo-enterischen Typ, bei dem die Krater- und Fistelbildung dominiert,
5. schließlich die Tumorinfiltration im Mesenterium, die sprueähnliche Bilder hervorruft.

Somit dürfte auch nach Ansicht dieser Autoren eine Diagnose des Lymphosarkoms aus dem Röntgenbild allein nicht möglich sein (Abb. 9.**234**–9.**240**).

Bei Kindern dominiert unter den malignen Dünndarmtumoren das Lymphosarkom, während viel seltener Retikulumzellsarkome oder die primär den Darm involvierende Hodgkinsche Krankheit

Abb. 9.227. Darmwandtumor im Jejunum
Mandarinengroßer Füllungsdefekt zwischen den Dünndarmschlingen des rechten Mittelbauches mit fistelartigen Strukturen. Deutliche Resistenz, weitgehende Verschieblichkeit. – 42jährige Patientin mit Anämie und okkulten Magen-Darm-Blutungen.

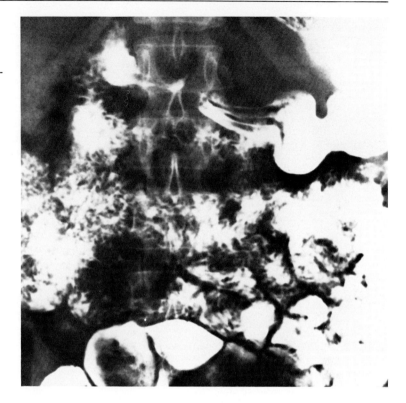

Abb. 9.228. Darmwandtumor, Angiographie
Dieselbe Patientin wie in Abb. 9.227. – Kombinierte Zöliako-Mesenterikographie (Bild: Prof. *Wehling*). Der gut tastbare Tumor färbt sich umschrieben an (Pfeile). Bei der Operation fand sich zwischen 2 Dünndarmschlingen ein gefäßreicher Tumor, der durch einen schmalen Fistelgang mit dem Darmlumen in Verbindung stand. Histologisch: Angiofibroneurom, kein Anhalt für Malignität (Prof. *Seifert*).

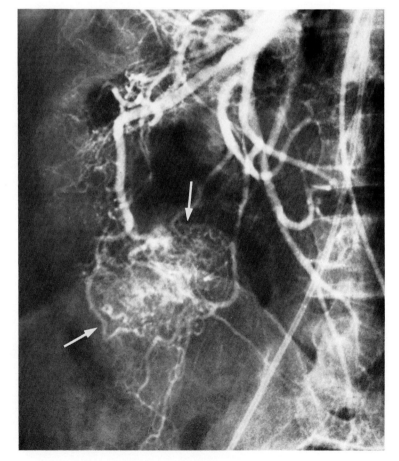

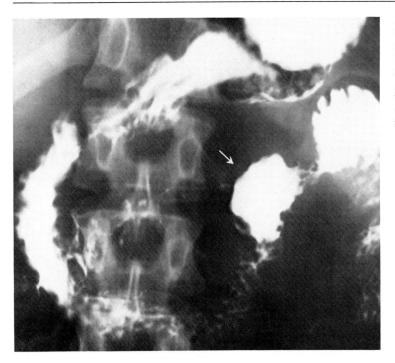

Abb. 9.229. Karzinom der Flexura duodenojejunalis
2 × 1 cm großer Krater (Pfeil) mit Randwall. – 35jähriger Patient. Seit 2 Jahren periodisch auftretende Beschwerden mit Erbrechen, Nüchternschmerz und Nachtschmerz. Die Operation (Prof. *Konjetzny*) bestätigte den Befund eines Karzinoms.

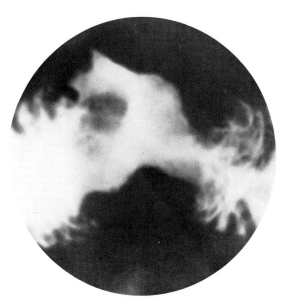

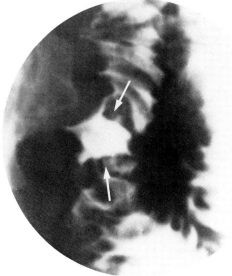

Abb. 9.230. Karzinom der Flexura duodenojejunalis
Großer zerklüfteter Krater mit starren Rändern. Man erkennt deutlich den Unterschied zwischen der normalen und der veränderten Reliefzeichnung. – 47jähriger Patient. Seit 3 Jahren Anämie, die als Symptom einer Perniziosa angesehen wurde.

Abb. 9.231. Kleines Dünndarmkarzinom
Maiskorngroßer, unregelmäßiger Krater (Pfeile) mit Randwall in einer oberen Jejunumschlinge. Trotz des geringfügigen Lokalbefundes bestanden bereits Leber- und Netzmetastasen.

Abb. 9.**232.** **Karzinom im oberen Jejunum**
Stenosierender, ringförmiger Tumor (Pfeile) mit scharfem Randwall. Die sich vor dem Hindernis aufbäumende, dilatierte Dünndarmschlinge hat sich nach rechts überschlagen. – 57jähriger Patient. Seit ¾ Jahren Beklemmungsgefühle auf der Brust, Stiche in der Herzgegend, Knöchelödeme, Hautjucken, Anämie, okkulte Blutungen.

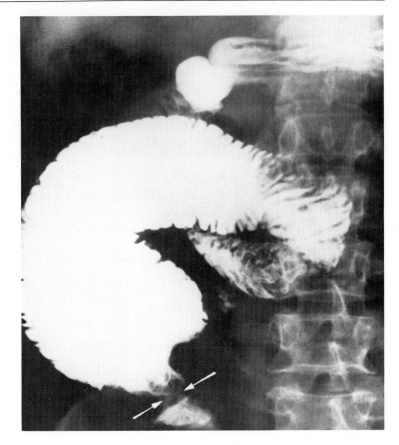

Abb. 9.**233.** **Karzinom im oberen Jejunum**
Das Operationspräparat zu Abb. 9.**232** zeigt einen knorpelharten zirkulären Tumor mit engem, wulstig begrenztem Lumen. Die etwa daumenbreite Infiltration setzt sich asymmetrisch kaudalwärts fort. Serosaverdickungen durch karzinomatöse Plaques, prallgefüllte, dichtliegende Venen. Histologisch: Karzinom (Bild: Prof. *Konjetzny*).

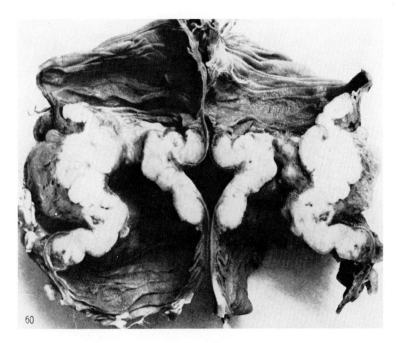

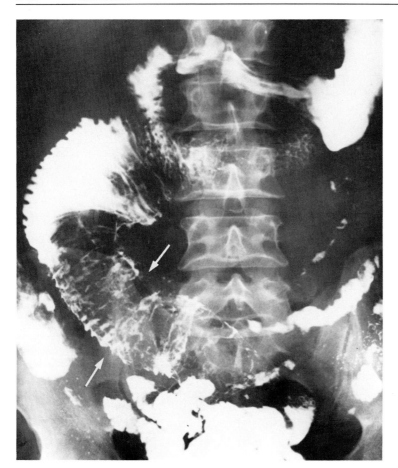

Abb. 9.234.   Sarkom im oberen Jejunum

15 cm langer und 5 cm breiter, gurkenförmiger Tumor im Jejunum (Pfeile) etwa 20 cm distal der Flexura duodenojejunalis. Der dilatierte Dünndarm hat sich nach rechts überschlagen. Deutlicher Palpationsbefund mit Resistenz und Schmerzen. – 53jähriger Patient. Einige Jahre nach durchgemachter Ruhr erneut Durchfallsneigung. Seit einem halben Jahr Schmerzen im Oberbauch, Erbrechen nach kalten Getränken, Abneigung gegen Fett. In den letzten 5 Wochen etwa 6 kg Gewichtsverlust.

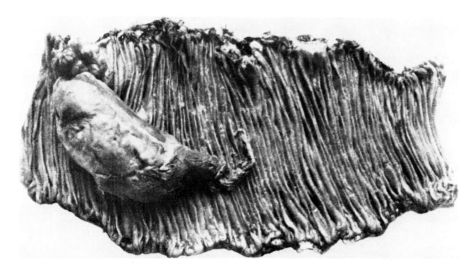

Abb. 9.235.   Sarkom im oberen Jejunum
Resektionspräparat zu Abb. 9.234. Bei der Operation (Prof. *Junker*) fand sich ein 14 cm langer, wurstförmiger Tumor von ungewöhnlicher Beweglichkeit. Auf der Serosa haselnußgroße, derbe, weiße Knötchen, Vergrößerung der Mesenteriallymphknoten. Der Tumor war nur in seinem oberen Abschnitt an der Darmwand fixiert. Die Wand war hier eingezogen und etwas invaginiert. Oberfläche und Ende des Tumors erwiesen sich als nekrotisch. Histologisch: Leiomyosarkom.

**Abb. 9.236. Lymphosarko-
matose des unteren Ileums**
Starke Zunahme des gesamten
Lymphgewebes, vor allem der
Lymphfollikel und der Peyerschen
Plaques im terminalen Ileum. Gro-
teske Wulstung des Klappenringes
(Pfeile). Gezielte Detailaufnahme
unter dosierter Kompression. –
32jährige Patientin.

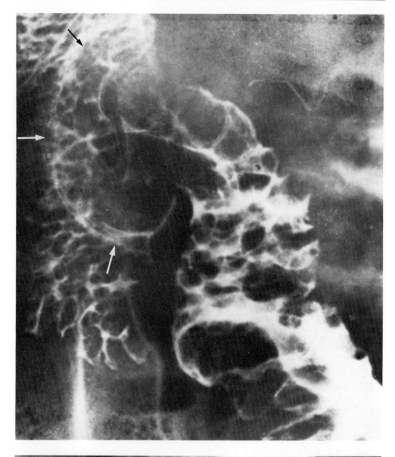

Abb. 9.237. Lymphosarkom
Großer Tumor im linken Oberbauch
mit Zerfallshöhle (Doppelpfeile).
Kranialwärts röhrenförmige Stenose
der obersten Jejunalschlinge durch
eine zirkuläre Tumorinfiltration
(Pfeil). Die übrigen Dünndarmschlingen werden durch die Geschwulst
weitgehend abgedrängt. Histologisch als Lymphosarkom verifiziert.

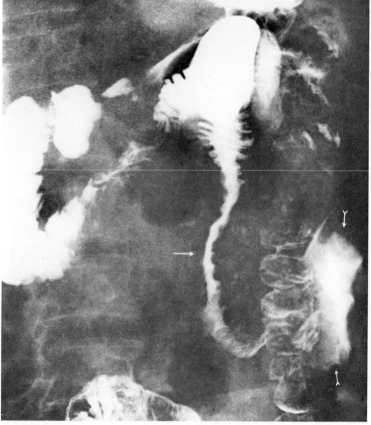

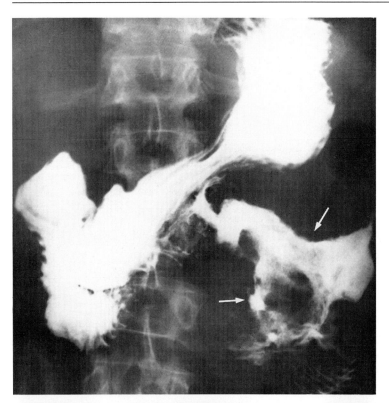

Abb. 9.238. Karzinom des Dünndarms
Faustgroßer Tumor der Flexura duodenojejunalis mit zentraler Zerfallshöhle (Pfeile), die am ehesten an ein Lymphosarkom denken ließ. – 44jähriger Mann mit Schmerzen im linken Oberbauch und stärkerer Gewichtsabnahme, Anämie von 30% Hgb. Bei der Operation erwies sich der Tumor als inoperabel (Prof. *Konjetzny*). Histologisch: solides medulläres Karzinom.

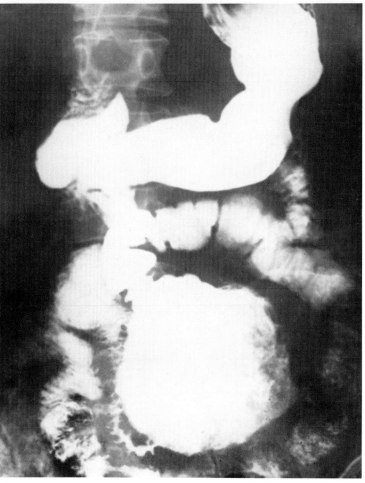

Abb. 9.239. Kotabszeß
Riesige Zerfallshöhle im oberen Jejunum. Man erkennt deutlich die zu- und abführende Darmschlinge. – 46jähriger Patient, der in letzter Zeit stark an Gewicht verloren hat. Zunehmende Obstipation, die sich allmählich zu einer schmerzhaften Stuhl- und Windverhaltung entwickelte. Operation (Dr. *Boycksen*) wegen Tumorverdachtes. Dabei erwiesen sich die Veränderungen als riesiger Kotabszeß, der schwielig mit der vorderen Bauchwand verwachsen war. Es bestand bereits eine eitrige Peritonitis im Douglasschen Raum.

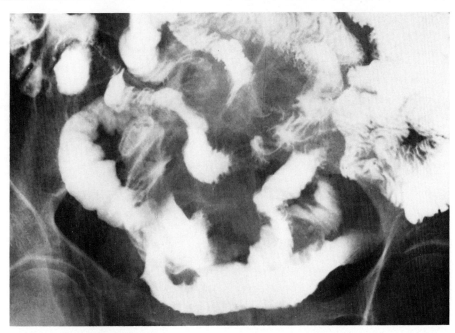

Abb. 9.240. Lymphosarkom des Dünndarms
Diffuse knotige Lymphosarkomatose, vom Mesenterium auf den Dünndarm übergreifend. – 78jährige Patientin. In den letzten 4 Jahren 12 kg Gewichtsverlust, Appetitlosigkeit, Brechneigung. Operativ und histologisch als Lymphosarkom verifiziert (Bild: Priv.-Doz. Dr. *Haug*).

Abb. 9.241. Subakute Invagination bei Lymphosarkom
Hochgradige Erweiterung der mittleren Dünndarmschlingen, deren Füllung im linken Mittelbauch an einer Dünndarm-Dünndarm-Invagination endet. Das Kontrastmittel umfließt spiralig die Invaginatspitze. Die Luft distal des Invaginats läßt eine komplette Obstruktion ausschließen. – 5jähriger Junge. Seit 1 Woche ziehende Schmerzen im Mittelbauch mit Brechreiz. Operativ: großes Lymphosarkom.

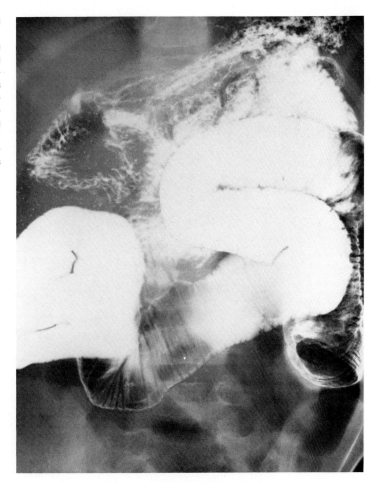

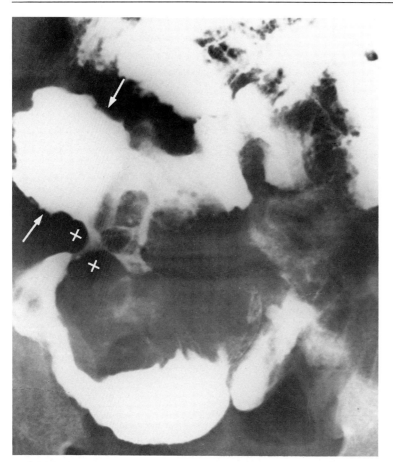

Abb. 9.242. Lymphosarkom beim Kinde
Durch Tumormassen abgedrängte Ileumschlinge im rechten Unterbauch mit weitgehend zerstörter Schleimhaut, einer erheblichen Stenose (××) und einer großen Zerfallshöhle (Pfeile). – 3½jähriges Kind mit fühlbarem Tumor im rechten Unterbauch, Anämie und Blutbeimengungen im Stuhl. Operativ bestätigtes Lymphosarkom.

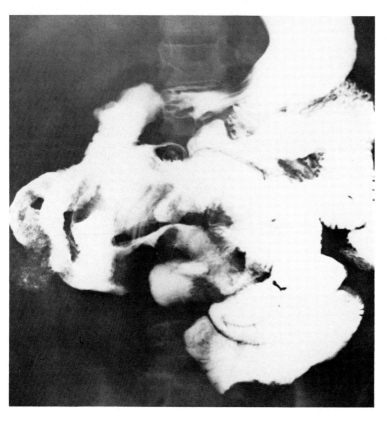

Abb. 9.243. Lymphosarkom beim Kinde
Vergrößerter Bauchraum. Die Ileumschlingen sind aus dem Unterbauch und dem kleinen Becken herausgehoben, werden auseinandergedrängt und sind stellenweise hochgradig eingeengt. Die normale Reliefzeichnung ist teilweise ausgelöscht. – 8jähriger Junge. Aufgetriebener, gespannter Leib. Appetitlos, anämisch. Operativ bestätigtes Lymphosarkom des Ileums.

Abb. 9.**244. Retikulosarkom des oberen Dünndarms**
Unregelmäßige, fingerkuppengroße Aufhellungen (Pfeile) im Bereich der oberen Jejunumschlingen. – 41jährige Patientin mit hoher Eosinophilie (39%) und Bauchbeschwerden. Fühlbare Resistenz unter dem linken Rippenbogen.

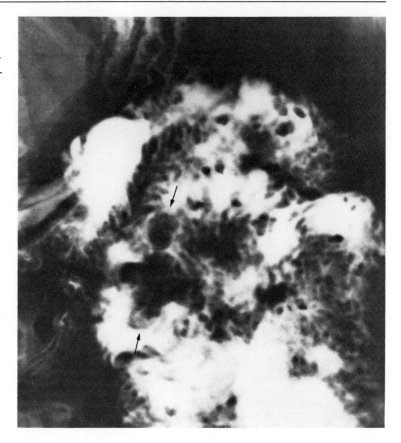

Abb. 9.**245. Retikulosarkom des oberen Dünndarms**
Dieselbe Patientin wie in Abb. 9.**244**. Bei der Angiographie der A. mesenterica superior erkennt man im linken Oberbauch unregelmäßige Gefäßverläufe und pathologische Anfärbungen. Operativ und histologisch als Retikulosarkom verifiziert.

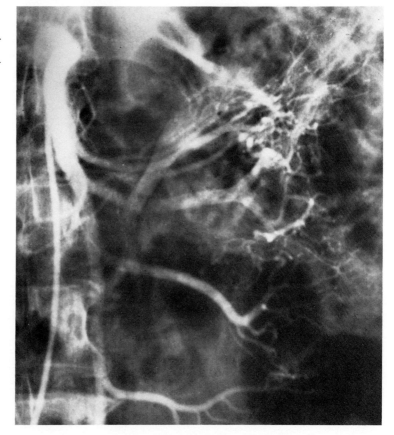

vorkommen (MESTEL 1959). Die anfangs recht uncharakteristische Symptomatologie ist gekennzeichnet durch Appetitlosigkeit, Gewichtsverlust und intermittierende Leibschmerzen, die offenbar auf passageren Invaginationen beruhen. Nach Ulzerationen der Geschwulst läßt sich Blut im Stuhl nachweisen. Erst nach längerer Zeit wird auch ein abdomineller Tumor tastbar, wonach häufig ein kompletter Ileus auf der Grundlage einer Invagination, oder gar eine Perforation den dramatischen klinischen Höhepunkt darstellt.

Das Lymphosarkom kommt bei Jungen deutlich häufiger als bei Mädchen vor (3 : 1 bis 9 : 1) und hat seinen Manifestationsgipfel zwischen 2 und 8 Jahren. Es nimmt meist seinen Ausgang vom Lymphgewebe des terminalen Ileums oder des Zökums, während eine Lokalisation in höher gelegenen Dünndarmabschnitten seltener ist. Auch ein Übergang in eine echte Leukämie wird beobachtet.

Die Röntgensymptome sind beim Lymphosarkom der Kinder anfangs ähnlich unsicher wie beim Erwachsenen und je nach Art des Wachstums außerordentlich variabel. In Nativaufnahmen läßt sich solch eine Geschwulst manchmal schon als großer, weichteildichter Tumorschatten im rechten Unterbauch mit einer Verdrängung der luftgefüllten Dünn- und Dickdarmschlingen, gelegentlich mit partieller oder sogar kompletter Obstruktion erkennen. Bei der Dünndarmuntersuchung kennzeichnet ein abrupter Faltenabbruch die oft schroffe Grenze zum normalen Relief, das im Tumorbereich infolge einer Zerstörung der Mukosa durch oberflächliche und tiefe Ulzerationen praktisch ausgelöscht wird. Das befallene Darmsegment kann sowohl durch den Tumor infiltriert und eingeengt werden und dann einer Crohnschen Krankheit ähneln, als auch durch Zerfall exkaviert erscheinen. Die Irregularitäten des Darmlumens lassen wenig Zweifel an der Malignität. Tumorinfiltrationen der Darmwand und des Mesenteriums vergrößern den Abstand zwischen den einzelnen Schlingen. Abszeßbildungen, Fisteln und Darmperforationen, eine Invasion der Blasenwand und eine Kompression der Ureteren kommen vor. Die exakte Beurteilung der Tumorausdehnung ist röntgenologisch nur selten möglich (Abb. 9.**241**–9.**243**).

Im terminalen Ileum gelegene polypoide Formen sind häufig Ausgangspunkt für ileozökale Invaginationen, so daß man bei Kindern, die älter als 2 Jahre sind, bei derart akuten Ereignissen auch an eine maligne Geschwulst denken sollte (HECKER u. Mitarb. 1967, JENKIN u. Mitarb. 1969, KUNDERT u. HALLER 1969, BARTRAM u. CHRISPIN 1973).

Eine spezielle Sarkomform, das Retikulosarkom, ist histologisch dadurch charakterisiert, daß es ähnlich wie die Retikulumzellen Gitterfasern aus-

bildet. Als Ausgangspunkt kommt das lymphoretikuläre Gewebe aller Standorte, also auch des Magen-Darm-Traktes, in Betracht. Die diagnostischen Schwierigkeiten wurden von HAMPERL (1956) in folgender Weise charakterisiert: „Wenn man nicht imstande ist, einen bestimmten Knoten als Primärtumor anzusprechen, so handelt es sich meist um ein Retikulosarkom." Wegen der oft nur geringfügigen Niveaudifferenzen ist der Nachweis dieser flachpolypösen Neubildungen recht problematisch (Abb. 9.**244** u. 9.**245**).

Auch im Verlauf einer akuten *Leukämie* können gastrointestinale Komplikationen auftreten, die sich direkt auf die Grundkrankheit beziehen lassen und einer röntgenologischen Abklärung zugänglich sind. Neben Ösophagus-, Magen- und Kolonbeteiligungen sind vor allem diejenigen Veränderungen von Bedeutung, die sich in den Dünndarm lokalisieren. Schleimhautulzera, rapide Nekrosen im Lymphgewebe, leukämische Wandinfiltrationen, Pseudomembranen und Blutungen in die Darmwand machen sich bei einer Röntgenuntersuchung in Form von Füllungsdefekten, segmentalen Stenosen oder Invaginationen bemerkbar. Ileum und Zökum werden häufig gemeinsam betroffen (sog. Ileozökalsyndrom). Auch eine nekrotisierende Enterokolitis ist charakteristisch (SHERMAN u. WOLLEY 1973, EXELBY u. Mitarb. 1975, BENZ u. Mitarb. 1977, HENSLER u. KNOBLAUCH 1977).

Karzinoid

Karzinoide treten solitär und multipel auf, liegen submukös und erreichen Linsen- bis etwa Haselnußgröße. Sie kommen gehäuft in der Ileozökalgegend vor, und zwar zu 70% im Ileum, zu 12% in der Appendix, zu 8% im Magen, Duodenum, Colon descendens, Sigma und Rektum (Abb. 9.**247**). Selten werden sie außerhalb des Magen-Darm-Traktes gefunden (Uterus, Bronchialschleimhaut). Auch bei Kindern wurden gelegentlich diese Tumoren diagnostiziert, die sich dann gewöhnlich in die Appendix, seltener ins terminale Ileum lokalisieren ließen (FIELD u. Mitarb. 1967). Im Gegensatz zum Erwachsenen ist bei Kindern das Karzinoidsyndrom selten.

Es handelt sich, wie FEYRTER (1934) im Gegensatz zu LUBARSCH (1906) betonte, primär um gutartige, langsam wachsende Tumoren, die ihren Ausgang von enterochromaffinen Zellen der Lieberkühnschen Krypten nehmen. Die chromier- und versilberbaren Zellen verleihen den Tumoren eine grauweißliche bzw. gelbe Farbe.

Beim endokrin aktiven Karzinoid (Serotonin) stehen klinisch Erscheinungen von seiten des Kreislaufs, der Haut und des Darmes im Vordergrund (sog. Karzinoidsyndrom). Die Kranken klagen über plötzlich auftretende Hitzewallungen. Es

Abb. 9.246. Neuroblastom des Dünndarms
Ringförmige Stenose (Pfeil) an der Grenze zwischen mittlerem und unterem Dünndarm. Lymphknotenvergrößerung am Mesenterialansatz (Doppelpfeil). – 64jähriger Patient mit gelegentlichen Stenoseerscheinungen und Palpationsbefund im linken Unterbauch. Operativ und histologisch erwies sich der Tumor als malignes Neuroblastom (Prof. *Seifert*).

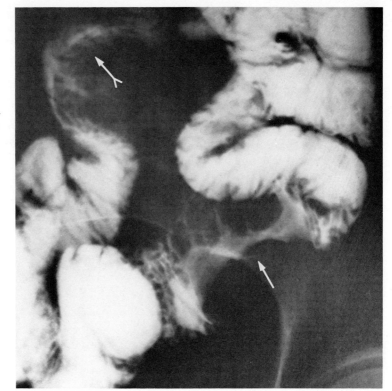

Abb. 9.247 a u. b. Karzinoidverteilung (nach *Feyrter*)
Relative Häufigkeit des Karzinoids in den einzelnen Strecken des Magen-Darm-Kanals:

1 = Magen,
2 = Zwölffingerdarm,
3 = Papilla Santorini,
4 = Papilla Vateri,
5 = Jejunum,
6 = Ileum,
7 = Wurmfortsatz,
8 = Colon descendens
9 = Colon sigmoideum,
10 = Mastdarm

a) Verteilung der Karzinoide (Punkte) in den verschiedenen Abschnitten des Magen-Darm-Traktes bei 2500 Sektionen. Die kleinen Kreise bezeichnen – nach Literaturangaben – seltene Lokalisationen.

b) Die Punkte in den Darmlumina zeigen die Gesamtzahl der pro Region aufgefundenen Karzinoide bei 2500 Sektionen, beinhalten also auch das multiple Vorkommen.

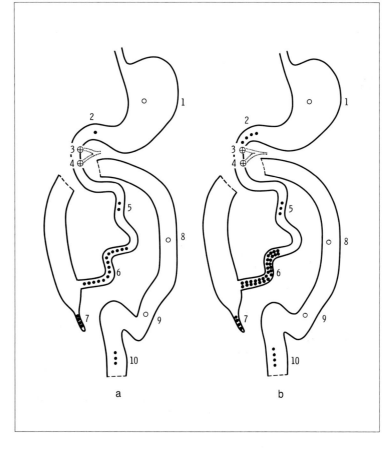

kommt zu einer anfallsweisen blauroten Verfärbung der Haut, besonders im Bereich der oberen Körperhälfte („Flush").

Gelegentlich bestehen auch Durchfälle oder kolikartige Leibschmerzen. Später treten Erscheinungen von seiten der Leber und Klappenveränderungen des Herzens (Fibrose der Trikuspidalklappe) auf. Besonders für maligne Formen soll der Nachweis von 5-Oxyindol-Essigsäure charakteristisch sein (HEILMEYER 1961). Die lokale Symptomatologie wird gekennzeichnet durch eine unterschiedlich ausgeprägte Obstruktion, sowie eine Blutungs- und Invaginationsgefährdung.

Röntgenologisch sind vereinzelt im Nativbild Kalkeinlagerungen im Tumor beobachtet worden (NOONAN 1972, BOIJSEN u. Mitarb. 1974). Der direkte Nachweis eines Karzinoids während einer Dünndarmuntersuchung gelingt nur dann, wenn die Geschwulst eine Größe von etwa 1–2 cm erreicht hat bzw. sie bereits maligne degeneriert ist. Charakteristisch sind ein Füllungsdefekt, eine Wandstarre oder eine fixierte Knickung des Darmes infolge einer Mesenterialbeteiligung.

FROEHLICH (1939) berichtete über einen kreisrunden Füllungsdefekt von 2 cm im Bulbus duodeni,

der sich histologisch als Karzinoid erwies. Wir selbst konnten bereits 1944 ein etwa fünfmarkstückgroßes malignes, diffus in das Mesenterium infiltrierendes Karzinoid beobachten, das kurze Zeit nach der Operation rezidivierte und nach ausgedehnter Metastasierung zum Tode führte (Abb. 9.**248**–9.**250**). PATEL u. Mitarb. (1952) beschrieben einen rundlichen Tumor im linken Oberbauch dicht unterhalb des Zwerchfells mit einem Durchmesser von 10–15 cm, CHÉRIGIÉ u. Mitarb. (1957) eine prästenotische Dilatation mit steifer Fixation einer umschriebenen Darmschlinge vor einem kleinen Karzinoid.

Auch angiographisch läßt sich der unterschiedlich stark vaskularisierte Primärtumor erkennen und lokalisieren. Mit dieser Methode werden eine Beteiligung des Mesenteriums, vor allem aber die gut vaskularisierten Lebermetastasen besser sichtbar gemacht (HERMANUTZ u. Mitarb. 1974, MAY 1975, BARDACH u. Mitarb. 1978).

Bei der Suche nach einem Karzinoid erweist sich die Kombination der röntgenologischen Untersuchungsverfahren (Nativaufnahme, Kontrastmitteluntersuchung, Angiographie) am erfolgreichsten.

Sekundäre metastatische Geschwülste

Karzinome

Sekundäre metastatische Karzinome des Darmes sind relativ selten. Sie kommen isoliert oder multipel besonders im Duodenum und im Jejunum, seltener im Ileum oder im Kolon vor. Sie breiten sich (retrograd) auf dem Lymphwege, durch Implantation (besonders im Douglas-Raum) oder auf dem Blutwege aus. Meist dringen sie lymphogen von der Serosa her in die Darmwand ein und entfalten sich üppiger, sobald sie die lokale Submukosa erreichen. Sie können auch hämatogen in die Submukosa verschleppt werden und dort münzenförmige Plaques mit zentraler Delle bilden bzw. zirkuläre Stenosen verursachen.

Der Primärtumor liegt meist im Magen oder in der Gallenblase, gelegentlich aber auch in anderen Organen, wie KAUFMANN (1931) anhand von zwei eindrucksvollen Beispielen (Pharynx bzw. Uterus) zeigen konnte. Seltener werden metastatische Tumoren in der näheren Umgebung primärer Darmkrebse beobachtet. Zerfallende metastatische Karzinome lassen sich von primären Darmkrebsen nicht unterscheiden.

Der *Röntgenbefund* entspricht dem anatomischen Substrat. Je nach dem Typus der Veränderungen finden wir linsen- bis bohnengroße, münzenförmige flache Aufhellungen mit relativ scharfem

Rand bzw. zirkuläre Stenosen mit mehr oder weniger deutlichen prästenotischen Dilatationen (SMITH u. Mitarb. 1977).

Sarkome

Metastatische Sarkome kommen im Magen-Darm-Kanal häufiger vor als primäre Sarkome. Meist handelt es sich ursprünglich um Melanome der Haut oder der Retina, gelegentlich aber auch um rund-, spindel- oder polymorphzellige Sarkome.

Melanommetastasen bevorzugen geradezu den Magen-Darm-Kanal. Sie treten meist multipel in Form pigmentierter oder nicht pigmentierter Knötchen oder größerer Plaques von Mark- bis Fünfmarkstückgröße auf und neigen zu zentralem Zerfall, so daß sie von kleinen, schüsselförmigen Karzinomen kaum zu unterscheiden sind.

Andere Sarkome lokalisieren sich subserös am Mesenterialansatz und verursachen bei zunehmendem Wachstum mehr oder weniger deutliche Stenosen. Auch zirkuläre, stenosierende Formen kommen vor. Sie lassen sich gegen primäre Tumoren nicht abgrenzen.

Röntgenologisch finden sich multiple, flachpolypöse bzw. münzenförmige Aufhellungen mit oder ohne zentrale Delle oder Ulzeration. Auch

Abb. 9.248. Karzinoid des Dünndarms
Stenosierender Prozeß (Pfeile) im mittleren Dünndarm mit Verlust der Faltenzeichnung und geringer prästenotischer Dilatation. – 48jähriger Mann. Seit 7 Jahren kolikartige Beschwerden in der Nabelgegend, anfangs nur alle paar Wochen, später gehäuft. 15 kg Gewichtsabnahme, Subazidität. Bei der Operation (Prof. *Konjetzny*) fand sich ein Konvolut erweiterter Dünndarmschlingen mit geschrumpftem Gekröse.

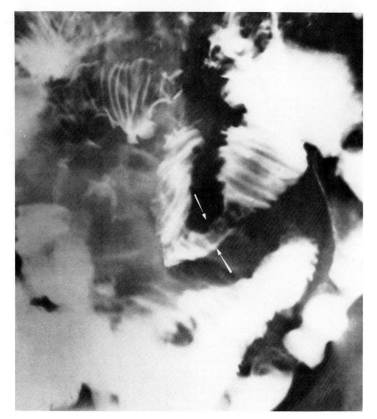

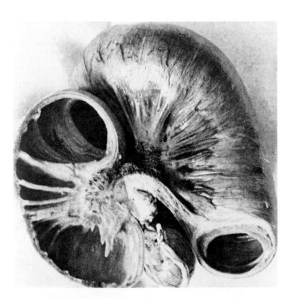

Abb. 9.249. Karzinoid des Dünndarms
Resektionspräparat zu Abb. 9.248. Stark geschrumpfte Mesenterialwurzel von derber Beschaffenheit und grauweißer Farbe. Histologisch: Karzinoid.

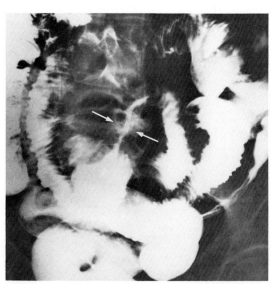

Abb. 9.250. Rezidiv des Karzinoids im Dünndarm
Derselbe Patient wie in den Abb. 9.248. u. 9.249. – Übergreifen des narbig schrumpfenden Prozesses vom Mesenterium auf den Dünndarm. Eine der Dünndarmschlingen (Pfeile) ist bereits wieder eingeengt.

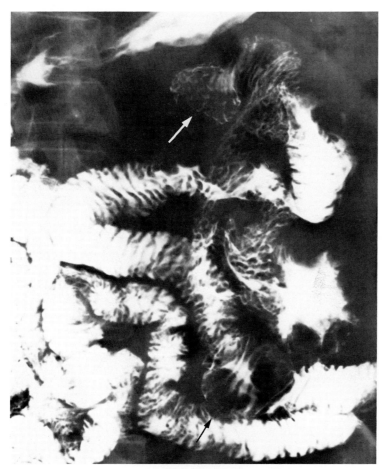

Abb. 9.**251.**   **Metastasen eines Melanosarkoms**
Reliefveränderungen an der Flexura duodenojejunalis und im Jejunum (Pfeile) durch etwa markstückgroße, münzenförmige Metastasen. – 53jähriger Patient. Vor 3 Jahren Entfernung eines malignen Pigmentnävus der Haut.

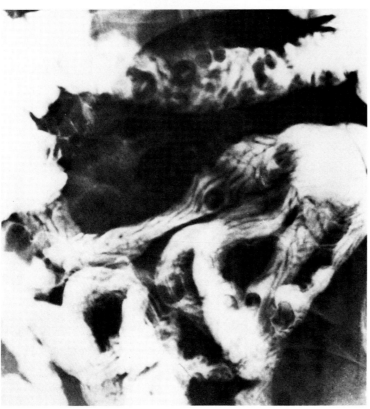

Abb. 9.**252.**   **Metastasen eines Retikulosarkoms**
Linsen- bis bohnengroße, rundliche Infiltrate mit zentraler Delle. – 65jährige Patientin, die 1 Jahr zuvor wegen eines stenosierenden Retikulosarkoms der Flexura duodenojejunalis operiert wurde.

Abb. 9.253.   Metastasen eines malignen Hodenteratoms
Mandarinengroßer Füllungsdefekt im obersten Jejunum unmittelbar hinter der Flexura duodenojejunalis mit Stenoseeffekt. – 24jähriger Patient, der vor 1 Jahr wegen eines malignen Hodentumors (Teratom) operiert wurde.

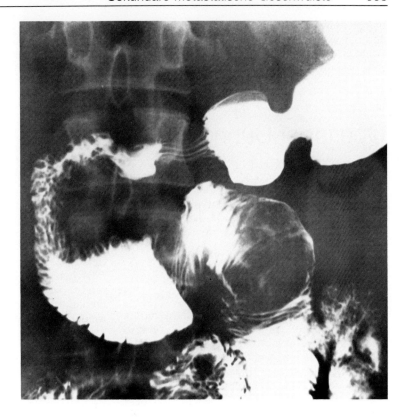

Abb. 9.254.   Spindelzellsarkom des oberen Jejunums
Anhebung und Verlagerung der obersten Jejunumschlinge unmittelbar hinter der Flexura duodenojejunalis durch einen kugeligen, oberflächlich ulzerierten Tumor. – 38jähriger Patient. Seit 7 Jahren periodisch auftretender Druck im Oberbauch. Seit 4 Wochen Anämie, positive Benzidinproben, bisher als Gastritis aufgefaßt. Bei der Operation ergab sich ein teils aus Spindelzellen, teils aus Rundzellen bestehendes Sarkom.

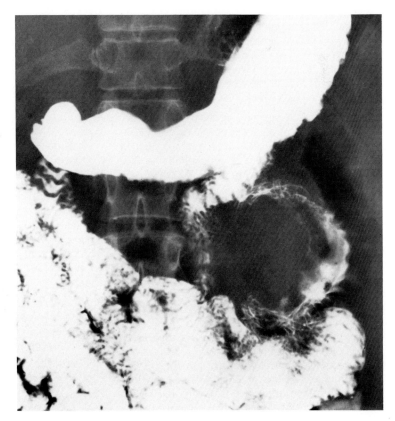

bogige polyzyklische Konkavitäten der dem Mesenterialansatz zugewandten Dünndarmkontur kommen vor. Sie ähneln häufig den Veränderungen, die wir von der Lymphogranulomatose oder dem primären Lymphosarkom her kennen. Schließlich werden zirkuläre Stenosen ohne irgendwelche charakteristische Formen oder Konturen beobachtet (Abb. 9.**251**–9.**254**).

Operierter Dünndarm

Operative Eingriffe am Dünndarm verändern das Aussehen und den Verlauf der betroffenen Schlingen in mehr oder weniger typischer Weise. Man unterscheidet *Resektionen*, bei denen ein erkranktes Segment entfernt wird, von sog. *Umgehungsoperationen*.

Nach *Resektionen* kann das durchtrennte Darmlumen entweder End-zu-End oder Seit-zu-Seit wieder verschlossen bzw. adaptiert werden.

Während bei den End-zu-End-Anastomosen durch die Einstülpung der Darmwand relative Engen mit etwas gewulsteten Rändern entstehen, sind die Seit-zu-Seit-Anastomosen durch ihre Bajonettform mit kleinen Blindsäcken charakterisiert, an deren Ende die Wandeinstülpungen bürzelförmige Aufhellungen hinterlassen. Um diese Blindsäcke möglichst klein zu halten, müssen die Darmstümpfe dicht an der Anastomose verschlossen werden. Geschieht dies nicht, so besteht die Gefahr, daß sie sich zu unförmigen Gebilden erweitern, die in prall gefülltem Zustand das Lumen der Anastomose komprimieren. Länger bestehende Retentionen von Speiseresten und Fremdkörpern können u. U. Resorptionsstörungen, eine Anämie und entzündliche Wandveränderungen in den Blindsäcken hervorrufen (Blindsacksyndrom). Im übrigen werden Komplikationen nur selten beobachtet.

Im *Röntgenbild* lassen sich durchgeführte Operationen relativ leicht nachweisen. Seit der Einführung des *von-Peetzschen Nähapparates* braucht man sich nur anhand der liegengebliebenen Silberclips zu orientieren (Abb. 9.**255**, 9.**256**).

Umfangreiche Dünndarmresektionen haben schwere Resorptionsstörungen zur Folge, die beim Überschreiten einer kritischen Grenze nicht mehr kompensiert werden können. Hierher gehören ausgedehnte Dünndarmresektionen bei Neugeborenen und Säuglingen, die beispielsweise durch einen neonatalen Volvulus mit Darminfarzierung oder durch multiple Dünndarmatresien erzwungen werden. Bei den schwer beeinträchtigten Kindern ist eine röntgenologische Verlaufsbeobachtung besonders wichtig. Postoperative Komplikationen wie Fisteln, Stenosen und Erweiterungen mit Retentionen und Stase bilden sich oft schon innerhalb der ersten 6 Monate nach dem Eingriff aus. Von klinischer Relevanz ist vor allem die Passagezeit. Gewöhnlich kommt nur allmählich die erwünschte Verlangsamung der Passage zustande, die mit einer Verlängerung und Lumenerweiterung des Darmes sowie deutlich verdickten Falten infolge einer echten Wand- und Zottenhypertrophie verquickt ist. Um die Passage zu verlangsamen und damit die Nahrungsaufspaltung und die Resorption zu verbessern, wird operativ gelegentlich – wie bei Dünndarmausschaltungen wegen extremer Fettsucht – ein kurzes Dünndarmsegment isoliert und antiperistaltisch wieder eingefügt. Es wirkt funktionell wie eine Stenose (Kuffer 1965, Bell u. Mitarb. 1973, Grybowski 1975, Warden u. Wesley 1978).

Bei *Umgehungsoperationen* wird eine vor dem Hindernis gelegene Schlinge mit einer hinter dem Hindernis liegenden Schlinge anastomosiert. Das kann je nach Lage der Dinge zwischen Dünndarm und Dünndarm geschehen oder zwischen Dünndarm und Dickdarm vorgenommen werden, also etwa im Sinne einer Ileokolostomie, wenn z. B. ein entzündlicher oder neoplastischer Prozeß der Ileozökalgegend umgangen werden soll (Abb. 9.**257**).

Eine besondere Art der Umgehungsoperation stellt die zeitlich befristete Jejunoileostomie zur Ausschaltung großer Dünndarmabschnitte wegen extremer Fettsucht dar. Es werden nur etwa 50 cm Dünndarm (30 cm Jejunum, 20 cm Ileum) in Funktion belassen. Hierdurch kommt eine stark verkürzte Passagezeit mit gewollter Mangelresorption zustande. Diese iatrogene Malabsorption ist oft mit zahlreichen klinischen Komplikationen verbunden (Abb. 9.**258**).

Für die Röntgenuntersuchung sind die Registrierung der stark verkürzten Passagezeit vom Pylorus bis zur Ileozökalklappe, die Funktion der Anastomose, ferner die gehäuft auftretende Cholelithiasis und Nephrolithiasis von Bedeutung ((Kümmerle 1973, Husemann u. Mitarb. 1976, Reifferscheid 1976).

Bei Kindern mit extremer Fettsucht sind solche Operationen zwar auch durchgeführt worden, gelten aber wegen ihrer negativen Auswirkungen auf Wachstum und Entwicklung des Skeletts, des Gehirns und der Genitalorgane als überaus problematisch.

Bei Ileostomien nach Kolonresektionen werden gelegentlich Passagebeeinträchtigungen am

Abb. 9.255. Operierter Dünndarm
Zustand nach End-zu-End-Anastomose
im mittleren Jejunum (Pfeil). – 26jährige
Patientin, die wegen eines generalisierten Lymphosarkoms mit Endoxan behandelt wurde und dabei eine Dünndarmperforation bekam.

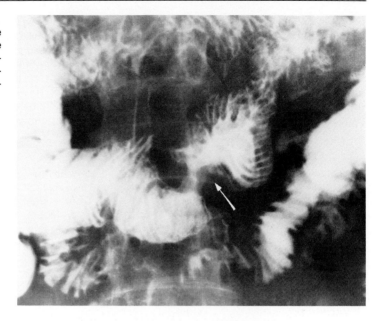

Abb. 9.256. Operierter Dünndarm
Seit-zu-Seit-Anastomose im Sinne einer
Ileotransversostomie nach Resektion
des Colon ascendens wegen eines Karzinoms. Man sieht deutlich »Bürzelbildungen« an den blind durch Tabaksbeutelnaht verschlossenen Resektions-
stellen. – 57jähriger Mann.

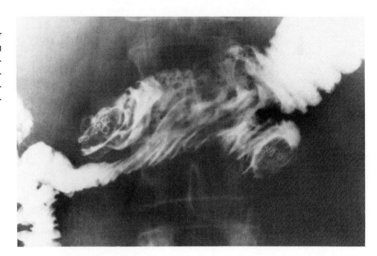

Abb. 9.257. Operierter Dünndarm
End-zu-Seit-Anastomose bei Ileotransversostomie. Gute Funktion, einwandfreie Anastomosestelle. Resektion wegen ausgedehnter Crohnscher Krankheit des terminalen Ileums mit Fistelbildung und Stenosierung. – 17jährige Patientin.

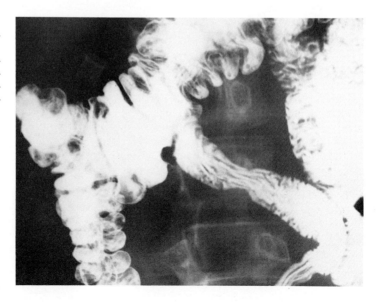

Dünndarm beobachtet. Sie werden mit 25–50% angesetzt (BROOKE 1951) und sollen zu den häufigsten Komplikationen dieser Operation gehören. Meist handelt es sich um mechanische Störungen, die entweder an der Operationsstelle selbst liegen oder durch innere Hernien bedingt sind. In anderen Fällen lassen sich anatomische Hindernisse nicht erkennen. WARREN u. McKITT-RICU (1951) sprachen von einer sog. „Ileostomiedysfunktion". Sie dachten dabei an kleinere, flächenhafte, postoperative Verwachsungen, die das freie Spiel der Darmschlingen behindern. Meist kommt es innerhalb weniger Wochen zu einer kompletten Rückbildung der Symptome. Differentialdiagnostisch sollte man auch an allergische Reaktionen denken.

Abb. 9.258. Jejuno-Ileostomie wegen extremer Adipositas

End-zu-End-Anastomose zwischen oberem Jejunum und unterem Ileum zur vorübergehenden Ausschaltung langer Dünndarmabschnitte. Es verblieben etwa 55 cm Dünndarm in Funktion. Die Passagezeit wurde damit auf nur 12 Min. verkürzt. – 34jährige Frau. Innerhalb kurzer Zeit nach der Operation über 30 kg an Gewicht verloren, litt allerdings unter den dünnen Stühlen und der Gallensteinbildung.

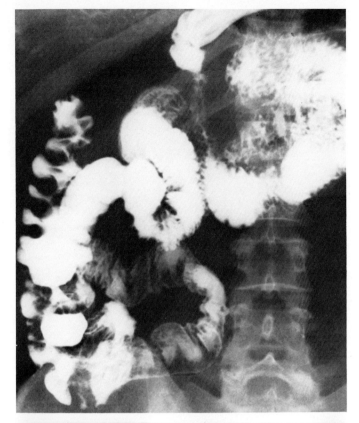

Abb. 9.259. Dünndarm nach Kolektomie

Mächtige nach distal zunehmende Dilatation des Dünndarms nach Dickdarmresektion. Die zwischen den Darmschlingen gelegenen, bandförmigen Aufhellungen entsprechen der hypertrophischen Darmwand. – 12jähriges Kind, das vor einem halben Jahr wegen einer generalisierten Dickdarmpolypose kolektomiert worden war.

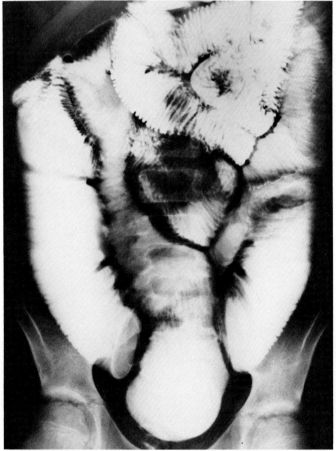

10. Dickdarm

Röntgenanatomie

Im Dickdarm werden anatomisch 7 Abschnitte unterschieden, nämlich das Zökum mit dem Wurmfortsatz, Colon ascendens, transversum, descendens, sigmoideum und das Rektum.

Als *Zökum* bezeichnet man den frei beweglichen Teil des Dickdarmes, der sich unterhalb der Ileozökalklappe befindet. Er ist beim Kinde 3–5 cm, beim Erwachsenen durchschnittlich etwa 6–8 cm lang. Die Lage des Zökums ist keineswegs konstant. Es kann sowohl in der Fossa iliaca als auch im kleinen Becken liegen. Bei Neugeborenen, Säuglingen und Kleinkindern mit noch nicht abgeschlossenem Deszensus findet man den häufig konisch geformten Zökumpol im rechten Hypochondrium, gelegentlich auch nach hinten, nach medial oder oben geschlagen. In all diesen Fällen ist die Fixation noch unzureichend.

Noch variabler sind Länge, Kaliber und Lage des *Wurmfortsatzes*. Während der Abgang einigermaßen konstant am tiefsten Punkt des Zökums liegt, kann sich das freie Ende an jeder beliebigen Stelle befinden. Bei einer Zusammenstellung von mehr als 10 000 Fällen (WAKELEY 1933) ergab sich, daß die Appendix häufiger (62,2%) retrozökal als in der Höhe des Beckeneinganges (McBURNEY), der als typisch bezeichneten Stelle (31%), liegt. Bei retrovertiertem Zökum kann sich die Appendix dorsal vom Colon ascendens lokalisieren, so daß bei einer Erkrankung diagnostische Schwierigkeiten möglich sind.

Die *Ileozökalklappe* befindet sich an der medialen Seite des Colon ascendens, gelegentlich auch etwas dorsal. Bei ihrer Darstellung im Profil erkennt man die obere und untere Klappenlippe als schmale Aussparung, wobei die obere Klappenlippe etwas länger ist als die untere. Varianten sind häufig.

Das retroperitoneal gelegene *Colon ascendens* steigt von der Fossa iliaca dextra fast senkrecht bis zur Leberunterfläche auf, um sich dann in Höhe der Gallenblase nach links zu wenden und in das frei bewegliche *Colon transversum* überzugehen. Die so entstehende Kurve wird als Flexura coli dextra (Flexura hepatica) bezeichnet. Sie liegt bei Säuglingen und Kleinkindern infolge der relativ großen Leber ziemlich tief und erreicht erst durch das Längenwachstum der Bauchhöhle die übliche Position.

Die linke Hälfte des Querkolons steigt bis zur Höhe der Milz an, wendet sich dann über die Flexura coli sinistra (Flexura lienalis) nach dorsal, um von dort aus wieder retroperitoneal als *Colon descendens* bis zum Sigmoid nach abwärts zu ziehen. Die Flexura lienalis steht meist höher als die Flexura hepatica.

Das *Colon sigmoideum* ist eine Darmschleife mit eigenem Mesokolon. Länge, Form und Lage können besonders bei Säuglingen und Kleinkindern sehr unterschiedlich ausgebildet sein. Oft findet man ein relativ langes Sigma, das häufig weit über die Mittellinie nach rechts reicht und eine große Schleife bildet. Sie disponiert infolge ihrer Länge und Lage bei Kindern zum Sigmavolvulus.

Das *Rektum* verläuft retroperitoneal in der Konkavität des Kreuzbeins und stellt eine terminale Erweiterung des Dickdarms dar. Es ist außerordentlich dehnbar, so daß sich sein Kaliber während des Kontrasteinlaufes gut verdoppeln läßt.

Zahlreiche Lagevarianten gestalten das Bild des normalen Kolons überaus vielfältig. Beide Flexuren (oft mit zusätzlichen Schleifenbildungen), das Querkolon und das Sigma sind in ihrem Verlauf so variabel, daß kaum ein „Normalbild" existiert. Im allgemeinen nimmt das Kaliber distalwärts ständig bis zum Rektum hin ab. Länge und Weite des Dickdarms können von Patient zu Patient je nach Alter und Füllungszustand außerordentlich wechseln. Gemessen vom unteren Zökumpol an bis zum Ende des Colon sigmoideum schwankt die Länge zwischen 60 und 175 cm und die Weite zwischen 2 und 8,5 cm. Beim Neugeborenen ist das Kolon relativ lang und weit, verglichen mit dem älteren Kind. Diese Angaben sind nur unter der Vorstellung verständlich, daß auch der Dickdarm – ähnlich wie die Speiseröhre und der Dünndarm – über eine spiralig verlaufende Ringmuskulatur verfügt, die derartige Varianten des Fassungsvermögens zuläßt (Abb. 10.**1**–10.**4**).

Die *Wand des Dickdarms* besteht aus den gleichen Schichten wie die des Magens und des Dünndarms.

Die *Tunica serosa* bedeckt das Colon ascendens und descendens nur von vorn, während die Kolonhinterwand in einer bindegewebigen Adventitia der hinteren Bauchwand bzw. den dort liegenden Organen unmittelbar anliegt. Nur das Colon transversum und das Sigmoid verfügen über einen kompletten Peritonealüberzug.

Die *Tunica muscularis* besitzt zwar auch eine äußere Längsfaser- und eine innere Ringfaserschicht. Die Verteilung der Längsfasern ist jedoch nicht gleichmäßig, sondern wird in drei stärkeren, scharf voneinander getrennten, etwa 10 mm breiten Längsstreifen zusammengefaßt, die man als *Tänien* bezeichnet. Sie beginnen am Abgang des Wurmfortsatzes, laufen bis zum Sigma und verlieren sich im Muskelmantel des Rektums. Neben einer vorderen wird eine hintere mediale und eine laterale Längstänie unterschieden. Dagegen bildet die Ringfaserschicht eine über den gesamten Dickdarm gleichmäßig ausgebreitete, zusammenhängende Muskellage.

Die *Tunica mucosa* unterscheidet sich von der des Dünndarms durch das Fehlen der Kerckringschen Falten und der Zotten. Innerhalb der rechten Kolonhälfte beherrschen noch zahlreiche Lymphfollikel das Bild, die bei Kindern gelegentlich stärker ausgeprägt und in größeren Abschnitten des Dickdarms anzutreffen sind („lymphoide Hyperplasie"). Es finden sich ferner Schleimhautduplikaturen, die Elemente der Muscularis propria enthalten, die sog. *Plicae semilunares*. Zwischen ihnen liegen kleine Aussackungen, die als *Haustren* bezeichnet werden.

Die im Rektum angetroffenen Querfalten, von denen die Kohlrauschsche Falte die konstanteste ist, besitzen dagegen außer der Schleimhaut und der Submukosa nur muskuläre Elemente vom Typ der Muscularis mucosae.

Die *Gefäßversorgung* der rechten Kolonhälfte erfolgt durch die A. mesenterica superior, die der linken Kolonhälfte durch die A. mesenterica inferior. Zwischen beiden Gefäßgebieten bestehen breite Kommunikationen in Form von Arkaden.

Röntgenphysiologie

Das Kolon ist – ähnlich wie der Magen – ein intermittierend aktives Organ. Seine relativ langsamen Bewegungen sind vor allem durch röntgenologische Beobachtungen, durch Druckmessungen im Lumen, das Studium durch ein Bauchfenster sowie an vorverlagerten Schlingen weitgehend geklärt worden (WOLF 1976).

Obwohl der anatomische Aufbau des Dickdarms vom Zökum an bis zum Sigma hin praktisch überall die gleichen Strukturen aufweist, werden doch vom physiologischen Standpunkt aus 2 voneinander getrennte Einheiten unterschieden. Während die Hauptaufgabe der *rechten* Kolonhälfte in der Wasser- und Salzresorption, d. h. in der Eindickung des Darminhaltes besteht, ist die *linke* Kolonhälfte besonders für den Transport der Faeces und für die Defäkation zuständig.

Zwar werden auch in der rechten Kolonhälfte neben hin- und herwogenden langsamen Mischbewegungen mit teilweise ausgesprochen retrogradem Transport noch echte, vom unteren Ileum auf das Zökum und Colon ascendens übergreifende peristaltische Wellen beobachtet (WELTZ 1939), gewöhnlich aber findet man nur links die effektiven, wenn auch wesentlich seltener auftretenden propulsiven Transportvorgänge, die sog. *großen Kolonbewegungen*. Sie bestehen in einer kontinuierlich fortlaufenden Konstriktion des Darmlumens, treiben den Darminhalt entscheidend vorwärts und wurden erstmals von HOLZKNECHT 1909 beschrieben.

Bei Diarrhöen ist funktionell besonders die rechte Kolonhälfte (mangelhafte Resorption und Eindickung) betroffen, während bei der Obstipation diejenigen Kolonabschnitte versagen, die hauptsächlich der Propulsion des Darminhaltes dienen.

Ähnlich wie im Duodenum (ALBOT u. KAPANDJI 1957) lassen sich während der Durchleuchtung auch im Dickdarm sphinkterähnliche Kontraktionszonen nachweisen, die man irrtümlich für organische Stenosen halten könnte. Solche Zonen finden sich sowohl an der Grenze zwischen Zökum und Colon ascendens (BUSI 1913 bzw. HIRSCH 1924) als auch im Querkolon (CANNON 1902), dem oberen und unteren Colon descendens (PAYR-STRAUSS bzw. MOUTIER 1930, BALLI 1931) sowie schließlich an der Grenze zwischen Sigmoid und Rektum (ROSSI 1927).

Während beim Rossischen Sphinkter an der Rekto-Sigmoid-Grenze in 80% der Sektionen (SHAPIROFF 1956) angeblich eine Verstärkung der Ringmuskulatur vorliegen soll, aus der sich gelegentlich sogar infolge einer Hypertrophie eine idiopathische muskuläre Stenose entwickeln kann (CASSANO u. TORSOLLI 1968, ROESCH 1972, OTTO u. WOLFERS 1973), handelt es sich bei den anderenorts beschriebenen nur um Kontraktionszonen.

Kontinenz und *Defäkation* stellen die klinisch wichtigsten Funktionen des Enddarms dar.

Die *Kontinenz* beruht nicht allein auf einer Muskelaktion, sondern wird durch das komplizierte Zusammenspiel unterschiedlicher Mechanismen bewerkstelligt. STELZNER u. LIERSE (1967) haben aufgrund exakter histologischer Untersuchungen, vor allem auch funktioneller Studien am Lebenden nachgewiesen, daß sich an der Verschlußfunktion des Enddarms Gewebe *aller drei Keimblätter* beteiligen. Aus dem Entoderm stammt die besonders dehnbare und überaus sensible Haut des Analkanals, die von dünnem, nicht verhornendem Plattenepithel bedeckt wird. Die Sphinkteren, verstärkt durch ein System derber, elastischer Fasern, entwickeln sich aus dem Mesoderm, während das Rektum entodermaler Herkunft ist. Es ist als Speicher- und Rezeptionsorgan ausgebildet, weiter und vor allem viel dehnungsfähiger als das übrige Kolon und garantiert erst durch die Verbindung mit Abkömmlingen anderer Keimblätter die ungestörte Kontinenz. Man sollte daher besser von einem hier lokalisierten „*Verschlußorgan*" sprechen, wie STELZNER u. LIERSE (1967) es vorschlugen.

Der für die Kontinenz überaus bedeutungsvolle *Sphincter ani internus* stellt einen Teil der modifizierten Ringmuskulatur des Rektums dar. Er unterscheidet sich von der übrigen Darmmuskulatur durch das Fehlen der intermuskulären Ganglienzellen. Dieser Muskel stellt den Angelpunkt der gesamten Kontinenzfunktion dar. Sein Verhalten ist konträr zu demjenigen der Rektummuskulatur. Während sich das Rektum rezeptiv dilatiert, bleibt der Sphincter ani internus kontrahiert – außer während der Defäkation. Der dünnen, sehr dehnbaren und hypersensiblen Schleimhaut des Analkanals kommt die Aufgabe zu, den Eintritt von Darminhalt anzuzeigen und reflexartig eine Sphinkterkontraktion auszulösen, die den Effekt der großen Kolonbewegung abstoppt.

Der *äußere Sphinkter* verfügt über einen Dauertonus, der sich jedoch willkürlich verstärken läßt. Der Gesamtvorgang wird noch durch den M. puborectalis, einen Teil des Levator ani, unterstützt, indem er bei willkürlicher Innervation das rektoanale Übergangsgebiet abknickt und somit die Kontinenzwirkung verstärkt (s. Abb. 10.**11**, 10.**12**).

Am Verschluß beteiligt sich außerdem ein Gefäßkonvolut, das *Corpus cavernosum recti*. Dieses Gefäßknäuel aus peripheren Ausläufern der A. rectalis superior und submukösen Gefäßen stellt ein *arterielles Gebilde* dar, dessen Füllungszustand für die Kontinenz wichtig ist. Die Füllung des Schwellkörpers wird durch den Dauerverschluß des inneren und den periodischen Abschluß des äußeren Sphinkters geregelt.

Das Rektum selbst besitzt nicht nur eine glatte zirkuläre Muskelschicht, sondern auch Längsmuskelfasern, die bei einer Kontraktion zu einem Staucheffekt im Rektum führen. Diese Längsmuskelfasern durchdringen den M. sphincter ani externus und setzen an der peripheren Haut an. Sie sind in der Lage, die Haut an den geschlossenen oder sich schließenden Analkanal heranzuziehen und somit einen Tamponade-Effekt zu bewirken (STELZNER 1976).

Bei der *Defäkation* wirken autonomes und zerebrospinales Nervensystem eng zusammen. Häufig bleibt das Rektum bis zur Stuhlentleerung nur mäßig mit Kot gefüllt. Nach jeweils langen Intervallen, auch nach der Nahrungsaufnahme (gastrokolischer Reflex), kommt es zu einer Propulsion von Dickdarminhalt in das Rektosigmoid. Afferente Nerven in der Rektumwand perzipieren den zunehmenden Innendruck, ja können sogar unterscheiden, ob die Wanddehnung durch Kot oder Luft erfolgt. Diese Fähigkeit geht bei chronischer Entzündung und bei chronischer Obstipation verloren. Solch eine peristaltische Welle endet mit der Erschlaffung des inneren Analsphinkters, dem wulstartig verdickten Ausläufer der Ringmuskulatur. Ein vordringender Bolus dehnt die Rektumwand und vermag reflektorisch nach Erschlaffung des inneren Sphinkters eine kurzdauernde Kontraktion der quergestreiften Muskulatur des Sphincter ani (Mm. sphincter ani externus et puborectalis) herbeizuführen (sog. *Kontinenzreaktion*). Während der Erwachsene den Stuhldrang beherrscht bzw. die Defäkation anhalten kann, erschlafft beim Neugeborenen und Säugling reflektorisch die quergestreifte Sphinktermuskulatur, der eine Aktion der Bauchpresse und eine Stuhlentleerung folgen. Durch eine Kontraktion und Verkürzung wird nicht nur das Rektum, sondern das ganze distale Kolon entleert. Die willkürliche Defäkation muß erst unter den bekannten Schwierigkeiten vom jungen Kinde allmählich erlernt werden und gehört zu den langsam reifenden Funktionen.

Untersuchungstechnik

Je nach klinischer Fragestellung muß der Radiologe bei Erwachsenen und Kindern unterschiedliche Untersuchungsmethoden einsetzen, um die pathologisch-anatomischen Veränderungen vollständig zu erfassen und möglichst überzeugend darzustellen. Sie können sowohl die Schleimhaut als auch die Darmwand und die Nachbarschaft betreffen. Der Nachweis funktioneller Störungen spielt dagegen eine untergeordnete Rolle.

Die Röntgenuntersuchung wird heutzutage durch die Koloskopie (evtl. kombiniert mit einer Stufenbiopsie) in sinnvoller Weise ergänzt. Ob sie *vor* oder *nach* einer Röntgenuntersuchung durchgeführt wird, hängt überwiegend von örtlichen Gegebenheiten ab. Falls dabei bioptisch Material aus der Darmwand entnommen wird, ist wegen der Perforationsgefahr ein ausreichend großes zeitliches Intervall von mehreren Tagen, besser von einer Woche, zwischen beiden Untersuchungen erforderlich.

Zur röntgenologischen Untersuchung des Dickdarms stehen uns verschiedene Methoden zur Verfügung:

1. Die Durchleuchtung bzw. Nativaufnahme des Abdomens im Liegen und Stehen mit vertikalem und horizontalem Strahlengang.

2. Die Untersuchung mit dem Kontrasteinlauf (HAENISCH 1912). Die Beurteilung erfolgt sowohl bei praller Füllung als auch nach der Entleerung des Kontrastmittelüberschusses (Reliefbild).

3. Die kombinierte Brei-Luft-Füllung des Dickdarms nach partieller Entleerung eines vorher applizierten Kontrasteinlaufes (A. W. FISCHER 1923) in Verbindung mit Aufnahmen in horizontalem und vertikalem Strahlengang.

4. Die Untersuchung des Dickdarms in der Passage nach oraler Applikation von Kontrastbrei (RIEDER 1911).

5. Funktionelle und angiographische Untersuchungsmethoden.

Der bedeutsame Wandel im Einsatz und in der Durchführung der einzelnen Untersuchungsmethoden während der letzten Jahre spiegelt sich in dem Ergebnis einer Umfrage wider, die in 100 maßgeblichen radiologischen Zentren einschließlich pädiatrischer Röntgenabteilungen der USA und Europas durchgeführt wurde (THOENIS u. MARGULIS 1978). Nach dieser Studie steht der übliche Kontrasteinlauf mit Prallfüllung, Entleerungsbild und Zielaufnahmen im Vordergrund, aber weit häufiger als früher wird die Doppelkontrastmethode angewendet. Zunehmendes Gewicht erhält heutzutage eine sorgfältige und individuelle Vorbereitung. Häufiger als früher werden Medikamente (z. B. Glukagon) zur Verbesserung der Ergebnisse bei Dickdarmuntersuchungen verabreicht. Zugenommen haben auch Untersuchungen mit wasserlöslichem Kontrastmittel bei Verdacht auf Obstruktion und Perforation. In allen Zentren ist eine Abnahme spezieller Untersuchungsmethoden (Angiographie) zu registrieren.

Vorbereitung

Sie unterliegt den Anweisungen des Radiologen, soll individuell gehandhabt werden und beeinflußt maßgeblich das Untersuchungsergebnis. Da viele Radiologen aufgrund persönlicher Erfahrung und Überzeugung ein eigenes Vorbereitungsschema für die Kolonkontrastuntersuchung entwickelt haben, sollen nur allgemeine Hinweise gegeben werden. Sie gelten für Erwachsene und Schulkinder.

Die Vorbereitung beinhaltet *diätetische Maßnahmen*, die Verabfolgung von *Laxantien* sowie *Reinigungseinläufe*.

Am *Vortage* der Untersuchung soll nur leichte, schlackenarme Kost gereicht werden (u. a. klare Suppen, gesüßter Tee in beliebiger Menge, aber keine Milch oder Milchspeisen). Als Laxantien werden Rizinusöl, Dulcolax oder X-Prep bevorzugt. Ein Reinigungseinlauf ist abends empfehlenswert. Dafür kann man körperwarmes Wasser oder Kochsalzlösung verwenden.

Am *Untersuchungstage* selbst soll der Patient nüchtern bleiben, gesüßter Tee kann aber gereicht werden. Ein Reinigungseinlauf mit Wasser, evtl. unter Beigabe von Dulcolax oder mit physiologischer Kochsalzlösung, ist erforderlich.

Zwischen diesen Vorbereitungsprozeduren und der eigentlichen Untersuchung soll man zur Beruhigung des Dickdarms noch eine kleine Pause einschieben.

Bei Säuglingen verzichten wir auf eine Vorbereitung. Erweist sich die Kotmenge als ungewöhnlich groß, so entleert sie sich oft während der Untersuchung zusammen mit dem Kontrastmittel, so daß evtl. eine erneute Bariumfüllung unter günstigeren Bedingungen angeschlossen werden kann.

Kleinkinder und Kinder im Vorschulalter erhalten am Vortage lediglich ein halbes Dulcolax-Suppositorium und keine feste Nahrung mehr, am Untersuchungstage selbst einen Reinigungseinlauf. Er dient außerdem dazu, das Kind mit der Prozedur vertraut zu machen. – Abweichungen der Vorbereitung werden bei den einzelnen Krankheiten angegeben.

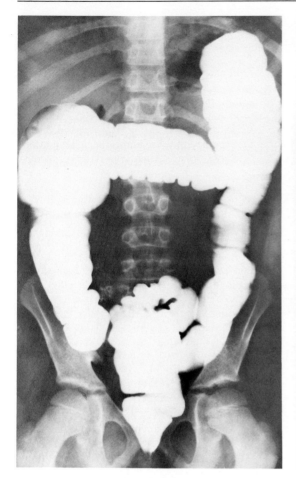

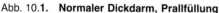

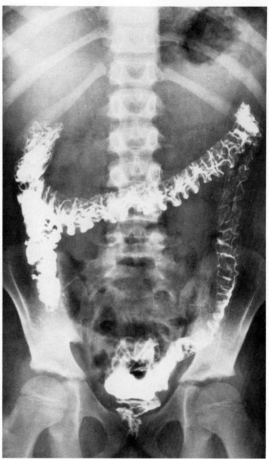

Abb. 10.1. Normaler Dickdarm, Prallfüllung
10jähriges Kind. – Darstellung durch Kontrasteinlauf. Rektum und Sigma heben sich aus dem kleinen Becken heraus. Bei der mäßig prallen Füllung sind die Haustren im Querkolon noch zu erkennen. Die zuführenden Schenkel der Flexuren überlagern sich. Ein stärkerer Reflux in den Dünndarm ist unterblieben. Verlauf, Länge und Lage der einzelnen Kolonabschnitte sind bei verschiedenen Untersuchungen desselben Patienten, besonders bei Kindern, variabel. Die Weite des Dickdarms ist abhängig von der Bariummenge, dem Druck während des Einlaufs und der Füllungsdauer. Alle Faktoren müssen jedoch so gehandhabt werden, daß bei mäßig praller Füllung noch die Haustren im Querkolon erkennbar bleiben, damit nicht durch fehlerhafte Untersuchungstechnik ein „Megakolon" vorgetäuscht bzw. provoziert wird.

Abb. 10.2. Normaler Dickdarm, Entleerungsbild
Dasselbe Kind wie in Abb. 10.1 nach der Defäkation. – Das Kolon hat sich weitgehend entleert. Der verbliebene Wandbeschlag läßt die Schleimhautfalten einwandfrei erkennen. Alle Abschnitte des Dickdarms erscheinen jetzt kürzer und sind schmal, weil sich die Wandmuskulatur kontrahiert hat und der Dickdarm nicht mehr gedehnt ist. Das Querkolon liegt deutlich tiefer als während der Prallfüllung, die linke Flexur befindet sich jetzt in Höhe der 12. Rippe, während die rechte Flexur ihre Position nur wenig geändert hat. Rektum und Sigma sind ins kleine Becken gesunken.

Zu 1: Die **Untersuchung des Dickdarms ohne Kontrastbrei** sollte jeder Kontrastuntersuchung vorausgehen, ist aber bei Verdacht auf Ileus im akuten und subakuten Zustand unbedingt erforderlich (siehe dort). Bei der Übersichtsdurchleuchtung bzw. -aufnahme des Dickdarms mit horizontalem Strahlengang ist vor allem auf die Blähung einzelner Darmschlingen mit oder ohne Flüssigkeitsspiegel zu achten. Dabei ist die Feststellung wesentlich, ob die Gasfüllung den ganzen Dickdarm oder nur bestimmte Abschnitte betrifft. Kleinere Flüssigkeitsspiegel können von Reinigungseinläufen herrühren, die unmittelbar vor der Untersuchung appliziert worden sind. Geringere Gasansammlungen in der Gegend der Flexuren sind physiologisch. Bei organischen Dickdarmstenosen finden sich stärkere Gasblähungen proximal des Hindernisses, ja man sieht gelegentlich die Randkonturen eines stenosierenden Tumors als Schatten in das Lumen des geblähten Dickdarmabschnittes hineinragen. Distal des Hindernisses pflegt der Darm kollabiert und fast luftleer zu sein. Man kann in der Tat zuweilen einen stenosierenden oder obturierenden Tumor allein mit Hilfe einer Nativaufnahme diagnostizieren.

Zu 2: Die **Kontrastfüllung des Dickdarms mittels eines Einlaufs** wird am vorteilhaftesten nach REISER (1925) in flacher Bauchlage mit einem Wasserdruck von ca. 70 bis 90 cm Höhe vorgenommen. Sehr abgemagerten Kranken, denen das Liegen auf dem Bauch zu beschwerlich ist, muß man Holzwoll- bzw. Zellstoffkissen oder abwaschbare Unterlagen aus Schaumgummi unter die Hüften legen. Die Temperatur der Einlaufflüssigkeit soll etwa 35 Grad betragen. Höhere oder wesentlich niedrigere Temperaturen sind dem Kranken unangenehm. Zu kalte Bariumaufschwemmungen rufen außerdem ein sog. „Reizrelief" (KNOTHE 1932) hervor, das zu Fehldeutungen Anlaß geben kann.

Man läßt das Kontrastmittel unter Durchleuchtungskontrolle langsam in kleinen Portionen einlaufen. Gegenüber der Rückenlage hat die Bauchlage den Vorteil, daß hierbei eine Überfüllung der nach dorsal gelegenen Ampulle und somit ein Abknicken der Ampulle gegen das Sigma vermieden wird. Zudem pflegt das Kontrastmittel in Bauchlage gleichmäßiger und schneller einzufließen. Man benötigt daher zur sog. Prallfüllung nur eine verhältnismäßig geringe Kontrastmittelmenge, was für die spätere Reliefdarstellung von Vorteil ist.

Zunächst wird nur die Ampulle gefüllt, dann der Zufluß unterbrochen und der Patient langsam auf die linke und anschließend auf die rechte Seite gelegt (oder umgekehrt), um auf diese Weise sämtliche Konturen, insbesondere auch die der Vorder- und Hinterwand des Rektums, tangential

ableuchten zu können. Bekanntlich gehört die Röntgendiagnostik des Rektums mit zu den schwierigsten Aufgaben. Es muß daher die Füllung außerordentlich subtil und langsam vorgenommen werden, da eine Überdehnung des Sigmas und später ganz besonders die durch Reflux entstehende Ileumfüllung jegliche Übersicht über das Rektum zunichte machen kann. Ausgedehnte Neoplasien des Rektums, die man mit dem palpierenden Finger sofort erkennen würde, können dem Untersucher bei ungeeigneter Technik entgehen.

Verdächtige Befunde sind unmittelbar während der Durchleuchtung mit gezielten Übersichtsaufnahmen festzuhalten. Die Untersuchung ist erst dann fortzusetzen, wenn über zweifelhafte Befunde Klarheit besteht. Wandveränderungen des Rektums lassen sich oft schon bei Prallfüllung durch tangentiales Ableuchten in einer der Schräglagen nachweisen, zuweilen ist dazu eine exakte Seitenlage erforderlich. Falls man über einen Befund keine Gewißheit erzielen kann, soll man den begonnenen Einlauf unterbrechen, den Kranken entleeren lassen und von neuem mit der Kontrastfüllung beginnen. Oft werden dann Täuschungsmöglichkeiten (Stuhlreste) ausgeschaltet.

Im Verlauf der weiteren Untersuchung füllen sich Sigma und Colon descendens, wobei der Patient der leichteren Füllung wegen in die linke Seitenlage gebracht wird, während für die Darstellung des Colon transversum und des Colon ascendens die rechte Seitenlage zu bevorzugen ist. Der Lagewechsel darf immer erst dann erfolgen, wenn das Kontrastmittel die Flexuren passiert hat, da sich sonst leicht durch Überfüllung eines Darmabschnittes eine Art Ventilverschluß bildet. Besonders ist darauf zu achten, den Kontrastmittelzufluß sofort zu unterbrechen, sobald im Kolon Kontraktionen auftreten, die Stuhldrang verursachen und das Kontrastmittel wieder in die Ampulle zurücktreiben. Durch langsames Drehen des Patienten um seine Längsachse kann man die Füllungsmenge erheblich reduzieren. Man kommt auf diese Weise bei Kindern oft mit 300–400 ml, bei Erwachsenen mit 700 ml aus. Der Einlauf wird beendet, sobald Reflux in die unterste Ileumschlinge eintritt. Falls dies trotz Überdruckes nicht erfolgt, wird nach vollendeter Füllung des Zökums die Prozedur gestoppt (Abb. 10.**1**, 10.**2**).

Nachdem auf diese Weise der ganze Dickdarm gefüllt ist, wird das Darmrohr entfernt und der Kranke auf den Rücken gelegt. Bevor man die Untersuchung fortsetzt, empfiehlt es sich, bei älteren Menschen, aber auch bei Kindern, zur Verminderung des Defäkationsreizes einen Teil des Kontrastmittels durch das Darmrohr in eine Schale abfließen zu lassen. Durch Palpation und Lagewechsel werden gelegentlich große Kolonbewegungen ausgelöst, die es dem Patienten unmöglich machen, das Kontrastmittel zu halten. Merkwürdigerweise entleeren sich dabei nicht wie erwartet die untersten, sondern unter heftigen Kontraktionen die oberen Darmabschnitte (Zökum und Colon ascendens). Unter Durchleuchtungskontrolle soll man dann bei entsprechender Lagerung mit der palpierenden Hand alle Teile des Kolons genau absuchen und auf Verschieblichkeit, Wandelastizität, Druckschmerzhaftigkeit und dergleichen prüfen.

Man beginnt auch hierbei wieder mit dem Studium der untersten Dickdarmabschnitte, sucht das Rektum tangential ab, lagert anschließend den Patienten auf die linke Seite, um das Sigma „aufzurollen" bzw. schirmparallel einzustellen und sich gleichzeitig ein Urteil über die Breite des retrorektalen Weichteilschattens zu verschaffen.

Das Colon descendens läßt sich gut in flacher Rückenlage untersuchen. Gewisse Schwierigkeiten bietet die Beurteilung beider Flexuren, weil sich hier oft 20–30 cm der zu- und abführenden Schlingen überlagern und weder in Rücken- noch in Bauchlage frei zu übersehen sind. Früher wurden derartige Befunde oft als pathologisch bewertet, fälschlicherweise insbesondere in der Gegend der linken Flexur Verwachsungen diagnostiziert und dann als Ursache einer Obstipation angesehen (sog. Peyerscher Doppelflintenlauf). In den weitaus meisten Fällen handelte es sich um Fehldeutungen, die dadurch zustande kamen, daß sich bei der Palpation in Rückenlage die einzelnen Darmabschnitte nicht ausgiebig genug voneinander trennen ließen. Eine klare Übersicht über die beiden Flexuren erhält man nur in entsprechenden Seitenlagen. Man „rollt die Flexuren auf", d. h., man bringt sie in eine schirmparallele Position. Bei der Untersuchung der linken Flexur bedient man sich der rechten, bei der Untersuchung der rechten Flexur der linken Seitenlage. In diesen Positionen kann man nicht nur spitzwinklig erscheinende „Abknickungen" der Flexuren als zufällige Projektionen entlarven, sondern auch mit der Hand zu- und abführende Schlinge weit auseinanderdrängen und auf diese Weise „Verwachsungen" ausschließen.

Das Colon ascendens erfordert wegen häufig bestehender Lageanomalien entsprechend individuelle Lagerungen. Das gleiche gilt für die Klappenregion, das Zökum und die Appendix. Zweckmäßigerweise rollt man den Patienten so lange um seine Längsachse, bis die günstigste Projektion erreicht ist. Eine Appendixfüllung läßt sich oft noch durch Massieren des Zökums von kranial nach kaudal erzielen, oder aber dadurch erreichen, daß man den Patienten zum Pressen auffordert. Liegt das Zökum tief im kleinen Becken, so kann man häufig noch durch Beckenhochlagerung und gleichzeitige Palpation den Zökumpol

aus seiner für die Untersuchung ungünstigen Lage herauswälzen. Tiefe Exspiration erleichtert das Palpationsmanöver besonders bei Kindern, die dann am ehesten ihre Bauchmuskulatur entspannen.

Besondere Beachtung verdienen die untersten Ileumschlingen in bezug auf ihre Beweglichkeit und ihre Lage zum Zökum (Adhäsionen). Oft werden Adhäsionen nur vorgetäuscht, wenn luftgefüllte Dünndarmschlingen ballonierend gegen das untere Zökum andrängen.

Die Lage der Appendix zu den benachbarten Dünndarmschlingen wird am besten schon während der Prallfüllung mit einer gezielten Aufnahme möglichst unter Abdrängung der untersten Ileumschlinge vom medialen Zökumpol festgehalten.

Nicht immer lassen sich derartige Kolonuntersuchungen ohne Schwierigkeiten durchführen. Oft treten besonders bei entzündlich verändertem Dickdarm Reizerscheinungen in Form von Kontraktionen auf, die sich über weite Darmabschnitte erstrecken. Dabei wechseln ortho- und retrograde Bewegungen miteinander ab. Bei schweren Entzündungen schießt gelegentlich das Kontrastmittel während des Einlaufs – wie bereits von Schwarz (1926) beobachtet – durch sämtliche Dickdarmabschnitte bis zur Klappengegend, um dann bei der leichtesten Berührung oder bei Lagewechsel durch eine ebenso schnell ablaufende große Kolonbewegung in das Sigma zurückgepreßt oder auf den Untersuchungstisch entleert zu werden. Nach derartigen analwärts gerichteten Kontraktionen werden – wie bereits von Rieder (1911), Schwarz (1926) und Assmann (1929) beschrieben – gelegentlich auch ähnliche Kontrastmitteltransporte in umgekehrter Richtung beobachtet, sog. „retrograde Transporte". So kann das Kontrastmittel durch eine große rückläufige Kolonbewegung vom Colon descendens bis zum Zökum zurückbefördert werden, besonders dann, wenn man den Patienten entsprechend auf die rechte Seite lagert und ihn auffordert, möglichst tief mit geöffnetem Munde ein- und auszuatmen. Da die Ursache der abnormen Kontraktionsneigung meist in Schleimhautveränderungen zu suchen ist, muß man derart irritierte Abschnitte besonders sorgfältig untersuchen.

Nach Anfertigung gezielter Aufnahmen insbesondere der Ileozökalgegend oder sonstiger verdächtiger Abschnitte sowie einer Übersichtsaufnahme im Großformat auf dem Blendentisch kann der Darm wieder entleert werden. Dies geschieht entweder durch die normale Defäkation, oder bei entzündlichen Erkrankungen durch kontrolliertes Ablaufenlassen des Kontrastmittelüberschusses durch ein Darmrohr. Da aber auch bei diesem Vorgehen gelegentlich stärkere Kontraktionen im Kolon auftreten, schlug Rother (1937) vor, einen

Teil des zuviel abgelassenen Kontrastmittels wieder durch Wasser zu ersetzen. Wir selbst füllen im Bedarfsfalle etwas Barium nach.

Man darf nun nicht erwarten, daß sich nach der Defäkation der ganze Dickdarm kontinuierlich im Reliefbild darstellt. Im Gegenteil, es muß gesagt werden, daß ein normaler Darm sich fast *nie* völlig entleert und eine vollständige Entleerung mehr oder weniger auf einen *Reizzustand* schließen läßt. Allzu ausgiebige Entleerungen sind diagnostisch auch keineswegs von Vorteil. Das gilt nicht nur für den kaum noch sichtbaren Wandbeschlag, sondern ebenso für das sog. *Reizrelief*, unter dem sich gelegentlich schwere ulzeröse Wandveränderungen verbergen können. Es ist daher bei der Untersuchung entzündlicher Dickdarmerkrankungen vor der Verwendung von Kontrastmitteln zu warnen, denen Reizstoffe zugesetzt sind.

Beim Neugeborenen und jungen Säugling muß der Kontrasteinlauf besonders schonend erfolgen. Man führt das elastische Darmrohr sehr behutsam und nicht zu weit ein, um die Perforationsgefahr der dünnen, gut fixierten Rektum- bzw. Sigmawand sicher zu umgehen. Mitunter ist es empfehlenswert, durch relativ schnelles Einlaufenlassen des Kontrastmittels wenigstens vorübergehend eine Prallfüllung zu erzielen, sie bildmäßig mit einer gezielten Übersichtsaufnahme festzuhalten und nach der oft spritzenden Defäkation eine weitere Aufnahme anzufertigen, um die Schleimhaut darzustellen. Gelegentlich ist dabei die Entleerung so ausgiebig, daß der verbleibende Wandbeschlag für eine subtilere Reliefdiagnostik nicht mehr ausreicht (Abb. 10.**3**, 10.**4**).

Das Kolon des Neugeborenen, des Säuglings und Kleinkindes zeigt bezüglich der Länge, des Verlaufs und des Kalibers so erhebliche Schwankungen, daß man von einem sog. „Normalbild“ kaum sprechen kann. Im Säuglingsalter ist das Kolon relativ weit. Die Sigmaschlinge ist meist lang, sie kann bis zum unteren Leber- oder Milzrand reichen. Die Flexuren sind offen. Wegen der Größe der Leber steht die rechte Flexur tief. Zökumpol und Querkolon liegen dagegen relativ hoch.

Schon bei ein- und demselben Kinde zeigen sich zu verschiedenen Zeiten erhebliche Unterschiede im Dickdarmbild. Fließt das Kontrastmittel unter geringem Druck ein, so werden die Haustren nur wenig abgeflacht. Wird aber der Druck erhöht oder zieht sich die Füllung über längere Zeit hin, verschwinden sie völlig. Der Dickdarm erweitert sich dann so stark, daß er das Bild eines Megakolons bieten kann. Vor entsprechenden, auf ungeeigneter Füllungstechnik beruhenden Fehlinterpretationen ist zu warnen. Erst nach der Kontrastmittelentleerung zeigen sich die wahren Größenverhältnisse.

Zu 3: Bei der **kombinierten Brei-Luft-Füllung** erzeugt man im Anschluß an die Entleerung des Kontrastmittels durch Einblasen von Luft einen Doppelkontrast. Diese *Doppelkontrastmethode* wurde von FISCHER bereits 1923 empfohlen, von KIRKLIN (1931) übernommen, von WEBER (1931) ausgebaut und besonders von WELIN (1953) bzw. von WELIN u. WELIN (1976) vervollkommnet.

WELIN legte das Hauptgewicht seiner Modifikation einerseits auf eine sehr sorgfältige Vorbereitung des Patienten, andererseits auf die Anwendung von Atropin und die Beigabe von Clysodrast zum Kontrastmittel. Er empfahl folgende Maßnahmen:

Einen Tag vor der Untersuchung erhält der Patient nur schlackenfreie Kost und mittags zwei Eßlöffel Rizinusöl. Am Morgen des Untersuchungstages wird 1 mg Atropin (bei Kindern eine entsprechend reduzierte Dosis) per os verabreicht (Patienten mit Glaukom bekommen kein Atropin). Durch das Atropin wird nicht nur die Schleimsekretion im Dickdarm gehemmt, sondern man kann auch die durch Abführmittel entstandenen Schmerzen und Darmkontraktionen sowie das Auftreten von Hypotonien und Kollapszuständen verhindern. Da jedoch die störenden Nebenwirkungen des Atropins noch weit über die Untersuchungsdauer hinaus anhalten (Augen), schlugen MILLER u. Mitarb. (1975) den Gebrauch von Glukagon vor, das ebenfalls eine hervorragende Entspannung bewirkt, jedoch eine wesentlich kürzere Wirkungsdauer aufweist.

Etwa 30 Minuten nach der Atropin- bzw. Glukagongabe wird der Dickdarm durch einen Einlauf mit ca. 2 l körperwarmem Wasser unter Beigabe von Clysodrast bzw. Dulcolax gereinigt. Nach der Dickdarmentleerung soll der Patient einige Minuten ausruhen.

Das Kontrastmittel wird im Verhältnis 1 : 1 angesetzt. 2 Litern Bariumaufschwemmung werden 3 Päckchen Clysodrast beigegeben. Der Kontrasteinlauf wird in flacher Bauchlage vorgenommen, der Dickdarm aber nur bis zur linken Flexur gefüllt. Nach Entfernen des Darmrohres schließen sich gezielte Übersichtsaufnahmen des Rektums in rechter und linker Seitenlage an. Danach wird das Kontrastmittel auf der Toilette entleert.

Auf der nun angefertigten Übersichtsaufnahme in flacher Bauchlage zeigt sich meist eine gute Reliefdarstellung des gesamten Dickdarms. Jetzt wird erneut Kontrastmittel zugeführt, der Dickdarm allerdings nur bis zum Sigmoid gefüllt. Anschließend beginnt mit Hilfe eines Gummigebläses die Luftinsufflation, die unter exakter Durchleuchtungskontrolle fortgesetzt werden soll, wobei der Patient von der rechten Seitenlage über die Rückenlage allmählich in die linke Seitenlage gebracht wird. Nachdem das überschüssige Kon-

Abb. 10.3. Normales Kolon beim jungen Säugling, Prallfüllung

6 Wochen alter Säugling. – Vorsichtige Prallfüllung, so daß noch eine flache Haustration im Querkolon sichtbar bleibt. Relativ weites Kaliber, offene Flexuren. Lange, nach links oben reichende Sigmaschlinge. Das Colon ascendens enthält etwas Kot. Reflux in den untersten Dünndarm. – Üblicherweise wird bei den gängigen Fragestellungen dieser Altersstufe der Kontrasteinlauf ohne Vorbereitung durchgeführt, weil kaum nennenswerte Stuhlmengen vorhanden sind. Die in diesem Alter häufig auffallend lange Sigmaschlinge kann bis in die Milzregion, aber auch bis zum unteren Leberrand reichen. Die rechte Flexur wird meist durch die große Leber abgeflacht und steht tief.

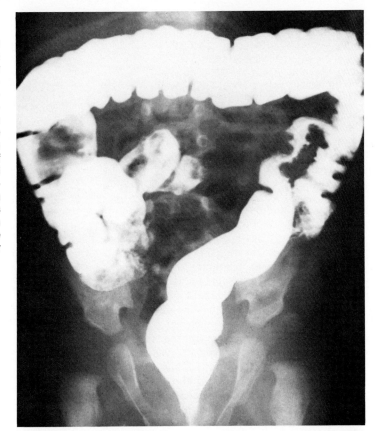

Abb. 10.4. Normales Kolon beim jungen Säugling, Entleerungsbild

Derselbe Säugling wie in Abb. 10.3. Untersuchung zwei Wochen später mit „Unibaryt rektal". Das Schleimhautbild läßt sich nach der Defäkation einwandfrei erkennen und gut beurteilen. Der Dickdarm erscheint durch die Kontraktion der Wandmuskulatur wesentlich schmaler und kürzer. Auch die lange Schleifenbildung des Sigmas ist verschwunden.

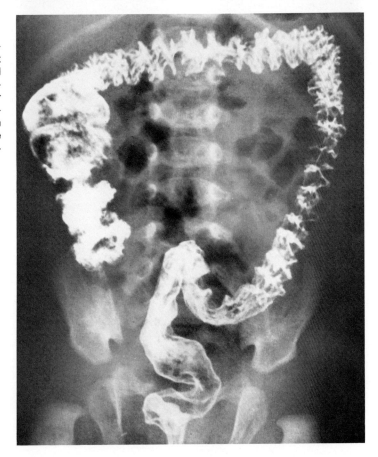

trastmittel aus der Ampulle in eine Schale entleert worden ist, wird der Gummischlauch entfernt. Die Gesamtmenge der eingeblasenen Luft soll etwa einen Liter betragen.

Das auf diese Weise aufgehellte Darmlumen hebt sich von der mit Kontrastmittel beschlagenen Innenwand deutlich ab. Weniger dehnbare Partien, wie z. B. Narben oder Tumorstenosen, treten gegen die normal weiten Abschnitte der Umgebung klar hervor. Kleinste Schleimhautpolypen oder gar flache Erosionen lassen sich bei sorgfältiger Technik einwandfrei nachweisen.

Das Prinzip der Untersuchungsmethode beruht sowohl auf der Kombination zweier Kontrastmittel (Barium-Luft), als auch auf der zusätzlichen Untersuchung des Darmes im *horizontalen* Strahlengang. Als Normalpositionen für die Übersichtsaufnahmen werden neben der *aufrechten* Stellung vor allem die *rechte* und *linke Seitenlage* bei horizontalem Strahlengang empfohlen. In dieser Lage sedimentieren die nach der Defäkation noch im Darm verbliebenen Kontrastmittelreste in Form von Flüssigkeitsspiegeln, während sich die benetzte Mukosa als zarte Linie gegen das luftgeblähte Lumen abzeichnet. Um einen gleichmäßigen Wandbeschlag zu erzielen, muß der Patient mehrfach die Lage wechseln, also aus der rechten in die linke Seitenlage gebracht werden. Als Kontrastmittel benützen wir die üblichen Bariumpräparate, wie z. B. Unibaryt oder Collobar (Abb. 10.**5**–10.**10**).

Das Prinzip der Untersuchung im horizontalen Strahlengang ist von vielen Autoren vernachlässigt worden. So einleuchtend und überzeugend die Abbildungen von FISCHER (1923), WEBER (1931) und WELIN (1953) sind, so kritiklos wurden von einigen Untersuchern in vertikalem Strahlengang angefertigte Aufnahmen mit der Doppelkontrastmethode gedeutet, z. B. zufällige Füllungsreste als „Ulzera" angesprochen, eingetrocknetes, bereits abblätterndes Kontrastmittel als „breite Schleimhautkissen bei Kolitis" angesehen. Daß bei dieser Methode, bei der der Dickdarm wie ein Fahrradschlauch aufgeblasen wird, kein Faltenrelief erwartet werden darf, braucht wohl kaum betont zu werden.

Zu 4: Die **Dickdarmdarstellung per os** orientiert lediglich über die Passagegeschwindigkeit, wobei man berücksichtigen muß, daß es im Dickdarm auch einen retrograden Transport gibt. Bei oraler Gabe des Kontrastmittels beginnt die Dickdarmfüllung etwa nach 2 bis 8 Stunden. Die Haustrierung des Transversums ist anfangs flach, vertieft sich dann aber schnell. Nach 8 bis 12 Stunden wird das Colon descendens und kurze Zeit später das Rektum vom Kontrastmittel erreicht und bereits wieder entleert. Geringe Reste halten sich im Dickdarm über 2 bis 4 Tage. Diese Untersuchungsmethode eignet sich bei Kindern gut zur Diagnostik von Lageanomalien und zur Appendixdarstellung.

Nach oraler Kontrastmittelapplikation verlaufen die normalen Kolonbewegungen so langsam, daß sie während der Durchleuchtung nicht zu erkennen sind. Die große Kolonbewegung stellt die wirkungsvollste Förderbewegung im Dickdarm dar und ist unter normalen Verhältnissen innerhalb eines Tages nur wenige Male zu beobachten. Es handelt sich dabei um eine fortlaufende Konstriktion des Darmlumens, die den Inhalt ziemlich schnell vor sich herschiebt und über das Transversum in das Colon descendens, seltener bis in das Sigma befördert. Die Haustration verschwindet dabei, oralwärts verengt sich das Lumen. Eine neue Haustrierung kommt erst dann wieder zustande, wenn ein Kontrastmittelnachschub stattfindet.

Die orale Dickdarmfüllung sollte zur Klärung einer Obstipation nur dann herangezogen werden, wenn durch einen Kontrasteinlauf ein anatomisches Hindernis bereits ausgeschlossen wurde. Man läuft sonst Gefahr, durch eingedicktes Barium einen inkompletten Ileus in eine komplette Obstruktion umzuwandeln.

Zu 5: Für **Funktionsuntersuchungen** eignen sich Serienmethoden, z. B. 100-mm-Aufnahmen, Bandaufzeichnungen und bedingt (hohe Strahlenbelastung) auch die Röntgenkinematographie. Hiermit lassen sich Einzelheiten der Physiologie und der Pathophysiologie des Dickdarms klären, z. B. Geschwindigkeit und Ablauf der großen Kolonbewegungen, globale Störungen der Motorik durch Entzündungen, lokalisierte Veränderungen bei Tumorinfiltrationen der Darmwand aufdecken. Der Zusatz von Kontakt-Laxantien zum Kontrastmittel (z. B. Dulcolax) erhöht die Aktivität des Dickdarms.

Die *Defäkographie* eignet sich bei Kindern zur Darstellung normaler und pathologischer Entleerungsformen. Bei ihrer Anwendung und Auswertung ist zu erwähnen, daß die Kenntnisse über die normale und variable Funktion des Enddarmes noch lückenhaft sind und man bei der Indikation die Strahlenexposition der Gonaden bedenken muß.

Zur Untersuchung des Defäkationsvorganges bei Kindern werden in Seitenlage unter Durchleuchtungskontrolle der Analkanal und das Rektum, anschließend das ganze Kolon in Bauchlage aufgefüllt. Dem Kontrastmittel fügt man 5–10 ml Dulcolax spezial bei. Nach kurzer Zeit empfinden die Patienten einen deutlichen Stuhldrang. Zu diesem Zeitpunkt setzt man das Kind vor dem Durchleuchtungsschirm auf einen Plastiktopf (z. B. mit Hilfe des Miktionsständers im Untersuchungsgerät DIAGNOST 73 P) und beobachtet

Abb. 10.5. Kombinierte Barium-Luftfüllung des Dick-darms (Doppelkontrastmethode)
Schematische Darstellung der geeigneten Aufnahmeposi-tionen nach *A. W. Fischer*. Es wird die Kontrastmittelvertei-lung bei aufrechter Stellung und einer Aufnahme mit hori-zontalem Strahlengang wiedergegeben.

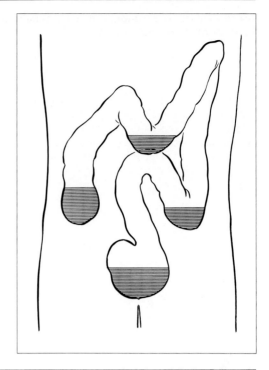

Abb. 10.6. Doppelkontrastmethode
Schematische Darstellung einer Dickdarm-aufnahme in rechter Seitenlage mit horizon-talem Strahlengang und geänderter Luft-und Kontrastmittelverteilung.

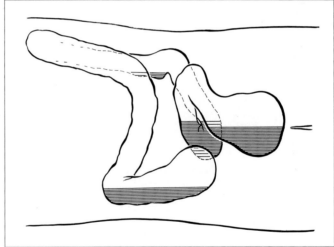

Abb. 10.7. Doppelkontrastmethode
Schematische Darstellung der Kontrastmit-telverteilung im Dickdarm in linker Seitenla-ge mit horizontalem Strahlengang.

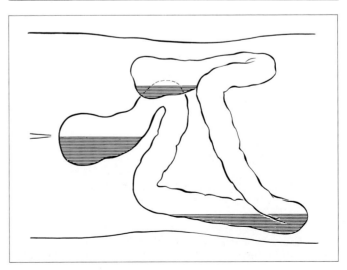

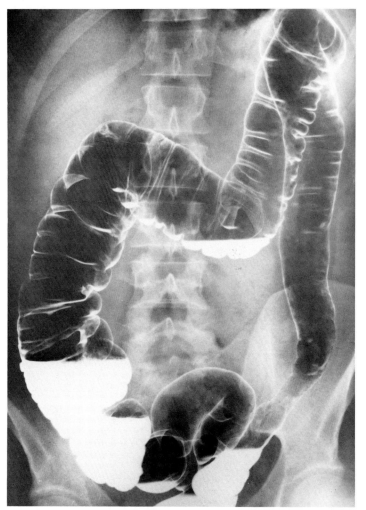

Abb. 10.**8.** **Kombinierte Barium-Luft-
füllung des Dickdarms**
Übersichtsaufnahme in aufrechter Position mit horizontalem Strahlengang, entsprechend dem Schema Abb. 10.**5**. Zarter Wandbeschlag im ganzen Dickdarm.
Das Lumen wird durch Luft gleichmäßig
aufgehellt. Das überschüssige Kontrastmittel sedimentiert in den tiefsten Darmabschnitten und setzt sich dort mit einem horizontalen Spiegel ab (Aufn.: Dr.
Mutz).

Abb. 10.**9** (unten).
Derselbe Patient wie in Abb. 10.**8**. Übersichtsaufnahme in rechter Seitenlage
mit horizontalem Strahlengang, entsprechend dem Schema Abb. 10.**6**.

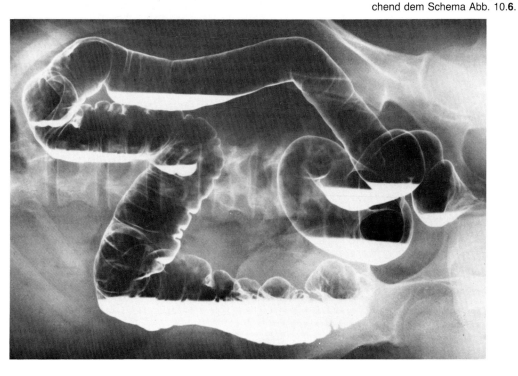

Abb. 10.10. Aphthöse Ulzera
Mit Doppelkontrast dargestellte, koloskopisch verifizierte Erosionen. Die Darstellung von Schleimhautläsionen mit solch geringen Niveaudifferenzen gelingt nur nach sehr guter Vorbereitung und mit optimaler Untersuchungstechnik. – 24jähriger Patient mit beginnender Crohnscher Krankheit (Aufn.: Prof. *Dombrowski*).

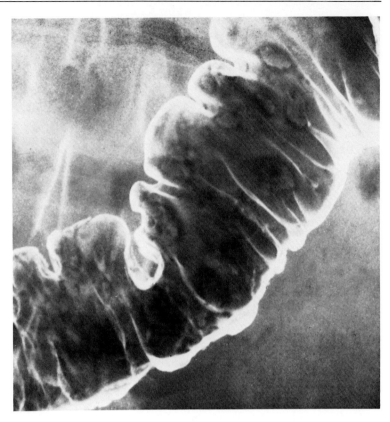

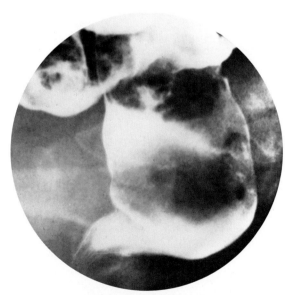

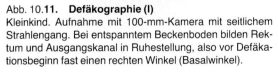

Abb. 10.11. Defäkographie (I)
Kleinkind. Aufnahme mit 100-mm-Kamera mit seitlichem Strahlengang. Bei entspanntem Beckenboden bilden Rektum und Ausgangskanal in Ruhestellung, also vor Defäkationsbeginn fast einen rechten Winkel (Basalwinkel).

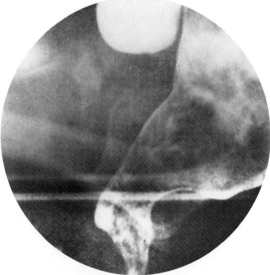

Abb. 10.12. Defäkographie (II)
Dasselbe Kind wie in Abb. 10.11 während der Defäkation. Es sitzt auf einem Topf, so daß die physiologischen Bedingungen erhalten bleiben. Der Analkanal weitet sich auf, der Winkel zwischen Rektum und Ausgangskanal (Defäkationswinkel) vergrößert sich beträchtlich.

die Defäkation im seitlichen Strahlengang. Es werden dabei sowohl die Kontinenzfunktion als auch die eigentliche Defäkation überprüft. Der Analkanal weitet sich während der Stuhlentleerung bis auf etwa Daumenbreite auf, und der Rektuminhalt wird in wenigen Stößen entleert. Während der Defäkation fordert man das Kind auf, die Darmentleerung vorübergehend zu unterbrechen, also sämtliche Sphinkteren zu betätigen, um deren Funktion zu kontrollieren. Durch ein solches Vorgehen, bei dem allerdings die Mitarbeit des Kindes notwendig ist, lassen sich sowohl die vollständige Erschlaffung des Kontinenzorgans, aber auch seine Aktionsfähigkeit und die Entleerungsfunktion überprüfen und durch gezielte Aufnahmen, am besten durch Serienaufnahmen (100-mm-Kamera) dokumentieren (Abb. 10.**11**, 10.**12**). Die klinische Bedeutung dieser Funktionsprüfung ist besonders evident bei chronischer Obstipation, bei Verdacht auf Anal-Achalasie, bei Stuhlinkontinenz und nach Operationen am Enddarm (BERGER u. LANDRY 1974, HOLSCHNEIDER u. FENDEL 1974).

Die *Angiographie* (A. mesenteria superior und A. mesenteria inferior) ist bei der Tumordiagnostik bzw. der Suche nach Blutungsquellen von Bedeutung (WENZ 1972, VOEGELI 1974). Sie wird auch von manchen Autoren bei entzündlichen Dickdarmerkrankungen angewendet, um differentialdiagnostische Informationen zu erhalten (DOMBROWSKI 1973).

Reliefgestaltung

Beim Dickdarm liegen hinsichtlich der Faltenbildung die Verhältnisse ähnlich wie im übrigen Magen-Darm-Kanal, doch spielt die Muscularis propria eine etwas stärkere Rolle als in den höher gelegenen Abschnitten. KATSCH u. BORCHERS (1913) konnten beim Tier durch ein Bauchfenster und röntgenologisch durch die Beobachtung des sog. „Haustrenfließens" zeigen, daß auch die Haustration des Kolons etwas rein Funktionelles ist, ja daß sogar innere und äußere Reize diese Haustrenbildung weitgehend beeinflussen. WELTZ (1939) bestätigte diese Beobachtung durch kymographische Untersuchungen. Die feinere Gestaltung des Innenreliefs wird durch die Muscularis mucosae reguliert.

Nach FORSSELL (1923) kommt auch im Dickdarm ein sehr wechselndes Schleimhautrelief vor (Abb. 10.**13**–10.**15**), das zwar „in Koordination mit den Kontraktionen der Muskelwand entsteht", aber deutlich durch eine „lokalisierte und organisierte selbständige Plastik der Schleimhaut modelliert wird". Bisweilen sind die Schleimhautfalten schmal und zahlreich, so daß ein Relief entsteht, welches dem Typus B des Dünndarmreliefs ähnelt (Abb. 10.**16**). Wenn auch das Innenrelief des normalen Dickdarms einen bunten Wechsel von Längs- und Querfalten mit oft spiraligen Überkreuzungsfiguren zeigt, so bleibt doch folgendes bestehen:

In den oralen Teilen des Dickdarms überwiegen die Querfalten. Sie nehmen analwärts immer mehr ab, um im unteren Colon descendens und Sigma fast völlig zu verschwinden und vorwiegend längsgerichteten Falten Platz zu machen. In kontrahierten Abschnitten findet man, wie überall auch im übrigen Magen-Darm-Kanal, ausschließlich Längsfalten. Sie verlaufen in sanften, weichen, geschwungenen Linien, scharfe Ecken und Kanten kommen praktisch nicht vor. Das Kaliber der einzelnen Falte hat etwa Strohhalmdicke (KNOTHE 1932).

Falten und Haustren sind auch bei Kindern vom Säuglingsalter an in allen Abschnitten des Kolons nachweisbar, am deutlichsten im Querkolon. Eine Überfüllung des Dickdarms mit Kontrastmittel kann die Haustration leicht zum Verschwinden bringen.

Da die Schleimhautzeichnung vom Saftreichtum der Submukosa beeinflußt wird, müßte eine Wasserverarmung des Körpers mit entsprechenden Reliefveränderungen beantwortet werden. Tatsächlich fand KNOTHE (1932) Beziehungen zwischen der Höhe der Falten und dem Turgor des Gewebes. So sah er bei alten Leuten ein wesentlich flacheres, faltenärmeres Relief als bei Jugendlichen.

Bei Prallfüllung des Dickdarms zeigt sich nicht selten eine feine Randzähnelung, die im Schleimhautbild oder gar bei Doppelkontrastdarstellung deutlicher wird. Während diese „Spiculae" von DASSEL (1962) noch als gefüllte Lieberkühnsche Krypten angesehen wurden, konnte WILLIAMS (1965) anatomisch nachweisen, daß es sich lediglich um winzige Einsenkungen der Schleimhautoberfläche handelt. Diese Grübchen stehen etwa 0,5 bis 2 mm auseinander, werden röntgenologisch in etwa 25% der Untersuchungen mehr oder weniger deutlich sichtbar und sind tief genug, um Barium aufzunehmen und zu retinieren. Die Füllung scheint allerdings von einer guten Vorbereitung des Patienten und der physikalischen Beschaffenheit des Kontrastmittels abzuhängen (Abb. 10.**18a** u. **b**). Diese Grübchen entsprechen weder Veränderungen bei ulzeröser Kolitis, noch

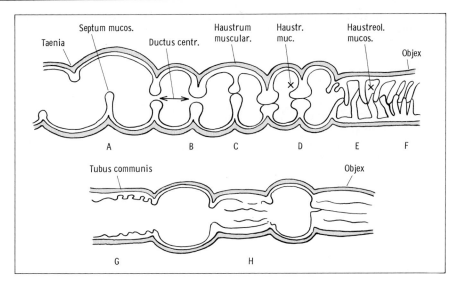

Abb. 10.13.   Schema der Schleimhautformationen des Dickdarms (nach Forssell)

A. Bei stark ausgespanntem Darm treten koordinierte Schleimhautfalten (Septa mucosae) nur auf der Schleimhautseite der Tänien auf.

B. Bei geringerer Ausspannung werden die Septa mucosae höher und breiter und können weit tiefer als die Kontraktionsfalten (Tänien) der Muskulatur in das Lumen hineinragen und es dort abschließen, wo die Querkontraktionen der Muskelhaut einen offenen Ring lassen.

C. An anderen Stellen bildet ein Schleimhautseptum, einer Quertänie gegenüber, eine Gardine, so daß das Lumen verschlossen wird.

D. Durch Ausbuchtung der Querfalten in der Längsrichtung des Darmrohres können die Haustren mehr oder

weniger abgeschlossen und durch stärkere oder geringere Schwellung der Falten verkleinert werden.

E. Bisweilen sind die Schleimhautfalten dünn und zahlreich, so daß ein Relief entsteht, welches dem Typus B des Dünndarmes ähnelt.

F. Eine vollständige Sperre (Objex) des Lumens entsteht durch dichtes Zusammenpressen der Querfalten oder der Längsfalten.

G. Durch eine dichte, aber niedrige Faltung kann ein Relief entstehen, welches die Darmwand stark verdickt und doch ein relativ weites Lumen (einen Ductus communis) offen läßt.

H. Bei stärker kontrahiertem Dickdarm können nicht selten erweiterte Partien und glatte Schleimhaut mit engeren, längsgefalteten Abschnitten abwechseln.

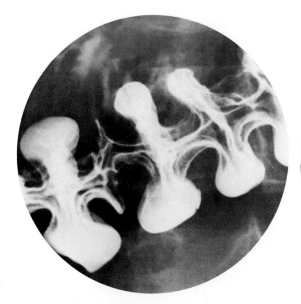

Abb. 10.14.   Dickdarmhaustren

Zielaufnahme. – Im Colon ascendens und transversum überwiegen die Querfalten. Sie verlaufen in sanften Bögen ohne scharfe Ecken und Kanten.

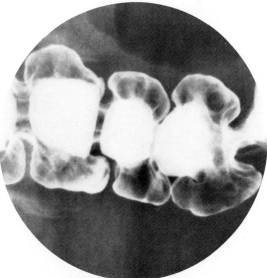

Abb. 10.15.   Dickdarmhaustren

Zielaufnahme, Colon transversum. – In Rückenlage sammelt sich das Kontrastmittel in den dorsal gelegenen Haustren. Die ventral liegenden Haustren stellen sich im Doppelkontrast dar. – 13jähriges Kind.

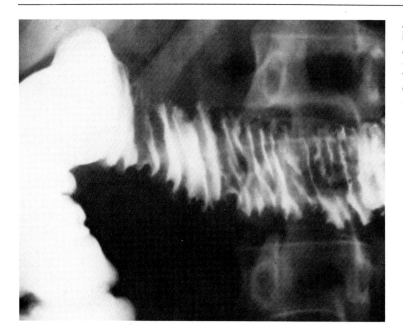

Abb. 10.16. Dünndarmähnliches Faltenrelief im Querkolon
Ausgesprochene Querstellung der Schleimhautfalten im Colon transversum. Das Reliefbild entspricht dem Typus F des Forssellschen Schemas (s. Abb. 10.13).

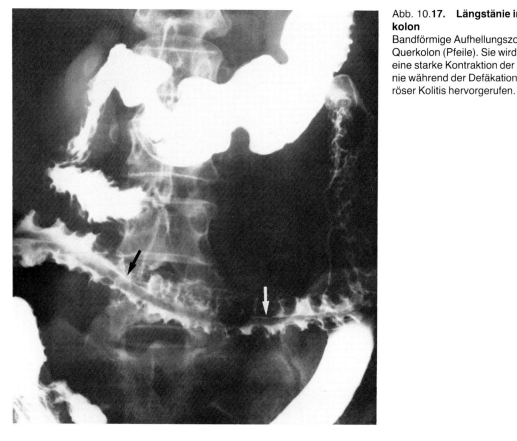

Abb. 10.17. Längstänie im Querkolon
Bandförmige Aufhellungszone im Querkolon (Pfeile). Sie wird durch eine starke Kontraktion der Längstänie während der Defäkation bei ulzeröser Kolitis hervorgerufen.

Abb. 10.18a. Schleimhautgrübchen im Colon descendens
Die Schleimhautgrübchen stellen sich als spikulaähnliche Randzacken während der Prallfüllung dar und gelten als normal. Sie entsprechen kleinsten Einsenkungen der Schleimhautoberfläche. – 9jähriges Kind.

Abb. 10.18b (rechts).
Dasselbe Kind wie in Abb. 10.**18a**. – Darstellung der winzigen Schleimhautgrübchen im Colon descendens mit der Doppelkontrastmethode. Nach der Defäkation und der Aufblähung des Dickdarms wird in diesen Einsenkungen das Kontrastmittel retiniert und erscheint punktförmig.

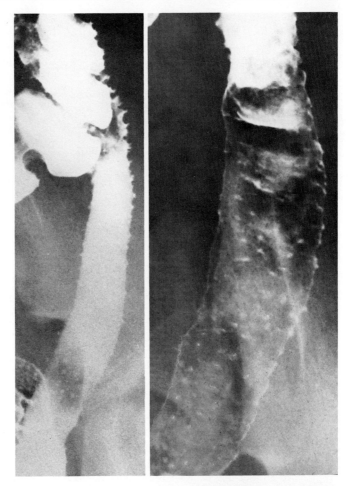

Abb. 10.19. Lymphfollikel in der Kolonschleimhaut
Multiple, knapp linsengroße Aussparungen durch solitäre Lymphfollikel in der Schleimhaut (Lamina propria) des Sigmas, dargestellt mit der Doppelkontrastmethode. Es handelt sich um einen Normalbefund, der bei verschiedenen Kindern unterschiedlich stark ausgeprägt ist (lymphoide Hyperplasie). Bei Prallfüllung sind diese Reliefformationen nicht zu erkennen, sie können lediglich eine geringfügige Zähnelung der Randkontur verursachen. – 8jähriges Kind.

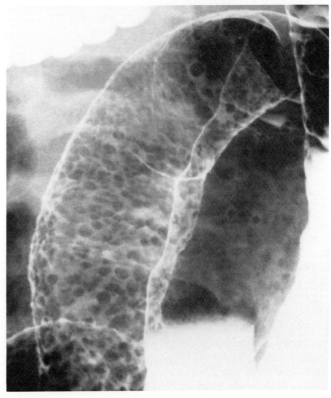

stellen sie eine Prä-Divertikulose dar (Zwad 1974).

Bei einem Teil gesunder Kinder ist das Schleimhautbild des Dickdarms durch die Einlagerung von Lymphfollikeln gekennzeichnet, die als kleine, rundliche Aussparungen erkennbar werden (sog. „lymphoide Hyperplasie"). Auf der Kuppe großer Solitärfollikel befindet sich manchmal eine Eindellung. Der Nachweis dieser diffus eingelagerten Solitärfollikel gelingt bereits bei Prallfül-

lung und zeigt sich dann in Form einer welligen Randkontur. Als geeigneter erweist sich das Schleimhautbild, vor allem aber die Doppelkontrastmethode (Abb. 10.**19**). Es handelt sich um einen Normalbefund, der bei vielen Kindern von der Neugeborenenperiode an beobachtet werden kann. Er ist vergleichbar mit der Einlagerung von Solitärfollikeln in die Schleimhaut des terminalen Ileums (Capitanio u. Kirkpatrick 1970, Franken 1970, Theander u. Tragardh 1976).

Anomalien

1. Aplasie

Die Aplasie – also eine fehlende Kolonanlage – kommt außerordentlich selten vor. Der Dickdarm ist dann nur als solider, dünner Bindegewebsstrang vorhanden (Klinefelter 1935, Blunt u. Rich 1967). Im Röntgen-Übersichtsbild finden sich die Symptome einer tiefen Dünndarmobstruktion.

2. Atresie

Sie ist selten, läßt sich mit analogen Mißbildungen in anderen Abschnitten des Magen-Darm-Traktes vergleichen, findet sich in jeder Höhe und macht zusammen mit den angeborenen Dickdarmstenosen nur etwa 5–10% der intestinalen Mißbildungen aus. Die Häufigkeit wird auf 1 : 20 000 bis 1 : 40 000 Geburten beziffert (Hecker 1960, Benson u. Mitarb. 1968, Helmer u. Mitarb. 1969). Während multiple Verschlüsse innerhalb des Kolons als außerordentlich selten gelten, kann man aber in einem beträchtlichen Prozentsatz noch eine weitere Atresie an einer anderen Stelle des Magen-Darm-Kanals entdecken.

Pathogenetisch spielen bei der Atresie-Entwicklung zweifellos akute Durchblutungsstörungen der Mesenterialgefäße eine entscheidende Rolle, wie experimentell an Hundefeten nachgewiesen werden konnte (Louw 1964). Da sich derartige Zirkulationsstörungen mit anschließendem Darmverschluß auch spät in der Fetalzeit ereignen können, wird trotz Vorliegens einer Atresie zuweilen noch eine Mekoniumentleerung beobachtet.

Auch innerhalb des Kolons findet man – wie im Dünndarm – einerseits Membranverschlüsse (Typ I, meist im Bereich der linken Kolonhälfte), andererseits Atresien mit strangförmigen Verbindungen beider Enden (Typ II), außerdem Formen mit einer vollständigen Kontinuitätstrennung und zusätzlichen Mesenterialdefekten (Typ III,

meist in der rechten Kolonhälfte). Es sind ferner Atresien mit gleichzeitigem Volvulus infolge einer ungenügenden mesenterialen Fixation bekannt geworden, bei denen auch die Analmembran persistierte (Peck u. Mitarb. 1963).

Die tiefliegende komplette Obstruktion führt beim Neugeborenen erst nach einem Intervall von 24 bis 48 Stunden zu einer zunehmenden und erheblichen Auftreibung des Abdomens, zu galligem Erbrechen und Kollaps. Der Mekoniumabgang ist spärlich oder fehlt ganz, das Mekonium selbst ist grau oder grünlich.

Röntgenologisch (Übersichtsaufnahme in aufrechter Position) zeigen sich die Symptome eines tiefsitzenden Darmverschlusses. Der untere Dünndarm ist erweitert, reichlich mit Flüssigkeit gefüllt und weist Spiegelbildungen auf. Der Dickdarm selbst ist bis zur Obstruktion hin mächtig dilatiert und enthält häufig Mekonium, während das Kolon distal der Atresie kollabiert und frei von Luft ist und sich im Nativbild natürlich nicht darstellt. Oft läßt sich schwer entscheiden, ob die gasgeblähten Schlingen dem Dünn- oder Dickdarm angehören. Lokalisiert sich die Obstruktion etwa in die Gegend der linken Flexur, so wird das proximale prä-atretische Kolon ungewöhnlich stark erweitert. Es enthält reichlich Luft und Mekonium, ist schon im Übersichtsbild als Dickdarmabschnitt zu identifizieren und daher diagnostisch für diesen Mißbildungstyp kennzeichnend. Die Gefahr einer Spontanperforation ist gegeben.

Ein sehr behutsam applizierter Einlauf mit wasserlöslichem Kontrastmittel ermöglicht eine exakte Lokalisation des distalen Endes der Atresie. Man findet ein ausgesprochenes Mikrokolon. Mekonium kann dabei die Füllung und Darstellung erschweren (Harbour u. Mitarb. 1965, Bley u. Franken 1973).

Der Kontrasteinlauf erleichtert aber auch die Abgrenzung gegenüber einer Ileum-Atresie, dem Mekonium-Ileus, dem Mekonium-Pfropf-Syndrom und der Hirschsprungschen Krankheit beim

Abb. 10.20. Kolonatresie
Ileussituation mit luftgeblähten Dünndarmschlingen. Umschrieben erweiterter Darmabschnitt im rechten Oberbauch (Pfeile), der dem prä-atretischen,
enorm dilatierten Querkolon entspricht.
Kontrasteinlauf mit verdünntem Gastrografin. Ausgeprägtes Mikrokolon, das im
Bereich der linken Flexur blind endet. –
Neugeborenes, 1. Lebenstag. Zunehmende Auftreibung des Abdomens mit
Würgreiz. Spärlicher Abgang von grau-
gefärbtem Mekonium. Operativ bestätigte Kolonatresie.

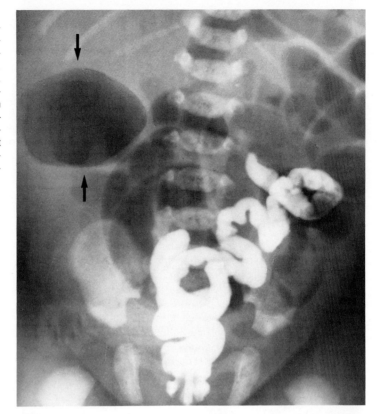

Abb. 10.21. Kolonatresie
Gezielte Übersichtsaufnahme in Schrägprojektion. Ileussituation mit luftgebläh-
tem Dünndarm. Das stark erweiterte
Darmlumen entspricht der prä-atretischen Portion des Querkolons (Pfeile)
und enthält reichlich Mekonium, das
dem Darminhalt ein gesprenkeltes Aussehen verleiht. Beim Kontrasteinlauf mit
Gastrografin zeigt sich ein blind enden-
des sehr kurzes Mikrokolon. – 2 Tage
altes Neugeborenes mit aufgetriebenem
Leib, Nahrungsverweigerung und Erbrechen. Spärlicher Abgang von hellem
Mekonium. Operativ bestätigte Kolonatresie. (Aufn.: Dr. Greinacher).

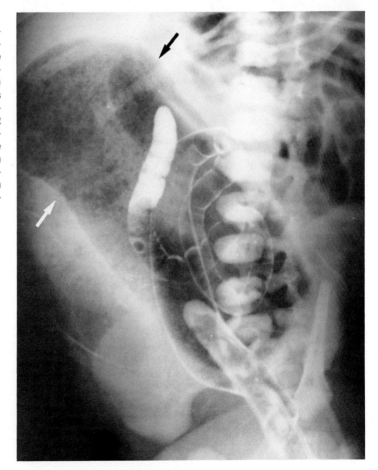

Neugeborenen. Eine orale Breigabe ist in jedem Falle kontraindiziert. Erkennt man im Übersichtsbild bereits eine Darmperforation, so verbietet sich natürlich jegliche Kontrastmittelanwendung (Abb. 10.**20**, 10.**21**).

3. Neonatal Small Left Colon Syndrome

Es handelt sich dabei um eine segmentäre, offenbar funktionelle, ätiologisch ungeklärte Engstellung des Colon descendens bei Neugeborenen. Sie wird auffällig häufig bei ausgetragenen und übergewichtigen Kindern diabetischer Mütter beobachtet (DAVIS 1974). Die sprunghafte Verschmälerung des Kolonlumens beginnt meist unterhalb der linken Flexur, also etwa an der Versorgungsgrenze der A. colica media und der A. colica sinistra, betrifft aber kaum das Rektosigmoid, was die Abgrenzung gegenüber einer Hirschsprungschen Krankheit erleichtert. Ausgeprägte klinische Erscheinungen setzen bald nach der Geburt ein und entsprechen denjenigen eines tief lokalisierten Darmverschlusses (BERDON 1968, BERDON u. Mitarb. 1977, SCHAEFER u. KATAKALIDIS 1978).

Die Nativaufnahme des Abdomens läßt eine tief sitzende Obstruktion erkennen. Diagnostisch entscheidend ist aber der Kontrasteinlauf. Er soll mit verdünntem Gastrografin vorgenommen werden, weil damit gleichzeitig das eingedickte Mekonium mobilisiert und entleert wird und die Ileussituation beseitigt werden kann. Eine weitere Therapie ist nicht erforderlich. Es sind allerdings spontane Perforationen oder Perforationen während der Röntgenuntersuchung beobachtet worden. Normalerweise bleibt das verschmälerte Kolonlumen mit einem Durchmesser von weniger als 10 mm über einige Monate bestehen, macht dann aber allmählich einem normalkalibrigen Dickdarm Platz (NIXON u. Mitarb. 1975). Differentialdiagnostisch ist außer einer Hirschsprungschen Krankheit vor allem auch ein Mekonium-Pfropf-Syndrom auszuschließen, bei dem aber die Kaliberverengung im Kolon fehlt (Abb. 10.**22**–10.**24**).

Die *segmentale Dilatation des Kolons* gehört zu den seltenen, ätiologisch unklaren Anomalien und wird klinisch durch eine Verstopfung charakterisiert. Röntgenologisch zeigt sich beim Kontrasteinlauf eine sackförmige Erweiterung eines umschriebenen Kolonabschnittes – bei anatomisch und funktionell normaler Umgebung –, der zwar eine deutliche Muskelhypertrophie aufweist, aber in normaler Weise mit Ganglienzellen ausgestattet ist. Damit ist eine klare Abgrenzung gegenüber der Hirschsprungschen Krankheit möglich (DE LORIMER u. Mitarb. 1971, BRAWNER u. SHAFER 1973).

4. Angeborene Stenosen

Sie sind ausgesprochen selten und entstehen am häufigsten in Form segmentaler, kurzer Engen durch pathologische Ligamente, nach intrauterinen Durchblutungsstörungen oder Entzündungen, einem Volvulus oder bei Darmduplikaturen. Sie gleichen den analogen Mißbildungen an anderen Abschnitten des Verdauungstraktes, können sich in jede Höhe des Dickdarms lokalisieren, sind aber fast nur in der Einzahl vorhanden. Bei starker Ausprägung ähnelt die klinische Symptomatologie in der Neugeborenenperiode der einer Atresie. Mildere Formen bleiben symptomlos und werden spät oder zufällig diagnostiziert. Die Übersichtsaufnahme ergibt lediglich einen Verdacht, erst ein Kontrasteinlauf ermöglicht die Diagnose und Lokalisation (Abb. 10.**25**).

5. Duplikaturen

Man findet sie entweder als zystische oder tubuläre, im Mesokolon gelegene Gebilde. Sie sind im Kolon seltener als im Dünndarmbereich und machen nur etwa 15% aller Duplikaturen aus. GROSS (1953) gab in seiner Serie von 68 Patienten 13 Fälle an, die den Dickdarm betrafen. BREMER (1944) vermutete, daß die Anomalie infolge einer fehlerhaften Rekanalisation des Darmes während der frühen Embryonalzeit zustande kommt. RAVITCH (1953) betrachtete dagegen manche tubulären Gebilde als echte Doppelbildungen. Der Wandbau entspricht etwa dem Aufbau des benachbarten Darmabschnittes.

Die *zystisch-sphärischen* Formen können Zufallsbefunde darstellen, verdrängen und komprimieren aber von einer bestimmten Größe an das Kolonlumen und verursachen gelegentlich Obstruktionssymptome. Wenn rundliche Duplikaturen dorsal des Rektums liegen, können sie zu Verlagerungen oder auch inkompletten Verschlüssen führen, Zirkulationsstörungen, Nekrosen, Blutungen oder gar Perforationen zur Folge haben.

Tubuläre Formen legen sich entweder schlauchartig umschriebenen Abschnitten des Dickdarms an (Typ I nach KOTTRA u. DODDS 1971), oder aber sie erstrecken sich über den gesamten Bereich des Kolons (Typ II). Die röhrenförmigen Gebilde können oral, aboral oder mehrfach mit dem eigentlichen Dickdarmlumen kommunizieren. Gelegentlich bilden auch Inseln ektopischer Magenschleimhaut die Voraussetzung für entsprechende Komplikationen. Die Anomalie ist manchmal mit einer Duplikatur des äußeren Genitale und des unteren Harntraktes kombiniert (RAVITCH 1953). Bei kompletter Doppelung des Kolons finden sich zwei getrennte Lumina, aber eine gemeinsame

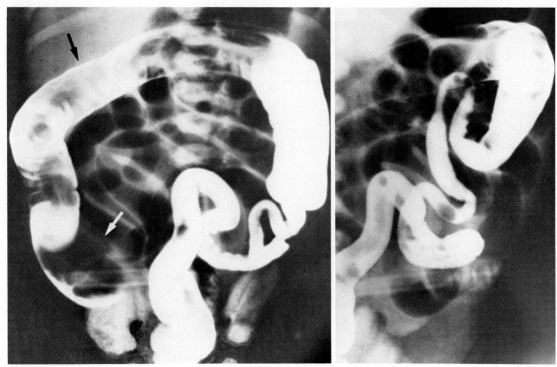

10.**22**   10.**23**

Abb. 10.**22.** „**Neonatal Small Left Colon Syndrome**"
Neugeborenes einer diabetischen Mutter mit einer Ileussituation und stark geblähten Dünndarmschlingen. Beim Kontrasteinlauf mit verdünntem Gastrografin deutliche Engstellung des Colon descendens von der Flexura lienalis abwärts. Retention des Mekoniums, das vom Kontrastmittel umflossen wird (Pfeile).

Abb. 10.**23.** Dasselbe Kind wie in Abb. 10.**22.** Die Schrägaufnahme läßt den Mekoniumzylinder im Querkolon und die Engstellung des Colon descendens deutlich erkennen.

Abb. 10.**24.** **Mekoniumzylinder**
Dasselbe Kind wie in Abb. 10.**22** und 10.**23.** – Der spontan entleerte Mekoniumzylinder ist teilweise entfärbt, entspricht exakt den Lumenverhältnissen des Dickdarms und läßt in seiner Form die ausgeprägte Verschmälerung im Colon descendens erkennen.

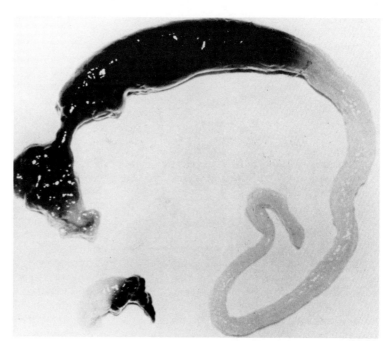

äußere Wand und gemeinsame Gefäße. Hierbei läßt sich oft nicht entscheiden, welches der beiden Lumina das normale Kolon darstellt. Manchmal zeigt sich eine Fistel am aboralen Ende zum Damm oder zur Urethra hin. Bei diesen Kindern sind häufig Obstruktionssymptome vorhanden, weil ein Kolonlumen überhaupt keine oder keine adäquate Öffnung besitzt (Abb. 10.**26**).

Die Übersichtsaufnahmen des Abdomens sind meist uncharakteristisch. Zwar ist eine Dickdarm- oder Rektumverlagerung durch einen expandierenden Prozeß stets auf eine solche Anomalie verdächtig, wenn sich kein anderer Grund dafür finden läßt. Der Verdacht wird verstärkt, falls ein längerer Kolonabschnitt verlagert erscheint. Die proximalen Enden beider Kolonschläuche haben einen unterschiedlichen Anschluß an das Ileum. Natürlich entstehen Symptome einer Kotstauung, wenn ein solches Kolon proximal offen ist, aber blind endet und sich dann zu einem kotgefüllten Sack ausweitet.

Für den Radiologen besteht die diagnostische Aufgabe darin, die jeweilige anatomische Situation möglichst klar herauszuarbeiten, weil sich darauf der Operationsplan aufbaut. Die Möglichkeit zur direkten Darstellung der Duplikatur ist nur dann gegeben, wenn beim Vorliegen einer oralen Öffnung das Kontrastmittel direkt, oder beim Bestehen von zwei Öffnungen am Damm retrograd in das Lumen eindringen kann. Zur Röntgenuntersuchung gehört überdies stets auch eine intravenöse Urographie, eine Zystographie und eine Genitographie.

Differentialdiagnostisch müssen Duplikaturen von anderen Prozessen mit Raumforderung unterschieden werden, vor allem von Mesenterialzysten, zystischen Resten des Ductus omphalomesentericus, sonstigen zystischen Gebilden und Malignomen (REISMANN u. Mitarb. 1971, MÜLLER 1978).

6. Mikrokolon

Das Ausbleiben der normalen Mekoniumfüllung des Dickdarms während des fetalen Lebens infolge einer kompletten, tiefsitzenden intestinalen Obstruktion verzögert offenbar das reguläre Wachstum dieses Darmabschnittes. Es gibt demnach verschiedene Ursachen für diese Entwicklungsstörung, die keine selbständige Anomalie darstellt. Sie kann die Folge einer tiefsitzenden Dünndarmatresie, einer hochgradigen distal gelegenen Darmstenose oder einer Kolonatresie sein, ferner wird sie häufig bei Mekonium-Ileus oder der Mekonium-Peritonitis beobachtet. Das Mikrokolon kann auch eine Sonderform der Hirschsprungschen Krankheit darstellen, wenn nämlich die Aganglionose das ganze Kolon erfaßt oder gar

noch den untersten Dünndarm einbezieht (BODIAN 1951). Wird aber operativ solch ein Hindernis unmittelbar postnatal beseitigt, pflegt sich das Kolon innerhalb weniger Monate zu normalem Kaliber und normaler Länge zu entwickeln.

Röntgenologisch findet man beim Mikrokolon ein nur bleistift- oder fingerdickes Darmlumen. Es läßt sich während des Kontrasteinlaufs lediglich unter erhöhtem hydrostatischen Druck füllen, ist kürzer als üblich und zeigt sehr flache Flexuren. Wegen der Perforationsgefahr des dünnwandigen Gebildes ist bei der Untersuchung besondere Vorsicht geboten (Abb. 10.**27**).

STOREY u. SHARP 1951 beschrieben darüber hinaus eine echte *Kolonhypoplasie*, wobei das kurze Mikrokolon als tubuläre Darmstenose angesehen wurde. Es bleibt aber zweifelhaft, ob ein Mikrokolon dieser Art als Anomalie überhaupt existiert.

7. Anorektale Mißbildungen

Die klinisch wichtigen Anomalien des Enddarms entstehen in der frühen Embryonalperiode (nach der 5. Woche) während der komplizierten Differenzierung der primitiven Kloake. Als Ursachen dieser Mißbildungen kennt man beim Menschen zwar einige teratogene Noxen, wie Thalidomid, Diabetes der Mutter, im Tierversuch auch Röntgenbestrahlungen oder hohe Vitamin-A-Gaben während der Tragzeit. Doch überwiegen unbekannte Noxen ganz erheblich. Akute Gefäßverschlüsse (LOUW 1965) oder ein höheres Alter der Mutter scheinen ebenfalls von Bedeutung zu sein. Möglicherweise hat die Anomalie auch eine genetische Grundlage (Häufung beim Down-Syndrom) (WINKLER u. WEINSTEIN 1970).

Unter ca. 2500 bis 3500 Neugeborenen ist mit einem Kinde mit anorektaler Mißbildung zu rechnen. Zusätzlich findet man bei diesen Kindern öfters weitere Atresien und Stenosen im übrigen Magen-Darm-Trakt, ferner Anomalien der Wirbelsäule und des Urogenitalsystems usw. Der Radiologe steht daher immer vor der Aufgabe, nicht nur den Typus der anorektalen Anomalie zu diagnostizieren, sondern auch die Begleitmißbildungen aufzudecken (PELLERIN u. BERTIN 1967).

Eine einheitliche Klassifikation der anorektalen Anomalien hat sich bis heute noch nicht durchgesetzt. Von einer Expertengruppe wurde 1970 in Melbourne ein modernes Einteilungsprinzip erarbeitet, das weitgehend akzeptiert wurde und pathogenetische, formale und klinisch-therapeutische Aspekte berücksichtigt (SANTULLI u. Mitarb. 1970, SANTULLI u. Mitarb. 1971). Diese übersichtliche und zugleich detaillierte Gliederung ist in einer Aufstellung von EBEL u. WELTE (1973) enthalten und wird hier wiedergegeben (Tab. 10.**1**).

Abb. 10.25. Angeborene Kolonstenose
Umschriebene Enge (Pfeil) mit mäßiger prästenotischer Dilatation des Colon ascendens und der rechten Hälfte des Querkolons. Eine Prallfüllung wurde vermieden. Operativ bestätigter Befund. Die Operation erfolgte wegen einer Nonrotation, die über lange Zeit intermittierende Beschwerden verursachte. Jetzt normale Lageverhältnisse. – 6jähriges Mädchen.

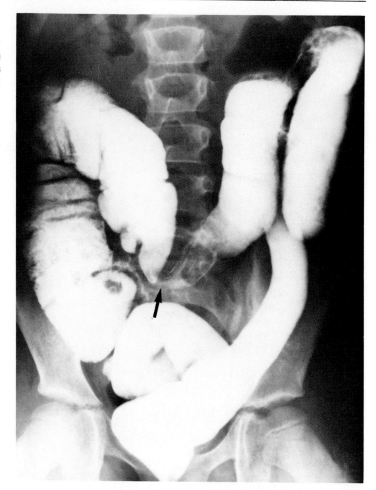

Abb. 10.26. Dickdarmduplikatur
In die Analöffnung und in die benachbarte Fistelöffnung wurde je ein Katheter eingeführt. Die Kontrastfüllung zeigt eine tubuläre Duplikatur, die sich schlauchartig dem ganzen Dickdarm anlegt. Die Lumina sind gleich weit, so daß sich nicht entscheiden läßt, welches von beiden das normale Kolon darstellt. Auch das breite, luftgefüllte Querkolon besteht aus zwei Schläuchen. – 4 Monate alter Säugling. Gelegentlich Brechattacken und ein aufgetriebener Leib. Röntgenuntersuchung wegen einer para-analen „Fistel", aus der sich Stuhl entleerte. Operativ bestätigte Duplikatur des gesamten Kolons, das eine gemeinsame äußere Wand und gemeinsame Gefäße aufwies. Auch die Appendix war doppelt angelegt (Dr. *v. Ekesparre*).

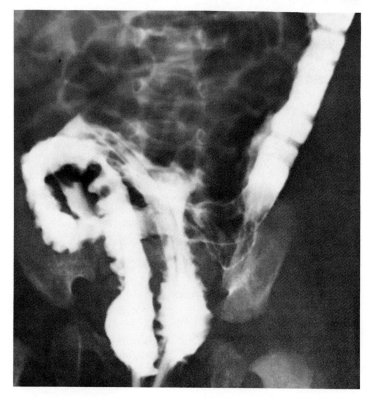

Tabelle 10.1   Einteilung der anorektalen Mißbildungen (Melbourne-Schema)

	♂		♀
A. Hohe oder supralevatorische Anomalien (ca. 40%) Darm endet oberhalb des Beckenbodens			

1. Anorektale Agenesie
   a) ohne Fistel
   b) mit Fistel
	rekto-urethral
	rekto-vesikal
			rekto-vaginal
			rekto-vesikal
			rekto-vestibulär*°
			rekto-cloacal

	rekto-perineal (S)		rekto-perineal (S)
2. Rektale Atresie (2%)	♂	+	♀
B. Intermediäre Anomalien (ca. 15%) Darm hat den Beckenboden nur teilweise passiert			

1. Analagenesie
   a) ohne Fistel (3%)
   b) mit Fistel
	♂
	rekto-bulbo-urethral
		+	♀
			rekto-vaginal
			rekto-vestibulär°

2. Anorektale Stenose (3%)	♂	+	♀
C. Tiefe oder translevatorische Anomalien (ca. 40%) Darm hat die Levatorschlinge vollständig passiert			

1. Anus an normaler Stelle (5%)
   a) Covered anus (keine Öffnung)
   b) Analstenose (kleine Öffnung)
	♂	>	♀

2. Öffnung am Damm a) Ano-kutane Fistel (inkompletter covered anus)	♂ perineal skrotal am Penis	>	♀ perineal
b) Anteriorer perinealer Anus (Antepositio ani, S.)	♂	+	♀

3. Öffnung im Bereich der Vulva
   a) Vestibulärer* o. Vulva¹-Anus (vgl. 2 b)
   b) Ano-vulväre¹ Fistel, Variante von 2 a
   c) Ano-vestibuläre° Fistel			

D. Sonstige (ca. 5%) imperforate anal membrane (Persistenz der Kloakenmembran, S.) weitere seltene Anomalien	♂	+	♀

* n. *F. D. Stephens* 1968
S = n. *Schärli*
¹ Vulväre Öffnung = Hintere Kommissur der Labia majores
° Vestibuläre Öffnung = Ventral der vulvären bis zum Hymen (9)

Technik der Röntgenuntersuchung

Die Röntgendiagnostik muß in den meisten Fällen bereits während des ersten Lebenstages durchgeführt werden. Wichtigstes Ziel ist die Unterscheidung zwischen *hohen* (supralevatorischen) und *tiefen* (translevatorischen) Verschlüssen, ferner der Nachweis von *Fisteln*. Von diesem Untersuchungsergebnis hängt meist die Art der Operation ab, die oft über spätere Kontinenz oder Inkontinenz entscheidet.

Die Untersuchungstechnik und ihre Modifikationen sowie die Schwierigkeiten und Grenzen der präoperativen Röntgendiagnostik sind in zahlreichen Publikationen dargelegt und mit ihren Vor- und Nachteilen diskutiert worden (BERDON u. Mitarb. 1968, RUDHE 1968, CREMIN 1971, SCHÄRLI 1971, STEPHENS u. SMITH 1971, CREMIN u. Mitarb. 1972, HÖRMANN 1972, EBEL u. WELTE 1973, EBEL 1976).

Die Röntgenuntersuchung beinhaltet die *Nativdiagnostik*, die *Kontrastmitteluntersuchung* nach Punktion des Rektumblindsackes, die *Fistelfüllung*, die *Darstellung von Urethra und Blase* und die *postoperative Untersuchung* nach Anlage eines Anus praeter.

a) *Nativdiagnostik:* Der Zeitpunkt des Beginns klinischer Symptome hängt vom Typus der Anomalie ab. Es müssen mindestens 8 bis 12 Stunden nach der Geburt vergehen, bis eine für die Nativdiagnostik ausreichende Luftfüllung des Enddarmes zustande kommt. Diese Luftansammlung ist am klarsten auf einer Seitenaufnahme mit im

Abb. 10.27. Mikrokolon bei Dünndarmatresie
Gezielte Übersichtsaufnahme im Liegen. Ileussituation mit starker Blähung aller Dünndarmschlingen. Das Kolon wurde unter etwas erhöhtem Druck gefüllt, entfaltete sich nur auf Fingerdicke, war kurz und entleerte sich sofort wieder. – Neugeborenes, zweiter Lebenstag. Aufgetriebener Leib und Erbrechen. Operativ bestätigte Atresie des terminalen Ileums mit Mikrokolon als Folge der Dünndarmatresie.

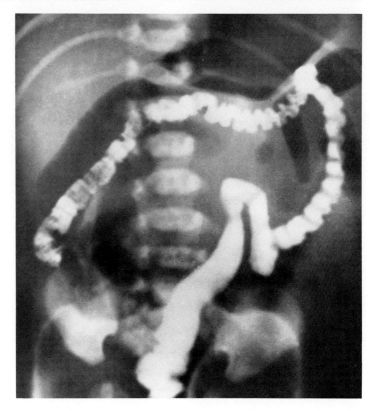

Abb. 10.28. Schließmuskulatur des Enddarms *(Stephens)*
Schematische Darstellung der wichtigsten topographischen Beziehungen des muskulären Schließapparates bzw. des Beckenbodens zum Rektum und zur Urethra. Die puborektale Schlinge umgreift Rektum und Urethra und formiert den Muskelboden des Beckens. Diese Muskelebene trennt hohe von tiefen Verschlüssen. Die diagnostisch wichtige pubococcygeale Linie verläuft direkt oberhalb dieser Muskelplatte (siehe Abb. 10.**31**), die bei hohen Anomalien rudimentär ausgebildet ist. Nur bei tiefen Mißbildungen erweist sich der Schließapparat als funktionstüchtig und ermöglicht später eine Kontinenz.

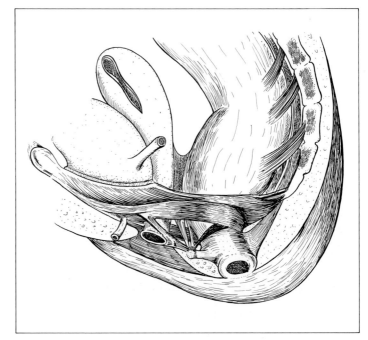

Hüftgelenk leicht gebeugten Oberschenkeln in umgekehrter Hängelage (Kopf nach unten, Methode nach WANGENSTEEN u. RICE 1930) zu erkennen. Das Neugeborene muß wenigstens einige Minuten in dieser Postion gehalten werden, damit die Luft in das Rektum aufsteigen kann. Das Analgrübchen wird durch eine Bleimarke oder mit einem Bariumaufstrich markiert (Abb. 10.**32**, 10.**33**).

Mehrere *Hilfslinien* erleichtern die Klassifizierung der Anomalie in hohe, intermediäre und tiefe Verschlüsse. Die pubokokzygeale Linie (P-C-Linie) wird vom Unterrand des 5. Kreuzbeinwirbels zur Mitte des Os pubis gezogen. Man hat sie früher vielfach als Grenzlinie zwischen hohen und tiefen Verschlüssen angesehen. In der Praxis hat sich diese „Grenzlinie" als nicht ganz zuverlässig erwiesen.

Parallel hierzu wurde von KELLEY (1969) durch den tiefsten Punkt des Os ischii, den I-Punkt, eine Linie angegeben (sog. *I-Linie*). Die Einführung dieser Orientierungslinie beruht auf der Erfahrung, daß auch hohe Formen der Atresie den Beckenboden einschließlich der Levatorschlinge bis zur I-Linie passieren können. Die intermediären Formen mit einer inkompletten Durchwanderung des Beckenbodens enden üblicherweise im Bereich der I-Linie, die translevatorischen Anomalien deutlich unterhalb dieser Hilfslinie.

Nach CREMIN (1971) befindet sich die Grenze von supra- zu translevatorischen Anomalien in Höhe der sog. *M-Linie*. Diese Hilfslinie wird in der Mitte zwischen der P-C-Linie und der I-Linie gezogen (Abb. 10.**31**).

Die orientierende Übersichtsaufnahme bestätigt eine Ileussituation, die allerdings bei einigen Mißbildungstypen mit weiten Fistelverbindungen fehlt. Man kann ferner Anomalien des Kreuzbeins erkennen, die als wichtiger Hinweis auf einen Entwicklungsdefekt der Levatorplatte, also einen hohen Verschluß angesehen werden. Die Übersichtsaufnahme bedarf der Wiederholung oder der Ergänzung durch andere Methoden, falls bei Frühgeborenen oder lebensschwachen Kindern die Luftpassage verzögert ist, die Luft aus dem Rektum über eine Fistel entweicht oder aber der Rektumblindsack mit Mekonium gefüllt ist. Unergiebig bleibt diese Untersuchung natürlich auch in Fällen einer zusätzlichen weiteren Atresie oder hochgradigen Darmstenose, die eine Luftpassage verhindern. Vorsicht ist bei der Auswertung der Aufnahmen hinsichtlich eines hohen oder tiefen Verschlusses auch insofern angebracht, als durch eine momentane Kontraktion des M. puborectalis das distale Rektumende höher zu liegen kommt und daher falsche anatomische Verhältnisse vorgetäuscht werden können. Eine zweite Aufnahme in kurzem zeitlichen Abstand, besonders während des Schreiens oder

Pressens, kann diesen Irrtum verhüten (Abb. 10.**32**, 10.**33**).

Die einfache Übersichtsaufnahme liefert nur bei eindeutig tiefen Formen zuverlässige Ergebnisse, also in jenen Fällen, in denen der Blindsack wenige Millimeter vom Damm entfernt endet.

b) *Transperineale Punktion des Blindsackes:* Diese zusätzliche Untersuchung wird dann notwendig, wenn eine Fistelöffnung fehlt und die Übersichtsaufnahme allein eine eindeutige Aussage über das Vorliegen eines hohen oder tiefen Verschlusses nicht zuläßt. Auch bedürfen jene Neugeborene dieser Prozedur, bei denen die Luftfüllung infolge einer allgemeinen Lebensschwäche oder einer höher gelegenen Obstruktion ungenügend ist oder gar fehlt (Abb. 10.**34**).

Technisch empfiehlt sich folgendes Vorgehen: Das Neugeborene wird in Rückenlage gebracht und der untere Pol des Rektumblindsackes vom Damm aus (etwa 1 cm vor der tastbaren Steißbeinspitze) bei angezogenen Oberschenkeln in der Mittellinie punktiert. Die Nadelspitze erreicht etwa in 1 bis 2 cm Tiefe das Darmlumen (Aspiration von Luft oder Mekonium). Danach injiziert man unter Durchleuchtungskontrolle Amipaque, bis sich der Blindsack ausreichend darstellt. Die Zielaufnahmen werden in exakter Seitenlage angefertigt und sollen vor allem das Darmende in seiner tiefsten Position festhalten (Exposition während des Schreiens oder Pressens). Das Blindsackende kann je nach dem intraabdominellen Druck und dem Kontraktionszustand der Levatorschlinge seine Lage beträchtlich ändern. Die Beurteilung der Zielaufnahmen erfolgt mit Hilfe der angegebenen Orientierungslinien (WAGNER u. Mitarb. 1973).

c) *Fisteldarstellung:* Liegt eine von außen erkennbare Fistel vor, so erhält man durch deren Füllung mit wasserlöslichem Kontrastmittel Zugang zum Enddarm. Zielaufnahmen in Seitenlage ermöglichen eine Aussage über den Fistelverlauf, den Boden des Rektumblindsackes und dessen Lagebeziehungen zur Levatorschlinge, bzw. eine Klassifizierung der Anomalie in einen hohen, intermediären oder tiefen Verschluß. Bei perinealer Fistel liegt eine tiefe Obstruktion vor. Findet sich bereits im Urin Mekonium, so besteht damit schon klinisch der Hinweis auf eine rektovesikale oder rekto-urethrale Fistel (Abb. 10.**39**–10.**49**).

d) *Darstellung von Blase und Urethra:* Die Blasenfüllung mit anschließender Miktionsurethrographie sowie die retrograde Füllung der Urethra gestatten die Diagnose rektovesikaler bzw. rekto-urethraler Fisteln und damit den Nachweis einer hohen bzw. einer intermediären Anomalie. Die Auffüllung der Blase mit Kontrastmittel dient in solchen Fällen der exakten Fistellokalisation. Eine ähnliche diagnostische Bedeutung ist der spontanen Luftfüllung der Blase über eine solche

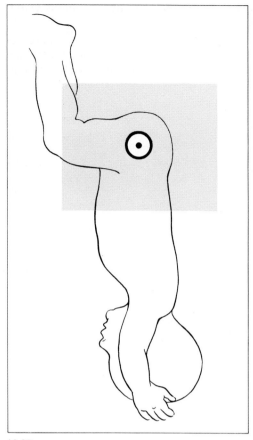

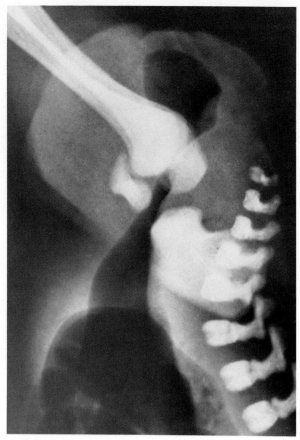

10.**29**   10.**30**

Abb. 10.29. Aufnahmeposition bei anorektaler Mißbildung
Seitenaufnahme mit nach unten hängendem Kopf. Der Zentralstrahl wird auf die Mitte der Gesäßbacken (Os ischii) gerichtet, das Analgrübchen durch eine Bleimarke oder einen Bariumaufstrich gekennzeichnet. Leichte Beugung der Oberschenkel im Hüftgelenk.

Abb. 10.30. Tiefe (translevatorische) Anomalie
Die Aufnahmeposition entspricht der Abb. 10.29. – Die bis in das Rektum vorgedrungene Luft ist in den ampullär erweiterten Blindsack aufgestiegen, der nur durch eine dünne Membran verschlossen wird. Analgrübchen an normaler Stelle, lediglich die Analöffnung fehlt (covered anus). Keine Anomalie des Kreuzbeines. – Neugeborenes, 15 Std. alt.

Abb. 10.31. Orientierungslinien zur Diagnostik anorektaler Anomalien
Schematische Darstellung der wichtigsten Hilfslinien am knöchernen Becken des Neugeborenen, die bei der Klassifikation der Anomalien in hohe (supralevatorische), in intermediäre und tiefe (translevatorische) Anomalien helfen.

S1 = erster Sakralwirbel
P-C = pubokokzygeale Linie. Sie wird zwischen dem Unterrand des 5. Sakralwirbels und der Mitte des Os pubis angelegt.
M = M-Linie nach *Cremin*, der diese Ebene als Grenze zwischen supra- und translevatorischen Anomalien ansieht. Sie wird in der Mitte zwischen der P-C-Linie und der I-Linie gezogen.
I = I-Linie. Sie wird durch den tiefsten Punkt (X) des Os ischii gezogen (I-Punkt nach *Kelley*).

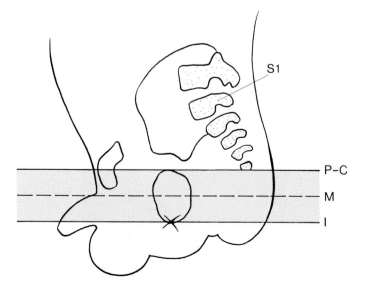

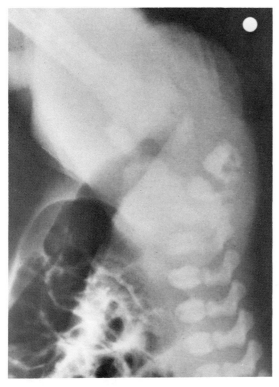

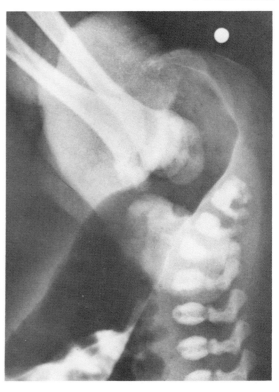

Abb. 10.32. Tiefe (translevatorische) Anomalie
In den Abbildungen 10.**32** und 10.**33** wird eine Täuschungsmöglichkeit bei der Höhenlokalisation der anorektalen Mißbildungen dargestellt. Die Luft ist in das Rektum eingedrungen. Es erscheint schmal und endet so hoch, daß ein intermediärer Verschluß vermutet wird.

Abb. 10.**33.** Dasselbe Kind wie in Abb. 10.**32.** Die hängende Position wurde für weitere 5 Minuten beibehalten und die Aufnahme während des Schreiens bzw. Pressens wiederholt. Unter diesen Untersuchungsbedingungen stellt sich eindeutig ein weiter, luftgefüllter, tiefreichender Rektumblindsack dar, so daß die Zuordnung zu einer translevatorischen Form möglich wird.

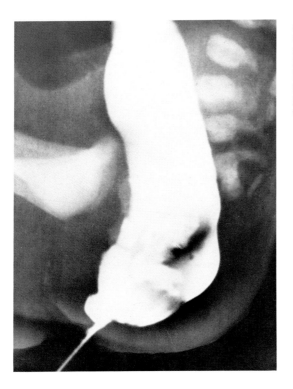

Abb. 10.**34. Tiefe (infralevatorische) Anomalie**
Gezielte Übersichtsaufnahme nach Punktion des Blindsackes und der Injektion von verdünntem Gastrografin. Die Exposition während des Schreiens zeigt das Rektumende in seiner tiefsten Position. Der Blindsack reicht so weit herab, daß lediglich eine dünne Membran den Verschluß bewirkt und die Zuordnung der Anomalie zu den tiefen Verschlüssen möglich ist.

In den Abbildungen dieser Seite werden die wichtigsten Typen der *hohen* (supralevatorischen) und *intermediären* anorektalen Anomalien schematisch dargestellt (nach *Santulli*).

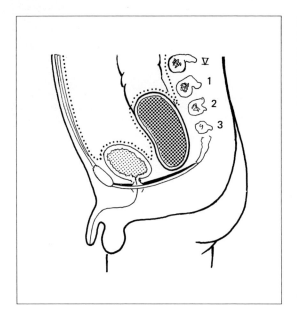

Abb. 10.35.   Anorektale Agenesie
Hohe (supralevatorische) Anomalie ohne Fistel. Der Darm endet oberhalb des Beckenbodens, der durch eine dicke Linie markiert wird. Öfters findet sich zusätzlich eine mangelhafte Entwicklung der untersten Kreuzbeinwirbel.

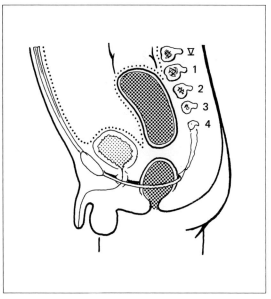

Abb. 10.36.   Rektale Atresie
Der Rektumblindsack endet ohne Fistelbildung oberhalb der Levatorplatte. Die Verbindung mit dem Anorektum fehlt oder ist nur als Gewebsstrang entwickelt.

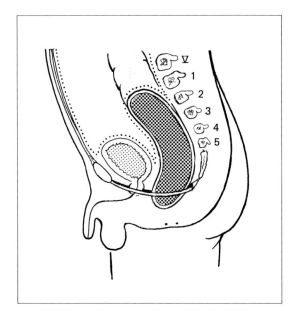

Abb. 10.37.   Anal-Agenesie
Sie gehört zu den intermediären Formen, bei denen der Darm nur teilweise den Beckenboden passiert. Eine Fistel zum Harntrakt kann vorhanden sein.

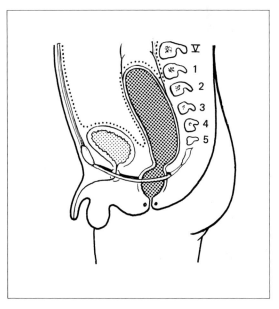

Abb. 10.38.   Anorektale Stenose
Bei dieser intermediären Form der Anomalie liegt die Enge etwa in Höhe des Beckenbodens.

Schematische Darstellung der wichtigsten Fistelverbindungen bei anorektalen Anomalien des *Jungen*. Zur Demonstration der äußeren Fistelöffnung ist die Gesäßregion mit Analgrübchen, Rima ani und Unterseite des Skrotums mit abgebildet (nach *Santulli*).

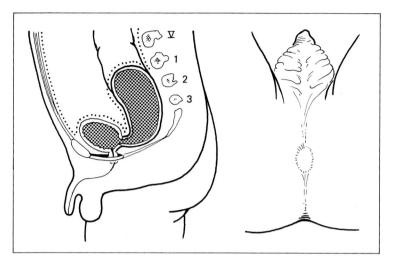

Abb. 10.39.   Anorektale Agenesie mit rektovesikaler Fistel
Bei dieser hohen (supralevatorischen) Anomalie fehlt eine äußere Fistel. Die rektovesikale Fistelverbindung läßt sich mit Hilfe einer Übersichtsaufnahme (Luftfüllung der Blase), ferner durch eine Kontrastmittelfüllung der Blase oder nach perinealer Punktion nachweisen (s. Abb. 10.**42**).

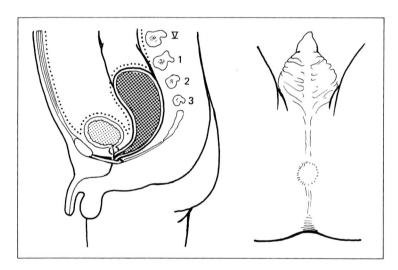

Abb. 10.40.   Anal-Agenesie mit rekto-bulbo-urethraler Fistel
Bei dieser intermediären Anomalie lokalisiert sich die Fistelverbindung tiefer. Sie läßt sich mit Hilfe einer retrograden Urethrographie oder einer Miktionsurethrographie darstellen. Eine außen sichtbare Fistelöffnung fehlt (s. Abb. 10.**43**).

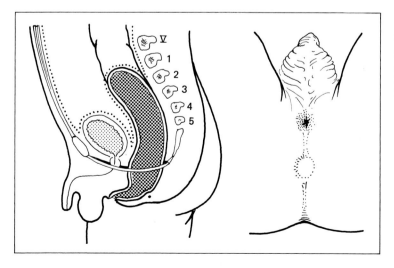

Abb. 10.41.   Fistelöffnung am Damm
Tiefe (translevatorische) Anomalie mit perinealer anokutaner Fistel. Die außen sichtbare Fistelöffnung liegt zwischen dem Analgrübchen und dem Skrotumansatz (s. Abb. 10.**44**).

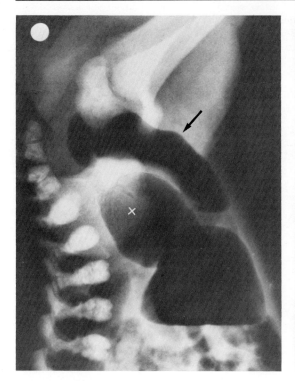

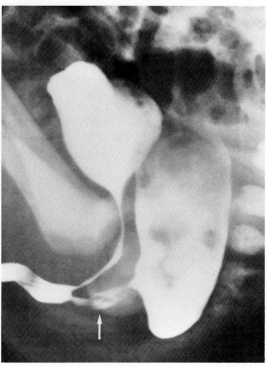

Abb. 10.42. Anorektale Agenesie mit rektovesikaler Fistel
Außer der Luft im hochgelegenen Rektumblindsack (x) ist noch Luft in die Blase (Pfeil) eingedrungen und damit eine Fistelverbindung bewiesen. Die Fistel ist zwar so weit, daß etwas Luft passieren kann, aber eine Ileussituation nicht verhindert wird. Kreuzbein-Anomalie. – 1 Tag altes Neugeborenes.

Abb. 10.43. Anal-Agenesie mit rekto-urethraler Fistel
Sondierung der vorderen Urethra mit Injektion von Gastrografin. Über einen langen Fistelgang (Pfeil) läßt sich der weite Rektumblindsack darstellen, der während des Pressens ziemlich tief reicht. Normale Auffüllung der hinteren Harnröhre und der Blase (intermediäre Form der Anomalie). – 20 Stunden altes Neugeborenes, bei dem sich etwas Mekonium aus der Urethra entleerte.

Abb. 10.44. Rektokutane Fistel
Dünner, viele Jahre nicht erkannter Fistelgang, der in der Skrotalhaut am Penisschaft mündete und retrograd gefüllt wurde (Pfeile). Das Kontrastmittel wird über den Anus (XX) entleert. – 6jähriger Junge, als Neugeborenes wegen tiefer Atresie operiert.

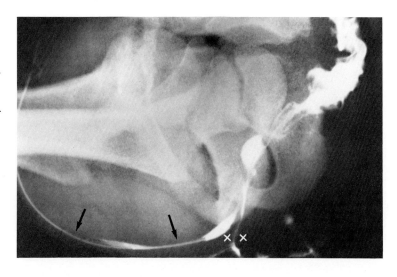

Schematische Darstellung der wichtigsten Fistelverbindungen bei anorektalen Anomalien des *Mädchens*. Zur Demonstration der Lage der äußeren Fistelöffnung werden die Gesäßregion mit Analgrübchen, Rima ani und die Vulva mit abgebildet (nach *Santulli*).

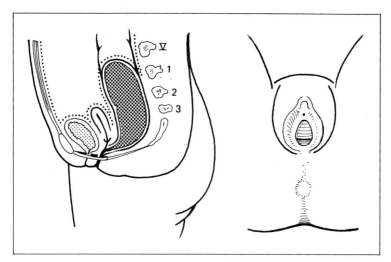

Abb. 10.45. Anorektale Agenesie mit hoher rektovaginaler Fistel
Bei dieser hohen (supralevatorischen) Anomalie findet sich in der Tiefe der Vagina eine gemeinsame Öffnung für Darmtrakt und Genitaltrakt.

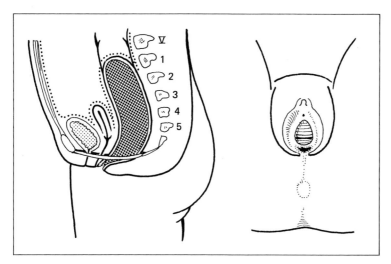

Abb. 10.46. Anal-Agenesie mit rektovestibulärer Fistel
Bei dieser intermediären Anomalie findet man eine von außen sichtbare Fistelöffnung im Vestibulum vaginae.

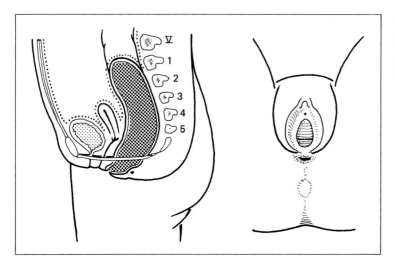

Abb. 10.47. Fistelöffnung am Damm
Bei dieser tiefen translevatorischen Anomalie zeigt sich ein anteriorer perinealer Anus (siehe Abb. 10.49).

Abb. 10.48. Kotstein bei Analagenesie mit rektovestibulärer Fistel

3jähriges zerebral geschädigtes, unterentwickeltes Mädchen. Seit der Geburt bestanden Defäkationsschwierigkeiten, denen wegen der Debilität des Kindes keine ausreichende Beachtung geschenkt wurde. Röntgenuntersuchung wegen einer Subileussituation. Die anatomischen Verhältnisse entsprechen dem Schema Abb. 10.46. Instillation wasserlöslichen Kontrastmittels durch die kleine Öffnung der rektovestibulären Fistel (xx) dorsal des Vaginaleinganges, durch die nur ungenügend Stuhl entleert werden konnte. Ständige Kotretention mit Ausbildung eines großen, durch die Bauchdecken palpablen Kotsteins (Pfeile). Bei geringer Schrägprojektion zeigt sich der blind endende Analkanal (unterer Pfeil).

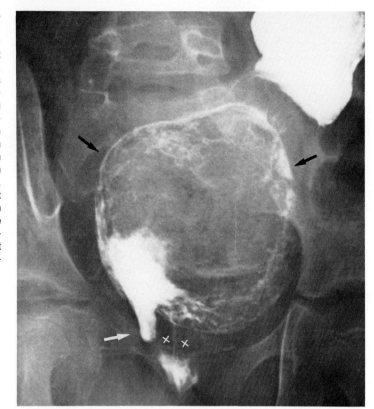

Abb. 10.49. Fistelöffnung am Damm beim Mädchen

Anteriore perineale Analöffnung, entsprechend dem Schema Abb. 10.47. Nach Darstellung des Rektums über den Fistelkanal (unterer Katheter) wurde über den mittleren Katheter die Vagina und über den vorderen Katheter die Blase gefüllt. Damit ließ sich nachweisen, daß alle 3 Organsysteme, nämlich Darmtrakt, Genitaltrakt und Harntrakt jeweils eigene Öffnungen besitzen und nicht durch Fisteln miteinander verbunden sind. Bleimarke am Analgrübchen. – 8 Tage altes Mädchen.

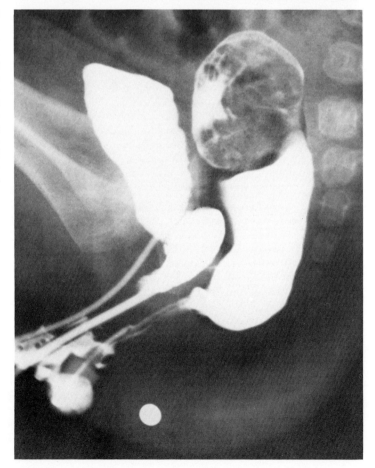

Fistelverbindung beizumessen, die bereits auf einer Nativaufnahme erkennbar wird. Jenseits der Neugeborenenperiode soll man mit Hilfe einer intravenösen Urographie die Nieren und die ableitenden Harnwege untersuchen, da auch dort begleitende Mißbildungen vorliegen können (SMITH 1968, WIENER u. KIESEWETTER 1973).

e) *Röntgenkontrolle nach Anlegen eines Anus praeter:* Vor einer endgültigen operativen Korrektur soll der aborale Dickdarmabschnitt mit Amipaque aufgefüllt werden („Loopogramm"). Man kann auf diese Weise die exakte Position des Rektumblindsackes überprüfen, erhält Aufschlüsse über Kotsteine, über Fisteln sowie das Kaliber des Dickdarms (sekundäres Mikrokolon) (LEONIDAS u. Mitarb. 1971).

Die postoperative Untersuchung kann nach ausreichendem zeitlichen Intervall die anatomischen Verhältnisse und vor allem die funktionellen Ergebnisse überprüfen (KELLER u. SCHÄRLI 1972).

Megakolon

Dem Syndrom „Megakolon" liegen sowohl ätiopathogenetisch als auch anatomisch sehr unterschiedliche Erkrankungen zugrunde. Aber allen gemeinsam ist die Erweiterung isolierter Kolonabschnitte oder des ganzen Dickdarms und als führendes Symptom eine chronische Obstipation. Sie macht es mit ihrem Beschwerdekomplex dringend erforderlich, nach den gestörten Mechanismen der Defäkation zu fahnden, die von seiten des autonomen und zerebrospinalen Nervensystems, der glatten Muskelzellen, pharmakologischer Einwirkungen, anatomischer Veränderungen und anderem herrühren. Nur nach sorgfältiger Klärung der Zusammenhänge kann eine wirksame Therapie eingeleitet werden.

Methodisch unterschiedliche Verfahren haben bei chronisch obstipierten Kindern eine beträchtliche Vielfalt der zugrundeliegenden Störungen aufgedeckt. Für die Differenzierung sind Anamnese und klinisches Bild, die digitale Rektumexploration, elektromanometrische Untersuchungen der anorektosigmoidalen Funktion, histologische und histochemische Studien der Darmwand bzw. der Darmschleimhaut, die Endoskopie und vor allem eine Röntgenuntersuchung erforderlich.

Geeignete röntgenologische Untersuchungsverfahren bei Megakolon bzw. bei der chronischen Obstipation sind *Übersichtsaufnahmen des Abdomens ohne Kontrastmittel,* ein der Symptomatologie angepaßter *modifizierter Kontrasteinlauf* und die *Defäkographie.* Damit lassen sich exakte Angaben über die Länge und Form, das Kaliber, den Tonus sowie über die Wandbeschaffenheit, Peristaltik und Entleerungsfunktion des Dickdarms machen.

Die orale Breigabe ist bei Verdacht auf Megakolon zur Beurteilung des Dickdarms ungeeignet bzw. nur bedingt geeignet. Zwar gibt sie Aufschlüsse über Teilfunktionen, wie Passagezeit, Tonus und Lage einzelner Abschnitte, ist jedoch bei Obstipation wegen der Gefahr einer Verstärkung der Symptome überaus problematisch und muß im Einzelfall gut begründet werden.

Aganglionäres Megakolon

Die Erkrankung (Synonyme: Megacolon congenitum, Hirschsprungsche Krankheit) kommt bei Jungen wesentlich häufiger vor als bei Mädchen (80 : 20), man beobachtet etwa einen Fall auf 2000 bis 5000 Lebendgeborene.

Während HIRSCHSPRUNG 1886 bei seiner Erstbeschreibung das dilatierte Kolon für den erkrankten Darmabschnitt hielt, dauerte es noch viele Jahre (TITTEL 1901) bzw. Jahrzehnte (EHRENPREIS 1946, WHITEHOUSE u. KERNOHAN 1948, SWENSON u. Mitarb. 1949, BODIAN 1955), ehe man das distale „enge Segment" als eigentliche Ursache erkannte.

Die Erkrankung beruht auf einer offenbar angeborenen Entwicklungsstörung, nämlich einer Aplasie des intramuralen parasympathischen Nervenplexus (Auerbachscher und Meissnerscher Plexus) in einem umschriebenen Darmabschnitt. Er reicht vom Anus aus unterschiedlich weit oralwärts und lokalisiert sich als *„enges Segment"* oder *„aganglionäre Strecke"* am häufigsten in den Rekto-Sigmoid-Bereich. Es existieren jedoch alle Übergänge von einem „ultrakurzen" engen Segment bis zur totalen Aganglionose des gesamten Kolons (Zuelzer-Wilson-Syndrom), ja es sind sogar Aganglionosen des gesamten Darmes bekannt geworden (AHMED u. Mitarb. 1971). Oberhalb des engen Segmentes findet man die meist nur wenige Zentimeter lange konisch gestaltete *Übergangszone,* die die Grenze zwischen dem ganglienzellfreien Darmabschnitt und der histologisch normalen Darmwand darstellt.

Der extramurale Parasympathikus ist dagegen mit teilweise hyperplastischen Nervenfasern existent und schüttet verstärkt Azetylcholin aus. Dies hat eine permanente spastische Kontraktion der Ringmuskulatur des befallenen Darmsegmentes zur Folge, so daß eine propulsive Peristaltik nicht mehr vorhanden ist und eine dynamische Passagestörung resultiert. Auch geht der normale Defäkationsreflex verloren. Diese funktionelle Obstruktion im engen Segment führt zu einer kompensatorischen Wandhypertrophie im prästenotischen Darmabschnitt mit Kotstauung und erheblicher Dilatation, also einem Megakolon (EHRENPREIS 1966, TALWALKER 1976).

Die klinische Symptomatologie wird durch eine hartnäckige chronische Obstipation gekennzeichnet. In schweren Fällen zeigen sich bereits unmittelbar nach der Geburt die Symptome einer Obstruktion, so daß eine Atresie oder ein Mekonium-Ileus vermutet wird. Die verzögerte Mekoniumentleerung, ein aufgetriebenes Abdomen, galliges Erbrechen und Trinkschwierigkeiten sind wichtige klinische Hinweise.

In leichteren Fällen werden zwar Mekonium und Stuhl entleert, die Entleerung bleibt aber inkomplett, so daß sich im späteren Säuglings- und Kleinkindalter eine hartnäckige Verstopfung entwickelt, die man mit Einläufen nur kurzfristig bessern kann. Wiederholte Obstruktionssymptome, ein großer Bauch, Zwerchfellhochstand und ein Wachstumsdefizit sind die Regel. Das Gedeihen des Kindes hängt von der Fähigkeit ab, die Obstruktion zu überwinden und immer wieder ausreichende Stuhlmengen zu entleeren. Dieses Gleichgewicht ist oft unabhängig von der Länge der aganglionären Zone (REHBEIN u. Mitarb. 1969).

Bei der rektalen digitalen Untersuchung ist die aganglionäre Strecke oft gut zu tasten und zu überwinden. Sie schmiegt sich dem eingeführten Finger an und enthält keinen Stuhl. Nach dem Zurückziehen des Fingers kommt es häufig zu explosionsartigen Stuhl- und Gasentleerungen.

Paradoxerweise kann eine *Diarrhö* als Symptom einer *Enterokolitis* das hervorragende Merkmal eines Morbus Hirschsprung sein. Sie ist bei Neugeborenen und jungen Säuglingen gefährlich und geht mit schwerer Dehydratation, Intoxikation, Schock und Fieber einher.

Die *Manometrie* (SCHUSTER 1965, HOHLSCHNEIDER u. FENDEL 1974, HOHLSCHNEIDER 1977) hat in den letzten Jahren als eine sichere und schnell durchzuführende diagnostische Methode erheblich an Bedeutung gewonnen. Die Treffsicherheit soll nahezu 95% betragen. Die Druckmessung ist vor allem zum Nachweis eines kurzen und „ultrakurzen" engen Segmentes wichtig, weil solche Erkrankungsformen röntgenologisch und bioptisch nicht mehr sicher erfaßt werden können.

Mit *histologisch-histochemischen Untersuchungsverfahren* kann man heutzutage präoperativ eine Aplasie des intramuralen Parasympathikus und die Hyperplasie des extramuralen Parasympathikus mit ihrer gesteigerten Azetylcholinausschüttung objektivieren. Dabei hat die histochemische Methode (Nachweis der erhöhten Azetylcholinesterase-Aktivität) klinisch die größte Bedeu-

tung, weil das Untersuchungsmaterial durch eine oberflächliche Schleimhautbiopsie (mit Hilfe einer Saugbiopsie-Sonde) fast problemlos und rasch gewonnen und beurteilt werden kann (MEIER-RUGE 1972, MORGER 1972, WILLITAL u. MEIER 1977).

Spezielle Röntgendiagnostik

Die charakteristischen Röntgensymptome basieren auf der Unfähigkeit der aganglionären Strekke, sich zu erweitern und den Stuhl zu transportieren. Die Ausprägung typischer Röntgenzeichen ist von der Intensität und Dauer der Obstruktion abhängig. Verständlicherweise ergeben sich daher bei Neugeborenen und jungen Säuglingen besondere diagnostische Schwierigkeiten (BERDON u. BAKER 1965, RUDHE 1968, DEFRENNE u. Mitarb. 1971, SCHEY u. WHITE 1971).

Röntgenologisch sind *Übersichtsaufnahmen des Abdomens,* vor allem aber eine *spezielle Kolonuntersuchung* mit Kontrastmittel erforderlich.

Die Übersichtsaufnahmen sollen in Rückenlage und zusätzlich in aufrechter Position angefertigt werden. Bei leichteren, gut kompensierten Fällen sieht man nur etwas vermehrt Luft im Kolon, während bei älteren Kindern und ausgeprägter Erkrankung Dünn- und Dickdarm stärker luftgebläht und erweitert sowie distale Kolonabschnitte mit Kotmassen oder gar Koprolithen gefüllt sind. Charakteristischerweise bleibt der Enddarm im kleinen Becken (Region des engen Segmentes) luftleer. Die Zuordnung der erweiterten Darmschlingen zum Dünn- oder Dickdarm gelingt besonders bei Säuglingen oft nur mit Hilfe einer Seitenaufnahme, weil sich damit das lufthaltige oder kotgefüllte absteigende Kolon im prävertebralen Gebiet gut gegen andere dilatierte Darmschlingen abgrenzen läßt. In schwereren Fällen besteht eine Subileus- bzw. eine Ileussituation mit Flüssigkeitsspiegeln in den geblähten Schlingen und einem Zwerchfellhochstand. Als ernste Komplikation wird bei Neugeborenen und Säuglingen gelegentlich ein Pneumoperitoneum infolge einer *Kolonperforation* beobachtet. Sie kommt durch eine starke Überdehnung des Dickdarms proximal des engen Segmentes, ferner nach Ischämie und Nekrosen zustande (Abb. 10.**51**). Die Entstehung solch einer Überlastungsperforation wird begünstigt, wenn das enge Segment ungewöhnlich lang und der Obstruktionseffekt besonders ausgeprägt ist, oder falls bei der Einführung eines Darmrohres aus therapeutischen oder diagnostischen Gründen die geschädigte Wand des Dickdarms perforiert wird.

Wir führen die *Kontrastmitteluntersuchung* des Kolons *ohne* vorherigen *Reinigungseinlauf* durch. Die meisten Autoren sind ebenfalls der Auffassung, daß jeder Reinigungseinlauf, besonders aber wiederholte Prozeduren, unmittelbar vor der

Röntgenuntersuchung eine Weitstellung des aganglionären Segmentes bewirkt und dessen röntgenologische Abgrenzung erschwert. Ferner kann auch das prästenotisch dilatierte Sigma sein weites Kaliber vorübergehend verlieren und die Röntgendiagnostik damit unsicherer werden.

Für die Kolonuntersuchung unter Durchleuchtungskontrolle benutzen wir eine dünne Bariumaufschwemmung. Wichtig ist vor allem, daß nur soviel Kontrastmittel verwendet wird, wie zur Darstellung des engen Segmentes, der Übergangszone und der prästenotisch dilatierten Kolonportion erforderlich ist. Dafür benötigt man je nach Alter des Kindes lediglich 10–30 ml. Eine Auffüllung des ganzen, stark erweiterten Kolons ist nicht nur diagnostisch unnötig, sondern auch gefährlich, weil die Entleerung des Kontrastmittels größte Schwierigkeiten bereiten kann. Am Ende der Untersuchung muß man wieder soviel Barium wie möglich ablassen. Da man in Gonadennähe durchleuchtet, sind ein kleines Beobachtungsfeld und kurze Durchleuchtungszeiten selbstverständlich.

Für eine gut kontrollierbare Darstellung des Rektums und des Sigmas haben sich zwei Methoden bewährt:

a) Man kann das Kontrastmittel mit einer Spritze applizieren, die vorne mit einem Plastikkonus versehen ist, der direkt in die Analöffnung eingeführt wird. Damit erzielt man eine übersichtliche Darstellung der distalen Rektumportion (Abb. 10.**52**).

b) Zur Kontrastmittelfüllung kann man auch einen dünnen Plastikkatheter verwenden, der nur bis kurz oberhalb des Analsphinkters eingeschoben werden darf. Hierbei ist besonders darauf zu achten, daß nicht durch allzu tiefes Einführen das enge Segment bereits passiert wird und die diagnostisch entscheidende Zone der Darstellung entgeht (Abb. 10.**54a**).

Für die Untersuchung bringen wir das Kind in eine horizontale Seitenlage, lassen die Beine anziehen (Hockposition), füllen Rektum und Sigma langsam Zentimeter um Zentimeter auf und halten den Füllungsvorgang mit Zielaufnahmen fest. Sobald sich das enge Segment, die trichterförmige Übergangszone und der prästenotisch erweiterte Dickdarmabschnitt klar abzeichnen, wird der Einlauf beendet. Die Beobachtung im seitlichen Strahlengang und in Schrägdurchmessern schützt auch vor Irrtümern, weil leichte physiologische Knicke im rektosigmoidalen Übergang gelegentlich als enges Segment imponieren können. Nur mit einer kontrollierten Kontrastmittelapplikation läßt sich verhindern, daß Rektum und Sigma durch Überfüllung auf ein fast normales Kaliber gedehnt werden und der diagnostisch entscheidende Kaliberunterschied gegenüber der prästenotischen Zone gar verschwindet. Findet sich dagegen bis zum Sigma hin kein pathologischer Be-

fund, so soll man mit dem Kontrasteinlauf die Suche nach einer mehr proximal gelegenen engen Zone fortsetzen.

Die Anwendung der *Doppelkontrastmethode* hat sich als diagnostisch besonders ergiebig erwiesen. Wir blasen daher sofort nach der Kontrastmittelapplikation etwas Luft ein. Mit Hilfe dieser Prozedur lassen sich das enge Segment und die Übergangszone einwandfrei darstellen, mit dem großen Vorteil, jegliche Überdehnung der engen Strecke durch die Einlaufflüssigkeit selbst zu vermeiden (Abb. 10.**54b**, 10.**55a**).

Nach Beendigung der Kontrastmitteluntersuchung wird die Fähigkeit zur spontanen kompletten *Defäkation* geprüft. Die Übersichtsaufnahme nach dem ersten Defäkationsversuch zeigt bereits den Grad der Entleerungsstörung. Noch deutlicher demonstrieren Kontrollaufnahmen 24 und 48 Stunden nach dem Kontrasteinlauf die Intensität der Kontrastmittel- und Stuhlretention bzw. die Entleerungsverzögerung. Oft werden in diesen Spätaufnahmen alle diagnostisch wichtigen Details, nämlich das enge Segment, die Übergangszone und die prästenotische Dilatation erneut gut sichtbar.

Bei *Neugeborenen* hat röntgendiagnostisch die Übersichtsaufnahme in aufrechter Position mit dem Nachweis einer tief lokalisierten Obstruktion die größte Bedeutung. Die Untersuchung soll durch eine übliche Seitenaufnahme ergänzt und kann durch eine weitere Seitenaufnahme mit nach unten hängendem Kopf komplettiert werden, bei der sich die mangelhafte Luftfüllung des Rektums besonders deutlich darstellen läßt. Während der ersten Lebenstage ist der Nachweis des engen Segmentes bzw. einer prästenotischen Dilatation durch Kontrasteinlauf jedoch noch nicht möglich, weil sich beide erst allmählich in gegenseitiger Abhängigkeit entwickeln. Aber die funktionellen Auswirkungen der Hirschsprungschen Krankheit, nämlich die Entleerungsverzögerung eines Kontrasteinlaufes und die erhebliche Bariumretention 24 bzw. 48 Stunden nach der Untersuchung lassen sich bereits einwandfrei diagnostizieren. Dabei ist jedoch zu berücksichtigen, daß viele gesunde Neugeborene zwar unmittelbar nach einem Kontrasteinlauf keine vollständige Dickdarmentleerung zustande bringen, 24 und 48 Stunden später aber das gesamte Barium bis auf sehr geringe Reste im Zökum entleert ist. In Zweifelsfällen muß die Röntgenuntersuchung innerhalb kurzer Zeit wiederholt werden (LILLIE u. CHRISPIN 1971, WILLICH 1972, CREMIN 1974, CREMIN u. Mitarb. 1977).

Bei einer *Aganglionose des ganzen Kolons* des Neugeborenen findet man klinisch und röntgenologisch eine Ileussituation. Die Diagnose bereitet insofern häufig Schwierigkeiten, als beim Kontrasteinlauf das Kolon fast normal weit ist, also

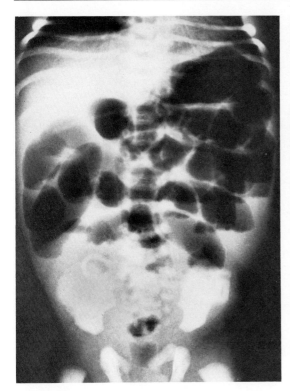

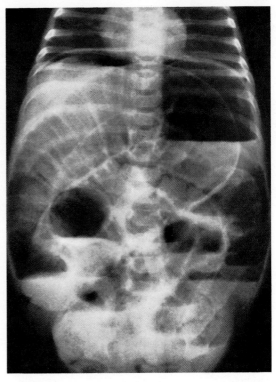

Abb. 10.50. Totale Aganglionose des Kolons
Neugeborenes, 3. Lebenstag. – Ileussituation mit inkompletter tiefer Obstruktion. Etwas Luft im Rektum. Beim Kontrasteinlauf war das Kolon fast normalkalibrig, entleerte sich aber deutlich verzögert. – Histologisch bestätigte Aganglionose des ganzen Dickdarms und des terminalen Ileums.

Abb. 10.51. Darmperforation bei Hirschsprungscher Krankheit
3 Monate alter Säugling. Obstipation und Auftreibung des Leibes seit der Geburt. – Luftsicheln unter dem Zwerchfell. Stark geblähte und aufgestellte Dünndarmschlingen mit Flüssigkeitsspiegeln. Exsudat im Unterbauch. Sektion: Aganglionose des gesamten Dickdarms. Dünndarmperforation.

Abb. 10.52. Hirschsprungsche Krankheit, 2 Monate alter Säugling
Sehr kurzes, enges Segment (Pfeile) mit Übergangszone in die bereits deutlich entwickelte prästenotische Dilatation. Die Aufnahme in Seitenlage zeigt eine zweckmäßige Untersuchungstechnik: mit einer Spritze und angesetztem Konus wird genau dosiert nur eine minimale Kontrastmittelmenge appliziert. Damit vermeidet man Entleerungsschwierigkeiten nach der Untersuchung.

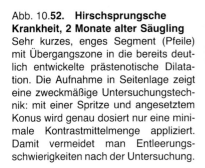

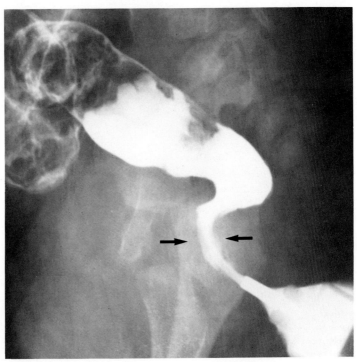

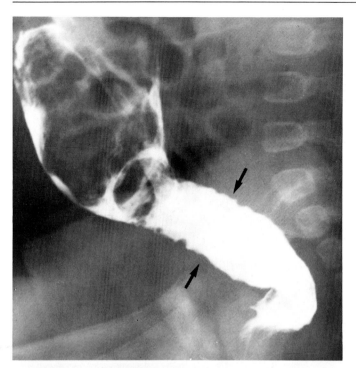

Abb. 10.53. Hirschsprungsche Krankheit, 3 Monate alter Säugling
Isolierte Darstellung des distal gelegenen engen Segmentes (Pfeile), der Übergangszone und der prästenotischen Dilatation mit retinierten Kotmassen. Bei Verwendung einer so geringen, aber diagnostisch ausreichenden Bariummenge werden am sichersten zusätzliche Defäkationsschwierigkeiten vermieden. – Bei dem jungen Säugling bestanden seit der Geburt eine Obstipation, ein aufgetriebener Leib und eine mangelhafte Gewichtszunahme.

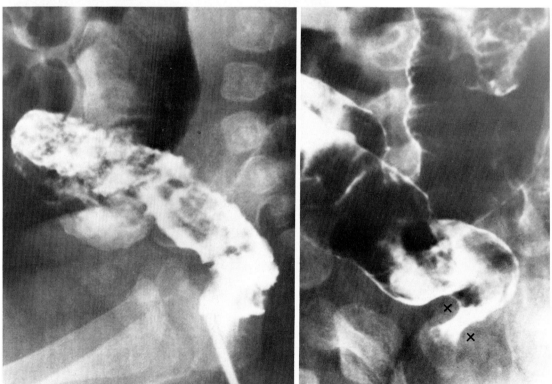

a   b

Abb. 10.54a.   Enterokolitis bei Hirschsprungscher Krankheit
7 Monate alter Säugling. Seit der Geburt obstipiert im Wechsel mit heftigen Durchfällen. – Stark vergröberte Schleimhaut im Rektum- und Sigmabereich, gezähnelte Wandkonturen, Kotretention im Dickdarm. Wegen des eingeführten Darmrohres ließ sich die distale Rektumportion nicht beurteilen.

Abb. 10.54b.
Dasselbe Kind wie in Abb. 10.54a. – Erst während der Untersuchung mit Doppelkontrast und nach Entfernung des Darmrohres ließen sich das sehr kurze enge Segment (xx), die trichterförmige Übergangszone und die prästenotische Dickdarmerweiterung klar darstellen. – Histologisch verifizierte Aganglionose.

Abb. 10.55a. Hirschsprungsche Krankheit, Darstellung durch Doppelkontrast
Röhrenförmiges enges Rektosigmoid (Pfeile), kurze Übergangszone (xx), erhebliche prästenotische Dickdarmerweiterung. Die Darstellung des engen Rektosigmoids und des erweiterten Sigmas mit Hilfe der Doppelkontrastmethode ermöglicht eine Diagnostik mit sehr geringen Kontrastmittelmengen, vermeidet eine Überdehnung des aganglionären Abschnittes, verhütet dadurch Fehldiagnosen und zusätzliche Entleerungsschwierigkeiten durch das Kontrastmittel. – 8 Monate alter Säugling mit Morbus Down. Seit der Geburt zunehmende Obstipation.

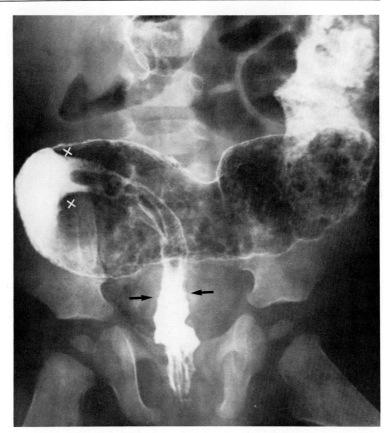

Abb. 10.55b. Hirschsprungsche Krankheit
Derselbe Säugling wie in Abb. 10.55a. – Schrägaufnahme in aufrechter Position, wobei es zur kompletten Kontrastmittelfüllung der aganglionären Strecke (Pfeile) und der trichterförmigen Übergangszone gekommen ist. Spiegelbildungen, Luft- und Kotretention im prästenotisch dilatierten Sigma und im Colon descendens. Für die Untersuchung wurden nur wenige ml Kontrastmittel benötigt.

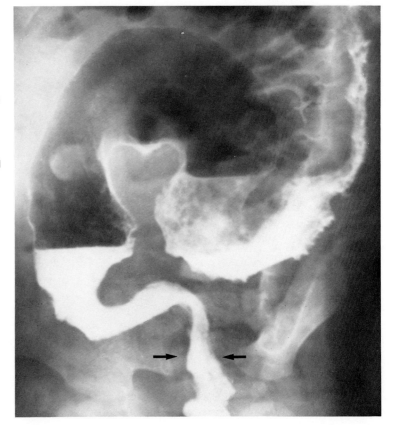

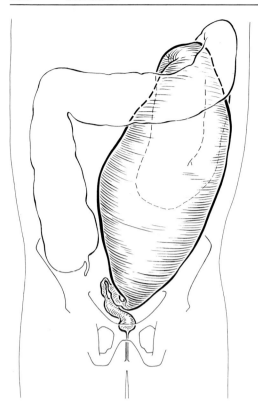

Abb. 10.56a.   Hirschsprungsche Krankheit
Schematische Darstellung der anatomischen Situation entsprechend der Abb. 10.56b. Das enge Segment im Rektum verläuft geschlängelt und wird durch das stark dilatierte Sigma in das kleine Becken gedrückt. Die enorme prästenotische Dilatation und erhebliche Wandhypertrophie beschränkt sich weitgehend auf das Sigma, das im linken Unter- und Mittelbauch nahezu aufgestellt verläuft und den Bauchraum auftreibt.

Abb. 10.56b.   Hirschsprungsche Krankheit
Korrespondierendes Röntgenbild zu Abb. 10.56a. – Im kleinen Becken gelegenes, mit Kontrastmittel prallgefülltes enges Segment. Die Übergangszone wird in dieser Projektion nicht sichtbar. Starke Stuhlretention im prästenotisch enorm dilatierten Sigma. Die Füllung und Darstellung erfolgte mit einer minimalen Kontrastmittelmenge, um zusätzliche Entleerungsschwierigkeiten zu vermeiden. – 8jähriges Kind. Seit der Säuglingszeit stark obstipiert und häufig appetitlos. Großer Bauch. Den klinischen Symptomen wurde lange Zeit kaum Aufmerksamkeit geschenkt.

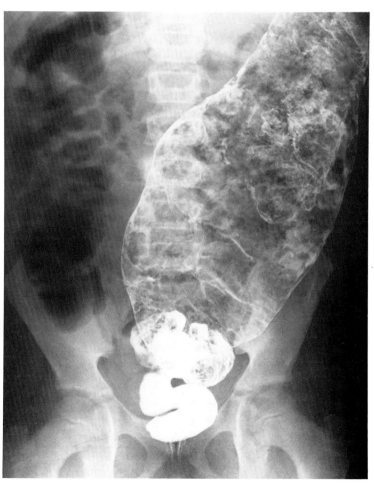

Abb. 10.57a. Hirschsprungsche Krankheit
Schematische Darstellung der Seitenansicht. Aganglionä-
res Segment, die konisch geformte Übergangszone sowie
die enorme prästenotische Dilatation des Sigmas mit starker Wandhypertrophie sind dargestellt.

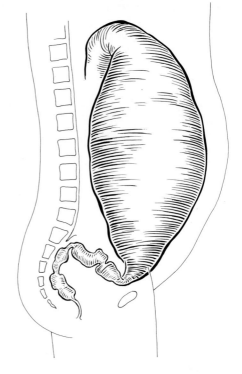

Abb. 10.57b. Hirschsprungsche Krankheit
Die Röntgenaufnahme entspricht dem Schema Abb.
10.**57a.** Dasselbe Kind wie in Abb. 10.**56b** – im Rektosigmoid gelegenes enges Segment mit Übergangszone zur
enormen prästenotischen Dilatation. Mächtige Stuhlretention. Im aganglionären distalen Segment fehlt die propulsive Peristaltik, so daß eine dynamische Passagestörung
zustandekommt.

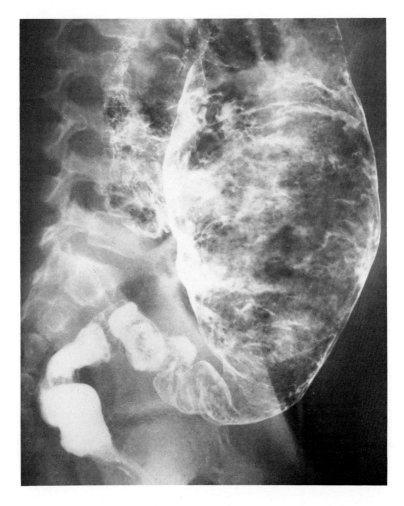

kein ausgeprägtes Mikrokolon, aber eine Entleerungsverzögerung besteht. Häufig wird erst intraoperativ (oder gar während einer Relaparotomie) aufgrund histologischer und histochemischer Untersuchungen die Diagnose gestellt. Entfernt man während einer solchen Operation die Appendix, so kann deren sofortige histologische Untersuchung (Aganglionose) die Situation klären helfen. Trotzdem bleibt der Kontrasteinlauf aber differentialdiagnostisch von Bedeutung und erlaubt den Ausschluß eines Mekonium-Ileus, eines Mekonium-Pfropf-Syndroms, eines „Neonatal Small Left Colon Syndrome" und einer Dünndarmatresie (BERDON u. Mitarb. 1964, DENNHARDT u. HAUSMANNS 1973).

Falls eine *Begleitkolitis* vorhanden ist, erscheint das Kolon stärker erweitert und luftgebläht. Die Kontrastmitteluntersuchung läßt dann eine charakteristische Irritabilität, manchmal eine ausgeprägte Wandzähnelung und gelegentlich sogar Ulzerationen erkennen (Abb. 10.**54a**).

Beim Nachweis eines *ultrakurzen Segmentes* ergeben sich für das Röntgenverfahren deutliche Grenzen. Dabei ist es häufig nicht mehr möglich, die Dickdarmerweiterung bzw. Kotretention einer Hirschsprungschen Krankheit, einer Analsphinkter-Achalasie oder einer habituellen Obstipation zuzuordnen, bei deren Differenzierung die Manometrie hilfreich ist.

Weil ein Teil der Kinder mit Hirschsprungscher Krankheit auch Anomalien des Harntraktes aufweist (Megaureter, Megavesika, Blasenentleerungsstörung), sind vor einer Operation eine i. v. Urographie und eine Miktions-Zystourethrographie erforderlich (EHRENPREIS u. Mitarb. 1970, KILCOYNE u. TAYBI 1970).

Das überdehnte und hypertrophierte Kolon benötigt postoperativ viele Monate, evtl. auch Jahre, um wieder ein normales Kaliber zu erreichen, ja kann letzten Endes auch voluminöser bleiben als bei Kindern vergleichbaren Alters. Deswegen besitzt bei der Beurteilung des Operationserfolges das klinische Ergebnis mehr Gewicht als die röntgenologische Kontrolluntersuchung. Wird dagegen das Tempo und der Zeitpunkt der Defäkation nach einem Kontrasteinlauf prä- und postoperativ verglichen, so ergeben sich deutliche positive Unterschiede. Die Kenntnis der einzelnen Operationsverfahren ist Voraussetzung, um die lokalen postoperativen Veränderungen, evtl. auch negative Operationsfolgen richtig einzuschätzen (REHBEIN u. Mitarb. 1969). Zur Nachuntersuchung ist auch die orale Kontrastmittelgabe geeignet, weil sich damit die Passageverhältnisse gut beurteilen lassen (SCHÄRLI 1972) (Abb. 10.**58** und 10.**59a** u. **b**).

Die sog. *Hypoganglionose* wird als Sonderform der angeborenen intramuralen Innervationsstörung betrachtet. Man findet sie gelegentlich im Anschluß an das aganglionäre Segment, aber auch als eigenständige Krankheit und rechnet sie dem Formenkreis des Morbus Hirschsprung zu. Diese Anomalie wird als eine Ursache von „Rezidiven" bzw. Kolonerweiterungen mit verminderter Peristaltik im Anschluß an die Resektion des aganglionären Darmabschnittes beobachtet (hypoganglionäres Megakolon als Begleitkrankheit des Morbus Hirschsprung). Erst die Saugbiopsie ermöglicht die Diagnose (MEIER-RUGE u. Mitarb. 1970).

Aber auch die *Hyperplasie* der neuralen Formation und eine Vermehrung der Ganglienzellen sind als kongenitale Abnormität im Intestinaltrakt bzw. im Übergangsbereich vom aganglionären Segment zum normal innervierten Darmabschnitt bekannt geworden (LASSMANN u. WURNIG 1973). Als klinische Symptome resultieren postoperativ eine Obstipation bzw. eine Subileussituation und röntgenologisch eine Megakolonentwicklung. Diagnostisch entscheidend sind tiefe Biopsien bzw. histologische Schnitte von Resektionspräparaten.

Die *segmentale Kolondilatation*, eine ätiologisch ungeklärte Anomalie, ist durch eine umschriebene Erweiterung gekennzeichnet, die sich in jedem Dickdarmabschnitt über eine Länge von etwa 10–30 cm entwickeln kann. Die betroffenen Kinder sind obstipiert. Obwohl sich im veränderten Kolonsegment eine Hypertrophie der Längs- und Ringmuskulatur bei normaler Ausstattung mit Ganglienzellen findet, ist keine Motilität zu erkennen. Röntgenologisch zeigt sich eine spindelartige oder mehr tubuläre Erweiterung. Die angrenzenden Dickdarmabschnitte sind normal und funktionell unauffällig (SWENSON u. RATHAUSER 1959, DE LORIMER u. Mitarb. 1971, BRAWNER u. SHAFNER 1973).

Als *erworbene* neuronale Degeneration mit Obstipationsfolge werden Veränderungen der Ganglienzellen durch eine Colitis ulcerosa, durch hypoxämische Schäden oder die Chagas-Krankheit genannt.

Analsphinkter-Achalasie: Tiefe Obstruktionen mit einer Erweiterung des Rektums bis in den Analkanal hinein werden röntgenologisch häufig nicht erkannt bzw. nicht genau analysiert. Diese Obstruktionen beruhen, wie HECKER u. Mitarb. (1973), HOHLSCHNEIDER und FENDEL (1974), HOHLSCHNEIDER (1976) annehmen, ebenfalls auf einer Zelldysgenesie mit ultrakurzem aganglionären Segment oder auf einer myogenen, neurogenen bzw. vegetativ-psychogenen Analsphinkter-Achalasie.

Während der Defäkation erschlafft normalerweise der Analkanal so stark, daß er sich auf mehr als Daumenstärke erweitert. Gleichzeitig wird das initiale Volumen der Rektumampulle in ein bis zwei kräftigen Stößen schnell und mühelos entleert.

Abb. 10.58. Hirschsprungsche Krankheit. Kolorektale Anastomose nach Resektion

Sigma, Rektosigmoid und oberstes Rektum wurden reseziert. Kranzförmige Naht (Pfeile) mit spannungsloser Anastomose. Weiterhin besteht noch eine deutliche Kaliberdifferenz zwischen den vereinigten Dickdarmabschnitten. Funktionell befriedigender Erfolg. – 2jähriges Kleinkind.

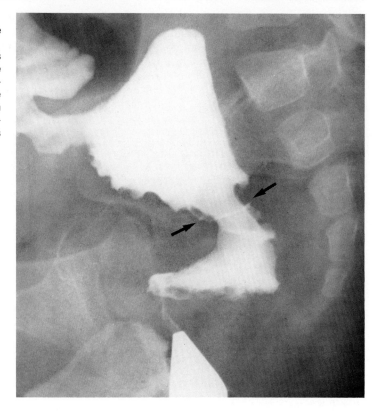

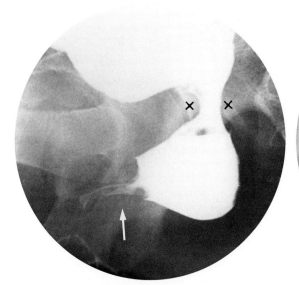

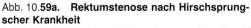

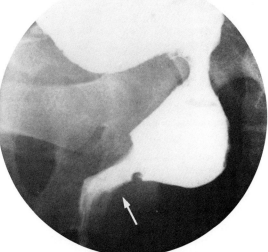

Abb. 10.59a. Rektumstenose nach Hirschsprungscher Krankheit

14jähriger Junge, Operation im Alter von 6 Monaten. Mehrere postoperative Komplikationen (Fisteln) führten zur fibrotischen Ummauerung des Rektums. – Funktionsuntersuchung während der Defäkation mit 100-mm-Kamera. Stenose an der Anastomose (xx). Insuffizienz des Sphincter internus mit inkomplettem Verschluß des Analkanals (Pfeil), aus dem kontinuierlich Kontrastmittel abfließt.

Abb. 10.59b.

Dasselbe Kind wie in Abb. 10.59a während derselben Untersuchung. – Bei der Defäkation erweitert sich der Analkanal (Pfeil) nicht ausreichend. Auch der Winkel zwischen Rektum und Ausgangskanal (Basalwinkel) verändert sich infolge der Vernarbung kaum noch bei der Stuhlentleerung.

Bei einer Analsphinkter-Achalasie erschlafft der interne Sphinkter nicht oder ungenügend, so daß das Kontrastmittel nur in kleinen, völlig unzureichenden Portionen durch den sehr engen Analkanal abgesetzt wird. Während der Kontraktion der Rektumampulle kann sich dabei der hintere untere Pol des Rektums über den Analkanal stülpen.

Die Untersuchung der Defäkation hat hier eine wichtige Aussagekraft, bedarf aber der Kooperation des Kindes. Eine Analsphinkter-Achalasie kann saugbioptisch nicht erfaßt werden. Hier haben die Druckmessung und die Untersuchung der Defäkation besonderes Gewicht (HOHLSCHNEIDER 1976, MEISTER 1976).

Symptomatisches Megakolon

Bei dieser Form des Megakolons ist die Dickdarmerweiterung lediglich die Folge gut definierbarer Anomalien oder Krankheiten. Die betroffenen Kinder leiden oft seit der Säuglingszeit an einer Obstipation. Bei der digitalen Untersuchung des Rektums bestehen häufig schon Schwierigkeiten beim Einführen des Fingers. Man stößt bald auf große Stuhlmassen.

Ursächlich sind eine Anzahl organischer Veränderungen zu nennen, die eine mechanische Behinderung der Dickdarmpassage zur Folge haben, die sich aufgrund der Anamnese, der Klinik, vor allem aber der Röntgenuntersuchung differenzieren lassen. So können *mechanische Hindernisse* im Enddarm wie angeborene Stenosen (oft bei ektopischer perinealer Öffnung), Klappenbildungen, fibrotische Strikturen, fixierte Knickungen oder ein anorektaler Ring zu einer sekundären Erweiterung des Dickdarms führen.

Zu dieser Gruppe gehören auch Kinder, die wegen einer rektoanalen Anomalie operiert wurden, oder bei denen Tumoren in unmittelbarer Nähe des Enddarms (z. B. Teratome, Neurofibrome) eine Stenosierung des Rektums herbeiführen.

Organische Läsionen des ZNS, wie Rückenmarksverletzungen, Querschnittslähmungen, Hirnschäden (Zerebralparese) sowie zentrale Wahrnehmungsstörungen unterbrechen den Reflexbogen der Defäkation und können eine angemessene funktionelle Reaktion auf die Rektumdehnung erschweren, so daß die Defäkation ausbleibt und eine Obstipation mit Megakolon resultiert. Anomalien der Bauchwand (Bauchdecken-Aplasie-Syndrom) verursachen ebenfalls ein symptomatisches Megakolon.

Eine Minderung der Erregbarkeit der an der Defäkation beteiligten glatten Muskelzellen wird bei Hyperkalzämie und Hypothyreose beobachtet. Die Beeinträchtigung der Motorik führt zu einer Austrocknung der Fäzes und einer Obstipation mit Dickdarmerweiterung.

Eine pharmakologisch bedingte Stuhlverhaltung ist nach Bleivergiftungen und nach Morphinderivaten zu beobachten. Auch vermag ein Abusus dickdarmwirksamer Laxantien die Empfindlichkeit für den natürlichen Defäkationsreiz herabzusetzen.

Die Übersichtsaufnahme des Abdomens zeigt in allen diesen Fällen einen stark kotgefüllten Dickdarm und gelegentlich Kotsteine ohne nennenswerte Auftreibung des Bauches. Die Erweiterung kann aber auf das Rektum beschränkt bleiben oder das Sigma einbeziehen, während das übrige Kolon normalkalibrig ist.

Die spezielle Röntgenuntersuchung soll behutsam mit der Applikation sehr geringer Bariummengen begonnen (Instillation mit angesetzter Spritze und Konus) und später mit üblicher Technik fortgesetzt werden. Dabei kann das Einführen des Darmrohres Schwierigkeiten bereiten. Man vermeide eine ungewollte rasche Füllung und Überfüllung. Größte Aufmerksamkeit ist der distalen Portion des Rektums zu widmen. Die Kontrastfüllung soll sich im wesentlichen auf die untersten Dickdarmabschnitte beschränken. Für die gesamte Untersuchung darf man nur kleine Mengen eines dünnen Kontrastmittels verwenden, um keine Entleerungsschwierigkeiten zu riskieren (Abb. 10.**60**–10.**62**).

Zur Darstellung einer Analstenose sind gezielte Aufnahmen in mehreren Ebenen erforderlich. Direkt oberhalb des Sphincter ani findet man eine erhebliche Erweiterung der Ampulla recti. Während sich die angeborene Analstenose auf die unterste Analregion beschränkt und in verschieden starker Ausprägung vorkommt, ist die oft mehrere Zentimeter lange anorektale Enge seltener (REHBEIN u. KOCH 1971).

Die Übersichtsaufnahme nach der Defäkation erleichtert das Urteil über die Wirksamkeit solcher organischer Engen, Abknickungen usw. Manche dieser Hindernisse sind durch die retrograde Füllung allerdings nicht zu diagnostizieren, weil sie wie ein Ventil wirken, das die Passage nur bei orthogradem Transport behindert. Auch in diesen Fällen sollte man zuerst die Defäkation studieren und die Kontrastmittelmenge auf ein Minimum beschränken.

Das funktionelle (habituelle, atonische, idiopathische) Megakolon

Diese Form der Dickdarmerweiterung mit den klinischen Erscheinungen einer chronischen Obstipation kommt viel häufiger vor als das aganglionäre und das symptomatische Megakolon. Die auslösenden Faktoren sind offenbar nicht einheitlich. Störungen oder Fehler während der

Abb. 10.60. Symptomatisches Megakolon durch Analstenose
Kontrastmittelinstillation mit der Spritze durch einen in die Analöffnung eingeführten Plastikkonus. Hochgradige Stenose (xx), prästenotisch stark erweitertes, mit Kotmassen gefülltes Rektum. Eine verschluckte Münze (Pfeil) konnte die Enge nicht passieren. – 2½jähriges Kind. Seit der Geburt stark obstipiert. Stuhlretentionen bis zu einer Woche, denen Durchfall folgte (Reizkolitis). Eine rektale Untersuchung war unmöglich, weil der Anus nicht einmal für einen Kleinfinger passierbar war. Operation: Membranartige Stenose.

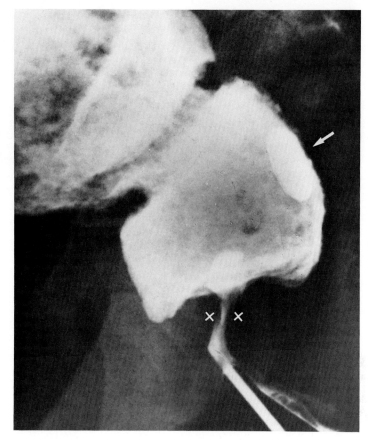

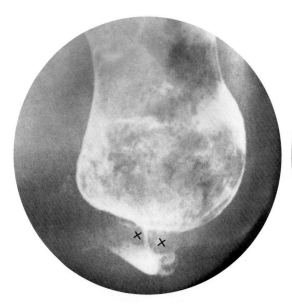

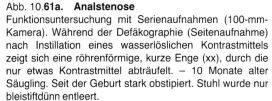

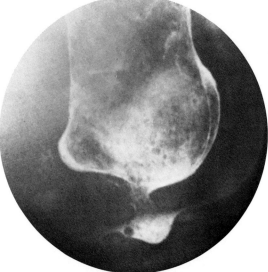

Abb. 10.61a. Analstenose
Funktionsuntersuchung mit Serienaufnahmen (100-mm-Kamera). Während der Defäkographie (Seitenaufnahme) nach Instillation eines wasserlöslichen Kontrastmittels zeigt sich eine röhrenförmige, kurze Enge (xx), durch die nur etwas Kontrastmittel abträufelt. – 10 Monate alter Säugling. Seit der Geburt stark obstipiert. Stuhl wurde nur bleistiftdünn entleert.

Abb. 10.61b.
Derselbe Säugling wie in Abb. 10.61a. – Nach zusätzlicher Instillation eines Laxans öffnet sich der Analkanal maximal auf wenige Milimeter. Die Entleerung blieb inkomplett. Eine digitale rektale Untersuchung war nicht möglich.

Trainingsperiode zur Reinlichkeit, neuropsychogene Schwierigkeiten, erzieherische Probleme, ein gestörtes Eltern-Kind-Verhältnis, aber auch eine fehlerhafte Ernährung können im Einzelfall eine wichtige Rolle spielen. Diskutiert wird auch eine verzögerte oder gestörte Entwicklung der Reflexmechanismen der Stuhlentleerung.

Da bei einem Teil dieser Kinder die Obstipation bereits im Säuglingsalter beginnt, erscheint die Annahme eines ausschließlich psychogenen Fehlverhaltens als Ursache der Verstopfung kaum gerechtfertigt (HARMS 1976, WALLIS 1976). Wahrscheinlicher ist die absichtliche Unterdrückung des Stuhldranges über längere Zeit, die wegen mannigfacher Gründe erfolgt und besonders dann verständlich wird, wenn die Defäkation Beschwerden verursacht (Fissuren usw.). Durch solche und ähnliche Störungen kann ein Circulus vitiosus in Gang gesetzt werden: Das normalerweise leere Rektum füllt sich (falls die Defäkation wiederholt ausbleibt) allmählich auf und adaptiert sich allmählich an eine Erweiterung und Überfüllung, ohne daß Stuhldrang entsteht.

Damit sistiert das Training des Defäkationsreflexes bzw. der normale Defäkationsmechanismus wird gestört. Die Fäzes dicken durch Wasserentzug ein und können für Fissuren, Kryptitiden und Entzündungen verantwortlich werden. Die Angst vor der schmerzhaften Defäkation verstärkt ihrerseits wieder die Stuhlverhaltung und die Kolonerweiterung.

Die chronische Obstipation tritt meist erst im Vorschul- und frühen Schulalter auf und wird kaum so bedrohlich wie bei der Hirschsprungschen Krankheit. Ileussymptome fehlen. Die Anamnese erstreckt sich über Monate, oft über Jahre. Der Allgemeinzustand wird nicht beeinträchtigt, und das Abdomen ist kaum oder nur suprapubisch geringfügig aufgetrieben. Bei der Palpation fühlt man durch die Bauchdecken ein stark kothaltiges Colon descendens bzw. Sigma, und während der digitalen Untersuchung läßt sich ein erweitertes Rektum nachweisen, das bis zum Analkanal hin prall mit eingedickten Kotmassen gefüllt ist. Die Kinder schmutzen häufig etwas ein bzw. können den Kotabgang nicht mehr kontrollieren (Stuhlverschmieren, Enkopresis) und entleeren nur in Intervallen von mehreren Tagen, oft erst nach Einläufen riesige Stuhlmengen mit Skybala.

Eine anatomische Ursache ist nicht verifizierbar, histologisch und histochemisch lassen sich keinerlei Veränderungen an den Nervenzellen des Rektums oder im Analkanal nachweisen.

Die Übersichtsaufnahme des Abdomens läßt eine erhebliche Kotstauung im Rektum und Sigma oder gar einen Kottumor, darüber hinaus große, mit Luft untermischte Stuhlmengen im ganzen Dickdarm erkennen.

Bei Verdacht auf eine derartige Störung wird der Kolonkontrasteinlauf *ohne* vorherigen Reinigungseinlauf durchgeführt. Eine Bariummischung mit einem Kontakt-Laxans (z. B. Barium rektal) eignet sich am besten, weil sie den Defäkationsreiz verstärkt und man damit der Gefahr begegnet, die Obstipation durch das Kontrastmittel noch zu verstärken (Abb. 10.**63**–10.**67**).

Direkt oberhalb des Sphincter ani findet sich eine durch Kotmassen stark erweiterte Ampulla recti und eine Überfüllung des ebenfalls langen Rektums mit Kotballen. Oft wird das Sigma in die Erweiterung einbezogen, das ungewöhnlich lang ist und mehrere Schleifen aufweist, offenbar als Folge und nicht als Ursache der Obstipation. Auch höhere Dickdarmabschnitte beteiligen sich an der Dilatation und erscheinen erweitert, übermäßig lang bzw. atonisch (REHBEIN u. HÜTHER 1956).

Eine Übersichtsaufnahme nach Dickdarmfüllung dokumentiert die Erweiterung, den Kotgehalt, die Atonie und Verlängerung. Das Kolon kann so geschlängelt verlaufen, daß eine Malrotation vermutet wird. Die Entleerung selbst wird mit Hilfe einer Defäkationsuntersuchung studiert. Detailaufnahmen geben uns über anatomische und funktionelle Verhältnisse ausreichend Aufschluß und sind differentialdiagnostisch wichtig. Die abschließende Übersichtsaufnahme bestätigt nach deutlicher Reduktion von Länge und Kaliber den funktionellen Charakter der Störung.

Als *Dolichokolon* bezeichnet man eine Veränderung, bei der der ganze Dickdarm übermäßig lang ist, die also praktisch nur eine Variante des funktionellen Megakolons darstellt. Es muß jedoch eine Überfüllung und Überdehnung des Dickdarms durch den Einlauf selbst vermieden werden, weil sonst Fehlinterpretationen unvermeidlich bleiben. Die große physiologische Dehnbarkeit des Sigmas und des übrigen Kolons verleiten beim Kinde leicht zu dieser fehlerhaften Röntgendiagnose, sind aber häufig nur auf eine inadäquate Untersuchungstechnik zurückzuführen (Abb. 10.**68**–10.**70**).

Ein chronisch durch harte Skybala überfülltes Rektum kann durch Druck auf die Ureterostien einen Reflux bedingen oder eine Harnabflußstörung (Megaureteren) produzieren.

Die Abgrenzung des funktionellen Megakolons gegenüber einer Hirschsprungschen Krankheit ist aufgrund der Anamnese, der klinischen und der Röntgenuntersuchung möglich. Differentialdiagnostisch sind ferner alle Formen der Dickdarmerweiterung bei symptomatischem Megakolon, aber auch bei zystischer Pankreasfibrose (übergroße Stuhlmassen) zu erwähnen.

Abb. 10.62.   Symptomatisches Megakolon durch Analstenose
Gezielte Übersichtsaufnahme während der Defäkation. Hochgradige kurze Stenose im Analbereich (xx) mit verdickter Schleimhaut des Rektumbodens. Starke Dilatation des Enddarms, der das kleine Becken ganz ausfüllt. – 12jähriger Junge. Seit der Säuglingszeit obstipiert. Die Entleerung der harten Stuhlmassen bereitete immer große Schwierigkeiten und war schmerzhaft. Ständig mit Stuhl verschmierter Anus. Rigide Enge bei der digitalen rektalen Untersuchung.

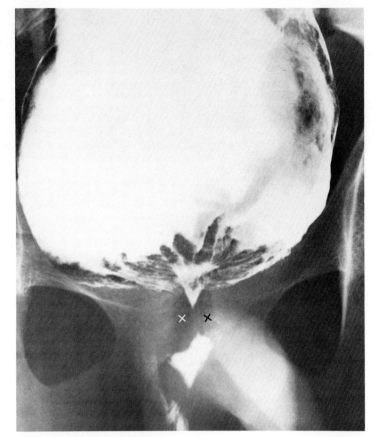

Abb. 10.63.   Funktionelles Megakolon
Kontrastmittelapplikation ohne Vorbereitung, also ohne vorherige Dickdarmreinigung. Damit lassen sich überzeugend die aktuelle Stuhlretention sowie Form und Weite des Rektums und Sigmas dokumentieren. Das Kontrastmittel umfließt große Kotballen. Beendigung des Kontrasteinlaufs, nachdem der Übergang vom Sigma zum Colon descendens erreicht ist. Dieses Vorgehen erlaubt nicht nur eine klare Diagnose und Differentialdiagnose, sondern vermeidet Defäkationsschwierigkeiten, die sich durch das Kontrastmittel verstärken könnten. – 8jähriges Kind, seit 2 Jahren stark obstipiert. Beschwerden während der Defäkation durch Schleimhauteinrisse.

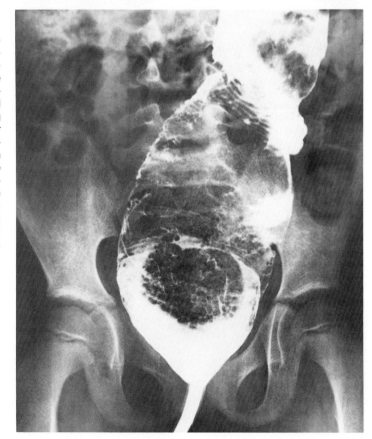

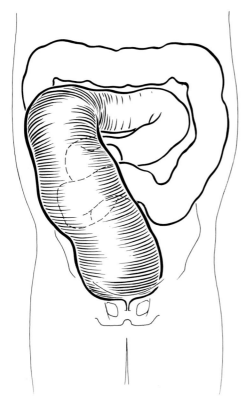

Abb. 10.64. Funktionelles Megakolon
Schematische Darstellung eines funktionellen (idiopathischen) Megakolons, bei dem besonders Rektum und Sigma verändert sind. Das erweiterte Rektum füllt das kleine Becken aus. Die Dilatation reicht bis zum Schließmuskel. Es besteht keine Wandhypertrophie. Das Sigma ist so weit und lang, daß es bis zur Leber, manchmal bis zur rechten Flexur oder zur Milz reicht und mehrere Schleifen bildet. Rektum und Sigma dienen als terminales Reservoir.

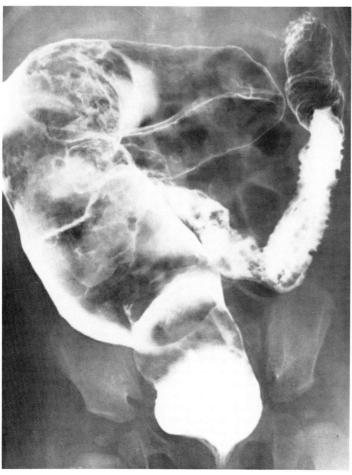

Abb. 10.65. Funktionelles Megakolon
Korrespondierendes Röntgenbild zur Abb. 10.64. Mächtig dilatiertes und atonisches Rektum und Sigma, das mit Kotmassen überfüllt ist. Der übrige Dickdarm ist zwar lang, aber noch normalkalibrig. – 11 Monate alter Säugling mit monatelanger Obstipationsneigung und aufgetriebenem Bauch.

Abb. 10.66. Funktionelles Megakolon
Schematische Darstellung einer Seitenaufnahme. Rektum und Sigma sind erheblich erweitert. Die Dilatation reicht bis zum Schließmuskel, so daß der Enddarm das kleine Becken ausfüllt. Es besteht keine Verdickung der Rektumwand.

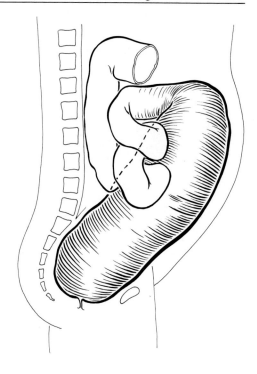

Abb. 10.67. Funktionelles Megakolon
Korrespondierendes Röntgenbild zu Abb. 10.66. – Rektum und Sigma sind durch Kotmassen erheblich erweitert. Die Untersuchung wurde mit einer minimalen Kontrastmittelmenge durchgeführt, so daß nur die Kotmassen und die Darmerweiterung sichtbar werden, der Dickdarm aber nicht zusätzlich gedehnt wird und die spätere Entleerung erschwert. Beendigung des Kontrasteinlaufes, nachdem der Übergang vom Sigma zum Colon descendens erreicht wurde.

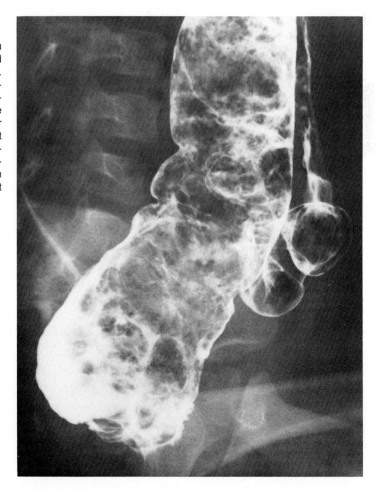

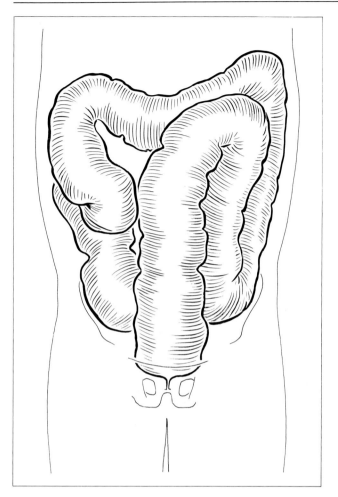

Abb. 10.68a. Funktionelles Megakolon (Dolichokolon)
Schematische Darstellung, Sagittalbild. Das Kolon ist insgesamt ungewöhnlich lang und weit, so daß Schleifenbildungen im Sigmabereich, aber auch an beiden Flexuren zustandekommen. Die Dilatation reicht bis zum Analring. Die überlange Sigmaschleife kann bis in die Gegend der Milz oder der Leber reichen. Eine Wandhypertrophie fehlt.

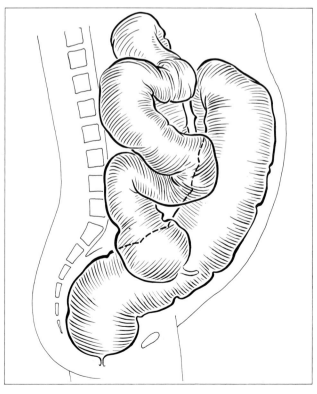

Abb. 10.68b. Funktionelles Megakolon (Dolichokolon)
Schematische Darstellung, Seitenbild. Rektum und Sigma werden durch die aufgestauten Kotmassen erheblich erweitert. Die Dilatation reicht bis zum Schließmuskel herab, so daß der Enddarm das kleine Becken ausfüllt. Infolge der atonischen Dickdarmverlängerung entstehen lange Schleifen und auch vorübergehende Abknickungen.

Abb. 10.69. Funktionelles Megakolon (Dolichokolon)

Die Röntgenaufnahme entspricht dem Schema Abb. 10.**68a** und 10.**68b**. – Weites, kotgefülltes Rektum, ungewöhnlich lange Sigmaschleife, deren Kuppe die Milzregion erreicht. Weitere Schleifenbildungen bestehen an beiden Flexuren. Eine komplette Füllung des Colon ascendens und des Zökums wurde nicht angestrebt. Obwohl diese Kinder sogar eine Überfüllung des ganzen Dickdarms ohne Defäkationsreiz tolerieren und sich damit groteske Bilder ergeben, ist dieses Vorgehen unzweckmäßig und diagnostisch nicht erforderlich.

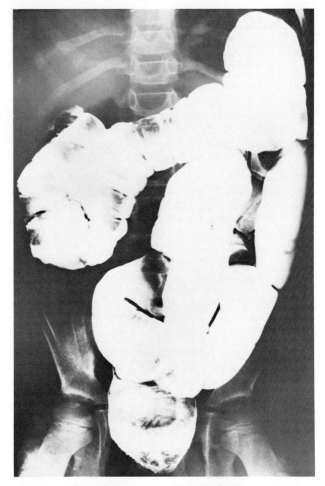

Abb. 10.70.

Dasselbe Kind wie in Abb. 10.**69** nach Defäkation (Untersuchung mit Barium rektal). Gute Entleerung bis auf Kontrastmittel- und Stuhlreste im Zökum und Colon ascendens. Kurze Zeit später hatte sich auch dieser Dickdarmabschnitt entleert. Der Dickdarm zeigt jetzt ein normales Kaliber und eine normale Länge. Die auffälligen Schleifenbildungen des Sigmas sind verschwunden, der funktionelle Charakter des Megakolons ist damit bewiesen.

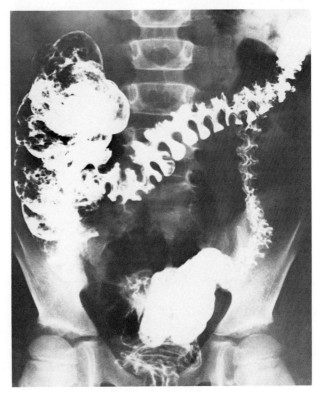

Lageanomalien

Abgesehen vom Situs inversus, bei dem der Dickdarm fast einen spiegelbildlichen Verlauf zeigt, werden Lageanomalien des Kolons bei den verschiedenen Formen der Malrotation beobachtet. Die Lageveränderungen des Kolons, vor allem des Zökums, befähigen den Untersucher bei Kenntnis der Duodenal- und Dünndarmposition zu einer genauen Klassifikation der vorliegenden Drehstörung (Abb. 5.**24**).

Dickdarmverlagerungen durch Zwerchfellücken *(Zwerchfellhernien)* in den Thoraxraum können diagnostische Schwierigkeiten bereiten, wenn an dem Prolaps auch der Magen und Dünndarm sowie andere Bauchorgane beteiligt sind. Nativaufnahmen der Bauch- und Thoraxorgane, die in einigen Fällen durch Kontrastmitteluntersuchungen ergänzt werden müssen, ermöglichen aber die Diagnose. „Abszedierende Pneumonie", „Zystenlunge" und anderes sind die häufigsten Fehldiagnosen (SCHÄFER 1966).

Zwerchfellhernien beruhen einerseits auf Entwicklungsstörungen, wobei echte und falsche Brüche zu unterscheiden und dann häufig schon bei der Geburt existent sind, andererseits können sie durch traumatische Einwirkungen entstehen (Zwerchfellruptur).

Die Komplexität der Zwerchfellentwicklung macht Defektbildungen verständlich. Zwischen den einzelnen muskulären Zwerchfellportionen liegen lediglich bindegewebig verschlossene dreieckige Lücken: das Trigonum lumbocostale (BOCHDALEK) und das Trigonum sternocostale, das links als Larreysche, rechts als Morgagnische Lücke bezeichnet wird. Defekte durch Persistenz dieser pleuroperitonealen Kanäle lokalisieren sich demgemäß an diese Orte, also posterolateral, parasternal und retrosternal. Darüber hinaus sind Hernien infolge von Defekten in der Muskelplatte selbst möglich (MÜNTENER 1968).

Je nach Lage des angeborenen Defektes werden verschiedene Formen der Zwerchfellhernie unterschieden, die röntgenologisch erkennbar, manchmal auch differenzierbar sind, ohne daß es gelingt, die Größe des Defektes genau anzugeben (Abb. 10.**71**). Für den Operateur bleibt es auch wichtiger, den Umfang der herniierten Organe und deren Auswirkungen zu präzisieren (NISSEN u. PFEIFFER 1968).

1. *Bochdalek-Typ:* Die dorsale pleuroperitoneale Verbindung bzw. Hernie stellt die häufigste Form dar. Sie ist fast ausschließlich links zu finden, lokalisiert sich an die Stelle des Trigonum lumbocostale, überschreitet es aber in seiner Größe erheblich. Rechts wird eine persistierende Lücke weitgehend durch die Leber geschützt. Dick- und Dünndarm, das Omentum sowie ein Teil des Ma-

gens, die Milz, eine Niere, selbst Teile der Leber können verlagert werden (Abb. 1.**12**, 10.**72**, 10.**73**).

Die klinischen Symptome hängen von der Größe der Hernie bzw. der Beeinträchtigung der Thoraxorgane ab. Der bereits intrauterin eingetretene Eingeweideprolaps verursacht unmittelbar nach der Geburt ausgeprägte klinische Symptome in Form einer Dyspnoe und Zyanose, die sich verstärken, sobald Luft in den verlagerten Magen-Darm-Trakt eindringt, ihn dilatiert, mehr Raum beansprucht, die Lunge an der Entfaltung und Atmung hindert und das Herz stark verlagert. Die Diagnose muß bei dieser lebensbedrohlichen Mißbildung so schnell und schonend wie möglich gestellt werden. Unbehandelt sterben die meisten Kinder. Nur in leichteren Fällen wird die erste kritische Phase überwunden. Bei solchen Patienten stehen später Symptome von seiten des Verdauungstraktes im Vordergrund, nämlich Erbrechen, Gedeihstörungen, Schmerzattacken oder ein Subileus. Auch bereitet dann die Rückverlagerung der prolabierten Organe in die zu kleine Bauchhöhle große Schwierigkeiten (KRUMHAAR u. Mitarb. 1968, Vos u. Mitarb. 1971).

Übersichtsaufnahmen des Abdomens und der Thoraxorgane lassen meist in der linken Thoraxhälfte zahlreiche luftgefüllte Dünn- und Dickdarmabschnitte erkennen, die wie Lungenzysten oder Waben aussehen können, während reguläres Lungengewebe fehlt. Ein Teil der prolabierten Darmschlingen enthält Flüssigkeitsspiegel. Während der ersten Lebensstunden ist die Röntgendiagnostik wegen der unzureichenden Luftfüllung des Magen-Darm-Traktes noch unsicher. Eine zweite, wenige Stunden später angefertigte Aufnahme klärt dann die Situation. Entsprechend der bereits intrauterin erfolgten Herniation bleibt die Lunge der betroffenen Seite hypoplastisch (BERDON und Mitarb. 1968). Auch die Funktion der intakten Lungenhälfte wird durch die Verlagerung der Mediastinalorgane stark beeinträchtigt. Innerhalb der zu kleinen Bauchhöhle sieht man luftgefüllte Magenanteile, aber nur wenige luftgefüllte Dünndarmabschnitte sowie das Colon descendens. Prolabiert allein die Milz, so läßt sie sich nur szintigraphisch identifizieren.

Bei einer Hernienbildung rechts können unterschiedlich große Teile der Leber prolabieren. Ihre Identifikation ist durch eine Szintigraphie, ein Pneumoperitoneum oder durch eine Cholezystographie (Verlagerung der Gallenblase) möglich. Die Eventration ist aber nie so stark und klinisch relevant wie auf der linken Seite. Bei manchen Kindern fehlen überhaupt jegliche Symptome, so daß die Anomalie zufällig entdeckt wird. Bei

**Abb. 10.71. Zwerchfellücken,
Ansicht von unten**

1 + 2 = rechte und linke parasternale
        Lücke (Trigonum sternoco-
        stale, Morgagnische Hernie)
3   = pleuroperitoneale Lücke
4 + 5 = linke und rechte posterolate-
        rale Lücke (Trigonum lumbo-
        costale, Bochdaleksche
        Hernie)
6   = Hiatus oesophagicus
7   = Hiatus venae cavae

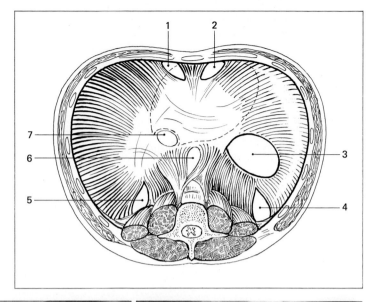

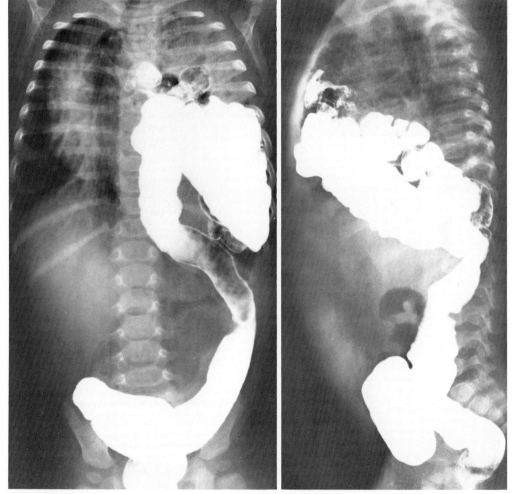

Abb. 10.72. Zwerchfellhernie (Bochdalek-Typ)
Proximaler Dickdarm und Teile des Dünndarms sind durch eine posterolaterale Lücke in den Thoraxraum verlagert.
Verdrängung des Herzens nach rechts. Kleiner Bauchraum.

Abb. 10.**73** (rechts).   Dasselbe Kind wie in Abb. 10.**72**, Seitenbild. Die dorsale Durchtrittsstelle ist einwandfrei erkennbar.
– 10 Monate alter Säugling. Dyspnoe während der Neugeborenenperiode, jetzt gelegentlich Erbrechen.

stärkerem Prolaps werden allerdings die basalen Lungenabschnitte beeinträchtigt.

Während bei Neugeborenen eine Übersichtsaufnahme diagnostisch ausreicht und die orale oder rektale Kontrastmittelapplikation die Operation verzögert und damit die Gefährdung des Kindes erhöht, sind bei älteren Kindern oder Erwachsenen entsprechende Untersuchungen angezeigt (IRLE u. Mitarb. 1969, JOPPICH 1971).

2. *Retrosternale Hernie (Morgagni-Typ):* Sie ist rechts häufiger zu finden, weil links das Perikard breiter und besser angeheftet ist und damit die Herniation erschwert. Meist ist ein Bruchsack vorhanden. Bei kleinem Zwerchfelldefekt ist die Herniation geringfügig, so daß nur Teile des Querkolons, des Omentums, distale Magenabschnitte und Dünndarmteile sowie Lebergewebe eindringen können. Die Beschwerden bestehen in relativ vagen Oberbauchschmerzen, wobei über Symptome erst später im Leben geklagt wird.

Die Nativaufnahme ist in ihrer Ergiebigkeit vom Inhalt des Bruchsackes abhängig. Manchmal wird der rechte Herz-Zwerchfell-Winkel lediglich durch prolabiertes Lebergewebe ausgefüllt. Hierbei kann man durch ein Pneumoperitoneum die Unterscheidung gegenüber Tumoren herbeiführen. Enthält der Bruchsack aber lufthaltigen Darm, so zeigt sich parasternal bzw. retrosternal vor allem im Seitenbild eine entsprechende Aufhellung, bzw. bei Kontrastmittelfüllung der verlagerte Darmanteil. Ist im Bruchsack lediglich Netz enthalten, so wird das Querkolon umschrieben nach oben gezogen. Die exakte retrosternale Position ermöglicht im Seitenbild eine Unterscheidung gegenüber Hiatushernien.

3. *Hernien bei umschriebenem Zwerchfelldefekt:* Bei einer angeborenen Lücke im muskulären oder membranösen Zwerchfellabschnitt kann ebenfalls ein Teil der Baucheingeweide prolabieren. Ist solch eine Öffnung klein, so verlagert sich nur ein umschriebener Kolonabschnitt, die Milz, ein Teil der Leber oder die Niere. Kontrastmitteluntersuchungen, die Szintigraphie, evtl. eine Angiographie können präoperativ die Situation klären. Während lufthaltige Darmabschnitte bereits auf Nativaufnahmen eine Diagnose zulassen, stellen sich parenchymatöse Organe als entsprechend homogene Gebilde dar.

4. *Peritoneoperikardiale Hernie:* Dieser seltene Typ ist oft mit Anomalien der Bauchwand und des Sternums verquickt. Manchmal dehnt sich solch ein vorderer Zwerchfelldefekt so weit nach dorsal aus, daß eine Protrusion von Bauchhöhleninhalt in das Perikard erfolgt. Dabei wird der Herzschatten vergrößert, in dem man dann auch luftgefüllte Darmabschnitte erkennt. Nach einer Bariumapplikation sieht man diese Strukturen innerhalb des Mittelschattens, im Seitenbild innerhalb des vorderen Thoraxbereiches mit einer Kompression des Herzens und entsprechender Dorsalverlagerung (WILSON u. Mitarb. 1947, SMITH u. LIPPERT 1958, FRANKEN 1976, WALLACE 1977) (Abb. 10.**74** und 10.**75**).

5. *Relaxatio (Eventration):* In diesen Fällen besteht entweder ein kongenitaler Bildungsfehler der Zwerchfellmuskulatur oder eine Degeneration infolge einer Zwerchfellparese. Das Zwerchfell, meist linksseitig, ist zu einer dünnen Membran reduziert, die nur noch spärlich Muskelfasern enthält, dann dem Druck der Baucheingeweide nachgibt und sich weit in die Thoraxhälfte vorwölbt. Diese Differenzierungsstörung des Zwerchfells (TÖNDURY 1967) kann einen umschriebenen Zwerchfellabschnitt, eine Zwerchfellhälfte, aber auch beide Seiten betreffen.

Milde Formen verlaufen symptomlos und werden dann zufällig auf üblichen Thoraxbildern, besonders auf Seitenaufnahmen, entdeckt. Nur bei ausgeprägten Formen besteht eine Dyspnoe bzw. ein Teilkollaps der Lunge mit Minderbelüftung und Hypoplasie der basalen Lungenabschnitte sowie eine kompensatorische Überblähung der Gegenseite.

Vorübergehende oder bleibende Zwerchfellparesen nach geburtstraumatischen Schädigungen (Erbsche Lähmung) oder nach Thorax- bzw. Herzoperationen verursachen ähnliche Bilder. Die Anamnese weist auf die richtige Spur (Abb. 10.**76**).

Die Röntgenaufnahmen in zwei Ebenen lassen eine umschriebene oder komplette Zwerchfellelevation erkennen. Bei einer Durchleuchtung, besonders während der Inspiration, ist die Zwerchfellbewegung umschrieben eingeschränkt. Bei linksseitiger Eventration kann der Magen invertiert sein (Abb. 4.**53**), ein Magenvolvulus begünstigt werden, die linke Flexur und die Milz ebenfalls ungewöhnlich hoch liegen (OBERNIEDERMAYR 1970, BAARS u. Mitarb. 1975).

Rechts ist unterhalb einer Eventration Lebergewebe zu finden. Die Differentialdiagnose zwischen Eventration und echter Hernie kann ohne ein Pneumoperitoneum unmöglich sein. Bei Injektion von Luft in die Bauchhöhle vermag man das Zwerchfell klar abzugrenzen und eine Unterscheidung herbeizuführen.

Traumatische Hernien nach Unfällen mit Kompression des Bauchraumes oder des Thoraxraumes können jeden Abschnitt des Zwerchfells betreffen, liegen überwiegend aber linksseitig. Die Verdachtsdiagnose ist aufgrund von Thoraxaufnahmen in zwei Ebenen und der Anamnese zu stellen, wobei Blutungen in den Thoraxraum oder gar eine Milzruptur die Schwierigkeiten der Diagnostik beträchtlich erhöhen (ENCKE u. ZEIDLER 1978).

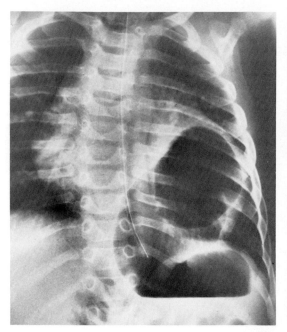

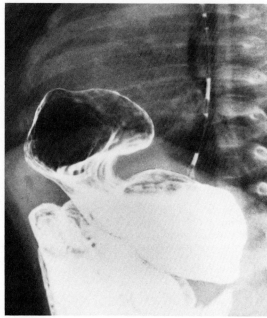

Abb. 10.**74.** **Intraperikardiale Zwerchfell-hernie**
Luftgefüllte Magen- und Kolonabschnitte innerhalb des Mittelschattens. – 9 Monate alter Säugling, zunehmendes Hämatin-Erbrechen.

Abb. 10.**75** (oben rechts).   Seitenbild zur Abb. 10.**74.** Prolabierter Magenfornix innerhalb des Mittelschattens gut erkennbar. – Operation: Durch eine mediolaterale, parasternale Lücke waren der Magenfornix und ein Teil des Querkolons in das Perikard verlagert und füllten die Hälfte des Herzbeutels aus.

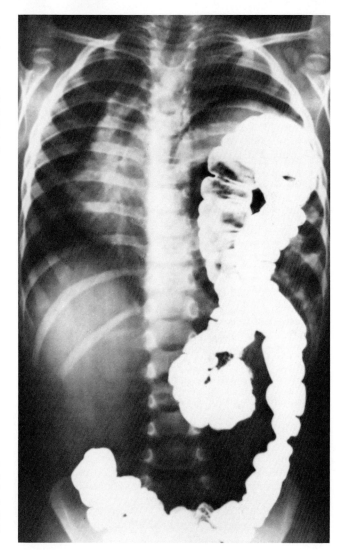

Abb. 10.**76.** **Dickdarmverlagerung bei Relaxatio diaphragmatica**
Partielle Verlagerung des Dünn- und Dickdarms in den linken Thoraxraum infolge eines erheblichen Zwerchfellhochstandes. Der Bauchraum ist deswegen auffällig klein geblieben. – 3jähriges Kind, das nach der Geburt eine zeitlang zyanotisch war, später häufig erbrach und über Leibschmerzen klagte.

Zu den Verlagerungen des Dickdarms gehört auch die *Interposition des Kolons* zwischen Vorderfläche von Leber und Zwerchfell. An diesen Interpositionen kann sich der Dünndarm beteiligen. Die Verlagerung ist entweder angeboren oder konstitutionell erworben. Meist liegen Anomalien der Aufhängebänder der Leber vor, insbesondere des Lig. falciforme, verbunden mit ungewöhnlichen Druckverhältnissen im Bauchraum. Ein langes, stark bewegliches Kolon ist Voraussetzung. Meist handelt es sich jedoch um eine gleitende Interposition, allerdings kann die Verlagerung auch dauernd bestehen. Sie ist bei zerebral geschädigten Kindern relativ häufig anzutreffen. Offenbar begünstigt eine übermäßig starke Luftfüllung des Darms bei diesen Patienten (Aerophagie) eine entsprechende Verlagerung; allerdings sieht man sie auch bei beschwerdefreien Kindern (Abb. 10.**77**).

Die röntgenologische Diagnose ist leicht, weil der Nachweis der gasgeblähten haustrierten Dickdarmschlingen und ihre Lage unter dem rechten Zwerchfell zwischen Leber und vorderer Bauchwand (Chilaiditi-Syndrom 1910) im zweiten schrägen Durchmesser eine Verwechslung mit einer Perforation oder einem subphrenischen Abszeß kaum zuläßt. Schließlich beseitigt ein Kontrasteinlauf jeden Zweifel an der Diagnose (BEHLKE 1964).

Die linke Flexur gilt als Grenzzone zwischen den resorbierenden und eliminierenden Kolonabschnitten. Knick- und Schleifenbildungen, peritoneale Adhäsionen, vor allem aber eine linksseitige Nierenagenesie oder -ektopie verändern ihre Position, so daß eine Luft- und Kotstauung denkbar wird (sog. *„Flexura-lienalis-Syndrom"*). Dabei werden Ätiologie und Pathogenese dieses Befundes als multifaktoriell angesehen (KOZLOWSKI u. BARYLAK 1970, MASCATELLO u. LEBOWITZ 1976, WATT-BOOLSEN u. Mitarb. 1976, OPPERMANN u. Mitarb. 1977).

Klinisch findet sich bei Kindern gelegentlich eine Ileus- oder Subileussituation. Auch werden ein umschriebener Meteorismus, Druckschmerz im linken Oberbauch und rezidivierende Leibschmerzen angegeben, während bei Erwachsenen häufiger von chronischer Obstipation berichtet wird.

Röntgenologisch ist im Nativbild die übermäßig starke Luftblähung dieser Dickdarmregion charakteristisch. Im Einzelfall muß aber jeweils sehr kritisch die klinische Wertigkeit dieses häufig sicher belanglosen Befundes beurteilt werden, weil konstitutionelle und situationsbedingte Faktoren die Luftansammlung im Bereich der Flexura lienalis erheblich beeinträchtigen können.

Teile des Sigmas prolabieren gelegentlich in *Leistenhernien*. Derartige Prolapse bleiben meist symptomlos, falls der Bruchring weit genug ist. Bei engem Bruchring kommen jedoch leicht Einklemmungserscheinungen mit ileusartigen Bildern vor. Leider werden derartige Zustände oft verkannt und als „Leistendrüsenschwellung" angesprochen, da die Einklemmung meist nicht konstant, sondern intermittierend auftritt. Wir selbst haben derartige Fälle beschrieben.

Falls der „physiologische Nabelbruch" des Feten sich intrauterin nicht reponiert und bis zur Geburt nicht vollständig verschwindet, findet man postnatal als Hemmungsmißbildung eine *Omphalozele* (Nabelschnurbruch). Ihre Frequenz wird mit 1 : 3000 bis 1 : 10 000 angegeben. Die Hülle dieses Bauchwandbruches besteht aus Amnionepithel und Wartonscher Sulze. Größe und Inhalt sind variabel. Es prolabieren Kolon, Omentum, Dünndarm, Leber, Milz und Pankreas. Klinisch und radiologisch wichtige Begleitmißbildungen finden sich in zwei Drittel der Fälle, nämlich Fixationsanomalien des Darms (gemeinsames Mesenterium), Briden mit Duodenalkompression, intestinale Atresien und Duplikaturen, ferner Herz- und Urogenitalmißbildungen (GROB 1968, FRANKEN 1971) (Abb. 10.**78**).

Auch bei einer *Gastroschisis*, der lateralen paraumbilikalen Bauchspalte (Häufigkeit etwa 1 : 30 000) können durch die angeborene Lücke der Bauchwand die Eingeweide prolabieren. An der Verlagerung beteiligen sich meist Kolon, Dünndarm und die Leber. Der Darm selbst ist häufig verkürzt (SCHÄFER u. REHBEIN 1971).

Röntgen-Übersichtsaufnahmen in zwei Ebenen zeigen bei beiden Anomalien die verlagerten Darmabschnitte, falls sie Luft enthalten oder mit Kontrastmittel gefüllt sind, aber auch weichteildichte Organe (Leber) im Bruchsack.

Der allgemeine Tiefstand des Dickdarms und seiner Fixationspunkte, die sog. „Koloptose" wird heute genausowenig als eine eigene Krankheit angesehen wie etwa die „Gastroptose". Sie ist ein Zustandsbild, das ebenso wie der Tiefstand des Magens von verschiedenen physischen und psychischen Bedingungen abhängt und sich innerhalb kurzer Zeit ändern kann. Daß bei schlanken Menschen der Dickdarm ähnlich wie der Magen schon normalerweise tiefer liegt als bei dicken oder gedrungenen Patienten, ist bekannt und ohne weiteres durch ein vermehrtes Längenwachstum und spärlich vorhandenes mesenteriales Fettgewebe zu erklären.

Eine hochgradige Enteroptose wird auch bei der Pubertätsmagersucht beobachtet und hängt mit dem asthenischen Habitus der kranken Kinder, besonders aber mit dem stark verminderten Tonus und der schlaffen Bauchmuskulatur zusammen. Die Ptosis verschwindet beinahe vollständig nach Überwindung der Krankheit.

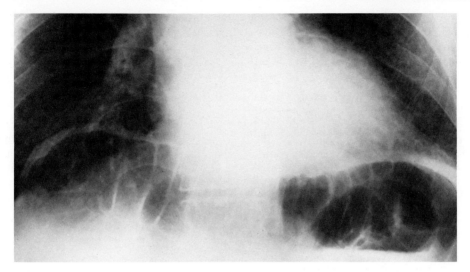

Abb. 10.77. Chilaiditi-Syndrom
Interposition des Querkolons zwischen Leber und vorderer Bauchwand. Das Zwerchfell ist von der Leberoberfläche abgehoben. Das Bild erinnert bei oberflächlicher Betrachtung an eine freie Perforation.

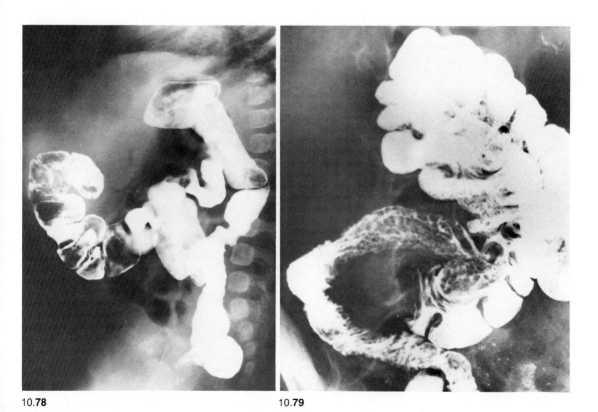

10.**78**   10.**79**

Abb. 10.78. Dickdarmverlagerung bei Omphalozele
Zökumpol mit Appendix sowie Colon ascendens liegen innerhalb der apfelgroßen Omphalozele und sind nach oben geschlagen. – 6 Monate alter Säugling.

Abb. 10.79. Inversion des Zökums
Fixierte Lageanomalie des Zökums. Einmündung der letzten Ileumschlinge von lateral hinten. Man sieht halbaxial die Konturen des wulstigen Klappenringes. – 11jähriges Kind.

Zökumhochstand: Normalerweise (in 90%) befindet sich das Zökum in der rechten Fossa iliaca. Es kann jedoch bei Entwicklungsstörungen oder Verlagerungen durch die Nachbarorgane abnorm liegen.

Auf der Wanderung des proximalen Kolonabschnittes in den rechten Unterbauch können Störungen auftreten, die dazu führen, daß Zökum und Colon ascendens vorzeitig, also vor abgeschlossenem Deszensus, abnorm hoch fixiert werden. Es kommen alle Varianten zwischen der frühfetalen Lage und der Normallage vor. Für die Gesamtbeurteilung ist die Lage und das Längenverhältnis von Zökum, Colon ascendens und der rechten Flexur zueinander entscheidend. Bei einer Malrotation II kann das Zökum hinter der A. mesenterica superior liegen und je nach dem Grade seines Eigenwachstums trotzdem an verschiedenen Stellen des Bauches gefunden werden.

Zökumtiefstand: Beim Zökumtiefstand findet man den Zökumpol im kleinen Becken. Diese Lageanomalie entsteht wahrscheinlich durch ein übermäßiges Längenwachstum des Zökums bzw. des Colon ascendens und nicht etwa durch eine Ptosis. Die Lage des Zökums sollte im Liegen, in Kopftieflage und im Stehen kontrolliert und auf einen markanten Punkt bezogen werden (z. B. Darmbein, Azetabulum). Da auch ein frei beweglicher Zökumpol sich durch Palpation nur schwer aus dem kleinen Becken herausdrängen läßt, muß man mit der Diagnose von Adhäsionen sehr zurückhaltend sein. Bei Kindern erleichtert die Aufforderung zu tiefem Ein- und Ausatmen dieses Palpationsmanöver, weil sie damit die Bauchdecken sehr gut entspannen.

Zökuminversion: Eine Zökuminversion kommt angeboren oder erworben vor. Man findet sie bei einer Fixation der Zökumspitze nach unvollständiger Darmdrehung, einem ungewöhnlich mobilen und langem Zökum, bzw. bei perizökalen oder periappendikulären Adhäsionen. Die Zökumspitze zeigt dabei nach aufwärts, entweder nach vorn, nach innen oder hinten, meist aber nach außen. Die rechte Kolonhälfte ist verlängert, die Appendix entsprechend nach oben gerichtet. Sie kann seitlich, subhepatisch oder in der Lumbalgegend liegen. Bei der Inversion nach innen und schräg nach oben reicht der Zökumpol gelegentlich bis in die Gegend des Querkolons. Man sollte versuchen, die zuführende Ileumschlinge ebenfalls mit darzustellen, um auch Lageanomalien des Ileums zu erfassen (Abb. 10.**79**).

Coecum mobile: Das Coecum mobile ist von chirurgischer Seite bei Erwachsenen bereits früh als mögliche Ursache von Beschwerden im rechten Unterbauch angesehen worden (WILMS 1908), wobei einmal die Überdehnung, vor allem aber die Torsion, als schmerzauslösend bezeichnet wurden. Schon bald stellte sich die Frage nach

einer sicheren präoperativen Diagnose, der wirksamsten Behandlung und der differentialdiagnostischen Abgrenzung gegenüber einer chronisch-rezidivierenden Appendizitis.

Erst wesentlich später wurde diese Fragestellung von pädiatrisch-radiologischer und von kinderchirurgischer Seite aufgegriffen (KAUFMANN 1952, NICOLE 1954, BONZANIGO u. MOLO 1959, LASSRICH 1962, KNAPP 1965, BRUNS u. LASSRICH 1969). NICOLE schlug eine Erweiterung des Begriffs in „Coecum mobile-Syndrom" vor, das ein frei bewegliches Zökum und Colon ascendens, eine fibrinöse, gefäßreiche Auflagerung auf der lateralen Seite (Pericolitis fibrosa vasculosa), unspezifische Lymphknotenvergrößerungen und eine meist retrozökal adhärente Appendix beinhaltet.

Das Coecum mobile stellt eine Hemmungsmißbildung dar und kommt dann zustande, wenn die letzte Phase der Darmentwicklung, nämlich die Anheftung des Colon ascendens an die hintere Bauchwand, ausbleibt, so daß Zökum sowie Colon ascendens in unterschiedlicher Länge frei beweglich sind (Coecocolon mobile, JUNGHANS 1958). Diese Anomalie ist für sich allein aber nicht als pathologisch anzusehen. Nur in Verbindung mit dem klinischen Befund kann man entscheiden, ob ihr eine Bedeutung zukommt. Sie stellt aber eine Voraussetzung für Beschwerden dar, die offenbar dann auftreten, wenn es während der Zökumperistaltik oder auch bei körperlicher Betätigung zu einer axialen Drehung, einem partiellen Volvulus und damit zu Zirkulationsstörungen kommt. Im Gefolge solcher Mechanismen sind reaktive Veränderungen am Mesenterium und den regionalen Lymphknoten möglich bzw. wahrscheinlich. Über die Häufigkeit dieses Syndroms gibt es keine exakten Angaben. Bekannt ist auch, daß man bei der Invagination der Kleinkinder während der Operation fast immer ein Coecum mobile findet, es also offenbar eine der Voraussetzungen für die Invagination darstellt.

Bei Kindern können die Beschwerden denen einer chronisch-rezidivierenden Appendizitis ähneln. Schmerzattacken treten besonders nach längeren Ruhepausen (also morgens) auf, werden in den rechten Unterbauch, den Mittelbauch, aber auch in die Magengegend lokalisiert und verschwinden häufig spontan in rechter Seitenlage, bei Massage des rechten Unterbauches oder beim Umhergehen.

Die Diagnose ist röntgenologisch nach guter Zökumfüllung (oral oder durch Kontrasteinlauf) leicht zu stellen, indem man die Verschieblichkeit des Blinddarms durch ausgiebige Palpation, mitunter mit beiden Händen, prüft (Abb. 10.**80** und 10.**81**). Läßt sich das ganze Zökum oder gar das Colon ascendens über den linken Rand der Lendenwirbelsäule weit in den linken Mittelbauch abdrängen oder gar torquieren, so ist eine über-

Abb. 10.80. Coecum mobile, Normallage
Gezielte Übersicht in Rückenlage. Normale Lageverhältnisse. Im Stehen sank der Zökumpol tief ins kleine Becken hinab. (Coecum pelvicum). – 9½jähr. Kind mit rezidivierenden Leibschmerzen.

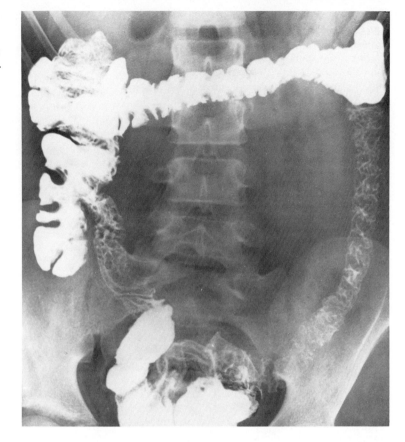

Abb. 10.81. Coecum mobile, pathologische Lage
Dasselbe Kind wie in Abb. 10.80. Bei tiefer Palpation ließ sich der untere Zökumpol über die Mittellinie hinaus bis an die linke Kante des 5. Lendenwirbels verlagern. Es kam zu einer Zökumtorsion, wobei die terminale Ileumschlinge von lateral her einmündet. Damit war die mangelhafte retroperitoneale Fixation des Colon ascendens und des terminalen Ileums bewiesen. – Operativ bestätigt.

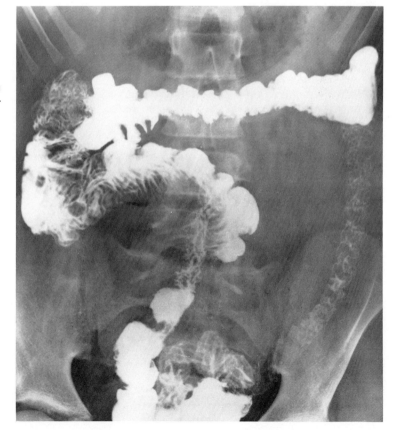

mäßige Verschieblichkeit vorhanden und eine mangelhafte Fixation bewiesen. Diese Untersuchung kann völlig schmerzfrei verlaufen. Einige Kinder geben dabei aber Schmerzen an, die denen während der Bauchwehattacken ganz ähnlich sind. Solch ein Schmerz läßt sofort nach, wenn das Zökum wieder in seine normale Position gleitet. Manchmal findet sich der Zökumpol primär schon in der pathologischen Position und fällt während der Palpation in seine normale Lage zurück. Solche spontanen Torsionen sind auch operativ beobachtet worden (NICOLE 1954).

Differentialdiagnostisch ist vor allem eine chronisch-rezidivierende Appendizitis auszuschließen, deren röntgenologische Abgrenzung bei Kindern mit erheblicher Sicherheit möglich ist. Ferner muß eine Lageanomalie im Sinne einer Zökuminversion bedacht werden.

Die allmähliche Fixation eines übermäßig beweglichen Zökums erfolgt offenbar bei einem großen Teil der Patienten während der späten Kindheit oder in der Adoleszenz spontan. Die Indikation zu einer Zökopexie läßt sich nur aufgrund der Röntgenuntersuchung und des klinischen Befundes stellen. Bei richtiger Indikationsstellung werden erstaunlich viele Kinder postoperativ beschwerdefrei (NICOLE 1954, BAY u. Mitarb. 1968).

Verlagerungen

Tumorartige Vergrößerungen der dem Dickdarm anliegenden Organe können den Verlauf des Kolons erheblich beeinträchtigen und teilweise typische, auf bestimmte Organveränderungen hinweisende Verlagerungen herbeiführen. Vor allem kommen Vergrößerungen bzw. zystische Tumoren der Leber, der Gallenwege, des Pankreas, der Milz, der linken Niere, des Netzes und des Mesenteriums sowie der Organe des kleinen Beckens (Blase, Uterus, Adnexe) in Betracht.

Lebertumoren und zystische Tumoren der *Gallenwege* können die rechte Flexur kaudalwärts verlagern, *Pankreasvergrößerungen* das Querkolon nach abwärts drängen.

Milzvergrößerungen führen meist zu einer bogigen Impression oder einem Tiefstand der linken Flexur, während sie nach einer Splenektomie ungewöhnlich hoch, häufig direkt unterhalb des Zwerchfells zu finden ist.

Da *Nierentumoren* (auch eine Riesen-Hydronephrose) bei Kindern oft längere Zeit klinisch symptomlos bleiben, ist der röntgenologische Nachweis einer Dickdarmverlagerung durch vergrößerte Nieren diagnostisch hilfreich. Untersuchungen in mehreren Ebenen sind besonders ergiebig. Gelegentlich sind auch Aufnahmen in aufrechter Position von Nutzen, weil sich der Tumor dabei senkt und Impressionen oder Verlagerungen stärker hervortreten. Aber auch bei einer linksseitigen Nierenagenesie oder einer Nierenektopie gibt es typische Verlagerungen der linken Flexur, die dann stärker medial und stärker posterior als üblich zu finden ist (Abb. 10.**82**–10.**86**).

Im kleinen Becken können Tumoren der *Blase* oder des *Uterus* bzw. der *Adnexe* das Sigma und Rektum verlagern, bzw. nach oben drängen und derart komprimieren, daß es zu ileusartigen Bildern kommt. Wir konnten selbst wiederholt beobachten, wie eine bis auf Mannskopfgröße überdehnte Blase bei entzündlicher Phimose einen Ileus verursachte, der nach dem Katheterismus schlagartig verschwand.

Eine Abdrängung des Rektums nach vorne oder zur Seite hin ist auch bei im Becken gelegenen *Teratomen* oder vorderen, tief lokalisierten *Meningozelen* möglich.

Funktionsstörungen

Zu den funktionellen Störungen des Dickdarms rechnet man alle diejenigen, ursächlich meist ungeklärten Erkrankungen, die zu einer Beschleunigung oder Verlangsamung der Stuhlentleerung führen und Beschwerden verursachen können. Sie werden im Schrifttum gewöhnlich unter der Bezeichnung „Irritables Kolon" zusammengefaßt. Als Synonyme werden auch gelegentlich Begriffe wie „Reizkolon", „Spastisches Kolon", „Colica mucosa" oder „Funktionelle Kolopathie" gebraucht.

Der Begriff „Irritables Kolon" wird auch heute noch als ein Symptomenkomplex aufgefaßt, der durch intermittierend auftretende, mehr oder weniger ausgeprägte abdominelle Beschwerden gekennzeichnet ist, die offenbar vom Dickdarm ausgehen, ohne daß man dafür eine greifbare

Abb. 10.82. Dickdarmverlagerung durch Wilms-Tumor

Mit einer kombinierten Untersuchung (Kontrasteinlauf und i. v. Urographie) läßt sich ein das Colon ascendens, die rechte Flexur und Teile des Querkolons verlagernder Tumor diagnostizieren. Die Dickdarmwand wird nicht verändert. Das Beckenkelchsystem der Niere ist dilatiert und abgeplattet, die Niere selbst verlagert. – 7 Monate alter, gut gedeihender Säugling mit erheblich vergrößertem Bauch. Palpabler, derber Tumor. Operativ: großer Wilms-Tumor.

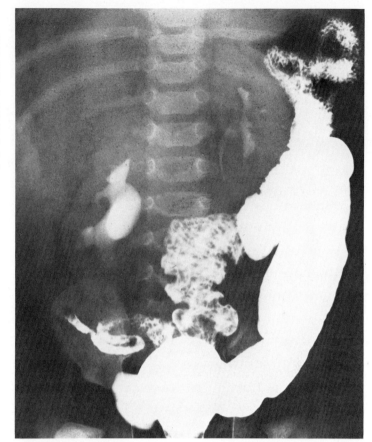

Abb. 10.83. Dickdarmverlagerung durch Choledochuszyste

Colon ascendens und die rechte Flexur sind erheblich nach unten verlagert. Normaler Stand der linken Kolonflexur. Das intakte Schleimhautrelief beweist, daß die Kolonwand nicht in den Tumor einbezogen wird. Normale Position der rechten Niere. – 9jähriges Kind. Operation: große Choledochuszyste.

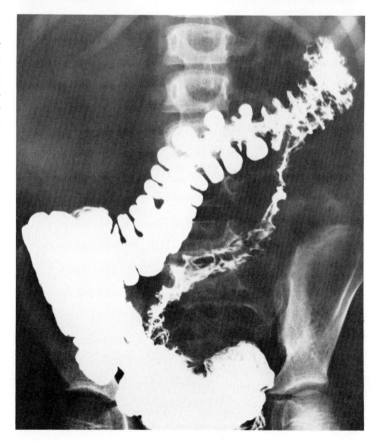

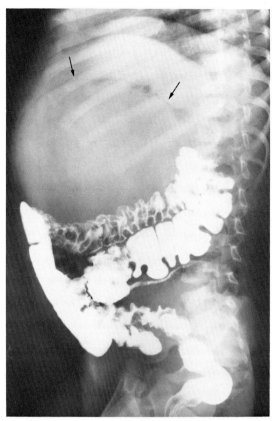

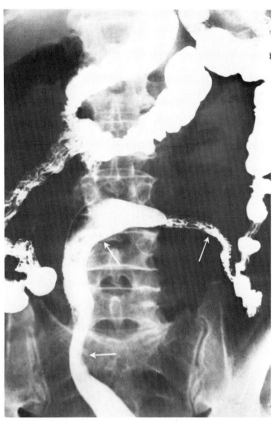

Abb. 10.84. Dickdarmverlagerung durch Wilms-Tumor
Durch einen linksseitigen großen Nierentumor (Pfeile) sind das Colon descendens und die linke Flexur nach ventral verlagert, das Querkolon nach unten verdrängt worden. Ungewöhnliche Position der rechten Flexur und des Colon ascendens mit gestreckt nach hinten verlaufender Appendix. – 3jähriges Kind.

Abb. 10.85. Dickdarmverlagerung durch Ovarialkystom
Verlagerung des Sigmas durch ein großes, linksseitiges Ovarialkystom (Pfeil). Auch nach der Defäkation blieb die Kranialverlagerung unverändert bestehen.

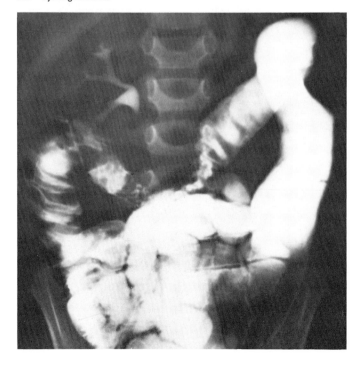

Abb. 10.86. Dickdarmverlagerung durch Hepatom
Verlagerung und Kompression des proximalen Querkolons ohne Reliefveränderungen durch einen faustgroßen Lebertumor (histologisch: Hepatom). Durch die Kombination des Kontrasteinlaufes mit der Urographie ließ sich eine Nierenbeteiligung ausschließen.

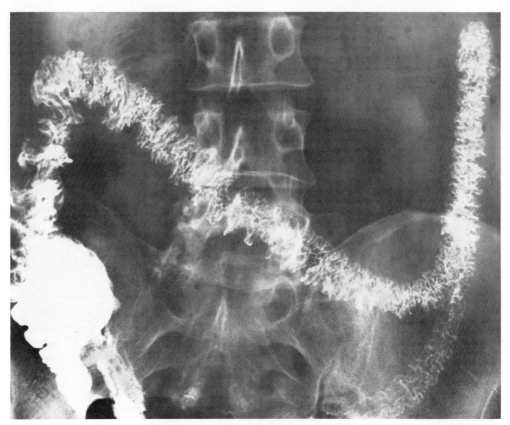

10.**87**

Abb. 10.87.   Reizrelief im Colon transversum und descendens
Hochgradige Irritation der Schleimhaut-
zeichnung, faltenreiches, relativ zartes
„zerknittertes" Relief. – 35jähriger Patient mit einer Colica mucosa.

Abb. 10.88.   Abführmittelabusus
Erhebliche Relief- und Konturveränderungen des ganzen Dickdarms infolge
jahrelangen Abführmittelabusus. Wabige Strukturen im distalen Querkolon,
röhrenförmige Deformität des Colon
descendens. Die Haustrenzeichnung ist
fast völlig verschwunden, wahrscheinlich durch Wandödem.

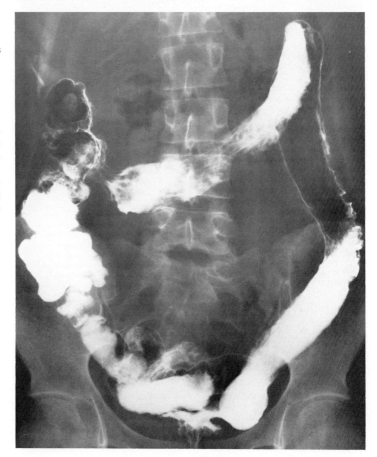

organische Ursache finden kann (BOCKUS u. Mitarb. 1928, SPRIGGS 1930, WALLER 1969, DA COSTA 1971, RITCHE 1973, NORD 1975, FRANKEN 1978 u. a.).

Die Kranken klagen über anfallsweise auftretende, von der Nahrungsaufnahme bzw. der Darmfunktion abhängige, kolikartige Leibschmerzen in der Gegend des Querkolons, des Colon descendens und des Sigmas. Im Zustand der Kolik kann der Patient einen schwerkranken Eindruck machen. Der Anfall endet meist mit einer schleimigen oder pseudomembranösen, durchfälligen Entleerung. Während der Schmerzattacke sind die Bauchdecken weich, so daß man den kontrahierten Dickdarm als druckempfindliche Walze fühlen kann. Objektiv läßt sich die Hypermotilität, die vermehrte Krampfneigung, die Innendruckerhöhung des Darmes mit der Ballonmethode (WANGEL 1965, HOLDSTOCK 1969, RITCHIE 1973), ferner der von eosinophilen Leukozyten durchsetzte Schleim im Stuhl nachweisen.

Da jedoch im Laufe der Jahrzehnte immer mehr ungeklärte, höchstwahrscheinlich vom Dünndarm ausgehende Beschwerden diesem Begriff zugeordnet wurden, hat die an sich schon wenig besagende Bezeichnung „Irritables Kolon" immer mehr an Überzeugungskraft verloren. Jedenfalls haben sich vorwiegend morphologisch eingestellte Autoren, wie FLEISCHNER, H. H. BERG und vor allem HENNING, niemals dieses Ausdrucks bedient.

Was das Krankheitsbild der Colica mucosa betrifft, läßt sich, wenn auch nicht gerade eine pathognomonische, so doch zumindest eine für die tägliche Diagnostik recht brauchbare Röntgensymptomatologie herausstellen. Sie ist nach BUFFARD, CROZET u. JACQUEMENT 1975 beim Kolonkontrasteinlauf durch eine zunächst rasche Füllung der linken Kolonhälfte charakterisiert, die jedoch von einem oft plötzlich einsetzenden Kontraktionszustand gestoppt wird, sobald das Kontrastmittel sich langsam in Richtung auf die rechte Kolonflexur zu bewegt. Offenbar löst schon eine geringfügige Dehnung des Darms eine äußerst schmerzhafte Reaktion aus. Nach der Defäkation bleibt als Ausdruck der Hyperirritation im ganzen Dickdarm nur ein Wandbeschlag vom Typ des „Reizreliefs" bestehen. Die Zahl der Falten ist dabei erheblich vermehrt, die Falten selbst sind aber nicht verbreitert, ihre Oberfläche ist wurmartig geschlängelt. Das Oberflächenrelief bekommt ein gerunzeltes, zerknittertes Aussehen. Auf der Höhe besonders eng aneinanderliegender Falten sieht man gelegentlich breitere Schattenfetzen, die den bariumbeschlagenen Schleimmembranen entsprechen (Abb. 10.**87**).

Selbstverständlich bleibt die Diagnose „Colica mucosa" ebenso wie die des „Irritierten Kolons" immer eine Vermutungsdiagnose, gegen die man

Vorbehalte aufrecht erhalten sollte und die nur nach einer kompletten gastroenterologischen Durchuntersuchung gestellt werden darf. Darauf verwiesen in letzter Zeit vor allem auch EISENBURG u. Mitarb. (1978), die eine ungewöhnliche Zunahme „funktioneller Darmsymptome" auf den verstärkten Leistungszwang der letzten Jahre zurückführen. Dies ist um so einleuchtender, als es sich bei den Betroffenen meist um überaus sensible, psychisch labile Menschen handelt, denen jede Überforderung oder gar Streßsituation „auf den Darm schlägt".

Ähnliche Bilder wie bei einer „Colica mucosa" sieht man auch bei chemischen und mechanischen Reizen der Dickdarmschleimhaut sowie als Ausdruck einer allgemeinen Übererregbarkeit bei entzündlichen Prozessen im Bauchraum, wie z. B. bei Gallenblasenaffektionen, Adnexitis, Appendizitis (KNOTHE 1932), dem appendizitischen Abszeß, bei Typhus u. a. m.

SARASIN (1936) unterschied bei der Entstehung des „Reizreliefs" zwischen allgemeinen und lokalen Ursachen. Unter der Rubrik „allgemeine Ursachen" führte er an:

1. Nervöse bzw. neuro-vegetative Überempfindlichkeit,
2. Endokrine Störungen (Hypothyreose, Nebenniereninsuffizienz, Diabetes),
3. Alimentäre Ursachen,
4. Blutkrankheiten (z. B. Leukämie),
5. Dyskinesien der Gefäße des Kolons,
6. Medikamentöse Ursachen (z. B. Pilokarpin oder salinische Abführmittel),
7. Toxische Reize.

Unter den lokalen Ursachen werden angeführt:

1. Extraperitoneale Faktoren (Nierensteinkolik, Adnexitis, Tumoren),
2. Intraperitoneale Faktoren (Gallenerkrankungen, Ulcus ventriculi oder duodeni, Neoplasmen, Peritonitis, Appendizitis, alle Kolonaffektionen, gut- und bösartige Tumoren, Divertikel, Spasmen, Obstipation).

Es versteht sich von selbst, daß derartige Reizzustände röntgenologisch nur mit Hilfe der Reliefuntersuchung und nicht mit dem Doppelkontrastverfahren nachgewiesen werden können.

WIENBECK 1978 hat versucht, die überaus komplexen Ursachen der Motilitätsstörungen im Kolon und Analbereich hinsichtlich ihrer Pathogenese und ihrer Mechanismen nach modernen Gesichtspunkten darzustellen.

Nach Ansicht von DEFRENNE u. BÉRAUD (1965) soll auch ein Teil der rezidivierenden Leibschmerzen bei Kindern auf *Funktionsstörungen des Kolons* beruhen. Die Autoren fanden röntgenologisch im Übersichtsbild ungewöhnlich starke lokalisierte Luftansammlungen, beim Kontrasteinlauf einen raschen Wechsel von spastisch kontrahierten und atonischen Dickdarmabschnitten. DEFRENNE u. BÉRAUD vermochten zwar über die Ätiologie solcher Funktionsstörungen nichts auszusagen, brachten sie aber mit den Beschwerden in Zusammenhang und wiesen auf die Tatsache hin, mit einer solchen Untersuchung auch Erkrankungen auszuschließen, die einer chirurgischen Intervention bedürfen.

Auch bei der Obstipation des Erwachsenen besteht die Aufgabe der Röntgenuntersuchung darin, organische Ursachen und funktionelle Störungen gegeneinander abzugrenzen. Zur Darstellung organischer Veränderungen eignet sich der Kontrasteinlauf weit besser als die Untersuchung des Dickdarms in der Passage. Sie soll nur dann zur Beurteilung funktioneller Störungen herangezogen werden, wenn organische Ursachen ausgeschlossen worden sind.

Es werden röntgenologisch zwei Formen der Verstopfung unterschieden, nämlich die spastische und die atonische Obstipation. Psychische Faktoren, Besonderheiten der Tonuslage oder auch toxische Substanzen (Bleikolik) sollen u. a. eine auslösende Rolle spielen.

Bei der *spastischen Obstipation* ist die Haustration vermehrt und so tief durchschnürend, daß die Kontinuität der Breisäule unterbrochen sein kann. Große Kolonbewegungen sind kaum zu beobachten, bzw. sind für den Transport des Dickdarminhaltes unzureichend. Die lange Retention in den Haustren führt zu einer übermäßigen Wasserresorption, so daß der Stuhl noch stärker eingedickt wird. In der Nachbarschaft entzündlicher Prozesse (Ulcus duodeni, Cholelithiasis, Adnexitis usw.) werden gelegentlich lokale Kolonspasmen gefunden.

Die *atonische Obstipation* soll durch einen verminderten Tonus zustande kommen, so daß der Dickdarm auf die normale Füllung nicht mehr mit Stuhldrang reagiert. Diese Störung lokalisiert sich vorwiegend in das Zökum und das Colon ascendens.

Bei unsachgemäßer Behandlung einer Obstipation, insbesondere bei übermäßigem Gebrauch von Abführmitteln (GOLDEN 1959, HEILBURN 1962 und MARSHAK 1967) können Dickdarmveränderungen auftreten, die wahrscheinlich durch ein Wandödem bedingt sind. Die Haustration verschwindet, die Konturen werden röhrenförmig glatt, auch sieht man keinerlei Reliefzeichnung mehr. Zökum und Colon ascendens sind verkürzt, die Flexuren stehen in normaler Höhe, das Fassungsvermögen des Darmes ist jedoch – im Gegensatz zur ausgeheilten ulzerösen Kolitis – nicht beeinträchtigt (Abb. 10.**88**).

Ähnliche, oft folgenschwere Dickdarmveränderungen sind nach Einläufen mit Seifenlösungen beobachtet worden. Solche Ätz-Kolitiden haben länger anhaltende Funktionsstörungen zur Folge oder enden gelegentlich sogar mit einer Stenoseentwicklung (KIRCHNER u. Mitarb. 1977).

Entzündungen

Unter den Entzündungen sind vor allem Dickdarmerkrankungen im Gefolge verschiedener Infektionen (Parasiten, Bakterien, Viren, Pilze), ferner die Colitis ulcerosa und die Colitis Crohn zu nennen (die Tuberkulose wurde bereits im Kapitel „Dünndarm" abgehandelt). Bakteriologische und parasitologische Untersuchungen helfen bei der Differentialdiagnose der infektiösen Formen, bei denen die Röntgensymptomatologie relativ uniform ist. Manchmal klärt erst ein Behandlungstest die Situation.

Akutere Formen der *Amöbenruhr*, die durch heftige, blutigschleimige Durchfälle, Fieber und Tenesmen charakterisiert werden, bekommen wir im zentraleuropäischen Raum nicht häufig zu Gesicht. Heutzutage haben aber aufgrund des internationalen Reiseverkehrs die mehr chronischen Formen zugenommen, die Schmerzen im rechten Unterbauch und das Bild eines „irritablen Kolons" verursachen und von subfebrilen Temperaturen begleitet werden.

Pathologisch-anatomisch handelt es sich bei der Amöben-Kolitis um eine oberflächliche, zellige Infiltration der Mukosa mit Ödembildung. Dabei kommt es zu Ulzerationen, Blutungen, Abszessen und Fistelbildungen. Die regionalen Lymphknoten werden meist mitbeteiligt. In schweren Fällen greift der Prozeß auf die Muscularis propria und die übrigen Wandschichten über und führt zur Schwielenbildung, einer örtlich begrenzten reaktiven Lipomatose bzw. einer Liposklerose der Appendices epiploicae, der sog. Epiplopericolitis (DI RIENZO u. MOSCA 1951). Meist sind die Veränderungen auf das Zökum und das Colon ascendens begrenzt. Es können aber auch andere Abschnitte des Dickdarms, speziell das Rektum und das Sigmoid, betroffen werden.

Röntgenologisch werden je nach Schwere des Krankheitsbildes „barrenartige" quergestellte Faltenwülste mit unscharfen Konturen bzw. Ulzerationen beobachtet, wie wir sie ähnlich bei frischen Schüben der ulzerösen Kolitis finden. Aber auch eine Wandstarre, Aufhebung der Haustration, ja sogar ein toxisches Megakolon werden beschrieben (MOHR 1939, DUCHARME 1945, BROMBART 1964, HILL u. GOLDBERG 1967, BALIHIAN u. Mitarb. 1974). Der geschrumpfte Zökumpol ist stark irritabel und spastisch kontrahiert, so daß eine gute Füllung gar nicht gelingt. Ein Übergreifen auf das terminale Ileum erfolgt selten. Eine Zökumdeformität oder -stenose, ferner Rektum- und Analstenosen können resultieren (MANZANO u. BARRERA 1977) (Abb. 10.**89** und 10.**90**).

Kommt es im Verlaufe der Erkrankung zu einer Ausschwemmung von Amöben über den Lymph- oder Blutweg, so werden auch andere Organe oder Organsysteme mitbeteiligt, wie z. B. Leber, Lunge und Pleura, gelegentlich auch das Gehirn (Abszeßbildungen). Diese Komplikationen sind meist der Röntgendiagnostik zugänglich.

Bei der *Bazillenruhr* sind die röntgenologischen Symptome häufig nur uncharakteristisch (SCHLOTTER 1943, BAENSCH 1952, FARMANN u. Mitarb. 1973). Wir finden ein Ödem der Schleimhautfalten und als funktionelle Störungen eine Passagebeschleunigung, Spasmen, eine Sekretvermehrung und Störungen der Gasresorption. Bei chronisch-rezidivierenden Formen werden allerdings auch gelegentlich Bilder wie bei der ulzerösen Kolitis beobachtet. Die Veränderungen können segmental oder diffus sein (KELBER u. AMENT 1976).

Ähnliche Dickdarmbefunde zeigen sich auch bei *Salmonellen-Infektionen,* nämlich reversible Entzündungen mit Schleimhautödem, Ulzerationen und Spasmen, die segmental verteilt, aber auch diffus das ganze Kolon erfassen können.

In den letzten Jahren wurde wiederholt eine *akute, reversible Kolitis* bei Erwachsenen und Kindern beobachtet (MILLER u. Mitarb. 1971, FRIEDLAND u. FILLY 1974). Sie beginnt plötzlich mit Leibschmerzen und Durchfällen. Im Stuhl ist manchmal Blut und Schleim zu finden. Rektoskopisch ähnelt das Bild einer granulomatösen Erkrankung bzw. einer Colitis ulcerosa, heilt aber nach einigen Wochen vollständig aus. Über Jahre hin wurde kein Rezidiv beobachtet. Die Ursache ist bisher unbekannt (Abb. 10.**101**).

Röntgenologisch zeigen sich beim Kontrasteinlauf segmentale Spasmen mit oder ohne Ulzerationen und Veränderungen, die einer Crohnschen Krankheit ähneln. Eindellungen der Wand durch intramurale Blutungen kommen vor. Der Prozeß bildet sich komplett zurück.

Eine *pseudomembranöse Enterokolitis* mit profusen Durchfällen und einer Schleimhautentzündung kann während einer *Antibiotikatherapie* oder auch während einer postoperativen Phase zustandekommen. Klinisch läßt sie sich nicht von einer Colitis ulcerosa unterscheiden. Staphylo-

kokkeninfektionen spielen offenbar eine Rolle (TULLY u. FEINBERG 1974).

Schleimhautnekrosen und Ulzera sowie eine Belagbildung aus nekrotischem Zellmaterial, Fibrin und Leukozyten kennzeichnen das pathologisch-anatomische Bild. Ein Schleimhautödem, penetrierende Dickdarmulzera und eine Pseudopolypenbildung treten hinzu. Die Diagnose wird meist rektoskopisch verifiziert.

Untersucht man solche Patienten röntgenologisch, so findet sich in der Nativaufnahme eine auffällige Luftblähung des Dünndarms, so daß ein Ileus vermutet wird. Der Kontrasteinlauf zeigt ein Ödem der Schleimhautfalten mit steifen oder gar verschwundenen Haustren, Konturunregelmäßigkeiten durch Ulzerationen, auch penetrierende Ulzera sowie Pseudomembranen (SCHAPIRO u. NEWMAN 1973).

Auch einige Systemerkrankungen können die Symptome einer Kolitis verursachen und entsprechende Röntgenveränderungen produzieren. Hierher gehört das *hämolytisch-urämische Syndrom.* Unter Leibschmerzen und der Entleerung von blutigen Stühlen simuliert diese Erkrankung besonders bei älteren Kindern eine ulzeröse Kolitis. Pathologisch-anatomisch besteht ein Schleimhautödem mit submukösen Hämorrhagien, es fehlen aber Entzündungszeichen und Ulzerationen. Röntgenologisch zeigen sich Konturunebenheiten, teilweise mit Lumeneinengungen durch submuköse Blutungen und eine erhebliche Irritabilität (Abb. 10.**108**). Die Bilder ähneln den Veränderungen bei Schoenlein-Henochscher Purpura. Die Rückbildung erfolgt rasch (BAR-ZIV u. Mitarb. 1974, TOCHEN u. CAMPBELL 1977).

Auch bei fast 50% von Säuglingen gelingt es nach BERGER u. WILKINSON (1974) röntgenologisch mit Übersichtsaufnahmen und einem Kontrasteinlauf, die Ursache schwerer Durchfallserkrankungen zu klären (nekrotisierende Enterokolitis, ulzeröse Kolitis, Kolitis bei Hirschsprungscher Krankheit oder bei Immundefekten).

Colitis ulcerosa

Der Begriff der ulzerösen Kolitis geht auf BOAS (1903) zurück, der das Krankheitsbild wegen seiner unklaren Ätiologie von den übrigen Formen der Dysenterie mit bekannten Erregern abgrenzte.

Im akuten Stadium handelt es sich pathologisch-anatomisch um eine meist auf die Mukosa und Submukosa begrenzte Entzündung, die mit einem geradezu grotesken Wandödem, einer Hyperämie und Kryptenabszessen verquickt ist. Durch sekundäre Infektionen verstärkt, schreitet der Einschmelzungsprozeß fort, unterminiert die Schleimhaut, die sich teils in nekrotischen Fetzen

Abb. 10.89.   Narbenbildung nach Amöbenruhr
Trichterförmig deformiertes, verkürztes Zökum mit röhrenförmiger Stenose des aufsteigenden Kolons (Pfeil) bei 43jährigem Patienten, der vor 13 Jahren an einer Amöbenruhr erkrankt war. Seither etwa alle zwei Jahre Durchfallsattacken. In der Zwischenzeit Klagen über „empfindlichen Darm".

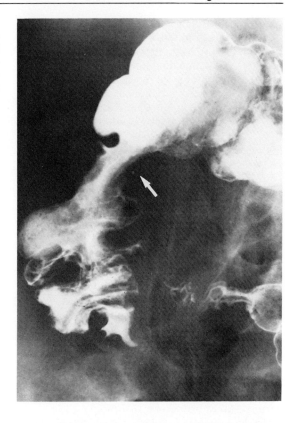

Abb. 10.90.   Rektumstenose nach Ruhr
Trichterförmige Stenose im unteren Rektum (Pfeil) mit Verlust der Schleimhautzeichnung. Irritiertes Relief im Sigma und im absteigenden Kolon. – Gleichartige Befunde lassen sich übrigens auch bei Tuberkulose sowie beim Lymphogranuloma inguinale erheben.

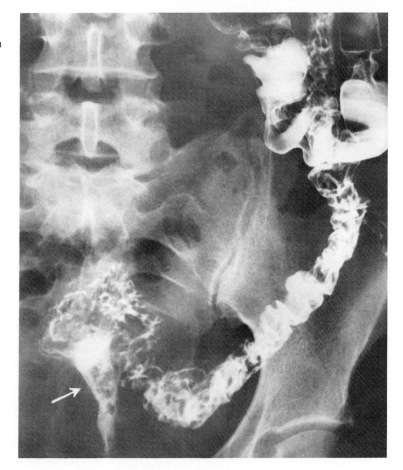

abstößt, teils in Inseln und Brücken erhalten bleibt, um dann in Form fistelnder Eitergänge in das Innere des Darmlumens einzubrechen. Während des subakuten Stadiums und beim Übergang in die mehr chronische Verlaufsform entwickeln sich die noch erhaltenen unregelmäßigen Schleimhautreste durch regeneratorische Epithel- und Drüsenwucherungen zu polypösen Gebilden, den sog. *Pseudopolypen*. Zur gleichen Zeit kommt es unter der abgestoßenen Schleimhaut zur Ausbildung eines gefäßreichen Granulationsgewebes mit der Neigung zur Fibrosierung (VALDES-DAPENA 1977, OTTO u. GEBBERS 1978).

Klinisch ist die akute Erkrankung durch blutig-eitrige Durchfälle, Leibschmerzen, Tenesmen, Fieber und Gewichtsverlust charakterisiert. Die Intensität der Symptome steht in enger Beziehung zur Lokalisation und Ausdehnung des Krankheitsprozesses. Basierend auf der Röntgendiagnostik wurden von BOCKUS u. Mitarb. (1956) folgende anatomische Typen unterschieden (Abb. 10.**91**):

1. *Die übliche Form.* Sie beginnt (Rektum eingeschlossen) im distalen Kolon, breitet sich nach kranial hin aus und kann in drei verschiedenen Lokalisationstypen auftreten:

a) im Rektum bzw. Rektosigmoid,
b) in der linken Kolonhälfte unterhalb der Flexura lienalis,
c) im gesamten Kolon (gelegentlich mit Beteiligung des terminalen Ileums).

2. *Regionale bzw. segmentale Formen.* Bei diesen Typen bleibt das Rektum unbeteiligt. Man unterscheidet:

a) einen Befall des gesamten Dickdarms mit Ausnahme des Rektums,
b) einen segmentartigen Befall des Kolons mit Ausnahme des Rektums, wobei erkrankte und nicht erkrankte Abschnitte wechseln.

3. *Granulomatöse Enterokolitiden.* Sie breiten sich von kranial nach kaudal aus und werden heute meist zum Morbus Crohn gerechnet. Sie treten in zwei unterschiedlichen Typen auf:

a) kontinuierlicher Befall des unteren Ileums und der angrenzenden Kolonabschnitte (Ileokolitis Crohn),
b) segmentartiger Befall von Ileum und Kolon.

Gut- und Bösartigkeit hinsichtlich des klinischen Verlaufs sind bei den verschiedenen Typen ebenso unterschiedlich wie ihre prozentuale Häufigkeit innerhalb des Gesamtkontingents.

Der Typ 1a gilt als relativ gutartig. Er neigt zu Remissionen und geht praktisch nie in ein foudroyantes Stadium über.

Der Typ 1b ist durch Remissionen charakterisiert. Akute Exazerbationen sind selten, Todesfälle wurden nicht registriert.

Der Typ 1c kann entweder die Folge einer akut beginnenden foudroyanten Entzündung des ganzen Kolons sein oder das Resultat mehrerer Attacken darstellen, bei denen der Krankheitsprozeß sich allmählich ausgebreitet hat.

Der Typ 2 kann bei recht unterschiedlicher Lokalisation mit oder ohne Beteiligung des Zökums auftreten (ROTH 1964) und gehört zu den relativ komplikationsreichen Formen.

Der Typ 3 verläuft zwar klinisch mehr unter dem Bilde einer ulzerösen Kolitis, erinnert pathologisch-anatomisch und röntgenologisch jedoch an eine Crohnsche Krankheit. Heute wird allgemein diese Identität betont. Um die Eingruppierung haben sich METZ u. MESSENS (1964), vor allem aber KRAUSPE (1964) besondere Verdienste erworben.

Röntgenuntersuchungen

Obwohl STIERLIN (1912) bereits auf die Röntgensymptomatologie der entzündlichen Dickdarmerkrankungen beim Erwachsenen hingewiesen hatte und HELMHOLZ (1923) sie auch bei Kindern beschrieb, blieb die ulzeröse Kolitis doch bis zum Beginn der 50er Jahre bei uns relativ selten. Umfangreichere Erfahrungen konnten (besonders auch bei Kindern) erst während der letzten 20 Jahre gesammelt werden. Sie zeigten, daß die Röntgensymptomatologie selbst bei klinisch typischen Fällen in mindestens 15% anfangs negativ oder doch für längere Zeit unverdächtig bleibt.

Über die zweckmäßigste Untersuchungsmethode gibt es unterschiedliche Ansichten. Zur Verfügung stehen

a) die Nativaufnahme,
b) der Kontrasteinlauf einschließlich der sog. Reliefdarstellung im Anschluß an die Defäkation,
c) die Doppelkontrastmethode, besonders in der Modifikation von WELIN,
d) die Angiographie.

Die Röntgenuntersuchung ist am geeignetsten, uns über die Lokalisation und die Ausdehnung einer Colitis ulcerosa zu informieren. Heute ergänzen die Rektoskopie und Koloskopie mit Stufenbiopsien sinnvoll die Röntgenbefunde und erleichtern in schwierigen Fällen die Differentialdiagnose. Das Röntgenverfahren vermittelt nicht nur einen guten Einblick in die grob-anatomischen und funktionellen Verhältnisse, sondern ist auch für die Verlaufsbeurteilung und den Nachweis von Komplikationen unentbehrlich.

Nativaufnahmen: Sie sollen in zwei Ebenen angefertigt werden, nämlich in Rückenlage mit vertikalem Strahlengang und in linker Seitenlage mit horizontalem Strahlengang. An Orten mit reichlich Kot im Darmlumen ist meist keine stärkere Veränderung vorhanden. Findet sich aber in

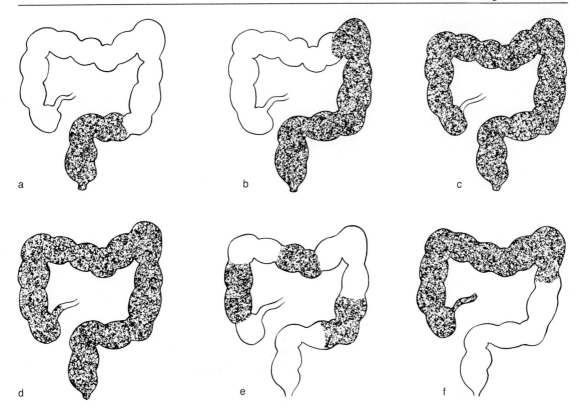

a

b

c

d

e

f

Abb. 10.**91.** **Manifestationsformen der Colitis ulcerosa. „Anatomische" Klassifizierung** (nach *Bockus* u. Mitarb. 1956)

a) Aszendierende Form, zunächst auf das Rektum und das Sigmoid begrenzt.
b) Aufsteigende ulzeröse Kolitis der linken Kolonhälfte.
c) Befall des gesamten Dickdarms, bisher kein Übergreifen auf den Dünndarm.
d) Ulzeröse Kolitis mit Übergreifen auf die unterste Ileumschlinge.
e) Segmentale Form.
f) Absteigende Form der granulomatösen Ileokolitis (Ileocolitis Crohn).

Abb. 10.**92.** **Proktokolitis**
Starke Kontraktionsneigung im Rektum. Irritation und verminderte Dehnbarkeit im Bereich des Rektums während des Frühstadiums einer Proktokolitis. – 58jähr. Patient, der seit einigen Wochen blutigschleimige Durchfälle hatte.

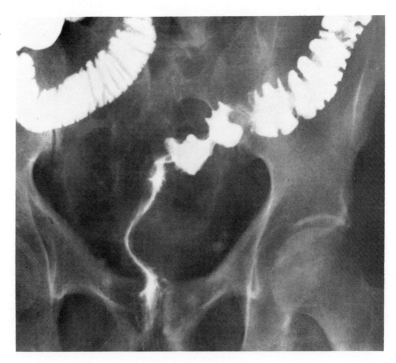

einem engen Dickdarmabschnitt Luft in Form einer schmalen Aufhellung, so weist dieses Phänomen auf eine erkrankte Darmwand hin. Bei toxischem Megakolon ergibt die Übersichtsaufnahme bereits die Diagnose, ein Kontrasteinlauf ist kontraindiziert.

Kontrasteinlauf und Reliefstudium: Jedes der beiden Kontrastverfahren erfordert eine entsprechende Vorbereitung des Patienten. Sie ist bei der üblichen Untersuchung für den Kranken weniger belastend als bei der Doppelkontrastmethode. Ein Teil der Kliniker neigt daher immer noch dazu, sich lieber mit einer etwas einfacheren Röntgendiagnostik zufriedenzugeben, als etwa das Risiko einer akuten Exazerbation einzugehen, das man der Doppelkontrastmethode wegen der drastischen Vorbereitung noch immer anlastet.

Um keinen vorzeitigen Entleerungsreiz auszulösen, sollte die sog. „Prallfüllung" mit einer möglichst geringen Kontrastmittelmenge erfolgen. Dabei lassen sich meist wesentlich aufschlußreichere Ergebnisse erzielen als mit der üblichen Reliefdarstellung nach Defäkation. Besondere Beachtung verdienen das Rektum und das Sigmoid sowie die Ileozökalgegend.

Doppelkontrastmethode: Sie hat die Treffsicherheit der Diagnostik deutlich erhöht und ist in der Erfassung von Frühstadien oder beim Nachweis diskreter Veränderungen der Reliefmethode überlegen. Besonders gut gelingt damit auch die Darstellung von Pseudopolypen und Strikturen. Prallfüllung und Doppelkontrastverfahren ergänzen sich, so daß bei jedem Patienten beide Untersuchungen empfohlen werden (LISSNER 1977, SWART 1977). Beim Kinde ist die kombinierte Brei-Luft-Darstellung aber diagnostisch nicht so ergiebig und erübrigt sich fast immer, falls die Standarduntersuchungen sorgfältig durchgeführt werden (EKLÖF 1969) (Abb. 10.**93**).

Angiographie: Die selektive Angiographie der A. mesenterica superior und A. mesenterica inferior kann bei Erwachsenen zusätzliche Informationen bezüglich der Ausdehnung und der Aktivität einer Colitis ulcerosa besonders bei Rezidiven liefern und erleichtert manchmal die Abgrenzung gegenüber einer Crohnschen Krankheit. Die wichtigsten diagnostischen Kriterien sind hierbei eine abweichende Hämodynamik und eine veränderte Gefäßarchitektur. Für Kinder ist aber der Wert dieser aufwendigen Untersuchung noch nicht erwiesen (ERIKSON u. Mitarb. 1970, DOMBROWSKI u. MILLER 1976).

Röntgensymptomatologie

Eine sorgfältige Beurteilung des Schleimhautbildes, der Wandkonturen und der Haustren ist ebenso wichtig wie ein Urteil über Länge, Fassungsvermögen, Tonus und Kontraktionsfähig-keit des Dickdarms. Mehrere röntgenologische Kriterien müssen jeweils zusammentreffen und zu einem Urteil zusammengefaßt werden, um mit ausreichender Sicherheit die Diagnose einer Colitis ulcerosa zu stellen.

Röntgenologisch findet sich bei der üblichen Dickdarmfüllung während der frühen Krankheitsstadien auch in jenen Fällen enttäuschend wenig, in denen Klinik, Rektoskopie und Biopsie bereits pathologische Ergebnisse liefern. Solange lediglich eine Hyperämie und ein Ödem bestehen, die Schleimhautoberfläche also noch nicht stärker ulzeriert ist, kann man häufig nur uncharakteristische Befunde erheben.

In diesem Stadium beschränkt sich die Röntgensymptomatologie fast ausschließlich auf funktionelle Reaktionen, insbesondere auf den Nachweis einer verstärkten Kontraktionsneigung der betroffenen Darmabschnitte. Oft fließt das Kontrastmittel rasch bis zum Zökum ein, um anschließend durch eine heftige Kontraktion ebenso schnell wieder entleert zu werden. Auch ist eine inkomplette Kolonfüllung infolge eines schmerzhaften Spasmus möglich. Unregelmäßigkeiten des Reliefs sind hierbei gegenüber schleimig-eitrigen Belägen oder Membranen kaum abzugrenzen.

Dagegen konnte WELIN bei 160 Patienten mit ulzeröser Kolitis mit der Doppelkontrastmethode 23mal Frühdiagnosen stellen. Dabei beschränkten sich die Veränderungen noch vorwiegend auf das Rektum. Sie bestanden in einer unregelmäßig fein granulierten Oberflächenzeichnung, die proktoskopisch einer hyperämisch-ödematösen Schleimhaut mit vermehrter Blutungsneigung entsprach (Abb. 10.**94**). Ähnliche, etwas markantere Befunde sah er bei weiter fortgeschrittenen Prozessen auch im Sigma. Die Reliefgestaltung war dann etwas gröber und die Dehnungsfähigkeit der Darmwand in den befallenen Abschnitten deutlich eingeschränkt. PERDIGEHL u. Mitarb. (1978) konnten derartige Befunde bestätigen.

EDLING u. EKLÖF (1960) haben auf ein weiteres Frühsymptom der ulzerösen Kolitis, nämlich eine Verbreiterung bzw. ein Verstreichen der Kohlrauschschen Falte im Rektum hingewiesen. Nach längerer Krankheit kommt es infolge der zunehmenden Periproktitis zu einer Verbreiterung der präsakralen Weichteile. Die Distanz zwischen dem Kreuzbein und der Rektumhinterwand, die bei Erwachsenen normalerweise etwa 0,5–1 cm, bei Kindern nur bis zu 7 mm beträgt, kann sich dann auf 5–7 cm vergrößern (EKLÖF 1969). Seitenaufnahmen des Rektums sind daher immer erforderlich (Abb. 10.**106**).

Schleimhaut, Wandkonturen, Haustration: Ist die Schleimhaut erst einmal durch Mikroabszesse unterminiert und nekrotisch geworden, dann zeichnen sich auch bei der üblichen Röntgenuntersuchung multiple, flache Ulzerationen in Form von

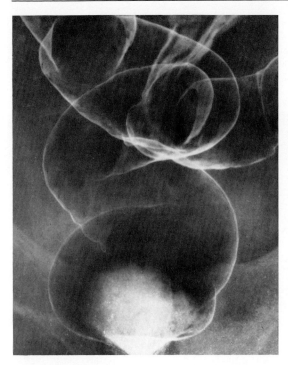

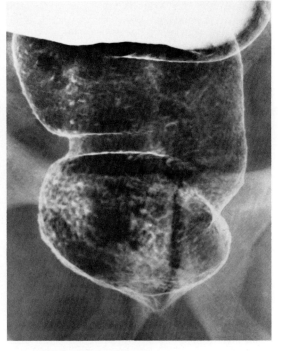

Abb. 10.93. Normales Kolon bei kombinierter Brei-Luft-Füllung
Scharfe Konturen, glasklare Transparenz der Darmwand. Glatte Oberfläche, normale Dehnbarkeit.

Abb. 10.94. Beginnende Kolitis
Frühstadium einer ulzerösen Kolitis, dargestellt mit der kombinierten Brei-Luft-Füllung. Die Konturen sind unregelmäßig und feinbogig gezähnelt, die Wandstruktur ist granuliert (Prof. *S. Welin*).

Abb. 10.95. Schwere ulzeröse Kolitis
Darstellung mit dem üblichen Kontrasteinlauf. Unregelmäßig angenagte Konturen mit Spikulabildung. Unterminierte Schleimhaut, Wandstarre. – 31jährige Patientin. Erster Schub einer ulzerösen Kolitis. Seit 8 Tagen blutig-eitrige Durchfälle, erhöhte Temperatur. Subileussituation.

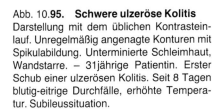

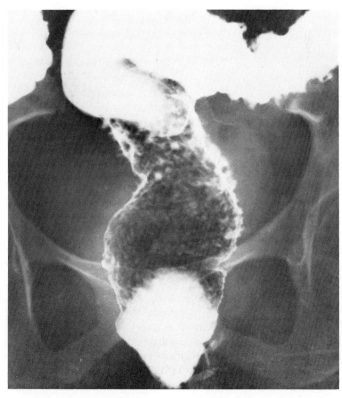

Unebenheiten der Konturen ab. Sie erscheinen zunächst noch glatt, um später unregelmäßig bzw. unscharf zu werden. Es kommt zur Ausbildung der sog. „Spiculae", nämlich kleinster, spitzer Randzacken. Die Grenzen zwischen gesundem und erkranktem Dickdarm sind nie scharf. Solche Übergangszonen haben eine Länge von mehreren Zentimetern. Vorsicht ist bei der Beurteilung aber insofern geboten, als einerseits das Fehlen von Ulzerationen eine Colitis ulcerosa nicht ausschließt, andererseits Kotreste bei schlecht vorbereiteten Patienten ähnliche Veränderungen bewirken. Beginnende Proliferationen können ebenfalls Konturunebenheiten produzieren.

Schon früh verändert sich das Dickdarmrelief infolge eines Ödems. Die Falten werden breiter und irregulär. Bei Fortschreiten der Kolitis erhält man bizarre Bilder. Durch eine starke Schwellung der Schleimhaut und der Submukosa wandelt sich das zarte Relief in eine plumpe Querwulstung um, so daß dann daumenbreite Falten barrenartig in das Lumen ragen und das Bild beherrschen. In die Tiefe eindringende Ulzera können sich mit Kontrastmittel auffüllen. Sie verursachen dann eine Doppelkonturierung mit einer Formation, die man als „Kragenknopf-Abszesse" bezeichnet.

In akuteren Stadien wird die Reliefdiagnostik durch eine verstärkte Sekretion, durch ein Ödem und durch Blut- und Schleimauflagerungen erheblich beeinträchtigt. In subakuten oder chronischen Stadien hat man seltener mit diesen Schwierigkeiten zu rechnen (Abb. 10.**95**–10.**102**).

Die normalerweise symmetrisch angeordneten, gut sichtbaren *Haustren* verändern sich relativ früh über kürzere oder längere Strecken hin, am deutlichsten im Bereich des Querkolons. Ihre Zahl nimmt ab, die Tiefe der Einkerbungen vermindert sich, auch werden sie durch die ödematöse Schleimhaut und etwas steife Wand auch gröber. Da es sich bei den Haustren um funktionelle Gebilde handelt, sieht man während derselben Untersuchung wechselnde Befunde. Diese Veränderungen können sich zurückbilden. Spätstadien der Erkrankung werden mehr oder weniger durch einen Verlust der Haustrenbildung gekennzeichnet. Alle Schleimhautläsionen sind symmetrisch bzw. zirkulär und verändern die ganze Innenfläche, ein wichtiges Unterscheidungsmerkmal gegenüber der Crohnschen Krankheit.

Nach dem Abklingen der akuten Entzündungssymptome erscheint das Schleimhautrelief des Dickdarms oft retikulär, um sich während der Regenerationsphase in ein pseudopolypöses, honigwabenähnliches Bild umzuwandeln. Leider läßt sich eine gute Schleimhautdarstellung nicht immer erzielen, weil nach einem Einlauf mitunter zu reichlich oder zu wenig Kontrastmittel entleert wird und funktionelle Veränderungen zusätzliche Schwierigkeiten bereiten. Es bedarf dann großer

Geschicklichkeit und Erfahrung, durch Palpation und Lagemanöver einen für die Schleimhautdiagnostik günstigen Wandbeschlag zu erzielen.

In diesem Stadium findet man also neben entzündlich-ulzerösen Schleimhautveränderungen bereits regenerative Vorgänge, die sich in Granulationen und ödematösen Überschußbildungen äußern (*Pseudopolypen*). Diese Schleimhauthyperplasien bzw. Schleimhautbrücken charakterisieren sich röntgenologisch als etwa pfefferkorn- bis linsengroße, rundliche oder kommaförmige, breitbasig oder gestielt der Wand aufsitzende Aufhellungen, die meist größere Abschnitte des Dickdarms befallen. Diese Pseudopolypen gelten mehr als ein Regenerationszeichen nach schwerer Erkrankung und nicht so sehr als Folge eines chronischen Verlaufs. Lokalisierte Hyperplasien täuschen gelegentlich geradezu neoplastische Strukturen vor (MARSHAK 1953) (Abb. 10.**103**).

Spasmen können das Röntgenbild des Dickdarms stark beeinflussen und Stenosen vortäuschen. Durch solche Dauerkontraktionen verändern sich Weite und Länge des Kolons erheblich, das dann bis auf 50–60 cm verkürzt erscheinen kann. Dabei flachen sich besonders die Flexuren ab, werden runder und stehen nur in Höhe der Darmbeinschaufeln (Abb. 10.**104** und 10.**105**).

Die fehlende Haustration, die Einengung des Lumens, die Verkürzung des Dickdarms und Reliefveränderungen werden im allgemeinen als Ausdruck einer *Wandfibrose* angesehen. Alle diese Symptome sind jedoch, sofern die Infiltration noch rein zelliger Natur ist, meist rückbildungsfähiger, als normalerweise angenommen wird. Man sollte daher aufgrund einer einzigen Röntgenuntersuchung keine Wandfibrose diagnostizieren. Häufig handelt es sich lediglich um einen permanenten Kontraktionszustand. Erst wenn der Befund über Jahre hinaus konstant bleibt und mit atrophischen Reliefveränderungen einhergeht, darf ein Narbenzustand vermutet werden. Dabei kommt es gelegentlich auch zu Reaktionen an den regionalen Lymphknoten und einer deutlichen Liposklerose des Mesokolons bzw. der Appendices epiploicae.

Wirkliche Wandfibrosen befallen die Kolonwand meist gar nicht kontinuierlich, sondern eher segmentartig. Dabei wechseln vernarbte und weniger stark veränderte Abschnitte miteinander ab. Die Differentialdiagnose gegenüber einer Colitis Crohn gestaltet sich mitunter schwierig.

Stenosen stellen sich röntgenologisch in Form umschriebener symmetrischer Engen von wenigen Zentimetern Länge mit relativ weichen und glatten Konturen dar. In diesen Zonen fehlt die Reliefzeichnung. Die Passage des Darminhaltes wird nicht behindert, auch vermißt man eine prästenotische Dilatation. Die Stenosen gelten allgemein als Folgeerscheinung gedeckter Perforationen.

Abb. 10.96a.   Schwere linksseitige Colitis ulcerosa

Das Colon ascendens ist unauffällig, während im distalen Colon transversum die Haustren bereits etwas breit und steif erscheinen. Erhebliche Reliefveränderungen mit wulstigen Falten, spikulaähnlichen Konturunregelmäßigkeiten mit einer Wandstarre im Colon descendens. Im Sigmabereich und im Rektum hat sich bereits ein pseudopolypöses Relief entwickelt. – 13jähriger Junge. Seit einem Jahr diffuse kolikartige Bauchschmerzen, Entleerung blutig-schleimiger Stühle. Zunehmende Analinsuffizienz.

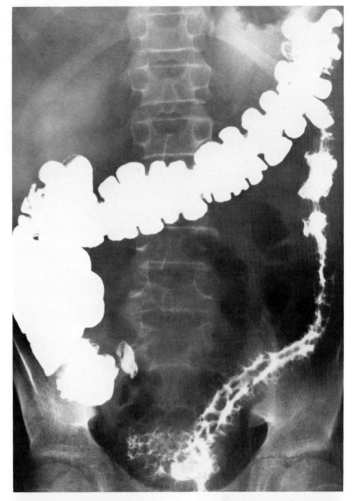

Abb. 10.96b.   Frische Colitis ulcerosa

Die schweren Schleimhautveränderungen betreffen den ganzen Dickdarm, wie man es bei Kindern am häufigsten findet. Die Wandkonturen, besonders im Querkolon und im Colon descendens sind infolge ausgedehnter flächiger Ulzerationen gezähnelt und erscheinen wie angenagt. Die übliche harmonische Haustration ist verschwunden. Umschriebene starke Kontraktionen im Querkolon und Colon descendens prägen zusätzlich das Bild. Eine Prallfüllung war infolge des starken Entleerungsdranges nicht mehr möglich. – 6jähriger Junge. Vor 2 Monaten mit blutig-schleimigen Durchfällen erkrankt. Appetitlosigkeit, Gewichtsverlust.

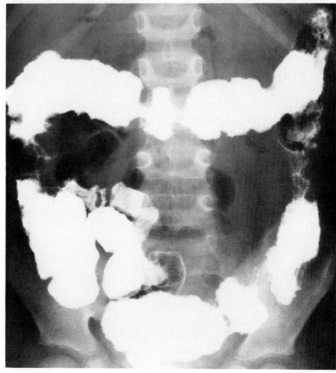

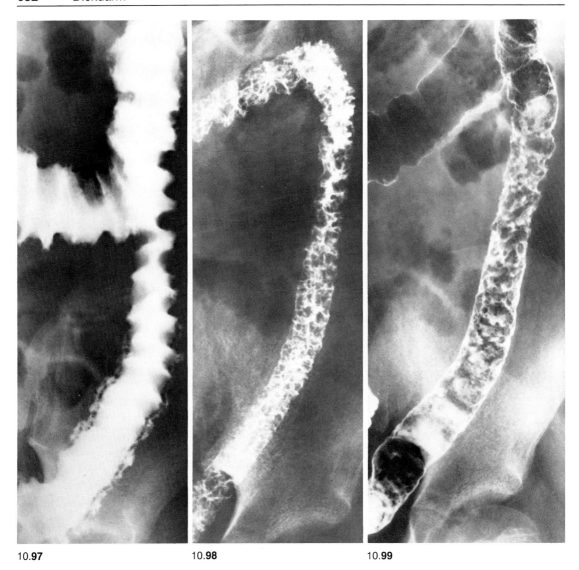

10.**97**   10.**98**   10.**99**

Abb. 10.**97.** Ulzeröse Kolitis, frisches Stadium

Ungewöhnlich starke Schleimhautwulstung im ganzen Kolon. Die Falten sind steif, breit und quergestellt. Infolge eines dicken Belages durch Schleim-, Blut- und Eitermassen, aber auch durch die Auffüllung der in die Tiefe reichenden Ulzera erscheint das Kontrastmittel von der Darmwand distanziert („Kragenknopf-Abszesse"). Unregelmäßige Konturen durch Ulzerationen. – 12jähriger Junge.

Abb. 10.**98.** Ulzeröse Kolitis, Verlaufskontrolle

Dasselbe Kind wie in Abb. 10.**97,** 4 Monate nach Behandlungsbeginn. Ausgeprägtes Reizrelief nach der Defäkation, gleichmäßiges Kaliber.

Abb. 10.**99.** Ulzeröse Kolitis, Verlaufskontrolle

Dasselbe Kind an demselben Untersuchungstage wie in Abb. 10.**98.** Kombinierte Luft-Brei-Füllung. Es werden erst jetzt deutliche flachpolypöse Granulationen erkennbar, die bei dem in Abb. 10.**98** dargestellten Relief nicht zu vermuten waren. Verminderte Dehnbarkeit der Kolonwand.

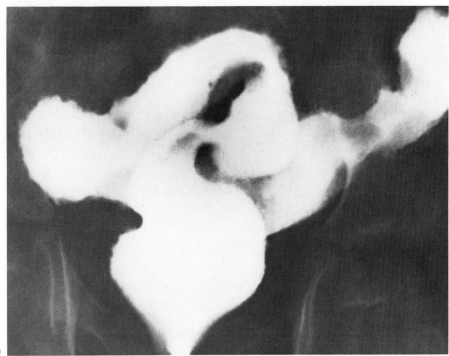

10.**100**

**Abb. 10.100.   Schwere Proktosigmo-
iditis beim Kinde**
Gezielte Übersicht. Verminderte Dehnbar-
keit des distalen Sigmoids, das angenagte
Wandkonturen aufweist. Hochgradig öde-
matöse Veränderungen an der Grenze des
Colon descendens zum Sigma. – 6jähriges
Kind mit Colitis ulcerosa.

**Abb. 10.101.   Akute, reversible Rekto-
sigmoiditis**
Grobe kissenartige Wulstbildung im Sigma
und im proximalen Rektum. – 60jähriger
Patient. Seit 14 Tagen blutig-eitrige Durchfälle mit Fieber bis zu 40 Grad. Rektoskopisch: Tumorverdacht. Histologisch: Entzündung. Eine ulzeröse Kolitis lag nicht vor.
Die Veränderungen bildeten sich innerhalb
weniger Wochen wieder völlig zurück.

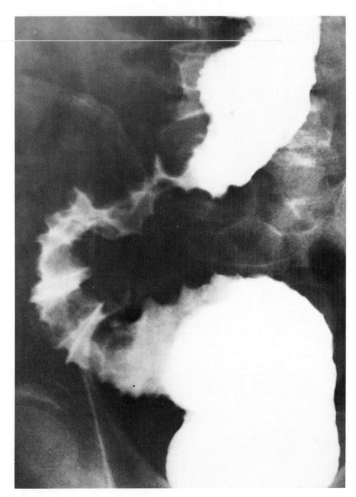

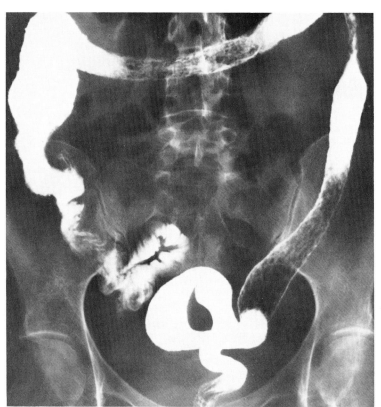

Abb. 10.102.   Ulzeröse Kolitis in Remission
Feingranulierte Reliefzeichnung im ganzen Dickdarm. Das Kolon erscheint röhrenförmig, die Konturen sind etwas unregelmäßig. Vermehrte Kontraktionsneigung. Wulstung des Klappenringes, Verkürzung des Zökums. – 38jährige Patientin, die seit 12 Jahren in regelmäßigen Abständen Durchfallsattacken mit Blutbeimengungen, Erbrechen und Fieber bekam.

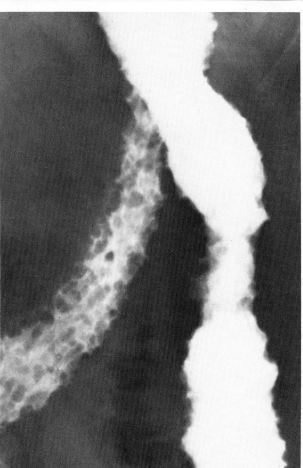

Abb. 10.103.   Pseudopolypose bei Colitis ulcerosa
Gezielte Übersichtsaufnahme der linken Kolonflexur. Kleinpolypöse Reliefzeichnung im Bereich der zuführenden Schlinge, randständige Ulzerationen im Colon descendens. – 12jähriges Mädchen. Vor einem Jahr Durchfallsattacke mit Blut- und Schleimbeimengungen und Fieber bis 40 Grad. Jetzt seit 8 Wochen neuer Krankheitsschub.

Abb. 10.104. Ulzeröse Kolitis, vor Behandlung
Schwerste Wand- und Konturveränderungen fast des gesamten Dickdarms. Feingranulierte Reliefzeichnung. Tiefstehende Flexuren als Ausdruck einer verstärkten Kontraktionsneigung. Koloskopisch verifizierte Colitis ulcerosa. –13jähriger Junge, der seit 2 Jahren über Durchfälle und Tenesmen klagte. Blut nur mikroskopisch nachweisbar.

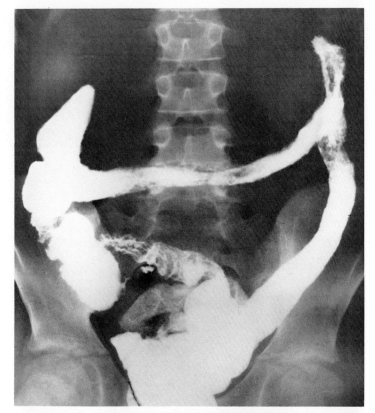

Abb. 10.105. Ulzeröse Kolitis, nach Behandlung
Dasselbe Kind wie in Abb. 10.104. Zustand nach 2½jähriger immunsuppressorischer Therapie. Weitgehende Wiederherstellung normaler Verhältnisse im gesamten Kolon. Regulärer Stand der Flexuren. Endoskopisch und histologisch jetzt Normalbefund.

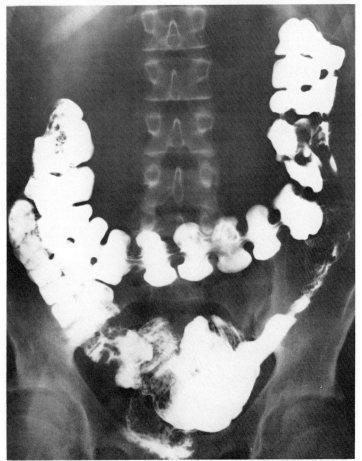

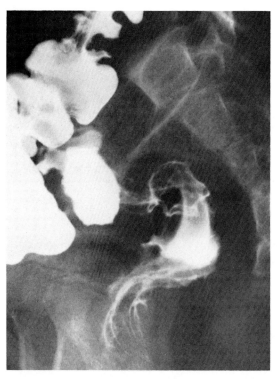

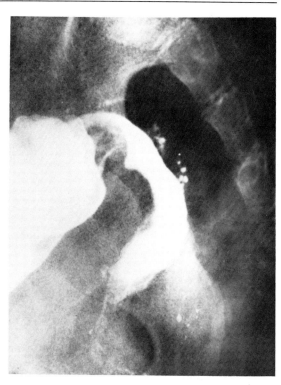

Abb. 10.106. Periproktitis bei Colitis ulcerosa
6jähriges Kind mit frischer Colitis ulcerosa. Deutlich verbreiterter retrorektaler Raum, der auf eine Verdickung der
Rektumwand und eine entzündliche Reaktion des präsakralen Gewebes hinweist.

Abb. 10.107. Fistelbildung bei ulzeröser Kolitis
Mehrere Fistelkanäle an der Rektumhinterwand. Entzündliche Infiltration des retrorektalen Gewebes mit starker
Verbreiterung des präsakralen Raumes. – 13jähriger Junge. Seit 2 Jahren mehrere Rezidive. Schmerzhafte Defäkation.

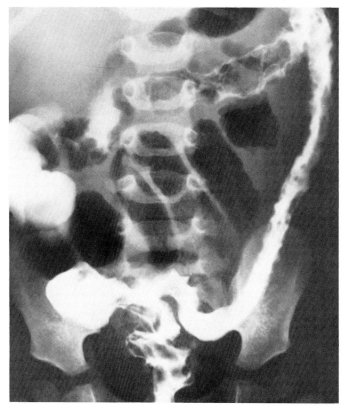

**Abb. 10.108. Kolitis bei hämolytisch-
urämischem Syndrom**
Hochgradige   Schleimhautveränderungen
besonders im Rektum- und Sigmabereich in
Form wulstiger Faltenbildungen durch submuköse Hämorrhagien. Das Bild ähnelt
stark einer Colitis ulcerosa. Geblähte Dünndarmschlingen, Ileussituation. – 10 Monate
alter Säugling. Entleerung blutiger Stühle,
gespannter Bauch. Röntgenuntersuchung
wegen Verdachtes auf zusätzliche Invagination.

Abb. 10.**109.   Toxisches Megakolon bei Colitis ulcerosa**
Dilatation des Dickdarms, besonders im Bereiche des Querkolons,
mit peritonealem Reizzustand nach
massiver Darmblutung als Ausdruck
einer drohenden Perforation. An den
Randkonturen und dem Lumen erkennt man bereits eine deutliche Polypose. Spiegelbildung in den aufgestellten Dünndarmschlingen im linken Mittelbauch. – 18jähriges Mädchen. Seit ½ Jahr blutig-schleimige
Durchfälle.

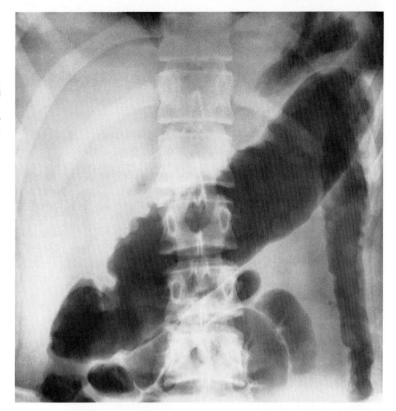

Abb. 10.**110.   Toxisches Megakolon bei
Amöbenruhr**
Röntgenaufnahme in aufrechter Position. Das
Querkolon und beide Flexuren sind erheblich
dilatiert. Auch das Colon descendens enthält
reichlich Luft. Spiegelbildungen im Dünn- und
Dickdarm. Transparenzminderung im Unterbauch durch Exsudat in der freien Bauchhöhle.
– 3jähriges schwerkrankes Kind.

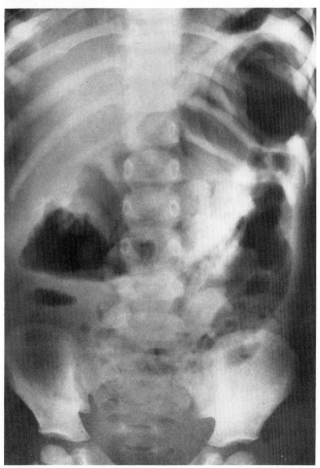

Eine Striktur mit Abnormitäten der Schleimhaut läßt den Verdacht auf ein Karzinom aufkommen, falls der Erkrankungsbeginn 10–15 Jahre zurückliegt.

Fistelbildungen sind selten und lokalisieren sich bevorzugt in den Rektumbereich. Meist gelingt die Füllung einzelner Fisteln oder eines ganzen Fistelsystems mit Kontrastmittel vom Darmlumen her. Das retrorektale bzw. perirektale Gewebe ist entsprechend verdickt. Wichtig bleibt auch der Nachweis solcher Gangsysteme nach einer Anastomoseoperation (Ileorektostomie), weil sie das Kontinenzorgan zerstören können. Fisteln erfordern eine möglichst klare Differentialdiagnose gegenüber der Crohnschen Krankheit, für die sie charakteristisch sind (YARNIS u. CROHN 1960, MARSHAK u. LINDNER 1975) (Abb. 10.**107**).

Als weitere, klinisch äußerst dramatisch verlaufende, der Röntgendiagnostik gut zugängliche Komplikation ist die *toxische Kolondilatation* zu nennen. Sie kann sich bei einem besonders foudroyanten ersten Schub bereits innerhalb weniger Tage entwickeln, aber auch erst nach vielen Jahren während eines akuten Rezidivs auftreten. Etwa 5–10% aller Patienten mit ulzeröser Kolitis durchleben eine derartige fulminante Episode, bei der man klinisch an einen Ileus oder eine Perforation denkt (KARJOO 1976, STAUCH u. LÖHNERT 1976).

Pathologisch-anatomisch findet sich eine schwere transmurale Entzündung mit flächenhaften, vor allem tiefreichenden Ulzerationen, ferner entzündliche Gefäßveränderungen mit Thrombosierung. Die Kolonwand wird durch ausgedehnte Zerstörungen der Muscularis propria stellenweise papierdünn, so daß ein toxisch dilatiertes Kolon zur freien oder gedeckten Perforation neigt. Auch die autonomen Nervenplexus werden in den Entzündungsprozeß einbezogen.

Röntgenologisch findet man entweder den gesamten Dickdarm oder umschriebene Segmente exzessiv, gelegentlich bis auf das 4fache ihres ursprünglichen Lumens erweitert. Bei Nativaufnahmen des liegenden Patienten zeigt sich keine Obstruktion und keine Stenose. Während der Untersuchung in aufrechter Position erkennt man eine Wandverdickung des stark dilatierten Kolons mit welliger Kontur in Form fingerdicker Wülste durch ein schweres Ödem und Granulationen. Als erstaunlich gilt dabei die Tatsache, daß derartige Reaktionen auch bei Patienten auftreten,

deren Dickdarm als stenosiert und narbig verkürzt galt, ein Zeichen dafür, daß es ungewöhnlich schwierig ist, funktionelle Zustände von narbigen Veränderungen zu unterscheiden. Es besteht ferner eine Blähung des Dünndarms infolge einer diffusen viszeralen Peritonitis, teilweise mit Spiegelbildung und Exsudatansammlung im Unterbauch. Ganz selten wird diese Komplikation auch bei granulomatösen Enterokolitiden oder bei schwerer Amöbenruhr beobachtet (Abb. 10.**109** und 10.**110**).

Eine Dünndarmbeteiligung in Form einer *Refluxileitis* ist bei der Colitis ulcerosa selten. Die Veränderungen im terminalen Ileum sind dann auf wenige Zentimeter beschränkt und häufig mit einer Insuffizienz und Rigidität der Klappe verquickt. Die Konturen der zuführenden Ileumschlinge erscheinen meist nur leicht gezähnelt, bleiben aber weich und elastisch, auch fehlt eine Einengung des Lumens. Falls kein Reflux zu erzielen ist, muß man das untere Ileum in der Passage untersuchen.

Das Risiko eines *kolorektalen Karzinoms* liegt bei Patienten mit totaler Colitis ulcerosa (Prä-Steroid-Ära) bei etwa 4%. Es ist von der Erkrankungsdauer, von der Ausdehnung des entzündlich ulzerösen Prozesses und vom Alter bei der Erstmanifestation abhängig (RIDELL 1976). Bei Erkrankungsbeginn im frühen Kindesalter wird schon innerhalb der ersten Dekade eine Karzinomfrequenz von 3% angegeben. Das Karzinomrisiko soll mit jeder Dekade um 20% ansteigen.

Die Frühdiagnose des Kolitiskarzinoms ist außerordentlich schwierig, weil dem Karzinom präkanzeröse Phasen vorausgehen, deren Erkennung sich sehr problematisch gestaltet. Röntgenuntersuchungen und Endoskopie (flache, deutlich verdickte, villöse Schleimhaut) und die histologische Überprüfung sind erforderlich, ulzerierende Strikturen sind immer verdächtig.

Differentialdiagnostisch muß neben der Crohnschen Krankheit und der Purpura Schoenlein-Henoch vor allem auch an ischämische Kolitis und die Darmtuberkulose gedacht werden. In fortgeschrittenen Fällen kann eine Unterscheidung aufgrund des Röntgenbildes allein recht schwierig werden. Hier ist nur von seiten der Klinik und der Bakteriologie ein entsprechender Hinweis zu erwarten (MARGULIS 1971, KIRSNER 1975, BRAHME u. FORK 1976, BLÄKER u. Mitarb. 1978, FÖDISCH u. TOLEDO 1978).

Appendixdiagnostik

Die akute Appendizitis wird allgemein aufgrund klinischer Kriterien diagnostiziert. Mit welcher Fehlerquote aber diese Diagnostik behaftet ist, läßt sich in der Aufstellung von BARNES u. Mitarb. (1962) ersehen, nach der bei einer Analyse von 4500 Fällen einer führenden nordamerikanischen Klinik die präoperative Diagnose in 18% falsch war. Bei Appendizitisverdacht kann eine Röntgenuntersuchung sehr hilfreich sein. Besonders bei Kindern täuscht häufig der klinische Befund, weil eine rechtsseitige basale Pneumonie oder eine Pleuritis ähnliche oder gar gleiche Symptome verursachen. Einzelheiten dieser speziellen Untersuchungen bei akuter Appendizitis werden später erörtert.

Wegen der schwierigen Differentialdiagnose der im rechten Unterbauch lokalisierten Beschwerden und Erkrankungen wurde die Röntgenuntersuchung der Appendix bei Erwachsenen mit großen Hoffnungen aufgegriffen und ausgebaut (GOTTHEINER 1928, CHROM u. GUDBJERG 1954, ZESBÖK 1954, KNOTHE 1962, BENEVENTO u. Mitarb. 1977). Die Interpretation der Röntgenbilder bereitet aber prinzipielle Schwierigkeiten, weil bei ähnlichen oder gleichen Röntgenbefunden pathologisch-anatomisch ganz unterschiedliche Zustände vorliegen können und der Grad der Veränderungen nicht immer der Intensität der Beschwerden entspricht. Auch wird bei Erwachsenen der Wert einer Röntgenuntersuchung deswegen eingeschränkt, weil man bei Sektionen relativ häufig Appendixveränderungen findet, ohne daß bei Lebzeiten über entsprechende Beschwerden geklagt worden wäre (ASCHOFF 1930, SELBERG 1962). Die röntgenologisch verifizierten Stenosen, Abknickungen, Adhäsionen usw. beweisen beim Erwachsenen zwar einen abgelaufenen appendizitischen Prozeß, nicht aber, ob diese Veränderungen im Einzelfall belanglos sind oder als Ursache abdomineller Beschwerden betrachtet werden müssen (SLAVOJ u. LEDLOVA-MARKALOUSOVA 1962, KAISER 1966, KNOTHE 1968). Dagegen zeigen sich bei Neugeborenen, bei jungen Säuglingen und jungen Kindern pathologisch-anatomisch praktisch nie Appendixerkrankungen. Bei Kindern kann man also bezüglich der Bewertung eines pathologischen Röntgenbefundes von ganz anderen Voraussetzungen ausgehen. Folgezustände subakut abgelaufener Entzündungen oder chronisch-rezidivierende Appendixaffektionen sind in dieser Altersstufe daher der Röntgenuntersuchung weit besser zugänglich (LASSRICH 1962).

Die Appendix läßt sich röntgenologisch auf zweierlei Art darstellen, nämlich nach Kontrastmittelgabe *(orale Methode)* oder mit Hilfe eines Kontrasteinlaufes *(rektale Methode)*.

Die orale Appendixfüllung gelingt am zuverlässigsten. Diagnostisch verwertbare Bilder erhält man bei guter Zökumfüllung, also etwa nach 2–4 Stunden. Zusätze zum Kontrastmittel, wie Bittersalz u. a., oder eisgekühlte Kontrastmittel mit dem Ziel einer Schnelluntersuchung (GERLACH 1951) werden von uns nicht verwendet.

Der Appendixabgang liegt in ca. 90% der Fälle an der medialen Seite des Zökums unterhalb und etwas hinter der Klappe.

Die Appendix kann auch am tiefsten Punkt des Zökums oder aber trichterförmig mit weiter Öffnung aus dem konisch gestalteten Zökumpol abgehen (sog. fetale Form).

Die Appendix weist bezüglich ihrer Länge große Varianten auf (3–25 cm), ist beim Neugeborenen durchschnittlich 5,5, bei 5–10jährigen 8,5 cm lang. Nach dem 30. Lebensjahr verkürzt sich die Appendix. Ihr Lumen mißt ca. 2–4 mm und verjüngt sich distalwärts etwas. Ein unregelmäßiges Kaliber, fadenförmige Füllungen oder Einengungen im Mündungsgebiet können zwar Folgen granulierender Entzündungen sein, aber auch auf einem unterschiedlichen Tonus beruhen. In der Appendixspitze befinden sich manchmal Kotreste, die eine komplette Füllung verhindern.

Die Appendixschleimhaut ist besonders bei Kindern reich an Lymphfollikeln, die im Röntgenbild ein pseudopolypöses Relief hervorrufen. Die Abnahme dieser granulären Reliefformationen geht mit der allgemeinen Involution des lymphatischen Gewebes einher.

Die Untersuchung der Appendix wird unter ausgiebiger Palpation im Liegen und Stehen durchgeführt. Im Liegen ähneln die Verhältnisse weitgehend dem Operationssitus, im Stehen läßt sich manchmal eine Verwachsung der Appendixspitze besser nachweisen. Man überprüft die Verschieblichkeit oder die Fixation einzelner Appendixabschnitte und lokalisiert sorgfältig die Schmerzpunkte. Winkelungen oder Knicke werden oft zu Unrecht diagnostiziert, weil man versäumt, die Appendix „aufzurollen" (vergl. Darstellung der Kolonflexuren). Meist handelt es sich um einfache Schleifen.

Eine Luftfüllung der Appendix ist gelegentlich auf Nativaufnahmen bei regulärer Position, aber auch bei hochgeschlagenen oder retrozökal gelegenen Appendices zu beobachten (SAMUEL 1957). Man kann damit bereits die Appendix lokalisieren. Grobe entzündliche Veränderungen oder gar ein verschlossener Zugang sind bei einer solchen Luftfüllung praktisch nicht existent.

Die Appendix weist zahlreiche *Lagevarianten* auf, sie ist ferner an allen angeborenen und erworbenen Lageanomalien des Zökums beteiligt. Meist findet sich der Wurmfortsatz in der rechten Fossa iliaca. Er kann auch tief im kleinen Becken, lateral oder medial nach oben geschlagen, retrozökal und retromesenterial liegen. Bei einem Coecum mobile ist eine subhepatische Lage, beim Mesenterium ileocolicum commune eine Position im linken Mittel- oder Unterbauch möglich. Die retrozökal gelegene Appendix verbirgt sich leicht hinter einem prall gefüllten Zökum. Aus diesem Grunde sind Kontrolluntersuchungen nach der Entleerung des Zökums erforderlich, ferner Untersuchungen nach Drehung in die halblinke und die halbrechte Position.

Die Lagevarianten haben große klinische Bedeutung wegen der uncharakteristischen Symptome, die durch eine Entzündung der atypisch gelegenen Appendix ausgelöst werden. Eine retrozökal liegende erkrankte Appendix kann lumbagoähnliche Schmerzen hervorrufen, während eine subhepatisch fixierte Appendix manchmal eine Gallenblasenerkrankung vortäuscht (Abb. 10.**111**).

Röntgenologische Kriterien einer gesunden Appendix sind ihre *Füllbarkeit*, ihre *Entleerungsfunktion* und ihre *freie Verschieblichkeit*.

Die *Kontrastmittelfüllung* einer gesunden Appendix erfolgt meist spontan oder während einer leichten Massage des Zökumpols, ist aber nicht konstant zu erzielen und vom Muskeltonus des Mündungsgebietes, aber auch von der Form des Appendixabganges abhängig.

Der Wurmfortsatz *entleert* sich durch eine kräftige Kontraktion, sie erfolgt manchmal rasch und ruckartig, gelegentlich während der Palpation. Peristaltische Bewegungen der Appendix, also Füllung und Entleerung, treten oft gemeinsam mit den Kolonbewegungen auf, so daß man von einer Funktionseinheit von Appendix und Zökum sprechen kann (PRESSLER 1962).

Aus der *Füllungsdauer* lassen sich diagnostisch kaum Schlüsse ziehen. In ca. 70% der Fälle verschwindet das Barium aus dem Zökum und aus der Appendix annähernd gleichzeitig, also innerhalb von 2 bis 3 Tagen. In etwa einem Drittel sieht man jedoch Appendixfüllungen über längere Zeit (4–30 Tage). Eine obere zeitliche Grenze existiert für die normale Füllungsdauer nicht, auch kann bei demselben Patienten die Appendixentleerung während verschiedener Untersuchungen unterschiedlich schnell erfolgen. Der häufigste Grund einer übermäßig langen Appendixfüllung liegt offenbar in einer Kotstauung im Zökum (Obstipation). Natürlich kann auch eine pathologisch veränderte Appendix ungewöhnlich lange Barium retinieren, falls die Motorik durch abgelaufene Entzündungen beeinträchtigt wurde.

Die *Verschieblichkeit* der Appendix läßt sich mit Hilfe einer sorgfältigen Palpation beurteilen und

ist normalerweise von der Länge des Organs und des Mesenteriolums abhängig.

Unter den Appendixanomalien besitzt die *Divertikulose* klinische Bedeutung. Bei der seltenen angeborenen Form (Abb. 10.**114**) finden sich Aussackungen aller Wandschichten, während die Appendixdivertikel älterer Menschen den erworbenen Dickdarmdivertikeln gleichzusetzen sind, also sog. falsche Divertikel darstellen. Sie entwickeln sich meist in Richtung zum Mesenteriolum. Divertikel können zufällig bei symptomfreien Patienten entdeckt werden, aber auch infolge von Entzündungen die Symptome einer Appendixerkrankung hervorrufen (WEINER u. JENKINSON 1957, BALUN 1972, KESSLER 1977).

Einstülpungen am Appendixabgang mit einem bürzelartigen Füllungsdefekt beruhen auf partiellen oder kompletten appendikozökalen *Invaginationen*. Man findet sie bei Kindern häufiger als bei Erwachsenen, sie sind auch autoptisch und bei Operationen beobachtet worden. Intussuszeptionen können symptomlos verlaufen, aber auch Beschwerden in Form eines lokalen Druckschmerzes mit geringer Abwehrspannung auslösen. An bekannten Ursachen werden angeführt: Fremdkörper in der Appendix, abnorme Fixation, Entzündung, Enteritis, Tumoren usw. (Abb. 10.**115**).

Röntgenologisch sieht man am Zökumpol oder intraluminal einen fingerförmigen Füllungsdefekt. Bei Kindern konnten wir wiederholt mit ausgiebiger Palpation unter Durchleuchtungskontrolle eine Reposition erzielen (BACHMANN u. CLEMETT 1971).

Bei chronisch-rezidivierenden Appendixaffektionen handelt es sich pathologisch-anatomisch um schubweise auftretende, mehr oder weniger heftige, meist umschriebene Entzündungen und deren Folgezustände. Sie können mit unterschiedlich starken Beschwerden ablaufen, verursachen nur selten alarmierende Symptome und sind ungefährlicher als eine akute Appendizitis. Der schleichende Verlauf ermöglicht auch eine klärende Röntgenuntersuchung, ohne den Patienten durch Zeitverlust oder die Untersuchung selbst zu gefährden.

Bei Kindern, die ihre Beschwerden nur unpräzise angeben und den Schmerz nicht exakt lokalisieren können, ist die klinische Diagnose einer chronisch-rezidivierenden Appendixaffektion besonders unsicher. Hier läßt sich durch eine Röntgenuntersuchung der klinische Verdacht bekräftigen, oder aber eine unnötige Appendektomie verhindern. Um die Treffsicherheit der Röntgenuntersuchung zu überprüfen, haben wir an mehr als 300 Kindern die Beschwerden, das klinische Bild und den Röntgenbefund mit dem operativen und histologischen Ergebnis verglichen. Die Treffsicherheit der Diagnostik betrug 89%. Postoperative Untersuchungen bezüglich der Beschwerde-

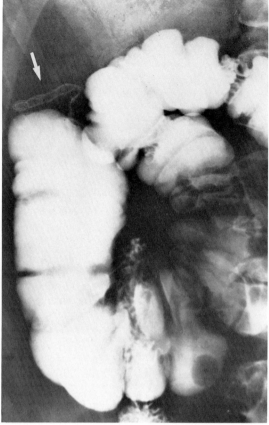

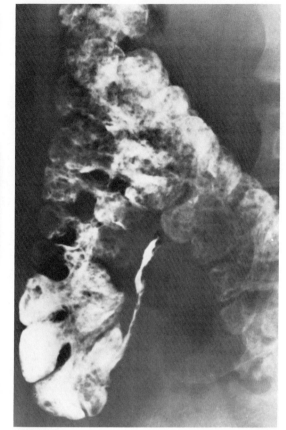

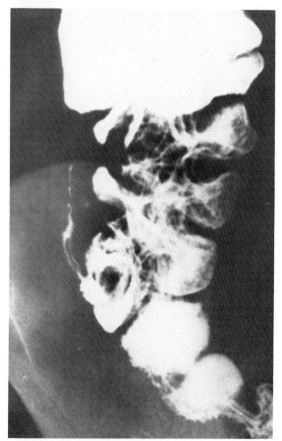

Abb. 10.111. Subhepatisch gelegene Appendix
Zökuminversion. Die Appendix (Pfeil) liegt am unteren
Leberrand. – 53jähriger Patient. Klinisch bestanden keine
auf den Wurmfortsatz deutende Beschwerden.

Abb. 10.112 (oben rechts). **Appendixadhäsion**
Gezielte Übersichtsaufnahme 24 Stunden p. c. Die Appendixspitze lag konstant subhepatisch und erwies sich als
fixiert. Umschriebener Druckschmerz im Appendixbereich.
– 13jähriges Mädchen. Operativ bestätigte Appendixadhäsion.

Abb. 10.113. Chronisch-rezidivierende Appendizitis
Der Zökumpol ist nach außen oben verzogen. Lateral
hochgeschlagene, fixierte Appendix, deren Lumen unregelmäßig gefüllt ist und sich zur Spitze hin verengt. Umschriebener Druckschmerz. – 9jähriger Junge. Operation:
In ausgedehntes Narbengewebe eingebettete Appendix,
Zökum fixiert. Histologisch: Chronisch-rezidivierende Appendizitis.

freiheit bestätigten zusätzlich diese Ergebnisse (Lassrich 1964, Metzmacher 1971).

Wegen der pathologisch-anatomisch unterschiedlichen Folgezustände ist nach chronisch-rezidivierenden Appendixaffektionen keine einheitliche Röntgensymptomatologie zu erwarten. Die Röntgenbefunde lassen sich trennen in *direkte,* relativ zuverlässige *Symptome* am Füllungsbild der Appendix selbst und in *indirekte Symptome* (Funktionsstörungen) an den übrigen Bauchorganen. Erst die Summe der Beobachtungen gibt einen verwertbaren Gesamteindruck.

Die direkten Röntgensymptome sind am Füllungsbild selbst zu analysieren:

Bei der *pathologisch kurzen Appendix* handelt es sich meist um einen durch Narben teilweise obliterierten Wurmfortsatz. Fixierte Abknickungen, Kotsteine, Empyeme und Abszesse können die Ursache sein. Das Füllungsbild gibt nur die Mindestlänge an, weil sich röntgenologisch allein der kontrastgefüllte Teil der Appendix erkennen läßt (Abb. 10.**116**).

Eine *abnorm lange Appendix* stellt zwar nur eine Variante dar, neigt aber zur Stase und damit offenbar leichter zu Entzündungen. Viele der überlangen Appendices erweisen sich als adhärent.

Als *pathologische Formveränderungen* finden sich fadendünne Appendixschatten infolge Vernarbung des Lumens in ganzer Länge, ein unregelmäßiges Kaliber durch granulierende Entzündungen, ferner ringförmige umschriebene Stenosen. Bei der allmählichen Verschmälerung des Appendixlumens mit fixierter Spitze ist eine Narbenschrumpfung anzunehmen. Einen übermäßig breiten Wurmfortsatz sieht man nach chronisch atrophierenden Schleimhautprozessen. Da das Kaliber der Appendix bereits normalerweise variabel ist und sich bei demselben Patienten durch Tonusschwankungen auch ändern kann, ist bei der Interpretation Vorsicht geboten.

Konzentrische Einschnürungen werden durch ringförmige umschriebene *Stenosen* verursacht, dürfen aber nicht mit physiologischen Einengungen durch die Peristaltik verwechselt werden. Die Segmentierung der Appendixfüllung kann auf Narbenstrikturen beruhen, wird aber auch bei einer gesunden Appendix als Folge der Eintrocknung des Kontrastmittels häufiger angetroffen.

Ein *spitzes distales Ende* ist fast immer bei Adhäsionen zu beobachten. Ganz allgemein liegt der Ort der primären Entzündung meist in einer Schleimhautfalte im distalen Appendixabschnitt und hat hier Lumenveränderungen zur Folge (Abb. 10.**117**).

Der Nachweis von *Appendixadhäsionen* ist deswegen wichtig, weil er als sicherer Beweis einer durchgemachten Entzündung gilt. Eine Appendix ist dann als fixiert anzusehen, wenn sie sich trotz aller palpatorischen Manöver nicht aus ihrer Lage mobilisieren läßt und auch bei Kontrolluntersuchungen (24 Stunden p. c.) ihre abnorme Position beibehält. Die lateral und retrozökal gelegenen Appendices neigen zu Entzündungen oder sind Folgezustände entzündlicher Prozesse. Die Appendix kann praktisch mit all ihren Nachbarorganen verwachsen sein, nämlich der zuführenden Ileumschlinge, dem Zökum, dem Querkolon, dem Sigma, dem Mesenterium, der Harnblase, ja selbst mit dem Magen (Abb. 10.**112**, 10.**113**).

Fremdkörper und Konkremente sind in der Appendix keineswegs selten. Es handelt sich dabei einerseits um verschluckte Gegenstände, andererseits um Inkrustationen (Appendixsteine), die im Wurmfortsatz selbst entstehen.

Unter den verschluckten Fremdkörpern findet man – manchmal zufällig – Schrotkörner, Traubenkerne, Zahnfüllungen, kleinkalibrige Spielzeugteilchen u. a. Sie gelangen wahrscheinlich während der Sedimentation des im Zökum noch flüssigen Stuhles in die Appendix, die allerdings versucht, solche Fremdkörper wieder auszustoßen. Ein Spasmus im Mündungsgebiet verhindert häufig den spontanen Abgang.

Rundliche Fremdkörper können längere Zeit reaktionslos liegenbleiben, solange sie nicht das Lumen verlegen, während spitze und scharfe Gegenstände wegen der Perforationsgefahr entfernt werden sollten (Kassner u. Mitarb. 1974). Unmittelbar vor einer solchen Operation ist unbedingt eine Röntgenkontrolle erforderlich, weil der Wurmfortsatz den Fremdkörper sozusagen noch in letzter Minute ausstoßen kann (Abb. 10.**118**).

Durch Stuhleindickungen kommt es in der Appendix zur Ausbildung kleiner *Kotballen,* die Aussparungen im Füllungsbild hervorrufen. Sie erweisen sich während der Durchleuchtung als weich und formbar und sind nach Sektionsbefunden häufig. Ihr Nachweis gilt nicht ohne weiteres als Operationsindikation. Mit einer Kontrolluntersuchung kann man auch die Fragen klären, ob solche Befunde lediglich Kotballen entsprechen oder bereits sich bildende Kotsteine vorliegen. Diese Entwicklung ist zu erwarten, falls Spasmen im Mündungsgebiet oder eine Entzündung die Appendixentleerung behindert und Kot übermäßig lange retiniert und eingedickt wird.

Nicht alle Autoren unterscheiden strikt zwischen *Kotsteinen* und *Appendixsteinen.* Zur Entwicklung eines Appendixsteines gehört ein schichtweises Wachstum um einen organischen oder anorganischen Kern sowie die Einlagerung von Kalksalzen. Diese Konkremente können oval oder walzenförmig werden und dann zu Segmenten zerfallen (Abb. 10.**119**–10.**121**).

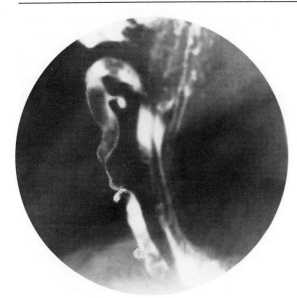

Abb. 10.114. Appendixdivertikel
Mehrere kleine angeborene Divertikel im Appendixverlauf. Operativ bestätigt. – 11jähriges Mädchen. Rezidivierende Beschwerden im rechten Unterbauch.

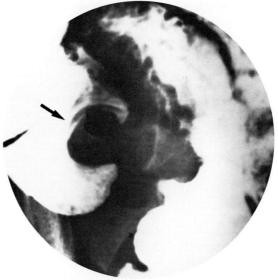

Abb. 10.115. Appendixinvagination
Umschriebener Füllungsdefekt am Zökumpol nach Intussuszeption des Wurmfortsatzes. Man erkennt angedeutet den Appendixabgang (Pfeil). – 6jähriges Kind. Druckschmerz am McBurneyschen Punkt. Operativ bestätigte Invagination.

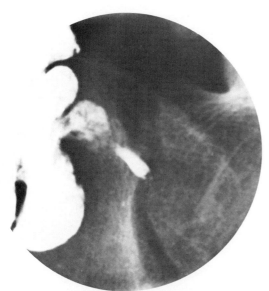

Abb. 10.116. Partielle Appendixobliteration
Nur der Anfangsteil der Appendix hat sich gefüllt. Ihr Lumen ist unregelmäßig. Lokaler Druckschmerz. – 13jähriges Mädchen. Operation: in Narbengewebe eingehüllte Appendix. Histologisch: Lumenverschluß in der Appendixmitte als Folge einer Entzündung.

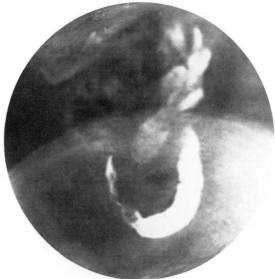

Abb. 10.117. Chronisch-rezidivierende Appendizitis
Zielaufnahme 24 Stunden p. c. Die Appendixspitze ist umgebogen und eingeengt, das Lumen unregelmäßig. Lokaler Druckschmerz. – 9jähriges Kind. Histologisch: katarrhalisch-eitrige Entzündung im Spitzengebiet der Appendix.

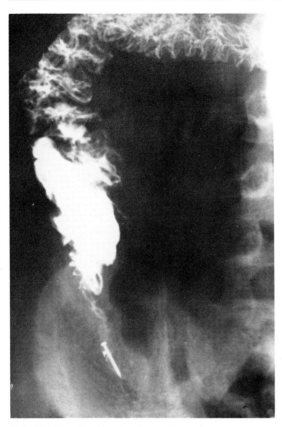
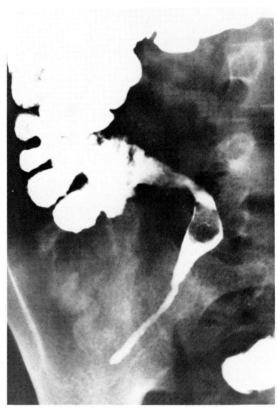

Abb. 10.118.   Nagel in der Appendix
Kurzer, dünner Nagel in der Appendix, dessen Spitze zum Ende hin gerichtet ist. – 5jähriger Junge, der über stechende Schmerzen im rechten Unterbauch klagte. Operativ: beginnende Perforation mit frischer Entzündung im Spitzenbereich.

Abb. 10.119 (oben rechts).   **Kotstein in der Appendix**
Weiter Abgang. Komplette Füllung bis zur gut gerundeten und frei beweglichen Spitze. Kalibererweiterung in der Appendixmitte mit großem Füllungsdefekt. – 10jähriger Junge. Operativ bestätigter großer Kotstein mit Drucknekrose der Schleimhaut.

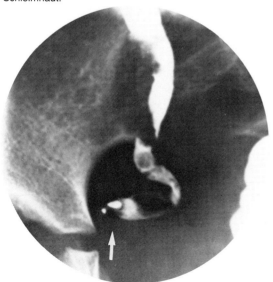
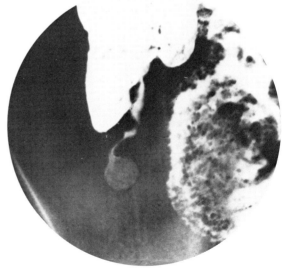

Abb. 10.120.   Fremdkörper in der Appendix
In der Appendixspitze finden sich Reste von Zahnfüllungen (Pfeil). – 7jähriges Kind mit unklaren Bauchschmerzen.

Abb. 10.121.   Appendixstein
Narbig verengte und kurze Appendix, an deren Ende sich ein rundliches kalkdichtes Konkrement befindet. Lokaler Druckschmerz. – 10 Jahre alter Junge. Operativ: Kotstein, Appendixende stark aufgetrieben, Drucknekrose der Schleimhaut.

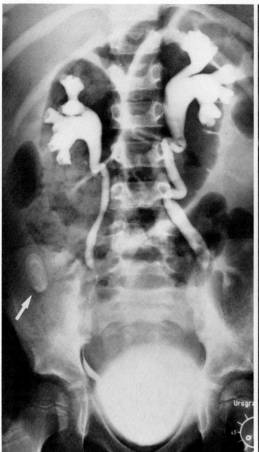

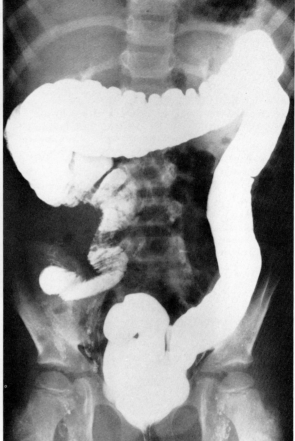

Abb. 10.122.   Perityphlitischer Abszeß nach perforiertem Appendixstein
Starker Meteorismus, außer im rechten Unterbauch. Mandelgroßer, geschichteter Appendixstein (Pfeil). Einengung des rechten und linken unteren Ureterdrittels durch Übergreifen eines perityphlitischen Abszesses (Periureteritis). – 12jähriger Junge. Druckschmerzhafte Resistenz im rechten Unterbauch mit Fieberschüben und Leukozytose. Durch Punktion konnte vom Rektum her reichlich Eiter entleert werden.

10.**123**

Abb. 10.123.   Periappendizitischer Abszeß
Durch einen operativ bestätigten periappendizitischen Abszeß nach gedeckter Perforation wird der Zökumpol angehoben und nach medial verlagert, während die terminale Ileumschlinge sich bogig um die Infiltration legt. – 6jähriger Junge. Druckschmerz im rechten Unterbauch mit palpabler Resistenz und Fieber. Vor Monaten Lymphographie wegen generalisierter Lymphknotenvergrößerungen.

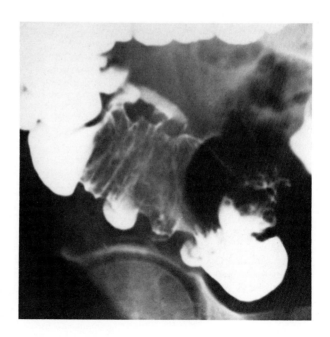

Abb. 10.124.   Perityphlitischer Abszeß
Umschriebener Druckeffekt am aufsteigenden Kolon durch ein perityphlitisches Infiltrat nach eitriger Appendizitis. Fühlbare Resistenz, lokaler Druckschmerz.

Bereits mit einer Nativaufnahme gelingt der Nachweis eines Appendixsteines. Man findet ihn typischerweise im Bereich der Appendixspitze, bei pathologischer Appendixlage oder nach Perforation auch an ungewöhnlichem Orte. Nach Kontrastmittelgabe erkennt man oft noch das proximale Appendixlumen, so daß die Zuordnung des Konkrementes zum Wurmfortsatz bewiesen ist. Es verursacht häufig Druckgeschwüre, denen jederzeit eine Perforation mit Peritonitis oder ein periappendizitischer Abszeß folgen kann. Weil Fremdkörper-Appendizitiden stürmisch verlaufen und der operative Eingriff oft zu spät kommt, gilt der Nachweis solcher Steine für die meisten Kliniker als Operationsindikation. Differentialdiagnostisch sind verkalkte Lymphknoten, Gallensteine, Harnsteine oder auch einmal ein Enterolith in einem Meckelschen Divertikel zu erwägen (FAEGENBURG 1963, SHAW 1965, PINTÉR u. SZEMLÉDY 1975).

Ein *Appendixdruckschmerz* gilt bei frischen Entzündungsschüben und deren Folgezuständen diagnostisch als ein relativ zuverlässiges Symptom. Der Druckschmerz kann an der Basis, im Verlauf der Appendix oder an deren Spitze, mitunter auch am Zökumpol liegen. Neben dem Druckschmerz gibt es einen Dehnungs- bzw. Zerrungsschmerz bei Adhäsionen, der während der Prüfung der Appendixverschieblichkeit verspürt wird.

Kommt es konstant zu keiner Appendixfüllung, so liegt meist ein pathologischer bzw. abnormer Zustand vor. Der Befund ist vieldeutig und beruht u. a. auf Stuhl- und Schleimretentionen, stenosierenden Narbenprozessen, Obliterationen, Kotsteinen, einer Schleimhautschwellung oder einem Spasmus im Mündungsgebiet. Mehrfach sahen wir das Ausbleiben der Füllung auch reflektorisch, so bei Ulcus duodeni oder schweren Antrumgastritiden. Der Prozentsatz der obliterierten Appendices steigt mit dem Lebensalter an, so daß auch dieses Röntgensymptom unterschiedliches Gewicht besitzt. Bei Neugeborenen sind pathologisch-anatomisch Obliterationen praktisch nie, bis zum 20. Lebensjahr selten, in höherem Lebensalter etwa in einem Viertel der Fälle nachweisbar.

Unter den subakut verlaufenden Formen der Appendizitis werden gelegentlich Fälle beobachtet, bei denen das in die Umgebung des Wurmfortsatzes ausgeschwitzte serös-fibrinöse oder leukozytäre Exsudat durch Verklebung des benachbarten Peritoneums abgegrenzt werden konnte. Diese sog. *perityphlitischen Infiltrate* lassen sich nach Abklingen der Bauchdeckenspannung gelegentlich bei der Palpation nachweisen. Man fühlt sie allerdings je nach Lage des Wurmfortsatzes an sehr unterschiedlichen Stellen (Fossa iliaca dextra, tief im kleinen Becken, im subperitonealen Bindegewebe, am Tuber ossis ischii, am unteren Leberrand usw), so daß der Palpationsbefund allein nicht sehr viel aussagt.

Röntgenologisch läßt sich jedoch die Zugehörigkeit der Infiltrate mit einer kombinierten Kontrastfüllung (Dünndarm-Kolon), oder aber bei ausreichendem Reflux in den Dünndarm auch mit dem Kontrasteinlauf allein leicht nachweisen. Die Einbeziehung des rechten Harnleiters ist möglich, eine intravenöse Urographie diagnostisch hilfreich (Abb. 10.**122**–10.**124**).

Entsprechend der Ausdehnung des Abszesses bzw. des Infiltrates findet man Verlagerungen und Verformungen des Zökumpols bzw. des aufsteigenden Dickdarms sowie Verdrängungserscheinungen an den Dünndarmschlingen, besonders am terminalen Ileum. Lokalisiert sich das Exsudat vor oder hinter das Zökum, so übt es einen Pelotteneffekt aus. Bei überlangen Appendices oder bei pathologischer Appendixlage kann solch ein Abszeß überall liegen. Befindet er sich in Höhe des Ileosakralgelenkes, so läßt sich allerdings bei Frauen selbstverständlich niemals exakt entscheiden, ob es sich primär um eine Appendizitis oder um eine Adnexitis gehandelt hat. Gashaltige Abszesse können je nach Lage auch pathologische Spiegelbildungen außerhalb des Darmes hervorrufen, so vor allem im kleinen Becken bzw. lateral oder medial vom Zökum. Die präperitonealen Fettstreifen verschwinden. Perforationen perityphlitischer Abszesse in die Nachbarorgane gehören zu den ausgesprochenen Seltenheiten.

Postoperative Veränderungen nach Appendektomie lassen sich röntgenologisch gut erkennen. Die Einstülpung des Appendixstumpfes mit Hilfe einer Tabaksbeutelnaht hinterläßt am unteren Zökumpol einen ganz charakteristischen Füllungsdefekt von etwa Haselnußgröße, der kurze Zeit nach der Operation durch ein lokales Ödem noch besonders prominent ist. Ungewöhnlich große Bürzelbildungen entsprechen meist chronisch entzündlichen Hyperplasien. DOUGLAS u. Mitarb. (1978) zeigten einen fast gleichartigen Röntgenbefund bei einer in das Zökum invaginierten Mukozele der Appendix. Natürlich ist differentialdiagnostisch auch an eine übliche Intussuszeption oder ein Neoplasma zu denken. Auch Zökumfisteln in die Umgebung oder nach außen kommen postoperativ vor. Ihr Verlauf bedarf des exakten Nachweises mit einer Kontrastmitteldarstellung (Abb. 10.**125** u. 10.**126**).

Außer in der Appendix findet man – besonders bei Kindern – gelegentlich auch in den übrigen Kolonabschnitten *Fremdkörper* mannigfaltiger Art. Sie gelangen durch Verschlucken in den Dickdarm oder werden durch die Afteröffnung eingeführt. Hinzukommen durch Pfählungsverletzungen eingebrachte oder von der Bauchhöhle her eingewanderte Fremdkörper.

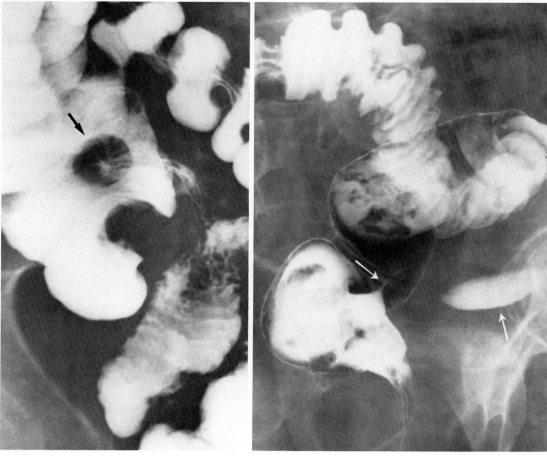

10.**125**   10.**126**

Abb. 10.125. Zustand nach Appendektomie
Fingerkuppengroßer Füllungsdefekt am unteren Zökumpol (eingestülpte Tabaksbeutelnaht). Die oberhalb der Operationsstelle gelegene haselnußgroße Aufhellung entspricht der axial getroffenen Ileozökalklappe (Pfeil).

Abb. 10.126. Rektum-Blasen-Fistel nach Appendektomie
Der Wurmfortsatz lag tief im kleinen Becken fixiert. Die Darstellung des Fistelkanals (li. Pfeil) gelang nur durch Überdruck mittels der kombinierten Brei-Luft-Füllung. Dabei füllte sich auch der Blasenfundus mit Kontrastmittel (re. Pfeil).

Abb. 10.127. Geophagie
Im ganzen Dickdarm, vor allem aber im Rektum, ist der Kot mit schattendichten, granulaartigen Partikeln durchsetzt, die Sandkörnern entsprechen. – 2½jähriges Kind. Nach Meningitis taub und psychisch gestört. Aß immer wieder Sand und Erde.

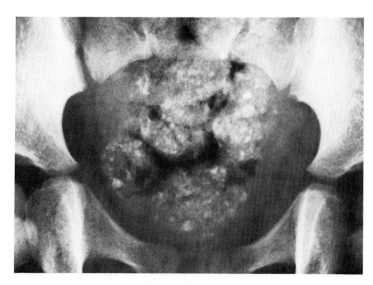

Per os aufgenommene Gegenstände passieren den Dickdarm meist ohne Schwierigkeiten. Allerdings können sich spitze und längliche Fremdkörper in die Darmwand einspießen. Man muß an diese Komplikation denken, wenn sie längere Zeit unbeweglich liegen bleiben und bei Kontrolluntersuchungen an derselben Stelle gefunden werden. Hochgradige Analstenosen verzögern oder blockieren sogar den Abgang verschluckter Münzen usw. (Abb. 10.**60**).

Durch die Analöffnung werden kleinere Gegenstände (Spielzeugteilchen, Bleistiftkappen, Schlüssel usw.) eingeführt, die manchmal längere Zeit liegen bleiben. Wichtig ist deren exakte Lokalisation (Seitenaufnahme), weil Fremdkörper auch einmal in der Vagina bzw. in der Blase zu finden sind. Bei Kindern zeigen sich gelegentlich Quecksilberkügelchen aus Thermometern, die im Munde zerbissen oder im Rektum zerbrochen wurden.

Als Komplikation derartiger Fremdkörper kön-nen Schmerzen, Blutungen, Tenesmen, Ileuserscheinungen, bei einer Perforation in die Bauchhöhle auch die Symptome einer eitrigkotigen Peritonitis auftreten.

Verhaltensgestörte oder debile Kinder im Alter zwischen 2 bis 4 Jahren essen gelegentlich alle möglichen unverdaulichen Dinge, wie Erde, Sand, Kohle, Mauerkalk usw. *(Geophagie).* Solche Fremdkörper werden zwar im ganzen Darmtrakt gefunden, sammeln sich aber im Kolon, vor allem im Rektum durch die Stuhleindickung an. Sie sind nicht gefährlich, dienen aber als Hinweis für die zugrundeliegende Störung. Voraussetzung für den röntgenologischen Nachweis dieser Partikel ist, daß ihre Menge und Schattendichte groß genug sind und die Fremdkörper sich im Kolon massieren. Entscheidend für die Darstellbarkeit ist der Kalzium- bzw. Eisengehalt (GARDNER u. TEVETOGLU 1957). Natürlich muß man differentialdiagnostisch an Medikamentenreste denken (Abb. 10.**127**).

Divertikel

Erworbene Dickdarmdivertikel sind bei älteren, vor allem bei sog. „bindegewebsschwachen" Menschen relativ häufig, sie werden auch oft bei fettleibigen, gedrungenen Patienten beobachtet, die zur Hiatusinsuffizienz oder zum Hiatusbruch neigen (H. H. BERG 1929). Divertikel treten meist multipel auf, lokalisieren sich zwar in alle Abschnitte des Dickdarms, am häufigsten jedoch in das Sigmoid. Sie stellen Schleimhautprolapse dar, die sich entlang der Gefäßdurchtrittsstellen ausbilden. Aufgrund pathologisch-anatomischer Untersuchungen wird ihr Vorkommen bei 50jährigen auf 14%, bei 80jährigen sogar auf 50–60% geschätzt.

Nach STELZNER u. LIERSE (1976) kann die asymmetrische Kontraktion der glatten Darmwandmuskulatur, also eine Fehlregulation der Dickdarmmotorik, zu einer Art Lückenbildung führen. An einem solchen Ort wird die Mukosa und die Muscularis mucosae leicht gemeinsam mit dem Darminhalt nach außen gedrückt, so daß auf diese Weise eine Divertikelbildung zustande kommt. Zweifellos stellt eine schlackenarme, hochkalorische Nahrung, der es an Fasersubstanzen mangelt, einen weiteren entscheidenden pathogenetischen Faktor dar (FILLIPINI 1973, REIFFERSCHEID 1974).

Divertikel verursachen keineswegs immer klinische Symptome. In einigen Fällen bestehen allerdings Stuhlanomalien (Gefühl der unvollständigen Defäkation) oder Schmerzen. Die Beschwerden werden offenbar durch Kotretentionen in den Divertikeln und dadurch hervorgerufene entzündliche Veränderungen ausgelöst. Derartige Entzündungen können auch auf die Umgebung der Darmwand übergreifen und zu einer regelrechten Tumorbildung führen, die dann zusammen mit den übrigen klinischen Erscheinungen (Stenose, Blutungen) leicht für ein malignes Neoplasma gehalten wird (GLAUSER u. FILLIPINI 1977). Es besteht wohl kein Zweifel darüber, daß sich unter den mit konservativen Maßnahmen (einschließlich der Strahlentherapie) erfolgreich behandelten „Sigmakarzinomen" eine ganze Anzahl entzündlicher Prozesse, insbesondere Fälle von Divertikulitis verbergen (H. H. BERG 1929).

Der röntgenologische Nachweis einer Divertikulose ist nicht schwierig. Bei der Untersuchung mit dem Kontrasteinlauf fällt vor allem eine ausgesprochene Querstellung und Wulstung der Falten im Sigmoid auf. Falls die Divertikel frei von Kot sind, erscheinen sie während der Kontrastfüllung als unterschiedlich große Anhangsgebilde der Kolonwand bzw. als massive Kleckse, die mit einem schmalen Hals mit dem Darmlumen verbunden sind. Bei der Prallfüllung stellen sich nur diejenigen Aussackungen dar, in die Kontrastmittel eindringen kann und die randständig getroffen werden, während die üppige Kontrastmittelfüllung des Kolons die an Vorder- und Hinterwand gelegenen Divertikel verdeckt. Bei größeren Divertikeln beobachtet man gelegentlich das Einstrahlen von Falten in den Divertikelhals. Der Divertikelgrund selbst ist faltenlos, da die Schleimhaut hier meist gedehnt wird (Abb. 10.**128**–10.**130**).

Enthalten die Divertikel dagegen Kot, so entstehen siegelring- oder becherförmige Schattengebilde. In vielen Fällen sind aber die Divertikelhälse

Abb. 10.**128.** **Divertikulose des Colon ascendens**
Multiple Divertikel im Bereich des aufsteigenden Kolons. Irritation der Schleimhaut an der rechten Flexur. – 78jährige Patientin, die häufig über Stuhldrang klagte. Es bestand ein Wechsel zwischen Durchfallsneigung und Obstipation und dem Gefühl einer unvollständigen Defäkation.

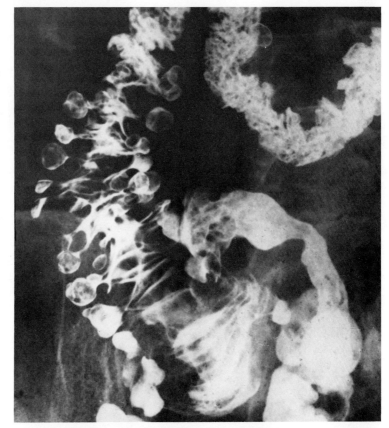

Abb. 10.**129.** **Divertikulose des Colon descendens**
Dieselbe Patientin wie in Abb. 10.**128.** Multiple, meist kotgefüllte Divertikel im Bereich des Colon descendens. Das Kontrastmittel benetzt nur die Randkontur. Kontrastmittelreste blieben über Wochen in den Divertikeln liegen.

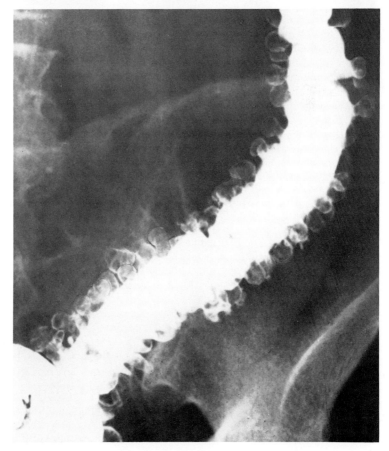

derart eng, verschwollen oder gar verlegt, daß eine Füllung nicht zustande kommt. Es ist daher mit dem üblichen Kontrasteinlauf ein Urteil über die Anzahl der Divertikel kaum zu gewinnen. Gelegentlich gelingt mit der Doppelkontrastmethode eine zuverlässigere Darstellung (Löhr u. Mitarb. 1978). Allerdings warnen auch einige Autoren vor dieser Methode, weil sie angeblich eine Perforation begünstigt.

Als diagnostisch noch ergiebiger wird die Untersuchung nach oraler Kontrastmittelgabe angesehen. Bei Spätaufnahmen findet man in den veränderten Darmabschnitten traubenförmige Kontrastfüllungen, die dem retinierten Barium innerhalb der Divertikel entsprechen. Diese Kontrastmittelreste bleiben häufig über Tage und Wochen liegen, selbst dann noch, wenn eine Säuberung des Dickdarms durch Reinigungseinläufe versucht wird.

Bei der Divertikulitis, einer durch retinierte Kotbröckel verursachten Entzündung, ist der Divertikelhals mehr oder weniger stark eingeengt. Da es sich bei den Darmdivertikeln um „falsche Divertikel", also lediglich um Schleimhautprolapse handelt, kommt es manchmal durch das submuköse Ödem zu einem völligen Abschluß der Divertikel gegen das Darmlumen. Die Folge ist eine sich hier rasch entwickelnde Eiterung und schließlich eine Perforation in das Fettgewebe der angrenzenden Appendices epiploicae bzw. die Ausbildung eines perikolischen Abszesses. Die lokale entzündliche Wandverdickung beträgt häufig das Mehrfache der normalen Wandstärke. Bei akuter Entzündung kann eine allgemeine Peritonitis zustande kommen. Ist der Verlauf aber weniger stürmisch, so findet sich anfangs lediglich eine verminderte Dehnbarkeit der Kolonwand, die aber immer starrer wird, bis schließlich eine derbe Schwiele entsteht. Fischer (1925) hat die bereits von Graser (1898) klassisch geschilderten Vorgänge anhand von Skizzen eindrucksvoll dargestellt (Abb. 10.**131**).

Fistelbildungen zu den Nachbarorganen (Blase, Dünndarm) sind nicht ungewöhnlich (Abb. 10.**133**). Smith u. Mitarb. (1978) erwähnten eine solche Fistel zum linken Hüftgelenk. Sie hatte sich aus einer lokalisierten, zunächst emphysematösen Zellulitis entwickelt und dann in einen Abszeß umgewandelt. Eine andere Fistel bestand zur unteren Mesenterialvene und hatte durch den Abstrom der Keime über die Pfortader einen Leberabszeß verursacht.

Blutungen aus Divertikeln erfolgen zwar ziemlich häufig, sind aber selten massiv. Man sollte aber stets bedenken, daß bei einem Patienten mit Divertikulose noch andere blutende Läsionen des distalen Kolons existieren können.

Die Entwicklung eines *Karzinoms* auf dem Boden einer chronischen Divertikulitis wurde häufiger beobachtet. Mayo (1912) und Schmieden (1927) faßten daher die Divertikulose geradezu als eine präkanzeröse Erkrankung auf, während A. W. Fischer (1925) eine maligne Degeneration als ungewöhnlich ansah bzw. ablehnte. Er wies vielmehr darauf hin, daß die Divertikel auch prästenotische Gebilde darstellen können und man daher bei derartigen Befunden stets auf ein evtl. tiefer gelegenes Neoplasma achten müsse.

Röntgenologisch macht sich die neoplastische Wandveränderung in einer Lumenverengung bemerkbar. Die Stenose kann hochgradig sein, setzt sich selten scharf gegen die Umgebung ab und läßt auch noch in der Nachbarschaft den vorwiegend entzündlichen Charakter in Form von Faltenwulstungen erkennen. Manchmal bleibt aber eine deutliche zickzackförmige Begrenzung bestehen. Zuweilen sind auch kleine Divertikel zu vermuten. Die Unterscheidung zwischen einem entzündlichen und neoplastischen Prozeß kann röntgenologisch schwierig, ja manchmal unmöglich sein.

Die Untersuchung mit Kontrasteinlauf ist in derartigen Fällen für den Kranken meist recht schmerzhaft. Überdruck und tiefe Palpation müssen wegen der Perforationsgefahr unbedingt vermieden werden.

Ein ungewöhnlich großes, isoliertes, divertikelartiges Gebilde im absteigenden Kolon wird in Abb. 10.**134** dargestellt. Ob es sich dabei um eine Anomalie (inkomplette Duplikatur), ein regelrechtes Divertikel, ein Pseudodivertikel oder um einen kleinen Kotabszeß gehandelt hat, wurde nicht geklärt. Klinisch bestand bei dem Patienten nur ein gelegentlich auftretender Druckschmerz im linken Mittelbauch.

Bei Säuglingen und Kleinkindern kommen Darmdivertikel vom Erwachsenentyp nicht vor, auch bei Schulkindern sind nur wenige Fälle bekannt geworden, die sich in alle Abschnitte des Kolons lokalisieren ließen (Bearse 1946, Anderson 1947, Martins 1961). Die klinischen Symptome ähnelten denen einer lokalen Entzündung.

Isolierte Kolondivertikel (solitärer Typ) mit einer Ausstülpung aller Wandschichten sind bei Kindern ebenfalls nur vereinzelt beobachtet worden. Solche Aussackungen werden dann als eine angeborene Anomalie, nämlich eine inkomplette zystische Darmduplikatur mit einem Zugang vom Kolonlumen her betrachtet.

Gelegentlich wurden auch *Traktionsdivertikel* in der Nachbarschaft verkalkter Lymphknoten gefunden (Nolan u. Mitarb. 1972).

Differentialdiagnostisch muß man bei divertikelähnlichen Gebilden im kleinen Becken u. a. auch an *Teratome* denken, die Zahnanlagen oder gar ausgebildete Zähne zeigen (Abb. 10.**135**).

Abb. 10.130. Divertikulose des Sigmoids
Multiple, knapp linsengroße Divertikel mit einer Wulstung und Querstellung der Falten im Bereich des Sigmoids. – 65jähriger Patient. Bisher keine wesentlichen Beschwerden.

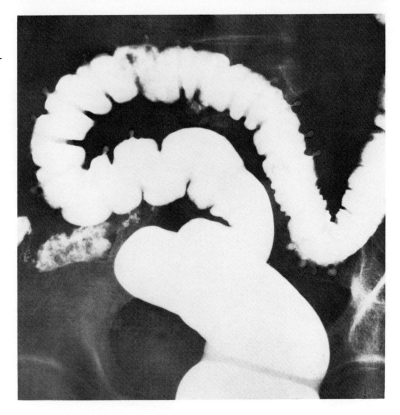

Abb. 10.131. Schematische Darstellung eines Dickdarmdivertikels und seiner Komplikationen
(nach *A. W. Fischer*)
a) Darmdivertikel, das sich in einen Fettanhang ausstülpt.
b) Im Divertikel stagniert Kot. Die Schleimhaut ist geschwollen. Ein entzündliches Ödem durchtränkt das ganze Fett. Durch die Schwellung der Mukosa ist die Verbindung mit der Darmlichtung unterbrochen.
c) Der Prozeß hat zu einer Bindegewebsproliferation geführt. Narbige Schrumpfungsprozesse umgeben zirkulär den Darm und beginnen, ihn einzuengen.
d) Die Mukosa des Divertikels ist geschwürig zerstört. Da der Eiter keinen Abfluß in den Darm hat, ist er an mehreren Stellen durch die Divertikelwand perforiert und hat sich fistelartig ausgebreitet. Der Darm ist beträchtlich stenosiert.

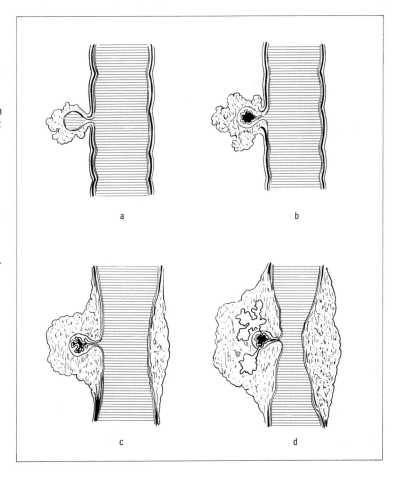

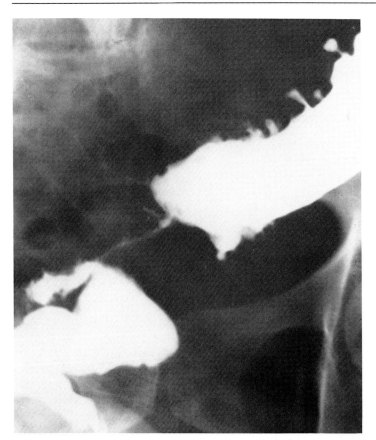

Abb. 10.132.   Divertikulitis mit Sigmastenose
Tiefsitzende Sigmastenose durch ein perisigmoiditisches Infiltrat bei Divertikulitis. Der Befund erinnert weitgehend an ein stenosierendes Karzinom und wurde zunächst auch so gedeutet. Bei der Operation ergab sich jedoch kein Anhalt für ein Neoplasma.

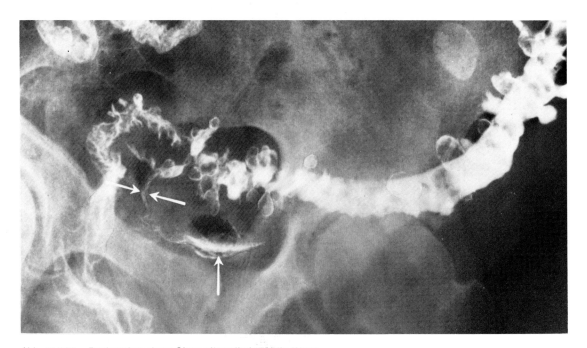

Abb. 10.133.   Perforation eines Sigmadivertikels in die Blase
Hochgradige Divertikulose des Sigmas und des absteigenden Kolons. Nach entzündlicher Verlötung ist es zu einer Fistelbildung zwischen einem Divertikel und der Blase gekommen (Pfeile). Luft und Kontrastmittel sind durch die Fistel in die Blase übergetreten (unterer Pfeil).

Abb. 10.134. Isoliertes Divertikel
Gezielte Übersichtsaufnahme des Colon descendens im II. schrägen Durchmesser bei horizontalem Strahlengang.
Fast mandarinengroßes divertikelartiges Gebilde an der Hinterwand des absteigenden Kolons. Innerhalb des Hohl-
raumes keine differenziertere Reliefzeichnung. Fistelartige Kerbe an der
oberen Zirkumferenz des Divertikelhalses. – Klinisch bestanden bei der 42jäh-
rigen Patientin außer einem gelegentlichen Druckgefühl in der linken Flankengegend keine wesentlichen Beschwerden. Keine operative Kontrolle.

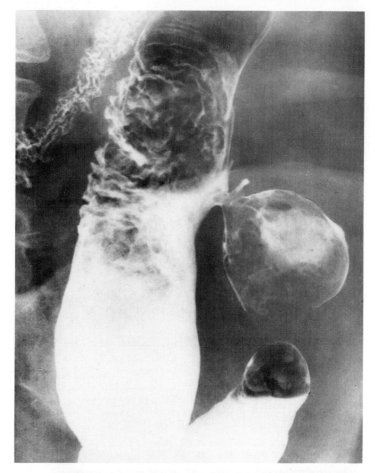

Abb. 10.135. Teratom
Gezielte Übersichtsaufnahme des Rektosigmoids in flacher Bauchlage nach Entleerung eines
Kontrasteinlaufs. Links neben der seitlichen
Rektumwand befinden sich 2 Zahnanlagen
(Pfeile), die einem Teratom angehören, das
bereits auf einer Nativaufnahme nachgewiesen
wurde. Keine Verdrängungs- oder Verlage-
rungssymptome am Rektum. Die Zahnanlagen
ähneln isolierten Divertikeln.

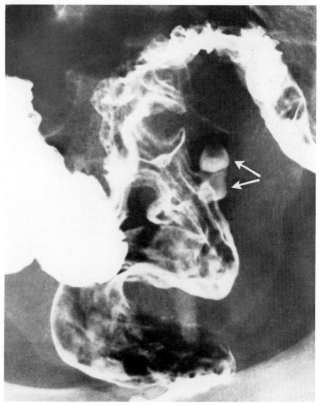

Polypöse gutartige Tumoren

Gutartige Tumoren vom polypösen Typ werden innerhalb des Magen-Darm-Kanals am häufigsten im Dickdarm angetroffen. Die Bezeichnung „Polyp" charakterisiert dabei lediglich die Wuchsform, also eine breitbasig aufsitzende oder gestielte intraluminäre Neubildung. Man beschreibt damit nur ein makroskopisch erkennbares und röntgenologisch darstellbares Gebilde, ohne aber über die gewebliche Zusammensetzung etwas auszusagen. Meist handelt es sich um „Adenome" von kugeliger Form, die vom Epithel ausgehen. Doch kommen auch reaktiv entzündliche Prozesse und mesenchymale Tumoren vor (z. B. Fibrome, Myome, Lipome, Neurinome, Angiome u. a.), die bei einer Röntgenuntersuchung als polypöse Gebilde imponieren. Schließlich werden hamartomatöse Polypen gefunden (u. a. juvenile Polypen, hyperplastische Polypen, Peutz-Jeghersche Krankheit).

Eine Unterscheidung der einzelnen Typen ist röntgenologisch fast nie möglich, nur die histologische Untersuchung erlaubt eine Differenzierung. Das früher geübte Verfahren, nämlich aus einer polypösen Schleimhautläsion nur Probeexzisionen zu entnehmen, wird heute als unzureichend angesehen. Es setzt sich immer mehr die Erkenntnis durch, daß allein eine endoskopische oder chirurgische Polypektomie mit umfassender histologischer Aufarbeitung eine exakte histopathologische Einordnung gewährleistet (FISCHER u. BOHR 1979).

Die heute immer stärker vertretene Ansicht, daß sich die meisten kolorektalen Karzinome auf dem Boden von zunächst gutartigen epithelialen Neubildungen entwickeln, hat das Interesse am Nachweis und der Differenzierung polypöser Tumoren verstärkt. Die verwirrende Vielfalt von Bezeichnungen und morphologischen Einteilungsprinzipien weicht mehr und mehr einer weltweiten Vereinheitlichung der Tumorklassifikation, wie sie der WHO-Nomenklatur zu entnehmen ist (MORSON u. SOBIN 1976). Der zahlenmäßig dominierende „adenomatöse Polyp" (75%) wird jetzt als „tubuläres Adenom" bezeichnet. Genauere Klassifikationsmerkmale haben HERMANEK u. HAGER (1978) angegeben.

95% aller benignen Dickdarmtumoren des Erwachsenen stellen tubuläre Adenome dar, also kompakte Gebilde aus Drüsenepithel mit einer glatten Oberfläche (RAVDIN 1960). Man findet sie solitär, multipel oder generalisiert in jeder Altersklasse – ganz selten bereits einmal bei Kindern, praktisch aber nie vor dem 10. Lebensjahr – in sehr unterschiedlicher Größe (zwischen 5 und 50 mm). Es gibt breitbasige und plumpe Erhebungen sowie langgestreckte Formen (Abb. 10.**136**). Sie

bevorzugen in 70–75% die distalen Kolonabschnitte und sind daher auch der Rektoskopie gut zugänglich. Die Abb. 10.**145** gibt über die prozentuale Verteilung Aufschluß.

Nach pathologisch-anatomischen Erhebungen wird die Häufigkeit der Polypenbildung jenseits des 40. Lebensjahres mit etwa 12–14% angegeben, in höheren Altersstufen soll sie nach FEYRTER (1929) bis auf 50% ansteigen. Größe und Form der Polypen besagen wenig über ihre Gut- oder Bösartigkeit, obwohl WELIN (1957) stärker erhabene Neubildungen mit „unregelmäßiger, blumenkohlartiger Kontur" für suspekter hielt als flache Gebilde mit glatter Oberfläche. Vor allem wird eine konstante Einbuchtung der Schleimhautoberfläche an der Basis des Tumors als Ausdruck eines invasiven Wachstums angesehen. Auch MARUYAMA (1978) versuchte bereits der Form bzw. dem Typus der polypösen Gebilde Hinweise über Gut- oder Bösartigkeit zu entnehmen.

Das oft gleichzeitige Auftreten von Karzinomen – etwa 24–30% aller Dickdarmkrebse sind mit einer Polypose kombiniert – hat auch den Dickdarmpolypen den Ruf einer Präkanzerose eingebracht (HEBERER u. Mitarb. 1978, SCHUBERT 1979). Die Malignitätsrate soll mit zunehmender Größe und Zahl ansteigen. Nach MORSON (1969) entarten tubuläre Adenome in ca. 5%, papilläre Adenome in 20% und villöse Papillome sogar in 40%. Ähnliche Zahlen über die Polyp-Karzinom-Sequenz bei unterschiedlichen Polypen legte BECKER (1979) vor.

Zu den Polypen im weitesten Sinne gehören auch reaktive entzündliche Schleimhauthyperplasien und Granulationsgeschwülste, die wir im Verlaufe der Colitis ulcerosa, der Colitis Crohn, einer Dysenterie sowie der Darmtuberkulose beobachten. Sie sind die Folge bzw. das Ergebnis unregelmäßiger Ulzerationen, die Mukosa und Submukosa erfassen und angrenzende Schleimhautareale unterminieren, die daraufhin polypenartig in das Darmlumen ragen. Sie stellen Reste erhaltener, aber entzündlich-ödematös aufgefalteter Schleimhautbezirke dar und werden von vielen Autoren als „Pseudopolypen" bezeichnet.

Auch die Hyperplasie des ortsständigen lymphatischen Gewebes, die durch eine Vergrößerung der Follikel innerhalb der Schleimhaut charakterisiert wird (diffuse lymphoide Hyperplasie), rechnet man zu den reaktiven Veränderungen. Bei Kindern sind 30% und mehr aller submukösen „Kolon- bzw. Rektumprotuberanzen" lymphatischen Ursprungs (LOUW 1968). Die Aussparungen im Füllungsbild sind viel kleiner, teilweise genabelt und überwiegend in der linken Kolonhälfte lokali-

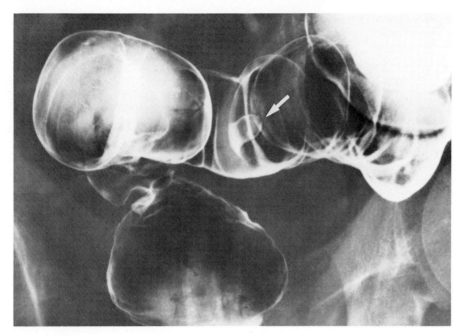

Abb. 10.136. Sigmapolyp
Isolierter, breitbasig der Hinterwand des Sigmas aufsitzender Polyp, dargestellt im Doppelkontrastverfahren (Pfeil). –
47jähriger Patient mit Blutbeimengungen im Stuhl.

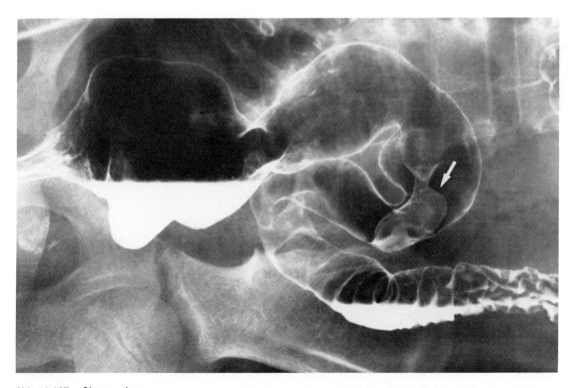

Abb. 10.137. Sigmapolyp
Darstellung von Sigma und Rektum in linker Seitenlage bei horizontalem Strahlengang. Der gestielte, gut bohnengroße
juvenile Polyp ist an seiner Oberfläche mit Kontrastmittel benetzt und erscheint als weichteildichter Schatten (Pfeil) im
luftgeblähten Sigma. – 8jähriges Kind; dem Stuhl war wiederholt hellrotes Blut aufgelagert.

siert. Nur gemeinsam mit den klinischen Symptomen kann man beurteilen, ob es sich dabei um einen noch normalen oder bereits pathologischen Befund (postinfektiös?, allergisch?) handelt (FERRAN u. Mitarb. 1975, JONA u. Mitarb. 1976, THEANDER u. TRAGARDH 1976). Die Veränderungen sind in Parallele zu setzen mit entsprechenden Reaktionen der Lymphfollikel im terminalen Ileum bei nichtsklerosierender Ileitis.

Kortison vermag zwar eine rasche, aber keine anhaltende Rückbildung des lymphatischen Gewebes herbeizuführen, ist aber kaum jemals aus diagnostischen Gründen indiziert.

Weitere spezielle (teils erbliche, teils nichterbliche), gut charakterisierte Formen der Kolonadenomatose stellen das *Gardner-Syndrom*, das *Turcot-Syndrom* und das *Cronkhite-Canada-Syndrom* dar. Sie werden bei Kindern und Erwachsenen gefunden. DODDS 1976 sowie FRIEDMANN u. BEYER 1979 haben die unterschiedliche klinisch-röntgenologische Symptomatologie dieser Varianten klar gegeneinander abgegrenzt.

Die von RICHARDS u. GARDNER 1953 beschriebene autosomal erbliche Form *(Gardner-Syndrom)* ist neben der eigentlichen Dickdarmpolypose durch Zahn-, Haut- und Skelettveränderungen sowie durch eine ungewöhnliche intra- und retroperitoneale Bindegewebsproliferation charakterisiert. Die Kranken suchen den Arzt in der Regel nicht wegen ihrer Darmbeschwerden, sondern wegen einer Zahnstellungsanomalie oder ihrer Hautveränderungen auf, bei denen es sich meist um multiple Atherome im Gesicht, unter der Kopfhaut oder im Nacken handelt. Aber auch andere subkutane mesenchymale Tumoren, wie z. B. Fibrome, Neurofibrome oder Lipome, werden beobachtet. Im Bauchraum, auch retroperitoneal, kann es zu exzessiven Bindegewebswucherungen kommen, die später ein chirurgisches Eingreifen erfordern. Osteome, Exostosen und lokalisierte Knochensklerosen können zu Deformitäten des Hirn- und Gesichtsschädels, des Femurs und der Tibia sowie des Hand- und Fußskeletts führen (JANNECK u. v. EKESPARRE 1973, STAUCH u. Mitarb. 1973, RÖDL 1979).

Diese Form der intestinalen Polypose ist meist auf den Dickdarm beschränkt und entwickelt sich im Kindesalter oder im Anschluß an die Pubertät. Zunächst sind die Polypen klein und breitbasig, wachsen später aber zu gestielten, adenomatösen Tumoren heran. Ihre Tendenz zur malignen Entartung ist groß, die Untersuchung der Familienangehörigen daher angezeigt (SIMMEN u. Mitarb. 1979).

Beim *Turcot-Syndrom* geht die autosomal rezessiv erbliche Dickdarmpolypose mit Störungen im Nervensystem einher. Meist finden sich supratentoriell gelegene Glioblastome, deren Symptomatologie schon in der zweiten Lebensdekade beginnt. Hinzu kommt eine Durchfallsneigung. Da die Patienten meist relativ früh aufgrund ihres Hirntumors sterben, werden maligne Degenerationen der Polypose nur selten beobachtet (TURCOT 1958).

CRONKHITE u. CANADA haben 1955 eine vorwiegend dem fortgeschrittenen Lebensalter vorbehaltene, nicht erbliche Form einer generalisierten gastrointestinalen Polypose beschrieben, die mit Veränderungen des ektodermalen Gewebes einhergeht. Das Krankheitsbild *(Cronkhite-Canada-Syndrom)* beginnt meist mit wäßrigen, sich über Monate hinziehenden, von Blut und Schleim durchsetzten Durchfällen. Schwere dystrophische Zustände durch Eiweißverlust und Malabsorption mit Übelkeit, Leibschmerzen, Ödemen, einer Anämie und massivem Gewichtsverlust sind die Folge. Häufig gehen den eigentlichen intestinalen Symptomen Veränderungen des ektodermalen Gewebes um Monate voraus.

Es kommt zum Haarausfall, einer Hyperpigmentation sowie einer Atrophie der Finger- und Zehennägel. Die Polypose ist generalisiert und zeigt sich in Form gruppenartiger oder beetartiger Tumoransammlungen, die sich sowohl im Magen als auch im Dünn- und Dickdarm finden lassen. Die einzelnen Geschwülste haben einen Durchmesser von etwa 1 cm. Meist führt die Erkrankung infolge zunehmender Kachexie innerhalb von 6–18 Monaten zum Tode. Frauen sollen stärker gefährdet sein als Männer, Remissionen werden nur selten beobachtet, eine Karzinomentwicklung ist möglich (KRAUSE 1972, SCHMIDT u. STURM 1974).

Bei Kindern unterscheiden sich Polypen im Dickdarm in mehrfacher Hinsicht von denen bei Erwachsenen: sie verschwinden öfter spontan und sind viel seltener maligne.

Der *juvenile Polyp* stellt sich als rundliches Gebilde mit einer roten und glatten Oberfläche dar. Er entsteht meist als Solitärpolyp im Rektum oder Sigmabereich (60–80%) mit deutlich abnehmender Frequenz proximalwärts. Aber es können auch einmal in einem umschriebenen Bezirk mehrere Polypen zusammenliegen oder vereinzelt über das Kolon verteilt sein. Die Erkrankung ist im ersten Lebensjahr selten und zeigt einen Häufigkeitsgipfel zwischen 4 und 6 Jahren, der nach dem 10. Lebensjahr rasch abfällt. Der spontane Abgang durch Selbstamputation ist bekannt, so daß dieser Tumor von 14 Jahren an selten wird (Abb. 10.**137**–10.**139**).

Der juvenile Polyp – der häufigste Tumor im Magen-Darm-Trakt des Kindes – stellt ein polypöses Gebilde dar, das als „Schleimretentionspolyp" angesehen wird. Man nimmt für seine Entstehung eine chronisch-entzündliche Ursache an. Er beginnt sein Wachstum wahrscheinlich als Retentionszyste, in deren Mittelpunkt die Verstopfung der Schleimdrüsen steht, so daß sich die

Abb. 10.138. Isolierter Kolon-polyp (juveniler Polyp)
Gezielte Übersichtsaufnahme. Pflaumengroßer polypöser Tumor am Übergang vom Sigma zum Rektum. Die starke Entleerung des Kontrastmittels (Barium rektal) läßt den Polypen einwandfrei erkennen. – 5jähriger Junge. Seit 4 Monaten war dem Stuhl Schleim und Blut aufgelagert.

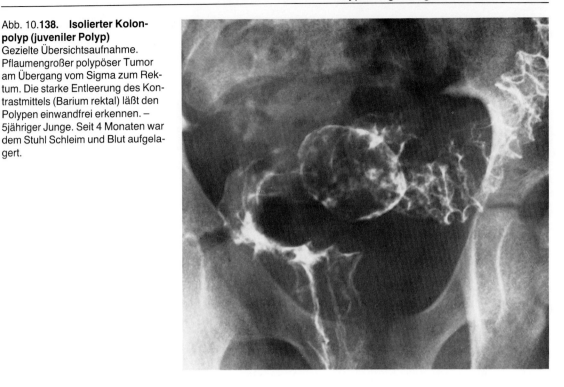

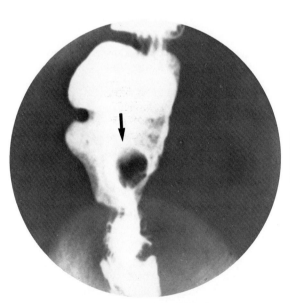

Abb. 10.139. Dickdarmpolyp (juveniler Polyp)
Rundliche Aufhellung (Pfeil) durch einen erbsgroßen Polypen innerhalb einer normalen Schleimhaut im Colon ascendens. Der Befund an diesem für eine Polypenbildung ungewöhnlichen Ort ließ sich bei verschiedenen Untersuchungen und nach Lagewechsel in gleicher Weise reproduzieren. – 9jähriges Kind.

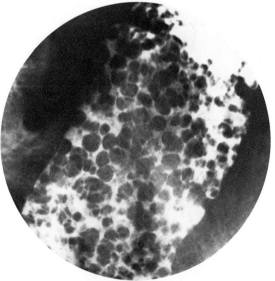

Abb. 10.140. Diffuse juvenile Polyposis coli
Multiple, rundliche, linsen- bis erbsengroße Aussparungen im Füllungsbild des Colon descendens. – 11jähriges Kind, das dünne Stühle mit Blut- und Schleimauflagerungen entleerte. Rektoskopisch: dichtstehende Polypen unterschiedlicher Größe. Gerötete, leicht blutende Schleimhaut.

Mukosa lokal zu einer polypoiden Formation umwandelt. Anfangs ist solch ein Gebilde breitbasig an der Kolonwand angeheftet, also ohne Stiel, der sich erst allmählich durch den Zug des vorbeistreichenden Stuhles ausbilden dürfte. Die Polypen befinden sich meist an der Hinterwand des Dickdarms in engster Nachbarschaft zur Gefäßversorgung, weil sie offenbar einen großen Blutbedarf haben (Franklin u. McSwain 1972).

Im histologischen Bild sind glandulär zystische Hyperplasien innerhalb des bindegewebigen Stromas charakteristisch. Es liegt also kein Adenom, sondern ein Hamartom ohne maligne Entartungstendenz vor. Der klinische Verlauf ist bemerkenswert gutartig und die Prognose günstig. Nach spontanem Abgang gibt es kein lokales Rezidiv – im Gegensatz zu tubulären Adenomen –, da Schleimhaut und Muskulatur normal sind. Zeigt sich nach operativer Entfernung bei der Kontrolle erneut ein Polyp, so muß man daran denken, daß während der ersten Untersuchung dieser Tumor übersehen wurde und nicht etwa ein Rezidiv vorliegt (Cremin u. Louw 1970, Weller u. Feldman 1975).

Klinisch imponieren diese etwa 3–50 mm großen Gebilde durch wiederholte schmerzlose rektale Blutungen, in deren Gefolge sich eine sekundäre Anämie ausbilden kann. Bei distaler Position der Polypen ist das Blut dem Stuhl aufgelagert, bei mehr proximaler Lage wird der Stuhl mit Blut durchmischt. Aber auch Leibschmerzen, offenbar durch Zug am Tumorstiel bedingt, Diarrhö oder sogar Verstopfungen werden angegeben. Eine Invagination ist sehr selten und eigentlich nur dann zu befürchten, wenn der Polyp gestielt und im Vergleich zum Darmlumen groß ist (Rauhs 1960, Duhamel u. Bauche 1965).

Bemerkenswert ist, daß man solch einen gestielten Polypen bei der digitalen Untersuchung weit distal seines Ursprungs palpiert, während beim Kontrasteinlauf der Tumor sich weit proximalwärts befindet, weil er durch das einfließende Kontrastmittel sozusagen hochgeschwemmt wird.

Bei einer *diffusen juvenilen Polyposis coli* wird der Dickdarm von Polypen unterschiedlicher Größe geradezu übersät. Bisher ist kein Übergang einer solchen juvenilen Form in einen bösartigen Verlauf beobachtet worden (Abb. 10.**140**). Allerdings ist die Familienanamnese bezüglich einer Dickdarmpolyposis bei einem Teil der Kinder positiv. Ferner kommen aus solchen Familien gelegentlich auch Patienten mit hereditärer Kolonadenomatose und dementsprechend Kolonkarzinomen zur Beobachtung (Schwartz u. McCauley 1976).

Als weitere Sonderform ist die *generalisierte juvenile gastrointestinale Polyposis* mit entsprechenden Veränderungen im ganzen Magen-Darm-

Trakt und die seltene *Polyposis des Säuglings* zu nennen.

Bei der *hereditären Kolonadenomatose* (familiäre Polyposis coli) handelt es sich um eine ziemlich seltene, autosomal dominant vererbte Erkrankung, bei der multiple adenomatöse Dickdarmpolypen zu finden sind, die später entarten. Die Häufigkeit wird auf 1 : 8300 geschätzt (Reed u. Neel 1955). Die Erkrankung bevorzugt das jugendliche Alter, wobei frühes Auftreten innerhalb von 10–15 Jahren zur Ausbildung eines Karzinoms führt. Das Leiden ist als Präkanzerose so gefürchtet, daß bei der Diagnosestellung eine radikale Resektion, ferner eine Untersuchung der ganzen Familie ratsam werden (Sachatello 1971). Das klinische Erscheinungsbild ähnelt anfangs demjenigen einer juvenilen Polyposis. Nach längerer Krankheitsdauer kommt es aber zu blutig-schleimigen Stühlen, einer hypochromen Anämie und Gewichtsverlust mit einsetzendem Verfall (Hantschmann u. Nemsmann 1974, Velsek u. Mitarb. 1976) (Abb. 10.**141** und 10.**142**).

Beim *Peutz-Jeghers-Syndrom* findet man neben isolierten Polypen im übrigen Magen-Darm-Trakt gelegentlich auch im Dickdarm entsprechende papillomatöse Tumoren.

Vereinzelt werden Dickdarmpolypen ferner bei der Neurofibromatose beobachtet.

Unter den gutartigen polypösen Dickdarmtumoren sind auch die meist submukös liegenden *Lipome* zu nennen, die am häufigsten zwischen dem 40. und 60. Lebensjahr beobachtet werden. Sie stülpen sich polypenartig in das Darmlumen vor, können intermittierend Abdominalbeschwerden, ja eine Tumorobstruktion durch einen Invaginationsileus herbeiführen. Röntgenologisch imponieren sie als glatt begrenzte Neubildungen, deren Differenzierung nur histologisch gelingt. Nach lokalen Läsionen oder Exulzerationen und Tumorzerfall ist die Abgrenzung gegenüber einem Karzinom röntgenologisch nicht möglich (Brünner u. Mitarb. 1973).

Kavernöse *Hämangiome* sind im Dickdarm zwar nicht häufig, aber wegen der Blutungsgefahr und der malignen Entartungstendenz gefürchtet (Schennach 1973, Wagner u. Mitarb. 1978). Der viszerale Befall beschränkt sich dabei nicht auf den Dickdarm. Es können verschiedene Abschnitte des Magen-Darm-Traktes oder zusätzlich die Haut betroffen werden (viszerokutane Hämangiomatose). Röntgenologisch fallen diese Tumoren im Nativbild bereits manchmal durch eine Phlebolithenbildung an unerwarteter Stelle und durch verkalkende Nekrosen auf, beim Kontrasteinlauf imponieren sie als mehr oder weniger ausgeprägte polypöse Gebilde (Lambrecht 1973, Riebel 1979) (Abb. 10.**144**).

Abb. 10.141. Hereditäre Kolon-adenomatose
Zahlreiche, unterschiedlich große Polypen in Rektum, Sigma und Colon descendens, dargestellt mit der Doppelkontrastmethode. – 13jähriger Junge mit Blut- und Schleimabgängen im Stuhl. Bei mehreren Familienmitgliedern wurden adenomatöse Dickdarmpolypen nachgewiesen.

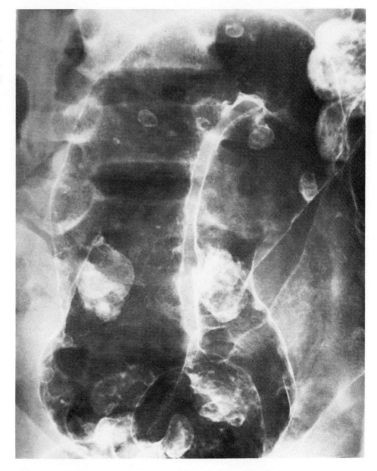

Abb. 10.142. Resektionspräparat zu Abb. 10.141. Abgebildet werden das Rektum und das Sigma. Die meist kirschgroßen rundlichen Polypen nehmen nach distal hin an Zahl zu, sind gestielt und gerötet, weisen an ihrer Oberfläche zwar Erosionen, aber histologisch keine Anzeichen von Malignität auf.

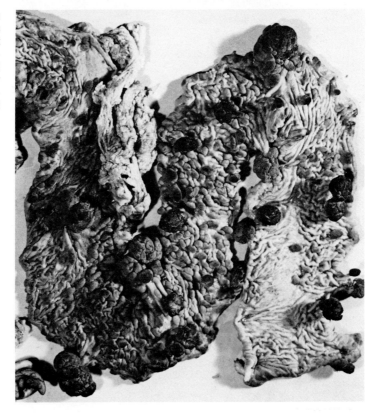

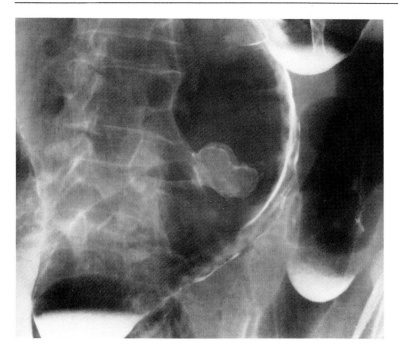

Abb. 10.143. Dickdarmpolyp
Daumenendgliedgroßer polypöser Tumor im Querkolon, dargestellt mit der Doppelkontrastmethode. – 67jährige Patientin mit Darmblutungen.

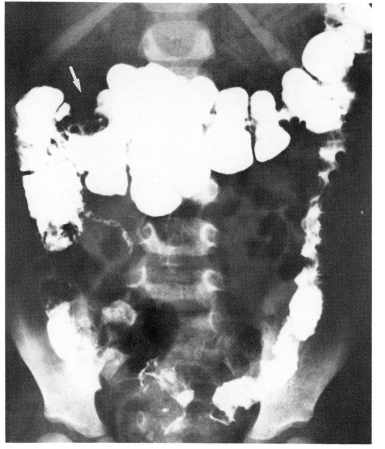

Abb. 10.144. Hämangiomatose des Kolons
Kastaniengroßer Füllungsdefekt in der Nähe der rechten Flexur (Pfeil) durch ein kavernöses Hämangiom. Auch bei der Darstellung mit Doppelkontrast entsprach das Bild einem großen Polypen bzw. einem polypösen Tumor. Operativ bestätigt. – 3jähriges Kind, wiederholt Blutauflagerungen auf dem Stuhl, erhebliche Blutungsanämie. Weitere Gefäßtumoren fanden sich in der Speiseröhre, im Magen und Dünndarm sowie in der Haut.

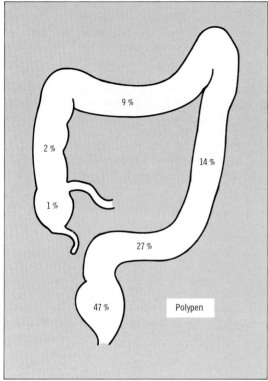

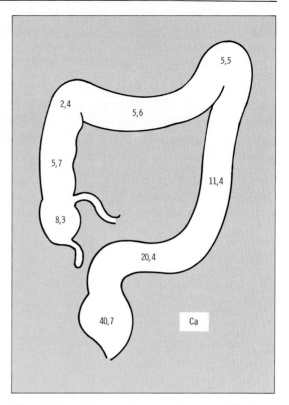

Abb. 10.**145.** Schematische Darstellung der Häufigkeit gutartiger Tumoren in den verschiedenen Dickdarmabschnitten (nach *Bockus*).

Abb. 10.**146.** Schematische Darstellung der Häufigkeit bösartiger Tumoren in den verschiedenen Dickdarmabschnitten (nach *Bockus*).

Abb. 10.**147. Kotsteine im Rektum**
Fast apfelgroße Aufhellungen im Rektum (Pfeile), hervorgerufen durch eingedickten Kot. – 76jährige Patientin mit erheblichen Defäkationsbeschwerden.

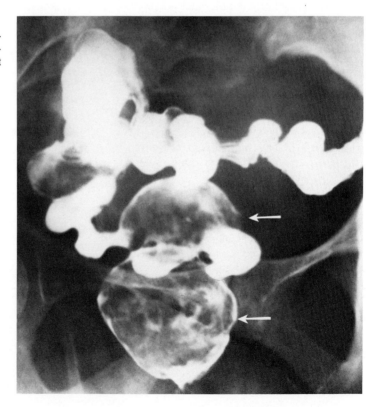

Teratome in der Kreuzbein- und Steißbeinregion beeinträchtigen das Sigma, besonders aber das Rektum überwiegend durch Kompression und Verlagerung, kaum jedoch durch Veränderungen der Rektumwand selbst. Aber lokalisierte Impressionen können einen polypösen Tumor vortäuschen (EKLÖF 1965, ZIMMERMANN u. Mitarb. 1977).

Die Treffsicherheit der röntgenologischen Diagnostik polypöser Tumoren hängt ebenso sehr von der angewendeten Untersuchungsmethode ab wie von der Größe der Geschwülste. Zu Beginn sind viele Polypen breitbasig und noch so klein, daß ihr Nachweis schwierig ist. Sobald sie eine bestimmte Größe erreicht haben, entwickelt sich bei einem Teil der Tumoren, speziell im Bereich der linken Kolonhälfte, ein Stiel. WELIN (1950) gab an, daß die großen Kolonbewegungen, vor allem der Stuhltransport, die Stielbildung begünstigen.

Als Methode der Wahl darf man heute sowohl bei Erwachsenen als auch bei Kindern das Doppelkontrastverfahren bezeichnen. Die diagnostische Ergiebigkeit ist gegenüber der Reliefmethode so evident, daß es darüber kaum noch Zweifel gibt. WELIN konnte mit der von ihm standardisierten Doppelkontrastmethode in seinem Krankengut eine Häufigkeit von 12,5% an polypösen Tumoren ermitteln, während Untersuchungen mit der Reliefmethode selten über eine Frequenz von 2,3% hinauskamen. Eine optimale Dickdarmreinigung ist unbedingte Voraussetzung, damit festhaftende Stuhlreste, Luftblasen, aber auch Falten infolge stärkerer Knickung oder sich überlagernde Haustren diagnostisch nicht irreführen (Abb. 10.**147**). Bei Unklarheiten ist gelegentlich eine Zweituntersuchung ratsam (PRESS u. DAVIS 1976, TREICHEL 1979).

Bei Verdacht auf eine intestinale Polypose sollte man stets den gesamten Magen-Darm-Kanal röntgenologisch untersuchen. Nur so bekommt man eine klare Vorstellung über Zahl, Größe und Lokalisation der Veränderungen. Ausführliche anamnestische Daten, klinische und wenn möglich auch histologische Befunde können zur näheren Differenzierung der einzelnen Typen beitragen. Diese Typisierung ist wichtig, weil jede Form einen unterschiedlichen Grad der Gefährdung beinhaltet.

Bösartige Tumoren

Die von BORMANN (1926) und KONJETZNY (1928) für den Magenkrebs empfohlene Einteilung in polypöse, schüsselförmig-ulzerierte und diffuse (fibröse) Karzinome mit den zwischen diesen Typen häufig auftretenden Übergangsformen kann mit gewissen Einschränkungen auch auf den Dickdarmkrebs angewandt werden. A. W. FISCHER (1925) hatte diese Klassifikation bereits für die Röntgenologie anhand sehr eindrucksvoller Schemata vorgenommen. Auch von pathologisch-anatomischer Seite ist die Ähnlichkeit der Krebsformen des Magens und des Dickdarms betont worden (ASCHOFF 1919, OBERNDORFFER 1926).

Polypöse Karzinome können sowohl primär als auch sekundär durch maligne Degeneration tubulärer Adenome entstehen (SCHMIEDEN und WESTHUES 1927). Die Möglichkeit der malignen Degeneration wird von verschiedenen Autoren recht unterschiedlich beurteilt. Sie liegt zwischen 3,3% und 33% (WELCH u. Mitarb. 1952, CASTLEMAN u. KRICKSTEIN 1962). KOPPEL u. Mitarb. (1962) äußerten allerdings die Ansicht, daß Patienten *mit* Dickdarmpolypen nicht häufiger an Krebs erkranken als solche *ohne* Polypen.

Die maligne Degeneration beginnt meist am Stiel des Adenoms, dessen Basis breiter und dessen Form plumper wird. Ernährungsstörungen führen zu oberflächlichen Nekrosen, so daß der Polyp bei zunehmender Ausdehnung eine typisch blumenkohlartige Oberfläche bekommt. Die Umgebung des Tumors ist so gut wie niemals infiltriert (Abb. 10.**148**).

Als zweithäufigste Form gilt der schüsselförmige, später gürtelartig auf die Darmwand übergreifende Krebs, der einen mehr oder weniger tiefen Geschwürskrater und einen wallartig aufgeworfenen Rand zeigt. Er setzt sich meist scharf gegen seine Umgebung ab.

Die zirrhösen, äußerst bindegewebsreichen Karzinome sind zumeist zirkulär bzw. siegelringförmig. Sie lokalisieren sich mit Vorliebe in das Colon pelvinum und ins Sigma. Zu Beginn stellt die Wucherung oft nur eine kleine, plattenförmige Infiltration der Darmwand dar. Infolge narbiger Schrumpfung bildet sich bald eine Stenose aus. Da klinisch in den Anfangsstadien weder Blut- noch Schleimabgang vorhanden sind, wird die Diagnose meist erst gestellt, wenn sich die ersten Ileussymptome bemerkbar machen. Auch dann pflegt der Tumor häufig noch sehr klein zu sein.

Charakteristisch für die polypösen Karzinome sind im Röntgenbild umschriebene, buckelige oder knollige Füllungsdefekte, die mehr oder weniger breitbasig der Wand aufsitzen. Die Tumor-

Abb. 10.148. Polypöser Rektumtumor
Pflaumengroßer polypöser Füllungsdefekt im Rektum mit relativ glatten Konturen (Pfeil). Histologisch: beginnende maligne Entartung.

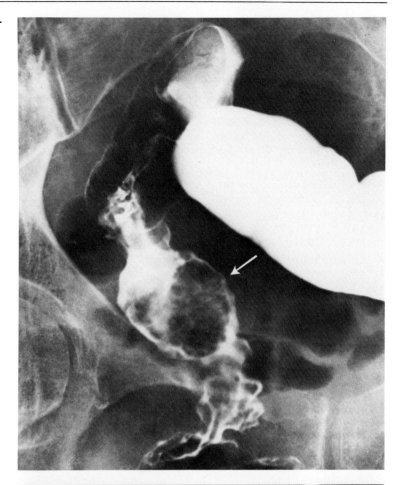

Abb. 10.149. Polypöses Sigmakarzinom
Unregelmäßig höckeriger polypöser Tumor an der Grenze zwischen Sigma und Colon descendens. – 57jährige Patientin. Seit einem halben Jahr Stuhlunregelmäßigkeiten mit Durchfällen und Blutungen. Fühlbarer Tumor links im Unterbauch.

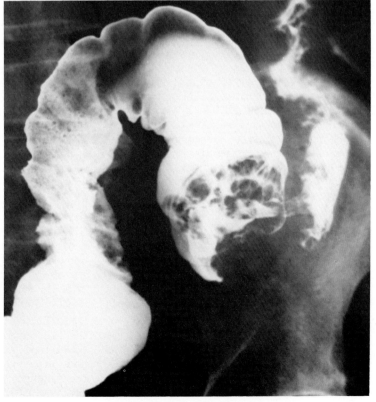

basis ist nicht immer deutlich zu erkennen, da sie sich auch an der Vorder- bzw. Hinterwand befinden kann und sich somit nicht randständig einstellen läßt. Die Oberfläche des Füllungsdefektes sieht je nach ihrer anatomischen Beschaffenheit glatt, höckerig oder zerklüftet aus. Meist besteht oberhalb des Tumors eine, wenn auch geringe, so doch deutlich erkennbare Dilatation des Dickdarms mit Retention von Kotmassen, die sich vor dem Hindernis anstauen (Abb. 10.**149**–10.**150**).

Je weicher und bröckeliger die Tumoroberfläche ist, um so geringer ist die Passagebeeinträchtigung und somit natürlich auch die Dilatation und Retention oberhalb des Tumors. Polypöse Tumoren des aufsteigenden Kolons sowie des proximalen Transversums neigen häufig zu Invaginationen.

Die sog. schüsselförmig ulzerierten Karzinome kommen im Kolon fast nie in der gleichen, für das anatomische Präparat so typischen Form zur Darstellung wie im Magen, weil man die Neubildung in den seltensten Fällen unmittelbar in der Aufsicht, sondern viel häufiger im Profilbild zu sehen bekommt. Sie sitzen der Darmwand sattelförmig auf. Der Krater hat einen derben, oft über daumenbreiten Randwall, der sich meist plump und scharf gegen die noch elastisch gebliebene umgebende Wand absetzt. Die Falten der angrenzenden Darmabschnitte laufen sich an dem wallartig erhabenen Tumorrand tot. In fortgeschrittenen Stadien umgreift der Tumor mehr oder weniger zirkulär die Darmwand und engt das Lumen entsprechend seiner Wanddicke ein. Der Tumorrand kann dabei portioartig in das Lumen des angrenzenden Darmabschnittes hineinragen.

Für die zirrhösen Karzinome sind umschriebene, sanduhrförmige Engen typisch. Die Infiltration läßt sich gegen die gesunde Darmwand meist nicht scharf abgrenzen. Es besteht kein wallartiger Rand. Innerhalb der Enge kann man zuweilen warzig-höckerige Reliefveränderungen erkennen. Oft besteht oberhalb der Stenose eine ausgesprochene Dilatation. Da diese Formen erst spät klinische Erscheinungen machen, sieht man sie als den häufigsten Typus beim neoplastisch bedingten Ileus.

Karzinome können – ebenso wie im Magen – auch im Dickdarm multipel auftreten. Man rechnet mit einer durchschnittlichen Frequenz von 4% (McGregor 1958, Moertel u. Mitarb. 1958, Prévôt 1959, Bücheler 1964) (Abb. 10.**154**).

Beim Tumornachweis im Rektosigmoidgebiet hat sich die kombinierte Brei-Luft-Füllung der üblichen Reliefmethodik gegenüber als überlegen erwiesen (Löhr u. Mitarb. 1974, Hildell u. Rosengren 1975, Goumoens u. Mitarb. 1977, Rösch u. Elster 1977, Hippéli 1979) (Abb. 10.**155**–10.**157**).

Eine exakte Unterscheidung zwischen Karzinomen und Sarkomen ist nicht immer möglich. Zerfallende Tumoren können in die Nachbarschaftsorgane einbrechen und dort ausgedehnte Höhlen bilden.

Bei Kindern sind Karzinome des Dickdarms ausgesprochen selten. Andersson u. Bergdahl (1976) fanden Berichte über 75 Fälle bei Patienten unter 15 Jahren und fügten 6 eigene Beobachtungen hinzu. 10 Kinder waren jünger als 10 Jahre. Pickett u. Briggs (1967) gaben in ihrer Aufstellung an, daß 5% Kinder zwischen 5 und 10 Jahren, der Rest Kinder zwischen 10 und 16 Jahren betrafen, also in der Pubertät ein deutlicher Frequenzanstieg erfolgt. Die Jungen überwiegen im Verhältnis 2 : 1. Am häufigsten lokalisierte sich das Neoplasma – wie beim Erwachsenen – in das distale Kolon. Es lagen jeweils schleimproduzierende Adenokarzinome vor, die rasch infiltrierend wuchsen und schnell metastasierten.

Bei einem Dickdarmkarzinom des Kindes ist in jedem einzelnen Fall zu klären, ob es sich um ein Neoplasma im Gefolge einer ulzerösen Kolitis (Devroede u. Mitarb. 1971), eines Morbus Crohn (Weeden u. Mitarb. 1973), einer bösartig verlaufenden hereditären Polyposis oder um eine sporadische Erkrankung handelt.

Bei den betroffenen Kindern bestehen oft Leibschmerzen, besonders vor der Defäkation, ein tastbarer, aber kaum druckschmerzhafter Tumor, ein rektaler manifester oder okkulter Blutabgang mit Eisenmangelanämie, ein aufgetriebener Leib und eine bis zur inkompletten Obstruktion reichende Verstopfung.

Die Tumoren greifen häufig auf die Nachbarorgane über und sind meist so bösartig, daß der tödliche Verlauf nicht aufzuhalten ist, zumal häufig die Diagnose erst gestellt wird, wenn bereits Metastasen vorliegen. Die Fünfjahresüberlebensrate beträgt deswegen auch nur 2,5%. Das diagnostische Vorgehen – einschließlich einer Endoskopie – ist gleich wie bei Erwachsenen (Middelkamp u. Haffner 1962, Cain u. Longino 1970).

Sarkome unterschiedlicher histologischer Struktur (maligne Nicht-Hodgkin-Lymphome) lokalisieren sich überwiegend in die Ileozökalregion (Bartram u. Chrispin 1973). Es handelt sich dabei meist um Lymphosarkome oder Retikulosarkome. Jungen werden 5- bis 10mal häufiger befallen als Mädchen, die Altersverteilung erreicht zwischen 5 und 8 Jahren ihren Gipfel (Marshak u. Mitarb. 1979) (Abb. 10.**158**).

Diese Tumoren können in der Darmwand entstehen oder die Darmwand infiltrieren, so daß eine Unterteilung in primäre oder sekundäre Formen nicht mehr gelingt. Das Wachstum erfolgt in Richtung zum Lumen mit Behinderung der Darmpassage oder anulär. Solche anulären

Abb. 10.150. Polypöses Karzinom des aufsteigenden Kolons
Unregelmäßige polypöse Füllungsdefekte im Colon ascendens.

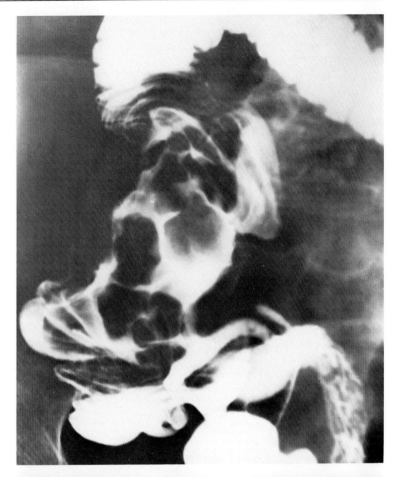

Abb. 10.151. Schüsselförmiges Rektumkarzinom
Beetartiger, breitbasig der rechten Rektumwand aufsitzender Füllungsdefekt mit unregelmäßigem Krater (Pfeile).

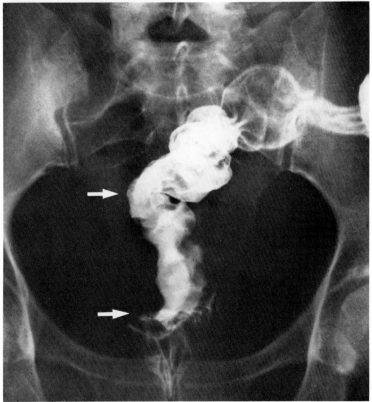

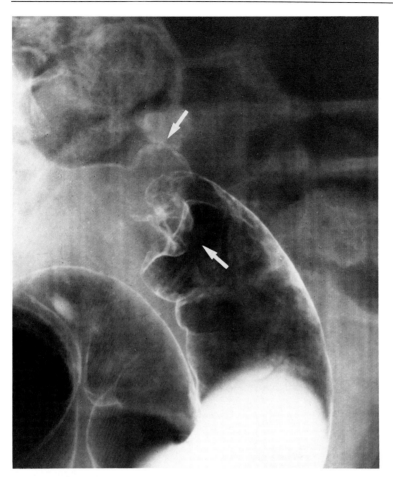

Abb. 10.**152.** **Stenosierendes Sigmakarzinom**
Zirkulärer, stenosierender, polypöser Tumor an der Grenze zwischen Sigma und Colon descendens (Pfeile), dargestellt im Doppelkontrastverfahren.

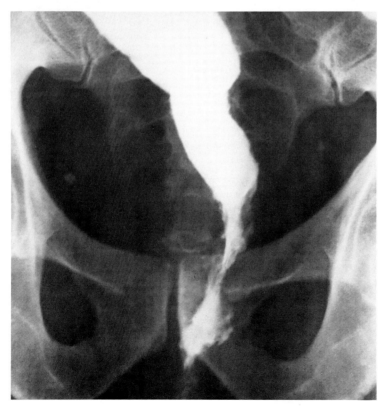

Abb. 10.**153.** **Fibröses Rektumkarzinom**
Röhrenförmige Stenose im Rektum ohne Schleimhautzeichnung.

Abb. 10.154. Multiple Karzinome des Dickdarms
Röhrenförmige Stenosen in der Gegend der rechten Kolonflexur, im distalen Colon transversum und dem Rektosigmoid. Außerdem bestand ein ähnlicher fibröser Tumor am Magenausgang.

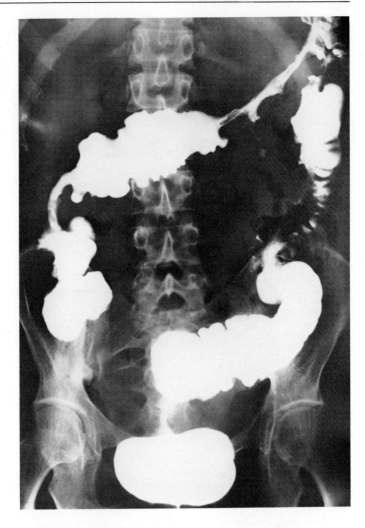

Abb. 10.155. Polypöses Rektumkarzinom
Relativ hochsitzendes polypöses Karzinom an der Grenze zwischen Rektum und Sigmoidhinterwand (Pfeile). – Kleiner breitbasiger Sigmapolyp, dargestellt im Doppelkontrastverfahren (oberer Pfeil). – 67jähriger Patient mit Stuhldrang, Blut- und Schleimbeimengungen.

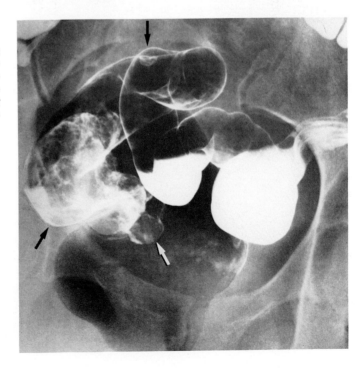

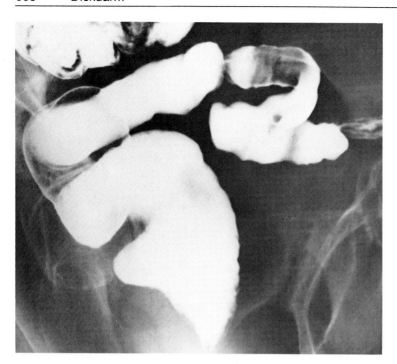

Abb. 10.**156.   Schüsselförmiges Rektumkarzinom**
Gezielte Übersichtsaufnahme des Rektosigmoids in halblinker Seitenlage bei Prallfüllung. Überall erscheinen die Konturen einwandfrei und gut dehnbar.

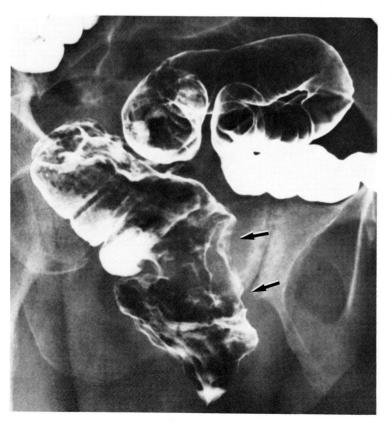

Abb. 10.**157.   Schüsselförmiges Rektumkarzinom**
Derselbe Patient wie in Abb. 10.**156.** – Darstellung des Neoplasmas mit dem Doppelkontrastverfahren; leichte Schrägprojektion. Man erkennt jetzt einwandfrei den Verlust an Elastizität und Dehnbarkeit der Rektumvorderwand (Pfeile), verursacht durch einen fast handtellergroßen, beetartigen malignen Tumor. Histologisch als Karzinom verifiziert.

Abb. 10.**158.**   **Ulzeriertes Lymphosarkom**
Riesige in die Milz penetrierende Zerfallshöhle, die von einem Lymphosarkom der linken Kolonflexur ihren Ausgang nahm. Histologisch durch Probeexzision, später durch Autopsie bestätigt.

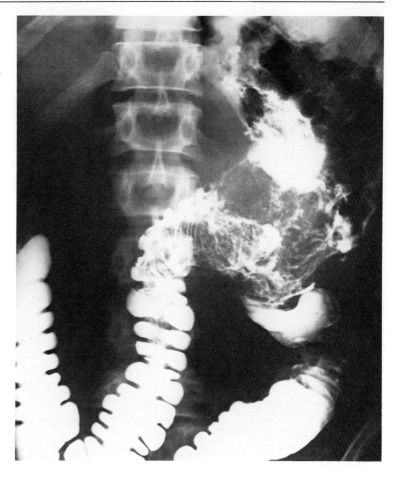

Abb. 10.**159.**   **Dickdarmsarkom mit chronischer Invagination**
Invaginationsspitze im Querkolon, um die sich das Kontrastmittel langsam spiralig vorschob. Dickdarmerweiterung am Orte des Invaginationstumors. – 13jähriges Kind mit walzenförmigem Tumor im rechten Oberbauch, war abgemagert, matt und häufig obstipiert. Seit zwei Monaten heftige kolikartige Leibschmerzen und Erbrechen. Sichtbare Darmsteifungen, keine Stuhl- oder Windverhaltung. Operation: armdicker Invaginationstumor vom Zökum bis in das Querkolon. Histologisch: Rundzellensarkom.

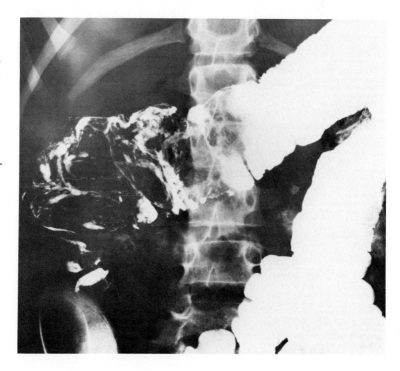

Tumoren können sehr groß werden, ulzerieren, bluten oder gar perforieren und einen Abszeß verursachen. In etwa einem Viertel der Fälle kommt es zur Invagination, wobei der Tumor den Ausgangspunkt darstellt. Man sollte daher bei jedem Kinde mit Invagination jenseits von 2 Jahren an dieses Neoplasma denken (Abb. 10.**159**).

Im Nativbild erkennt man gelegentlich einen weichteildichten Tumorbezirk mit Verlagerung der luftgefüllten Darmschlingen. Beim Kolonkontrasteinlauf lassen sich die Zerstörung der Schleimhaut, Füllungsdefekte durch Tumorinfil-tration und eine Lumeneinengung sowie Höhlenbildungen durch Zerfall aufdecken. Ähnliche Veränderungen werden auch bei leukämischen Infiltraten des Zökums beschrieben.

An weiteren kolorektalen Neoplasmen beim Kinde sind Leiomyosarkome, Teratome und Rhabdomyosarkome zu nennen (HECKER u. Mitarb. 1967, ZIMMERMANN u. Mitarb. 1977).

Ein Übergreifen entzündlicher oder neoplastischer Veränderungen von den Nachbarorganen auf die Darmwand wird insbesondere bei gynäkologischen Prozessen beobachtet (Abb. 10.**161**–10.**162**).

Fisteln

Äußere Fistelbildungen kommen am häufigsten im Bereich des Rektums und des Anus vor. Bei Erwachsenen galten früher etwa 50–60% dieser Fisteln als tuberkulös, während man heute bei Patienten aller Altersstufen in erster Linie an eine Komplikation der Crohnschen Krankheit denken muß (Abb. 10.**164**).

Je nach ihrem Verlauf kann man bei den äußeren Fisteln zwischen *kompletten* und *inkompletten* Formen unterscheiden, wobei die kompletten sich bis ins Darmlumen verfolgen lassen, während die inkompletten blind enden. Zuweilen weisen derartige Fisteln eine ungewöhnlich starke Verzweigung auf. Neben echten Analfisteln (bei Kryptenabszessen) werden in der Dammgegend auch Fisteln beobachtet, die von anderen Organen ihren Ausgang nehmen (bei Douglas-Abszessen, Tumoren des weiblichen Genitale, einer Osteomyelitis oder Tuberkulose des Kreuz- und Steißbeines).

Man sieht ferner äußere Fisteln nach operativen Eingriffen in der Anorektalregion, in der Ileozökalgegend (appendizitische Abszesse, Neoplasmen, Darmtuberkulose), oder nach Schuß- und Stichverletzungen sowie nach schweren Bauchtraumata. – Fisteln, die auf anorektalen Mißbildungen beruhen, wurden bereits beschrieben.

Zur Darstellung derartiger Fisteln und ihrer Aufzweigungen ist ein wasserlösliches Kontrastmittel (Urografin u. a.) oder auch Jodipin geeignet. Mit einer sorgfältig dosierten Injektion unter Durchleuchtungskontrolle sowie Ziel- und Übersichtsaufnahmen in wechselnder Projektion muß der Verlauf und die Organbeziehung solch einer Fistel genau geklärt werden.

Innere Fistelbildungen werden nach Perforation entzündlicher bzw. neoplastischer Prozesse des Kolons in die Nachbarorgane beobachtet. Doch können auch Perforationen der Nachbarorgane in das Kolon erfolgen.

In der Gegend der rechten Flexur kommen *Gallenblasen-Kolon-Fisteln* vor. Nach vorheriger Verklebung der Gallenblase mit dem Dickdarm perforiert manchmal ein Gallenblasenempyem oder eine phlegmonöse Cholezystitis mit oder ohne Konkremente in das Kolon. Gelegentlich werden nach langanhaltenden Koliken Gallensteine im Stuhl gefunden (Abb. 10.**165**).

Schon bei der Untersuchung ohne Kontrastmittel läßt sich unmittelbar oder wenige Tage nach einer solchen Perforation auf Übersichtsaufnahmen des rechten Oberbauches die aus dem Dickdarm über die Gallenblase in die Gallengänge übergetretene Luft als baumartig verzweigte Aufhellung im Leberschatten nachweisen. Mit dem Bariumeinlauf können Fisteln und Gallenwege kontrastreich dargestellt werden.

Zuweilen allerdings verkleben innerhalb kurzer Zeit derartige Fistelöffnungen des Dickdarms, so daß trotz des erwiesenen Steinabganges weder Gas in den Gallenwegen noch eine Fistel zu sehen ist.

Direkte Fistelbildungen zwischen Kolon und Magen werden viel häufiger bei Neoplasmen gefunden als bei Magengeschwüren. Den geläufigsten Typus der Geschwürspenetration stellt die *indirekte* Fistelbildung zwischen Magen, Jejunum und Kolon, die sog. *Magen-Jejunum-Kolon-Fistel* dar. Die Perforation erfolgt hier meist von einem Jejunalulkus in das Kolon (vgl. „Operierter Magen").

Fistelbildungen zwischen *Dick- und Dünndarm* werden nach Bauchverletzungen, bei der Crohnschen Krankheit, der Tuberkulose oder bei ulzerierenden Dickdarmkarzinomen beobachtet. Gelegentlich treten auch Fistelbildungen postoperativ, z. B. nach einzeitiger Sigmaresektion, auf (Abb. 10.**166**).

Fistelverbindungen *zwischen Dickdarm und Urogenitaltrakt* stellen ernsthafte Komplikationen

Abb. 10.160.   Kolonveränderung nach Bestrahlung
Kontur- und Reliefveränderungen an der Grenze des Colon descendens zum Sigma nach Strahlentherapie mit dem Körperhöhlenrohr.

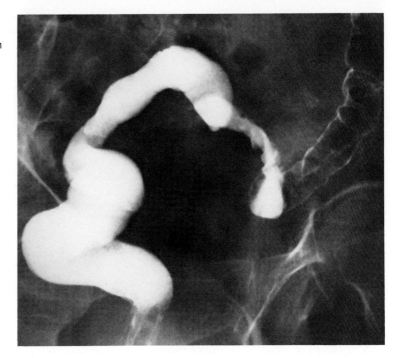

Abb. 10.161.   Douglas-Abszeß
Riesiger gashaltiger Douglas-Abszeß. Flüssigkeitsspiegel bei der Untersuchung im Stehen (horizontaler Pfeil). Die mit dem Sigma verlötete Abszeßwand ist eindeutig zu erkennen (Pfeile). Trotz der Größe des Abszesses war kein pathologischer Palpationsbefund zu erheben.

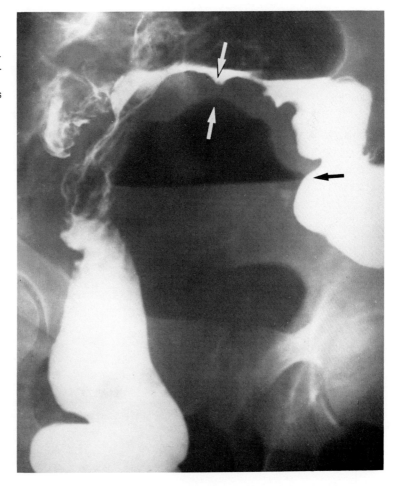

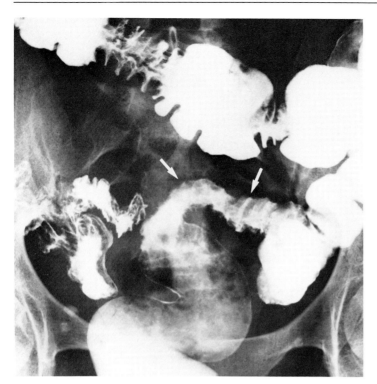

Abb. 10.162. Endometriose des Sigmas
Röhrenförmige Stenose im Sigma mit Kontur- und Reliefveränderungen (Pfeile). Darmblutungen während der Menstruation. Histologisch verifizierte Endometriose.

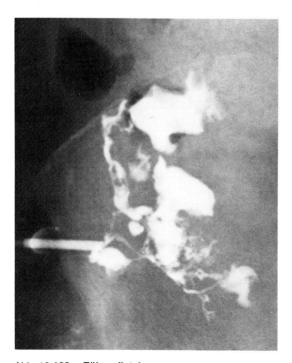

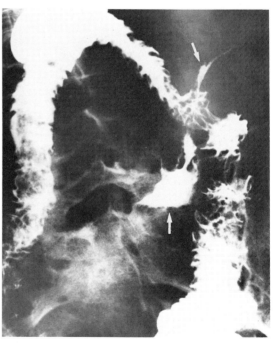

Abb. 10.163. Zökumfisteln
Ausgedehntes Fistelsystem um den Zökumpol. Darstellung mit wasserlöslichem Kontrastmittel. – 13jähriges Kind, chronische Hämodialyse. Nach einer Typhlitis entstanden zahlreiche Fistelgänge mit einem Durchbruch nach außen.

Abb. 10.164. Fistelbildung der linken Kolonflexur bei Morbus Crohn
Aufnahme in halbrechter Bauchseitenlage. Schmale, lange Fistel in Richtung auf den unteren Milzpol (Oberer Pfeil). Plumpe Fistelbildung im Bereich des Omentum majus bei Crohnscher Krankheit (unterer Pfeil). Irritierte Dickdarmschleimhaut, die weitgehend an ein Dünndarmrelief erinnert.

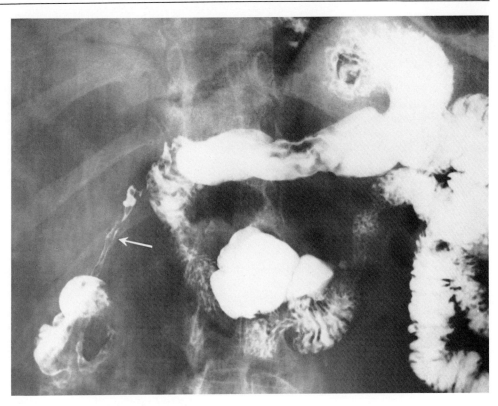

Abb. 10.165. Gallenblasen-Duodenum-Kolon-Fistel
Zustand nach Perforation der Gallenblase in das Duodenum und das Kolon. Es füllt sich von der Bulbusspitze aus ein röhrenförmiger Kanal (Pfeil), der offenbar der geschrumpften Gallenblase entspricht. Von dort aus entleert sich das Kontrastmittel in die rechte Kolonflexur. Als Nebenbefund großes Divertikel im Beginn der Pars ascendens duodeni, dicht vor der Flexura duodenojenunalis.

Abb. 10.166. Dünndarm-Dickdarm-Fistel
Retrograde Darstellung während eines Kolonkontrasteinlaufes. Das Kontrastmittel tritt in eine obere Jejunumschlinge über. – 13jähriges Kind. Seit einer Bauchoperation trotz guten Appetits stark abgemagert. Es bestand Durchfall und ein konstanter Eiweißverlust in den Darm. Sofortige Besserung nach operativem Fistelverschluß.

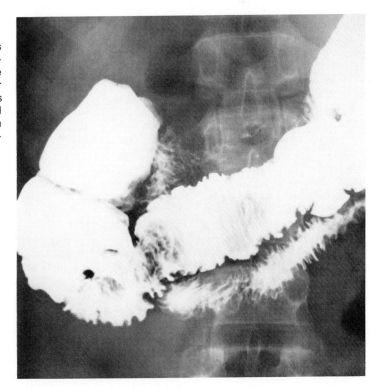

unterschiedlicher Grundkrankheiten dar. Neben kongenitalen Fisteln bei anorektalen Anomalien finden sich ursächlich auch hier Traumata, Entzündungen oder Neoplasmen (z. B. Bauch- oder Blasenverletzungen, Crohnsche Krankheit, Divertikulose, Strahlenschäden, Douglas-Abszeß, Karzinome). Die klinischen Symptome (Stuhlpartikelchen im Urin, eine therapieresistente Zystitis, Luft in der Blase) erfordern die Lokalisation solch abnormer Verbindungen (Abb. 10.**167**, 10.**168**).

Zur Diagnostik all dieser Komplikationen stellt der Kontrasteinlauf die Methode der Wahl dar, der sowohl dem Nachweis der Grundkrankheit, als auch der Fistelfüllung dient. Eine Zystographie kann bei der Suche nach derartigen Kanälen hilfreich sein. Gelegentlich erweist es sich aber als schwierig oder gar unmöglich, den Ort einer Fistel exakt zu lokalisieren (CZARNETZKI u. Mitarb. 1971, NEHER 1975, RÖSNER u. RODEK 1979).

Dickdarmoperationen

Operative Eingriffe verändern das Röntgenbild des Dickdarms am stärksten, wenn sie die rechte Kolonhälfte oder die Ileozökalgegend betreffen. Bei diesen Operationen handelt es sich meist um die Beseitigung von Stenosen, die sich im Verlauf entzündlicher oder neoplastischer Erkrankungen, bzw. nach Embolien oder Bestrahlungen entwickelt haben.

Je nach Umfang und Art des Eingriffs ist das Bild durch eine Verkürzung des aufsteigenden Kolons oder einen mehr oder weniger umfangreichen Defekt der rechten Flexur charakterisiert. Derartige Resektionen werden in der Regel mit einer End-zu-Seit-, bzw. Seit-zu-Seit-Anastomose im Sinne einer Ileotransversostomie beendet (Abb. 10.**169**, 10.**170**).

Neben SHARPE u. Golden (1950), FLEISCHNER u. BERENBERG (1956) sowie CRONQUIST (1957) hat sich FISCHER (1973) sehr eingehend mit der Röntgenuntersuchung des operierten Dickdarms befaßt. Er legte dabei sein Hauptaugenmerk auf die Früherfassung postoperativer Rezidive von bösartigen Geschwülsten. Seine Befunderhebungen lassen sich jedoch auch auf gutartige Prozesse übertragen. Danach kommt es – ähnlich wie am Magen und im Dünndarm – auch im Dickdarm als Reaktion auf Nahtmaterial und bakterielle Entzündung an den Nahtstellen zu einem Ödem. Es äußert sich im Röntgenbild durch eine verstärkte Wulstung, die durch lokale Spasmen noch betont werden kann. Diese Wulstung bildet sich meist nach etwa zwei Monaten langsam zurück, so daß die Anastomose ihr endgültiges Aussehen erst nach etwa 3–4 Monaten bekommt. Nur selten benötigt die Rückbildung noch mehr Zeit. Die exakte Weite des Anastomoseringes läßt sich am besten mit der Doppelkontrastmethode beurteilen.

Bei Seit-zu-Seit-Anastomosen bzw. Seit-zu-End-Anastomosen kommt es gelegentlich an den blind verschlossenen Darmenden infolge der Wandeinstülpung zu pflaumengroßen Bürzelbildungen.

Bleibt die postoperative Entzündung infolge eines Fadengranuloms oder gar eines Abszesses über längere Zeit bestehen, so kann die Differentialdiagnose gegenüber einem Neoplasma schwierig sein. Nahtrezidive zeigen nämlich meist die gleiche Röntgensymptomatologie wie die Primärtumoren.

Da ein Teil der Rezidive auf der Implantation von Krebszellen während der Operation beruht, haben COLE (1950), BACON (1953), AGNEW u. COOLEY (1962) empfohlen, die Nahtstellen mit zytotoxischen Substanzen zu behandeln.

Nach totaler Dickdarmresektion und beim Anlegen einer Ileostomie (z. B. bei Colitis ulcerosa) werden gelegentlich erhebliche Dilatationen des unteren Ileums beobachtet. Sie bilden sich, soweit keine Komplikationen vorliegen, im Laufe einiger Monate meist weitgehend zurück. Ist das nicht der Fall, dürfte eine operative Kontrolle der Ileostomie unvermeidlich sein.

Über Einzelheiten des chirurgischen Vorgehens haben BROOKE (1954) und STELZNER (1962) ausführlich berichtet. Subtotale Dickdarmresektionen mit anschließender Ileorektostomie, wie sie bei segmentärem Befall ulzeröser oder granulomatöser Kolitiden besonders bei jungen Menschen zur Aufrechterhaltung von Kontinenz und Potenz immer wieder versucht worden sind, haben sich nur teilweise bewährt. Ihr röntgenologischer Nachweis ist einfach, da sich die unterschiedliche Lumenweite von Ileum und Rektum ohne Schwierigkeiten darstellen läßt. Die Röntgenkontrolle soll eine Beurteilung der Anastomose, der Passageverhältnisse und der Kontinenz ermöglichen und beinhalten (Abb. 10.**171**).

Eine proximale Kolostomie wird häufig nur temporär als palliative Maßnahme bei Neoplasmen oder schwersten Entzündungen angelegt. Solch ein *Anus praeter* stellt sich röntgenologisch als ringförmiger Weichteilschatten dar. Bleibt der Bypass längere Zeit oder sogar viele Jahre lang bestehen, so kommt es im Bereich des ausgeschalteten

Abb. 10.**167.   Kolonfistel**
Perforation eines Sigmakarzinoms in den Uterus. Ausgedehnte Relief- und Konturveränderungen im Sigma. Über eine Fistel (Pfeile) füllt sich ein birnenförmiges Gebilde, das der Uterushöhle entspricht. Von dort aus stellt sich eine der Tuben (Pfeil) mit Kontrastmittel dar.

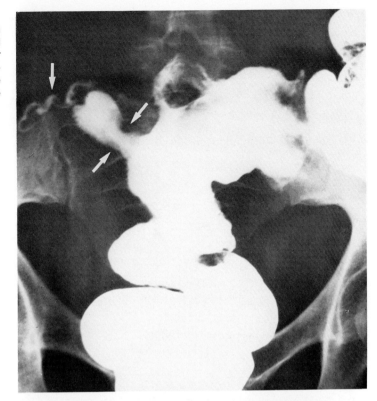

Abb. 10.**168.   Fistelbildung nach Sigmaresektion**
Gezielte Übersichtsaufnahme in halblinker horizontaler Rückenlage. Zustand nach Sigmaresektion wegen Megakolon. End-zu-End-Anastomose mit Fistelbildung in Richtung auf das kleine Bekken (Pfeil). Trotz einer relativen Enge im Bereich der Anastomose bestand keine Passagebehinderung.

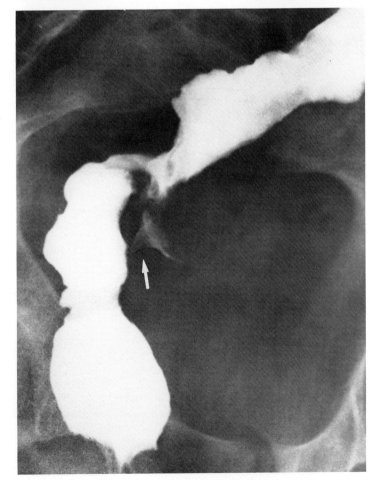

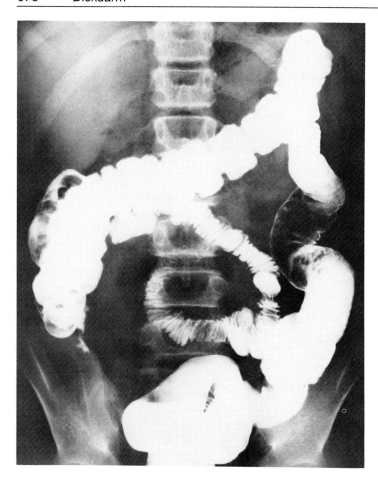

Abb. 10.169. Ileotransversostomie
Gut funktionierende End-zu-Seit-Anastomose. Retrograder Kontrastmittelübertritt während einer Kolonuntersuchung. – 15jähriges Kind. Resektion des terminalen Ileums wegen Crohnscher Krankheit, die durch eine ausgedehnte Fistelbildung und Stenosierung kompliziert war.

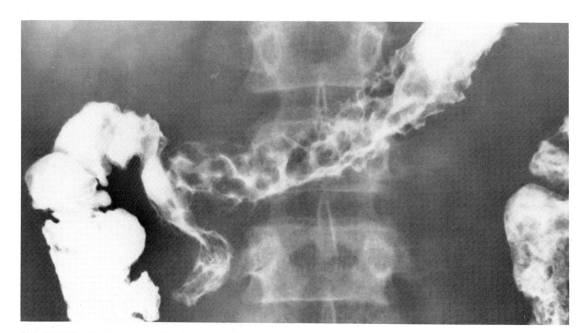

Abb. 10.170. Ileotransversostomie
Anastomoseoperation nach Resektion des Colon ascendens wegen Crohnscher Krankheit. Die Anastomose war trotz Fortschreitens der Erkrankung um die Operationsstelle noch gut durchgängig. Lokales Rezidiv mit Ausbildung eines Pflastersteinreliefs, einer Fibrosierung und Stenosierung um die Anastomose. – 15jähriges Kind.

Abb. 10.171. Anastomose zwischen Ileum und Sigma

Zustand nach fast totaler Kolektomie wegen ausgedehnter granulomatöser Ileokolitis. Darstellung der Operationsstelle durch Kontrasteinlauf. Rektum und Sigma sind dehnbar. Dem jugendlichen Patienten sollte ein Anus praeter erspart bleiben. Die zur Anastomose verwendete Ileumschlinge zeigte aber bald wieder deutliche Konturveränderungen als Hinweis auf ein beginnendes Rezidiv.

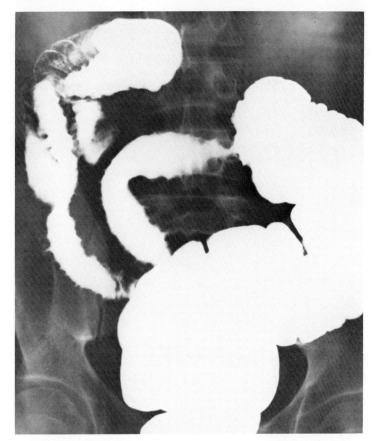

Abb. 10.172. Mikrokolon bei Anus praeter

Anus praeter dicht unterhalb der linken Kolonflexur wegen eines inoperablen, stenosierenden, fibrösen Rektumkarzinoms. Die Kontrastfüllung, die vom abführenden Schenkel des Anus praeter vorgenommen wurde, zeigt das nicht mehr funktionell beanspruchte Colon descendens als ausgesprochenes Mikrokolon.

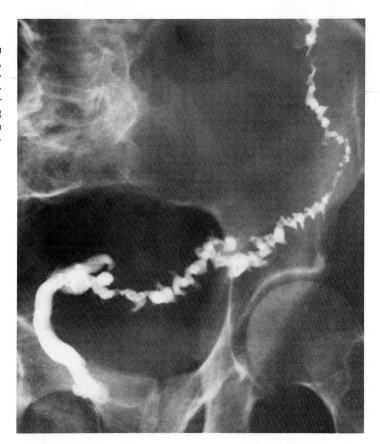

aboralen Schenkels sehr bald zu einer markanten Kaliberreduktion im Sinne eines „Mikrokolons" mit nur bleistiftdickem Lumen und erheblicher Verkürzung (BRYK 1979). Diese Entwicklung beginnt, sobald der funktionelle Reiz durch den transportierten Stuhl aufhört. Alle Wandschichten unterliegen dann der Atrophie (Abb. 10.**172**).

Die Veränderungen finden ihre Parallele im Mikrokolon des Neugeborenen, das man bei tief lokalisierten Verschlüssen, z. B. einer Ileumatresie, regelmäßig antrifft. Manchmal bildet sich bei älteren Erwachsenen innerhalb solch eines Mikrokolons zusätzlich eine Divertikulose aus (BAER 1975).

11. Gallenblase und Gallenwege

Röntgenanatomie

Die *Gallenblase* liegt an der Leberunterfläche in einer Grube zwischen dem rechten Leberlappen und dem Lobus quadratus, kann aber auch tief eingebettet und breit verwachsen sein. Sie entwickelt sich (wie Leber, Gallenwege und Pankreas) aus dem hepatopankreatischen Ring des Vorderdarms. Angesichts der komplizierten embryonalen Entwicklung von Leber und Gallenwegen finden sich auch zahlreiche Varianten und Anomalien, so daß man sich auf eine typische und gleichbleibende anatomische Situation kaum verlassen kann. Die Kenntnis wesentlicher Varianten ist jedoch für den Radiologen, vor allem aber für den Chirurgen von größter Bedeutung (HESS 1961, BROOKS 1976). Die Position der Gallenblase ist variabel und auch vom Konstitutionstypus sowie vom Alter abhängig. Man findet sie bei gedrungenen, dicken Menschen, ferner bei Säuglingen und jungen Kindern hoch- und querliegend mit nach lateral gerichtetem Fundus, während sie bei schlanken Patienten steil nach abwärts hängt oder sich sogar röntgenologisch auf die Wirbelsäule projiziert. Während der ersten Lebensmonate ist die Gallenblase tiefer in die Leber eingebettet als später, ist von länglicher Gestalt, wird mit zunehmendem Alter birnenförmig und erhält vor Beendigung des Wachstums ihre definitive Form. Falls die Gallenblase ein eigenes Mesenterium besitzt, ist sie besonders stark beweglich. Aber mit Lagevarianten sind keine Funktionsstörungen verbunden.

Nach WETZEL (1938) ist die Gallenblase bei Neugeborenen durchschnittlich 3,2 cm, bei Erwachsenen 4–13,5 cm lang und bis zu 5 cm breit. Ihr Volumen unterliegt erheblichen physiologischen Schwankungen. Es beträgt im Mittel bei Säuglingen von 1–3 Monaten 3,2 ml, bei 1- bis 3jährigen Kindern 8,5 ml, bei 5- bis 8jährigen 33 ml und am Ende des Schulalters wie bei Erwachsenen 40–65 ml, das sich bis auf 200 ml steigern kann. Der Rauminhalt der Gallenblase steht zum Lebergewicht in folgenden Relationen: bei Neugeborenen und jungen Säuglingen wie 1 : 58, bei Einjährigen 1 : 32, vom zweiten Lebensjahr an wie 1 : 25 bis 1 : 20. Aufgrund dieser Zahlen ist offensichtlich,

daß einerseits die Leber bei Neugeborenen ein ungewöhnlich großes Organ darstellt, andererseits die Gallenblase postnatal an Wachstum deutlich aufholt.

An der Gallenblase lassen sich Fundus, Korpus, Infundibulum und Kollum unterscheiden. Der *Fundus* hat Kontakt mit der rechten Kolonflexur und kann bei schlanken Patienten die vordere Bauchwand berühren. Das *Korpus* ist vorn fest mit der Leber verwachsen, während sich die Hinterwand dem Duodenum descendens anlegt. Das kurze *Infundibulum* weist eine nach hinten reichende Aussackung auf (Hartmannsche Tasche) und geht in den frei beweglichen Gallenblasenhals *(Kollum)* über.

Der *Ductus cysticus* ist durchschnittlich 3,2 cm (0,6 bis 6,5) lang, hat im Anfangsteil und Mittelabschnitt einen Durchmesser von ca. 2,5 mm, im Endteil von 4 mm. Er weist charakteristische Windungen und Schleimhautfalten auf (Valvulae spirales Heisteri) und sieht korkenzieherähnlich aus.

Die etwa 2–3 mm dicke Gallenblasenwand besteht aus vier Schichten. Die *Schleimhaut* zeigt eine netzähnliche Faltenzeichnung von etwas zottigem Charakter und wird von einem einreihigen hochprismatischen Epithel bedeckt. Innerhalb der Epithelschicht finden sich Lücken, die Wasserresorptionsvakuolen darstellen. Zur normalen Schleimhaut gehören auch kleine Einsenkungen (Rokitansky-Aschoffsche Sinus). Leichte adenomatöse Proliferationen kommen auch bei normalen Gallenblasen vor. Im Halsgebiet finden sich in der Regel Schleimdrüsen, die durch ihr Sekret der Galle den typischen fadenziehenden Charakter verleihen (WEPLER 1975). Alle diese Strukturen sind in der Schleimhaut des Neugeborenen noch wenig entwickelt, die Falten lediglich angedeutet.

Die *Submukosa* ist meist nur spärlich vorhanden. Die von einem reichen elastischen Fasernetz durchsetzte *Muscularis* besteht aus einer longitudinalen inneren und einer spiralig angeordneten, korbgeflechtartig verzahnten äußeren Schicht. Sie ist im Fundusgebiet besonders kräftig. Die elastischen Elemente sind auch beim Kinde in allen Lagen bereits vorhanden, aber deutlich zarter als bei Erwachsenen.

Nach außen folgen eine *Adventitia* und die *Serosa*. Aberrierende verkümmerte Gallengänge der Leber können bis in die Adventitia hineinragen (Luschkasche Gänge), erreichen aber nicht das Gallenblasenlumen.

Die *arterielle Versorgung* der Gallenblase, des Ductus cysticus und des Ductus hepaticus communis erfolgt durch die A. cystica, einem Seitenast der A. hepatica propria. Die kleinen Versorgungsäste für den D. choledochus stammen aus der A. pancreaticoduodenalis.

Die *Innervation der Gallenblase* erfolgt über die Nn. splanchnici (Sympathikus) und parasympathisch durch den rechten Vagusast.

Die *Gallenwege* beginnen zwischen den Membranen der Leberzellen als ein Netzwerk kaum sichtbarer feinster Kapillaren. Sie sammeln sich innerhalb eines bindegewebigen Stratums, periportal verlaufend, in kleinen interlobulären Kanälchen, die bereits über eine dünne muskuläre Wand verfügen. Durch Konfluenz entstehen allmählich Gänge ansehnlicheren Kalibers, die schließlich in den bereits extrahepatisch gelegenen, etwas weiteren *rechten*, bzw. den etwas schmaleren *linken* Ductus hepaticus überleiten. Beide Gänge vereinigen sich in der Regel dicht unterhalb des Leberhilus zum Ductus hepaticus communis. Er ist etwa 20–35 mm lang (HAND 1973).

Die Fortsetzung des Ductus hepaticus communis distal des Abganges vom Ductus cysticus in Richtung auf das Duodenum wird als *Ductus choledochus*, in der radiologischen Literatur gelegentlich auch als *Ductus hepatocholedochus* bezeichnet. Der Ductus cysticus und die Gallenblase sind Anhängsel des gemeinsamen Leberganges.

Der *Ductus choledochus* verläuft zwischen den beiden Lagen des Lig. hepatoduodenale ventral der Pfortader. Er zieht hinter dem oberen Duodenalknie schräg von außen oben nach unten innen zum kranialen Rand des Pankreaskopfes in einer Rinne oder in einem aus Pankreasgewebe bestehenden Kanal (TÖNDURY 1965). Dann biegt der Ductus choledochus in einer flachen Kurve in Richtung auf die untere Hälfte des absteigenden Duodenums, dringt schräg durch die Duodenalwand, um entweder gemeinsam mit dem Ductus pancreaticus (77%) oder getrennt (ca. 20%) über die Papilla duodeni major in das Lumen des Zwölffingerdarms einzumünden (HOLLE 1973).

Der Ductus choledochus ist beim Erwachsenen etwa 75 mm lang. Unabhängig von den individuellen Projektionsbedingungen hat man die Weite der Gallenwege in Millimetern definiert. Das Kaliber des Ductus hepaticus wird durchschnittlich mit 3,9 mm, das des Ductus choledochus mit 4,6 mm angegeben (FEINE 1955, HORNYKIEWYTSCH 1956). Die obere Grenze der Norm liegt zwischen 5 und 7 mm. Es werden allerdings auch Schwankungen zwischen 2 und 14 mm genannt (ADOLPH 1968). WITCOMBE u. CREMIN (1979) ermittelten für Kinder aufgrund von Röntgenuntersuchungen an 83 Patienten die folgenden altersabhängigen durchschnittlichen Werte: Weite unter 2 Jahren = 2 mm, zwischen 4–6 Jahren = 3,2 mm, zwischen 8–10 Jahren = 3,9 mm, zwischen 12–14 Jahren = 4,9 mm. Die Kalibermessungen beziehen sich auf den Ort unmittelbar nach der Einmündung des Ductus cysticus.

Das Lumen des Ductus choledochus verengt sich beim Durchtritt durch die Duodenalwandung auf 3,9 mm, in der Submukosa auf 3,3 und beim Zusammenfluß mit dem Ductus Wirsungianus auf 1,9 mm. Es erreicht im gemeinsamen Streckenabschnitt 2,9 mm, um am Orificium papillae wieder auf 2,1 mm abzufallen (HAND 1973).

Im fortgeschrittenen Alter kann die Weite der Gallengänge zunehmen (HORNYKIEWYTSCH 1956), was ja auch angesichts des allgemeinen Elastizitätsverlustes durchaus verständlich ist. Allerdings sind derartige Erweiterungen keineswegs immer vorhanden.

Der Ductus hepaticus und der Ductus choledochus besitzen ein hochprismatisches, im distalen Anteil etwas stärker gefaltetes Epithel. Im subepithelialen Bindegewebe, das reichlich von elastischen Fasern durchsetzt wird, liegt eine unregelmäßig angeordnete spärliche Muskelfaserschicht.

Im Mündungsgebiet des Ductus choledochus und des Ductus pancreaticus besteht ein komplexes muskuläres Sphinktersystem. Man unterscheidet einen muskelkräftigeren Choledochussphinkter von einem etwas schwächeren Pankreatikussphinkter. Hinzukommt ein Sphinkter der eigentlichen Ampulle, der für die Öffnung und Schließung des gesamten Gangsystems zuständig ist (Abb. 11.**1**–11.**4**).

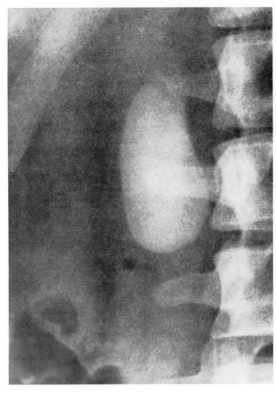

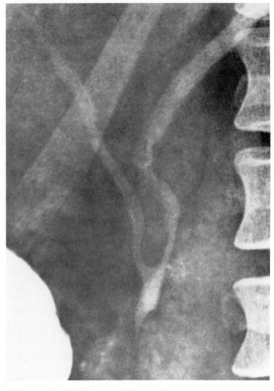

Abb. 11.1. Normale orale Cholezystographie
Homogene Füllung der Gallenblase. Normale Position und Form. Übersichtsaufnahme in flacher Bauchlage.

Abb. 11.2. Gallengangsanomalie
Tiefer Zusammenfluß der großen Hepatikusäste mit auffallend kurzem, gemeinsamem Ductus choledochus, eine bei Operationen wichtige Variante.

Abb. 11.3. Normale Cholangiozystographie beim Kinde
Simultane Darstellung von Gallenwegen und Gallenblase mit Biligrafin. Ductus hepaticus (←«), Ductus cysticus (↦) und Ductus choledochus (←) mit einem Durchmesser von etwa 2–3 mm. – 11jähriges Kind.

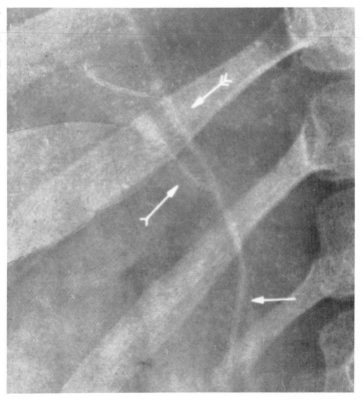

Röntgenphysiologie

Die Leber produziert pro Tag in einem bestimmten Sekretionsrhythmus etwa 800–1000 ml Galle, die unter einem Druck von 20–30 cm Wassersäule ausgeschieden wird. Ferner ist die Schleimhaut der extrahepatischen Gallenwege und die Gallenblase selbst sowohl sekretorisch als auch resorptiv tätig (WEIZEL 1977).

Die extrahepatischen Gallenwege bilden zusammen mit der Gallenblase strukturell und funktionell eine Einheit, deren Teilabschnitte harmonisch aufeinander abgestimmt sind. Sie gleichen einem System kommunizierender Röhren, in dem sich allerdings verschiedene Schließmuskeln befinden.

Cholerese und Cholekinese werden überwiegend durch das gastrointestinale Hormon *Cholezystokinin* angeregt und gesteuert. Es wird nach dem Übertritt von Mageninhalt (besonders von Magensalzsäure, Fettsäuren, Proteinen, Eigelb u. a.) in das Duodenum gebildet bzw. ausgeschwemmt und führt innerhalb von 20–30 Minuten sowohl zu einer Kontraktion der Gallenblasenmuskulatur als auch zu einer Erschlaffung des Sphincter Oddi. Während man längere Zeit annahm, daß die Ausschüttung von Blasengalle und der Gallentransport auf einer nerval gesteuerten Muskelkontraktion beruhe, darf man heute als gesichert ansehen, daß die nervale Komponente vorwiegend in der Tonusregulierung besteht.

Der Sekretionsdruck der Leber stellt die wichtigste Triebkraft für den Gallentransport in das Duodenum dar. In diesen Funktionsablauf werden allerdings die extrahepatischen Gallenwege und die Gallenblase sowie die verschiedenen Sphinkteren einbezogen. Variable Widerstände in den abführenden Gallenwegen beruhen zudem auf Varianten der Länge, des Kalibers, auf Abwinkelungen und unterschiedlicher Viskosität der Galle. Während der interdigestiven Phase, in der der Sphincter Oddi überwiegend geschlossen bleibt, steigt der Druck im Ductus hepatocholedochus auf 10–15 cm Wassersäule an. Bei der Erschlaffung der Gallenblasenmuskulatur sinkt der Druck in der Gallenblase auf ca. 10 cm ab, so daß sich die Spiralklappen im Collum-Cysticum-Gebiet öffnen und die Lebergalle in Richtung des geringsten Widerstandes, nämlich in die Gallenblase, fließen kann.

Die Hauptaufgabe der Gallenblase besteht offenbar in der Speicherung und Konzentration des Gallensekrets. Ihre Schleimhaut ist in der Lage, die Lebergalle um das Fünf- bis Zehnfache zu konzentrieren. Dabei werden bis zu 90% Wasser, Elektrolyte, Bikarbonat, Kalium und Kalzium resorbiert und die nicht resorbierten Gallenbestandteile entsprechend eingedickt. Bei der in

Wellen ablaufenden Kontraktion der Gallenblase kann ein Druck von 20–25 cm Wassersäule erreicht werden (HOLLE 1979).

Funktionelles Verhalten der Gallenwege

Obwohl ROYER (1952) angab, während der laparoskopischen Cholangiographie nicht in einem einzigen Falle eine peristaltische Bewegung des Ductus hepaticus und des Ductus choledochus gesehen zu haben, wurden von anderen Autoren (MIRICCI 1937, HIGGINS 1937, COLE 1948) doch eindeutige Schwankungen des Lumens beschrieben. Auch ANACKER (1954) registrierte bei einem Patienten nach Choledochoduodenostomie während der Untersuchung mit Barium plötzliche sekundenschnelle Kontraktionen der kleinen Gallengänge. HESS (1955) sprach von gelegentlich auftretenden muskulären Kontraktionen des Ductus choledochus im unteren Abschnitt, HORNYKIEWYTSCH (1959) von Veränderungen des Lumens in der Füllungsphase (4–5 mm) und der Entleerungsphase (1–2 mm). MIRICCI (1937) und HESS (1955) beobachteten einen Sphinktereffekt im Ductus hepaticus unmittelbar oberhalb des Zystikusabganges. Ihrer Meinung nach soll hierdurch während des Verdauungsvorganges ein Reflux konzentrierter Blasengalle in die Hepatikusäste verhindert werden, was jedoch nach ANACKER (1954), HORNYKIEWYTSCH (1956) und auch unseren Beobachtungen keineswegs regelmäßig zutrifft.

Es steht außer Zweifel, daß der Gallenfluß von vielfältigen physiologischen Einflüssen abhängt und sowohl Schwankungen des Lumens als auch wellenförmige Konturveränderungen an den Gallenwegen besonders unter der Wirkung von Medikamenten beobachtet werden (HEUCK u. LEUPOLD 1955). BURNETT u. SHIELDS (1958) beschreiben bei Patienten nach Cholezystektomie peristaltische Bewegungen des Ductus choledochus, die sie auch röntgenkinematographisch festhalten konnten. Diese Untersuchungsergebnisse sowie die Angaben von GRANT (1940) und KOZOLL (1957) stellten die gängigen Ansichten vom Fehlen einer zusammenhängenden Muskelschicht im Bereich des Ductus hepatocholedochus zumindest in Frage. Unsere eigenen Beobachtungen lassen sich ebenfalls nicht durch einen Elastizitätseffekt allein erklären. Der Anteil an glatten Muskelfasern wechselt allerdings in den verschiedenen Abschnitten des Gangsystems (Abb. 11.**5**–11.**8**).

Rhythmisches Öffnen und Schließen der Papille sowie dadurch bedingte Konturveränderungen

Abb. 11.4. Normale Cholangiozystographie beim Erwachsenen
Annähernd gleichzeitige Darstellung von Gallenwegen und Gallenblase. Der Durchmesser des D. choledochus beträgt etwa 5 mm. Es ist bereits Kontrastmittel in das Duodenum abgeflossen.

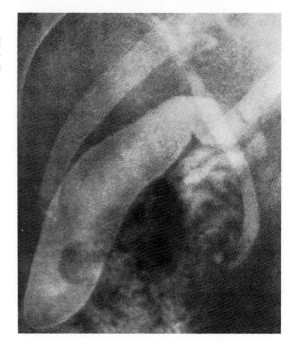

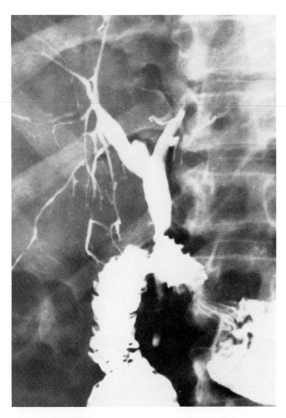

Abb. 11.5. Bewegungsvorgänge der Gallenwege
Bariumfüllung der Gallenwege über eine Choledochoduodenostomie. Beide Hepatikusäste sind weit. Untersuchung in Bauchlage.

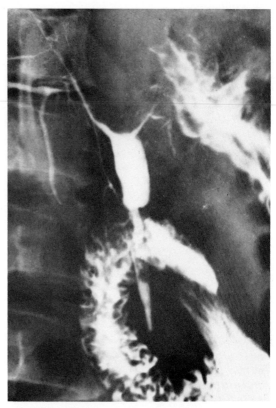

Abb. 11.6. Derselbe Patient wie in Abb. 11.5, wenige Sekunden später. Beide Äste des Ductus hepaticus sind maximal „kontrahiert".

des Choledochusendes sind häufig beschrieben worden (BÜRGER 1949, ANACKER 1954, FEINE 1955, TESCHENDORF 1955, RATHCKE 1956 u. a.). So kann innerhalb kurzer Zeit die Papillengegend spitz, stumpf oder kommaförmig aussehen. In einem Fall beobachteten wir eine ausgesprochen ampulläre Formveränderung.

Die Aufgabe des Sphinkters scheint u. a. darin zu bestehen, den Druck innerhalb der Gallenwege einigermaßen konstant zu halten. Nach HOLLE (1960) verhindert eine komplizierte Klappenbildung in der Ampulla Vateri den Rückfluß von Duodenalinhalt. Die peristaltischen Papillenbewegungen werden mit dem Mechanismus einer Saug-Spritz-Pumpe verglichen. Mit röntgenkine-matographischen Untersuchungen wurde nachgewiesen, daß sich dabei der Sphinkter in einer lebhaften Tätigkeit befindet. Insgesamt dauern Öffnung und Schließung jeweils ca. 3 Sekunden.

Gerade das distale englumige, muskelumhüllte Choledochusende ist leider infolge allzu geringer Schattenintensität bei einer intravenösen Cholangiographie oft wesentlich schlechter zu beurteilen als z. B. während der laparoskopischen Untersuchung (ROYER 1952, KALK 1952). Man sollte daher von allen zur Verfügung stehenden Möglichkeiten, insbesondere dem Studium von Fistelbildungen, bzw. nach Choledochoduodenostomie Gebrauch machen, um die motorischen Verhältnisse im Einzelfall und allgemein zu klären.

Untersuchungstechnik

Die Röntgendiagnostik der Gallenblase und der Gallenwege ist seit der Einführung der Cholezystographie durch GRAHAM (1924) gegenüber der hochentwickelten Magen-Darm-Diagnostik nicht zurückgeblieben. Bis dahin war allerdings eine Untersuchung des Gallensystems nur dann ergiebig, wenn sich bereits in Nativaufnahmen Steine und Wandverkalkungen darstellten, oder eine Gallenblasenerkrankung indirekt aus der Beeinträchtigung der anliegenden Organe (Magen, Duodenum, rechte Kolonflexur) vermutet werden konnte. Erst die Kontrastfüllung der Gallenblase und der Gallenwege mit jodhaltigen Substanzen brachte die Möglichkeit, auch über *nichtschattengebende* Wand- und Inhaltsveränderungen Aussagen zu machen.

Heute gehören Röntgenuntersuchungen der Gallenblase und der Gallengänge obligatorisch zur Klärung von Beschwerden im rechten Oberbauch (FROMMHOLD 1977). Durch die Weiterentwicklung und Verfeinerung der Untersuchungstechnik sind die diagnostischen Ergebnisse, aber auch die Anforderungen des Klinikers beträchtlich gestiegen.

Die Indikation beschränkt sich daher nicht mehr auf Steinerkrankungen, sondern umfaßt bei Erwachsenen und Kindern auch den Nachweis klinisch bedeutsamer Anomalien, entzündlicher und neoplastischer Prozesse sowie funktioneller Störungen. Unterschiedliche Untersuchungstechniken stehen zur Verfügung, deren spezielle Leistungsfähigkeit vor jeder Untersuchung bedacht werden sollte. Die wichtigen und bedeutsamen Ergebnisse der Ultraschalldiagnostik werden hier nicht berücksichtigt. Wir möchten aber auf die von vielen Autoren gemachte Erfahrung hinweisen, daß der kombinierte Einsatz (Röntgenverfahren *und* Ultraschalluntersuchung) die diagnostische Treffsicherheit bei Gallenwegs- und Pankreaserkrankungen erhöht (TRILLER u. Mitarb. 1980).

Nativaufnahmen

Die Röntgenuntersuchung der Gallenblase und der Gallenwege wird nach Dickdarmreinigung mit einer großformatigen Nativaufnahme in flacher Bauchlage eingeleitet. Zur Ergänzung ist eine Detailaufnahme des rechten Oberbauches in halbrechter Bauchseitenlage erforderlich, besonders dann, wenn die Gallenblasenregion durch eine gasgeblähte rechte Kolonflexur stark überlagert wird.

Diese beiden Aufnahmen informieren über Erkrankungen, die mit *Kalkeinlagerungen* oder einer *Gasbildung* bzw. *Gasansammlung* in der *Gallenblase* und den *Gallenwegen* einhergehen, und lassen ferner abnorme Gasblähungen im Dick- oder Dünndarm bzw. Knochenveränderungen erkennen (Osteoporose, Metastasen). Auf diesen hocheingestellten Aufnahmen sieht man zusätzlich das rechte Zwerchfell, den Pleurasinus und die basalen Lungenabschnitte. Es kommen als wichtige Indizien für einen entzündlichen Oberbauchprozeß dabei auch Veränderungen am Zwerchfell (Hochstand, herabgesetzte oder fehlende Verschieblichkeit), ferner ein Pleuraerguß, Plattenatelektasen und basale Infiltrationen zur Darstellung (SWART 1977).

Während die Gallenblase selbst gewöhnlich nicht erkennbar ist, wird der untere Leberrand sichtbar, der die obere Hälfte des Nierenschattens überlagern kann. Dieser oväläre Summationsschatten darf nicht als Gallenblase angesprochen werden. Es läßt sich ferner die Lebergröße einigermaßen abschätzen, obwohl für eine exakte

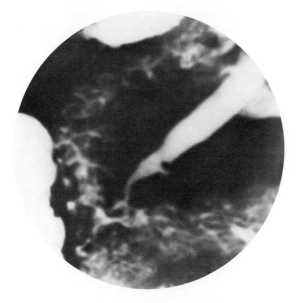

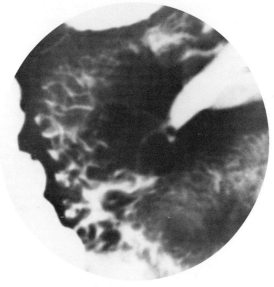

Abb. 11.7. Funktionsstudien im Bereich der Papille
Darstellung der abführenden Gallenwege mit Barium in halbrechter Seitenlage über eine operativ angelegte Choledochoduodenostomie. Tiefe Einmündung des Ductus choledochus am unteren Duodenalknie im Ruhezustand.

Abb. 11.8.   Derselbe Patient wie in Abb. 11.7. – Während der Kontraktion im Papillenbereich hebt sich das untere Ende des Ductus choledochus deutlich an. – Kleines Choledochusdivertikel an der Hinterwand als Nebenbefund.

Abb. 11.9. Gallensteine
In der Gallenblase oberhalb der luftgefüllten Kolonflexur liegt dicht beieinander eine Gruppe facettierter, etwa erbsgroßer Steine.

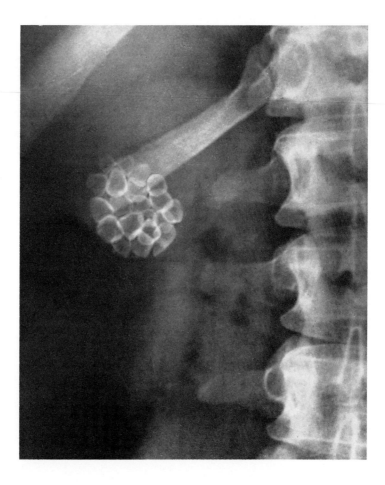

Größenbeurteilung heute bessere Methoden (z. B. Szintigraphie) zur Verfügung stehen.

Die Übersichtsaufnahme dient insbesondere dem Nachweis und der Lokalisation *kalkhaltiger Gallensteine*. Sie stellen sich meist als konzentrisch geschichtete Konkremente oder mehr homogene Gebilde dar (Kalziumkarbonatsteine). Solche schattengebende Gallensteine enthalten Kalk als Kern, in Schicht- bzw. Schalenform. Bei starker Gasblähung der Darmschlingen kann der Steinnachweis mißlingen. Lage, Form und Struktur der Konkremente erlauben meist eine Abgrenzung gegenüber Nierensteinen, wobei die Schrägaufnahme bei der Unterscheidung hilft. Auch dürfen verkalkte Rippenknorpel oder Lymphknoten nicht als Steine angesprochen werden (Abb. 11.**9**–11.**12**).

Unregelmäßig schollige Kalkablagerungen in der Gallenblasenwand *(Porzellangallenblase)*, die in Größe, Form und Lage der Gallenblase entsprechen, können im Gefolge einer chronischen Cholezystitis bei Zystikusverschluß entstehen. Als weitere Ursachen solcher Verkalkungen werden intramurale Blutungen und Irritationen durch Steine angeführt.

Die *Kalkmilchgalle* bei chronischer Cholezystitis entspricht einer zähen Flüssigkeit, die Kalziumkarbonat und Gallensäureseifen, oft zusätzlich auch Konkremente enthält. Der Gallenblaseninhalt bleibt aber lageverschieblich, so daß sich im Stehen und Liegen (ebenfalls in Seitenlage) unterschiedliche Schichtungsphänomene ergeben (Abb. 11.**13**).

Gas ist innerhalb der *Gallenwege* und der *Gallenblase* bei einer abnormen Kommunikation mit dem Magen-Darm-Kanal zu finden. Solch eine biliodigestive Anastomose besteht nach operativer Cholezysto- oder Choledochoduodenostomie, nach Sphinkterotomie und bei einer Insuffizienz des Sphincter ampullae. Eine simultane Dünndarmobstruktion weist auf einen zusätzlichen Gallensteinileus nach Perforation hin.

Auch bei infektiösen Erkrankungen des Gallensystems durch gasbildende Bakterien finden sich gelegentlich baumartig verzweigte Aufhellungen im Leberschatten, die einer *Luftfüllung der Gallenwege* entsprechen. Derartige Befunde sind keineswegs selten, werden jedoch leicht übersehen. Eine einwandfreie Aufnahmetechnik (Atemstillstand) ist zum Nachweis ebenso selbstverständlich wie die Kenntnis der Topographie der Gallenwege in den verschiedenen Aufnahmeprojektionen (Abb. 11.**16**–11.**18**).

Oft ist es schwierig, eine Luftfüllung der Gallenwege gegenüber Luft in den Pfortaderästen abzugrenzen, die aber nur bei Gangrän im Dünn- und Dickdarmbereich während einer Schleimhautnekrose durch Bakterien auftritt.

Bei einer *Cholecystitis emphysematosa* findet sich Gas im Lumen der Gallenblase, später auch in deren Wand. Man muß aber ausschließen, daß es sich bei dieser Luftansammlung nicht um die rechte Kolonflexur handelt.

Unter den indirekten, auf das Gallensystem hinweisenden Röntgensymptomen sind noch Veränderungen am Duodenum und die Darmatonie zu nennen (GERHARDT 1977). Bei akut entzündlichen Prozessen an der Gallenblase kann es infolge der engen topographischen Beziehungen zum Dickdarm zu einer lokalisierten Atonie und Gasansammlung kommen. Nur eine beträchtlich vergrößerte Gallenblase vermag das Kolon zu imprimieren.

Der Wert einer Nativaufnahme sollte aber nicht überschätzt werden. ANDERSEN u. MADSEN (1979) wiesen nach, daß nahezu alle Informationen der Nativdiagnostik auch noch während der oralen Cholegraphie erhalten werden können.

Computertomographie

Die CT-Untersuchung gewinnt als nicht invasives und zuverlässiges Verfahren bei der Differentialdiagnose der Ikterusformen (hepatozelluläre oder obstruktive Cholestase) rasch an Boden. Diese neue Methode ist deswegen besonders wichtig, weil die orale und die intravenöse Cholangiozystographie bei gestörter Leberfunktion und bei Cholestase nur begrenzt anwendbar sind und häufig keine Aussage ermöglichen. Die Verkürzung der Scanzeit auf wenige Sekunden, die Reduktion der Schichtdicke, eine höhere Auflösung moderner Apparaturen steigern die Detailerkennbarkeit und reduzieren respiratorische Unschärfen bei Schwerkranken und Bewegungsartefakte, vor allem auch bei Kindern.

Man soll die Untersuchung mit dem *Nativscan* beginnen. Die zusätzliche Anwendung *biliärer Kontrastmittel* erlaubt eine Dichteanhebung hilusnaher und extrahepatischer *Gallengänge*. Durch die Bolusinjektion eines *nierengängigen Kontrastmittels* werden *Gefäßstrukturen* (Portalvenen) innerhalb und außerhalb des Leberschattens deutlich gemacht. Hilfreich kann auch die Gabe stark verdünnten *Gastrografins* sein, um den Magen und den Duodenalverlauf (Pankreaskopf) zu markieren.

Normale intrahepatische Gallengänge lassen sich mit der CT-Untersuchung nicht erkennen. Lediglich bei Luftfüllung (z. B. nach Papillotomie, nach biliodigestiven Anastomosen und Fisteln oder während einiger Infektionen) können sie sichtbar werden. Dagegen imponieren dilatierte intrahepatische Gallengänge als zweigartige Strukturen, die sich von den dichteren Portalvenen gut abheben (Abb. 11.**19**–11.**21**).

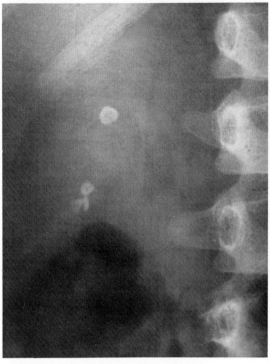

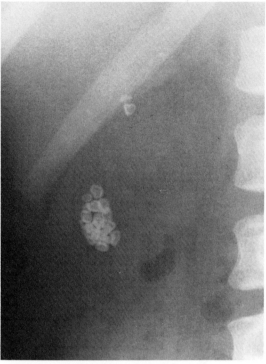

Abb. 11.10. Gallensteine beim Kinde
Mehrere kleine kalkdichte Gallensteine befinden sich innerhalb der Gallenblase, ein Konkrement lokalisiert sich in das Halsgebiet. – 6jähriges Kind.

Abb. 11.11. Gallensteine beim Kinde
Die Lage der Konkremente blieb in jeder Position unverändert, so daß die oberen Steine offenbar fixiert im Ductus cysticus liegen. – 14jähriger Junge.

Abb. 11.12. Spontanzerfall von Gallensteinen
Gashaltige Spaltbildungen in großen Konkrementen als Hinweis des bevorstehenden Spontanzerfalls.

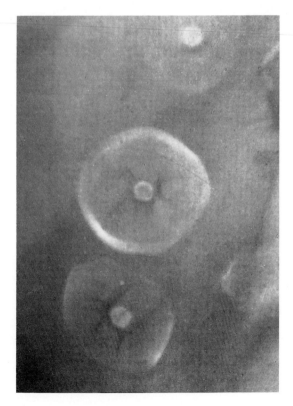

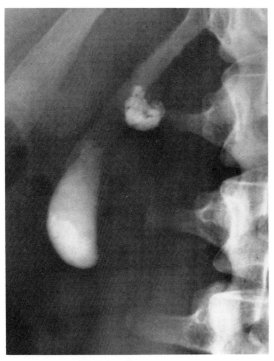

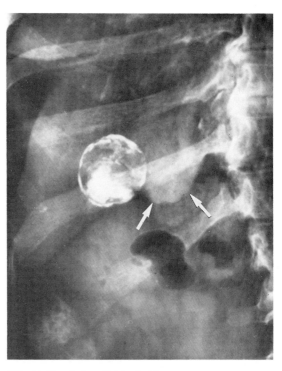

Abb. 11.13. Kalkmilchgalle
Nativaufnahme. Das amorphe Kalziumkarbonat in der Gallenblase täuscht eine Cholezystographie vor. Die obere Hälfte des Kontrastschattens entspricht dem Gallenblasenhals.

Abb. 11.14. Leber-Echinokokkus
Pflaumengroßer Ringschatten am unteren Leberrand nach Art einer Porzellan-Gallenblase. Die zusätzlich vorgenommene Cholezystographie (Pfeile) läßt einwandfrei erkennen, daß es sich nicht um eine Wandverkalkung der Gallenblase, sondern um einen Leber-Echinokokkus handelt.

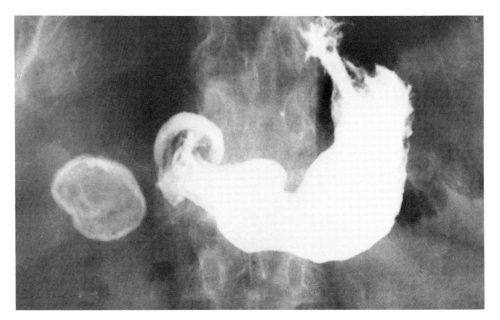

Abb. 11.15. Porzellan-Gallenblase
Verkalkung der Gallenblasenwand bei einer 74jährigen Frau. Die orthograd projizierten Wandabschnitte verursachen eine ringförmige Begrenzung.

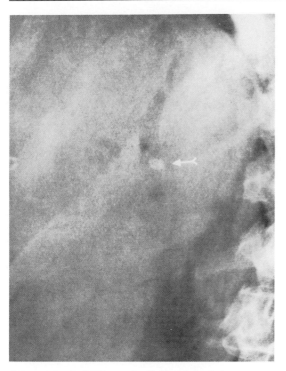

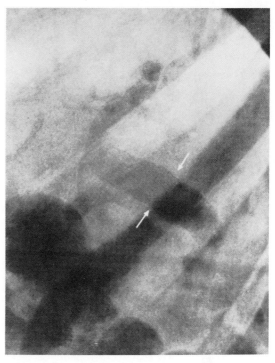

Abb. 11.16.   Luftfüllung der Gallenwege bei Cholangitis
Zustand nach Cholezystektomie wegen Steinbildung. Luftfüllung der erweiterten Gallenwege. Konkrement (Pfeil) im D. hepaticus. Keine Fistel, sondern Cholangitis durch gasbildende Bakterien.

Abb. 11.17.   Luftfüllung der Gallenwege nach Gallensteinperforation
Baumförmig verzweigte Aufhellungen im Leberschatten (Pfeile) durch Luft in den erweiterten Gallenwegen nach Spontanperforation eines Gallensteins in den Magen-Darm-Kanal. – 48jährige Patientin mit langjährigen Gallensteinbeschwerden.

Abb. 11.18.   Luftfüllung der Gallenwege nach bilio-digestiver Fistel
Die großen Gallengänge haben sich über eine operativ angelegte biliodigestive Fistel (Choledochoduodenostomie) mit Luft gefüllt (Pfeil). – 9jähriges Mädchen. Operation wegen großer Choledochuszyste.

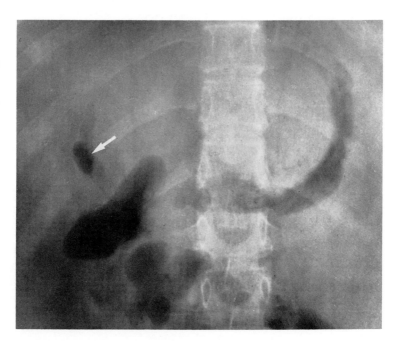

Der normale Ductus hepaticus communis kann in Hilusnähe gelegentlich auch unkontrastiert identifiziert werden, ebenso der distale Abschnitt des Ductus choledochus in Höhe des Pankreaskopfes.

Der Nachweis einer *Gallengangsdilatation* erlaubt die Diagnose eines Verschlußikterus, wobei man mit einer CT-Untersuchung den Ort und die Ursache der Obstruktion meist erkennt (intrahepatischer, extrahepatischer und kombinierter Typ). Ist der Ductus choledochus in die Erweiterung einbezogen, so beweist dies einen extrahepatischen Verschlußort.

Allgemein ist eine große diagnostische Hilfe bei der obstruktiven Cholestase (bei infiltrierenden oder zentralen Lebertumoren, Tumoren der Leberpforte, Gallengangskonkrementen, Gallengangs- und Pankreastumoren, Pankreatitis) zu erwarten, weil sich ihre Ursachen definieren und lokalisieren lassen. Ist das anatomische Substrat aber kleiner als 2 cm im Durchmesser, so entgeht es bisher dem Nachweis (z. B. entzündliche oder narbige Stenosen, isodense Gallensteine, kleine Papillentumoren, Pankreaskopfkarzinome).

Die Gallenblase läßt sich als zystenähnliches Gebilde an der Unterfläche der Leber erkennen. Zwar kann man eine normale Gallenblasenwand nicht darstellen, wohl aber eine verdickte Wand sowie zarte Wandverkalkungen. Zu Beginn einer Steinbildung sind auch diskrete Kalkeinlagerungen innerhalb der Gallenblase früher nachweisbar als mit konventionellen Aufnahmen, während isodense Cholesterinsteine unsichtbar bleiben und erst nach Kontrastierung der Gallenflüssigkeit aufzufinden sind (HAVRILLA u. Mitarb. 1977, BUCK u. Mitarb. 1979, FIEGLER u. Mitarb. 1980).

Kontrastmitteluntersuchung der Gallenblase

Die Entwicklung weitgehend gefahrloser Kontrastmittel für die *orale* und *intravenöse Cholezystographie (Cholegraphie)* benötigte einige Jahrzehnte (Oraltetragnost und Tetragnost 1924, Biliselectan 1940, Biligrafin 1952, Biloptin, Solu-Biloptin, Biliscopin u. a.). Bei der Auswahl des Kontrastmittels und der Applikationsform muß man sowohl die unterschiedlichen Resorptions- und Eliminationsmechanismen als auch die klinische Fragestellung berücksichtigen (KOPP u. Speck 1977).

Die ersten Erfolge beider Methoden waren beim Vergleich mit den früheren Ergebnissen so eindrucksvoll, daß man sich zunächst mit einer Untersuchungstechnik zufrieden gab, deren Unzulänglichkeit erst in den folgenden Jahren erkannt wurde. Man begnügte sich ausschließlich mit *Übersichtsaufnahmen in Bauchlage,* projizierte dabei gelegentlich eine nahe der Wirbelsäule gelegene Gallenblase durch eine leichte Anhebung der rechten Seite um etwa 30 Grad in eine etwas günstigere Position, führte jedoch kein Detailstudium durch. Falls Füllung und Projektion eine genügende Differenzierung zuließen, konnten auf diese einfache Weise größere Steine auch mit Sicherheit erkannt werden. Die Methode blieb jedoch bei verhältnismäßig kleinen und bei einzelnen Konkrementen unbefriedigend.

Eine gewisse Verbesserung der diagnostischen Ausbeute brachte die Einführung der Boydenschen Eidottermahlzeit (1923/25) zur Entleerung der Gallenblase. Die Methode war ursprünglich mehr als Funktionsprüfung gedacht, wurde aber durch die systematischen Studien von BRONNER (1929/30) zur Grundlage der *Gallengangsdiagnostik* ausgebaut. Er konnte mit Serienaufnahmen seinerzeit sogar das Übertreten von Kontrastgalle aus der sich kontrahierenden Gallenblase in den Ductus cysticus und Ductus choledochus festhalten. Allerdings war man hierbei auf Zufallstreffer angewiesen. Das Verfahren blieb für die klinischen Bedürfnisse, ja selbst zum Ausschluß von Steinen unbefriedigend.

Erst nachdem ÅKERLUND (1938) und seine Schüler die Untersuchungsmethoden der modernen Magen-Darm-Diagnostik auf die Cholezystographie übertrugen, wurde die diagnostische Ausbeute besser. Man hatte nämlich gelernt, auch die Gallenblase im Stehen und Liegen unter „fließender Rotation" tangential abzuleuchten und den Kontrastinhalt bei verschiedenen Kompressionsgraden zu untersuchen.

Selbstverständlich hängt die Diagnostik vom Füllungsgrad der Gallenblase bzw. der Konzentration des Kontrastmittels ab. Bei einer zu schwachen Kontrastfüllung läßt sich u. U. überhaupt keine Aussage machen. Eine *ausgebliebene Füllung* sagt weder etwas Sicheres über die Methodik noch über den Zustand der Gallenblase selbst aus; sie kann sowohl auf einer mangelhaften Resorption als auch auf einer ungenügenden Konzentration des Kontrastmittels beruhen. Eine unzureichende Resorption findet sich bei Pylorus- oder Duodenalstenosen, ferner bei entzündlichen Erkrankungen des Magen-Darm-Kanals mit stark beschleunigter Dünndarmpassage. Man entdeckt dann am Morgen der Untersuchung den größten Teil des nicht resorbierten Kontrastmittels entweder noch im Magen oder bereits im Dickdarm. Ausscheidungsstörungen sind bei einigen Leberparenchymschäden und Stoffwechselerkrankungen (Zirrhose, Diabetes) bekannt. Man muß auch daran denken, daß der Patient das Kontrastmittel nicht genommen hat, oder das Kontrastmittel in die bereits prall gefüllte Gallenblase nicht einfließen kann. Nicht zuletzt hängt das Resultat der Untersuchung vom Zeitpunkt ab, an dem die Cholezystographie durchgeführt wird. Wenn sie

Abb. 11.19. Luftfüllung der Gallengänge
CT-Nativuntersuchung der Leber bei Pankreaskopfkarzinom (Pfeile) mit Ikterus. Zur Entlastung wurde eine biliodigestive Anastomose angelegt. Über diese Verbindung dringt Luft in die erweiterten Gallengänge beider Leberlappen ein. Die orthograd getroffenen Gänge erscheinen kreisrund. – 62jähriger Patient.

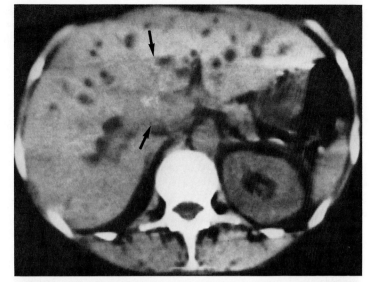

Abb. 11.20. Erweiterung der Gallenwege durch Gallengangskarzinom
CT-Nativuntersuchung der Leber. Erweiterung der intrahepatischen Gallengänge beider Leberlappen sowie Dilatation des Ductus choledochus durch den zentral gelegenen Tumor (Pfeile). Operativ verifiziertes Gallengangskarzinom.

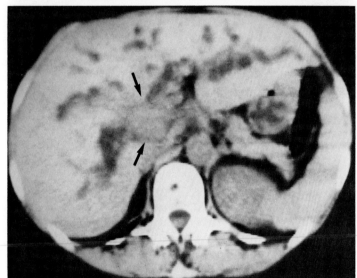

Abb. 11.21. Intrahepatische Gallengangsdilatation
CT-Nativuntersuchung der Leber. Deutliche Erweiterung der intrahepatischen Gallengänge (Pfeile) infolge einer starken Stauung bei operativ nachgewiesenem Pankreaskopfkarzinom. – 28jährige Patientin.

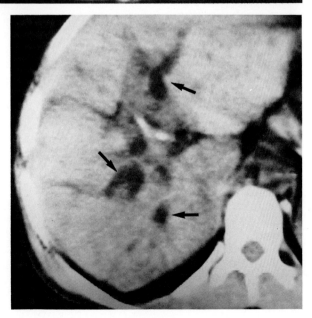

innerhalb eines allzu kurzen Zeitintervalls nach einer Steinkolik oder einem Ikterus kontrastarm oder gar negativ ausfällt, lassen sich daraus meist keine sicheren Schlüsse ziehen. Durch entzündliches Ödem können Gallengänge und Gallenblasenhals so verschwollen sein, daß die aus den Lebergängen abfließende Kontrastgalle nicht in genügender Menge die Gallenblase erreicht. Falls bei einer zweiten Untersuchung die Füllung erneut ausbleibt, liegt meist ein Zystikusverschluß vor. Die Röntgenuntersuchung der Gallenblase ist demnach im beschwerdefreien Intervall am ergiebigsten.

Unter Berücksichtigung dieser Tatsache kann man in den meisten Fällen sogar mit der *oralen Methode* auskommen. Sie ist als primäre Untersuchung indiziert zum Ausschluß einer Gallenblasenerkrankung, während einer allgemeinen Durchuntersuchung und bei unklaren Oberbauchbeschwerden.

Zwar kommen beim Kinde Erkrankungen des Gallensystems nicht so häufig vor wie beim Erwachsenen, aber auch hier ist die Röntgenuntersuchung in der Diagnostik und Verlaufskontrolle als das entscheidende Verfahren anzusehen. Gallenblase und Gallenwege können mit denselben Untersuchungsmethoden dargestellt werden wie beim Erwachsenen, allerdings sind einzelne Modifikationen erforderlich.

Während die Patienten üblicherweise vor der Applikation des Kontrastmittels möglichst nur Tee und Toast erhalten, geben wir aufgrund einer Anregung von KIRKLIN (1935) abends um 19 Uhr eine zwar fettarme, dafür aber kohlehydrat- und eiweißreiche Mahlzeit (z. B. Beefsteak-Hack und Kartoffelbrei) und schließen die Gabe des Kontrastmittels unmittelbar an. Wir haben dabei die Erfahrung gemacht, daß die Füllungen regelmäßiger, kontrastreicher und zuverlässiger erfolgen. Für Kleinkinder ist ein flüssiges Kontrastmittel (z. B. Solu-Biloptin) besser geeignet, während Schulkinder wie Erwachsene Kapseln einnehmen können. Eine Prüfung der Verträglichkeit ist nicht erforderlich. Will man eine besonders intensive Füllung der Gallenblase und der Gallenwege erzielen, gibt man ca. 3 Stunden vor der Röntgenuntersuchung eine zweite Dosis.

Bei der *oralen Cholezystographie* muß der Patient morgens nüchtern bleiben. Zwischen der Einnahme des Kontrastmittels und den Röntgenaufnahmen sollen etwa 12–14 Stunden liegen. Die Untersuchung beginnt mit einer Übersichtsaufnahme in flacher Bauchlage auf dem Bucky-Tisch. Falls sich die Gallenblase nicht genügend frei projizieren läßt (Überlagerung durch die Wirbelsäule, gasgeblähte rechte Kolonflexur), wird eine weitere Übersichtsaufnahme in halbrechter Rückenseitenlage angeschlossen, wie sie von DE ABRÉU (1930) zur Unterscheidung zwischen Gallenblase

und Nierenschatten angegeben wurde. Dabei lassen sich oft zusätzlich Magen, Bulbus und übriges Duodenum durch ihre Luftfüllung ausgezeichnet beurteilen.

Zum Detailstudium der Gallenblase wird jeweils während der Durchleuchtung diejenige Stellung gewählt, in der sich ihr Schatten am besten von den anliegenden Organen, insbesondere der rechten Flexur löst. Ausgesprochen magere Patienten, deren Gallenblase sehr tief liegt, kann man auffordern, die Bauchdecken möglichst intensiv einzuziehen. Dabei hebt sich der Gallenblasenschatten oft bis zum Beckenkamm an und läßt sich durch Kompression von unten her in eine Position bringen, die eine einwandfreie Beurteilung ermöglicht. Sofern das nicht gelingt, empfiehlt sich die Untersuchung in rechter Seitenlage bei horizontalem Strahlengang.

Wir führen das Detailstudium der Gallenblase unter dosierter Kompression mit gezielten Aufnahmen am stehenden Patienten durch (Abb. 11.**22a** u. 11.**22b**). Die aufrechte Stellung hat den Vorteil, daß sich Sedimentierungsvorgänge beobachten lassen (ÅKERLUND 1938). Dabei sammeln sich evtl. vorhandene bewegliche Steine jeweils am tiefsten Punkt des Fundus an. Dies trifft allerdings nur dann zu, wenn die Konkremente spezifisch schwerer sind als die Kontrastgalle. Da aber gelegentlich die Kontrastgalle bei stärkerer Konzentration ein hohes spezifisches Gewicht erreicht, findet man zuweilen auch Steine, die in der Kontrastgalle schwimmen. Über diese Sedimentierungsvorgänge gibt die Tabelle 11.**1** von ÅKERLUND (1938) Auskunft.

Während die am stärksten konzentrierte und daher auch spezifisch schwerste Kontrastgalle beim stehenden Patienten in den Fundus sedimentiert und die weniger konzentrierte leichtere Kontrastgalle sich darüber schichtet, „schweben" die Steine jeweils in *der* Schichthöhe, die ihrem spezifischen Gewicht entspricht. Dieses Phänomen gestattet es, selbst kleinste, nicht schattengebende Konkremente nachzuweisen. Voraussetzung bleibt, daß sie in genügender Zahl vorhanden sind, um innerhalb der Kontrastgalle durch Verdrängung als Schattendifferenz optisch wahrnehmbar zu werden. Hierzu bietet ebenfalls die aufrechte Position bei horizontalem Strahlengang die günstigsten Bedingungen (Abb. 11.**53**–11.**56**).

Differentialdiagnostisch gegenüber Steinen kommen Wandveränderungen im Sinne von Papillomen besonders dann in Betracht, wenn die Aufhellungen in sehr unterschiedlichen Höhen liegen, oder wenn es gelingt, als Charakteristikum eines Tumors einen Füllungsdefekt an der Außenkontur der Gallenblasenwand nachzuweisen. Kleine Septen am Fundus oder Divertikel scheinen im allgemeinen bedeutungslos zu sein.

Tabelle 11.1 Verhalten der spezifischen Gewichte des Gallenblaseninhaltes bei normalen und pathologischen Zuständen

Spezifisches Gewicht	
Nativgalle 1,010–1,040	1,010
	1,020
	1,030
	1,040 ⎱
Kontrastgalle 1,030–1,085	1,050 ⎰ Cholesterinsteine in frischem, nichtgetrocknetem Zustand 1,040–1,056
	1,060
	1,070
	1,080
Kalkgalle (Kalkmilchgalle)	Kalziumhaltige Konkremente

Zusätzliche *Schichtaufnahmen* sind indiziert, wenn die Gallenblase stark überlagert ist und sich nur kontrastarm darstellt. In diesen Fällen erkennt man Steine oder auch Konkremente innerhalb der Gallenwege tomographisch besser.

Die Entleerung der Gallenblase nach Verabreichung von Eigelb oder einer Reizmahlzeit (z. B. Sorbit-Trockeneigelb-Gemisch) gibt uns die Möglichkeit, die abführenden, zuweilen auch die zuführenden Gallenwege zu beobachten, weil 10–15 Minuten später die Kontraktion einsetzt. Während man früher hierfür mit unsicherem Ergebnis eine größere Anzahl von Übersichtsaufnahmen in flacher Bauchlage anfertigen mußte, hat KOMMERELL (1936) auf Anregung von BERG die Sedimentierung des Kontrastmittels in Beckenhochlagerung ausgenutzt und versucht, 10–15 Minuten nach der Gabe von Eigelb die Gallenwege systematisch während der Entleerung zu studieren.

In dieser Position befindet sich die am stärksten konzentrierte Kontrastgalle in der Gegend des Gallenblasenhalses und tritt nun bei der Entleerung unmittelbar in den D. cysticus und von dort in den Ductus choledochus über. Gelegentlich wird hierbei auch eine Füllung des Ductus hepaticus beobachtet (Abb. 11.**23** u. 11.**24**).

Durch die Applikation von Cholezystokinin i. v. kann ebenfalls der Entleerungsvorgang rasch eingeleitet werden. Die Gallenblasenkontraktion beginnt unmittelbar nach der Injektion, so daß 15–20 Minuten später die günstigsten Bedingungen für die Beurteilung der Gallenwege und den Nachweis kleinerer Konkremente gegeben sind.

Kontrastmitteluntersuchung der Gallenwege

Die *intravenöse Untersuchungsmethode (Cholangiozystographie)* hat seit der Einführung gut verträglicher Kontrastmittel (z. B. Biligrafin, Biliscopin u. a.) ständig an Bedeutung gewonnen und gilt allgemein bei Erwachsenen, besonders auch bei Säuglingen und Kindern als diagnostischer Fortschritt (Abb. 11.**3**).

Das Kontrastmittel bindet sich locker an die Plasmaproteine, überwiegend an die Albuminfraktion, und wird durch die Leberzellen zu 80–90% in das Gallensystem und zu 10–20% durch die Nieren ausgeschieden (heterotope Ausscheidung). Die Bindungs- und Transportkapazität des Plasmas für die Gallenkontrastmittel hängt vor allem von der Albuminkonzentration ab, ist also bei Hypalbuminämie, auch bei Bilirubinämie herabgesetzt (KOPP u. SPECK 1977). Gallenkontrastmittel konkurrieren bei der Ausscheidung auch mit einigen Pharmaka (z. B. Penizillin). Von praktischer Bedeutung ist, daß eine Erhöhung der Kontrastmittelkonzentration im Plasma über einen bestimmten Punkt hinaus zu keiner verstärkten Ausscheidung mehr führt (MILLER u. Mitarb. 1969) und daher diagnostisch keinen Vorteil bringt. HERMS u. Mitarb. (1969) konnten ebenfalls zeigen, daß eine die übliche Dosis übersteigende Kontrastmittelgabe die Bildqualität nicht mehr verbessert, zugleich verstärkt Kontrastmittel über die Nieren ausgeschieden wird und die Toxizität zunimmt.

Nach dem Transport durch die Gallenwege passiert das Kontrastmittel (ohne wieder in den enterohepatischen Kreislauf eingebracht zu werden) den Dünndarm, so daß man es 12–14 Stunden nach der Untersuchung eingedickt im Kolon findet. Kontrastmittel im Dickdarm beweist die Durchgängigkeit der Gallenwege, erschwert aber zu diesem Zeitpunkt die röntgenologische Untersuchung anderer Bauchorgane.

Einige Autoren verabfolgen der besseren Verträglichkeit wegen und zur Steigerung des Kontrastes das Präparat in zwei Fraktionen. Die erste Hälfte dient zur Füllung der Gallenblase, die zweite Injektion 2–3 Stunden später zur Darstellung der Gallenwege, so daß man eine simultane Kontrastfüllung erzielt.

Denselben Zweck verfolgt auch die *Infusions-Cholangiozystographie* (FUCHS u. Mitarb. 1973, STILLGER u. Mitarb. 1977, TAENZER u. Mitarb. 1977). Dabei wird innerhalb von 30–60 Minuten ein Gemisch aus 20–40 ml Biligram und

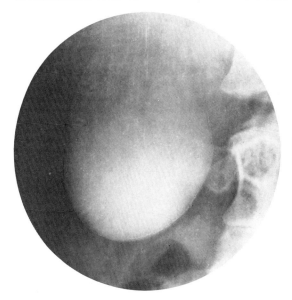
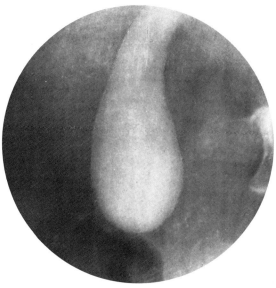

Abb. 11.22a. Normale orale Cholezystographie
Zielaufnahme im Stehen mit dosierter Kompression, 14
Std. nach Kontrastmittelgabe. Birnenförmiger Gallenblasenschatten, in dem die Galle ihrem spezifischen Gewicht
entsprechend geschichtet ist. Die schwerere Kontrastgalle
sammelt sich im Blasenfundus. – 12jähriges Kind.

**Abb. 11.22b. Kontrahierte Gallenblase nach Eidotter-
gabe**
Dasselbe Kind wie in Abb. 11.22a. – Zielaufnahme 30 Min.
nach Eidottergabe. Die Gallenblase ist durch Kontraktion
schmal, die Kontrastgalle homogen geworden.

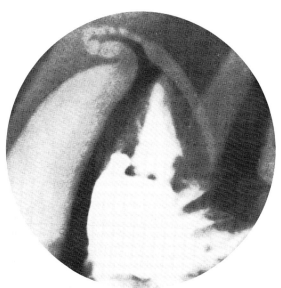
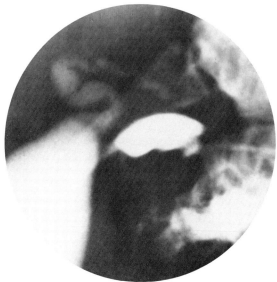

Abb. 11.23. Darstellung des Ductus cysticus
Gezielte Aufnahme der Gallenblase in Beckenhochlagerung, 5 Minuten nach Gabe von Eigelb. Die spezifisch
schwerste Galle sedimentiert in dieser Position in die
Gegend des Gallenblasenhalses und entleert sich dann
über den Ductus cysticus in den Ductus choledochus. Gut
sichtbare Heistersche Klappen.

Abb. 11.24. Darstellung des Ductus cysticus
Gezielte Aufnahme in Beckenhochlagerung nach Gabe
von Eigelb. Gallenblasenhals und Heistersche Klappen
werden während der Entleerung einwandfrei erkennbar.
Kontrastmittel im Bulbus duodeni. – 50jährige Frau.

Abb. 11.25. Cholezystographie bei luftgefülltem Kolon
Übersichtsaufnahme des rechten Oberbauches in flacher Bauchlage. Die schwach gefüllte Gallenblase ist von gashaltigem Darm überlagert. In derartigen Situationen lassen sich Gallensteine weder nachweisen noch ausschließen.

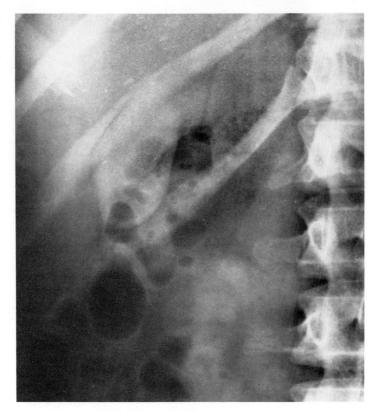

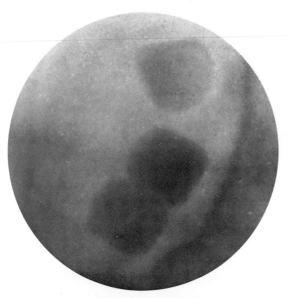

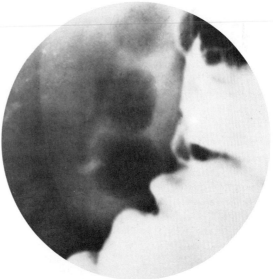

Abb. 11.26. Zielaufnahme der Gallenblase
Derselbe Patient wie in Abb. 11.25. – Nur durch dosierte Kompression bei aufrechter Position gelang es, die störenden lufthaltigen Darmschlingen wegzudrücken und 3 haselnußgroße Aufhellungen innerhalb der Gallenblase nachzuweisen. Sie entsprechen nichtschattengebenden Konkrementen.

Abb. 11.27. Zielaufnahme der Gallenblase nach Kontrasteinlauf
Derselbe Patient wie in Abb. 11.25 und 11.26. – Nach dem Kontrasteinlauf bleiben innerhalb des Gallenblasenschattens die Aufhellungen bestehen. Sie entsprechen also dem pathologischen Gallenblaseninhalt und nicht etwa Kolonluft.

250 ml einer 40%igen Traubenzuckerlösung intravenös infundiert, die ersten Aufnahmen werden nach 30 Minuten angefertigt. Die diagnostische Ausbeute soll mit dieser Methode selbst bei ikterischen Patienten wesentlich besser sein als bei der üblichen Cholangiozystographie. Bei einer so protrahierten Verabreichung vermeidet man den hohen Plasmaspiegel, verbessert die Verträglichkeit und vermindert die heterotope Ausscheidung. Wird die Infusionsdauer über zwei Stunden ausgedehnt, so kann sich die Transportkapazität des Albuminvehikels und das funktionelle Leistungsvermögen der Leberzellen den Aufgaben der Kontrastmittelausscheidung besser anpassen. Um bei eingeschränkter Leberleistung noch eine ausreichende Diagnostik betreiben zu können, sind sogar *Langzeitinfusionen* (12 Stunden) empfohlen und auch erfolgreich durchgeführt worden (BURGENER u. FISCHER 1975).

Die Präparate sind allgemein gut verträglich, wenn sie langsam unter sorgfältiger Beachtung möglicher Nebenwirkungen appliziert werden. Da sich vorausgehende Testungen auf Überempfindlichkeiten als unzuverlässig erwiesen haben, beschränkt man sich darauf, zunächst 1–2 ml zu injizieren und deren Wirkung 1–2 Min. abzuwarten. Treten innerhalb dieser Zeit keine Reaktionen auf, so kann die Injektion langsam zu Ende geführt werden. Geringfügige, nicht vorhersehbare und allergische Reaktionen (z. B. Hautjucken, Niesen, heftiges Gähnen) erfordern erhöhte Aufmerksamkeit und lassen sich meist durch eine Unterbrechung der Applikation oder mit Kortikosteroidpräparaten abfangen.

Als Kontraindikation gelten eine Überempfindlichkeit gegen jodhaltige Kontrastmittel, eine Thyreotoxikose, eine akute Cholangitis sowie schwerer akuter Ikterus und eine Kreislaufdekompensation. Bei Leberschäden sollte die Kontrastuntersuchung nur dann vorgenommen werden, wenn die Nierenfunktion intakt ist. Dabei kann der über die Nieren ausgeschiedene Kontrastmittelanteil vikariierend erheblich ansteigen.

Proteinbindung, Aufnahme in der Leber und biliäre Ausscheidung setzen gleich nach der Kontrastmittelinjektion ein. Schon kurze Zeit später wird die Lebergalle derart schattendicht, daß es bereits nach 15 Minuten zu einer Kontrastdarstellung der Gallenwege kommt. Es füllen sich zunächst die Gallengänge (Ductus hepaticus und Ductus choledochus), später erst die Gallenblase. Dementsprechend sind die Aufnahmezeiten anzusetzen. Normalerweise stellen sich die Gallenwege innerhalb von 10–50 Minuten dar. Die höchste Schattendichte findet man zwischen 20 und 30 Minuten. Da jedoch die Konzentrationsfähigkeit individuellen Schwankungen unterliegt und der Füllungsgrad während einer Durchleuchtung nicht abzuschätzen ist, erscheint es ratsam, Auf-

nahmen in verschiedenen Zeitabschnitten (10, 20, 30, 40 und 50 Min. p. i.) anzufertigen. Man kann dabei den Füllungsgrad der Gallenwege sowie das Abfließen des Kontrastmittels in das Duodenum beobachten, die Untersuchung selbst überwachen und steuern. Von mehreren Autoren wird zur überlagerungsfreien Darstellung der Gallenwege die *Schichtuntersuchung* empfohlen, insbesondere wenn Darmgase stören oder die Kontrastdichte für die übliche Aufnahmetechnik nicht ausreicht.

Die Hauptindikation dieser Methode liegt in der Kontrastdarstellung der *Gallenwege*, weniger der Gallenblase, für deren Untersuchung andere Möglichkeiten zur Verfügung stehen. Sie gestattet darüber hinaus auch die Beurteilung der postoperativen Situation. Dabei scheint das Optimum der Konzentration zuweilen etwas früher zu liegen, die Füllung dagegen etwas flüchtiger zu sein. Postoperative Veränderungen, wie Dilatationen, Strikturen oder Konkremente, kommen dann gut zur Darstellung.

Die intravenöse Methode wird von einigen Autoren wegen ihrer größeren Zuverlässigkeit auch bei der Gallen*blasen*diagnostik bevorzugt. Sie sollte des größeren Risikos und der möglichen Nebenwirkungen wegen aber erst zur Kontrolle bei ausgebliebenen Füllungen nach der oralen Kontrastmittelapplikation angewendet bzw. sofort angeschlossen werden. Voraussetzung ist, daß sich der Patient in einem ausreichenden Hydratationszustand befindet. So berichtete FEINE bereits 1955, daß er in 56% der negativen oralen Cholezystogramme noch mit Biligrafin eine ausreichende Füllung erzielt habe. Auch HUBACKER (1955) äußerte sich ähnlich und betonte, daß der Prozentsatz der negativen Gallenblasenfüllungen bei der oralen Methode wesentlich höher liegt (19,3%) als bei der intravenösen (1,3%). Aber gelegentlich bleibt auch bei Biligrafin die Füllung einwandfreier Gallenblasen aus (HAENISCH 1954, sowie eigene Beobachtungen).

Die Beurteilung der Gallenblase ist erst 120 Minuten p. i. möglich, da es während des Einfließens von Kontrastgalle häufig zu Schlierenbildungen und Überschichtungsphänomenen kommt, die die Beurteilung des Inhalts erschweren. Daß sich die Gallenblase während ihrer Füllung vorübergehend ganz erheblich, insbesondere in ihrem Längsdurchmesser ausdehnen kann, ist auch von HORNYKIEWYTSCH (1956) bestätigt worden. Sie nimmt dann eine Größe an, wie man sie sonst nur nach Zystikusverschlüssen zu sehen bekommt. Bei der üblichen oralen Cholezystographie scheinen diese Phasen der Beobachtung deswegen zu entgehen, weil sie in die späten Abend- bzw. Nachtstunden fallen, in denen der Patient nicht untersucht wird. Bei unbefriedigender Schattendichte sind Spätaufnahmen (12–24 Std. p. i.) erforderlich, weil sich gelegentlich erst dann durch Eindickung eine erkennbare Kontrastmittelanreicherung findet.

Weite Gallengänge mit fehlendem Kontrastmittel im Dünndarm weisen auf ein Abflußhindernis hin. Auch die negative Cholezystographie und ein positives Cholangiogramm lassen einen Zystikusverschluß annehmen (Steinverschluß, Schleimhautschwellung, Verwachsungen, Tumoren). Die Sicherheit dieser Aussage wird durch Spätaufnahmen erhöht, weil sich die Gallenblase dann doch noch füllen kann.

Von Säuglingen und Kindern wird i. v. appliziertes Kontrastmittel allgemein gut vertragen, offenbar ist auch das Risiko allergischer Reaktionen geringer als bei Erwachsenen. Aus Gründen der Kontrastmittelkinetik gaben FAHR u. Mitarb. (1977) der Infusionstechnik den Vorzug. Die optimale Füllung benötigt bei jungen Säuglingen 3–4 Stunden oder mehr (KOSENOW 1957, OPPERMANN u. Mitarb. 1976). Von STECHELE u. GREINACHER (1974) wurde herausgearbeitet, daß die Position einer nach i. v. Cholezystographie gut gefüllten Gallenblase bei der Differentialdiagnose von Oberbauchtumoren wertvolle Hinweise geben kann: Intrahepatisch gelegene Tumoren (z. B. Zysten, Metastasen) verlagern die Gallenblase nach kaudal und medial, oft bis über die Wirbelsäule, während intraabdominelle Tumoren (z. B. Mesenterialzysten) die Gallenblase nach kranial und rechts verdrängen. Findet sich bei fehlender Darstellung der Gallenwege und der Gallenblase Kontrastmittel im Darm, so ist eine Cholestase unwahrscheinlich, während eine Hyperkinese der Gallenwege erwogen werden sollte.

Perkutane transhepatische Cholangiographie (PTC)

Beim Vorliegen eines extrahepatischen Stauungsikterus, bei dem die üblichen diagnostischen Methoden einschließlich der endoskopisch retrograden Cholangiographie versagen, besteht die Möglichkeit, mit Hilfe der perkutanen transhepatischen Cholangiographie doch noch einen übersichtlichen Einblick in den Zustand des gestauten Gallengangssystems zu gewinnen. Zwar läßt sich die prästenotische Erweiterung der Gallenwege nach GOLDSTEIN (1977) bzw. McKAY (1979) mit der Ultraschallmethode bereits in 90% und der Computertomographie (HAVRILLA 1977, BUCK u. Mitarb. 1979) praktisch immer erfassen, doch gestatten diese Verfahren selten einen Einblick in die anatomische Situation (Lage und Ausdehnung des Prozesses) und die Differenzierung im Sinne einer Artdiagnose.

Ziel der PTC ist es, durch direkte perkutane Punktion der Leber einen der gestauten Gallengänge zu erreichen, um von dort aus eine komplette Kontrastmitteldarstellung des ableitenden Gallengangssystems bis zum Hindernis zu erzielen (Abb. 11.**28** u. 11.**29**).

Der erste erfolgreich durchgeführte Versuch einer perkutanen transhepatischen Gallengangspunktion geht auf das Jahr 1921 zurück, als BURCKHARDT u. MÜLLER eine hydropische Gallenblase mit Protargol füllen und somit im Röntgenbild sichtbar machen konnten. CARTER u. SAYPOL griffen (1952) das Verfahren wieder auf, das dann bald von weiteren Autoren (ALVAREZ 1953, ARNER u. Mitarb. 1962, WIECHEL 1964, DRAKE u. REAL 1965) erfolgreich angewandt wurde.

Es sind unterschiedliche Wege empfohlen worden, nämlich die *anteriore* transperitoneale, die heute meist angewandte *laterale* transperitoneale und die weniger gebräuchliche *posteriore* extraperitoneale Punktion. Wegen möglicher, durch starre und zu dicke Kanülen verursachte Komplikationen (innere Blutung, gallige Peritonitis) wurden derartige Eingriffe stets in engster Zusammenarbeit mit dem Chirurgen vorgenommen. Eine entscheidende Verbesserung des Verfahrens brachte die von OKUDA (1974) an der Chiba-Universität entwickelte biegsame, äußerst dünne, 15 cm lange Punktionsnadel mit einem äußeren Durchmesser von nur 0,7 bis 0,9 mm, die sog. „Chiba-Nadel". Durch sie konnte die Komplikationsrate gegenüber früher um eine Zehnerpotenz (0,2–2,5%) gesenkt werden.

Der Gang der Untersuchung gestaltet sich folgendermaßen: Nach Prämedikation (Valium, Atropin) wird unter Antibiotikaschutz und Lokalanästhesie in Rückenlage von lateral her in Höhe des 8. bzw. 10. ICR perkutan-transperitoneal punktiert und die Nadel unter Durchleuchtungskontrolle in Richtung auf den 12. BWK vorgeschoben, bis ein Gallengang erreicht ist. Wegen des dünnen Lumens der Chiba-Nadel muß die Injektion des Kontrastmittels unter geringem Druck erfolgen. Die bandförmige Anfärbung, die sich zunächst rasch bis zum Hilus darstellt, verbreitet sich anschließend in den übrigen Gallengängen bis zum Hindernis.

Mit der Kontrastdarstellung der erweiterten, unter Druck stehenden Gallenwege ergibt sich zwangsläufig auch eine Entlastung durch Drainage. LEGER u. ZARA haben sie bereits 1952 empfohlen, sie wurde später von zahlreichen Autoren routinemäßig durchgeführt (WENZ 1973, OKUDA 1974, MOLNAR 1974, BURCHARTH 1976, HOEVELS 1978, OWMAN 1979, SWART u. KÖSTER 1979). Dabei wird in einem zweiten Arbeitsgang unter Durchleuchtungskontrolle der kontrastgefüllte rechte Ductus hepaticus mit einer 12 cm langen biegsamen Nadel (Longwell-Katheter, Innendurchmesser 1,0 mm) punktiert und nach Dilatation des Stichkanals mit einem entsprechenden Katheter versehen. BURHENNE (1973/1980), CLASSEN (1977), GARROW (1977) und REES (1978) gelang es, über eine derartige Drainage Konkremente der Gallenwege zu extrahieren.

Auch bei Säuglingen und Kindern liegen erste positive Erfahrungen mit der PTC vor. Sie wurde zur Klärung des Cholestasesyndroms eingesetzt (z. B. bei Gallengangsatresie, neonataler Hepatitis, dem „Syndrom der eingedickten Galle" usw.). Bei Säuglingen nimmt man – nach Überprüfung der Blutungsbereitschaft – die jeweils dünnste der verfügbaren Chiba-Nadeln und führt die Untersuchung in Narkose durch (CARTY 1978, FRANKEN u. Mitarb. 1979, HUCHZERMEYER u. Mitarb. 1979).

Kontraindiziert ist die perkutane transhepatische Cholangiographie bei allgemeiner Blutungsneigung, die durch eine medikamentöse Therapie nicht zu beheben ist, bei akuten entzündlichen Lebererkrankungen, bei Parasiten, insbesondere dem Leber-Echinokokkus sowie beim Leberabszeß.

Endoskopische retrograde Cholangio-Pankreatikographie (ERCP) bzw. Cholangiographie (ERC)

Mit der Einführung flexibler Glasfiberinstrumente und der Verbesserung ihrer Optiken bestand zum ersten Male die Möglichkeit, die Papilla Vateri aufzusuchen und die hinter ihr liegenden Gangsysteme darzustellen. Nach mühsamen Vorarbeiten erlauben heute die Endoskopie zusammen mit einer verfeinerten Röntgendiagnostik – unabhängig von der Leberfunktion und ohne operativen Eingriff – eine weit bessere Erkennung der Veränderungen im biliären System. Voraussetzung für eine erfolgreiche Untersuchung ist die reibungslose Zusammenarbeit mit einem erfahrenen Endoskopiker. Auf diese Weise kann sich ein jeder auf sein Spezialgebiet konzentrieren. Bei einem gut eingearbeiteten Team ist die diagnostische Ergiebigkeit der Methode groß, sofern keine hochgradige Papillensklerose oder eine außergewöhnliche Lageanomalie vorliegt. Trotzdem gelingt die Untersuchung gelegentlich erst beim zweiten oder dritten Versuch. Besondere Verdienste um den Ausbau der Methode erwarben sich im deutschen Sprachraum DEMLING u. CLASSEN (1970/71), ANACKER (1972), DEMLING u. Mitarb. (1979) u. a.

Die ERC soll erst dann durchgeführt werden, wenn die Vorfelddiagnostik mit den üblichen und ungefährlicheren Verfahren (orale und intravenöse Cholegraphie) erfolglos blieb oder zweifelhafte Ergebnisse lieferte. Sie ist vor allem angezeigt bei operationsbedürftigen Schmerzzuständen (z. B. Choledocholithiasis) und bei Tumorverdacht der Gallenwege und der Leber, bei Anomalien, aber

auch bei einigen primären Lebererkrankungen (Abb. 11.**30** u. 11.**31**).

Für die Untersuchung und Beurteilung ist eine subtile Kenntnis der Mündungsvarianten des Gallen- und Pankreasganges erforderlich. In knapp 15% findet man eine getrennte Einmündung der Gangsysteme, wobei dann die proximale Öffnung dem Ductus choledochus zugehört. Auch heute läßt sich noch nicht im Einzelfall selektiv das biliäre oder pankreatische Gangsystem füllen, allerdings gelang die isolierte Darstellung der Gallenwege RENTSCH (1976) bereits in 62,3%, KASUGAI (1975) sogar schon in 91,2%.

Damit man auch kleinste Veränderungen und winzige Kontrastmittelaustritte erkennen kann, sind Untersuchungsgeräte mit Formatumschaltung des Bildverstärkers zu bevorzugen. Die Katheterspitze soll während der Kontrastmittelfüllung (60%iges Angiografin oder ähnliche Präparate) sichtbar bleiben und die Füllung unter Durchleuchtungskontrolle erfolgen. Bei selektiver Kanülierung des Ductus choledochus muß soviel Kontrastmittel instilliert werden, daß sich auch die größeren intrahepatischen Gallengänge darstellen. Um keine Retentionscholangitis zu provozieren, ist bei Abflußhindernissen sparsamer Umgang mit Kontrastmittel erforderlich. Seine Umverteilung gelingt durch Umlagerung des Patienten, wobei sich bei langsamem Aufrichten auch eine gute Darstellung des distalen Ductus choledochus erzielen läßt. Falls sich die Gallenblase füllt, sollen noch Detailaufnahmen im Stehen zum Steinnachweis angefertigt werden. Der Füllungsvorgang ist durch Übersichts- und Zielaufnahmen festzuhalten. Die Verwendung der 100-mm-Kamera erleichtert und beschleunigt die Untersuchung, weil damit eine ausreichende Anzahl von Aufnahmen ohne Kassettenwechsel angefertigt werden kann.

Die Röntgensymptomatologie der ERC entspricht derjenigen der deszendierenden Methode mit dem großen Vorteil einer kontrastreichen und steuerbaren Darstellung. In den meisten Fällen ist eine Unterscheidung zwischen einem Steinverschluß und einer organischen Abflußstörung gewünscht und auch möglich. Intrakanalikuläre Prozesse, wie Adenome, Karzinome oder proliferative Bindegewebsreaktionen, lassen sich wie umschriebene Stenosen und Erweiterungen besser erkennen, ebenso Veränderungen des Ductus choledochus durch Karzinome oder Zysten im Pankreaskopfgebiet eindeutiger nachweisen.

Nach jeder Untersuchung ist eine sorgfältige Überwachung des Patienten (evtl. mit Infektionsprophylaxe) erforderlich, um sich anbahnende Komplikationen aufzudecken. Sie bestehen hauptsächlich in einer akuten Cholangitis bzw. im Aufflackern einer Cholangitis. Nach Füllung pathologischer, schlecht drainierter Gangsysteme

Abb. 11.28. Perkutane transhepatische Cholangiographie (PTC) bei Steinverschluß im D. choledochus
Darstellung des gesamten Gallengangssystems nach PTC. Alle Gallenwege sind erweitert. Das untere Ende des Ductus choledochus ist durch Steinverschluß konkav begrenzt. Merizzi-Syndrom bei schwielig-schrumpfender Gallenblase (Pfeil). – Klinisch: Schmerzloser Ikterus, operativ als Steinverschluß verifiziert (Aufn.: Prof. *Swart*).

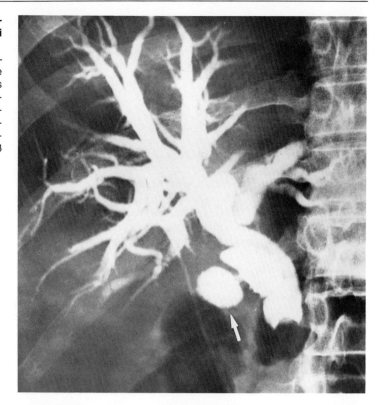

Abb. 11.29. Perkutane transhepatische Cholangiographie bei Steinverschluß
Großer, nicht schattengebender Stein (Pfeile) innerhalb des Ductus choledochus in Höhe des Zystikusabganges. Starke Dilatation des gesamten Gallengangssystems (Aufn.: Prof. *Swart*).

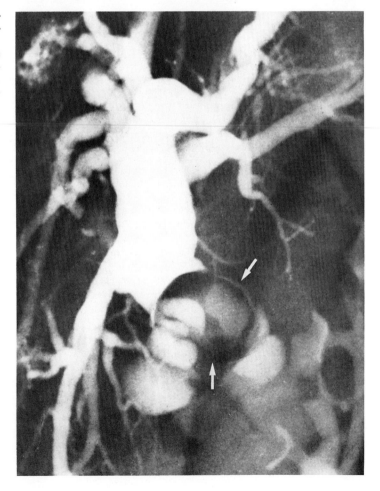

(Cholelithiasis, Choledochusstenosen) kann es sogar zur Sepsis kommen. Wegen unzureichender Desinfektionsmöglichkeiten für Endoskope ist auch die Gefahr einer Virushepatitis gegeben. Die Komplikationsrate (0,4–4,53%) läßt sich durch eine sorgfältige Untersuchung sowie eine sparsame Kontrastmittelinstillation verringern. Bei schwerer kardiorespiratorischer Insuffizienz ist die ERC kontraindiziert.

Im Einzelfall bleibt immer abzuwägen, ob die PTC oder die ERC diagnostisch zu bevorzugen ist. Aufgrund vergleichender Untersuchungen wurde ersichtlich, daß es sich eher um ergänzende als konkurrierende Verfahren handelt (ELIAS u. Mitarb. 1976). Man wird sich entsprechend der örtlichen Erfahrung und der verfügbaren Apparatur für eine der beiden Methoden entscheiden. Beide bieten bei nachgewiesenem Gallengangsverschluß gleichzeitig Ansatzpunkte für ein anschließendes therapeutisches Vorgehen.

Beim Verschlußikterus mit extrahepatischer Cholestase sind die Gallenwege so stark erweitert, daß von vielen Untersuchern die PTC bevorzugt wird (OKUDA u. Mitarb. 1974). Sie ist auch dann notwendig, wenn nach Magenoperationen (Billroth II) die zuführende Schlinge endoskopisch nicht erreicht werden kann.

Transjuguläre Cholangiographie

Sie ermöglicht neben der eigentlichen Kontrastfüllung des Gallengangssystems (sog. transvenöse transhepatische Cholangiographie) die Messung des Venendrucks, die Darstellung des Lebervenennetzes, bei zirrhotischen Prozessen auch die Durchführung einer Portographie sowie eine Entnahme von Lebergewebe (DOTTER 1964, HANAFEE u. WEINER 1967, RÖSCH 1973).

Das Verfahren ist schematisch in Abb. 11.**32** dargestellt. Nach Prämedikation wird in Lokalanästhesie die rechte V. jugularis interna punktiert und unter Durchleuchtungskontrolle ein Katheter über die V. cava superior, den rechten Vorhof und die V. cava inferior bis in eine Lebervene vorgeschoben. Anschließend kann der Venendruck gemessen und eine Venographie durchgeführt werden. Normalerweise fließt das Kontrastmittel aus dem Leberparenchym wieder rasch in die Lebervenen zurück. Liegt dagegen eine Zirrhose vor, so gelangt bei Erhöhung des Injektionsdruckes Kontrastmittel auch in die Pfortaderäste und die Umgehungskreisläufe.

Durch Einführen einer Aspirationsnadel läßt sich Lebergewebe entnehmen. Bei Verdacht auf einen Obstruktionsikterus kann man mit der Katheternadel die Venenwand in Richtung auf den Leberhilus durchstoßen, um einen erweiterten Gallengang zu erreichen. Nach erfolgreicher Punktion

wird Gallensaft aspiriert und anschließend ein nierengängiges Kontrastmittel injiziert.

Die Methode ist aufwendiger als die PTC und stärker mit Komplikationen belastet (Verletzungen der Leberkapsel, Blutungen, Gallenperitonitis). Bei bakteriellen Cholangitiden, Leberabszessen und Echinokokken besteht die Gefahr, daß infektiöses Material in die Blutbahn gelangt. Das Verfahren erfordert also nicht nur einen versierten Angiologen, sondern auch eine exakte klinisch-bakteriologische Überwachung. Es wurde nur in wenigen Abteilungen durchgeführt und ist inzwischen weitgehend abgelöst bzw. verlassen worden. Wir besitzen keine eigenen Erfahrungen.

Intra- und postoperative Cholangiographie

Die intraoperative Cholangiographie wurde erstmals 1932 von Mirizzi empfohlen, aber erst 10 Jahre später als Routinemethode übernommen, nachdem Caroli (1942) sie mit der Manometrie der Gallenwege kombiniert hatte. Zur Durchführung der Untersuchung benötigt man einen leistungsfähigen fahrbaren Röntgenapparat mit einer Fernsehkette und einen für Röntgenaufnahmen geeigneten Operationstisch.

Nach Freilegung des Operationsfeldes werden vom Chirurgen je nach Erfordernis entweder die Gallenblase oder der Ductus cysticus punktiert, sowohl der Passagedruck im Ductus cysticus (normal 18–22 cm Wasserhöhe) als auch am eigentlichen Sphincter Oddi (normal 10–15 cm) geprüft. Anschließend erfolgt unter den gleichen Bedingungen die Darstellung der Gallenwege mit einem wasserlöslichen Kontrastmittel. Die Füllung sowie die Prüfung der Durchgängigkeit der Papille kann mit Hilfe von Übersichtsaufnahmen sowie gezielt unter Durchleuchtungskontrolle vorgenommen werden. Die Methode ist deswegen so wertvoll, weil kleinere Steine trotz Sondierung sich dem Nachweis entziehen können. Selbstverständlich erfordert die Untersuchung einen gewissen Zeitaufwand und erfahrenes Personal (Abb. 11.**33** u. 11.**34**).

Neben dem Nachweis von Steinen ist besonders auf Anomalien der Gallenwege zu achten. SCHMIDT hat 1955 erneut auf ihre Bedeutung hingewiesen. Leider kommt es immer wieder vor, daß der rechte Ductus hepaticus für einen erweiterten Ductus cysticus gehalten und unterbunden wird.

Zu den postoperativen Untersuchungsmethoden gehört auch die *Cholangiographie über das T-Drain*, obgleich die damit nachgewiesenen Veränderungen nicht mehr unmittelbar, sondern nur noch während einer Relaparotomie zu korrigieren sind. Das Verfahren soll Aufschluß darüber

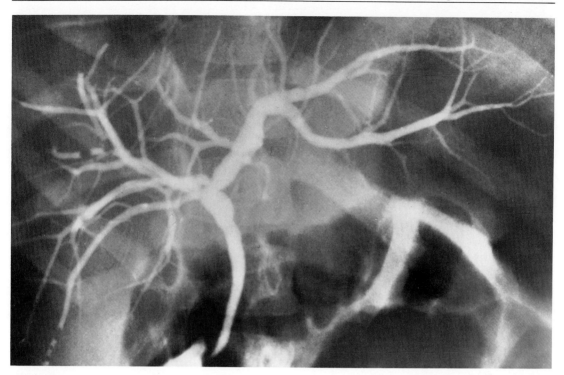

Abb. 11.30. Endoskopische retrograde Cholangiographie (ERC)
3jähriges Kind. − Kontrolluntersuchung nach operativer Korrektur einer umschriebenen Stenose des Ductus choledochus. Nahezu komplette Darstellung der intra- und extrahepatischen Gallenwege, die noch geringfügig erweitert sind. Charakteristisch für diese Altersstufe ist der große linke Leberlappen, der fast bis an die laterale Thoraxwand reicht.

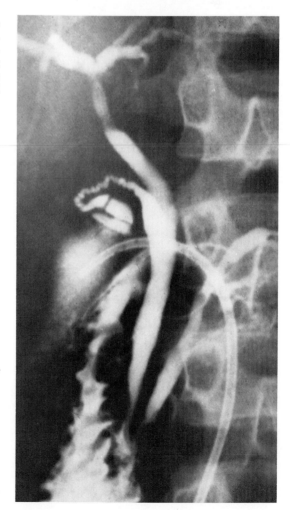

Abb. 11.31. Endoskopische retrograde Cholangiopankreatikographie (ERCP)
Ductus choledochus und Ductus hepaticus mit seinen Aufzweigungen sowie der Ductus pancreaticus sind gut sichtbar. Füllung des etwas langen, geschlängelt verlaufenden Ductus cysticus mit Heisterschen Klappen. Inkomplette, schwache Anfärbung der Gallenblase. Katheter in der V. cava inferior. − 9jähriges Kind.

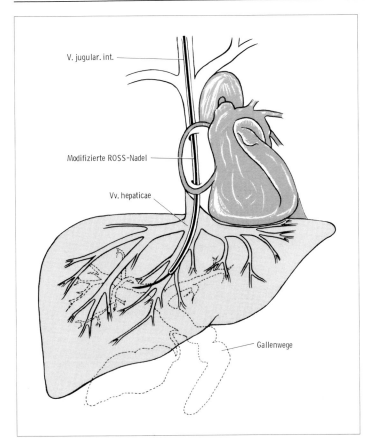

V. jugular. int.

Modifizierte ROSS-Nadel

Vv. hepaticae

Gallenwege

Abb. 11.32. Transjugulare Cholangiographie
Schematische Darstellung nach *Rösch* (1974) sowie einer Zeichnung von *Kemper*. – Nach Punktion der rechten V. jugularis interna wird ein Spezialkatheter eingeführt und via V. cava superior, rechter Vorhof, V. cava inferior in eine Lebervene vorgeschoben. Druckmessung und Venographie sind möglich. Bei Stauungsikterus läßt sich mit Hilfe einer Katheternadel ein erweiterter Gallengang erreichen und Kontrastmittel injizieren.

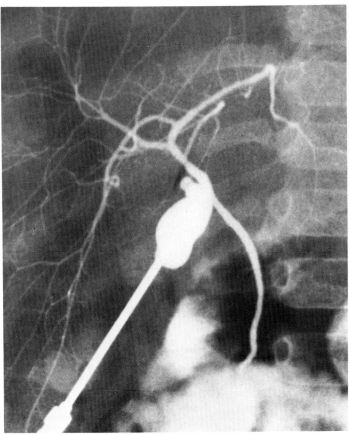

Abb. 11.33. Normales intraoperatives Cholezysto-Cholangiogramm
Unauffällige Gallenblase. Kurzer Ductus cysticus. Reflux in den Ductus hepaticus und seine Aufzweigungen bis weit in die Peripherie. Darstellung eines relativ langen, aber normalkalibrigen Ductus choledochus. Das Kontrastmittel fließt rasch und ohne Behinderung in das Duodenum – 3jähriges Kind.

Abb. 11.34. Intraoperative Cholangiographie
Füllung der Gallenwege über den Ductus cysticus bei der Suche nach Konkrementen. Normales Kaliber, glatter Abfluß, kein Hinweis für Steine.

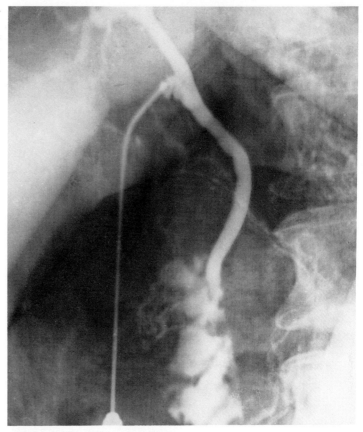

Abb. 11.35. Postoperative Cholangiographie
Zustand nach Cholezystektomie. Bei der postoperativen Untersuchung füllen sich die erweiterten Gallenwege bis dicht vor die Papille. Zwei Gallensteine im Ductus choledochus (Pfeile). Zur Klärung der Lagebeziehungen wurden der Magen und das absteigende Duodenum mit Barium gefüllt.

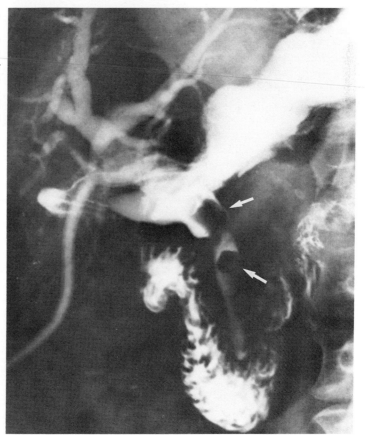

geben, ob die während der Operation gesetzten Läsionen (durch Sondierungen, Endoskopie usw.) sich wieder zurückgebildet haben und das Drain entfernt werden kann. Die Kontrastdarstellung des Ductus choledochus wird gewöhnlich über eine feine Kanüle mit der Injektionsspritze vorgenommen und erfordert viel Erfahrung, weil man dabei nach Möglichkeit eine gleichzeitige Füllung des Ductus pancreaticus vermeiden muß. Die Untersuchung wird beendet, sobald Kontrastmittel über die Papille in das Duodenum abfließt. Entsprechende Befunde sind mit gezielten Aufnahmen festzuhalten. Es leuchtet ein, daß dabei auch gelegentlich Konkremente entdeckt werden, die bei der Cholezystektomie nicht gefunden wurden (Abb. 11.**35**).

Anomalien der Gallenwege

Anomalien der Gallenwege und der Gallenblase sind nicht selten, anatomische Varianten sogar überaus zahlreich. Während der größere Teil klinisch bedeutungslos bleibt, kommen bei Säuglingen und Kindern auch schwere und schwerste Mißbildungen vor.

Gallengangsatresie

Ihre Häufigkeit beträgt etwa 1 : 12 000 (deutliche Prävalenz der Mädchen), sie liegt bei chromosomalen Anomalien, aber auch regional (Ostasien) deutlich höher. Bei dieser Mißbildung sind in überaus großer Variabilität einige oder alle Abschnitte des intra- und des extrahepatischen Gangsystems atretisch, so daß der Gallenabfluß blockiert wird. Pathologisch-anatomisch unterscheidet man zwischen *intrahepatischen, extrahepatischen* und *kombinierten* Formen. Gelegentlich kommen begleitende Anomalien (z. B. Duodenalatresie) im Magen-Darm-Trakt vor.

Bei der *intrahepatischen Gallengangsatresie* lokalisiert sich die Obstruktion in die dünnen Gänge innerhalb der Leber, während die sichtbaren großen Gallenwege normal entwickelt und durchgängig sind, aber keine Galle enthalten.

Meist liegt jedoch eine *extrahepatische Gallengangsatresie* vor, die man am häufigsten an einer oder an mehreren Stellen des Ductus hepaticus oder des distalen Ductus choledochus findet. Lediglich in dieser letzten, etwa 5–7% umfassenden Gruppe ist es einigermaßen erfolgversprechend, operativ eine Anastomosierung des Gallensystems mit dem Darmtrakt zu versuchen (Abb. 11.**36**). Mit neuen Operationsverfahren (KASAI u. Mitarb. 1975) hat sich die Zahl der „korrigierbaren Formen" vergrößert. Die Gallenblase kann in die Mißbildung einbezogen werden, ist dann oft hypoplastisch oder gar atretisch und durch einen Bindegewebsstrang (atretischer Ductus cysticus) mit den Gallenwegen verbunden (BOLCK u. MACHNIK 1978).

Eine Gallengangsatresie muß bei jedem Neugeborenen erwogen werden, das nach dem 7. Lebenstage eine Gelbsucht entwickelt und dessen Serumbilirubin ansteigt. Der Stuhl wird hell und tonfarben und ist manchmal an der Oberfläche infolge einer Pigmentdiffusion durch die Darmschleimhaut gelblich tingiert. Die Entwicklung einer biliären Zirrhose, einer Leber- und Milzvergrößerung sowie einer portalen Hypertension mit Aszites ist fast unvermeidlich. Auch kommt die körperliche Entwicklung nach dem 4. bis 6. Lebensmonat praktisch zum Stillstand. Später werden noch Knochenveränderungen (biliäre Rachitis) beobachtet (THOMAS u. GLASGOW 1974). Die Prognose ist ohne chirurgischen Eingriff schlecht, aber selbst operativ kann nur wenigen Kindern auf die Dauer geholfen werden. Die Säuglinge oder Kleinkinder sterben an einer Cholangitis mit anschließender Leberinsuffizienz, an Blutungen und interkurrenten Infektionen (OSSWALD u. Mitarb. 1975, FEIST 1979).

Die Diagnose der Gallengangsatresie bereitet erhebliche Probleme, weil die Anomalie lediglich *eine* Manifestation des polyätiologischen „neonatalen Cholestase-Syndroms" darstellt. Bei diesem Syndrom können sowohl mechanische als auch entzündliche und funktionelle Faktoren den Gallenfluß zwischen Leberzelle und Duodenum behindern. Differentialdiagnostisch muß vor allem die *Neugeborenenhepatitis* (infektiös, metabolisch oder genetisch bedingt) mit ihren Folgen erwogen werden. Die Schwierigkeiten einer Unterscheidung zwischen der Gallengangsatresie und der Neugeborenenhepatitis sind beträchtlich, weil sich klinische, biochemische und histologische Kriterien (Riesenzellen) beider Erkrankungen weitgehend überlappen (ROTTHAUWE 1980).

Heutzutage definiert fast kein Autor mehr die Gallengangsatresie als eine embryonale Entwicklungsstörung, auch finden sich keine überzeugenden Parallelen zur Atresieentstehung im Magen-Darm-Kanal. Zwar können – aufgrund tierexperimenteller Erfahrungen – einige wenige Fälle auf einer fetalen oder perinatalen Ischämie beruhen, doch sind wir von einem exakten Verständnis aller pathogenetischen Mechanismen noch weit entfernt.

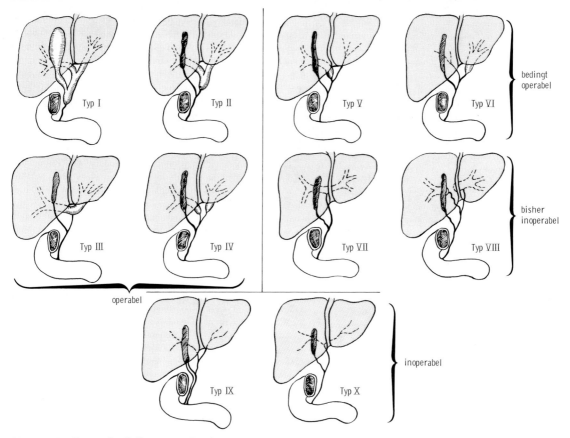

Abb. 11.**36.** **Typen der Gallengangsatresie**
(Aus: *W. Hasse*: Leber, Gallenwege, Milz, portale Hypertension. In: Operationen im Kindesalter, hrsg. von *H. Kunz*, Bd. I. Thieme, Stuttgart 1973)
10 verschiedene Typen der Gallengangsatresie sind schematisch dargestellt und im Hinblick auf ihre Operabilität geordnet.

Abb. 11.**37.** **Normales operatives Cholangiogramm bei jungem Säugling**
6 Wochen alter Säugling – Kontrastmittelinjektion in die Gallenblase über einen dünnen Kunststoffkatheter. Freie Kontrastmittelpassage in das Duodenum bei gleichzeitiger Anfärbung des Ductus hepaticus und seiner Gabel. Das Kaliber des Ductus choledochus beträgt ca. 2 mm.

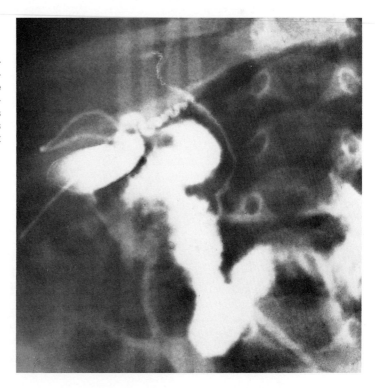

LANDING (1974) hat mit eigenen Untersuchungen und Überlegungen die Diskussion über die Ätiologie der Gallengangsatresie wieder belebt. Er vertrat die Auffassung, daß die Mißbildung letztlich durch eine virale Infektion der Leber und des Gangepithels während der Perinatalzeit mit einer Destruktion bereits vorhandener Gallenkanälchen zustande kommt. Im Duktusepithel wurden histologisch entzündliche und degenerative Veränderungen nachgewiesen, die eine Gangobstruktion oder -verengung und eine periduktale Sklerose bewirken. Bei der „kongenitalen Hypoplasie der Gallenwege" wird dieser Mechanismus ebenfalls diskutiert. Hierbei ist das intra- und extrahepatische Gangsystem zwar komplett vorhanden, aber auffallend schmal. Aufgrund derselben Vorgänge soll auch eine lokale Schwächung der Duktuswand die Entwicklung von Choledochuszysten begünstigen.

LANDING faßte daher *Gallengangsatresie, Hypoplasie der Gallenwege* und *Choledochuszysten* unter der Bezeichnung der „*neonatalen obstruktiven Cholangiopathie*" zusammen. Diese Hypothese wird aber durch die Beobachtung eingeschränkt, daß ein Drittel der Neugeborenen mit dem „Syndrom der eingedickten Galle" (z. B. nach massiver Hämolyse durch Rh- oder AB0-Inkompatibilität) ebenfalls eine Hypoplasie der intrahepatischen, gelegentlich auch der extrahepatischen Gallenwege oder die Kombination beider Formen aufweist. Akzeptiert man als Ausgangspunkt dieses Mißbildungskomplexes eine generelle perinatale Lebererkrankung, so wird auch die Zirrhose besser verständlich, die sich später selbst bei erfolgreich operierten Kindern ausbildet (GATHMANN 1979, RICKHAM u. HIRSIG 1979). Eine weitere Beobachtung untermauert diese Theorie, nämlich daß man kaum je Gallengangsatresien bei Feten, Totgeborenen und bei der Autopsie Neugeborener gefunden hat.

Diese Fakten beleuchten die Schwierigkeiten einer Differentialdiagnose zwischen Gallengangsatresie und neonataler Hepatitis, weil wahrscheinlich beide Erkrankungen auf derselben Grundstörung beruhen (SCHWEIZER 1975, POLEY 1979). Die Unterscheidung bleibt selbst nach der Anwendung biochemischer Untersuchungen problematisch bzw. offen. Zudem benötigen alle diese Methoden Zeit, die für eine bis heute ausschlaggebende laparoskopische Exploration und die spezielle röntgenologische Diagnostik verlorengehen kann. Bei Unsicherheiten soll aber beides innerhalb der ersten zwei Monate erfolgen, weil sich schon früh eine progressive Zirrhose entwickelt und verspätete Operationen im Erfolg fragwürdig werden.

Eine diagnostische Hilfe mit ebenfalls beschränkter Aussagekraft bietet bei neonataler obstruktiver Gelbsucht auch der *Isotopenausscheidungstest*. Nach i. v. Injektion des mit J 131 markierten Bengalrosa wird die Elimination des Isotops in die Gallenwege und damit in den Stuhl während der nachfolgenden 72 Stunden gemessen. Bei einer Gallengangsatresie (aber auch bei intrahepatischer Cholestase anderer Ursache) finden sich meist weniger als 10% der applizierten Menge im Stuhl, der Rest verläßt den Körper über die Nieren. Falls die Ausscheidung in den Darmtrakt höher als 10% liegt, spricht dies mehr, allerdings auch nicht eindeutig, für Cholestase durch eine neonatale Hepatitis. Stuhl und Urin lassen sich aber bei Neugeborenen, besonders bei Mädchen, nicht immer streng voneinander getrennt sammeln. Bei Unklarheiten soll der Test 2 bis 3 Wochen später wiederholt werden.

Eine größere diagnostische Genauigkeit wird durch die Applikation von 99^m TC und der Anfertigung hepatobiliärer Szintigramme erzielt (KIMURA u. Mitarb. 1979, Poley u. BURDELSKI 1979).

Nur das *intraoperative Cholangiogramm* in Kombination mit einer genauen *Inspektion der Leberunterfläche* und der *offenen Biopsie* an mehreren Stellen zeigt uns die wichtigsten Einzelheiten der vorliegenden Mißbildung. Es ist allein ausschlaggebend für die Frage der Operabilität. Die Unterfläche der Leber muß sorgfältig nach den dünnen extrahepatischen, für eine Injektion geeigneten Gallengängen abgesucht werden. Ein dilatierter galleführender Ductus choledochus weist auf einen distalen Verschluß hin. Findet sich eine Gallenblase mit offener Verbindung zu den Gallenwegen, so legt man einen dünnen Kunststoffkatheter ein und spült das extrahepatische System mit Kochsalzlösung durch. Anschließend erfolgt die behutsame Injektion von 1–2 ml eines Kontrastmittels geringer Viskosität, so daß sich das extra- und intrahepatische Gangsystem füllt. Auf einer gegen Ende der Injektion angefertigten Röntgenaufnahme lassen sich die Gallenblase und die Abflußverhältnisse gut beurteilen (Abb. 11.**37**–11.**40**). Bleiben Zweifel bestehen, so kann evtl. unter passagerer Abklemmung des Ductus choledochus die Injektion wiederholt werden, um die Füllung des Ductus hepaticus und seiner Äste zu verbessern. Nur so vermeidet man Fehlinterpretationen durch eingedickte Galle oder ein kollabiertes Gangsystem. Selbst hypoplastische Gänge muß man für die Injektion nutzen, um die Operabilität abzuklären. Ist der Injektionsdruck zu hoch oder die Kontrastmittelmenge zu groß, so besteht die Gefahr einer Läsion der intrahepatischen Gallengänge mit linearen Extravasaten, einem Kontrastmittelübertritt in das Portalsystem oder die anderen Gangsysteme (Abb. 11.**38**). Falls das Kontrastmittel sogar in die Lebersubstanz eindringt, resultieren herdförmige, weiche Fleckschatten. Die Gallengänge selbst bleiben dabei ohne lineare Extravasate scharfrandig dargestellt (YOUSEFZADEH u. Mitarb. 1979).

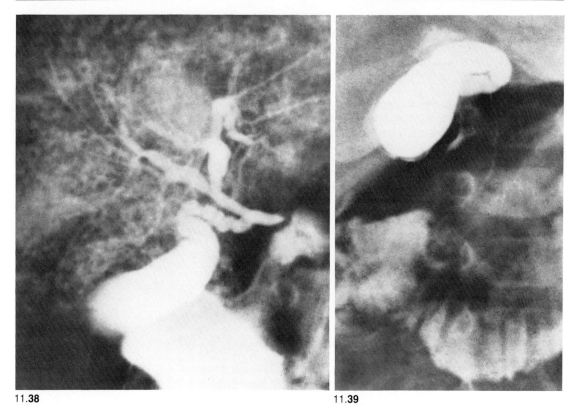

11.38   11.39

Abb. 11.38.   Normales operatives Cholangiogramm bei jungem Säugling
Das gesamte Gallenwegssystem wurde von der Gallenblase aus dargestellt. Freier Abfluß in das Duodenum. Infolge zu starken Injektionsdruckes füllen sich nicht nur die feinen intrahepatischen Hepatikusäste, sondern das Kontrastmittel strömt aus dem Gallensystem und bildet kleine Kontrastmittelfelder, um später in die Lebervenen überzutreten. – 6 Wochen alter Säugling.

Abb. 11.39.   Gallengangsatresie
Operatives Cholangiogramm mit Kontrastmittelinjektion in die Gallenblase, die keine Galle enthielt. Freie Passage zum Duodenum durch einen sehr dünnen Ductus choledochus. Kein Reflux in den Ductus hepaticus. Die proximalen und intrahepatischen Gallenwege erwiesen sich operativ als atretisch. (Aufn.: Dr. *v. Ekesparre*).

Abb. 11.40.   Gallengangshypoplasie nach neonataler Hepatitis
Operatives Cholangiogramm. Erst nach dreimaliger Kochsalzinjektion in die Gallenblase war, offenbar infolge eines Gallenpfropfes, eine freie Passage zu erzielen. Die Gallengänge stellen sich fadendünn dar. – 2 Monate alter Säugling, allmähliche Ausbildung eines zunehmenden Ikterus, der später langsam abklang. Danach gutes Gedeihen. Histologisch: periportal chronisch entzündliche Zellinfiltration mit Hypoplasie der Gallengänge (Aufn.: Dr. *v. Ekesparre*).

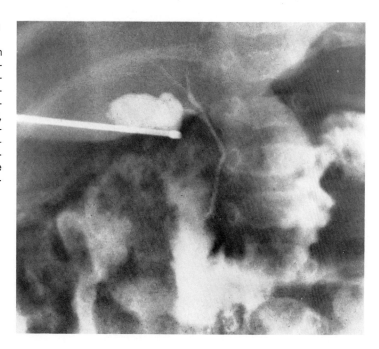

Das Hinauszögern der Diagnostik mit Laparotomie und operativer Cholangiographie hat zwar den Vorteil, Säuglingen mit einer neonatalen Hepatitis eine letztlich unnötige Operation zu ersparen, die zudem die Mortalität der Grundkrankheit deutlich erhöht. Man muß aber gleichzeitig den Nachteil bedenken, eine mögliche operative Behandlung der Atresie unter deutlicher Verminderung der Chancen für das Kind zu verzögern.

Die *Gallengangshypoplasie* ist durch außergewöhnlich schmale, aber durchgängige extrahepatische Gallenwege gekennzeichnet. Sie gilt nicht als spezielle Erkrankung, sondern als Folge einiger unterschiedlicher hepatobiliärer Grundstörungen, beispielsweise auch der Neugeborenenhepatitis. Die Gangschädigung endet dabei aber nicht mit der Entwicklung einer Atresie, sondern macht bei einer Zwischenstufe, der Hypoplasie, Halt. Auch hierbei kommt es später meist zur Leberzirrhose. Diese Gangveränderungen trifft man gelegentlich bei jüngeren Kindern an, die zur Klärung einer Gelbsucht einer intraoperativen Cholangiographie unterzogen wurden (KRANT u. SWENSON 1973, LILLY 1976) (Abb. 11.**40** u. 11.**41**).

Nach operativer Korrektur einer Gallengangsatresie (beispielweise durch Choledochoduodenostomie) sollte später die Durchgängigkeit dieser Verbindung mit Hilfe einer Kontrastmitteluntersuchung (Duodenalfüllung) überprüft werden. Der postoperative Verlauf ist anfangs meist ganz gut, die Prognose insgesamt aber durch Cholangitis, Zirrhose und portale Hypertension belastet. Bei den sog. „nichtoperablen Formen" wird seit längerer Zeit die Kasaische Operation empfohlen. Sie beruht auf dem Prinzip, das Lumen einer Jejunalschlinge über eine längere Strecke mit der Leberoberfläche in Kontakt zu bringen. Die Operationserfolge sind sehr unterschiedlich, so daß in einigen kinderchirurgischen Zentren Eingriffe dieser Art nicht mehr durchgeführt werden (RICKHAM u. HIRSIG 1979).

Gallengangsstenosen

Umschriebene zirkuläre Engen mit sekundärer Dilatation lokalisieren sich kurz vor die Einmündung des Ductus choledochus in das Duodenum, oder in die Nähe der Mündungsstelle des Ductus cysticus. Sie stellen ein Abflußhindernis dar, bereiten den Boden für rezidivierende Cholangitiden und können durch entzündliche Schleimhautschwellungen intermittierend einen Ikterus, evtl. auch einen Gallenblasenhydrops hervorrufen.

Hinsichtlich der Entstehung werden verschiedene Mechanismen diskutiert. Die Anomalie kann auf einer Störung der Epithelproliferation des primä-

ren Gallenganges beruhen (WAAG u. Mitarb. 1979), die Folge einer neonatalen Hepatitis sein (LANDING 1974) oder im Gefolge einer narbigen Schrumpfung nach einer Gallengangsperforation während der Neugeborenenperiode auftreten (LAMBRECHT u. Mitarb. 1979).

Die Diagnostik mit Hilfe der ERC zeigt am klarsten die anatomische Situation und ihre funktionellen Auswirkungen. Sie ermöglicht auch die Entscheidung, ob operativ die Resektion der Stenose durchgeführt werden kann oder eine biliodigestive Anastomose erforderlich wird (Abb. 11.**42**).

Kongenitale Choledochuszysten

Für die angeborene zystische Erweiterung des Ductus choledochus wird eine Häufigkeit von 1 : 13 000 angegeben, wobei Mädchen gegenüber Jungen mit 4 : 1 überwiegen. Die Anomalie manifestiert sich oft schon im frühen Kindesalter mit einem palpablen Tumor im rechten Oberbauch oder im Mittelbauch, einer intermittierenden Gelbsucht und rezidivierenden Leibschmerzen. Diese Symptomentrias ist je nach anatomischer Situation unterschiedlich stark ausgeprägt und nicht regelmäßig vorhanden. Appetitlosigkeit, Brechreiz sowie helle Stühle werden beobachtet. Der Gallenabfluß wird behindert, zudem erhöht sich der Druck im Ductus choledochus. Das Volumen der Zyste kann während einer Mahlzeit zunehmen, sich ständig vergrößern und gelegentlich mehrere Liter betragen.

Über die Ursache und den Entstehungsmechanismus solcher Zysten bestehen unterschiedliche Vorstellungen. SAITO u. SHIDA (1974) haben 16 verschiedene ätiologische Mechanismen zusammengetragen. Hierzu gehören eine lokalisierte Wandschwäche, evtl. in Kombination mit distaler Stenose, ähnlich den Stenosen im Magen-Darm-Trakt, eine partielle Persistenz der embryonalen epithelialen Gangokklusion, eine atypische Einmündung des Ductus choledochus in das Duodenum mit langer, gemeinsamer Strecke des Gallen- und Pankreasganges mit Reflux von Pankreassaft (JONA u. Mitarb. 1979), eine Stenose oder klappenartige Querfalte im distalen Ductus choledochus, ein primäres Divertikel, eine Achalasie aufgrund einer Neurodysplasie und anderes. Trotz der Vielfalt der Auffassungen ist man einheitlich der Meinung, daß es sich um eine echte Entwicklungsstörung mit lokalisierter Wandschwäche handelt.

Die Unterteilung der Choledochuszysten (Abb. 11.**43a**–11.**43c**) differiert erheblich (ALONSO-LEY u. Mitarb. 1959). Manche Autoren gaben extra- und intrahepatische sowie kombinierte Formen an.

Abb. 11.41. Hypoplasie der abführenden Gallenwege
Intraoperatives Cholangiogramm. Trotz
praller Füllung erfolgt der Abfluß aus der
vergrößerten Gallenblase spärlich und
langsam. Alle abführenden Gallenwege
einschließlich der intrahepatischen Aufzweigungen des Ductus hepaticus sind
auffallend dünn. Verlangsamter Abstrom ins Duodenum. – 5jähriges Kind.
Seit der Neugeborenenperiode immer
wieder entfärbter Stuhl und leichter Ikterus. Die Hypoplasie ist wahrscheinlich
Folge einer neonatalen Hepatitis.

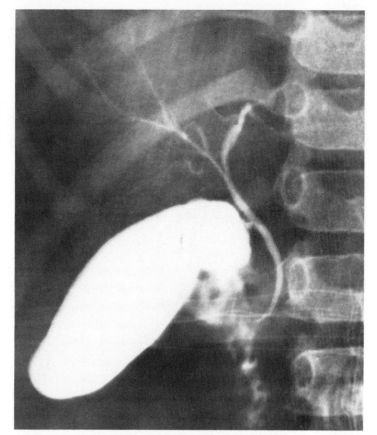

Abb. 11.42. Choledochusstenose
Untersuchung mit ERC. Umschriebene
Stenose (Pfeil) des Ductus choledochus
mit prästenotischer Dilatation des ganzen Gangsystems. Zarte Anfärbung der
Gallenblase. Operativ wurde die Stenose bestätigt und beseitigt. Verwachsungen in der Umgebung wiesen auf entzündliche Ursachen hin. – 2½jähriges
Kind mit mangelhafter Gewichtszunahme. Wiederholt ikterische Schübe mit
hellen Stühlen.

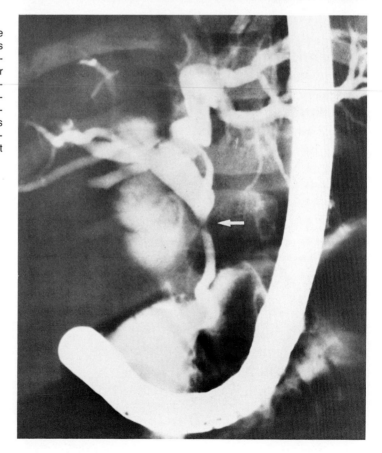

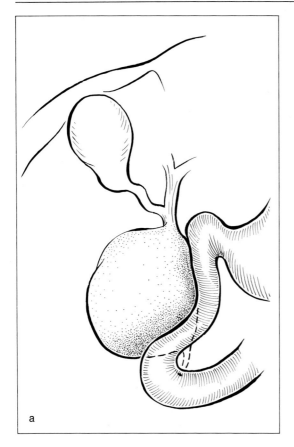

a

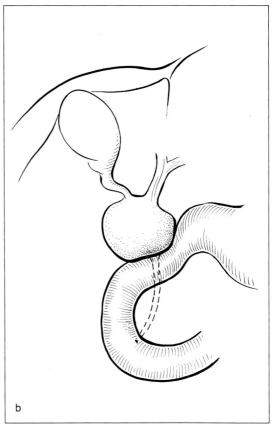

b

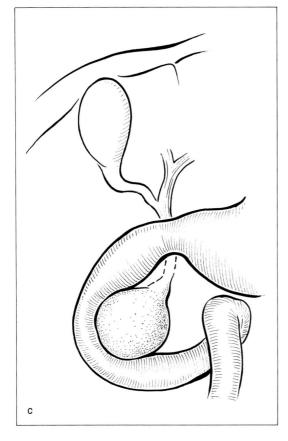

c

Die Abb. 11.**43a.** bis 11.**43c.** geben verschiedene Formen der Choledochuszysten wieder, die in die Typen I–III unterteilt werden. Ein Typus IV (nicht als Zeichnung dargestellt) wird dadurch charakterisiert, daß multiple kleinere Zysten mit Zugang zum Gangsystem zu beiden Seiten des D. choledochus und der intrahepatischen Gallenwege liegen (Morbus Caroli).

Abb. 11.43a.   Choledochuszyste, Typ I
Diese Form kommt am häufigsten vor und ist durch eine konzentrische Dilatation des Ductus choledochus gekennzeichnet. Das Duodenum wird imprimiert und stark verlagert.

Abb. 11.43b.   Choledochuszyste, Typ II
Schematische Darstellung einer Zyste, die sich als kugelförmige Erweiterung in die Nähe der Einmündung des Ductus cysticus lokalisiert. In dieser Region ist aber auch ein gestieltes, isoliertes zystisches Divertikel nicht ungewöhnlich.

Abb. 11.43c.   Choledochuszyste, Typ III
Die Dilatation des Ganges liegt distal, oft in der Wand des Duodenums (Choledochozele) und imprimiert die Duodenalwand wie ein rundlicher Tumor.

Abb. 11.44. Choledochuszyste
Magenfüllung über eine Sonde. Verlagerung des Magens nach oben, Verlagerung des gesamten Dünn- und Dickdarms nach links und kaudal durch einen großen weichteildichten Tumor. Er liegt im rechten Ober- und Mittelbauch und füllt die ganze rechte Bauchhöhle aus. Das Duodenum wird ausgespannt (Pfeile), ist eng und verläuft am linken Rand der Zyste. – 5 Monate alter Säugling. Seit dem 4. Lebensmonat rasche Zunahme des Bauchumfanges, seit wenigen Tagen Ikterus und helle Stühle. Rechts im Oberbauch war eine faustgroße, prallelastische Resistenz zu tasten. Operativ: Kindskopfgroße zystische Erweiterung des gesamten Ductus choledochus (Typ I). Beide Lebergänge mündeten getrennt in den oberen Anteil der Zyste, der Ductus cysticus erreichte die Zyste von der Seite her.

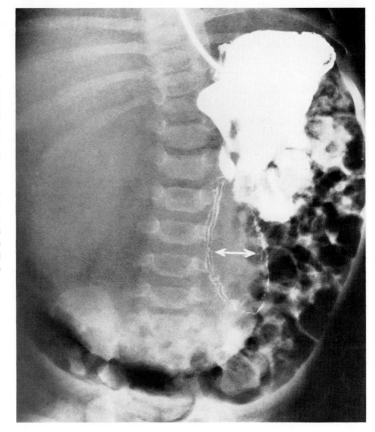

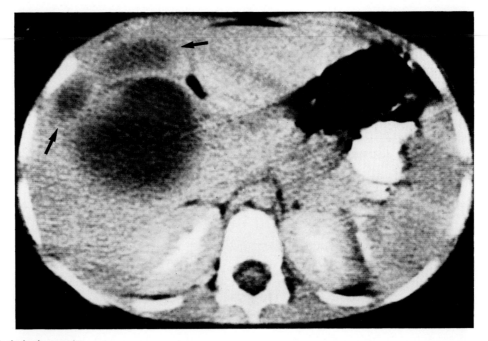

Abb. 11.45. Choledochuszyste
CT-Nativuntersuchung der Leber. Große rundliche Aufhellung mit Dilatation der Gallenwege (Pfeile). – 10 Monate alter Säugling. Wiederholt acholische Stühle. Operativ verifizierte mandarinengroße Choledochuszyste vom Typ I. (CT-Aufn.: Prof. *Schmidt*).

Brass u. Cremin 1976 unterschieden vier Typen:

1. Lokalisierte zystische Dilatation des Ductus choledochus, die unterhalb der Einmündung des Ductus cysticus beginnt und vor dem intraduodenalen Abschnitt endet.
2. Erweiterung in Form eines gestielten, zystischen Divertikels in der lateralen Wand des Ductus choledochus.
3. Stenose an der Mündung des Ductus choledochus mit Dilatation des prä- und intramuralen Abschnittes unter Ausbildung einer Choledochozele.
4. Multiple zystische Erweiterungen der extra- und intrahepatischen Gallenwege, die häufig mit kongenitaler Leberfibrose kombiniert sind (Caroli 1968).

Über diese Einteilung hinaus existieren zahlreiche Varianten, weil die Zystenbildung jeden Abschnitt des Gallengangssystems einschließlich der intrahepatischen Anteile betreffen kann.

Die anatomische Situation wird durch eine oft erhebliche, kugelförmige und lokalisierte Erweiterung im Bereich der ableitenden Gallenwege gekennzeichnet. Sie hat eine Verlagerung der Nachbarorgane, besonders des Duodenums, zur Folge. Durch Kompression der Pfortader kann eine portale Hypertension zustandekommen. Die Zystenwand besteht aus fibrösem Gewebe mit einigen Muskelfasern, eine Perforation des Gangsystems kann zur Gallenperitonitis führen (Takuji u. Mitarb. 1978). Man beobachtet häufig eine begleitende Cholangitis bzw. eine primäre oder sekundäre Leberbeteiligung im Sinne einer Zirrhose, gelegentlich auch intrahepatische Gallensteine.

Röntgenologisch läßt sich eine Choledochuszyste durch mehrere Methoden verifizieren:

Die *Nativaufnahme* des Abdomens zeigt einen großen weichteildichten Tumorschatten rechts im Oberbauch mit Verlagerung der rechten Kolonflexur, des Magens und des Duodenums, falls diese Organabschnitte durch Luft erkennbar sind. Manchmal finden sich innerhalb der Zyste Gas, kalkhaltige Präzipitationen oder Gallenkonkremente, gelegentlich auch Kalkeinlagerungen in der Wand.

Die *Kontrastmitteluntersuchung* des oberen Magen-Darm-Traktes ergibt eine Linksverlagerung des Antrums. Der Pylorus klafft und ist nach vorne gerichtet, die Duodenalschleife wird stark aufgebogen und durch den Druck der Zyste nach abwärts und vorne gedrängt, während eine Choledochozele (Typ III) sich wie ein Duodenalpolyp auswirkt. Gelegentlich kann Kontrastmittel retrograd durch die Papille in die Gallenwege eindringen (Abb. 11.**44**).

Urographisch findet man eine Verlagerung der rechten Niere, manchmal mit Obstruktion des Ureters.

Die *orale Cholezystographie* versagt meist beim Versuch der direkten Darstellung, während man mit der *intravenösen Untersuchung* eine mäßige Anfärbung des Zysteninhaltes erzielen kann. Die Zyste läßt sich auch transhepatisch punktieren (Chiba-Nadel) und mit Kontrastmittel füllen. Mit dieser Methode erhält man zwar eine perfekte Darstellung, riskiert aber einen Gallenaustritt in die Bauchhöhle (Bliesener u. Wieners 1977).

Die *intraoperative Cholangiographie* liefert nach einer Kontrastmittelinjektion in die Gallenblase die klarsten Ergebnisse. Sie stellt die Voraussetzung für den chirurgischen Eingriff dar, ist auch zur kompletten Darstellung des gesamten Gangsystems, seiner sekundären Veränderungen und seiner Beziehungen zum Ductus pancreaticus erforderlich (Abb. 11.**48**).

ERC- und *CT-Untersuchungen* – natürlich auch die Sonographie – können heute erfolgreich eingesetzt werden (Abb. 11.**45**–11.**47**). Die szintigraphische Untersuchung vermag ebenfalls bei der Differenzierung dieses Cholestasesyndroms zu helfen.

Differentialdiagnostisch muß man an intraabdominelle zystische Tumoren, Hydatidenzysten der Leber, Pankreas- oder Leberzysten, eine Hydronephrose, an einen Wilms-Tumor bzw. Neuroblastom denken.

Postoperative Untersuchungen nach Choledochoduodenostomie können mit Kontrastmittel oder szintigraphisch erfolgen.

Anomalien der Gallenblase

Bei der seltenen *Gallenblasenaplasie* (Sachdeva u. Mitarb. 1975, Thiele u. Wenz 1977) fehlt auch meist der Ductus cysticus, während der Ductus hepaticus und Ductus choledochus intakt sind. Dabei entfällt die Möglichkeit der Galleeindikkung, aber die Patienten bleiben meist ohne Beschwerden. Die Anomalie ist oft mit einer Erweiterung der großen Gallenwege kombiniert, wie man sie gelegentlich auch nach Cholezystektomie beobachtet. Steinbildungen sind möglich. Der Nachweis gelingt am zuverlässigsten mit einer intraoperativen Cholangiographie (Hamann 1978).

Größenvarianten der Gallenblase – übergroß oder zu klein – stellen eine häufige Abweichung dar.

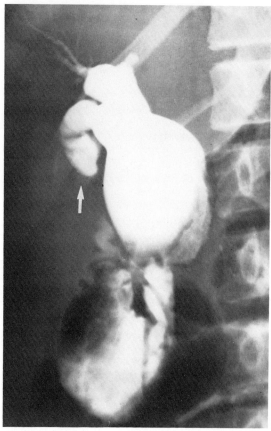

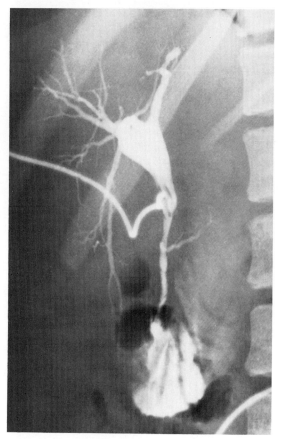

Abb. 11.46. Choledochuszyste
Darstellung durch ERC. Erhebliche zystische Erweiterung des Ductus choledochus, die auf den Ductus hepaticus übergreift. Kleine Gallenblase (Pfeil). – 12jähriges Mädchen mit rezidivierenden Oberbauchschmerzen rechts.

Abb. 11.47. Dasselbe Kind wie in Abb. 11.**46**. – Postoperative Kontrolle nach Modellage (Dr. *Lambrecht*) und Cholezystektomie. Einwandfreie Abflußverhältnisse.

Abb. 11.48. Choledochuszyste
Füllung der Zyste über einen Drain, Rückstrom des Kontrastmittels in die Hepatikusgabel. Die anatomische Situation mit der konzentrischen Erweiterung des Ductus choledochus entspricht dem Typ I. Der schmale Ductus choledochus mündet in den Ductus pancreaticus, der sich komplett darstellt. Relative Enge an der Papille, Abfluß in das Duodenum nicht nennenswert behindert. – 10 Monate alter Säugling. Untersuchung nach Gallenperitonitis, die offenbar durch Perforation der Zyste zustande kam.

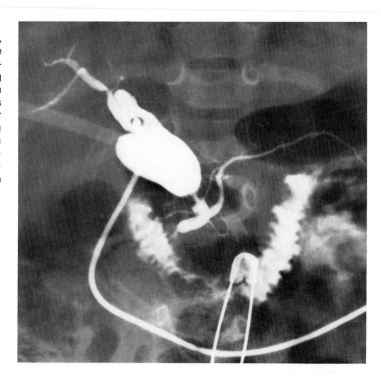

Eine klinische Bedeutung kommt diesen Formen nicht zu. Auffallend kleine Gallenblasen hat man bei der Mukosviszidose gefunden (SAUVEGRAIN u. FEIGELSON 1970, ROVSING u. SLOTH 1973) (Abb. 11.**49**).

Unter den *Formanomalien* sind besonders die Doppelung der Gallenblase und des Ductus cysticus, sogar eine Dreifachbildung zu nennen. Gelegentlich wird eine partielle Segmentation durch *Septen* (Abb. 11.**50**) mit einem einzigen Ductus cysticus, ferner die sanduhrförmige bzw. die kugelige Gallenblase beobachtet. Aufgrund einer Entwicklungsverzögerung können sowohl im Korpus-Kollum-Bereich als auch im Fundus *Divertikel* entstehen (HESS 1961). Die sog. „phrygische Mütze", eine Knickung der Gallenblase zwischen Korpus und Fundus, stellt eine häufige, klinisch belanglose Formvariante dar. All diese Anomalien haben keine Funktionsstörungen zur Folge, gelegentlich wird eine erhöhte Neigung zu Entzündungen und zur Steinbildung betont.

Lageanomalien sind von diagnostischem und chirurgischem Interesse. So kann die Gallenblase statt an normaler Stelle unter dem *linken* Rippenbogen liegen, nach rückwärts gerichtet oder tief in das Lebergewebe eingebettet sein. Bei einer Verlagerung der Leber (große Zwerchfellhernie) wird die Gallenblase in diese Lageanomalie einbezogen (Abb. 11.**51**). Bei der „schwebenden Gallenblase" findet sich eine ungenügende Fixierung an der Leberunterfläche, die Gallenblase flottiert dann frei an einem langen Mesenterium, so daß sie leicht verlagert und torquiert werden kann und bei Quetschungen Gefahr läuft, zu rupturieren.

Die angeborene *broncho- bzw. tracheobiliäre Fistel* stellt eine seltene Gangverbindung zwischen der Carina und dem linken Hepatikusgang dar, verursacht rezidivierende Pneumonien und Atelektasen und ist außerdem klinisch durch ein grünlich gefärbtes Sputum charakterisiert. Luft vermag über die Fistel in das Gallenwegssystem einzudringen. Die Diagnose wird durch eine Bronchographie bzw. cholangiographisch gestellt (NEUHAUSER u. Mitarb. 1952).

Kaum eine andere Körperregion weist so zahlreiche *anatomische Varianten* auf wie das *extrahepatische Gallenwegssystem*. Die Angaben über deren Häufigkeit schwanken erheblich und sind davon abhängig, ob sie auf Sektionen, Operationen oder Röntgenuntersuchungen beruhen. Während BASELER (1947) aufgrund von 500 Sektionen über 2,4% zusätzliche Gallengänge berichtete, fanden KORIAS u. STUCKE (1967) bei der Analyse von Röntgenbildern und operativen Befunden (2590 Fälle) 5,12% Entwicklungsanomalien. HAYEK u. Mitarb. (1958) gaben nach der Auswertung von Röntgenbefunden sogar in 47,25% ihrer Beobachtungen anatomische Varianten an.

Gallensteine

Ein Schwerpunkt der Gallenwegspathologie liegt sicherlich auf dem Gebiet der Steinbildung und ihren Folgen. Diese Erkrankung hat in den letzten Jahrzehnten an Häufigkeit zugenommen. Während man um die Jahrhundertwende noch mit einer Frequenz von etwa 4,6% rechnete, sind es heutzutage – mit steigender Tendenz – bereits 13–15,6%. Auch nimmt das Steinleiden mit fortschreitendem Alter zu. Jenseits des 60. Lebensjahres findet man bei 25%, jenseits des 70. Lebensjahres bereits bei 30% aller Menschen Gallensteine (HESS 1961). Frauen erkranken doppelt so häufig wie Männer. Sicherlich spielen dabei Graviditäten eine begünstigende Rolle.

Über den Mechanismus der Steinbildung besteht auch heute noch keine absolute Klarheit. Als gesichert wird angenommen, daß das in der Gallenblase vorhandene Cholesterin und Bilirubin durch Schutzkolloide und Gallensäuren normalerweise auch bei stärkerer Konzentration in Lösung gehalten wird. Versagt dieser Mechanismus, so kommt es zur Präzipitation. Entzündungen, Stauungen und Stoffwechselstörungen können die Steinbildung fördern. Infektionen werden nur in einem Fünftel der Fälle beobachtet, bei einem Großteil fehlt aber jeder derartige Hinweis.

Die Vorstellungen von der Bedeutung der Schutzkolloide und Gallensäuren hat eine Anzahl von Autoren (WOLPERS 1968, DANZINGER u. Mitarb. 1972, THISTLE u. HOFMANN 1973, STIEHL 1975) zu dem Versuch ermutigt, Steine auf medikamentösem Wege aufzulösen. Allerdings waren die Ergebnisse lediglich bei reinen Cholesterinsteinen in etwa 31% erfolgreich.

Fast alle Steine entstehen in der Gallenblase. Primäre Steinbildungen im Ductus hepatocholedochus sind selten, sofern sie sich nicht oberhalb von Stenosen entwickeln. Nahezu alle nach Cholezystektomien in den Gallengängen aufgefundenen Steine sind nach HESS (1961) nicht dort entstanden, sondern bei der Operation übersehen worden.

Bezüglich der Klassifikation der Konkremente hat WOLPERS (1959) in Abänderung der Aschoffschen Vorschläge von 1909 eine Einteilung in drei

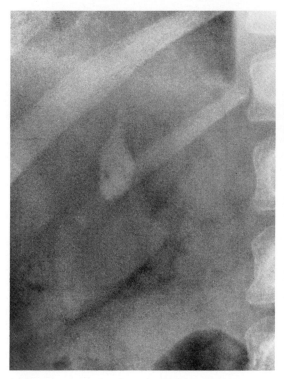

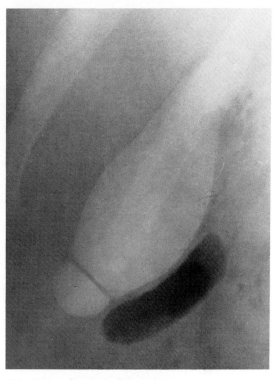

Abb. 11.49. Gallenblasenhypoplasie bei Mukoviszidose
Ungewöhnlich kleine Gallenblase als Hinweis für Veränderungen des extrahepatischen Gallensystems durch die Grundkrankheit. – 7jähriges Kind.

Abb. 11.50. Septierte Gallenblase
Zirkuläres Septum im Gallenblasenfundus. Kolonluft unmittelbar unterhalb der Gallenblase. – 12jähriges Kind.

Abb. 11.51. Verlagerung der Gallenblase
Großer intrathorakaler „Tumor" rechts, dessen Lagebeziehung zum Zwerchfell nicht ersichtlich wird. Mit einer Cholezystographie gelang die Differenzierung: der größte Teil der Leber und die Gallenblase (Pfeil) sind durch eine breite vordere Zwerchfellhernie in den Thoraxraum prolabiert. Rechtsverlagerung des Antrums, Hochstand der rechten Kolonflexur, kleiner Leberschatten. – 14 Monate altes Kleinkind. Wiederholt rechtsseitige Pneumonien.

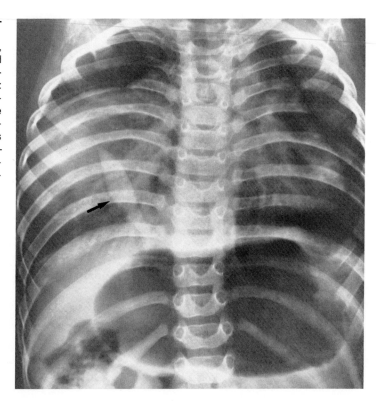

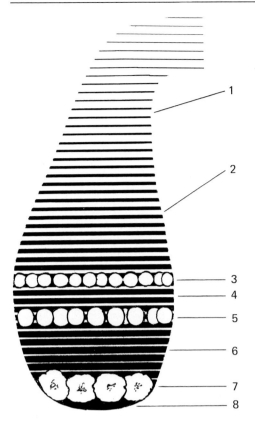

Abb. 11.**52.** **Schema der Gallensteindarstellung nach Åkerlund**

Bei einer Untersuchung des Patienten in aufrechter Stellung ordnen sich die Konkremente entsprechend ihrem spezifischen Gewicht in unterschiedlicher Höhe an.

1. Nativgalle
2. Wenig konzentrierte Kontrastgalle
3. Schwebende Gallensteine (Cholesterin)
4. Kontrastgalle mit hoher Konzentration
5. Konkremente mit niedrigem Kalziumgehalt
6. Konkremente mit hohem Kalziumgehalt
7. Kalkdichte Konkremente
8. Amorphes Kalziumkarbonat

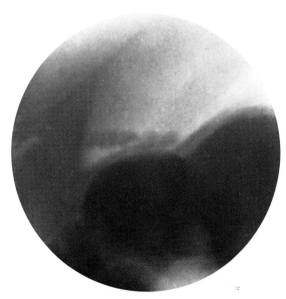

Abb. 11.**53.** **Schwebende Gallensteine**
Schwebende Cholesterinsteine, die dicht über dem Gallenblasenfundus in 2 Etagen angeordnet sind. Die Gallenblase wird durch das luftgefüllte Kolon angehoben. – Zielaufnahme im Stehen mit dosierter Kompression.

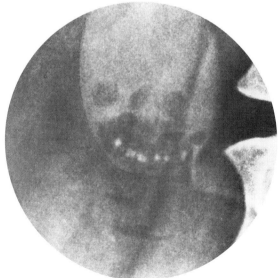

Abb. 11.**54.** **Schwebende und sedimentierte Gallensteine**
Bei der Untersuchung des Patienten in aufrechter Position sedimentieren Konkremente mit einem Kalkzentrum in den Gallenblasenfundus, während die spezifisch leichteren reinen Cholesterinsteine in der Kontrastgalle schweben.

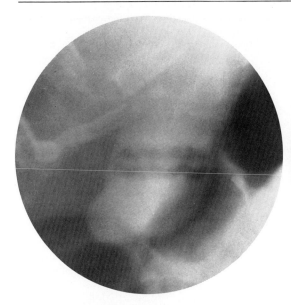

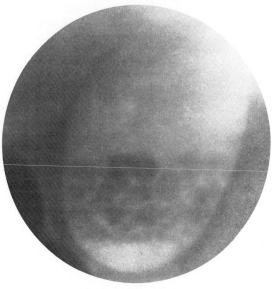

Abb. 11.55. Schwebende Gallensteine
In wenig konzentrierter Kontrastgalle schweben die Steine je nach ihrem spezifischen Gewicht in unterschiedlicher Höhe.

Abb. 11.56. Schwebende Gallensteine
Cholesterinsteine verschiedener Generationen befinden sich innerhalb der Kontrastgalle in unterschiedlichen Höhen.

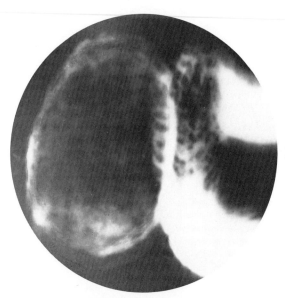

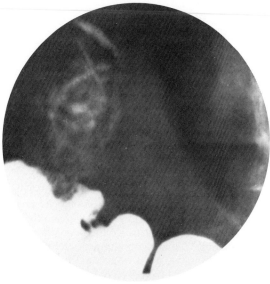

Abb. 11.57. Solitärstein der Gallenblase
Hühnereigroßer Gallenstein mit oberflächlicher Kalkimprägnation, der fast die ganze Gallenblase ausfüllt. – 67jährige Patientin. Es bestanden episodische Oberbauchbeschwerden.

Abb. 11.58. Spontanzerfall eines Gallensteins
Dieselbe Patientin wie in Abb. 11.57., 2 Jahre später. – Die Aufnahme zeigt eine deutliche Verkleinerung des Konkrementes durch Spontanzerfall. – Es hatten sich erneut ähnliche Beschwerden eingestellt, jedoch bestanden keine Koliken.

Gruppen vorgenommen. Er unterschied zwischen *Solitärsteinen,* die zu 98% aus reinem Cholesterin bestehen, den *Pigmentsteinen,* bei denen zwischen reinem Bilirubin und Bilirubinkalzium zu differenzieren ist, und schließlich den *Cholesterin-Pigment-Kalksteinen,* die in unterschiedlichen Formen (Maulbeer-, Facetten-Tonnensteine) auftreten.

Gallenblasen, die Steine enthalten, können infiziert sein. In einem Fünftel der Konkremente lassen sich sogar lebende Mikroorganismen nachweisen. Handelt es sich um gasbildende Bakterien, so kommt es zur Spaltbildung, die zu einem allmählichen Zerfall des Steines führt. WOLPERS (1972) glaubte, daß etwa 7% der Cholesterinsteine zur Spontanauflösung bzw. zum Zerfall neigen. Auch wir verfügen über derartige Beobachtungen (RAUSCH 1953, DUNNE u. JOHNSON 1980) (Abb. 11.**12**).

Selbst bei Kindern ist eine Zunahme an Gallenblasensteinen zu verzeichnen. HARNED u. BABBITT (1975) berichteten über 20 eigene Beobachtungen und verglichen sie mit den Angaben der Weltliteratur (367 Fälle). Kinder können in jedem Alter – gelegentlich selbst Säuglinge und Feten – erkranken, doch häuft sich das Leiden in der Präpubertät. ¾ der Beobachtungen betreffen Mädchen, wobei adipöse deutlich überwiegen (NEWMAN 1973, HAYEK u. FLEISCHHAUER 1975).

Über die Ursachen des Steinleidens ist auch bei Kindern nichts bekannt. Zwar läßt sich öfters eine familiäre Belastung nachweisen. Lediglich in Fällen mit hämolytischen Anämien wird der verstärkte Blutzerfall für die Steinbildung angeschuldigt, sie betreffen aber nur ⅕ der Gesamtzahlen. Auch nach Ileumresektionen (z. B. bei nekrotisierender Enteritis, bei Morbus Crohn), nach infektiösen Allgemeinerkrankungen und bei Mukoviszidose sind gehäuft Steinbildungen zu verzeichnen (PELLERIN u. Mitarb. 1975). Die Beschwerden bestehen in uncharakteristischen Leibschmerzen, Schmerzen im rechten Oberbauch oder paraumbilikal mit Abwehrspannung. Nausea und Erbrechen sowie Fettintoleranz kommen vor. Eine geläufige Fehldiagnose stellt die Appendizitis dar.

Röntgenologisch ist bei Kindern häufig die Nativaufnahme wegweisend und insgesamt beim Steinnachweis ergiebiger als bei Erwachsenen. Die Konkremente stellen fast immer Cholesterinsteine dar und sind in 80–90% direkt sichtbar (MC ALISTER u. Mitarb. 1978). Pathologisch-anatomisch fand sich in 70% der wegen der Gallensteine operierten Kinder eine chronische, in 10% eine akute Cholezystitis. In 20% erwies sich die Gallenblase als normal.

Der zuverlässigste röntgenologische Nachweis erfolgt durch die Kombination von Nativaufnahmen und oraler Cholezystographie mit einem Detailstudium (Abb. 11.**53**–11.**58**). Unterbleibt die Nativaufnahme, so können Gallenblasensteine dem Nachweis entgehen. Während der Frühstadien der Konkrementwicklung kann die CT-Untersuchung bereits positive Ergebnisse liefern.

Gallenwege

Steinnachweis in den Gallenwegen

Die Suche nach *nicht schattengebenden* Steinen innerhalb der Gallenwege gilt als eine der wichtigsten Indikationen zur Cholangiographie. Falls die Konzentration des Kontrastmittels zur Beurteilung ausreicht, stellen sich die Konkremente als Aufhellungen dar (Abb. 11.**59**–11.**66**). Aber selbst bei bester Technik ist der Steinnachweis im Ductus choledochus nur in 47% der Fälle möglich (SWART u. Mitarb. 1976). Zudem gehen sogar umfangreiche Steinansammlungen nicht immer mit Ikterus einher, auch wenn sie eine deutliche prästenotische Dilatation hervorrufen. Das gilt ebenfalls für die postoperative Steinbildung bzw. für Steine, die trotz einer Choledochussondierung nach Cholezystektomie in den Gängen zurückbleiben. LOOSE (1953), HESS (1955) und andere gaben an, daß nach dieser Operation in etwa 10 bis 20% Konkremente in den Gallenwegen liegenbleiben. HICKEN u. Mitarb. (1975) fanden bei der postoperativen Cholangiographie in 12% Steine, die der intraoperativen Gallenwegssondierung entgangen waren. Sie setzten sich daher nachdrücklich für die intraoperative Cholangiographie ein.

Aber auch die kontrastreiche Darstellung des Ductus hepatocholedochus mittels der ERC erlaubt den Nachweis von Konkrementen. Große, das Lumen verschließende Steine erscheinen als konvexbogiger Füllungsabschluß, während kleinere Steine vom Kontrastmittel ringförmig umschlossen werden. Sehr kleine Konkremente können allerdings verdeckt werden und dem Nachweis entgehen. Auch entstehen gelegentlich diagnostische Schwierigkeiten durch Luftblasen, die während der Injektion in den Ductus choledochus gelangen. Dann klären Aufnahmen im Liegen und Stehen sowie Beobachtungen während der Drehung des Patienten die Situation. Eine Zähnelung der Wandkontur spricht für eine beglei-

Abb. 11.59. Kontrastmittelaufstau im Gallengangssystem
Konstante Füllung des ganzen, mäßig erweiterten Gallengangssystems bei Abflußbehinderung im Mündungsgebiet, ohne daß die Ursache ersichtlich wird. – 67jährige Patientin mit Gallenkoliken nach Cholezystektomien.

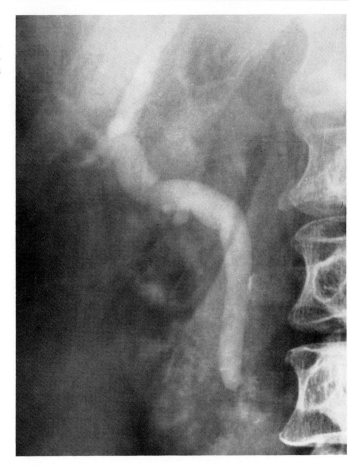

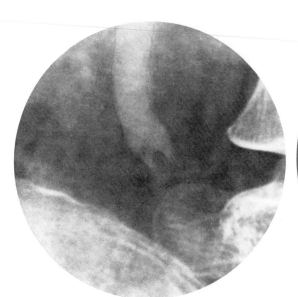

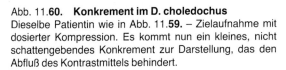

Abb. 11.60. Konkrement im D. choledochus
Dieselbe Patientin wie in Abb. 11.59. – Zielaufnahme mit dosierter Kompression. Es kommt nun ein kleines, nicht schattengebendes Konkrement zur Darstellung, das den Abfluß des Kontrastmittels behindert.

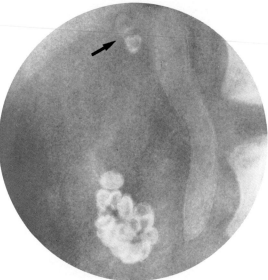

Abb. 11.61. Abflußbehinderung in der Papille
Zielaufnahme. Zahlreiche Gallensteine im Blasenfundus, zwei Konkremente liegen im Ductus cysticus (Pfeil). Nicht schattengebendes Konkrement, bzw. Spasmus oder Stenose an der Mündung des Ductus choledochus mit prästenotischer Dilatation. – 14jähriges Kind. I.v.-Cholangiozystographie. Die Gallenblase enthält noch kein Kontrastmittel.

tende Cholangitis. Probleme für die retrograde Füllung ergeben sich jedoch bei der Steineinklemmung im distalen Ductus choledochus bzw. der Papille (Abb. 11.**64**).

Differentialdiagnostisch muß man auch an *Polypen* denken. SMITH u. BLAKEMOORE (1951) sammelten aus dem internationalen Schrifttum 20 derartige Beobachtungen bei Patienten, bei denen röntgenologisch ein Stein vermutet, aber die richtige Diagnose erst während der Operation gestellt wurde. Auch bösartige *Tumoren* verursachen manchmal ähnliche unregelmäßige Füllungsdefekte und Stenosen mit erheblichen prästenotischen Dilatationen.

Askariden

Sie können (sogar in großer Zahl) in die Gallenwege aszendieren. Solche Berichte stammen vorwiegend aus subtropischen Ländern, in denen Kinder sehr häufig an Askariden leiden (CREMIN u. FISHER 1976) und der Wurmbefall zuweilen exzessiv ist. Die Würmer gelten zwar als aktive Dilatatoren der Gallenwege, verursachen aber gelegentlich selbst oder beim Absterben einen obstruktiven Ikterus, eine Cholangitis, eine Mukosazerstörung und eine Gangperforation. Reaktive Veränderungen der Choledochuswand können zu einer Striktur und zu Steinbildung führen. Auch sind Lebergranulome und -abszesse beobachtet worden.

Mit Hilfe einer intravenösen oder intraoperativen Cholangiographie läßt sich solch ein Askaris als linearer Füllungsdefekt im dilatierten D. choledochus erkennen. Abgestorbene Würmer sind mitunter als kalkdichte Schatten bereits im Nativbild zu sehen (WITCOMBE 1978).

Erweiterungen

Erworbene Erweiterungen der Gallenwege beruhen auf sehr unterschiedlichen Störungen. Nicht in jedem Falle lassen sich ursächlich eine Steinpassage, eine spastische oder narbige Stenose des Sphinkter Oddi aufdecken. Ähnlich wie am Ureter werden bei entzündlichen Erkrankungen auch an den Gallenwegen Tonusveränderungen im Sinne einer Weitstellung beobachtet. Die Vorstellung, daß nach Cholezystektomien die Gallenwege die Funktion der Gallenblase übernehmen und es dadurch zur Dilatation kommt, wurde immer wieder geäußert (HEUCK u. LEUPOLD 1955), aber nicht allgemein bestätigt (FEINE 1955, HORNYKIEWYTSCH 1956). Bei einem Teil der Beobachtungen handelt es sich offenbar um die unvollständige Rückbildung von Gangerweiterungen, die bereits präoperativ bestanden. LONGO u. Mitarb. (1967) haben durch einen systematischen Vergleich der prä-, intra- und postoperativen Verhältnisse die

Vorstellung der „kompensatorischen Dilatation des Ductus choledochus" nach Cholezystektomie widerlegt.

Die *primär sklerosierende Cholangitis* kann sowohl die intra- als auch die extrahepatischen Gallenwege verändern. Während die Ausscheidungscholangiographie und die PTC oft negative Ergebnisse liefern, vermag man mit der ERC die entzündlichen Wandveränderungen überzeugend nachzuweisen (ABBRUZZESE 1974). Charakteristisch sind multiple Stenosen und Strikturen im Wechsel mit umschriebenen ektatischen Aussackungen. Die Gallenblase selbst bleibt meist unverändert (Abb. 11.**75**).

Gallenblasenregenerate

Von verschiedenen Autoren wurden nach Cholezystektomien sog. „Gallenblasenregenerate" beschrieben. Es handelt sich hierbei meist um Erweiterungen eines überlangen Zystikusstumpfes, der bei der Cholezystektomie unbeabsichtigt inkomplett reseziert wurde. Einige Autoren sprechen von einem „Zystikus-Stumpfsyndrom", wenn es nämlich in einem derartigen Blindsack erneut zur Steinbildung kommt. GLENN u. JOHNSON (1955), TESCHENDORF (1955), HESS (1973) sowie GRILL (1980) haben derartige Beobachtungen publiziert.

Dyskinesien

Funktionelle Störungen im Gallenblasen-Gallenwegs-System bei Patienten mit typischen Gallenbeschwerden werden seit langer Zeit als „Dyskinesien" bezeichnet (BERG 1922, VON BERGMANN 1932, BOCKUS 1965, GARBSCH 1963 und 1965 u. a.). Derartige Zustände sind von vielen Autoren mit differenzierten Methoden studiert worden, ohne daß allerdings reproduzierbare Untersuchungsergebnisse beigebracht werden konnten. Die Objektivierung gestaltet sich schwierig und bleibt in der Bewertung subjektiv. Möglicherweise ist das komplizierte, fein abgestimmte Zusammenspiel von Gallenblase, Gangsystem und Sphinkteren gestört, so daß Drucksteigerungen und Wanddehnungen zustande kommen. Ein weiterer wichtiger Faktor dürfte in der individuellen Sensibilität des Patienten für Schmerzreize liegen. Die schwierige Aufgabe der Röntgendiagnostik besteht im Ausschluß diskreter organischer Veränderungen als Ursache der geklagten Beschwerden.

Bei der Beurteilung funktioneller Störungen wird immer wieder vor einer Überbewertung gewarnt und darauf hingewiesen, daß keineswegs Erkrankungen der Nachbarorgane mit ähnlichen funktionellen Auswirkungen übersehen werden dürfen (FROMMHOLD 1979, HAFTER u. KNOBLAUCH

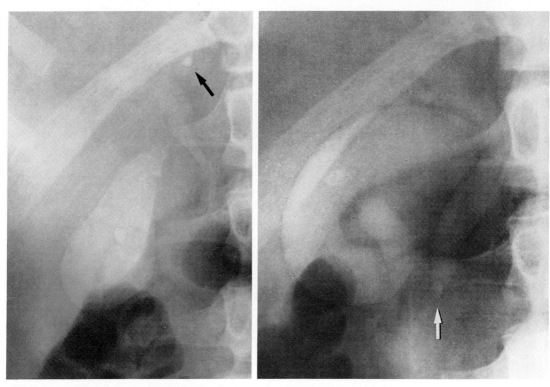

Abb. 11.**62. Gallensteine bei hämolytischer Anämie**
Normal große Gallenblase mit kalkdichtem Konkrement. Gallenstein im Ductus hepaticus (Pfeil), normalkalibriger Ductus choledochus mit freiem Abfluß. – 11jähriges Kind.

Abb. 11.**63** (oben rechts).   Dasselbe Kind wie in Abb. 11.**62.**, 2 Jahre später. – Wanderung des Konkrements aus dem Ductus hepaticus zur Papille (Pfeil) mit Erweiterung des Ductus choledochus und der Gallenblase, die ihre Form verändert hat. Unveränderte Position des Steines in der Gallenblase.

Abb. 11.**64. ERC bei Cholelithiasis**
Breiter Ductus choledochus mit Spasmus im Mündungsgebiet und ovalem Füllungsdefekt durch nichtschattengebendes Konkrement (Pfeil). Erweiterung des gesamten übrigen Gallenwegssystems. Zwei weitere Steine in der Gallenblase. – 12jähriges Kind.

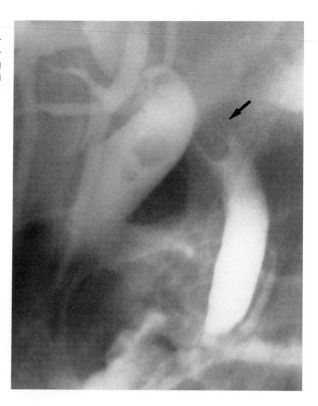

1979, HOLLE 1979). Das weite Spektrum klinischer Symptome einer „Dyskinesie" ist von BOKKUS (1965) zusammengefaßt und geordnet worden. GARBSCH (1966) hat das Beschwerdebild den röntgenologischen und pharmakographischen Befunden gegenübergestellt und zur weiteren Differenzierung Cholezystokinin- und Morphingaben angewendet. Damit gelang ihm eine für klinische Zwecke brauchbare Zuordnung von Beschwerden, Art der Funktionsstörung und Röntgenbefund. Aber die Beweisführung bleibt immer etwas zweifelhaft. Trotzdem erscheint von klinischer und radiologischer Seite her eine gewisse Unterteilung wünschenswert und möglich.

Bei der primären *Atonie der Gallenblase* klagen die Patienten über Unbehagen, Druck- und Schweregefühl im rechten Mittelbauch, besonders nach einer Mahlzeit. Man findet röntgenologisch eine große, lange und schlaffe Gallenblase mit atonischer Wand und verminderter Kontraktionsfähigkeit, so daß sich der Inhalt selbst nach einer Eigelbmahlzeit ungenügend entleert. Die Füllung bleibt über Stunden, ja tagelang sichtbar. Es besteht eine Hypotonie der Sphinkteren bei freien und weiten Gallenwegen.

Da der Gallenabfluß durch den Widerstand im Zystikusgebiet, den Sphincter Oddi und den Tonus des Duodenums beeinflußt wird, sind auch von einer *Zystikushypertonie* funktionelle Auswirkungen zu erwarten. Röntgenologisch ist sie charakterisiert durch einen fadenförmig engen, gelegentlich stark abgeknickten, schwer darstellbaren Ductus cysticus und eine kugelig kontrahierte Gallenblase mit verzögerter Entleerung, selbst nach Reizmahlzeit. Anomalien des Ductus cysticus sind dabei als Ursache auszuschließen. Cholezystokinetisch wirkende Speisen lösen Schmerzen und Beschwerden aus.

Dyskinesien des Ductus choledochus existieren in Form einer *Hypotonie des Sphincter Oddi*. Sie ist selten primär, häufiger als sekundäre Form nach operativer Sphinkterspaltung anzutreffen. Danach fließt die Galle oft ohne Hemmung in das Duodenum.

Die *Hypertonie des Sphincter Oddi* ist von größerer Bedeutung. Beruht sie nur auf funktionellen Störungen, so ist ein gesteigerter Tonus anzunehmen, der den Gallenabfluß in das Duodenum behindert. Doch dürfte sie vorwiegend die Folge diskreter stenosierender organischer Läsionen sein. Aber ein Verschlußstein, ein Tumor oder eine Striktur müssen bedacht bzw. ausgeschlossen werden. Mitunter sind die ERC oder die intraoperative Cholangiographie zur Klärung erforderlich.

HORNYKIEWYTSCH (1956) empfahl zur Differenzierung zwischen organischen Stenosen und den hypertonen Formen der Dyskinesie die Applikation von 0,5 mg Atropin s.c. 90–100 Min. nach der Kontrastmittelgabe und ließ zusätzlich Amylnitrit einatmen. Zeigte sich dann innerhalb von 30 Min. kein Übertritt des Kontrastmittels in das Duodenum, so nahm er eine organische Abflußbehinderung und keine Dyskinesie an.

Bei den *hypotonen Dyskinesien* soll die Gabe von 0,01 mg Morphin 60–90 Min. nach der Kontrastmittelinjektion durch die Kontraktion des Sphinkter Oddi eine flaue Gallenwegsdarstellung entscheidend verbessern und kann so als diagnostischer Test herangezogen werden.

MONTI u. Mitarb. (1978) schlugen vor, zur Differenzierung zwischen funktionellen Einengungen und Stenosen im Papillengebiet Cerulëin zusammen mit Schichtaufnahmen zu verwenden. Bei 146 Patienten konnten sie nachweisen, daß die damit ausgelöste Engstellung der extrahepatischen Gallenwege eine verbesserte Kontrastierung, vor allem des distalen Gangabschnittes herbeiführt und der Übergang in das Duodenum besser beurteilt werden kann.

Hydrops, akute und chronische Cholezystitis

Hydrops

Während die Mehrzahl der Patienten mit Gallensteinen – abgesehen von gelegentlichem Unbehagen nach besonders fettreichen Mahlzeiten – klinisch mehr oder weniger symptomfrei bleibt, erleben etwa 35 bis 40% von ihnen wenigstens einmal in ihrem Leben unter dem Bilde einer Kolik einen *Zystikusverschluß*. Dabei steigt der Druck in der Gallenblase plötzlich an, und ihr Volumen nimmt rasch zu. Besteht der Verschluß über längere Zeit, so wandelt sich der Blaseninhalt durch Rückresorption von Bilirubin in eine pigmentarme helle Galle bzw. wäßrig-schleimige oder milchige Flüssigkeit um, so daß ein *Gallenblasenhydrops* entsteht (Abb. 11.**67**).

Aber auch andere Mechanismen können einen Hydrops einleiten. Hierher gehören bei Kindern vor allem erworbene Stenosen, die durch Narbenbildung nach einer Perforation zustandekommen, eine Torsion der Gallenblase und vergrößerte Lymphknoten am Abgang des Ductus cysticus. Bei Erwachsenen sind noch Anomalien im Bereich der versorgenden Gefäße, Gefäßerkrankungen, ein Ödem nach Ulkuspenetration, das

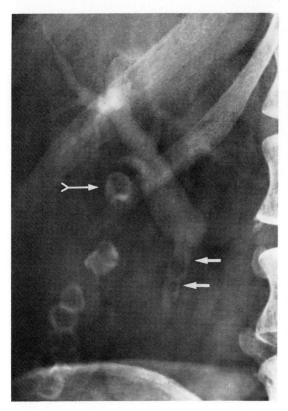

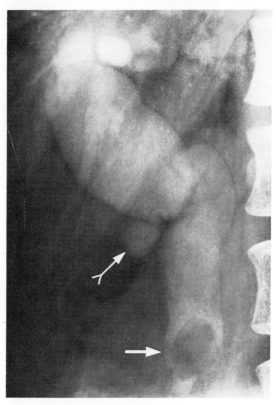

Abb. 11.65.   Steine in der Gallenblase und im D. choledochus
Gleichmäßige Darstellung aller Gallenwege nach Cholangiographie. Steine im Gallenblasenhals (Doppelpfeil) sowie in der Gallenblase. Weitere Steine im D. choledochus dicht vor der Papille (Pfeile).

Abb. 11.66.   Gallengangserweiterung durch großen Papillenstein
Mächtige Erweiterung und Schlängelung der Gallenwege durch einen Papillenstein (Pfeil). Zustand nach Cholezystektomie. Kugelig erweiterter Zystikusstumpf (Doppelpfeil). – 50jährige Patientin. Operation wegen hartnäckiger Gallenkoliken, danach beschwerdefrei. Jetzt erneut Koliken.

Abb. 11.67.   Gallenblasenempyem
Eigenschatten der vergrößerten Gallenblase bei Empyem (Pfeil). Reizrelief im Dickdarm im Bereich der rechten Flexur und des Querkolons.

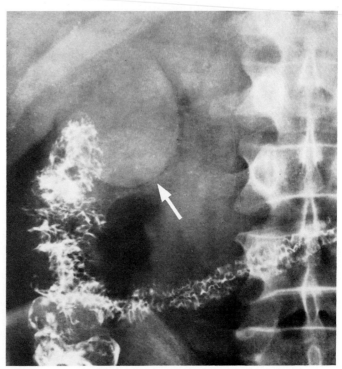

Karzinom der Gallenwege und Abflußstörungen an der Papille zu nennen.

Akute Cholezystitis

Die Gallenblase neigt stärker als jedes andere Hohlorgan zu Entzündungen. „Ihre sackartige Form mit dem oben gelegenen dünnen Abflußkanal, dem Ductus cysticus, eine schon physiologischerweise vorhandene Stauung des Inhalts, die vielfache Möglichkeit der Einwanderung von pathogenen Erregern und der Nährboden, den die Galle für viele Bakterien darstellt, repräsentieren in ihrer Summation die Hauptbedingungen für die Entstehung einer Cholezystitis" (HENNING 1959). Als Erreger findet man vor allem Kolibakterien und Enterokokken, die aszendierend vom Duodenum aus in die Gallenwege eindringen. Ein Salzsäuremangel des Magens kann einen begünstigenden Einfluß haben. Auf dem Blutwege erreichen Bakterien am häufigsten über die Pfortader oder via A. cystica die Gallenblase.

Die Diagnose dürfte in den meisten Fällen aufgrund der klinischen Symptome (Gallenkolik, dumpfer, oft gut lokalisierbarer Oberbauchschmerz, flüchtiger Ikterus) gestellt werden.

Bei Kindern sind akute Entzündungen der Gallenblase seltener und betreffen meist Mädchen in der Präpubertät. Die akute Cholezystitis tritt dann häufig im Gefolge einer Allgemeininfektion (z. B. Sepsis) oder einer Salmonelleninfektion, auch nach Scharlach und anderen Streptokokkenerkrankungen auf. Die Beschwerden ähneln denen bei Erwachsenen, nämlich plötzlicher Beginn mit Schmerzen im rechten Oberbauch, die z. B. wenige Tage nach einer Pharyngitis auftreten. Die Hälfte der Kinder zeigt Ikterus. Man tastet die vergrößerte und druckempfindliche Gallenblase.

Allerdings lassen sich keineswegs alle entzündlichen Veränderungen durch bakterielle Infektionen erklären. Ein großer Teil entsteht und verläuft sicher abakteriell. Hierbei spielen vor allem mechanische Faktoren eine Rolle, nämlich der plötzliche Verschluß des Ductus cysticus durch einen Stein oder ein Ödem. Es kommt dann zur Schleimhautschwellung, einer leukozytären Infiltration, zu hämorrhagischen Nekrosen und Mukosaeinrissen mit Ödem der geschädigten Wand. Bei trophischen Schädigungen sowie Gangrän besteht Perforationsgefahr. Löst sich der Verschluß, kann die akute Phase in wenigen Stunden wieder abklingen.

Die Nativaufnahme läßt manchmal die vergrößerte Gallenblase als Eigenschatten oberhalb der rechten Flexur, evtl. mit deutlicher Kolonverlagerung erkennen. Damit ist ein perityphlitischer Abszeß ausgeschlossen, der mit ähnlichen klinischen Symptomen einhergeht. Bei einer Cholecy-

stitis emphysematosa erkennt man eine ringförmige, gut lokalisierte Aufhellung. Heute ist vor allem die CT-Untersuchung (neben der Sonographie) mit dem Nachweis der Gallenblasenvergrößerung und Wandverdickung diagnostisch ergiebig. Einschränkend ist darauf hinzuweisen, daß eine verdickte, aber durch eine Organvergrößerung stark gedehnte Gallenblasenwand wiederum praktisch normal erscheint. Das Duodenum kann in typischer Weise verlagert werden. Die spezielle Gefäßdiagnostik (Streckung der A. cystica, Anschoppung der verdickten Gallenblasenwand) ist heute nicht mehr indiziert.

Inzwischen wurde auch experimentell nachgewiesen (KATZBERG u. Mitarb. 1980), daß die trotz eines hohen Kontrastmittelangebots *nicht sichtbare Gallenblasenwand* eher auf eine akute Cholezystitis hinweist, weil die Ischämie als einer der wichtigsten Mechanismen bei der Entwicklung einer Cholezystitis erkannt wurde.

Über den Wert der Cholegraphie sind die Meinungen verständlicherweise geteilt, weil viele Autoren eine Belastung des Leberparenchyms durch Kontrastmittel vermeiden möchten. Neuerdings glaubt man nicht an irgendwelche Nachteile für den Patienten, allerdings auch nicht an sonderlich befriedigende diagnostische Resultate (THOMSON u. WFENS 1959, PRÉVÔT 1959, GLENN 1976, JÄRVINEN 1978). Im Cholangiogramm läßt sich der jeweilige Befund gut dokumentieren: Während sich die Gallenwege darstellen, bleibt die Füllung der Gallenblase aus. Die Sicherheit der Aussage steigt, wenn der Befund nach intravenöser Cholangiographie durch eine Spätaufnahme nach 4 Stunden kontrolliert wird. Aber die negative Cholezystographie gilt natürlich nicht als klarer Beweis für einen akuten Zystikusverschluß und eine Entzündung der Gallenblasenwand. Solch ein Verschluß kann schon längere Zeit bestehen und eine Nachbarschaftserkrankung das Bild einer akuten Cholezystitis vortäuschen.

Chronische Cholezystitis

Die akute Form kann häufig in Kombination mit einer Cholelithiasis in eine chronische Entzündung übergehen. Dabei wird die Gallenblasenwand von Lymphozyten und Plasmazellen infiltriert und durch eine Bindegewebsvermehrung verändert. Die Muskulatur atrophiert, und die Schleimhaut ulzeriert, so daß Wandabszesse, Wandverdünnungen, Granulombildungen und Ulzerationen den Weg zur Pericholezystitis öffnen, die eine Verwachsung mit den Nachbarorganen zur Folge hat und die Voraussetzung für eine gedeckte Perforation schafft. Nach der diffusen Wandveränderung ist die Schrumpfungstendenz groß, so daß das Lumen fast verödet. Kalksalze können sowohl in der Gallenblasenwand eingelagert (Porzellangallenblase) als auch in den Gallenblaseninhalt ausgeschieden werden (Kalkmilchgalle). Schließlich kann der Ductus cysticus (eingeklemmter Stein) mit dem Ductus hepaticus durch pericholezystitische Exsudationen verkleben und schrumpfen (Mirizzi-Syndrom).

Biliäre Fisteln

Spontane innere Fisteln

Perforationen von Gallensteinen in die angrenzenden Abschnitte des Magen-Darm-Kanals können ebenso zur Fistelbildung führen wie der Durchbruch eines Magen- oder Duodenalgeschwürs bzw. eines Tumors in die Gallenblase oder die Gallenwege. Man nimmt an, daß 90% der spontanen inneren Fisteln auf Erosionen durch Gallensteine, 6% auf der Penetration eines peptischen Ulkus und 4% auf Tumoren oder Traumata beruhen (HICKEN u. CORAY 1946). Diese Gallensteine passieren nach der Perforation den Magen-Darm-Trakt in 80 bis 90% symptomlos.

Die Angaben der Patienten über ihre Beschwerden *vor* der Perforation sind sehr unterschiedlich. Einerseits werden eine klassische Gallensteinanamnese mit Koliken und Ikterus oder andere auf eine Entzündung der Gallenblase deutende Symptome wie Übelkeit, Druckgefühl nach den Mahlzeiten, Unverträglichkeit gewisser fetter, saurer oder süßer Speisen geäußert. Andererseits finden wir gelegentlich auch eine uncharakteristische Vorgeschichte, in der die Perforationskolik die erste alarmierende Attacke darstellt. Diese Kolik tritt dann völlig unerwartet, zuweilen im Anschluß an den Genuß eines kalten Getränkes mit so rasenden Schmerzen im rechten Oberbauch ein, daß sich die Kranken von ihrer Umgebung absperren. Der Zustand kann viele Stunden, ja zuweilen Tage anhalten. Dabei bestehen oft unstillbares Erbrechen galliger Flüssigkeit, Fieber und Schüttelfrost. Der stark aufgetriebene Leib, die reflektorische Abwehrspannung, die Druckschmerzhaftigkeit selbst bei leisester Berührung oder Erschütterung, das Verhalten von Stuhl und Winden lassen an einen Ileus denken. Mit dem Abklingen der Kolik verschwinden auch die anderen Erscheinungen. Zuweilen bleibt eine Durchfallsneigung (bei Gallenblasen-Kolon-Fisteln) zurück.

Die Patienten schildern diese „Perforationskolik" oft derart eindrucksvoll, daß man mit einer gewissen Wahrscheinlichkeit die Diagnose allein schon aus der Anamnese stellen kann.

Die *cholezystoduodenalen Fisteln* überwiegen mit etwa 55% (HESS 1973), sie gehen meist vom Gallenblasenfundus nach Steinverschluß des Ductus cysticus oder einer entzündeten Gallenblase mit Steinen, manchmal nach Empyembildung, aus. Ein penetrierendes Ulcus duodeni schafft eine Fistelverbindung in umgekehrter Richtung.

Die *choledochoduodenale Fistel* (etwa 10–20% der spontanen inneren Fisteln) entsteht bei einem penetrierenden Ulcus duodeni (lange Ulkusanamnese), oder einem in das Duodenum perforierenden Choledochusstein (anamnestisch Ikterus und Schmerzattacken).

Cholezysto- bzw. choledochokolische Fisteln machen etwa ein Fünftel aller inneren Fisteln aus. Sie entstehen häufiger durch übergreifende Gallenblasenkarzinome als durch penetrierende Gallensteine, insgesamt nach längerer biliärer Symptomatik. Diarrhöen und die Rückbildung eines Ikterus können der Entwicklung dieser biliokolischen Fisteln folgen.

Weitere Fistelwege sind zum *Magen* (cholezysto- und choledochogastrische Fistel) und zum *Bronchialsystem* beschrieben worden. Über eine erworbene iatrogene biliobronchiale Fistel wurde von GARELL u. Mitarb. (1980) berichtet. Diese Fistel entwickelte sich zwischen der Leber (nach Operation einer Hydatidenzyste) und dem Bronchialsystem aufgrund eines im Operationsfeld zurückgelassenen Tupfers. Sie wurde mit Hilfe einer operativen Cholangiographie diagnostiziert. Bronchographisch ließ sich ebenfalls ein Kontrastmittelübertritt in das Gallenwegssystem erkennen.

Die Ausbildung anderer biliärer Fisteln (zu Jejunum und Ileum, Nierenbecken, Harnblase und Vagina) sind ausgesprochen selten.

Auch die *Papillenspaltung* entspricht funktionell einer biliodigestiven Anastomose, wonach in 90% ein duodenobiliärer Reflux zustandekommt (CLASSEN u. SCHWANSBERGER 1974).

Spontane äußere Fisteln

Sie sind selten, kommen gelegentlich im Gefolge einer Cholezystitis mit Empyem und nachfolgender entzündlicher Verklebung des Gallenblasenfundus an der vorderen Bauchwand, aber auch bei Tumoren zustande. Die Fistelöffnungen zeigen sich vorwiegend periumbilikal und im rechten Oberbauch. Eine Fistelfüllung klärt die anatomischen Verhältnisse.

Postoperative innere Fisteln

Anastomosen zwischen der Gallenblase einerseits und dem Magen, dem Duodenum oder dem Jejunum andererseits werden als Umgehungs- bzw. Palliativoperationen bei Tumoren im Papillenbereich, bei Pankreaskopfgeschwülsten, bei einer Gallenwegsatresie, aber auch nach Cholezystektomie angelegt, um einen freien Abfluß zu gewährleisten (Choledochoduodenostomie, Cholezystoduodenostomie, Hepatiko- oder Cholezystojejunostomie).

Postoperative äußere Fisteln

Sie sind als *Choledochusfisteln* bekannt, wenn sie (meist infolge eines tiefsitzenden Abflußhindernisses) postoperativ bestehen bleiben. Dagegen kommen postoperative *Gallenblasenfisteln* heute kaum mehr vor, weil die Cholezystostomie praktisch nicht mehr durchgeführt wird.

Die spontane Fistelbildung als Perforationsfolge läßt sich röntgenologisch bereits mit einer Nativaufnahme verifizieren. Charakteristisch und fast beweisend ist der Nachweis von Luft in den Gallenwegen. Die Luftverteilung ist typisch, oft nicht ganz kontinuierlich und entspricht dem Verlauf der großen Gallenwege.

Derartige Fisteln können durch eine Kontrastuntersuchung des Magen-Darm-Kanals bestätigt, bzw. näher lokalisiert werden (Abb. 11.**68** u. 11.**69**). Liegt eine Duodenalfistel vor, so ist die Magen-Darm-Passage die geeignete Methode. Dabei kommt es in den meisten Fällen neben der Kontrastdarstellung der eigentlichen Fistel auch zu einer partiellen Anfärbung der oft deformierten Gallenblase und des Ductus choledochus. Ei-

ne Gallenblasen-Kolon-Fistel läßt sich am besten mit dem Kontrasteinlauf nachweisen.

Findet sich keine Fistel, so muß erwogen werden, daß Gasfüllungen der Gallenwege auch ohne eine pathologische Kommunikation, nämlich bei infektiösen Cholangitiden, vorkommen. In der Mehrzahl der Fälle handelt es sich um Coliinfektionen.

Auch bei gut funktionierenden, operativ angelegten biliodigestiven Anastomosen, findet man Luft in den Gallenwegen. Nur gelegentlich ist eine verwertbare Kontrastdarstellung mit der Infusionscholegraphie möglich. Zuverlässiger gelingt die retrograde Füllung mit Kontrastmittel vom Magen-Darm-Trakt aus. Allgemein lassen sich die Gallenwege über die wesentlich breitere Anastomose gleichmäßiger füllen als über eine enge, spontane Fistel. Klinisch wichtig ist die Anastomoseschrumpfung, die sich röntgenologisch durch Speisereste im Gangsystem und ein mangelhaftes Ablaufen des Kontrastmittels bei tiefem Durchatmen manifestiert. Eine Cholangitis läßt sich an einer Zähnelung der Wandkontur erkennen. Zweckmäßigerweise wird die Anastomosefunktion im Stehen geprüft, indem man den Kontrastmittelabfluß aus dem Gallensystem sorgfältig beobachtet.

Duodenoskopisch läßt sich die Mündung solch eines spontanen Fistelganges aufsuchen, um nach Kontrastmittelinjektion in die Papillenöffnung den Fistelgang selbst und die Abflußverhältnisse darzustellen. Auch können mit Hilfe der ERC die biliodigestiven Anastomosen bei postoperativen Beschwerden auf ihre Funktionsfähigkeit und Schrumpfung, auf Konkremente und Nahrungsreste und einen evtl. vom terminalen Ductus choledochus gebildeten Blindsack überprüft werden (CLASSEN u. OSSENBERG 1977).

Das „Postcholezystektomie-Syndrom"

Wenn wir vom Postcholezystektomie-Syndrom sprechen, dann fassen wir diesen Beschwerdekomplex nach Gallenwegeingriffen nicht als eine Diagnose, sondern eher als Ausdruck eines gewissen Schuldbekenntnisses auf. Wir gestehen damit offen ein, daß das Behandlungsergebnis nicht den Erwartungen entspricht, weil vielleicht die präoperative Diagnostik unvollständig oder lückenhaft war. Auch sollte die Indikationsstellung zur Operation erneut überprüft werden. Aber selbst nach sorgfältiger Analyse aller erkennbaren Gründe findet sich eine kleine Gruppe von Patienten, denen die Cholezystektomie trotz richtiger Indikationsstellung und lege artis durchgeführter Operation keine Hilfe gebracht hat bzw.

deren Beschwerden fortbestehen. GRILL (1980) gab an, daß bei jedem siebten Patienten der Eingriff nicht zum gewünschten Erfolg führt.

Möglicherweise war auch nicht die angenommene *Gallenblasen*erkrankung die Ursache der vom Patienten geäußerten Beschwerden, sondern vielleicht deren Komplikationen oder gar Erkrankungen der Nachbarorgane. Auch muß daran gedacht werden, daß dem Chirurgen bei der Operation ein Mißgeschick unterlaufen sein könnte, dessen Folgen sich erst einige Zeit nach der Rekonvaleszenz zeigen. Aufgrund unserer Erfahrungen möchten wir aber betonen, daß operative Fehlleistungen nur *selten* als Ursache für das Fortbeste-

**Abb. 11.68. Choledochoduodeno-
stomie beim Kinde**
Das Kontrastmittel dringt retrograd weit
in das extrahepatische und intrahepatische Gallenwegssystem ein, das teilweise noch Luft enthält. – 9jähriges
Mädchen. Operation wegen einer rezidivierenden Cholezystitis.

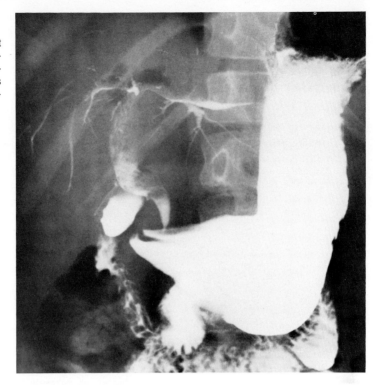

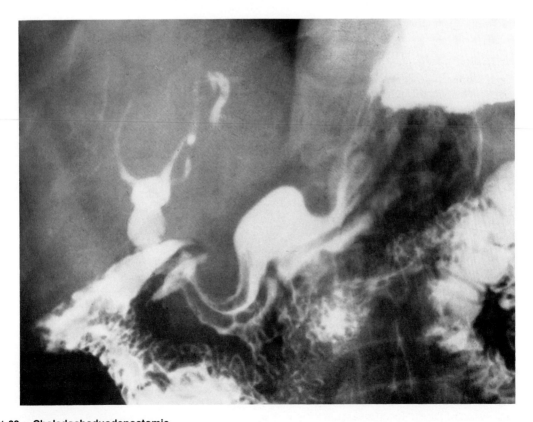

Abb. 11.69. Choledochoduodenostomie
Operation wegen Gallenabflußstörung infolge einer intrapankreatischen Choledochusstenose. Postoperative Kontrolluntersuchung mit Erweiterung des proximalen Ductus choledochus sowie einiger intrahepatischer Gallengänge. Quer über
den Bulbus duodeni verlaufende Impression durch den engen distalen Ductus choledochus. – 90jährige Patientin. Vor 30
Jahren Cholezystektomie wegen Gallensteinbeschwerden. Seither rezidivierende Attacken einer Pankreatitis.

hen von Beschwerden verantwortlich zu machen sind. Meist liegen ganz andere Gründe vor. Manchmal werden Gallenoperationen allein aufgrund der klinischen Symptomatologie vorgenommen, ohne daß eine ausreichende präoperative Diagnostik und Differentialdiagnostik vorgelegen hätte.

Sicherlich hat die präoperative Gallensteindiagnostik mit Kontrastmittel eine sehr hohe Treffsicherheit erreicht. Sie wird nach der großen Sammelstatistik von COOLEY (1963) mit 95 bis 99% angegeben. Das bedeutet aber nicht, daß wir mit Hilfe der Kontrastmitteldiagnostik fast alle Gallensteine nachweisen können, sondern daß lediglich die im Röntgenbild dargestellten Schatten oder Aufhellungen tatsächlich auch bei der Operation Steinen entsprechen. Aber diese Feststellung ist wichtig genug, weil sich der Operateur trotz negativem Tastbefund weitgehend auf die Röntgendiagnostik verlassen kann. Ob jedoch die Gallensteine tatsächlich auch die Ursache der Beschwerden darstellen, ist damit keineswegs bewiesen. Oft muß sich der Chirurg mit einem indirekten Gallensteinnachweis zufrieden geben. Ein mehrfach negativer Füllungsversuch der Gallenblase entspricht erfahrungsgemäß in 80% einem Steinleiden.

In diesem Zusammenhang sei noch einmal darauf hingewiesen, daß bei etwa 20 bis 25% aller Patienten mit Gallen*blasen*steinen auch Gallen*gangs*steine vorliegen (HESS 1955). Sofern sie nicht schon *präoperativ* nachgewiesen wurden, lassen sie sich im *intraoperativen* Cholangiogramm darstellen.

Man unterscheidet zwischen einer operativen Cholangiographie *vor* und einer *nach* Entfernung der Gallenblase. Die Untersuchung *vor* Cholezystektomie soll verborgene, oder bis dahin nicht erkannte Erkrankungen oder Varianten der Gallengänge aufdecken. Die Methode hat trotz ihrer Primitivität eine beachtliche Trefferquote von 80%.

Die operative Cholangiographie *nach* Entfernung der Gallenblase dient zur Bestätigung der Tatsache, daß bei Operationen, insbesondere nach plastischen Eingriffen am Gangsystem, alle Hindernisse und Stenosen beseitigt worden sind. Hierbei füllt sich in 11,4% auch der Ductus Wirsungianus.

BERG (1955) gelang es mehrfach, bei Patienten nach Cholezystektomie durch Duodenalduschen mit Magnesiumsulfat und Gabe von Hypophysin eine größere Anzahl zurückgelassener Steine zu mobilisieren. Solche Kranke klagten 8 bis 10 Tage nach der Operation erneut über Beschwerden (Koliken, Brechreiz und schleimige Stühle, Fieber), die chirurgischerseits als Sekretstauung aufgefaßt wurden.

Selbst wenn alle klinischen Symptome für eine Cholelithiasis sprechen, sollte die präoperative Röntgendiagnostik auch auf den übrigen Magen-Darm-Kanal ausgedehnt werden, um differentialdiagnostisch alle Erkrankungen mit einem ähnlichen Beschwerdekomplex auszuschließen.

H. H. BERG (1954) hat vom klinisch-röntgenologischen Standpunkt aus zur Klärung des Postcholezystektomie-Syndroms folgende differentialdiagnostischen Hinweise gegeben. Er unterschied zwischen

1. extrabiliären Ursachen,
2. das Gallensystem beeinflussenden Störungen und
3. biliär-pankreatischen Erkrankungen.

Unter den *extrabiliären Ursachen* steht das Ulkusleiden, sowohl das Ulcus ventriculi, besonders aber das Ulcus duodeni, an erster Stelle. Es sei in diesem Zusammenhang vor allem an das immer noch wenig bekannte Ulkus der Pars descendens duodeni erinnert. Es ist relativ selten und wird überdies bei der üblichen Untersuchungstechnik leicht übersehen. Infolge der reichlichen Vaskularisation dieses Duodenalabschnittes (A. gastroduodenalis und A. pancreaticoduodenalis) neigen solche Geschwüre in einem hohen Prozentsatz zu Blutungen (50–60%).

Zahlenmäßig mit einigem Abstand folgen die Neoplasien, vor allem die des Magens, ferner Hiatushernien, Duodenaldivertikel sowie die Appendizitis, Gallenleiden. Hiatushernien und Divertikel finden sich (H. H. BERG 1931) ja häufig bei dem gleichen gedrungenen Konstitutionstyp.

In der zweiten Gruppe verdienen die *posthepatitischen Leberzirrhosen* eine ebenso große Beachtung wie der *hämolytische Ikterus* und die *Porphyrie*. Die biliäre Zirrhose ist nach GLENN u. HAYS (1952) an den Todesfällen nach Operationen wegen nicht maligner Gallenwegserkrankungen mit 52% beteiligt.

In der dritten Gruppe sind Hepatikus- und Choledochussteine, Strikturen der Gallenwege und im Mündungsgebiet (Papille) zu erwähnen. Ferner seien Pankreasreaktionen, biliodigestive Fisteln, Fistelfolgen, fehlindizierte Choledochoduodenostomien, Erweiterungen des Zystikusstumpfes mit Steinbildung und Stumpfneurom, Neoplasien im Bereich der Gallenwege und des Pankreas sowie Cholangitiden und Dyskinesien aufgeführt. Genannt werden müssen ferner iatrogene Verletzungen des Ductus hepatocholedochus, die bei schweren morphologischen Veränderungen sowie den vielen Varianten der Gallenwege und der Gefäße entstehen können.

Oberhalb der Papille gelegene Strikturen der Gallengänge sind meist eine Folge operativer Verletzungen bzw. Schädigungen durch T-Drainagen.

Strikturen im Mündungsgebiet des Ductus choledochus werden vorwiegend durch Steinpassagen, Einklemmungen oder Entzündungen hervorgerufen. Dabei ist röntgenologisch die Abflußbehinderung des Kontrastmittels in das Duodenum charakteristisch.

Auch wenn die Ursache einer Stenose *nicht* näher definiert werden kann (Papillensklerose, Tumor), sollte man mit Rücksicht auf die Gefahr einer sekundären Leberschädigung (Cholangitis, Zirrhose, Abszeßbildung) zu einer operativen Kontrolle raten.

Eine besondere Art der Abflußstörung stellt die intrapankreatische Choledochusstenose bei chronischer Pankreatitis bzw. bei Pankreaskarzinom dar. Oft erscheint das distale Choledochusdrittel symmetrisch eingeengt oder gar wie amputiert und die Distanz zwischen Duodenum und nachweisbarem Choledochusende vergrößert.

Zur röntgenologischen Nachuntersuchung werden außer der intravenösen Cholangiographie und anderen gängigen Methoden heute immer zusätzlich die ERCP und die Computertomographie herangezogen, die allerdings auch falsch negative Ergebnisse liefern können. Eine Reihe von Beschwerdeursachen läßt sich nicht klären (KNIPPER u. SOEHENDRA 1978).

Tumoren

Gutartige Geschwülste

Unter den gutartigen Geschwülsten der Gallenblase und der Gallenwege spielen neben den seltenen *Lipomen* und *Fibromen* die *Adenome* die Hauptrolle. Sie werden in etwa 1% aller operativ entfernten Gallenblasen gefunden. Je nach ihrer Oberfläche unterscheidet man glatte glanduläre von zottigen papillären bzw. zystischen Formen. Der Durchmesser der Tumoren schwankt zwischen 2 und 10 mm. Gestielte Adenome sind meist klein und multipel (EDMONDSON 1967). Frauen sollen häufiger befallen werden als Männer. Unkomplizierte Adenome verlaufen meist harmlos (KIRKLIN 1933, EELKEMA 1962). Dagegen gilt die Kombination mit Steinen als suspekt.

Röntgenologisch lassen sich Adenome, die im klinischen Sprachgebrauch meist generell als „Papillome" bezeichnet werden, im Cholezystogramm als lageunabhängige, randständige Konturaufhellungen nachweisen. Im Bereich der Gallengänge ist ihre Abgrenzung gegenüber Steinen unmöglich (Abb. 11.**70**–11.**73**).

In diesem Zusammenhang ist auch noch die sog. *Cholesterol-Polyposis* zu nennen, obgleich es sich dabei nicht um eine Geschwulstbildung im eigentlichen Sinne, sondern um proliferativ degenerative Ablagerungen von Cholesterinestern handelt. Sie sitzen, bedeckt von Zylinderepithel, als kleine, gelbliche Flecken pseudopapillomatös der Schleimhaut auf und verursachen die sog. „Erdbeer-Gallenblase" (JUTRAS 1960).

Beim Kinde sind gutartige Tumoren der Gallenblase nur sehr selten gefunden worden. ZBINDEN (1954) beschrieb ein multilokuläres Zystadenom, BROWN u. BROWN (1958) publizierten Befunde bei einem epithelialen Hamartom. Als gutartige Tumoren der Gallenwege wurden auch gelegentlich Lipome beobachtet.

Bösartige Geschwülste

Bei den bösartigen Geschwülsten der Gallenblase und der Gallenwege handelt es sich meist um *Krebse* vom Typ des Adeno- bzw. des Rundzellkarzinoms mit ihren Abarten, dem Szirrhus und dem Kolloidkrebs. *Sarkome* im Sinne des Spindelzellsarkoms dagegen sind selten. Frauen werden doppelt bis dreimal so häufig betroffen wie Männer (VAITTINEN 1970) Auffallend häufig besteht die Kombination mit Gallensteinen. Meist geht das Gallenblasenkarzinom vom Halsteil aus und greift dann entweder auf den Ductus cysticus oder die Gallenblase selbst über. Dabei kommt es in 50% zu einer Blockade der abführenden Gallenwege mit hydropischer Vergrößerung der Gallenblase und anschließend zum Stauungsikterus (BERGER 1970).

Pathologisch-anatomisch werden zwei Krebstypen unterschieden, nämlich eine intramurale, infiltrierende, szirrhöse (70%) und eine knotige, in das Lumen hineinwachsende Form (30%). Beim Gallenblasen- und Gallengangskarzinom – soweit sie den Ductus hepaticus betreffen – überwiegen die infiltrierenden, szirrhösen Adenokarzinome, beim Ductus choledochus die knotig ins Lumen wachsenden Tumoren (SHAMIYEH 1974).

Die Röntgendiagnostik bösartiger Gallenblasen- und Gallengangstumoren ist leider nur in fortgeschrittenen Stadien möglich (FROMMHOLD 1964). Dabei findet sich fast stets eine Lebervergrößerung, die auch im Szintigramm sichtbar wird. Es kommt bei der Kontrastuntersuchung des Magen-Darm-Kanals zu Pelotteneffekten am Bulbus duodeni. Die orale und intravenöse Cholezystographie bleibt zu 90% negativ (VAITTINEN 1970). Zuverlässiger ist die superselektive Angiographie der A. hepatica und A. mesenterica superior (BOIJSEN 1967, ABRAMS 1970). Bei der Gefäßfül

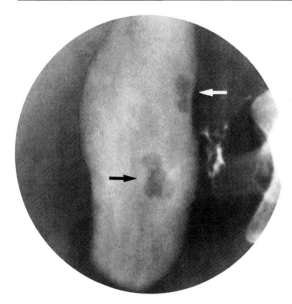

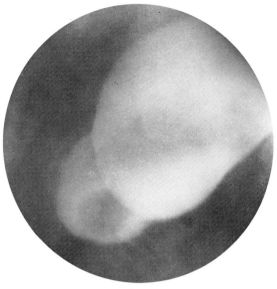

Abb. 11.70. Gallenblasenpapillome
Unterschiedlich große Aufhellungen an verschiedenen Stellen des Gallenblasenschattens durch Papillome (Pfeile). Die Lage der Aufhellungen blieb in allen Positionen konstant.

Abb. 11.71. Gallenblasendivertikel mit Stein
Kirschkerngroße Aufhellung innerhalb eines Gallenblasendivertikels. Es handelt sich dabei um ein nicht schattengebendes Konkrement, das sich ähnlich wie ein in das Lumen ragender Wandtumor darstellt. Zielaufnahme nach oraler Cholezystographie.

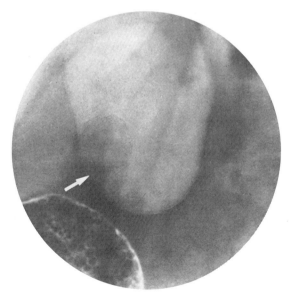

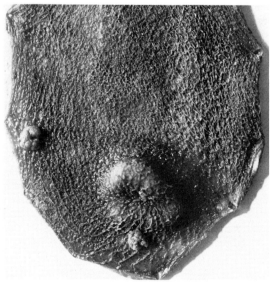

Abb. 11.72. Gallenblasenpapillom
Fingerkuppengroßer Füllungsdefekt an der Vorderwand des Gallenblasenfundus (Pfeil).

Abb. 11.73. Gallenblasenpapillom
Operationspräparat zu Abb. 11.72. (Prof. *Konjetzny*). Außer dem fingerkuppengroßen Papillom erkennt man noch zwei pfefferkorngroße Papillome, die sich auf der Röntgenaufnahme nicht darstellten.

Abb. 11.74.   Choledochuskarzinom
Darstellung durch PTC. – Starke Dilatation des Ductus choledochus mit inkompletter Stenose (Pfeil) durch ein Karzinom. Die starre Enge liegt oberhalb der
Papille (Aufn.: Prof. *Swart*).

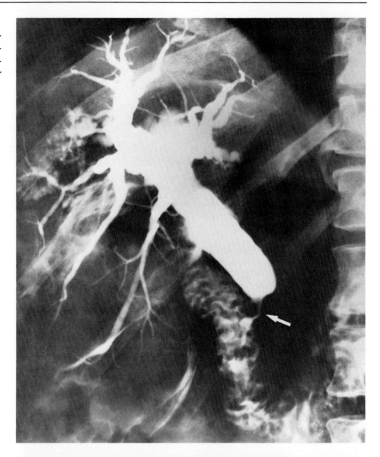

**Abb. 11.75.   Primär sklerosierende
Cholangitis**
Darstellung durch PTC. – Infolge einer
Fibrose ist eine hochgradige, langstrek-
kige Stenosierung des betroffenen
Gangabschnittes zustandegekommen.
Prästenotische Dilatation der intrahepatischen Gallengänge. Die Unterscheidung gegenüber einem zirrhösen Gallengangskarzinom ließ sich nur intraoperativ und histologisch treffen. Der
obliterierende Prozeß greift auch auf die
intrahepatischen Gallengänge über, so
daß eine abgewandelte Ganganord-
nung („gestutzter Baum") auf eine Beteiligung des obliterierenden Prozesses
an den kleinen intrahepatischen Gängen hinweist (Aufn.: Prof. *Swart*).

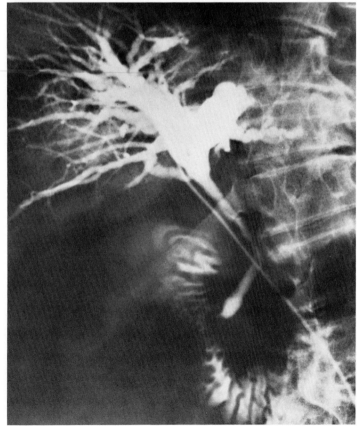

lung werden unregelmäßige Stenosierungen und abrupte Verlaufsänderungen der Äste der A. cystica, evtl. auch der A. hepatica communis und propria beschrieben. In fortgeschrittenen Fällen kommt es zur Ausbildung kleinster Kontrastmittelseen.

Bei einer PTC manifestiert sich solch ein Tumor als einigermaßen kompletter Verschluß mit Füllungsabbruch oder mit einer Stenose. Die distal der Blockade gelegenen Ganganteile sind dabei gar nicht oder nur schlecht zu beurteilen (Abb. 11.**74**). Auch bei einer ERC findet sich ein vollständiger Verschluß oder eine Stenose mit erschwerter Kontrastierung der proximalen dilatierten Gallenwege. Zielaufnahmen können die unregelmäßige Kontur und atypische Einengungen am besten zeigen. Solche Stenosen sind bei konkrementfreien Gallenwegen und ohne vorausgehende chirurgische Intervention immer verdächtig auf ein Karzinom, aber auch auf übergreifende infiltrierende Prozesse, die von den Nachbarorganen ausgehen (SEIFERT u. Mitarb. 1974). In jedem Verdachtsfall sind heutzutage CT-Untersuchungen einzubeziehen, die den Tumor und seine Auswirkungen auf die Gallenwege zeigen können (Abb. 11.**20**).

Bei Kindern sind als maligne Tumoren gelegentlich *Karzinome der Gallenblase* (ARMAS CRUZ u. Mitarb. 1945, CAPPS 1968), häufiger aber *Rhabdomyosarkome* der Gallenwege beobachtet worden (DAVIS u. Mitarb. 1969, AKERS u. NEEDHAM 1971). Diese Tumoren – vorwiegend bei Kleinkindern, bei Mädchen häufiger – gehen vom Ductus hepaticus oder dem Ductus choledochus aus und wachsen infiltrierend in die umgebenden Strukturen. Ein Verschlußikterus, ein Oberbauchtumor, Fieber, Schmerzen und eine deutliche allgemeine Beeinträchtigung sind häufig vorhanden.

Bei der operativen Cholangiographie der Gallenwege lassen sich dabei polypoide Füllungsdefekte und eine starke Dilatation des Ductus choledochus, bei einer Kontrastmitteluntersuchung des oberen Magen-Darm-Traktes eine Impression oder eine Verlagerung des Duodenums nachweisen. Die speziellen diagnostischen Verfahren werden wie beim Erwachsenen eingesetzt.

12. Leber

Röntgenanatomie

Die Leber, das größte drüsige Organ des Körpers, entwickelt sich aus einer zwischen den Blättern des Mesogastrium ventrale liegenden Ausstülpung der vorderen Wand der Duodenalschleife. Entsprechend ihrer intraperitonealen Lage ist sie bereits in einem frühen Entwicklungsstadium fast vollständig von einem viszeralen Peritonealüberzug bedeckt, der sich ventral- und kranialwärts zur vorderen Bauchwand und zum Zwerchfell fortsetzt und dorsal die Leberpforte mit der kleinen Kurvatur des Magens und dem Duodenum in Form einer Peritonealduplikatur verbindet (Corning 1949, Töndury 1970, Starck 1975). Diese in der Anatomie als Pars hepatogastrica bzw. hepatoduodenalis des Omentum minor charakterisierten Duplikaturen werden im klinischen Sprachgebrauch meist als „Ligamente" bezeichnet. Der zwischen dem viszeralen und parietalen Peritoneum gelegene Spalt kann sich bei einigen pathologischen Prozessen, insbesondere bei Zirkulationsstörungen und Entzündungen, perihepatisch, supra- und subhepatisch verbreitern und dann im Röntgenbild als Erguß nachweisbar sein.

Die Leber liegt im rechten Hypochondrium und Mesogastrium. Ihr linker Lappen reicht bis in das linke Hypochondrium, also praktisch bis zum Magenfornix hinauf. Sie wird oben von der rechten Zwerchfellkuppel, lateral von der seitlichen Thoraxwand und vorn vom rechten Rippenbogen begrenzt. Ihr durchschnittliches Gewicht beträgt beim Erwachsenen etwa 1500 g = 2,4% des Körpergewichtes.

Bei einem reifen Neugeborenen ist die Leber noch ungewöhnlich groß, füllt mit einem Gewicht von 120–160 g etwa ⅔ der Bauchhöhle und beansprucht 4,4% des Körpergewichts. Daher reicht der rechte Leberlappen oft bis zur Crista iliaca, der linke soweit nach lateral, daß er die Milz berührt und den ganzen Raum unterhalb der linken Zwerchfellkuppel ausfüllt, ja sogar der lateralen Thoraxwand anliegen kann. Der linke Leberlappen ist beim Neugeborenen etwa halb so groß wie der rechte, bleibt aber später in seinem Wachstum deutlich zurück und entspricht dann nur noch einem Drittel oder einem Viertel des Gesamtorgans. Das Lebergewicht verdoppelt sich mit 2 und verdreifacht sich mit 3 Jahren. Um die Pubertät hat die Leber ihr Gewicht verzehnfacht (Abb. 12.**1** und 12.**2**).

Beim Neugeborenen und Säugling findet man palpatorisch den unteren Leberrand (in der Medioklavikularlinie) etwa 2 cm, während der Kindheit etwa 1 cm unterhalb des Rippenbogens, was leicht zur fehlerhaften Annahme einer Lebervergrößerung führt. Überdies zeigen Lage und Größe bei Kindern und Erwachsenen beträchtliche Varianten, so daß die Unterscheidung zwischen Tiefstand und echter Organvergrößerung unsicher bleibt, ganz zu schweigen vom jeweiligen Zwerchfellstand, der die Position des unteren Leberrandes und damit auch den Palpationsbefund entscheidend beeinflußt.

Durch eine breitbasige Verbindung der Hinterfläche des rechten Lappens mit der Unterfläche des Zwerchfells – dem sog. Lig. coronarium – ist die Leber relativ gut fixiert. Sie wird ferner in ihrer Position durch den Druck der Eingeweide gehalten, die an ihrer Unterfläche liegen.

Äußerlich wird die Leber durch die sog. „Gallenblasen-Cava-Linie" (das Lig. mesohepaticum sive falciforme, die V. cava inferior und die Chorda umbilicalis) in einen größeren rechten und einen kleineren linken Lappen unterteilt. Als Lobus quadratus bezeichnet man denjenigen Teil der Leber, der seitlich jeweils bis zum Einschnitt beider Fissurae sagittales reicht, hinten durch die Leberpforte und vorne durch den Leberrand seine Grenze findet. Der Lobus caudatus wird an der Leberunterfläche ventral durch die Leberpforte, dorsalwärts durch die hinteren Abschnitte beider Fissurae sagittales begrenzt. Im Innern jedoch bestimmt das komplizierte Gefäßsystem (A. und V. hepatica, Pfortader und Gallenwege) die segmentale Gliederung. Drei senkrecht verlaufende Vv. hepaticae teilen die Leber in vier nebeneinander liegende Abschnitte. Die horizontale Unterteilung der Leber in weitere Segmente erfolgt durch die Pfortaderäste und die A. hepatica (Hjornsjö 1956, Couinaud 1957).

Unsere Vorstellungen von dem komplizierten Gefäßsystem sind durch die Ergebnisse der angiographischen Untersuchungsmethoden speziell der Zöliakographie und der Splenoportographie wesentlich erweitert und ergänzt worden.

Die *A. hepatica* entspringt als Stammast (A. hepatica communis) in der Regel aus dem Truncus coeliacus. Sie verläuft dann horizontal bis zum Abgang der A. gastroduodenalis zum Pylorus hin, um sich dort steil nach kranial gewandt noch vor dem Leberhilus in ihre Endäste, die Aa. hepatica dextra, media und sinistra, aufzuteilen. Dieser als „typisch" bezeichnete Verlauf findet sich allerdings nur in etwa 55%. Bei den übrigen Patienten bestehen verschiedenartige Varianten, deren Kenntnis für den Radiologen, besonders aber für den Chirurgen, von Bedeutung ist (HEALEY u. Mitarb. 1953, LUNDERQUIST 1976).

Aberrierende Gefäße können direkt aus der Aorta oder der A. gastroduodenalis bzw. anderen Gefäßen entspringen. In der Mehrzahl stammt eine aberrierende A. hepatica dextra aus der A. mesenterica superior bzw. eine aberrierende A. hepatica sinistra aus der A. gastrica sinistra (HESS 1961).

Die *V. portae* entsteht durch die Vereinigung nahezu aller Venen, die das Blut von den Organen der Bauchhöhle, speziell des Magen-Darm-Kanals (mit Ausnahme der untersten Dickdarmabschnitte) über die Leber zum Herzen zurückführen. Ihr Kaliber ist ebenso wie das der Milzvene im Vergleich zu den relativ dünnen Gefäßen des arteriellen Systems ungewöhnlich weit.

Kurz vor dem Eintritt in die Leber teilt sich die Pfortader in zwei Hauptäste, deren Verzweigungen in den rechten bzw. linken Leberlappen ziehen. Mit dem linken Pfortaderast hat die V. umbilicalis bzw. ihr obliterierter Rest – das Lig. teres hepatis – Verbindung. Ursprung und Verlauf der Pfortader zeigen ähnlich wie die A. hepatica zahlreiche Varianten.

Die drei Vv. hepaticae, die eine vertikale Unterteilung der Leber bewerkstelligen, liegen zwischen den vier Segmentgruppen. Die mittlere Lebervene verläuft in der Gallenblasen-Cava-Linie und erhält hier drei bis vier Äste aus den medialen Segmenten. Meist mündet sie gemeinsam mit der linken Lebervene in die vordere Wand der V. cava inferior ein, während der stärkere rechte Ast einen eigenen Zufluß besitzt.

Röntgenphysiologie

Die Leber ist an fast allen Stoffwechselvorgängen maßgeblich beteiligt. Sie reguliert nicht nur den Kohlehydrat-, Fett- und Eiweißstoffwechsel, sondern erfüllt auch durch Oxydations- und Reduktionsvorgänge wesentliche Funktionen bei der Beseitigung toxischer Substanzen.

Die Leber vollbringt eine beachtliche Leistung als Sekretions- und Ausscheidungsorgan für die Gallenflüssigkeit. Diese Fähigkeit wird röntgendiagnostisch bei der Gabe lebergängiger Kontrastmittel ausgenutzt.

Untersuchungstechnik

Nativaufnahme

Weder klinische Untersuchungsmethoden noch die konventionelle Übersichtsaufnahme reichen für eine exakte Beurteilung von Größe und Form der Leber aus. Zwar läßt sie sich als weichteildichtes, homogenes Organ gut erkennen, aber schon die einwandfreie Definition des unteren Randes bleibt häufig unsicher. Außerdem ist die innere Struktur der Leber nicht darstellbar, so daß keine Aussagen über das Parenchym und seine Veränderungen möglich sind. Die Schwierigkeiten werden noch durch den Zustand der anliegenden Organe vergrößert, vor allem durch einen übermäßigen Luftgehalt des Magen-Darm-Kanals, der die untere Lebergrenze im Röntgen-

bild auslöschen kann. Bei einer Interposition des luftgeblähten Kolons verschwindet der Leberschatten sogar weitgehend (Chilaiditi-Syndrom).

Trotz dieser Einschränkungen können bei kritischer Bewertung radiologischer Symptome gröbere Abweichungen vom Normalen gut abgeschätzt werden, wenn man einige Besonderheiten berücksichtigt.

Lage und Größe der Leber spiegeln sich am klarsten in der Position der angrenzenden Organe wider, nämlich der rechten und linken Zwerchfellkuppe, des Magens, des Bulbus und der Pars descendens duodeni, der rechten Niere, der rechten Kolonflexur und der Gallenblase. Übersichtsaufnahmen im Stehen und Liegen zeigen oft einen

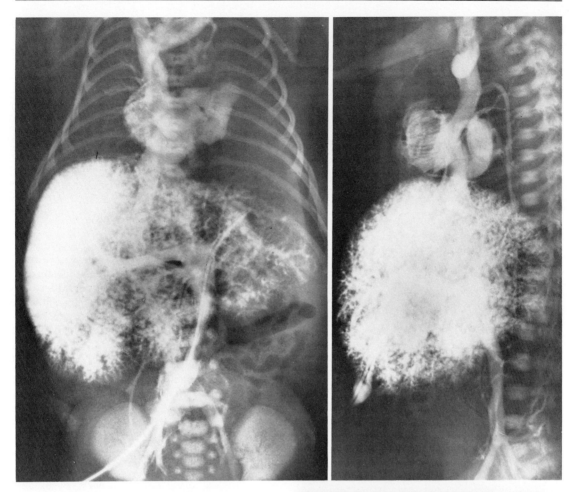

Abb. 12.1. Lebergröße bei Frühgeborenem
Postmortale Füllung der Pfortader und ihrer Äste über die
Nabelvene. Die Leber ist während der Fetalzeit noch unge-
wöhnlich groß und füllt weite Teile der Bauchhöhle aus. –
Frühgeborenes von 40 cm Länge und 1140 g Gewicht.

Abb. 12.2 (oben rechts).
Seitenaufnahme zu Abb. 12.1. – Über den Ductus venosus
Arantii haben sich die V. cava inferior, der rechte Vorhof,
die V. cava superior und die V. azygos gefüllt (Bild: Priv.-
Doz. Dr. *Richter*).

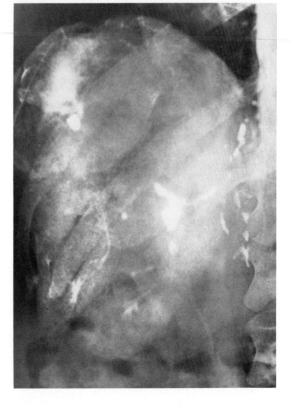

Abb. 12.3 Thorotrastspeicherung in der Leber
49jähriger Mann, bei dem vor 18 Jahren zum Ausschluß
eines Hirntumors eine Angiographie mit Thorotrast durchgeführt wurde. – Fleckig verteilte Kontrastmittelreste im
Leberparenchym und in den periportalen Lymphknoten.

Teil dieser Organe durch ihren Luftgehalt, sie sind aber bezüglich ihrer Lage selbst variabel.

Die Oberseite des rechten Leberlappens wird von der rechten Zwerchfellkuppe bedeckt bzw. radiologisch von der lufthaltigen Lungenbasis begrenzt. Ein Tiefstand der Leber ohne Organvergrößerung ergibt sich bei jeder Form der Lungenblähung oder einer allgemeinen Enteroptose, ein Hochstand bei Relaxatio.

Die rechte laterale und vordere Begrenzung erfolgt durch die seitliche bzw. vordere Bauchwand (präperitoneales Fettgewebe), dorsal durch die hintere Wand der Bauchhöhle.

Die obere Begrenzung des linken Lappens ist im medialen Abschnitt nicht vom Herzschatten zu trennen und wird lateral von der linken Zwerchfellkuppe gebildet.

Der Verlauf des vorderen unteren Leberrandes ist vom Konstitutionstyp abhängig, bei Asthenikern also steiler als bei Pyknikern und häufig palpatorisch besser nachweisbar als röntgenologisch.

Besonders schwierig gestaltet sich die Beurteilung der Unterfläche mit ihrer variablen Neigung. Sie verläuft bei schlanken Menschen nach dorsal ansteigend. Diese Neigung läßt sich aus der Position der rechten Kolonflexur und des rechten oberen Nierenpols abschätzen. Er markiert exakt dorsal die Lage der Leberunterfläche. Die kraniale Kontur des Colon transversum gibt die Position der mehr vorn gelegenen Leberunterfläche, jedoch nicht den anatomischen Lebervorderrand an. Liegt die Kolonflexur tief, die rechte Niere aber hoch, so ist die Leberunterfläche stark geneigt. Projizieren sich Nieren und Kolon gleich hoch, so verläuft die Unterfläche fast horizontal, wie man es häufig bei dicken Menschen findet.

Die Untergrenze des rechten Lappens und des Lobus quadratus werden durch das Fettgewebe der anliegenden Strukturen (Omentum, perikolisches und retroperitoneales Fettgewebe) röntgenologisch sichtbar. Der rechte Leberwinkel (lateraler Teil des unteren Leberrandes) kommt bei einem Fünftel der Patienten nicht zur Darstellung. Er liegt normalerweise oberhalb des Bekkenkammes. Ausnahmen zeigen Patienten mit einem Zwerchfelltiefstand (Emphysem, Asthma bronchiale, Mukoviszidose), mit schwerer Skoliose und nach Höhenverlust der Wirbelkörper sowie bei Enteroptose. Auch soll die Leberunterkante medial den rechten Psoasschatten nicht kreuzen und keine erkennbare Verlagerung der anliegenden Organe vorhanden sein.

Die Untergrenze des linken Lappens ist nicht direkt sichtbar, wird aber manchmal durch die Luftfüllung des Fornix markiert. Aszites kann die untere Begrenzung der Leber, auch die untere laterale Ecke, zum Verschwinden bringen. Zu-

dem verlagert sich dabei die rechte Flexur und verändert ihr Verhalten zur Leber.

Bei den gegebenen Schwierigkeiten hat man schon frühzeitig versucht, die Röntgendiagnostik und die Größenbestimmung durch die Schaffung künstlicher Kontraste zu verbessern. Es standen früher dazu zwei unterschiedliche Verfahren zur Verfügung, nämlich das *Pneumoperitoneum* (JACOBAEUS 1911) mit seiner künstlichen Aufhellungszone um die Leber, ferner *Kontrastmittel* zur Steigerung der Intensität des Leberschattens.

Die Organdarstellung von Leber und Milz (RADT 1929, OKA 1929) durch die Injektion von Thoriumdioxyd-Sol (Thorotrast) zum Nachweis von Zysten, Abszessen, Metastasen usw. hat lediglich historisches Interesse (Abb. 12.**3**). Es kam nach solchen Untersuchungen durch radioaktiven Zerfall zu schweren Organschädigungen. Auch das von KADENBACH (1937) entwickelte *Jodsol* wurde nur kurze Zeit als Kontrastmittel zur Parenchymanfärbung verwendet, weil es relativ toxisch und vor allem unbeständig war (BECKERMANN 1940).

Auch das konventionelle Schichtverfahren hat sich mangels ausreichender Dichteunterschiede für die differentielle Nativdiagnostik nicht bewährt.

Computertomographie

Die Computertomographie (CT) stellt eine wertvolle Bereicherung der Diagnostik primärer und sekundärer Lebererkrankungen bei Erwachsenen und Kindern dar. Sie eignet sich vornehmlich zur Aufdeckung umschriebener Läsionen, die sich durch eine Vermehrung oder Verminderung ihrer Dichte von der Umgebung abheben. Derartige fokale Veränderungen sind viel präziser zu erkennen als diffuse hepatozelluläre Erkrankungen. Diagnostisch vorteilhaft ist ferner die Tatsache, daß die CT eine überlagerungsfreie Darstellung des gesamten Körperquerschnitts ermöglicht. Man erhält dadurch einen topographischen Überblick über die Nachbarorgane (Pankreas, Milz) sowie die großen Gefäße und deren relevante Veränderungen. Für die Untersuchung der Leber werden bei kontinuierlicher Schichtfolge („Schicht an Schicht") und 8–10 mm Schichtdicke 10 bis 15 Schichten benötigt (FRIEDMANN u. MÖDDER 1978).

Bei Kindern wird die Aussagefähigkeit einer CT-Untersuchung durch den Mangel an retroperitonealem und periviszeralem Fettgewebe eingeschränkt. Außerdem erschweren Bewegungsartefakte manchmal die Interpretation. Kleinkinder bedürfen daher häufig der Immobilisation und der Sedierung, um sie mit Erfolg untersuchen zu können. Die Scan-Zeiten liegen bei modernen Geräten, die nach dem Fächerstrahlprinzip arbeiten, zur Zeit um 5 Sek., Verbesserungen sind

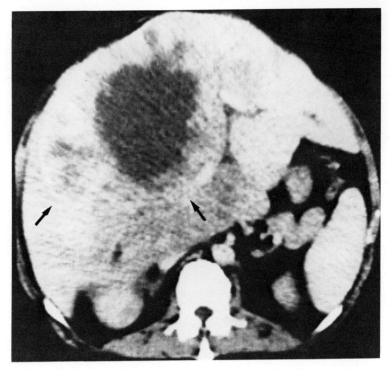

Abb. 12.4. Hepatom
Großes hypodenses Areal mit unscharfer Abgrenzung durch ein ausgedehntes Neoplasma, das den medialen Leberrand umschrieben vorwölbt. In der Nachbarschaft weitere kleine Tumorbezirke mit einer Densität nahe der normalen Leberdichte. Schalenförmige Verkalkungszone am Rande der Geschwulst (Pfeile). – Histologisch verifiziert.

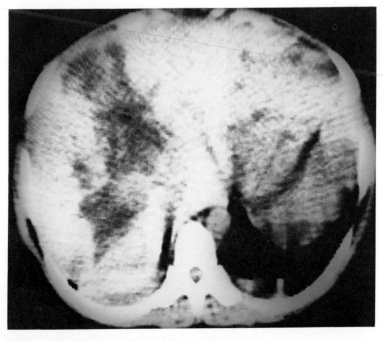

Abb. 12.5. Leberinfarkte durch postpartalen Arterienverschluß
27jährige Patientin. – Protrahierter Geburtsverlauf. Danach Zunahme des Bauchumfanges, massive Lebervergrößerung und Ikterus. – Mehrere hypodense, bizarr geformte Areale mit landkartenartiger scharfer Begrenzung, die auch nach Kontrastmittelgabe keine Dichteanhebung aufwiesen. Ebenso blieb im übrigen Lebergewebe die Dichteanhebung – im Gegensatz zur Milz – überraschend gering. Angiographisch fand sich ein Verschluß der Arteria hepatica propria, nach 6 Wochen jedoch eine Rekanalisation. Laparoskopisch mehrere Nekrosezonen an der Leberoberfläche (auch histologisch verifiziert). Eine ausgedehnte Lebernekrose wurde offenbar durch den funktionierenden Pfortaderkreislauf verhindert.

durch noch kürzere Expositionszeiten zu erhoffen (FOTTER u. Mitarb. 1980).

Die CT-Untersuchung ist schmerzlos, leicht wiederholbar und für Verlaufsbeobachtungen gut geeignet. Auch können damit dem Patienten invasive diagnostische Verfahren häufig erspart werden. Die Treffsicherheit ist hoch, die Sensitivität wird inzwischen mit 84–94%, die Spezifität mit 78–100% angegeben (SCHERER u. Mitarb. 1979). Die Strahlenbelastung ist bei geeigneter Technik relativ gering, da mit harter Strahlung (etwa 120–140 kV) gearbeitet und stark eingeblendet wird und sich die Dosis über eine große Fläche verteilt. Von LÖHR u. Mitarb. (1980) wurde das somatische Risiko mit 1 : 40 000 bis 1 : 310.000, das genetische Risiko mit 1 : 19 000 bis 1 : 1,5 Mill. berechnet. Zudem können durch die Einsparung anderer Röntgenuntersuchungen die Kosten der Diagnostik oft erheblich reduziert werden (MARGULIS 1980).

Die Untersuchung wird mit einem Nativ-Scan begonnen, die im Einzelfall bei offenen Fragen durch eine zweite CT-Serie nach Gabe eines oralen Kontrastmittels oder nach Injektion renaler oder biliärer Kontrastmittel komplettiert wird. Geringe Dichteunterschiede können dadurch verstärkt und besser erkennbar werden. Die Dichteanhebung wird durch den Jodgehalt des Kontrastmittels bestimmt und ist bei nierengängigen Kontrastmitteln von der örtlichen vaskulären Perfusion abhängig. Es markieren sich dann hypovaskuläre Strukturen als hypodense, hypervaskularisierte Tumoren, Gefäße und Gefäßmißbildungen oder Entzündungsherde als hyperdense Bezirke. Kurze Zeit später diffundiert das Kontrastmittel vom intravaskulären in den extravaskulären Raum. Der günstigste Zeitpunkt für die CT-Untersuchung liegt in dem Moment der maximalen Dichteanhebung in der Leber, was eine Kenntnis der Pharmakokinetik der gegenwärtigen Kontrastmittel voraussetzt (FUCHS u. Mitarb. 1979).

Nach der Infusion renaler Kontrastmittel (Injektionsdauer ca. 1 Min.) erzielt man über eine längere Zeit nur eine relativ geringe Dichteanhebung. Einen diagnostischen Fortschritt stellt die Serienschichtuntersuchung (Serien-CT) in Verbindung mit der intravenösen *Bolusinjektion* eines renalen Kontrastmittels dar (etwa 1 ml/kg, Injektionszeit 5–10 Sek.). Damit wird die kurzdauernde Phase der starken Dichtezunahme genutzt. Aber nur CT-Geräte mit kurzen Expositionszeiten lassen die Anfertigung mehrerer Schnitte in begrenzter Zeit zu. Auch kann man bisher nur eine diagnostisch besonders wichtige Zone und noch nicht die ganze Leber in die Sequenzuntersuchung einbeziehen. Die Serien-CT setzt eine gute Kooperation des Patienten voraus, um nicht durch unterschiedliche Atemphasen die gewünschte Schicht zu verfehlen. Da-

her ist ihr Einsatz bei Kleinkindern kaum möglich und auch bei älteren Kindern limitiert.

Diese Modifikation hat sich bereits gut bewährt, um pathologische Strukturen mit starker Vaskularisation aufgrund der raschen Dichtesteigerung zu differenzieren (Tumoren und Gefäße), ferner um zystische und solide Läsionen besser zu erfassen, die mit dem Nativ-CT nicht entdeckt werden können (MARCHAL u. Mitarb. 1980).

Bei der Gabe intravenöser biliärer Kontrastmittel kommt es zu einer geringeren Kontrastverstärkung des Leberparenchyms, so daß ihre Anwendung fast überall zugunsten der nierengängigen Kontrastmittel verlassen wurde.

Die Dichte des Lebergewebes beträgt normalerweise 50–60 HE. Die Dichtemessung pathologischer Strukturen erlaubt selbstverständlich keine histologische Diagnose. Aber es können die Lokalisation einer Läsion und die Form einer Dichteveränderung beschrieben werden, was bereits eine Vermutung über die gewebliche Zusammensetzung erlaubt. Die Möglichkeit einer Artdiagnose wird bei umschriebenen Läsionen als hoch eingeschätzt.

Die Indikation zur CT-Untersuchung umfaßt gegenwärtig die Suche nach Primärtumoren und deren Differenzierung, die Metastasensuche und die Aufdeckung und Lokalisation raumfordernder benigner Prozesse (Zysten, Abszesse, Adenome, Hämangiome). Bei Parenchymerkrankungen (Fettleber, Zirrhose, Hämosiderose) erhält man wichtige Hinweise über das Ausmaß der Veränderung. Traumafolgen wie Rupturen und Hämatome sowie Infarkte sind dieser Diagnostik ebenfalls gut zugänglich. Ergiebig ist die Untersuchung ferner bei der Differentialdiagnose des Ikterus. Formänderungen der Leber sowie Organvergrößerungen sind sicherer zu erfassen als mit der Szintigraphie (BUCK u. Mitarb. 1979, BRECHT u. Mitarb. 1980, SCHULTZ u. LACKNER 1980).

Die größte diagnostische Sicherheit bei intrahepatischen Raumforderungen erhält man heute – nach primärer sonographischer Abklärung – durch eine CT-Untersuchung, die in Einzelfällen sowie präoperativ durch eine Angiographie komplettiert werden kann (BRASCH u. Mitarb. 1980, JANSSON u. Mitarb. 1980 (Abb. 12.**4** und 12.**5**).

Szintigraphie

Nach der Verabreichung kurzlebiger radioaktiver Substanzen, insbesondere des ^{99m}Tc-Schwefelkolloids wird das Radionuklid und seine Trägersubstanz in den RES-Zellen phagozytiert und gespeichert. Die Aufnahmen in zwei oder auch drei Ebenen (ventral, rechts seitlich, dorsal) mit der Gamma-Kamera verbessern entscheidend die Diagnostik. Wir müssen allerdings berücksichti-

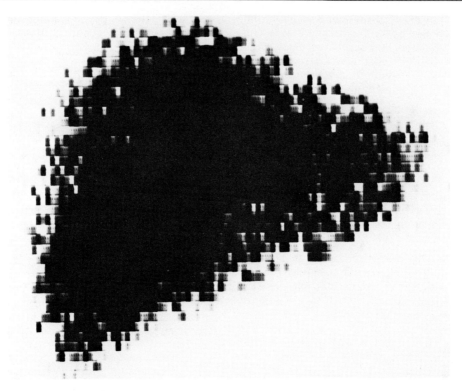

Abb. 12.6. Normales Leberszintigramm
Homogene Kolloidspeicherung im gesamten Leberparenchym. Form und Größe des Organs kommen gut zur Darstellung und sind einwandfrei zu beurteilen. (Aufn.: Priv. Doz. *H. Prévôt*)

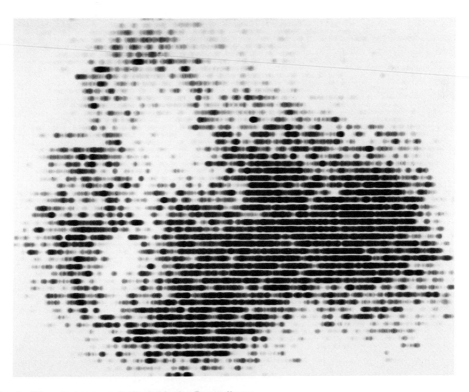

Abb. 12.7. Amöbenabszesse, szintigraphische Darstellung
Im rechten Leberlappen finden sich zwei rundliche, ziemlich große Speicherdefekte. Die Veränderungen wurden als Amöbenabszesse verifiziert. – 50jährige Frau. (Aufn.: Prof. *Schneider*)

gen, daß es sich jeweils um ein Summationsbild handelt, das Strukturveränderungen nur bedingt wiedergibt. Alle Bemühungen um eine weitere Aufgliederung des Szintigramms, etwa im Sinne der Tomographie, sind bisher ergebnislos geblieben. Wichtig ist immer die Mitbeurteilung der Milz.

Die Szintigraphie gilt als einfaches, schnell durchführbares und nicht invasives Verfahren. Bei Parenchymdefekten sind im allgemeinen relativ gute, bei Parenchymschäden weniger gute Resultate zu erwarten. Da die Untersuchungsergebnisse unspezifisch sind, müssen sie jeweils mit dem klinischen Gesamtbefund korreliert werden (ZUM WINKEL 1974, FEINE 1975 und 1979, EMRICH 1976, SCHICHA u. EMRICH 1978).

Die Szintigraphie erlaubt eine ausreichend exakte Beurteilung der Lage, Größe und Form der Leber. Die Aktivitätsverteilung gibt uns die Möglichkeit, Ausfälle durch Parenchymdefekte nachzuweisen, wie sie beispielsweise bei Leberzellkarzinom, Metastasen, Abszessen, Zysten oder Hämatomen zu finden sind. Allerdings ist eine Differenzierung zwischen malignen und benignen Prozessen nicht möglich. Aktivitätsausfälle sind aber auch bei fortgeschrittenen Leberparenchymerkrankungen (chronische Hepatitis, Zirrhose) zu erkennen, die heute mit Hilfe der Kamera-Funktionsszintigraphie und Serienaufnahmen möglichst mit Rechnerauswertung untersucht werden sollten.

Die Szintigraphie wird ferner empfohlen zum Nachweis eines Tumors oder einer malignen Systemerkrankung mit bevorzugtem Leber- und Milzbefall, bei der Diagnostik von Tumoren mit überwiegender Metastasierung in die Leber, aber auch bei nicht malignen Prozessen, die mit einer intrahepatischen Raumforderung einhergehen. Hilfreich ist sie ebenfalls bei der Therapie- und Verlaufskontrolle nach Operationen, zytostatischer Behandlung oder Strahlentherapie (Abb. 12.6 und 12.7).

Die Treffsicherheit der Methode wird von EMRICH (1978) dahingehend charakterisiert, daß bei fokalen Läsionen 70 bis 90% richtig positive Ergebnisse, aber in 10 bis 30% falsch negative Ergebnisse zu erzielen sind. Sie kommen u. a. zustande durch Leberformvarianten, diffuse Lebererkrankungen, technische Fehler, Rippenimpressionen, die Gallenblase, den Leberhilus, erweiterte intrahepatische Gallengänge, vor allem zu geringe Größe und ungünstiger Sitz der Raumforderung im Leberinnern.

Beim Kinde ist aus Gründen der Ganzkörper- und Gonadenbelastung die Indikation zur Untersuchung strenger zu stellen, die Methode aber bei fokalen Läsionen ebenfalls ergiebig und hilfreich (TREVES u. SPENCER 1975). Vor allem spezifische Krankheiten und Fragestellungen, aber auch die Größenverhältnisse des Säuglings und Kindes verlangen angepaßte technische Voraussetzungen (BIERSACK 1978).

Aufgrund der heutigen Leistungsfähigkeit kann man die Szintigraphie als geeignetes Untersuchungsverfahren bei Tumorverdacht, zur Metastasensuche, bei Hepatomegalie oder Hepatosplenomegalie ungeklärter Ursache, bei unklarem Palpationsbefund im rechten Oberbauch und nach einem Trauma mit Oberbauchbeteiligung einsetzen.

Ultraschalldiagnostik

Sie spielt bei der Abklärung umschriebener Organveränderungen heutzutage bei Erwachsenen und Kindern eine entscheidende Rolle, soll hier aber nicht berücksichtigt werden.

Angiographie

Sie informiert am besten über die Lokalisation und Ausdehnung tumoröser Prozesse und hat sich zur differentiellen Strukturanalyse gut bewährt. Die Angiographie deckt überzeugend vaskuläre Prozesse wie arterielle Verschlüsse, Aneurysmen, a.v. Kurzschlüsse, Gefäßverdrängungen usw. auf. Sie wird in Form einer Zöliakographie und der Mesenterikographie durchgeführt, weil der rechte Leberlappen in 20% über die A. mesenterica superior versorgt wird. Die besten Resultate liefert die superselektive Hepatikographie (Injektion in die A. hepatica communis), die aber als alleinige Methode häufig nicht ausreicht, da die arterielle Leberversorgung zuvielen Varianten unterliegt. Die Arteriographie muß gelegentlich (z. B. bei vorgesehener Operation) durch die indirekte Darstellung der Pfortader (via A. mesenterica superior oder A. lienalis) komplettiert werden (BÜCHELER u. Mitarb. 1973, LUNDERQUIST 1976, MÜNSTER 1976, RÖSCH 1976, SCHRÖDER 1977). Insgesamt erscheint die Leber, die ¾ ihrer Blutmenge über die Pfortader erhält, als ein arteriell gering vaskularisiertes Organ.

Die verstärkte Wachstumstendenz und Vaskularisation der primären Lebermalignome bilden die Grundlage ihres angiographischen Nachweises. Hypervaskularisierte Tumorformen sind besonders gut darzustellen. Man findet Tumorgefäße verschiedener Ausprägung, eine Kontrastmitteldeponierung mit Tumoranfärbung sowie a.v. Shunts mit einer vorzeitigen Füllung der Leber- und Portalvenen. Die normale Gefäßverteilung und -anordnung ist infolge der Arterienabbrüche häufig nicht mehr zu erkennen. Problematischer bleibt der Nachweis maligner Tumoren innerhalb einer zirrhotisch veränderten Leber, weil sie nur gering vaskularisiert sind und Tumorgefäßformationen vermissen lassen. Üblicherweise ist eine Differentialdiagnose der bösartigen Neubildungen hinsichtlich ihres histologischen Substrates nicht möglich.

Gutartige Lebertumoren wie Zysten, Adenome, Fibrome, Hamartome, Abszesse u. a., sind fast immer gering vaskularisiert und zeigen keine pathologischen Gefäßformationen, sondern eine Distension oder Verdrängung der Leberarterien und Kontrastmittelaussparungen im Leberparenchym. Die Ergänzung der üblichen Gefäßuntersuchung durch eine Pharmakoangiographie mit Adrenalin zur verbesserten Darstellung maligner und benigner Tumoren wurde von GORGI u. FREITAG (1980) empfohlen.

Hämangiome lassen sich aufgrund ihrer vermehrten Gefäße artspezifisch diagnostizieren, weil man charakteristische rundliche und protrahierte Kontrastmitteldeponierungen ohne Schwierigkeiten erkennen kann. Diffuse Parenchymerkrankungen eignen sich kaum für eine Gefäßdarstellung.

Mit der Angiographie gelingt der Nachweis kleiner vaskularisierter Geschwülste ab etwa 1–2 cm und avaskulärer Tumoren ab 2–3 cm Durchmesser. Auch behält sie trotz moderner CT-Untersuchungen für eine Operationsplanung erhebliches Gewicht, weil sich neben sehr kleinen hypervaskularisierten Tumoren auch anatomische Anomalien und Varianten der Gefäßversorgung aufdekken und ein Tumoreinbruch in Pfortader und untere Hohlvene erkennen lassen (JANSSON u. Mitarb. 1980). Man kann bei subtiler Untersuchungstechnik unter Ausschöpfung aller Möglichkeiten bei Lebertumoren in 90% richtige und in etwa 5% falsch negative Befunde erwarten (BÜCHELER u. Mitarb. 1975).

Bei Kindern aller Altersstufen ist die Indikation zur Angiographie der Leber zwar seltener gegeben als bei Erwachsenen, die Gefäßuntersuchung aber bei Hepatomegalie mit Tumorverdacht ebenfalls unumgänglich und diagnostisch sehr ergiebig. Es bestehen ähnliche Schwierigkeiten der Klassifikation eines Neoplasmas wie bei Erwachsenen. Die Untersuchung erfordert wegen der dünnen Gefäßkaliber entsprechende Katheter und eine besonders geübte Hand (FELLOWS u. NEBESAR 1974). RÖSCH u. Mitarb. (1980) empfahlen, große Kontrastmittelmengen von 2,5–3 ml pro kg selektiv zu injizieren und konnten damit Diagnostik und Differentialdiagnostik erheblich verbessern.

Alle angiographischen Untersuchungen sind angesichts möglicher Komplikationen ausschließlich der klinisch-stationären Untersuchung vorbehalten. Durch den raschen Ausbau der Computertomographie ist heute die Indikation zur Gefäßdarstellung deutlich rückläufig.

Neuerdings gewinnt die Angiographie durch die Möglichkeit eines transkatheteralen Verschlusses der A. hepatica auch therapeutische Bedeutung. Man setzt sie beispielsweise ein zur Durchblutungsminderung eines Tumorareals oder zur Behandlung von Blutungen (VOGEL u. Mitarb. 1980).

Laparoskopie und Leberbiopsie

Sie sind für den Kliniker zur differentiellen Diagnostik einiger Lebererkrankungen unentbehrlich geworden. Der Radiologe wird eingeschaltet, wenn gleichzeitig eine Darstellung der extrahepatischen Gallenwege oder eine laparoskopisch kontrollierte Splenoportographie durchgeführt werden sollen (WANNEGAT 1955, 1975, 1979).

Spezielle Röntgendiagnostik

Form- und Lageanomalien

Form und Lage der Leber werden vom jeweiligen Zwerchfellstand, aber auch vom Füllungsgrad des Magen-Darm-Kanals, dem Fettgehalt des Mesenteriums, der Körperhaltung und dem Konstitutionstyp bestimmt (DÜX 1965). Beim Astheniker findet sich mehr der *vertikale* Typ. Er unterscheidet sich gegenüber dem pyknischen, sog. *horizontalen* Typ auch sehr deutlich durch den kleineren Venenwinkel (Einmündung der V. lienalis in die Pfortader), der nur etwa 90 Grad, beim horizontalen Typ dagegen etwa 140–180 Grad beträgt (DOEHNER u. Mitarb. 1955). Form und Position der Leber, eine Organvergrößerung und -verlage-

rung lassen sich auch indirekt an den Kontaktstellen (Magenvorderwand, oberer rechter Nierenpol, Flexura hepatica) ablesen.

Der *Riedelsche Lappen* stellt eine örtliche Formvariante des unteren Leberrandes dar. Diese zungenartige Ausziehung des Parenchyms liegt lateral neben der Gallenblase und ist kaudalwärts gerichtet. Der Tastbefund kann dabei den Eindruck eines Tumors erwecken.

Die Form der Leber ist außerordentlich variabel und jeweils eine Resultante verschiedener innerer (genetischer, funktioneller) und exogener Faktoren. Die äußeren Druckfaktoren spielen die stärkste Rolle. Die Veränderungen der Leber von ihrer breiten Form und Querlage beim Neugeborenen zur Dreieckform späterer Altersstufen wird entscheidend von der „formativen Kraft des Pfortaderstammes" mit seinem Blutstrom beeinflußt. Von der Obliteration der Nabelvene in der Neugeborenenperiode an fließt die größte Blutmenge in die rechte Leberhälfte und gewinnt große Bedeutung für Wachstum, Struktur und Form (Becker 1979).

Formanomalien ergeben sich auch infolge einer Hypoplasie, Aplasie oder Agenesie eines Lappens (links häufiger als rechts). Sie werden meist durch eine Vergrößerung der übrigen Leberanteile kompensiert. Bei Fehlen des linken Lappens ist ein Magenvolvulus möglich, Fehlen des rechten Lappens verändert die Position der Gallenblase. Form- und Konturabweichungen sind gelegentlich mit einer Organvergrößerung verbunden, besonders dann, wenn die Oberfläche knotig ist und eine mehrbogige Leberbegrenzung verursacht, etwa am Unterrand oder gegenüber dem Zwerchfell. Auch eine abnorme Lappung, akzessorische Lappenbildung, anormale Furchungen, starke Impressionen der Zwerchfellpfeiler bei chronischem Emphysem, bizarre Verformung bei Zwerchfellücken, Rippenimpressionen und Nebenlebern kommen vor. Sie sind zwar für die Organfunktion meist unwichtig, für den Chirurgen jedoch gelegentlich von Bedeutung.

Als besondere *Lageanomalie* ist bei allgemeiner Enteroptose die sog. *Wanderleber* zu erwähnen, die der Interposition anderer Organe, insbesondere des Dickdarms zwischen Leber und Zwerchfell bzw. vorderer Bauchwand Vorschub leistet. Eine rechtsseitige Zwerchfellhernie disponiert zum Leberprolaps in den Thoraxraum oder in das Perikard und ist dann oft mit Situsveränderungen der Gallenblase verbunden. Bei Relaxatio verlagert sich der größte Teil der Leber in den Brustraum. Magenausgang und rechte Kolonflexur nehmen dann abweichende Positionen ein. Auch der Leberprolaps bei einem Zwerchfellriß ist der Röntgendiagnostik zugänglich. Lebertorsionen sind beim Neugeborenen und Säugling als Folge eines Nabelschnurbruches bekannt.

Diffuse Lebervergrößerungen

Eine vergrößerte Leber läßt sich röntgenologisch zwar durch die Nativdiagnostik als Organvergrößerung diagnostizieren, aber erst durch die komplettierende CT-Untersuchung differenzieren. Neben der Hepatitis, der Fett- und Stauungsleber sollte man auch an das Amyloid, die Leukämie, die Lues und entsprechende Formen der Leberzirrhose denken. Abszesse, Zysten, primäre und sekundäre Neoplasmen, die Retikulose und Speicherkrankheiten sind zu berücksichtigen.

Die Lebervergrößerung manifestiert sich am eindeutigsten als Raumforderung gegenüber den anliegenden Organen. Bei einer Größenzunahme des rechten Leberlappens ist eine weitgespannte, flachbogige Zwerchfellkontur evtl. mit relativem Hochstand und verminderter Atemverschieblichkeit charakteristisch. Man findet ferner eine Depression der rechten Kolonflexur, von wo aus das Colon transversum steil nach links oben ansteigt. Am Duodenum werden der Bulbus und die Pars horizontalis superior nach links und unten gedrängt. Die rechte Niere kann abgeflacht sein, das Nierenbecken selbst platt gedrückt und verformt werden.

Bei einer Vergrößerung des linken Leberlappens findet sich eine Linksverdrängung des Magens mit Impression oder flachbogig gestrecktem Verlauf der kleinen Kurvatur oder aber auch eine Kaudalverlagerung des Fornix mit überlangem, subdiaphragmatikalem Ösophagus. Bei stark vergrößerter Leber ist immer gleichzeitig die Milzgröße röntgenologisch zu beachten (Abb. 12.**8** und 12.**9**).

Verkalkungen

Leberverkalkungen sind nicht häufig und stellen immer einen abnormen bzw. pathologischen Befund dar. Sie können umschrieben punktförmig, miliar, solide oder zystisch sein.

Unter den vielfältigen Ursachen sollen nur die häufigsten genannt werden. Hierzu gehören Folgen granulomatöser Entzündungen wie Lues, Lymphogranulomatose, allgemeine Granulomatose und Tuberkulose (hämatogene Aussaat), die Histoplasmose, Toxoplasmose und Listeriose, ferner Parasiten (Echinokokkus, Fasciola hepatica, Amöbenabszesse), primäre Neoplasmen und verkalkende Metastasen. Gefäßwände und Gefäße (Leberarterie, Portalvenenäste) sowie die intrahepatischen Gallenwege (Gallensteine) können Kalk einlagern und Phlebolithen enthalten, besonders nach Aneurysmenbildung oder Thrombosen. Auch nach Leberabszessen kommen gelegentlich Verkalkungen vor. Angiome verursachen manchmal maulbeerförmige Kalkherde.

Bei jungen Säuglingen sind wiederholt Leberverkalkungen nach Austauschtransfusionen, häufiger jedoch im Gefolge eines Nabelvenenkatheters beobachtet worden. Offenbar kann es dabei infolge einer fehlerhaften Position der Katheterspitze oder durch eine Gefäßverletzung zur Infarzierung mit Gewebsnekrose und Verkalkung kommen. Örtliche Läsionen sind auch durch die Infusion ph-differenter Lösungen, durch Thrombosen, Thrombophlebitiden, Embolien und lokale Ischämien mit Abszedierung möglich. Eine allgemeine Hypoxie (postnatale Asphyxie) spielt offenbar eine begünstigende Rolle. Solche Verkalkungen

Abb. 12.8. Lebervergrößerung bei Non-Hodgkin-Lymphom
7jähriges Mädchen. – Stark vergrößerte Leber, wodurch die Position aller Nachbarorgane verändert wird. Das Zwerchfell ist angehoben, der Magen wird durch den linken Leberlappen nach lateral verdrängt. Impression des Bulbusausganges, Verlagerung der Pars superior duodeni sowie des Dünndarms nach links und unten. Die rechte Flexur und das Querkolon werden durch die große Leber nach kaudal gedrückt.

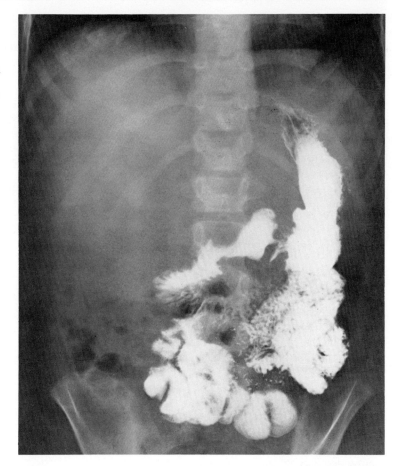

Abb. 12.9. Leberverlagerung bei Zwerchfellhernie
Ein großer Teil des rechten Leberlappens ist durch eine breite vordere Zwerchfellhernie in den Thoraxraum prolabiert und verursacht hier durch Summation mit dem Herzen einen dichten „Tumorschatten". Das luftgefüllte Antrum des Magens wird, bei fehlender Leber an typischer Stelle, weit nach rechts und nach dorsal verlagert, so daß sich eine breite Luftansammlung unter dem Zwerchfell findet (Pfeil). – Kleinkind mit rezidivierenden rechtsseitigen Pneumonien. Asymmetrischer Thorax.

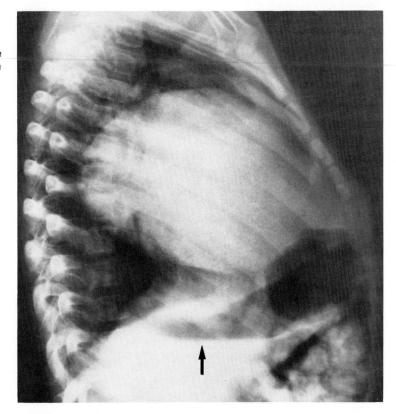

bleiben nur einige Monate sichtbar und verschwinden dann durch Resorption (ABLOW u. EFFMAN 1972, LARROCHE 1973) (Abb. 12.**10**–12.**12**).

Fibrose

Sie kann angeboren oder erworben sein und wird dadurch charakterisiert, daß der bindegewebige Anteil 50% des Lebergewichtes übersteigt. Die Bindegewebsvermehrung ist entweder intralobulär, perisinusoidal oder in den Glisson-Feldern (periportal) zu finden.

Die kongenitale Form zeigt eine periportale Faservermehrung, ist als eigenständige Erkrankung zwar ziemlich selten, betrifft beide Geschlechter gleich häufig und tritt in ca. 50% familiär auf. Sie wird als autosomal rezessives Erbleiden angesehen. Sehr viel häufiger liegt eine sekundäre Fibrose nach entzündlichen Lebererkrankungen, nach chronisch unspezifischen Darmentzündungen, toxischen und medikamentösen Schäden vor (KERR u. Mitarb, 1961, KUFFER u. Mitarb. 1969, FAUVERT u. BENHAMOU 1974).

Pathologisch-anatomisch findet sich oft eine vergrößerte Leber, deren Konsistenz bei glatter oder narbiger Oberfläche vermehrt ist. Es zeigt sich eine generalisierte Faservermehrung der Bindegewebslagen, die sich zwar auf Kosten des angrenzenden Parenchyms entwickelt, aber das verbliebene Parenchym funktionell nicht beeinträchtigt. Auch bleibt die Läppchenzeichnung der Leber völlig intakt, Zellinfiltrationen fehlen praktisch. Es resultiert häufig eine zystische Erweiterung der Gallengänge, zugleich mit einer Einengung der Pfortaderäste. Die Widerstandserhöhung hat eine portale Hypertension mit der Ausbildung eines Kollateralkreislaufes zur Folge.

Bei 60% der betroffenen Kinder findet man gleichzeitig Veränderungen an den Nieren mit einer Erweiterung der Tubuli und gelegentlich Zysten, ferner ein Lungenemphysem und zerebellare Hämangiome.

Da die Leberfunktion nicht beeinträchtigt ist, läßt sich die Erkrankung nur durch Sekundärerscheinungen, nämlich eine Leber- und Milzvergrößerung, eine portale Hypertension und eine Cholangitis, vermuten. Selten besteht eine Niereninsuffizienz.

Röntgenologisch ergibt die Nativdiagnostik außer einer Organvergrößerung keine Veränderungen, nur bei einer CT-Untersuchung zeigt sich eine mäßige Dichtezunahme. Aber die Folgen der Krankheit, nämlich Ösophagus- und Magenvarizen, können als Symptome der portalen Hypertension aufgedeckt werden und bedürfen der Darstellung. Danach wird die Untersuchung durch

eine Splenoportographie komplettiert. Zum Nachweis von Nierenveränderungen ist ein intravenöses Urogramm erforderlich, wobei man vor allem in der Frühphase eine Erweiterung der Tubuli in Form kleinster, traubenförmiger bzw. mosaikähnlicher Kontrastmittelansammlungen finden kann. Die Diagnose wird definitiv durch eine Leberbiopsie gesichert.

Leberzirrhose

Obgleich die Leberzirrhose seit mehr als einem Jahrhundert pathologisch-anatomisch und klinisch ein scharf umrissenes Krankheitsbild darstellt, hat man sich doch bis zum heutigen Tage hinsichtlich der Definition der Pathogenese und einer verbindlichen Nomenklatur der einzelnen Formen recht schwer getan. Von den früher üblichen Begriffen der Laennecschen (1819) atrophischen und der Hanotschen (1876) hypertrophischen Leberzirrhose sind nur noch die Namen verblieben. Auch der Versuch einer Neueinteilung (Havanna 1956) in eine portale Laennecsche, eine postnekrotische und eine biliäre Zirrhose brachte keine Fortschritte, weil morphologische und ätiologische Prinzipien miteinander vermischt wurden. Erst den Ergebnissen moderner Untersuchungsverfahren, wie der Laparoskopie, der Nadelbiopsie und klinisch chemischer Methoden, verdanken wir die heutige Definition der Leberzirrhose als eine Erkrankung, die durch Zellnekrosen mit Zerstörung der Leberarchitektur, einer Beeinträchtigung der Mikrozirkulation sowie einer Verdickung der bindegewebigen Septen charakterisiert ist. Der anatomische Befund erklärt sich aus einem primär entzündlichen Prozeß mit Parenchymuntergang und -kollaps, knotigen Regenerationen sowie Bindegewebswucherungen (THALER 1952, 1957, 1975, 1979).

Morphologisch werden grob*knollige* von grob- und fein*knotigen* Formen unterschieden. Die meisten Zirrhosen zeigen allerdings Übergangsformen.

Ätiologisch kennt man aufgrund der Vorgeschichte, der klinisch-chemischen, der laparoskopischen und bioptischen Resultate eine große Gruppe unterschiedlicher Schädigungsmöglichkeiten. Hierher gehören bei Erwachsenen und Kindern genetische Faktoren, chemische Noxen, Alkohol- und Drogenschäden, Infektionen mit ihren Folgen, Parasiten, die Mangelernährung, eine chronische kardiale oder biliäre Stauung, Granulomatosen u. a.

Röntgendiagnostisch ist meist schon der Nachweis einer Größen- und Konturveränderung der Leber mit ihren stumpfen Kanten und einer welligen Begrenzung möglich. Bei atrophischer Zirrhose mit erheblicher Organverkleinerung steht

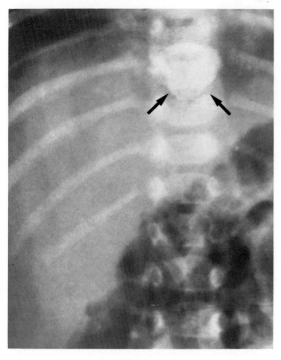

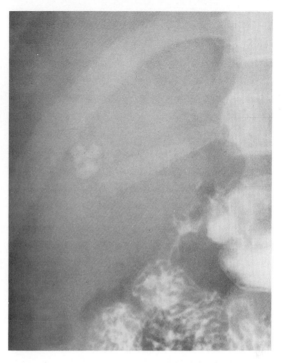

Abb. 12.10.   Leberverkalkung nach Nabelvenen-katheter
2 Monate alter Säugling. – Pfenniggroßer Verkalkungsherd (Pfeile), der sich rasch verkleinerte und nach 6 Monaten verschwand. Die Verkalkung ist offenbar Folge einer Gewebsnekrose, wie sie bei fehlerhaft liegender Katheterspitze und nach Einwirkung hypertoner Infusionsflüssigkeit oder von Medikamenten zustande kommen kann.

Abb. 12.11.   Leberverkalkung bei Fasciola hepatica
Haselnußgroßer inhomogener Kalkschatten innerhalb der Leber, verursacht durch einen abgestorbenen Leberegel. – 9jähriges Mädchen. Seit mehreren Jahren vergrößerte und druckempfindliche Leber. Infektion mit Leberegel serologisch gesichert.

Abb. 12.12.   Verkalkende Osteo-sarkommetastasen
Innerhalb der Leber liegen multiple rundliche verkalkende Metastasen bei multifokalem Osteosarkom. – 7jähriges Kind.

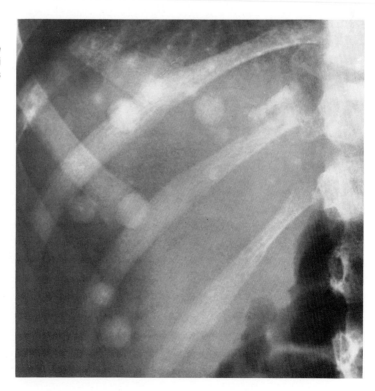

die rechte Niere höher als die linke. Der Magen wird nach aufwärts und nach rechts verlagert, der Bulbus duodeni ist ebenfalls höher als üblich zu finden. Größen- und Formveränderungen infolge einer Lappenatrophie können durch eine partielle Organhypertrophie eines anderen Lappens während der Regeneration kompensiert werden. Häufig besteht ein deutlicher Aszites. Zur allgemeinen Orientierung hat sich auch die Szintigraphie bewährt (BELL u. Mitarb. 1980). Mit ihr kann man die Organverkleinerung, den Aktivitätsausfall in der Leber sowie die Vergrößerung und Hyperämie der Milz mit einer entsprechenden Aktivitätsanreicherung erkennen. Die portale Hypertension im Gefolge der Zirrhose ist durch den Nachweis von Ösophagus- und Magenvarizen aufzudecken. Eine Splenoportographie klärt dann definitiv die Hämodynamik im Portalkreislauf und die Existenz von Umgehungskreisläufen.

Die CT-Untersuchung stellt eine weitere diagnostische Hilfe dar. Größen- und Formveränderungen sowie eine Splenomegalie und Aszites lassen sich klar erkennen. Die Dichte des Lebergewebes liegt oft zwischen 60–70 HE, also meist etwas höher als normal. Der Befund ist aber uneinheitlich und hängt vom Stadium der Erkrankung und der Existenz unterschiedlich zahlreicher fettiger Areale ab (BAERT u. Mitarb. 1980, HARBIN u. Mitarb. 1980, SCHULTZ u. LACKNER 1980) (Abb. 12.**13** und 12.**14**).

Fettleber

Fettinfiltrationen bzw. die fettige Degeneration der Leber sind keineswegs selten. Man findet sie bei Zelluntergang nach Hepatitis, nach schweren toxischen Schädigungen (z. B. durch Zytostatika), aber auch bei Fehlernährung. So kann einerseits eine allzu üppige eiweiß-, fett- und kohlenhydratreiche Ernährung bei unzulänglicher körperlicher Betätigung sowie langdauernder Alkoholabusus eine Rolle spielen (DRESCHER u. Mitarb. 1980). Andererseits beobachtet man eine Fettleber auch bei chronischer Mangelernährung, zystischer Fibrose, nach akuter Intoxikation und bei konsumierenden Erkrankungen, vor allem, wenn sie mit Anämie und Kachexie einhergehen.

Bei mäßiger Fettinfiltration findet sich pathologisch-anatomisch das Fett in Körnchen- oder Tropfenform vorwiegend in der Peripherie der Acini. Nimmt der Fettgehalt zu, so werden Zellkern und Protoplasma stärker verdrängt. Die ursprünglich polygonalen Zellen nehmen dann immer mehr eine kugelige Gestalt an, es bilden sich regelrechte Fettzysten, die die Zellwand zerstören, so daß die Leberzellen der Nekrose anheimfallen. Dabei kommt es zu entzündlichen Zellinfiltrationen und zur Vermehrung von kollagenen Fasern im Sinne einer Zirrhose.

Ähnliche Vorgänge lassen sich auch bei der Fettleber alter Menschen beobachten, wo neben dem Alkoholismus vor allem der Diabetes eine wesentliche Rolle zu spielen scheint, besonders bei Patienten, die lange Zeit mit Insulin behandelt wurden. Beim Reye-Syndrom, einer bei Kindern auftretenden Enzephalopathie mit fettiger Degeneration innerer Organe findet man erhebliche Leberverfettungen (REYE u. Mitarb. 1963, BOVE u. Mitarb. 1975).

Makroskopisch ist eine Fettleber vergrößert. Ihr Gewicht beträgt zuweilen das Doppelte der Norm (LIEBER u. Mitarb. 1976, GRUNST u. SCHOLZ 1979).

Der Nachweis einer Organvergrößerung kann röntgenologisch durch Übersichtsaufnahmen bzw. ein Szintigramm erbracht werden. Die verstärkte Transparenz einer Fettleber ist im Nativbild dann zu vermuten, wenn die laterale Begrenzung der rechten Niere besonders deutlich wird. Auch kann eine intravenöse Urographie diagnostisch aufschlußreich sein, weil sich eine fettig degenerierte Leber nicht in üblicher Weise mit Kontrastmittel anschoppt und der Kontrastunterschied zwischen Niere und Leber auffällig groß wird (SWISCHUK 1974, MELHEM 1976). Angiologische Untersuchungen bringen keine weitere Klärung. Dagegen hat sich die Computertomographie für die Diagnostik massiverer Fettinfiltrationen sehr bewährt, weil die unterschiedlichen Absorptionskoeffizienten von intaktem Lebergewebe und Fett eindrucksvoll zur Darstellung kommen. Bei einer Fetteinlagerung von 10% vermindert sich die Dichte um 17 HE, bei 20% bereits um 34 HE (SCHMIDT u. HÜBNER 1978, BAERT u. Mitarb. 1980) (Abb. 12.**15**).

Hämochromatose und Hämosiderose

Bei der Hämochromatose werden pathologisch-anatomisch und klinisch eine *primäre* idiopathische von einer *sekundären* Form (Hämosiderose) unterschieden. Es handelt sich dabei um eine massive Einlagerung von Eisen in Form von Hämosiderin, Hämofuszin und Melanin in verschiedene Organe. Betroffen sind vor allem die Leber (91,9%), die Haut (90%), die Bauchspeicheldrüse (76%), die Milz (50%), der Herzmuskel (35,7%), das Retikuloendothel des Magen-Darm-Traktes (36,5%), das Skelettsystem (15%) sowie endokrine Organe. Die primäre Hämochromatose ist offenbar genetisch verankert, familiäre Erkrankungen sind bekannt (EDWARDS u. Mitarb. 1977, SIMON u. Mitarb. 1977). Klinische Symptome werden selten vor dem 20. Lebensjahr beobachtet, meist treten sie erst im mittleren Lebensalter auf. Männer werden häufiger betroffen als Frauen (10 : 1).

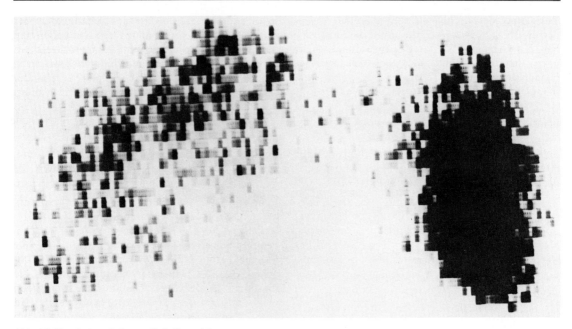

Abb. 12.13. Leberzirrhose, Szintigraphie
Während die etwas vergrößerte Milz eine intensive Kolloidspeicherung zeigt, findet sich innerhalb der verkleinerten Leber eine fast aufgehobene Speicherfähigkeit. Auch ist die Radioaktivitätsverteilung inhomogen (Priv. Doz. *H. Prévôt*).

Abb. 12.14. Leberzirrhose mit Aszites
Deutlich verkleinerte Leber, so daß der luftgefüllte Darm weit nach kranial reicht. Der Leberschatten selbst ist homogen. Auftreibung des gesamten Abdomens mit ausladenden Flanken. Zunehmende Verschattung nach kaudal durch ausgeprägten Aszites. Zwerchfellhochstand, kleiner Thoraxraum. – 6 Monate alter Säugling mit Leberzirrhose (autoptisch verifiziert) auf der Grundlage einer Gallengangsatresie.

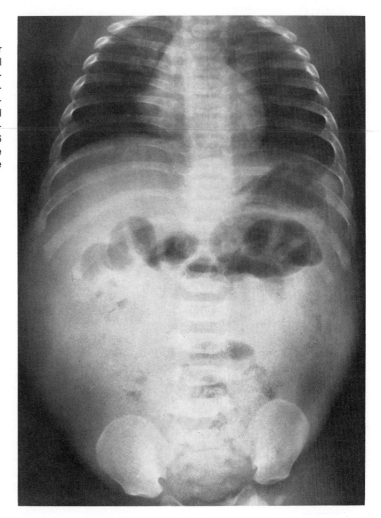

Zur Hämosiderose, also der sekundären erworbenen Form, kommt es nach multiplen Transfusionen bei therapierefraktären kongenitalen Anämien, der Thalassämie, aber auch bei zu langer Einnahme von Eisenpräparaten und nach übermäßiger exogener Eisenzufuhr (Bantu-Siderose).

Betroffen werden die gleichen Organe wie bei der Hämochromatose, nur sind die Patienten meist jünger. 1964 hat McDONALD darauf hingewiesen, daß es auf dem Boden von Lebersiderosen zur Ausbildung einer Zirrhose kommen kann, wobei die Siderose als Ursache angeschuldigt wird.

Klinisch sind die Siderosen durch eine Hautpigmentation, den Bronze-Diabetes, die Lebervergrößerung, die Herzerkrankung und endokrine Störungen charakterisiert. Der Nachweis erhöhter Serumeisenwerte und vor allem das Ergebnis der Nadelbiopsie können die Diagnose erhärten.

Röntgenologisch wurden die meist vorhandene Organvergrößerung (die Leber kann ein Gewicht bis zu 3000 g erreichen) und ihr Eisenreichtum (dichter Leberschatten) bereits 1897 von JEANSELME, später von FINCH (1955) sowie von SHANBROM u. ZHEUTLIN (1958) beschrieben. SCURO u. Mitarb. (1968) erwähnten eine deutliche Verminderung der Pankreasgefäßzeichnung, SCHUMACHER (1964) zystische Skelettveränderungen an den Phalangen der Hände. Die CT-Untersuchung ergibt infolge der erhöhten Eiseneinlagerung eine allgemeine Dichtesteigerung (ca. 90 HE), wobei sich die Leber ohne Kontrastmittelgabe sehr deutlich von den anderen abdominellen Organen abhebt. Der Eisengehalt und damit die Dichtezunahme entsprechen den bioptisch ermittelten Werten (BAERT u. Mitarb. 1980, CHAPMAN u. Mitarb. 1980). Die CT-Untersuchung kann daher heute als nicht invasive Suchmethode bei Verwandten von Hämochromatose-Patienten bezeichnet werden.

Entzündliche Lebererkrankungen

Sie werden pathologisch-anatomisch und klinisch in akute und chronische Hepatitiden unterteilt. Nicht immer läßt sich ihre Ursache klar erkennen, doch handelt es sich bei den akuten Erkrankungen meist um virale oder medikamentöse, bei den chronischen Formen (Sammelbegriff: chronisch persistierende Hepatitis, chronisch aktive Hepatitis) um ätiologisch sehr unterschiedliche Schädigungen. Auch die granulomatösen Hepatitiden, wie die Sarkoidose oder der Morbus Hodgkin und die Tuberkulose, gehören zu diesem Formenkreis.

Trotz unterschiedlicher Ätiologie scheint allen Formen der Hepatitis eines gemeinsam zu sein, nämlich eine Entzündung im mesenchymalen Teil (Glissonsche Kapsel) mit verschieden starken perivaskulären lymphozytären und plasmazellulären Infiltrationen. Sie bewirken eine Einengung der intrahepatischen Pfortaderäste und damit eine Verlangsamung der Strömungsgeschwindigkeit. WANNEGAT 1955 konnte mit Hilfe der Splenoportographie derartige Befunde überzeugend darstellen.

Die Beschwerden sind zunächst uncharakteristisch und in ihrer Intensität variabel. Sie bestehen in einem allgemeinen Unbehagen, Müdigkeit, Magen-Darm-Erscheinungen, Fieber und schließlich Ikterus. Die Leber ist vergrößert, die Bilirubinwerte sind erhöht.

Röntgenologisch findet man im Nativbild ein meist vergrößertes Organ und nur bei den granulomatösen Formen gewisse Hinweise durch Lungenveränderungen (Tuberkulose, Morbus Boeck), Magen-Darm-(Kolitis) bzw. Skelettveränderungen. Auch die CT-Untersuchung läßt nur eine Gesamtvergrößerung der Leber und manchmal eine Verringerung der Absorption erkennen. Allein die Nadelbiopsie erlaubt eine exakte Diagnose.

Leberabszesse

Abgekapselte entzündliche Prozesse mit Einschmelzungen können entweder im Leberparenchym selbst oder aber in einem der perihepatischen „Räume" liegen. Beide haben unterschiedliche Ursachen (GAMSTÄTTER u. Mitarb. 1974).

Der *eigentliche Leberabszeß*, hervorgerufen durch bakterielle Infektionen (Coli, Staphylokokken u. a.), lokalisiert sich vorwiegend in den rechten Leberlappen. Häufig liegt dieser Entwicklung eine eitrige Cholangitis oder Cholezystitis zugrunde (nach ANACKER 1959 in 60%, nach SHERMAN u. ROBBINS 1960 in 43%). Aszendierende Askariden kommen ursächlich ebenfalls in Betracht. Aber auch fortgeleitete entzündliche Veränderungen aus dem Pfortadergebiet (Divertikulitis, Appendizitis, Dysenterie, Typhus, Kolitis) oder hämatogen über die A. hepatica eingeschwemmte Keime bei schweren septischen Prozessen, bei Puerperalsepsis und Furunkulose sind zu erwähnen. Fast immer handelt es sich um multiple, kleinere Einschmelzungen im Gegensatz zum Amöbenabszeß, der als Solitärabszeß in 3% aller Patienten nach Amöbenruhr gefunden wird (HAMMER u. REUTTER 1973, REIFFERSCHEID u. GRIESENBECK 1979).

Bei jüngeren Kindern überwiegen andere Ursachen. So sind Leberabszesse im Gefolge eines Nabelvenenkatheters, während akuter Leukämien, einer Septikämie oder Osteomyelitis und Tonsillitis gewöhnlich in Form multipler, kleiner Herde bekannt geworden. Manchmal liegt der Abszeßentwicklung eine Störung der Abwehrlage zugrunde (DEHNER u. KISSANE 1969). Viel häufiger als intrahepatische Abszesse findet man bei Patienten jenseits des 50. Lebensjahres *perihepa-

tische Abszedierungen in den Peritonealfalten. Ursächlich werden an erster Stelle operative Eingriffe am Magen oder den Gallenwegen, an zweiter Stelle Perforationen des Magen-Darm-Kanals angeschuldigt (MILLER u. TALMAN 1967).

Im allgemeinen bleiben diese Abszesse auf die drei großen perihepatischen Räume (rechts und links subphrenisch, links perihepatisch und subhepatisch) begrenzt. Je nach Lage der Abkapselung kommt es zur Verdrängung der Nachbarorgane, vor allem des Magens oder des Kolons. Dabei werden gelegentlich umschriebene Atonien beobachtet. Liegt der Abszeß subphrenisch, so finden sich – ähnlich wie beim intrahepatischen Konvexitätsabszeß – Reaktionen an Lunge und Pleura. Häufig werden auch Gasansammlungen mit Spiegelbildungen sichtbar (CARTER u. Mitarb. 1964, MAGILLIGAN 1968).

Röntgenologisch läßt sich im Nativbild bei mäßiger Lebervergrößerung ein Abszeß in Nähe der Leberkuppe aufgrund pleuropulmonaler Reaktionen, wie Winkelergüssen, plattenförmigen Atelektasen und einem Zwerchfellhochstand vermuten. Fehlen solche Begleitsymptome, so bleibt die Diagnose ungewiß, es sei denn, daß kleinere Abszesse durch gasbildende Bakterien als Aufhellungen im Leberschatten sichtbar werden. Größere solitäre Abszesse kommen gut im Szintigramm zur Darstellung (NOSEDA u. ARMA 1972). Bei jungen Kindern eignet sich zum Nachweis auch die Ganzkörper-Kontrastdarstellung, wobei sich Einschmelzungen als helle Zonen vom dichteren Leberparenchym abheben. Die selektive Arteriographie und die Splenoportographie werden heute zur Diagnose kaum mehr herangezogen (Abb. 12.**16**–12.**18**).

Im CT läßt sich die Abszeßhöhle als flüssigkeitsgefüllte Raumforderung mit Dichteminderung (etwa 30 HE) erkennen und lokalisieren. Die Anwendung eines Kontrastmittels erleichtert die Abgrenzung, weil es damit zu einer Dichteanhebung der hypervaskularisierten, etwas unscharfen Abszeßwand kommt, die Abszeßhöhle selbst aber in ihren Absorptionsverhältnissen unverändert bleibt. Bei den scharfrandigen, dünnwandigen Leberzysten dagegen liegen die Dichtewerte mit etwa 0–15 HE deutlich niedriger (STADLER u. Mitarb. 1980).

Echinokokkose

Unter den parasitären Erkrankungen mit Leberbeteiligung, die bei Patienten aus mediterranen Ländern und als Folge des weltweiten Tourismus bei uns beobachtet werden, ist in erster Linie die Echinokokkeninfektion zu nennen. Es existieren zwei Formen der Finnenentwicklung der verschiedenen Hundebandwurmarten, einerseits der Echinococcus cysticus (unilocularis, granulosus), andererseits der Echinococcus alveolaris (multilocularis) (AMMANN u. Mitarb. 1979, MÖRL u. HERRMANN 1979).

Der *Echinococcus cysticus* ist beim Menschen am häufigsten anzutreffen. Er kommt überall dort vor, wo Hunde Gelegenheit haben, Fleisch oder Organe von infizierten Tieren (meist Schafen) zu fressen, ferner Mensch und Hund eng zusammenleben. Diese Infektion ist in Südamerika besonders verbreitet (THÜMLER u. MUÑOZ 1975). Man findet sie ferner im vorderen Orient, in Australien, Neuseeland und an anderen Orten.

Der Bandwurm lebt im Dünndarm des Hundes (Endwirt), wo er sich mit vier Saugnäpfen und einem Hakenkranz festhält. Aus den abgesetzten Proglottiden werden zahlreiche Eier frei, die durch orale Aufnahme in den menschlichen Darm gelangen. Der Mensch wird damit zum fakultativen Zwischenwirt. Im Magen und Duodenum werden durch Verdauung die Eihülle die Embryonen frei. Sie dringen in die Kapillaren der Mukosa ein und gelangen mit dem Pfortaderblut in das Kapillarnetz der Leber, wo sie sich am häufigsten ansiedeln (74%). Falls die Larven die Leber passieren, werden sie im pulmonalen Kapillarnetz festgehalten (Lungenbefall ca. 10%) oder gelangen gar über den großen Kreislauf in andere Organe. Bei Kindern erkrankt aus noch unbekannten Gründen am häufigsten (63%) die Lunge.

8 Wochen später bildet sich eine 1–3 mm große, blasenförmige Zyste (Finne), die allmählich an Umfang zunimmt. Im Innern der Zyste entwickeln sich etwa 10–20 Echinokokkenköpfe (Scolices). Die vom Wirtsorgan gebildete fibröse Zystenkapsel besteht beim Menschen aus konzentrischen, mehr oder weniger zellreichen Bindegewebszügen. Ihre Stärke ist in den verschiedenen Organen unterschiedlich, in der Leber etwa 3 mm dick. Echinokokken vom zystischen Typ wachsen expansiv, weisen öfters endozystische Tochterbildungen auf und lokalisieren sich meist in den rechten Leberlappen. Sie haben die Tendenz, sich an der Leberoberfläche anzusiedeln, so daß man sie bei mageren Patienten gelegentlich als prall elastische Resistenzen am unteren Leberrand tasten kann. Nur in 50% der Fälle findet man eine einzelne Zyste, in 20% mehr als zwei Zysten. Da ein Teil ihres Inhalts ständig über den perizystischen Lymphraum in den Blutkreislauf diffundiert, kommt es schnell zu einer Sensibilisierung mit Bildung von Antikörpern (allergische Symptome, Eosinophilie, Immundiagnostik).

Der *Echinococcus alveolaris,* der in einigen Regionen Süddeutschlands, den Alpenländern, aber auch in Osteuropa, Alaska und Kanada vorkommt (wichtigster Hauptwirt ist der Rotfuchs, wichtigster Zwischenwirt die Feldmaus), entwik-

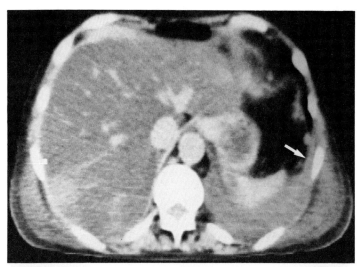

Abb. 12.15. Fettleber
Alkoholtoxische Fettleber. Nach Kontrastmittelgabe zeigt sich eine typische, fast gleichmäßige Dichte-Inversion des Leberparenchyms (+ 10 HE) zu den Gefäßen (+ 40 HE). Die Portalvenen innerhalb des Parenchyms und die großen Gefäße (Aorta und V. cava inf.) sind kontrastreich. Normale Dichte der Milz (ca. 50 HE). Pleuraerguß links dorsal (Pfeil).

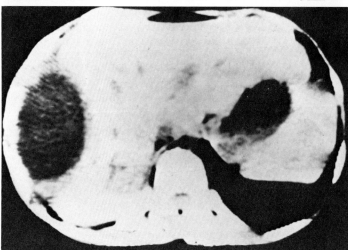

Abb. 12.16a. Leberabszeß
Hypodenses ovaläres Areal (Dichte um 25 HE) peripher im rechten Leberlappen.

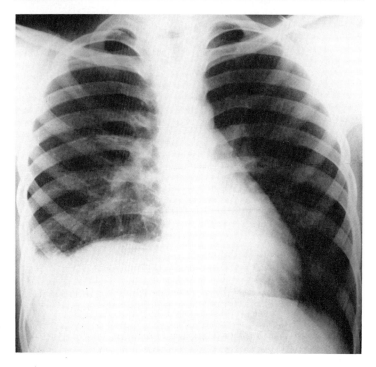

Abb. 12.16b. Dasselbe Kind wie in Abb. 12.16a. – Hochstand der rechten Zwerchfellhälfte mit Winkelerguß und basaler Infiltration. – 12jähriger Junge mit septischer Granulomatose. Seit mehreren Monaten Schmerzen im Bereich des rechten Rippenbogens, intermittierend septische Temperaturen. – Operativ bestätigter faustgroßer Leberabszeß. Der Eiter enthielt Staph. aureus.

Abb. 12.17. Leberabszeß
Gezielte Aufnahme im Schrägdurch-
messer in aufrechter Position. Luftgefüllte Höhle mit Spiegelbildung bei einem großen Abszeß im rechten Leberlappen.

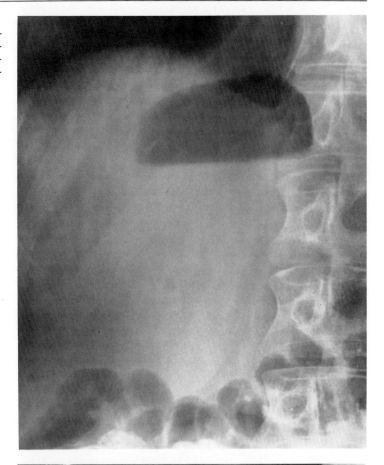

**Abb. 12.18. Cholangitischer Leber-
abszeß**
Pflaumengroße Aufhellung im Leberschatten, verursacht durch einen chol-
angitischen Leberabszeß (Pfeile). Basale Verdichtungen im Lungengewebe
mit kleinem Pleuraerguß.

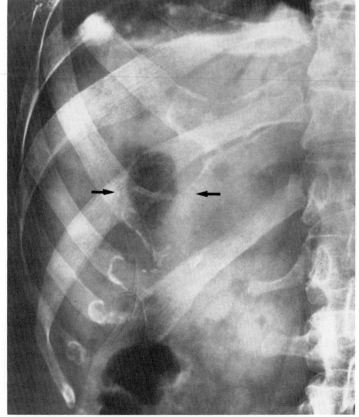

kelt im Gegensatz zum Zystikustyp, ähnlich wie ein maligner Tumor, ausgesprochen infiltrative und destruierende organüberschreitende Tendenzen, die oft zu einer erheblichen Lebervergrößerung führen. Es bildet sich eine Anhäufung kleiner, derber, bis haselnußgroßer Bläschen ohne eigentliche Kapsel. Dabei kommt es neben einer Kompression von Gefäßen und Gallengängen zu Gewebsnekrosen mit starker Bindegewebsreaktion, hyaliner Degeneration, einer Ablagerung von Kalksalzen, intermittierendem Ikterus und subfebrilen Temperaturen. Meist besteht eine massive Organvergrößerung von derber, knotiger Konsistenz.

Die röntgenologische Nativdiagnostik mit Übersichtsaufnahmen der Thoraxorgane und des Bauchraumes muß sich zunächst auf Vermutungen beschränken, sofern der Lungen- bzw. der Leberbefund nicht schon Verdachtsmomente liefert. Rundherde im Lebergewebe, umschriebene Vorwölbungen des Zwerchfells, ringförmige Kalkschatten können für einen Echinococcus cysticus, schollige ungeordnete Verkalkungen in einer vergrößerten Leber für einen Echinococcus alveolaris sprechen. Allerdings muß man dabei berücksichtigen, daß auch kavernomatöse Hämangiome mit Phlebolithen, tuberkulöse Verkäsungen, nekrotisierende Tumoren, alte Abszesse, Aneurysmen der Leberarterien und schließlich auch alte Hämatome der Leberkapsel ähnliche Symptome verursachen. Durch die Raumforderung werden die Nachbarorgane verlagert (GONZALES u. Mitarb. 1979).

Im Angiogramm, sei es über die A. hepatica, die Pfortader oder die Gallenwege, lassen sich die avaskulären Tumoren bei Echinococcus cysticus durch bogige Gefäßverlagerungen und eine Streckung der Leberarterien nachweisen. Beim Echinococcus alveolaris finden sich tumorähnliche Symptome, nämlich ausgeprägte atypische Gefäßschlängelungen, -streckungen und -konturunregelmäßigkeiten, Gefäßverschlüsse und -stenosen sowie regionale Infarkte und eine insuffiziente Kollateralzirkulation (BÜCHELER u. Mitarb. 1971, LANGER u. Mitarb. 1980).

Heute dominiert beim radiologischen Nachweis die CT-Untersuchung (HAERTEL u. Mitarb. 1980), während die mehr unspezifische Gefäßdiagnostik und das Szintigramm in den Hintergrund treten. Man erkennt einen zystischen Prozeß durch die hepatische oder pulmonale Manifestation. Kalkeinlagerungen in der Zystenwand sind häufig. Als pathognomonisch wird aber erst der Nachweis randständiger endozystischer Tochterblasen angesehen, die beim Echinococcus cysticus von der Keimschicht der inneren Zystenwand ausgehen.

Der Echinococcus alveolaris ist demgegenüber computertomographisch weniger klar charakterisiert. Man findet eine hypodense Teilnekrose mit einem Absorptionskoeffizienten, der Wasser oder einer Abszeßhöhle entspricht. Der parasitäre Pseudotumor ist unregelmäßig begrenzt; im perinekrotischen Teil finden sich amorphe Verkalkungen. Natürlich bleibt der serologische Beweis oder Ausschluß differentialdiagnostisch hilfreich (Abb. 12.**19** u. 12.**20**).

Tumorähnliche innere Mißbildungen

Hamartome

– fälschlicherweise oft zu den gutartigen Tumoren gerechnet – sind innere Mißbildungen, die auf einer gestörten Entwicklung des Leberparenchyms sowie der Gallengänge beruhen und eine fehlerhafte Mischung der an der Gesamtgestaltung des Organs beteiligten entodermalen und mesodermalen Anteile aufweisen (DOERR 1974). Man bezeichnet sie auch als *Hamartien,* wobei sich umschriebene geschwulstähnliche und diffuse Formen unterscheiden lassen. Sie bestehen histologisch aus einer Mischung von wucherndem Leberparenchym, Bindegewebe und Gallengängen sowie angiomatösen Gefäßmißbildungen. Insgesamt erinnert der Gewebeaufbau weitgehend an ein kavernöses Hämangiom. Je nach Größenausdehnung können die Tumoren, besonders bei einem Überwiegen der bindegewebigen Anteile in den Glissonschen Feldern, zu einer deutlichen

Einengung der Pfortader und somit zu einer portalen Hypertension führen.

Eigentümlicherweise entwickeln sich auf dem Boden derartiger Mißbildungen gelegentlich hepatozelluläre *Karzinome.* Unter 40 Kindern mit Hamartomen in einem Alter zwischen 6 Monaten und 12 Jahren fanden CAIN u. KRAUS (1976) 6 Neoplasien. Die Autoren äußerten die Überzeugung, daß „die verschiedenen embryonalen Störungen des Bauplans der Leber und das Leberkarzinom auf der Wirkung *desselben* kausalen Agens beruhen und vermutlich verschiedene dosisabhängige Reaktionen auf eine diaplazentar übertragene karzinogene Substanz sind".

Klinisch lassen sich derartige Entwicklungsstörungen der Leber natürlich nur vermuten. Besteht ein ausgeprägter Palpationsbefund, so wird man versuchen, mit angiologischen Methoden, besonders aber einer CT-Untersuchung den

Abb. 12.19. Echinokokkus-zyste in der Leber
Ovaläre, scharf begrenzte, septierte Zyste, die nahe der Oberfläche innerhalb des rechten Leberlappens liegt. Die Dichte beträgt etwa 15 HE. Kalk in der Aortenwand (Pfeile). Nach dorsal verlagerte Milz. Pleuraerguß links hinten.

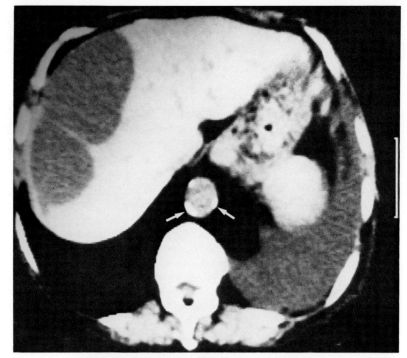

Abb. 12.20. Leber – Echinokokkus
Faustgroßer, kugeliger und scholliger Kalkschatten dicht unterhalb des Zwerchfells innerhalb des rechten Leberlappens. Aufnahme in halbrechter Seitenlage.

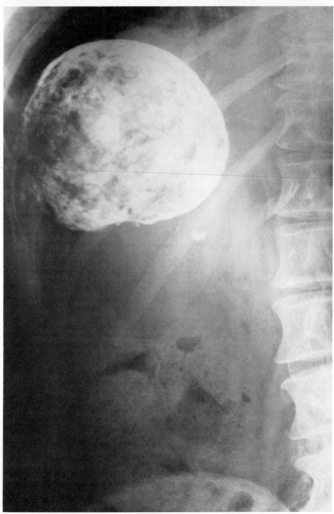

Verdacht zu verifizieren. Ausreichende Klarheit bringt aber meist nur die Probelaparotomie mit Inspektion und Biopsie.

Besonders reichhaltig ist der Formenkreis der „intrahepatischen Gallengangsfehlbildungen". CAIN u. KRAUS (1977) bevorzugten den Begriff einer „Entwicklungsstörung der Leber", weil diese Fehlbildungen meist mehrere, oft sogar alle Bauelemente der Leber und das gesamte Drainagesystem einschließen. Es werden *Aplasien* und *Hypoplasien* von *Dysplasien* und *Hyperplasien* unterschieden. Die Veränderungen können auf kleine umschriebene Bezirke begrenzt sein, aber auch einen ganzen Lappen betreffen.

Die klinischen Symptome erklären sich aus der Eigenart und Schwere der morphologischen Veränderungen. So findet man bei den *Hypoplasien* einen zunächst progressiven Stauungsikterus mit hämorrhagischer Diathese, acholischen Stühlen und einem generalisierten Pruritus. Trotz der aussichtslos erscheinenden Situation werden jedoch gelegentlich Besserungen, ja sogar Heilungen beschrieben, falls durch eine nachträgliche Ausbildung dünner Kanälchen der Abfluß von Galle ermöglicht wird.

Dysplasien sind in etwa 75% mit Hypoplasien der äußeren Gallenwege kombiniert. Häufig führt hierbei eine Bindegewebsentwicklung im Bereich der Glissonschen Felder zu einer Kompression und Nekrose des Lebergewebes mit Zirrhosebildung.

Bei den *Hyperplasien* beobachtet man adenomatöse Wucherungen von Gallengängen in einem hyperplastischen Bindegewebsfeld. Sind sie sehr zahlreich, so spricht man von multiplen *Cholangiomen* bzw. von *Zystenbildungen*. Es kommt zu Druckerscheinungen am benachbarten Leberparenchym sowie einer Drosselung der Pfortaderäste.

Hämangiome

Sie stellen die häufigsten gutartigen geschwulstähnlichen Fehlbildungen der Leber dar. Oft bleiben sie klein und symptomlos und werden zufällig bei der Operation, einer Angiographie oder Sektion entdeckt. Sie können aber gelegentlich eine beträchtliche Größe erreichen und sogar einen ganzen Lappen einnehmen.

Obgleich Übergänge vorkommen, lassen sich diese Fehlbildungen in zwei Hauptformen unterteilen, nämlich in *kavernomatöse Hämangiome* und *kapilläre Hämangiome*. Sie bestehen aus einem mit Endothel ausgekleideten, fibrösen Maschenwerk, das unterschiedlich große, blutgefüllte Räume beherbergt und vom übrigen Lebergewebe durch Bindegewebszüge abgegrenzt wird. Zwischen den Hohlräumen kann das Leberparen-

chym völlig fehlen. Hämangiome neigen zur fibrösen Umwandlung, einer Verödung und Thrombosierung sowie zu Kalkeinlagerungen. Aber auch Wachstum wird beobachtet.

Die Nativaufnahme orientiert über die Lebervergrößerung. Angiographisch zeigt sich bei kavernomatösen Hämangiomen ein großbogiger Verlauf der verlagerten Arterienäste. Periarteriell kommt es zur Ausbildung multipler, rundlicher oder ovalärer Kontrastmittelseen mit relativ scharfer Begrenzung und einer dichten Kontrastierung, die lange anhält. Im Bereich des Angioms bleibt die reguläre Kontrastmittelanschoppung des Leberparenchyms aus (BUURMAN u. Mitarb. 1975, HOLTZ u. Mitarb. 1977). Szintigraphisch findet sich ein Verlust der Speicherfunktion in der betroffenen Region. Im Nativ-CT zeigt sich eine Dichteabnahme mit einem dem Blut ähnlichen Koeffizienten zwischen 40–50 HE. Er weist auf eine Fetteinlagerung hin, während wasserähnliche Dichtewerte einen zystischen Charakter vermuten lassen. Nach der Gabe nephrotroper Kontrastmittel ist der CT-Befund von der speziellen Gewebestruktur und vom Zeitpunkt des Scans abhängig (BARNETT u. Mitarb. 1980). Anfangs findet sich eine intensive lakunäre Kontrastmittelanreicherung der Tumorperipherie bei zunächst fehlender Kontrastmittelaufnahme im Zentrum, das später isodens wird und anschließend infolge der prolongierten Kontrastmittelpassage innerhalb des Hämangioms diskret hyperdens erscheint. HAERTEL (1980) hielt dieses Verhalten für nahezu pathognomonisch (Abb. 12.**21** u. 12.**22**).

Als klinisch bedeutsame, ja potentiell letale Sonderformen sind die diffusen, wachsenden kapillären Leberhämangiome (Hämangioendotheliome) der Neugeborenen und Säuglinge zu erwähnen, die manchmal tumorähnliche Eigenschaften annehmen. Sie gehen nicht nur mit einer erheblichen Organvergrößerung und entsprechenden Verdrängungssymptomen einher, sondern können infolge ihrer ausgedehnten a.v. Shunts bereits während der ersten Lebenswochen zu einer Herzdekompensation führen. Bei einer Ruptur mit massiver Blutung in die Bauchhöhle, einer Hämobilie, einer Anämie und assoziierten Thrombozytopenien (Kasabach-Merrit-Syndrom) werden sie manchmal höchst gefährlich. Kutane Hämangiome und ein Strömungsgeräusch über der Leber sind diagnostisch hilfreich (BERDON u. BAKER 1969, SOMPPI u. Mitarb. 1974, SLOVIS u. Mitarb. 1975, STANLEY u. Mitarb. 1977).

Ausgedehnte kapilläre Hämangiome bei Säuglingen lassen sich röntgenologisch dann vermuten, wenn simultan eine erhebliche Leber- und Herzvergrößerung besteht. Manchmal findet man punktförmige Leberverkalkungen. Bei einer intravenösen Urographie, besser einer Ganzkörper-Kontrastdarstellung, erhält man in der Leber-

Abb. 12.**21. Hämangiomatose der Leber**
Deutlich vergrößerte Leber. Nach selektiver Gefäßfüllung zeigt sich ein großbogiger Verlauf der verlagerten Arterienäste. Periarteriell kommt es bereits in der Frühphase zur Ausbildung multipler rundlicher Kontrastmittelansammlungen mit relativ scharfer Begrenzung.

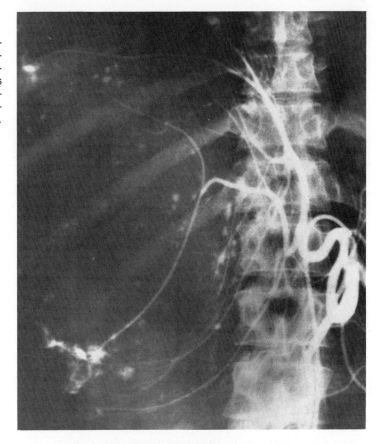

Abb. 12.**22.** Dieselbe Patientin wie in Abb. 12.**21.** – Während der Spätphase der Angiographie bleibt Kontrastmittel längere Zeit in umschriebenen Arealen liegen (Bild: Prof. *Bücheler*).

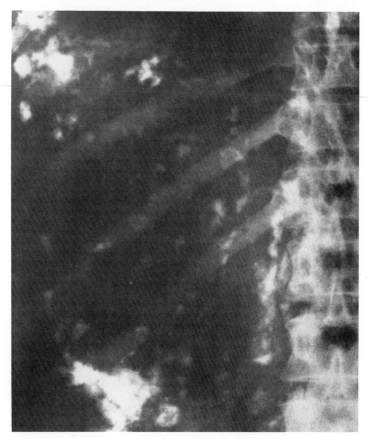

region durch Kontrastmittelansammlung in den überaus zahlreichen Bluträumen ein gesprenkeltes Aussehen. Die rechte Niere wird nach unten verlagert. Die Zöliakographie bzw. die Hepatikographie (bei Neugeborenen die umbilikale Aortographie) zeigen deutlich die pathologische Gefäßbildung und in der spätvenösen Phase weite, stärker gefüllte Lebervenen, die den Links-rechts-Shunt innerhalb dieses Tumors belegen.

Bei Kindern mit solchen Hämangioendotheliomen, die aufgrund einer medikamentösen Therapie, einer Embolisation oder einer partiellen Resektion überleben, wurden neuerdings auch maligne Degenerationen beobachtet (KIRCHNER u. Mitarb. 1980). Ein während des Krankheitsverlaufs erneut registrierter Tumorbefund und ein Hämatokritabfall erfordern wiederum die detaillierte radiologische Diagnostik (Abb. 12.**23** und 12.**24**).

Zysten

Zysten gehören zu den häufigsten Mißbildungen der Leber, die entweder isoliert oder aber in der Mehrzahl vorkommen. Sie beruhen wahrscheinlich auf einer umschriebenen Wucherung der intrahepatischen Gallengänge, die keinen Anschluß an die größeren Gänge gefunden haben (DOERR 1974, BANNASCH 1979). Die Zystenwand ist meist dünn und transparent und wird von Gallengangsepithel ausgekleidet, der Hohlraum selbst ist mit einer wäßrigen, schleimigen oder galligen Flüssigkeit gefüllt.

Neben diesen angeborenen, einfachen Retentionszysten existieren noch Hohlräume bei einem zystischen Hamartom, ganz ausgeprägt aber bei der kongenitalen Zystenleber, die als Erbkrankheit (infantile polyzystische Erkrankung) noch Zysten in der Niere und im Pankreas einschließt. Hierbei besteht anfangs eine erhebliche Nieren-, später auch eine Lebervergrößerung, die von zahlreichen größeren und kleineren Zysten durchsetzt ist, ferner findet man eine Zunahme des fibrösen Gewebes bei Schwund des Parenchyms (MELNICK 1955, BLYTH u. OCKENDEN 1971,

ANAND u. Mitarb. 1975, LENZINGER u. Mitarb. 1976). Darüber hinaus existieren erworbene, parasitäre, postinfektiöse, neoplastische und posttraumatische Zysten.

Kleine Leberzysten bleiben symptomlos und werden oft zufällig, etwa während einer CT-Untersuchung des Pankreas, entdeckt. Bei entsprechender Größe können sie Oberbauchbeschwerden hervorrufen und als Tumor palpiert werden. Große Hohlräume verursachen eine Auftreibung des Abdomens mit Zwerchfellhochstand, eine Zystenleber bei Neugeborenen und Säuglingen sogar bedrohliche Zustände durch Atem- und Trinkschwierigkeiten. Bei polyzystischer Erkrankung resultiert häufig auch eine portale Hypertension.

Die Röntgennativaufnahme ergibt keinen Hinweis, es sei denn, daß durch eine große Einzelzyste oder eine polyzystische Veränderung die Leber stark vergrößert ist. Angiographisch zeigt sich ein gestreckter oder bogenförmiger Verlauf der intrahepatischen Arterienäste. Während der Parenchymphase läßt sich eine scharf begrenzte Aussparung erkennen. Die Ganzkörperkontrastdarstellung bei Säuglingen und Kleinkindern färbt in ähnlicher Weise die ganze Leber kurze Zeit so schattendicht an, daß Zysten als kontrastmittelfreie Areale gut sichtbar werden. Zur Planung chirurgischer Eingriffe ist manchmal noch eine Splenoportographie zu erwägen. Die Szintigraphie läßt speicherfreie, rundliche Areale erkennen.

Diagnostisch am wichtigsten und ergiebigsten ist heute die CT-Untersuchung. Die Leberzysten stellen sich als einzelne oder multiple, teils polyzyklisch begrenzte Areale dar, die unterschiedlich breite Parenchymbrücken besitzen können. Eine zusätzliche Kontrastmittelinjektion erzeugt eine Dichteanhebung des Lebergewebes und läßt damit schon Zysten von etwa 2 cm Durchmesser erkennen (WENZEL u. ERBE 1979). Die hypodensen Areale zeigen wasseräquivalente Werte von 0–15 HE. Auch ist eine Differenzierung der verschiedenen Zystenformen häufig möglich (MÖDDER u. Mitarb. 1977) (Abb. 12.**25** und 12.**26**).

Gutartige Tumoren

Unter den gutartigen echten Geschwülsten der Leber finden sich neben den seltenen Lipomen, Fibromen und Teratomen vor allem die *Adenome*. Sie treten meist solitär in nicht zirrhotischen Organen auf, können sich jedoch auch multipel entwickeln und fast Faustgröße erreichen. Sie galten bisher als relativ selten (BANNASCH 1975). Seit Mitte der 70er Jahre wurden jedoch ähnliche

Befunde häufiger beobachtet und zwar vorwiegend bei jungen Frauen, die über längere Zeit orale Kontrazeptiva eingenommen hatten (HELD 1975, NADELL 1975) bzw. bei Patienten, die wegen einer aplastischen Anämie mit anabolen Androgenen behandelt worden waren (JOHNSON 1976). In den Jahren 1973 bis 1977 wurden allein in der Mayo-Klinik 200 entsprechende Beobach-

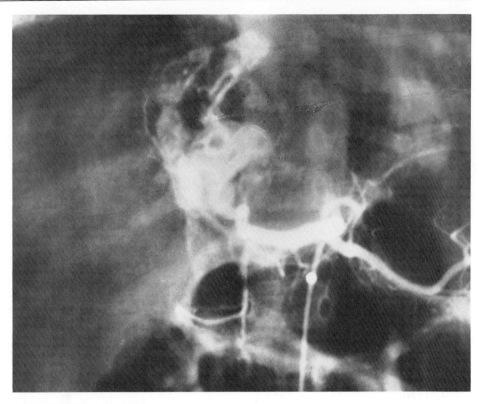

Abb. 12.23. Hämangioendotheliom der Leber
Nach selektiver Füllung der A. coeliaca fließt das Kontrastmittel überwiegend in den linken Ast der A. hepatica. Hierbei füllt sich ein Konglomerat von sinusoidalen Räumen, wobei das Kontrastmittel stagniert. – 15 Monate alter Säugling mit kutanen Hämangiomen und einer Herzdekompensation (Bild: Dr. *Fellows*).

Abb. 12.24. Kapilläres Hämangiom der Leber beim Säugling
1 Monat alter Säugling mit erheblicher Leber- und Herzvergrößerung sowie einer kardialen Dekompensation. Strömungsgeräusch über der Leber, assoziierte Thrombozytopenie. – Selektive Füllung der Arteria hepatica. Das Kontrastmittel strömt in ausgedehnte unregelmäßige Bluträume in der sehr großen Leber, die den Magen nach kaudal verlagert und auch fast den linken Oberbauch ausfüllt. Längere Verweildauer im Leberparenchym. Abstrom über breite Lebervenen. (Bild: Dr. Fellows).

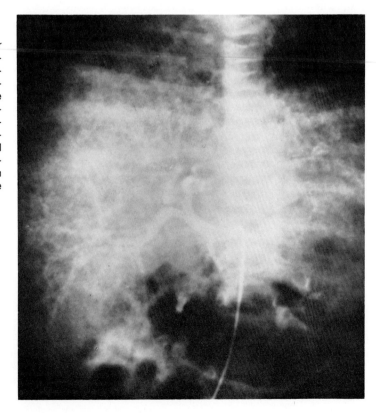

tungen registriert. Wegen der Frage einer karzinogenen Wirkung oraler Kontrazeptiva waren diese auch als „fokale noduläre Hyperplasien" bezeichneten Befunde erneut in die Diskussion geraten (FECHNER 1977). EDMUNDSON hatte sie bereits 1957 wegen ihrer Kombination mit knotigen Hepatozytenaggregaten und fokaler zirrhoseähnlicher fibrotischer Veränderungen mit Gallengangsproliferationen als eine eigenständige Erkrankung aufgefaßt. Heute jedoch hält man sie mehr für eine Spielart des Leberzelladenoms (ALTMANN 1974).

Angiographisch bleibt die differentielle Abgrenzung dieser benignen Lebergeschwülste gegenüber anderen Raumforderungen schwierig, weil das Bild sehr wechseln kann. In einem Drittel der Fälle findet sich im Tumorbereich während der arteriellen Phase eine radiäre Anordnung der verstärkt geschlängelten Gefäße und in der Parenchymphase eine dichte, homogene, gut begrenzte Kontrastmittelanreicherung. Die CT-Nativuntersuchung zeigt jeweils hypodense Areale, die nach

Kontrastmittelgabe isodens werden (SCHILD u. Mitarb. 1980).

Man unterscheidet zwischen Leberzelladenomen und Gallengangsadenomen. *Leberzelladenome* bestehen aus plumpen Leberzellbalken, die an Regenerate erinnern. Meist sind sie bindegewebig abgegrenzt, wobei die Läppchengliederung und die periportalen Felder fehlen. Ein Teil der Geschwülste kann Galle produzieren und hebt sich deshalb durch seine grünliche Verfärbung von dem übrigen Lebergewebe ab (DOERR 1974). *Gallengangs*adenome bilden kleinere, grauweiße Herde. Sie grenzen sich weniger gut ab und bestehen aus zierlichen Schläuchen mit z. T. hohem zylindrischen Epithel, das in einem zellreichen Bindegewebe liegt.

McNullen u. MONTGOMERY (1973) sowie GOLDSTEIN u. Mitarb. (1973) gelang ihr Nachweis mit Hilfe der Angiographie, TREUGUT u. Mitarb. (1980) bei der kombinierten Anwendung von Ultraschall, Arteriographie und Computertomographie.

Bösartige Tumoren

Die primären *Leberkarzinome* haben in den letzten 20 Jahren an Häufigkeit zugenommen. Während ihr Anteil unter den Geschwülsten früher etwa 0,25% betrug, rechnet man heute mit einer Frequenz von 0,5–0,8% (KETTLER 1958, FREY u. Mitarb. 1975). Allerdings bestehen auffällige geographische Unterschiede. So beträgt ihr Anteil in Japan 2,4% (MIYAKE 1961), bei den Eingeborenen Südafrikas 5,7% (BERMAN 1958) und in Hongkong sogar 7% (HOU 1955), wobei häufiger Jugendliche betroffen werden. In Europa entwickelt sich der Leberkrebs in etwa 60–90% auf dem Boden einer Zirrhose, die von mehreren Autoren als Präkanzerose angesehen wird. In anderen Kontinenten spielen Ernährungsprobleme, Infektionen, Arsen, kanzerogene Kohlenwasserstoffe oder auch Parasiten (Zystizerkus, Bilharziose) eine Rolle.

Bei Erwachsenen finden wir den Leberkrebs meist im fünften und sechsten Lebensjahrzehnt. Makroskopisch tritt er in drei unterschiedlichen Formen auf: einmal als großer, *massiver Tumor*, das andere Mal in Gestalt *multipler Knotenbildungen* und schließlich *infiltrativ*, das ganze Organ durchsetzend. Auch hier wird wie bei den benignen Formen zwischen dem häufigen *hepatozellulären* und dem seltenen *cholangiozellulären* Typ unterschieden. Allerdings beobachtet man auch gelegentlich Mischformen.

Lebersarkome gehören zu den Raritäten (DOERR 1974). Meist handelt es sich um *Hämangioendo*-

theliome bzw. *Retikulosarkome,* gelegentlich um Folgen einer Thorotrastapplikation (TRÜBESTEIN u. GERLACH 1972).

Die *primären bösartigen Lebertumoren beim Kinde* umfassen im wesentlichen das Hepatoblastom, hepatozelluläre Karzinome, Cholangiokarzinome, maligne Hämangioepitheliome (Angiosarkome), das Rhabdomyosarkom, Teratokarzinom und das maligne Histiozytom (ENGERT 1980). Hepatoblastom und hepatozelluläres Karzinom überwiegen. Insgesamt handelt es sich aber um seltene Geschwülste, die zu 60% in den beiden ersten Lebensjahren auftreten und bei Jungen etwas häufiger als bei Mädchen sind.

Das Hepatoblastom stellt ein langsam wachsendes, aber früh metastasierendes, epitheliales, mesenchymales oder gemischtzelliges Malignom dar, während das hepatozelluläre Karzinom als eine epitheliale Geschwulst mit hohem Malignitätsgrad angesehen wird. Es entspricht dem Leberzellkarzinom des Erwachsenen. Beide Tumorarten treten entweder in Form solitärer Knoten, multinodulär, disseminiert oder diffus infiltrierend auf. Sie neigen zum Einbruch in die Pfortader und die Lebervenenäste. Dadurch ist der Weg zur Metastasierung, vor allem in die Lungen, das Abdomen und das zentrale Nervensystem frei.

Das *Hepatoblastom* bildet sich häufig in einer bereits entwicklungsgestörten Leber (z. B. bei intrahepatischen Gallengangsfehlbildungen, nach

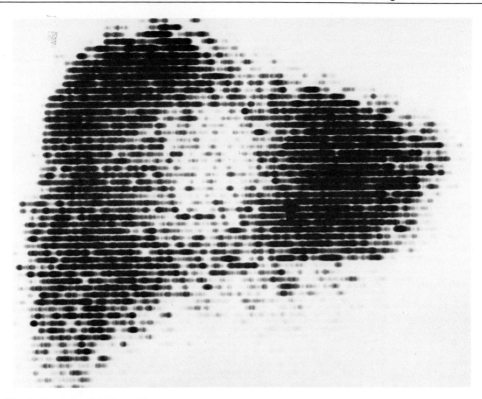

Abb. 12.25. Leberzyste, Szintigraphie
Rundlicher, gut begrenzter Speicherdefekt innerhalb des rechten Leberlappens. Der pathologische Befund wurde als Zyste verifiziert (Bild: Prof. *Schneider*).

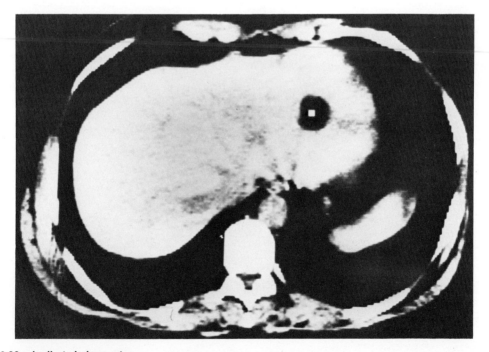

Abb. 12.26. Isolierte Leberzyste
CT-Untersuchung der Leber zum Ausschluß intrahepatischer Metastasen bei Schilddrüsenkarzinom. – Isolierte kleine Leberzyste als Zufallsbefund im linken Leberlappen. Dichte – 5 HE.

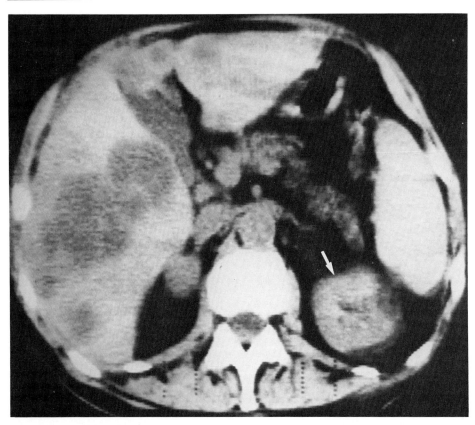

Abb. 12.27. Lebermetastasen bei Bronchialkarzinom
Mehrere Metastasen (Dichte 30–40 HE) innerhalb des rechten und linken Leberlappens. Auch die linke Nebenniere ist
durch Metastasen vergrößert und verändert (Pfeil).

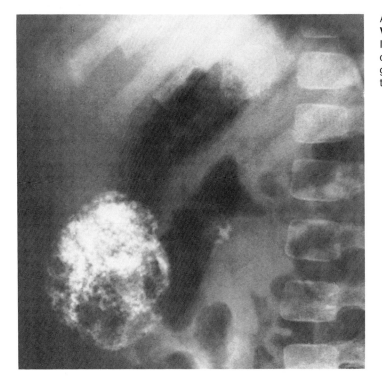

**Abb. 12.28. Hepatoblastom,
Verkalkungen**
Intrahepatisch mehrere schollige rundliche Verkalkungen. Deutliche Lebervergrößerung. Operativ bestätigtes Hepatoblastom. – 3jähriges Kind.

Abb. 12.29. Hepatoblastom beim Kinde
Selektive Angiographie der A. hepatica. Früharterielle Phase, Schrägprojektion. Erheblich vergrößerte Leber. Die Äste der A. hepatica verlaufen teilweise bogig und sind stark gespreizt. – 8 Monate alter Säugling. Operativ verifiziertes Hepatoblastom (Bild: Dr. *Fellows*).

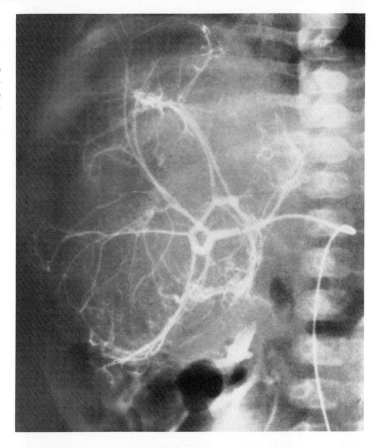

Abb. 12.30.
Dasselbe Kind wie in Abb. 12.29. – Spätarterielle Phase. Man erkennt jetzt Gefäßeinengungen, Gefäßabbrüche und -neubildungen sowie die Stagnation des Kontrastmittels in kleinen Depots. Die rechte Niere ist durch die große Leber nach kaudal verlagert.

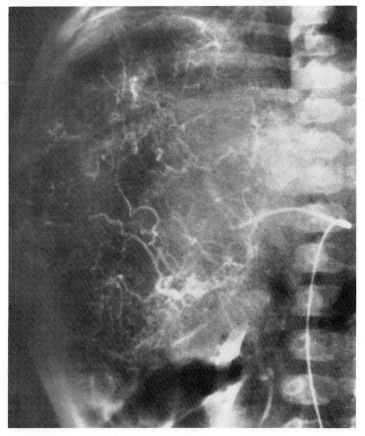

neonataler Hepatitis und Zirrhose). GUTJAHR (1975) hielt endogen-genetische Faktoren für das auslösende Moment, CAIN u. KRAUS (1977) glaubten – wie bereits unter „Hamartom" erwähnt – an diaplazentar übertragene karzinogene Substanzen, die auch für die Entwicklungsstörung der Leber verantwortlich seien.

Die klinische Symptomatologie ist meist unauffällig. Häufig wird der Tumor erst dann entdeckt, wenn schon Aszites oder Inoperabilität vorliegen. Das Abdomen ist aufgetrieben, es besteht eine indolente Lebervergrößerung, manchmal mit höckerigem Tumorbefund. Spät erst werden Appetitmangel, bei Karzinom häufiger Schmerzen, Fieber und Ikterus angegeben.

Röntgendiagnostisch sind bei Erwachsenen und Kindern im Nativbild eine Lebervergrößerung, manchmal intrahepatische Verkalkungen, eine Verlagerung des Magens, des Duodenums und des Darmes nach links und kaudal sowie ein Zwerchfellhochstand evtl. mit Pleuraerguß vorhanden. Die *Arteriographie* ermöglicht den Nachweis der Lokalisation und Ausdehnung, ferner weitgehend eine Unterscheidung zwischen gut- und bösartigen Tumoren und läßt auch eine Tumorpenetration in die Umgebung und Nachbarorgane erkennen. Die hepatozellulären Karzinome sind meist hypervaskularisierte Tumoren mit Gefäßverlagerungen und pathologischen Gefäßformationen (Einengungen, Abbrüche, Neubildungen), a.v. Shunts, Kontrastmitteldeponierungen und einer frühzeitigen Venenfüllung. Bei superselektiver Technik können Geschwülste ab ca. 1 cm

Durchmesser nachgewiesen werden. Weniger ausgeprägt sind die angiographischen Tumorkriterien allerdings bei einem Karzinom, das auf dem Boden einer Zirrhose entsteht (Abb. 12.**27**– 12.**30**).

Splenoportographisch zeigen sich Verlagerungen intrahepatischer Pfortaderäste, bei einer Kavographie eine Verlagerung, Kompression oder Obstruktion. Die *Szintigraphie* hat nur beschränkten Wert, hilft aber bei einer Lokalisation und Größenbestimmung. Hilfreich kann auch die intravenöse Urographie sein, die eine Kaudalverlagerung der rechten Niere erkennen läßt. Neuerdings ist die *CT-Untersuchung* in den Vordergrund gerückt, wobei Nachweis und Lokalisation der Malignome in 94% möglich sein sollen (starke Dichteverminderung), besonders bei Anwendung der Sequenzuntersuchung nach Bolusinjektion (KUNSTLINGER u. Mitarb. 1980). Meist ist es röntgendiagnostisch aber nicht möglich, zwischen Karzinom und Sarkom zu unterscheiden (MILLER u. Mitarb. 1977).

Viel häufiger als primäre Lebertumoren sind die *Karzinom- und Sarkommetastasen*, weil sich in etwa 30% aller malignen Geschwülste Absiedelungen innerhalb der Leber bilden. Meist handelt es sich um Pankreas-, Gallen- und Magen-Darm-Karzinome, gelegentlich aber auch um Retikulosarkome, Melanoblastome, Neuroblastome und maligne Knochengeschwülste. Röntgendiagnostisch ist ebenso zu verfahren wie bei der Suche nach primären Lebertumoren.

Traumatische Leberveränderungen

Die Leber wird bei stumpfen Bauchtraumata in etwa 15 bis 20% verletzt. Ursächlich handelt es sich meist um Verkehrs- und Arbeitsunfälle, um Schläge und Stöße, seltener um penetrierende Stich- oder Schußverletzungen. Fast immer ist der rechte Leberlappen häufiger betroffen. Beobachtet werden Einrisse am Leberrand und zentrale Zerstörungen, die meist mit heftigen Blutungen und Gallenaustritt einhergehen.

Bei Neugeborenen kommen gelegentlich geburtstraumatische Läsionen der Leber (durch schwere Geburt, Übergewicht, Asphyxie, Hypoprothrombinämie) unter einem bedrohlichen Krankheitsbild vor (GIEDION 1963, MONSON 1967, SOKOL 1974, KEUTH u. Mitarb. 1976). Bei älteren Kindern (meist zwischen 6–11 Jahren) findet man – verglichen mit Erwachsenen – nach stumpfen Bauchtraumata noch häufiger Leberverletzungen, weil das Organ größer ist und nicht so gut vom Rippenbogen geschützt wird. Die Ursachen

sind ähnlich wie beim Erwachsenen; hinzuzufügen ist die Kindesmißhandlung (SHANDLING 1979).

Zwar verbietet sich angesichts der Blutung und des Schockzustandes eine differenziertere Röntgendiagnostik. Es dürfen nur Aufnahmen in flacher Rückenlage gemacht werden, aber auch sie allein geben uns bereits wertvolle Hinweise. Die Röntgensymptomatologie derartiger Zustände ist nach FRIMAN-DAHL (1955) sehr unterschiedlich. So können Rippenfrakturen mit rechtsseitigem Pleuraerguß, Abrisse der Querfortsätze der Lendenwirbelsäule, ein Pneumothorax mit Hautemphysem oder auch ein rechtsseitiger Zwerchfellhochstand den Verdacht auf einen subphrenischen Prozeß lenken. Blutungen in die freie Bauchhöhle charakterisieren sich als typische weichteildichte Begleitschatten in der rechten Flankengegend, also zwischen seitlicher Bauchwand und Colon ascendens. Der Leberschatten

Abb. 12.31. Hämobilie
Selektive Darstellung über die A. hepatica. Extravasate im oberen und unteren Anteil des rechten Leberlappens. Über zerrissene Gefäße entleert sich das Kontrastmittel in die Gallenwege und füllt auch die Gallenblase auf. – 9jähriges Kind. Leberruptur nach Hufschlag. Die schwere Verletzung machte eine Teilresektion erforderlich. Kurze Zeit später schwere intestinale Blutung.

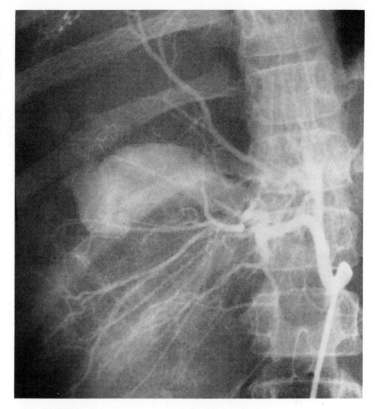

Abb. 12.32. Posttraumatische Leberzysten
Dasselbe Kind wie in Abb. 12.31. – ERC wegen anhaltender Blutung 2 Monate nach Cholezystektomie. Der Ductus choledochus ist etwas erweitert, die Ligaturstelle eines Hepatikusastes und des Ductus cysticus während der Teilresektion der Leber wird gut sichtbar (Doppelpfeil). Innerhalb des verbliebenen Ductus hepaticus wird das Kontrastmittel durch Koagula vermengt. In der Leber haben sich posttraumatisch mehrere zystische Hohlräume gebildet (Pfeile).

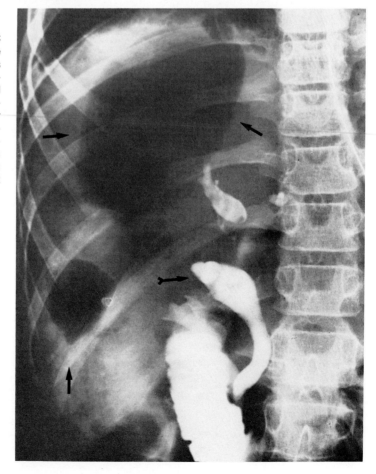

selbst ist dabei meist vergrößert und unscharf konturiert und zeigt auf Kontrollaufnahmen eine Volumenzunahme. Oft werden die Symptome von einer abnormen Gasblähung im Magen-Darm-Kanal begleitet. Die Darmschlingen können durch die Blutung auseinandergedrängt werden (VIETEN 1959, McCORT 1962, FRIEDMANN 1974).

Falls genug Zeit zur Verfügung steht, ist die Leber-Milz-Szintigraphie diagnostisch sehr hilfreich. Sie läßt einen Speicherdefekt durch traumatisiertes Lebergewebe oder ein Hämatom erkennen und ermöglicht die Beurteilung der oft zusätzlich verletzten Milz.

Die Angiographie – in Form einer Zöliakographie, besser superselektiv als Hepatikographie – zeigt Verschlüsse, Stenosen, Verlagerungen und Rupturen der Gefäße sowie subkapsuläre oder intraparenchymatöse Kontrastmittelextravasate. Während der Parenchymphase lassen sich riß- und keilförmige Defekte oder rundliche Aussparungen im Leberzentrum am Orte der Gewebszerstörung aufdecken.

In den letzten Jahren hat die Computertomographie im Rahmen der Notfalldiagnostik der großen parenchymatösen Organe eine dominierende Position eingenommen, weil sie als einzige Untersuchungsmethode exakte Informationen über den Grad der Verletzung sowie die Ausdehnung der Blutung vermittelt. Allerdings ist der Aussagewert vom Zeitpunkt der Untersuchung abhängig, da die Dichte des Hämatoms erst mit zunehmender Koagulation ansteigt und der Nachweis des Gewebedefektes erst nach Resorption des parenchymatösen Detritus (8–10 Tage) möglich ist. Durch intravenöse Applikation eines nierengängigen Kontrastmittels läßt sich die diagnostische Ausbeute noch wesentlich steigern, insbesondere auch gleichzeitig eine traumatische Nierenveränderung erkennen (GERHARDT u. KAIK 1979, HAER-TEL u. FUCHS 1979, GÜRTLER u. Mitarb. 1979, LACKNER u. Mitarb. 1980). Abszesse, Zysten und eine Hämobilie sind mögliche Komplikationen.

Die *posttraumatische Hämobilie* entwickelt sich dann, wenn nach einer zentralen Leberverletzung Arterien, Venen und Gallengänge zerreißen und sich durch Nekrose eine intrahepatische Höhle bildet, die flüssiges Blut, Koagula, Galle und Gewebspartikel enthält. Dieser Inhalt entleert sich schubweise über das Gallensystem in den Intestinaltrakt. Die Blutung ist manchmal so stark, daß sie zum Tode führt. Der Druckabfall nach der Entleerung provoziert oft eine erneute Blutung aus den arrodierten Gefäßen, so daß solch ein Mechanismus paroxysmal über Wochen und Monate fortdauern kann. Bei geringfügigem permanentem Blutabgang entwickelt sich eine chronische Blutungsanämie. Außer Traumen (Unfall, auch Operationen am Gallensystem) sind als Ursache noch die diagnostische Leberpunktion, Entzündungen, Gallensteine, Tumoren und vaskuläre Anomalien bekannt geworden (SCHÄRLI u. STIRNEMANN 1967, LEVIN u. Mitarb. 1972, SAFRANI u. Mitarb. 1975, SANDBLOM 1972 und 1979, SCHULZ u. FRITSCH 1980).

Wenige Tage bis mehrere Wochen nach einer Verletzung manifestieren sich die charakteristischen und eindrucksvollen klinischen Symptome, nämlich gastrointestinale Blutung, heftige Leibschmerzen im rechten Oberbauch bzw. Gallenkoliken, Gelbsucht.

Die superselektive Arteriographie ist für die Diagnostik und Therapie (Operation, evtl. Embolisation) die ergiebigste Methode. Die Kontrastfüllung der Gallenwege und des Duodenums via A. hepatica erfolgt über die arrodierten Gefäße der Nekroseherde. Sie sollte heute durch eine CT-Untersuchung und eine ERC ergänzt werden (SOEHENDRA u. WERNER 1977) (Abb. 12.31 und 12.32).

13. Pankreas

Röntgenanatomie

Die Bauchspeicheldrüse stellt ein schmales, dreiseitig-prismatisches, drüsiges Organ dar. Ihre topographischen Beziehungen zum Duodenum, der Bursa omentalis und dem Magen sowie die Varianten des Gangsystems und die engen entwicklungsgeschichtlichen Gemeinsamkeiten von Pankreas, Gallenwegen und Leber lassen sich nur unter Berücksichtigung der embryologischen Entwicklung verstehen (STARCK 1975).

In einem sehr frühen embryonalen Stadium (4.–7. Woche) bildet sich im Bereich des hepatopankreatischen Ringes aus der Wand des Duodenums eine ventrale und eine dorsale Pankreasanlage. Beide vereinigen sich später zu einem einheitlichen Organ, das zwischen den Blättern des dorsalen Mesogastriums liegt. Der Ductus pancreaticus (Wirsungi) gehört zur ventralen Anlage und mündet gemeinsam mit dem Ductus choledochus in die Papilla duodeni major, während der Ductus pancreaticus accessorius (Santorini) aus der dorsalen Anlage stammt und in der Papilla duodeni minor endet. Die beiden Ausführungsgänge behalten zunächst ihre getrennten Mündungen in das Duodenum bei. Später bildet sich häufig eine Anastomose zwischen beiden Gängen aus (TÖNDURY 1970, SEIFERT 1974, OTTO 1974). Je nach Art und Ausmaß der Verschmelzung von dorsaler und ventraler Pankreasanlage ergeben sich hinsichtlich der Ausführungsgänge zahlreiche Varianten.

Das Pankreas ist beim Neugeborenen nur etwa 5 cm lang und 2–3 g schwer. Schon während der ersten Lebensmonate setzt ein rasches Wachstum ein, so daß am Ende des ersten Lebensjahres bereits ein Gewicht von gut 10 g erreicht wird. Das Pankreas ist beim Erwachsenen 10–27 cm lang, 2–3 cm dick und wiegt etwa 65–85 g. Ungefähr jenseits des 50. Lebensjahres beginnt seine Involution.

An der Bauchspeicheldrüse unterscheidet man *Kopf, Körper* und *Schwanzteil.*

Der *Pankreaskopf* schmiegt sich als breitester Abschnitt der Konkavität des Duodenums an und liegt rechts der Lendenwirbelsäule. Umfang und Ausdehnung entsprechen in etwa der doppelten Höhe eines der oberen Lendenwirbelkörper, beim Kleinkind sogar meist etwas mehr. Den nach kaudal gerichteten hakenförmigen Fortsatz des Kopfteils bezeichnet man als *Processus uncinatus.*

Der schlankere *Pankreaskörper* zieht über den ersten bzw. zweiten LW horizontal oder schräg nach links.

Der *Pankreasschwanz* ist in seiner Form sehr variabel, kann lang und zungenförmig, aber auch kurz und plump sein. Er reicht oft bis zum Milzhilus.

Der *Ductus pancreaticus* (Wirsungi) durchzieht als Hauptausführungsgang von links nach rechts die ganze Länge des Organs und ist völlig in die Drüsensubstanz eingebettet. Er entsteht durch die Vereinigung der kleinen Nebengänge, die sich an allen Seiten finden. Sein Lumen beträgt etwa 3–4 mm und verjüngt sich im Schwanzteil. Im Kopfgebiet nimmt er neben anderen stärkeren Ästen einen Gang aus dem Processus uncinatus (dem sog. Pancreas Winslowi) auf. Er biegt dann leicht nach abwärts in Richtung auf den Ductus choledochus zu, den er eine kurze Strecke begleitet, um nach der Vereinigung beider Gänge in die Pars descendens duodeni einzumünden.

Der *Ductus pancreaticus minor* (Santorini) verläuft als Nebenausführungsgang durch den oberen Abschnitt des Pankreaskopfes, ist 1–2 mm breit und schließt sich dem Ductus Wirsungianus an der Stelle seiner Krümmung an, um schließlich in ca. 40% in der Papilla minor des Duodenums zu münden. In 31% der Fälle besitzt er eine freie Verbindung mit dem Hauptgang und kann bei Obstruktionen dessen Funktion übernehmen (ANACKER 1966, STOLTE 1979).

Zahlreiche Varianten der Gangsysteme und der Mündung sind erst aufgrund der ERCP-Untersuchungen bekannt geworden. Beim Grundtypus, der in etwa 70% der Fälle vorkommt, vereinigt sich der Ductus Wirsungianus mit dem Ductus choledochus und mündet in der Papilla major

(Ampulla Vateri), so daß für beide Gänge nur eine Öffnung zu finden ist. In etwa 25% der Fälle erfolgt kein Zusammenschluß, so daß beide getrennt an der Papille im Abstand von 1–3 mm einmünden (Rösch 1979).

Histologisch zeigt das Pankreas das Bild einer zusammengesetzten alveolären Drüse, die der Parotis ähnelt. Zwischen den eigentlichen exkretorischen Drüsenanteilen finden sich spezielle Zellgruppen, die sog. Langerhansschen Inseln. Zwischen den exokrinen Epithelien der Ausführungsgänge konnte Feyrter (1934) eigentümliche, aus A- und B-Zellen aufgebaute Zellgruppen entdecken, die er für endokrine Organe hielt und als „helles Zellsystem" bzw. als „enterochromaffine Zellen" (E-Zellen) bezeichnete. Sie sollen für die Entstehung von Pankreaskarzinoiden mit Serotoninbildung, aber auch für die Entwicklung gastrinbildender Tumoren verantwortlich sein. Sie kommen auch an anderen Stellen des Magen-Darm-Kanals sowie im Bronchialsystem vor.

Die topographischen Beziehungen des Pankreas sind besonders wichtig, weil ein Teil der Untersuchungsmethoden zur Erkennung von Pankreaserkrankungen auf indirekten Verfahren beruht, die lediglich Auswirkungen des Pankreas auf die Nachbarorgane festhalten. Das Pankreas liegt retroperitoneal hinter dem Magen, von dem es durch die Bursa omentalis getrennt ist. Seine Lage wird auch vom Konstitutionstyp (bei Asthenikern etwas mehr schräg) und der Körperposition beeinflußt. Das Pankreas sinkt im Stehen um 1–2 WK-Höhen nach unten und ist atemverschieblich. Alle Lagebeziehungen, besonders auch die Krümmung um die Wirbelsäule, werden im CT deutlich. Der Abstand von der WS entspricht im Mittel dem Durchmesser eines LWK. An der Organhinterfläche findet sich gewöhnlich eine Rinne für den Ductus choledochus. Der Pankreasschwanz berührt die Magenhinterwand und die linke Kolonflexur (Abb. 13.1).

Für die Versorgung des Pankreas sind zwei aus der A. coeliaca entspringende Gefäße besonders wichtig, nämlich die in Richtung zum Pankreas-

kopf ziehende A. hepatica communis (bzw. ihr Ast, die A. gastroduodenalis) und die am oberen Organrand zur Milz ziehende A. lienalis.

Pankreas und Duodenum sind fest miteinander verwachsen, mit Ausnahme der Pars superior duodeni, die allseitig von Serosa überzogen wird. Erst an der Flexura duodenojejunalis hört diese Verbindung auf. Die Stelle der beginnenden Anheftung des Pankreas ist durch die quer hinter dem Duodenum verlaufende A. gastroduodenalis gekennzeichnet. Aus diesem Gefäß entspringen die beiden zwischen Pankreas und Duodenum liegenden Arkaden zur gemeinsamen Blutversorgung beider Organe (Töndury 1970). Pankreas und Duodenum sind daher chirurgisch nicht voneinander zu trennen (Abb. 13.2).

Die Hinterfläche des Pankreas weist wichtige Beziehungen zu den großen Gefäßen auf, die teilweise engen Kontakt mit dem Organ haben. Die Aorta liegt hinter dem Pankreaskörper links prävertebral. Die A. mesenterica superior entspringt ventral aus der Aorta etwa in Höhe des Pankreaskörpers und verläuft steil kaudalwärts, während der Truncus coeliacus oberhalb des Pankreaskörpers zu finden ist, wobei die A. hepatica nach rechts und die A. lienalis nach links an der Oberkante des Organs verlaufen. Die V. cava inferior liegt dorsal des Pankreaskopfes rechts prävertebral. Die Vena mesenterica superior findet sich in der Incisura pancreatis und vereinigt sich mit der unmittelbar hinter dem Pankreas in engem Organkontakt verlaufenden V. lienalis zur Pfortader.

Das Pankreas wird auf seiner Oberfläche von einem ausgedehnten Netz von Lymphgefäßen umgeben, die auch zwischen die Läppchen eindringen. In dieses Netzwerk sind fünf Lymphknotengruppen eingeschlossen, nämlich die supra-, infra-, antero- und posteropankreatische sowie die lienale Gruppe. Sie erhalten Zustrom aus verschiedenen Organabschnitten. Für eine Metastasenausbreitung bestehen Verbindungen zu den mesenterialen, paraaortalen, infrapylorischen, pankreatikoduodenalen und anderen Lymphknotengruppen.

Röntgenphysiologie

Die Bauchspeicheldrüse produziert wichtige Verdauungsfermente und gibt sie mit ihrem Sekret in das Duodenum ab. Darüber hinaus besitzt das Pankreas inkretorisches Parenchym. Beide Tatsachen sollen nur soweit dargestellt werden, wie sie für die radiologische Untersuchung von Bedeutung sind.

Der exogene Drüsenanteil bildet und speichert an Verdauungsfermenten eine Anzahl von Enzymen wie α-Amylase, Lipase, Ribonuklease u. a., ferner Zymogene wie Trypsinogen, Chymotrypsinogen usw., die erst im Darm aktiviert werden. Während der Ausfall dieser Enzyme zu Maldigestion führt, die auch einer Röntgenuntersuchung

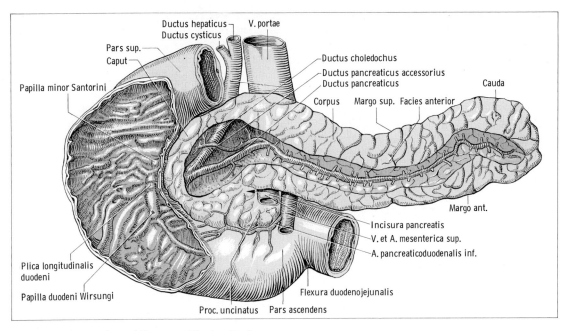

Abb. 13.1. Anatomie und Topographie des Pankreas
Darstellung der Anatomie und der Lageverhältnisse von Bauchspeicheldrüse und Duodenum, dessen vordere Wand teilweise entfernt wurde. Durch Wegnahme von Teilen des Pankreas wurden die Ausführungsgänge von Pankreas und Leber freigelegt. (Abbildung nach dem Hisschen Gipsabguß aus: *Rauber-Kopsch*, Lehrbuch der Anatomie des Menschen, Thieme, Leipzig 1920).

Abb. 13.2. Arterien des Duodenums und des Pankreaskopfes
(Aus: *G. Töndury*: Angewandte und topographische Anatomie, Thieme, Stuttgart 1970)
1. = A. hepatica communis
2. = A. gastroduodenalis
3. = Aa. pancreaticoduodenales superiores
4. = A. pancreaticoduodenalis inferior
5. = A. mesenterica superior
6. = V. mesenterica superior

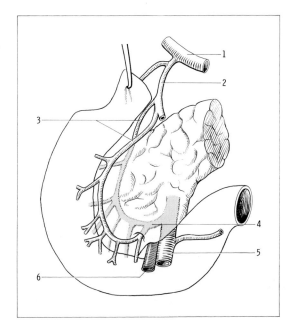

zugänglich ist, kann deren vorzeitige Aktivierung im Pankreas eine enzymatische Destruktion bewirken, die unter dem Bilde einer akuten Pankreatitis verläuft.

Das Pankreas produziert täglich etwa 1000–2000 ml eines elektrolytreichen wäßrigen Sekrets, dessen Ausschüttung ins Duodenum periodisch erfolgt und neurohumoral gesteuert wird. Der N. vagus stimuliert ebenso wie das in der Mukosa des Duodenums gebildete Hormon Sekretin die Sekretionsleistung. Der Sekretionsdruck liegt zwischen 20 und 50 cm Wassersäule, ist also deutlich höher als in den Gallenwegen und dem Duodenum.

Die exkretorische Sekretion bzw. der Sekretionsdruck und seine Störungen sind auch bei der ERCP von Bedeutung, deren Komplikationen teilweise auf einen Rückstau des Sekrets bei inadäquatem Injektionsdruck zurückzuführen sind. Zudem kann die persistierende Füllung während dieser Spezialuntersuchung auf eine Sekretionsminderung hinweisen.

Als endokrine Drüse produziert das Pankreas in den β-Zellen der Langerhansschen Inseln das Insulin, während in den α-Zellen das Glukagon gebildet wird, das Glukose aus dem Leberglykogen freisetzt.

Von den übrigen bekannten Hormonen weiß man, daß Vagotonin parasympathische Eigenschaften hat, Kallikrein möglicherweise für die Schockwirkung bei der akuten Pankreasnekrose verantwortlich ist und Lipocain regulierend auf den Leberstoffwechsel wirkt (HESS 1961).

Untersuchungsmethoden

Für die Röntgenuntersuchung des Pankreas bei Erwachsenen und Kindern stehen heute mehrere Verfahren zur Verfügung. Sie sind von unterschiedlicher Leistungsfähigkeit und klären jeweils nur Teilfragen, ergänzen sich aber weitgehend, so daß man mit einer gut überlegten Kombination verschiedener Methoden die klinische Fragestellung meist beantworten kann. Unter Berücksichtigung des Zustands des Kranken, seiner Belästigung durch die jeweilige Untersuchung selbst, der Leistungsfähigkeit und Verfügbarkeit der einzelnen Verfahren, der persönlichen Erfahrung des Untersuchers und der anfallenden Kosten ist jeweils eine zweckmäßige Reihenfolge festzulegen. Meist sind mehrere, kaum aber alle Untersuchungsmethoden für eine Diagnosestellung erforderlich (RÖSCH 1973, MARGULIS 1980).

Wir können die Bauchspeicheldrüse im Nativbild weder von ihrer Umgebung abgrenzen, noch das Pankreas selektiv mit Kontrastmittel anfärben. Daher bleibt uns nur die Möglichkeit, durch das Pankreas hervorgerufene Verdrängungseffekte röntgenologisch nachzuweisen bzw. künstliche Kontraste in der Nachbarschaft zu erzeugen.

An wichtigen Untersuchungsmethoden stehen zur Verfügung:

1. Nativaufnahme

Sie soll zu Beginn jeder Untersuchung angefertigt werden, ist allerdings bei verschiedenen Erkrankungen von unterschiedlichem Wert. Sie läßt nur dann positive Resultate erwarten, wenn bei einem größeren Pankreastumor abnorme weichteildichte Verschattungen mit einer Verlagerung des luftgefüllten Magens und des Duodenums oder aber bei einer akuten bzw. subakuten Pankreatitis peritonitische Symptome vorliegen. Vor allem stellen sich im Nativbild bereits Konkremente und Verkalkungen im Pankreas, große zystische Tumoren, gashaltige Abszeßhöhlen, Veränderungen der benachbarten Organe, besonders von Magen, Duodenum, Dickdarm und Milz dar.

Die ergänzende Thoraxaufnahme läßt bei akuten Pankreaserkrankungen gelegentlich an der Lungenbasis, meist links, plattenförmige Atelektasen, reaktive Veränderungen im Phrenikokostalwinkel oder einen Zwerchfellhochstand erkennen.

2. Aufblähung des Magens

ENGEL u. LYSHOLM beschrieben 1934 diese Methode zur Darstellung der Tiefe des Pankreasraumes. Sie verabreichten dem nüchternen Patienten in flacher Bauchlage Flüssigkeit und ein Brausepulver und baten ihn, nicht aufzustoßen. Kohlensäurehaltige Getränke, bei Kindern auch Coca Cola, sind ebenfalls zur Aufblähung geeignet. Noch ehe die sich im Magen bildende Kohlensäure in den Dünndarm entweichen kann, werden Aufnahmen in Bauchlage mit horizontalem und vertikalem Strahlengang angefertigt. Dabei stellt sich zwischen Wirbelsäule und Magenhinterwand der Pankreasraum dar. Die Dicke dieses retrogastrischen Schattens soll bei schlanken Menschen nicht größer sein als die Tiefe des hinter ihm liegenden Wirbelkörpers. Bei Pankreasvergrößerungen (Pankreatitis, Neoplasma, Zyste) läßt sich mit dieser Methode in einem hohen Prozentsatz eine deutliche Vertiefung dieses Raumes nachweisen, der dann mehr als das Doppelte der Norm betragen kann (Abb. 13.**3** u. 13.**9**).

Abb. 13.3. Darstellung des Pankreasraumes nach Engel-Lysholm
Übersichtsaufnahme in flacher Bauchlage mit horizontalem Strahlengang, nachdem der Magen durch die Gabe von Brausepulver aufgebläht wurde. Das Pankreas imprimiert die Hinterwand des Magens (Pfeile). Die Tiefe des Pankreasraumes entspricht etwa der Tiefe des 2. Lendenwirbelkörpers.

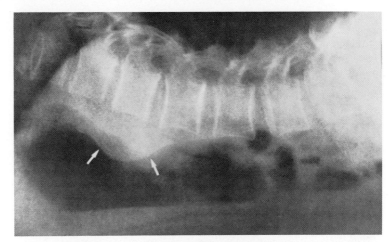

Abb. 13.4. Normales Pankreas (Luftinsufflation, Schichtaufnahme)
Schichtaufnahme in Rückenlage nach retroperitonealer Luftinsufflation zum Ausschluß eines Nebennierentumors. Pankreaskörper und -schwanz sind von Luft umgeben und heben sich als weichteildichtes, querverlaufendes Organ heraus (Pfeile). – 9jähriges Kind.

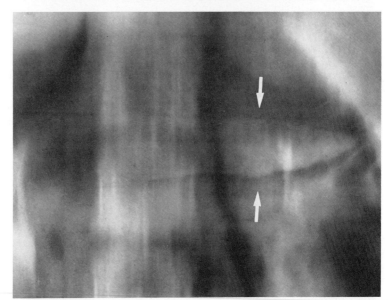

Abb. 13.5. Normales Pankreas (Luftinsufflation, Schichtaufnahme)
Untersuchung in horizontaler rechter Seitenlage nach retroperitonealer Luftinsufflation und nach Aufblähung des Magens. Die Schichtebene entspricht etwa der Mittellinie. Das Pankreas stellt sich als längsovales Organ (Pfeile) dar. (Bild: Prof. *Swart*)

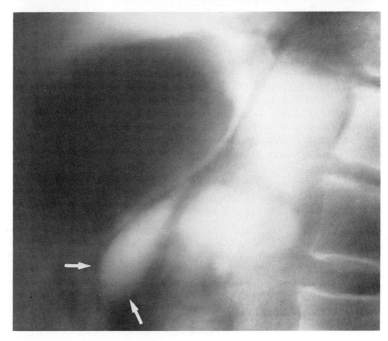

Dieses Untersuchungsverfahren wird heute nur noch selten angewandt, weil inzwischen die CT-Untersuchung eine weit bessere Darstellung des Pankreas unter Einschluß seiner Nachbarorgane gewährleistet.

3. Retropneumoperitoneum und Schichtaufnahmen

Durch die Anwendung des Retropneumoperitoneums erhielt seinerzeit auch die Pankreasdiagnostik neue Impulse. Mit dieser Methode konnten erstmals Lage, Größe und Form des Organs direkt sichtbar gemacht werden. Voraussetzung war eine gleichmäßige Luftverteilung um das Pankreas, die mit einer Luftaufblähung des Magens kombiniert wurde, um die vordere Begrenzung besser herauszuarbeiten. Bereits Übersichtsaufnahmen zeigten daraufhin einwandfrei die Pankreaskonturen. Eine verbesserte Darstellung erzielte man durch zusätzliche Schichtuntersuchungen mit sagittalem und seitlichem Strahlengang sowie durch axiale Schichtbilder (MACARINI u. OLIVA 1955). Allerdings bereitete die Abgrenzung des Organs bei adipösen Patienten mit sehr fettreichem Mesenterium gewisse Schwierigkeiten (Abb. 13.**4** u. 13.**5**).

Die Methode lieferte seinerzeit wichtige Informationen bei chronischer Pankreatitis, bei Neoplasmen und einigen extrapankreatischen Veränderungen, etwa bei stark vergrößerten Lymphknoten im peripankreatischen Raum (OLIVA 1975), erwies sich aber bezüglich der Darstellung geringfügiger Veränderungen als mangelhaft. Das Untersuchungsverfahren wird seit der Einführung der Computertomographie kaum mehr angewandt.

4. Computertomographie

Die CT-Untersuchung hat sich heutzutage als besonders ergiebiges, nichtinvasives Untersuchungsverfahren zur Direktdarstellung des Pankreas stark in den Vordergrund geschoben. Im CT-Bild werden überlagerungsfrei Form und Lage, eine Volumenzunahme oder -abnahme, strukturelle Homogenität oder Inhomogenität des Organs, peripankreatische Reaktionen und Infiltrationen sowie eine Mitbeteiligung benachbarter Organe erfaßt. Selbst bei Schwerkranken, bei denen sich invasive Methoden verbieten, ist noch eine CT-Untersuchung möglich. Die gute Darstellbarkeit ist an die gute Ausbildung des intra- und retroperitonealen Fettgewebes gebunden, so daß es bei Kindern oder mageren und kachektischen Patienten schwerer wird, die Konturen des Pankreas zu erkennen (BUURMAN u. GRABBE 1981).

Die CT-Untersuchung erfolgt üblicherweise in Rückenlage ohne Kippung oder mit 10 Grad kopfwärts geneigter Gantry. Bei unklaren Befunden schließt man nach der Gabe von verdünntem Gastrografin zur Sichtbarmachung von Magen und Duodenum einen zweiten Untersuchungsgang an. Sind Dichtedifferenzen innerhalb des Parenchyms vorhanden oder zu erwarten, so können sie durch die Bolusinjektion eines nierengängigen Kontrastmittels und durch Serientomogramme während der Kontrastmittelanflutung oft besser dargestellt werden. Damit gelingt gleichzeitig auch die Identifizierung der benachbarten großen Gefäße.

Im Hinblick auf die Pankreasgröße wurden aufgrund der CT-Messungen unterschiedliche Normalwerte mitgeteilt (HAAGA u. Mitarb. 1977, KREEL u. Mitarb. 1977), weil sich methodisch bei einem so variabel angelegten Organ größere Abweichungen einstellen. Wichtiger als die Organgröße selbst bleibt die Tatsache, daß im Einzelfall bei einer umschriebenen oder partiellen Pankreasvergrößerung nach dem zugrundeliegenden Prozeß gesucht werden muß.

Normalerweise ist die Kontur eines gesunden Pankreas glatt, aber in etwa 20% zeigt sich eine mehr oder weniger deutliche Lappung mit entsprechend welliger Organbegrenzung. Bei älteren Patienten ist im Gefolge einer Atrophie (aber auch einer chronischen Entzündung) die Pankreaskontur stärker und „unharmonischer" gewellt.

Die normale Dichte liegt beim gesunden Pankreas im Bereich von etwa 30–45 HE. Sie steigt nach Bolusinjektion dosisabhängig auf etwa 60–85 HE an. Gewebsveränderungen innerhalb des Parenchyms (akute Pankreatitis, Abszeß, Karzinom) sind bereits in beschränktem Umfange einer Differenzierung zugänglich, wenn moderne Aufnahmegeräte mit guter Auflösung und kurzer Expositionszeit zur Verfügung stehen.

Die Indikation zur CT-Untersuchung stellt sich heute bei Verdacht auf akute oder chronische Pankreatitis und deren Folgen, auf stärkere Gangerweiterungen, Zysten, Abszesse, Pankreaslipomatose und vor allem auch bei Verdacht auf Karzinom. Die bisherigen Schwierigkeiten beim Nachweis dieser Erkrankungen konnten erheblich vermindert, aber nicht ganz beseitigt werden. Auch nach Pankreasoperationen und bei der Suche nach Traumafolgen wird die CT-Untersuchung heute mit Erfolg eingesetzt (Abb. 13.**8**).

Die Anwendung einer so kostspieligen Methode wirft jedoch zugleich die Frage auf, welches diagnostische Verfahren heute für den Patienten am schonendsten, am schnellsten und am billigsten zu einer Klärung führen kann. Allgemein werden dabei neben der Computertomographie die Ultraschalluntersuchung (die hier nicht dargestellt

Abb. 13.6. Pankreaskarzinom, Nativaufnahme
Übersichtsaufnahme in flacher Bauchlage. Anhebung und deutliche Verlagerung des luftgefüllten Magenfornix nach lateral durch den vergrößerten Pankreasschwanz (Pfeile). – 59jähriger Patient mit derber Resistenz im mittleren Oberbauch. Angiographie: gering vaskularisierter Tumor in der Pankreasgegend. Verdacht auf Neoplasma.

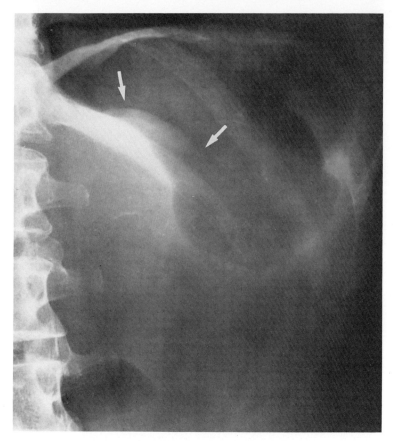

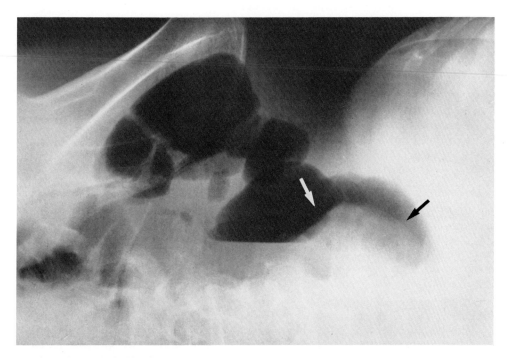

Abb. 13.7. Pankreaskarzinom, Nativaufnahme
Derselbe Patient wie in Abb. 13.6. – Übersichtsaufnahme des Oberbauches in linker Seitenlage mit horizontalem Strahlengang. In das atonische und luftgeblähte Duodenum ragt ein knolliger, weichteildichter Tumor, der dem vergrößerten Pankreaskopf entspricht (Pfeile).

wird) und die ERCP empfohlen, während invasive Verfahren (Angiographie, intraoperative Pankreatikographie) mehr in den Hintergrund treten (FOLEY u. Mitarb. 1980, MARGULIS u. Mitarb. 1980).

5. Kontrastdarstellung des Magen-Darm-Traktes

Bei Verdacht auf eine Pankreaserkrankung ist nach Ösophagus-, Magen-, Duodenal- und Dickdarmveränderungen zu suchen.

Schon die *Ösophagusuntersuchung* kann pathologische Befunde ergeben, weil im Pankreaskörper oder in der Schwanzregion lokalisierte und sich nach dorsal ausbreitende Prozesse zuweilen die Milzvene infiltrieren, einengen oder gar verschließen und dann eine prähepatische Blockade mit entsprechender Kollateralzirkulation zur Folge haben (SWART 1975).

Der *Magen* wird je nach Sitz einer Raumforderung im Pankreasschwanz, -körper oder -kopf (besonders durch Zysten) unterschiedlich verlagert, meist pelottenartig imprimiert oder angehoben. Der Fornix ist dabei am günstigsten im ersten schrägen Durchmesser zu untersuchen. Verlagerungen des Antrums lassen sich gut in dieser Position darstellen, jedoch werden sie auch gelegentlich eindrucksvoll in Bauchlage sichtbar. Hierbei erkennt man am besten eine kaudalwärts verlagerte kleine Kurvatur oder durch Anhebung verdrängte große Kurvaturseite. BÜCKER beschrieb bereits 1941 entsprechende Veränderungen am Magenfornix und dem Antrum bei Pankreaskarzinom.

Die meisten Hinweise auf eine Pankreaserkrankung erhält man durch die *Untersuchung des Duodenums,* wobei eine leichte Rotation im Sinne des ersten schrägen Durchmessers die vorteilhafteste Projektion der gesamten Duodenalschleife ergibt. 1938 beschrieb FROSTBERG bei Pankreaskopftumoren eine Deformität des absteigenden Duodenums in Form einer bikonkaven Impression der inneren Zirkumferenz, die sog. „umgekehrte Drei", bzw. das „Epsilonzeichen". Es handelte sich um Patienten mit einer Pankreaskopfvergrößerung, nämlich um bioptisch bewiesene Fälle von Pankreaskopf- bzw. Papillenkarzinomen und um eine Pankreatitis (Abb. 13.**10**–13.**12**).

Aber auch bei Entzündungen, neoplastischen Erkrankungen der im Pankreasraum gelegenen Lymphknoten, bei Sarkom, Leukämie und Lymphogranulomatose kann man sehr ähnliche Befunde beobachten. Die Erweiterung der Duodenalschleife bekommt besonderes Gewicht, wenn eine Doppelkontur an der inneren Zirkumferenz zu finden ist, die Impression also nicht nur einbogig, sondern doppelbogig erfolgt. Der Bulbus duodeni wird dabei häufig nach oben gedrängt.

LINDBLOM (1928) beschrieb bei Pankreatitis eine begleitende *Atonie* des Duodenums.

Das sog. „Gießkannenphänomen" (PANNHORST 1955/61) macht eine Pankreasaffektion wahrscheinlich, wird darüber hinaus aber auch bei Magen- und Duodenalulzera, bei Erkrankungen der Gallenwege und der Leber beobachtet (SCHOEN 1975). Es ist röntgenologisch dadurch gekennzeichnet, daß während der Magen- und Duodenaluntersuchung das Kontrastmittel im Stehen vom Bulbus duodeni infolge einer exzentrischen Einengung der Pars descendens nur in einem dünnen Band in das hypotone untere Duodenalknie fließt, in dem sich bereits Sekret angesammelt hat. Es beruht überwiegend auf einer Störung der motorischen und sekretorischen Funktion sowie des Wandtonus im Duodenum und gilt als reflektorisches Phänomen bei pathologischen Prozessen in der Nachbarschaft des Duodenums, besonders bei Pankreaserkrankungen. Vom Krankheitsbeginn an gerechnet vergehen mindestens zwei, meist mehrere Wochen bis zu seiner Manifestation (Abb. 13.**38**).

Da die Bauchspeicheldrüse bei Kleinkindern relativ groß ist, kann ein klinisch unauffälliges Pankreas während dieser Altersstufe die mediale Begrenzung des absteigenden Duodenums abflachen und den gesamten Duodenalbogen weit erscheinen lassen.

Bei der Darstellung der Papille und der Bewertung ihrer Ausdehnung ist zu bedenken, daß man selbst bei Gesunden einen Durchmesser bis zu 2 cm gefunden hat. Eine „Vergrößerung" muß immer mit einem klinischen Verdacht in Beziehung gesetzt werden, z. B. einer Pankreatitis. Bei Patienten mit Gelbsucht und einer Abnormität der Papillenregion stellt sich die Frage, ob evtl. ein intraluminärer Verschluß durch eine expandierende Läsion, einen Stein, eine Entzündung, eine Sphinktersklerose oder ein Neoplasma des Pankreaskopfes vorliegt.

Die Untersuchung des Duodenums in *Hypotonie* hielt SWART (1975) erst dann für sinnvoll, wenn die mit der üblichen Technik erkannten Veränderungen noch einer Differenzierung bedürfen. GERHARDT (1975), JACQUEMENT (1975) und NOVAK (1975) empfahlen dagegen die häufigere Anwendung dieser Modifikation, arbeiteten die Indikationen klarer heraus und wiesen auf eigene umfassende positive Untersuchungsergebnisse bei Pankreaserkrankungen hin.

Allgemein ist es also nicht möglich, aufgrund funktioneller oder morphologischer Duodenalveränderungen zwischen entzündlichen und neoplastischen Läsionen des Pankreas zu unterscheiden. Zwar gelingt ihre Lokalisation häufiger in

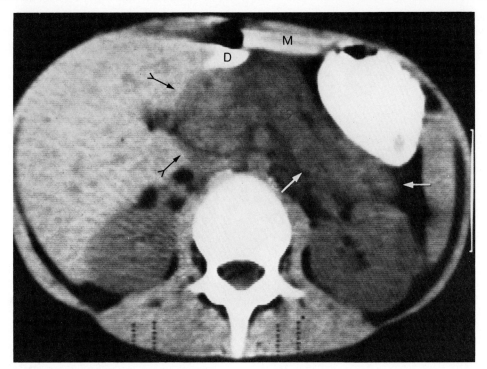

Abb. 13.8.   Chronisch-rezidivierende, familiär-hereditäre Pankreatitis
Untersuchung während eines akuten Schubes. Diffuse Vergrößerung der gesamten Bauchspeicheldrüse (Pfeile) mit umschriebener Ballonierung im Kopfgebiet (Doppelpfeile). Magen und Duodenum wurden mit Kontrastmittel gefüllt. Der Pankreaskopf imprimiert das Antrum des Magens (M) und das Duodenum (D). – 10jähriges Mädchen mit rezidivierenden Pankreatitiden seit dem 3. Lebensjahr. Die Mutter des Kindes leidet an einer chronischen, kalzifizierenden Pankreatitis.

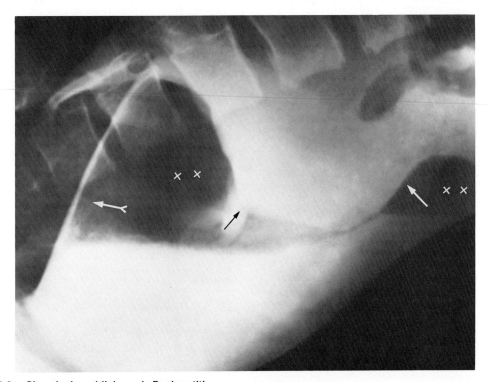

Abb. 13.9.   Chronisch-rezidivierende Pankreatitis
Untersuchung nach der Methode von Engel-Lysholm (vergl. Abb. 13.**3.**). Das Becken wurde etwas angehoben. Während eines akuten Schubes hat sich das Pankreas stark vergrößert (Pfeile) und imprimiert deutlich den mit Luft und Flüssigkeit gefüllten Magen (xx). Zahlreiche Kalkherde im Pankreas. Zwerchfell (Doppelpfeil). – 12jähriges Kind. Erneut Leibschmerzen im Mittelbauch. Starke Erhöhung der Amylase.

der Kopfregion, aber eine weitere Differenzierung bleibt dieser Untersuchungsmethode meist versagt.

6. Kontrastdarstellung des Pankreasganges

a) *Operative Pankreatikographie*

Die intraoperative Kontrastdarstellung des Pankreasganges mit 2–3 ml eines wasserlöslichen Kontrastmittels ergab seinerzeit wichtige Informationen über einige Pankreaserkrankungen, solange keine einfacheren Methoden zur Verfügung standen (LEGER u. ARVAY 1951, VOSSSCHULTE u. WAGNER 1968). Man erzielte Bilder, die weitgehend der Füllung des Parotisganges ähnelten, wie wir sie von der Sialographie her kennen. Es ließen sich bereits unregelmäßige Gangveränderungen und Stenosen, kleine traubenförmige Ektasien und Zysten darstellen und mit dem klinischen Befund in Beziehung setzen. Manchmal konnte unmittelbar nach einer derartigen Kontrastdarstellung ein obturierender Stein entfernt werden.

Je nach klinischer Fragestellung und Möglichkeit standen damals unterschiedliche Verfahren zur Verfügung:

1. Vertikale Inzision des unteren Duodenalknies mit Sondierung der Papille und retrograder Kontrastdarstellung.

2. Inzision der Kapsel am oberen Rand des Pankreas in Höhe des Isthmus mit Punktion des Ductus Wirsungianus und Kontrastfüllung.

3. Amputation des Pankreasschwanzes mit Sondierung des Ganges und deszendierender Kontrastfüllung.

Die Ergebnisse dieser Untersuchungen bildeten die Grundlage für die Interpretation von Bildern, die man jetzt mit der ERP erhält. Die intraoperative Pankreatikographie war seinerzeit nur bei Patienten möglich, bei denen sowieso eine Indikation zur Operation bestand. Die Methode wird heute kaum mehr angewendet (Abb. 13.**13**).

b) *Endoskopische retrograde Pankreatikographie (ERP)*

Mit dieser gut ausgebauten Untersuchungsmethode erzielt man heute bei Erwachsenen und Kindern auf wesentlich einfachere Weise eine Darstellung des Pankreasganges und kann Irregularitäten des Verlaufs und des Kalibers, seien sie lokalisiert oder ausgedehnt, einwandfrei erkennen. Man vermag ohne nennenswerte Gefährdung des Patienten Anomalien sowie anatomische und funktionelle Störungen am Gangsystem zu beobachten und exakt im Bilde festzuhalten. Für zuverlässige Untersuchungsergebnisse ist die Zusammenarbeit mit einem geübten Endoskopiker Voraussetzung. Die Untersuchung gelingt

heute bei ca. 90–95% aller Patienten (SHAPIRO 1980).

Um die Einführung und den Ausbau der Methode haben sich besonders ANACKER (1962), DEMLING u. CLASSEN (1970), CLASSEN u. Mitarb. (1972), STADELMANN u. Mitarb. (1973), ANACKER u. Mitarb. (1977), sowie bei Kindern BURDELSKI u. HUCHZERMEYER (1981) verdient gemacht. Das Untersuchungsverfahren ist ungefährlicher geworden, seit man strikt auf die Kontrastmittelmenge achtet, den Injektionsdruck beachtet und die Füllung röntgenologisch genau kontrolliert. In der Hand erfahrener Untersucher ist die Komplikationsrate gering (1% nach SHAPIRO 1980). Unter den schwereren Zwischenfällen (0,1% nach ANACKER u. Mitarb. 1977) überwiegen konsekutive Pankreatitiden und Cholangitiden.

Trotz aller mit dieser bestechenden Methode erzielten Fortschritte muß jeweils kritisch geprüft werden, ob die erhaltene Information zuverlässig und hilfreich für die Behandlung ist. Nach allgemeiner Ansicht stellt die Interpretation der erzielten Röntgenaufnahmen manchmal ein größeres Problem dar als die technische Durchführung der Untersuchung. Die Einbeziehung klinischer Befunde erhöht deutlich die Sicherheit und Ergiebigkeit der Interpretation (COTTON 1977).

Einzelheiten der röntgenologischen Untersuchungstechnik wurden bereits im Kapitel 11 dargestellt. Wichtig bleibt vor allem, daß die Kontrastmittelinjektion nur unter Durchleuchtungskontrolle vorgenommen werden darf. Man muß sowohl eine zu geringe Füllung als auch eine Überfüllung durch zu hohen Injektionsdruck vermeiden, weil sonst die Aussage limitiert wird und die Kontrastierung der Acini und der periazinösen Strukturen problematisch bzw. gefährlich ist. Falls die Gangentleerung so rasch erfolgt, daß die Füllung röntgenologisch nicht ausreichend dokumentiert werden kann, wird eine zweite Injektion erforderlich. Die Röntgenaufnahmen werden in Rückenlage oder in Schrägprojektionen angefertigt. Nach der Entfernung des Katheters beobachtet man den Abfluß durch die Papille, so daß sich Kontraktionen, Kontrastmittelabfluß und -retentionen im Bilde festhalten lassen. Die Entleerung des Pankreasganges darf normalerweise höchstens 3–5 Min. betragen, längere Entleerungszeiten gelten als pathologisch.

Die Untersuchung von Kindern erfordert besonderes technisches Geschick und ist erst dann indiziert, wenn alle nichtinvasiven Verfahren ergebnislos geblieben sind. Während bei älteren Kindern und Jugendlichen die Darstellung des Pankreasganges ebenso häufig wie bei Erwachsenen gelingt, ist naturgemäß die Erfolgsquote bei Säuglingen geringer, weil die kleinen Verhältnisse die Untersuchung erschweren und bisher kein dieser Situation angepaßtes Instrumentarium verfügbar

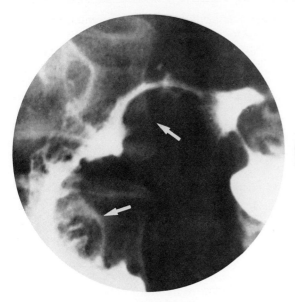

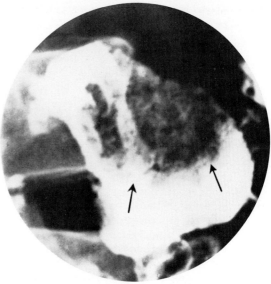

Abb. 13.10. Chronische Pankreatitis
Reaktive Vergrößerung des Pankreaskopfes mit bikonka-
ver Impression (Pfeile) des absteigenden Duodenums
(„Frostbergsches Zeichen"). – 48jähriger Patient mit Dia-
betes und den klinischen Symptomen einer chronischen
Pankreatitis.

Abb. 13.11. Pankreaskopfkarzinom
Zielaufnahme des Bulbus duodeni mit dosierter Kompression. Großer knolliger Pelotteneffekt (Pfeile), der durch ein
histologisch bestätigtes Pankreaskopfkarzinom hervorgerufen wurde (Bild: Prof. *Bücker*).

Abb. 13.12. Chronische Pankreatitis
Gezielte Übersichtsaufnahme mit dosierter Kompression. „Doppelkonturierung" der medialen Zirkumferenz des
absteigenden Duodenums (Pfeile)
durch einen tumorartig vergrößerten
Pankreaskopf. Unauffällige Gallenblase.

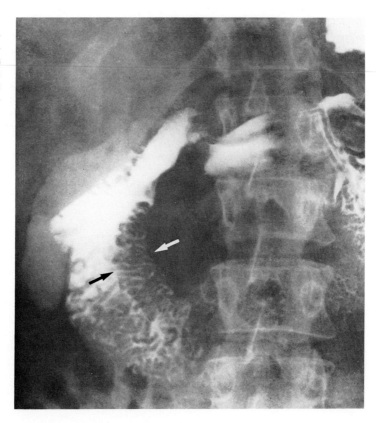

ist (Becker u. Mitarb. 1980, Burdelski u. Huch-zermeyer 1981).

Schwierigkeiten bei der Sondierung sind zu erwarten, wenn eine Pylorusstenose oder infiltrierende Wandprozesse im Duodenum vorliegen, die die Papille mit einbeziehen. Sie läßt sich dann kaum finden und sondieren. Ferner begegnet man Schwierigkeiten bei einer atypischen Papillenposition in einem Divertikel, bei Papillenspasmus und Papillenkarzinom sowie bei postoperativen Duodenalverlagerungen oder nach Magenresektionen.

Als *Indikationen* für eine ERP gelten nach Anakker u. Mitarb. (1977) die chronisch-rezidivierende Pankreatitis mit entsprechenden Gangveränderungen, der Verdacht auf Pankreaskarzinom bzw. der Verdacht auf benigne oder maligne Papillenstenose. Auch bei klinisch wichtigen Pankreasanomalien (Pancreas anulare) ist die ERP hilfreich, ferner bei unklaren Oberbauchbeschwerden nach Cholezystektomie oder cholangiodigestiven Fisteln sowie echten Pankreaszysten.

Als *Kontraindikationen* gelten die akute Pankreatitis bzw. der frische Schub einer chronischen Pankreatitis und die purulente akute Cholangitis. Bei Pankreaspseudozysten, Pankreasabszessen und einer Nekrosebildung muß die ERP wegen der Infektionsgefahr vermieden werden. Bei Verdacht auf diese Erkrankungen ist ihr vorheriger Ausschluß durch Sonographie bzw. CT möglich bzw. obligat. Falls aber in solchen Fällen wegen der Operationsplanung eine ERP für den Kliniker unumgänglich erscheint, sollte die Kontrastmittelmenge möglichst gering gehalten werden, um lediglich die anatomische Situation zu klären. Eine relative Kontraindikation stellt auch die akute Virushepatitis dar.

Als untersuchungstypische *Komplikationen* gelten eine Infektion bei Abflußhindernissen, die Infektion bei der Füllung von Pseudozysten, Abszessen und Nekrosen sowie die akute Pankreatitis durch Überspritzen des Pankreasganges (Demling u. Mitarb. 1979).

Der *Pankreasgang* zeigt hinsichtlich des Verlaufs und der Mündung erhebliche Varianten. Länge und Weite korrelieren mit der Organgröße und nehmen, individuell schwankend, mit dem Wachstum zu. Der Ductus pancreaticus verjüngt sich kontinuierlich vom Kopf zum Schwanzbereich. Bei einer ERP werden bei Erwachsenen Weiten zwischen 2–3 mm (Grenzbereich 1–6 mm) gemessen, während bei postmortalen Füllungen diese Werte etwas höher liegen. Bei Kindern reduziert sich dieses Lumen entsprechend dem Alter. Der Ductus choledochus, der sich häufig mitfüllt, ist meist doppelt so breit. Jenseits des 40. Lebensjahres kommt es allmählich zu einer kontinuierlichen Gangerweiterung, die im höheren Alter im Kopfgebiet 10 mm erreichen kann. Ebenso

nehmen Irregularitäten der Kontur zu, die zwar nicht krankhaft sind, aber die Beurteilung erschweren.

Im Pankreaskopf verläuft der Hauptgang in einem Winkel von etwa 45 Grad nach oben, um dann im Korpusbereich einen mehr horizontalen Verlauf einzunehmen. Im Schwanzbereich ist der Verlauf variabel, er kann ansteigen, sich horizontal erstrecken oder abfallen.

Vom Hauptgang gehen 15–30 Rami pancreatici 1. Ordnung rechtwinklig, leicht schräg oder bogenförmig ab, die sich anschließend in Gänge 2. und 3. Ordnung aufteilen. Es kann vorkommen, daß sich bei stärkerem Injektionsdruck die Gänge 1. und 2. Ordnung noch darstellen (Abb. 13.**14**–13.**16**).

Die zahlreichen Mündungsvarianten der drei Gangsysteme (Ductus choledochus, Ductus Wirsungianus, Ductus Santorini) sind erst aufgrund der ERCP-Untersuchungen im Detail studiert und in allen Einzelheiten bekannt geworden. Da in der Mehrzahl der Fälle (86%) der Ductus Wirsungianus und der Ductus choledochus gemeinsam in das Duodenum einmünden, füllen sich meist *beide* Gangsysteme gleichzeitig. Bei einer getrennten Einmündung wird man eine zusätzliche Darstellung der extrahepatischen Gallenwege anstreben, entweder durch eine ERC oder eine intravenöse Cholangiographie, notfalls sogar durch eine PTC. Ergibt sich dabei ein normales Choledochuslumen ohne Konkremente, so kann man mit regulären Abflußverhältnissen rechnen. Finden sich dagegen in erweiterten Gängen Konkremente, so besteht der Verdacht auf eine sekundäre Pankreasaffektion.

In 30–60% der Fälle läßt sich noch ein akzessorischer Pankreasgang (Ductus Santorini) nachweisen, der meist oralwärts in die Papilla minor mündet.

7. Selektive Arteriographie, Splenoportographie und Venographie

Auch die angiographischen Verfahren, nämlich die Arteriographie des Truncus coeliacus und der A. mesenterica superior, die Splenoportographie und Venographie werden zur Diagnostik von Pankreaserkrankungen herangezogen.

Arteriographisch zeigen sich bei Pankreastumoren vor allem Gefäßverlagerungen, Einengungen, Abbrüche, Kurzschlüsse und pathologische Anfärbungen. Die relative Sicherheit der angiographischen Tumordiagnostik wird aber durch die Erfahrung getrübt, daß sich die meisten damit aufgefundenen Tumoren als inoperabel erweisen. Unsicherheiten entstehen ferner dadurch, daß das Pankreas keine eigene Arterie besitzt und daher

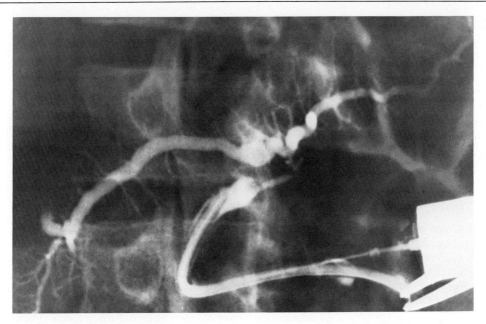

Abb. 13.13.   Direkte Pankreatikographie
Kontrastdarstellung des Ductus pancreaticus über eine posttraumatische Fistel, in die ein Katheter eingeführt wurde. Die Fistel geht vom mittleren Drittel des Gangsystems aus, das sich nach beiden Seiten füllt. Normales Kaliber, normaler Verlauf. Der Pankreasschwanz steigt bis zur 11. Rippe hin an.

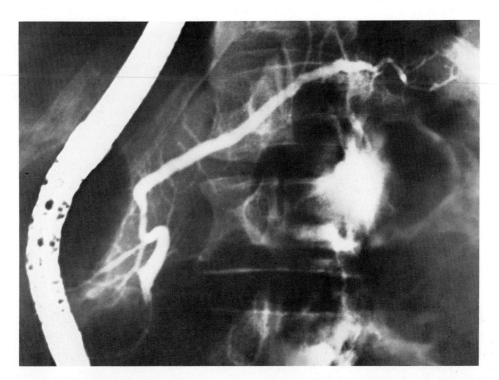

Abb. 13.14.   Normaler Pankreasgang – ERP
Der Ductus Wirsungianus ist in seinem Verlauf und in ganzer Länge dargestellt. Er steigt entsprechend der Pankreasposition nach links oben an, weist glatte Konturen auf und verjüngt sich zum Schwanzgebiet hin. Die Seitenäste sind zart gefüllt, gut sichtbar und besonders im Kopfgebiet ziemlich lang. Keine Parenchymanfärbung. – 36jähriger Patient.

die angiographisch faßbaren Veränderungen wegen der großen Variabilität der arteriellen Versorgung oft minimal sind. Zudem zeigen unterschiedliche Pankreaserkrankungen (Tumoren und Entzündungen) ein sehr ähnliches oder sogar identisches Gefäßbild (BÜCHELER u. BOLDT 1975). Diagnostische Fortschritte gelangen mit der sog. "superselektiven Angiographie", bei der gezielt die A. hepatica bzw. die A. gastroduodenalis, A. lienalis und A. pancreatica dorsalis dargestellt werden (BÜCHELER u. Mitarb. 1971, RÖSCH 1971). Sie erlaubt eine bessere Kontrastierung und überlagerungsfreie Darstellung der verschiedenen Pankreasabschnitte.

Die Analyse der *venösen Phase* einer Arteriographie verdient nach RING (1980) besondere Beachtung, weil bei Tumoren die dünnwandigen Venen empfindlicher auf Druck reagieren als Arterien und Verlagerungen sowie Kompressionen deutlicher in Erscheinung treten können.

Mehrfach wurde versucht, den Aussagewert der Pankreasangiographie sowohl in der arteriellen als auch in der venösen Phase durch die Applikation vasoaktiver Substanzen (z. B. Adrenalin, 8–10 mg) zu verbessern (WEHLING 1971, POKIESER 1975). Viele Erwartungen der Pharmakoangiographie haben sich allerdings nicht erfüllt.

Pankreaserkrankungen, die mit einer Organvergrößerung einhergehen, können die hinter dem Pankreaskörper oft in einer Art Tunnel verlaufende Milzvene und die V. mesenterica superior beeinträchtigen. Eine fortgeschrittene Pankreatitis, ein Karzinom, Zysten und eine peripankreatische Entzündung behindern manchmal durch ausgedehnte Thrombenbildung, Tumoreinbruch, eine Gefäßverlagerung und Stenosierung den venösen Abfluß so stark, daß sich eine Kollateralzirkulation ausbildet (RÖSCH 1975). Nur positive Befunde haben diagnostische Bedeutung, sind aber unspezifisch, geben allerdings zusätzliche Hinweise über die Operabilität. Die Klärung kann mit der direkten *Splenoportographie* und bester Kontrastierung, aber auch in Form der indirekten Splenoportographie durch Beobachtung der venösen Phase einer viszeralen Angiographie herbeigeführt werden.

Die *perkutane transhepatische Portographie* wird empfohlen, um die Pankreasvenen für eine direkte Kontrastmittelfüllung zu erreichen, besonders aber, wenn bei Verdacht auf *Inselzelltumoren* eine gezielte Blutentnahme erforderlich ist.

Als ergänzende Gefäßdarstellung werden die *Kavographie* und die *retroperitoneale Venographie* empfohlen. Manchmal gelingt es mit ihrer Hilfe, die Operabilität bei Neoplasmen besser abzuschätzen und die Auswirkungen auf den venösen Abfluß nach Pankreatitis oder bei Pseudozysten nachzuweisen (DÜX 1970, 1975).

8. Szintigraphie

Nachdem es BLAU u. Mitarb. (1962) gelungen war, ein Schwefelatom der Aminosäure Methionin durch das Radionuklid Selen[75] zu ersetzen, schienen alle Voraussetzungen für eine brauchbare Pankreasszintigraphie gegeben zu sein. Trotz der relativ günstigen Leber-Pankreas-Relation von 1 : 8, ausgedrückt in Radioaktivität/kg Gewebe, entsprechender Lagerung und minuziöser Vorbereitung des Patienten mit Milch, Cecekin und Morphin, blieben die Ergebnisse jedoch enttäuschend. Die Schwierigkeiten in der Abgrenzung von Leber- und Pankreasaktivität beeinträchtigten die Brauchbarkeit der Methode. Eine befriedigende und überzeugende Pankreasszintigraphie war erst durch die 1967 von KAPLAN u. Mitarb. empfohlene Doppelradionuklid-Szintigraphie nach der Applikation von [75]Selen-Methionin und [198]Gold möglich. Während die Leber sowohl Gold als auch radioaktives Methionin aufnimmt, speichert das Pankreas ausschließlich Methionin. Durch getrenntes oder simultanes Aufzeichnen der Gold- und Selenaktivität mit anschließender Subtraktion erhält man ein „Differenz-Szintigramm", das nur die Bereiche darstellt, die ausschließlich Methionin einlagern. Dieser Vorgang kann entweder durch einen Prozeßrechner (HUNDSHAGEN 1971) oder eine digitale Subtraktionseinheit (PRÉVÔT JR. 1972) erfolgen. Über die heutige Leistungsfähigkeit äußerten sich HUNDSHAGEN (1975) und WINKLER (1975) sowie SCHNEIDER u. MONTZ (1975).

Angesichts der Überlegenheit der inzwischen verbesserten bzw. neu entwickelten Verfahren, wie der Computertomographie, der ERP und der superselektiven Angiographie wurde bei uns während der letzten Jahre die Szintigraphie des Pankreas diagnostisch kaum mehr eingesetzt (Abb. 13.**17** u. 13.**18**).

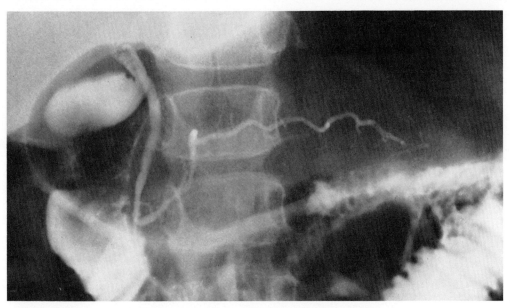

Abb. 13.15. Normaler Ductus pancreaticus und Ductus choledochus beim Kinde
7jähriges Kind. – Simultane Darstellung beider Gangsysteme durch ERCP. Sie sind im Verlauf und Kaliber normal und vereinigen sich unmittelbar vor der gemeinsamen Mündung. Eine isolierte Füllung des Ductus pancreaticus war nicht möglich, dessen Kaliber knapp 2 mm beträgt. Sehr zarte Nebenäste, keine Parenchymanfärbung. Durch Luftaufblähung des Magens werden auch die Pankreaskonturen sichtbar.

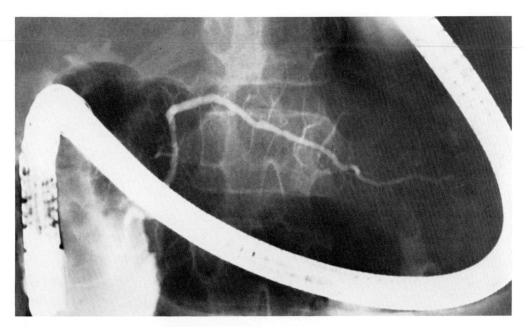

Abb. 13.16. Normales Pankreatikogramm beim Kinde
9jähriges Kind. – Selektive Füllung des Ductus pancreaticus. Er verläuft im Kopfgebiet steil nach oben und biegt im Pankreaskörper in eine mehr horizontale Richtung um. Das Lumen beträgt ca. 2 mm. Auch die Rr. pancreatici 1. Ordnung werden sichtbar. Der Magen wurde mit Luft aufgebläht, um eine überlagerungsfreie Darstellung des Gangsystems und des Pankreaskörpers zu erzielen.

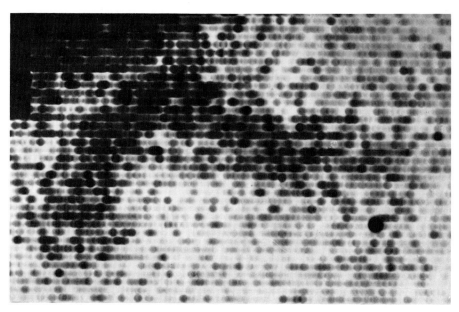

Abb. 13.17.   Normales Pankreasszintigramm
Darstellung durch radioaktiv markiertes ^{75}Selen-Methionin in der Originalmethode nach Blau. Gleichmäßige Anreicherung in Leber und Pankreas. Infolge der besonders günstigen Lage beider Organe zueinander ist es nicht zu Überschneidungen gekommen. (Bild: Prof. *Schneider*)

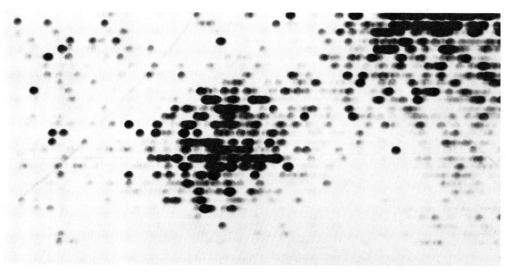

Abb. 13.18.   Doppelradionuklidszintigramm bei chronischer Pankreatitis
Im Differenzszintigramm sind die Konturen der Bauchspeicheldrüse nicht mehr exakt abzugrenzen, die Methioninspeicherung ist fleckig und reduziert (Bild: Priv.-Doz. Dr. *H. Prévôt*).

Anomalien und angeborene Erkrankungen

Die klinische Bedeutung der relativ zahlreichen Pankreasanomalien ist sehr unterschiedlich. Während eine Aplasie sich mit dem Leben nicht vereinbaren läßt, sind Teilaplasien von Kopf, Körper und Schwanz, Veränderungen der Form, Größe und Lage, auch partielle Formabweichungen oder Lappungen meist klinisch ohne Bedeutung. Sie werden heute durch CT-Untersuchungen und die ERCP (Anomalien der Pankreasgänge) häufiger als bisher erkannt.

1. Pancreas anulare

Diese Fehlbildung beruht offenbar auf einer mangelhaften oder ausgebliebenen Rückbildung der rechten ventralen Pankreasanlage während der frühen Embryonalzeit mit persistierender Fixierung des Pankreasendes. Während der Darmdrehung kommt dann eine zirkuläre Duodenaleinschnürung zustande. Über spezielle Erfahrungen an 24 Kindern berichteten MERILL u. RAFFENSPERGER (1977). Sie äußerten die Ansicht, daß sicherlich ein ringförmiges Pankreas das Duodenum von außen her einschnüren kann, eine derartige Anomalie jedoch häufig auch mit einer *inneren Duodenalstenose* oder gar einer *Duodenalatresie* kombiniert ist und sich Pankreasgewebe mit der Wandmuskulatur des Duodenums mischen kann. Das Pancreas anulare wird dabei nur als *ein* Faktor der Obstruktion angesehen oder kommt überhaupt erst aufgrund einer Entwicklungsstörung des Duodenums zustande, die letztlich in einer Stenose oder Atresie endet. Diese besondere Form läßt sich als *komplexe Mißbildung* des Pankreas *und* des Duodenums auffassen.

Einzelheiten der Röntgensymptomatologie und der Untersuchungstechnik wurden bereits im Kapitel „Duodenum" dargestellt. Der Nachweis schmaler Schnürringe erfolgt oft zufällig, weil sie symptomlos oder symptomarm bleiben, auch ist die Ringbildung häufig nicht vollständig. Meist münden der Ductus choledochus und der Ductus pancreaticus unterhalb der Einschnürung. Die variablen Mündungsverhältnisse dieser Gangsysteme sind aufgrund des Studiums anatomischer Präparate bekannt geworden (REHBEIN 1976). Unterhalb des Pancreas anulare ist das Duodenum gelegentlich zwiebelförmig aufgetrieben. Als Komplikation der Passagebehinderung resultieren manchmal Schleimhautödeme, oberflächliche Erosionen oder gar Ulkusbildungen.

Neuerdings gelingt zuweilen die direkte präoperative Diagnose mit Hilfe einer ERP mit dem Vorteil, Aufschluß über die Mündungsverhältnisse des Ductus choledochus und des Ductus pancreaticus zu erhalten. Man kann damit auch eine in die Anomalie einbezogene Strangulation der Gangsysteme aufdecken (GLAZER u. MARGULIS 1979) (Abb. 13.**19**).

2. Ektopisches Pankreas

Ektopisches Pankreasgewebe läßt sich röntgenologisch und operativ bei etwa 1–2% aller Patienten nachweisen. FELDMAN u. WEINBERG (1952) fanden es sogar in 12,5% aller Obduktionen, wobei aufgrund sehr sorgfältiger Untersuchungen in diesen Bericht auch akzessorische Pankreasanlagen unter 0,5 cm Durchmesser einbezogen wurden. Sie lokalisieren sich hauptsächlich um die Pankreasregion, bevorzugen also den Magen, das Duodenum und Jejunum, aber gelegentlich trifft man sie auch in anderen Abschnitten des Magen-Darm-Kanals, ferner in den Gallenwegen, der Milz und dem Mesenterium, ja sogar im Mediastinum an (WILDANGER u. STAMEL 1978).

Im Magen findet sich ektopisches Pankreasgewebe in Form kleiner Inseln oder polypöser Tumoren gewöhnlich an der großen Kurvaturseite bzw. der Hinterwand des pylorusnahen Antrums. Innerhalb des Duodenums lokalisiert es sich um die Papille. Diese Gebilde sind rundlich oder oval, liegen innerhalb der Submukosa, dehnen sich nur selten in die Muskularis aus, haben oft Mamillenform, sind einige Millimeter bis zu wenigen Zentimetern groß und ragen in das Organlumen vor. Oft weisen die breitbasigen Erhebungen eine kleine zentrale Delle auf, an deren Grund sich punktförmig die Öffnung des Ausführungsganges zeigt. Solch ein Duktus kann bis zu 10 mm lang sein und einen Durchmesser von 5 mm aufweisen. Histologisch enthält ektopisches Pankreas sezernierendes Parenchym, aber auch Langerhanssche Inseln (PRÉVÔT 1937, EKLÖF u. Mitarb. 1973, WITTHAUT 1977).

Meist sind diese Gebilde klinisch bedeutungslos und werden zufällig während einer Röntgenuntersuchung, endoskopisch oder bei einer Operation gefunden. Gelegentlich klagen die Patienten aber auch über Beschwerden in Form von Leibschmerzen, Brechreiz oder Erbrechen, für die es keine rechte Erklärung gibt, solange Komplikationen fehlen. Größe und Lage können aber für klinische Symptome von Bedeutung sein. Partielle Obstruktionen am Magenausgang (THOENI u. GEDGAUDAS 1980), Ikterus durch Gallenabflußstörungen (HÖCHT u. Mitarb. 1975) und Invaginationen sind bekannt geworden. Vor allem aber liegen auch Berichte über akute und chronische Pankreatiden sowie deren Folgen, wie Abszesse und Zysten innerhalb des ektopischen Pankreasgewebes, aber auch über Tumoren vor (GREEN u.

Mitarb. 1977). Gelegentlich sind entzündliche Reaktionen der umgebenden Schleimhaut, selbst Ulzera und akute Blutungen zu befürchten (MAGISTRIS u. MACHACEK 1976).

Das Röntgenbild des ektopischen Pankreas entspricht dem eines breitbasig aufsitzenden, flachen, gutartigen Tumors, der nur ausnahmsweise einen Stiel besitzt. Man findet gewöhnlich einen unbeweglichen, rundlichen, glatt begrenzten Füllungsdefekt mit einwandfreier Schleimhaut in der Umgebung. Zeigt sich eine Nabelung der Oberfläche und ein Ausführungsgang in Form einer punktförmigen Kontrastmittelansammlung, gilt dies als wichtiges, nahezu beweisendes Röntgensymptom. Stiele und Beweglichkeit sprechen dagegen mehr für polypöse Tumoren anderer geweblicher Zusammensetzung (PERILLO u. Mitarb. 1977). Bei sekundären Veränderungen der umgebenden Schleimhaut (Entzündungen, Spasmen) sind Komplikationen anzunehmen, so daß auch Beschwerden bestehen. Diagnostisch ergänzen sich Röntgenuntersuchung und Endoskopie, sie sind in der Treffsicherheit etwa gleichwertig (Abb. 13.20–13.23).

3. Zystische Fibrose mit Pankreasinsuffizienz (Mukoviszidose)

Dieses autosomal rezessiv vererbbare Leiden, die häufigste angeborene Stoffwechselstörung im Kindesalter mit ausgesprochen exokriner Pankreasinsuffizienz, ruft selten röntgenologisch faßbare Veränderungen an der Bauchspeicheldrüse selbst hervor. Allerdings führt das abnorm zähe Sekret zur Obstruktion der Ausführungsgänge mit Rückstau, in deren Gefolge eine Zystenbildung und Fibrose mit Organverkleinerung zustande kommen (BACHMANN u. DOMINICK 1980).

Die in mikroskopischen Präparaten nachweisbaren Kalkdepots lassen sich mit Übersichtsaufnahmen kaum darstellen. Sie entgehen dem Untersucher, wenn nicht durch eine Luftaufblähung des Magens diese diskreten Verkalkungen sichtbar gemacht werden. Mit dieser Methode konnten IANNACCONE u. ANTONELLI (1980) allerdings nachweisen, daß bei Kindern derartige Befunde häufiger sind als bisher angenommen wurde (Abb. 13.24).

Die Verkalkungen weisen auf eine erhebliche Schädigung des Pankreas hin und wechseln in ihrer Größe von sehr feinen punktförmigen Einlagerungen (Kopfgebiet) bis zu granulär-fleckigen Verkalkungen im ganzen Organ. Sie lokalisieren sich in die erweiterten Pankreasgänge und sind Folgen umschriebener duktaler Obstruktionen, vor denen sich das mit Kalzium angereicherte eingedickte Sekret staut. Der behinderte Abfluß kann auch eine Überdehnung und Ruptur der feinen Gänge bewirken, wonach Pankreasenzyme in das umgebende Gewebe eindringen und örtliche Entzündungen mit Nekrosen und Verkalkungen hervorrufen.

Die gastrointestinalen Folgen der Grundkrankheit äußern sich besonders während der Neugeborenenperiode in vielfältigen Mekoniumerkrankungen, deren Röntgensymptomatologie später abgehandelt wird. Es kommt bei jüngeren Kindern und Schulkindern gelegentlich zu Invaginationen durch pathologisch zusammengesetzte Stuhlmassen, zu pankreatogener Maldigestion mit schwerer Steatorrhöe und Malnutrition. Gelegentlich entsteht eine Pneumatosis intestinalis, eine retroperitoneale Fibrose und ein Rektumprolaps. Während des Krankheitsverlaufes ist auch eine Leberbeteiligung zu befürchten. Man findet hier eine Zellverfettung, eine intrahepatische Stauung der abnorm zähflüssigen Galle mit biliärer Zirrhose und schließlich eine portale Hypertension (SHWACHMAN 1975).

Beim *Shwachman-Diamond-Syndrom* liegt eine ähnliche angeborene Pankreasinsuffizienz vor, zu der sich noch eine Neutropenie, vor allem auch eine radiologisch klar erfaßbare, fakultative metaphysäre Dysostose mit Kleinwuchs gesellen (SHWACHMAN u. Mitarb. 1964).

Pankreatitis

Die Röntgendiagnostik der *akuten Pankreatitis* sowie der radiologische Nachweis ihrer Früh-, Spät- und Dauerkomplikationen werden im letzten Kapitel behandelt.

Die *chronische Pankreatitis* (chronische Pankreatopathie) umfaßt eine größere Gruppe unterschiedlicher Formen, deren Einteilung variabel gehandhabt wird. OTTO (1974) nahm aufgrund der

Vorschläge von WANKE (1968), HESS (1969) und BECKER (1973) folgende Klassifikation vor:

1. Chronische, autodigestiv-tryptische Pankreatitis (chronic relapsing pancreatitis),
2. chronisch-rezidivierende, interstitielle Pankreatitiden (Begleit-, Virus-, Umbau-, Ausscheidungspankreatitiden; Pankreatitiden bei organischen Papillenstenosen),

Abb. 13.19.   Pancreas anulare – ERP
Darstellung des gesamten Pankreasgangsystems. Tiefe Einmündung des Ductus Wirsungianus, deutlich ausgebildeter Ductus Santorini. Er umgreift, zusammen mit Pankreasgewebe, das Duodenallumen und mündet von lateral ein. Einengung der Pars descendens durch ein ringförmig angelegtes Pankreas. Prästenotische Dilatation.

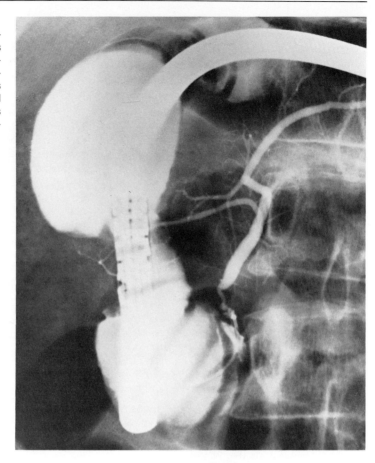

Abb. 13.20.   „Pankreasadenom" (Dystopes Pankreasgewebe)
Zielaufnahme des Antrums. Mamillenförmiger, der großen Kurvatur des Antrums breitbasig aufsitzender polypöser Tumor (Pfeil). – 36jähriger Patient.

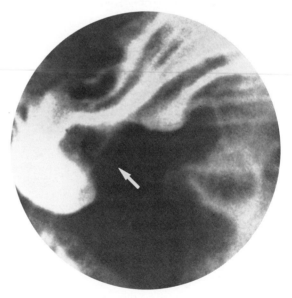

Abb. 13.21.   Dystopes Pankreasgewebe
Resektionspräparat zu Abb. 13.20. (Operation: Prof. *Konjetzny*). Der polypöse Tumor erwies sich histologisch als versprengte Pankreasanlage.

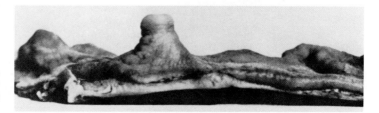

3. Sonderformen (Alkohol-Pankreatitis bzw. chronisch-sklerosierende Pankreatitis, Cholezystopankreatitis, postoperative Pankreatitis, traumatische Pankreatitis, Steroid-Pankreatitis, Hyperparathyreoidismus und Pankreatitis).

Beim Kinde ist die Pankreatitis sowohl in der akuten als auch der chronischen Form vielleicht deswegen seltener, weil ein Teil der auslösenden Faktoren fehlt. Allerdings bleibt die Krankheitshäufigkeit umstritten. Heute wird vermutet, daß sie deutlich größer ist als bisher angenommen wurde, möglicherweise sogar derjenigen des Erwachsenen entspricht (NIESSEN 1980).

Die bei Erwachsenen wirksamen ätiologischen Mechanismen findet man auch bei älteren Kindern. Darüber hinaus sind einige Noxen zu erwähnen, die eine progrediente Schädigung der Bauchspeicheldrüse herbeiführen. Hierzu gehören metabolische Störungen (Niereninsuffizienz, Hyperlipidämie), Medikamenten- und Toxinwirkungen (Immunsuppressiva, Zytostatika, Glukokortikoide), die Pankreasbeteiligung bei einigen Systemerkrankungen (z. B. Leukämie, Morbus Hodgkin) sowie abdominelle Traumata, besonders auch Bagatellunfälle und die Kindesmißhandlung (BUNTAIN u. Mitarb. 1978).

AMANN (1976) trennte darüber hinaus eine *idiopathische juvenile chronische Pankreatitis* als nosologische Einheit ab. Sie beginnt im frühen Kindesalter und geht mit rezidivierenden Krankheitsschüben einher, ihre Prognose ist ungünstig. Verkalkungen treten nach etwa 6 Jahren auf. Als Ursache wird eine genetische Disposition vermutet, die durch gängige schädigende Faktoren zur chronischen Pankreatitis führt.

Als Sonderform bei Kindern ist die unter dem Bilde einer rekurrierenden Erkrankung verlaufende *hereditäre Pankreatitis* zu erwähnen (KATTWINKEL u. Mitarb. 1973, SCHARNETZKY u. SCHRÖTER 1980). Sie gilt als autosomal dominantes Erbleiden, das später in eine Pankreasinsuffizienz übergeht. Über ihre Ätiologie ist nichts Sicheres bekannt. Möglicherweise basiert die Erkrankung auf kongenitalen Anomalien des Gangsystems mit entsprechenden Auswirkungen. Pathologisch-anatomisch findet man neben Gangveränderungen eine Induration und interstitielle Fibrose, später Verkalkungen im Kopfbereich, also eine progrediente Organzerstörung.

Die chronische, oft in Schüben verlaufende Pankreatitis unterscheidet sich von akuten Formen durch das Nebeneinander von frischen Entzündungsherden und älteren Narben und durch das Ausmaß der Parenchymnekrosen. Ihr pathologisch-anatomisches Kennzeichen ist die tryptische Nekrose des Parenchyms und die lipolytische Nekrose des interglandulären und periglandulären Fettgewebes. Herdförmige Nekrosen werden resorbiert und durch Narbengewebe ersetzt. So resultiert eine zunehmende, teilweise hochgradige Reduktion des Parenchymbestandes. In der Endphase zeigt sich eine Zerstörung des Drüsenaufbaus mit Untergang von Drüsenacini, einer zirrhotischen Vernarbung und lipomatösen Drüsendurchsetzung (DOERR 1974).

Im Anfangsstadium einer chronischen Pankreatitis finden sich – unabhängig von der Ätiologie – Eiweißpräzipitate im Gangsystem (SARLES u. SINGER 1978). Sie schädigen das Gangepithel, was schließlich eine Epithelatrophie, Stenosen und Strikturen zur Folge hat und mit einer Wucherung des perikanalikulären Bindegewebes verbunden ist. Durch intrakanalikuläre Drucksteigerung erweitern sich die Pankreasgänge teils zylindrisch, teils perlschnurartig. Innerhalb der Ductuli bleiben eingedickte Sekretschollen liegen, die z. T. kalkig inkrustieren. Häufig findet man Steine in den Ausführungsgängen. Neben der eigentlichen „Pankreatolithiasis", also der Konkrementbildung innerhalb der Gänge, entstehen im Gefolge der Organzerstörung auch Fettgewebsnekrosen, Verkalkungen im hyalin sklerosierten Bindegewebe und im Parenchym sowie Narben und Zysten (LEGER 1956, SARLES u. MERCADIER 1960, FEROLDI 1965, RÖSCH 1979).

Das Aussehen eines durch chronische Entzündung veränderten Organs wird in fortgeschrittenen Stadien durch eine ausgeprägte Fibrose gekennzeichnet, so daß es palpatorisch hart und zumeist geschrumpft ist. Es folgen häufig röntgendiagnostisch wichtige Komplikationen, von denen nur die *postpankreatitische Röhrenstenose des Ductus choledochus*, *Pseudozysten* und die *segmentäre portale Hypertension* genannt werden sollen.

Die *Röhrenstenose des Ductus choledochus* im Gefolge einer chronischen Pankreatitis betrifft den retropankreatischen, teilweise auch den intrapankreatischen Verlauf. Sie beruht auf einer konzentrischen Gangeinengung durch die Fibrose und Sklerose, die man nach HESS (1969) in 38% der Fälle antrifft (Abb. 13.**27**–13.**30**).

Die *Pseudozysten* im Gefolge einer Pankreatitis unterteilt man in intrapankreatische und extrapankreatische Formen. Die innerhalb des Organs gelegenen Hohlraumbildungen von unterschiedlicher Größe entstehen gewöhnlich nach Gewebsnekrosen, werden von entzündlichem Granulationsgewebe begrenzt und kommunizieren meist mit dem Ductus Wirsungianus. Die extrapankreatischen Pseudozysten bilden sich im Gefolge akuter Entzündungsschübe, beruhen auf abgekapselten Exsudaten und liegen dem Pankreas unmittelbar an.

Diese Zysten sind allgemein mit hämorrhagischem Exsudat angefüllt und enthalten z. T. Pankreassequester. Sie können eine erhebliche

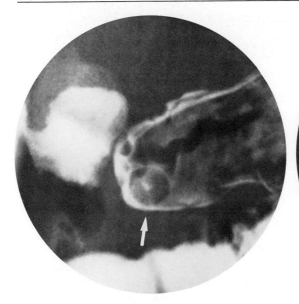 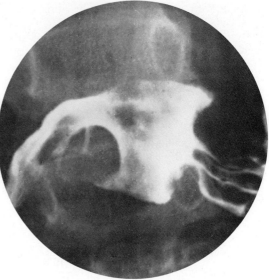

Abb. 13.22. Dystopes Pankreasgewebe im präpylorischen Antrum
Rundlicher, nicht verschieblicher Tumor an der großen Kurvaturseite des Antrums mit zentraler Delle (Pfeil). Darstellung im Doppelkontrastverfahren. Endoskopisch verifiziert. – 3jähriges Kind.

Abb. 13.23. Dystopes Pankreasgewebe im Bulbus duodeni
Rundliche Aussparung durch nichtbeweglichen Tumor mit zentraler Delle im Bulbus duodeni. Keine Beeinträchtigung der Passage. Endoskopisch verifiziert. – 9jähriges Kind.

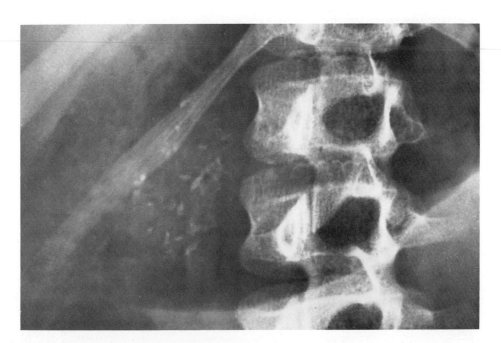

Abb. 13.24. Pankreasverkalkung bei Mukoviszidose
Gezielte Übersichtsaufnahme in Schrägprojektion nach Luftaufblähung des Magens. Ausgedehnte feinfleckig-schollige Verkalkungen im Bereich des Pankreaskopfes. – 10jähr. Mädchen mit Mukoviszidose und Symptomen der Verdauungsinsuffizienz.

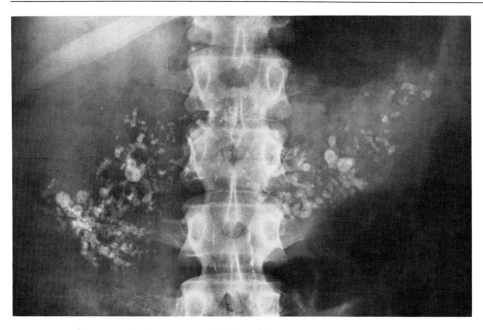

Abb. 13.25.   Pankreasverkalkungen nach Pankreatitis
Fleckige Kalkimprägnation mit Kalkherden unterschiedlicher Größe innerhalb der ganzen Bauchspeicheldrüse. Sie beruhen auf Pankreassteinen und verkalkten Fettgewebsnekrosen im Gefolge einer chronischen Entzündung. Das ganze Organ ist betroffen und in seiner Größe, Form und Lage erkennbar.

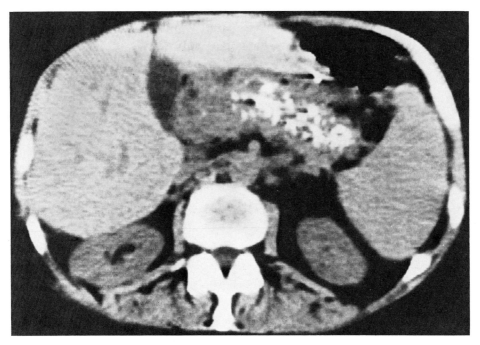

Abb. 13.26.   Pankreasverkalkungen nach Pankreatitis
Die fleckigen Kalkeinlagerungen lokalisieren sich besonders in den Pankreaskörper und den Schwanzteil des insgesamt vergrößerten Organs. Kleine Zysten im Kopfgebiet. – 45jähriger Mann mit rezidivierender Pankreatitis.

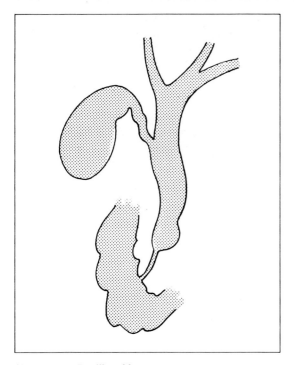

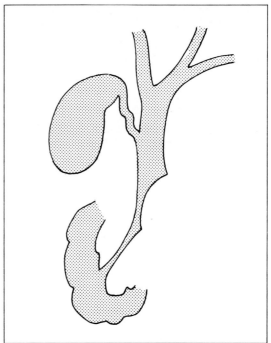

Abb. 13.27. Papillensklerose
Schematische Darstellung (nach *Swart*). Erweiterung des Ductus choledochus mit Abflußbehinderung. Ursächlich kommen sowohl Konkremente als auch schrumpfende Prozesse an der zum Pankreas gehörenden Sphinkterlippe in Betracht.

Abb. 13.28. Intrapankreatische Choledochusstenose
Schematische Darstellung (nach *Swart*) einer Deformität und Stenose des Ductus choledochus. Der intrapankreatische Anteil ist nach entzündlicher Schrumpfung des Pankreaskopfes im Gefolge einer chronischen Pankreatitis stark verengt.

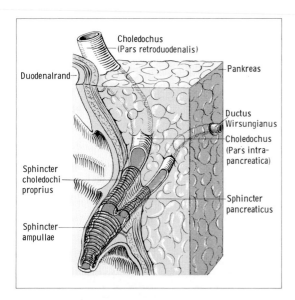

Abb. 13.29. Lagebeziehungen zwischen Gallenwegen und Pankreas
(Aus: *W. Hess*: Erkrankungen der Gallenwege und des Pankreas. Thieme, Stuttgart 1961)

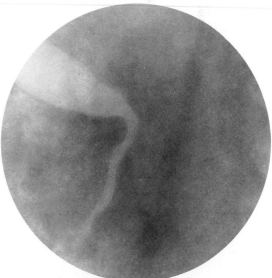

Abb. 13.30. Intrapankreatische Choledochusstenose bei chronischer Pankreatitis
Starke Einengung des intrapankreatischen Anteils des Ductus choledochus bei einer 55jährigen Patientin mit rezidivierenden Schüben einer chronischen Pankreatitis.

Größe erreichen und als Pankreastumoren bzw. -karzinome fehlgedeutet werden. Die Zystenwand besteht, wie bei den intrapankreatischen Formen, aus entzündlichem Granulationsgewebe. Je nach Lokalisation haben sie entsprechende Verlagerungen des Magens oder des Duodenums zur Folge.

Im Verlaufe einer chronischen autodigestiv-tryptischen Pankreatitis wird auch manchmal die V. lienalis oder die Pfortader komprimiert, weil diese Gefäße in die peripankreatische Fibrose bzw. Sklerose einbezogen werden. Durch den Rückstau des Blutes in der Milz resultiert eine Splenomegalie. Bei solch einer *segmental portalen Hypertension* sucht das Milzblut seinen Abfluß über ein Kollateralnetz zur Pfortader. Dieser Umgehungskreislauf bildet sich nach HESS bei 22% der Patienten mit chronischen Pankreatitiden aus.

Häufigkeit und klinische Symptomatologie der chronischen Pankreatitis sind in den verschiedenen Ländern unterschiedlich. Von den auslösenden Faktoren spielt bei uns offenbar der Alkoholabusus eine entscheidende Rolle. Als weitere Ursachen werden neben Anomalien (Divertikel, Keimversprengung) und entzündlichen Prozessen der Nachbarschaft (Ulcera ventriculi et duodeni, Gallenwegserkrankungen) vor allem Infektionen, wie Varizellen, Mumps und Typhus, angegeben. Die sog. „Begleitpankreatitis" findet sich bei Leberzirrhose und Stoffwechselstörungen (Diabetes, Hyperlipämie, Hyperkalzämie), bei Ernährungs- und Resorptionsstörungen, Allergien, Parasiten und schließlich der Mangelernährung. Dabei scheinen die Unterernährung, die Sklerose und der Alkohol eine Kalkablagerung zu fördern, denn bei den nichtalkoholischen Pankreatitiden sind Verkalkungen seltener. Bei 20–30% der Patienten bleibt die Ätiologie allerdings unklar.

Alle diese Formen gehen weder mit typischen oder gar ausgeprägten klinischen Symptomen, noch einer markanteren röntgenologisch nachweisbaren Organvergrößerung einher. Das gilt besonders für den zur Sklerosierung und Schrumpfung neigenden Verlauf. Bei diesen Patienten vermutet man aufgrund der vagen Symptomatologie und ihrer Mißstimmung „endogene Depressionen" (SWART 1961). Der Röntgenuntersuchung kommt daher eine große Bedeutung zu.

Wie bei den akuten Formen finden wir auch bei den chronisch rezidivierenden Verläufen schon bei der Röntgenuntersuchung der *Thoraxorgane* gelegentlich kleine, plattenförmige Atelektasen oder Winkelergüsse.

Auf *Nativaufnahmen des Abdomens* gehört der Nachweis von Kalkdepots mit zu den beweisenden Symptomen. Neben Parenchymverkalkungen werden echte Konkremente beobachtet. Sie sind meist mit entsprechenden Gangveränderungen kombiniert (Abb. 13.**25** u. 13.**26**).

Die *Kontrastuntersuchung des Magen-Darm-Kanals* bildet einen Schwerpunkt der Diagnostik. Es handelt sich dabei um eine ausgesprochene Feindiagnostik mit dem Ziel, mit Hilfe einer optimal dosierten Kompression geringfügige Grade einer Volumenzunahme oder Konsistenzvermehrung des Pankreas nachzuweisen. Das bedeutet, daß wir bei *Pankreaskopfreaktionen* nach einer Pelottierung des präpylorischen Antrums und des Bulbus, einer Anhebung des oberen Duodenalknies, einer Abflachung oder Doppelkonturierung der medialen Zirkumferenz des absteigenden Duodenums suchen müssen (Abb. 13.**31**–13.**33**).

Bei allzu starker Motilität des Duodenums kann die „hypotone Duodenographie" von Vorteil sein.

Vergrößerungen und Indurationen des *Pankreaskörpers* führen zu einem Pelotteneffekt der Angulusgegend des Magens und zu einer Depression der Flexura duodenojejunalis (Abb. 13.**39**). Veränderungen der *Pankreasschwanzregion* sind dagegen durch eine Anhebung des Magenfornix charakterisiert (Abb. 13.**40**). Selbst bei nicht vergrößertem Organ lassen sich die Pelotteneffekte aufgrund der Konsistenzvermehrung herausarbeiten, da die derbere Konsistenz unter Kompression stets dominiert. Ein wesentliches Moment der röntgenologischen Pankreasdiagnostik stellt die vom Patienten angegebene, oft äußerst präzise Schmerzlokalisation dar, die bei allzu brüsker Palpation leicht zum plötzlichen Kollaps führt.

Die immer wieder zitierten sog. *funktionellen Störungen* an den Nachbarorganen (Magen, Duodenum) sowie die Schaukelperistaltik und das Gießkannenphänomen werden zwar häufig bei entzündlichen Pankreaserkrankungen beobachtet, sind aber dafür weder charakteristisch noch pathognomonisch. Dagegen sollte man dem Auftreten eines eiweißreichen, passageren pankreatogenen Aszites große Aufmerksamkeit widmen. SMITH u. Mitarb. (1973) berichteten über derartige Beobachtungen.

Gelegentlich sahen wir auch phlegmonöse, auf die Nachbarschaft übergreifende Entzündungen in der Gegend des Duodenum descendens und an der Flexura duodenojejunalis (Abb. 13.**41**) (SCHLOTTER 1965). Ähnliche Veränderungen wurden am absteigenden Schenkel der linken Kolonflexur (CLEMETT 1967, DE FORD u. KOLTS 1973, HUNT u. MILDENHALL 1975, LANKISCH u. Mitarb. 1976), ja sogar an der Milz beschrieben. Durch das Einwirken von Pankreasenzymen auf das Milzgewebe kann es zu Einschmelzungen und Pseudozystenbildung kommen (WARSHAW u. Mitarb. 1972).

Die *Veränderungen des Gangsystems* können mit Hilfe der ERCP direkt sichtbar gemacht werden. Sie treten aber nur nach längerbestehender Erkrankung, oft erst nach Jahren auf. Während der

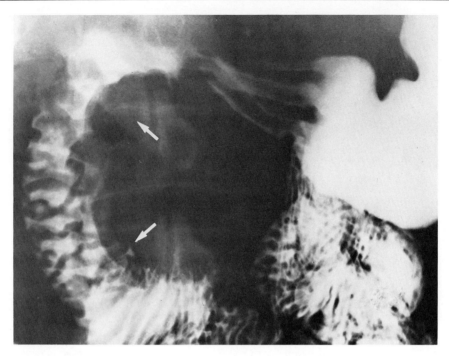

Abb. 13.31. Chronische Pankreatitis
Gezielte Übersichtsaufnahme des Duodenums im I. schrägen Durchmesser unter dosierter Kompression. Anhebung des Antrums und des oberen Duodenalknies. Polyzyklische Impression der medialen Zirkumferenz des Duodenum descendens durch den vergrößerten Pankreaskopf (Pfeile). Lokalisierte Druckschmerzhaftigkeit. – 22jähriger Patient.

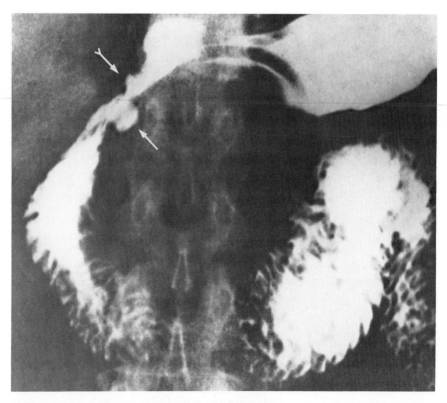

Abb. 13.32. Reaktive Pankreatitis bei postbulbärem Ulcus duodeni
Kleines Ulkus an der Minorseite der Bulbusspitze (>→). Postbulbäres, in das Pankreas penetrierendes Ulcus duodeni (←) mit erheblicher reaktiver Vergrößerung des Pankreaskopfes. Anhebung des Antrums. Abflachung und Aufweitung der inneren Zirkumferenz des absteigenden Duodenums mit Doppelkontur am unteren Knie.

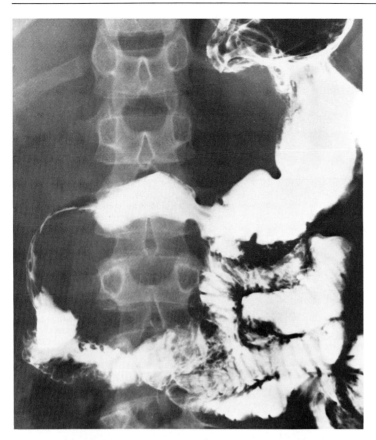

Abb. 13.**33.** **Chronisch-rezidivieren-de Pankreatitis beim Kinde**
Übersichtsaufnahme in flacher Bauchlage. Deutliche Impression und Anhebung des oberen Duodenalknies. Einengung des absteigenden Duodenums mit Ausweitung des Duodenalbogens durch den tumorartig vergrößerten Pankreaskopf. – 10jähriges Kind, Untersuchung während eines frischen Schubes.

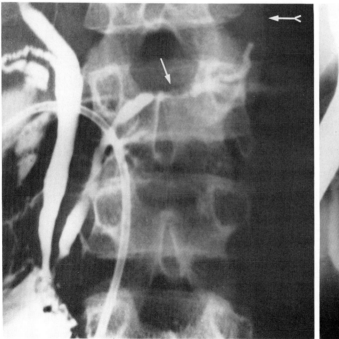

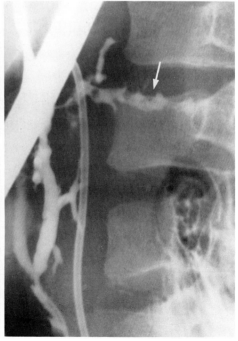

Abb. 13.**34.** **Chronisch-rezidivierende Pankreatitis beim Kinde –ERCP**
Erhebliche Gangveränderungen mit relativen Engen sowie Erweiterungen im Pankreaskörper und -schwanzgebiet (Pfeil). Verbreiterter Begleitschatten links neben der oberen LWS als Ausdruck eines reaktiven entzündlichen Ergusses (Doppelpfeil). Gallenwege unauffällig.

Abb. 13.**35.**
Dasselbe Kind wie in Abb. 13.**34.**, Seitenaufnahme. Starke Irregularitäten im Pankreasgang (Pfeil). Katheter in der V. cava inferior. – 10jähriges Kind. Untersuchung nach mehreren Krankheitsschüben.

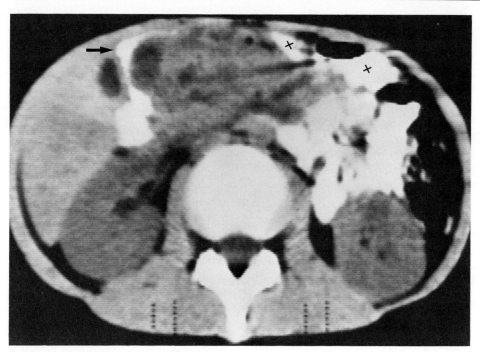

Abb. 13.**36.   Chronisch-rezidivierende Pankreatitis beim Kinde**
Erhebliche Pankreasvergrößerung, besonders im Kopfteil mit kleinen Zysten sowohl im Kopfgebiet als auch im Pankreaskörper als Folge mehrerer Krankheitsschübe. Anhebung des Magens (xx), Verlagerung und Einengung des Duodenums (Pfeil). – 11jähriges Kind.

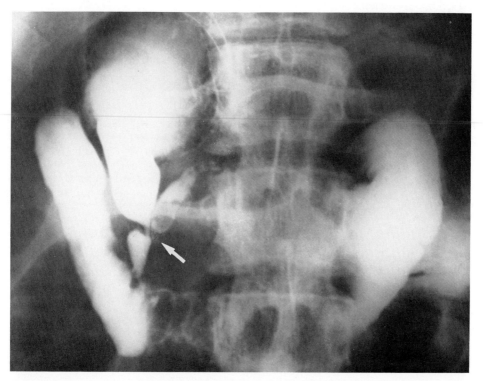

Abb. 13.**37.   Rezidivierende Pankreatitis durch angeborene Stenosen des Ductus pancreaticus und des Ductus choledochus**
Hochgradige Stenosen im Bereich der Mündung beider Gangsysteme (Pfeil). Erweiterung des Ductus pancreaticus im Kopfteil, zystische Erweiterung des Ductus choledochus. – 14jähriges Kind. Wegen Perforation einer Choledochuszyste mit Gallenperitonitis auswärts operiert. Während der Notoperation war keine Klärung der Ursache möglich. Anlegen einer biliodigestiven Fistel. Anschließend wiederholt akute Schübe einer Pankreatitis. Der Nachweis der Ursache gelang erst durch eine ERCP.

Initialphase einer chronischen Pankreatitis ist also ein normaler Ductus Wirsungianus nicht ungewöhnlich. Erst der Sekretstau, der Parenchymuntergang und die peripankreatische Vernarbung verursachen Gangveränderungen, die in fortgeschrittenen Fällen in ihrer Intensität gut mit dem Grad der exkretorischen und inkretorischen Pankreasinsuffizienz übereinstimmen (RÖSCH 1979).

ANACKER u. Mitarb. (1977) unterschieden je nach Schwere der Erkrankung verschiedene Stadien. Sie reichen von leichten Konturunregelmäßigkeiten bzw. Deformitäten des Hauptganges und der Nebengänge über gröbere Kaliberschwankungen bis zu perlschnurartigen Dilatationen und traubenförmigen Ektasien des gesamten Gangsystems, kleinen Zysten, partiellen Gangstenosen meist unter 1 cm Länge und Konkrementen. Eine Differentialdiagnose der verschiedenen Pankreatitisformen gelingt röntgenologisch damit allerdings kaum, sie bleibt klinischen und biochemischen Untersuchungen vorbehalten.

Die ERCP ist dann besonders hilfreich, wenn bei umschriebenen Abflußstörungen im Hauptgang durch eine Stenose (Abb. 13.**37**), durch Konkremente oder eine Papillenstenose eine chirurgische Behandlung eingeleitet werden soll. Zudem läßt sich die Mitbeteiligung der Gallenwege bei einer primären Pankreaserkrankung (und umgekehrt) aufdecken. Immer aber bleibt die Entscheidung schwierig, ob im Einzelfall die Gangveränderungen auf einer chronischen Pankreatitis oder einem Pankreaskarzinom beruhen (SOEHENDRA u. Mitarb. 1974, SHAPIRO 1980).

Nach LAMMER u. Mitarb. (1980) hat gegenwärtig die ERCP in der morphologischen Diagnostik der chronischen Pankreatitis die größte Aussagekraft. Schon in einem frühen Krankheitsstadium ist eine hohe Treffsicherheit vorhanden. Zudem gelingt es, den Schweregrad der Erkrankung zu definieren und eine genaue Information über Lage und Ausdehnung von Stenosen beizubringen (Abb. 13.**42** u. 13.**43**).

Aufgrund eines kritischen Vergleichs von ERCP, klinischem Befund, Laboratoriumsbefunden und der Verlaufsbeobachtung überprüften ANACKER u. Mitarb. (1981) an einem großen Krankengut den Wert dieser Untersuchungsmethode und kamen zu einem überaus positiven Ergebnis. Da die ERCP das Gangsystem, also ein Strukturelement des Pankreas zeigt, mit einer CT dagegen die äußere Form und die Größe darstellbar wird, ist gegenwärtig die Kombination beider Methoden als ideal anzusehen. Der Einsatz der ERCP wird lediglich durch die technische Schwierigkeit und die Belästigung des Patienten eingeschränkt.

Auch *computertomographisch* erhält man wichtige Informationen, allerdings sehr variable Bilder. Es kann sich bei einem akuten Schub durch umschriebenes oder diffuses Ödem sowohl ein partiell oder allgemein *vergrößertes Pankreas* darstellen, als auch ein normales, bei vorwiegend zirrhotischen Formen sogar ein verkleinertes Organ zeigen. Blutung, Ödem und Veränderungen des peripankreatischen Fettgewebes erschweren manchmal seine Abgrenzung. Bei Pankreasverkleinerungen erlaubt erst die Korrelation zwischen Symptomatologie, Klinik und Alter des Patienten eine zuverlässige Beurteilung (BUURMAN u. GRABBE 1980).

Die *Pankreaskontur* kann stärkere Irregularitäten aufweisen und erscheint dann „sägeblattartig". Allerdings gilt die lobulierte Kontur bei 20% als Normalbefund, ist auch manchmal bei einer Altersinvolution vorhanden. Liegt eine fokale Entzündung mit partieller Vergrößerung vor, so ist die Abgrenzung gegenüber einem Neoplasma nur durch die Verlaufskontrolle möglich.

Fleckförmige *Verkalkungen*, auch Kalkeinlagerungen in der Wand von Pseudozysten, lassen sich im CT manchmal früher als mit der Übersichtsaufnahme nachweisen, Mikroverkalkungen aber gegenwärtig noch nicht erfassen. Bei intraduktalem Konkrement erkennt man gelegentlich den prästenotisch dilatierten Hauptgang als hypodense lineare Aufhellung. Allerdings dominiert bei der Diagnostik von Gangveränderungen die ERCP.

Eine *Pseudozyste* stellt sich als ein zirkuläres oder ovales Areal mit wasseräquivalenter Dichte dar und wird von einer dünnen Wand begrenzt. Blutungsareale oder Nekrosen ähneln einer Pseudozyste, obgleich ihre Begrenzung dicker und unregelmäßiger ist und der Inhalt eine höhere Dichte aufweist (ARIYAMA 1980, SCHMIDT u. Mitarb. 1980, STANLEY 1980).

Der Röntgenbefund nach selektiver und superselektiver *Angiographie* ist durch perlschnurartig angeordnete Veränderungen der *intra*pankreatischen Arterien, glatt begrenzte Einengungen der *peri*pankreatischen Arterien sowie durch umschriebene Gefäßerweiterungen gekennzeichnet (BÜCHELER 1974). Speziell bei Fibrose sieht man gelegentlich auch eine Rarefikation. Der Schwerpunkt der Gefäßdarstellung liegt heute mehr auf dem Gebiete der Tumordiagnostik. Den selektiven und superselektiven Verfahren sollte stets als Ausgangsbasis eine Zöliako-Mesenterikographie vorausgehen.

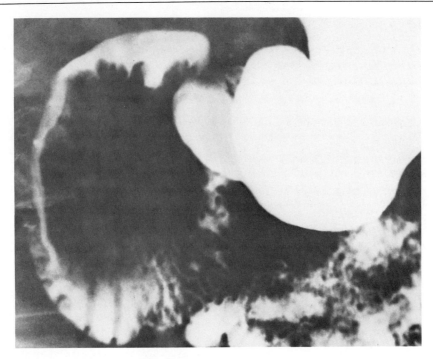

Abb. 13.38. „Gießkannenphänomen" bei Pankreatitis
Deutliche Vergrößerung des Pankreaskopfes. Das obere Duodenalknie ist angehoben. Das aus dem Bulbus abfließende Kontrastmittel ergießt sich schlierig in das untere Duodenalknie, das atonisch ist und reichlich Sekret enthält.

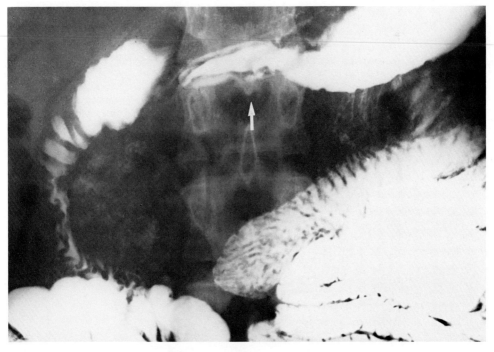

Abb. 13.39. Verkalkungen im Pankreaskopf
Anhebung des Antrums (Pfeil) und Aufbiegung des Duodenum descendens durch den vergrößerten, mit Kalkherden imprägnierten Pankreaskopf. – 25jähriger Patient mit chronischer Pankreatitis.

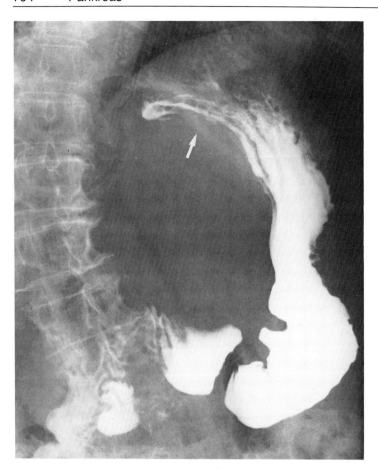

Abb. 13.40. Chronische Pankreatitis
Gezielte Übersichtsaufnahme bei leichter Drehung des Patienten in den I. schrägen Durchmesser. Anhebung des Magenfornix (Pfeil) durch eine entzündliche Reaktion im Bereich des Pankreasschwanzes. – 57jährige Patientin mit rezidivierenden Oberbauchbeschwerden.

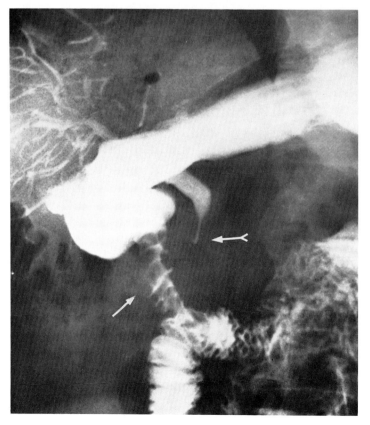

Abb. 13.41. Chronische Pankreatitis – akuter Schub
Gezielte Aufnahme im 2. schrägen Durchmesser. Zustand nach Choledochoduodenostomie wegen Papillenstenose. Kontrastfüllung des Magens und des Duodenums sowie der Gallenwege über die biliodigestive Fistel. Massives Schleimhautödem im Bereich des absteigenden Duodenums (Pfeil). Abflachung der medialen Zirkumferenz durch Pankreaskopfvergrößerung. Intrapankreatische Choledochusstenose (Doppelpfeil). Operativ (Prof. *Zuckschwerdt*) als phlegmonöse Form einer chronischen Pankreatitis bestätigt.

Abb. 13.42. Gangveränderungen bei chronischer Pankreatitis
Schematische Darstellung von Gang-veränderungen bei chronischer Pan-kreatitis, wie sie sich während einer operativen Pankreatikographie zeigen (nach *G. Edelmann*). Eine vergleichbare Darstellung gelingt auch mit der ERP.

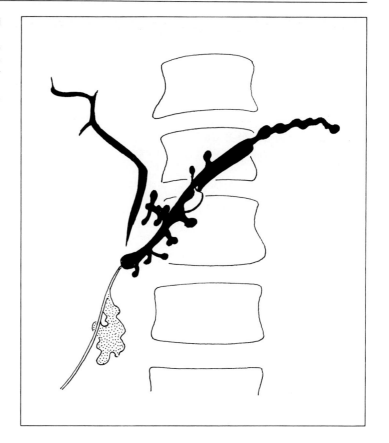

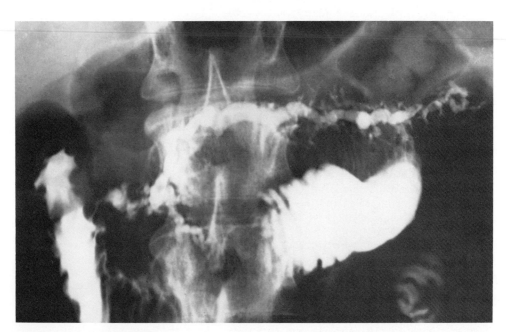

Abb. 13.43. Chronische Pankreatitis – ERP
Schwere Deformität des gesamten Gangsystems nach langer Krankheitsdauer. Neben einer Erweiterung des gesamten Ductus pancreaticus zeigen sich umschriebene kugelige Dilatationen bis zum Gangende hin, die auch in den Nebenästen vorhanden sind.

Zystische Pankreasveränderungen

Die zystischen Pankreasveränderungen umfassen kongenitale Zysten, Retentionszysten, Pseudozysten, das Zystadenom und das Zystadenokarzinom.

Kongenitale Zysten bilden sich infolge einer fehlerhaften bzw. überschießenden Entwicklung einzelner Gangabschnitte, die sich nach Distorsionen oder durch selbständige Abschnürung vom allgemeinen Gangsystem absondern. Bisher ist nicht klar, ob bei dieser seltenen Mißbildung genetisch chromosomale Aberrationen, fetal-entzündliche oder toxische Einflüsse wirksam sind. Die Hohlräume besitzen eine echte Epithelauskleidung mit entsprechender Sekretion, sind uni- oder multilokulär, durchsetzen dann das ganze Pankreas (Zystenpankreas) und kommen gelegentlich zusammen mit Zystensystemen der Leber und Niere vor. Die Anomalie bleibt klinisch stumm, wenn nicht eine einzelne Zyste aufgrund ihrer Größe palpabel wird und Symptome an den Nachbarorganen hervorruft, oder multiple Zysten das ganze Organ verändern und dann zu den Symptomen einer Malabsorption führen, oder gar simultan vorhandene zystische Nierenveränderungen klinische Symptome auslösen. Die Zystenflüssigkeit weist eine niedrige Enzymaktivität auf (SIAFARIKAS u. DENNHARDT 1971).

Retentionszysten entstehen dann, wenn aufgrund eines obturierenden Mechanismus ein umschriebener, meist vorgeschädigter Gangabschnitt verschlossen wird. Sie sind dementsprechend mit Gangepithel ausgekleidet, das durch Druck zugrunde gehen kann. Steine, Tumoren oder Parasiten können diese Entwicklung einleiten. Solche Zysten entstehen häufig im Rahmen einer chronischen Pankreatitis. Der Zysteninhalt weist eine hohe Enzymaktivität auf. Morphologisch und histologisch lassen sich diese Gebilde aber oft nicht von den sog. Pseudozysten unterscheiden (BRETHOLZ u. Mitarb. 1979).

Pseudozysten stellen die häufigsten zystischen Pankreasveränderungen dar. Sie entwickeln sich intra- oder extrapankreatisch im Gefolge einer akuten oder subakuten Pankreatitis, nach einem Trauma oder einer zentralen Geschwulsterweichung bzw. einer Infarzierung. Nach Verletzung oder Ruptur des Gangsystems werden durch Austreten des Pankreassekrets größere Areale verflüssigt und durch einen Randsaum von Granulationsgewebe umgeben. Im weiteren Verlauf verdichtet sich diese Randzone durch Zunahme der kollagenen Fasern, so daß schließlich derbschwieliges und hyalinisiertes, oft auch schalenförmig verkalkendes Narbengewebe die Peripherie der ehemaligen Nekrose bildet und die sich ansammelnde Flüssigkeit abgrenzt. Dieser Endzustand

entspricht dann einer Pseudozyste. Ihr fehlt – entsprechend der Pathogenese – eine epitheliale Auskleidung. Meist handelt es sich um kugelige, solitäre, unterschiedlich große Hohlräume, die bis zu 1000 ml Inhalt und mehr fassen. Falls die Verbindung zum Pankreasgang bestehen bleibt, findet sich im Zysteninhalt auch eine hohe Enzymkonzentration.

Bei Kindern bilden sich derartige Zysten oft nach Traumen, speziell nach Fahrradunfällen, bei denen der Lenker heftig in den Oberbauch gestoßen und das Pankreas verletzt wird. Jungen sind wegen ihrer größeren Unfallgefährdung häufiger betroffen als Mädchen (FILLER u. Mitarb. 1978, MEDRANO u. Mitarb. 1979, DAHMANN u. STEPHENS 1981).

Pseudozysten verursachen mit zunehmender Größe auch Beschwerden, wie epigastrische Schmerzen, Druckgefühl im Oberbauch, Appetitlosigkeit und Erbrechen. Die Kinder verlieren an Gewicht, bald kann man auch durch die vorgewölbten Bauchdecken einen prallelastischen Tumor palpieren. Das Beschwerdebild variiert und wird von der Zystengröße und den korrespondierenden Verdrängungserscheinungen bestimmt (Abb. 13.**44** u. 13.**45**).

Gelegentlich klagen Kinder und Erwachsene zur Zeit der Zystenbildung auch über Knochen- und Gelenkschmerzen. Sie beruhen auf osteolytischen Knochenveränderungen, die im Gefolge einer Pankreatitis offenbar durch eine intramedulläre Fettgewebsnekrose bzw. eine Störung der Mikrozirkulation auftreten. Es zeigt sich eine rückbildungsfähige Entkalkung und Destruktion des Knochens, die osteomyelitischen Veränderungen ähnelt (IMMELMAN u. Mitarb. 1964, SLOVIS u. Mitarb. 1975, SCHAEFER 1979).

Bereits im *Nativbild* können Pseudozysten vermutet werden, wenn sie den luftgefüllten Magen, das Duodenum oder das Kolon verlagern. Die Dislokation variiert und ist von der Lokalisation und Größe einer solchen Zyste abhängig. Ihre Wand enthält gelegentlich schalenförmig Kalk.

Der indirekte Zystennachweis gelingt mit Hilfe der *Kontrastmitteluntersuchung* vor allem des Magens und des Duodenums. Im *Pankreaskopf* gelegene Zysten führen zur Anhebung der großen Kurvatur des Antrums und zu einer deutlichen Ausweitung bzw. Einengung des Duodenums. Zysten im *Pankreaskörper* verursachen eine stärkere Ventralverlagerung des Magens mit Pelottierung der Korpusgegend und Depression der Flexura duodenojejunalis. Zysten im *Pankreasschwanz* rufen eine Anhebung und Ventralverlagerung des Magenfornix bzw. eine Pelottierung

Abb. 13.44. Posttraumatische Pankreaszyste im Pankreaskörper
Übersichtsaufnahme in flacher Bauchlage. Massiver Kompressionseffekt im mittleren Oberbauch mit Linksverlagerung des Magenkörpers und starker Pelottierung des Antrums. Die oberen Dünndarmschlingen sind nach kaudal verdrängt. – 9jähriger Junge. Sturz mit dem Fahrrad, wobei der Lenker in den Bauch gestoßen wurde. Ausbildung einer großen Pankreaszyste mit 1500 ml Inhalt innerhalb von 3 Monaten.

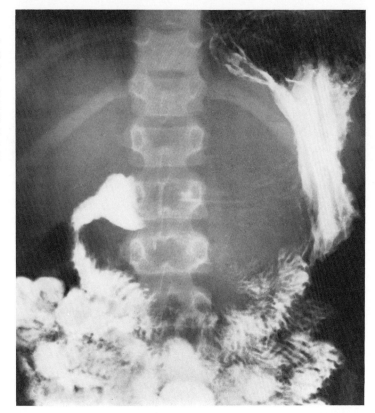

Abb. 13.45. Posttraumatische Pankreaszyste im Pankreaskopf
Magenkörper und Antrum sind stark angehoben, ausgespannt und eingeengt. Riesige Erweiterung der Duodenalschleife. Der Mittelbauch bleibt frei von Darmschlingen, der Dünndarm ist nach kaudal verdrängt. – 14jähriges Mädchen. Vor 4 Jahren stumpfes Bauchtrauma. Die Zunahme des Bauchumfanges erfolgte erst innerhalb der letzten 6 Monate, verbunden mit Schmerzen in der Magengegend, Übelkeit und Erbrechen: Operation: Riesige Pankreaszyste. Eigentliches Pankreasgewebe war kaum mehr vorhanden.

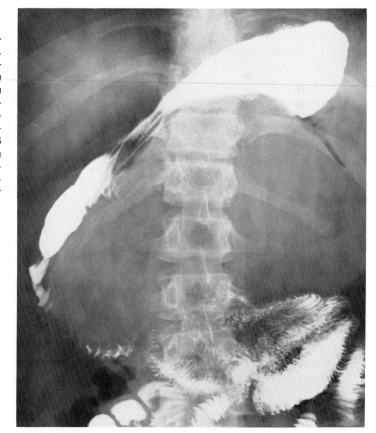

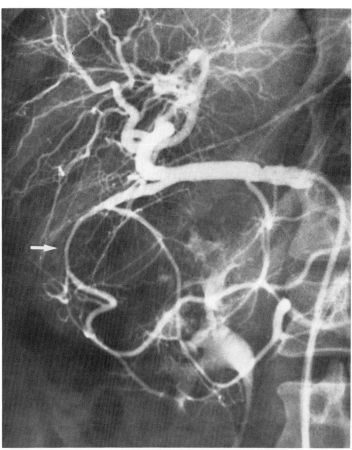

Abb. 13.46. Pankreaszyste – Angiographie
Selektive Füllung der A. hepatica communis. Verlagerung und Aufbiegung der arteriellen Gefäße, besonders der A. gastroduodenalis (Pfeil) und der A. pancreaticoduodenalis durch eine Zyste im Kopfgebiet. Keine atypischen Gefäße im Sinne eines Malignoms.

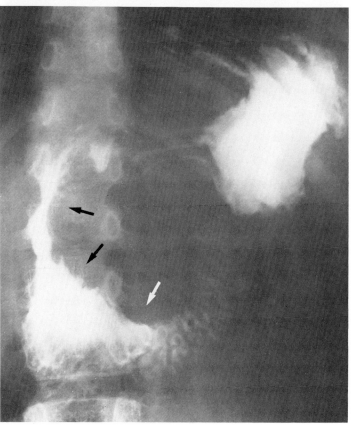

Abb. 13.47. Metastasen bei Non-Hodgkin-Lymphom
Der Röntgenbefund ähnelt stark dem einer Pankreaszyste oder einer Pankreatitis. Knotige Infiltration des Mesenterialansatzes, erhebliche Vergrößerung des Pankreasraumes (Pfeile) durch Organ- und Lymphknotenveränderungen. Kranialverlagerung und Kompression des Antrumgebietes. – 13jähriges Kind.

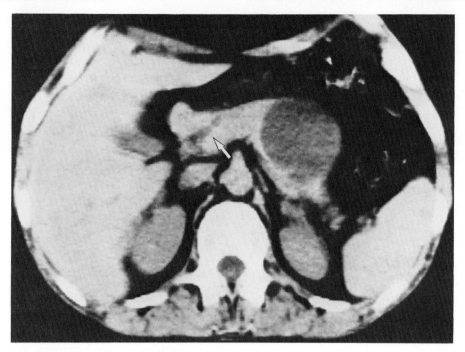

Abb. 13.48.   Pseudozyste bei chronischer Pankreatitis
Mittelgroße Zyste ohne nennenswert verdickte Wand im Übergangsgebiet vom Körper zum Schwanz. Es ist noch ausgiebig Pankreasgewebe vorhanden. Erweiterter Ductus pancreaticus (Pfeil). – 42jähriger Patient.

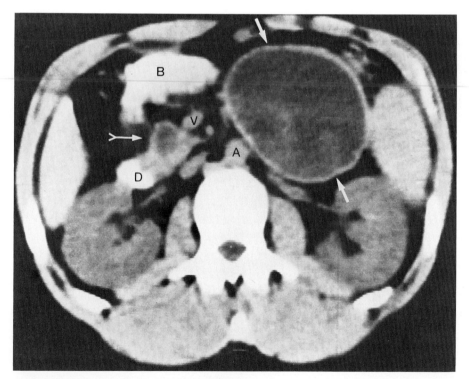

Abb. 13.49.   Pseudozysten bei chronischer Pankreatitis
Große, vom Pankreaskörper ausgehende Zyste mit verdickter Wand (Pfeile), eine weitere kleine Zyste lokalisiert sich in den Processus uncinatus (Doppelpfeil). Bulbus duodeni (B) und Duodenum (D) sind mit Kontrastmittel gefüllt. A = A. mesenterica superior, V = V. mesenterica superior. – 22jähriger Patient.

des Magenkörpers hervor. Verdrängungen des Dünn- und Dickdarms sind möglich. Die Schleimhaut der verlagerten Organabschnitte bleibt ebenso intakt wie deren Wand.

Im CT sind Pseudozysten und andere Pankreaszysten als runde oder ovale Raumforderung zu erkennen. Sie werden von einer unterschiedlich dicken Zystenwand begrenzt. Kalkeinlagerungen in der Wand selbst oder im Pankreas gelten als Hinweis, daß die Zystenbildung auf einer chronischen Pankreatitis beruht. Die Klärung der Organzugehörigkeit großer Zysten ist mitunter schwierig, weil der gewebliche Zusammenhang mit dem Pankreas manchmal nicht sichtbar wird. Der Zysteninhalt ist wasserisodens (etwa 10 HE), kann aber in der Dichte ansteigen, wenn im Hohlraum Blut, Fibrin, nekrotisches Gewebe oder eitriges Exsudat enthalten sind (Abb. 13.**48** u. 13.**49**).

Neoplastische (Zystadenom und Zystadenokarzinom) sowie parasitäre Zysten (Echinokokkus) sind differentialdiagnostisch zu erwägen.

Zur Abgrenzung anderweitiger retroperitonealer Tumoren (Nierenkarzinom, Wilmstumor und Neuroblastom) kann das Urogramm bzw. das Nierenangiogramm erforderlich werden.

Gutartige Geschwülste

Pathologisch-anatomisch unterscheidet man eine ganze Anzahl gutartiger Pankreasgeschwülste, wie Fibrome, Lipome, Myxome, Chondrome, Lymph- und Hämangiome u.a. Hämangiome, machmal vom Charakter eines Kavernoms, können groß sein und Verdrängungserscheinungen an den Nachbarorganen auslösen, während die anderen Tumoren gewöhnlich klein bleiben. Klinisch und röntgendiagnostisch aber haben besonders die *hormonaktiven Tumoren* eine größere Beachtung gefunden (DEMLING 1976, KLÖPPEL u. Mitarb. 1979).

Inselzelladenome (Insulinome, Nesidiome) stellen Tumorbildungen der Langerhansschen Inselzellen dar. Nach pathologisch-anatomischen Erhebungen handelt es sich bei 70% der Fälle um zirkumskripte, gutartige Adenome, während in 2% eine diffuse, kleinknotige Adenomatose vorliegt. 28% aller Inselzelladenome erweisen sich als bösartig, aber nur in etwa 8% kommt es zur Metastasierung.

Die insulinaktiven Geschwülste bauen sich vorwiegend aus Beta-Zellen auf (BECKER 1961). Sie führen zu einer erheblichen Insulinausschüttung, die klinisch Symptome des Hyperinsulinismus auslöst. Es zeigen sich Anfälle von Heißhunger, Parästhesien, Muskelzuckungen, Apathie, psychomotorische Unruhe und weitere neurologische und psychische Auffälligkeiten. Wiederholte Blutzuckeruntersuchungen bestätigen die Existenz solch eines Tumors, dessen akute Symptome nach einer i. v. Glukosezufuhr schlagartig verschwinden.

Das Inselzelladenom kann sich in jeder Altersstufe, auch schon bei Neugeborenen und Kindern manifestieren. Diese Tumoren lokalisieren sich mit etwa gleicher Häufigkeit in den Pankreaskopf, den Körper und Schwanzteil, kommen auch multipel vor und liegen ausnahmsweise extrapankreatisch im Magen, Duodenum oder den Gallenwegen (RICKHAM 1975).

Das *Gastrinom*, ein aus Nicht-Beta-Zellen bestehender Inselzelltumor, bildet in großer Menge *Gastrin*. Durch die Gastrinausschüttung kommt es zu einer Hypersekretion stark sauren Magensaftes mit einer Tendenz zu atypischer Ulkusbildung, dem *Zollinger-Ellison-Syndrom*. In der Originalmitteilung wurde ein primäres Jejunalgeschwür in Verbindung mit einem Inselzelladenom beschrieben, das kein Insulin produzierte (ZOLLINGER u. ELLISON 1955, BUCHTA u. KAPLAN 1971).

Oft sind die Geschwüre multipel und treten an ungewöhnlichen Stellen auf, wie z. B. im Bereich des absteigenden Duodenums, dem oberen Jejunum, selbst dem distalen Ösophagus; sie rezidivieren und heilen unter konservativer Therapie nicht aus. Eine heftige Diarrhöe geht häufig der Ulkusbildung voraus. Die Magensaftmenge beträgt selbst nach Resektionen und Vagotomien täglich viele Liter. 20% der Betroffenen leiden an wäßrigen Durchfällen und schweren Elektrolytstörungen. Für die Diagnose ist der Nachweis einer Hypergastrinämie entscheidend (Abb. 13.**50** u. 13.**51**).

Das von einem *Vipom*, einem Inselzelltumor produzierte hormonale Agens verursacht eine wäßrige Diarrhöe, Hypokaliämie und Hypochlorhydrie (WDHH-Syndrom). Dieses auch als *Verner-Morrison-Syndrom* bezeichnete klinische Bild wird offenbar durch ein vasoaktives intestinales Polypeptid verursacht. Die wäßrige Diarrhöe („pankreatogene Cholera") geht mit einem starken Flüssigkeitsverlust, entsprechenden Elektrolytstörungen und einer Abmagerung einher. Bei diesen Patienten findet sich in 40% ein benignes Pankreasadenom, in 20% eine Inselzellhyperplasie und in etwa 40% ein Karzinom.

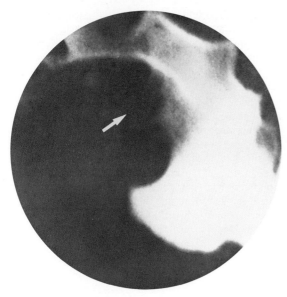

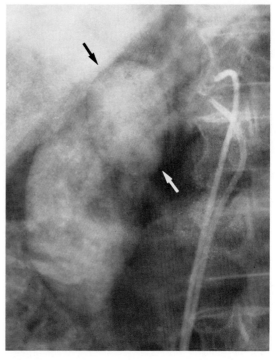

Abb. 13.50. Gastrinom
Pflaumengroße Impression an der großen Kurvaturseite des Bulbus duodeni (Pfeil) mit Anhebung des oberen Duodenalknies. Starke Faltenwulstung im Bereich der Bulbusspitze. – 65jähriger Patient mit rezidivierenden Magen-Duodenal-Geschwüren. Hypersekretion stark sauren Magensaftes. Klinisch bestand der Verdacht auf Zollinger-Ellison-Syndrom.

Abb. 13.51.
Derselbe Patient wie in Abb. 13.50. – Zöliakographie und Mesenterikographie zeigen in der kapillären Phase eine deutliche Anfärbung des vermuteten Tumors. Er erwies sich operativ als Gastrinom (Pfeile).

Abb. 13.52. Pankreaskarzinom
Übersichtsaufnahme in flacher Bauchlage. Knollige, umschriebene Pelotteneffekte im Bereich des Antrums, des Bulbus und des oberen Duodenalknies. Sie wurden durch ein histologisch verifiziertes Pankreaskopfkarzinom verursacht (Bild: Prof. *Bücker*).

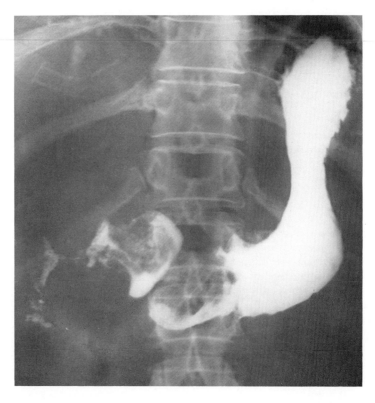

An weiteren endokrin aktiven Tumoren im Pankreas werden noch das *Somatostatinom* und das *PPom* (pankreatisches Polypeptid) genannt (KLÖPPEL u. Mitarb. 1979).

Die Existenz eines hormonaktiven Pankreastumors wird durch die klinische Symptomatologie und durch Laboruntersuchungen zwar gesichert, hingegen bereiten Nachweis und Lokalisation beachtliche Schwierigkeiten und gelingen nur mit Hilfe der Röntgendiagnostik.

Nativaufnahmen zeigen innerhalb solch eines Tumors gelegentlich Kalkdepots. Bei der *Kontrastdarstellung* des Magen-Darm-Kanals werden Pelotteneffekte durch Tumoren, speziell im präpylorischen Antrum und im Duodenum beobachtet, wenn eine günstige Lage, d. h. eine oberflächliche Position und eine Mindestgröße von etwa 2–3 cm vorhanden sind.

Die *CT-Untersuchung* kann bei umfangreicheren Tumoren Veränderungen der Form und Größe des Pankreas, evtl. auch lokalisierte Dichteveränderungen aufzeigen. Meist sind die Geschwülste jedoch sehr klein und ins Pankreas eingebettet. Eine Hypervaskularisation wird nach Bolusinjektion deutlich, auch vermag man damit Absiedelungen in der Leber nachzuweisen (FRICKE u. Mitarb. 1978).

Die *ERCP* bringt bei der Suche nach kleinen Tumoren keine zusätzlichen Informationen, weil kleine Geschwülste das Gangsystem kaum beeinträchtigen.

Da die Mehrzahl dieser kleinen Tumoren hypervaskularisiert ist, erweist sich eine subtile *Gefäßdarstellung* als die diagnostisch erfolgreichste Untersuchung. Bei günstigen Voraussetzungen gelingt der Nachweis in einem hohen Prozentsatz, falls die Tumoren einen Durchmesser von 5 mm und mehr besitzen. Die *superselektive Arteriographie* hat wesentlich zur Verbesserung der Diagnostik beigetragen (BÜCHELER u. THELEN 1971, BOISEN 1975, FULTON u. Mitarb. 1975, SCHRÖDER 1977, INAMOTO u. Mitarb. 1980, SCHMIDT u. Mitarb. 1980). Die den Tumor versorgenden Arterien sind weit und gelegentlich etwas verlagert, die einzelnen Tumorgefäße aber meist so fein, daß sie als eine gleichmäßige Parenchymanfärbung imponieren. Der Tumor stellt sich als kontrastdichter Herd in der spätarteriellen und kapillären Phase dar, ist kugelförmig und besitzt eine glatte Kontur. Es kommt auch zu einer vorzeitigen Venenfüllung. Es empfiehlt sich, auch in der Leber angiographisch nach Absiedelungen zu suchen.

Für die klinische Symptomatologie können bereits Tumoren von wenigen Millimetern Größe verantwortlich sein, die sich kaum darstellen.

Diagnostische Schwierigkeiten zeigen sich ferner bei einer Superposition mit der Wirbelsäule, außerdem können im Schwanzteil gelegene Tumoren wie eine Nebenmilz aussehen.

Nuklearmedizinische Untersuchungsverfahren haben sich bei der Lokalisation von Pankreasadenomen nicht bewährt.

Bösartige Geschwülste

Die häufigste bösartige Geschwulst des Pankreas ist das Karzinom. Seine Frequenz steigt in allen Industrieländern an. Die Fünfjahres-Überlebensrate mit 1–4% dokumentiert nicht nur seine Bösartigkeit, sondern weist auch klar auf die ungelösten Probleme der Frühdiagnostik hin.

Das Pankreaskarzinom kommt in drei unterschiedlichen Formen vor.

a) das Adenokarzinom und Zystadenokarzinom geht vom Drüsenepithel des Gangsystems aus und ist weitaus am häufigsten. Es bildet einen soliden Tumor, der eine beträchtliche Größe erreichen kann und gelegentlich Nekrosezonen enthält. Bei den Zystadenokarzinomen bilden sich innerhalb des großen Tumors zystisch gekammerte Hohlräume, die mit schleimiger Flüssigkeit gefüllt sind und mit Pankreaszysten verwechselt werden können.

b) Adenokarzinome, die aus den Azinuszellen hervorgehen, unterscheiden sich in ihrer Manifestation nicht von dem Adenokarzinom der Pankreasgänge und sind selten.

c) Maligne entartete hormonaktive Pankreastumoren (z. B. Inselzellkarzinome).

Das Karzinom kann auch in Form eines *Szirrhus* auftreten, wenn das im Tumor liegende Bindegewebe beträchtlich schrumpft und zu einer Verkleinerung und Verhärtung des Organs führt. Daher resultiert auch ein uneinheitliches Erscheinungsbild, das für das Verhalten des Tumors zu den umgebenden Strukturen ausschlaggebend und für alle röntgendiagnostischen Maßnahmen wichtig ist.

Die Karzinome liegen meist periampullär im Bereich des Pankreaskopfes und können eine erhebliche lokale Vergrößerung verursachen. Stauungserscheinungen im Ductus Wirsungianus und in den Gallenwegen sowie Pfortaderthrombosen sind mögliche Folgen. Nur ein kleiner Teil der Neoplasmen verteilt sich auf Körper- und

Abb. 13.53. Papillenkarzinom
Darstellung des Duodenum descendens in Hypotonie. Mandelgroße Aufhellung in der Gegend der Papilla Vateri (Pfeil). Histologisch als Papillenkarzinom verifiziert.

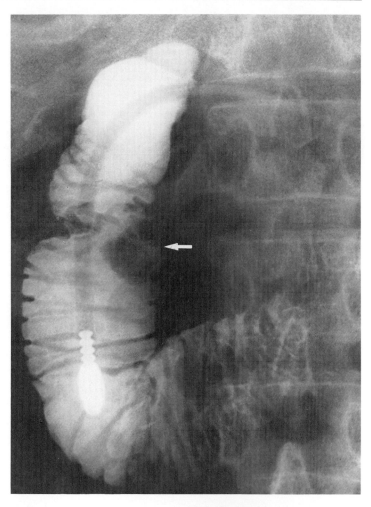

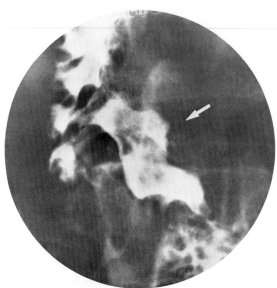

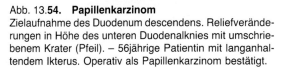

Abb. 13.54. Papillenkarzinom
Zielaufnahme des Duodenum descendens. Reliefveränderungen in Höhe des unteren Duodenalknies mit umschriebenem Krater (Pfeil). – 56jährige Patientin mit langanhaltendem Ikterus. Operativ als Papillenkarzinom bestätigt.

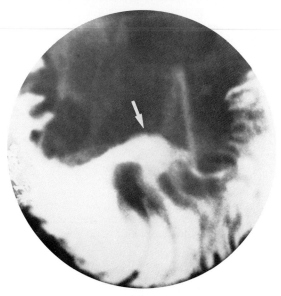

Abb. 13.55. Abszedierende Pankreatitis
Kraterförmiges Breidepot mit wulstig aufgeworfenem Rand vom Typ eines schlüsselförmigen Karzinoms in der Pars inferior duodeni (Pfeil). Bei der Operation fand sich eine Abszeßhöhle im Pankreas, die in das Duodenum durchgebrochen war.

Schwanzregion. Die hormonaktiven Pankreas-tumoren sind dagegen in allen Organabschnitten etwa gleich häufig anzutreffen. Es gibt aber gelegentlich auch so kleine Krebse, daß ihr Nachweis selbst bei der Sektion besondere Aufmerksamkeit erfordert (KLÖPPEL u. Mitarb. 1979).

Alle diese Typen metastasieren frühzeitig in die peripankreatischen und paraaortalen Lymphknoten, in die Lymphknoten der Leberpforte und hämatogen in die Leber und Lunge.

Viel seltener sind sarkomatöse Tumoren der Bauchspeicheldrüse vom Typ des Rundzell-, Spindelzell- oder Riesenzellsarkoms. Auch sie können diffus infiltrierend, knotig oder fibrös wachsen, so daß sie röntgenologisch von Karzinomen kaum zu unterscheiden sind. Ähnliches gilt für die diffusen Organinfiltrationen bei Systemerkrankungen, wie Leukämie, Morbus Hodgkin, bei Non-Hodgkin-Lymphomen und Neuroblastomen.

Der Pankreaskrebs wird ausnahmsweise bereits bei Kindern, ja sogar schon bei Säuglingen beobachtet. Die Kinder klagen dann über Bauchschmerzen, Brechreiz und Appetitlosigkeit. Oft treten Ikterus, Durchfall und ein palpabler Bauchtumor hinzu. Die Neoplasmen entsprechen überwiegend Adenokarzinomen und Inselzellkarzinomen (MOYNAN u. Mitarb. 1964, MAH u. Mitarb. 1974, HASSE 1980).

In der Regel tritt der Pankreaskrebs erst nach dem 40. Lebensjahr mit einem Frequenzmaximum im 7. Lebensjahrzehnt auf. Charakteristische Frühsymptome fehlen. Da die im Initialstadium bestehenden Beschwerden, wie z. B. Appetitlosigkeit, Neigung zu gelegentlich auftretendem Meteorismus und Diarrhöen uncharakteristisch sind, wird die Diagnose meist viel zu spät gestellt. Symptome einer Pankreasdyspepsie mit Fettstühlen, linksbetonte Rückenschmerzen und massiver Gewichtsverlust, Ikterus, Oberbauchschmerzen mit palpablem Tumor sieht man häufig erst im Vollstadium des Karzinoms, wenn der Tumor die Organgrenze überschritten, Metastasen gesetzt hat und nicht mehr kurabel ist.

Die große Zahl der für eine Karzinomdiagnostik empfohlenen Untersuchungsverfahren zeigt, daß bis heute keine einzelne Methode existiert, um ein Malignom des Pankreas zuverlässig und rechtzeitig zu diagnostizieren.

Die *Röntgenuntersuchung von Magen und Duodenum* muß auf eine möglichst frühzeitige Erfassung selbst geringfügiger Veränderungen ausgerichtet sein. Mit Hilfe einer feindosierten Kompression gelingt es, bereits mäßige Grade an Volumenzunahme oder Konsistenzvermehrung der Bauchspeicheldrüse nachzuweisen. Die Röntgensymptomatologie ist die gleiche wie bei der Pankreatitis, d. h., wir werden beim *Pankreaskopf-*

karzinom Pelottierungen des präpylorischen Antrums und des Bulbus, eine Anhebung des oberen Duodenalknies und eine Abflachung oder „Doppelkonturierung" der medialen Zirkumferenz des absteigenden Duodenums, wenn nicht gar entsprechende Reliefveränderungen finden. Beim *Korpuskarzinom* dagegen ist in flacher Bauchlage eine Anhebung der großen Kurvaturseite des Antrums mit Pelottierung der Angulusgegend und Depression der Flexura duodenojejunalis charakteristisch. Beim *Karzinom des Pankreasschwanzes* zeigt sich eine Anhebung des Magenfornix mit Pelottierung des Magenkörpers. Wächst ein derartiges Karzinom in die Hinterwand des Magens oder des Duodenums ein, so läßt sich diese Infiltration anhand der zunehmenden Wandstarre sowie der auftretenden Reliefveränderungen nachweisen (Abb. 13.**52**–13.**54**).

Unter Zuhilfenahme der Computertomographie, der ERCP sowie der selektiven und superselektiven Angiographie kann man heute die Diagnose bösartiger Pankreaserkrankungen noch weiter erhärten.

Die *Computertomographie* ermöglicht zwar bereits eine frühe Karzinomdiagnose, jedoch noch keine Frühdiagnose im Sinne des Klinikers. Da spezifische Kriterien im CT fehlen, ist man auf die Bewertung mehrerer pathologischer Merkmale angewiesen, die für sich allein aber auch bei anderen Pankreaserkrankungen vorkommen (HAERTEL u. Mitarb. 1980).

Direkte Zeichen umfassen eine meist umschriebene Pankreasvergrößerung mit unregelmäßiger Organkontur, das Übergreifen auf die Umgebung, speziell in das retropankreatische Gewebe und eine Obliteration des peripankreatischen Raumes infolge Schwindens der Fettlage. Die Dichte ist innerhalb des pathologischen Gewebes unverändert, lediglich Nekrosezonen zeigen eine verminderte Dichte (Abb. 13.**60**).

Zu den indirekten Zeichen zählen die Dilatation der extra- und intrahepatischen Gallenwege infolge einer Kompression oder Obstruktion durch den Tumor, eine aufsteigende Infektion mit der Ausbildung cholangitischer Abszesse, ferner peripankreatische Lymphknotenvergrößerungen durch Metastasen und Absiedelungen in der Leber (MÖDDER u. Mitarb. 1979, BUURMAN u. GRABBE 1981).

Der ERCP-Befund wird bei malignen Tumoren durch irreguläre lange Stenosen des Hauptganges, evtl. mit prästenotischer Dilatation charakterisiert (ANACKER u. Mitarb. 1977, SHAPIRO 1980). Es finden sich ferner ein abrupter oder konischer Verschluß, zystische Umwandlungen des Gangsystems, Gangverlagerungen, lokalisierte Seitengangdestruktionen und pathologische Kontrastmittelextravasate in Form lakunenartiger Nekrosehöhlen. Beim Übergreifen auf das Gallengang-

Abb. 13.**56. Pankreaskarzinom**
56jähriger Diabetiker. – Schmerzloser
Ikterus nach üppiger Mahlzeit, so daß
wegen Verdachtes auf einen Verschluß
außerhalb operiert wurde. Dabei fand
sich ein gänseeigroßer höckeriger Tumor, der den Ductus choledochus um-
mauert hatte. Histologisch kein Anhalt
für Malignität. Es wurde eine Choledochoduodenostomie angelegt. – Bei uns
fand sich bei der Röntgenkontrolle eine
erhebliche Vergrößerung des Pankreasraumes mit Depression der Flexura duodenojejunalis.

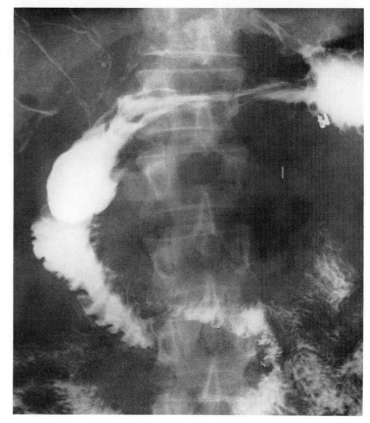

Abb. 13.**57.** Derselbe Patient wie in
Abb. 13.**56.** – Arteriographisch zeigte
sich eine umschriebene Einengung der
atypisch entspringenden A. hepatica
(Pfeil). Bei der Relaparotomie fand sich
ein faustgroßes Lymphknotenpaket, das
sich nicht von den Gefäßen lösen ließ.
Histologisch: Karzinom (Prof. *Seifert*)

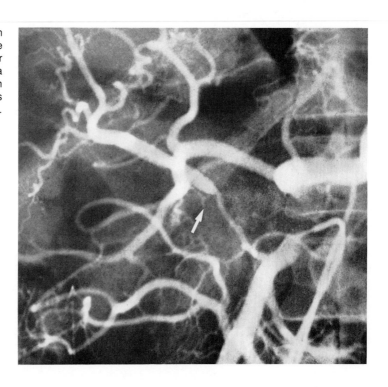

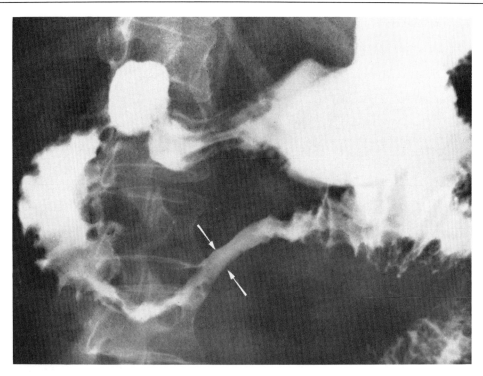

Abb. 13.58. Pankreaskarzinom
Röhrenförmige Stenose der Flexura duodenojejunalis (Pfeile). Impression der medialen Zirkumferenz des absteigenden Duodenums, ursprünglich als Crohnsche Krankheit interpretiert. Die bei der Probelaparotomie entnommene Exzision ergab histologisch ein infiltrativ wachsendes Pankreaskarzinom. (Prof. *Krauspe*)

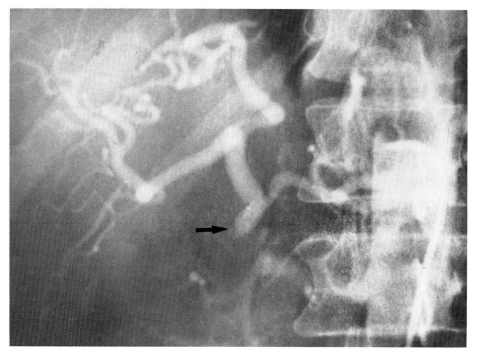

Abb. 13.59. Pankreaskarzinom
59jährige Patientin. – Choledochoduodenostomie wegen eines Stauungsikterus. Bei einer später durchgeführten Röntgenuntersuchung des Magens zeigte sich eine Vergrößerung des Pankreaskopfes. Die Zöliakographie läßt eine Amputation der A. gastroduodenalis erkennen (Pfeil). Einige Wochen später traten Metastasen in der Bauchhaut auf. Histologisch Karzinom (Prof. *Seifert*).

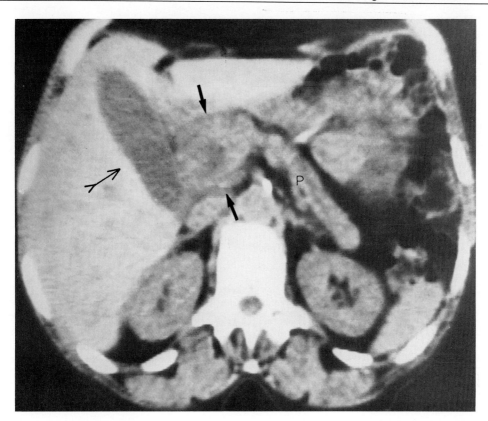

Abb. 13.60. Pankreaskopfkarzinom
Deutliche und umschriebene Vergrößerung des Pankreaskopfes (Pfeile) mit zystischem Areal. Das Organ ist unscharf begrenzt. Gut erkennbarer Pankreaskörper (P). Erweiterung der Gallenblase (Doppelpfeil) durch Choledochusobstruktion.

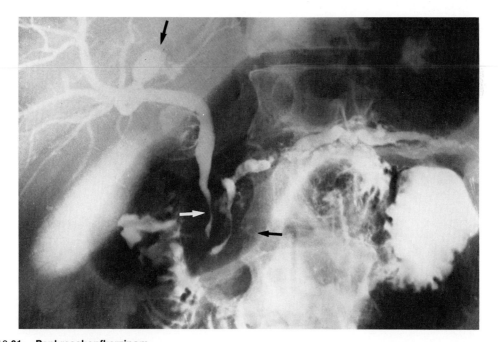

Abb. 13.61. Pankreaskopfkarzinom
Verlagerung und Stenosierung sowohl des distalen Ductus choledochus als auch des distalen Ductus pancreaticus (Pfeile). Schwere prästenotische Veränderungen im ganzen übrigen Pankreasgang mit Erweiterung und Unregelmäßigkeiten. An dem durch Kontrastmittel angefärbten Duodenum erkennt man eine deutliche Pelottierung durch den Pankreaskopftumor. Mäßige Erweiterung der Gallenwege. Eingeschmolzene Metastase in der Leber (oberer Pfeil). – 44jähriger Mann.

system kommt es zu Abflußstörungen mit entsprechenden Komplikationen (Abb. 13.**61**).

Das *Angiogramm* gibt überzeugend den anatomischen Befund wieder (BÜCHELER 1974). Da die meisten Karzinome im Kopfbereich liegen und zirrhotisch sind, findet sich in dieser Gegend eine relative Gefäßarmut. Allerdings läßt sich mit der superselektiven Darstellung oft eine stärkere Vaskularisation nachweisen als ursprünglich vermutet wurde.

Irreguläre Defekte sowie Abbrüche der kleinen intra- und der größeren peripankreatischen Arterien sind häufige Befunde. In der venösen Phase werden Kompressionen, Invasionen und Verschlüsse der V. lienalis, der Pfortader und der V. mesenterica superior mit der Ausbildung von Kollateralkreisläufen beobachtet. Sarkome sind meist stärker vaskularisiert als Karzinome (SCHRÖDER 1977) (Abb. 13.**56**–13.**59**).

Unser diagnostisches Repertoir hat sich durch die Computertomographie, die ERCP und vor allem die superselektiven angiographischen Verfahren derartig vervollkommnet, daß wir bei systematischem Einsatz dieser Methoden einer differentiellen Diagnose zwischen entzündlichen und neoplastischen Pankreaserkrankungen nähergekommen sind. So wird heute bereits in der Karzinomdiagnostik der Computertomographie in etwa 80%, der ERCP 85% Erfolg zugesprochen (ARIYAMA u. Mitarb. 1980, TRILLER u. Mitarb. 1980). Vor allem aber konnte die angiographische Diagnostik durch die Einführung superselektiver Füllungen auf 90% Trefferquote verbessert werden (SCHMIDT u. Mitarb. 1980).

Allerdings sollte man sich von den optimistischen Resultaten moderner Diagnostik nicht allzusehr beeindrucken lassen. Sie stellen noch keine Frühdiagnosen im klinischen Sinne dar. Mit Recht wiesen ARIYAMA u. Mitarb. (1980) darauf hin, daß alle mit der Computertomographie nachgewiesenen Neoplasien inoperabel waren und die Patienten innerhalb der nächsten sechs Monate starben.

Durch die Einbeziehung der ERCP, gelegentlich der PTC, vor allem aber der superselektiven Arteriographie ist es gelungen, auch Tumoren unter 3 cm Durchmesser nachzuweisen und somit die Diagnostik derart zu verbessern, daß sich die Neoplasmen bereits bei etwa 35% der Patienten resezieren ließen.

14. Milz

Röntgenanatomie

Die Entwicklung der Milz beginnt gegen Ende des ersten Embryonalmonats im subperitonealen Parenchym des Mesogastrium dorsale. Hier lokalisiert sich die Fähigkeit zur Bildung von Milzgewebe, die darüber hinaus auch noch in der weiteren Umgebung vorhanden ist. Dadurch erklärt sich, daß man in unmittelbarer Nachbarschaft des Organs, gelegentlich aber auch in anderen Teilen des Bauchraumes, Milzgewebe in Form von Nebenmilzen findet.

Beim Neugeborenen ist die Milz etwa 5 cm lang, 3 cm breit und 1 cm dick, sie wiegt 8–11 g. Das Milzgewicht nimmt im Laufe des ersten Lebensjahres am stärksten, nämlich um das Sechsfache zu und erreicht gegen Ende des ersten Lebensjahres etwa 52 g, um sich von da ab bis zur Pubertät nur noch zu verdoppeln (WETZEL 1938).

Die Milz ist beim 6- bis 10jährigen Kinde 8–9 cm lang und wiegt etwa 55–85 g, während man bei Erwachsenen ein Milzgewicht von ca. 120–180 g bei einer Länge von 10–12 cm, einer Breite von 5–6 cm und einer Dicke von 3–4 cm findet. Größe und Gewicht variieren aber erheblich und sind von der aktuellen Blutfülle abhängig. Nach dem 4. Lebensjahrzehnt verkleinert sich das Organ allmählich.

Fast die gesamte Milz ist von Peritoneum überzogen. Darunter befindet sich die durch elastische Fasern verstärkte Tunica albuginea, die gemeinsam mit der Tunica serosa den Hauptbestandteil der Milzkapsel bildet. Von ihr ausgehend, formieren sich die ausstrahlenden Trabekel zum weitverzweigten Milzgerüst. Beide enthalten reichlich glatte Muskelzellen. In dieses Netzwerk ist die rote und weiße Pulpa eingelagert.

Die *rote Pulpa* füllt die Lücken des Milzgerüstes. Sie besteht aus den Sinus und den sie jeweils umschließenden retikulären Netzen, die sog. Pulpazellen und Sinuszellen enthalten. Beide Zelltypen werden dem RES zugerechnet.

Die *weiße Pulpa* besteht aus einer lockeren Formation von Retikulumzellen, in die massenhaft Lymphgewebe, teilweise in Knötchenform (Malpighische Körperchen) eingelagert ist.

Die Milzform ähnelt der einer Kaffeebohne. Die konvexe Facies diaphragmatica hat Kontakt mit der Unterfläche des Zwerchfells und der lateralen Bauchwand. Die den Eingeweiden zugewandte Fläche wird durch den Milzhilus in eine vordere, dem Magen anliegende (Facies gastrica) und eine hintere Hälfte unterteilt, die in Kontakt mit der linken Niere steht (Facies renalis).

Die Milz liegt als größtes lymphoretikuläres Organ der Bauchhöhle lateral und dorsal im linken oberen Hypochondrium unterhalb der Zwerchfellkuppe in einer Nische, die unten vom Lig. phrenicocolicum abgeschlossen wird. Sie überragt üblicherweise nicht den Rippenbogen. Ihre Längsachse entspricht etwa dem Verlauf der 10. Rippe, kann jedoch auch etwas steiler gestellt sein. Atmung und Körperposition, Konstitutionstyp und Alter beeinflussen sowohl die Milzposition als auch den Achsenverlauf. So finden wir die Milz beim Neugeborenen und dem pyknischen Typ mehr quer gelagert, beim älteren Kinde und bei Asthenikern mehr vertikal.

Die Position der Milz ändert sich konstant. Sie senkt sich beim Inspirium und wird nach vorn gekippt bzw. verlagert, während sie sich beim Exspirium in ihre Ausgangslage zurückbewegt. Auch der Füllungszustand und das Volumen der Nachbarorgane (Magen, Niere, Nebenniere, Pankreasschwanz, Kolon) sowie die Zwerchfellposition beeinflussen Form und Lage des weichen, modellierbaren Organs. Es kann bei starker Gasfüllung der linken Kolonflexur angehoben und aus seiner schrägen Lage in eine horizontale Position gebracht werden.

Das Lig. gastrolienale verbindet den Milzhilus mit der großen Magenkurvatur, während das Lig. phrenicolienale die Milzgefäße enthält. Diese Ligamente und der negative subphrenische Druck halten die Milz in ihrer Lage.

Die etwa 4–9 mm breite *A. lienalis* ist der stärkste Ast der aus der Bauchaorta entspringenden A. coeliaca. Die Milzarterie verläuft retroperitoneal am oberen Rand der Bauchspeicheldrüse, bei Kindern mehr gestreckt, bei Erwachsenen mehr geschlängelt, und gibt einige kleinere Äste zum Pankreas und Magenfornix ab (Aa. gastricae breves). In der Milzpforte verzweigt sich das Gefäß in mehrere Äste, die sich schließlich im Innern des Organs in pinselförmige *Endarterien* aufteilen. Von dort fließt das Blut durch enge Kapillaren in die weiten venösen Sinus, die eine Art von „Flutkammern" bilden. Hier kommt es mit dem dichten Retikulumnetz in Berührung. Kontraktile Kapillarhälse steuern den Zustrom.

Durch die gitterförmig durchbrochene Wand der Venensinus gelangt das Blut in die venösen Kapillaren, später in die größeren Venen. Sie folgen dem Verlauf der Trabekel, um sich schließlich zur

V. lienalis zu vereinigen. Sie liegt kaudal der Arterie und ist nur in Milznähe oberhalb des Pankreas, im weiteren Verlauf aber hinter der Bauchspeicheldrüse zu finden.

Die *Lymphgefäße* der Milz bilden ein tiefes und ein subseröses oberflächliches Netz. Beide stehen miteinander in Verbindung. Sie ziehen vom Hilus aus, dem Verlauf der A. lienalis folgend, nach medial und münden in die peripankreatischen und paraaortalen Lymphknotengruppen.

Die *Nerven* der Milz stammen aus dem Plexus coeliacus. Sie dringen parallel zur A. lienalis in das Innere des Organs ein.

Röntgenphysiologie und Pathophysiologie

Es sollen lediglich einige für die Röntgenuntersuchung wichtige physiologische und pathophysiologische Faktoren erwähnt werden, die besonders das Milzvolumen betreffen.

Bau und Funktion der Milz machen starke *physiologische Größenschwankungen* möglich und verständlich. Sie erschweren aber die Bestimmung einer Normgröße und der oberen Normgrenze. Je nach dem Blutgehalt ändert sich die Milzgröße bei ein und derselben Person während verschiedener Altersstufen und unter wechselnden Umständen beträchtlich. Die Erschlaffung der glatten Binnenmuskulatur hat eine Anschoppung von Blut, ihre Kontraktion eine Auspressung zur Folge. So kann die Milz je nach ihrem Kontraktionszustand zwischen 10–35% des gesamten Pfortaderblutes aufnehmen (STREICHER 1961). ANACKER (1966) bezeichnete die Milz daher geradezu als das „Herz des Pfortaderkreislaufs".

Während der Fetalperiode ist die Milz für eine begrenzte Zeit auch Ort der Blutbildung. Diese Funktion kann unter pathologischen Bedingungen postnatal erhalten bleiben oder wieder aufgenommen werden (hämolytische Anämien, Myelofibrose, Marmorknochenkrankheit) und zur Milzvergrößerung führen.

In der Milz, dem biologischen Filter für das Blut, liegen die Elemente des RES und das Lymphgewebe aufs engste zusammen. Im Reusensystem der Endothelwände der Sinusoide bleiben intrazelluläre Erythrozytenbestandteile, wie Jolly-Körperchen, Hämosideringranula, aber auch Membranstücke von Erythrozyten, geschädigte Blutzellen oder Thrombozyten und andere Zerfalls- und Abbauprodukte wie in einem Sieb zurück. An der Erythrozytophagie beteiligen sich die Retikulumzellen, die Endothelzellen der kavernösen Venensinus sowie die Zellen der weißen Pulpa. Aber auch Zerfallsprodukte von Leukozy-

ten werden hier aus dem Blut entfernt. Diese funktionellen Aufgaben können bei entsprechender Grundkrankheit zur Milzvergrößerung führen.

Die Milz spielt im Eisenstoffwechsel ebenfalls eine wichtige Rolle. Das Retikuloendothel kann Hämoglobin abbauen und zu Bilirubin umwandeln.

Von den zahlreichen Ursachen einer Milzvergrößerung sollen nur große Krankheitsgruppen erwähnt werden, nämlich *Infektionen* durch Bakterien, Viren und Protozoen, *hämolytische Erkrankungen, maligne Infiltrationen bei Systemerkrankungen, Stauung* durch portale Hypertension oder Herzdekompensation, *Stoffwechselstörungen* und *Kollagenosen*. Lokalisierte Erkrankungen, wie Zysten, Abszesse und Tumoren, haben ebenfalls eine Milzvergrößerung zur Folge (BARTA 1972, DUFFNER u. Mitarb. 1981).

Nach Milzverlust – aus welchem Grunde auch immer – besteht eine erhöhte Infektionsgefährdung, die während der beiden ersten Lebensjahre am stärksten ist. Offenbar beruht diese Abwehrschwäche auf der Tatsache, daß nach einer Milzentfernung die immunologischen Primärreaktionen verzögert einsetzen.

Abb. 14.**1. Nativaufnahme der Milz**
Bei ausreichender Luftfüllung des Magens sind
Lage, Form und Größe der Milz einwandfrei zu
erkennen. Ihre mediale Fläche imprimiert die
große Kurvaturseite. Während der obere Milz-
pol das Zwerchfell erreicht, legt sich der untere
Pol der linken Flexur an. Bei Kindern gelingt die
Abgrenzung der relativ großen Milz mit Hilfe
einer Nativaufnahme fast regelmäßig, weil der
Magen meist reichlich Luft enthält. – 7jähriger
Junge.

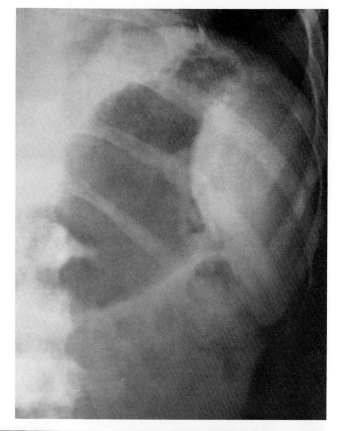

Abb. 14.**2. Posttraumatische Milzzyste, Nativaufnahme**
Die stark vergrößerte Milz drängt den
Magen in den rechten Mittelbauch, verlagert die linke Flexur und das Colon
descendens, den Dünndarm sowie die
linke Niere (Pfeil) nach kaudal und medial. Die linke Zwerchfellhälfte wird angehoben. – 10jähriges Mädchen. Vor 4
Wochen Sturz vom Fahrrad mit leichtem
Oberbauchtrauma. Später ziehende
Schmerzen in der linken Flankengegend. Angeblich erst seit einer Woche
sichtbare Vorwölbung des linken Oberbauches. Die Milzzyste wurde operativ
bestätigt.

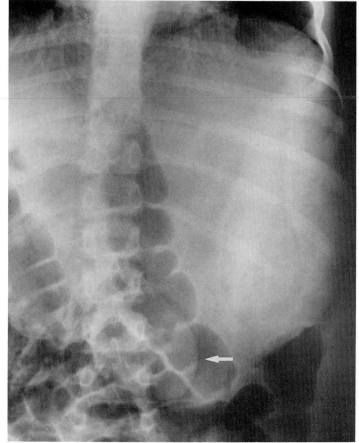

Untersuchungsmethoden

Größe und exakte Lage der Milz lassen sich mit Hilfe klinischer Methoden wie der Palpation und der Perkussion nicht einwandfrei bestimmen. Nur in einem Drittel der Fälle ist eine vergrößerte Milz durch den Tastbefund zu verifizieren, eine Milzverkleinerung aber gar nicht zu diagnostizieren, wie Vergleiche zwischen Palpationsbefund und Szintigramm ergeben haben (KEMPE 1974). Zudem ist eine palpable Milz nicht immer vergrößert. Ein positiver Tastbefund läßt darüber hinaus keine sichere Aussage zu, ob der palpierte „Tumor" wirklich der Milz entspricht.

Die Größenbestimmung der Milz ist bei vielen inneren Erkrankungen von erheblicher Bedeutung, weil sie als empfindlicher Gradmesser bei Krankheiten mit Beteiligung des RES, des Kreislaufs und des Pfortaderkreislaufs, bei Primär- und Systemerkrankungen (z. B. Morbus Hodgkin) anzusehen ist. Hier hilft die Bestimmung der Milzgröße auch bei der Stadieneinteilung und der Therapieplanung. Zudem erlaubt eine exakte Größenangabe in manchen Fällen eine Einengung der Differentialdiagnose und eine bessere Beurteilung des jeweiligen Krankheitsstadiums, oder gibt sogar erste Hinweise auf eine latente Erkrankung.

Den Kliniker interessieren neben Lage- und Größenbestimmungen vor allem auch krankhafte Organveränderungen. Zur Beantwortung dieser Fragen stehen uns verschiedenartige Untersuchungsverfahren zur Verfügung, nämlich einfache und Spezialmethoden mit unterschiedlicher Zielrichtung und Aussagekraft (DÜX 1965, RÖSCH 1973).

Nativaufnahme

Sie wird in Rückenlage mit einem auf die Milz gerichteten Zentralstrahl in tiefer Inspiration und Weichteiltechnik angefertigt (BERGSTRAND u. EKMAN 1957). Eine gezielte Aufnahme bei leichter Drehung des Patienten in den II. schrägen Durchmesser kann ebenfalls zur Milzdarstellung herangezogen werden mit dem Vorteil, auch die Atemverschieblichkeit zu überprüfen. Diese Untersuchungen erlauben jedoch nicht ohne weiteres eine exakte Bestimmung der Milzgröße, weil gelegentlich die Abgrenzung des oberen Milzpoles wegen der Überlagerung durch das Zwerchfell, den Magen und die linke Kolonflexur Schwierigkeiten bereitet. Lediglich der untere Pol sowie die mediale Milzbegrenzung werden bei ausreichender Luftfüllung des Kolons und des Magens befriedigend dargestellt. Bei Säuglingen und Kleinkindern läßt sich die Milz infolge des physiologischerweise größeren Luftgehalts im Magen-

Darm-Trakt meist relativ gut abgrenzen (Abb. 14.**1** u. 14.**2**).

Zur Bestimmung der Milzgröße mißt man die Organlänge und -breite. Die Milzlänge (vom höchstgelegenen Punkt unter der linken Zwerchfellkuppe bis zum unteren Milzpol) beträgt bei Erwachsenen durchschnittlich 12,8 cm. Die Milzbreite (im Mittel 5,7 cm) entspricht dem größten Querdurchmesser, der senkrecht zur Längsachse gemessen wird (GELINSKY u. LAGEMANN 1971, HAAS u. Mitarb. 1972, ANGER u. Mitarb. 1976). Bei Kindern reduzieren sich diese Daten entsprechend dem geringeren Milzgewicht. Die Meßwerte erfassen nicht die Kippung des Organs, so daß eine Aussage über das Organvolumen der Szintigraphie vorbehalten bleibt (SCHINDLER u. Mitarb. 1976).

Früher bediente man sich zur Größen- und Lagebestimmung gelegentlich des *Retropneumoperitoneums* und *Pneumoperitoneums*. Mit diesen Verfahren gelang es zwar, die Milz aus ihrer Umgebung herauszulösen und gegenüber anderen retroperitonealen Organen oder Tumoren besser abzugrenzen. Diese belästigende Methode wird heute kaum mehr angewandt. Auch die seinerzeit für Säuglinge und Kleinkinder empfohlene *Ganzkörper-Kontrastdarstellung* zur vorübergehenden Kontrastierung des Milzparenchyms durch eine rasche intravenöse Kontrastmittelinjektion (Abb. 14.**5**) eignete sich gut zur Beurteilung der Milzgröße und -position sowie zur Darstellung avaskulärer intralienaler Strukturen (z. B. Zysten). Sie ist aber von der Computertomographie verdrängt worden.

Magen- und Dickdarmuntersuchung

Die engen Lagebeziehungen des Magens zur Facies gastrica der Milz sind diagnostisch besonders wichtig. Durch die Milz hervorgerufene Impressionen betreffen den Fornix und die große Kurvatur und entsprechen dem Grade der Milzvergrößerung. Sie lassen sich bereits bei luftgefülltem Magen erkennen, aber am klarsten nach Kontrastmittelgabe verifizieren. Der Magenfornix kann von hinten oder oben seitlich imprimiert werden. Eine flache Eindellung der großen Kurvaturseite durch die Milz gilt bei Aufnahmen in horizontaler Position des Patienten als normal, stärkere Impressionen entsprechen dem jeweiligen Grad der Milzvergrößerung (Abb. 14.**3**).

Bei Milzvergrößerungen beobachtet man auch Lageveränderungen der *linken Kolonflexur*. Ihre physiologischen Positionsvarianten erschweren

Abb. 14.**3.   Magenimpression durch die Milz**

Impression der großen Kurvaturseite mit Medialverlagerung des Magenkörpers durch eine breite Milz. Ihr unterer Pol (Pfeil) ist gut erkennbar. Während eine breite, aber kurze Milz mehr die Lage des oberen und mittleren Magenkörpers verändert, sieht man bei einer länglichen großen Milz durch Pelottenwirkung eine flachbogige laterale Impression. – 12jähriges Kind.

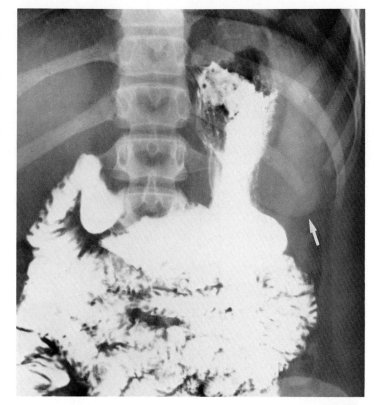

Abb. 14.**4.   Milzvergrößerung bei portaler Hypertension**

Darstellung der erheblich vergrößerten Milz nach Dickdarmfüllung. Die linke Flexur und Teile des Querkolons werden nach unten gedrückt. Der Magen ist zur Mitte hin gedrängt. Lageveränderung der rechten Flexur durch eine große Leber und des Zökums durch Malrotation. – 12jähriges Kind mit Hepatosplenomegalie bei portaler Hypertension. Die derbe Milz überragte den linken unteren Rippenbogen um 6 cm. In der Neugeborenenperiode „schmieriger Nabel". Die Nabelinfektion griff offenbar auf die Nabelvene über und setzte sich als Thrombophlebitis in der Pfortader fort. Durch Lienoportographie wurde eine extrahepatische Blockade nachgewiesen.

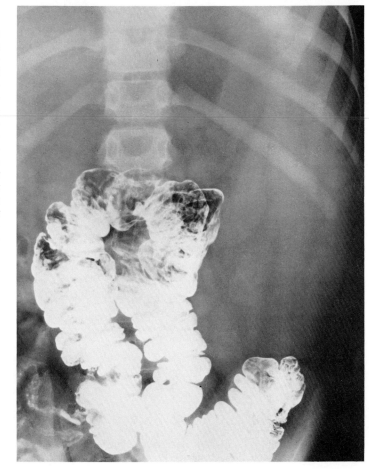

allerdings die Bewertung, so daß ein Tiefstand erst dann als pathologisch gilt, wenn sich gleichzeitig eine eindeutige Milzvergrößerung abzeichnet.

Zur besseren Sichtbarmachung der linken Flexur eignet sich die *Insufflation von Luft* und die *Kontrastmittelgabe*. Die Luftinsufflation muß mit einer möglichst kleinen Menge gezielt vorgenommen werden, weil sich nur dann die viszerale Milzfläche gut abhebt. Bei Überfüllung wird diese Kontur ausgelöscht, so daß die Untersuchung unergiebig bleibt. Die Bariumfüllung (oral oder rektal) zeigt die Auswirkungen einer vergrößerten Milz auf die Flexura lienalis, weil der untere Milzpol diesen Dickdarmabschnitt nach kaudal und medial verlagert (Abb. 14.**4**).

Szintigraphie

Sie kann bei unklaren Erkrankungen des linken Oberbauches mit der speziellen Fragestellung notwendig werden, ob überhaupt Milzveränderungen vorliegen. Die Untersuchung ist einfach durchzuführen und für den Patienten wenig belastend. Sie gibt uns die Möglichkeit, Lage, Form und Größe der Milz exakt nachzuweisen und das *Milzvolumen* zu errechnen (FISCHER u. Mitarb. 1973, TREVES u. SPENCER 1973, FEINE 1976). Für eine umfassende Beurteilung ist es immer erforderlich, die Milz in verschiedenen Projektionen darzustellen.

Das Prinzip der *selektiven Milzszintigraphie* beruht auf der Beobachtung, daß geschädigte Erythrozyten relativ schnell in der Milz abgefangen werden. Markiert man Erythrozyten mit ^{51}Cr oder ^{197}Hg und verändert sie physikalisch, chemisch oder immunologisch, so werden diese roten Blutkörperchen wenige Minuten nach Reinjektion in der Milz festgehalten (BÜLL u. Mitarb. 1973). Heute erfolgt die Untersuchung üblicherweise mit ^{197}Hg-BMHP (^{197}Bromomercuri-Hydroxypropan).

Ist für die klinische Fragestellung eine Aussage über die Milz *und* Leber erforderlich, so benötigt man die *systemische Darstellung des RES* mit ^{99m}Tc Schwefelkolloid, also eine kombinierte Leber-Milz-Untersuchung (Abb. 14.**7**).

Szintigraphische Methoden eignen sich nicht nur zur Beurteilung der Milzgröße, des -gewichtes, des -volumens und der -lage. Darüber hinaus erhält man Informationen über Nebenmilzen, Parenchymläsionen und Speicherdefekte, über Milzrupturen, -hämatome und -infarkte, über Abszesse, Zysten und Tumoren.

Computertomographie

Heute werden auch CT-Untersuchungen für spezielle Fragestellungen der Milzpathologie herangezogen. Hierzu gehören der Nachweis von Zysten, Abszessen, Absiedelungen, den seltenen Primärtumoren, Traumafolgen und die Planung einer Bestrahlungstherapie, während Aussagen über die Milzgröße auch von anderen weniger aufwendigen Verfahren erbracht werden können. Die CT-Untersuchung ist exakt, leicht durchzuführen, gut reproduzierbar und für den Patienten nicht belastend.

Die Untersuchung erfolgt üblicherweise in Rükkenlage. Während für die orientierende Darstellung nur drei Schnittbilder erforderlich sind, wird für die Detaildiagnostik der Schnittebenenabstand entsprechend verringert.

Die Milz erscheint im CT als ein homogenes Organ mit einer Dichte von 46 ± 12HE. *Dichtesteigerungen* kommen vor bei frischen Blutungen und der Hämosiderose, bei umschriebenen Verkalkungen und der Thorotrastmilz. *Dichteminderungen* werden beobachtet bei zystischen Veränderungen, Abszessen, älteren Hämatomen und Infarkten. *Isodens* erscheinen diffuse Milzinfiltrationen bei Systemerkrankungen, die bisher noch nicht befriedigend einer Differenzierung zugänglich sind.

Die Veränderung der Absorptionsunterschiede zwischen normalem und pathologischem Milzgewebe durch Injektion eines nierengängigen Kontrastmittels hat sich zwar schon bewährt, eine Verbesserung dieser Technik durch Verwendung neuer Kontrastmittel wird erprobt.

Als vorteilhaft erweist sich die Tatsache, daß im CT auch die Nachbarschaftsbeziehungen zu Magen, dem Pankreasschwanz und dem linken oberen Nierenpol geklärt werden. Darüber hinaus lassen sich simultan das gesamte Pankreas, die Leber und die benachbarten Lymphknoten darstellen und beurteilen (BAERT u. Mitarb. 1980, SCHERTEL 1980, STADLER u. HARTWICH 1980, BUURMAN u. GRABBE 1981).

Arteriographie

Sie gilt auch heute noch als eine wichtige Spezialuntersuchung, wenn eine präzise Aussage über die Milzarterie und -vene gemacht sowie Herdveränderungen des Organs selbst und dessen Topographie dargestellt werden sollen. Ein Teil der Indikationen zur Gefäßuntersuchung ist allerdings durch den Einsatz der Computertomographie entfallen.

Die Untersuchung wird in Form einer Zöliakographie, vorteilhafter aber als selektive Milzarteriographie durchgeführt. Das Gefäß teilt sich gleich nach seinem Organeintritt in mehrere kurze Hilusäste auf, die gestreckt oder in flachen

Abb. 14.5. Vergrößerte Milz. Darstellung durch Ganzkörper-Kontrastuntersuchung

Übersichtsaufnahme gegen Ende einer raschen Kontrastmittelinjektion vom rechten Bein her. Die V. cava inferior ist noch sichtbar. Deutliche Anschoppung der parenchymatösen Bauchorgane, nämlich der Milz, beider Nieren und der Leber durch Überflutung mit Kontrastmittel. Die vergrößerte Milz ist in ihrer Form und ihren Lagebeziehungen exakt zu erkennen (Pfeile). Sie legt sich breitflächig dem oberen Nierenpol an und imprimiert den Magenfornix. – 2jähriges Kind. Die spezielle Untersuchung erfolgte wegen einer Hepatosplenomegalie.

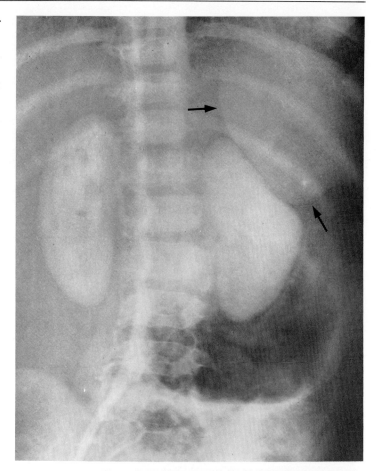

Abb. 14.6. Normale Milzarteriographie

Selektive Darstellung durch Injektion in die Milzarterie. Unmittelbar nach dem Eintritt in das Organ teilt sich die Milzarterie in mehrere Hilusäste auf, die gestreckt oder in flachen Bögen verlaufen. Die weitere Aufzweigung erfolgt dichotom oder trichotom. – 11jähriges Kind.

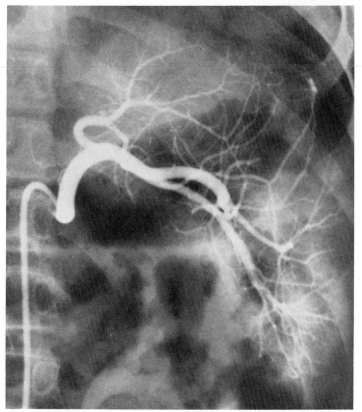

Bögen verlaufen und sich dichotom oder trichotom aufzweigen (Abb. 14.**6**). Die Kontrastierung des Milzparenchyms ist anfangs inhomogen und locker, es stellt sich aber bald homogen und dicht dar. Magen- und Kolonluft können Aufhellungen hervorrufen und Veränderungen vortäuschen. Auch der obere Milzpol wird angiographisch gut sichtbar, es sei denn, daß dieser Bezirk isoliert durch eine direkt aus der Aorta entspringende Polarterie versorgt wird. Die Kontur ist glatt oder weist leichte oberflächliche Einkerbungen auf. Die Intensität der Venenfüllung hängt von der Kontrastmittelmenge sowie der Injektions- und Durchflußgeschwindigkeit durch die Milz ab (HAERTEL u. BEUSCH 1974).

In allen Phasen des Angiogramms besteht die Möglichkeit zur Aufdeckung pathologischer Veränderungen (WENZ 1972). Sie betreffen die *Arterie* (Aneurysmen, a. v. Fisteln, Thromben, Agenesie), das *Parenchym* (Lageanomalien, Nebenmilzen, Tumoren der Milz oder der Nachbarschaft, Abszesse, Zysten, traumatische Läsionen) und die *Milzvene* (Thrombosen, Abflußhindernisse bei portaler Hypertension). Bei der Darstellung der Milzvene ist im Einzelfall zu entscheiden, ob nicht der direkten Splenoportographie der Vorzug zu geben ist.

Natürlich bieten sich bei allen Milzerkrankungen heute auch *sonographische Untersuchungsverfahren* mit beträchtlichem Informationswert an.

Anomalien

Sie sind relativ häufig, klinisch aber von unterschiedlicher Bedeutung. Ihre Diagnostik erfolgt oft zufällig. Szintigraphie, Angiographie und das CT erweisen sich als die erfolgreichsten Untersuchungsverfahren.

Asplenie-Syndrom (Ivemark-Syndrom)

Meist führen die schweren, das Leben bedrohenden Begleitmißbildungen zur Entdeckung dieser Anomalie (NIEDERLE 1972), die als ein Fehler in der Entwicklungsorganisation aufgefaßt wird. Doppelseitig angelegte Organe (Lunge) verhalten sich in ihrem Aufbau symmetrisch, während asymmetrisch vorhandene Organe (Milz) fehlen können (RANDALL u. Mitarb. 1973). Die Anomalie ist häufig mit komplizierten Herzmißbildungen (z. B. einer Transposition der großen Arterien, einer Fehleinmündung aller Lungenvenen, einem persistierenden Ostium atrioventriculare, Klappenstenosen und -atresien u. a.), einer beidseitig dreilappigen Lunge, Situs- und Fixationsanomalien im Bauchraum verquickt. Man findet den Magen häufig auf der rechten Seite. Die Leber liegt mit zwei gleich großen Lappen oft symmetrisch in der Median-Sagittal-Ebene, oder sie fehlt ganz. Hinzu kommen gelegentlich ein rudimentäres Pankreas, Anomalien des Omentums, Stenosen und Atresien im Magen-Darm-Trakt und Fehlbildungen des Harntraktes. Die Anomalie begünstigt infolge der mangelhaften mesenterialen Fixation auch einen Volvulus des Kolons (IVEMARK 1955, MARKOVITZ u. Mitarb. 1977).

Verdacht auf diese Mißbildung besteht dann, wenn bei Neugeborenen mit komplexen Herzfehlern eine Lageanomalie der Bauchorgane gefunden wird (Abb. 14.**8** u. 14.**9**). Diagnostisch entscheidend ist die Angiographie, die nur eine rudimentäre, am Pankreasrand vorzeitig endende Milzarterie erkennen läßt (FREEDOM u. FELLOWS 1973).

Polysplenie-Syndrom

Anstatt eines normal entwickelten Organs finden sich lediglich zahlreiche kleine knötchenförmige Milzen, deren Durchmesser häufig nur einige Millimeter beträgt. Das vorhandene Milzgewebe funktioniert jedoch regulär. Die Anomalie wird klinisch daher nur durch ihre häufigen zusätzlichen Mißbildungen manifest, die denen beim Asplenie-Syndrom ähneln. Die Diagnose kann ohne Inspektion der Bauchhöhle nicht exakt gestellt werden, weil auch hämatologische Charakteristika fehlen (ZACH u. Mitarb. 1977).

Nach Milzverletzungen oder nach Splenektomie werden gelegentlich Hunderte von Milzknötchen auf dem Peritoneum gefunden, die sich nach einer Implantation von Milzgewebe entwickeln, aber natürlich der Röntgendiagnostik unzugänglich sind.

Nebenmilzen

Sie lassen sich als Zufallsbefund bei Operationen und Sektionen in etwa 10% nachweisen. Nach WETZEL (1938) werden sie bei Säuglingen zwischen 0 und 6 Monaten sogar in 30%, zwischen 6 bis 12 Monaten nur noch in 10% der Fälle autoptisch beobachtet. Sie sind meist kirschgroß, allerdings schwankt ihre Größe erheblich und reicht von wenigen Millimetern bis zu etwa 5 cm im Durchmesser. Sie bilden Inseln normalen Milzgewebes und kommen meist in der Einzahl vor. In 75% der Fälle lokalisieren sich Neben-

Abb. 14.**7. Normale Szintigraphie**
Homogene Kolloidspeicherung. Kein Hinweis für Aktivitätsausfall. Die Größe, Position und Form der Milz werden klar erkennbar. (Bild: Priv.-Doz. Dr. *H. Prévôt*).

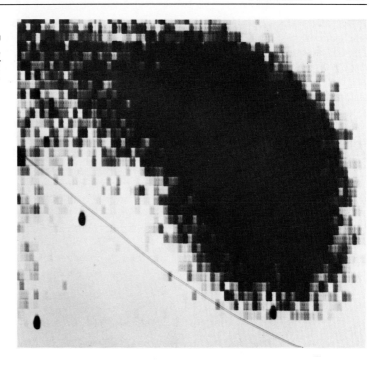

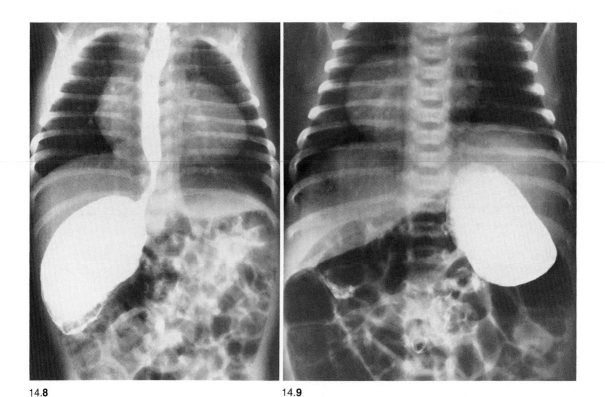

14.**8**   14.**9**

Abb. 14.**8. Asplenie-Syndrom**
Rechtsposition des Magens. Die Leber liegt etwa symmetrisch in beiden Hälften des Oberbauches. Ein Milzschatten fehlt. Zyanotisches Vitium. – 24 Tage alter Säugling. Autoptisch bestätigtes Asplenie-Syndrom.

Abb. 14.**9. Asplenie-Syndrom**
Fast symmetrischer, homogener Leberschatten. Keine Milz. Etwas medial liegender Magen. Situsanomalie des Herzens. – 2 Wochen alter Säugling mit zyanotischem Vitium. Sektion: Asplenie, Mittelstellung der Leber, Nonrotation, Transposition der großen Arterien, Dreilappung beider Lungenhälften.

milzen in die Hilusregion (Abb. 14.**10**), außerdem noch um oder in den Pankreasschwanz und längs der Milzarterie, sind aber auch in anderen Bereichen der Bauchhöhle, ganz selten in der Brusthöhle zu finden (MOCKENHAUPT 1976).

Klinisch sind Nebenmilzen meist ohne Bedeutung, es sei denn, daß sie als „Tumor" angesprochen werden. Sie können sich nach Splenektomie kompensatorisch vergrößern und partiell – entsprechend dem verfügbaren Parenchymvolumen – die Funktion der entfernten Milz übernehmen. Sie werden dann klinisch relevant, wenn es hier zu Rezidiven derjenigen Grundkrankheit kommt, deretwegen eine Splenektomie vorgenommen wurde (z. B. hämolytische Anämien, Systemerkrankungen).

Röntgenologisch sind Nebenmilzen ihrer Kleinheit wegen mit Nativaufnahmen nicht zu erkennen. Diagnostische Schwierigkeiten ergeben sich ferner, weil sie einen Nebennierentumor und außerhalb oder in der Wand des Verdauungstraktes gelegene Tumoren vortäuschen können oder sich in diesen Gebilden Kalk ablagert (RAO u. SILVER 1976).

Ihr Nachweis erfolgt am zuverlässigsten mit der Szintigraphie, einer Angiographie und mit der CT-Untersuchung. Die Nebenmilz wird meist durch einen vom Hauptstamm der A. lienalis abgehenden Ast versorgt. Die arteriographische Diagnose gelingt am besten bei einer in der Nähe des Hauptorgans gelegenen Nebenmilz, wobei es zu einer zeitgleichen Kontrastierung mit der Milz selbst kommt (KAUDE 1973, BEAHRS u. STEPHENS 1980).

Form- und Lageanomalien

Eine *abnorme Lappung* der Milz hat klinisch keinerlei Bedeutung.

Lagevarianten sind als angeborene oder erworbene Anomalien ziemlich häufig und meist klinisch belanglos. Nur stärkere Verlagerungen innerhalb der Bauchhöhle oder in den Brustraum können durch Druckerscheinungen auf die Nachbarorgane, oder bei der Abgrenzung gegenüber Tumoren Schwierigkeiten bereiten.

Bei der *Upside-down-Position* ist der Milzhilus gegen das Zwerchfell gerichtet, während die Außenfläche nach kaudal zeigt (WENZ u. MATHIS 1977).

Verlagerungen durch Tumoren und Abszesse der Nachbarorgane (Magen, Pankreas, Niere, Kolon) oder durch Aszites sind von denjenigen zu unterscheiden, die durch Anomalien des Aufhängeapparates und des Gefäßstiels verursacht werden.

Die *Wandermilz* ist dadurch charakterisiert, daß sie infolge eines ungewöhnlich langen oder ausgezogenen Gefäßstiels (bis 25 cm) abnorm beweg-

lich wird. Sie kann die große Kurvatur des Magens wie ein Tumor imprimieren, unterhalb der Niere liegen, ja sogar im kleinen Becken zu finden sein und stellt oft einen Zufallsbefund dar. Symptome resultieren bei Stieldrehungen mit hämorrhagischer Infarzierung und Venenthrombose. Eine Gefäßdarstellung sichert die Diagnose bzw. schließt einen anderweitigen Tumor aus (GORDON u. Mitarb. 1977).

Bei einer *kranialen Dystopie* liegt die Milz quer zwischen Magen und Zwerchfell, verdrängt den Fornix und reicht mit ihrem oberen Pol evtl. bis zur Kardia. Es resultiert eine Depression der Magenblase und eine Abdrängung des Fornix vom Zwerchfell. Auch bei einer Zwerchfellähmung ändert sich die Milzposition entsprechend dem Zwerchfellhochstand.

Bei einer *intrathorakalen Dystopie*, die angeboren (Hernie) oder erworben (Zwerchfellruptur) sein kann, liegt die Milz allein oder zusammen mit anderen Bauchorganen im Thoraxraum. Die isolierte Verlagerung imponiert als halbkugeliges weichteildichtes Gebilde im hinteren Sinus.

Bei einer *medialen Dystopie* schiebt sich die linke Kolonflexur zwischen Milz und Zwerchfell. Eine ähnliche Verlagerung erfolgt auch bei Aszites.

Bei einer *kaudalen Dystopie* findet sich eine Impression bzw. Verlagerung der großen Kurvatur, gleichzeitig wird die linke Kolonflexur herabgedrückt.

Röntgenologisch sind Dystopien dadurch gekennzeichnet, daß im Nativbild die Milz an typischer Stelle fehlt bzw. an atypischer Stelle durch eine Druckverformung der Nachbarorgane sichtbar wird. Dieser Verdacht wird bei einer Magen- und Dickdarmuntersuchung erhärtet, die Positionsänderung der Milz aber durch eine Szintigraphie und Angiographie definitiv gesichert, falls für diese Untersuchungen eine Indikation besteht. Bei einer Angiographie läßt sich die Milzarterie in ihrem atypischen Verlauf zum dystopen Organ hin verfolgen. Bei Kindern ist als einfacheres Verfahren die Ganzkörperkontrastuntersuchung diagnostisch hilfreich bzw. beweisend, bei der sich die Milz mit Kontrastmittel stark anschoppt und gut abzeichnet (GRISCOM 1978).

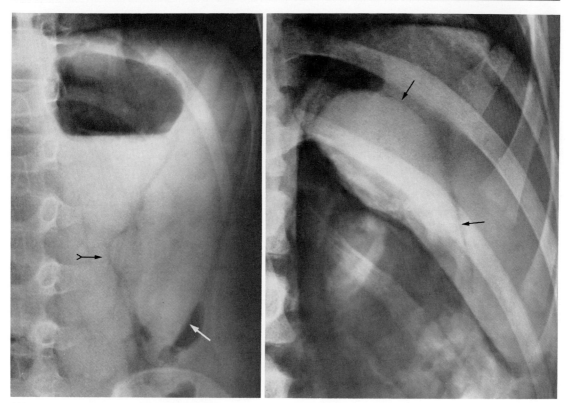

Abb. 14.10 a. Nebenmilz, Nativaufnahme
Gut abgrenzbare Milz (Pfeil). Medial vom Milzhilus umschriebene, einwandfrei abgesetzte Struktur (Doppelpfeil), die sich im CT als Nebenmilz erwies. – 10jähriges Kind.

Abb. 14.10 b (oben rechts). **Nebenmilz. Darstellung mit retroperitonealer Luftinsufflation**
Gut abgegrenzter, homogener Parenchymschatten (Pfeile) in der Nähe des Milzhilus. Die Milz selbst sowie die linke Niere und Nebenniere sind durch die Umrandung mit Luft einwandfrei zu erkennen. – 14jähriger Junge. Die Untersuchung erfolgte zum Ausschluß eines linksseitigen Nebennierentumors.

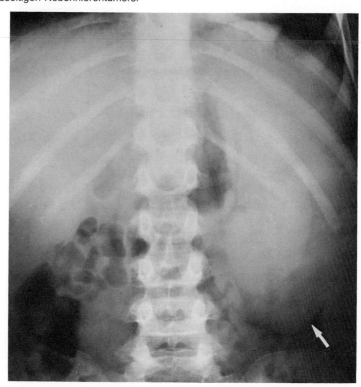

Abb. 14.11. Reaktive Milzvergrößerung bei rezidivierender Sepsis
Erheblich vergrößerte Milz mit Medianverlagerung des Magens, Verdrängung der linken Flexur und des Dünndarms. Der untere Milzpol (Pfeil) erreicht fast den Beckenkamm. – 9jähriger Junge, bei dem wegen eines Hydrocephalus internus ein Ventilkatheter eingesetzt wurde. Es kam zur Entwicklung mehrerer septischer Krankheitsschübe. In Blutkulturen wiederholt Staphylokokken, die eine Ventilentfernung erforderlich machten.

Röntgendiagnostik von Milzveränderungen

Reaktive Vergrößerungen

Entzündlich-reaktive Milzvergrößerungen, hämatologische oder Systemerkrankungen und eine Stauung verändern zwar das Milzvolumen, nicht aber ihre Form, so daß lediglich Auswirkungen auf den Magen und die linke Kolonflexur entstehen (Abb. 14.**11**–14.**13**). Dagegen können in der Milz gelegene Prozesse, wie große Zysten, Abszesse und Tumoren, die Organform derartig beeinträchtigen, daß es schwierig wird, solche Gebilde überhaupt der Milz zuzuordnen. Ein dergestalt verändertes Organ kann den Magen, die Flexura duodenojejunalis und das obere Jejunum in ähnlicher Weise verlagern, wie man es von retroperitonealen oder links im Oberbauch gelegenen Tumoren her kennt.

Vaskuläre Läsionen

Arterielle Verschlüsse

Der *akute Verschluß* der A. lienalis ist selten, verursacht beträchtliche Schmerzen im linken Hypochondrium und erfolgt gelegentlich im Rahmen anderer schwerer Erkrankungen durch eine Embolie oder Thrombose (Endokarditis, akute Pankreatitis, Trauma). Angiographisch erkennt man einen Abbruch der Gefäßfüllung ohne Kollateralentwicklung. Die Untersuchung weiterer Gefäßbezirke des Bauchraums ist geboten, weil sie durch dieselbe Noxe ebenfalls betroffen sein können und eine ähnliche Symptomatologie aufweisen. Auch die Szintigraphie vermag solch eine Zirkulationsstörung aufzudecken.

Ein *schleichend einsetzender Verschluß* der Milzarterie infolge zunehmender Kompression durch Tumoren oder im Rahmen einer universellen Arteriosklerose leitet die Entwicklung eines Kollateralkreislaufes ein. Zwar resultieren keine akuten Symptome oder Beschwerden, aber auf dem Boden dieser Gefäßerkrankung können Infarkte und Aneurysmen entstehen. Bei Patienten jenseits des 60. Lebensjahres wird die Milzarterie nach der Aorta am häufigsten *arteriosklerotisch* verändert. In der Nativaufnahme sind dann Verkalkungen innerhalb der Gefäßwand zu erkennen (Abb. 14.**14**).

Infarkte

Embolien in kleinere oder größere Milzarterien, ausgehend von einer Endokarditis, von Thromben bei Linksherzinsuffizienz, einer chronischen Malaria, einer Leukämie oder von anderen Emboliequellen sind keineswegs selten. Plötzliche Schmerzen im linken Oberbauch und in die linke Schulter ausstrahlend, weisen auf dieses Ereignis hin. Das Versorgungsgebiet der Arterie verfällt der Nekrose, ist gewöhnlich scharf begrenzt und pyramidenförmig mit einer zum Hilus gerichteten Spitze. Reaktive Veränderungen der basalen Pleura und der Lunge sind möglich. Der Läsion folgt die fibröse Schrumpfung mit einer Formveränderung der Milz. Sekundäre Infektionen und Abszeßbildungen kommen vor. Auch sind Verkalkungen in der Kapsel des betroffenen Areals nicht ungewöhnlich.

Größe und Umfang der Schädigung lassen sich im Szintigramm durch einen keilförmigen Aktivitätsausfall, im Computertomogramm als hypodenses Areal (Abb. 14.**15**) und arteriographisch als lokalisierter Gefäßverschluß nachweisen.

Aneurysmen

Sie sind selten angeboren, entwickeln sich meist bei älteren Patienten im Gefolge einer Arteriosklerose (bis zu 10%), aber auch bei portaler Hypertension, aufgrund mykotischer oder posttraumatischer Wandschädigungen und nach Splenektomie. Intraliale Aneurysmen werden nach Milzpunktionen (Splenoportographie) beobachtet (BOIJSEN u. EFSING 1967).

Die Anomalie verursacht meist keine klinischen Symptome, es sei denn, daß eine Ruptur mit bedrohlicher intraperitonealer Blutung zustande kommt. Der Nachweis eines älteren Aneurysmas gelingt aufgrund seiner Verkalkungstendenz häufig zufällig mit einer Nativaufnahme. Definitive Klarheit verschafft aber erst die Angiographie (SPITTEL u. Mitarb. 1961, WENZ 1972, BUURMAN u. Mitarb. 1980).

Arteriovenöse Fisteln

Die kongenitalen oder erworbenen Kurzschlußverbindungen liegen meist extralienal (kommen auch nach Splenektomien vor) und bleiben häufig klinisch symptomlos. Jedoch kann eine akute Blutung durch Ruptur die Situation dramatisch verändern. Manchmal resultiert eine portale Hypertension, weil die Blutmenge im Portalkreislauf erheblich ansteigt („aktiver portaler Überdruck") und sich arterieller Druck auf die V. lienalis übertragen kann.

Gelegentlich hört man ein Strömungsgeräusch im linken Oberbauch, auch ist die Milz mäßig vergrößert. Manchmal zeigen sich Kalkeinlagerungen. Ösophagusvarizen gelten als weiterer Hinweis. Aber erst angiographisch läßt sich der Beweis erbringen.

Milzvenenthrombose

Sie entwickelt sich in der Regel im Gefolge von Erkrankungen, die eine Thrombosebildung fördern, aber auch durch ein Übergreifen von Entzündungen der Nachbarschaft sowie bei Pankreatitis, bei Tumor, postoperativ und posttrauma-

Abb. 14.**12.**   **Milzvergrößerung bei hereditärer sphärozytärer hämolytischer Anämie**

Etwas angehobene linke Zwerchfellhälfte. Stark vergrößerte Milz, deren unterer Pol fast den Beckenkamm erreicht (Pfeile). Der Magen ist nach medial verlagert, die linke Kolonflexur wurde nach unten, der Dünndarm zur Mitte hin verdrängt. – 11jähriges Mädchen. Die derbe, große Milz überragte palpatorisch den Rippenbogen um 6 cm. Immer wieder Gelbfärbung der Skleren, normochrome Anämie, erhöhte Retikulozytenzahl. Im Knochenmark verstärkte Erythropoese.

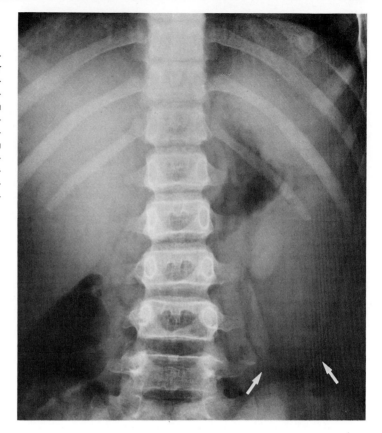

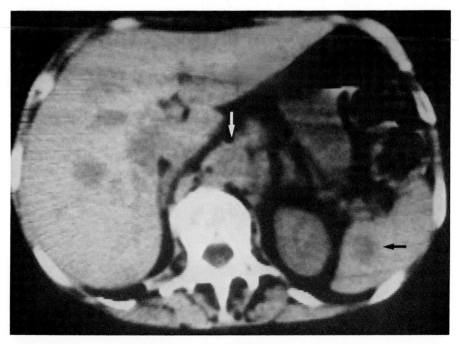

Abb. 14.**13.**   **Leber- und Milzbefall bei Morbus Hodgkin**
Innerhalb der Leber mehrere hypodense Areale. In der Milz eine gleichartige hypodense Zone (Pfeil). Vergrößerung der para-aortalen Lymphknoten durch die Grundkrankheit (weißer Pfeil). – 65jähriger Patient.

tisch. Die Milz vergrößert sich deutlich, und es kommt zu einer portalen Hypertension mit der Ausbildung venöser Kollateralkreisläufe (Abb. 14.**16**).

Die Diagnose läßt sich mit der indirekten und direkten Splenoportographie stellen, wobei sich eine Milzvergrößerung zeigt, ein verlangsamter Durchfluß und ein verzögerter Abfluß erfolgt. Der eigentliche Milzvenenverschluß erscheint wie ein amputiertes Gefäß und wird gut sichtbar. Zudem stellt sich das Netz der venösen hepatofugalen und hepatopetalen Kollateralen eindrucksvoll dar.

Milzzysten

Es werden *echte Zysten* mit epithelialer oder endothelialer Auskleidung von den häufigeren erworbenen *Pseudozysten* unterschieden, denen diese Auskleidung fehlt. Allerdings bereitet im Einzelfall eine solche Unterteilung nach pathologisch-anatomischen oder nach ätiologischen Kriterien große Schwierigkeiten.

Zu den *echten Zysten* zählen Dermoid-, Epidermoid- und Einschlußzysten. Mit Endothel ausgekleidete Hohlräume findet man ferner bei polyzystischen Milzerkrankungen (Zystenmilz) sowie serösen und Lymphzysten.

Zu den *Pseudozysten* gehören posttraumatische, entzündliche und degenerative Hohlraumbildungen sowie Mischformen.

Eine epitheliale Zystenauskleidung kann allerdings schwinden, so daß sie als Einteilungsprinzip nur bedingten Wert besitzt. Auch der Zysteninhalt ergibt keinen zuverlässigen Hinweis auf die Genese: Einerseits kann ein anfänglich hämorrhagischer Zysteninhalt rasch serös werden, andererseits erfolgen gelegentlich Blutungen in die anfangs seröse Zystenflüssigkeit (LENNERT u. STURM 1974, BRANDS u. Mitarb. 1978, KLUMPP 1978).

Parasitäre Zysten bilden eine Sondergruppe, ebenso wie die *zystischen Geschwülste* vom Typ der Hämangiome und Lymphangiome.

Bei einer *Echinokokkose* wird die Milz viel seltener befallen als Leber und Lunge. Meist findet man den Echinococcus cysticus, nur gelegentlich den Echinococcus alveolaris, bei dem der gleichzeitige Leberbefall obligat ist.

Röntgenologisch manifestiert sich die Echinokokkose anfangs als zystische Läsion, die sich später mit schalenförmigen Wandverkalkungen umgibt. Das angiographische Bild und der CT-Befund entsprechen dem einer Zyste. Der Echinococcus alveolaris enthält darüber hinaus fleckige oder schollige Verkalkungen und manifestiert sich im CT als ein hypodenses, gut begrenztes Areal (Abb. 14.**17**–14.**19**).

Art und Größe der Milzzysten variieren erheblich. Man findet sie als solitäre oder multiple, kleine, große und mehrkammerige Hohlräume, die manchmal die ganze Milz durchsetzen. Gelegentlich löst sich eine Zyste von der Milz und bleibt mit ihr nur durch ein dünnes Band verbunden.

Aufgrund des Zystenwachstums (es sind Zysten mit mehreren Litern Inhalt bekannt) resultieren eine Druckatrophie des Milzgewebes und Verdrängungserscheinungen an den Nachbarorganen. Die klinischen Symptome beruhen je nach Zystengröße auf den Wirkungen gegenüber der Umgebung, wenn nicht Komplikationen eine dramatische Entwicklung einleiten. Hierzu zählen spontane Rupturen, Infektionen mit Abszedierungen, Blutungen in die Zyste und Verwachsungen. Kleine Zysten bleiben häufig klinisch belanglos und werden zufällig entdeckt.

Die Nativaufnahme läßt innerhalb der Zystenwand etwa in 20% Verkalkungen erkennen. Sie sind ringförmig oder markieren partiell die Zystenwand. Große Zysten zeigen meist nur eine Teilverkalkung. Im übrigen sind sie durch einen homogenen Milz- bzw. Weichteilschatten im linken Oberbauch mit entsprechenden Organverlagerungen gekennzeichnet. Man findet eine Zwerchfellanhebung mit eingeschränkter Atemverschieblichkeit, seltener einen Winkelerguß oder basale Plattenatelektasen. Eindrucksvolle Verdrängungen der großen Kurvatur bzw. eine starke Rechts- und Ventralverlagerung des Magens, eine Kaudalverlagerung der Flexura duodenojejunalis, des Dünndarms und der linken Kolonflexur zeigen sich bereits bei deren Luftfüllung. Zuverlässiger sind diese Dislokationen einschließlich einer Nierendystopie durch Kontrastmitteluntersuchungen zu verifizieren (Abb. 14.**20**) (SCHULTE-BRINKMANN 1968, KAUFMANN 1969, BRON u. HOFFMANN 1971).

Während die konventionellen Röntgenverfahren nur Verkalkungen und Auswirkungen der Zyste auf die Nachbarorgane deutlich machen, erhält man mit der Angiographie auch sichere Hinweise über die Größe, die Natur bzw. innere Struktur und die Organzugehörigkeit des raumfordernden Prozesses. Die A. lienalis ist häufig deutlich verschmälert und wird stark nach kaudal verlagert. Ihre Äste umspannen den rundlichen, zystischen Prozeß, dringen aber nicht in das Innere ein. Die Zyste selbst nimmt kein Kontrastmittel auf. Infolge der reduzierten Durchflußmenge und verringerten Flußgeschwindigkeit ist auch die Venendarstellung spärlich (WENZ 1972, SHANSER u. Mitarb. 1973).

Auch szintigraphisch erhält man durch die Ausdehnung des Speicherdefektes wichtige Hinweise

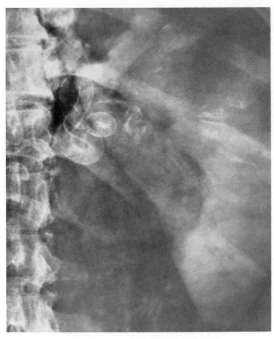

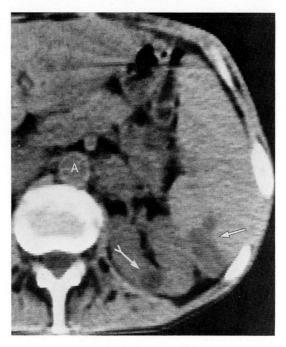

Abb. 14.14. Arteriosklerose der Milzarterie
Starke Schlängelung der Milzarterie, deren Wand mit Kalk imprägniert ist. Auch die Bauchaorta enthält Kalkeinlagerungen. – 70jähriger Patient mit allgemeiner Arteriosklerose.

Abb. 14.15. Milzinfarkt bei Arteriosklerose
Hypodenses, scharf begrenztes Areal dorsal in der großen Milz (Pfeil). Kalkring in der Aorta (A). Kleine Nierenzyste links (Doppelpfeil). – 65jähriger Patient mit allgemeiner Arteriosklerose.

Abb. 14.16. Milzvenenverschluß
Abrupte Endung der gutgefüllten Milzvene (Pfeil) während der Splenoportographie. Der Abfluß des Kontrastmittels erfolgt über Magen- und Ösophagusvarizen. Die Pfortader hat sich nicht dargestellt. – 14jähriger Junge mit erheblicher Milzvergrößerung. Plötzliche Hämatemesis. Die Ursache der Milzvenenthrombose war unbekannt. Leber histologisch und funktionell normal.

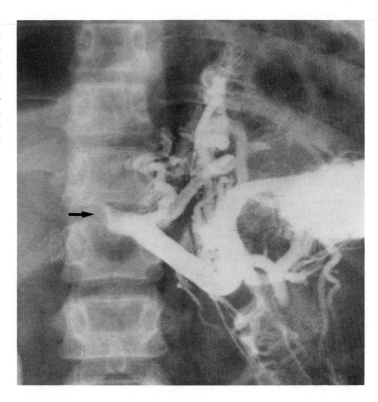

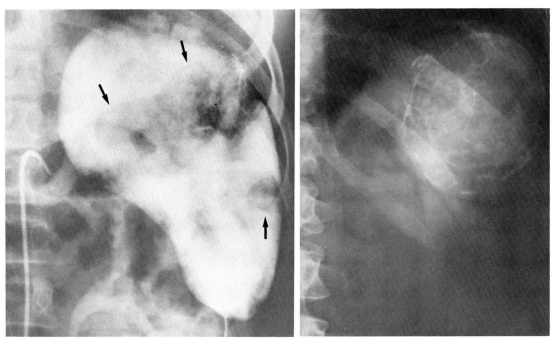

14.17   14.18

Abb. 14.17. Echinokokkose der Milz
Bei selektiver Arteriographie zeigen sich während der Parenchymphase in der vergrößerten Milz mehrere Aussparungen (Pfeile). Etwas angehobenes Zwerchfell, Exsudat im Pleuraraum links. – 11jähriges Kind mit bekannter Echinokokkose der Leber. (Operativ bestätigter Milzbefall).

Abb. 14.18. Verkalkte Echinokokkuszyste
In der Milz gelegene rundliche, mittelgroße Zyste mit schalenförmigen Kalkeinlagerungen in der Zystenwand. Angehobenes Zwerchfell.

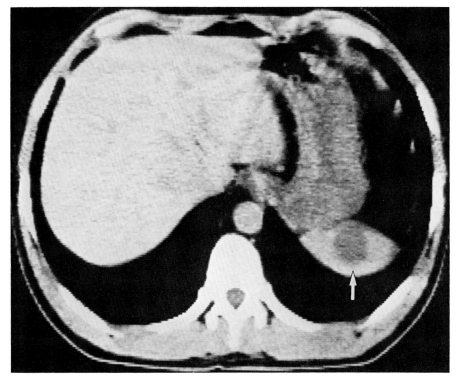

Abb. 14.19. Echinokokkose der Milz
Hypodenses Areal (Pfeil) in der Milz. Operativ verifizierte Echinokokkose. – 30jähriger Patient.

Abb. 14.20. Posttraumatische Milzzyste

Hochgedrängtes Zwerchfell links. Stark vergrößerte Milz, die den Magen nach rechts, den Dünndarm und Dickdarm erheblich nach kaudal und medial verlagert. – 11jähriger Junge. Stumpfes Bauchtrauma vor 2½ Jahren. Erst in letzter Zeit wurde ein kindskopfgroßer, prallelastischer, atemverschieblicher Tumor im linken Oberbauch festgestellt. Operativ: Großer, glattbegrenzter Hohlraum, der mit serös-blutiger Flüssigkeit gefüllt war. Zysteninhalt 2 l. Aussehen und histologischer Befund entsprachen einer Pseudozyste.

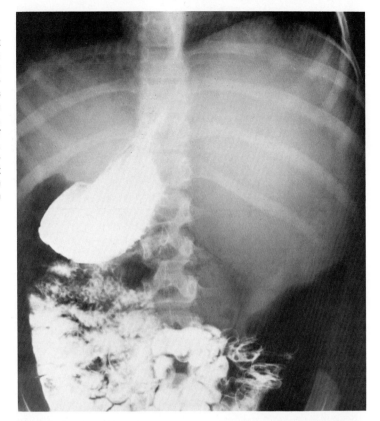

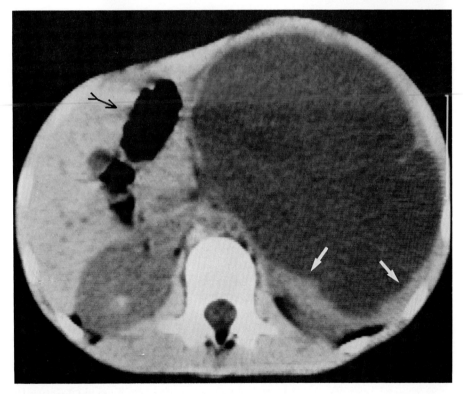

Abb. 14.21. Posttraumatische Milzzyste
Dasselbe Kind wie in Abb. 14.20. – Großes hypodenses Areal innerhalb der stark vergrößerten Milz. Ausladende vordere Bauchwand. Der Magen ist stark nach rechts verlagert (Doppelpfeil), das intakte Milzgewebe auf einen schmalen Saum dorsal zusammengedrückt (Pfeile). Die linke Niere wurde nach kaudal verdrängt und ist daher in dieser Schnittebene nicht sichtbar.

über die Größe einer Zyste und die Lokalisation des intakten Milzgewebes (Abb. 14.**22**).

Im CT sind Zysten als scharf begrenzte, hypodense, rundliche Areale zu erkennen. Die Dichtewerte liegen zwischen 0–15 HE und steigen nach Blutungen vorübergehend an. Bei posttraumatischen Zysten sinkt nach sekundärer Verflüssigung eines intralienalen Hämatoms die anfänglich etwas höhere Dichte rasch ab (Abb. 14.**21**).

Angiographie und CT lassen darüber hinaus noch den Umfang des funktionstüchtigen Milzgewebes erkennen. Sie schaffen damit die Voraussetzung, besonders bei Kindern durch eine Enukleation der Zyste organerhaltend zu operieren. Dieses Vorgehen stabilisiert die Infektabwehr und verhindert eine Postsplenektomie-Sepsis (LAMBRECHT u. WEINLAND 1981).

Verkalkungen

Fokale Verkalkungen stellen bei der *Primärtuberkulose* Residuen hämatogener Herde dar (Abb. 14.**23**). Sie werden meist zufällig entdeckt und bleiben viele Jahre lang sichtbar (HOFMANN 1959). Auch nach *Histoplasmose-Infektionen* sind ähnliche Kalkeinlagerungen beobachtet worden (SALFELDER u. SCHWARZ 1967).

Im Gefolge von *Infarkten, Gewebsnekrosen, syphilitischen Gummen, Hydatidenzysten, nichtparasitären Zysten* und *Neoplasmen* (vor allem Hämangiomen und Lymphangiomen), nach venösen und arteriellen *Thromben*, nach *Aneurysmen* der Milzarterie und anderem kann es zu diffusen, lokalisierten oder schalenförmigen Verkalkungen kommen.

Bei älteren Patienten findet man häufig *Phlebolithen*, die in der Einzahl oder Mehrzahl vorhanden sind, 3–5 mm Durchmesser aufweisen, sich dicht, scharf begrenzt, homogen und rundlich darstellen. Auch nach traumatischen intrakapsulären *Hämatomen* sind massive Verkalkungen beobachtet worden. Bei einer intrauterin abgelaufenen *Mekoniumperitonitis* finden sich beim Neugeborenen spritzerartige Kalkherde auf der Milzoberfläche.

Thorotrastose

Das früher zur Gefäßdiagnostik, aber auch zur Darstellung der Milz selbst verwendete Thorotrast, eine Kolloidsuspension von Thoriumdioxyd, war seinerzeit von beachtlichem diagnostischem Wert. Das Kontrastmittel wurde aber praktisch nicht mehr ausgeschieden und blieb im RES der Milz, der Leber und der Lymphknoten über Jahre liegen. Bald aber stellten sich erhebliche Nebenwirkungen heraus. Sie beruhten auf seiner Radioaktivität mit sehr langer Halbwertzeit und seinen schädigenden chemischen Nebenwirkungen. Es kam zum Tod der phagozytierenden Zellen, zu Herdnekrosen und einer Fibrose mit beträchtlicher Organschrumpfung. Solch eine Thorotrastose der Milz ist röntgenologisch gekennzeichnet durch eine kontrastdichte Tüpfelung, die aus einer Vielzahl nebeneinander liegender Fleckschatten besteht und den Charakter fast metalldichter Einlagerungen aufweist (Abb. 14.**24**) (BÖRNER u. Mitarb. 1960, MÖBIUS 1964).

Milztumoren

Die meist vom Gefäßsystem, dem Bindegewebe oder dem Lymphgewebe ausgehenden gut- und bösartigen Tumoren sowie Metastasen sind selten. Es wird vermutet, daß Tumorwachstum und -ansiedlung in diesem weitgehend auf Abwehr spezialisierten Organ erschwert werden. Klinische Symptome sind anfangs nicht vorhanden bzw. vage, bis bei gutartigen Tumoren später ein palpabler Oberbauchtumor und Verdrängungserscheinungen an den Nachbarorganen auftreten. Bei bösartigen Tumoren kommen oft eine schmerzhafte Organvergrößerung und in die linke Thoraxhälfte oder die Schulter ausstrahlende Schmerzen, Gewichtsabnahme und intermittierendes Fieber hinzu.

Gutartige Tumoren

Hier sind vor allem Hämangiome, Lymphangiome und Hamartome von Bedeutung, während Fibrome, Myxome, Lipome, Chondrome und Teratome seltener vorkommen.

Hämangiome können sowohl als echte Geschwulst bzw. als Entwicklungsanomalie an der Oberfläche, aber auch in der Tiefe der Milz liegen. Ihre Struktur (arteriell, kapillär, venös) entspricht dem Gefäßtypus, aus dem sie hervorgehen. Sie sind unterschiedlich groß und wachsen in der Regel langsam. Trotz der Gutartigkeit ist bei Ruptur der dünnen Wände die Gefahr einer schweren Blutung gegeben.

Lymphangiome bestehen aus stark erweiterten Lymphgefäßen oder größeren Höhlen und Kammern. Diese Räume sind mit Endothel ausgekleidet und enthalten meist eine farblose oder bluttingierte Flüssigkeit. Größere Tumoren erfordern wegen der Perforationsgefahr eine chirurgische Behandlung (Abb. 14.**25**). Sarkomatöse Entartungen werden selten beobachtet (MÜLLER u. FREITAG 1972).

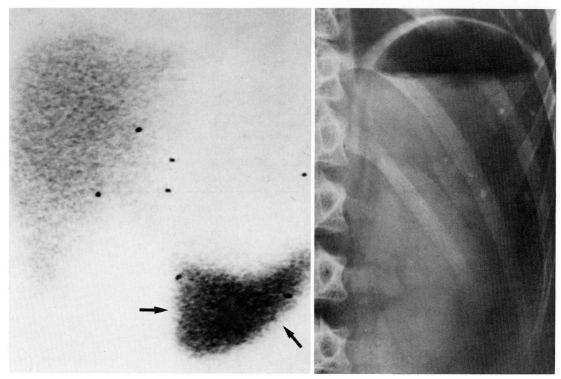

14.**22**   14.**23**

Abb. 14.22. Posttraumatische Milzzyste, Szintigraphie
Das noch funktionsfähige Milzgewebe ist auf kleinem Raume zusammengedrängt und liegt als halbmondförmiger Parenchymrest kaudal (Pfeile). Leber schwach sichtbar. – 12jähriges Mädchen (Bild: Prof. *Schneider*).

Abb. 14.23. Milzverkalkung bei Tuberkulose
In der Milz mehrere rundliche, kalkdichte Fleckschatten. Sie entsprechen verkalkenden Streuherden als postprimäre Komplikation einer Lungentuberkulose. – 14jähriger Junge.

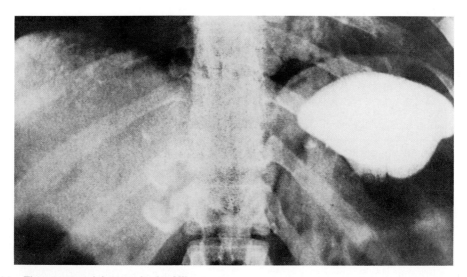

Abb. 14.24. Thorotrastspeicherung in der Milz
Dichter, körniger Milzschatten in sogen. Kappenstellung. Das Organ ist stark geschrumpft und induriert. Weitere fast kalkdichte Thorotrast-Imprägnation in den periportalen Lymphknoten. – 46jährige Patientin. Vor einigen Jahren Angiographie der Hirngefäße mit Thorotrast zum Ausschluß eines Hirntumors.

Hamartome (manchmal auch *Splenome* genannt) sind meist nur erbs- bis haselnußgroße Gebilde, die sich tief im Organ aus normalen Elementen des Milzgewebes entwickeln. Sie zeigen jedoch in ihrem Aufbau keine rechte Harmonie. Entweder überwiegt das Pulpa- oder das Follikelgewebe, dementsprechend unterscheidet man pulpöse und follikuläre Formen. Sie kommen in allen Altersstufen, auch bei Kindern vor (TEATES u. Mitarb. 1972, KUYKENDALL u. Mitarb. 1976).

Die anderen gutartigen Tumoren sind klinisch ohne besondere Bedeutung und werden meist zufällig bei Sektionen entdeckt.

Für die Röntgendiagnostik stehen verschiedene Verfahren zur Verfügung:

a) Die *Nativaufnahme* läßt eine Milzvergrößerung mit allen bereits genannten Kriterien erkennen. Die Organverlagerungen können mit Kontrastmittel (Luft oder positivem Kontrastmittel) noch deutlicher gemacht werden.

b) Die *szintigraphische* Parenchymdarstellung vermag den Verdacht auf einen Tumor durch Aktivitätsausfall zwar zu verstärken, bleibt aber im diagnostischen Wert unbefriedigend.

c) Die differentielle Diagnostik beruht im wesentlichen auf *angiographischen Untersuchungen*, wobei die Unterscheidung zwischen gut- und bösartigen Milztumoren außerordentlich schwierig und problematisch ist. Dies gilt besonders für die vom Gefäßsystem ausgehenden Tumoren, bei denen Gefäßneubildungen ja nicht mit Tumorkriterien gleichzusetzen sind (EKELUND u. Mitarb. 1975, STELLAMOR u. KROISS 1978).

Zu den *benignen avaskulären Formen* gehören Fibrome, Lipome, Teratome, Myxome.

Bei den *benignen Gefäßtumoren* zeigen sich eine dilatierte und geschlängelte Milzarterie, gewundene Arterienäste, ein dichtes Gefäßnetz, Kontrastmittelansammlungen in Gefäßknäueln und kleinen Blutseen und eine inhomogene Parenchymphase (WENZ 1978).

Bösartige Tumoren

Alle primären Malignome der Milz sind ausgesprochen selten. Als Begründung wird immer wieder ein hypothetischer protektiver Mechanismus diskutiert (DAS GUPTA u. Mitarb. 1965).

Bei den Sarkomen lassen sich entsprechend den unterschiedlichen Grundgeweben der Milz verschiedene Typen unterscheiden: Die *Fibrosarkome* gehen von der Kapsel und den Trabekeln aus, die *Lymphosarkome* vom lymphatischen Gewebe der weißen Pulpa, die *Retikulosarkome* von Wucherungen des retikulären Systems und schließlich die *Angiosarkome* von den Endothe-

lien der Gefäße (HOHMANN u. Mitarb. 1970, EISEN u. Mitarb. 1972, KISHIKAWA u. Mitarb. 1977).

Die Tumoren bilden meist einen oder mehrere Geschwulstknoten unterschiedlicher Größe, die kontinuierlich wachsen, in der Tiefe oder an der Oberfläche liegen und dann die Milzform verändern. Die Diagnose wird oft erst nach Punktion oder Splenektomie gestellt.

Zwar lassen sich szintigraphisch in der vergrößerten Milz unspezifische Aktivitätsausfälle nachweisen. Ergiebiger ist aber die Arteriographie, die einen klinischen Verdacht erhärten kann, ohne allerdings spezielle Aussagen zu ermöglichen. Die Veränderungen sind unabhängig vom histologischen Charakter des Tumors.

Die Milzarterie verläuft meist gestreckt, ihre kleinsten Äste zeigen Verlaufsabweichungen und ein unregelmäßiges Kaliber. Gefäßneubildungen, Abbrüche durch Thromben, eine inhomogene Parenchymanfärbung mit Zonen vermehrter Kontrastierung und Aufhellungen durch Nekrosen sind zu beobachten. Es kommt zu einer schlechten Kontrastierung der Milzvene (WENZ 1978). Bei System- und Speicherkrankheiten ist eine Angiographie nicht vertretbar.

Fortschritte in der Diagnostik primärer Malignome sind von CT-Untersuchungen zu erwarten.

Metastasen

Metastasen von Karzinomen und Sarkomen kommen bei fortgeschrittener Tumorgeneralisation in der Milz etwas häufiger vor als primäre Malignome. BERGE (1974) und SYMMERS (1978) gaben aufgrund ihres Sektionsmaterials die Frequenz mit 4–8% an. Bei den epithelialen Typen handelt es sich meist um primäre Malignome des Bauchraums (Magen, Gallenblase, Rektum, Uterus) und der Niere, bei den sarkomatösen Typen mehr um Tumoren der Brusthöhle oder um Pigmentmalignome der Haut und der Schleimhaut (Abb. 14.**26**). Bei Kindern werden Absiedelungen von Neuroblastomen und Rhabdomyosarkomen beschrieben. Auch ist ein direktes Übergreifen von Hepatoblastomen, Neuroblastomen und Wilms-Tumoren beobachtet worden (DEHNER 1975).

Der Durchmesser dieser Metastasen reicht von mikroskopischer Größe bis zu etwa 4 cm und beträgt im Schnitt 1 cm. Ihr röntgenologischer Nachweis gestaltet sich daher schwierig oder ist nicht möglich (GOULD u. Mitarb. 1970).

Mit einer CT-Untersuchung kann es nach Kontrastmittelinjektion gelingen, die Metastasen als hypodense Areale darzustellen, falls sie etwa die Größe von 2 cm erreicht haben. Auch bei Morbus Hodgkin finden sich gelegentlich solitäre Knoten in der Milz, weit häufiger ist aber das Organ diffus befallen.

**Abb. 14.25. Zystisches Lymph-
hämangiom der Milz**
Erhebliche Milzvergrößerung. Der Milzschatten ist homogen. Kranialverlagerung der linken Niere. Der Magen wird
stark nach rechts, der Dünndarm und
Dickdarm nach kaudal verdrängt. Veränderung des linken unteren Ureter-
abschnitts durch eine retroperitoneale
Fibrose. – 8jähriger Junge. Allmähliche
Vorwölbung des linken Oberbauches
mit palpablem, kindskopfgroßem Tumor. Operation: Zystischer Milztumor
von 1600 g Gewicht mit gelblich-bräunli-
chem Inhalt. Das verbliebene, aber intakte Milzgewebe lagerte sich dem oberen Pol an. Pathologisch-anatomisch:
Zystisches Lymphhämangiom.

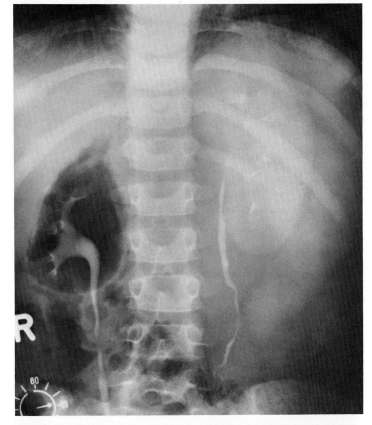

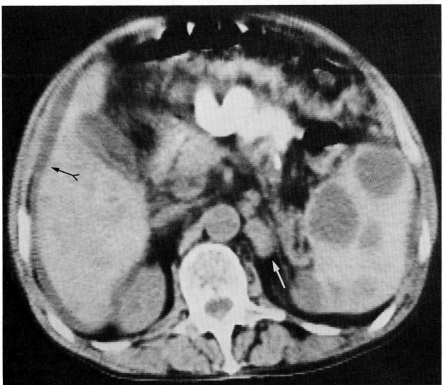

Abb. 14.26. Milzmetastasen bei Melanom
Mehrere hypodense, rundliche Areale durch Tumorabsiedelungen in der Milz. Auch die linke Nebenniere ist durch
Metastasen verändert (Pfeil). Die Leber wird von einem schmalen Exsudatmantel umgeben (Doppelpfeil). – 35jährige
Patientin.

15. Röntgendiagnostik bei akuten Baucherkrankungen

Allgemeines

Die Röntgendiagnostik bei akuten Baucherkrankungen („akutes Abdomen") gehört zu den verantwortungsvollsten und schwierigsten Aufgaben der Gastroenterologie. Bei diesen oft bedrohlichen Krankheitsbildern handelt es sich meist um *massive Blutungen* aus dem Magen-Darm-Trakt, eine *Perforation,* eine *Ileussituation* oder die Folgen eines schweren *abdominellen Traumas.* Sie alle erfordern eine rasche, möglichst umfassende, aber schonende Untersuchung.

Während bei akuten Blutungen mit radiologischen Methoden nach Sitz und Ursache der Läsion gesucht werden muß, stellt sich die Perforation eines ulzerösen Prozesses in die freie Bauchhöhle bereits auf Übersichtsaufnahmen durch die charakteristischen Luftsicheln unter dem Zwerchfell oder eine Luftansammlung im Bauchraum dar. Der mechanische Ileus oder andere Ileusformen sind im wesentlichen durch überblähte bzw. aufgestellte Darmschlingen mit Flüssigkeitsspiegeln gekennzeichnet (SCHWARZ 1911). Nach abdominellen Traumen sind deren vielfältige Auswirkungen aufzudecken, die im wesentlichen in Verletzungen der großen parenchymatösen Organe, des Magen-Darm-Traktes selbst, der Gefäße, des Zwerchfells, der Bauchdecken usw. bestehen.

In derartigen Situationen ist das diagnostische Vorgehen bei Kindern und Erwachsenen annähernd gleich. Dagegen erfordert die Neugeborenen- und Säuglingspathologie ihrer Besonderheiten wegen eine spezielle Röntgendiagnostik (LASSRICH 1962, RAFFENSPERGER u. Mitarb. 1974, EBEL u. WILLICH 1979, SWISCHUK 1979).

Meist ist der Zustand des Kranken so bedrohlich, daß für die Röntgendiagnostik nicht allzu viel Zeit beansprucht werden darf. Tatsächlich lassen sich derartige Untersuchungen bei günstigen räumlichen Verhältnissen und entsprechenden Transportbedingungen auch innerhalb kurzer Zeit durchführen. Der klinische Verdacht bestimmt im Einzelfall das taktische und technische Vorgehen. Voraussetzung für die Untersuchung ist eine leistungsfähige Apparatur, mit der auch Durchleuchtungen in verschiedenen Positionen, vor allem aber Rasteraufnahmen mit horizontalem Strahlengang möglich sind. Auch eine Möglichkeit zur raschen Durchführung einer Angiographie und einer Computertomographie sollte vorhanden sein. Gerade dieses moderne, nicht invasive Verfahren erleichtert heute die Diagnostik und Differentialdiagnostik erheblich. Im Einzelfall muß entschieden werden, ob in der akuten Situation bei CT-Untersuchungen oral 2%iges Gastrografin oder intravenös appliziertes Kontrastmittel hilfreich sein kann (WENZ 1972, FRIEDMANN u. Mitarb. 1974, BRECHT u. Mitarb. 1980, MAYR u. Mitarb. 1981).

Bei Schwerkranken müssen oft röntgenologische Kontrolluntersuchungen auf postoperativen Überwachungsstationen (Intensivstationen) durchgeführt werden. Solche „Bettaufnahmen" erfordern eine geeignete Apparatur, besondere Umsicht und die Hilfe durch erfahrenes Pflegepersonal (POKIESER 1981).

Gang der Untersuchung

Zuerst werden Thoraxaufnahmen im Stehen oder Sitzen (je nach dem Zustand des Kranken) angefertigt, um Lungen- oder Herzveränderungen, Zwerchfell- und Rippenläsionen nachzuweisen oder auszuschließen. Dem folgen ohne weitere Vorbereitung, also ohne vorherigen Reinigungseinlauf eine Anzahl von Übersichtsaufnahmen, evtl. unter Durchleuchtungskontrolle.

Neben Aufnahmen in flacher Rückenlage mit vertikalem Strahlengang und Weichstrahltechnik bevorzugt man – sofern es der Zustand des Patienten erlaubt – vor allem Aufnahmen in *aufrechter Position* mit *horizontalem Strahlengang* und *Hartstrahltechnik.* Es hat sich gezeigt, daß häufig Aufnahmen in einer der *Seitenlagen* für spezielle Fragestellungen vorteilhaft, ja erforderlich sein können. Heute sind wir aufgrund der Erfahrungen zahlreicher Autoren (MUCCHI u. PELLEGRINI 1948, PRÉVÔT 1954, CURRY 1957, FRIMANN-DAHL 1968/1974, FELSON 1973, SWART u. MEYER 1974, OMINS-

KY 1980) davon überzeugt, daß vor allem die *linke Seitenlage* zusätzliche Informationen vermittelt. Die Untersuchung kann durch gezielte Spezialaufnahmen der Flankengegend und des kleinen Beckens (flache Rückenlage, Weichstrahltechnik) ergänzt werden. Durch umfassende vergleichende Studien ist inzwischen die Nativdiagnostik zu einer erstaunlichen Treffsicherheit entwickelt worden.

Diese Kombination verschiedener Aufnahmen sollte möglichst vollständig vorliegen, weil sich jede inkomplette Untersuchung rasch als insuffizient oder gar irreführend erweist und die Diagnose sowie die Therapie problematisch macht. In dieser Hinsicht ist jeder Kompromiß gefährlich und daher kaum zu verantworten.

Die Aufnahmen vermitteln unter Einbeziehung der klinischen Symptomatologie (Anamnese, Allgemeinzustand, Palpationsbefund, Abwehrspannung, Darmgeräusche, Pulsfrequenz) bereits einen weitgehenden Einblick in das vorliegende Krankheitsbild und seine Prognose.

Die Abdomenübersichtsaufnahme zeigt schon beim Gesunden eine erhebliche Variabilität. Es fehlen (wie beispielsweise beim Thorax) symmetrische Strukturen. Ausgangspunkte der Betrachtung sollten die relativ gut fixierten lufthaltigen Organe,wie der Magen, die beiden Dickdarmflexuren und das Rektum sein, die sich von Patient zu Patient kaum unterscheiden. Eine systematische Analyse hilft am besten, pathologische Befunde zu erkennen bzw. Fehler zu vermeiden und Abnormitäten nicht zu übersehen. Normalerweise lassen sich auf Übersichtsaufnahmen des Abdomens in flacher Rückenlage die großen parenchymatösen Organe, wie *Leber* und *Milz*, als weichteildichte Schatten relativ gut abgrenzen. Ergänzend sei noch auf die Position der *Nieren* hingewiesen, die keineswegs konstant ist. Normalerweise liegt die rechte Niere etwas tiefer als die linke. Varianten der Position entstehen durch eine unterschiedliche Neigung der Leberunterfläche sowie durch Skoliosen.

Die Beurteilung des *M. psoas* kann diagnostisch hilfreich sein. Seine seitlichen Konturen lassen sich in entspanntem Zustand meist gut und scharf abgrenzen. Sie reichen fast geradlinig vom ersten Lendenwirbel bis zur Fossa iliaca, wo sie allmählich verschwinden.

Vom Magen-Darm-Kanal lassen sich im Nativbild nur die mit Luft gefüllten Abschnitte identifizieren. Nennenswerte, aber variable Luftmengen im Dünndarm finden sich normalerweise nur bei Kindern, die häufig reichlich Luft verschlucken. Solche dicht nebeneinander liegenden luftgefüllten Darmschlingen platten sich gegenseitig ab und bilden jene polygonalen Formationen, die für einen normalen Dünndarm charakteristisch sind. Bei einer Adipositas gehen diese Strukturen allerdings verloren, da sich die einzelnen Schlingen durch üppiges mesenteriales Fettgewebe stärker voneinander distanzieren.

LAURELL (1930) hat erstmals auf die charakteristische *Flankenzeichnung* und deren diagnostische Bedeutung bzw. auf ihre Veränderungen bei akuten abdominellen Erkrankungen hingewiesen. Sie stellt sich in Form gut differenzierbarer Streifenschatten dar. Das anatomische Substrat bildet die axial getroffene Flankenmuskulatur, der M. transversus abdominis, der M. obliquus internus, der M. obliquus externus und deren Faszien sowie das darunter liegende extraperitoneale Fettgewebe (Abb. 15.**1**). Die Flankenzeichnung kann sich bei entzündlichen oder gar phlegmonösen Prozessen der Bauchorgane oder der Bauchhöhle erheblich verändern (Abb. 15.**2**). Nach einer Kortisonmedikation und beim Cushing-Syndrom ist das Fettgewebe besonders breit (GILSANZ u. Mitarb. 1977).

Verkalkungen der mesenterialen Lymphknoten, des Gefäßsystems, gelegentlich auch der Glutealmuskulatur (nach Injektionen) haben bei Erwachsenen nur geringe diagnostische Bedeutung. Bei Kindern dagegen beruhen verkalkte Bauchlymphknoten meist auf einer überstandenen Ingestionstuberkulose. Zu achten ist ferner auf Gallen- oder Nierensteine sowie auf den Zustand des Skeletts. Hier können Wirbelsäulenveränderungen, eine Osteoporose, tumorbedingte Destruktionen, Kompressions- und Rippenfrakturen, Abrisse von Querfortsätzen usw. wertvolle Hinweise geben.

Abwehrreaktionen bei der Palpation der Abdominalorgane und lokalisierte Druckschmerzhaftigkeit spielen in der Diagnostik eine ebenso bedeutende Rolle wie die *reflektorische Schonhaltung* bzw. *Skoliose*. Wir finden derartige Reaktionen sowohl bei penetrierendem Ulcus duodeni, als auch bei Gallen- und Nierensteinkoliken, beim paranephritischen Abszeß, bei Psoasblutungen sowie bei der Appendizitis (Abb. 15.**3**).

Kontrastmittel

Reichen die in unterschiedlichem Strahlengang angefertigten Nativaufnahmen für eine Diagnose nicht aus, so kann die Anwendung von Kontrastmittel indiziert sein.

Bei jüngeren Kindern ist es diagnostisch hilfreich, *Luft* über eine Magensonde einzubringen und deren weitere Passage zu verfolgen. Auf diese schonende Weise können hochsitzende Obstruktionen sichtbar gemacht werden.

Als orales Kontrastmittel, speziell zum Nachweis von Perforationen im Magen oder Duodenum, einer Nahtinsuffizienz sowie bei einem inkompletten Ileus hat sich das *Gastrografin* bewährt,

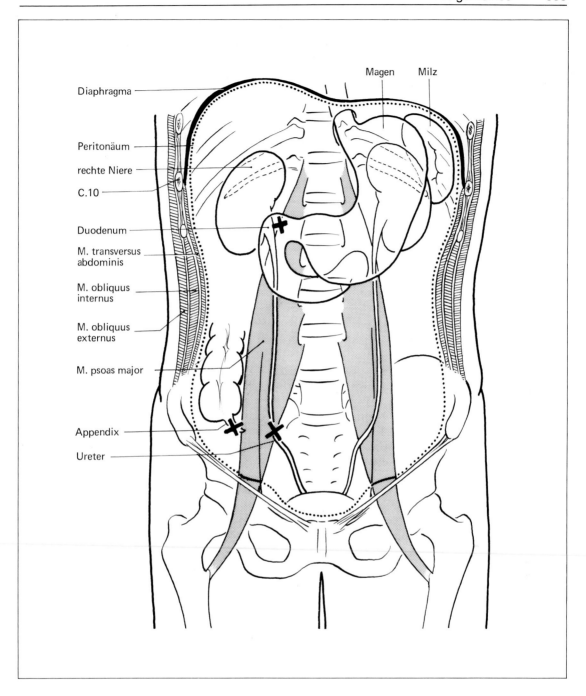

Abb. 15.1. Nativaufnahme des Abdomens

Schematische Darstellung einer normalen Übersichtsaufnahme mit den für die Diagnostik akuter Baucherkrankungen wichtigsten Organen und den typischen Schmerzpunkten. Bezeichnet sind der Bulbus duodeni (Ulkussymptomatologie), die Appendix (akute Entzündung) und der rechte Ureter (Steinkolik). Die Analyse der Flankenzeichnung und der Psoaskonturen ist für die Diagnostik von Entzündungen, Blutungen und Flüssigkeitsansammlungen von erheblicher Bedeutung. Der Beurteilung bedürfen ferner die großen parenchymatösen Organe (Leber, Pankreas, Milz, Nieren), der Luftgehalt des Magen-Darm-Traktes und seine Veränderungen, intraperitoneale Verkalkungen, Exsudat, der Luftaustritt in die freie Bauchhöhle usw. (nach *Frimann-Dahl*).

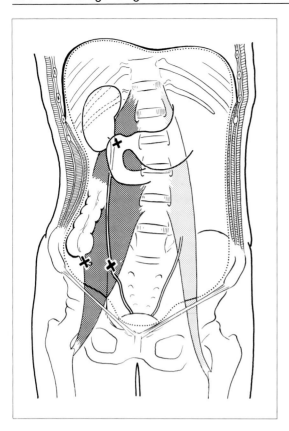

Abb. 15.**2. Schonhaltung**
Schematische Darstellung einer Schonhaltung mit Skoliose der Wirbelsäule und Beckenschiefstand bei akuten rechtsseitigen Schmerzattacken im Bauchraum, wie z. B. einer Ulkusperforation, bei akuter Appendizitis, einer Uretersteinkolik oder einer Psoasblutung. Zu beachten sind die Veränderungen der Flankenzeichnung zwischen rechts und links, wie sie besonders bei Entzündungen oder Exsudat zustande kommen.

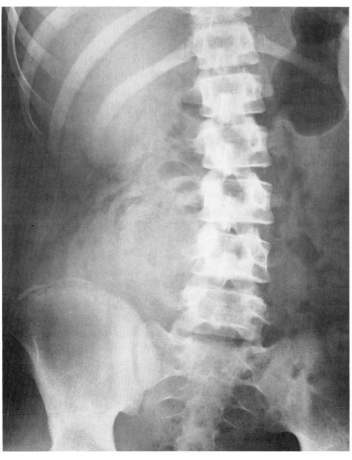

Abb. 15.**3. Retroperitoneales Hämatom**
Ausgeprägte Schonhaltung mit rechtskonkaver Skoliose der Lendenwirbelsäule und Schiefstand des Beckens, Große, fast homogene weichteildichte Verschattung im medialen rechten Unterbauch, die einem ausgedehnten posttraumatischen Hämatom im M. psoas entsprach. Die lufthaltigen Dünndarmschlingen werden durch diesen sich nach ventral vorwölbenden „Tumor" in die linke Bauchhälfte gedrängt. Die rechte Psoaskontur ist nicht mehr erkennbar, während links die Abgrenzung einwandfrei gelingt. – 15jähriger Junge.

Abb. 15.4 Akute Magendilatation im diabetischen Koma
Aufnahme in flacher Rückenlage. Mächtig erweiterter luftgeblähter und atonischer Magen, der von der linken lateralen Bauchwand fast bis zur rechten lateralen Bauchwand reicht. Auffallend geringer Luftübertritt in das Duodenum (ähnliche Befunde werden auch bei Urämie sowie nach Verletzungen der Wirbelsäule beobachtet).

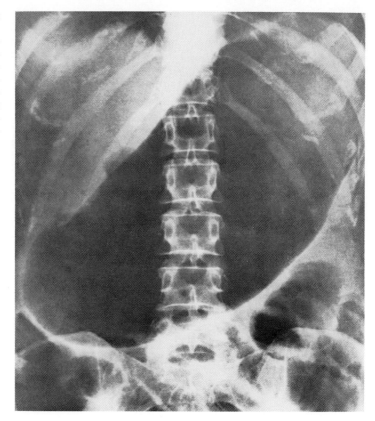

Abb. 15.5. Dünndarmatonie bei schwerer Enteritis
Aufnahme in flacher Rückenlage. Weite, luftgeblähte Dünndarmschlingen, die sich aneinanderdrücken und überlagern. Der ausgesprochene Meteorismus löscht die üblichen polygonalen Formationen zweier aneinanderliegender Dünndarmschlingen aus. – 56jährige Patientin mit chronischer Pyelonephritis in präurämischem Zustand. Die Frau wurde längere Zeit mit Antibiotika in hoher Dosierung behandelt.

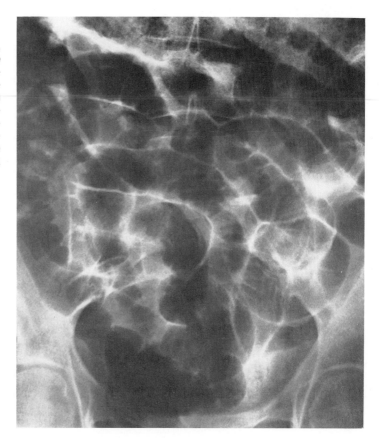

dessen Applikation aber jeweils sorgfältig erwogen werden sollte. Für die weitere Verfolgung der Passage und eine differenzierte Diagnostik im Dünndarm ist es jedoch ungeeignet, da es durch die Darmsekrete allzu stark verdünnt wird. Stenosierende Dünndarmprozesse lassen sich besser über eine tiefliegende Sonde mit Barium darstellen.

Vom wasserlöslichen Gastrografin werden bei normalen Transportverhältnissen nur 0,5–2% im Darm resorbiert, bei Passagestörungen und Entzündungen etwas mehr. Zur Beurteilung der Magenschleimhaut ist das Kontrastmittel gerade noch geeignet, während sich im Dünndarm Details nicht mehr erkennen lassen. Es ermöglicht aber eine Orientierung über die Passageverhältnisse. Der Transport durch den Dünndarm erfolgt so rasch, daß die Ileozökalgegend in 30–60 Minuten erreicht wird. Nach Wasserresorption im Dickdarm stellt sich das Kolon genügend kontrastreich dar.

Die Gefahr der Nebenwirkungen (hoher osmotischer Druck, starke Verdünnung im Magen-Darm-Trakt) liegt im Flüssigkeitsentzug aus dem Gewebe und der Blutbahn, was eine gefährliche Verminderung der zirkulierenden Blutmenge und des Plasmavolumens sowie Störungen des Elektrolyt- und Wasserhaushalts herbeiführen kann. Dies wird bei Patienten in einer Schocksituation besonders kritisch.

Die Gastrografinapplikation kann oral, aber auch durch Einlauf erfolgen; sie ist dann indiziert, wenn Bariumbrei nicht zum Ziele führt oder gefährlich erscheint. Auch die Kombination mit Barium hat sich bewährt, um einerseits die Darstellung zu verbessern und andererseits die Entleerung zu beschleunigen (STECKEN u. Mitarb. 1961, RAWSON 1964).

Zur *Untersuchung des Dickdarms* ist, sofern man keine Perforation (Divertikel) zu befürchten hat, auch heute noch der *Kontrasteinlauf* mit Bariumpräparaten das geeignetste Verfahren, zumal man selbst bei Darmverschlüssen mit der Kontrastmittelapplikation immer distal des Hindernisses bleibt.

In der differentiellen Diagnose bei Verdacht auf Gallen- bzw. Nierensteinkoliken ist darüber hinaus der Gebrauch entsprechender Kontrastmittel indiziert.

Luftblähung des Magen-Darm-Kanals

Zu den typischen Röntgensymptomen bei akuten abdominellen Erkrankungen gehört auch eine lokalisierte oder generalisierte Luftblähung im Magen-Darm-Trakt. Sie beruht auf einer Zirkulationsstörung im Splanchnikusgebiet, unter der die Resorption leidet. Sie kann aber auch durch vielerlei allgemeine oder lokale Ereignisse bedingt sein, etwa einen Schockzustand oder eine Intoxikation, eine Herzinsuffizienz oder durch Gefäßerkrankungen (Arteriosklerose, Aneurysmen). Primäre Erkrankungen der Thoraxorgane beeinträchtigen ebenfalls die Resorption von Darmluft. Das trifft vor allem bei Kindern mit Unterlappenpneumonie oder bei Erwachsenen mit basalen Pleuritiden zu.

Entzündliche Prozesse der Gallenblase, der Nieren, des Pankreas, der Appendix und der Adnexe greifen gelegentlich auf die benachbarten Darmschlingen über und führen zu lokalen Transportstörungen der Darmluft. Ausgedehntere Irritationen des Peritoneums haben meist einen diffusen Magen- und Darmmeteorismus zur Folge.

Akute Magendilatation

Verschiedene Ursachen können sie herbeiführen. Neben mechanischen Faktoren (Volvulus, Hernien, primäre und sekundäre Magenausgangsstenosen) spielen gelegentlich auch funktionelle Dinge eine Rolle. Dazu zählen vor allem Zirkulationsstörungen (Herzinfarkt), postoperative Paresen, die Beatmung, reflektorische Zustände bei der Pankreatitis, bei Gallen- oder Nierensteinkolik, stumpfe Bauchtraumen und Verletzungen der Wirbelsäule. Auf eine besondere Form der akuten Magendilatation während einer Azidose, nämlich im diabetischen Koma, haben BERNING (1939), BERNING u. LINDENSCHMIDT (1961) sowie HOEFFEL u. Mitarb. (1980) hingewiesen (Abb. 15.**4**). Damit wurde erstmals eine Stoffwechselerkrankung als Ursache eines paralytischen Ileus herausgestellt. Ähnliche Zustände konnten auch beim azetonämischen Erbrechen der Kinder und während des Leberkomas sowie der Urämie beobachtet werden (H. H. BERG 1951). MÖCKEL berichtete 1973 über schwere Magenatonien bei intestinalen Formen der Allergie.

Meteorismus

Stärkere Luftblähungen im Dünndarm sind bei akuten Gastroenteritiden, bei Typhus und der Darmtuberkulose bekannt. Aber auch stumpfe Bauchtraumen, intra- und retroperitoneale Hämatome, Verletzungen der Wirbelsäule oder des Beckens können ileusartige Symptome verursachen.

Untersucht man derartige Patienten in aufrechter Stellung bzw. in rechter oder linker Seitenlage mit horizontalem Strahlengang, so wird man infolge des Zusammentreffens von Luft und Darmsekret gelegentlich regelrechte Flüssigkeitsspiegel finden, obgleich eine Ileussituation im eigentlichen Sinne nicht vorliegt (Abb. 15.**5**).

Auch eine pathologische Aerophagie (z. B. bei tracheo-ösophagealen Fisteln, bei Pneumonie) kann bei Kindern Symptome einer akuten abdominellen Erkrankung mit heftigen Leibschmerzen und aufgetriebenem Leib hervorrufen. Ein starker Dünn- und Dickdarmmeteorismus beweist das Luftschlucken vor oder während der Nahrungsaufnahme. Neben der verschluckten Luft kommt dafür auch eine Kohlenhydrat-Malabsorption und eine Maldigestion in Betracht. Bei extremen Formen ist der Bauchraum erweitert und das Zwerchfell angehoben. Das Kolon kann dabei vor oder oberhalb der Leber liegen. Durch die dünnen Bauchdecken läßt sich eine Hyperperistaltik nachweisen. Röntgenologisch zeigen sich massiv dilatierte Dünn- und Dickdarmschlingen ohne Flüssigkeitsspiegel (GAUDERER u. Mitarb. 1981).

Sobald sich viel Luft im Dünndarm ansammelt, ist nicht nur die Magenentleerung verzögert, sondern auch der Transport durch das Duodenum beeinträchtigt. Findet sich dann neben der Passageverlangsamung auch noch eine Erweiterung des Lumens, so kann der Verdacht auf das Vorliegen einer duodenalen Obstruktion aufkommen.

Aber auch ein *luftfreier* Magen-Darm-Kanal ist bei Kindern ungewöhnlich, er beruht meist auf starkem Erbrechen, das viele Erkrankungen begleitet. Während schwerer Durchfallserkrankungen, zu Beginn einer akuten Appendizitis und bei schwerwiegenden Schluckstörungen kann die übliche Luftfüllung des Darmes fehlen.

Flüssigkeit in der freien Bauchhöhle

Pathologische Flüssigkeitsansammlungen in der freien Bauchhöhle (Transsudat, Exsudat, Blut, Chylus) kommen röntgenologisch am deutlichsten zur Darstellung, wenn die angrenzenden Dünndarmschlingen luftgefüllt sind. Sie distanzieren sich dann voneinander, es verbreitern und deformieren sich die sonst so typischen polygonalen Strukturen eng aneinanderliegender Darmabschnitte. Die Dünndarmschlingen innerhalb eines Ergusses verlieren ihre übliche Form, bekommen rundere Konturen und werden auseinandergedrängt.

LAURELL (1926) hat als erster auf die röntgenologische Nachweismöglichkeit freier Flüssigkeit in der Bauchhöhle aufmerksam gemacht. Seine Beobachtungen bezogen sich speziell auf die Flankenzeichnung, die infolge der Flüssigkeitsansammlung im parakolischen Raum deutlich verändert wird. Größere Flüssigkeitsmengen steigen seitlich auf und schieben sich zwischen Bauchwand und Colon ascendens bzw. Colon descendens. Bei weiterer Flüssigkeitszunahme werden die beiden Kolonschenkel stärker nach medial verlagert, die Leberspitze von Exsudat umgeben und von der seitlichen Bauchwand abgedrängt (Abb. 15.**6** u. 15.**7**).

Mit subtilen Untersuchungen hat JORULF (1975) die anatomischen Voraussetzungen zum Nachweis kleiner Exsudatmengen aufgezeigt und auf die geeigneten Aufnahmetechniken hingewiesen.

Kleine Flüssigkeitsmengen sammeln sich zuerst in präformierten Räumen, die sich durch intraperitoneale Barrieren, nämlich die peritonealen Anheftungen, die Wirbelsäule usw. bilden und eine gleichmäßige Ausbreitung der Flüssigkeit verhindern (MEYERS 1976). Sie sammelt sich je nach Position in den pararektalen Recessus des Beckens und parakolisch zwischen lateraler Bauchwand und aufsteigendem bzw. absteigendem Kolon.

Zum Nachweis kleinster Flüssigkeitsmengen sind Aufnahmen der rechten Flankengegend im Liegen mit Weichstrahltechnik, etwas angewinkelten Beinen und im Inspirium am geeignetsten, weil dadurch der parakolische Raum verkleinert wird und sich Flüssigkeit durch Abdrängen der Kolonwand deutlicher bemerkbar macht. Eine Luftfüllung des Dickdarms oder eine Darstellung mit Doppelkontrast schafft die beste Nachweismöglichkeit. Die Drehung in die rechte Seitenlage und eine Trendelenburg-Position von einigen Minuten, dirigieren die Flüssigkeit neben das aufsteigende Kolon. Der Abstand zwischen der Fettlage und der Kolonwand wird durch das Exsudat sichtbar vergrößert. Ausgeblendete Aufnahmen der Flankengegend bringen weitere Vorteile. Die rechte Seite ist aus anatomischen Gründen für den Exsudatnachweis geeigneter (Abb. 15.**8** u. 15.**9**) als die linke.

Liegt ein massiver Aszites vor, so laden die Flanken weit aus, während die Luft aus dem Kolon gepreßt wird und die wenigen luftgefüllten Dünndarmschlingen sich in die Bauchmitte lokalisieren. Sie „schwimmen" förmlich und werden zusätzlich durch die Flüssigkeit auseinandergedrängt.

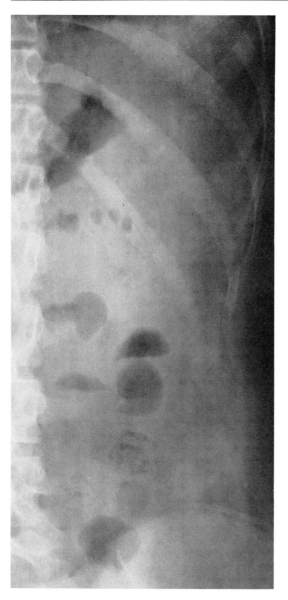

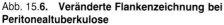

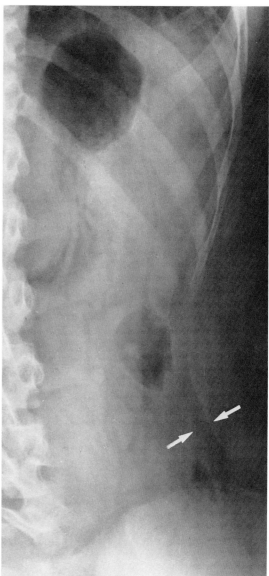

Abb. 15.6. Veränderte Flankenzeichnung bei Peritonealtuberkulose
Aufnahme im Stehen. Reduzierter Luftgehalt im Magen und in den Dünndarmschlingen, die durch Exsudat auseinandergedrängt werden und teilweise Spiegelbildungen aufweisen. Eine reguläre und differenzierte Flankenzeichnung sowie der präperitoneale Fettstreifen sind nicht mehr zu erkennen. Das Colon descendens, kenntlich an einigen Luftblasen, wird durch parakolisch aufsteigendes Exsudat von der Bauchwand abgedrängt und weit nach medial verlagert. – 14jähriges Mädchen mit einer tuberkulösen Peritonitis, die sich zusammen mit einer tuberkulösen Pleuritis entwickelte.

Abb. 15.7. Normale Flankenzeichnung
Dasselbe Kind wie in Abb. 15.6. – Neun Wochen später ist nach Resorption des Exsudats wieder eine normale Flankenzeichnung zu erkennen. Deutliche präperitoneale Fettlinie (Pfeile). Die Position der Luftblase im Colon descendens beweist, daß der parakolische Raum nicht mehr durch Flüssigkeit gefüllt, also nicht mehr verbreitert ist.

Abb. 15.8a. Exsudat in der Bauchhöhle
Schematische Darstellung (nach *Frimann-Dahl*). Nach Katheterisierung der Blase bleibt das kleine Becken durch die Flüssigkeitsansammlung homogen verschattet. Die unteren Dünndarmschlingen werden durch das Exsudat angehoben und zum Teil auseinandergedrängt. Der Erguß steigt auf beiden Seiten parakolisch an der Bauchwand nach oben und drängt den Dickdarm zur Bauchmitte hin.

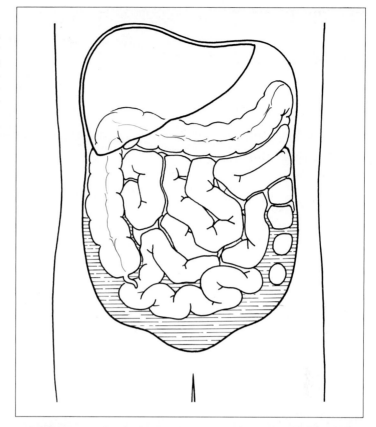

Abb. 15.8b. Exsudat in der Bauchhöhle
Korrespondierende Aufnahme zu Abb. 15.8a. – Untersuchung in Rückenlage. Erweiterter Bauchraum mit ausladenden Flanken. Mäßiger Luftgehalt in den einzelnen Dünndarmschlingen, die durch Exsudat auseinandergedrängt werden. Es verursacht breite Schattenbänder zwischen den einzelnen Darmschlingen. Die normale Flankenzeichnung ist verschwunden. Magen und Zwerchfell werden nach oben gedrängt. – 5 Monate alter Säugling mit Aszites und generalisierten Ödemen infolge einer schweren Nierenerkrankung. Zunehmender Bauchumfang.

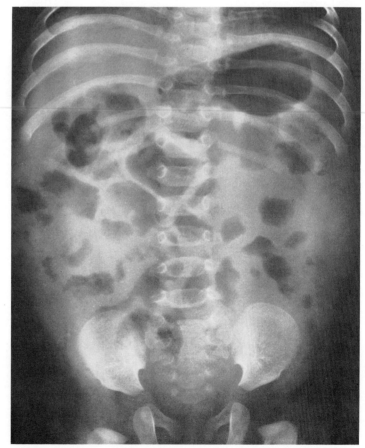

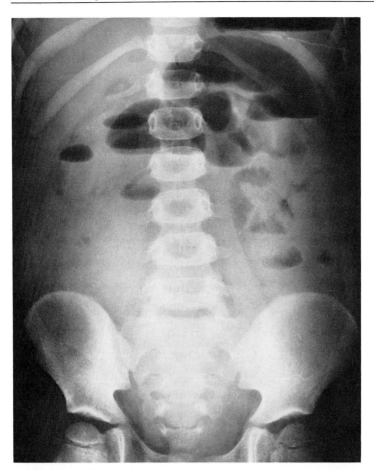

Abb. 15.9. Exsudat und Ileus durch Tumormetastasen

Vergrößerter Bauchraum. Nur die oberen Dünndarmschlingen enthalten noch Luft mit Flüssigkeitsspiegeln. Überwiegend mechanischer Ileus. Nach kaudal zunehmende Verschattung. Der rechte Psoasmuskel ist nicht mehr erkennbar. – 4jähriges Kind. Vor 1½ Jahren Operation eines Wilms-Tumors. Jetzt aufgetriebener Leib mit gespannten Bauchdecken, Leibschmerzen und Erbrechen. Bei Punktion hämorrhagisches Exsudat.

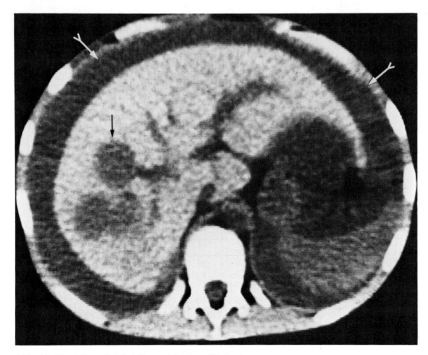

Abb. 15.10. Exsudat bei Neuroblastom-Metastasen

Intrahepatisch 3 große hypodense Areale durch Tumormetastasen (Pfeil). Die Leber wird von einem breiten Exsudatmantel umgeben, der sich auch nach dorsal ausdehnt und die Milz anhebt (Doppelpfeil). – 11jähriges Kind mit prall gespannten Bauchdecken bei stark angewachsenem Leibesumfang. Die Operation des Tumors erfolgte vor 1½ Jahren.

Abb. 15.11. Dünndarmgangrän
Schematische Zeichnung eines Exsudats in der freien Bauchhöhle bei Gangrän im Bereich des unteren Dünndarms. Die durch Wandödem verengten distalen lufthaltigen Ileumschlingen heben sich von den noch normal konturierten, aber bereits durch Flüssigkeit etwas auseinandergedrängten Schlingen des übrigen Dünndarms deutlich ab. Das Exsudat steigt parakolisch nach kranial an und umgibt auch die Leber.

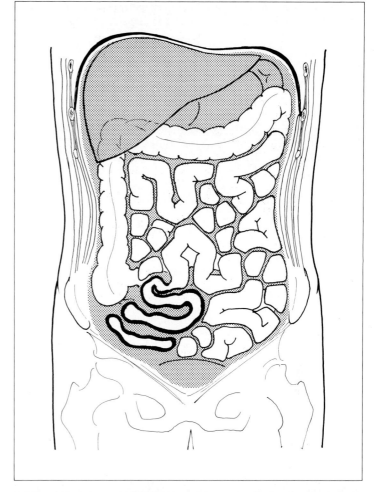

Abb. 15.12. Mesenterialinfarkt
Durch Exsudat fast homogen verschattetes kleines Becken mit einer röhrenförmig eingeengten, etwa 30 cm langen luftgefüllten Ileumschlinge. Auch die Umgebung ist durch Erguß praktisch luftfrei. – 69jährige Patientin mit einer Ileussituation und heftigen Leibschmerzen. Entleerung blutiger Stühle.

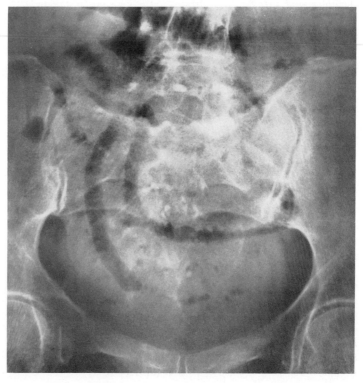

Natürlich geben heutzutage CT-Untersuchungen sehr exakte Informationen über Menge und Lo-

kalisation intraperitonealer Flüssigkeit (KAZAM 1980) (Abb. 15.**10**).

Blutungen

Bei einer massiven gastrointestinalen Blutung erhalten wir bereits klinisch gewisse Anhaltspunkte über den Ort der Blutungsquelle. Sie liegt bei Hämatemesis und Meläna in den oberen Abschnitten des Magen-Darm-Traktes, während klarrote Dickdarmentleerungen meist aus dem Dünndarm oder dem Kolon stammen. An den letalen Blutungen ist die Hämatemesis mit 85%, die Meläna dagegen nur mit 15% beteiligt. Die schnelle Auffindung der Blutungsquelle ist in vielen Fällen für das Überleben entscheidend, während die Diagnostik des eigentlichen Grundleidens zurückgestellt werden kann.

Die erste Aufgabe besteht in der Beseitigung des Blutvolumendefizits und der Abwendung eines hypovolämischen Schocks. Eine Röntgenuntersuchung mit Barium sollte in diesem Stadium unterbleiben. Sie muß wegen der Blutkoagula und Nahrungsreste im atonischen Magen versagen und macht auch die angiographische Diagnostik wegen der Überlagerungen für einige Tage unmöglich.

Als aussichtsreichste Methode zur Lokalisation, mitunter auch zur Behandlung einer Blutungsquelle bieten sich heute die *Endoskopie* und die *Angiographie* an. Die obere Endoskopie hat sich bei der akuten gastrointestinalen Blutung als erstes diagnostisches Verfahren durchgesetzt (RÖSCH u. Mitarb. 1975, HUBER u. FILIPPINI 1977, WAGNER u. KONSTANTINIDIS 1977). Mit ihrer Hilfe kann die Blutungsquelle in mehr als 90% der Fälle aufgedeckt und die Blutungsintensität direkt beurteilt werden.

Falls endoskopisch keine Blutungsquelle gefunden wird, die Blutung aus der Papilla duodeni (Hämobilie, Pankreasgang) erfolgt oder die ausschließlich konservative Behandlung der Blutung nicht ausreichend erscheint, ist sofort die Angiographie durchzuführen und gegebenenfalls eine angiographische Therapie einzuleiten.

Bei akuter gastrointestinaler Blutung wird die angiographische Röntgensymptomatologie durch ein Persistieren des Kontrastmittelextravasats im Lumen des betreffenden Magendarmabschnittes charakterisiert. Es bleibt auch über die venöse Phase hinaus bestehen bzw. läßt eine Spreizung der kleinen Gefäße in der Umgebung der Blutung erkennen. Voraussetzung für den sichtbaren Nachweis der Blutungsquelle ist allerdings, daß sie während der Untersuchung tatsächlich blutet (WENZ u. Mitarb. 1969, WEHLING 1972, SCHMIDT-

HIEBER u. Mitarb. 1978, BÜCHELER u. GÜRTLER 1979).

Zum Nachweis derartiger Symptome ist es erforderlich, die Kontrastmittelinjektion in dasjenige Gefäß vorzunehmen, aus dem die Blutung stammt. Im Einzelfall bedarf es also der selektiven Füllung des Truncus coeliacus bzw. der superselektiven Füllung der Trunkusäste, der A. mesenterica superior und inferior (Abb. 15.**13** u. 15.**14**). Bei günstigen Voraussetzungen können mit dieser Technik arterielle Blutungen bereits von 0,5 ml Blutaustritt pro Minute nachgewiesen werden. Erst die genaue Lokalisation einer Blutung ermöglicht dem Chirurgen ein gezieltes operatives Vorgehen, weil solch ein Eingriff dann schnell und schonend erfolgen kann. Eine Übersichtsaortographie ist meist entbehrlich, weil sie erst bei etwa 6 ml Blutaustritt pro Minute positive Ergebnisse liefert und die zahlreichen Gefäßüberlagerungen eine Zuordnung der Blutung zu umschriebenen Darmabschnitten sehr schwierig macht.

„Den größten Anteil an *letalen* Ausgängen haben relativ und absolut gesehen die Ösophagusvarizenblutungen. Sie machen insgesamt 17% aller Magen-Darm-Blutungen aus" (WIEBECKE 1975). Der Varizennachweis gelingt zwar angiographisch mit Hilfe der direkten oder indirekten Splenoportographie. Dabei zeigen sich die bei der portalen Hypertension entwickelten Umgehungskreisläufe und die erweiterten geschlängelten Ösophagus- und Magenfornixvarizen, jedoch nicht die für eine Blutung typischen Extravasate.

Als häufigste Blutungsquelle gilt klinisch das Magen- bzw. Duodenalgeschwür. Es stellt auch pathologisch-anatomisch neben den Erosionen den größten Anteil der bedrohlichen Magen-Darm-Blutungen. Die Ursache dafür liegt u. a. in der Beeinträchtigung der spontanen Blutstillung. Retraktion und Einrollung der Intima sind bei einem blutenden Gefäß in einem kallösen Geschwürsgrund nicht mehr möglich (PRÉVÔT u. LASSRICH 1959).

Bei Kindern sind akute große Blutungen aus dem oberen Magen-Darm-Trakt – verglichen mit Erwachsenen – seltener. Im Ösophagus findet man als häufigste Blutungsquelle Varizen, die erosive Refluxösophagitis, manchmal steckengebliebene Fremdkörper und eine hämorrhagische Diathese. Im Magen zeigen sich meist akute „streßbedingte" oder medikamentös-toxisch ausgelöste Ero-

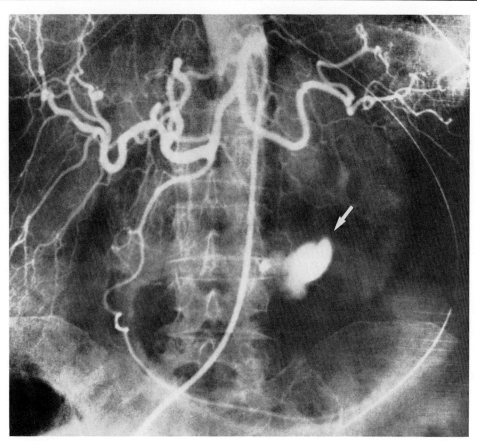

Abb. 15.13. Akute Magenblutung
Angiographie des Truncus coeliacus. Gleichmäßige Füllung der Leber- und Milzarterie. Bereits während der arteriellen Phase zeigt sich als Ort der blutenden Läsion (Ulkus) ein Kontrastmittelextravasat an der kleinen Kurvaturseite in der Angulusgegend (Pfeil). Der Magen wurde über eine Sonde aufgebläht. – 75jährige Patientin mit Hämatemesis und Meläna.

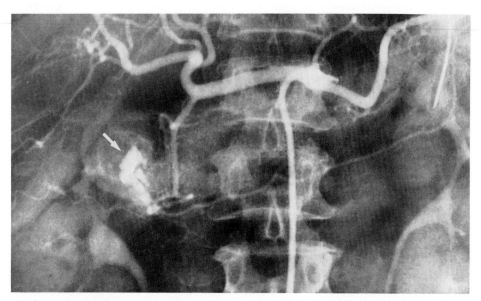

Abb. 15.14. Akute Ulkusblutung
Angiographie des Truncus coeliacus. Symmetrische Darstellung der Leber- und Milzarterie. Über die A. gastroduodenalis kommt es bereits in der arteriellen Phase zu einem Kontrastmittelaustritt in der Region des Bulbus duodeni als Hinweis für ein blutendes Ulkus (Pfeil). Sonde im Magenfornix. Eine befriedigende Aufblähung des Magens gelang nicht. – 61jähriger Patient mit Meläna.

sionen und Ulzera, während im Duodenum neben Erosionen und Ulzera gelegentlich die Hämobilie nach Bauchtraumen eine Rolle spielt (BOUNOCORE u. Mitarb. 1972, von EKESPARRE 1978, BURDELSKI u. HUCHZERMEYER 1981).

Gegenüber den Erosionen und Geschwürsbildungen treten Blutungsursachen anderer Genese – z. B. gut- oder bösartige Tumoren, Angiome – zahlenmäßig an Bedeutung zurück.

Dünn- und Dickdarm sind nur mit etwa 5% an den Blutungen beteiligt. Als Blutungsquellen zeigen sich im *Dünndarm* neben den seltenen primären Ulzera und dem postoperativen Ulcus jejuni in der Regel hypervaskularisierte, zur Ulzeration neigende Tumoren wie Leiomyome, Neurinome, Hämangiome, Polypen oder Karzinome bzw. Ulzerationen im Bereich ektopischer Magen- oder Pankreasschleimhaut in Meckelschen Divertikeln sowie in tubulären Duplikaturen. Aber auch die Purpura Schoenlein-Henoch und das hämolytisch-urämische Syndrom sind bei Kindern im Einzelfall zu erwägen. Entzündlich-ulzeröse Prozesse im Sinne der regionalen Enteritis Crohn spielen als Quelle einer massiven Blutung kaum eine Rolle (DOMBROWSKI 1975).

Unter den Blutungsquellen des *Dickdarms* steht die Divertikulose mit 10–30% an erster Stelle. Es folgen mit etwa 3–4% die ulzeröse Kolitis, ferner das gelegentlich (5%) multipel auftretende Dickdarmkarzinom sowie juvenile Kolonpolypen, die diffuse juvenile Polypose und die Invagination.

Massiv blutende Läsionen im Dünndarm sowie der rechten Hälfte des Dickdarms lassen sich angiographisch mit der selektiven Füllung der A. mesenterica superior nachweisen, während entsprechende Veränderungen der linken Kolonhälfte mit der Darstellung der A. mesenterica inferior gelingen.

Die eigentliche *Röntgenuntersuchung des Magen-Darm-Kanals mit Bariumpräparaten* beginnt erst dann, wenn die größte Gefahr vorüber ist, also die Schocksituation beseitigt und der Kreislauf wieder annähernd stabilisiert werden konnte. Wir haben deswegen fast nie vor dem 10. Krankheitstag Kontrastmittel gegeben, es sei denn, daß die klinische Situation auf eine Entscheidung drängte, weil die Blutung tagelang nicht zum Stehen kam. Andere Autoren sind weniger zurückhaltend. SCHATZKI (1946) z. B. äußerte keine Bedenken, innerhalb der ersten 24–48 Stunden mit Kontrastmittel zu untersuchen. Er begründete seine Ansicht mit dem Argument, daß Barium nicht schädlicher sein könnte als Milch oder Haferbrei, wenn man sich darauf beschränkt, den Kranken nur im Liegen zu untersuchen und auf jegliche Palpation zu verzichten. Heute stehen diesem Argument aber die Erfahrungen mit der Endoskopie und Angiographie entgegen.

Bei *chronischen Blutungen* dominiert auch heute noch die Kontrastmitteluntersuchung. Bereits in den 30er Jahren gelang es uns, bei 200 Patienten mit Magen-Darm-Blutungen in 78,5% röntgenologisch die Blutungsursache nachzuweisen (BÜKKER 1939). Unter den damals ungeklärten Fällen fanden sich drei Erwachsene mit Hiatushernien, die heute als Ursache geringfügiger Blutungen anerkannt werden, auch wenn keine Ulzerationen zu diagnostizieren sind. Bei zwei weiteren Kranken bestand eine hämorrhagische Diathese.

Die auch heute noch gültige Ansicht, daß sich *blutende Geschwüre* schlechter darstellen lassen als *nichtblutende* Ulzera, stützt sich auf pathologisch-anatomische Beobachtungen von WINDHOLZ (1936). Er berichtete, daß sich Geschwürskrater dann dem Nachweis entziehen, wenn sie mit Gerinnseln oder Thromben ausgefüllt sind.

Die folgenden Aufstellungen beleuchten die gegenwärtige Leistungsfähigkeit unserer Untersuchungen bei Magen-Darm-Blutungen.

Aus der Sicht des Pathologen
(EDER-CASTRUP 1969)

Erosionen	28%
Ulzera	25%
Ösophagusvarizen	17%
Hämorrhagische Diathese	11%
Entzündungen und Infarkte	5%
Stauungsblutungen	4%
Maligne Tumoren	4%
Sonstiges	6%

Aus der Sicht des Internisten
(E. D. PALMER 1969)

Ulcus duodeni	27,7%
Erosionen	20,2%
Ösophagusvarizen	18,7%
Ulcus ventriculi	12,5%
Mallory-Weiss-Syndrom	5,1%
Ulcus jejuni	3,0%
Andere Ursachen	12,8%

Aus der Sicht des Chirurgen
(SCHUSTER-UNGEHEUER 1973)

Ulzera	75%
Ösophagusvarizen	20%
Gastritis erosiva	3%
Magenkarzinom	2%
Oesophagitis erosiva	1–2%
Dünn- und Dickdarmkarzinom	1–2%
Blutungsübel	1–2%
Ösophaguskarzinom	0,5%
Unklare Fälle	2–5%

Aus der Sicht des Endoskopikers
(RÖSCH 1975)

Ulcus duodeni	32,7%
Ulcus ventriculi	28,3%
Ösophagitis	16,0%
Erosionen	15,6%
Ulcus jejuni	6,6%
Ulcus oesophagi	0,8%

In diesen Aufstellungen sind spezielle Angaben über die Leistungsfähigkeit der Röntgendiagnostik nicht vorhanden, weil sie in der modernen Gastroenterologie – die sich auf die Ergebnisse *aller* Untersuchungsverfahren stützt – nicht mehr gesondert registriert wird. In Einzelfällen wurden *mehrere* Blutungsquellen eruiert, so daß sich teilweise Prozentzahlen über 100 ergeben. Die tabellarischen Angaben lassen vor allem erkennen, welche Untersuchungsmethode den Schwerpunkt der Diagnostik bildete. So kommt verständlicherweise die Überlegenheit der Endoskopie bei der Diagnostik von Erosionen zum Ausdruck, während der Nachweis von Dünndarmläsionen in die Zuständigkeit der Gefäßdiagnostik und der konventionellen Magen-Darm-Diagnostik gehört.

Auf die Möglichkeit zur szintigraphischen Erfassung geringfügiger Blutungen (0,05–0,1 ml/Min.) mit ^{99m}Tc wiesen ALAVI u. RING (1981) erneut hin. Die Methode erwies sich auch dann noch als erfolgreich, wenn die Arteriographie keine positiven Ergebnisse mehr liefern konnte.

Die *angiographische Therapie* akuter gastrointestinaler Blutungen durch intraarterielle Injektion vasokonstriktiver Pharmaka oder von Fremdsubstanzen in das blutende Gefäß erscheint dann indiziert, wenn die konservativen Behandlungsversuche erfolglos bleiben und das Risiko einer Notoperation zu hoch erscheint (BÜCHELER u. GÜRTLER 1979). Die Behandlung ist als Palliativmaßnahme anzusehen, da das Grundleiden (z. B. Ulkus oder Tumor) dadurch nicht beeinflußt wird. Die Gefahr solch einer arteriellen Infusion und der langen Verweildauer des Katheters sowie der Embolisation liegt u. a. in der Ausbildung ischämischer Komplikationen, ja sogar segmentaler Darminfarzierungen (VOGEL u. Mitarb. 1981). Natürlich setzen diese Techniken eine superselektive Gefäßfüllung sowie langjährige Erfahrungen in der gastroenterologischen Angiographie voraus.

Perforationen – Peritonitis

Bei Perforationen beträgt die röntgenologische Treffsicherheit im Durchschnitt etwa 90%. Überdies ist die klinische Symptomatologie meistens derart alarmierend, daß sie kaum verkannt wird. Die Intensität des bohrenden „Perforationsschmerzes", der oft in die rechte Schulter ausstrahlt, das Würgen und Erbrechen, der rasche körperliche Verfall, die ängstliche Unruhe des Kranken, die Bauchdeckenspannung, der kleine frequente Puls und die langsam ansteigenden Temperaturen lassen bereits die Gefahr einer bevorstehenden Peritonitis erkennen. Allerdings können ähnliche Symptome auch bei der akuten Pankreatitis, der Gallensteinkolik sowie vor allem beim Lungen- und Herzinfarkt beobachtet werden.

Die Röntgendiagnostik der Perforation gründet sich auf den Nachweis eines Pneumoperitoneums. Die ersten Mitteilungen gehen auf LOREY (1912) und ALWENS (1919) zurück. KLASON (1941) fand bei seinen Beobachtungen von perforierten Magen-Darm-Geschwüren in 90,7% röntgenologisch Luft in der freien Bauchhöhle. Knapp 10% der Perforationen entzogen sich dem Nachweis. Diese Angaben bezogen sich allerdings fast ausschließlich auf die übliche Übersichtsaufnahme des Abdomens in aufrechter Position mit horizontalem Strahlengang. Stets handelte es sich um den Austritt einer *größeren* Luftmenge, die sich unter dem Zwerchfell in Form einer sichelförmigen Aufhellung ansammelte. Bei Kindern können Überschneidungen der rechten Zwerchfellkuppe mit einer Rippe optisch eine Perforation mit minimalem Luftaustritt vortäuschen.

Zum Nachweis *kleinerer* Luftansammlungen in der freien Bauchhöhle hat sich jedoch die Aufnahme in *linker Seitenlage* mit horizontalem Strahlengang als wesentlich günstiger erwiesen. Die diagnostische Ausbeute läßt sich erhöhen, wenn man nach der Umlagerung etwas zuwartet.

Die ausgetretene Luft sammelt sich, je nach Position des Patienten, bei Perforationen im *oberen* Magen-Darm-Trakt zwischen Leber und Zwerchfell bzw. zwischen Leber und seitlicher Thoraxwand, bei Perforationen im *Dünn- und Dickdarm* in der Gegend der rechten Beckenschaufel an. Man erhält also aufgrund des jeweiligen Befundes bereits einen Hinweis, ob die Perforation in den oberen oder unteren Abschnitten des Magen-Darm-Kanals stattgefunden hat (Abb. 15.**15a** u. 15.**15b**).

Größere Luftansammlungen im Oberbauch stammen erfahrungsgemäß meist aus den oberen Magen-Darm-Abschnitten, also von perforierten *Magen- oder Duodenalgeschwüren*.

Dünndarmperforationen haben häufig nur geringfügige Luftaustritte zur Folge, weil Jejunum und Ileum beim Erwachsenen – im Gegensatz zu Kindern – meist luftleer sind. Ursächlich kommen in erster Linie Ulzera, ferner Dünndarmdivertikel, seltener Geschwürsbildungen in Meckelschen Divertikeln in Betracht (ARMITAGE 1970) (Abb. 15.**22**).

Bei *Dickdarmperforationen* handelt es sich in der Regel um ulzerierende Karzinome, entzündlich veränderte Sigmadivertikel oder um Zökumperforationen (JENKNER u. THIESS 1979) (Abb. 15.**23**). Das Pneumoperitoneum ist dabei meist recht ausgedehnt. Bei der ulzerösen Kolitis sind dagegen freie Perforationen ausgesprochen selten. Während einer akuten Appendizitis werden freie Perforationen fast nie beobachtet. Offenbar kommt es rechtzeitig zu Verklebungen. Außerdem verhindern peritoneale Verwachsungen meist den Austritt von Luft in die freie Bauchhöhle. Ausnahmsweise sieht man lediglich eine Luftansammlung unter der Leber.

Mehrere Autoren haben den Versuch gemacht, die Perforationsstelle bei Magen- und Duodenalgeschwüren mit Hilfe *wasserlöslicher Kontrastmittel* exakt zu lokalisieren. Während JACOBSON u. Mitarb. (1961) diese Untersuchung in flacher Rückenlage ausführten, empfahl FRIMANN-DAHL (1962) die rechte Seitenlage mit horizontalem Strahlengang. Er konnte dabei mit Hilfe gezielter Aufnahmen den Austritt des Kontrastmittels durch die Perforationsstelle in die freie Bauchhöhle exakt verfolgen (Abb. 15.**20**).

Die zur Darstellung der Perforation notwendige Gastrografinmenge ist möglichst klein zu halten und beträgt bei kurzen, querliegenden Mägen meist 10–30 ml, während man bei einem langen, tiefliegenden Organ etwa 40–50 ml benötigt. Enthält der Magen größere Mengen von Sekret und retinierten Speiseresten, so ist ein vorheriges Absaugen empfehlenswert. Nachdem der Patient das Kontrastmittel geschluckt hat, wird er auf die rechte Seite gelegt, um unmittelbar danach die ersten Aufnahmen mit horizontalem Strahlengang anzufertigen. Je nach dem Sitz des Geschwürs läuft dabei das Kontrastmittel nach kranial oder schräg aufwärts unter die Leber und von dort aus in die Flankengegend, oder aber direkt nach kaudal. Sein Weg hängt von der Lage der subphrenischen Ligamente ab.

Diese Untersuchung eignet sich nicht zur exakten Differentialdiagnose gegenüber den sog. „symptomlosen Perforationen", sondern vor allem zur genaueren Klassifizierung des Perforationsumfanges. „Sie gibt uns die Möglichkeit, darüber zu entscheiden, ob das Geschwür chirurgisch oder konservativ behandelt werden muß" (FRIMANN-DAHL 1968).

Bei den von uns beobachteten Patienten war es nicht möglich, aus Form oder Größe der Nische die Gefahr einer bevorstehenden Perforation abzuschätzen. Wir sahen sowohl die Rückbildung riesiger Nischen innerhalb weniger Wochen, als auch die Perforation kleinster Ulzera innerhalb weniger Tage. Selbst nach Verkleinerung einer ursprünglich haselnußgroßen Nische bis auf Pfefferkorngröße kann plötzlich noch eine Perforation erfolgen (RAUSCH 1953). Wird die klinische Diagnose „Perforation" durch eine Röntgenuntersuchung gestützt, so besteht kein Zweifel an der chirurgischen Indikation. Ist dies *nicht* der Fall, so muß der Kliniker unabhängig vom aktuellen Röntgenbefund seine Entscheidung treffen. Diese Einstellung ist u. a. auch dann zu vertreten, wenn der Röntgenbefund scheinbar *für* eine freie Perforation spricht, Symptomatologie und Klinik *jedoch dagegen*.

Gelegentlich tritt ein Pneumoperitoneum auch ohne nachweisbare intestinale Perforation auf. Es sind hier nicht die bekannten Bilder der intraabdominellen Luftansammlung nach Laparoskopie oder Laparotomie, Tubendurchblasungen oder bei Pneumatosis intestini gemeint. Wir beobachteten einige Kranke mit einer sich zusehends verschlimmernden Ulkusbeschwerde, die von uns mit der Frage einer Penetration untersucht wurden und bei denen sich Luft in der freien Bauchhöhle nachweisen ließ. Jedoch traten im Laufe der nächsten Stunden und Tage klinisch keine peritonitischen Symptome auf. Auch der Röntgenbefund bildete sich langsam zurück, so daß eine Kontrastmitteluntersuchung des Magen-Darm-Kanals durchgeführt werden konnte (Abb. 15.**19** u. 15.**21**). Dabei fand sich 5mal ein Magengeschwür, einmal ein ulzerierendes Magenmyom mit langem, bis unter die Serosa reichendem Fistelkanal und einmal ein gedecktes, perforiertes Typhusgeschwür (PRÉVÔT 1938).

Derartige Beobachtungen gehen schon auf das Jahr 1916 zurück (ISSMANN 1921). MERLER (1932) beobachtete das Auftreten eines Pneumoperitoneums nach Gabe von Brausepulver. Bei der Sektion fand sich aber keine Perforation. Dagegen war die Magenwand von zahlreichen erbs- bis bohnengroßen Luftblasen und Ekchymosen bedeckt. BARKLEY (1933) berichtete, daß es ihm bei einem Kranken mehrfach gelang, das Auftreten und Verschwinden von Luft in der freien Bauchhöhle röntgenologisch zu verfolgen. MOBERG (1937) beobachtete zwei Patientinnen, bei denen ein spontanes Pneumoperitoneum über dem Genitaltrakt entstanden war. Andere Autoren sahen symptomlose bzw. symptomarme Perforationen bzw. ein symptomloses Pneumoperitoneum bei Magenkarzinomen, Jejunal- oder Sigmadivertikeln, Ruhr- und Typhusgeschwüren bzw. bei Pankreasnekrose (NAONSOM u. DRAGAN 1956).

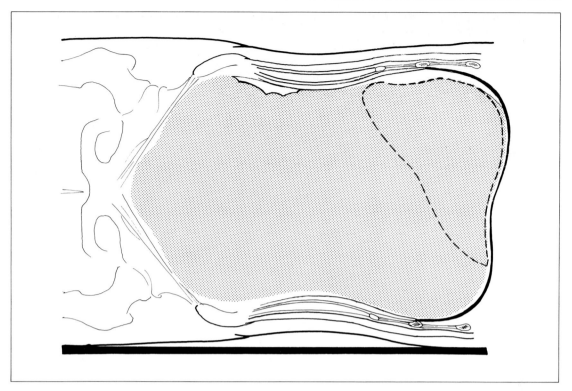

Abb. 15.15a. Nachweis einer Perforation des Magen-Darm-Trakts
Schematische Darstellung der Röntgensymptomatologie bei einer Untersuchung in linker Seitenlage mit horizontalem Strahlengang. Die Aufhellung zwischen dem rechten Leberrand und der seitlichen Bauchwand bzw. dem rechten Zwerchfell spricht für eine Magen-Duodenal-Perforation. Eine Aufhellung in der Gegend der rechten Beckenschaufel ist charakteristisch für eine Perforation im Bereich der unteren Ileumschlingen oder der Appendix. In dieser Aufnahmeposition gelingt auch der Nachweis kleiner Luftmengen (nach *Swart*).

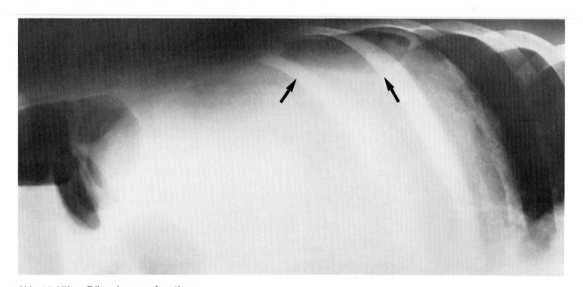

Abb. 15.15b. Dünndarmperforation
Korrespondierende Röntgenaufnahme zu Abb. 15.15a. Die geringe, nach der Perforation in die freie Bauchhöhle ausgetretene Luftmenge hat sich nach entsprechender Lagerung in Form einer ovalären Blase zwischen rechtem Leberrand und seitlicher Bauchwand angesammelt (Pfeile) und war nur in dieser Position nachweisbar. – 7jähriges Kind. Plötzlich heftige Leibschmerzen mit gespannten Bauchdecken im Verlaufe einer Leukämie. Operativ: Ileumperforation.

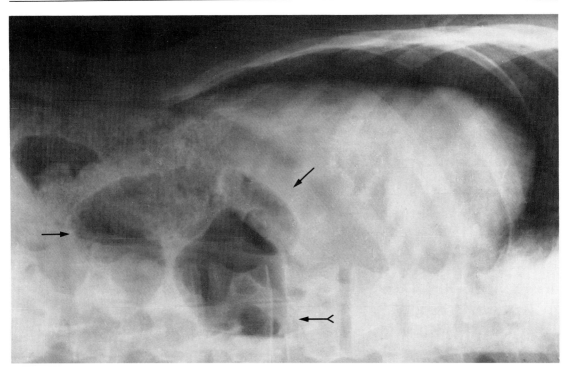

Abb. 15.16. Magenperforation bei Leukämie
Übersichtsaufnahme in linker Seitenlage mit horizontalem Strahlengang. In dieser Position hat sich die ausgetretene Luft hauptsächlich kranial, also zwischen dem Zwerchfell, der seitlichen Bauchwand und dem rechten Leberrand angesammelt. Luftfüllung des Antrums mit kleinem, horizontalem Spiegel (Doppelpfeil). Atonisches und geblähtes Duodenum descendens (Pfeile). – 15jähriger Junge. Magenperforation operativ bestätigt.

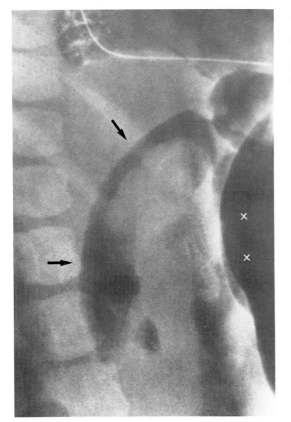

Abb. 15.17. Ulkusperforation
Die aus dem Duodenum ausgetretene Luft umrandet den oberen Nierenpol und die Nierenhinterfläche (Pfeile). Darüber hinaus besteht ein Pneumoperitoneum (xx). – 7jähriges Kind mit Leukämie, das plötzlich über heftige Bauchschmerzen klagte und erbrach. Operativ bestätigte Perforation an der Bulbushinterwand.

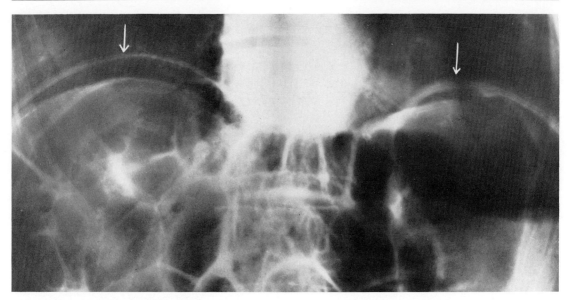

Abb. 15.18. Symptomlose Perforation
In der freien Bauchhöhle nachweisbare Luft, die sich beiderseits sichelförmig unter den Zwerchfellkuppen ansammelt (Pfeile). Starker Meteorismus des Darmes. – 60jähriger Patient mit 11jähriger Ulkusanamnese und mehrfachen Ulkusblutungen. Klinisch keine Perforationssymptomatik.

Abb. 15.19. Symptomlose Perforation
Derselbe Patient wie in Abb. 15.18. – Kontrastuntersuchung nach Verschwinden der röntgenologischen Perforationssymptome. Taubeneigroßes, kraterförmiges Ulcus ventriculi mit flächenhaftem Ödem in der Umgebung. Bulbusdeformität mit Taschenbildung an der Majorseite und Verkürzung der Minorseite. – Die Perforationsstelle hatte sich offenbar rasch geschlossen.

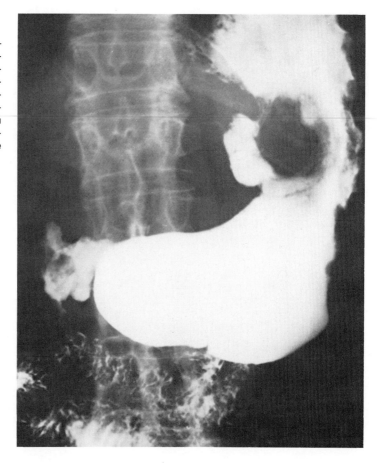

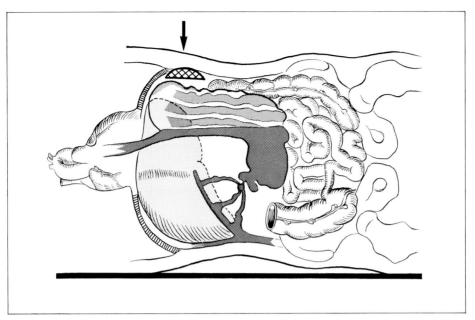

Abb. 15.20.   Direkte Darstellung einer Ulkusperforation mit Kontrastmittel (nach *Frimann-Dahl*)
Das Schema zeigt Untersuchungsergebnisse, die man in rechter horizontaler Seitenlage und Aufnahmen mit horizontalem Strahlengang erzielen kann. Nach der Gabe von Gastrografin fließt das Kontrastmittel entlang der kleinen Kurvatur des Magens bis in das präpylorische Antrum und das Duodenum. Durch die Perforationsstelle nimmt es – je nach Lage der subphrenischen Ligamente – verschiedene Wege, um sich unter der Leber bis in die Flankengegend auszubreiten. In dieser Position stellt sich die aus dem Magen ausgetretene Luft als kleine sichelförmige Aufhellung lateral der Magenblase dar (Pfeil).

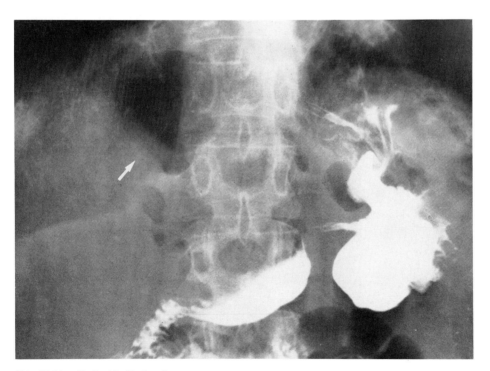

Abb. 15.21.   Gedeckte Perforation
Übersichtsaufnahme in flacher Bauchlage. Hochliegender Sanduhrmagen mit mandelgroßem Krater an der Hinterwand der kleinen Kurvatur und röhrenförmiger Enge im Antrum. Etwa hühnereigroße glatte Luftblase (freie Luft) in Projektion auf die Leber (Pfeil). Kleinere Luftblasen befinden sich links neben dem ersten Lendenwirbelkörper. Massive Überblähung der rechten Lungenbasis im Sinusbereich. – 72jähriger Mann mit langjähriger Ulkusanamnese. Gelegentlich Teerstühle. Seit ¼ Jahr stärkere Beschwerden mit Nachtschmerz, Erbrechen, Durchfällen, Gewichtsabnahme und bretthaiter Bauchdeckenspannung.

Abb. 15.22. Dünndarmperforation bei Leukämie
Sichelförmige Luftansammlung beiderseits unter dem Zwerchfell. Paralytischer Ileus mit Flüssigkeitsspiegeln im Dünn- und Dickdarm. Der Bauchraum ist durch Exsudat erweitert, der Unterbauch verschattet. Die Flüssigkeit schiebt sich bereits zwischen die Darmschlingen. – 6jähriges Kind mit Leukämie. Kortisonbehandlung. Operativ fand sich eine Dünndarmperforation.

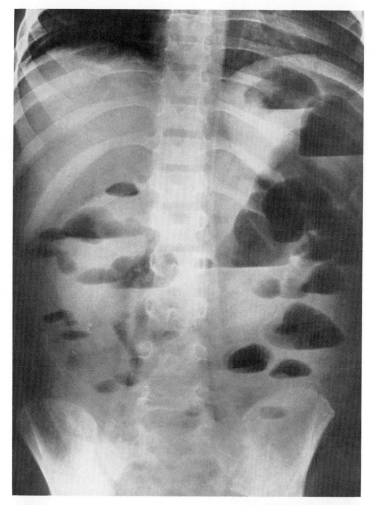

Abb. 15.23. Zökumperforation bei primärer Darmtuberkulose
Starke Luftansammlung in der Bauchhöhle mit weit ausgespannter lateraler Bauchwand. Leber, Milz, Magen und Zwerchfell werden nach oben gedrängt. Die kollabierten Darmschlingen liegen weitgehend im rechten Unterbauch auf engem Raum. – 3jähriges Kind mit Ingestionstuberkulose. Durch die Bauchdecken war ein großer, tuberkulöser Zökaltumor zu tasten. Intraoperativ zeigte sich, daß die plötzlich aufgetretene Zökumperforation am Orte einer tuberkulösen Schleimhautulzeration erfolgte.

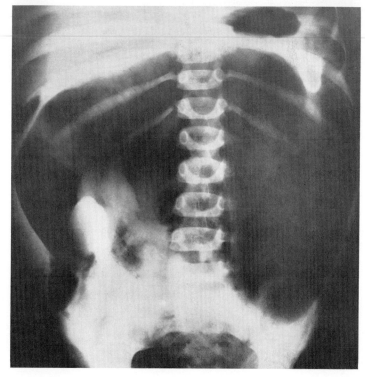

Nur bei einem Teil der beschriebenen Beobachtungen fanden sich – wie bei uns – Ulzera (BRITT u. Mitarb. 1961). Bei den übrigen Patienten blieb der Luftaustritt ungeklärt. Es muß daher angenommen werden, daß nicht nur eine durch Ulkus oder Karzinom verdünnte, sondern auch eine anderweitig veränderte Magenwand offenbar für Luft kurzfristig permeabel ist, aber keine Nahrung entweichen läßt. Wiederholt wurde von Beobachtungen berichtet, daß sich bei Kindern während eines Pneumomediastinums eine symptomlose Luftansammlung intraperitoneal entwickeln kann. Offenbar dringt dabei die Luft längs der Gefäßscheiden in den Bauchraum ein.

Bleibt nach operativen Eingriffen am Magen-Darm-Trakt freie Luft über *längere Zeit* in der Bauchhöhle nachweisbar, so ist zum mindesten mit der Gefahr einer Nahtinsuffizienz zu rechnen. Um in dieser Frage mehr Sicherheit zu gewinnen, haben WAAG u. Mitarb. (1969) die Resorptionsgeschwindigkeit der Luft nach Bauchoperationen bei 53 Kindern untersucht. Sie kamen zu dem Ergebnis, daß – im Gegensatz zur deutlich langsameren Resorptionsgeschwindigkeit bei Erwachsenen – ein postoperatives Pneumoperitoneum bei Säuglingen und jüngeren Kindern kaum über 24 Stunden hinaus besteht. Die Resorptionsgeschwindigkeit verzögert sich jedoch, wenn die Kinder älter als 10 Jahre sind, intraoperative Verwachsungen vorliegen oder eine Splenektomie vorgenommen wurde.

Die Angaben über die Resorptionsgeschwindigkeit bei Erwachsenen differieren erheblich und liegen zwischen ein bis zwei Wochen (Grenzwerte: etwa drei Tage bis vier Wochen). Das Luftvolumen wird als entscheidender Faktor genannt, während das Alter des Patienten keine Rolle spielen soll.

Ursachen *iatrogener Perforationen* des Magen-Darm-Traktes bei Kindern wurden von MOTHES u. HECKER (1967) zusammengestellt. Hierzu gehören instrumentelle Verletzungen des Ösophagus und Magens durch Sondierungen, Bougierungen und die Endoskopie. Dünndarmperforationen können beim Repositionsversuch eingeklemmter Hernien, Dickdarmverletzungen während einer Rektoskopie, bei Neugeborenen und jungen Säuglingen sogar durch das Einführen eines Thermometers oder des Darmrohres zustande kommen.

Peritonitis

Sie entsteht im Gefolge einer Perforation, entwickelt sich aber auch eigenständig. Von Ausnahmen abgesehen, hat die klinische Diagnose mehr Gewicht als die röntgenologische Symptomatologie (FELSON 1973). Nach FRIMANN-DAHL (1973) ist auf folgende Symptome zu achten:

1. Zunehmende Motilitätsstörungen bis zum völligen Sistieren der Peristaltik.
2. Retention von Luft und Flüssigkeit im Dünn- und Dickdarm.
3. Verbreiterung der Schleimhautfalten im Dünndarm durch Ödem.
4. Auslöschung der retroperitonealen Weichteilzeichnung.
5. Netzförmige Zeichnung des Fettgewebes in der Flankengegend.
6. Einschränkung der Zwerchfellbeweglichkeit.
7. Sekundäre Veränderungen an der Lungenbasis.

Je nach Lokalisation und Schwere des entzündlichen Prozesses sind die röntgenologischen Veränderungen variabel. Meist findet sich ein vermehrter Luftgehalt im Dünn- und Dickdarm, wobei die verschluckte Luft überwiegt. Die Dünndarmschlingen sind unterschiedlich weit. Man sieht wenig Bewegung, aber Flüssigkeitsspiegel im Sinne eines paralytischen Ileus, die bei der Untersuchung mit horizontalem Strahlengang alle etwa gleich hoch liegen. Sie kommen in rechter oder linker horizontaler Seitenlage am besten zur Darstellung. Leichtere Grade der Peritonitis – meist auch als peritonealer Reizzustand bezeichnet – erkennt man an der Schlaffheit der Darmschlingen und der spärlichen Spiegelbildung. Bei schwereren Formen bewegt sich die Flüssigkeit im erweiterten Darm nur wenig. Es läßt sich sagen, daß in der Regel ausgedehntere, also breitere Flüssigkeitsspiegel in den atonischen weiten Dünndarmschlingen für schwerere Formen einer Peritonitis sprechen.

Auch der Magen kann bei Peritonitis, jedenfalls häufiger als beim Ileus, stark luftgebläht sein. In einigen Fällen dominiert der Dünndarmmeteorismus, in anderen der geblähte Dickdarm.

Bei *lokalisierten Peritonitiden* kommt es oft rasch zu fibrinösen Verklebungen. Es bilden sich regelrechte Konglomerate, die auch bei Lagewechsel ihre Position beibehalten.

Neben der Flüssigkeitsvermehrung innerhalb der Darmschlingen erfolgt meist auch eine Exsudation in die freie Bauchhöhle. Kleinere intraperitoneale Flüssigkeitsmengen, die sich zuerst parakolisch neben dem aufsteigenden Dickdarmschenkel sammeln, lassen sich mit speziellen Aufnahmen der rechten Flankengegend nachweisen. Stärkere Ergüsse zeigen bei Übersichtsaufnahmen in flacher Rückenlage auseinandergedrängte Dünndarmschlingen mit abgerundeten Konturen.

Veränderungen des Schleimhautreliefs werden nach Gabe eines Kontrastmittels klar erkennbar. Die Falten sind breiter und plumper, sie zeigen aber niemals spiralfederartige Formationen, wie man sie beim mechanischen Ileus zu sehen bekommt.

Die Veränderungen der Flankenzeichnung können besonders bei den toxischen Formen der Peritonitis eindrucksvoll sein. Das praeperitoneale, aber auch das subkutane Fettgewebe nimmt manchmal infolge eines entzündlichen Ödems eine ausgesprochen netzartige Struktur an. Der einseitige Befund spricht für eine lokalisierte, abgekapselte Peritonitis (z. B. bei Appendizitis), während beidseitige Veränderungen auf eine diffuse Bauchfellentzündung hinweisen. Verlaufskontrollen dieser Strukturen geben Auskunft über Fortschreiten oder Rückbildung des entzündlichen Prozesses.

Die Beweglichkeit des Zwerchfells ist bei der Peritonitis meist beidseitig eingeschränkt. Überdies kommt es häufig zu kleinen Winkelergüssen sowie plattenförmigen basalen Atelektasen.

Bei der *postoperativen Peritonitis* überwiegt meist die Luftblähung der Darmschlingen den Flüssigkeitsgehalt. Größere Flüssigkeitsmengen sprechen für eine Komplikation. Die Luftblähung kann sowohl durch eine Darmparese als auch durch ein mechanisches Hindernis bedingt sein. Bleibt die Erweiterung auf den Dünndarm beschränkt, so muß man an einen Verschluß denken. Sondierung mit Absaugen der Flüssigkeitsmengen sind Voraussetzung für eine weitere differentielle Diagnostik mit Kontrastmittel.

Akute Gastritis, Magenphlegmone, gastrische Krisen

Bei Verdacht auf Perforation ist differentialdiagnostisch in erster Linie ein Zustandsbild zu erwägen, das *Konjetzny* (1928) als sog. *„Akute Gastritis"* beschrieben hat. Gelegentlich begegnet man in der Literatur auch der Bezeichnung „Gastritis dolorosa". Es handelt sich dabei um eine Entzündung, die innerhalb kurzer Zeit die gesamte Magenwand durchsetzt, mit Lymphangitis und Lymphadenitis an der Serosa einhergeht und vorübergehend Symptome einer Peritonitis mit brettharter Bauchdeckenspannung hervorruft. Im akuten Stadium ist es selbst für den erfahrenen Kliniker schwierig, eine Perforation auszuschließen. Es wird daher im allgemeinen auch keine Kontrastmitteluntersuchung vorgenommen.

Nach Abklingen der peritonealen Erscheinungen innerhalb von 1–2 Tagen findet man röntgenologisch meist kein charakteristisches Bild. Nur wenige Male sahen wir Faltenverbreiterungen im Antrum, manchmal zugleich mit Pelotteneffekten durch vergrößerte peripylorische Lymphknoten. Andere Patienten zeigten außer einer vermehrten Schleimsekretion in Magen, Duodenum und Dünndarm nichts Auffälliges außer den mehr oder weniger geringfügigen Veränderungen eines akuten Magen-Darm-Katarrhs. Nur einmal ergaben sich Befunde wie bei chronischer Gastritis mit einer Antrum- und Pylorushypertrophie, Faltenwulstung und granulärer Schleimhautoberfläche. Der Nachweis von Erosionen, die pathologisch-anatomisch bei den meisten akuten Formen der Gastritis vorhanden sind, ist fast nur gastroskopisch, selten röntgenologisch gelungen (HENNING u. SCHATZKI 1933, FRIK u. HESSE 1956, PRÉVÔT-LASSRICH 1959, BÜCKER 1964).

Magenphlegmone

Phlegmonöse oder abszedierende Magenwandentzündungen können klinisch außerordentlich stürmische Symptome verursachen, verlaufen allerdings häufig subakut. Röntgenologisch sind sie unter den verschiedensten Bildern beschrieben worden. In den meisten Fällen bestand wegen der mächtigen Wandverdickung der Verdacht auf ein Neoplasma. Besonders eindrucksvolle Beobachtungen stammen von *Olsson (1932)* und FELCI (1952).

Gastrische Krisen

Schon früh ist im neurologischen Schrifttum auf ein auffälliges Zusammentreffen von gastrischen Krisen und organischen Magenerkrankungen hingewiesen worden (SCHÜLLER 1908). Eine Anzahl Kranker wurde wegen der Heftigkeit der Beschwerden sogar operiert, andere starben an Magenblutungen. SCHEIDT (1947) ist auf eine Anregung von H. H. BERG hin diesen Fragen nachgegangen. Er untersuchte 280 Patienten mit Tabes und konnte dabei feststellen, daß ein großer Teil der Kranken mit gastrischen Krisen organische Magenleiden aufwies. Es fanden sich sowohl Magen- und Duodenalulzera als auch Karzinome und schwere Formen der Gastritis. Der Beschwerdetyp der jeweils vorliegenden Magenerkrankung wurde durch die Tabes offenbar ins Groteske verzerrt.

Ähnliche Symptome sahen wir bei hochgradigen Pylorus- bzw. Duodenalstenosen und schwersten Formen der Enteritis mit Hypochlorämie und azetonämischem Erbrechen.

Akute Pankreatitis

Die akute Pankreatitis kann ungewöhnlich dramatisch verlaufen und in der klinischen Symptomatologie einer Perforation sehr ähneln. Betroffen werden meist ältere Patienten, oft adipöse Männer im fünften bzw. 6. Lebensjahrzehnt, die nach einer besonders üppigen, fettreichen Mahlzeit plötzlich mit einem unerträglichen Oberbauchschmerz erkranken, der links in den Rücken ausstrahlt. Häufig sind die Schmerzen von Übelkeit, wiederholtem Erbrechen („löffelweise") und Singultus begleitet. Der Oberbauch ist aufgetrieben, es besteht eine stärkere Abwehrspannung, Darmgeräusche fehlen und die Leukozyten- sowie Amylasewerte sind meist erhöht.

Die Ursachen der Erkrankung sind offenbar vielfältig, sie bleiben allerdings in den meisten Fällen unbekannt. In etwa 50% besteht ein Gallenleiden. Gelegentlich sollen Ganganomalien mit einem plötzlichen Verschluß, Systemerkrankungen (z. B. Lupus erythematodes), ein duodenales oder jejunales Wandhämatom, auch ein Pankreastrauma eine Rolle spielen. Nach operativen Eingriffen im Oberbauch kann es durch Verletzung des Pankreasganges oder des Organs selbst zu einer akuten Entzündung kommen.

Obgleich bei Kindern aller Altersstufen die akute Pankreatitis seltener als bei Erwachsenen vorkommt, allerdings auch häufiger verkannt wird, nehmen entsprechende Beobachtungen und Berichte in den letzten Jahren zu (STICKLER u. YONEMOTO 1958, FREY u. REDO 1963, HENDREN u. Mitarb. 1965, MORENS u. Mitarb. 1974).

Neben den gängigen auslösenden Faktoren bestehen beim Kinde wahrscheinlich noch andere Mechanismen. EICHELBERGER u. Mitarb. (1981) wiesen anhand von 41 eigenen autoptischen Beobachtungen darauf hin, daß als Risikofaktoren für eine akute Pankreatitis auch das Reyhe-Syndrom, ein erhöhter intrakranieller Druck, Steroid- und Zytostatikagaben, ein plötzlicher Gangverschluß durch Askariden, eine Hypovolämie, eine Hypothermie und Morphingaben in Betracht zu ziehen sind (KAPLAN u. DREILING 1977). Offenbar kann über eine Vagusstimulation ein Verschluß kleinerer Pankreasgänge und eine Minderdurchblutung mit entsprechenden Schädigungen zustande kommen.

Beim Kinde läßt sich die schwere hämorrhagisch-nekrotische von der milderen interstitiellen Form (Virusinfektionen) unterscheiden. Die Symptome sind unspezifisch und bestehen in Bauchschmerzen, die diffus im Bauchraum, epigastrisch oder periumbilikal empfunden werden, aber vom Kinde nicht präzisiert werden können. Der Bauch ist aufgetrieben und druckempfindlich, manchmal bestehen Gelbsucht, Schock, ja sogar ein Koma. Die Kinder erbrechen, legen sich vor Schmerzen auf die Seite und ziehen die Knie an. Klinisch ähnelt das Bild einer Peritonitis, einer akuten Appendizitis, einer intestinalen Obstruktion, einer Perforation oder einem Ulkus. Es liegen auch Berichte über fulminante Verläufe vor, wobei die Diagnose erst während der Operation oder bei der Sektion gestellt wurde.

Nach der gängigen pathologisch-anatomischen Einteilung wird die *ödematöse Form* der Pankreatitis durch ein ausgeprägtes Ödem mit erheblicher Organvergrößerung gekennzeichnet, ohne daß in diesem Stadium bereits Nekrosen vorhanden sind. Bei der fulminant verlaufenden *hämorrhagisch-nekrotisierenden Pankreatitis* ist das Organ mit Nekrosefeldern durchsetzt, denen bald Abszesse, Fettnekrosen, ein hämorrhagischer Aszites und Pseudozysten folgen. Die charakteristische Selbstverdauung des Organs kann nur nach dem Zusammenbruch der Schutzmechanismen stattfinden. Nicht ein einzelnes Enzym, sondern der gesamte enzymatisch wirkende Bauchspeichel ist für die autodigestive „tryptische" Nekrose verantwortlich zu machen. Jede Behinderung des Sekretabflusses führt zu einer Druckerhöhung bis in die kleinen Speichelgänge. Der sezernierte Bauchspeichel wird in das Interstitium hineingepreßt und die Blut-Speichel-Schranke zur Speichel-Blut-Schranke modifiziert (DOERR 1953). Es kommt dadurch zum Ödem, das rasch abklingt, wenn das Hindernis beseitigt wird, andernfalls erfolgt eine tryptische Schädigung.

Im Zentrum der tryptischen Nekrose bleiben das Bindegewebsgerüst und oft auch die Fettzellmembranen erhalten, während das Zytoplasma aufgelöst wird. Ein breiter Wall von Zelldetritus und Fibrin umgibt den Nekroseherd. Sein Abtransport erfolgt durch den Saftabfluß der Umgebung, so daß eine Narbe entsteht. Der Abbau wird also durch die gleichen Enzyme bewerkstelligt, die auch die Nekrose hervorrufen. Komplikationen in Form einer Intoxikation von Nieren, Herz und Gehirn lassen sich z. T. auf die rasche Anflutung von Abbaustoffen des Zelldetritus zurückführen. Die Schwere des klinischen Bildes entspricht nicht immer dem Ausmaß der Nekrose. Schon relativ kleine Nekrosefelder können eine dramatische Krankheits- und Schockwirkung auslösen.

Röntgensymptome

Bereits im Jahre 1916 wurden von CASE einige charakteristische Röntgenbefunde beschrieben. Später folgten ausführliche Berichte von SWART (1961), HEUCK (1965), ANACKER (1975), BEYER u.

Abb. 15.24. Akute Pankreatitis mit Abszedierung
Zustand nach Operation wegen akuter Pankreatitis. Ausgeprägte Impression der großen Kurvaturseite des Magens durch das stark vergrößerte Pankreas (Pfeile). Ein Drain führt in die Abszeßhöhle. Zahlreiche Gallensteine im Ductus choledochus und in der Gallenblase (Doppelpfeil).

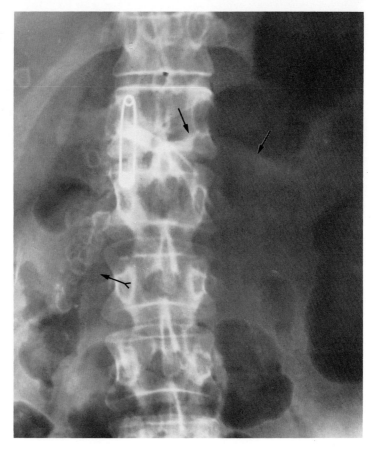

Abb. 15.25. Akute Pankreatitis
Derselbe Patient wie in Abb. 15.24 nach Kontrastfüllung des Magens. Deutlich angehobene große Kurvatur. Drainage der Abszeßhöhle. Aufgebogenes Duodenum. Depression der Flexura duodenojejunalis durch das vergrößerte Pankreas.

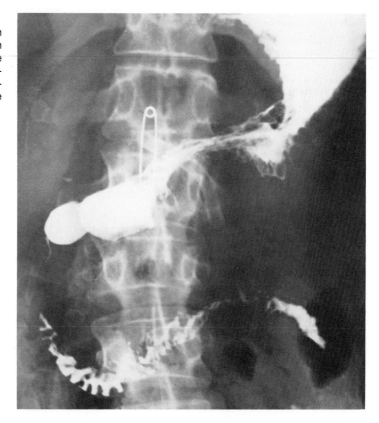

KÖSTER (1980) und zahlreichen anderen Autoren (Abb. 15.24 u. 15.25).

Schon das Ergebnis der *Thoraxuntersuchung* kann richtungweisend, ja geradezu charakteristisch sein. Ein linksseitiger Zwerchfellhochstand mit eingeschränkter Beweglichkeit, kleine Winkelergüsse und basale Lungeninfiltrationen vom Typ der plattenförmigen Atelektasen sprechen für einen subphrenischen entzündlichen Prozeß. Man hat diese Veränderungen an der Lungenbasis als ein Durchwanderungssymptom angesehen, was auch zu überzeugen scheint, sofern sie sich auf die linke Seite beschränken. Merkwürdigerweise aber finden wir ebensooft gleichartige Verdichtungen auch auf der rechten Seite, und zwar nicht nur bei der akuten Pankreatitis, sondern auch bei Pankreaskarzinomen und Pankreaszysten. Sogar ein schweres Atemnotsyndrom wurde bei Kindern nach einer Kortisonpankreatitis beschrieben (KAPLAN u. DREILING 1977, GOLDBERG u. BERGSTEIN 1978).

Besonders eindrucksvoll ist in vielen Fällen ein hochgradiger Magen- und Kolonmeteorismus mit oder ohne Deformierung der Konturen durch Wandödem und den Eigenschatten des vergrößerten druckschmerzhaften Pankreas. Gelegentlich sind Konkremente in der Gallenblasengegend und im Verlauf des Ductus choledochus sichtbar (AULDIST 1972). Der Psoasschatten kann durch eine peripankreatische Exsudation verstrichen sein.

SWART hat 1961 die Röntgensymptomatologie noch einmal exakt aufgegliedert und dabei auf ein offenbar recht zuverlässiges Phänomen hingewiesen, nämlich die *Atonie des Duodenums*. Zwar wurde sie schon von FELDMAN (1948) bzw. FRIMANN-DAHL (1951) erwähnt, aber nicht in so überzeugender Weise herausgearbeitet. Die atonische Duodenalschleife kommt weder auf Aufnahmen in Rückenlage, noch in aufrechter Position, sondern nur in flacher linker Seitenlage mit horizontalem Strahlengang überzeugend zur Darstellung. Dabei kann die innere Zirkumferenz des Duodenums durch die Vergrößerung des Pankreaskopfes bzw. das Ödem der angrenzenden Duodenalabschnitte in typischer Weise verändert sein (Abb. 15.26a u. **b** u. 15.27).

Wenn sich der Pankreassaft in der freien Bauchhöhle ausbreitet, findet man eine massive *Dünndarmblähung*, z. T. sogar mit Spiegelbildung in den einzelnen Schlingen und einem Erguß in der freien Bauchhöhle. Klinisch besteht dann oft der Eindruck einer Peritonitis. Falls Pankreasenzym in das peripankreatische Gewebe gelangt, so kommt es – wie bei den meisten retroperitonealen Prozessen – zu einer massiven Kolonblähung.

Gibt man in derartigen Situationen einige Schlukke Kontrastmittel und lagert den Kranken auf die rechte Seite, so sieht man nach einigen Minuten eine Darstellung des erweiterten, atonischen, absteigenden Duodenums. Das Barium staut sich dann vor der Flexura duodenojejunalis, die bei einer umschriebenen Vergrößerung des Pankreaskörpers deutlich nach abwärts gedrängt sein kann (Abb. 15.28 u. 15.29).

Durch das entzündliche Ödem der Bauchspeicheldrüse sowie die Exsudation in den peripankreatischen Raum wird die Mesenterialwurzel verdickt, so daß ein Kompressionseffekt zustande kommen kann. Dies wirkt sich nicht nur auf die Lage der Flexura duodenojejunalis aus, sondern auch auf das dorsal gelegene venöse Gefäßsystem (ANACKER u. Mitarb. 1963, RÖSCH 1975).

Motilitätsstörungen im absteigenden Duodenum im Sinne einer Pendel- oder Widerstandsperistaltik werden ebenfalls beobachtet. Sie haben jedoch keine pathognomonische Bedeutung. Bei rezidivierenden Attacken kann man als Ausdruck einer überstandenen Fettgewebsnekrose gelegentlich fleckige Verkalkungen in der Pankreasgegend erkennen, die sich nur schwer von Pankreassteinen unterscheiden lassen.

Während der akuten Pankreatitis ist die *ERCP* – eine bei chronischen Formen so entscheidende Untersuchungsmethode – wegen der zusätzlichen Gefährdung des Patienten kontraindiziert. Außerdem bleibt selbst nach Abklingen der akuten Erscheinungen die erzielbare Information gering. RÖSCH (1979) berichtete über entsprechende Untersuchungen und fand bei seinen Patienten ein praktisch unauffälliges Gangsystem, wobei selbst aus leichten Schlängelungen und Dilatationen keine relevante Information zu entnehmen war.

BÜCHELER (1974) beobachtete bei der *Angiographie* akuter Formen der Pankreatitis mit Ödem, lokalen Blutungen, Abszessen und Nekrosen lediglich eine vermehrte Vaskularisation, eine Schlängelung und Erweiterung der Gefäße sowie eine Anfärbung des meist vergrößerten Organs. ANACKER (1963) u. RÖSCH (1975) fanden bei der Splenoportographie Deformitäten und Thrombosen der V. lienalis. Obwohl heute die Angiographie ihre Stellung für die Diagnostik der akuten Erkrankung verloren hat, bleibt ihre Bedeutung für die Operationsplanung und zur topographischen Information für den Chirurgen ungeschmälert (LEVIN u. Mitarb. 1980).

Die *CT-Untersuchung* erweist sich heute zur Diagnosestellung und Stadieneinteilung sowie zur Verlaufskontrolle als außerordentlich hilfreich. Während sich bereits mit dem Nativ-CT die Organvergrößerung und die Umgebungsreaktion übersichtlich darstellen lassen, bietet die Angio-CT noch weitere Möglichkeiten zur Erkennung funktionsfähiger Parenchymreste, intraparenchymatöser Nekrosezonen, von Abszessen und Pseudozysten. Bei stark ödematösen und nekrotisch-hämorrhagischen Formen mit erheblichen

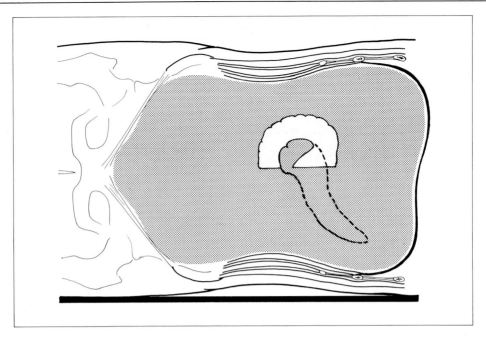

Abb. 15.26a.   Akute hämorrhagische Pankreasnekrose
Schematische Darstellung der Röntgensymptomatologie bei akuter hämorrhagischer Pankreasnekrose. Die Übersichtsaufnahme in linker Seitenlage mit horizontalem Strahlengang zeigt eine isolierte Atonie des luftgefüllten Duodenums, so
daß die Vorwölbung des vergrößerten Pankreaskopfes deutlich wird (nach *Swart*).

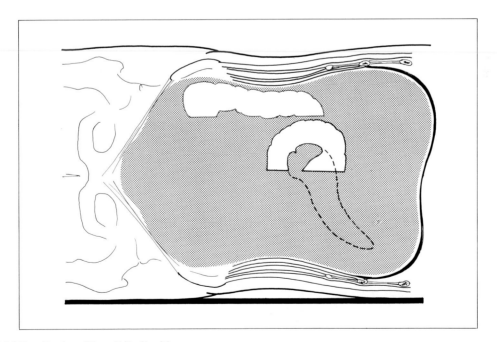

Abb. 15.26b.   Pankreatitis mit Peritonitis
Schematische Darstellung der Röntgensymptomatologie einer akuten hämorrhagischen Pankreasnekrose unter Mitbeteiligung des Dickdarms, die bei Übertritt von Enzym in die freie Bauchhöhle zustandekommen kann. Besonders
hinzuweisen ist auf die Duodenalatonie, die Vorwölbung des vergrößerten Pankreaskopfes und den Dickdarmmeteorismus mit Spiegelbildungen (nach *Swart*).

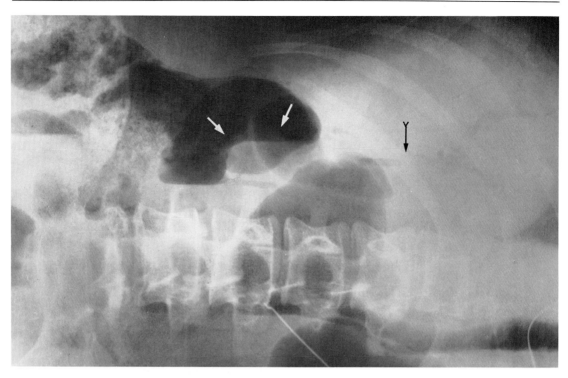

Abb. 15.27. Akute Pankreatitis beim Kinde
Die Übersichtsaufnahme in linker Seitenlage mit horizontalem Strahlengang entspricht dem Schema Abb. 15.**26b.**
Magenatonie mit reichlichem Sekret. Atonisches Duodenum mit Flüssigkeitsspiegel und einer Impression durch den
vergrößerten Pankreaskopf (Pfeile). Luftfüllung mit Spiegelbildung im Dickdarm, Luftfüllung der Gallenwege (Doppelpfeil). – 14jähriges Mädchen. Akute Pankreatitis mit heftigen Ober- und Mittelbauchschmerzen. Vor 2 Jahren wurde eine
biliodigestive Fistel nach Gallengangsperforation angelegt. Die jetzige Erkrankung beruhte auf einer durch ERCP
nachgewiesenen hochgradigen Gangstenose des Ductus pancreaticus.

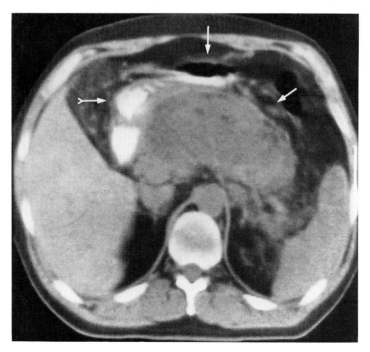

**Abb. 15.28. Akute hämorrhagisch-
nekrotisierende Pankreatitis**
Stark vergrößertes, inhomogenes und
schwer abgrenzbares Pankreas (rechter
Pfeil) mit diffusen peripankreatischen
Verdichtungen unter Einbeziehung des
linken vorderen Pararenalraumes. Die
Inhomogenität der Dichte im Pankreas
weist auf kleine hämorrhagische (hyperdense Areale) und exsudative, bzw. nekrotische Prozesse (hypodense Areale)
hin. Der mit Kontrastmittel gefüllte Magen ist angehoben und flach (oberer
Pfeil), das Duodenum wird nach rechts
verlagert (Doppelpfeil).

Abb. 15.29. Akute Pankreatitis
Mächtiger Magen- und Kolonmeteorismus. Atonie und pralle Füllung des absteigenden Duodenums mit Abklemmung des unteren Duodenalknies durch das vergrößerte Pankreas. – 59jähriger Mann. Vor 1 Jahr Ulcus duodeni. Es bestand jetzt Perforationsverdacht. Keine Luft in der freien Bauchhöhle, jedoch Infiltrationen bds. an der Lungenbasis. Operativ bestätigte akute Pankreatitis.

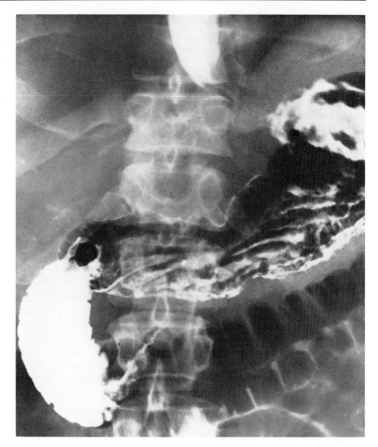

Abb. 15.30. Akute Pankreatitis beim Kinde
Aufnahme in Schrägprojektion. Impression des atonischen Duodenum descendens (Pfeil) durch einen erheblich vergrößerten Pankreaskopf. – 4jähriger Junge mit akuter Pankreatitis als postoperative Komplikation nach Übernähung eines stark blutenden Ulcus duodeni.

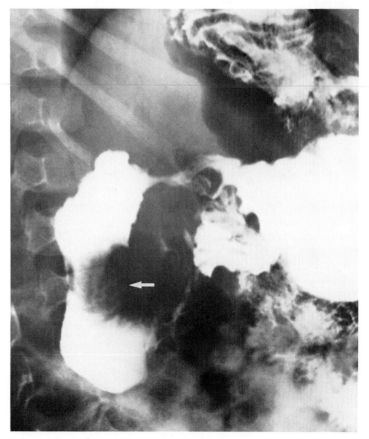

peripankreatischen Reaktionen gelingt damit auch die Organabgrenzung viel besser. Zudem lassen sich nach Bolusinjektion die Gefäße erkennen (BUURMAN u. GRABBE 1981).

Verlaufskontrollen sind wichtig, weil sie therapeutische Entscheidungshilfen liefern. Es hat sich gezeigt, daß selbst bei schweren Formen eine erstaunliche Rückbildungsfähigkeit besteht, so daß durch CT-Kontrollen eine abwartende Haltung besser gerechtfertigt werden kann (KUKEIN 1981, MÖDDER u. Mitarb. 1981).

Bei der *akut-ödematösen Form* zeigt das Nativ-CT meist ein diffus oder umschrieben vergrößertes Organ, dessen Begrenzung durch Übergreifen der Entzündung auf das umliegende Fettgewebe oft unscharf ist. Das peripankreatische Ödem ist hierbei allerdings nur mäßig ausgebildet. Häufig findet man einen Erguß in der Bursa omentalis (Abb. 15.**28**).

Bei der *hämorrhagisch-nekrotisierenden Pankreatitis* sind die Organvergrößerung und die Konturunschärfe beträchtlicher und die peripankreatischen Veränderungen viel stärker. Hämorrhagische Nekrosen, Sekretansammlungen im Pankreas und die starke Reaktion des peripankreatischen Gewebes zeichnen sich im CT deutlich ab. In der Bursa omentalis findet sich ein hämorrhagisches Exsudat, das die Magenposition und den Leberhilus beeinträchtigen kann. Das entzündliche Exsudat breitet sich ferner retroperitoneal aus und erreicht zuerst den linken anterioren Pararenalraum. Schließlich werden von dem fermentaktiven Exsudat die Fettkapsel der Niere und der M. psoas betroffen, die Lumbal- und Beckenregion erreicht und das Mesocolon transversum (Kolonspasmen und -stenosen) sowie das Mesenterium des Dünndarms beeinträchtigt. Das Exsudat kann bis zum Milzhilus vordringen und einen pankreatogenen Aszites produzieren.

Falls sich nekrotisches Pankreasgewebe infiziert, kommt es zu einer der wichtigsten Komplikationen, nämlich der abszedierenden Pankreatitis. Sie läßt sich im CT durch eine segmentale oder diffuse Volumenzunahme mit ausgeprägtem peripankreatischem und retroperitonealem Exsudat diagnostizieren. Innerhalb des Exsudats sowie in der Umgebung des Pankreas erkennt man eine Bläschenbildung, die sich gelegentlich auch im Nativbild darstellt.

Rupturen der Bauchaorta

GRAYSON u. KENNEDY (1950) berichteten über 3 Patienten mit Rupturen der Bauchaorta, die hinsichtlich der klinischen Beschwerde einer Pankreatitis sehr ähnelten. Auf den Übersichtsaufnahmen des Abdomens konnten paravertebral Kalkeinlagerungen und pathologische Weichteilschatten im linken Mittelbauch nachgewiesen werden, die einem großen Hämatom entsprachen. BALTHAZAR (1977) machte ähnliche Beobachtungen. Alle Autoren berichteten über Todesfälle.

Auch wir verfügen über eine Beobachtung mit tödlichem Ausgang bei einem Patienten mit Aneurysma dissecans der Bauchaorta und Infarzierung des unteren Ileums, konnten jedoch seinerzeit röntgenologisch nur die Vermutung eines paralytischen Ileus aussprechen. Über multiple Aneurysmen der Bauchaorta und ihrer Äste berichteten ROUSSEL u. Mitarb. (1973).

Selbstverständlich hat die Arteriographie entscheidend zur Früherkennung dieses Krankheitsbildes beigetragen (BRECHT u. Mitarb. 1972, WENZ 1972, KRAUS u. Mitarb. 1973). Da sich jedoch bei Röntgenuntersuchungen älterer Patienten kalkimprägnierte Aortenerweiterungen relativ häufig nachweisen lassen, ohne daß es jemals zur Ruptur kommt, sollte man derartigen Befunden allein keine allzu große Bedeutung beimessen.

Heute kann computertomographisch ohne und mit Kontrastmittel die Diagnose eines abdominellen Aortenaneurysmas mit großer Zuverlässigkeit gestellt und die Gefährdung des Patienten gut abgeschätzt werden (BRECHT u. HARDER 1981). Der veränderte Gesamtquerschnitt der Aorta, Kalkeinlagerungen in der Wand, aber auch Thromben, die drohende Ruptur, das Ausmaß einer Sickerblutung oder gar ausgedehnte Blutungen, ferner die Rupturstelle selbst lassen sich überzeugend nachweisen.

Enteritis necroticans, Enteritis regionalis, Colitis ulcerosa

In der ausländischen Literatur wird differential-diagnostisch gegenüber der akuten Pankreatitis vor allem auf schwere Formen der *Enteritis* hingewiesen. Neben der Enteritis necroticans (FRIK 1947, MEYER-BURGDORF 1947, SIEGMUND 1948) finden besonders die Crohnsche Krankheit und die Colitis ulcerosa, ferner die seltenen Komplikationen der nichtsklerosierenden Ileitis (STRÖMBECK 1937, GOLDEN 1945), nämlich Invaginationen, Beachtung.

Schwere Formen der *Enteritis necroticans* gehen mit ileusähnlichen Bildern einher. Es finden sich Spiegelbildungen und Faltenveränderungen. Die erkrankten Abschnitte erscheinen starr, die Falten sind plump und gewulstet. Die Faltenspitzen stellen sich wie angenagt dar, stellenweise ist eine Schleimhaut überhaupt nicht mehr zu erkennen. Man sieht statt dessen eine ungegliederte Schleimhaut mit wabiger bzw. polypöser Struktur. Unterernährung scheint das Krankheitsbild zu begünstigen.

Auch der *Morbus Crohn* kann in fortgeschrittenen Stadien (bei etwa 10% der Fälle) zu einem Ileus oder zu Subileussituationen führen. Freie Perforationen kommen im Gegensatz zu gedeckten Perforationen mit inneren Fisteln unter Ausbildung eines Konglomerattumors ebenso selten vor wie größere Blutungen.

Eine der gefürchtetsten Komplikationen der *Colitis ulcerosa,* die sog. *toxische Kolondilatation* kann sich innerhalb weniger Tage bereits bei einem besonders foudroyanten ersten Schub entwickeln, aber ebensogut erst nach jahrelangem Krankheitsverlauf auftreten. Viele Autoren bewerten diesen Zustand als Zeichen einer drohenden Perforation.

Akute Appendizitis

Obgleich die akute Appendizitis mit über 50% die häufigste und gewöhnlichste Form der bedrohlichen Erkrankungen der Bauchhöhle darstellt, bleibt nach wie vor die Diagnose schwierig. Erfolgt bei Kindern die Operation verspätet, dann nimmt die Erkrankung rascher als bei Erwachsenen einen ungünstigen Verlauf. Angesichts der schnellen Entwicklung einer Gangrän wäre eine frühe Erkennung absolut notwendig, zumal die klinische Diagnostik selbst bei sog. „eindeutigen Fällen" immerhin noch mit einer Fehlerquote von 15–18% belastet ist (BERK u. LASSER 1975, SHIMKIN 1978). Außerdem verändert eine atypische Lage der erkrankten Appendix die klinische Situation, weil die Symptome dem klassischen Bilde nicht mehr folgen. Bei retrozökaler Appendixlage findet sich während einer Entzündung öfters nur eine lokale Abszedierung und selten eine generalisierte Peritonitis. Bei solch einer problematischen Situation kann die Röntgenuntersuchung eine Hilfe darstellen und erweist sich als leistungsfähiger als vom Kliniker allgemein angenommen wird (BÉRAUD u. Mitarb. 1962).

Pathologisch-anatomisch beginnt die Appendizitis mit einer umschriebenen Entzündung der Mukosa. Beim Fortschreiten dieses Prozesses entwickelt sich innerhalb von 12–24 Stunden eine Phlegmone bzw. Gangrän, die zur Perforation führt. Ein wesentlicher Faktor dieser bedrohlichen Entwicklung liegt offenbar im anatomischen Aufbau der Appendix. Ihre Wandstruktur, nämlich die Anordnung des Muskelmantels und des kollagenen Fasernetzes ist so beschaffen, daß während der akuten Entzündung eine Dehnung oder Lumenerweiterung unmöglich wird (STELZNER u. LIERSE 1972). Überdies verengt bzw. verschließt sich während jeder Dilatation und Blähung des Zökums das Appendixostium, so daß sich das entzündliche Exsudat im Appendixlumen anstaut und eine Perforation begünstigt. Die spärliche Blutversorgung – die A. appendicularis entspricht funktionell einer Endarterie und verfügt über keine zusätzlichen Arkaden – reicht nicht aus, um die Entzündung angemessen zu bekämpfen. Diese ungünstigen anatomischen Voraussetzungen erklären uns, warum sich „die Appendix keine starke Entzündung leisten kann, ohne ihr zu erliegen".

Bei akuter Appendizitis lassen sich einige charakteristische Röntgenbefunde erheben, die die klinische Verdachtsdiagnose in Zweifelsfällen sicherer machen oder eine nicht indizierte Operation verhindern helfen.

Bei einer *nichtperforierten Appendizitis* vermittelt bereits die Nativaufnahme wertvolle Informationen. Anfangs findet sich bei Kindern meist ein *verminderter Luftgehalt* im ganzen Magen-Darm-Trakt, ja manchmal ist der Dünndarm bis auf wenige partiell gefüllte Schlingen im rechten Unterbauch luftleer. Dies beruht offenbar darauf, daß die akut erkrankten Kinder nicht essen mögen und erbrechen, also auch keine Luft schlukken, die den unteren Dünndarm erreichen könnte. Dieses Röntgensymptom besteht etwa 6–12 Stunden vom Krankheitsbeginn an, ändert sich jedoch beim Fortschreiten der Entzündung, besonders aber nach einem Durchbruch. Die Ursache für diesen Wechsel beruht einmal darauf, daß der Brechreiz nach erfolgter Perforation für kurze Zeit nachläßt und wieder Luft verschluckt wird. Gleichzeitig entwickelt sich im unteren Ileum und im Zökum ein progressiver, lokalisierter, paralytischer Ileus. Deswegen wird die verschluckte Luft im adynamischen Dünndarm nicht mehr transportiert, so daß sich eine zunehmende Luft- und Flüssigkeitsansammlung in den untersten Dünndarmschlingen und dem Zökum, also in der Nachbarschaft der Entzündung zeigt. Man findet eine Dilatation des Zökums mit Wandödem und Flüssigkeitsspiegel. Dieses Symptom eines lokalisierten paralytischen Ileus ist am besten nachzuweisen, wenn die Aufnahme in linker Seitenlage mit horizontalem Strahlengang oder im Stehen angefertigt wird. Die Darmblähung ist in vielen Fällen so ausgeprägt, daß das Bild einer akuten Gastroenteritis ähnelt (Abb. 15.**31**–15.**33**).

Darüber hinaus zeigt sich frühzeitig ein intraperitoneales Exsudat. Bei kotfreiem Colon ascendens kann das aufsteigende Kolon kontrahiert und damit luftleer sein, während der übrige Dickdarm häufig abrupt von der Flexura hepatica an luftgefüllt und gebläht ist (LEONIDAS u. Mitarb. 1975, RIGGS u. PAREY 1976, SWISCHUCK 1979).

Es besteht eine *Schonhaltung der Wirbelsäule* mit rechtskonkaver Skoliose im Lendenbereich durch eine Irritation der paraspinalen Muskulatur und des M. psoas. Die Aufnahme im Stehen ist aussagekräftiger, weil sie diese Schonhaltung unkorrigiert wiedergibt. Entzündliche Veränderungen der Flankengegend rechts und eine Aufhebung der rechten Psoaskontur durch Ödem können ebenfalls vorhanden sein, wenn eine dorsal oder medial gelegene Entzündung sich in das hintere Peritoneum ausdehnt und die Begrenzung des Psoasschattens verwischt. Ein entzündeter Wurmfortsatz, der dorsal oder lateral vom Zökum liegt, verändert häufiger die präperitoneale Fettlinie der rechten Seite.

Bei einer *perforierten Appendizitis* finden sich deutliche Zeichen eines paralytischen Ileus und Hinweise auf eine Peritonitis. Häufig werden die luftgefüllten unteren Dünndarmschlingen durch Exsudat auseinandergedrängt, während in anderen Fällen die Dilatation durch eine funktionelle Obstruktion überwiegt, also die Kombination eines paralytischen und mechanischen Ileus vorliegt. Sie beruht einerseits auf einer reflektorischen Paralyse des Dünndarms, andererseits auf dem obstruktiven Effekt der Entzündung im rechten Unterbauch. Der Nachweis eines Appendixsteines bekräftigt entscheidend diesen Verdacht und stellt nach unserer Ansicht immer eine Operationsindikation dar.

Ein *periappendizitischer Abszeß* weist noch eindringlicher auf eine Perforation hin. Dabei wird mitunter der Zökumpol von der lateralen Bauchwand abgedrängt und manchmal sogar Luft im Abszeß sichtbar. Diese Komplikation läßt sich mit einer CT-Untersuchung zuverlässig nachweisen.

Luft in der freien Bauchhöhle oder lateral vom Zökum als Ausdruck einer Appendixperforation wird so gut wie nie beobachtet. In solchen Fällen handelt es sich meist um ein perforiertes Sigmadivertikel oder um eine Spiegelbildung in einem perityphlitischen Abszeß (FRIMANN-DAHL 1968, KNOTHE 1968, SWART u. MEYER 1974).

Der Dünn- und Dickdarmmeteorismus sowie die Spiegelbildung im Zökum sind allerdings nicht pathognomonisch für eine akute Appendizitis. Man findet dieses Symptom ebenso oft bei Duodenal- und Gallenblasenerkrankungen sowie bei einer Salpingitis.

Immer mehr wird ein *Kontrasteinlauf* als hilfreiche Untersuchungsmethode anerkannt, der die Diagnostik im Einzelfall komplettieren kann. Er ist dann von Wert, wenn ein Tumor oder eine schmerzhafte Resistenz im rechten unteren Quadranten den Verdacht auf einen perityphlitischen Abszeß lenken. Es zeigen sich sekundäre Effekte der Entzündung, nämlich eine fehlende Appendixfüllung, ein Spasmus des Zökums mit Irregularität in der Zökumfüllung und des Colon ascendens sowie Deformitäten und Verlagerungen des Zökums. Die Untersuchung konzentriert sich dabei vor allem auf den Nachweis der perityphlitischen Reaktion. Eine bis zur Spitze gefüllte Appendix schließt praktisch eine akute Entzündung aus (Abb. 15.**34** u. 15.**35**) (HATCH u. Mitarb. 1981).

Eine der akuten Appendizitis ähnliche abdominelle Symptomatologie findet sich besonders bei Kindern auch bei einer rechtsseitigen *Lungenentzündung* und diabetischen *Keto-Azidose*. Druckschmerz im Epigastrium, aber auch im rechten Unterbauch mit Fieber kennzeichnen zuweilen den Beginn eines akuten *rheumatischen Fiebers*. Die *Purpura abdominalis* kann mit heftigen diffusen Bauchschmerzen, aber auch einem umschriebenen Druckschmerz im rechten Unterbauch einhergehen. Ein *Herpes zoster* ruft vor Ausbruch der Effloreszenzen zuweilen heftige Leibschmerzen hervor, ebenso eine chronische *Bleivergiftung*, eine *abdominelle Epilepsie* oder der Beginn einer *akuten Gastroenteritis*.

Abb. 15.31.   Appendizitis I
Schematische Darstellung der Röntgensymptomatologie einer akuten Appendizitis. Aufnahme in linker Seitenlage mit horizontalem Strahlengang. Luftgeblähte Dünndarmschlingen mit Flüssigkeitsspiegeln, beginnender paralytischer Ileus (nach *Swart*).

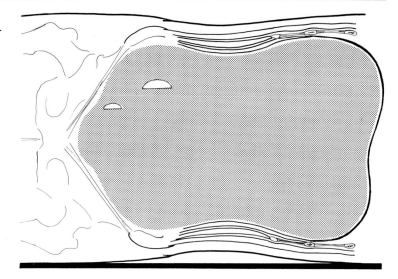

Abb. 15.32.   Appendizitis II
Bei einer auf die Umgebung übergreifenden Entzündung zeigen sich nicht nur luftgeblähte Dünndarmschlingen mit Flüssigkeitsspiegeln, sondern nun auch eine Luftblähung des aufsteigenden Dickdarms. Verlust der normalen Flankenzeichnung als lokale entzündliche Reaktion (nach *Swart*).

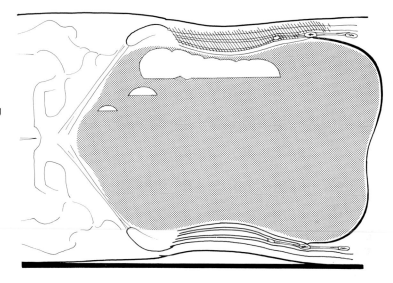

Abb. 15.33.   Appendizitis III
Eine akute Appendizitis mit perityphlitischem Abszeß wird charakterisiert durch Luftblähung der unteren Dünndarmschlingen und des aufsteigenden Kolons mit Flüssigkeitsspiegel sowie einer Abszeßentwicklung lateral vom Zökum. Deutliche entzündliche Reaktion im Bereich der Flankenzeichnung rechts (nach *Swart*).

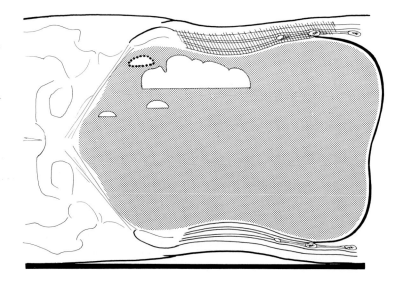

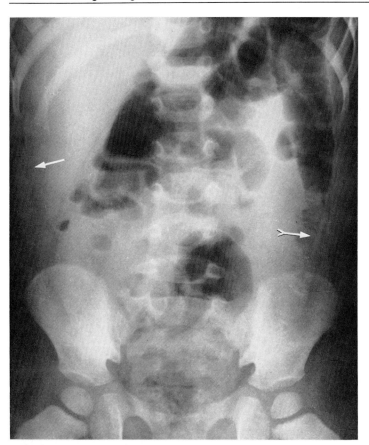

Abb. 15.34. Akute Appendizitis mit beginnender Abszedierung
Nativaufnahme in aufrechter Position. Einige Dünndarmschlingen sind gebläht und weisen Spiegelbildungen auf. Der rechte Unterbauch ist fast frei von luftgefüllten Darmschlingen, auch das Zökum enthält keine Luft mehr. Entzündliche Reaktion im Bereich der Flankenzeichnung rechts (Pfeil), während sie auf der linken Seite normal ist (Doppelpfeil). – 1½jähriges Kleinkind.

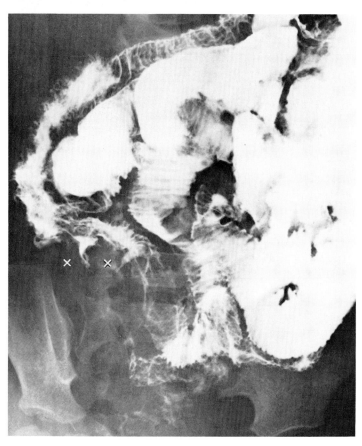

Abb. 15.35. Akute Appendizitis mit beginnender Abszedierung
Dasselbe Kind wie in Abb. 15.34. – Kontrasteinlauf mit ausgiebigem Reflux. Atonisches Ileum. Die terminale Ileumschlinge ist etwas angehoben und gemeinsam mit dem komprimierten Zökumpol nach medial und oben verlagert. Einengung des Zökums durch lokales Ödem und Kontraktion (xx). Keine Appendixfüllung. Reizrelief im kontrahierten Colon ascendens. Ileozökal starker Druckschmerz. – Bei der unklaren fieberhaften Erkrankung mit Appetitlosigkeit, Erbrechen und Abwehrspannung ermöglichte erst eine Röntgenuntersuchung die Lokalisation des entzündlichen Prozesses in den rechten Unterbauch. *Operativ:* Akute Appendizitis mit beginnender Abszedierung.

**Abb. 15.36. Gallenblasen-
perforation**
Zustand nach Perforation eines Gallensteins in das Duodenum mit Fistelbildung. Bei
der Kontrastdarstellung des
Magens tritt Barium aus dem
oberen Duodenalknie in die
unregelmäßig geschrumpfte
Gallenblase über (Pfeil). Weil
ein Konkrement im Ductus
cysticus den Zugang zu den
übrigen Gallenwegen ventil-
artig verschloß, kam deren
Luft- bzw. Kontrastfüllung
nicht zustande.

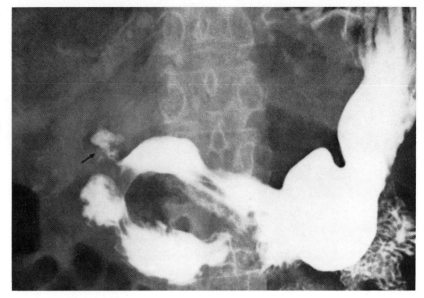

Abb. 15.37. Gallensteinileus
Erheblich verzögerte Dünndarmpassage. Erweiterte Dünndarmschlingen mit
deutlichen Plicae circulares. Die Passage des Kontrastmittels wird durch einen
gut taubeneigroßen Gallenstein (Pfeil)
gestoppt, der sich offenbar verklemmt
hat. Luft und Kontrastmittel in den Gallenwegen. – 69jährige Diabetikerin mit
Gallenbeschwerden, eingeliefert nach
heftigen langdauernden Koliken mit einer Subileussituation.

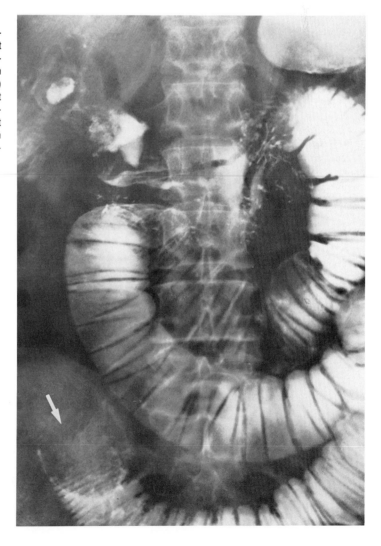

Natürlich muß bei Appendizitisverdacht eine *akute Harnwegsinfektion* ausgeschlossen werden. Die Nativaufnahme deckt dabei gelegentlich einen Harnstein auf, eine intravenöse Urographie auch eine schwerwiegende Mißbildung als Grundlage der Harnwegsinfektion.

Differentialdiagnostisch müssen ferner akute Formen der regionalen Enteritis, perforierte Tubargraviditäten oder stielgedrehte Ovarialtumoren abgegrenzt werden.

Akutes Gallenblasenempyem, Gallenblasenperforation

In mehr als 95% aller erwachsenen Patienten beruht ein akutes *Gallenblasenempyem* auf einer Cholelithiasis mit Steinverschluß des Ductus cysticus. Bei Kindern ist dieser Mechanismus zwar nicht unbekannt, aber häufiger folgt die akute Entzündung anderen Infektionen mit unterschiedlichen Erregern oder parasitären Gangverschlüssen (PIERETTI u. Mitarb. 1975).

Bei der akuten abdominellen Symptomatologie – Schmerzen und Druckschmerz im rechten Oberbauch, Fieber, Leukozytose – sind die direkten Röntgensymptome meist wenig eindrucksvoll. Nur selten läßt sich eine palpatorisch vergrößerte und druckempfindliche Gallenblase auch im Nativbild erkennen (Abb. 11.**67**). Oft besteht eine ausgesprochen verwaschene Weichteilzeichnung, zuweilen verbunden mit einem Hochstand und einer Bewegungseinschränkung des Zwerchfells sowie basalen Lungenverdichtungen. Bei einer akuten Attacke versagt auch die cholegraphische Diagnostik. Die CT-Untersuchung ist am ergiebigsten. Während die normale Gallenblasenwand etwa 1 mm mißt, verdickt sie sich beim Empyem durch eine ödematöse Aufquellung auf 3–5 mm. Auch die höhere Dichte des Inhalts bekräftigt die Diagnose. Zudem bringt die gleichzeitige Darstellung der Leber (Abszesse) weitere Informationen (BUURMAN u. Mitarb. 1981).

Gallenblasenperforation

Falls beim Steinleiden bereits entzündliche Verklebungen und Verwachsungen mit der Umge-

bung bestehen, kann die umschriebene Nekrose im Steinbett mit einer Penetration in ein benachbartes Organ (Duodenum, Kolon) enden. Von diesem Ereignis werden meist ältere Patienten – Frauen häufiger als Männer – betroffen. Erfolgt im Verlaufe einer langanhaltenden Kolik die Perforation eines Gallensteins in den Magen-Darm-Trakt, so dringt Luft über solch eine biliodigestive Fistel in die Gallenwege ein. Derartige Luftfüllungen lassen sich auf Übersichtsaufnahmen in flacher Bauchlage, besonders aber auf Schrägaufnahmen in halbrechter Rücken-Seitenlage nachweisen. Die Fistel selbst kann je nach dem Organ, in das ein Konkrement durchgebrochen ist, mit Hilfe von Barium dargestellt werden (KOCH u. Mitarb. 1976, PETERS u. SCHUBERT 1976, WITTMANN u. EGGERT 1977) (Abb. 15.**36**).

Größere Steine klemmen sich gelegentlich während ihrer Passage durch den Magen-Darm-Kanal an Engen ein (Hernien, Verwachsungen, Tumoren) und führen zum *Gallensteinileus*. Manchmal erkennt man sogar das steckengebliebene rundliche große Konkrement (Abb. 15.**37**). In etwa 70–80% liegt solch ein Verschluß im mittleren bis unteren Ileum, zu 15–25% im Jejunum und nur in 5–10% im Magen-Duodenum bzw. im Kolon. Bei etwa 50–80% der Patienten bestehen entsprechende anamnestische Hinweise (FUX u. HAMMANN 1976, DIAMANTOPOULOS u. Mitarb. 1977, BRANDT u. Mitarb. 1979).

Oberbauchabszesse

Man findet sie im Gefolge sehr unterschiedlicher Baucherkrankungen, sei es als postoperative Komplikation nach Eingriffen am Magen, an der Milz, dem Kolon, nach einer Cholezystektomie oder bei einer Nahtinsuffizienz, sei es nach einer Ulkusperforation, einer perforierten Appendix und anderen Entzündungen in der Bauchhöhle.

Klinisch verursachen Abszesse je nach Ätiologie und Lokalisation anfangs manchmal nur unklare Bauchsymptome, bald aber ein septisches Krankheitsbild mit hohem Fieber, Schüttelfrost und einer rapiden Verschlechterung des Allgemeinzustandes. Aber auch ein mehr chronischer Verlauf mit intermittierenden Fieberschüben kommt vor.

Die radiologische Diagnose und Lokalisation ist daher von größter Bedeutung, weil sie eine frühe Behandlung ermöglicht und die fatale Entwicklung aufhalten kann.

MEYERS (1976/81) hat in eindrucksvoller Weise die bevorzugte Ausbreitung von Entzündungen sowie die Lokalisation von Abszessen in der Bauchhöhle dargestellt und gezeigt, daß dabei die intraabdominellen Ligamente und die Anheftung des Mesenteriums eine entscheidende Rolle spielen. Nach den üblichen Vorstellungen ist ein abdomineller Abszeß ein rundliches Gebilde, das als weichteildichte Verschattung wie ein Tumor imponiert und die benachbarten Strukturen, nämlich die Darmschlingen oder die Organe verlagert. Aber seine Anpassung an die Umgebung kann zu Formen führen, die weder rund noch oval sind.

Die diagnostische Bedeutung der konventionellen Röntgenuntersuchung wird auch heute noch betont (WOODARD u. Mitarb. 1981). Die Nativdiagnostik basiert auf dem Nachweis eines „Weichteiltumors", einer Organverlagerung, dem Verlust normaler Weichteilstrukturen und einer extraluminalen Luftansammlung. Auch kann ein üblicherweise bewegliches Organ plötzlich fixiert erscheinen. Enthält ein Abszeß bereits Luft, ist also ein Hohlraum mit Spiegelbildung vorhanden, so ist damit der direkte Nachweis erbracht. Aber auch extraluminale Luftbläschen, die durch die Untermischung des Abszeßinhaltes mit Luft zustandekommen und ihm ein gesprenkeltes Aussehen verleihen, sind diagnostisch von großer Bedeutung (Abb. 15.**38** u. 15.**39**). Intragastrale Luft, untermischt mit Mageninhalt, kann ein ähnliches Bild hervorrufen und einen Abszeß vortäuschen. Existiert aber eine Fistel und gelingt die Füllung eines solchen Kanals vom Magen-Darm-Trakt aus (wasserlösliches Kontrastmittel), so ist der direkte Nachweis erbracht.

Als indirekte Röntgensymptome sind eine Skoliose, ferner die Zwerchfell- und Lungenbeteiligung zu nennen. Gelegentlich läßt sich bei stärkerem Zwerchfellhochstand schwer unterscheiden, ob es sich um einen intrapleuralen oder subphrenischen Prozeß handelt. Für derartige Fälle empfiehlt sich die Untersuchung in einer Seitenlage, in der sich oft der Verlauf des Zwerchfells besser erkennen läßt. Es kann zudem ein lokalisierter oder generalisierter funktioneller oder gemischter Ileus bestehen.

Die Frühdiagnose mit den üblichen Röntgenverfahren bleibt häufig unsicher. In etwa 90% aller Fälle hat sich die CT-Untersuchung als am zuverlässigsten und ergiebigsten erwiesen. Sie gibt die Form, die Lokalisation und Ausdehnung solch einer liquiden Ansammlung, ihre Dichte, die Entwicklung einer pyogenen Membran (evtl. nach Kontrastmittelgabe), eine extraluminale Luftan-

sammlung, eine perifokale entzündliche Reaktion, Exsudat in der Bauchhöhle, einen Pleuraerguß bzw. Lungeninfiltrationen klar wieder. Auch ist die Methode am besten geeignet, mehrere bestehende Abszesse oder rezidivierende Abszesse aufzudecken und sie exakt zu lokalisieren. Frische Abszesse haben initial eine Dichte von 20–40 HE und werden nach Verflüssigung hypodens (0–20 HE) (HALBER u. Mitarb. 1979, WOLVERSON u. Mitarb. 1979, BUURMAN u. Mitarb. 1981).

Aufgrund eigener Erfahrungen an 28 Kindern mit abdominellen Abszessen betonten KUHN u. BERGER (1980), daß die CT-Untersuchung nicht als erstes diagnostisches Verfahren eingesetzt werden sollte, aber am ergiebigsten bleibt. Da sich keine Methode als absolut zuverlässig erwiesen hat, wird deren Kombination gefordert. Die Autoren führten eine CT-Untersuchung bei Kindern dann durch, wenn ein abdomineller „Tumor" palpiert wurde, Fieber bestand und der Befund ungeklärt war. Sie erwies sich auch als besonders hilfreich bei der Planung einer Drainage oder einer Punktion. Um Luft im Abszeß von Darmluft unterscheiden zu können, empfahlen die Autoren die orale Gabe von verdünntem Gastrografin. Hämatome, Tumoren mit zentraler Nekrose, die Hydronephrose und anatomische Varianten bereiteten differentialdiagnostisch manchmal Schwierigkeiten. Die Korrelation mit dem klinischen Bilde blieb unabdingbar.

Subphrenische Abszesse

Man findet hierbei im Nativbild eine diffuse Verschattung im rechten oder linken Oberbauch, gelegentlich mit einer Verlagerung der angrenzenden Organe. Auf der rechten Seite entwickeln sich Abszesse meist nach Perforation eines Ulcus duodeni, einer entzündeten Gallenblase oder nach einer Appendixperforation. Die Leber wird nach unten gedrängt. Im CT zeigt sich eine ovale, elliptische oder rundliche Raumforderung oberhalb des rechten Leberlappens, die sich sichelartig zwischen Leber und laterale bzw. ventrale Bauchwand schiebt.

Linksseitige subphrenische Abszesse entwickeln sich meist nach Operationen am Magen, an der Milz oder der linken Kolonflexur. Es zeigt sich eine Magenverlagerung oder Magenimpression und eine veränderte Position der linken Kolonflexur.

Intrahepatische Abszesse

Sie entstehen bakteriell nach Infektionen im Pfortaderquellgebiet, nach einer Amöbeninfektion, einer chronischen Granulomatose usw. Es kommt zu einer Lebervergrößerung, einer An-

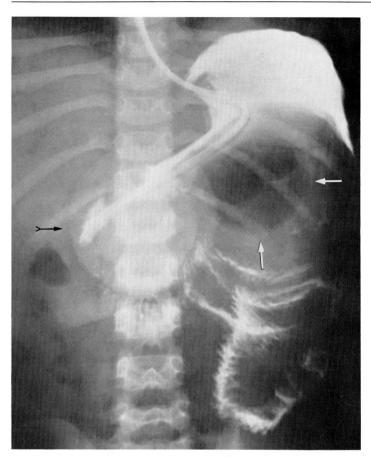

Abb. 15.38. Retrogastraler Abszeß
Retrogastral gelegene große, mit Flüssigkeit und Luft gefüllte Abszeßhöhle (Pfeile). Die extraenterale Luftansammlung ist mit Abszeßinhalt vermischt. Der über eine Sonde gefüllte Magenfornix wird von dorsal her imprimiert und nach oben verlagert, der Magenkörper zur Mitte hin verschoben. Die entzündlich veränderten Jejunalschlingen sind nach unten gedrängt. Im Querkolon gelegener Anus praeter (Doppelpfeil). – 6jähriges Kind. Zustand nach Hemikolektomie und Milzexstirpation wegen partieller Dickdarmnekrose im Gefolge eines hämolytisch-urämischen Syndroms. Eine Woche nach der Operation trat hohes Fieber auf. Operativ bestätigter Abszeß.

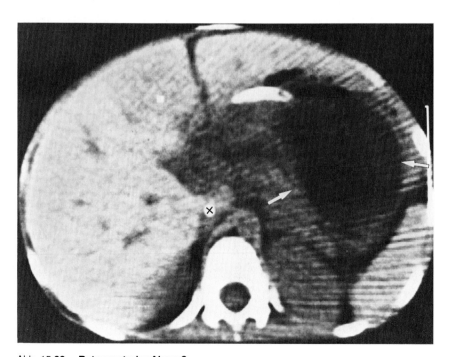

Abb. 15.39. Retrogastraler Abszeß
Dasselbe Kind wie in Abb. 15.38. – Große, von einer dünnen Membran umgebene Abszeßhöhle (Pfeile) mit Flüssigkeitsspiegel. Der Magen wird sichelförmig zusammengedrückt und nach vorn verlagert. Sichtbar sind ferner die Sondenspitze im Magenausgang, ein Katheter in der V. cava inferior (x) und der auf der Bauchhaut gelegene Verschluß des Anus praeter.

Abb. 15.40. Multiple Leberabszesse
Zahlreiche hypodense, unscharf begrenzte Areale mit dichterem Rand im rechten Leberlappen, ausgehend von einer eitrigen Cholangitis. Homogene Struktur des umliegenden normalen Lebergewebes. – 52jähriger Mann.

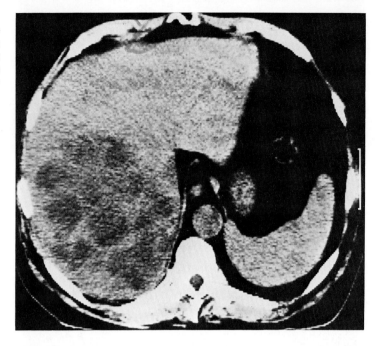

Abb. 15.41. Leberabszeß
Ovalärer intrahepatischer Abszeß mit breiter Membran, aber noch ohne Luft. Der Abszeß ist hypodens. Seine Dichte hängt allgemein vom jeweiligen Entwicklungsstadium ab, ist anfangs relativ hoch, um im Verlaufe auf fast wasseräquivalente Werte abzusinken.

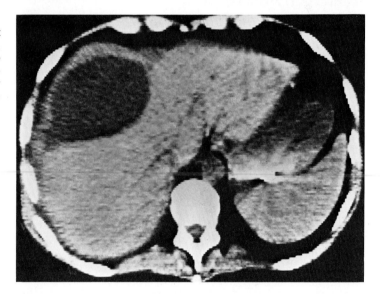

Abb. 15.42. Prärenale Abszesse
Angio-CT mit Anschoppung beider Nieren. Die linke Niere wird nach dorsal verlagert und ist deformiert. Vor dieser Niere liegen innerhalb einer Verdichtungszone zwei hypodense Areale mit dicker Membran (Pfeil). Operativ: Auf der Vorderfläche der linken Niere pflaumengroße Abszeßhöhle, die mit dickeitrigem Material gefüllt war. Weiter medial gelegene zweite kleinere Höhle. Staphylokokken im Abszeßinhalt. – 10jähriges Kind.

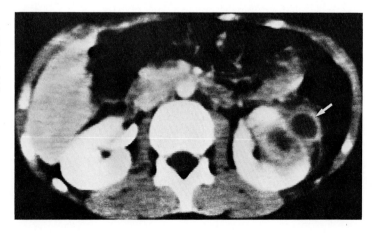

hebung des Zwerchfells und zu Veränderungen der rechten Lungenbasis (siehe Kapitel „Leber") (Abb. 15.**40** u. 15.**41**).

Subhepatische Abszesse

Subhepatische Abszesse entstehen nach der Perforation bei retrozökaler Appendizitis, ferner nach Durchbruch eines Duodenalgeschwürs oder nach Gallenblasenperforation. Die Anpassung des Abszesses an die Umgebung führt zu sehr variablen Abszeßformen. Oft werden die Dünndarmschlingen verlagert.

Abszesse im oberen Mittelbauch

Sie lokalisieren sich meist in die Bursa omentalis und entstehen aufgrund einer Perforation eines Duodenalulkus, häufiger aber nach akuter Pankreatitis (FEDERLE u. Mitarb. 1981).

Perirenale Abszesse

Diese sind meist Folgen einer renalen Infektion, die das perirenale Gewebe erreicht und hier zu umschriebenen oder diffusen Eiteransammlungen führt. Es kommt zu einer Raumforderung im Retroperitoneum und zu einer Auslöschung der retroperitonealen Strukturen (Abb. 15.**42**).

Spielt sich ein umschriebener oder diffuser entzündlicher Prozeß in der Gegend des perirenalen Fettgewebes ab, so geht die normalerweise zwischen Nierenparenchym und perirenalem Fett bestehende unterschiedliche Absorption für Röntgenstrahlen verloren. Die Kontur wird verwaschen, die Form des Nierenschattens manchmal unregelmäßig vergrößert. Zuweilen sieht man sogar Gas im Abszeßschatten oder Kalkeinlagerungen als Ausdruck eines rezidivierenden Prozesses. Bei Untersuchungen in zwei Ebenen kann man die Ventralverlagerung des Nierenschattens deutlicher erkennen.

Urographisch stellt sich der Nierenschatten auf der kranken Seite oft dichter dar als auf der gesunden. Das Nierenbecken ist gefüllt, zeigt jedoch als Ausdruck des raumfordernden Prozesses oft eine ausgesprochene Deformität, die an einen Tumor erinnert. Eines der wichtigsten Symptome ist die mangelhafte Atemverschieblichkeit der erkrankten Seite. Man kann sie dadurch nachweisen, daß man auf demselben Film jeweils eine Exposition bei tiefer Inspiration *und* Exspiration macht. Die gesunde Niere bewegt sich dabei um etwa 5 cm nach abwärts, während die kranke Niere infolge der entzündlichen Infiltration ihre Position nicht verändert. Man bekommt auf diese Weise ein „doppeltes Pyelogramm" der gesunden und ein einfaches der kranken Seite. An indirekten Symptomen werden vor allem Veränderungen der Psoaskontur sowie der Lungenbasis erwähnt.

Ileus

Unter dem Begriff *„Ileus"* verstehen wir pathophysiologisch eine Beeinträchtigung der Darmpassage. Als unmittelbare Folge resultiert daraus eine Stagnation des Darminhaltes und eine Schädigung der Darmwand. Die Schwere des klinischen Bildes hängt von der Ausdehnung und der Lokalisation des Verschlusses ab (OEHLERT 1978).

Die Passagebehinderung kann durch eine mechanische Ursache, aber auch durch ein Sistieren der Peristaltik bedingt sein. Im ersten Falle spricht man von einem *mechanischen*, im zweiten Falle von einem *paralytischen* Ileus.

Behindert ein Fremdkörper oder ein in das Lumen einwachsendes Neoplasma den Weitertransport des Darminhalts, so liegt ein *Obturationsileus* vor. Besteht eine lichtungseinengende Wandveränderung, so handelt es sich um einen *Obstruktionsileus*. Obturation und Obstruktion werden unter dem Begriff *Okklusion* zusammengefaßt, da klinisch nur im Einzelfall eine eindeutige Unterscheidung zwischen beiden Formen möglich ist.

Eine Einengung der Darmlichtung von außen kann durch eine *Kompression* oder eine *Strangulation* zustande kommen.

Allen mechanisch oder funktionell bedingten Passagebehinderungen ist die starke Erweiterung des Darmes gemeinsam, die erhebliche Durchblutungsstörungen innerhalb der gespannten Darmwand verursacht. Die Hypoxie steigert die Kapillarpermeabilität und ruft ein Wandödem hervor. Das Wandödem verstärkt die Wanddehnung und somit die Gefäßkompression und die Hypoxie. Es kommt zu einer Exsudation in die Darmlichtung.

Die hypoxämische Wandschädigung betrifft in erster Linie die Schleimhaut. Bakterientoxine und Eiweißzerfallsprodukte gelangen dann rasch in den Kreislauf, so daß sich unter einer allgemeinen toxischen Kapillarschädigung das Bild des *Endotoxinschocks* entwickelt. Es bilden sich Nekrosen und Ulzerationen, die sich unter der Einwirkung pathologischer Darmbakterien rasch ausbreiten und zur Peritonitis führen. Auf diesem Wege kann aus einem ursprünglich mechanischen ein paralytischer Ileus werden.

Auf die Bedeutung des Plasma- und Elektrolytverlustes sowie die gestörte Resorption per os zugeführter Flüssigkeit bzw. der von den großen drüsigen Organen ausgeschiedenen Sekrete für den Gesamtorganismus haben BOLCK (1960) und THURNER (1973) hingewiesen. Sie betonten, daß bereits während der ersten 24 Stunden eines Ileus mehr als die Hälfte des gesamten Blutplasmas verloren gehen kann. Der Kranke gerät dadurch zusätzlich in einen echten *Volumenschock* (SCHEGA 1969).

Die alleinige Unterscheidung einzelner Typen des Ileus in *mechanische, dynamische* bzw. *paralytische* Formen war für die klinische Beurteilung nicht immer ausreichend, weil sie einen der wesentlichsten Faktoren, nämlich den Zustand der Gefäßversorgung weitgehend außer acht ließ (SWART u. MEYER 1974).

Unter dem Begriff des *mechanischen Ileus* wurden z. B. Obturationen – seien sie nun durch Tumoren oder Fremdkörper (Gallensteine) bedingt – und *Abklemmungen von außen* (Briden, Abknickungen, Hernien) in gleichem Atemzug mit *Strangulationen, Invaginationen* und dem Volvulus genannt.

In der Rubrik *„dynamischer Ileus"* fanden sich unter der Kategorie „spastisch" die Porphyrie, die Bleivergiftung und die Tabes.

In die Kategorie „paralytisch" wurden Ileussituationen eingereiht, die sich bei Peritonitis, bei Mesenterialgefäßverschluß, der Pneumonie, der Urämie, bei Azidose und Morphinvergiftung zeigen.

Unter dem Begriff des *„reflektorisch bedingten paralytischen Ileus"* faßt man Ileussituationen zusammen, die sich bei Gallen- und Nierensteinkoliken, bei Pankreatitis und gynäkologischen Komplikationen (stielgedrehte Ovarialtumoren, Tubargraviditäten), nach traumatischen Einwirkungen auf die Bauchorgane, das Retroperitoneum und die Wirbelsäule sowie bei Myokardinfarkt ausbilden.

Schließlich werden paralytische Formen des Ileus als *Mangelsyndrom* bei der Hypokaliämie und Hypoproteinämie, bzw. *kreislaufbedingt* bei portaler Hypertension und kardialer Stauung beobachtet.

Unter dem Ausdruck *gemischter Ileus* versteht man den Übergang eines ursprünglich rein *mechanischen Ileus* in eine *paralytische Form,* bedingt durch Gefäßabklemmung mit nachfolgender Gangrän und Peritonitis.

Schließlich können *neurovegetative Regulationsstörungen* (BERNING u. LINDENSCHMIDT 1961) und *reflektorische Störungen* im Sinne eines viszero-viszeralen Reflexes bzw. peritonealen Reizes zentrale und periphere Anteile des vegetativen Nervensystems beeinflussen und auf diese Weise einen paralytischen Ileus auslösen.

Bekannt sind derartige Zustände bei akuten Gastroenteritiden, dem Ulcus ventriculi et duodeni, dem Magenkarzinom, beim akuten Gallensteinanfall mit oder ohne Pankreasbeteiligung, der Nieren- und Ureterkolik, der akuten Appendizitis, den intraabdominellen eitrigen Entzündungen (Gallenblasenempyem, Douglas-Abszeß), dem Myxödem, der Porphyrie, der Bleiintoxikation und der Dystrophie.

BERNING u. LINDENSCHMIDT erwähnten ferner den sog. *„Orangenileus"* als eine Kombination einer mechanischen und paralytischen Form. Diese Vorstellung basiert auf Beobachtungen an Patienten, die im postoperativen Zustand nach dem Genuß von Citrusfrüchten einen Ileus bekamen (BAUMEISTER u. DARLING 1947, NORBERG 1955). Über drei gleichartige Fälle berichtete LINDENSCHMIDT (1961). Bei allen drei Patienten entwickelte sich innerhalb von 24 Stunden nach dem Genuß von Orangen das Bild eines paralytischen Ileus mit Meteorismus und Spiegelbildung. Bei der Relaparotomie fanden sich im Dünndarm zahlreiche kleine Orangenstücke, die jedoch keine Obturation verursachten. Aufgrund eigener Erfahrungen möchten wir annehmen, daß es sich wahrscheinlich um allergische Reaktionen gehandelt hat (PRÉVÔT 1962).

Der Dünn- und Dickdarmmeteorismus mit Spiegelbildung beruht also auf vielerlei Ursachen. Er ist jedenfalls nicht ohne weiteres als Ileussituation im chirurgischen Sinne aufzufassen.

Ziel der Röntgenuntersuchung bei Verdacht auf eine Ileussituation ist es, die Obstruktion zu bestätigen und ihre Höhe zu bestimmen, die Art des Ileus zu klassifizieren und evtl. Komplikationen zu erkennen.

Die ersten Mitteilungen über Röntgenbefunde beim Ileus stammen von SCHWARZ (1911) und KLOIBER (1919). Sie schilderten bereits damals als charakteristische Symptome die aufgestellten Dünndarm- bzw. Dünn- und Dickdarmschlingen mit erweitertem Lumen und der Spiegelbildung, wenn man die Untersuchung des Kranken in aufrechter Stellung vornimmt. Daß jedoch heute derartige Befunde zur exakteren Differenzierung des Passagehindernisses auch noch durch Aufnahmen in flacher Rückenlage und in Seitenlage ergänzt werden müssen, versteht sich von selbst. Es ist ferner zu berücksichtigen, daß sich die sog. typischen Röntgensymptome – wie Luftblähung und Spiegelbildung – unter Umständen erst 6–7 Stunden nach Eintreten der Obstruktion nachweisen lassen, daß also bis dahin wertvolle Zeit verloren gehen kann. Diese Tatsache erfordert Kontrollen in kurzen Intervallen.

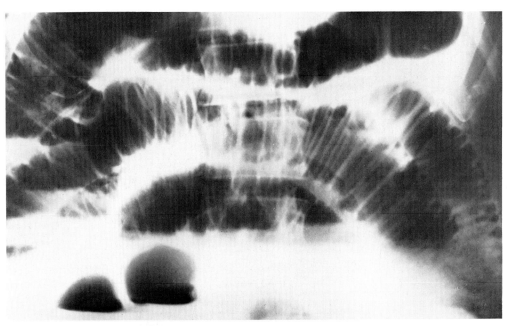

Abb. 15.43. Ileus
Nativaufnahme im Stehen. Mächtige Luftblähung der Dünndarmschlingen mit deutlich erkennbaren Plicae circulares und Flüssigkeitsspiegeln. Rechts unten geblähte Kolonschlingen. – 62jährige Frau. Gewichtsverlust und Zunahme des Bauchumfanges. Stenose im Sigma. Operativ: Karzinom.

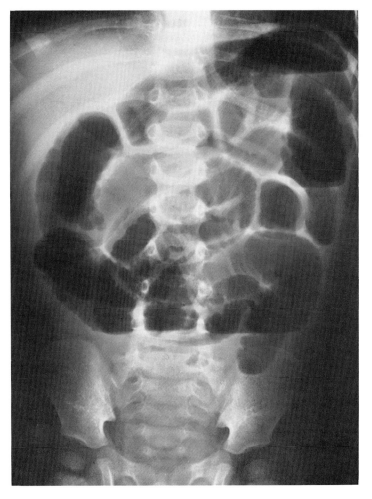

Abb. 15.44. Ileus
Stark geblähte Dünndarmschlingen, die arkadenartig im Ober- und Mittelbauch angeordnet sind und teilweise Flüssigkeitsspiegel enthalten. Die Darmschlingen in der Ileozökalregion und das Kolon sind luftfrei. Die Anzahl der luftgefüllten Dünndarmschlingen spricht für eine tiefsitzende komplette Dünndarmobstruktion. – 1½jähriges Kind. Wegen verschleppter ileozökaler Invagination war eine Operation mit Darmresektion erforderlich. 3 Wochen später akuter Darmverschluß. Operation: Hochgradige Streckenstenose an der Anastomose zwischen unterem Ileum und Kolon, die sich akut verschlossen hatte.

Abb. 15.45. Inkomplette Ileus-situation durch Tumor
Nativaufnahme des Ober- und Mittel-bauches. Luftblähung im Dünn- und Dickdarm. Einige Darmschlingen ent-halten Flüssigkeitsspiegel. Apfelgroßer, knollig in das Lumen des Colon ascen-dens ragender Tumorschatten (Pfeil). – 37jähriger Patient mit z. T. kolikartigen Schmerzen im rechten Mittelbauch. Bei der Operation fand sich ein etwa apfel-großes zirkuläres Neoplasma des auf-steigenden Kolons.

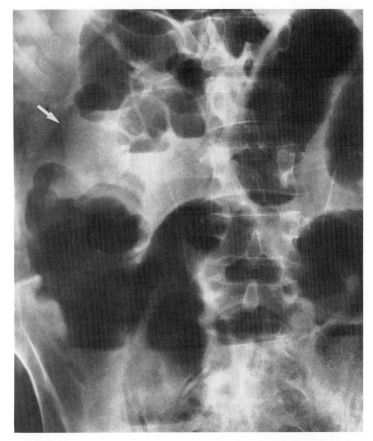

Abb. 15.46. Ileus, Mischform
Luftgeblähte Dünn- und Dickdarm-schlingen mit Spiegelbildung im aufge-triebenen Abdomen. Die Region des kleinen Beckens ist durch intraperito-neale Flüssigkeit verschattet und frei von Darmschlingen. – 2jähriges Kind. Vor 2 Tagen Herniotomie rechts wegen eingeklemmten Bruches. Zwei Tage später Ileussituation. Operativ: Kleine Perforationsöffnung am Blasenfundus mit Entleerung von 1000 ml Urin in die Bauchhöhle. Mechanisch-paralytische Ileusform.

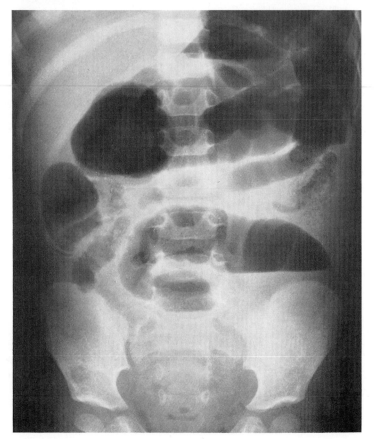

Als typisch für den *mechanischen Dünndarmileus ohne Gefäßabklemmung* – ausgelöst durch Neoplasien, Gallensteine, Askariden, Briden, Verwachsungen oder Kompressionen von außen – gelten nach FRIMANN-DAHL (1951) sowie SWART u. MEYER (1974):

1. Beschränkung des Meteorismus auf den *oberhalb* der Obturation liegenden Darmabschnitt. Die distal des Verschlusses gelegenen Abschnitte enthalten keine Luft.
2. In mehreren Lagen übereinanderliegende, bogenförmig aufgestellte, luftgeblähte Dünndarmschlingen.
3. Ausgesprochene Darstellung der Plicae circulares (KERCKRING), die sich im Röntgenbild wie eine Spiralfeder ausnehmen.
4. Nachweis von Sekretspiegeln beim Aufrichten des Patienten.

Aus der Verteilung von Luft und Flüssigkeit läßt sich zwar in den meisten Fällen anhand von Übersichtsaufnahmen leicht entscheiden, welche Abschnitte des Magen-Darm-Kanals betroffen sind, also die Höhe des Verschlusses lokalisieren. Doch muß berücksichtigt werden, daß z. B. bei hochsitzenden Dünndarmstenosen die Spiegelbildung gering sein oder gar fehlen kann, weil Luft und Sekret sich leicht in den Magen entleeren und von dort aus erbrochen werden. Ein weiteres Ziel der Untersuchung besteht darin, möglichst die Ursache der Ileussituation herauszufinden und Komplikationen zu erkennen.

Die Bauchdecken sind meist weich, die Darmgeräusche unter den oft kolikartigen Schmerzen ausgesprochen verstärkt. Der Puls ist frequent und fadenförmig, die Atmung oberflächlich. Als Ausdruck der Wasserverarmung werden gelegentlich Heiserkeit und Muskelkrämpfe beobachtet.

Beim *mechanischen Dickdarmileus* spielen Verwachsungen oder Briden, abgesehen vom Zökum- oder Sigmavolvulus, keine wesentliche Rolle. Neben speziellen Entzündungen (regionale Enteritis, Endometriose, Lymphogranuloma inguinale) sind es vor allem neoplastische Prozesse. Allein 40% aller Dickdarmkarzinome werden erst durch das Auftreten einer Ileussituation erkannt.

Im Nativbild finden wir einen erheblichen Dickdarmmeteorismus oberhalb des Hindernisses, das entsprechend der typischen Lokalisation der meisten Dickdarmkrebse in der linken Kolonhälfte zu suchen ist. Gelegentlich sieht man dabei die Tumormassen kulissenartig in das überblähte Darmlumen hineinragen. Mit Hilfe des Kontrasteinlaufs lassen sich Lage und Ausdehnung des Hindernisses meist exakt bestimmen (Abb. 15.**45**).

Klinisch verläuft der Dickdarmileus häufig subakut, also weniger stürmisch als ein Dünndarm-

ileus. In unkomplizierten Fällen sind die Bauchdecken weich, die Darmgeräusche verstärkt.

Da erfahrungsgemäß *Hernien* und *Adhäsionen* das Hauptkontingent des *mechanischen Ileus* darstellen, sollte man die Kranken speziell auf ihren Habitus (Nabelhernie, Leistenhernie) bzw. das Vorliegen von Operationsnarben hin untersuchen. BÜNTE (1973) hat in diesem Zusammenhang speziell bei älteren Menschen die Ursache mechanischer Ileusformen überprüft. Unter 133 Patienten notierte er 25mal inkarzerierte Hernien, 10mal Gallensteinperforationen, 41mal stenosierende Kolonkarzinome, 6mal einen inkarzerierten Narbenbruch, 12mal einen Bridenileus und 22mal eine „dekompensierte Obstipation". Bei Kindern stellen inkarzerierte Hernien, Adhäsionen nach Operationen sowie Invaginationen die häufigsten Ursachen eines akuten Darmverschlusses dar.

Wichtig erscheinen auch die zwei folgenden Statistiken, die die Ileusursachen aufschlüsseln und auch den Wandel der Häufigkeit bzw. die differenziertere moderne Aufteilung wiedergeben.

McIVER (1935) notierte unter 335 Patienten mit Ileus 40% Hernien, 30% Briden, 10% Neoplasmen, 5% Invaginationen, 4% Volvulus, 3% Mesenterialthrombosen und 4% andere Ursachen.

OEHLERT (1978) zitierte eine Statistik der Chirurgischen Universitätsklinik in Freiburg aus dem Jahre 1975 mit folgenden Zahlen: Briden- bzw. Adhäsionsileus 27%, inkarzerierte Hernien 19%, maligne Dickdarmstenosen 13%, mesenteriale Durchblutungsstörungen 6%, benigne Dickdarmstenosen 5,3%, intraperitoneale Abszesse 5,3%, Invaginationen 4,6%, Darmatresie 4,6%, Dickdarmstenose bei gynäkologischem Tumor 3,7%, Morbus Crohn 3,7%, Peritonealkarzinose 2,3%, Pankreatitis 2,3%, Gallensteinileus 1,5%, Apfelsinenileus 0,7%, Colitis ulcerosa 0,7% und Dünndarmneoplasmen 0,7%.

Unter der Vielzahl weiterer Möglichkeiten einer Ileusentstehung sollen hier nur noch der *Magenvolvulus,* die unterschiedlichen Spielarten der *Magen-Darm-Invagination* sowie *Hernien* genannt werden.

Die Röntgendiagnostik des Magenvolvulus ist nicht schwierig, sofern keine Kardiastenose besteht, die eine Magenfüllung unmöglich macht. Meist sind jedoch Zwerchfellhernien oder Lageanomalien die Ursache.

Bei den Invaginationen liegen die Verhältnisse ungünstiger. Wir sahen einen Teil dieser Fälle am nicht operierten Magen in Form einer gastroduodenalen Invagination, die durch einen größeren Polypen verursacht wurde. Ein Teil dieser Fälle – die primären Dauerinvaginationen – gehen klinisch mit stürmischen Erscheinungen einher, während die intermittierenden Formen oft nahezu symptomlos verlaufen. Darüberhinaus beobachteten wir jejunogastrische Invaginationen nach retrokolischer Gastroenterostomie.

Ein *Strangulationsileus* wird dadurch charakterisiert, daß ein Darmabschnitt an beiden Enden verlegt und dabei die Blutzufuhr gedrosselt oder gar blockiert wird. Solche Ereignisse beruhen auf postoperativen oder entzündlichen Verwachsungen oder inneren Hernien (DAIKELER 1978).

Diese bandartigen Verwachsungen reichen manchmal von einer Darmschlinge zur anderen, drängen mehrere Schlingen zusammen oder ziehen zur Bauchwand oder zum Mesenterium. Die Einengung des Darmlumens erzeugt proximalwärts eine Erweiterung, distalwärts einen „Kollaps" (Abb. 15.**47a** u. **b**, 15.**48**).

Bei Fixierung einer Schlinge droht durch die lebhafte Peristaltik die Gefahr eines Volvulus. Die Röntgensymptome lassen eine inkomplette Strangulation von einer kompletten Strangulation unterscheiden. Luft und Flüssigkeit sammeln sich prästenotisch. Auch in verschiedenen Aufnahmepositionen verändert solch eine Schlinge nicht ihre Lage, da sie durch die Verwachsung fixiert ist.

Unter den *äußeren Hernien,* in denen sich Darmschlingen einklemmen können, haben die Inguinal-, Femoral- und Umbilikalhernien klinisch und röntgenologisch eine unterschiedliche Bedeutung. Während die Inguinalhernien zahlenmäßig dominieren, kommen Strangulationen doch sehr viel häufiger in Femoral- und Umbilikalhernien vor. Eine exaktere Diagnostik derartiger Hernien ist nur mit Hilfe von Kontrastmitteluntersuchungen möglich, und zwar bei rechtsseitigen durch orale Applikation, bei linksseitigen mit dem Kontrasteinlauf.

Einklemmungen können inkomplett oder komplett sein. Im ersteren Fall tritt Luft und Flüssigkeit in den Bruchsack ein, und die prolabierte Dünndarmschlinge bläht sich maximal auf. Gleichzeitig kommt es prästenotisch zu einem Anstau. Man erkennt bei aufrechter Stellung des Patienten oberhalb der Hernie Flüssigkeitsspiegel in den erweiterten Dünndarmschlingen. Kleinere Hernien, die komplett eingeklemmt sind, lassen sich schwer nachweisen. Bei sorgsamem klinischem und röntgenologischem Studium gelingt es jedoch gelegentlich, eine Zuspitzung des Darmlumens in der Leistengegend oder aber eine diffuse weichteildichte Verschattung über dem Foramen obturatorium zu entdecken, die sich deutlich von der gegenüberliegenden Seite abhebt. Komplette Einklemmungen zeigen kaum Luft in der betroffenen Schlinge.

Nabelhernien sind relativ häufig. Die Diagnose einer Einklemmung ist röntgenologisch ebenso schwierig wie klinisch. Vorteilhaft kann das tangentiale Absuchen der Hernie in der Durchleuchtung sein. Findet sich dabei Luft in der prolabierten Schlinge, so liegt eine inkomplette Einklemmung vor. Fehlen Spiegelbildungen in den angrenzenden Dünndarmschlingen, so spricht das gegen eine Strangulation. Lassen sich jedoch in der Umgebung der Hernie in den erweiterten intraabdominellen Dünndarmschlingen „spiralig verlaufende" Kerckringsche Falten nachweisen, wie sie gelegentlich bei mechanischen Ileussituationen vorkommen, so spricht das für eine komplette Strangulation (FRIMANN-DAHL 1973). Prolabiert Dickdarm in eine Hernie, so läßt sich der Befund am besten mit Hilfe des Kontrasteinlaufs erkennen.

Dynamischer paralytischer Ileus

Als Kennzeichnen eines dynamischen paralytischen Ileus gelten:

1. Der Meteorismus ist etwas diffuser und nicht mehr so umschrieben auf die prästenotischen Abschnitte begrenzt.
2. Die Randkonturen der paretischen luftgefüllten Schlingen sind glatt (MUCCHI 1962). Durch die venöse Stauung und das dadurch bedingte Wandödem verstreichen die Kerckringschen Falten.
3. Die durch Ödem verdickten Dünndarmschlingen distanzieren sich durch das zwischen ihnen entstehende seröse peritonitische Exsudat.

Zweifellos ist die Nativdiagnostik nicht absolut zuverlässig. FRIMANN-DAHL (1951) schätzte die diagnostische Ergiebigkeit auf 65%. Eine Verbesserung der Ergebnisse ist möglich, wenn man die Kontrastmitteluntersuchung einbezieht.

Die Durchführung eines *Kontrasteinlaufes* ist in einigen akuten Situationen gerechtfertigt, weil man sich hierbei immer unterhalb des Hindernisses bewegt. Auf diese Weise kann zumindest eine Unterscheidung zwischen Dünndarm- und Dickdarmileus herbeigeführt werden.

Vor der Verabfolgung von Kontrastmittel per os zur Abklärung eines Dünndarmileus ist mehrfach gewarnt worden, sie wird aber auch empfohlen (NELSON u. CHRISTOFORIDIS 1968). In akuten Fällen, in denen die Diagnose einer kompletten Obstruktion klinisch und röntgenologisch mit Ausnahme der exakten Lokalisation des Hindernisses so gut wie sicher ist, pflegen wir kein Barium oral zu geben. Bei der meist ungewöhnlich stark verzögerten Passage würde ein tiefgelegenes Hindernis oft erst nach 10–15 Stunden von dem Kontrastmittel erreicht, so daß hierdurch die erforderlichen therapeutischen Maßnahmen allzusehr hinausgezögert werden.

In weniger bedrohlichen Situationen dagegen, vor allem bei inkompletten Obstruktionen, haben wir

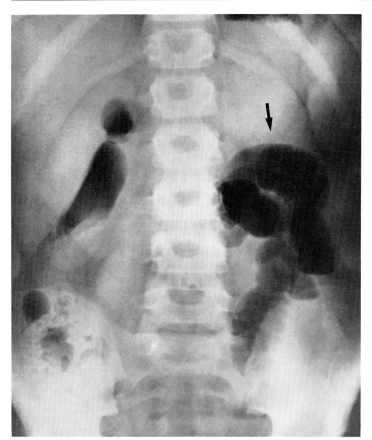

Abb. 15.47a.   Inkompletter Strangu-lationsileus
Links im Oberbauch ein Konvolut ge-blähter Jejunalschlingen, teilweise mit Flüssigkeitsspiegeln (Pfeil). Die Ob-struktion ist inkomplett und auf diesen Ort lokalisiert. Der übrige Dünn- und Dickdarm ist luftarm. – 9jähriges Kind. Vor 4 Monaten Resektion einer 20 cm langen Jejunalschlinge wegen einer Ileussymptomatologie, die sich auf-grund eines stenosierenden, von der Radix mesenterii ausgehenden Tumors (Nicht-Hodgkin-Lymphom)   entwickelt hatte. Der Tumor ließ sich nicht vollstän-dig entfernen. Jetzt erneut Erbrechen und Leibschmerzen.

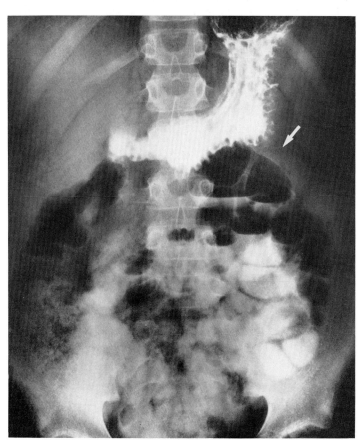

Abb. 15.47b.   Strangulationsileus, Untersuchung mit Gastrografin
Dasselbe Kind wie in Abb. 15.47a. Bei dieser Situation erschien die Untersu-chung mit Gastrografin notwendig und ungefährlich. Aufnahme im Stehen, 20 Minuten nach der Gabe des Kontrast-mittels. Die im linken Ober- und Mittel-bauch gelegenen Jejunalschlingen blei-ben durch die partielle Obstruktion luft-gebläht und enthalten Flüssigkeitsspie-gel (Pfeil). Hier stagniert die Passage. In den weiter distal gelegenen Dünndarm-schlingen wird das Kontrastmittel durch Darmsekret stark verdünnt. – Operativ: Strangulation des Jejunums mit inkom-plettem Verschluß durch Tumorreste, Keine Darmnekrose.

**Abb. 15.48. Subileus bei Kurzdarm-
syndrom**
Untersuchung mit Gastrografin, das
durch eine Magensonde appliziert wurde. Starke Dilatation vom Duodenum
distalwärts bis zu einem fast kompletten
Stop an der Anastomosestelle zwischen
dem sehr kurzen Restdarm und dem
terminalen Ileum. Lebhafte Stenose-
und Retroperistaltik. Die Lokalisation
der Enge und ihrer Auswirkungen war
wegen der dringend erforderlichen Operation nur mit wasserlöslichem Kontrastmittel angezeigt. – 7jähriges Kind. Kompletter Dünndarmvolvulus im Gefolge einer Bauchoperation. Die Nekrose großer Teile des Dünndarms machte eine
ausgedehnte Resektion erforderlich, bei
der aber das terminale Ileum belassen
werden konnte.

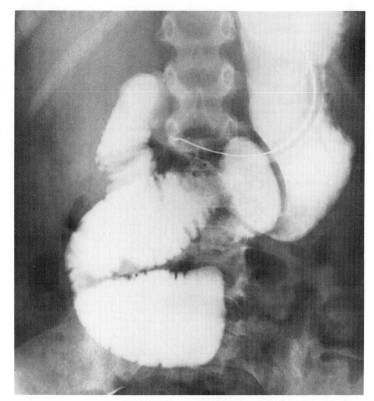

Abb. 15.49. Kurzdarmsyndrom
Dasselbe Kind wie in Abb. 15.48, 9 Monate später. – Nach sparsamster Resektion der Stenose an der Anastomosestelle wurde eine freie Passage erzielt.
Es verblieben nur ca. 15 cm des Jejunums, die mit dem terminalen Ileum den
gesamten verfügbaren Dünndarm ausmachen. Darm- und Schleimhauthypertrophie   als   Kompensationsleistung,
kenntlich an den üppig entwickelten
Kerckringschen Falten und dem breiten
Darmlumen. Anastomosestelle (xx) normal   durchgängig.   Gut   erkennbarer
Wechsel   der   Schleimhautformationen
vom Jejunum zum Ileum. Relativ lange
und daher klinisch günstige Passage-
dauer durch diesen Kurzdarm (55 Minuten) bis zum Erreichen der Ileozökalregion. – Klinisch: Erstaunliche Gewichtszunahme, Übergröße und Wohlbefinden
unter spezieller Diät.

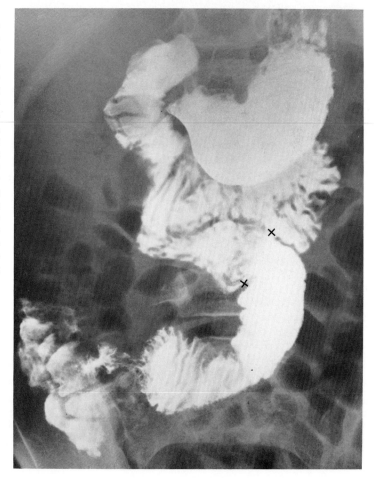

von der Kontrastmitteldarstellung des Dünndarms mit gutem Erfolg Gebrauch gemacht. Obgleich solch eine Untersuchung von manchen Klinikern skeptisch beurteilt oder gar abgelehnt wird, kann sie eine ausgezeichnete Hilfe darstellen, um die Höhe und Ursache einer Obstruktion zu klären. Es besteht auch keinerlei Gefahr einer Eindickung des Kontrastmittels proximal der Obstruktion, weil hier immer ausreichend Flüssigkeit vorhanden ist. Der allgemeine Wert der Untersuchung liegt ferner darin, eine mechanische Obstruktion zu verifizieren, falls Zweifel bestehen (Abb. 15.**47**–15.**53**).

Wasserlösliche Kontrastmittel sind bei hochsitzenden Verschlüssen brauchbar mit dem Vorteil der raschen Passage, werden aber bei tiefsitzenden Obstruktionen derart verdünnt, daß sie von geringem Wert sind.

Verschlüsse der Mesenterialgefäße

Etwa 0,4% der akuten Erkrankungen des Abdomens werden durch Verschlüsse der Mesenterialgefäße verursacht. Die Letalität ist erschreckend hoch, wenn nicht innerhalb der ersten 12 Stunden operiert werden kann. Nahezu ¾ der Patienten sind älter als 50 Jahre (MUHRER u. Mitarb. 1977).

Arterielle Verschlüsse beruhen in der Regel auf einer schweren Arteriosklerose, einer Thromboseneigung mit anschließender Embolie, auf Tumoren, aber auch auf Herz- und Gefäßerkrankungen sowie Koronarerkrankungen mit Rhythmusstörungen.

Die klinischen Symptome sind gekennzeichnet durch abrupt einsetzende heftige Schmerzen im Mittel- und Unterbauch, die auch auf stärkste Analgetika nicht ansprechen, durch Erbrechen, Schweißausbruch, Schock und gelegentlich blutigtingierte Diarrhöen (MÖSSLACHER u. SLANY 1973, SWART u. MEYER 1974). Dabei ist der Leib relativ weich und die Peristaltik anfangs eher lebhaft. Nach einem „stillen Intervall" von 2–12 Stunden stellt sich allmählich unter Verschlechterung des Allgemeinzustandes das typische Bild eines paralytischen Ileus mit hoher Leukozytose und einer Durchwanderungsperitonitis ein. Dieser Komplikation erliegen die Kranken meist innerhalb kurzer Zeit.

Bevor sich das Bild einer Darmgangrän mit anschließender diffuser Peritonitis entwickelt, muß man mit Hilfe einer *Mesenterikographie* die Diagnose sichern. Typisch für den Verschluß ist der Gefäßabbruch und die verminderte Vaskularisation des betroffenen Darmabschnittes (Abb. 9.**169**).

Die Nativaufnahme des Abdomens läßt einen paralytischen Ileus erkennen. Bei der Röntgenuntersuchung des Dünndarms, falls sie noch durchgeführt wird, fühlt man einen Tumor, der den ödematös verdickten, atonischen und mit reichlich Flüssigkeit gefüllten infarzierten Darmabschnitten entspricht.

Im Gegensatz zu den arteriellen Verschlüssen sind *Thrombosen der Mesenterialvenen* an keine Altersgruppe gebunden. Auch die klinische Symptomatologie ist weit weniger dramatisch, weil sich leichter ein Kollateralkreislauf ausbilden kann. Die Beschwerden ziehen sich unter unklaren, z. T. kolikartigen Bauchschmerzen oft tagelang hin, bis sich der Ernst der Lage unter Erbrechen und einer zunehmenden Verschlechterung des Allgemeinzustandes mit Schocksymptomen bemerkbar macht. Ursächlich kommen Leberzirrhosen mit portaler Hypertension, Thrombophlebitiden bei Pankreaserkrankungen oder -operationen in Betracht. Aber auch Eingriffe an der Mitralklappe, eine Periarteriitis nodosa, Tumoren und Traumen können eine auslösende Rolle spielen.

Volvulus

Der akute Dünndarmvolvulus mit komplettem Verschluß gehört zu den bedrohlichen Krankheitsbildern, weil bei stark gedrosselter Zirkulation rasch Infarkt und Gangrän drohen. Abhängig vom Grade und der Ursache der Torsion werden auch inkomplette oder intermittierende Obstruktionen beobachtet.

Der besonders beim Neugeborenen vorkommende primäre Dünndarmvolvulus ist meist mit einer Fixationsanomalie des Darmes, einer Malrotation bzw. Briden verquickt. Bei den sekundären Formen finden sich gewöhnlich Mesenterialanomalien sowie Adhäsionen nach Entzündungen oder Bauchoperationen, ferner Tumoren oder ein von einem Meckelschen Divertikel zur Bauchwand ziehender Strang.

Je nach Drehungsgrad, Dauer und Höhe des Volvulus sind unterschiedliche röntgenologische Veränderungen zu erwarten. Liegt ein kompletter Verschluß vor, so erkennt man im Nativbild die tiefe Obstruktion und einen großen „Weichteiltumor", der dem Darmkonvolut entspricht, ein Befund, der zusammen mit dem klinischen Bild als Operationsindikation ausreicht. Bei Zweifeln

Abb. 15.**50.** **Subileus durch hochgradige Dünndarmstenosen (Morbus Crohn)**
Stark erweiterter Bauchraum durch enorm dilatierte Dünndarmschlingen, die reichlich Flüssigkeit und Luft enthalten. In den Plicae circulares des Dünndarms gefangene Luft (Pfeil). Der Dickdarm wird stark nach außen und oben verlagert (Doppelpfeil). – 13jähriger, stark abgemagerter elender Junge mit aufgetriebenem Leib, Erbrechen und Appetitlosigkeit. Lange Zeit wegen „psychogener Magersucht" behandelt.

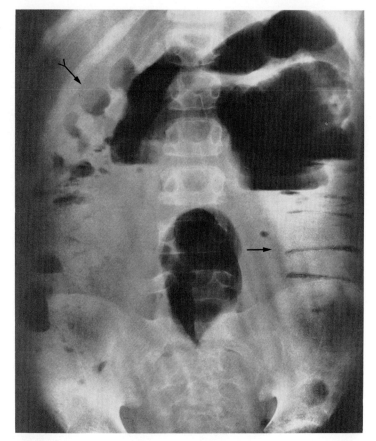

Abb. 15.**51.** Dasselbe Kind wie in Abb. 15.**50.** – Untersuchung mit Barium, da die partielle Obstruktion und vor allem das reichliche Darmsekret dies zuließen. Enorm dilatierte Jejunal- und Ileumschlingen mit Nahrungsretention, Hypersekretion und Hyperperistaltik. Die armdicke Dilatation der Darmschlingen wurde durch mehrere hochgradige Dünndarmstenosen hervorgerufen. Sie waren die Folge einer nicht diagnostizierten Crohnschen Krankheit. Nach operativer Beseitigung dieser Engen erfolgte eine sehr rasche Gewichtszunahme.

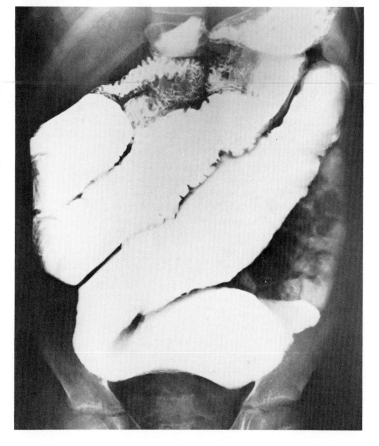

an der Diagnose, besonders bei Kindern mit länger bestehendem, rezidivierendem Erbrechen, ist die Kontrastmitteluntersuchung angezeigt (Abb. 15.**53**).

Ein Kontrasteinlauf ist indiziert, solange peritoneale Reizsymptome fehlen. Ein verlagertes Zökum und Colon ascendens sind Charakteristika für eine Malrotation mit Volvulus. Gelegentlich sieht man sogar ein korkzieherartig verdrehtes terminales Ileum. SIEGEL u. Mitarb. (1981) machten darauf aufmerksam, daß die Kolonfüllung dort abrupt abbricht, wo das Darmkonvolut den Dickdarm imprimiert. Bei intermittierendem Darmverschluß läßt sich durch eine orale Kontrastmittelgabe die partielle Dünndarmobstruktion nachweisen.

Der *Volvulus des rechten Kolons* (sog. „Zökumvolvulus") gilt mehr als eine Erkrankung des Erwachsenen mit Bevorzugung von Frauen mittleren Alters und stellt eine ziemlich häufige Ursache (18%) einer Kolonobstruktion dar (KERRY u. Mitarb. 1971). Eine mangelhafte retroperitoneale Fixation bildet die Voraussetzung, gilt aber nicht als alleinige Ursache. Entsprechende Beobachtungen gibt es aber auch bei Kindern (ANDERSEN u. Mitarb. 1981, KIRKS u. Mitarb. 1981).

Klinisch ist das Bild gekennzeichnet durch einen aufgetriebenen Leib und Erbrechen, gelegentlich stellen sich sogar Schocksymptome ein, falls eine Gangrän beginnt.

Die Nativaufnahme, besonders aber die Aufnahme in linker Seitenlage mit horizontalem Strahlengang, ergibt eine tiefe Dünndarmobstruktion. Mit einem Kontrasteinlauf läßt sich der Verdacht auf Volvulus verifizieren. Das terminale Ileum ist meist einbezogen (FRIMANN-DAHL 1968).

Sigmavolvulus

Die Neigung zu dieser akuten Erkrankung beruht auf einem atypischen bzw. pathologischen Verlauf des Sigmas, das normalerweise eine s-förmige, rechtsgerichtete Schleife bildet. Die Möglichkeit zum Sigmavolvulus ist dann gegeben, wenn sich ein langes Sigma nach links und rückwärts wendet und zwischen Mesosigmoid und seitlicher Bauchwand einklemmt (SMOLA 1974).

Einen Sigmavolvulus findet man besonders bei Kindern zwischen 4–14 Jahren mit einem Altersgipfel zwischen 8–12 Jahren regional in unterschiedlicher Häufigkeit. Die Erkrankung ist nicht selten, Jungen werden etwa doppelt so häufig betroffen wie Mädchen. Dem akuten Ereignis geht manchmal eine Obstipation voraus. Das klinische Bild ist durch einen plötzlichen Schmerzbeginn, etwa nach dem Aufstehen oder nach einer Turnstunde, gekennzeichnet. Die Schmerzen sind krampfartig, von mittlerer Intensität und werden im linken Unterbauch empfunden. Hier

läßt sich auch eine druckempfindliche Resistenz mit Abwehrspannung palpieren. Aber auch leichtere Verläufe kommen vor.

Die Röntgenuntersuchung (Nativaufnahme und Kontrasteinlauf) klärt in Zweifelsfällen die Situation und stellt durch Lösen des Volvulus die Therapie der Wahl dar. Das Nativbild zeigt bei Kindern gelegentlich als pathognomonische Veränderung eine starke Luftblähung des Dickdarms, die im Sigmabereich plötzlich abbricht (Abb. 15.**54**). Häufiger aber ist die Luftverteilung uncharakteristisch und das Rektum mit Stuhl gefüllt, so daß die Klärung erst mit einem Kontrasteinlauf zu erzielen ist. Allein klinische Symptome einer Peritonitis verbieten diese Untersuchung (EKLÖF u. RINGERTZ 1975).

Während des diagnostisch entscheidenden Kontrasteinlaufs fließt das Barium durch ein oft mit Stuhl gefülltes oder gar überfülltes Rektum und Sigma. Die Sigmaschleife erscheint gelegentlich etwas verlängert. Während des Einfließens stockt das Kontrastmittel aber plötzlich am oberen Ende des Sigmas, wo sich an der torquierten Stelle eine Zuspitzung der Bariumsäule zeigt. Dieser komplette Stop dauert deutlich länger als der hier gelegentlich beobachtete vorübergehende Aufstau, bzw. ist anfangs nicht zu überwinden. Das Kind äußert während des Einlaufs mäßige Schmerzen, manchmal besteht ein ausgesprochener Stuhldrang. In diesem Stadium kann sich während einer Defäkation der Volvulus bereits lösen. Ist das nicht der Fall, so versuchen wir, ähnlich wie bei einer Invagination, durch hydrostatischen Druck die verdrehte Enge zu überwinden bzw. zu beseitigen und den Volvulus zu reponieren. Dieses Manöver gelingt beinahe immer. Die Beschwerden verschwinden nach der Reposition schlagartig, und die Kinder verlassen fast schmerzfrei das Untersuchungsgerät (Abb. 15.**55**–15.**58**) (BUTS u. Mitarb. 1980).

Abb. 15.52. Chronische Ileussituation

Aufnahme im Stehen 6 Stunden nach Bariumgabe. Verlust der normalen Schleimhautzeichnung. Die Dünndarmschlingen sind erheblich erweitert, mit Darmsekret angefüllt, aufgestellt und enthalten Flüssigkeitsspiegel. – 52jährige Patientin. Seit 7 Monaten Druck- und Völlegefühl im Oberbauch, häufig krampfartige Schmerzen. Bei der Untersuchung des Dickdarms ergab sich eine Sigmastenose.

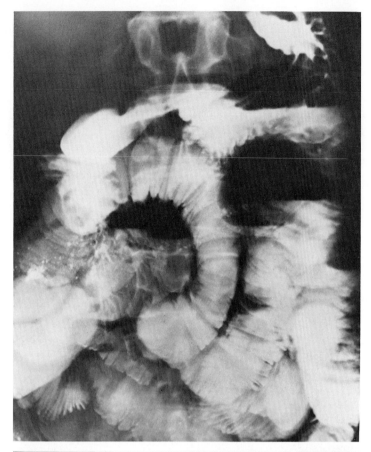

Abb. 15.53. Volvulus des Dünndarms

Aufgestellte, luftgeblähte Ileumschlingen, die reichlich Sekret enthalten und Spiegelbildungen aufweisen. Passagebehinderung im untersten Dünndarm. Hier werden Darmschlingen partiell abgedrängt. – 11jähriges Kind. Seit 2 Tagen zunehmende krampfartige und schubweise auftretende Bauchschmerzen. Wiederholt Erbrechen, reichlich Blähungen. Operation: Kompletter Volvulus des Dünndarms ohne Darmgangrän. Die unterste Ileumschlinge war stark angespannt, sie strangulierte den gesamten übrigen Dünndarm und das Mesenterium.

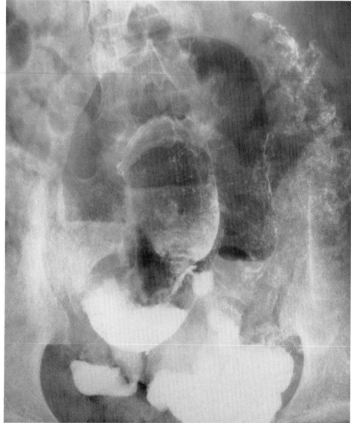

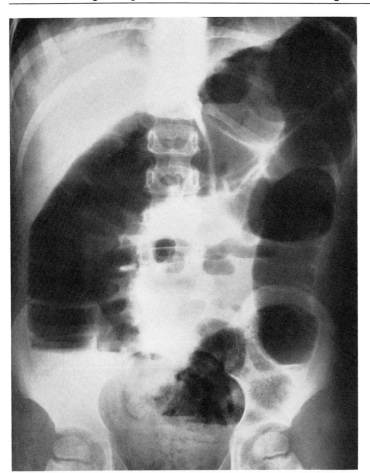

Abb. 15.54. Sigmavolvulus
Nativaufnahme in aufrechter Position.
Stark geblähter Dickdarm, dessen Luftfüllung bis zum Sigma reicht und hier
abbricht. Reichlich Kot im Rektum. Einige kleine Flüssigkeitsspiegel im Dünndarm. – 6jähriger Junge, der plötzlich
mit heftigen Leibschmerzen erkrankte
und sie in den linken Unterbauch lokalisierte. Gespanntes und aufgetriebenes
Abdomen, Druckempfindlichkeit im linken Unterbauch. Kontrasteinlauf: Sigmavolvulus, der sich durch die Untersuchung reponieren ließ. Danach Abgang
von reichlich Kot und Luft mit sofortiger
Beschwerdefreiheit.

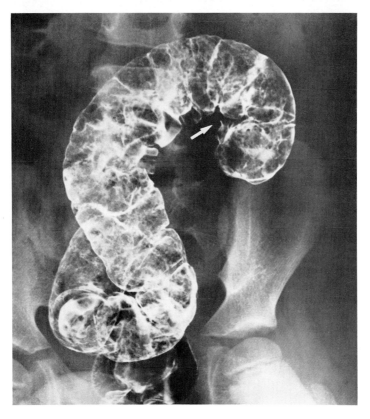

Abb. 15.55. Sigmavolvulus
Das Kontrastmittel fließt in dem mit Kot
überfüllten Rektum und Sigma nur bis
zur Torsionsstelle (Pfeil), wo sich die
Abdrehung deutlich zeigt. Nach dem
Kontrasteinlauf starker Stuhldrang und
Stuhlentleerung. Während der zweiten
Füllung löste sich der Volvulus, und das
Kind wurde sofort beschwerdefrei. –
7jähriger Junge, der plötzlich in der
Schule heftige Schmerzen im linken Unterbauch bekam und erbrach. Druckempfindlichkeit bei der Palpation. Untersuchung und Reposition etwa 2 Stunden nach Krankheitsbeginn.

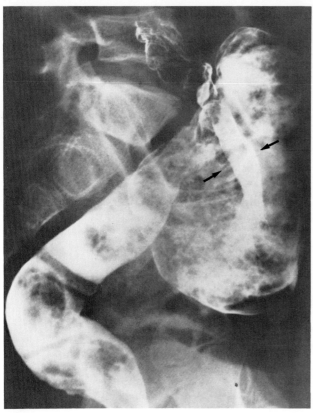 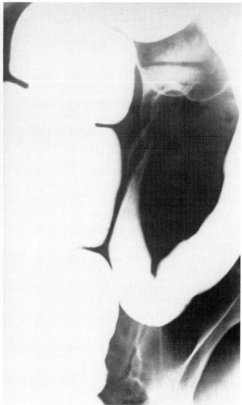

15.**56**   15.**57**

Abb. 15.**56.   Sigmavolvulus**
Seitenaufnahme. Normal weites Rektum. Mit Kot stark überfülltes Sigma, das durch einen Volvulus abgedreht wurde
(Pfeile). Diese Enge ließ sich anfangs während des Kontrasteinlaufs nicht überwinden, später aber lösen. – 6½jähriges
Kind, das plötzlich über Bauchschmerzen klagte und erbrach. Gespannter druckempfindlicher Unterbauch.

Abb. 15.**57.   Sigmavolvulus**
Schraubenartige Torsion der Faltenzeichnung bei intermittierendem Volvulus im Bereich des proximalen Sigmoids. –
28jährige Frau. 1½ Jahre nach Partus heftige Schmerzattacken mit Auftreibung des Leibes. Operation: Sigmaschlinge
auf Armdicke erweitert. Knorpelharte Verdickung im geschrumpften Mesosigma (Röntgenaufnahme: Prof. *H. H. Berg*).

Abb. 15.**58.   Sigmavolvulus**
Gezielte Aufnahme des mittleren Sigmas unter dosierter
Kompression. Man erkennt die Torsionsstelle mit dem
schraubenförmigen Faltenverlauf und der prästenotischen
Dilatation (unten).

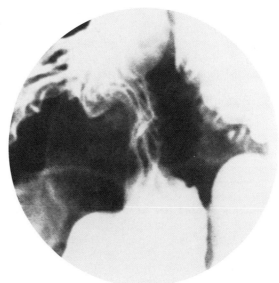

Röntgendiagnostik der Bauchorgane nach Traumen

Traumatische Schädigungen der Bauchorgane mit ihrer akuten, oft sogar lebensbedrohlichen Symptomatologie erfordern eine sofortige röntgenologische Abklärung. Meist handelt es sich um Verletzungen der großen parenchymatösen Organe, wie Leber, Pankreas und Milz durch Arbeitsunfälle, Sportverletzungen und schwere Verkehrsunfälle. Besonders Kinder sind heute durch Unfälle erheblich gefährdet, werden doch unter den Todesfällen bis zum 14. Lebensjahr etwa ein Drittel durch Unfälle verursacht. Jungen sind häufiger betroffen als Mädchen.

Durch den Ausbau des Rettungswesens, der diagnostischen Methoden und einer Verbesserung der Schock- und Kollapstherapie konnte die Mortalität zwar von ursprünglich 21% in den 50iger Jahren auf 9% gesenkt werden. Aber die rechtzeitige und möglichst umfassende Diagnostik und Versorgung derartiger Verletzungen stellt auch heute noch ein Problem dar. Um die Erweiterung unserer Kenntnisse haben sich in den letzten Jahren vor allem BUCHHOLZ u. Mitarb. (1974), FRIEDMANN u. Mitarb. (1974), BIRZLE u. Mitarb. (1975), GWINN u. STANLEY (1980) sowie WALDSCHMIDT (1981) verdient gemacht.

Durch eine gezielte Anamnese, eine Rekonstruktion des Unfallherganges, der Unfallmechanik und ihrer Folgen sowie eine Inspektion und Palpation wird bereits der Verdacht auf eine bestimmte Organläsion gelenkt. So kann durch einen Tritt in die rechte Flanke – etwa beim Fußballspiel – eine schwere Verletzung der Leber, bei einem konzentrierten Stoß gegen die rechte und linke Wirbelsäulenkante eine Quetschung der Bauchspeicheldrüse zustandekommen. Bei rad- oder rollerfahrenden Kindern ist es häufig der Lenker, der bei einem Sturz erhebliche Leber-, Pankreas- und Nierenverletzungen verursacht. Auf die Bedeutung von *Prellmarken* als Hinweis für bestimmte Organläsionen bei Kindern machte WALDSCHMIDT (1981) aufmerksam.

Verletzungen der Bauchorgane können auch durch stumpfe Bauchtraumata zustandekommen, die belanglos erscheinen und anfangs nicht ernst genommen werden. Leibschmerzen, Bauchdeckenspannung und eine Auftreibung des Abdomens weisen jedoch auf eine gewichtigere intraabdominelle Läsion hin. Verlaufskontrollen von Puls, Atmung und Blutdruck sowie des Bauchumfanges sind dringend erforderlich, da bei vielen Läsionen nach einem symptomfreien Intervall erneut Beschwerden durch sog. *zweizeitige Rupturen* auftreten können.

Zur Klärung von Verletzungsfolgen ist die Röntgenuntersuchung außerordentlich wichtig. Sie soll mit einer Übersichtsaufnahme der Bauch- und Thoraxorgane in aufrechter Position, im Liegen und in linker Seitenlage begonnen werden. Man kann freie Luft oder ein Exsudat (Blutung) in der Bauchhöhle nachweisen, eine akute Überblähung des Magens, Organvergrößerungen (Rupturen) und einen Hämato- oder Pneumothorax diagnostizieren. Selbstverständlich darf man sich nicht allein auf *eine* Körperhöhle konzentrieren, sondern muß auch die benachbarte Körperhöhle untersuchen, da bei Bauchverletzungen auch die Thoraxorgane – und umgekehrt – mitbeteiligt sein können. Rippenbrüche, basale Lungeninfiltrate, Zwerchfellverletzungen, paradoxe Bewegungen sowie ein Hautemphysem sind typische Hinweise.

Aber die Ergebnisse der Nativdiagnostik sind oft unspezifisch, bzw. es überwiegen die Röntgensymptome einer akuten Baucherkrankung. Man muß häufig die Untersuchung durch eine i. v. *Urographie* erweitern, um zusätzliche Läsionen der retroperitonealen Organe und des Ureters zu erfassen (Abb. 15.**59**), während in der akuten Situation die *Szintigraphie* zur Überprüfung von Leber und Milz häufig zu viel Zeit benötigen.

Die *CT-Untersuchung* hat sich heute stark in den Vordergrund geschoben. Mit ihr erzielt man innerhalb kurzer Zeit den Nachweis oder den Ausschluß kombinierter Verletzungsfolgen an allen parenchymatösen abdominellen und retroperitonealen Organen und erhält eine Information über Flüssigkeitsansammlungen in der Bauchhöhle sowie über extraperitoneale Blutungen (FRIEDMANN u. MÖDDER 1982).

In Situationen, wo nach CT-Untersuchungen (einschließlich einer Sonographie) noch Fragen offen bleiben, besonders bei Verdacht auf primäre Gefäßläsionen, ist die *Angiographie* erforderlich und ergiebig, macht aber für die einzelnen Organe eine selektive Füllung notwendig (WENZ u. REINBOLD 1982).

Leberverletzungen

Sie sind am gefährlichsten, aber insgesamt nicht ganz so häufig wie Pankreas- und Milzverletzungen. Je nach Schädigung bewegt sich die Mortalität zwischen 13 und 74 Prozent. Bedenklich ist in erster Linie der hohe Blutverlust. Man unterscheidet an der Leber leichtere und schwerere Schäden, wie z. B. Parenchymkontusionen, subkapsuläre Hämatome, Kapselverletzungen sowie Parenchymrupturen mit arteriovenösen Fisteln.

Klinisch stehen Schockzustände mit Oberbauchschmerzen sowie Symptome der inneren Blutungen im Vordergrund.

Röntgenübersichtsaufnahmen können bereits eindrucksvolle Befunde vermitteln. Frakturen der unteren Rippen, ein rechtsseitiger Pleuraerguß und Zwerchfellhochstand, Veränderungen der Flankenzeichnung und schließlich eine diffuse Verschattung des ganzen rechten Oberbauches lassen bereits eine schwere Leberverletzung vermuten. Sicherheitshalber sollte man sofort eine *intravenöse Urographie* anschließen, um auch eine evtl. bestehende Nierenbeteiligung mitzuerfassen.

Szintigramme nach Applikation von ^{99m}Tc-Sulfurkolloid zeigen bei Kontusionen fleckig-marmorierte Speicherdefekte. Größere Defekte, die vom Rande her tiefer in das Parenchym reichen, sprechen für eine massive Zerstörung des Gewebes, speziell des speichernden retikuloendothelialen Systems bzw. für intrahepatische Hämatome (GATES 1980). Vertikal verlaufende Aufhellungszonen im Grenzgebiet zwischen rechtem und linkem Leberlappen sind geradezu pathognomonisch für eine komplette Ruptur an typischer Stelle, nämlich entlang dem Verlauf des Lig. falciforme. Abflachungen der rechten lateralen Leberkontur mit Organverlagerung nach medial entsprechen größeren Hämatomen zwischen Leber und seitlicher Bauchwand.

Die *Arteriographie* kann uns detaillierte Informationen über Typus und Ausdehnung der Verletzung vermitteln. Es werden Gefäßverlagerungen, Einengungen, Verschlüsse und Extravasate beobachtet, die bei Zerreißung kleinerer Gefäße zart und kleinfleckig, bei der Läsion größerer Gefäße massiv und aneurysmaähnlich aussehen können. Einrisse im Pfortadergebiet und Gallenwegsverletzungen gehören mit zu den schwersten Komplikationen (Hämobilie).

Computertomographisch lassen sich subhepatische und intrahepatische Hämatome aufdecken, der Verlauf von Fisteln sichtbar machen und subphrenische traumatische Ergüsse lokalisieren. Subkapsuläre Hämatome haben meist eine „linsenförmige" Gestalt, uncharakteristische perihepatische Ergüsse lassen sich nach Anhebung der Parenchymdichte mit Kontrastmittel verdeutlichen. Posttraumatische Nekrosen kommen als Aufhellungen im Leberschatten zur Darstellung (HAERTEL u. FUCHS 1979, BRECHT 1980, MOSS 1980).

Pankreasverletzungen

Traumatische Pankreasläsionen werden bei Erwachsenen am häufigsten durch stumpfe Oberbauchtraumen nach Autounfällen, bei Kindern nach Stürzen mit dem Fahrrad oder Roller, nach Schlag oder Stoß beobachtet, bei denen das retroperitoneale Organ mit großer Wucht gegen die Wirbelsäule gedrückt wird. Auch lokalisierte stumpfe Wirbelsäulentraumen können zu entsprechenden Verletzungen führen. Pathologischanatomisch wird zwischen Kontusionen, Verletzungen, Zerreißungen und kompletten Abscherungen unterschieden. Die Folge davon sind Blutung, Nekrose und Enzymaustritt mit nachfolgender Selbstverdauung.

Klinisch kommt es nach wenigen Stunden zu heftigen Oberbauchschmerzen mit Ausstrahlung in den Rücken und in die linke Schulter, zu Übelkeit und Erbrechen. Man fühlt eine Resistenz in der Mitte des Oberbauches. Die Serumamylase ist erhöht.

Nativaufnahmen zeigen ähnliche Veränderungen wie bei der akuten Pankreatitis. Es bestehen ein Magen-, Kolon- und häufig ein Dünndarmmeteorismus, basale Lungeninfiltrationen, Atonie des Duodenums und ein Exsudat zwischen den Dünndarmschlingen. Auf eine Kontrastmitteluntersuchung des Magen-Darm-Kanals ist in derartigen Situationen zu verzichten.

Bei der Arteriographie werden Gefäßabbrüche in der arteriellen Phase sowie Kompressionen der V. lienalis beschrieben. Sie sind Ausdruck des sich vergrößernden retroperitonealen hämorrhagischen Ödems.

Bisher liegen bei akuten Pankreasverletzungen nur wenige *computertomographische Befunde* vor. FOTTER (1979) beschrieb Pankreaspseudozysten nach stumpfen Traumen sowie posttraumatische Bauchdeckenhämatome.

Wichtig ist vor allem eine möglichst frühzeitige operative Klärung, um der drohenden Autolyse des Organs zuvorzukommen. Dabei ist es entscheidend, ob der Ductus pancreaticus durchtrennt wurde oder nicht. Liegt eine Ruptur *ohne* Gangläsion vor, so kann die Verletzung durch Naht und gezielte Drainage der Pankreasloge versorgt werden. Besteht dagegen eine Ruptur mit Einbeziehung des Gangsystems, so sollte man versuchen, möglichst viel Pankreasgewebe zu erhalten und größere Fragmente notfalls mit einer Rouxschen Y-Anastomose zu versorgen. Daß nach derartigen Verletzungen signifikante Störungen der Insulinproduktion zu erwarten sind, wurde von FILLER u. Mitarb. (1978) bestätigt.

Milzverletzungen

Die Milz ist bei Kindern und Erwachsenen das von spitzen und stumpfen Verletzungen am häufigsten betroffene Organ. Verkehrsunfälle spielen dabei eine besondere Rolle, vor allem dann, wenn die fracturierte 12. Rippe in das relativ gut fixierte Organ hineingedrückt oder eingespießt wird. Bei Kindern sind die Rippen noch wesentlich elastischer als bei Erwachsenen. Sie können nach einer Infraktion wieder in ihre normale Lage zurückschnellen, nachdem sie die Milz verletzt haben.

Die Verletzungsfolgen reichen von leichten Parenchymkontusionen, intraparenchymatösen Hämatomen, einfachen bzw. verzweigten Rupturen über kleinere oder größere Kapselrisse bis zur völligen Parenchymzerreißung und zu Stielverletzungen.

Klinisch bestehen linksseitige Oberbauchschmerzen, ferner fallen bei Blutungen die Hämatokritwerte ab. Als indirekte Zeichen werden der Schulterschmerz, der linksseitige Mamillenhochstand, vor allem aber der Phrenikusschmerz bei Druck links hinter dem M. sternocleidomastoideus erwähnt, bei Jungen wird auch ein Hodenhochstand beobachtet.

Auf *Übersichtsaufnahmen* sind Rippenfrakturen, Winkelergüsse im linken Zwerchfellsinus, evtl. ein Zwerchfellhochstand, die Medianverlagerung der Magenblase oder eine Impression der großen Kurvatur und ein Tiefstand der linken Kolonflexur verdächtig. Bei Blutungen zeigt sich ferner eine intraperitoneale Flüssigkeitsansammlung und gelegentlich lokal eine bandartige Abschattung an der linken Bauchwand.

Im *Szintigramm* finden sich keilförmige Speicherdefekte oder komplette Kontinuitätstrennungen. Subkapsuläre Hämatome können Konturveränderungen hervorrufen. Untersuchungen in unterschiedlichen Positionen verbessern die Diagnostik.

Arteriographisch sieht man die traumatisch bedingten Änderungen der Gefäßstruktur, nämlich subkapsuläre und extrakapsuläre Hämatome, Kontusionsblutungen (Kontrastmittelextravasate im Bereich der Blutungsherde) mit gleichzeitiger Venenläsion, sogar Rupturen. Alle diese Veränderungen können kombiniert vorhanden sein. Der traumatische Gefäßschaden an der A. lienalis selbst in Form einer Stenosierung, eines Abrisses, eines Aneurysmas als Verletzungsfolge werden sichtbar (KAUFFMANN u. Mitarb. 1979, DELANEY u. JANSON 1981).

Heute gelingt es mit einer *CT-Untersuchung* am besten, die Verletzungsfolgen auch im Hinblick auf die Therapie zu klassifizieren. Bei reinen Parenchymkontusionen zeigt sich ein inhomogen angefärbtes Milzparenchym als Ausdruck der diskreten Läsion. Aber diagnostisch bleiben Unsicherheiten, weil auch normalerweise geringe Inhomogenitäten vorhanden sein können. Parenchymrupturen imponieren als Organfragmentationen, wobei sich neben normodensen auch hyper- und hypodense Zonen zeigen. Intralienale oder subkapsuläre *Blutungen* bedingen großflächige irreguläre oder bandförmige Strukturen innerhalb einer sonst homogenen Milz. Bei *Parenchymkapselrupturen* ist die Kapsel durchbrochen, die Milz uneben oder polyzyklisch konturiert. Es treten intra- und perisplenische Flüssigkeitsansammlungen hinzu (HELLER u. Mitarb. 1982) (Abb. 15.**60**).

Nach schweren Milzverletzungen ist möglichst von einer überstürzten Splenektomie Abstand zu nehmen. Sie bringt eine gesteigerte Anfälligkeit für ernste Infektionen mit sich. Auch die Sterblichkeit splenektomierter Patienten ist weitaus größer als die der Gesamtbevölkerung. Bei Kindern erhöht sich nach solchen Operationen die Gefahr einer foudroyant verlaufenden Sepsis enorm (GATES 1978).

Verletzungen des Magen-Darm-Traktes

Wenn nach einem abdominellen Trauma über Bauchschmerzen geklagt wird und ein Patient erbricht, ist auch nach Verletzungen des Magen-Darm-Traktes zu fahnden. Sie sind nicht so häufig wie die Läsionen der parenchymatösen Organe, aber doch in etwa 5–10% aller intraabdominellen Verletzungen anzutreffen. Offenbar können die meisten Abschnitte des Magen-Darm-Traktes während stumpfer Traumen, sei es ein Schlag oder ein Stoß gegen die Bauchdecke oder bei einem Sturz, infolge der lockeren Aufhängung und Beweglichkeit gut ausweichen. Da bei Kindern die Bauchdecken dünn sind und das Omentum majus fettarm ist, können sie Gewalteinwirkungen schlechter abfangen. Zudem erhöht der kleine Abstand zur Wirbelsäule, die als Widerlager dient, die Verletzungsgefahr. Darüber hinaus erfolgen Verletzungen des Magen-Darm-Traktes auch bei Kindesmißhandlungen. Oft liegen Kombinationsverletzungen mit schwerem Schädel-Hirn-Trauma und entsprechenden neurologischen Ausfällen vor, die das Bild beherrschen und die Schmerzangaben des Patienten verhindern oder relativieren. Penetrierende Verletzungen durch Stiche oder Geschosse bedürfen ebenfalls der sofortigen Untersuchung (FRANKEN u. SMITH 1975, SAUER 1980, HOFMANN-V. KAP-HERR 1981).

Obgleich durch die Angiographie und Computertomographie unser diagnostisches Repertoire vergrößert wurde, dominieren hier nach wie vor die Nativaufnahmen in verschiedenen Ebenen und Positionen. Sie können durch Kontrastmitteluntersuchungen ergänzt werden.

Magen

Infolge seiner losen Fixation und seiner durch die Rippen relativ geschützten Position sind Rupturen durch Traumen selten, aber besonders von mißhandelten Kindern bekannt, deren Magen während der Gewalteinwirkung stark gefüllt war.

Abb. 15.59. Hämatom bei Hämophilie

Großes Hämatom im rechten Unterbauch (im M. psoas) mit Kompression und Verlagerung des rechten Ureters. Rückstau ins Nierenbecken, passagere Blutdrucksteigerung. Verlagerung aller Darmschlingen aus dem rechten Unterbauch über die Mittellinie nach links. Verlust der normalen Flankenzeichnung rechts. Auch die Psoaskontur ist nicht mehr erkennbar. – 14jähriger Junge, nach relativ belanglosem Bauchtrauma allmählich ziehende Schmerzen rechts, Gehbehinderung und Auftreibung des Leibes.

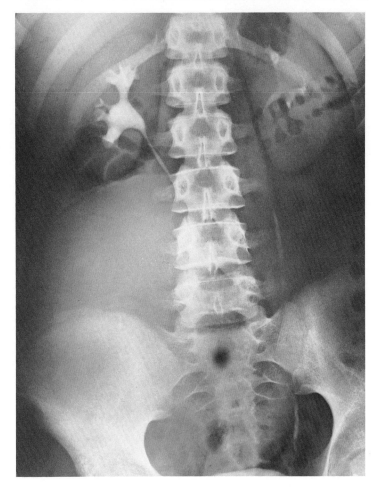

Abb. 15.60. Milzruptur

In der vergrößerten Milz sind mehrere Querrisse in Form linearer Aufhellungen zu erkennen. Blutung intralienal, subkapsulär und in den perisplenischen Raum. Kontinuitätsunterbrechung der Milzkapsel. Hypodenser Flüssigkeitssaum zwischen lateraler Bauchwand und Milzkapsel durch Blut.

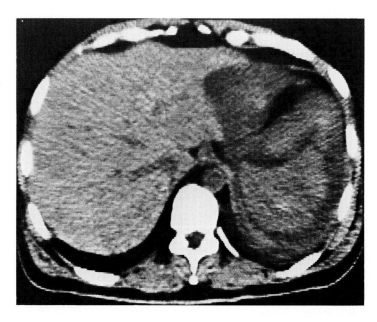

Hierbei wird durch Nahrungsaustritt die Bauchhöhle massiv infiziert. Die Ruptur liegt meist an der Vorderwand nahe der kleinen Kurvatur und verläuft mehr linear. Röntgenologisch zeigt sich im Nativbild häufig ein Pneumoperitoneum bei meist fehlender Magenblase. Bei Untersuchungen mit wasserlöslichem Kontrastmittel kann man die Läsion auch direkt nachweisen.

Duodenum

Ein *intramurales Hämatom* findet man am häufigsten bei Kindern bis zum 12. Lebensjahr. Das Duodenum ist für traumatische Schädigungen deswegen besonders disponiert, weil es retroperitoneal gut fixiert ist, eine reichliche Blutversorgung besitzt und nahe der Wirbelsäule liegt, was die Verletzlichkeit bei stumpfen Bauchtraumen erheblich erhöht. Überdies spannen die Kinder im Augenblick des Insults nicht die Bauchdecken. Nach dem Stoß oder Schlag wird meist nur über flüchtige Bauchschmerzen und ein Unwohlsein geklagt. Wenige Stunden oder Tage später kommt es zu galligem Erbrechen und anderen Hinweisen auf einen partiellen Duodenalverschluß. Die Übersichtsaufnahme zeigt in typischen Fällen eine Spiegelbildung in Magen und Duodenum und je nach dem Grad der Obstruktion mehr oder weniger Luft im Dünndarm. Bei der Kontrastmittelgabe findet sich als charakteristischer Befund der intramuralen Blutung ein „Wandtumor" oft in Gestalt spiraliger Schleimhautformationen, die sich vom absteigenden Duodenum bis zum Treitzschen Band hin erstrekken können (v. d. OELSNITZ 1970, SCHÄFER u. Mitarb. 1974, HOLGERSON u. Mitarb. 1977) (Abb. 15.**61**).

Nach einer Perforation des Duodenums in das Retroperitoneum, evtl. durch verschluckte sperrige und spitze Fremdkörper, resultieren in den Rücken ausstrahlende Schmerzen, Erbrechen und Fieber. Meist ist keine für die übliche Darmperforation charakteristische Druckempfindlichkeit und Abwehrspannung der Bauchdecken vorhanden. Röntgenologisch findet sich retroperitoneal Luft, die die Nieren und den rechten Zwerchfellschenkel umgibt. Der rechte Psoasschatten kann durch Luft überlagert oder von ihr umrandet sein. Als indirekte Symptome zeigen sich eine Skoliose, ein paralytischer Ileus und verstrichene Psoaskonturen.

Dünndarm

Jejunum und Ileum weichen infolge ihrer losen Anheftung stumpfen Bauchtraumen meist aus, können aber dort verletzt werden, wo sie die Wirbelsäule kreuzen oder an ihr fixiert sind (Treitzsches Band, terminales Ileum). Der Quetschung folgt manchmal ein Wandhämatom (LOUHIMO 1966), eine lokalisierte Perforation mit vorquellender Schleimhaut oder auch eine ausgedehnte Zerreißung mit Verletzung des Mesenteriums. Die Patienten klagen dann über heftige Bauchschmerzen, verbunden mit einer diffusen, oft brettharten Bauchdeckenspannung. Isolierte Dünndarmrupturen lassen sich oft erst nach einigen Tagen diagnostizieren. Auch zweizeitige Rupturen durch Einblutung in die Darmwand mit nachfolgender Nekrose und Peritonitis sind möglich. Wegen fehlender oder geringer Keimbesiedlung des Dünndarms entwickeln sich erst relativ spät eine bakterielle Peritonitis und intraabdominelle Abszesse (BERLIEN u. Mitarb. 1981). Die Nativaufnahmen ergeben einen adynamischen Ileus, seltener freie Luft in der Bauchhöhle. In ausgewählten Fällen ist die Untersuchung mit Gastrografin sinnvoll, um ein Wandhämatom mit partieller Obstruktion oder den Ort einer Perforation zu lokalisieren. Folgen solcher Verletzungen äußern sich später röntgenologisch in Mesenterialverkürzungen, umschriebenen Stenosen und Dilatationen (Abb. 15.**62**).

Dickdarm

Verletzungen sind relativ selten. Gelegentlich werden nach schweren Autounfällen mit Beckenbrüchen Einrisse und Verletzungen des Colon descendens, des Sigmas und des Rektums gefunden.

Röntgendiagnostik bei akuten Baucherkrankungen der Neugeborenen, der Säuglinge und Kleinkinder

Einleitung

Neugeborene, Säuglinge und Kleinkinder mit akuten abdominellen Erkrankungen bieten klinische und röntgendiagnostische Probleme, denen wir bei älteren Kindern und bei Erwachsenen nicht begegnen. Diese Erkrankungen unterscheiden sich ätiopathogenetisch, in ihrer Symptomatologie und Röntgendiagnostik erheblich von denen älterer Patienten. Unerläßlich ist eine dem jeweiligen Alter angepaßte Untersuchungstechnik. Oberstes Ziel bleibt, mit einfachen Röntgenverfahren schnell und schonend zu untersuchen. Aber gerade der schwerkranke Säugling bedarf einer möglichst lückenlosen Diagnostik, weil unvollständige Untersuchungen oft keine korrekte

**Abb. 15.61.   Intramurales Duodenal-
hämatom**

Untersuchung in rechter Seitenlage. In
der Pars descendens duodeni weitet
sich das Lumen stark auf. Hier sind die
Schleimhautfalten verbreitert und verdickt und verlaufen spiralig unmittelbar
vor dem ausgedehnten Wandhämatom,
das fast das Duodenallumen verschließt. – 6jähriges Kind. Bei Fahrrad-
unfall stieß der Lenkergriff in den Oberbauch. Am nächsten Tage Bauchschmerzen, Fieber und Erbrechen. Auswärts wegen Appendizitisverdacht operiert (der Unfall wurde verschwiegen),
die Appendix war unauffällig, Hämatom
an der Mesenterialwurzel. Erbrechen
und Fieber hielten aber an. Nach röntgenologischer Klärung erneute Operation: Magen und Duodenum maximal
erweitert, Jejunum aboral der Flexura
duodenojejunalis kollabiert. Sehr großes Hämatom in der Duodenalwand,
das ausgeräumt wurde. Aus dem Hämatom ließen sich E. coli züchten.

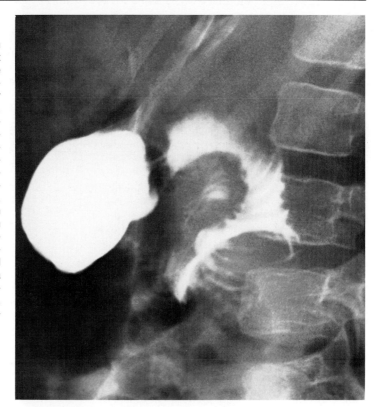

**Abb. 15.62.   Schwere traumatische
Dünndarmschädigung**

Die Dünndarmschlingen erscheinen gerafft, werden im rechten Unterbauch zu-
sammengezogen und sind partiell erweitert. Die Passage ist verlangsamt,
der Darminhalt stagniert streckenweise
bei vermehrtem Schleim- und Sekretge-
halt. – 6½jähriges Kind. Offene Bauchverletzung durch schweren Unfall mit
Abriß eines 2 m langen Dünndarmab-
schnitts. Deswegen wurde die Entfernung des halben Dünndarms erforderlich, einige Perforationsstellen wurden
übernäht. Befriedigendes Gedeihen
nach mehrfachen Operationen. Zuweilen Leibschmerzen mit Brechreiz.

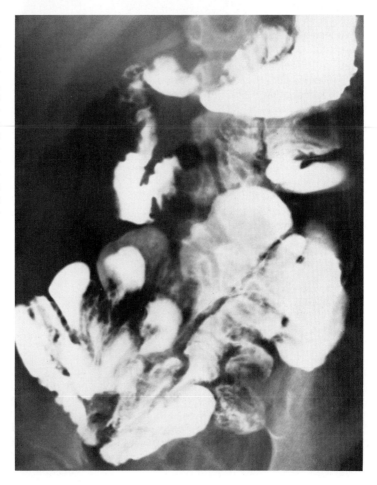

Diagnose zulassen, den behandelnden Arzt damit irreleiten und fatale Folgen haben können. Die Interpretation der Röntgenbefunde erfordert genaue Kenntnisse der altersspezifischen Krankheiten.

Während jeder akuten abdominellen Erkrankung muß rasch geklärt werden, ob das Kind einer operativen oder konservativen Behandlung bedarf. Für diese schwerwiegende Entscheidung ist die Röntgenuntersuchung meist ausschlaggebend, in jedem Falle aber hilfreich. Zusätzliche Probleme ergeben sich, weil auch extraenteral lokalisierte Erkrankungen mit dramatischen abdominellen Symptomen einhergehen können. Gerade in diesen schwierigen Situationen kann die Röntgenuntersuchung helfen, eine nicht indizierte Operation zu verhindern. Trotz aller diagnostischen Sorgfalt bleiben aber Überraschungen bzw. falsche Beurteilungen nicht aus.

Besonderheiten der Anamnese und der Symptomatologie

Bei Neugeborenen, Säuglingen und Kleinkindern sind wir bezüglich der anamnestischen Angaben sowie der Schilderung der Symptomatologie auf Beobachtungen angewiesen, die von der Mutter, einer Pflegerin oder anderen Angehörigen stammen. Unsere Information hängt daher weitgehend von deren Sorgfalt und Beobachtungsgabe ab. Da aber solche Angaben häufig lückenhaft, ja manchmal irreführend sind, kommt neben dem klinischen Befund vor allem der Röntgenuntersuchung eine große Bedeutung zu, weil sie uns objektive Ergebnisse liefert. Ein älteres Kind kann bereits selbst Angaben über seine Erkrankung machen und ist in der Lage, uns zusätzliche Informationen über den Krankheitsbeginn, seinen Verlauf, den Schmerztyp und die Beschwerden zu geben, vor allem dann, wenn wir uns seinen Ausdrucksmöglichkeiten anpassen.

Folgende Symptome verdienen bei akuten abdominellen Erkrankungen – einzeln oder in Kombination – besondere Bedeutung: zunehmendes oder gar unstillbares *Erbrechen*, *Mekonium-* oder *Stuhlverhaltung*, ein *aufgetriebener Leib*, *Bluterbrechen* oder *rektaler Blutabgang*, *schwerer Kollaps*, die *Nahrungsverweigerung*, ein *abdomineller Tumor* bzw. eine *schmerzhafte Resistenz*.

Diese Symptome helfen uns sowohl bei der Auswahl geeigneter Untersuchungsverfahren als auch bei der röntgenologischen Differentialdiagnose. Die diagnostischen Schwierigkeiten wachsen durch die Tatsache, daß alle erwähnten Symptome je nach Altersstufe ein *unterschiedliches Gewicht* haben bzw. ganz verschiedenen Krankheiten zuzuordnen sind.

Erbrechen

Es tritt bei fast allen akuten Erkrankungen auf und ist vieldeutig. Die Ursachen können sowohl innerhalb als auch außerhalb des Verdauungstraktes liegen. Das Erbrochene läßt bereits erkennen, ob es sich dabei um Ösophagus-, Magen- oder Duodenalinhalt handelt, ob Blut oder Galle beigemengt sind.

Bei Neugeborenen wird man zuerst an schwere Bildungsfehler des Magen-Darm-Traktes mit Obstruktion denken. Aber auch eine Ileussituation, die Perforation mit ihren Folgen, Bauchverletzungen, verschluckte Fremdkörper, Ulzerationen und viele andere Ursachen kommen in Betracht. Gefahr droht dabei durch den raschen Wasser- und Elektrolytverlust, ferner durch Aspiration, die zu chemisch-bakteriellen Pneumonien führen kann.

Erbrechen ist aber auch ein Symptom einiger rein *funktioneller Störungen* (z. B. habituelles Erbrechen, Rumination, Chalasie und Achalasie, psychogenes Erbrechen, Kinetosen).

Die meisten *Infektionskrankheiten* und *fieberhaften Infekte* beginnen beim Kleinkind mit Erbrechen.

Zur großen Gruppe *extraenteraler Ursachen* des Erbrechens gehören *zerebrale Erkrankungen* (z. B. geburtstraumatische Hirnschädigungen bei Neugeborenen, Meningitis, Enzephalitis und akuter Hirndruck).

Stoffwechselstörungen vielfältiger Art verursachen häufig Erbrechen (z. B. Salzmangelsyndrom, Azetonämie, alle Komaformen).

Erst nach exakter Anamneseerhebung und nach Bewertung des klinischen Zustandes ist zu entscheiden, welche Bedeutung dem Symptom „Erbrechen" bei der vorliegenden Erkrankung zukommt und ob eine röntgenologische Untersuchung überhaupt sinnvoll ist.

Mekonium- und Stuhlverhaltung

Bleibt bei Neugeborenen die charakteristische Entleerung des Mekoniums aus, so besteht Verdacht auf eine angeborene tiefsitzende Obstruktion (Ileumatresie, Kolonatresie, anorektale Anomalie) oder auf ein pathologisch zusammengesetztes Mekonium bei Mukoviszidose (Mekoniumperitonitis, Mekoniumileus).

Störungen der *Stuhlentleerung* finden wir bei totalen oder partiellen tiefliegenden Verschlüssen (Ileussituationen, Megakolonformen, Invaginationen).

Aufgetriebenes Abdomen

Die Erweiterung des Bauchraumes kommt durch vielerlei Ursachen zustande. Hierzu gehören beispielsweise eine *Blockade der Luftpassage* durch angeborene und erworbene Darmobstruktionen und eine ungewöhnlich starke Luftansammlung im Dünn- und Dickdarm (physiologischer und pathologischer Meteorismus). Differentialdiagnostisch ist wichtig, ob sich die Auftreibung auf den Oberbauch beschränkt (Magen- oder Duodenalvolvulus, Jejunalatresie) oder das Abdomen insgesamt betrifft (Ileumatresie, Kolonatresie, anorektale Atresie ohne Fistel, Ileus durch tiefen Verschluß). Die einzelnen Darmschlingen werden durch die Luft oft so stark gebläht, daß sie sich überschneiden, keine Unterscheidung zwischen Dünn- und Dickdarm mehr zulassen und den Leber- und Milzschatten weitgehend überlagern bzw. auslöschen.

Vermehrte Flüssigkeit innerhalb der Darmschlingen selbst (Enteritis, Zöliakie) sowie eine ungewöhnlich starke Kotretention (Megakolonformen, Mukoviszidose) erweitern den Bauchraum oft beträchtlich.

Luft in der freien Bauchhöhle (nach Perforation des Magens, des Dünn- oder Dickdarmes) kann das Abdomen erheblich auftreiben.

Flüssigkeit in der freien Bauchhöhle (Exsudat, Transsudat, Blut, Chylus, Urin) verursacht ebenfalls eine Auftreibung des Bauchraumes. Die Flanken laden weit aus, und das Zwerchfell wird hochgedrängt, so daß sich eine Dyspnoe entwickelt. Die Flüssigkeit schiebt sich zwischen die einzelnen Darmschlingen, verlagert sie bei zunehmender Exsudatmenge zur Mitte hin und drängt sie auf kleinstem Raum zusammen.

Organvergrößerungen der Leber, der Milz, des Pankreas, des Urogenitaltraktes sowie intraabdominelle und retroperitoneale *Tumoren* (Zysten, Sympathoblastome, Milztumoren) können den Bauchraum bzw. den Leibesumfang beträchtlich vergrößern und den Darm in seiner Lage entsprechend beeinflussen.

Bluterbrechen und rektaler Blutabgang
Beide Symptome können eine Röntgenuntersuchung erforderlich machen, die heute durch die Endoskopie komplettiert werden sollte (BURDELSKI u. HUCHZERMEYER 1981). Als wichtigste Blutungsquellen für das Bluterbrechen sind bei Säuglingen Ulzerationen bei Refluxösophagitis, Erosionen und blutende Ulzera des Magens und des Duodenums zu nennen. Immer ist auch eine Erkrankung bzw. Verletzung der Mundschleimhaut und des Nasenrachenraumes auszuschließen, ferner an Blut zu denken, das während der Geburt verschluckt wurde.

Ein *rektaler Blutabgang* wird vor allem bei Mekkelschem Divertikel, einer Invagination, einem Blutungsleiden, einer Purpura Schoenlein-Henoch und bei hämolytisch-urämischem Syndrom beobachtet.

Kollaps, Kreislaufverfall, Bauchschmerzen
Diese allgemeinen Symptome einer akuten abdominellen Erkrankung sind in unterschiedlicher In-

tensität fast immer vorhanden. Hinzu kommt eine herabgesetzte oder sistierende Magen-Darm-Motorik als Folge differenter Primärerkrankungen.

Nahrungsverweigerung
Bei plötzlicher Nahrungsverweigerung und dem Fehlen zusätzlicher Krankheitssymptome ist vor allem bei Säuglingen und Kleinkindern an verschluckte Fremdkörper zu denken, die den Hypopharynx oder Ösophagus obstruieren.

Abdominelle Tumoren
Sie bedürfen einer raschen Diagnostik, um bei diesen potentiell malignen Gebilden keine Zeit für die Behandlung zu verlieren. Neben Übersichtsaufnahmen sind vor allem die intravenöse Urographie, die Magen-Darm-Untersuchung, Szintigraphie, Angiographie, die Ganzkörperkontrastmethode und die CT-Untersuchung von Nutzen.

Schmerzhafte Resistenzen
Wenn Säuglinge oder Kleinkinder Bauchschmerzen haben, weinen bzw. wimmern, drücken sie die untersuchende Hand zur Seite. Eine diffuse Druckempfindlichkeit und ein grau-zyanotisches Kolorit der Bauchhaut deuten auf eine Peritonitis bzw. Gangrän des Darmes hin. Eine lokalisierte schmerzhafte Resistenz findet sich bei Appendizitis, einem periappendizitischen oder einem anderen Abszeß in der Bauchhöhle. Läßt sich durch Palpation während der Durchleuchtung solch ein Ort genau lokalisieren, so hilft diese Angabe bei der Differentialdiagnose (WOLF 1971, RAFFENSPERGER u. Mitarb. 1974, SCHAFFER u. AVERY 1974).

Untersuchungstechnik

Bei den akuten abdominellen Erkrankungen der Neugeborenen, der Säuglinge und Kleinkinder handelt es sich häufig um Situationen, bei denen nur die Frühoperation gute Heilungsaussichten verspricht. Eine zu späte oder gar falsche Diagnose schadet hier erfahrungsgemäß viel mehr als bei älteren Kindern. Läßt sich durch die erste Röntgenuntersuchung keine exakte Diagnose stellen, so sind nach kurzem Intervall die Röntgenaufnahmen zu wiederholen, bis eine hinreichende Klärung erzielt wird.

Man beginnt die Röntgenuntersuchung immer mit *Nativaufnahmen der Bauch- und Thoraxorgane in zwei Ebenen.* Sie werden in aufrechter Position mit sagittalem Strahlengang angefertigt, falls die klinische Situation dies erlaubt. Eine Seitenaufnahme kann zusätzliche Informationen liefern und die räumliche Zuordnung erleichtern. Diesem Bildpaar folgen eine *Übersichtsaufnahme des Abdomens in Rückenlage* mit vertikalem Strahlengang und eine *Aufnahme in linker Seitenlage* mit horizontalem Strahlengang (EKLÖF 1969).

Diese Aufnahmen orientieren über den Luftgehalt und die Luftverteilung im Magen-Darm-Trakt, die Retention von Mekonium und Stuhl, die Organgröße, über Organverlagerungen, pathologische Flüssigkeit oder freie Luft in der Bauchhöhle, intraabdominelle Verkalkungen sowie über Begleiterkrankungen und Anomalien der Thoraxorgane. Bei schwerkranken Frühgeborenen und Neugeborenen, die im Inkubator beatmet, behandelt und röntgenologisch untersucht werden müssen, beschränken wir uns auf Aufnahmen in Rücken- und Seitenlage mit vertikalem und horizontalem Strahlengang.

Wenig Luft findet man im Magen-Darm-Trakt von beatmeten Kindern, ferner bei Neugeborenen, die Infusionen erhalten oder eine geburtstraumatische Hirnschädigung erlitten haben und daher kaum schlucken können, sowie bei Kindern, deren Mütter während der Geburt stark sediert wurden. *Viel Luft* schlucken jeweils Neugeborene und junge Säuglinge mit erschwerter Atmung. Eine ungewöhnlich starke Luftfüllung des Darmes zeigt sich bei der isolierten Ösophagotrachealfistel.

Aus der Analyse der Übersichtsaufnahmen ergibt sich, ob weitere diagnostische Verfahren, insbesondere Kontrastmitteluntersuchungen notwendig sind. Besonders zu überlegen ist die Wahl des Kontrastmittels (Luft, Gastrografin, Barium) und die Applikationsform (durch eine Sonde, mit Flaschen- oder Löffelfütterung, durch einen Kontrasteinlauf) (DEFRENNE 1967).

Die *orale Kontrastmittelgabe* ist wegen der Aspirations- und Perforationsgefahr kontraindiziert, falls die Luftpassage im oberen Magen-Darm-Trakt komplett blockiert wird (Atresie). Der Verdacht auf eine Stenose erfordert dagegen diagnostisch unbedingt eine Kontrastmitteluntersuchung.

Bei Neugeborenen empfiehlt es sich, das Kontrastmittel durch eine *Sonde* zu applizieren. Solch ein weicher dünner Kunststoffkatheter ist ohne Schwierigkeiten über die Nase in den Magen einzuführen. Die Position der Sondenspitze bedarf aber der Überprüfung, da sich ein Katheter in einer verengten Speiseröhre aufrollen kann oder nicht weit genug eingeschoben wurde und daher im distalen Ösophagus anstatt im Magen liegt.

Mit der Sonde hat man die Möglichkeit, zuerst die *Diagnostik mit eingebrachter Luft* zu betreiben. Sie wird durch Lagemanöver in das Antrum und Duodenum dirigiert und ermöglicht manchmal bereits eine Diagnosestellung.

Vor der Kontrastmittelgabe soll man den störenden Magensaft und die Magenluft absaugen. Das Kontrastmittel läßt sich mit der Sonde genau dosiert am gewünschten Ort applizieren, auch kann man seine Reste am Untersuchungsende wieder absaugen. Die Sonde erleichtert die Diagnostik besonders dann, wenn Neugeborene wegen Schwäche, Unreife, einer zerebralen Läsion oder starker Dyspnoe nur schwer saugen und schlucken können. Vorteilhaft ist ferner, daß man damit auch eine Kontrastmittelaspiration leichter vermeidet und das Kind mit liegender Sonde während der Untersuchung in jede gewünschte Position bringen kann.

Die *Darstellung des Kolons* mittels eines Kontrasteinlaufes gibt wichtige Informationen über die Dickdarmposition (z. B. bei Volvulus und Situsanomalien, bei großen intraabdominellen oder retroperitonealen Tumoren), über sein Kaliber (Mikrokolon) und über Entleerungsstörungen. Wir erhalten ferner Hinweise über den Ort und die Art einer Obstruktion. Bei tief gelegenen Engen (z. B. einer Rektumstenose oder einer Hirschsprungschen Krankheit) darf Kontrastmittel nur rektal appliziert werden, da sonst die Gefahr besteht, durch eingedicktes Kontrastmittel die Stenose zu blockieren und eine komplette Obstruktion herbeizuführen.

Die rektale Kontrastmittelapplikation soll mit einer Spritze und angesetztem Konus begonnen oder gar ganz durchgeführt werden. Dadurch lassen sich die Kontrastmittelmenge und der Injektionsdruck exakt kontrollieren. Im Gegensatz zur oralen Kontrastmittelgabe kann man den Kontrasteinlauf fast unbeschränkt einsetzen, weil man bei Stenosen und Verschlüssen immer *distal* des kritischen Ortes untersucht. Man hat sich lediglich über eine sinnvolle Indikation klar zu werden.

In einigen Fällen müssen diese Untersuchungen durch weitere Verfahren ergänzt werden, nämlich die i. v. Urographie, die Zystographie, ferner bei Verdacht auf einen nicht vaskularisierten abdominellen Tumor durch die Ganzkörperkontrastmethode oder eine CT-Untersuchung. Mit der arteriellen Gefäßdiagnostik sind wir bei Neugeborenen wegen der Möglichkeit einer Gefäßschädigung zurückhaltend, es sei denn, daß man eine Nabelarterie zur Aortographie benutzen kann. Die Kavographie (Kontrastmittelinjektion vom Fußrücken aus) ist dagegen technisch problemlos und nicht mit der Gefahr einer Gefäßläsion belastet.

Alle Kontrastmitteluntersuchungen sollen erst nach Auswertung der Übersichtsaufnahmen *gezielt* eingesetzt werden. Wichtig bleiben eine möglichst kurze Untersuchungsdauer und die Vermeidung einer Unterkühlung. Selbstverständlich müssen ein Beatmungsgerät und eine Absaugevorrichtung bereitstehen.

Für die Röntgenuntersuchung von Kleinkindern gelten ähnliche Überlegungen. Die Gegenwehr dieser Kinder ist bei fast allen Untersuchungen erheblich und erschwert die Röntgendiagnostik manchmal beträchtlich (BALL 1967, CIPEL 1978, SWISCHUK 1979).

Mekoniumerkrankungen

Ein gesundes Neugeborenes setzt bereits während des ersten Lebenstages normales Mekonium ab, das dick und grünlich ist. Bei Frühgeborenen kann sich dieser Abgang um ein bis zwei Tage verzögern. Entleert das Kind aber nur wenige graue Krümel oder gar kein Mekonium, so besteht der Verdacht auf einen tiefen Darmverschluß. Ein Teil dieser Obstruktionen basiert auf Systemerkrankungen (z. B. einer Mukoviszidose), in deren Gefolge ein fehlerhaft zusammengesetztes Mekonium gebildet wird, das unterschiedliche Krankheitsbilder auslösen kann.

Mekoniumperitonitis

Sie beruht auf den Folgen einer Darmperforation, die meist im zweiten Teil der Fetalperiode, seltener postnatal zustande kommt. Dabei tritt steriles Mekonium in die freie Bauchhöhle aus. Für dieses Ereignis sind zahlreiche Ursachen bekannt geworden, die sich aber im Einzelfall nicht immer aufdecken lassen. Als Grundleiden liegt in 10–15% eine Mukoviszidose vor. Dabei kommt eine tiefe Dünndarmobstruktion durch pathologisches Mekonium zustande, das zäh und klebrig ist, an der Darmoberfläche haften bleibt und nicht in üblicher Weise im Darm transportiert werden kann. Seine fehlerhafte Zusammensetzung beruht auf einem Mangel an exkretorischen Pankreasfermenten und auf Sekretionsstörungen im Dünndarm, dessen Drüsenzellen ebenfalls verändert sind. Der Aufstau zäher Mekoniummassen erweitert den Darm ungewöhnlich stark und schädigt seine Wand, so daß es zur Perforation kommen kann.

Aber auch die primäre Dünndarmatresie, eine hochgradige Darmstenose, ischämische Nekrosen, ein perforiertes Meckelsches Divertikel, ein Volvulus oder eine Invagination, innere Hernien, Briden und andere Obstruktionsursachen vermögen pränatal in den überdehnten präatretischen oder prästenotischen Darmabschnitten eine Perforation herbeizuführen. Gelegentlich kann während der Operation die jeweilige Ursache geklärt werden.

Das sterile Mekonium löst am Orte der Perforation lokale, nach der Verteilung über das ganze Bauchfell auch diffuse entzündliche Fremdkörperreaktionen im Sinne einer aseptischen Peritonitis aus. Durch solch eine Entzündung kann sich sogar vor der Geburt die Perforationsstelle wieder schließen, so daß die Kontinuität des Darmlumens erhalten bleibt. Häufig aber bilden sich an der Läsion dichte vaskularisierte Verklebungen zwischen den benachbarten Darmabschnitten aus, die eine Art Schale um die Perfora-

tionsstelle und die adhärenten Darmschlingen formieren. Solch eine *Pseudozyste* enthält nekrotische Darmteile, Blutungsreste und vor allem Mekonium. Eine *sekundäre* Darmatresie oder eine Darmstenose sind die Folge. Das in der Peritonealhöhle diffus verteilte sowie innerhalb solch einer Pseudozyste auf engem Raum angesammelte Mekonium lagert sehr rasch Kalksalze ein. Sie liefern als multiple spritzerartige Kalkherde oder ein Konglomerat von Kalkflecken die Grundlage für ein charakteristisches Röntgenbild (Abb. 15.**63** u. 15.**64**).

Liegt eine komplette Obstruktion vor, so findet man in der Nativaufnahme dilatierte luftgefüllte Darmschlingen im Ober- und Mittelbauch innerhalb eines durch Exsudat erweiterten Abdomens, ferner extraenteral gelegene spritzerartige Kalkflecken, die über den ganzen Bauchraum verteilt sind. Sie werden besonders gut über den homogenen Schatten von Leber und Milz sichtbar. Ist die Kontinuität des Darmes nach der intrauterinen Perforation aber wieder hergestellt, so zeigen sich lediglich intraperitoneal diffus verteilte Kalkspritzer ohne Verschlußsymptome. Manchmal dringt sogar durch den offenen Processus vaginalis Mekonium in das Skrotum ein, verkalkt hier und ist postnatal nachweisbar (BERDON u. Mitarb. 1967). Nach der Entwicklung einer Pseudozyste konzentriert sich die Kalkeinlagerung auf ein umschriebenes Areal (Abb. 15.**65**–15.**68**).

Wenn nach einer Darmperforation der Mekoniumaustritt erst perinatal erfolgt, so resultiert eine Peritonitis durch Infektion der Bauchhöhle, ohne daß Verkalkungen zustande kommen (KUFFER 1968, DAYALAN u. RAMAKRISHNAN 1974, FINKEL u. SLOVIS 1981).

Mekoniumileus

Er gehört bei Neugeborenen zu den häufigsten Ursachen eines tiefen Dünndarmverschlusses und wird als die früheste Manifestation (in etwa 10%) der autosomal vererbbaren Mukoviszidose angesehen. Falls die Kinder überleben, sind im Gefolge der Grundkrankheit entsprechende Lungenerkrankungen (Bronchopneumonien, Bronchiektasen, Emphysem), eine exkretorische Pankreasinsuffizienz und gelegentlich eine Leberfibrose mit portaler Hypertension zu erwarten (WILLITAL 1970, SHWACHMAN 1981). Die Störung wird allerdings nicht mehr – trotz identischer Symptomatologie – als einheitliches Krankheitsbild angesehen und kommt auch ohne Mukoviszidose („Pseudomekoniumileus") vor (RICKHAM 1973).

Das terminale Ileum wird pränatal durch das abnorme Mekonium verstopft. Es weist die Konsistenz eingedickten Glaserkitts auf und füllt in Form klebriger Kügelchen den Darm aus. Oralwärts dieser Obstruktion erweitert sich das Ileum bis zu einem Durchmesser von 5–7 cm und enthält große Mengen zähen, dunkelgrünen oder bräunli-

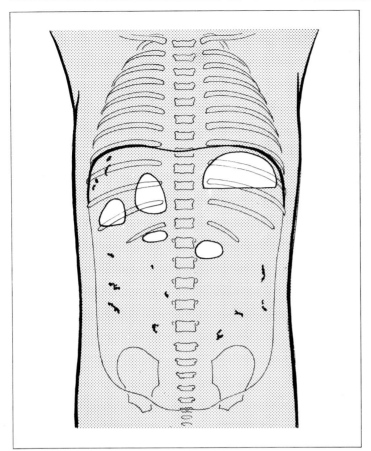

Abb. 15.63. Mekoniumperitonitis mit Dünndarmatresie
Schematische Darstellung der Röntgenbefunde bei Mekoniumperitonitis mit Dünndarmatresie. Typischerweise finden sich einige geblähte Dünndarmschlingen im Oberbauch, während der Unterbauch durch den Darmverschluß in mittlerer Höhe luftfrei bleibt. Fleckigschollige Verkalkungen sind über das Peritoneum verteilt. Sie gelten als Beweis für eine Darmperforation mit intrauterinem Mekoniumaustritt in die freie Bauchhöhle. Dem Mekoniumaustritt folgt eine sterile Peritonitis mit punktförmigen oder streifigen Verkalkungen. Im erweiterten Bauchraum findet sich häufig Exsudat.

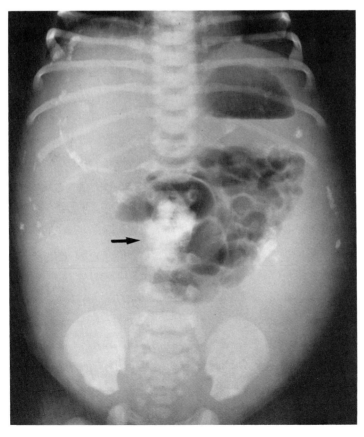

Abb. 15.64. Mekoniumperitonitis mit Dünndarmatresie
Korrespondierende Röntgenaufnahme zur Abb. 15.63. – Blockade der Luftpassage im mittleren Dünndarm infolge einer Atresie. Schollige und streifige Kalkflecken sind über das ganze Peritoneum verteilt. Das Abdomen ist durch Flüssigkeit stark erweitert. Nabelschnurrest mit Zinkpuder bestreut (Pfeil). – 1 Tag altes Neugeborenes mit aufgetriebenem Leib, Erbrechen und Dyspnoe. Kein Mekoniumabgang. Operation: Mekoniumperitonitis mit multiplen Dünndarmatresien nach intrauteriner Darmperforation. Reichlich Exsudat.

Abb. 15.65. Mekoniumperitonitis
Seitenaufnahme nach Kontrasteinlauf mit verdünntem Gastrografin. Zystische, intraabdominelle Verkalkungen (Pfeil). Luftgeblähte Dünndarmschlingen infolge einer Atresie im Ileum nach intrauteriner Darmperforation und Verklebungen. Ausgeprägtes Mikrokolon. Es läßt sich wegen des zähen, an der Wand haftenden Mekoniums nur partiell und unter erhöhtem Druck füllen. – 3 Stunden altes Neugeborenes. Kein Mekoniumabgang, aufgetriebenes Abdomen, stöhnende Atmung, rasch einsetzendes Erbrechen. (Operativ bestätigte Mekoniumperitonitis mit Atresie.)

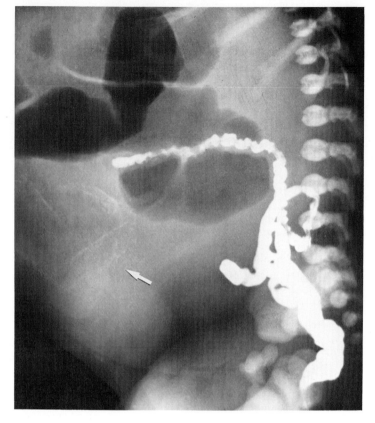

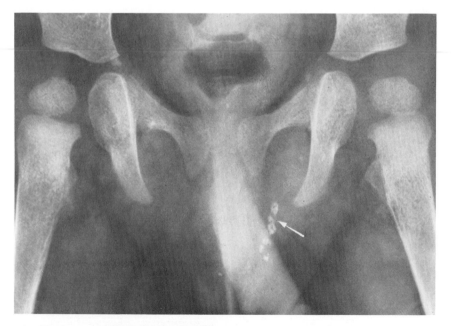

Abb. 15.66. Verkalkungen im Skrotum nach Mekoniumperitonitis
1½jähriges Kind mit Dystrophie bei Mukoviszidose. – Seit der Geburt wurden umschriebene Verkalkungen im Skrotum nachgewiesen und zahlreiche diffus verteilte Kalkflecken auf dem Peritoneum beobachtet. Offenbar ist nach einer intrauterinen Darmperforation Mekonium in die freie Bauchhöhle und durch den offenen Processus vaginalis auch in das Skrotum eingedrungen und hier schollig verkalkt (Pfeil). Die intrauterine Darmperforation heilte ab, ohne daß sich eine Stenose oder Atresie ausbildete.

chen Darminhaltes. Im oberen Ileum nimmt die Dilatation allmählich wieder ab. Bereits intrauterin hypertrophiert der erweiterte Dünndarm und versucht, das pathologische Mekonium vorwärts zu treiben. Nicht selten kommen dadurch zusätzlich ein Volvulus, ferner Perforationen durch die gestörte Darmdurchblutung zustande. Weil das Kolon während der Fetalzeit infolge dieser Blockade nicht als Transportorgan benutzt werden kann, bleibt es eng und kurz (Mikrokolon) und enthält nur etwas eingedickten Schleim und brökkeliges Mekonium (Abb. 15.**69**).

Nach der Geburt unterbleibt bei diesen Neugeborenen der erwartete Mekoniumabgang, und es werden lediglich einige zerhackte graue Bröckelchen abgesetzt. Weil die verschluckte Luft nicht frei passieren kann, ist das Abdomen rasch aufgetrieben und gespannt. Die Kinder erbrechen häufig bereits während des ersten Lebenstages gallige Flüssigkeit. Manchmal besteht auch Atemnot durch visköses Bronchialsekret.

Im Unterbauch kann man gelegentlich in den erweiterten Darmschlingen einen zähen, klebrigen Inhalt tasten. Nach solch einer Palpation entstehen auf der Bauchwand Dellen, die durch den pathologischen Darminhalt zustande kommen und nur langsam wieder verstreichen. Bei der digitalen Untersuchung findet sich ein enger Anus und ein dünnkalibriges Rektum, so daß die Verhältnisse denen einer Rektumstenose, einer Hirschsprungschen Krankheit, aber auch einer Ileumatresie ähneln (SIEGEL u. Mitarb. 1979).

Auf einer Übersichtsaufnahme in aufrechter Position erkennt man als Symptom eines tiefen Ileus multiple dilatierte Dünndarmschlingen, während Kolon und Rektum luftfrei sind. Anfangs fehlen Flüssigkeitsspiegel. In den untersten erweiterten Dünndarmabschnitten zeigt sich eine inhomogene, manchmal auch gesprenkelt und körnig aussehende Masse, bei der es sich um retiniertes Mekonium handelt, das von Luftbläschen durchsetzt ist. Sie werden durch die Darmperistaltik in das zähe Mekonium eingepreßt (LEONIDAS u. Mitarb. 1970) (Abb. 15.**71** u. 15.**72**).

Ein vorsichtig applizierter Kontrasteinlauf mit verdünntem Gastrografin (1 : 3) dient der Diagnostik und Therapie. Das Kolon ist eng und luftleer, es läßt sich nur langsam füllen, weil klebrige Mekoniumpartikel dies erschweren. Erzielt man Reflux in den untersten Dünndarm, so stellen sich Aufhellungen im Füllungsbild des terminalen Ileums durch stagnierende Mekoniummassen dar. Damit wird auch der Verdacht auf eine Ileumatresie an typischer Stelle entkräftet, bei der sich aber das Kolon ohne Schwierigkeiten auffüllen läßt. Man muß allerdings bedenken, daß manche dieser Neugeborenen zusätzlich eine höher lokalisierte Atresie oder einen Volvulus aufweisen (komplizierter Typ des Mekoniumileus).

Durch Hyperosmose zieht Gastrografin reichlich Flüssigkeit in das Darmlumen, verdünnt den Koloninhalt und treibt ihn wie ein starkes Laxans aus. Dabei wird der große Flüssigkeitsentzug manchmal kritisch, so daß er durch eine Infusion kompensiert werden muß. Die Prozedur ist nur wirksam, wenn Reflux erzielt wird und das Gastrografin das eingedickte Mekonium im terminalen Ileum umspült und erweicht (Abb. 15.**70a** u. 15.**70b**). Kurze Zeit später, manchmal erst Stunden nach dem Einlauf, löst sich die Obstruktion, indem das Neugeborene Mekonium und aufgestauten Darminhalt entleert. Beseitigt dieser Therapieversuch die Obstruktion aber nur partiell, so soll der Einlauf innerhalb von 24 Stunden wiederholt werden. Bleibt auch diese Prozedur erfolglos, so bedarf es einer Operation. Nach gelungener Beseitigung des Ileus zeigt das Kolon bald eine normale Länge und ein normales Kaliber (LILLIE u. CHRISPIN 1972, ASTLEY 1975). Zu erwähnen ist, daß gelegentlich durch einen Gastrografineinlauf auch Entzündungen der Kolonmukosa mit nachfolgenden Stenosen beobachtet worden sind.

Das Mekonium-Ileus-Äquivalent

Auch jenseits der Neugeborenenperiode zeigen Kinder mit Mukoviszidose gelegentlich passagere oder ernsthafte Obstruktionssymptome, die infolge einer pathologischen Stuhlbeschaffenheit zustande kommen. Die Störung tritt jetzt häufiger auf, weil viele dieser Kinder aufgrund der modernen Therapie länger leben.

Es handelt sich um eine mechanische Obstruktion (Kotileus nach WISSLER u. ZOLLINGER 1945, Mekonium-Ileus-Äquivalent nach JENSEN 1962), die durch große Mengen bröckeligen oder harten Stuhles verursacht wird.

Ursächlich spielen auch hier fehlende Pankreasenzyme und ein pathologisches Darmsekret die entscheidende Rolle. Der pathophysiologische Mechanismus ist dem bei Mekoniumileus vergleichbar. Solche Verschlußsymptome werden besonders dann beobachtet, wenn Kinder mit Mukoviszidose unregelmäßig Pankreaspräparate einnehmen oder durch einen fieberhaften Infekt oder eine Operation dehydriert sind.

Röntgenologisch findet sich das Bild eines Ileus mit auffallend großen Stuhlmassen im Dickdarm und in den erweiterten Schlingen des unteren Dünndarms. Das Abdomen ist aufgetrieben und das Zwerchfell hochgedrängt. Sterkorale Ulzerationen disponieren zu Kolonperforationen (BERK u. LEE 1973, MATSESHE u. Mitarb. 1977, ANGERPOINTER u. Mitarb. 1978) (Abb. 15.**73**).

Mekoniumpfropfsyndrom

Es handelt sich dabei um eine gutartige funktionelle Form des distalen Dickdarmverschlusses, wobei sich im untersten Abschnitt ein zäher Mekoniumpfropf befindet, der die Passage blockiert.

Abb. 15.67. Mekoniumperitonitis
Kontrasteinlauf mit verdünntem Gastrografin. Die Füllung des ausgeprägten Mikrokolons gelang nur unter erhöhtem Druck. Ausgiebiger Reflux in das terminale Ileum (Pfeil), wo kugelige und klebrige Mekoniummassen das Lumen ausfüllen. Der stark erweiterte untere Dünndarm enthält gesprenkelt aussehenden Darminhalt (Mekonium mit Luft untermischt) und ist teilweise erheblich luftgebläht. – Neugeborenes, 1. Lebenstag. Aufgetriebenes Abdomen. Kein Mekoniumabgang. Geschwisterkind starb an Mukoviszidose.

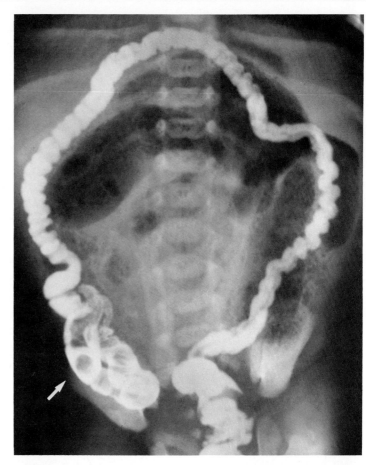

Abb. 15.68. Mekoniumperitonitis mit sekundärer Dünndarmatresie
Dasselbe Kind wie in Abb. 15.67. – Erneuter Kontrasteinlauf mit Gastrografin 24 Stunden nach der ersten Untersuchung. Der Dickdarm und das terminale Ileum sind aufgrund des laxierenden Effektes des Gastrografins jetzt frei von Mekonium. Wiederum ausgiebiger Reflux in den untersten Dünndarm bis zu einer kompletten Obstruktion durch Atresie (Pfeil). Aufgrund dieses Untersuchungsergebnisses war jetzt die Indikation zur Operation gegeben, weil eine Möglichkeit zur Mobilisierung des Mekoniums proximal des Verschlusses durch einen Gastrografineinlauf nicht mehr bestand. Erst beide Untersuchungen zusammen erlaubten die Differenzierung zwischen einem Mekoniumileus (konservative Behandlung möglich) und einer Mekoniumperitonitis (operative Behandlung erforderlich).

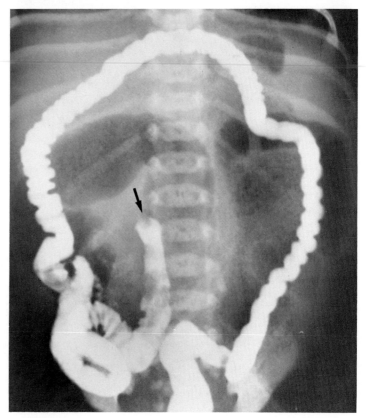

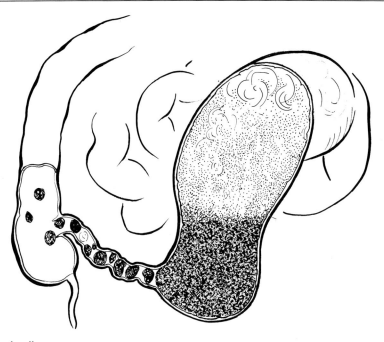

Abb. 15.69. Mekoniumileus
Schematische Darstellung der anatomischen Situation und der funktionellen Störungen bei Mekoniumileus. Innerhalb des engen terminalen Ileums stauen sich Kügelchen und Bröckelchen des abnorm zähen und trockenen Mekoniums, das nicht mehr transportiert werden kann und eine komplette Obstruktion herbeiführt. Erhebliche prästenotische Dilatation mit Wandhypertrophie des unteren Dünndarms. Hier staut sich reichlich mit Luft untermischtes Mekonium und verursacht ein charakteristisches Röntgenbild. Zudem besteht ein Mikrokolon.

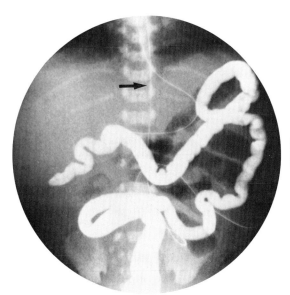
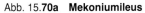

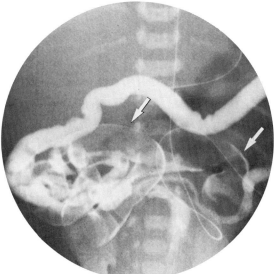

Abb. 15.70a   Mekoniumileus
Darstellung der diagnostischen und therapeutischen Prozedur. Kontrasteinlauf mit verdünntem Gastrografin. Die Auffüllung des ausgeprägten Mikrokolons gelang nur langsam, weil zäher Darminhalt das Einfließen erschwerte. Ileussituation mit geblähten Dünndarmschlingen. – Frühgeborenes. Kein Mekoniumabgang, kein Abgang von Darmluft. Zunehmend aufgetriebenes Abdomen. Eingeführt sind ein Nabelarterienkatheter (Pfeil) und eine Magensonde.

Abb. 15.70b   Dasselbe Kind wie in Abb. 15.70a. – Reflux des Kontrastmittels in den untersten Dünndarm. Die Ileumschlingen sind stark dilatiert und prall mit Mekonium gefüllt, das von Gastrografin umflossen wird (Pfeile). Damit ließ sich eine Erweichung und Mobilisation des zähen Mekoniums erzielen. Nach der Prozedur kam es zum Abgang des Mekoniums und zur Beseitigung der Obstruktion.

Abb. 15.71. Mekoniumileus

Aufnahme in aufrechter Position. Stark aufgetriebener Leib. Luftgeblähte Dünndarmschlingen, die teilweise Flüssigkeitsspiegel enthalten. Innerhalb der untersten Ileumschlingen zeigen sich Mekoniummassen, in die Luftbläschen eingepreßt wurden und dem Darminhalt ein gesprenkeltes Aussehen verleihen. Der Dickdarm enthält keine Luft. – Neugeborenes. Kein Mekoniumabgang. Aufgetriebener Leib und zunehmendes Erbrechen bald nach der Geburt. Später entwickelte sich eine Mukoviszidose.

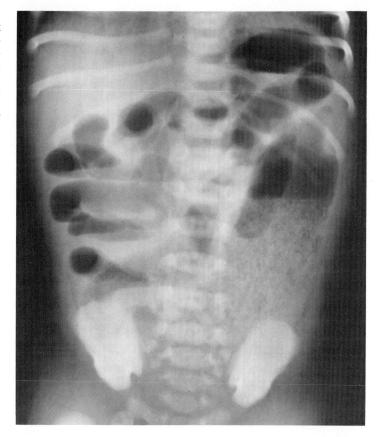

Abb. 15.72. Mekoniumileus nach Gastrografineinlauf

Dasselbe Kind wie in Abb. 15.71. – Durch einen Gastrografineinlauf wurde das eingedickte Mekonium im Kolon, vor allem im unteren Ileum, mobilisiert und der Abgang eingeleitet. Die Kontrollaufnahme zeigte einen mekoniumfreien Dünn- und Dickdarm. Die stark erweiterte, vorher mit Mekonium prall gefüllte Dünndarmschlinge (Pfeil) enthält jetzt nur Luft und Sekret. Der Bauchraum ist wesentlich kleiner, die Obstruktion wurde beseitigt.

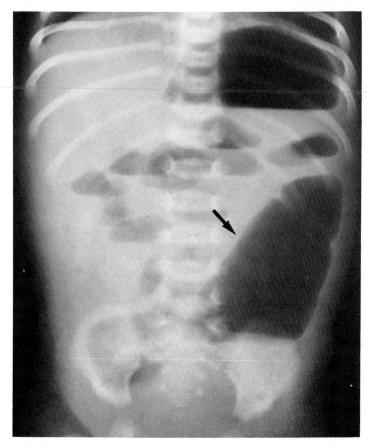

Eine zystische Pankreasfibrose liegt nicht vor. Neugeborene mit dieser Störung lassen während der ersten drei Lebenstage einen spontanen Mekoniumabgang vermissen. Sie bieten in zunehmender Intensität die Symptome einer tiefen intestinalen Obstruktion, die gekennzeichnet wird durch eine Auftreibung des Leibes, eine sichtbare Peristaltik, durch Erbrechen und gelegentlich sterkorale Ulzerationen, ja sogar mit einer Dickdarmperforation. Sobald aber die Mekoniumentleerung einsetzt, ist die Obstruktion vollständig und dauerhaft beseitigt. Der Dickdarm verhält sich später funktionell normal.

Zwei Faktoren scheinen ursächlich bedeutsam zu sein, nämlich eine vorübergehende funktionelle Insuffizienz des Dickdarms, vor allem aber die abnorme Zusammensetzung des Mekoniums. Eine wichtige Rolle spielt offenbar der reduzierte Wassergehalt, der die Oberflächenspannung erhöht und damit das Mekonium konsistenter und für eine normale Entleerung ungeeignet macht.

Bei Verdacht auf ein Mekoniumpfropfsyndrom soll zuerst eine behutsame, digitale rektale Untersuchung vorgenommen werden, um eine anorektale Anomalie auszuschließen. Oft wird dadurch bereits die Kolonentleerung eingeleitet und die Obstruktion beseitigt. Dem palpierenden Finger folgen das Mekonium und auch reichlich blockierte Darmgase. Selbst das Einführen eines Thermometers kann schon diesen Effekt bewirken. Das entleerte Mekonium stellt oft ein bleistiftdünnes, wurstartiges, dunkelgrünes, mehrere Zentimeter langes Gebilde dar.

In manchen Fällen unterbleibt selbst nach diesen Maßnahmen der Mekoniumabgang. Hier muß diagnostisch die Röntgenuntersuchung in Form einer Übersichtsaufnahme durchgeführt und therapeutisch ein Kontrasteinlauf mit Gastrografin angeschlossen werden. Das Übersichtsbild zeigt je nach Dauer und Höhe der Obstruktion, also entsprechend der Länge des Pfropfes, unterschiedliche Röntgensymptome. Man findet immer die Zeichen eines tiefen Darmverschlusses mit dilatierten Dünndarm- und evtl. auch Dickdarmschlingen. Für den Kontrasteinlauf ist verdünntes Gastrografin am besten geeignet, weil es abführend wirkt, aber doch so gut haftet, daß sich Kolonwand und Koloninhalt ausreichend beurteilen lassen. Das Kontrastmittel umfließt den Mekoniumzylinder und provoziert die Entleerung des Mekoniumpfropfes. Gleichzeitig entweicht reichlich Darmluft, und die Auftreibung des Abdomens verschwindet. Das Dickdarmkaliber nimmt in der Regel vom Rektosigmoid oralwärts bis zur rechten Flexur zu, ist aber sonst nicht stärker verändert (Abb. 15.**74**).

Diese Form der Entleerungsstörung ist differentialdiagnostisch abzugrenzen gegenüber dem Mekoniumileus bei Mukoviszidose (Mikrokolon),

der Ileumatresie (Mikrokolon, keine Luft im Dickdarm), der Hirschsprungschen Krankheit (nach Einlauf verschwinden die Obstruktionssyndrome nicht), der Kolonatresie, einer anorektalen Dysplasie und dem Small left colon syndrome (WILLICH 1959, RICKHAM 1973, POCHACZEVSKY u. LEONIDAS 1974).

Perforationen

Wir erleben sie bei Früh- und Neugeborenen, aber auch bei Säuglingen als alarmierende Ereignisse. An bekannten Ursachen sind u. a. zu erwähnen: Atresien oder hochgradige Stenosen, ein Volvulus, ein Mekoniumileus, ein Megacolon congenitum, ein Meckelsches Divertikel und die nekrotisierende Enterokolitis (PETERS u. SCHUBERT 1976, HÖRNCHEN u. Mitarb. 1977, GRUND u. DZIENISZEWSKI 1981).

Bei den häufig spontanen oder idiopathischen Perforationen der Frühgeborenen ist im Einzelfall die Ätiologie nicht ersichtlich. Viele Mechanismen werden diskutiert. Die meisten Autoren sind heute davon überzeugt, daß eine akute Ischämie der Darmwand eine Nekrose einleitet, der die Perforation folgt (v. EKESPARRE u. KERSTIN 1969). Nach pathologisch-anatomischen Erhebungen finden sich singuläre oder multiple stecknadelkopf- bis pfenniggroße Perforationen, in deren Nachbarschaft die Schleimhaut infolge von Mikrothromben bereits Ulzerationen und Nekrosen aufweist. In solchen Fällen vermag schon die physiologische Luftfüllung, besonders aber ein Meteorismus mit Überdehnung der Darmwand die Früh- und Neugeborenen zu gefährden. Jenseits der Neugeborenenperiode nimmt die Zahl der Perforationen ab (HOFMANN u. PETRAUCH 1968).

Etwa die Hälfte der spontanen Perforationen betrifft den *Magen*. Sie lokalisieren sich oft an die Vorderwand nahe der großen Kurvatur. Frühgeborene, die perinatal asphyktisch waren, sind besonders disponiert. Bei Säuglingen und Kleinkindern erfolgen Magenperforationen aufgrund von Ulzera oder nach Säure- und Laugenverätzungen. Auch eine Überfüllung nach übergroßen Mahlzeiten, verbunden mit Brausegetränken, kann einmal eine Ruptur bewirken.

Duodenalperforationen, die manchmal von akuten Blutungen begleitet werden, beruhen während der Neugeborenen- und Säuglingsperiode meist auf Erosionen und Ulzera (BELL u. Mitarb. 1981).

Im *Dünndarm* erfolgt die Perforation u. a. aufgrund einer nekrotisierenden Enterokolitis, eines Meckelschen Divertikels und bei Systemerkrankungen.

Im *Kolon* werden ursächlich die Hirschsprungsche Krankheit, die Enterokolitis und gelegent-

Abb. 15.73. Kotileus mit spontaner Zökumperforation

Aufnahme in aufrechter Position. Breite Luftsichel unter dem Zwerchfell. Aufgetriebener Leib. Der untere Dünndarm enthält reichlich mit Luft untermischte Nahrungsreste. Große, offenbar recht trockene und feste Kotmassen füllen den ganzen Dickdarm aus und blockieren die Passage. – 1 Monat alter Säugling. Operation: Spontane Zökumperforation bei hochgradiger Kotstauung. Als Grundleiden ließ sich eine Mukoviszidose nachweisen, die ursächlich für die Dystrophie, die harten Stuhlmassen und die Defäkationsschwierigkeiten verantwortlich zu machen ist.

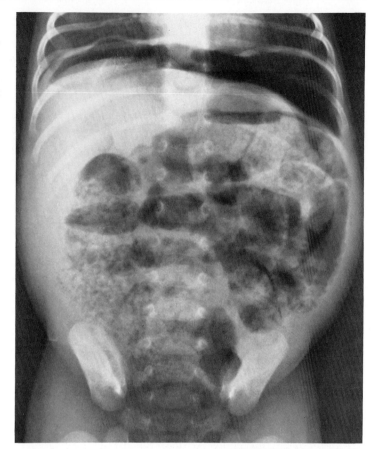

Abb. 15.74. Mekoniumpfropf

Neugeborenes. Kein Mekoniumabgang. Stark aufgetriebenes Abdomen. – Ausgeprägte Ileussituation mit dilatierten und luftgeblähten Dünndarmschlingen. Beim Einlauf mit verdünntem Gastrografin zeigt sich ein vom Kontrastmittel umflossener Mekoniumzylinder im Rektum, der die Passage blockiert (Pfeile). Durch die Kontrastmittelapplikation wurde die Entleerung eingeleitet und ein Mekoniumpfropf ausgestoßen. Danach erfolgte ein explosionsartiger Abgang von Mekonium und Luft mit Beseitigung der Ileussituation.

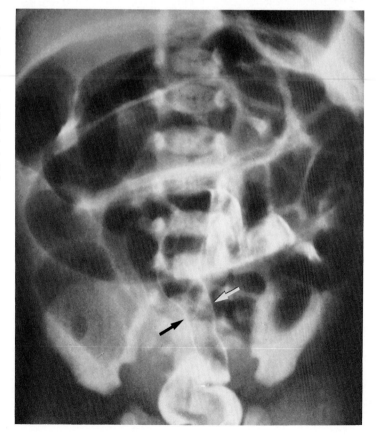

lich eine Austauschtransfusion genannt. Aber auch iatrogene Verletzungen bei Frühgeborenen durch ein eingeführtes Thermometer oder ein zu brüsk und zu weit eingeschobenes Darmrohr sind zu erwähnen (PREIER 1978).

Eine plötzliche Auftreibung des Abdomens mit gespannter Bauchdecke und Tympanie, verbunden mit Atemnot, Zyanose und Kollaps, mit Nahrungsverweigerung und Erbrechen sind klinisch wichtige Hinweise auf eine Perforation. Sie kann aber auch gelegentlich symptomarm verlaufen. Vorgeschichte und Befund allein ermöglichen daher keine Diagnose, die uns erst eine Röntgenuntersuchung liefern kann.

Vor Anfertigung einer Übersichtsaufnahme soll man das Neugeborene möglichst einige Minuten in aufrechte Position bringen. Nur dann zeigt sich zuverlässig als charakteristischer Befund ein Pneumoperitoneum, falls etwa 2–3 ml Luft ausgetreten sind. Sie sammelt sich in der freien Bauchhöhle unter dem Zwerchfell halbmondförmig an. Die Perforationsstelle läßt sich damit aber nicht lokalisieren. Größere Luftmengen treiben den Leib beträchtlich auf, drängen das Zwerchfell nach oben, verkleinern den Thoraxraum und erschweren die Atmung. Die herabgesunkenen Eingeweide, nämlich Milz, Leber, kollabierter Magen und Darm, liegen dann auf engem Raum zusammen (Abb. 15.**75** u. 15.**76**).

Kleine Luftmengen – und damit eine Perforation – entgehen dem Nachweis, wenn man die Neugeborenen nicht auf die linke Seite lagert und Aufnahmen mit horizontalem Strahlengang anfertigt. Die freie Luft sammelt sich dann rechts zwischen der Leber und der seitlichen Bauchwand bzw. dem Rippenbogen. Selbst kleine Luftmengen von etwa 1 ml sind damit erkennbar.

Bei schwerkranken Früh- und Neugeborenen muß die Diagnostik häufig im Inkubator durchgeführt werden, wo nur Aufnahmen in Rücken- und Seitenlage möglich sind. In Rückenlage sammelt sich eine größere intraabdominelle Luftmenge unter der domartig gewölbten Bauchdecke an und erscheint als rundliche, großflächige, im Mittelbauch gelegene Aufhellung („Fußballphänomen"). Die Luft über der Leber reduziert deren Schattendichte und macht ihren unteren Rand undeutlich, auch können die Gallenblase und das Lig. falciforme sichtbar werden (Abb. 15.**77** u. 15.**78**). Freie Luft, die sich zwischen lufthaltige Dünndarmschlingen schiebt, läßt deren Wand als parallele Linien erkennen. Sie kann auch zwischen die Beckenorgane, bei noch offenem Processus vaginalis sogar bis ins Skrotum vordringen (TUCKER u. Mitarb. 1975, KAUFMANN u. Mitarb. 1976).

Bei Neugeborenen mit einem Mediastinalemphysem oder einem Pneumothorax dringt manchmal Luft längs der großen Gefäße in den Bauchraum

ein und täuscht eine Perforation vor. Es fehlen aber entsprechende klinische Symptome. LEONIDAS u. Mitarb. (1974) wiesen allerdings darauf hin, daß bei schwerkranken beatmeten Frühgeborenen, offenbar aufgrund einer Ischämie während einer Schocksituation, auch eine sekundäre, klinisch relevante Perforation stattfinden kann. Die Unterscheidung ist im Einzelfall schwierig, aber deswegen wichtig, weil entweder zugewartet oder operiert werden muß. Manchmal ist in solchen Fällen die Untersuchung mit Gastrografin hilfreich, falls es damit gelingt, eine Perforationsstelle im Magen aufzudecken.

Im Gefolge einer postnatalen Perforation bahnt sich durch Austritt von Darminhalt rasch eine Infektion der Bauchhöhle mit Exsudatbildung an, die in Form eines *Pyopneumoperitoneums* erkennbar wird. Man sieht dabei einen bei Bewegung undulierenden Flüssigkeitsspiegel im Peritonealraum. Sind mehrere Spiegel vorhanden, so muß man an peritoneale Verklebungen mit Kammerung denken. Der Unterbauch ist durch Exsudat weitgehend abgeschattet. Finden sich im Unterbauch noch luftgefüllte Darmschlingen, so werden sie durch das Exsudat auseinandergedrängt. Meteoristisch aufgetriebene Darmschlingen weisen auf einen begleitenden paralytischen Ileus hin.

Überleben diese Kinder nach Operation oder konservativer Behandlung, so ist mit Darmstenosen oder Adhäsionen und mit Pfortaderverschlüssen (Thrombosierung) zu rechnen (Abb. 15.**79**–15.**82**).

Postnatale Peritonitis

Entzündliche Erkrankungen im Bauchraum und in seiner Nachbarschaft (nekrotisierende Enterokolitis, Darmgangrän, Omphalitis, Sepsis) können infolge einer Durchwanderung oder einer hämatogenen bzw. lymphogenen Ausbreitung der Erreger ohne Darmruptur zu einer Infektion der Bauchhöhle führen. Zu erwähnen ist ferner die primäre Peritonitis mit Diplococcus pneumoniae.

Die Säuglinge sind schwerkrank, erbrechen und liegen mit angezogenen Beinen da. Bei der Palpation des aufgetriebenen Abdomens reagieren sie mit Abwehr.

Häufig ist es aufgrund des Röntgenbildes nur möglich, die Diagnose „Peritonitis" zu stellen, nicht aber etwas über ihre Ätiologie auszusagen. Die charakteristischen röntgenologischen Symptome bestehen im Nachweis eines Ergusses und eines paralytischen Ileus. Die Flüssigkeit schiebt sich anfangs zwischen die Dünndarmschlingen und drängt sie etwas auseinander, so daß der Eindruck einer verdickten Darmwand entsteht. Im Liegen angefertigte Aufnahmen zeigen die lufthaltigen atonischen Schlingen, die bei

Abb. 15.75.   Pneumoperitoneum beim Neugeborenen

Schematische Darstellung einer Röntgenübersichtsaufnahme nach einer Perforation im Bereich des Magen-Darm-Traktes. Bei der Untersuchung in aufrechter Position sammelt sich die Luft unter dem Zwerchfell, drängt das Diaphragma nach oben und engt den Thoraxraum ein. Leber und Milz sinken herab. Häufig kollabieren die Darmschlingen.

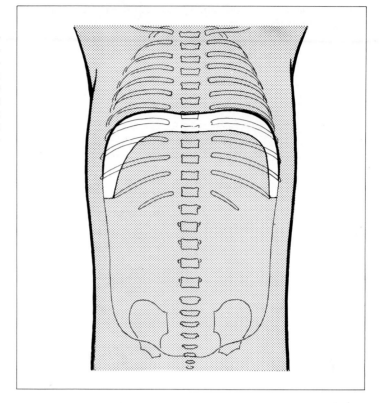

Abb. 15.76.   Pneumoperitoneum nach Ileumperforation

Korrespondierendes Röntgenbild zu Abb. 15.75. – Etwas aufgetriebenes Abdomen. Breiter Luftmantel unter dem Zwerchfell. Leber und Milz sind herabgesunken. Der Magen enthält noch etwas Luft. Luftblähung mehrerer Dünndarmabschnitte, teilweise mit Spiegelbildungen (funktioneller Ileus). Der Zökumpol enthält Mekonium. Die verschluckte Luft hat das Rektum noch nicht erreicht. Kein nachweisbares Exsudat in der freien Bauchhöhle. – Neugeborenes, 2. Lebenstag. Graufahle Gesichtsfarbe, Nahrungsverweigerung. Operativ: Spontane Ileumperforation, keine Atresie.

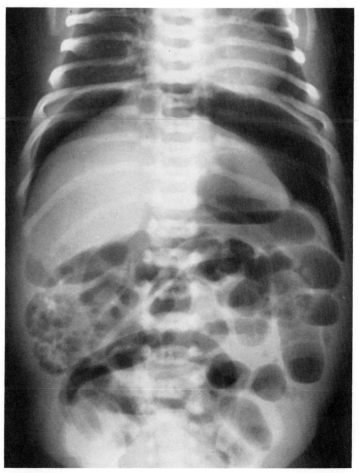

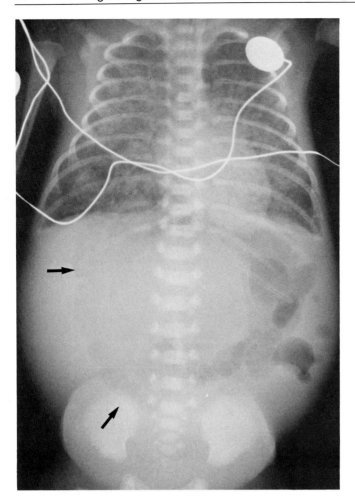

Abb. 15.77. Pneumoperitoneum nach Magenperforation

Aufnahme im Inkubator in Rückenlage mit sagittalem Strahlengang. Große kugelige Aufhellungszone im medialen Oberbauch (Pfeile). Sie entspricht der freien Luft in der Bauchhöhle, die sich am höchsten Punkt unterhalb der stark gewölbten Bauchdecke ansammelt (sog. „Fußballphänomen"). Reichlich Exsudat im Bauchraum. Mit dieser Untersuchungstechnik gelingt der Nachweis einer Perforation erst dann, wenn eine größere Luftmenge in die freie Bauchhöhle ausgetreten ist. Geringe Luftfüllung der Dünndarmschlingen, die durch den Erguß zur Seite gedrängt werden. – Frühgeborenes mit schwerem Atemnotsyndrom. Am 10. Lebenstag plötzlich rascher Verfall, graublasses Aussehen, beschleunigte stöhnende Atmung, Nahrungsverweigerung. Das Kind ließ sich wegen des schlechten Zustandes und der Beatmung nicht mehr außerhalb des Inkubators untersuchen. Operativ: Magenperforation auf der Grundlage von Erosionen.

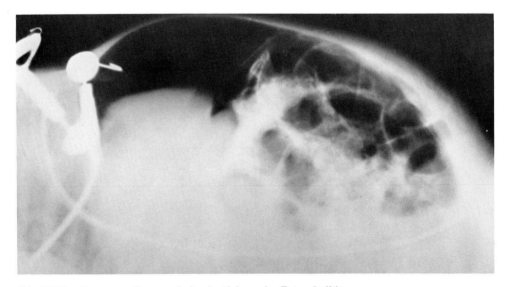

Abb. 15.78. Pneumoperitoneum bei nekrotisierender Enterokolitis

Aufnahme im Inkubator mit horizontalem Strahlengang bei Rückenlage des Kindes. Die ausgetretene Luft sammelt sich in der freien Bauchhöhle in der Ober- und Mittelbauchregion und wölbt die Bauchdecke vor. Luftgeblähte Darmschlingen, paralytischer Ileus. Katheter in der V. cava inferior. – 2 Monate altes Frühgeborenes. Plötzlicher Verfall, Erbrechen, fehlende Darmgeräusche, aufgetriebener Oberbauch. Operativ: Dünndarmperforation bei nekrotisierender Enterokolitis.

Abb. 15.**79. Pyopneumoperitoneum beim Neugeborenen**

Schematische Darstellung der Röntgenbefunde nach einer Perforation des Magen-Darm-Traktes mit Ergußbildung in der freien Bauchhöhle. Starke Luftansammlung unterhalb des hochgedrängten Zwerchfells. Leber und Milz sinken herab. Das Exsudat bildet einen oder mehrere Spiegel. Der Unterbauch wird durch Erguß homogen verschattet. Paralytischer Ileus.

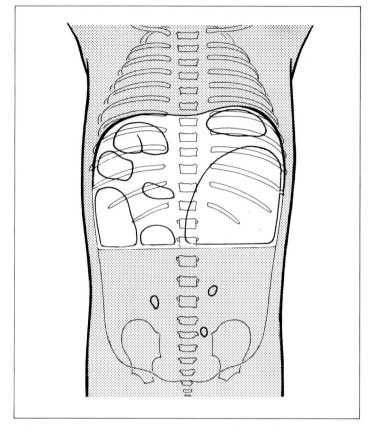

Abb. 15.**80. Pyopneumoperitoneum nach Dünndarmperforation**

Korrespondierendes Röntgenbild zu Abb. 15.**79.** – Aufnahme im Hängen. Luftansammlung unter dem Zwerchfell. Reduzierter Luftgehalt der Dünndarmschlingen, die durch Exsudat auseinandergedrängt werden, atonisch sind und Flüssigkeitsspiegel enthalten. Paralytischer Ileus. Der Bauchraum ist durch Exsudat vergrößert. Wenig Luft im Dickdarm.

5 Tage altes Neugeborenes mit aufgetriebenem Leib. Vom 2. Lebenstage an zunehmendes Erbrechen, später schwerer Kollaps. Autoptisch bestätigte Ileumatresie mit Perforation und ausgedehnter eitriger Peritonitis.

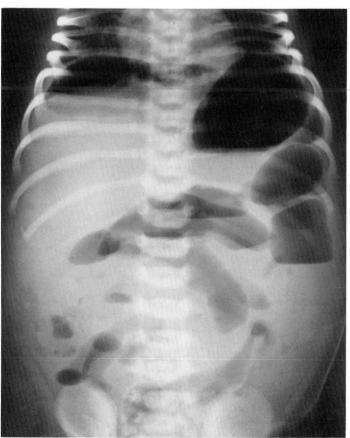

Zunahme des Exsudats zur Bauchmitte hin verlagert werden.

Sobald sich reichlich Exsudat ausgebildet hat, findet man bei Aufnahmen in aufrechter Position eine diffuse, kaudalwärts zunehmende Trübung im Mittel- und Unterbauch, ausladende Flanken, Erguß zwischen Leber und seitlicher Bauchwand und ein hochgedrängtes Zwerchfell. Der Leberunterrand und die retroperitonealen Strukturen werden ausgelöscht. Die Kompression der Darmschlingen durch das Exsudat vermindert den Luftgehalt im Dünndarm (Abb. 15.**83**–15.**85**).

Entzündliche Veränderungen der extraperitonealen Fettlinien sind bei Neugeborenen und Säuglingen mit Peritonitis nur selten zu finden. Manchmal beobachtet man allerdings eine durch Ödem hervorgerufene netzartige Struktur innerhalb des Fettgewebes der seitlichen Bauchwand.

Eine Differenzierung des Ergusses selbst (serös, eitrig, hämorrhagisch) ist röntgenologisch nicht möglich. Nur bei einem Pyopneumoperitoneum besteht klinisch kein Zweifel. Auf intraabdominelle Abszesse ist zu achten, die Folge, aber auch Ursache der Peritonitis sein können.

Aszites

Für die Ausbildung eines Aszites gibt es beim Neugeborenen und Säugling zahlreiche Ursachen, die einer klinisch-radiologischen Differenzierung bedürfen. Hierher gehören ein allgemeiner Hydrops bei schwerer Rh-Erythroblastose (Abb. 15.**86**), Ergußbildung nach Rupturen großer Ovarial- oder Mesenterialzysten, Rupturen im Bereich des Urogenitaltraktes, ein Ascites chylosus, Gallenaszites, das nephrotische Syndrom, eine konnatale Syphilis und anderes. Klinisch findet man einen erweiterten Bauchraum mit ausladenden Flanken, Dyspnoe infolge des Zwerchfellhochstandes und eine Dämpfung bei der Perkussion des Abdomens.

Bei Aszites erhält man eine der Peritonitis ähnliche Nativaufnahme, jedoch fehlen die Symptome des paralytischen Ileus. Der Bauchraum ist vergrößert und weitgehend verschattet, wobei die Schattendichte nach kaudal hin zunimmt. Die Flüssigkeit drängt die Darmschlingen von der Bauchwand ab, vermindert deren Luftgehalt und sammelt sich zwischen den im Mittelbauch liegenden Schlingen an. Das Mißverhältnis zwischen der Erweiterung des Bauchraumes und den wenigen luftgefüllten Darmschlingen ist offensichtlich.

Nach einer diagnostischen und therapeutischen Punktion (milchig-trüb = Ascites chylosus, leicht gelblich = Urin, goldgelb = Gallenbeimengungen) läßt sich entscheiden, welche weiteren Röntgenuntersuchungen erforderlich sind (FRANKEN 1972).

Bei *chylösem Punktat* besteht der Verdacht auf eine Mißbildung bzw. Ruptur des abdominellen Lymphsystems. Der Lymphabfluß kann auch durch Kompression, eine Atresie oder Aplasie des D. thoracicus und der zuführenden Lymphgefäße zustande kommen. Entzündliche und traumatische Schädigungen (Kindesmißhandlung) haben ähnliche Auswirkungen (MÜHLBACHER u. HARTL 1972, KREBS u. WILLITAL 1979). Die bei Säuglingen technisch schwierige Lymphangiographie deckt mitunter die Ursache in Form einer Lymphgefäßdysplasie auf (WEBER u. Mitarb. 1975). Zum klinischen Bilde gehören neben dem flüssigkeitsgefüllten Abdomen eine Hypoproteinämie und ein zunehmendes Lymphödem, das besonders skrotal, labial, sakral und periumbilikal sichtbar wird (SANCHEZ u. Mitarb. 1971).

Urinhaltige Flüssigkeit weist auf eine Perforation des Harntraktes hin (Nierenbecken, Harnleiter, Harnblase), so daß man nach einer angeborenen schweren Obstruktion suchen muß.

Wird *galliges Punktat* gewonnen, so liegt eine spontane Perforation eines Gallenganges bei Ganganomalien oder Gallensteinen mit Ergußbildung vor. Heller Stuhl, leichter Ikterus und das Anwachsen des Bauchumfanges sind weitere Hinweise. Solch eine „Gallenperitonitis" verläuft beim Säugling viel milder als bei Erwachsenen, so daß die Bezeichnung „Gallenaszites" zutreffender ist. Die Suche nach der Perforationsursache macht eine intraoperative Cholangiographie erforderlich (HYDE 1965, DANELATOS-ATHANASSIADIS u. Mitarb. 1970).

Ileus

Ein Ileus entwickelt sich bei Neugeborenen, Säuglingen und Kleinkindern entweder als Symptom einer obstruierenden Anomalie bzw. Erkrankung oder als Zeichen einer schweren Funktionsstörung der Darmmotorik. Eine große Zahl auslösender Ursachen ist bekannt. Neben den beiden klassischen Formen, dem *mechanischen* und dem *paralytischen Ileus* existieren noch spezielle Mechanismen, die bei Säuglingen eine Ileussituation herbeiführen können.

Der *akute mechanische Darmverschluß* der Neugeborenen beruht fast immer auf angeborenen Obstruktionen (Atresien, Duplikaturen, Mekoniumerkrankungen) oder einem Volvulus. Bei Säuglingen und Kleinkindern kommen ursächlich besonders ein Volvulus, eine Invagination, inkarzerierte Hernien, eine Hirschsprungsche Krankheit und Briden bzw. Adhäsionen in Betracht.

Ein akuter Verschlußileus ist während der ersten Stunden klinisch und röntgenologisch noch nicht erkennbar. Erst alarmierende Symptome, wie Erbrechen (manchmal gallig), ein aufgetriebenes

Abb. 15.**81.** **Pyopneumoperitoneum**
Aufnahme in aufrechter Position. Um-fangreiche Luftansammlung in der freien Bauchhöhle nach Perforation im Magen-Darm-Trakt.   Hochgedrängtes Zwerchfell. Leber und Milz sind herab-gesunken. Flüssigkeitsspiegel im Mittel-bauch (Pfeil). Der untere Bauchraum ist durch Exsudat verschattet, die Darm-schlingen enthalten kaum Luft und sind auseinandergedrängt. – 3 Tage altes reifes Neugeborenes. Plötzlich Nah-rungsverweigerung, Erbrechen, Kollaps und aufgetriebener Leib mit Tympanie. Darmgeräusche fehlten. Keine Opera-tion, Behandlung mit Antibiotika.

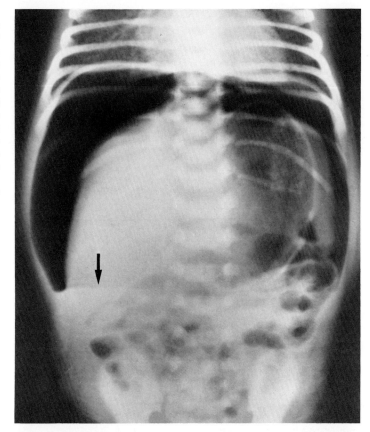

Abb. 15.**82.** **Perforationsfolgen: Dünndarmstenosen und portale Hypertension**
Dasselbe Kind wie in Abb. 15.**81** im Al-ter von 6 Jahren. – Das Kind überlebte unter konservativer Therapie eine Per-foration im Bereich des Magen-Darm-Traktes mit der Ausbildung eines Pyo-pneumoperitoneums während der Neu-geborenenperiode. Als Folge entwickel-ten sich Dünndarmstenosen (untere Pfeile) mit sackartigen Erweiterungen und den Auswirkungen einer „blinden Schlinge". Es kam zusätzlich, offenbar aufgrund der Peritonitis, zu einer Pfort-aderthrombose und der Entwicklung ei-ner portalen Hypertension mit extrahe-patischem Block und ausgeprägten Ösophagusvarizen (oberer Pfeil).

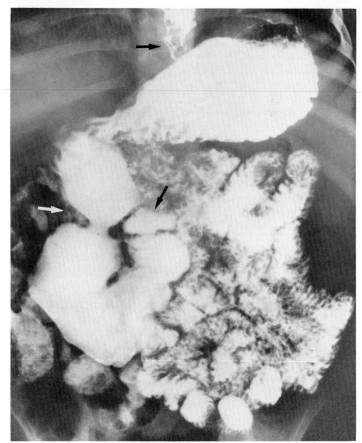

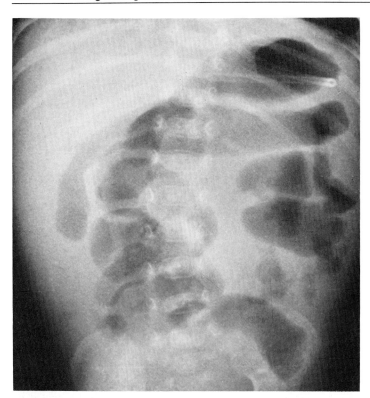

Abb. 15.83. Beginnende Peritonitis bei nekrotisierender Enterokolitis
Übersichtsaufnahme im Inkubator in Rückenlage. Akute Darmdilatation mit unregelmäßig erweiterten und geblähten Schlingen bei asymmetrischer Luftverteilung. Keine Veränderung dieser Luftfüllung über längere Zeit wegen Darmlähmung. Vergrößerter Abstand zwischen den einzelnen Schlingen durch Wandverdickung und intraperitoneale Flüssigkeit. – 5 Wochen altes Frühgeborenes (Gewicht 1100 g) mit schwerem Atemnotsyndrom. Zunehmende Auftreibung des Abdomens, graublasses Aussehen, blutig-tingierte Stühle.

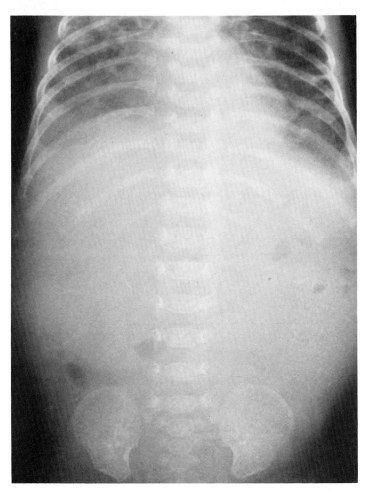

Abb. 15.84. Peritonitis bei nekrotisierender Enterokolitis
Dasselbe Kind wie in Abb. 15.83, Aufnahme eine Woche später. – Weitere Zunahme des Bauchumfanges mit fast homogener Verschattung durch Exsudat. Nur noch in wenigen Dünndarmschlingen zeigt sich etwas Luft. Schwere Lungenveränderungen (Atemnotsyndrom). Operativ: Nekrotisierende Enterokolitis, Peritonitis mit reichlich Exsudat.

Abb. 15.85. Peritonitis bei Toxikose
Aufnahme in aufrechter Position. Der
Bauchraum wird durch Exsudat erweitert, verschatteter Unterbauch. Nur die
oberen Dünndarmschlingen enthalten
Luft, sind atonisch, weisen Spiegelbildungen auf und „schwimmen" in der
Flüssigkeit. Paralytischer Ileus. – 3 Wochen alter Säugling mit schwerer akuter
Ernährungsstörung (Toxikose). Zunehmender Verfall, diffuse Peritonitis.

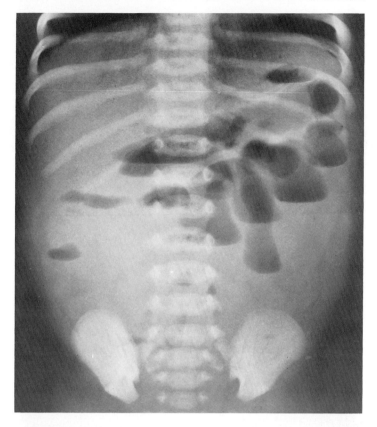

**Abb. 15.86. Aszites bei schwerer
Erythroblastose**
3 Std. altes Neugeborenes mit Hydrops
congenitus. – Stark aufgetriebener Leib
mit ödematös verdickter Bauchwand
und Thoraxwand, Erguß im Pleuraraum.
Die Dünndarmschlingen werden durch
Exsudat in der freien Bauchhöhle im
Mittelbauch zusammengedrängt. Flüssigkeit schiebt sich zwischen die einzelnen Darmschlingen. Verzögerte Luftpassage. Untersuchung vor erster Austauschtransfusion.

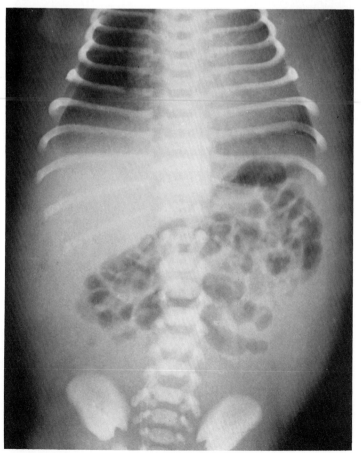

Abdomen mit verstärkten Darmgeräuschen, Stuhlverhaltung und kolikartige Leibschmerzen, weisen auf die schwere Passagestörung hin.

Oralwärts der Obstruktion kommt es rasch zur venösen Stauung, zu Ischämie und Wandödem, einer Resorptionsstörung und einer verstärkten Peristaltik, die das Hindernis zu überwinden trachtet. Die massive Exsudation in das Darmlumen führt zu einer Dehydratation mit Elektrolytstörungen, einem verminderten Plasmavolumen, Schocksymptomen, einer Tachykardie und Oligurie. Rasch wird die Darmwand oberhalb eines mechanischen Verschlusses überdehnt und durch eine Durchblutungsstörung so stark geschädigt, daß Darmlähmung und Wandgangrän folgen können und einer bakteriellen Durchwanderung Vorschub geleistet wird. Bald treten Perforation und Peritonitis hinzu.

Übersichtsaufnahmen in aufrechter Position zeigen besonders bei hohen Dünndarmobstruktionen erst nach einigen Stunden eindeutige Röntgensymptome. Die Darmschlingen vor der Obstruktion blähen sich stark auf und ordnen sich in großen Bögen arkadenförmig an. Die Zahl der dilatierten Schlingen entspricht der Höhe der Obstruktion. Sobald der Verschluß lange genug besteht, verschwindet distal der Obstruktion die Luft vollständig (Abb. 15.**87**–15.**91**).

Die dilatierten Darmschlingen enthalten reichlich Flüssigkeit und Luft, so daß Spiegelbildungen zustande kommen, die meist an beiden Enden einer aufgestellten Schlinge in unterschiedlicher Höhe liegen. Dies beweist u. a., daß der Verschluß erhebliche Reaktionen, nämlich eine Hyperperistaltik und Hypersekretion, ausgelöst hat.

Die Höhenlokalisation einer Obstruktion gelingt bei Duodenal- oder hohen Jejunalverschlüssen leicht, ist bei tiefergelegenen Obstruktionen aber schwieriger. Je mehr dilatierte Schlingen man sieht, um so tiefer liegt der Verschluß. Manchmal ist ein Kontrasteinlauf hilfreich, um die Obstruktion in den unteren Dünndarm oder in den Dickdarm (Invagination, Sigmavolvulus, Hirschsprungsche Krankheit) zu lokalisieren.

Ein voll ausgebildeter Ileus ist leicht zu erkennen. Wichtig bleibt es aber, die Diagnose bereits dann zu stellen, wenn die Symptome noch diskret und nur ein oder zwei kurze Schlingen betroffen bzw. aufgestellt sind. Ergibt die erste Röntgenaufnahme noch keinen eindeutigen Befund, so muß kurzfristig, etwa eine oder mehrere Stunden später, die Untersuchung wiederholt werden, bis die bedrohlich werdende Situation geklärt ist (RUBIN 1967).

Karottenileus

Eine Sonderform des akuten Darmverschlusses, der sog. „Karottenileus", wird bei jungen Säuglin-

gen beobachtet, die wegen einer schweren Durchfallerkrankung Karottensuppe erhalten. Während dieser gängigen, durch den großen Pektingehalt und ein starkes Absorptionsvermögen wirksamen diätetischen Behandlung kann ausnahmsweise im Dünndarm so viel Flüssigkeit resorbiert werden, daß die Karottendiät stark eingedickt wird, nicht mehr transportiert werden kann und ein Phytobezoar entsteht. Die Ileumschlingen sind dann mit Fremdsubstanz, nämlich mit Karottenfasern prall gefüllt, die in Ballen oder Klumpen den Darm verschließen. Diese fatale Entwicklung beobachtet man bei jungen Säuglingen, deren Darmmotorik durch irgendeine andere Störung vorher bereits beeinträchtigt war. Aber auch bei bisher unauffälligen Säuglingen ohne weitere Anomalie kann sich solch ein Ileus anbahnen. Junge, durch die Primärerkrankung bereits geschwächte Säuglinge bis zu 6 Wochen erliegen gelegentlich sogar dieser schweren Obstruktion, falls nicht sofort operiert wird (SAUVEGRAIN u. Mitarb. 1967, FRUCHTER u. Mitarb. 1968).

Die Übersichtsaufnahme läßt eine Ileussituation und in den unteren Darmschlingen die eingedickte, mit Luftbläschen untermischte Substanz erkennen, die gesprenkelt aussieht und Mekonium ähnelt. Infolge der intensiven Wasserresorption kommt es nicht zu Spiegelbildungen. In den geblähten Ileumschlingen wird die Fremdsubstanz manchmal von Luft umrandet. Der Dickdarm bleibt praktisch luftfrei. Das Karottenphytobezoar mit Darmverschluß bedarf der Operation (Abb. 15.**92**).

Milchpfropfsyndrom

Bei Frühgeborenen oder lebensschwachen jungen Säuglingen, deren Mekonium- und Stuhlentleerung bis dahin unauffällig verlief, kommt es gelegentlich während der ersten Lebenswochen unter künstlicher Ernährung zu einer besonderen Form des akuten tiefen Dünndarmverschlusses, nämlich zu einer Obturation durch *geronnene Milch*. Voraussetzung ist offenbar eine Gabe zu konzentrierter hochkalorischer Nahrung, die aus Milchpulver oder Kondensmilch hergestellt wird. Ursächlich soll eine vorübergehende Resorptionsschwäche für Proteine und Aminosäuren bestehen. Bei den betroffenen Säuglingen bildet sich ein quarkartiger Pfropf, der nicht mehr verflüssigt oder resorbiert werden kann, die Darmschlingen ausfüllt und den Dünndarm verschließt (RICKHAM 1973). Im Nativbild läßt sich im erweiterten Darmlumen eine fast homogene, etwas gesprenkelte, von Luft umrandete Substanz erkennen. Der Milchpfropf klebt also nicht wie Mekonium an der Schleimhaut. Eine Spiegelbildung fehlt, weil auch hier die Flüssigkeit aus dem Dünndarmlumen weitgehend resorbiert wird. Ein Kolonkontrasteinlauf schließt Erkrankungen mit ähnlicher Symptomatologie aus (Hirschsprungsche Krankheit, Mekoniumileus). Die Obturation

Abb. 15.**87.   Ileus durch postoperative Adhäsionen**

Aufnahme in aufrechter Position. Stark geblähte, erweiterte und arkadenartig aufgestellte Dünndarmschlingen im Ober- und Mittelbauch mit Spiegelbildung. Homogene Verschattung des Unterbauches. Der Dickdarm ist luftfrei. – 3 Monate alter Säugling mit zunehmendem Erbrechen und aufgetriebenem Leib. Ileozökalresektion wegen Invagination in der Neugeborenenperiode. Jetzt operativ: Ausgedehnte Verwachsungen der unteren Dünndarmschlingen mit komplettem Darmverschluß. Klares Exsudat in der Bauchhöhle.

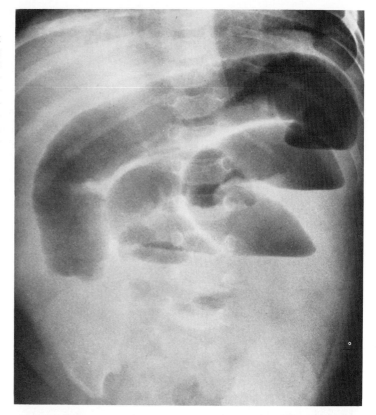

Abb. 15.**88.   Ileus durch inkarzerierte Leistenhernie**

Aufnahme in aufrechter Position. Erweiterter Bauchraum. Hochgradige Dilatation der Dünndarmschlingen mit Flüssigkeitsspiegeln. Der Unterbauch ist durch Exsudatbildung in der Peritonealhöhle bereits verschattet, der Dickdarm enthält keine Luft mehr. Die Luftverteilung entspricht einer tiefsitzenden Dünndarmobstruktion. – 1 Monat alter Säugling mit inkarzerierter Leistenhernie. Seit 3 Tagen Nahrungsverweigerung, Erbrechen und heftige Leibschmerzen mit zunehmendem Verfall und Auftreibung des Abdomens. Operativ: Inkarzerierte Leistenhernie mit Infarzierung des herniierten unteren Dünndarms und Exsudatbildung in der Bauchhöhle.

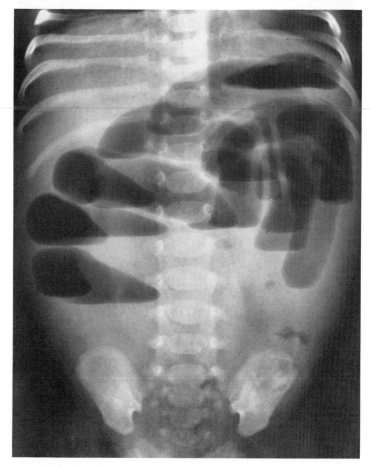

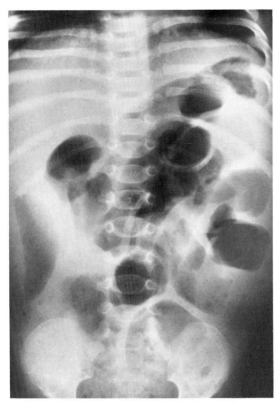

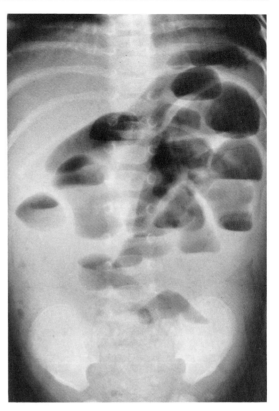

Abb. 15.89. Ileus durch Enterokystom im Zökum
Die Abb. 15.**89** bis 15.**91** demonstrieren Untersuchungsergebnisse bei der Anfertigung von Nativaufnahmen in 3 Positionen bei demselben Kinde. – 7 Wochen alter schwerkranker Säugling. *Aufnahme im Liegen:* Maximal dilatierte Dünndarmschlingen mit vergrößertem Abstand durch Erguß in der Bauchhöhle. Der Dickdarm enthält kaum Luft.

Abb. 15.**90** Derselbe Säugling wie in Abb. 15.**89**. – *Aufnahme in aufrechter Position:* Ausgeprägte Ileussituation mit erheblicher Dünndarmerweiterung und Spiegelbildungen. Verschatteter Unterbauch durch Exsudat. Der Dickdarm ist fast luftfrei. Keine Perforation. Befund spricht für tiefsitzende Dünndarmobstruktion.

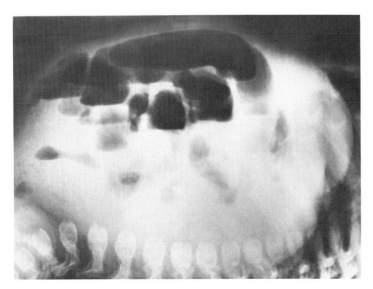

Abb. 15.**91** Derselbe Säugling wie in Abb. 15.**89** und 15.**90**. – *Aufnahme in Rückenlage mit horizontalem Strahlengang.* Die geblähten Dünndarmschlingen zeigen Spiegelbildungen und schwimmen in Flüssigkeit, die sich dorsal ansammelt. Operativ: Faustgroßer Tumor in der Zökalwand (Enterokystom) mit Verlegung der Bauhinschen Klappe. Kompletter Ileus. Reichlich klares Exsudat in der Bauchhöhle.

Abb. 15.92.   Karottenileus

2 Monate alter Säugling, der wegen einer Durchfallserkrankung unter anderem mit Karottensuppe behandelt wurde. Danach entwickelte sich ein aufgetriebener Leib, es kam zur Nahrungsverweigerung und zum Erbrechen. Ein Karottenstuhl wurde aber nicht entleert. – Einige Dünndarmschlingen und der Dickdarm sind mit einer inhomogenen, gesprenkelten Masse gefüllt (Pfeile), die der Karottensubstanz entspricht. Sie blockierte die Passage und mußte operativ entfernt werden.

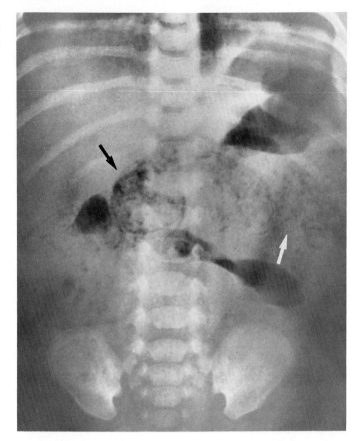

Abb. 15.93.   Milchpfropfsyndrom

14 Tage alter dystropher Säugling, der mit einer konzentrierten, aus Pulvermilch zubereiteten Nahrung gefüttert wurde. Danach traten ein starker Meteorismus und Erbrechen auf. Kein rektaler Luftabgang trotz Darmrohr. – Ileussituation mit stark geblähten Dünndarmschlingen, die eine homogene, von Luft umrandete Substanz enthalten (Pfeil). Sie entsprach käsigen „Milchpfröpfen".

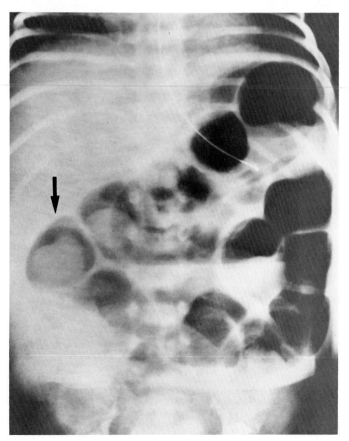

bedarf der chirurgischen Behandlung (Abb. 15.**93** u. 15.**94**) (POCHON u. STAUFER 1978).

Funktioneller Ileus

Er wird charakterisiert durch eine schwere Beeinträchtigung der Darmmotilität, eine verstärkte Gasbildung mit Lumenerweiterung und schließlich eine Darmlähmung ohne mechanisches Hindernis. Zwischen leichten ileusähnlichen Zuständen und der ausgeprägten klinischen Symptomatik existiert eine ganze Skala unterschiedlicher Intensität, so daß sowohl klinisch als auch röntgenologisch die diagnostischen Schwierigkeiten verständlich werden.

Ursächlich kommen intra- und extraintestinale Faktoren in Betracht. Hierzu gehören einerseits Entzündungen im Bauchraum (Enteritis, Appendizitis, Peritonitis), postoperative Darmparesen, eine Darmlähmung nach stumpfen Bauchtraumen usw., andererseits metabolische Störungen (z. B. Hypokaliämie) und Reflexmechanismen (basale Pneumonie, Wirbelsäulenläsionen, Meningitis, Enzephalitis, Hirnläsionen, septische Erkrankungen usw.). Man hört keine Darmgeräusche, es herrscht „Totenstille" im Bauch.

Im Übersichtsbild findet sich eine unterschiedlich starke Darmblähung ohne Anzeichen einer Obstruktion. Alle Abschnitte des Dünn- und Dickdarms können betroffen bzw. dilatiert sein. Die Lumenerweiterung der einzelnen Schlingen erscheint – im Gegensatz zu mechanischen Verschlüssen – regellos. Im gesamten Bauch zeigen sich also zahlreiche erweiterte Schlingen, die man von oben nach unten, von rechts nach links findet. Die luftgefüllten Darmschlingen weisen gelegentlich Spiegelbildungen auf, erscheinen – anders als bei mechanischem Verschluß – träge, inaktiv und glattwandig. Zudem variiert das Bild von Aufnahme zu Aufnahme. Bei lokalisierten Entzündungen (z. B. einer Appendizitis) kann sich die funktionelle Störung auf die benachbarten Schlingen beschränken. Die Korrelation mit der klinischen Symptomatologie hilft bei der oft schwierigen Interpretation weiter. Bleibt nach der ersten Untersuchung die Diagnose unklar, so muß man innerhalb kurzer Zeit die Aufnahme wiederholen. Zeigt sich dabei ein deutlicher Wechsel von Blähung und Spiegelbildung einzelner Darmabschnitte, so unterstützt dies die Annahme eines paralytischen Ileus (Abb. 15.**95** u. 15.**96**).

Gemischte Ileusformen

Kommt es bei Kindern mit mechanischem Darmverschluß zu einer Peritonitis, so entwickelt sich zusätzlich rasch eine Darmparalyse, in deren Gefolge dann eine Mischform des Ileus, ein *mechanisch-paralytischer* Ileus resultiert. Ohne klinische Information ist die Übersichtsaufnahme dann schwierig zu interpretieren. Auch hier erleichtert die wiederholte Untersuchung die Diagnostik.

Funktioneller Ileus der Früh- und Neugeborenen

Diese Neugeborenen sind nach der Geburt unauffällig, entleeren normales Mekonium, nehmen anfangs in üblicher Weise Nahrung zu sich und setzen bis zum Symptomenbeginn normale Stühle ab. Die Kinder erkranken während der ersten Lebenstage ohne erkennbare Ursachen mit den Symptomen eines akuten Dünndarmverschlusses, nämlich plötzlichem Erbrechen und Nahrungsverweigerung sowie einem aufgetriebenen Leib. Eine Atresie oder ein anderer organischer Darmverschluß sind nicht vorhanden.

Aufgrund vielfacher Ähnlichkeiten mit einer Aganglionose nahmen VANHOUTTE u. KATZMAN (1973) an, daß diese Ileusform auf einer vorübergehenden intestinalen Funktionsschwäche beruht, die auf die Unreife des Neuralplexus bei Frühgeborenen zurückgeführt wird. Von CREMIN (1973) werden Ähnlichkeiten mit dem „inspissated-milk-syndrome" angenommen, weil er vermutet, daß die Gabe einer hochkalorischen Nahrung, verbunden mit einer unzureichenden Peristaltik, die Symptome einleiten kann. Auch ist die Resorption von Proteinen und Aminosäuren bei diesen Neugeborenen vermindert. Im Dickdarm findet sich oft fester und eingedickter Stuhl. Eine Darmperforation ist möglich.

Von dieser Störung werden auch Kinder betroffen, deren Mütter während der Geburt stärkere Sedativa erhielten oder Ganglienzellblocker einnahmen. Bei den Neugeborenen selbst kommen auslösend auch Begleitkrankheiten in Betracht, nämlich eine geburtstraumatische Hirnschädigung, das Atemnotsyndrom, akute Infektionen, eine Hypothyreose und Stoffwechselstörungen. Aber nicht selten fehlt jegliche Ursache.

Die Diagnose basiert (nach CREMIN) auf klinischen Symptomen, die durch eine Röntgenaufnahme unterstützt wird. Röntgenologisch läßt sich das Bild einer tiefen Dünndarmobstruktion erkennen. Die Darmschlingen sind meist erheblich gebläht, Spiegelbildungen werden nur in etwa 20% beobachtet. Aufgabe des Radiologen ist es, den Grad der Obstruktion und seine Auswirkungen durch Kontrollaufnahmen zu verfolgen. Ein Gastrografineinlauf zeigt im Dickdarm keine Anomalie, lediglich festen Stuhl. Der Einlauf ist daher häufig therapeutisch wirksam, zugleich werden damit eine tiefe Dünndarm- oder Dickdarmobstruktion und ein Mekoniumileus ausgeschlossen (Abb. 15.**97**).

Obwohl die klinische Situation zu einer Laparotomie zu drängen scheint, ist eine chirurgische Behandlung nicht indiziert. Die erkrankten Neugeborenen bedürfen lediglich einer mechanischen und medikamentösen Stimulation des Darmes. Spätere Folgen dieser funktionellen Obstruktion sind nicht bekannt.

Abb. 15.94. Milchpfropfsyndrom
Derselbe Säugling wie in Abb. 15.93. – Dick-darmuntersuchung mit Kontrastmittel, das nur in das Rektum einfließen kann. Auch der Dickdarm, vor allem aber die distalen stark erweiterten Dünndarmschlingen enthalten „Milchpfröpfe" in Form einer gesprenkelten Masse, die von Luft umrandet wird (Pfeil). Die Substanz blockierte sowohl die Passage als auch den Kontrastein-lauf, ließ sich nicht mobilisieren und mußte ope-rativ entfernt werden.

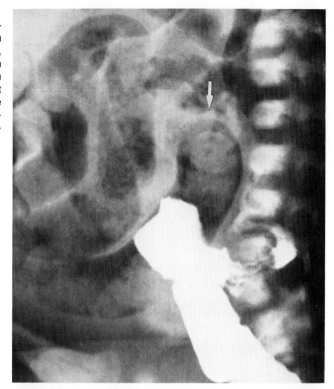

Abb. 15.95. Funktioneller Ileus bei akuter schwerer Ernährungsstörung (Toxikose)
Aufgetriebener Leib. Luftgeblähte Dünn- und Dickdarmschlingen, teilweise mit Spiegelbildung. Kleines Herz als Folge der Exsikkose mit Vermin-derung der zirkulierenden Plasmamenge. – 2 Mo-nate alter Säugling. Geblähtes Abdomen, ge-spannte Bauchdecke, keine Darmgeräusche. Starker und schneller Gewichtsverlust durch Er-brechen und dünne Stühle.

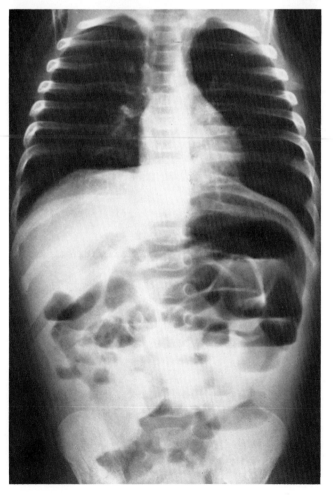

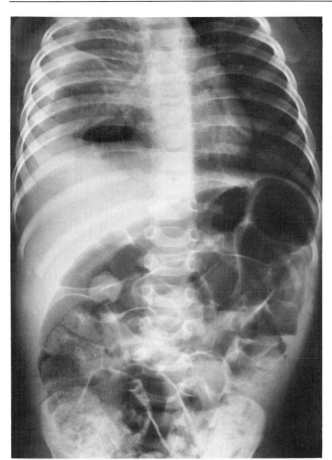

**Abb. 15.96. Funktioneller Ileus bei abszedie-
render Pneumonie**
Starke Luftblähung des Dünn- und Dickdarms,
der reichlich Kot enthält. Keine Spiegelbildung.
Verschattung der ganzen rechten Thoraxhälfte
durch ein Pleuraexsudat, basal pneumonische
Verdichtungen mit Abszeßhöhle. Schonhaltung
der Wirbelsäule. – 9 Monate alter Säugling mit
hohem Fieber, stöhnender Atmung, Erbrechen,
aufgetriebenem Leib, Abwehrspannung und
Stuhlverhaltung. Keine Darmgeräusche.

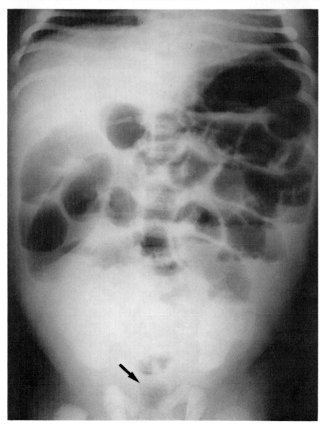

**Abb. 15.97. Funktioneller Ileus bei Früh-
geborenem**
Starke Luftblähung des Dünndarms, besonders
im Ober- und Mittelbauch. Luft im Rektum (Pfeil)
schließt eine Atresie aus. Nirgends besteht eine
organische Obstruktion. – Frühgeborenes, 2. Lebenstag. Aufgetriebener Leib und Erbrechen.
Schneller Rückgang der Symptomatologie unter
konservativer Behandlung.

Volvulus

Er tritt in der akuten Form meist während der ersten Lebenstage auf und führt dann rasch zum klinischen und radiologischen Bilde des Duodenalverschlusses. Galliges Erbrechen und Nahrungsverweigerung bei normalem Mekoniumabgang sind entscheidende Verdachtsmomente. Durch den Volvulus kommt meist eine hochgradige Gefäßdrosselung zustande, der eine Darminfarzierung mit Nekrose, eine Perforation und Peritonitis mit Schocksymptomen und Kollaps folgen. Auch heute noch ist der Neugeborenenileus durch Volvulus mit einer ungewöhnlich hohen Letalität belastet. Nur bei frühzeitiger Diagnose und Therapie bewahrt man das Kind vor einer irreparablen Darmschädigung.

Drehstörungen und Fixationsanomalien des Darmes begünstigen die Entstehung eines Volvulus. Bei inkompletter Darmdrehung wird das Duodenum durch abnorme Ligamente, die vom dystopen Zökumpol aus die Duodenalschleife kreuzen, komprimiert und fixiert. Solche Ligamente verursachen eine äußere Duodenalstenose, allerdings von unterschiedlicher Intensität. Gleichzeitig besteht oft eine mangelhafte oder fehlende Darmfixation im Sinne eines Mesenterium ileocolicum commune, so daß Dünn- und Dickdarm an einem gemeinsamen Mesenterium hängen, dabei ist der Mesenterialstiel meist relativ schmal. Die anatomische Situation disponiert zum Volvulus.

Die Symptome solch einer Duodenalstenose werden aber manchmal erst dann manifest, wenn unter dramatischen Symptomen oder intermittierend ein Volvulus hinzutritt. In diesen Situationen ist es daher immer angezeigt, röntgenologisch nach entsprechenden Anomalien der Darmlage zu suchen. Auch bleibt die chirurgische Behandlung eines Volvulus nur dann auf die Dauer erfolgreich, wenn beide Ursachen, nämlich die äußere Duodenalstenose und die Malfixation beseitigt werden. Bei Kindern mit Zwerchfellhernien, einer Omphalozele oder einer Gastroschisis findet sich üblicherweise eine Malrotation, die auch nach operativer Korrektur der Grundkrankheit zu einem Volvulus disponiert.

Bei Volvulus rotiert der gesamte Darm meist im Uhrzeigersinne um mehr als 180 Grad um den Mesenterialstiel. Je stärker diese Torsion ist, um so intensiver werden die Gefäße gedrosselt und umso fataler sind die Folgen. Geringe Grade eines Volvulus, wie sie gelegentlich später bei Kindern vorkommen, können einige Zeit ohne schwere Passagebehinderung und ohne Gefährdung der Darmdurchblutung bestehen und sich sogar wieder spontan zurückbilden. Ein inkompletter rekurrierender Volvulus ohne stärkere arterielle Drosselung ähnelt klinisch gelegentlich einer Zöliakie, weil dünne Stühle und eine mangelhafte Gewichtszunahme das Bild beherrschen.

Die arterielle Durchblutung ist dabei zwar beeinträchtigt, jedoch nicht bedroht, die venöse Stauung aber doch so wirksam, daß sie zu einem permanenten milden Blutverlust in den Darm führt (Grob 1957, Pochaczevsky u. Mitarb. 1972).

Von der Übersichtsaufnahme allein erhält man unterschiedliche, ja widersprüchliche Informationen, weil sie entweder normale Verhältnisse oder eine mäßige bis mittelgradige Dilatation des Magens und des oberen Duodenums (entsprechend einer Duodenalstenose) zeigen kann (Berdon u. Mitarb. 1970).

Der Verdacht auf Volvulus wird dann erst durch Kontrastmitteluntersuchungen bestätigt oder ausgeräumt. Am schonendsten für das Neugeborene ist es, über eine Sonde Luft in den Magen einzubringen und sie bei linker Seitenlage in das Duodenum zu dirigieren, so daß die Obstruktion sichtbar wird (Abb. 1.**20**). Manchmal ist die Luftpassage vollständig oder zumindest so stark blokkiert, daß der Dünndarm kaum Luft enthält. Bei komplettem Passagestop im Duodenum und dem klinischen Verdacht auf eine beginnende Gangrän wird die Röntgenuntersuchung damit beendet und das Neugeborene sofort der Operation zugeführt (Kassner u. Kottmeier 1975).

Die orale Kontrastmittelapplikation und ein Kontrasteinlauf sind aber unumgänglich, wenn ein Neugeborenes gallig erbricht und sich durch ein Nativbild keine Klärung gewinnen läßt. Bei einem Volvulus zeigt sich in Höhe der Pars inferior duodeni oder an der Flexura duodenojejunalis eine komplette oder inkomplette Blockade. Gelegentlich kann man eine charakteristische Volvulusspirale erkennen. Verbreiterte Schleimhautfalten distal dieser Spirale sprechen für eine erhebliche vaskuläre Kompression mit venöser Stauung (Abb. 15.**98**–15.**102**).

Wasserlösliches Kontrastmittel ist für die Untersuchung zu bevorzugen, weil bei einer evtl. notwendigen Resektion Schwierigkeiten nach der Verwendung von Barium entstehen können. Barium ist aber als Kontrastmittel bei unvollständigen oder intermittierenden Verschlüssen ungefährlich und zu bevorzugen. Das Absaugen des Kontrastmittels aus dem Magen nach der Untersuchung verringert die Aspirationsgefahr.

Ebenso wichtig wie der Nachweis einer relativen Enge und der prästenotischen Dilatation im Duodenum ist die Beurteilung der topographischen Situation der Duodenalschleife selbst, des duodenojejunalen Übergangs und der Darmlage. Die Duodenalschleife kann aufgrund einer Entwicklungsanomalie bei normaler Kolonposition ungenügend fixiert und von außen komprimiert sein (inkomplette Duodenalrotation), sie kann abnorm kurz mit atypischer Position der Flexur

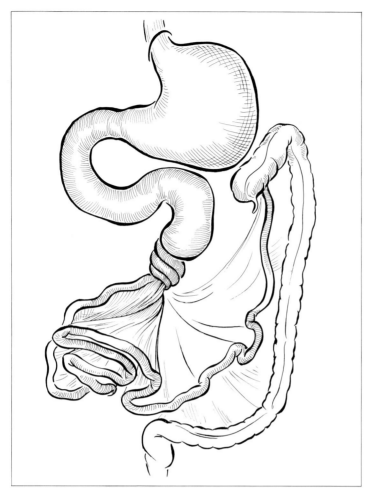

Abb. 15.98 Volvulus
Schematische Darstellung eines Volvulus mit mehrfacher Torsion des Dünndarms um die Mesenterialwurzel und Drosselung der Blutzufuhr. Das Duodenum wird abgeklemmt, so daß Luft oder Kontrastmittel in ihrer Passage mehr oder weniger stark behindert werden. Die unvollständige Darmdrehung (Nonrotation) stellt häufig die Voraussetzung für einen Volvulus dar und wird in der Abbildung durch die abnorme Lage von terminalem Ileum, Zökum und Appendix charakterisiert.

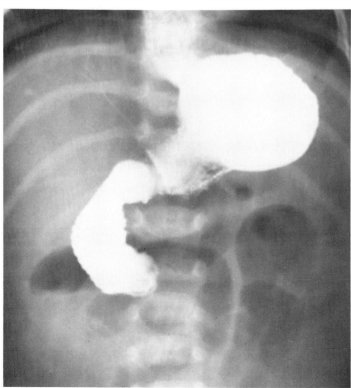

Abb. 15.99. Volvulus
Korrespondierende Röntgenaufnahme zu Abb. 15.98. – Inkompletter Darmverschluß durch einen doppelten Volvulus in Höhe der Pars inferior duodeni an der Kreuzungsstelle der Radix mesenterii (operativ bestätigt). Luftblähung des Dünndarms bei Darmlähmung im Gefolge einer hämorrhagischen Infarzierung. Regurgitation in die Speiseröhre. – Neugeborenes. Seit 2 Tagen zunehmend galliges Erbrechen, graublasses Aussehen, Blähung des Abdomens mit Abwehrspannung.

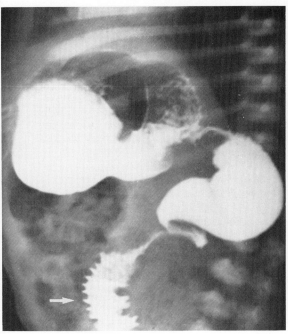
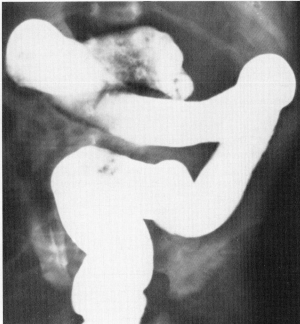

15.**100**   15.**101**

Abb. 15.**100.** Volvulus
Spiraliger Duodenalverlauf mit prästenotischem Aufstau, jedoch ohne kompletten Verschluß. Distal der Stenosierung breite Schleimhautfalten infolge der venösen Stauung (Pfeil). – 11 Tage alter Säugling. Zunehmendes Erbrechen seit der Geburt.

Abb. 15.**101.** Volvulus, Dickdarmposition
Dasselbe Kind wie in Abb. 15.**100.** – Der Zökumpol liegt im linken Oberbauch. Operation: Volvulus bei Malrotation II. Es fand sich keine komplette Gefäßdrosselung und keine Darmschädigung.

Abb. 15.**102.** Volvulus
Verlagerung des Zökumpols mit der Appendix sowie des Colon ascendens durch einen Volvulus in die Oberbauchmitte. Reflux in den atonischen Dünndarm. Der obere Dünndarm ist stark luftgebläht. – 2 Tage altes Neugeborenes mit Erbrechen, Kollaps und aufgetriebenem Leib. Operation: Dünndarmvolvulus bei Mesenterium ileocolicum commune.

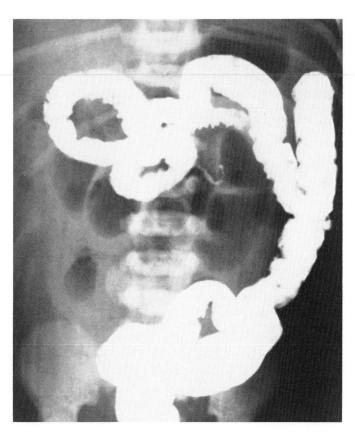

sein, zu weit kaudal oder rechts der Wirbelsäule liegen.

Die Diagnose des Volvulus läßt sich mit Hilfe eines Kontrasteinlaufes durch den Nachweis der Fehlposition des Dickdarms zusätzlich sichern. Eine Überfüllung ist zu vermeiden, da sonst leicht der Zökumpol überlagert und seine Position nicht exakt bestimmt werden kann. Ein normal gelegenes Zökum schließt praktisch eine Malrotation aus. Als Hinweis auf einen Volvulus erhält man eine pathologische Dickdarmposition mit hochliegendem, nach kranial und medial verlagertem Zökumpol. Die Diagnose einer Malrotation bereitet aber dann Schwierigkeiten, wenn ein Zökumpol in diesem Alter physiologischerweise noch höher als üblich liegt.

Die pathologische Zökumposition schließt auch eine Duodenalatresie aus, die bei Neugeborenen aufgrund eines Nativbildes mit komplettem Duodenalverschluß vermutet werden könnte (SIMPSON u. Mitarb. 1972).

Invagination

Diese dramatisch verlaufende Krankheit der Säuglinge und Kleinkinder bedarf ohne Verzögerung der Diagnostik und Therapie. Für beides ist in erster Linie der Radiologe zuständig, der sich aber im Einzelfall immer mit dem Kinderchirurgen beraten sollte. Meist (60%) werden Säuglinge im Alter von 3–12 Monaten betroffen. Die Inzidenz (Jungen zu Mädchen wie 3 : 2) ist ohne ersichtlichen Grund regional unterschiedlich mit einer Häufung in den skandinavischen Ländern und in einigen Regionen Englands. Der Erkrankungsgipfel liegt in Jahreszeiten mit gehäuften Magen-Darm-Infektionen und mit viralen Infektionen des Respirationstraktes (NORDENTOFT 1963, GIERUP u. Mitarb. 1972).

Die Kinder – es sind häufig gut genährte Säuglinge – erkranken plötzlich aus voller Gesundheit mit außerordentlich heftigen Leibschmerzen. Während dieser mehrere Minuten dauernden Schmerzzustände krümmen sich die Säuglinge, werden blaß, schreien, schwitzen und ziehen die Beine an. Würgreiz und Erbrechen kommen hinzu. Bis zu den nächsten Attacken, die sich in kurzen Intervallen wiederholen, bleiben die Kinder zwar schmerzfrei, sind aber mitgenommen und ängstlich und verharren in Erwartung eines weiteren Schmerzanfalls. Wenige Stunden später wird etwas blutiger Schleim entleert, den man auch bei der digitalen Untersuchung des Rektums findet. Im rechten Unterbauch, unter dem rechten Rippenbogen oder im oberen Mittelbauch läßt sich meist der walzenförmige Invaginationstumor tasten.

Aber diese klassischen Symptome sind nur bei einem Viertel, höchstens der Hälfte der Kinder vorhanden. So wird es verständlich, daß entscheidende Zeit für Röntgendiagnostik und Therapie verstreichen kann. Ohne Behandlung entwickelt sich einige Stunden später das Bild des mechanischen Invaginationsileus mit zunehmender Auftreibung des Abdomens und Erbrechen. Er stellt bereits eine Komplikation der einfachen akuten Invagination dar und entwickelt sich nur bei Verkennung der Symptome während der ersten Manifestationsphase. Dann wirken die Kinder schwerkrank und apathisch und sind exsikkiert.

Die zu einer Invagination führenden Mechanismen sind im Einzelfall oft unklar, insgesamt offenbar vielfältig. Nicht selten geht der Erkrankung eine Infektion der oberen Luftwege (Adenovirus-Infektion?) oder eine Darminfektion voraus, die reaktive Veränderungen des lymphatischen Gewebes, besonders der Peyerschen Plaques und der mesenterialen Lymphknoten sowie eine Hyperperistaltik des Darmes mit sich bringt. LAURELL (1932) bemerkte beim Lösen von Invaginationen, daß an der Serosaseite des zuletzt desinvaginierten Ileums oft kleine, nabelartige Wandverdickungen zu fühlen waren. Sie entsprachen vergrößerten Peyerschen Haufen. Aufgrund dieser Beobachtung entwickelte LAURELL die Vorstellung, wie es durch diese „genabelten Wandtumoren" bei übermäßig gesteigerter, vielleicht unkoordinierter Darmperistaltik an einem ungenügend fixierten Zökum und Colon ascendens mit langem Mesenterium zu einer Darmeinstülpung kommen könnte. Reaktive Veränderungen des Lymphgewebes einschließlich der regionalen Lymphknoten wurden immer wieder als wichtige Faktoren der Invaginationsentstehung genannt (EINHORN u. STEICHEN 1972, SCHENKEN u. Mitarb. 1975). WALDSCHMIDT u. PANKRATH (1976) beobachteten Invaginationen im Gefolge einer Yersiniainfektion.

Aber auch Ödem und Entzündung des Invaginats allein haben reaktive Veränderungen des Lymphgewebes zur Folge (RAVITSCH 1979).

Bei Kindern über zwei Jahren kann man bei Invaginationen 5mal so häufig wie bei Säuglingen neben vergrößerten Lymphknoten auch kleine polypöse Tumoren (Fibrome, Zysten) sowie ein in das Darmlumen eingestülptes Meckelsches Divertikel oder gar ein Malignom als Ausgangspunkt der Erkrankung nachweisen.

Nur 6% der Invaginationen betreffen ausschließlich den Dünndarm (ileo-ileale Form), eine ähnlich kleine Zahl ausschließlich den Dickdarm (Invaginatio colo-colica). In 90% beginnt die Invagination im untersten Ileum und schiebt sich in das Zökum und Colon ascendens vor (Invaginatio ileo-coecalis bzw. ileo-colica). Das Mesenterium mit seinen Gefäßen wird bei der Einschiebung miterfaßt und zwischen die Lagen des Invaginats

Abb. 15.**103.   Ileozökale Invagination, Nativaufnahme**

Dünn- und Dickdarm enthalten nur mäßig viel Luft. Keine Ileussituation. Großer weichteildichter Tumorschatten (Pfeile) neben der Lendenwirbelsäule, der einer ileozökalen Invagination entspricht. Die Spitze des Invaginats reicht fast bis zur Mitte des Querkolons. Durch Kontrasteinlauf wurde die Invagination bestätigt und reponiert. – 2½jähriges Kind. Beginn der dramatischen Symptomatik vor etwa 8 Stunden.

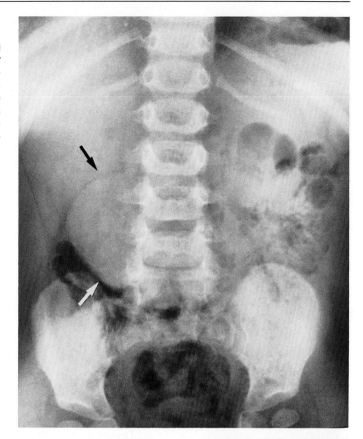

Abb. 15.**104.   Dünndarmileus bei ileozökaler Invagination**

Im linken Oberbauch sind einige Dünndarmschlingen luftgebläht, bogenförmig aufgestellt und enthalten Flüssigkeitsspiegel. Eine Reposition durch Kontrasteinlauf war trotz der beginnenden Ileussituation noch möglich. – 7 Monate alter Säugling. Die Invaginationsdauer betrug ca. 30 Stunden.

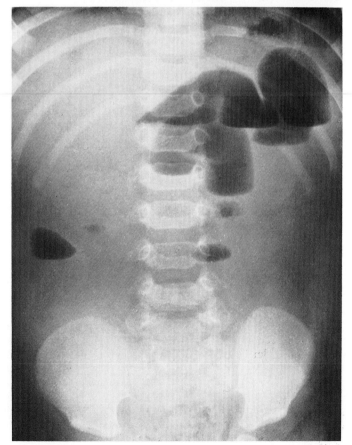

gezogen, so daß die Zirkulation bald zum Erliegen kommt. Die Gefäßdrosselung betrifft anfänglich überwiegend die Venen und führt durch Stauung zu schwerem Wandödem und einer Blutung in das Darmlumen. Später tritt eine Kompression der Arterien hinzu, die schließlich zur Darmgangrän und Peritonitis führt. Mit fortschreitender Invagination wächst auch die Dicke des einbezogenen Mesenteriums und sein Kompressionseffekt, so daß schließlich ein Stillstand der Invagination und eine Verlegung des Darmlumens resultiert. Die komplette Obstruktion äußert sich klinisch als Ileussituation.

Nativaufnahmen des Abdomens sind diagnostisch unterschiedlich aufschlußreich, weil sie alle Übergänge vom Normalbild bis zur Ileussituation zeigen können (Abb. 15.**103** u. 15.**104**). Der Nachweis einer Obstruktion einerseits und des Invaginats andererseits sind dabei am wichtigsten. Die Luftblähung des Dünndarms hängt allerdings vom Grad und von der Zeitdauer der Obstruktion ab. Erbrechen vermindert den Luftgehalt bzw. verlangsamt die Luftfüllung. Einige Stunden nach Krankheitsbeginn findet man meist eine luftfreie Zone in der Ileozökalregion, die längs des Dickdarmverlaufs bis zur rechten Flexur oder gar bis zum Querkolon reicht. Im luftfreien Bezirk läßt sich manchmal ein walzenförmiger und weichteildichter „Tumor" erkennen, der dem Invaginat entspricht (Abb. 15.**103**). Man kann es gelegentlich kuppenartig in das luftgefüllte Querkolon hineinragen sehen. Luft- und Stuhlgehalt des Dickdarms sind meist reduziert. Obwohl die Nativdiagnostik hilfreich, vor allem zum Nachweis eines Ileus und einer Peritonitis unentbehrlich ist, bleibt die definitive Diagnose, besonders in zweifelhaften Fällen, dem Kontrasteinlauf vorbehalten (EKLÖF u. HARTELIUS 1979).

Der Kontrasteinlauf gilt als sicheres Untersuchungsverfahren, die Röntgenreposition als zuverlässige Behandlungsmethode. Die Dauer der Erkrankung steht dabei nur bedingt in Relation zum Erfolg, der mehr vom lokalen Ödem und der Intensität der Gefäßdrosselung abhängt. Besteht aber die Darmeinscheidung zum Zeitpunkt der Untersuchung schon länger als 24 oder gar 48 Std., so ist eine erfolgreiche Reposition ohne Gefährdung des Kindes kaum noch möglich. Das Invaginat, in seinem Fortschreiten durch die Länge des Mesenteriums begrenzt, ist dann oft schon durch die Schwellung und Kontraktion der beteiligten Darmabschnitte stark eingeklemmt. In diesem Stadium der beginnenden hämorrhagischen Infarzierung und bei klinischen Zeichen einer Peritonitis wird von der Reposition Abstand genommen. Solche Kinder fiebern, haben einen deutlich gespannten Leib und befinden sich im hypovolämischen Schock. Häufig beginnt dann bereits eine Darmgangrän.

Je nach dem Zustand des Kindes muß man evtl. vor dem Kontrasteinlauf eine Infusion anlegen. Eine Sedierung vor dem Repositionsversuch (z. B. Valium) erleichtert eindeutig die Prozedur und die Desinvagination, weil man damit die Unruhe, das Schreien und die Gegenwehr dämpft und den intraabdominellen Druck vermindert. Glukagon soll die Repositionschance weiter erhöhen können (FISHER u. GERMANN 1977). Wir verwenden ein großkalibriges Darmrohr, damit der hydrostatische Druck gut übertragen und auch an der Invaginationsspitze wirksam wird. Wir bevorzugen die Untersuchung in Bauchlage des Kindes und können dann besser durch manuelle Kompression der Gesäßbacken oder durch eine Fixation des Darmrohres (Ansatzteil evtl. mit Konus) mit Leukoplast das Herauspressen des Darmrohres und das Abfließen des Kontrastmittels verhindern. Bei diesem Manöver ist eine erfahrene Assistenz für den Behandlungserfolg entscheidend. Manche Autoren empfehlen, das Kontrastmittel mit einer Kochsalzlösung aufzuschwemmen, um eine Wasserintoxikation zu vermeiden.

Wir führen den Einlauf mit einem Druck von 100 cm/Wassersäule durch. Dieser Druck reicht für die Reposition meist aus und bringt für die geschädigte Kolonwand im Invaginationsbereich kaum eine Gefahr mit sich. Während kurzer Phasen der Desinvagination darf vorübergehend der Druck einmal auf 120 cm Wassersäule gesteigert werden.

Das Kontrastmittel fließt rasch bis zur Invaginationsspitze. Sie kann vom Sigmabereich bis zum Colon ascendens liegen, befindet sich meist im Querkolon oder an der rechten Flexur und verursacht eine konkave Aussparung. Von hier aus schiebt sich das Barium langsam zwischen Invaginat und den umschließenden Dickdarm. Damit ist die Invagination diagnostiziert, woraufhin der Repositionsversuch beginnen kann.

Üblicherweise wird das Invaginat durch die Wirkung des hydrostatischen Druckes allmählich bis zur Ileozökalklappe zurückgetrieben. Häufig füllt sich erst die Appendix, ehe noch die Invagination gelöst ist. Eine vorsichtige, mit ausstreichender Bewegung durchgeführte Palpation im Invaginationsbereich kann zum Erfolge beitragen. Die Prozedur gilt als gelungen, sobald sich das untere Ileum mit Kontrastmittel füllt. Der Reflux muß ausgiebig sein, um nicht etwa eine ileo-ileale Intussuszeption zu übersehen. Nach der Reposition findet man meist ein erhebliches Ödem des Zökumpols und der Ileozökalklappe (NORDENTOFT 1969, LÖHR u. Mitarb. 1973, KAISER 1976, NORDSHUS u. SWENSEN 1979) (Abb. 15.**117**).

Bei stagnierendem Repositionsversuch läßt man den Säugling das Barium entleeren, um nach kurzer Pause einen zweiten Repositionsversuch

Abb. 15.105. Dünndarmileus bei ileo-ilealer Invagination
Starke Erweiterung und Luftblähung aller Dünndarmschlingen mit deutlich sichtbaren Kerckringschen Falten und Spiegelbildungen. Verschattung im Unterbauch durch Exsudat. Beim Kontrasteinlauf zeigten sich keine Dickdarmveränderungen. Die Invagination befand sich im unteren Ileum und ließ sich durch das Kontrastmittel nicht erreichen. – 7 Monate alter Säugling. Symptomenbeginn vor 2 Tagen. Stark aufgetriebener Leib mit Abwehrspannung. Operativ: Dünndarm-Dünndarminvagination. Wegen Infarzierung wurde eine Teilresektion erforderlich. Exsudat in der Bauchhöhle.

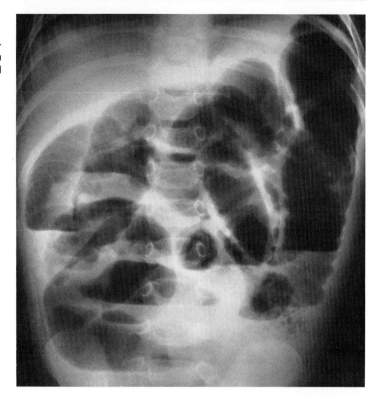

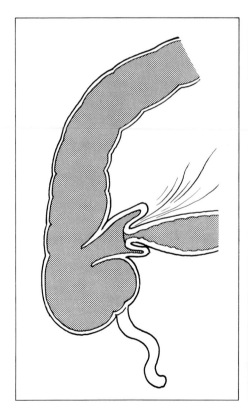

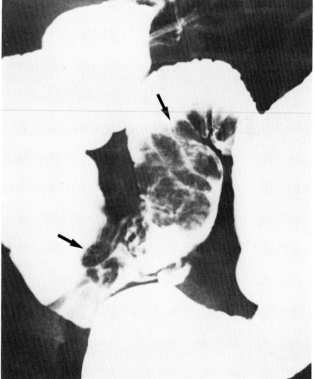

Abb. 15.106. Ileo-ileale Invagination
Schematische Darstellung. In Nähe der Ileozökalklappe hat sich Dünndarm in Dünndarm eingeschoben.

Abb. 15.107 (rechts). Ileo-ileale Invagination
Die Invaginatspitze war bis in das Querkolon vorgedrungen und konnte zurückgedrängt werden. Reflux durch die verschwollene Ileozökalklappe (Pfeil) in das terminale Ileum, die noch das Invaginat enthält (oberer Pfeil).

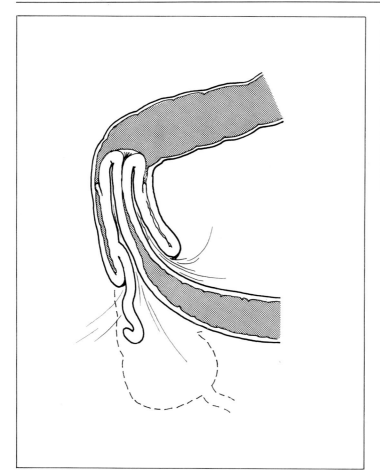

Abb. 15.108. Ileozökale Invagination (nach Ravitch)
Die schematische Darstellung zeigt eine von der Ileozökalregion ausgehende, fortschreitende Invagination. Alle zuführenden und abführenden Blutgefäße werden mit dem Mesenterium zwischen die Darmlagen gezogen. Das zunehmende Ödem der Darmwand führt rasch zur Blockade des venösen Abflusses und des Lymphabflusses. Ihr folgt ein blutiges Schleimhautödem, so daß ein Blutaustritt in das Darmlumen zustandekommen kann.

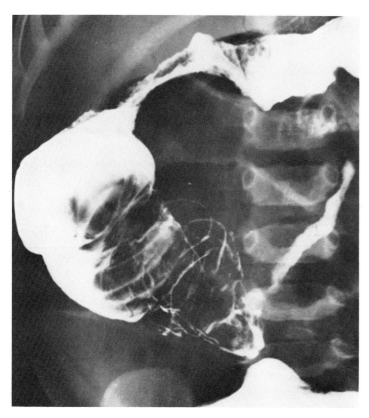

Abb. 15.109. Ileozökale Invagination
Korrespondierende Röntgenaufnahme zu Abb. 15.108. – Ausgeprägte Ileussituation mit stark geblähten Dünndarmschlingen. Das Invaginat reicht bis zur rechten Flexur und erweitert das ganze Colon ascendens. Das Kontrastmittel hat sich in Form spiraliger Streifen in dünner Schicht zwischen Invaginans und Invaginatum geschoben, erreicht den Zökumpol und füllt die Appendix. Kein Reflux. – Vor drei Tagen erkranktes 1jähriges Kind. Eine Röntgenreposition war nicht mehr möglich.

Abb. 15.**110.** **Ileozökale Invagination (nach Ravitch)**
Schematische Darstellung einer fortgeschrittenen Invagination, wobei der Invaginationstumor bereits im erweiterten Querkolon liegt und die Spitze des Intussuszeptums die linke Flexur erreicht hat. Terminales Ileum sowie Zökum, Appendix und Teile des Colon ascendens sind einbezogen. Das starke Ödem der Schleimhaut und der Wand verschließt fast vollständig das Darmlumen. Durch Gefäßdrosselung (anfangs des venösen Abflusses, später auch des arteriellen Zuflusses) droht eine Gangrän. Das Kontrastmittel kann nur noch unter Schwierigkeiten spiralig in den engen Raum zwischen die Darmlagen vordringen.

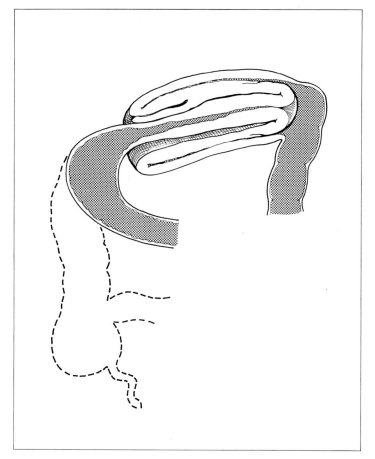

Abb. 15.**111.** **Ileozökale Invagination**
Korrespondierende Röntgenaufnahme zu Abb. 15.**110.** – Die Spitze des Invaginats reicht bis zur Mitte des Querkolons, wo sich das Kontrastmittel spiralig in den engen Spalt zwischen die Darmlagen vorschiebt. Luftgeblähter Dünndarm als Hinweis für eine komplette Obstruktion bei länger bestehender Erkrankung. – 2jähriger Junge, Erkrankungsbeginn vor 2 Tagen. Eine Röntgenreposition war nicht mehr möglich.

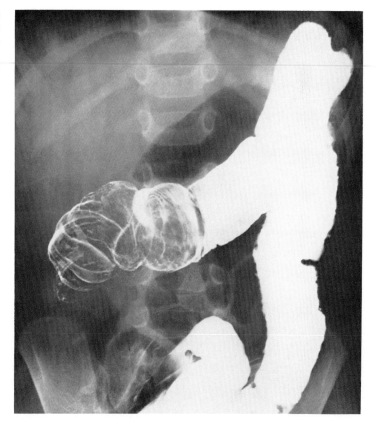

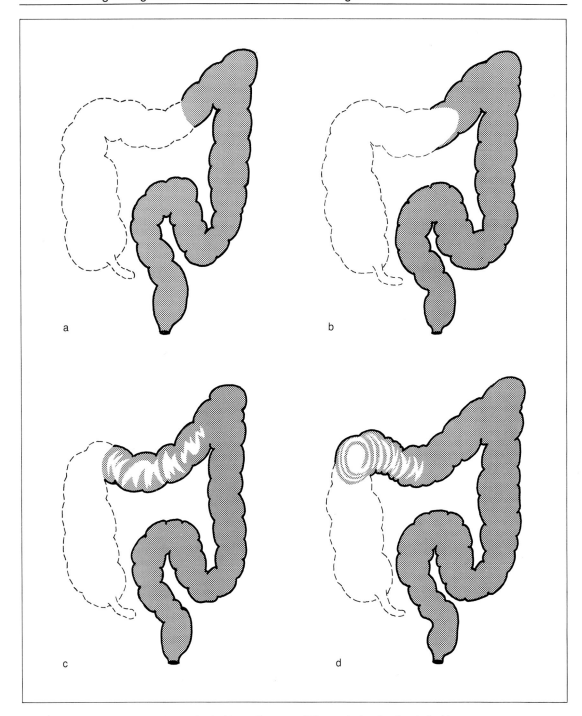

Abb. 15.**112.   Invagination, schematische Darstellung von Röntgenbefunden** (nach *Grob*).

a) *Amputationsform*: Das Kontrastmittel wird durch die Invaginatspitze fast geradlinig gestoppt.

b) *Becherform*:   Das Barium schiebt sich etwas zwischen Darmwand und Invaginat, dessen Kuppe eine becherför-
                    mige Aussparung bildet.

c) *Zapfenform*:   Füllungsdefekt sichtbar, sobald sich das Kontrastmittel zwischen Invaginat und Dickdarmwand
                    oralwärts vorschiebt.

d) *Kokardenform*: Sie entsteht bei Aufsicht auf das Invaginat und die sie umgebenden Kontrastringe, besonders an
                    der rechten Flexur.

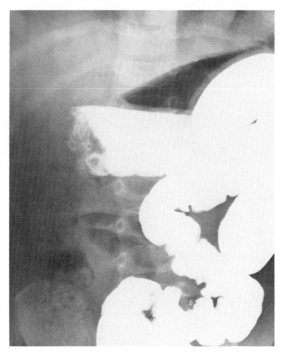

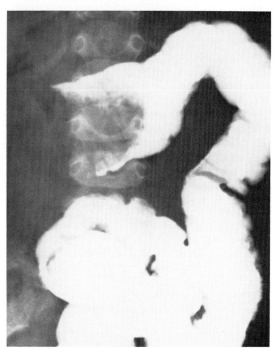

Abb. 15.113. Invagination
Die Röntgenaufnahme entspricht der Abb. 15.112a. Das Invaginat erreicht das Querkolon. Das Kontrastmittel wird fast geradlinig gestoppt. – 11 Monate alter Säugling. Die Röntgenreposition gelang ohne Schwierigkeiten.

Abb. 15.114. Invagination
Die Röntgenaufnahme entspricht der Abb. 15.112b. – Das Invaginat reicht bis zur Mitte des Querkolons und erweitert den Dickdarm. Das Kontrastmittel schiebt sich bereits zwischen Darmwand und Invaginat, so daß eine becherförmige Aussparung zustandekommt. – 10 Monate alter Säugling. Problemlose Röntgenreposition.

Abb. 15.115. Invagination
Die Röntgenaufnahme entspricht der Abb. 15.112c. – Das Invaginat ist als zapfenförmiger Füllungsdefekt im Querkolon sichtbar und wird von Kontrastmittel umflossen. Der breite Raum zwischen Invaginans und Invaginat weist daraufhin, daß noch kein stärkeres Ödem vorhanden ist. – 4 Monate alter Säugling. Einfache Röntgenreposition.

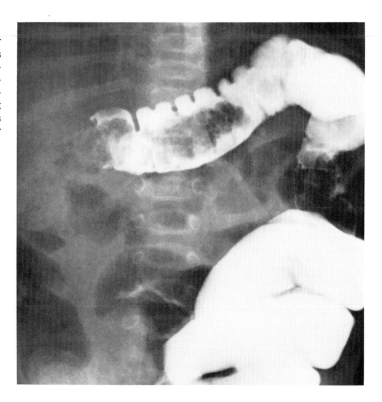

anzuschließen. Dies fördert die Desinvagination. Es genügt dann, mit körperwarmem Wasser zu arbeiten, weil sich am diagnostisch entscheidenden Ort noch ausreichend Kontrastsubstanz befindet. Gelingt die Reposition auch nach einem dritten Versuch nicht, dann soll operiert werden. Wir haben allerdings wiederholt beobachten können, daß solch ein Behandlungsversuch in der Röntgenabteilung erfolglos abgebrochen wurde, sich aber die Invagination daraufhin doch noch während des Wartens auf die Operation spontan löste. Nach gelungener Reposition ändert sich schlagartig der Zustand der Kinder, sie werden ruhig und rosig und schlafen ein.

Mißerfolge sind bei der Röntgenreposition dann möglich, wenn bei zu lange bestehender Erkrankung die Desinvagination durch ein hochgradiges Wandödem mit kompletter Obstruktion behindert wird. Aber selbst wenn es dem Radiologen nur gelingt, die Invaginationsspitze durch den Kontrasteinlauf bis zur Ileozökalklappe zurückzudrängen, bedeutet dies für den Operateur eine große Hilfe und auch für das Kind einen Gewinn, weil die chirurgische Behandlung dann viel leichter möglich ist. Lediglich bei der ileo-ilealen Form wird die Blutversorgung sehr schnell und stark gedrosselt, so daß der Repositionsversuch häufig ergebnislos bleibt (Abb. 15.**106**–15.**118**).

In einigen südamerikanischen Ländern wird zur Diagnostik und zur Reposition von Invaginationen auch die rektale Luftinsufflation benutzt (Fiorito u. Cuestas 1959). Diese Methode hat sich in der Hand erfahrener Untersucher ebenfalls bewährt. Die Reposition gilt als gelungen, wenn sich zunächst der Dickdarm und dann der untere Dünndarm mit Luft füllen und aufblähen lassen. Man umgeht dabei die Gefahr, daß bei einer Perforation des Dickdarms Barium in die Bauchhöhle einfließt. Der Repositionseffekt von Luft ist allerdings nicht so wirksam wie der einer Flüssigkeit.

Heutzutage hängt das Behandlungsergebnis bei Invaginationen weit mehr von ihrer Dauer und ihren Komplikationen (Perforation, Peritonitis) ab als von der Art der Behandlung selbst, entweder einer Röntgenreposition oder einer Operation. Innerhalb der ersten 24 Stunden sind konservativ und operativ etwa gleich gute Ergebnisse zu erzielen, weil bis dahin meist keine schwerere Darmschädigung eingetreten ist. Befürworter der operativen Behandlung weisen auf den Vorteil hin, daß man die Invaginationsursache aufdecken und beseitigen könne. Nach Gross (1952) wurde aber bei Säuglingen und Kleinkindern unter 2 Jahren (85% aller Invaginationen) nur in 2,5% ein „Tumor" gefunden, der für sich allein noch nicht einmal gefährlich war. Die manuelle Lösung einer Invagination während der Operation ist für den Darm auch nicht schonender als die Lösung durch

hydrostatischen Druck. Zudem ist der Krankenhausaufenthalt nach Operationen wesentlich länger und die Gefahr postoperativer Komplikationen nicht zu leugnen. Wir selbst pflegen in jedem Fall die Diagnose durch Kontrasteinlauf zu stellen und die Reposition zu versuchen. Dies gelang uns während der letzten 15 Jahre bei 166 Kindern mit einer Erfolgsquote von 90% (Seeland 1976).

Rezidive kommen bei beiden Methoden innerhalb von Stunden oder Tagen in etwa 5% vor. Es ist ratsam, nach der Reposition Kohletabletten zu geben. Die Kohle erscheint bei fortbestehender Durchgängigkeit des Darmes am nächsten Tag im Stuhl. Die Applikation von Kortison zur Ödembeseitigung im Invaginationsbereich vermindert ebenfalls die Rezidivgefahr. Zudem ist es ratsam, 24 Stunden nach der Prozedur eine Übersichtsaufnahme anzufertigen.

Selbstverständlich ist der Reduktion der Strahlenbelastung größte Beachtung zu schenken. Ein erfahrener Radiologe wird das Untersuchungsfeld stark einblenden und die Durchleuchtungszeit durch Pausen so sehr abkürzen können, daß keine ungebührliche Strahlenbelastung zustande kommt.

Zweifellos besteht bei jedem Repositionsmanöver die *Gefahr einer Dickdarmperforation*, zumal man heute aufgrund sehr guter Behandlungsergebnisse bei der Durchführung der Reposition aggressiver geworden ist (Ein u. Mitarb. 1981). Humphrey u. Mitarb. (1981) haben versucht, die Gefährdung dieser Kinder durch Zahlen zu untermauern und machten wichtige Angaben über die besonders disponierte Patientengruppe. Die Autoren stützten sich auf Beobachtungen bei ca. 1000 Kindern, die während der letzten 25 Jahre wegen Invagination (850 mit Kontrasteinlauf) behandelt wurden. Zur Perforation kam es bei 6 *jungen* Säuglingen. Sie waren durchschnittlich nur 4 Monate alt (übriger Durchschnitt 16 Monate), litten noch an einer vorausgehenden Virusinfektion und erbrachen; 5 zeigten einen rektalen Blutabgang. Bei allen 6 Kindern bestand die Invagination (mit Symptomen einer kompletten Obstruktion) länger als 36 Stunden; sie waren schwer krank, blaß, apathisch und wiesen bereits Kreislaufstörungen (fleckige Haut) auf. Die Perforation erfolgte praktisch schon während der Diagnostik zu Beginn des Repositionsversuches an Orten des Dickdarms, wo bereits durch Ischämie eine Nekrose bestand. Alle Säuglinge überlebten die Invagination und Perforation nach Hemikolektomie trotz des Bariumaustritts in die Bauchhöhle. Die Nachuntersuchungen dieser Kinder, die sich über viele Monate bis zu einigen Jahren erstreckten, zeigten bei komplikationslosem Gedeihen bisher keine Symptome von seiten des Gastrointestinaltraktes.

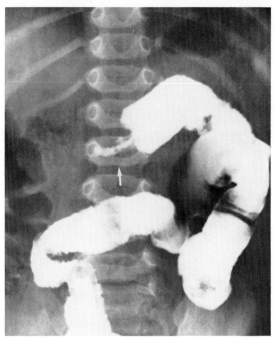

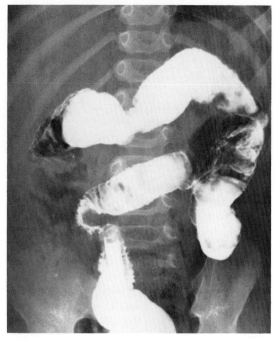

Abb. 15.116a. Invaginatio colo-colica
Im Querkolon bricht die reguläre Füllung ab und das
Kontrastmittel schiebt sich in das schmale Lumen des
Invaginats (Pfeil). – 9 Monate alter Säugling.

Abb. 15.116b.
Dasselbe Kind wie in Abb. 15.116a. – Bei Fortsetzung des
Repositionsmanövers hat sich die Invagination fast gelöst.
Die weitere Auffüllung des Dickdarms sowie Reflux gelan-
gen ohne Schwierigkeiten.

**Abb. 15.117. Terminales
Ileum bei Invagination**
Nach der Röntgenreposition einer akuten ileozökalen Invagination sind der Zökumpol und das
Colon ascendens noch durch
starkes Wandödem eingeengt
(Pfeil), die Ileozökalklappe ist erheblich verschwollen und ragt
pilzförmig in das Dickdarmlumen
(xx). Reflux in das terminale
Ileum. Primäre oder reaktive
Vergrößerung der Lymphfollikel,
so daß hier ein pseudopolypöses Relief zustandekommt.
– 10 Monate alter Säugling.

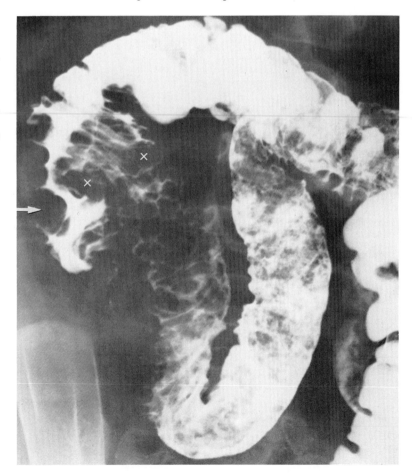

Einige Sonderformen der Invagination bedürfen noch einer kurzen Erörterung: Während tiefe *ileo-ileale Invaginationen* röntgenologisch zwar diagnostiziert, allerdings kaum reponiert werden können, ist der direkte Nachweis bei hochliegenden Dünndarminvaginationen nicht möglich. Die Nativaufnahme erlaubt nur die Diagnose eines Dünndarmileus, während der Kontrasteinlauf im Dickdarmbereich und im terminalen Ileum normale Verhältnisse zeigt.

Unmittelbar *postoperative,* akute ileo-ileale Invaginationen (HOPFGARTNER u. WURNIG 1977) wurden als ernste Komplikation nach Bauchoperationen beobachtet und lokalisierten sich in das terminale Ileum. Die Röntgendiagnostik bestand lediglich in einer Nativaufnahme, die einen tiefsitzenden Ileus ergab und die Relaparotomie erforderlich machte.

Die *Invagination bei Neugeborenen* ist selten (0,3% aller Invaginationen) und unterscheidet sich in Ursache, Symptomatik und Therapie. Es fehlen abdominelle Koliken, obwohl eine intestinale Obstruktion vorliegt. Blutige Stühle und ein aufgetriebenes Abdomen sind Leitsymptome der akuten Erkrankung, bei der sich in 30–60% ein anatomisches Substrat findet (enterogene Zysten usw.). Die Diagnostik erfolgt durch Kontrasteinlauf. Ein Repositionsversuch sollte in diesem Alter unterbleiben, weil die Erkrankung meist erst in einem fortgeschrittenen Stadium erkannt wird, der Darm dann bereits gangränös ist und häufig anatomische Ursachen vorliegen, die beseitigt werden müssen (PATRIQUIN u. Mitarb. 1977, LAMBRECHT u. Mitarb. 1980) (Abb. 15.**119**).

Bei den seltenen *chronischen bzw. atypischen Invaginationen* sind Darmverschluß und Drosselung der Gefäße nicht vollständig, so daß der Zustand evtl. über Monate mit dem Leben vereinbar bleibt. Man beobachtet diese Formen häufiger im Kleinkind- und Schulalter als bei Säuglingen. Es kommt zwar zu einer erheblichen Stenosierung des Darmlumens, zu Appetitlosigkeit mit allmählicher Abmagerung, gelegentlich zu uncharakteristischen Leibschmerzen und einer Eisenmangelanämie als Folge von Schleimhautläsionen mit Blutungen. Aber ernsthafte übliche Symptome (zunehmendes Erbrechen, Ileus) fehlen, so daß die Invagination lange nicht erkannt wird. Der Kontrasteinlauf zeigt klar eine Invagination, deren Reposition aber nicht gelingt. Die orale Kontrastmittelgabe ist ohne Gefahr möglich und läßt eindeutig die Stenosierung sowie den Invaginationstumor erkennen (EIN u. Mitarb. 1976, RICHTER 1976) (Abb. 15.**120**).

Bei älteren Kindern muß als Ursache solch einer chronischen Invagination, aber auch einer akuten Form, immer ein Neoplasma in Betracht gezogen werden (ENGELS 1971, WEMMER u. Mitarb. 1974) (Abb. 15.**121**).

Blutungen

Die Blutung im Bereich des Magen-Darm-Traktes während der frühesten Lebensstufen, sei sie akut und lebensbedrohlich oder chronisch rezidivierend, erfordert aufgrund vielfacher Ursachen zuerst eine klinische Beurteilung, später häufig auch eine röntgenologische bzw. endoskopische Untersuchung. Nur bei einem Teil der gastrointestinalen Blutungen (Hämatemesis und Melaena) der *Neugeborenen* ist eine radiologische Abklärung indiziert und ergiebig. Quantitativ unbedeutende Blutungen sistieren spontan, ihre Ätiologie bleibt häufig unklar. Zwischen dem 2. und 5. Lebenstage manifestieren sich Blutungen leichterer Art im Rahmen des Morbus haemorrhagicus neonatorum. Es muß geklärt werden, ob es sich nicht etwa um eine Verletzung der Mundhöhle, des Nasenrachenraumes oder gar um Blut handelt, das während der Geburt verschluckt und einige Stunden später wieder erbrochen wird. Auch beim Stillen kann Blut verschluckt werden, das von einer blutenden Brustwarzenrhagade herrührt. Mit Hilfe des Apt-Testes läßt sich entscheiden, ob solches Blut von der Mutter oder vom Kinde selbst stammt. Das Einbringen einer Magensonde führt gelegentlich durch Schleimhautverletzungen zu geringfügigen Blutungen. Perinatale Streßsituationen können akut blutende Erosionen bzw. Ulzerationen des Magens und der Duodenalschleimhaut hervorrufen (SCHILLER u. RUBIN 1978). Da es sich hierbei um sehr flache Defekte handelt, die entzündliche Schleimhautschwellung in der Geschwürsumgebung gering, Magensaft aber immer reichlich vorhanden ist, sind primär schlechte Voraussetzungen für eine röntgenologische Ulkusdiagnostik gegeben. Dagegen gelingt gelegentlich die Darstellung von Ulzera im Pyloruskanal bei jungen Säuglingen mit hypertrophischer Pylorusstenose. Die Röntgenuntersuchung wird heute natürlich durch endoskopische Verfahren ergänzt und teilweise ersetzt (SHERMAN u. CLATWORTHY 1967, BURDELSKI u. HUCHZERMEYER 1978 u. 1981).

Beim Säugling und Kleinkind ist als häufigste Ursache für Bluterbrechen die erosive Refluxösophagitis im Gefolge einer Hiatushernie zu nennen; der Blutverlust bleibt allerdings meist unbedeutend, bei erosiver hämorrhagischer Gastritis (bei Infekten, nach einigen Medikamenten) ist er dagegen stärker.

Seltenere Ursachen einer Hämatemesis sind Ösophagusvarizen, Fremdkörper im Ösophagus oder im Magen, Tumoren im Ösophagus (Abb. 15.**123**) und Magenbereich, Duplikaturen und Divertikel. In vielen Fällen bleibt aber die Ursache leichterer Blutungen ungeklärt.

Das mit dem Stuhl entleerte Blut kann aus dem oberen und unteren Magen-Darm-Trakt stam-

Abb. 15.118.   Weit fortgeschrittene Invaginatio ileocolica
Bei ileozökaler Ausgangsposition hat sich das Invaginat bis in das stark erweiterte Sigma vorgeschoben. Nur die Spitze des Invaginats wird spiralig von Kontrastmittel umflossen, das nicht weiter vordringen kann. Ausgeprägte Ileussituation mit luftgeblähten Dünndarmschlingen. – 9 Monate alter Säugling. Krankheitsbeginn vor 2 Tagen. Es bestanden bereits peritoneale Reizsymptome. Walzenförmiger Invaginationstumor im mittleren Unterbauch. Röntgenologisch nur Diagnosestellung, kein Repositionsversuch.

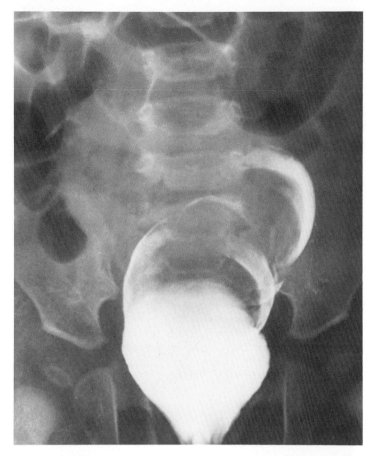

Abb. 15.119.   Invagination beim Neugeborenen
Die Spitze des Invaginats reicht bis in das Colon descendens und stoppt hier mit halbkugeliger Begrenzung das Kontrastmittel (Pfeil). Stark geblähter Dünndarm durch Ileussituation. – 5 Tage altes Neugeborenes mit Erbrechen, aufgetriebenem Leib und Abgang blutiger Stühle. Operation: Ileozökale Invagination, die ihren Ausgang von einer Darmzyste im terminalen Ileum nahm.

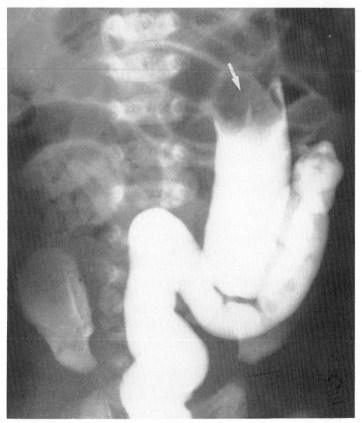

men. Von lokalisatorischer Bedeutung ist dabei die Farbe des Blutes, ferner die Tatsache, ob es mit dem Stuhl vermischt ist oder dem Stuhl aufliegt. Ein rektaler Blutabgang wird bei *Neugeborenen* gelegentlich als Folge anorektaler Schleimhautverletzungen beobachtet (Einrisse durch digitale Untersuchung, Darmrohr oder Thermometer). Häufig ist aber eine Blutungsquelle nicht zu finden oder nicht zu lokalisieren. Man sollte daher die Indikation zu einem Kontrasteinlauf in diesem Alter mit größter Zurückhaltung stellen.

Bei Säuglingen und Kleinkindern sind, abgesehen von Analfissuren (harter Stuhl), am häufigsten Invaginationen für einen rektalen Blutabgang verantwortlich zu machen, seltener dagegen eine nekrotisierende Enterokolitis, ein Volvulus oder eine Darmduplikatur. Bei einem Meckelschen Divertikel kann plötzlich ohne Schmerzen viel hellrotes, mit Stuhl untermischtes Blut abgehen. Eine chronische okkulte Blutung mit hypochromer Eisenmangelanämie kommt auch beim „Syndrom der blinden Schlinge" zustande. Hämatologische Erkrankungen, eine Purpura Schoenlein-Henoch, das hämolytisch-urämische Syndrom, Dünn- und Dickdarmtumoren, eine Colitis ulcerosa und Fremdkörper im Dickdarm diagnostiziert man als typische Blutungsquellen bzw. Ursachen auch gelegentlich schon bei Kleinkindern (Signer 1980). Bei gegebener Indikation bedient man sich zu ihrem Nachweis derselben Untersuchungstechnik wie bei Erwachsenen, also der subtilen Schleimhautuntersuchung nach oraler oder rektaler Kontrastmittelapplikation und der Doppelkontrastmethode.

Livaditis u. Toumazani (1977) wiesen aufgrund eigener Erfahrungen darauf hin, daß trotz der Anwendung aller diagnostischen Methoden bei Säuglingen und Kleinkindern in 30–50% die Ursache einer Blutung nicht gefunden wird.

Folgen abdomineller Traumata

Bei Neugeborenen sind nach Zangenextraktionen, bei Beckenendlagen und durch forcierte Wiederbelebungsversuche (Thoraxkompression), aber auch ohne erkennbare Gründe geburtstraumatische Verletzungen der Leber und Milz, der Nebennieren sowie von Magen und Darm beobachtet worden. Prädisponiert sind Kinder mit hohem Geburtsgewicht, mit Erythroblastose, Syphilis, asphyktische Neugeborene sowie Frühgeborene. In Sektionsergebnissen von Potter (1940) standen bei 2000 Neugeborenen solche Ereignisse mit 17,7% an dritter Stelle als alleinige oder zusätzliche Todesursache.

Eine Organruptur mit starkem Blutverlust in die freie Bauchhöhle kann schon unter der Geburt zum Tode führen. Häufiger beginnt aber die dramatische klinische Symptomatik mit einem freien Intervall von 2–4 Tagen. Offenbar erfolgt häufig erst eine subkapsuläre Blutung, die vorübergehend zum Stillstand kommt und erst durch eine Nachblutung mit Durchbruch in die Bauchhöhle lebensgefährlich wird. Die Neugeborenen kollabieren durch den Blutverlust, werden blaß, tachypnoisch und tachykard. Das Abdomen ist als Folge des Hämatoperitoneums aufgetrieben, es besteht zusätzlich ein funktioneller Ileus. Die Punktion der Bauchhöhle sichert die Diagnose (Lehner u. Rickham 1974).

Da die Erkennung eines Blutungsschocks durch Verletzungen von Leber, Milz und Nebennieren bei Neugeborenen schwierig ist, kann die Röntgenuntersuchung zur Diagnose der Ruptur parenchymatöser Bauchorgane beitragen. Sie ermöglicht den Nachweis freier Flüssigkeit (Blut) in der Bauchhöhle, einer Vergrößerung des betroffenen Organs, einer Verlagerung der angrenzenden Strukturen (Magen-Darm-Trakt, Niere) und einer radiologisch nachweisbaren Funktionsstörung (Giedon 1963). Im Übersichtsbild erkennt man die Symptome einer Blutung in die Bauchhöhle an einem vergrößerten Bauchraum mit ausladenden Flanken, einer Reduktion des Luftgehaltes der Dünndarmschlingen, einem vergrößerten Abstand der einzelnen Schlingen voneinander und deren Abdrängung von der seitlichen Bauchwand. Die Verschattung nimmt nach kaudal infolge der Ansammlung flüssigen Blutes zu, die luftgefüllten Darmschlingen „schwimmen" innerhalb dieser Flüssigkeit (Abb. 15.**122**).

Leber
Ein subkapsuläres Hämatom wird in fast 10% der sezierten perinatalen Todesfälle nachgewiesen. Bevorzugter Sitz ist der rechte Leberlappen. Bei einem Teil der Neugeborenen rupturiert auch die Leberkapsel, so daß es ohne oder mit einem freien Intervall zu Blutungen in die Bauchhöhle kommt. Röntgenologisch zeigt sich neben Flüssigkeit in der freien Bauchhöhle eine Vergrößerung der Leber, deren unterer Rand bis zur Crista iliaca reichen kann.

Milz
Die gesunde Milz rupturiert bei Neugeborenen sehr selten, wogegen Verletzungen des veränderten und vergrößerten Organs bei schwerer Erythroblastose öfters beobachtet werden. Röntgenologisch sind eine Verschattung des linken Oberbauches, eine Verschiebung der Magenblase und linksseitige Rippenfrakturen wichtige Hinweise (Beitzke u. Mutz 1974).

Nebenniere
Ein während der Geburt entstehendes Hämatom der Nebennieren ist anfangs nur palpatorisch, ab der 2. Lebenswoche durch eine beginnende Einlagerung von Kalksalzen auch röntgenologisch nachweisbar. Falls die Kapsel und das Peritoneum rupturieren, kommt es zu einer Blutung in

Abb. 15.120. Chronische Invagination
Röntgenaufnahme 6 Stunden nach oraler Kontrastmittelgabe. Verlangsamte Passage. Der Invaginationstumor reicht bis zur Mitte des Querkolons. Obwohl das Darmlumen innerhalb des Intussuszeptums erheblich eingeengt wird (Pfeil) kann etwas Kontrastmittel das Invaginat passieren. Ausreichende Dickdarmfüllung distal der partiellen Obstruktion. – 3jähriges Kind. Seit 10 Tagen wiederholt Bauchschmerzen. Normaler Stuhlgang. Reduzierter Appetit. Tastbarer Tumor im rechten Mittelbauch. Die operative Reposition der ileozökalen Invagination gelang ohne Schwierigkeiten. Sehr langes Mesenterium, vergrößerte Lymphknoten, keine Darmnekrose.

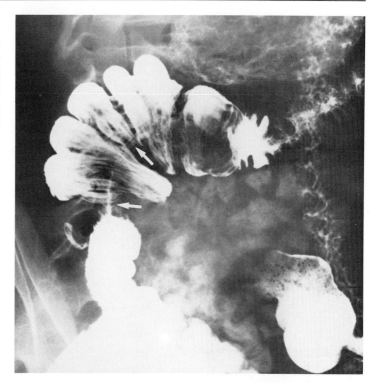

Abb. 15.121. Invagination durch Neoplasma
Invaginationstumor im Zökumpol (Pfeil), eine Reposition gelang nicht. – 4jähriges Kind. Seit 1 Monat kolikartige Leibschmerzen, subfebrile Temperaturen und wiederholt Erbrechen. Zunahme des Erbrechens seit 1 Tag. Apfelgroßer, gut beweglicher Tumor im rechten Mittelbauch. Operation: Ileozökale Invagination durch walnußgroßen, weichen, polypösen Tumor in der medialen Zökumwand. Histologisch: Retothelsarkom.

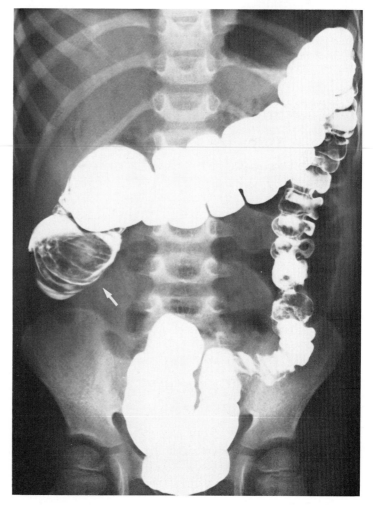

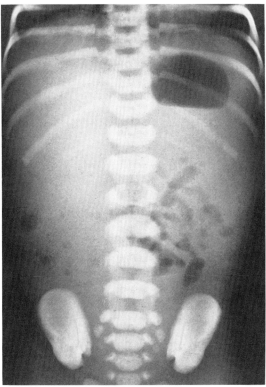

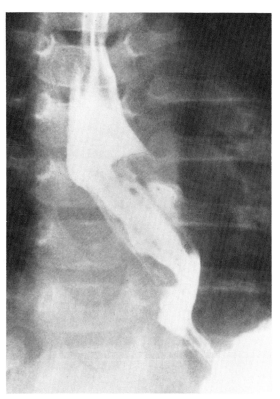

Abb. 15.122. Hämatoperitoneum
Großer Leberschatten. Reduktion des Luftgehaltes in den Darmschlingen, die durch Flüssigkeit auseinandergedrängt werden. Vergrößertes Abdomen. – Neugeborenes mit Erythroblastose. 1. Lebenstag. Nach Beendigung der Austauschtransfusion zunehmend aufgetriebener Leib. Bei der Punktion reichlich Blut als Folge einer durch die Grundkrankheit und Geburt bedingten Leberruptur.

Abb. 15.123. Hämangiomatose der Speiseröhre
Im dilatierten und atonischen unteren Ösophagus großflächige, glatt begrenzte Aussparungen im Füllungsbild. Endoskopisch verifizierte Hämangiomatose. – 2½jähriges Kind. Wiederholt Bluterbrechen, erhebliche Anämie. Ähnliche Gefäßtumoren fanden sich noch im Magen, im Dünn- und Dickdarm sowie in der Haut.

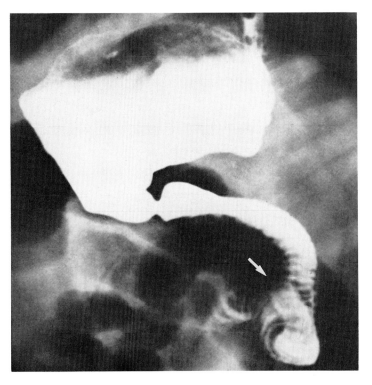

Abb. 15.124. Intramurales Duodenalhämatom bei Neugeborenem
Spiraliger Verlauf der verbreiterten Schleimhautfalten im Duodenum descendens (Pfeil). Partielle Blockade. – Neugeborenes, 4. Lebenstag. Die Blutung in die Duodenalwand beruhte offenbar auf einer geburtstraumatischen Schädigung (bei Vitamin-K-Mangel).

Abb. 15.**125a.   „Abdomineller Tumor", Diagnostik mit der Ganzkörper-Kontrastmethode**
Großflächige, homogene Verschattung im linken Mittel- und Oberbauch mit Medianverlagerung des Magens, der linken Kolonflexur und des Colon descendens. – 8 Monate alter, gut gedeihender Säugling. Palpatorisch im vergrößerten Bauchraum ein prallelastischer Tumor.

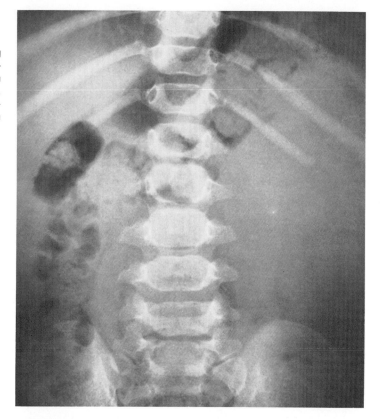

Abb. **125b.** Derselbe Säugling wie in Abb. 15.**125a.** – Klärung durch Untersuchung mit der Ganzkörper-Kontrastmethode nach Injektion von 4 ml Urovison pro kg. Röntgenaufnahme unmittelbar nach Injektionsende. Großflächige Aussparung im linken Oberbauch während der Anschoppungsphase, die auf einen gefäßfreien „Tumor" schließen läßt. Das Beckenkelchsystem der linken Niere ist nach kaudal und medial verlagert (Pfeil). Die rechte Niere liegt an normaler Stelle. – Operativ bestätigte große solitäre Nierenzyste. – Diese Untersuchungsmethode (obwohl heute meist durch Ultraschall und CT ersetzt) ist oft noch bei Säuglingen hilfreich zum Nachweis abdomineller Raumforderungen und zur Differenzierung in zystische und solide Tumoren.

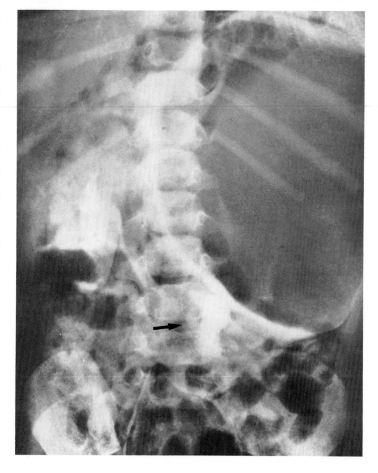

die Bauchhöhle mit Symptomen eines Hämatoperitoneums. Im Nativbild läßt sich ein Weichteiltumor im paravertebralen Raum erkennen. Auch die Verschiebung der Niere nach kaudal ist diagnostisch bei einem intravenösen Urogramm wichtig.

GIEDION (1963) hat mit klaren Schemata diese einzelnen Röntgensymptome übersichtlich dargestellt. Neben der schonendsten Form der Diagnostik, nämlich Übersichtsaufnahmen in verschiedenen Positionen und mit wechselndem Strahlengang, sind in geeigneten Fällen Gefäßdarstellungen diagnostisch ergiebig. KEUTH u. Mitarb. (1976) führten eine erfolgreiche Kontrastmitteldiagnostik bei geburtstraumatischer Leberruptur mit Injektion über den liegenden Nabelvenenkatheter durch. Beim Neugeborenen bietet sich für die arterielle Diagnostik eine Aortographie über die Nabelarterie an, falls dazu eine klinische Indikation besteht. Mit beiden Methoden läßt sich ein Kontrastmittelaustritt aus den rupturierten Organen erkennen.

Bei Verletzungen der Bauchorgane durch Kindesmißhandlungen kann es zu Rupturen von Leber und Milz, des Darmes, zu intramuralen Hämatomen, Nierenverletzungen u. a. kommen. Der röntgenologische Nachweis dieser Läsionen ist deswegen wichtig, weil manchmal äußere Spuren, wie blaue Flecken, Ekchymosen und Narben fehlen und anamnestisch ein Trauma nicht zugegeben wird. Man hat ausreichend Grund, solche Läsionen mit einer Mißhandlung in Verbindung zu bringen, wenn man röntgenologisch gleichzeitig typische Skelettschäden findet (KLEINMANN u. Mitarb. 1981).

Abdominelle Tumoren

Bei *Neugeborenen und Säuglingen* sind „Abdominaltumoren" klinisch meist symptomlos, sie werden daher zufällig von der Mutter oder dem Arzt entdeckt. Solch ein Tumor kann oberflächlich oder tief im Abdomen, im Bereiche der Flanken oder im Becken liegen. Manchmal handelt es sich um einen belanglosen Befund (gefüllte Harnblase, Kotstauung), ein gutartiges Gebilde (Zysten im Bauchraum), gelegentlich aber auch ein Malignom (Wilms-Tumor/Neuroblastom usw.) (HENDERSON u. TORCH 1977, DENÈS u. Mitarb. 1978, SCHWENK u. KOCH 1978).

Der Nachweis eines abdominellen Tumors beim Neugeborenen und Säugling stellt praktisch immer eine Operationsindikation dar. Jeder Tumor

erfordert daher – wie eine akute abdominelle Erkrankung – sofort eine Diagnostik. Das Operationsrisiko nimmt deutlich ab, wenn präoperativ durch Röntgenverfahren eine möglichst exakte Diagnose gestellt worden ist. 60% der Neugeborenen werden durch solch eine Operation geheilt, 20% gebessert, der Rest stirbt an der Grundkrankheit, an Komplikationen der Grundkrankheit oder an Begleitanomalien.

Die Auswahl der Untersuchungsverfahren sowie deren Reihenfolge sollte man dem Alter anpassen. In den meisten Fällen genügt der Tumornachweis als Operationsindikation (BENZ u. WILLICH 1975, MARESHAL u. Mitarb. 1975, KIRKS u. Mitarb. 1976, LEONIDAS u. Mitarb. 1978).

Während man sich bei Neugeborenen meist auf die Nativdiagnostik und eine i. v. Urographie beschränkt, ist bei älteren Säuglingen und Kleinkindern oft ein größerer diagnostischer Aufwand notwendig. Hierzu gehören (neben Ultraschalluntersuchungen)

1. *Nativaufnahmen* des Abdomens in zwei Ebenen. Sie orientieren über die Lage und Größe sowie die Schattendichte eines Tumors, über Verkalkungen, Verdrängungen und Obstruktionssymptome.

2. Die *intravenöse Urographie*. Sie kann modifiziert als *untere Kavographie* begonnen, evtl. auch in Form der *Ganzkörper-Kontrastdarstellung* durchgeführt (Abb. 15.**125a** u. 15.**125b**) und bei Tumoren im Beckenbereich durch eine *Zystographie* ergänzt werden.

3. Die *orale und rektale Kontrastmittelapplikation* ermöglicht zwar eine genauere Angabe über Verlagerung, Einengung oder Obstruktion von Darmabschnitten, ist aber bei einer Tumordifferenzierung wenig ergiebig.

4. Die *Computertomographie* mit leistungsfähigen Apparaturen ist heute als das entscheidende diagnostische Verfahren anzusehen.

5. *Angiographische Untersuchungen* werden nur ausnahmsweise erforderlich sein, wobei die Gefährdung durch eine Gefäßläsion zu bedenken ist. Bei Neugeborenen bieten sich noch die Nabelgefäße an.

Beim Versuch der Artdiagnose eines solchen Tumors werden natürlich – zusätzlich zum röntgenologischen Untersuchungsergebnis – alle klinischen Daten berücksichtigt. Hierzu gehören insbesondere die Symptomatologie und Lokalisation der Geschwulst, deren allgemeine Häufigkeit sowie das Alter und Geschlecht des Säuglings oder Kleinkindes.

Literatur

Kapitel 1   Einleitung

Åkerlund, Å.: Röntgenologische Studien über den Bulbus duodeni mit bes. Berücksichtigung des Ulcus duodeni. Acta radiol. (Stockh.) 2 (1923) 476

De Abréu M.: Radiographie Nephro-cholecystique. Masson, Paris 1930

Anderson, Ch. M., V. Burke: Paediatric Gastroenterology. Blackwell, Oxford 1975

Assmann, H.: Klinische Röntgendiagnostik innerer Erkrankungen. Thieme, Leipzig 1924/1928

Astley, R.: Radiology of the Alimentary Tract in Infancy. Arnold, London 1956

Bachem, M.: Bariumsulfat als schattengebendes Kontrastmittel bei Röntgenuntersuchungen. Gesellschaft f. Naturheilkunde, Bonn 23. 1. 1911

Bachmann, K. D., H. Ewerbeck, G. Joppich, E. Kleihauer, E. Rossi, G. R. Stalder: Pädiatrie in Klinik und Praxis. Thieme, Stuttgart 1978/81

Becker, K.: Filmdosimetrie. Grundlagen und Methoden der photographischen Verfahren zur Strahlenmessung. Springer, Berlin 1962

Berg, H. H.: Die direkten Röntgensymptome des Ulcus duodeni und ihre klinische Bedeutung. Ergebn. med. Strahlenforsch. 2 (1926)

Berg, H. H.: Röntgenuntersuchungen am Innenrelief des Verdauungskanals. Thieme, Leipzig 1929/1931

Berg, H. H.: Über Taktik und Technik der Röntgenuntersuchung im Rahmen der klinischen Bauchuntersuchung. Med. Welt 6 (1932) 1641

Bettex, M., N. Genton, M. Stockmann: Kinderchirurgie. Thieme, Stuttgart 1982

Boas, J.: Colitis ulcerosa. Dtsch. med. Wschr. 29 (1903) 1

Bockus, H. L.: Gastroenterology, 3. Ed. Saunders, Philadelphia 1976

Brombart, M. M.: Gastrointestinal Radiology. Thieme, Stuttgart 1980

Caffey, J.: Pediatric X-Ray Diagnosis. Year Book Medical Publishers, Chicago 1945

Cannon, W. B.: The motor activities of the stomach and intestine. Amer. J. Physiol. 17 (1906) 429

Case, J. T.: Stereoroentgenography: The Alimentary Tract. Southworth, Troy 1914

Case, J. T.: X-ray observations on colonic peristalsis. Med. Rec. 85 (1914) 415

Chaoul, H.: Zur Diagnose und besonders zur Röntgendiagnose des Ulcus duodeni. Münch. med. Wschr. 9 (1923) 10

Chaoul, H.: Das Schleimhautrelief des Magens im Röntgenbild. Dtsch. Z. Chir. 214 (1929) 351

Chrispin, A. R.: Radiological examination of the small intestine in children. In: Progress in Pediatric Radiology, hrsg. von H. J. Kaufmann. Karger, Basel 1969

Cole, L. G.: The value of serial radiography in gastrointestinal diagnosis. J. Amer. med. Ass. 59 (1912) 1947

Cole, L. G.: Etiology of gastric ulcer. Acta radiol. (Stockh.) 6 (1926) 303

Dehner, L. P.: Pediatric Surgical Pathology. Mosby, Saint Louis 1975

Ebel, Kl.-D., E. Willich: Die Röntgenuntersuchung im Kindesalter, 2. Aufl. Springer, Berlin 1979

Eklöf, O.: Abdominal plain film diagnosis in infants and children. In: Progress in Pediatric Radiology, hrsg. von H. J. Kaufmann. Karger, Basel 1969

Eklöf, O., G. Grotte, H. Jorulf, G. Löhr, H. Ringertz: Perinatal haemorrhagic necrosis of the adrenal gland. A clinical and radiological evaluation of 24 consecutive cases. Pediat. Radiol. 4 (1975) 31

Ebel, Kl.-D., E. Willich: Die Röntgenuntersuchung im Kindesalter, 2. Aufl. Springer, Berlin 1979

Elke, M.: Kontrastmittel in der Röntgendiagnostik, 2. Aufl. Thieme, Stuttgart 1982

Elkin, M., G. Cohen: The diagnostic value of the psoas shadow. Clin. Radiol. 13 (1962) 210

Fendel, H.: Die zehn Gebote des Strahlenschutzes bei der Röntgendiagnostik im Kindesalter. Pädiat. Prax. 17 (1976) 339

Filston, H. C.: Surgical Problems in Children. Mosby, St. Louis 1982

Fischer, A. W.: Über eine neue röntgenologische Untersuchungsmethode des Dickdarms. Kombination von Kontrasteinlauf und Luftaufblähung. Klin. Wschr. 2 (1923) 1595

Franken, E. A. jr.: Gastrointestinal Radiology in Pediatrics. Harper & Row, New York 1975

Freyschmidt, J., D. Saure: Neue Verstärkerfolien in der Kinderradiologie. Röntgenblätter 29 (1976) 299

Friedmann, G., H. O. Bützler: Patientendosisbelastung bei Bildverstärker-Fernsehtechnik in der Kinderradiologie. Röntgenblätter 29 (1976) 306

Forssell, G.: Über die Beziehungen der Röntgenbilder des menschlichen Magens zu seinem anatomischen Bau. Fortschr. Röntgenstr. 30 (1913)

Golden, R.: Radiologic Examinations of the Small Intestine. Lippincott, Philadelphia 1945

Grob, M.: Lehrbuch der Kinderchirurgie. Thieme, Stutgart 1957

Groedel, F. M.: Die Röntgenuntersuchung des Magens. Lehrbuch und Atlas der Röntgendiagnostik. J. F. Lehmanns Verlag, München 1924

Gryboski, J.: Gastrointestinal Problems in the Infant. Saunders, Philadelphia 1975

Gutzeit, K., B. Kuhlmann: Zur Röntgendiagnose der Gastroenteritis. Fortschr. Röntgenstr. 47 (1933) 141

Gutzeit, K.: Motilitätsstörungen des Darmes und ihre Behandlung. Münch. med. Wschr. 82 (1935) 1021

Haenisch, F.: Beitrag zur Röntgendiagnostik des Ösophagus (benigner Ösophagustumor). Fortschr. Röntgenstr. 32 (1924) 432

Hartung, K.: Strahlenbelastung und Strahlenschutz in der pädiatrischen Röntgendiagnostik. Thieme, Stuttgart 1959

Haudek, M.: Zur röntgenologischen Diagnose der Ulcerationen in der pars media des Magens. Münch. med. Wschr. 57 (1910) 1587

Hellmer, H.: Zur Röntgendiagnostik der Dünndarmstrikturen. Acta radiol. (Stockh.) 6 (1926) 534

Holthusen, H. u. Mitarb.: Die genetische Belastung der Bevölkerung einer Großstadt (Hamburg) durch medizinische Strahlenanwendung. Schriftenreihe des Bundesministers für Atomenergie und Wasserwirtschaft, Heft 21, Gersbach/München 1961

Holzknecht, G.: Über die radiologische Untersuchung des Magens im allgemeinen und ihre Verwertung für die Diagnose des beginnenden Karzinoms im besonderen. Berl. klin. Wschr. 43 (1906) 127

Holzknecht, G.: Röntgenaufnahme der Speiseröhre mit Wismutbrei. Fortschr. Röntgenstr. 11 (1907) 66

Holzknecht, G.: Die neueren Fortschritte der Röntgenuntersuchung des Verdauungstractes. Münch. med. Wschr. 52 (1911a)

Holzknecht, G.: Der Distinktor. Fortschr. Röntgenstr. 17 (1911b) 171

Janker, R.: Roentgen Cinematography. Amer. J. Roentgenol. 36 (1936) 384

Kirklin, B. R.: Value of roentgen rays in the diagnosis of peptic ulcer. Amer. J. Surg. 40 (1938) 18

Kirklin, B. R.: Roentgenologic diagnosis of cancer of the cardia. Amer. J. Roentgenol. 41 (1939) 873

Kissane, J. M.: Pathology of Infancy and Childhood. Mosby, St. Louis 1975

Krause, P., K. Käding: Die Anwendung des Bariumsulfats in der Medizin besonders in der Röntgenologie unter Berücksichtigung der Toxikologie der Bariumsalze. Fortschr. Röntgenstr. 31 (1923/1924)

Krogmann, M.: Röntgenuntersuchungen von Kindern ohne Haltepersonen. Kinderärztl. Prax. 27 (1959) 73

Krogmann, M.: Verbesserter Strahlenschutz durch bewährte Hilfsmittel für die Röntgenuntersuchung von Kindern. Röntgenblätter 15 (1962) 1

Kuhlmann, F.: Dünndarmstörungen im Röntgenbild. Fortschr. Röntgenstr. 54 (1936) 433

Langendorff, H., G. Spiegler, F. Wachsmann: Strahlenschutzüberwachung mit Filmen. Fortschr. Röntgenstr. 77 (1952) 143

Lassrich, M. A., H. Mohr: Über Messungen der Oberflächen- und Gonadendosis in der pädiatrischen Röntgendiagnostik. Mschr. Kinderheilk. 110 (1962) 494

Lassrich, M. A., R. Prévôt, K. H. Schäfer: Pädiatrischer Röntgenatlas. Thieme, Stuttgart 1955

Lassrich, M. A., E. Richter, G. Jötten: Das Diagnost 73 P, ein Universalgerät für die pädiatrische Radiologie. Röntgenstrahlen 36 (1971) 12

Lebenthal, E.: Digestive Diseases in Children. Grune & Stratton, New York 1978

Lefebvre, J.: Traité de Radiodiagnostic, Bd. XVIII. Radiopédiatrie. Masson, Paris 1973

Maurer, H. J., E. Brandelik, F. Goos: Zur Anwendung der Verstärkerfolien auf der Basis seltener Erden. Radiologe 17 (1977) 305

Meschan, I.: Analysis of Roentgen Signs, Vol 3. Saunders, Philadelphia 1973

Neuhauser, E. B. D., W. Berenberg: Cardioesophageal relaxation as a cause of vomiting in infants. Radiology 48 (1947) 480

Nordentoft, J. M.: Sur l'examen radiologique de la désinvagination conservative non chirurgicale de l'invagination aigue des enfants sous le contrôle des rayons de Roentgen. J. Radiol. Electrol. 14 (1930) 369

Ominsky, St. H., A. R. Margulis: Radiographic examination of the upper gastrointestinal tract. Radiology 139 (1981) 11

Pannhorst, R.: Röntgenkymographische Untersuchungen der Bewegungsformen des Dünndarms von Tier und Mensch. Z. exper. Med. 102 (1938) 617

Pansdorf, H.: Experimentelle Studien zur Röntgenologie des Dünndarms. Ergebn. med. Strahlenforsch. 5 (1931) 21

Pfahler, G. E.: An improvement in the technique of gallbladder diagnosis. Amer. J. Roentgenol. 2 (1914) 774

Poznanski, A. K.: Practical Approaches to Pediatric Radiology. Year Book Medical Publishers, Chicago 1976

Prévôt, R.: Ergebnisse röntgenologischer Dünndarmstudien unter besonderer Berücksichtigung der Morphologie. Fortschr. Röntgenstr. 62 (1940) 341

Ravitch, M. M., K. J. Welch, C. D. Benson, E. Abderdeen, J. G. Randolph: Pediatric Surgery, 3. Ed. Year Book Medical Publishers, Chicago 1979

Rendisch, R. A.: The roentgenographic study of the mucosa in normal and pathological states. Amer. J. Roentgenol. 10 (1923) 526

Rieder, H.: Beiträge zur Topographie des Magendarmkanals beim lebenden Menschen nebst Untersuchung über den zeitlichen Ablauf der Verdauung. Fortschr. Röntgenstr. 8 (1904/5)

Rudhe, U.: Roentgenologic examination of rectum in ulcerative colitis. Acta paediat. (Uppsala) 49 (1960) 859

Sauvegrain, J.: The technique of upper gastro-intestinal investigation in infants and children. In: Progress in Pediatric Radiology, hrsg. von H. J. Kaufmann. Karger, Basel 1969

Schall, L., E. Willich: Das Paidoskop. Ein Universalgerät für die Röntgenuntersuchung von Kindern jeden Alters. Fortschr. Röntgenstr. 99 (1963) 559

Schapiro, R. L.: Clinical Radiology of the Pediatric Abdomen and Gastrointestinal Tract. University Park Press, Baltimore 1976

Schmid, F.: Pädiatrische Radiologie. Springer, Berlin 1973

Schuster, W., G. Seyler, W. Sladek, S. Panniccia: The infantoskop – a new unit for use in pediatric radiology. Electromedica 42 (1974) 66

Seelentag, W.: Die Strahlenbelastung der Patienten in der Röntgendiagnostik. Dtsch. med. Wschr. 86 (1961) 2513

Singleton, E. B.: Alimentary tract in infants and children. Year Book Medical Publisher, Chicago 1959

Singleton, E. B., M. L. Wagner, R. V. Dutton: Radiology of the alimentary tract in infants and children. Saunders, Philadelphia 1977

Schwarz, G.: Die Röntgenuntersuchung der Verdauungsorgane. In Schittenhelm: Lehrbuch der Röntgendiagnostik, Bd. 2, Springer, Berlin 1924

Spjut, H. J., A. Navarrete: Pathology of the pharynx. In: Margulis-Burhenne: Alimentary Tract Roentgenology. Mosby, St. Louis 1973

Swischuk, L. E.: Emergency Radiology of the Acutely Ill or Injured Child. Williams & Wilkins, Baltimore 1979

Swischuk, L. E.: Radiology of the Newborn and Young Infant. Williams & Wilkins, Baltimore 1980

Vogel, H., H. Löhr, F. Wallbaum: Strahlenexposition und -risiko bei der Röntgendiagnostik des kindlichen Verdauungstraktes. Klin. Pädiat. 190 (1978) 560

Wahlen, J. P.: Radiology of the Abdomen. Anatomic Basis. Lea & Febiger, Philadelphia 1976

Weber, H. M.: The roentgenologic demonstration of polypoid lesions and polyposis of the large intestine. Amer. J. Roentgenol. 25 (1931) 577

Weber, H. M.: Roentgenologic manifestations of non-neoplastic lesions of the small intestine. J. Amer. med. Ass. 113 (1939) 1541

Welin, S.: Zur Darstellung der Colon-Polypen mit der Doppelkontrastmethode. Fortschr. Röntgenstr. 82 (1955) 341

Weltz, G. A.: Der kranke Dünndarm im Röntgenbild. Fortschr. Röntgenstr. 55 (1937) 30

Wolf, H. G.: Röntgendiagnostik beim Neugeborenen und Säugling. Maudrich, Wien 1959

Kapitel 2   Pharynx

Alexander, W. J., J. A. Kadish, J. S. Dunbar: Ingested foreign bodies in children. In: Progress in Pediatric Radiology, hrsg. von H. J. Kaufmann. Karger, Basel 1969

Ardran, G. M., F. H. Kemp: Impaired mobility in the pharynx and oesophagus. Gut 3 (1962) 94

Ardran, G. M., F. H. Kemp: Normal and disturbed swallowing. In: Progress in Pediatric Radiology, hrsg. von H. J. Kaufmann. Karger, Basel 1969

Ardran, G. M., F. H. Kemp, J. Lind: A cineradiographic study of bottle feeding. Brit. J. Radiol. 31 (1958) 11

Ardran, G. M., F. H. Kemp, J. Lind: A cineradiographic study of breast feeding. Brit. J. Radiol. 31 (1958) 156

Atkinson, M., P. Kramer, S. M. Wyman, F. J. Ingelfinger: Dynamics of swallowing, I. Normal pharyngeal mechanism. J. Clin. Invest. 36 (1957) 581

Bargmann, W.: Histologie und mikroskopische Anatomie des Menschen, 4. Aufl. Thieme, Stuttgart 1962

Biesalski, P.: Die Hals-Nasen-Ohren-Krankheiten im Kindesalter. Thieme, Stuttgart 1960

Bishop, H. C.: Cricopharyngeal achalasia in childhood. J. Pediat. Surg. 9 (1974) 775

Blank, R. H., M. Silbiger: Cricopharyngeal achalasia as a cause of respiratory distress in infants. J. Pediat. 81 (1972) 95

Bolle, R.: Mechanismus der Nahrungsaufnahme. In: Die Zahn-, Mund- und Kieferheilkunde, Bd. I. Urban & Schwarzenberg, München 1958

Brombart, M. M.: Le diverticule pharyngo-oesophagien de Zenker. J. radiol. Bruxelles 36 (1953)

Brombart, M. M.: Gastrointestinal Radiology. – A Functional Approach to Radiological Investigation and Diagnosis. Thieme, Stutgart 1980

Brunton, F. J., R. E. Eban: Sideropenic webs in men. Clin. Radiol. 11 (1960) 65

Capitanio, M. A., J. A. Kirkpatrick: Upper respiratory tract obstruction in infants and children. Radiol. Clin. N. Amer. 6 (1968) 265

Capitanio, M. A., J. A. Kirkpatrick: Nasopharyngeal lymphoid tissue. Roentgen observations in 257 children 2 years of age or less. Radiology 96 (1970) 389

Chrispin, A. R., G. W. Friedland: A radiologic study of the neural control of oesophageal vestibular function. Thorax 21 (1966) 422

Dahm, M.: Schluckstörungen und Schlucklähmungen. Röntgenuntersuchungen zur Abgrenzung normaler und pathologischer Schluckvorgänge im Bereich des oberen Schluckweges (glossopharyngeale Phase). Fortschr. Röntgenstr. 64 (1941) 167, 241, 309

Daum, R., H. J. Denecke, K. Fahr: Beitrag zur Problematik der Achalasie des M. cricopharyngicus. Z. Kinderchir. 27 (1979) 193

Ebel, Kl. D.: Die Röntgen-Kinematographie des Schluckaktes im Kindesalter. Fortschr. Röntgenstr. 107 (1967) 794

Eklöf, O. u. Mitarb.: Submucosal perforation of the esophagus in the neonate. Acta Radiol. Diagn. 8 (1969) 187

Ferguson, Ch. F., E. L. Kendig: Pediatric Otolaryngology. Saunders, Philadelphia 1972

Fletcher, G. H., S. J. Bao: The Head and Neck. Year Book Medical Publishers, Chicago 1968

Frik, W.: Ösophagus (einschließlich Hypopharynx). In: Schinz u. a.: Lehrbuch der Röntgendiagnostik, 6. Aufl., Bd. V. Thieme, Stuttgart 1965

Fujioka, M., L. W. Young, B. R. Girdany: Radiographic evaluation of adenoidal size in children: adenoidal-nasopharyngeal ratio. Amer. J. Roentgenol. 133 (1979) 401

Gray, E. D.: The radiological demonstration of potential pharyngeal diverticulum. Brit. J. Radiol. (1932)

Giedion, A., K. Nolte: The non obstructive pharyngo-esophageal cross roll. Ann. Radiol. 16 (1973) 129

Grob, M.: Lehrbuch der Kinderchirurgie. Thieme, Stuttgart 1957

Hauenstein, H., U. Mödder, H. D. Pape, G. Friedmann: Computertomographische Untersuchungen bei Tumoren im Mund-Kiefer-Gesichtsbereich. Dtsch. Z. Mund-Kiefer-Gesichts-Chir. 2 (1978) 23

Hauser, H., A. Sacoun: Die Xerographie der Halsorgane und der oberen Luftwege im Vergleich mit der herkömmlichen Röntgentechnik. Fortschr. Röntgenstr. 125 (1976) 146

Heckmann, U.: Neuere Untersuchungen über die funktionellen Vorgänge beim Stillen. Fortschr. Kieferorthop. 20 (1959) 337

Heller, R. M., S. G. Kirchner, J. A. O'Neill: Perforation of the pharynx in the newborn: A near look alike for esophageal atresia. Amer. J. Roentgenol. 129 (1977) 335

Hermann, D.: Orale Erkrankungen durch das Herpes-simplex-Virus. Dtsch. zahnärztl. Z. 23 (1968) 1256

Holmgren, B. S.: Inkonstante Hypopharynx-Divertikel. Eine röntgenologische Studie. Acta radiol. (Stockh.) 61 (1946)

Holmgren, B. S.: Sideropenic dysphagia or cancer of the oesophagus. Acta radiol. (Stockh.) 24 (1943)

Hutton, C. F.: Plummer-Vinson syndrome. Brit. J. Radiol. 29 (1955) 338

Janker, R., W. Schwab: Die Bedeutung der Röntgenkinematographie für das Studium normaler und pathologischer Bewegungsvorgänge im Bereich des oberen Speiseweges und der unteren Luftwege. Arch. Ohr.-, Nas.- u. Kehlk.-Heilk. 171 (1958) 215

Jing, B. S.: Tumors of the nasopharynx. Radiol. Clin. N. Amer. 8 (1970) 323

Kaufmann, E.: Lehrbuch der speziellen pathologischen Anatomie, 11. u. 12. Aufl., hrsg. von M. Stemmler. De Gruyter, Berlin 1956

Künzel, W., J. Toman: Kinderstomatologie. Karger, Basel 1976

Lassrich, M. A.: Zur Entwicklung der motorischen Funktionen des oberen Verdauungstraktes. In: Die physiologische Entwicklung des Kindes, hrsg. von F. Linnewah. Springer, Berlin 1959

Lassrich, M. A.: Erkrankungen des Pharynx. In: Pädiatrie in Praxis und Klinik, hrsg. von K. D. Bachmann u. a. Gustav Fischer, Stuttgart, Thieme, Stuttgart 1980

Lerche, W.: The Esophagus and Pharynx in Action. Thomas, Springfield 1950

Logan, W. J., J. F. Bosma: Oral and pharyngeal dysphagia in infancy. Pediat. Clin. N. Amer. 14 (1967) 47

Lucaya, J., M. Herrera, S. Salcedo: Traumatic pharyngeal pseudodiverticulum in neonates and infants. Two case reports and review of the literature. Pediat. Radiol. 8 (1979) 65

Lynch, F. P., A. G. Coran, S. R. Cohen, F. A. Lee: Traumatic esophageal pseudodiverticula in the newborn. J. Pediat. Surg. 9 (1974) 675

MacKellar, A., J. C. Kennedy: Congenital diverticulum of the pharynx simulating esophageal atresia. J. Pediat. Surg. 7 (1972) 408

Margulis, S. I., P. W. Brunt, M. W. Donner, M. L. Silbiger: Familial dysautonomia. Radiology 90 (1968) 107

Mc Nab, R. F. J.: The Patterson-Brown-Kelly syndrome. J. Laryng. 75 (1961) 351

Mödder, U., G. Friedmann, A. Gode, K. G. Rose: Computertomographie des Gesichtsschädels und des pharyngealen Raumes. Fortschr. Röntgenstr. 131 (1979) 249

Moynahan, E. J.: Epidermolysis bullosa affecting the buccal and pharyngeal mucosa. Proc. roy. Soc. Med. 56 (1963) 885

Pitmann, R. G., G. M. Fraser: The post-cricoid impression on the oesophagus. Clin. Radiol. 16 (1965) 34

Pobursky, E. S., P. J. Murray, L. P. Lindsay: Cricopharyngeal achalasia in dermatomyositis. Arch. Otolaryng. 98 (1973) 428

Pratt, C. B.: Childhood rhabdomyosarcoma. Pediat. Ann. 3 (1974) 8

Ramilo, J., V. J. Harris, H. White: Empyema as a complication of retropharyngeal- and neck abscesses in children. Radiology 126 (1978) 743

Reinhard, B., R. Evers, O. Fischedick: Skelett- u. Weichteildarstellung in der Xeroradiographie. Fortschr. Röntgenstr. 120 (1974) 209

Rosen, L., W. Hanafee, A. Nahum: Nasopharyngeal angiofibroma, an angiographic evaluation. Radiology 86 (1966) 103

Ruckensteiner, F.: Beobachtungen zur Entstehung des Zenkerschen Grenzdivertikels. Bruns' Beitr. klin. Chir. 176 (1947) 333

Schäfer, H.: Dysfunktionen des Schluckvorgangs und ihre Beziehungen zur Reifung motorischer Vorgänge im Pharynx. Mschr. Kinderheilk. 113 (1965) 345

Schertel, L., K. zum Winkel: Technik und Anwendungsmöglichkeiten der Xeroradiographie. Radiologe 15 (1975) 394

Schertel, L., K. zum Winkel, F. Motzkus, H. Krasker: Die Xeroradiographie des Schädels. Fortschr. Röntgenstr. 121 (1974) 541

Schuman, B. M., E. Arciniegas: The management of esophageal complications of epidermolysis bullosa. Amer. J. Dig. Dis. 17 (1972) 875

Seaman, B. M.: Cineroentgenographic observations of the cricopharyngeus. Amer. J. Roentgenol. 96 (1966) 922

Seaman, W. B.: Examination of the pharynx. In: Alimentary Tract Roentgenology, hrsg. von A. R. Margulis, H. J. Burhenne. Mosby, St. Louis 1967a

Seaman, W. B.: The significance of webs in the hypopharynx and upper esophagus. Radiology 89 (1967b) 32

Seifert, G.: Mundhöhle, Mundspeicheldrüsen, Tonsillen und Rachen. In: W. Doerr, E. Uehlinger: Spezielle pathologische Anatomie, Bd 1. Springer, Berlin 1966

Stoll, W.: Halsfehlbildungen: Laterale beziehungsweise mediane Zysten und Fisteln. Dtsch. Ärztebl. 661 (1981)

Sutow, W. W., T. J. Vietti, D. J. Fernbach: Clinical Pediatric Oncology. Mosby, St. Louis 1973

Theander, G.: Congenital posterior midline pharyngo-esophageal diverticula. Pediat. Radiol. 1 (1973) 153

Treugut, H.: Ösophagusverlagerung durch Osteophyten. Dtsch. med. Wschr. 104 (1979) 1250

Vogelsang, H., E. Lehnhardt: Angiographische Befunde beim juvenilen Angiofibrom des Nasen-Rachen-Raumes. Fortschr. Röntgenstr. 123 (1975) 427

Waldenström, J. S. R., S. R. Kjellberg: The roentgenologic diagnosis of sideropenic dysphagia. Acta radiol. (Stockh.) 20 (1939) 618

Welin, S.: Hypopharynx und Larynx. In: Schinz u. a.: Lehrbuch der Röntgendiagnostik, 5. Aufl., Bd. IV. Thieme, Stuttgart 1953

Zaino, C., T. C. Beneventano: The radiologic examination of the oropharynx and esophagus. Springer, Berlin 1977

Zellweger, H., V. Ionasecu: Early onset of myotonic dystrophy in infants. Amer. J. Dis. Child. 125 (1973) 601

Zenker F. A., H. v. Ziemssen: Krankheiten des Ösophagus. In: Handbuch der speziellen Pathologie und Therapie, Bd. VII, hrsg. von v. Ziemssen. Vogel, Leipzig 1877

Kapitel 3   Ösophagus

Aaronson, I. A.: Peptic ulceration of the interposed colon in children. Z. Kinderchir. 24 (1978) 69

Aaronson, J., S. Cywes, J. H. Louw: Spontaneous esophageal rupture in the newborn. J. pediat. Surg. 10 (1975) 459

Achenbach, H., J. P. Lynch, R. W. Dwight: Idiopathic ulcerative esophagitis. New Engl. J. Med. 255 (1956) 450

Agha, F. P., M. R. Raji: Esophageal involvement in pemphigoid: Clinical and roentgen manifestations. Gastrointest. Radiol. 7 (1982) 109

Åkerlund, Å.: Die anatomische Grundlage des Röntgenbildes der sogen. „Erworbenen Hiatusbrüche". Acta radiol. (Stockh.) 14 (1933) 523

Åkerlund, Å., H. Ohnell, E. Key: Der Hiatusbruch. Acta radiol. (Stockh.) 6 (1926) 29

Alexander, W. J., J. A. Kadish, J. S. Dunbar: Ingested foreign bodies in children. Progr. pediat. Radiol. 2 (1969) 256

Allison, P. R.: Reflux esophagitis, sliding hiatal hernia and the anatomy of repair. Surg. Gynec. Obstet. 92 (1951) 419

Allison, P. R., A. S. Jonstone: The oesophagus lined with gastric mucous membrane. Thorax 8 (1953) 87

Anders, H. E., E. Bahrmann: Über die sogen. Hiatushernien des Zwerchfells im höheren Alter und ihre Genese. Z. klin. Med. 122 (1932) 736

Andren, L., J. Theander: Roentgenographic appearences of esophageal moniliasis. Acta radiol. (Stockh.) 46 (1956) 571

Angelberger, H.: Angeborene Ösophagusstenose. Z. Kinderchir. 5 (1967) 56

Asch, M. J., W. Liebman, R. S. Lachman, T. C. Moore: Esophageal achalasia: diagnosis and cardiomyotomy in a newborn infant. J. pediat. Surg. 9 (1974) 911

Assmann, H.: Klinische Röntgendiagnostik innerer Erkrankungen. Thieme, Leipzig 1936

Astley, R.: Radiology of the Alimentary Tract in Infancy. Arnold, London 1956

Atkinson, M.: Mechanism protecting against gastro-oesophageal reflux. Gut 3 (1962) 1

Atkinson, M., D. A. W. Edwards, J. A. Honour, E. N. Rowlands: The oesophagogastric sphincter in hiatus hernie. Lancet 1957/ 1138

Azar, H., A. R. Chrispin, D. J. Waterson: Esophageal replacement with transverse colon in infants and children. J. pediat. Surg. 6 (1971) 3

Azizkhan, R. G., D. Tapper, A. Eraklis: Achalasia in childhood: A 20-year experience. J. Pediat. Surg. 15 (1980) 452

Baars, H. G., H. Hintner, K. P. Wenzel: Zur Differentialdiagnose der Relaxatio diaphragmatica und des intrathorakalen Volvulus des Magens. Radiol. diagn. (Berl.) 16 (1975) 187

Barret, N. R.: Chronic peptic ulcer of the oesophagus and „oesophagitis". Brit. J. Surg. 38 (1950) 175

Bársony, Th., F. Polgár: Symptomlose und funktionelle Speiseröhren-Divertikel. Fortschr. Röntgenstr. 36 (1927a) 593

Bársony, Th., F. Polgár: Beiträge zur Röntgensymptomatologie der Hiatusbrüche. Fortschr. Röntgenstr. 37 (1927b) 174

Beauchamp, J. M., Ch. M. Nice, Ph. D. M. Belanger, H. R. Neitzschman: Esophageal intramural pseudodiverticulitis. Radiology 113 (1974) 273

Becker, M. H., C. A. Swinyard: Epidermolysis bullosa dystrophica in children. Radiologic manifestations. Radiology 90 (1968) 124

Becker, W. B., A. Kipps, D. McKenzie: Disseminated herpes simplex virus infection. Amer. J. Dis. Child. 115 (1968) 1

Bedard, P., D. P. Girvan, B. Shandling: Congenital H-type tracheoesophageal fistula. J. pediat. Surg. 9 (1974) 663

Belsey, R. H.: Oesophageal obstruction in childhood. Gastroenterologia (Basel) 86 (1956) 301

Beltz, L.: Zur Pathogenese der angeborenen Ösophagusstenose, Ösophagusatresie und Ösophagotrachealfistel. Zbl. allg. Path. path. Anat. 104 (1962) 49

Berdon, W. E., D. H. Baker, J. N. Schullinger, T. V. Santulli: Plain film detection of right aortic arch in infants with esophageal atresia and tracheoesophageal fistula. J. pediat. Surg. 14 (1979) 436

Berges, W., M. Wienbek: Diagnostik von Ösophagusstenosen. Dtsch. med. Wschr. 105 (1980) 1009

Bergman, A. B., A. M. Lewicki: Complete esophageal obstruction from cricopharyngeal achalasia. Radiology 123 (1977) 289

Berning, H.: Über eine Hiatushernie (Typ III nach Åkerlund). Z. klin. Med. 130 (1936)

Bettex, M., A. Schärli: Achalasie und Megaösophagus im Kindesalter. Z. Kinderchir. 3 (1966) 28

Beutel, A.: Röntgenologische Beobachtungen bei frischen Ösophagusverätzungen. Fortschr. Röntgenstr. 58 (1938) 223

Blaha, H.: Über die erworbenen Brüche durch den Hiatus oesophageus beim Erwachsenen. Bruns' Beitr. klin. Chir. 202 (1961) 441

Blaha, H., K. Reeh: Zur Pathologie des sog. Kardiospasmus. Bruns' Beitr. klin. Chir. 214 (1967) 138

Blechschmidt, E.: Atresien als Grenzfall des Normalen. Z. Kinderchir. 8 (1970) 1

Bleshman, M. H., M. P. Banner, R. C. Johnson, J. W. de Ford: The inflammatory esophagogastric polyp and fold. Radiology 128 (1978) 589

Blumhagen, J. D., D. L. Christie: Gastroesophageal reflux in children: evaluation of the water siphon test. Radiology 131 (1979) 345

Blumhagen, J. D., T. G. Rudd, D. L. Christie: Gastroesophageal reflux in children. Amer. J. Roentgenol. 135 (1980) 1001

Boal, D. K. B., P. E. Newburger, R. L. Teele: Esophagitis induced by combined radiation and adriamycin. Amer. J. Roentgenol. 132 (1979) 567

Bode, A.: Ösophagusstenose bei chronischer Candidiasis. Klin. Pädiat. 185 (1973) 75

Bofinger, H., W. Nietzsch: Kindliche Kardiaachalasie mit Pylorospasmus und Magenektasie. Phreno-pylorisches Syndrom. Z. Kinderchir. 8 (1970) 44

Bohutová, J., V. Bohut, K. Kolář, M. Vránová: Monströser ösophagealer Bezoar. Fortschr. Röntgenstr. 129 (1978) 642

Botha, G. S. M.: The Gastro-Oesophageal Junction. Little, Brown, Boston 1962

Brombart, M. M.: La radiologie clinique de l'oesophage. Masson, Paris 1956

Brombart, M. M.: Clinical Radiology of the Oesophagus. Wright, Bristol 1961

Brombart, M. M.: Roentgenology of the esophagus. In Margulis, A. R., H. J. Burhenne: Alimentary Tract Roentgenology. Mosby, St. Louis 1967

Brombart, M. M.: Gastrointestinal Radiology. Thieme, Stuttgart 1980

Brown, R. E., G. E. Madge, T. R. Howell: Congenital short esophagus in the newborn. Amer. J. dig. Dis. 15 (1970) 863

Brown, P., A. Cuendet, D. Nüssle, C. C. Roy: Intramural diverticulosis of the esophagus in an eight-year-old boy. Pediat. Radiol. 6 (1978) 235

Brühlmann, W. F. et al.: Intramural pseudodiverticulose of the esophagus: Report of seven cases and literature review. Gastrointest. Radiol. 6 (1981) 199

Bruna, J., V. Janecka, L. Skatula: Das Röntgenbild der Verätzung von Speiseröhre und Magen durch Säuren und Laugen. Fortschr. Röntgenstr. 117 (1972) 557

Brunetti, L.: Die Röntgendiagnose des Ulcus pepticum oesophagi. Fortschr. Röntgenstr. 33 (1925) 750

Bruns, H. A.: Beobachtungen und Nachuntersuchungen bei Hiatushernien. Z. Kinderheilk. 116 (1974) 499

Buchtala, V., K. H. Fuchs: Fernspasmen am Ösophagus (postoperativ und beim Magenulcus). Radiol. clin. (Basel) 21 (1952) 190

Bützler, H. O., Kl. D. Ebel, M. Braune: Angeborene ösophagotracheale Fisteln. Röntgen-Bl. 28 (1975) 1

Carman, R. D., S. Finemann: Roentgenologic diagnosis of diaphragmatic hernia. Radiology 3 (1924) 26

Carnovale, R. L., H. M. Goldstein, J. Zornoza, G. D. Dodd: Radiologic manifestation of esophageal lymphoma. Amer. J. Roentgenol. 128 (1977) 751

Castell, D. O., L. D. Harris: Hormonal control of gastroesophageal sphincter strength. New Engl. J. Med. 282 (1970) 886

Catel, W.: Hypertonisch-atonische Dysphagie bei Säuglingen mit habituellem Erbrechen. Klin. Wschr. 16 (1937) 296

Chaoul, H., A. Adam: Die Hiatushernie im Röntgenbild. Verh. dtsch. Röntg.-Ges. (1932)

Chiari, H., M. Wanke: Ösophagus. In Doerr, W., G. Seifert, E. Uehlinger: Spezielle pathologische Anatomie, Bd. II/1. Springer, Berlin 1971

Chrispin, A. R., G. W. Friedland, D. J. Waterston: Aspiration pneumonia and dysphagia after technically successful repair of oesophageal atresia. Thorax 21 (1966) 104

Chrispin, A. R., G. W. Friedland, D. E. Wright: Some functional characteristics of the oesophageal vestibule in children. Thorax 22 (1967) 188

Clements, J. L., G. W. Cox, W. E. Rorres, H. St. Weens: Cervical esophageal webs – a roentgen-anatomic correlation. Amer. J. Roentgenol. 121 (1974) 221

Cohen, S., W. Lipshutz: Hormonal regulation of human lower esophageal sphincter competence: interaction of gastrin and secretin. J. clin. Invest. 50 (1971) 449

Cohen, S. L., W. Lipshutz, R. Turner, A. Myers, R. Schumacher: The pathogenesis of oesophageal dysfunction in sclerodermia and Raynaud's disease. J. clin. Invest. 51 (1972) 2663

Crowe, J. E., T. E. Sumner: Combined esophageal and duodenal atresia without tracheoesophageal fistula. Amer. J. Roentgenol. 130 (1978) 167

Culver, G. J., K. R. Chaudhari: Intramural esophageal diverticulosis. Amer. J. Roentgenol. 99 (1967) 210

Daffner, R. H., M. D. Halber, R. W. Postlethwait, M. Korobkin, W. M. Thompson: CT of the esophagus. II. Carcinoma. Amer. J. Roentgenol. 133 (1979) 1052

Darling, D. D.: Hiatal hernia and gastroesophageal reflux in infancy and childhood. Analysis of radiological findings. Amer. J. Roentgenol. 123 (1975) 724

Daum, R.: Formen der Oesophagusfehlbildungen. Z. Kinderchir. 8 (1970a) 39

Daum, R.: Postoperative complications following operation for oesophageal atresia and tracheo-oesophageal fistula. Progr. pediat. Surg. 1 (1970b) 209

Daum, R., M. Keuerleber: Spätfunktion der intrathorakalen Speiseröhre nach operierter Oesophagusatresie. Z. Kinderchir. 7 (1969) 49

Daum, R., H. W. Schüler, H. Toennissen: Duplikaturen des Oesophagus unter besonderer Berücksichtigung der cervicalen cystischen und intrathorakalen tubulären Formen. Z. Kinderchir. 11 (1972) 31

Daum, R., W. Ch. Hecker, J. A. Rossner, W. Wenz: Kongenitale oesophago-laryngo-tracheale Kommunikationen, ein Beitrag zur Differentialdiagnose der oberen Oesophagotrachealfisteln. Z. Kinderchir. 2 (1965) 314

Davidson, S. J.: Ulceration of the oesophagus in association with a tumor of the pancreas. J. thorac. cardiovasc. Surg. 48 (1964) 200

Deiraniya, A. K.: Congenital oesophageal stenosis due to tracheobronchial remnants. Thorax 29 (1974) 720

Devens, K., G. Neuhäuser: Achalasie und Megaoesophagus im Kindesalter. Pädiat. Prax. 3 (1964) 539

Dittrich, J. K.: Die Kardiafunktion im Verlaufe der Kindheit. Dtsch. med. Wschr. 91 (1966) 308

Dittrich, J. K.: Zur Häufigkeit und röntgendiagnostischen Bedeutung des luftgefüllten Ösophagus im Kindesalter. Mschr. Kinderheilk. 115 (1967) 551

Dittrich, J. K., B. Bautz: Das spontane Pneumoösophagogramm. Fortschr. Röntgenstr. 121 (1974) 417

Dodds, W. J.: 1976 Cannon Lecture: Current concepts of esophageal motor function. Clinical implications for radiology. Amer. J. Roentgenol. 128 (1977) 549

Dörken, H.: Über Sklerodermie mit Ösophagus-Beteiligung. Radiol. clin. (Basel) 20 (1951) 129

Dörken, H.: Beobachtungen bei progressiver Sklerodermie (Ösophagusveränderungen – Katarakt – Tod an Karzinom). Radiol. clin. (Basel) 24 (1955) 156

Doerr, W.: Pathologische Anatomie der angeborenen Herzfehler. In Schwiegk, H.: Handbuch der inneren Medizin, 4. Aufl., Bd. IX/3. Springer, Berlin 1960

Doessel, H.: Im Röntgenbild verifizierte Ösophagusdivertikel bei Kindern und Jugendlichen mit Tuberkulose. Tuberk.-Arzt 14 (1960) 731

Donner, M. W., C. I. Siegel: The evaluation of pharyngeal neuromuscular disorders by cinefluorography. Amer. J. Roentgenol. 94 (1965) 288

Düx, A.: Ösophaguserkrankungen. In Teschendorf, W., H. Anakker, P. Thurn: Röntgenologische Differentialdiagnostik. Bd. I/2. Thieme, Stuttgart 1977

Düx, A.: Zur Röntgendiagnostik des Ösophagus mit bes. Berücksichtigung des ösophago-gastrischen Überganges, der Refluxösophagitis, der Hiatushernien u. der Ösophagusstenosen. Röntgen-Bl. 32 (1979) 362

Ebel, K. D.: Die Funktion des distalen Ösophagus nach chirurgischer Behandlung der Ösophagusatresie. Ann. Radiol. 12 (1969) 159

Ebel, K. D., E. Heiming: Die Funktion der Speiseröhre nach operativer Behandlung der Ösophagusatresie. Z. Kinderchir. 6 (1968) 26

Eckstein, H. B., E. Abderdeen, A. Chrispin, H. H. Nixon, D. J. Waterston, A. Wilkinson: Tracheo-oesophageal fistula without oesophageal atresia. Z. Kinderchir. 9 (1970) 43

Effler, D. B., D. W. Barr, L. L. Groves: Epiphrenic diverticulum of the esophagus, surgical treatment. Arch. Surg. 79 (1959) 459

von Ekesparre, W.: The peptic oesophageal stenosis. Progr. pediat. Surg. 7 (1974) 47

Eklöf, O., A. Livaditis, L. Okmian: Disrupture of the anastomosis in esophageal atresia. Ann. Radiol. 13 (1970) 297

Eklöf, O., G. Lohr, L. Okmian: Submucosal perforation of the esophagus in the neonate. Acta radiol. (Stockh.) 8 (1969) 187

Eklöf, O., G. Ekstrom, B. O. Eriksson, M. Michaelsson, O. Stephensen, S. Soderlund, C. Thoren, G. Wallgren: Arterial anomalies causing compression of the trachea and/or the oesophagus. Acta paediat. scand. 60 (1971) 81

El Shafie, M., P. P. Rickham: Long-term results after primary repair of oesophageal atresia and tracheo-oesophageal fistula. Z. Kinderchir. 9 (1971) 309

Elze, K.: Anatomie der Speiseröhre. In: Handbuch der Hals-Nasen-Ohrenkrankheiten mit Einschluß der Grenzgebiete, Bd. IX. Springer, Berlin 1929

Eppinger, H.: Röntgenologische Diagnostik und pathologische Anatomie einer Hernia diaphragmatica. Z. Heilk. inn. Med. 25 (1904) 364

Ernst, H., J. Grönninger: Röntgenmorphologische Aspekte zum Aufbau des Ösophagus. Fortschr. Röntgenstr. 134 (1981) 674

Felder, J., J. P. Mühlethaler, U. Krech: Herpes simplex generalisatus. Helv. paediat. Acta 5 (1960) 451

Fessler, A., R. Pohl: Stenosierender Prozeß des Ösophagus bei Sklerodermie. Derm. Z. 63 (1932) 164

Finkelstein, L. S.: Esophageal fistula. In Bockus, H. L.: Gastroenterology. Saunders, Philadelphia 1963

Fischer, W.: Die Speiseröhre. In Uehlinger, E.: Handbuch der speziellen pathologischen Anatomie und Histologie, Bd. IV/1. Springer, Berlin 1926 (S. 85)

Fleischner, F.: Die Röntgendiagnose des Ulcus pepticum oesophagi. Wien. med. Wschr. 40 (1927) 120

Fonkalsrud, E. W., M. E. Ament: Surgical management of esophageal stricture due to recessive dystrophic epidermolysis bullosa. J. pediat. Surg. 12 (1977) 221

Fontana, R. S., J. E. Edwards: Congenital Cardiac Disease. Saunders, Philadelphia 1962

Forrester, R. M., S. J. Cohen: Esophageal atresia associated with an anorectal anomaly and probable laryngeal fissure in three siblings. J. pediat. Surg. 5 (1970) 674

Förster, A.: Die Spezialflasche und ihre Anwendung bei der Röntgendurchleuchtung. Ann. Radiol. 11 (1968) 442

Förster, A., J. A. Bliesener, K. Runge: Eine neue Methode zur sicheren Lokalisation einer Ösophagotrachealfistel im Thoraxbereich. Z. Kinderchir. 16 (1975) 445

Fortier-Beaulieu, M., F. Froget, M. Labrune: Peptic stenosis of the oesophagus in the neonate and childhood. Ann. Radiol. 12 (1969) 163

Franken, E. A.: Caustic damage of the gastrointestinal tract. Roentgen features. Amer. J. Roentgenol. 118 (1973) 77

Frates, R. E.: Roentgen signs in laryngotracheoesophageal cleft. Radiology 88 (1967) 484

Friedland, G. W., J. Dodds, P. Sunshine, F. Zboralske: The apparent disparity in incidence of hiatal hernia in infants and children in Britain and the United States. Amer. J. Roentgenol. 120 (1974) 305

Friedmann, G., R. Tismer: Die Candida – Ösophagitis. Dtsch. med. Wschr. 93 (1968) 1141

Frik, W.: Zur Röntgenuntersuchung der Speiseröhre. In: Diagnostik und Therapie der Erkrankungen des Magen-Darmkanals. Karger, Basel 1962

Frik, W.: Ösophagus (einschl. Hypopharynx). In Schinz, H. R., W. E. Baensch, W. Frommhold, R. Glauner, E. Uehlinger, J. Wellauer: Lehrbuch der Röntgendiagnostik, Bd. V. Thieme, Stuttgart 1965

Frommhold, H., H. G. Rohner, D. Koischwitz, J. Kühr: Das Röntgenbild kaustischer Veränderungen des oberen Intestinaltraktes. Fortschr. Röntgenstr. 125 (1976) 514

Gans, St. L., G. Berci: Inside tracheoesophageal fistula: new endoscopic approaches. J. pediat. Surg. 8 (1973) 205

Geley, L.: Ösophagusperforation im Kindesalter – Diagnose u. Therapie. Z. Kinderchir. 17 (1975) 138

German, J., G. H. Mahour, M. M. Woolley: Esophageal atresia and associated anomalies. J. pediat. Surg. 11 (1976) 299

Ghahremani, G. G., M. A. Turner, R. B. Port: Iatrogenic intubation injuries of the upper gastrointestinal tract in adults. Gastrointest. Radiol. 5 (1980) 1

Gharib, M., K.-D. Ebel: Kongenitaler Stridor durch Gefäßanomalien. Z. Kinderchir. 9 (1970) 161

Gharib, M., J. A. Bliesener: Probleme und Folgeerscheinungen operierter Ösophagusatresien. Z. Kinderchir. 24 (1978) 191

Giles, G. R., M. C. Mason, C. Humphries, C. G. Clark: Action of gastrin on the lower oesophageal sphincter in man. Gut 10 (1969) 730

Girdany, B. R.: The esophagus in infancy: congenital and acquired diseases. Radiol. Clin. N. Amer. 1 (1963) 557

Girdany, B. R.: The esophagus in infancy. In Eklöf, O: Current Concepts in Pediatric Radiology. Springer, Berlin 1977

Gohel, V. K., St. L. Edell, I. Laufer, W. H. Rhodes: Transverse folds in the human esophagus. Radiology 128 (1978) 303

Goldstein, H. M., G. D. Dodd: Double-contrast examination of the esophagus. Gastrointest. Radiol. 1 (1976) 3

Govoni, A. F.: Hemangiomas of the esophagus. Gastrointest. Radiol. 7 (1982) 113

Grävinghoff, W.: Speiseröhre. In Peter, K., G. Wetzel, F. Heidenreich: Handbuch der Anatomie des Kindes. Bergmann, München 1938

Greuel, D.: Schleimhautinvagination der Speiseröhre bei unterem Ösophagusring Schatzki. Fortschr. Röntgenstr. 129 (1978) 164

Greenough, W. G.: Congenital esophageal strictures. Amer. J. Roentgenol. 92 (1964) 994

Griscom, N. T.: Persistent esophagotrachea. Amer. J. Roentgenol. 97 (1966) 211

Grob, M.: Lehrbuch der Kinderchirurgie. Thieme, Stuttgart 1957

Gross, R. E.: Treatment of short stricture of the esophagus by partial esophagectomy and end-to-end esophageal reconstruction. Surgery 23 (1948) 735

Gross, R. E.: The Surgery of Infancy and Childhood. Saunders, Philadelphia 1953

Gross, R. E.: Arterial malformations which compression of the trachea and esophagus. Circulation 11 (1955) 124

Gruber, G. B.: Statistik der peptischen Affektionen im Magen, Ösophagus und Duodenum. Münch. med. Wschr. (1911) 1668

Guvoni, A. F., J. P. Whalen: Zwerchfell und Hiatus gastro-oesophagus: anatomisch-radiologische Aspekte. Fortschr. Röntgenstr. 132 (1980) 15

Gwinn, J. L.: Tracheo-esophageal fistula with and without esophageal atresia. Progr. pediat. Radiol. 2 (1969) 170

von Hacker, V., G. Lotheisen: Chirurgie der Speiseröhre. In: Neue deutsche Chirurgie, Bd. 34. Enke, Stuttgart 1926

Haenisch, G. F.: Beitrag zur Röntgendiagnose des Ösophagus (benigner Ösophagustumoren). Fortschr. Röntgenstr. 32 (1924) 432

Haight, C.: Some observations on esophageal atresia and tracheoesophageal fistulas of congenital origin. J. thorac. Surg. 34 (1957) 141

Halber, M. D., R. H. Daffner, W. M. Thompson: CT of the esophagus. I. Normal appearance. Amer. J. Roentgenol. 133 (1979) 1047

Haller, J. A., K. Bachman: The comparative effect of current therapy on experimental caustic burns of the esophagus. Pediatrics 34 (1964) 236

Hamilton, J. P.: Esophageal atresia. J. pediat. Surg. 1 (1966) 253

Hartl, H.: Intrathorakale Duplikaturen des Verdauungstraktes und ihre Komplikationen. Z. Kinderchir. 2 (1965) 422

Haubrich, R.: Zwerchfellpathologie im Röntgenbild. Springer, Berlin 1956

Hays, D. M., M. M. Woolley, W. H. Snyder: Esophageal atresia and tracheoesophageal fistula. J. pediat. Surg. 1 (1966) 240

Healey, Th. R.: Symptoms observed in 53 cases of nontraumatic diaphragmatic hernia. Amer. J. Roentgenol. 12 (1925) 368

Hecker, W. Ch.: Problematik und Klinik der kongenitalen Atresien des Digestionstraktes. Ergebn. Chir. Orthop. 44 (1962) 247

Heintzen, P.: In Catel, W.: Differentialdiagnose von Krankheitssymptomen bei Kindern und Jugendlichen, Bd. II. Thieme, Stuttgart 1963

Heitmann, P.: Die Hiatusgleithernien mit einem hypertonischen gastro-ösophagealen Verschlußmechanismus. Dtsch. med. Wschr. 95 (1970) 834

Heitmann, P.: Die funktionellen Grundlagen des gastro-ösophagealen Refluxes bei Hiatushernien. In Ottenjann, R.: Refluxkrankheit der Speiseröhre. Witzstrock, Baden-Baden 1973

Heitmann, P., N. Möller: Intraluminale Druckmessungen am distalen Ösophagus beim gesunden Erwachsenen. Dtsch. med. Wschr. 95 (1970) 1963

Heitmann, P., B. S. Wolf, E. M. Sokol, B. R. Cohen: Simultaneous cineradiographic-manometric study of the distal esophagus. Gastroenterology 50 (1966) 737

Heller, E.: Extramuköse Kardiaplastik beim chronischen Kardiospasmus mit Dilatation des Ösophagus. Mitt. Grenzgeb. Med. Chir. 27 (1914) 141

Heller, R. M., S. G. Kirchner, J. A. O'Neill: Perforation of the pharynx in the newborn: a near look-alike for esophageal atresia. Amer. J. Roentgenol. 129 (1977) 335

Helm, F.: Seltene Röntgenbilder des Oesophagus. Med. Klin. 14 (1918) 665

Helmer, F., E. Zweymüller: Erfolgreiche Therapie zahlreicher Komplikationen bei Kolonersatzplastik des Ösophagus. Z. Kinderchir. 8 (1970) 218

Helmer, F., A. Krejci, P. Krepler: Kongenitale Ösophagusstenose. Z. Kinderchir. 17 (1975) 321

Henning, N., W. Baumann: Lehrbuch der Verdauungskrankheiten. Thieme, Stuttgart 1949; 2. Aufl. 1956

Henrikson, J., G. Petterson: Oesophageal atresia. Z. Kinderchir. 8 (1970) 209

Herfarth, C., W. Pringsheim, P. Haussmann, J. Beck, H. Reinwein: Überbrückung langstreckiger Ösophagusatresien ohne Colontransplantation (Verfahren nach Rehbein). Z. Kinderchir. 12 (1973) 197

Hermann, J.: Röntgenologische Befunde bei Ätzlaugenvergiftungen. Fortschr. Röntgenstr. 39 (1928) 713

Herrnheiser, G.: Beitrag zum Adhäsionsnachweis im Bruchsack der Hernia hiatus oesophagei. Epikardiales Traktionsdivertikel. Fortschr. Röntgenstr. 36 (1928) 814

Hess, W., R. Liechti: Gleithernie und Reflux-Krankheit. Springer, Berlin 1978

Heuck, F.: Die spezifisch-tuberkulöse Oesophagitis. Radiologe 13 (1973) 377

His, W.: Studien an gehärteten Leichen über Form und Lagerung des menschlichen Magens. Arch. Anat. Physiol. 27 (1903) 345

Ho, Ch.-S., J. B. Cullen, R. R. Gray: An unusual manifestation of esophageal moniliasis. Radiology 123 (1977) 287

Hochberg, L. A., N. Parlamis: Spontaneous perforation and rupture of the esophagus with report of five cases. Amer. J. Surg. 102 (1961) 428

Hodes, P. J., J. P. Atkins, B. L. Hodes: Esophageal intramural diverticulosis. Amer. J. Roentgenol. 96 (1966) 411

Hohf, R. P., E. R. Kimball, J. J. Ballenger: Rupture of the esophagus in the neonate. J. Amer. med. Ass. 1818 (1962) 939

Holder, Th. M., K. W. Ashcraft: Congenital diaphragmatic hernia. In: Pediatric Surgery, 3rd ed., vol. I. Year Book Medical Publishers, Chicago 1979

Höllwarth, M., H. Saurer: Speiseröhrenverätzungen im Kindesalter. Z. Kinderchir. 16 (1975) 1

Holzknecht, G.: Die Atonie der Speiseröhre. Dtsch. Z. klin. Med. 71 (1910) 1198

Hoyt, T., M. M. Kyaw: Acquired paraesophageal and disparaesophageal hernias: complication of hernia repair. Amer. J. Roentgenol. 121 (1974) 248

Hudson, T. R., J. R. Head: Syphilis of the esophagus. J. thorac. Surg. 20 (1950) 216

Hüpscher, F. N.: Die intramurale Divertikulose am Oesophagus. Radiol. clin. biol. (Basel) 43 (1974) 144

Imdahl, H.: Der terminale Ösophagus. Schattauer, Stuttgart 1963

Ingelfinger, F. J., P. Kramer: Dysphagia by a contractile ring in the lower esophagus. Gastroenterology 23 (1953) 419

Jennewein, H. M., F. Waldeck, K. Prahl, R. Siewert: Zur Beeinflussung des unteren Ösophagussphinkters durch gastrointestinale Hormone beim Hund. In Ottenjann, R.: Refluxkrankheit der Speiseröhre. Witzstrock, Baden-Baden 1973

Jones, Th. B., R. M. Helkler, S. G. Kirchner, H. L. Greene: Inflammatory esophagogastric polyp in children. Amer. J. Roentgenol. 133 (1979) 314

Johnstone, A. S.: Oesophagitis on peptic ulcer of the esophagus. Brit. J. Radiol. 28 (1955) 388

Karnbaum, S., M. Pöschel: Röntgenologisches zur spontanen Ösophagusruptur. Fortschr. Röntgenstr. 93 (1960) 131

Kass, H., V. Hanson, J. Patrick: Scleroderma in childhood. J. Pediat. 68 (1966) 243

Kaufmann, E.: Lehrbuch der speziellen Pathologischen Anatomie. De Gruyter, Berlin, 1931

Kaufmann, H. J.: Candida oesophagitis in children with malignant disorders. Ann. Radiol. 13 (1970) 157

Kaufmann, R., R. Kienböck: Über Erkrankungen der Speiseröhre. Wien. klin. Wschr. 35 (1909) 1199

Kaufmann, P., W. Lierse, J. Stark, F. Stelzner: Die Muskelanordnung in der Speiseröhre. Ergebn. Anat. Entwickl.-Gesch. 40 (1968) H. 3

Keats, Th. E., Th. H. Smith: Air esophagogram: a sign of poor respiratory excursion in the neonate. Amer. J. Roentgenol. 120 (1974) 300

Kehrer, B., A. Oesch: Motilitätsstudie des terminalen Ösophagus bei der kindlichen Hiatushernie. Z. Kinderchir. 10 (1971) 345

Keller, H., K. Hering: Die Röntgensymptomatik der Candidaösophagitis. Fortschr. Röntgenstr. 120 (1974) 365

Kerr, I. H.: A method of demonstrating the site of perforation of the oesophagus. Brit. J. Radiol. 35 (1962) 255

Kesztele, V.: Oesophagustuberkulose. Wien. med. Wschr. 113 (1963) 430

Kienböck, R.: Über Magengeschwüre bei Hernia und Eventeratio diaphragmatica. Fortschr. Röntgenstr. 21 (1914) 322

Kim, S. H., W. H. Hendren, P. K. Donahoe: Gastroesophageal reflux and hiatus hernia in children: Experience with 70 cases. J. Pediat. Surg. 15 (1980) 443

Kirkpatrick, J. A., S. L. Cresson, G. P. Pilling: The motor activity of the esophagus in association with esophageal atresia and tracheoesophageal fistula. Amer. J. Roentgenol. 86 (1961) 884

Kirkpatrick, J. A., M. L. Wagner, G. P. Pilling: A complex of anomalies associated with tracheoesophageal fistula and esophageal atresia. Amer. J. Roentgenol. 95 (1965) 208

Kleinfelder, H., F. Longin: Der untere Ösophagusring. Fortschr. Röntgenstr. 95 (1961) 610

Knothe, W.: Die „Hiatushernien" vom Standpunkt des Röntgenologen. Dtsch. med. Wschr. 58 (1932) 609

Köberle, F.: Megaösophagus. Z. Gastroent. 5 (1967) 287

Koch, A., J. Ellers, H. Krtsch, R. Siewert: Spätergebnisse nach operierter Ösophagusatresie. Z. Kinderchir. 18 (1976) 33

Koch, H. L., B. Kurtz: Membranstenosen des oberen Ösophagus („webs"). Fortschr. Röntgenstr. 135 (1981) 177

Koischwitz, D., H. Rohner, H. Cremer: Bezoar des Ösophagus. Fortschr. Röntgenstr. 126 (1977) 496

Koischwitz, D., A. Sobbe, S. E. Miederer, O. Stadelmann: Die benigne intraluminale Ösophagusstenose. Fortschr. Röntgenstr. 121 (1974) 161

Koop, C. E., J. P. Hamilton: Atresia of the esophagus: Factors affecting survival in 249 cases. Z. Kinderchir. 5 (1968) 319

Köteles, G., T. Adler: Ösophagusduplikatur. Fortschr. Röntgenstr. 118 (1973) 100

Kressel, H. Y., S. N. Glick, I. Laufer, M. Banner: Radiologic features of esophagitis. Gastrointest. Radiol. 6 (1981) 103

Kretzschmar, R.: Beitrag zur Röntgenologie der zervikalen Dysphagie. Fortschr. Röntgenstr. 129 (1978) 158

Kuffer, F., M. Bettex: Die Hiatushernie des Kleinkindes. Früh- u. Spätkomplikationen nach Fundoplicatio. Z. Kinderchir. 14 (1974) 153

Künzler, R., N. Schad: Atlas der Angiokardiographie angeborener Herzfehler. Thieme, Stuttgart 1960

Labrune, M., M. Fortier-Beaulieu, D. Tremblay, D. Goldlust: On the difficulty to determine the position of the cardia after a Nissen intervention. Ann. Radiol. 12 (1969) 173

Laimer, E.: Beitrag zur Anatomie des Ösophagus. Med. Jb. (Wien) 333 (1883)

Laks, H., R. B. Wilkinson, S. R. Schuster: Long-term results following correction of esophageal atresia with tracheoesophageal fistula: A clinical and cinefluorographic study. J. pediat. Surg. 7 (1972) 591

Lallemand, D., G. Huault, J. P. Laboureau, J. Sauvegrain: Lésions laryngées et oesophagiennes de la Maladie herpétique. Ann. Radiol. 17 (1974) 317

Langman, J.: Oesophageal atresia accompanied by a remarkable vessel anomaly. Arch. chir. neerl. 4 (1952) 39

Lassrich, M. A.: Zur Entwicklung der motorischen Funktionen des oberen Verdauungstraktes. In Linneweh, F.: Die physiologische Entwicklung des Kindes. Springer, Berlin 1959

Lassrich, M. A.: Anomalien der Speiseröhre. Radiologe 7 (1967) 1

Lassrich, M. A.: Erkrankungen des Ösophagus. In Bachmann, K.-D., H. Ewerbeck, G. Joppich, E. Kleihauer, E. Rossi, G. Stalder: Pädiatrie in Praxis und Klinik. Thieme, Stuttgart 1980

Lenz, H., A. Düx, A. Blömer, H. Höfer-Janker: Röntgenkinematographische und elektromanometrische Untersuchungen zur Funktionsanalyse der pharyngo-oesophagealen Phase des Schluckaktes. XII. Internationaler Kongreß für Radiologie, Madrid 1973

Lerche, W.: The muscular coat of the esophagus and its defects. J. thorac. Surg. 6 (1936) 1

Lerche, W.: The Esophagus and Pharynx in Action. Thomas, Springfield/Ill. 1950

Levine, M. S., I. Laufer, H. Y. Kressel, H. M. Friedman: Herpes esophagitis. Amer. J. Roentgenol. 136 (1981) 863

Lewecki, A. M., P. Moore: Esophageal moniliasis: a review of common and less frequent characteristics. Amer. J. Roentgenol. 125 (1975) 218

Lichtenstein, J. E., J. E. Madewell, D. S. Feigin: The collar button ulcer. Gastrointest. Radiol. 4 (1979) 79

Lindell, M. M., C. A. Hill, H. I. Libshitz: Esophageal cancer: radiographic chest findings and their prognostic significance. Amer. J. Roentgenol. 133 (1979) 461

Lingg, G., G. Nebel: Duplikatur des Ösophagus. Röntgenblätter 34 (1981) 320

Linsman, J. F.: Gastroesophageal reflux elicited while drinking water (water siphonage test). Amer. J. Roentgenol. 94 (1965) 325

Lister, J.: An unusual variation of esophageal atresia. Arch. Dis. Childh. 38 (1963) 176

Livaditis, A., L. Okmian, O. Eklöf: Esophageal atresia. Scand. J. thorac. cardiovasc. Surg. 2 (1968) 151, 3 (1969) 39

McCauley, R. G. K., D. B. Darling, J. C. Leonidas, A. M. Schwartz: Gastroesophageal reflux in infants and children: a useful classification and reliable physiologic technique for its demonstration. Amer. J. Roentgenol. 130 (1978) 47

Maclean, A. D., B. W. Houghton-Allen: Upper oesophageal web in childhood. Pediat. Radiol. 3 (1975) 240

McCook, T. A., A. H. Felman: Esophageal atresia, duodenal atresia, and gastric distention: report of two cases. Amer. J. Roentgenol. 131 (1978) 167

Magilner, A. D., H. J. Isard: Achalasia of the esophagus in infancy. Radiology 98 (1971) 81

Marston, E. L., H. L. Valk: Spontaneous rupture of esophagus: review of the literature. Ann. intern. Med. 51 (1959) 590

Maurer, H. J., W. Otto: Die Zwerchfellhernie. de Gruyter, Berlin 1972

Mendl, K., J. M. McKay, C. H. Tanner: Intramural diverticulosis of esophagus. Brit. J. Radiol. 33 (1960) 496

Meradji, M.: Die präoperative Röntgendiagnostik bei Ösophagusatresie. Z. Kinderchir. 16 (1975) 134

Meradji, M., J. van Walleghem, D. Vervat: A radiological study of 63 cases of operated esophageal atresia. Radiol. clin. biol. (Basel) 43 (1974) 559

Meyers, N. A.: Neonatal rupture of the esophagus. Ann. Chir. Inf. 13 (1972) 213

Monero, J., L. Cortes, E. Blesa: Peptic esophageal stenosis in children. J. pediat. Surg. 4 (1973) 475

Morison, L. B.: Diaphragmatic hernia of fundus of stomach through the esophageal hiatus. J. Amer. med. Ass. 84 (1925) 161

Mühe, E., H. Bünte, L. Bürger, H. K. Hühnlein: Zur Ösophagusperforation. Pathogenese, spezielle Diagnostik und Therapie. Dtsch. med. Wschr. 97 (1972) 180

Müller-Lissner, S. A., A. L. Blum, J. R. Siewert: Die gastroösophageale Refluxkrankheit. Dtsch. med. Wschr. 106 (1981) 1325

Murken, J. D., K. Devens, H. J. Eversmann: Zur kausalen Genese der angeborenen Atresien des Verdauungstraktes. Z. Kinderchir. 7 (1969) 326

Myers, N. A.: Oesophageal atresia with distal tracheo-oesophageal fistula. A long-term follow-up. Progr. pediat. Surg. 10 (1977) 5

Myers, N. A., E. Aberdeen, J. A. Haller jr., J. G. Randolph, K. D. Anderson, M. M. Ravitch: The esophagus. In: Pediatric Surgery, 3rd ed., vol. I. Year Book Medical Publishers, Chicago 1979

Netzker, B., G. Maaßen: Die komplette Ösophagusruptur. Fortschr. Röntgenstr. 120 (1974) 110

Neuhauser, E. B. D., W. Berenberg: Cardio-esophageal relaxation as a cause of vomiting in infants. Radiology 48 (1947) 480

Nicholas, J. L.: Spontaneous perforation of the oesophagus. Z. Kinderchir. 11 (1972) 465

Niemann, H., G. Ebert: Funktionelle bandförmige Oesophagusstenose beim Kind. Z. Kinderchir. 7 (1969) 297

Nissen, R.: Operationen am Ösophagus. Thieme, Stuttgart 1954

Noordijk, J. A., D. Vervat: Ersatz der Speiseröhre bei Kindern. Z. Kinderchir. 7 (1969) 377

Novoselac, M., P. Dangel, U. Fisch: Laryngotracheoesophageal cleft. J. pediat. Surg. 8 (1973) 963

O'Connell, N. D.: Spontaneous rupture of the esophagus. Amer. J. Roentgenol. 99 (1967) 186

O'Hara, J. M., G. Szemes, R. M. Lowman: Esophageal lesions in dermatomyositis: correlation of radiologic and pathologic findings. Radiology 89 (1967) 27

Olbert, F.: Das Leiomyom des Ösophagus. Fortschr. Röntgenstr. 113 (1970) 11

Orringer, M. B., M. M. Kirsh, H. Sloan: Long-term esophageal function following repair of esophageal atresia. Ann. Surg. 186 (1977) 436

Osmund, J. D.: Obstruction of the esophagus. Radiology 5 (1925) 312

Ott, D. J., D. W. Gelfand, W. C. Wu: Reflux esophagitis: radiographic and endoscopic correlation. Radiology 130 (1979) 583

Ott, D. J., W. C. Wu, D. W. Gelfand: Efficacy of radiology of the esophagus for evaluation of dysphagia. Gastrointest. Radiol. 6 (1981) 109

Ozonoff, M. B., F. J. Flynn: Roentgenologic features of dermatomyositis of childhood. Amer. J. Roentgenol. 118 (1973) 106

Palugyay, J.: Epiphrenal gelegenes Traktionsdivertikel der Speiseröhre und Spasmus des Killianschen Ösophagusmundes. Fortschr. Röntgenstr. 35 (1927) 769

Pate, J. W., F. A. Hughes, T. B. Patton: Spontaneous rupture of the esophagus. Amer. J. Surg. 24 (1958) 385

Pélissier, M., P. Leenhardt, J. Boulouys, J. Bruchet: Cancer sous-cardial. J. Radiol. 34 (1953) 263

Petterson, G.: Laryngo-tracheo-oesophageal cleft. Z. Kinderchir. 7 (1969) 43

Plachta, A.: Benign tumors of the esophagus. Amer. J. Gastroent. 38 (1962) 639

Poirier, T. J., G. B. Rankin: Gastrointestinal manifestation of progressive systemic sclerodermia based on a review of 364 cases. Amer. J. Gastroent. 58 (1972) 30

Porcher, P.: Possibilités nouvelles en radiocinématographie par l'amplificateur de brillance. C. R. Acad. Chir. (Paris) 3 (1954) 11

Porcher, P.: Radiologie du cancer du bas-oesophage. In Albot, G., F. Poilleux: Actualités hépato-gastro-entérologiques de l'Hôtel Dieu. Masson, Paris 1958

Presser, K.: Ösophagitis tuberculosa ulcerosa. Fortschr. Röntgenstr. 50 (1934) 202

Prévôt, R., M. A. Lassrich: Röntgendiagnostik des Magen-Darmkanals. Thieme, Stuttgart 1959

Prinsen, J. E.: Hiatus hernia in infants and children: long-term-follow-up of medical therapy. J. pediat. Surg. 10 (1975) 97

Proto, A. V., E. J. Lane: Air in the esophagus: a frequent radiographic finding. Amer. J. Roentgenol. 129 (1977) 433

Quiring, W.: Zur Kasuistik der Fehldiagnose von Fremdkörpern im Ösophagus. Fortschr. Röntgenstr. 17 (1911) 372

Raffensperger, J.: Gastrointestinal tract defects associated with esophageal atresia and tracheo-esophageal fistula. Arch. Surg. 101 (1970) 241

Redo, S. F., C. H. Bauer: Management of achalasia in infancy and childhood. Surgery 53 (1963) 263

Rehbein, F.: Kinderchirurgische Operationen. Hippokrates, Stuttgart 1976

Rehbein, F., S. Hofmann: Ösophagusatresie mit Duodenalverschluß und Analatresie, zugleich ein Beitrag zur primären Kolonersatzplastik. Z. Kinderchir. 1 (1964) 57

Rehbein, F., N. Schweder: Neue Wege in der Rekonstruktion der kindlichen Speiseröhre. Dtsch. med. Wschr. 97 (1972) 1

Rehbein, F., N. Schweder, E. Willich: Rekonstruktion der kindlichen Speiseröhre durch Colon. Dtsch. med. Wschr. 93 (1968) 720

Rehder, H.: Chronische Brühgastritis. Münch. med. Wschr. 89 (1942) 911

Reinhardt, K.: Luftaufhellungen im zervikalen Ösophagusabschnitt, sichtbar auf seitlichen Halswirbelsäulenaufnahmen, als Röntgensymptom einer Schluckstörung. Fortschr. Röntgenstr. 115 (1971) 118

Reitter, H.: Der sogenannte Kardiospasmus. Bruns' Beitr. klin. Chir. 199 (1959)

Rettig, J.: Diverticulum of the abdominal portion of the esophagus. Gastroenterology 42 (1962) 781

de Reuss, H. D.: Gastroösophagealer Reflux. Fortschr. Röntgenstr. 118 (1973) 38

Rieke, G.: Megaösophagus beim Kinde. Inaug.-Diss., Hamburg 1966

Rinaldo, J. A.: Esophageal webs and rings. In Schwiegk, H.: Handbuch der inneren Medizin, 5. Aufl., Bd. III/1. Springer, Berlin 1974

Robbins, A. H., J. A. Hermos, E. M. Schimmel, D. M. Friedlander, R. A. Messian: The columnar-lined esophagus-analysis of 25 cases. Radiology 123 (1977) 1

Robert, F., Th. Hoffmann: Zur Frage der Hiatusanomalien und des Kardiarefluxes bei Kardia-Fornix Fehlanlagen. Fortschr. Röntgenstr. 81 (1954) 255

Rode, H., S. Cywes, M. R. Q. Davies: The phreno-pyloric syndrome in symptomatic gastroesophageal reflux. J. Pediat. Surg. 17 (1982) 152

Rösch, W.: Der Barrett-Ösophagus. Fortschr. Med. 98 (1980) 1240

Rosenheim, Th.: Über Spasmus und Atonie der Speiseröhre. Dtsch. med. Wschr. 25 (1899) 740

Rosselet, A., E. Schinz: Un cas rare de tumeur de l'oesophage. Schweiz. med. Wschr. 54 (1924) 1015

Rossetti, M.: Die operierte Speiseröhre. Thieme, Stuttgart 1963

Roth, H. P., B. Fleshler: Diffuse esophageal spasm. Clinical, radiological and manometric observations. Ann. intern. Med. 61 (1964) 914

Roth, J. L. A.: Achalasia and other motor disorders of the esophagus. In Bockus, H. L.: Gastroenterology, 3rd. ed., vol. I. Saunders, Philadelphia 1974a (p. 191)

Roth, J. L. A.: Reflux esophagitis and esophageal ulcer. In Bockus, H. L.: Gastroenterology, 3rd. ed., vol. I. Saunders, Philadelphia 1974b (p. 247)

Roviralta, E.: Les vomissements du nourisson. Flammarion, Paris 1952

Rubay, J.: Les diverticules oesophagiens. Acta chir. belg. 61 (1962) 1021

Ruffato, C., L. Buttazzoni, G. Mastrapasqua: Oropharyngeale Ösophagus-Papillomatosis. Fortschr. Röntgenstr. 130 (1979) 302

Santel, L.: Megaesophagus in two cases of familial disautonomia. Riv. Chir. pediat. 12 (1970) 511

Sauer, H.: Über angeborene und erworbene Ösophagusstenosen im Kindesalter. Der Wandel in der Indikationsstellung und Therapie. Pädiat. Pädol. 8 (1973) 19

Scatliff, J. H., M. P. Scibetta: Pharyngeal cineflurography in clinical practice. Amer. J. Roentgenol. 90 (1963) 823

Schäfer, W.: Leiomyosarkom des Ösophagus. Fortschr. Röntgenstr. 122 (1975) 169

Schatzki, R.: Ösophagusrelief. Röntgenpraxis 3 (1931) 529

Schatzki, R.: Die Hernien des Hiatus oesophageus. Dtsch. Arch. klin. Med. 173 (1932) 85

Schatzki, R.: Reliefstudien an der normalen und krankhaft veränderten Speiseröhre. Acta radiol. (Stockh.) 18 (1933)

Schatzki, R.: The lower esophageal ring. Long term follow up of symptomatic and asymptomatic rings. Amer. J. Roentgenol. 90 (1963) 805

Schatzki, R., J. E. Gary: Dysphagia due to diaphragmatic narrowing in lower esophagus (Lower esophagus ring). Amer. J. Roentgenol. 70 (1953) 911

Schiller, M., Th. R. Frye, E. Th. Boles: Evaluation of Colonic Replacement of the Esophagus in Children. J. Pediat. Surg. 6 (1971) 753

Schilling, V.: Über Blutungen bei paraösophagealen Hernien. Dtsch. med. Wschr. 59 (1933) 247

Schmidt, H. W.: Regurgitant ulceration at the esophagogastric junction. Proc. Mayo Clin. 29 (1954) 153

Schmidt, R.: Fall von Sklerodermie mit Dysphagie. Med. Klin. 12 (1916) 460

Schumann, R.: Kardiospasmus oder Achalasie und Megaösophagus im Kindesalter. Z. Kinderchir. 6 (1968) 292

Schwalbe, E.: Beobachtung eines Falles von Hernia diaphragmatica vera. Zbl. allg. Path. path. Anat. 11 (1900) 262

Schwarz, G.: Die Röntgenuntersuchung der Verdauungsorgane. In Schittenhelm: Lehrbuch der Röntgendiagnostik. Springer, Berlin 1924

Schwegler, N., H. Faust: Radiologische Aspekte der intramuralen Ösophagusdivertikulose. Fortschr. Röntgenstr. 122 (1975) 151

Schreiber, G., L. V. Habighorst, P. Albers, H. Eilers: Lymphogranulomatose des Ösophagus. Fortschr. Röntgenstr. 126 (1977) 495

Seibel, S., F. Rehbein: Abgang des linken Hauptbronchus aus der Speiseröhre. Z. Kinderchir. 8 (1970) 442

Seifert, E., F. Paul: Funktionsdiagnostik der oesophagogastralen Übergangszone. Bericht über die 83. Tagung der Nordwestdeutschen Gesellschaft für innere Medizin, Travemünde 1974. Hansisches Verlagskontor, Lübeck

Seifert, E.: Mundhöhle, Mundspeicheldrüsen, Tonsillen und Rachen. In Doerr, W., G. Seifert, E. Uehlinger: Spezielle pathologische Anatomie, Bd. I. Springer, Berlin 1966

Shortsleeve, M. J., G. P. Gauvin, R. C. Gardner, M. S. Greenberg: Herpetic esophagitis. Radiology 141 (1981) 611

Siewert, J. R.: Diagnostische Maßnahmen bei der Achalasie. Dtsch. med. Wschr. 107 (1982) 548

Siewert, R., A. L. Blum, F. Waldeck: Funktionsstörungen der Speiseröhre. Springer, Berlin 1976

Simeone, J. F., M. Burrell, R. Toffler, G. J. W. Smith: Aperistalsis and esophagitis. Radiology 123 (1977) 9

Skarby, H. G.: Diagnose von Fremdkörpern im Ösophagus. Acta radiol. (Stockh.) 25 (1944) 796

Smith, H. J., H. J. Chapa, W. J. Kilman, W. L. Watkins: Zollinger-Ellison-Syndrome presenting as esophageal stricture. Gastrointest. Radiol. 14 (1979) 349

Smith, P. C., L. E. Swischuk, Ch. J. Fagan: An elusive and often unsuspected cause of stridor or pneumonia (the esophageal foreign body). Amer. J. Roentgenol. 122 (1974) 80

Smithers, D. W.: The association of cancer of gastric cardia with partial thoracic stomach, short esophagus and peptic ulceration. Brit. J. Radiol. 32 (1950) 261

Snellen, W.: Die Behandlung der Chagas-Infektion. Dtsch. Ärztebl. 24 (1973) 1593

Soave, F., A. Mezzano: Kongenitale Ösophagusstenose durch Knorpeleinschlüsse in der Wand. Z. Kinderchir. 2 (1965) 487

Spath, F., M. Ratzenhofer: Über die angeborene Ösophagusstenose. Wien. klin. Wschr. 71 (1959) 723

Starck, H.: Lehrbuch der Ösophagoskopie. Kabitzsch, Würzburg 1914

Starck, H.: Spasmogene Ösophaguserweiterungen im Röntgenbild. Fortschr. Röntgenstr. 33 (1925) 504

Starck, H.: Die Erkrankungen der Speiseröhre. Steinkopff, Darmstadt 1952

Stelzner, F.: Über den Dehnverschluß der terminalen Speiseröhre und seine Störungen. Dtsch. med. Wschr. 96 (1971) 1455

Stelzner, F., W. Lierse: Der angiomuskuläre Dehnverschluß der terminalen Speiseröhre. Langebecks Arch. klin. Chir. 321 (1968) 35

Stewart, J. R., O. W. Kincaid, J. E. Edwards: An Atlas of Vascular Rings and Related Malformations of the Aortic Arch System. Thomas, Springfield/Ill. 1964

Stierlin, E.: Die Röntgenuntersuchung der Speiseröhre. Wiesbaden 1916

Storey, C. F., W. C. Adams: Leiomyoma of the esophagus. Amer. J. Surg. 91 (1956) 3

Stubbe, P., W. Weigel, R. Feindt: Der nicht schattengebende Fremdkörper im Oesophagus von Kindern. Mschr. Kinderheilk. 127 (1979) 735

Svoboda, M.: Röntgenologische Symptomatologie der Candida-Ösophagitis. Fortschr. Röntgenstr. 100 (1964) 334

Swenson, O., Ch. T. Oeconomopoulos: Achalasia of the esophagus in children. J. thorac. cardiovasc. Surg. 41 (1961) 49

Swenson, O., J. O. Sherman, J. H. Fisher: The management of gastroesophageal reflux in infants. J. pediat. Surg. 8 (1973) 587

Swischuk, L. E., C. K. Hayden, B. D. van Caillie: Mega-Aeroesophagus in children: a sign of gastroesophageal reflux. Radiology 141 (1981) 73

Sztaba, R., K. Janus: Gutartiger Ösophagustumor bei einem 15jährigen Jungen. Z. Kinderchir. 12 (1973) 120

Teplick, J. G., St. K. Teplick, St. H. Ominsky, M. E. Haskin: Esophagitis caused by oral medication. Radiology 134 (1980) 23

Terracol, J., H. Sweet: Diseases of the Esophagus. Saunders, Philadelphia 1958

Teschendorf, W.: Die Röntgenuntersuchung der Speiseröhre. Ergebn. med. Strahlenforsch. 3 (1928) 175

Töndury, G.: Zur Pathogenese der Ösophagusatresie. Z. Kinderchir. 16 (1975) 118

Treugut, H.: Ösophagusverlagerungen durch Osteophythen. Dtsch. med. Wschr. 104 (1979) 1250

Urban, N.: Ösophaguserkrankungen. In Opitz, H., F. Schmid: Handbuch der Kinderheilkunde, Bd. IV. Springer, Berlin 1965 (S. 883)

Uthgenannt, H.: Die Candida-Oesophagitis. Fortschr. Röntgenstr. 94 (1961) 600

Uthgenannt, H., A. Strömlid, H. D. Zwad: Die Röntgenuntersuchung des Ösophagus in Buscopan-Hypotonie. Fortschr. Röntgenstr. 119 (1973) 10

Vanbreuseghem, R.: Analyse mycologique du cadavre de malades morts du cancer. Brux.-méd. 50 (1970) 1019

Vantrappen, G., J. Hellemans: Motility disturbances of the esophagus: Achalasia. In Schwiegk, H.: Handbuch der inneren Medizin, 5. Aufl., Bd. III/1. Springer, Berlin 1974

Vogt, E. C.: Congenital esophageal atresia. Amer. J. Roentgenol. 22 (1929) 463

Vogt-Moykopf, I., M. Wanke: Morbus Crohn des terminalen Ösophagus. Z. Gastroent. 8 (1970) 163

Waggoner, L. G.: Chemical injury of the esophagus. In Bockus, H. L.: Gastroenterology, 3rd ed., vol. I. Saunders, Philadelphia 1974 (p. 289)

Le Wald, L. T.: Roentgenological diagnosis of diaphragmatic hernia. Amer. J. Roentgenol. 20 (1928) 423

Wanke, M.: Pathologische Anatomie des Ösophagus. Radiologe 13 (1973) 351

Weigel, W., H. J. Kaufmann: Tracheo-ösophageale Fehlbildungen und Skelettanomalien. Z. Kinderchir. 16 (1975) 386

Weihrauch, T. R.: Diagnostik bei gastroösophagealer Refluxkrankheit. Dtsch. med. Wschr. 105 (1980) 1796

Wenz, W.: Oesophagus. In Diethelm, L., F. Heuck, et al.: Handbuch der medizinischen Radiologie, Bd. XI/1. Springer, Berlin 1969

Wienbeck, M., P. Heitmann: Die pneumonische Dilatation zur Behandlung der Achalasie der Speiseröhre. Dtsch. med. Wschr. 98 (1973) 813

Wienbeck, M., G. A. Martini: Zur Behandlung der Achalasie des Ösophagus (sogenannter Kardiospasmus). Dtsch. med. Wschr. 92 (1967) 1613

Willich, E.: Die angeborenen und erworbenen Verengungen der Speiseröhre im Kindesalter. Pädiat. Fortbild. Prax. 2 (1963) 51

Willich, E.: Oesophagusmanometrie im Kindesalter. Indikationen, Ergebnisse, Wertung. Radiologe 9 (1971a) 321

Willich, E.: Kardiafunktion im Kindesalter. Fortschr. Med. 89 (1971b) 389

Willich, E., F. Rehbein, Th. Röpke: Diagnose und Therapie der Hiatushernie beim Säugling und Kleinkind. Pädiat. Fortbild. Prax. 2 (1963) 285

Winkelstein, A.: Peptic oesophagitis a new clinical entity. J. Amer. med. Ass. 104 (1935) 906

Wolf, B. S.: Roentgenology of the esophagogastric junction. In Margulis, A. R., H. J. Burhenne: Alimentary Tract Roentgenology. Mosby, St. Louis 1967

Wolf, B. S.: Sliding hiatal hernia: the need for redefinition. Amer. J. Roentgenol. 117 (1973) 231

Wolf, G.: Die Erkennung von Ösophagusvarizen im Röntgenbild. Fortschr. Röntgenstr. 37 (1928) 890

Wolfrom, I.: Angeborene Oesophagusstenosen. Mschr. Kinderheilk. 107 (1959) 47

Wündisch, H., K. Elster: Morphologische Untersuchungen zur Frage der Ösophagitis. Z. Gastroent. 8 (1970) 153

Yanagisawa, F.: Achalasie der Kardia im Säuglings- und Kleinkindalter. Z. Kinderchir. 3 (1966) 344

Yokoyama, J., et al.: Congenital esophageal stenosis. Z. Kinderchir. 15 (1974) 140

Young, J. F.: Tumors of the esophagus. In Bockus, H. L.: Gastroenterology, 2nd ed. Saunders, Philadelphia 1963

Zdebska, E., I. Smolska, M. Markowa, W. Miezynski: Early diagnosis and surgical treatment of children with congenital vascular rings and accompanying heart lesions. J. pediat. Surg. 12 (1977) 121

van der Zee, D. C. et al.: Colon-interposition as replacement of esophagus. A follow-up study. Z. Kinderchir. 33 (1981) 291

Zenker, F. A., H. von Ziemssen: Krankheiten des Ösophagus. In: Handbuch der speziellen Pathologie und Therapie, Bd. VII. Vogel, Leipzig 1877

Zwad, H.-D., H. Uthgenannt: Die Anwendung der hypotonen Ösophagusuntersuchung in der pädiatrischen Radiologie. Röntgen-Bl. 28 (1975) 455

Kapitel 4 Magen

Abbot, O. W., E. P. Pendergrass: The action of single doses of morphine upon the movement of the small intestine in man. Amer. J. med. Sci. 189 (1935) 751

Abel, W.: Oberflächlicher Schleimhautkrebs des Magens. Fortschr. Röntgenstr. 77 (1952a) 743

Abel, W.: Grundsätzliches zur Röntgendiagnose des kleinen Magenkrebses. Bruns' Beitr. klin. Chir. 184 (1952b) 184

Alnor, P. C., E. W. Kricke, H. J. Werner: Der Magenschleimhautprolaps. Urban & Schwarzenberg, München 1962

Alvarez, W. C., W. C. McCarty: Sizes of resected gastric ulcers and gastric carcinomas. J. Amer. med. Ass. 91 (1928) 226

Amgwerd, R., B. Hammer: Der Magenkrebs. Huber, Bern 1972

Anschütz, W., R. Wanke: Über das Ulkuskarzinom und das Karzinom im Ulkusmagen. Dtsch. Z. Chir. 234 (1931)

Assmann, H.: Klinische Röntgendiagnostik der Inneren Erkrankungen. Thieme, Leipzig 1929

Atwell, J. D., A. E. Claireaux, H. H. Nixon: Teratoma of the stomach in the newborn. J. pediat. Surg. 2 (1967) 197

Baensch, W. E.: Beiträge zur Schleimhautdiagnostik des Magens. Fortschr. Röntgenstr. 36 (1927) 53 (Kongreßh.)

Bahk, Y. W., J. S. Ahn, H. J. Choi: Lymphoid hyperplasia of the stomach presenting as umbilicated polypoid lesions. Radiology 100 (1971) 277

Barbier, H.: Über den kongenitalen Sanduhrmagen. Langenbecks Arch. klin. Chir. 185 (1936) 642

Bartels, E. D., H. Eltron: Prolaps of gastric mucosa through the pylorus, physiological or abnormal. Gastroenterology 20 (1952) 100

Béclère, H., P. Porcher: À propos de l'insufflation de l'estomac. Bull. Soc. Radiol. med. France 15 (1927) 76

Belding, H. H., J. W. Kernohan: A morphologic study of the myenteric plexus and musculature of the pylorus with special reference to the changes in hypertrophic pylorus stenosis. Surg. Gynec. Obstet. 97 (1953) 322

Berning, H.: Magenatonie und ihre Genese. Dtsch. Arch. klin. Med. 191 (1943) 87

Bertrand, I.: Diagnostic histologique précoce du cancer de l'estomac. II. Internationaler Kongreß für Gastroenterologie, Paris 1937

Borrmann, R.: Die Geschwülste des Magens. In Uehlinger, E.: Handbuch der speziellen pathologischen Anatomie und Histologie, Bd. IV/1. Springer, Berlin 1926

Bothén, N. F., O. Eklöf: Diverticula and duplications (enterogenous cysts) of the stomach and duodenum. Amer. J. Roentgenol. 96 (1966) 375

Bourdon, R.: De l'utilisation de substances sympatho- et vagotropes en radiologie digestive. Mém. Electroradiologie, Paris 1944

Brasch, R. C., S. Royal, A. J. Ammann, J. Crowe: Pseudolymphoma in two immunodeficient children. Amer. J. Roentgenol. 132 (1979) 844

Bush, W. H. jr. et al.: Adenomatosis of the gastric antrum in children. Radiology 111 (1974) 179

Bücker, J.: Die Diagnose des kleinen Magenkrebses. Springer, Berlin 1944

Bücker, J.: Gastritis, Ulkus und Karzinom. Thieme, Stutgart 1950

Bücker, J.: Die Erkrankungen des Magens und des Zwölffingerdarmes. In Diethelm, L., F. Heuck, et al.: Handbuch der medizinischen Radiologie, Bd. XI/1. Springer, Berlin 1969

Campbell, J. B., L. N. Rappaport, L. B. Skerker: Acute mesentero-axial volvulus of the stomach. Radiology 103 (1972) 153

Cannon, W. B.: The movements of the stomach studied by means of the roentgenrays. Amer. J. Physiol. 1 (1898) 359

Catel, W.: Normale und pathologische Physiologie der Bewegungsvorgänge im gesamten Verdauungskanal. Thieme, Leipzig 1936

Catel, W.: Hypertonisch-atonische Dysphagie bei Säuglingen mit habituellem Erbrechen. Klin. Wschr. 16 (1937) 296

Chiari, H.: Über Intussuszeption am Magen. Prag. med. Wschr. 13 (1888) 66

Chiari, H., M. Wanke: Oesophagus, Magen. In Doerr, W., G. Seifert, E. Uehlinger: Spezielle pathologische Anatomie, Bd. II/1. Springer, Berlin 1971

Clements, J. L., J. R. Jinkins, W. E. Torres, B. M. Thomas, J. Thomas, R. A. Elmer, H. S. Weens: Antral mucosal diaphragms in adults. Amer. J. Roentgenol. 133 (1979) 1105

Cole, L. G.: The living stomach and its motor phenomenon. Acta radiol. (Stockh.) 9 (1928) 533

Comfort, M. W., H. K. Gray, M. B. Dockerty, R. P. Gage et al.: Small gastric cancer. Arch. intern. Med. 94 (1954) 513

Corning, H. K.: Lehrbuch der topographischen Anatomie. Springer, Berlin 1946

Cremin, B. J.: Congenital pyloric antral membranes in infancy. Radiology 92 (1969) 509

Cruveilhier, J.: Anatomie pathologique du corps humain ou description avec figures lithographiées et colorées des diverses altérations morbides, dont le corps humain est susceptible, vol. II. Baillière, Paris 1829

Davis, D. A., K. R. Douglas: Congenital pyloric atresia, a rare anomaly. Ann. Surg. 153 (1961) 418

Denzler, T. B., R. K. Harned, C. J. Pergam: Gastric polyps in familial polyposis coli. Radiology 130 (1979) 63

von Dewitz, H.: Befall von Magen, Dünndarm und Kolon bei lymphozytären wohldifferenzierten malignen Lymphomen. Röntgen-Bl. 33 (1980) 163

Dihlmann, W.: Die ökonomisch standardisierte Röntgenuntersuchung des Magens. Dtsch. med. Wschr. 101 (1976) 900

Dittrich, J. K.: Röntgenologische Nachuntersuchungen bei spastisch hypertrophischer Pylorusstenose. Mschr. Kinderheilk. 109 (1961) 41

Ducharme, J. C., A. L. Bensoussan: Pyloric atresia. J. pediat. Surg. 10 (1975) 149

Eklöf, O.: Benign tumours of the stomach and duodenum. Acta radiol. (Stockh.) 57 (1962) 1

Eklund, A. E., O. Eklöf, M. Haverling, S. Ohlson: Benign nonepithelial tumours of the stomach and duodenum. Acta chir. scand. 121 (1961) 439

Eliason, E. L., E. P. Pendergrass, V. W. M. Wright: Roentgen-ray diagnosis of pedunculated growths and gastric mucosa prolapsing through the pylorus. Amer. J. Roentgenol. 15 (1926) 295

von Elischer, J.: Über eine Methode zur Röntgenuntersuchung des Magens. Fortschr. Röntgenstr. 18 (1911) 332

Ewers, H. R.: Chronische Gastritis – Krankheit oder morphologischer Befund? Dtsch. med. Wschr. 106 (1981) 1386

Faber, K. G.: Über angeborene Stenosen am Magenausgang und Duodenum im Kindesalter. Jb. Kinderheilk. 43 (1920) 98

Feldman, M., Ph. Myers: The roentgenological diagnosis of the prolapse of the gastric mucosa into the duodenum. Gastroenterology 20 (1952) 80

Fernholz, H.-J., W. Dihlmann: Die Bedeutung einer standardisierten Röntgen-Untersuchungstechnik des Magens. Radiologe 19 (1979) 1

Forssell, G.: Über die Beziehungen des menschlichen Magens zu seinem anatomischen Bau. Fortschr. Röntgenstr. 30 (1913) 1

Fränkel, A.: Die Eigenbewegungen des Magens. Fortschr. Röntgenstr. 34 (1926) 1

Freeny, P. C.: Double-contrast gastrography of the fundus and cardia: normal landmarks and their pathologic changes. Amer. J. Roentgenol. 133 (1979) 481

Frik, W.: Die röntgenologische Darstellung der Magenerosionen. Verbesserte Ergebnisse mit Doppelkontrastaufnahmen und Bildverstärker. Dtsch. med. Wschr. 81 (1956) 1119

Frik, W.: Röntgenuntersuchungen des Magenfeinreliefs. Fortschr. Röntgenstr. 88 (1958) 546

Frik, W.: Magen. In Schinz, H. R., W. E. Baensch, W. Frommhold, R. Glauner, E. Uehlinger, J. Wellauer: Lehrbuch der Röntgendiagnostik, Bd. V. Thieme, Stuttgart 1965

Frik, W., E. Schmid: Serotoninwirkung am Magen-Darmtrakt. Magy. Radiol. 13 (1961) 188

Frik, W., C. S. Welin: Verdauungstrakt. In Schinz, H. R., W. E. Baensch, W. Frommhold, R. Glauner, E. Uehlinger, J. Wellauer: Lehrbuch der Röntgendiagnostik, Bd. I. Thieme, Stuttgart 1965 (S. 496)

Fuchs, H. F.: Kombinierte radiologische Untersuchungstechnik des Magens mit Direktaufnahmen und verbesserten Indirektaufnahmen. Leber-Magen-Darm 6 (1976) 146

Fujioka, M., S. Fisher, L. W. Young: Pseudoweb of the gastric antrum in infants. Pediat. Radiol. 9 (1980) 73

Galluzzi, S.: Radiologia dei tumori benigni dell' Apparato digerente. Piccin, Padova 1969

Gardiner, J. P.: A case of congenital hourglass stomach with accessory pankreas. J. Amer. med. Ass. 49 (1907) 1598

Gerson, D. E., A. M. Lewicki: Intrathoracic stomach: when does it obstruct? Radiology 119 (1976) 257

Giampalmo, A.: Su un caso di gigantismo dello stomaco. Pathologica 31 (1939) 409

Gilbert, S. M.: The gastric ulcer problem. Rev. Gastroent. 17 (1950) 916

Gordon, R., I. Laufer, H. Y. Kressel: Gastric polyps found on routine double-contrast examination of the stomach. Radiology 134 (1980) 27

Govoni, A. F., J. P. Whalen: The respiratory diaphragm and the gastroesophageal hiatus: anatomo-radiological considerations. Fortschr. Röntgenstr. 132 (1980) 15

Groedel, F. M.: Die Röntgenuntersuchung des Magens. In: Lehrbuch und Atlas der Röntgendiagnostik. Lehmann, München 1924

Gross, R. E., G. W. Holcomb, S. Faber: Duplications of the alimentary tract. Pediatrics 9 (1952) 449

Grundmann, E.: Early Gastric Cancer, Current Status of Diagnosis. Springer, Berlin 1974

Gutmann, R. A.: Les syndromes douloureux de la région epigastrique. Doin, Paris 1934/1951

Hafter, E.: Praktische Gastroenterologie, 6. Aufl. Thieme, Stuttgart 1978

Halimun, E. M., L. A. Tamaela, W. T. Karyomanggolo: Prepyloric obstruction in children. Z. Kinderchir. 27 (1979) 318

Haran jr., P. J., D. B. Darling, F. Sciammas: The value of the double-track sign as a differentiating factor between pylorospasm and hypertrophic pyloric stenosis in infants. Radiology 86 (1966) 723

Harris, V. J., G. Hanley: Unusual features and complications of bezoars in children. Amer. J. Roentgenol. 123 (1975) 742

von Hecker, H., R. Prévôt: Zur Röntgendiagnostik der hypertrophischen Gastritis. Fortschr. Röntgenstr. 42 (1930) 486

Heitzeberg, H., J. Treichel: Intensivierte Röntgendiagnostik des Magens mittels Doppelkontrast. Fortschr. Röntgenstr. 116 (1972) 529

Hellmer, H.: Über die Größenabnahme der Nische bei Carcinoma ventriculi. Acta radiol. (Stockh.) 27 (1946) 30

Henning, N., W. Baumann: Lehrbuch der Verdauungskrankheiten. Thieme, Stuttgart 1949; 2. Aufl. 1955

Henschen, C.: Über die Invagination im Bereich des Magens, insonderheit die gastro-duodenalen Invaginationen. Verh. dtsch. Ges. Chir. (1927)

Herrmann, K., H. Schickedanz: Röntgenbefunde am Magen bei Spätkontrollen pylorotomierter Kinder. Z. Kinderchir. 6 (1968) 34

Hilpert, F.: Das Pneumorelief des Magens. Fortschr. Röntgenstr. 38 (1929) 80

His, W.: Studien an gehärteten Leichen über Form und Lagerung des menschlichen Magens. Arch. Anat. Physiol. 27 (1903) 345

Hoffmann, K.: Röntgenologische Größenbestimmung des Magens. (Vergleich der Blähungs- und Wismutfüllungsmethode). Diss., Heidelberg 1911

Holldack, J., K. Littmann, E. Brunier, F. W. Eigler: Zur membranösen Pylorusstenose. Z. Kinderchir. 29 (1980) 73

Holthusen, W.: Röntgendiagnose der hypertrophischen Pylorussstenose mit negativem Kontrast. Mschr. Kinderheilk. 120 (1972) 274

Holthusen, W.: Pädiatrische Röntgendiagnostik des Magens. In: Erkrankungen des Magens, hrsg. von W. Frommhold, P. Gerhardt. Thieme, Stuttgart 1977

Holzknecht, G.: Der normale Magen nach Form, Lage und Größe. Mitteilungen aus dem Labor für radiologische Diagnostik und Therapie im K. u. K. Allgemeinen Krankenhaus in Wien. Jena Z. Med. Naturw. 1 (1906) 71

Hricak, H., R. F. Thoeni, A. R. Margulis, W. R. Eyler, I. R. Francis: Extension of gastric lymphoma into the esophagus and duodenum. Radiology 135 (1980) 309

Hüther, W., L. Diekmann, F. Hilgenberg, G. Menges: Trichobezoar des Magens. Z. Kinderchir. 8 (1970) 155

Jakubowski, A., K. Jakubowska, A. Naumik, K. Pietron: Primary tumours of the stomach in children. Ann. Radiol. 13 (1970) 169

Jinkins, J. R., T. I. Ball, J. L. Clements jr., R. A. Elmer, H. S. Weens: Antral mucosal diaphragms in infants and children. Pediat. Radiol. 9 (1980) 69

Johnston jr., D. P., J. A. van Heerden, H. B. Lynn, J. D. Motto: Carcinoma of the stomach in a 10-year-old boy. J. pediat. Surg. 10 (1975) 151

Kade, H.: Die Bedeutung der chronischen Gastritis als präkarzinomatöse Erkrankung. Nölke, Hamburg 1947

Kaestle, C.: Zur vergleichenden Röntgenphysiologie der Magenbewegung. Fortschr. Röntgenstr. 26 (1918/1919) 181

Kaestle, C., H. Rieder, J. Rosenthal: Über kinematographisch aufgenommene Röntgenogramme der inneren Organe des Menschen. Münch. med. Wschr. (1909) 280

Kaida, N.: Frühdiagnose des Magenkarzinoms. Bulletin Nr. 14 der Weltorganisation für Gastroenterologie 1970. Watkinson, York/England

Kapp, H.: Zur Bedeutung der Anamnese des Magenkarzinoms. II. Internationaler Kongreß für Gastroenterologie, Paris 1937

Kassner, E. G., J. S. Rose, P. K. Kottmeier, M. Schneider, G. M. Gallow: Retention of small foreign objects in the stomach and duodenum. Radiology 114 (1975) 683

Keller, R. J., M. T. Khilnani, B. S. Wolf: Cascade stomach: Roentgen appearance and significance. Amer. J. Roentgenol. 123 (1975) 746

Keto, P., H. Suoranta, S. Tarpila: Areae gastricae and gastritis in double contrast barium meal. Fortschr. Röntgenstr. 130 (1979a) 576

Keto, P., H. Suoranta, T. Ihamäki, E. Melartin: Double contrast examination of the stomach compared with endoscopy. Acta radiol. Diagn. 20 (1979b) 762

Kny, W.: Symptomlose Perforation bei Adenomyom des Magens. Bruns' Beitr. klin. Chir. 177 (1948) 265

Koch, A., F. Rehbein: Hypertrophische Pylorusstenose und bedeutende Fehlbildungen des Magen-Darm-Traktes. Z. Kinderchir. 15 (1974) 163

Koecher, P. H.: Über röntgenologische Befunde zur Operationsindikation der hypertrophischen Pylorusstenose. Arch. Kinderheilk. 167 (1962) 61

Komaiko, M. S.: Gastric neoplasm/ ultrasound and CT evaluation. Gastrointest. Radiol. 4 (1979) 131

Konjetzny, G. E.: Der Magenkrebs. Enke, Stuttgart 1938

Konjetzny, G. E., W. Anschütz: Die Geschwülste des Magens. In: Deutsche Chirurgie, Bd. 46/1. Enke, Stuttgart 1921

Kosenow, W.: Baucherkrankungen des Säuglings im Röntgenbild. Mschr. Kinderheilk. 103 (1955) 137

Kremer, R., R. Lepoff, R. Izant: Duplication of the stomach. J. pediat. Surg. 5 (1970) 360

Kufaas, T., M. Kekomäki: Volvulus of the stomach, a rarity in paediatric surgery. Z. Kinderchir. 14 (1974) 391

Kuhlencordt, F.: Das Carcinom in situ des Magens und der kleine Magenkrebs. Dtsch. med. Wschr. 84 (1959) 2111

Kuhlencordt, F.: Nachuntersuchungen beim sogenannten kleinen Magenkrebs. 2. Weltkongreß für Gastroenterologie, München. Karger, Basel 1963

Kurokawa, T., T. Kahitani, K. Oota: Carcinoma of the Stomach in Early Phase. Nakayama-Shoten, Tokyo 1967

Kuru, M.: Atlas of Early Carcinoma of the Stomach. Nakayama – Shoten, Tokyo 1967

Kuzin, M.: Polypes de l'estomac. VIII. Internationaler Kongreß für Gastroenterologie, Prag 1968

Längle, I., K. Goidinger, K. Schwamberger, F. Aigner: Kontrollierte Ergebnisse einer standardisierten Magenröntgenuntersuchungstechnik. Röntgenblätter 34 (1981) 294

Lassrich, M. A.: Prolapse of gastric mucosa in children. Ann. Radiol. 15 (1972) 242

Ledoux-Lebard, R., P. Nemours-Auguste: Tumeurs sous-cardiaques de la poche à air. Arch. Mal. Appar. dig. 29 (1939) 339

Lindenschmidt, Th. O.: Zur Pathologie und Klinik der Invaginationen im Bereich des Magens. Bruns' Beitr. klin. Chir. 182 (1951) 191

Lotsch, F.: Pylorusinvagination infolge polypösen Myoms. Virchows Arch. path. Anat. 209 (1912) 227

Lotz, W., St. Liebenow: Areae gastricae und varioliforme Erosionen – Qualitätskriterien der röntgenologischen Magenuntersuchung. Fortschr. Röntgenstr. 132 (1980) 491

Lotzin, R.: Über das Faltensystem des Magens und seine Beziehungen zum Gefäßsystem. Fortschr. Röntgenstr. 51 (1935) 329

Lüdin, M.: Durch extraventriculäre Ursachen bedingte Lage- und Formveränderungen des Magens. Ergebn. med. Strahlenforsch. 4 (1930)

Lutz, P.: Die S.-Aufnahmen des Magens und Duodenums. Fortschr. Röntgenstr. 111 (1969) 835

Mahour, G. H., H. Isaacs, L. Chang: Primary malignant tumors of the stomach in children. J. Pediat. Surg. 15 (1980) 603

McNeer, G.: Cancer of the stomach in the young. Amer. J. Roentgenol. 45 (1941) 537

Maglinte, D. D. T., S. D. Taylor, A. C. Ng: Gastrointestinal perforation by chicken bones. Radiology 130 (1979) 597

Mandell, G. A.: Association of antral diaphragms and hypertrophic pyloric stenosis. Amer. J. Roentgenol. 131 (1978) 203

Manning, J. H., J. U. Gunter: Prolapse of redundant gastric mucosa throught the pyloric canal into the duodenum. Amer. J. Path. 26 (1959) 57

Martini, G. A., W. Dölle: Ménétrier-Syndrom. Dtsch. med. Wschr. 86 (1961) 2524

Mayson, P. B., P. E. Sieber: Gastric leiomyoma in a child. Amer. J. Roentgenol. 97 (1966) 218

Melamed, A.: Radiological aspects of gastric lesions prolapsing into the duodenal bulb. Amer. J. Gastroent. 26 (1956) 399

Ménétrier, P.: Des polyadénomes gastriques et leur rapport avec le cancer de l'estomac. Arch. Physiol. norm. path. 32 (1888) 236

Menuck, L.: Plain film findings of gastric volvulus herniating into the chest. Amer. J. Roentgenol. 126 (1976) 1169

Meyers, M. A., G. G. Ghahremani: Complications of fiberoptic endoscopy. Radiology 115 (1975) 293

Miller, G., M. Kaufmann: Magenfrühkarzinom. Endoskopie oder Radiologie? Dtsch. med. Wschr. 101 (1976) 1006

Miller, R. F., H. W. Ostrum: Hypertrophic pyloric stenosis in infants: roentgenologic differential diagnosis. Amer. J. Roentgenol. 54 (1945) 17

Nandy, A. K., P. Sengupta, S. K. Chatterjee, S. K. Sartar: Teratoma of the stomach. J. pediat. Surg. 9 (1974) 563

Nieden, F.: Kohlensäure-Aufblähung des Magens zwecks Röntgenuntersuchung und ihre Gefahren. Dtsch. med. Wschr. 37 (1911) 1515

Nordenskjöld, K.: Prepyloric mucosal fold: An unusual cause of gastric outlet obstruction. Z. Kinderchir. 14 (1974) 458

Nordenskjöld, K., A. Livaditis: Prepyloric mucosal fold: an unusual cause of gastric outlet obstruction. Z. Kinderchir. 14 (1974) 458

Olnick, H. M., H. S. Weens, J. V. Rogers: Radiological diagnosis of retained surgical sponges. J. Amer. med. Ass. 159 (1955) 1525

Olsen, L., G. Grotte: Congenital pyloric atresie: report of a familial occurence. J. pediat. Surg. 11 (1976) 181

Op den Ort, J. O., W. Dekker: Gastric adenomas. Radiology 141 (1981) 289

Oshima, H., H. Witt, H. Bürger: Gastrokamera und Röntgendiagnostik. De Gruyter, Berlin 1972

Ou Timm, L., S. Bank, I. N. Marks, B. H. Novis, J. C. Botha, H. S. Odes, C. A. Helman, G. O. Barbezat: Benign lymphoid hyperplasia of the gastric antrum another cause of „état mamelonné". Brit. J. Radiol. 50 (1977) 29

Palmer, W. L.: Cancer of the stomach. Gastroenterology 95 (1960) 5

Pessel, J. F.: Lymphogranuloma venereum. In Bockus, H. L.: Gastroenterology, 2nd ed., vol. II. Saunders, Philadelphia 1964

Petzel, H.: Verfeinerte Röntgendiagnostik des Magens durch Doppelkontrastuntersuchung in Hypotonie. Techn. i. d. Med. 3 (1973) 105

Pohlandt, K.: Der sogenannte Prolaps von Magenschleimhaut in den Bulbus, eine röntgenol. Fehldiagnose. Fortschr. Röntgenstr. 82 (1955) 445

Porcher, P., H.-U. Stössel, P. Mainguet: Klinische Radiologie des Magens und des Zwölffingerdarms. Thieme, Stuttgart 1959

Prévôt, R.: Zur Frühdiagnose des Magenkrebses. Rapports et Discussions du deuxième Congrès international de Gastro-Entérologie, Paris 1937

Prévôt, R.: Der kleine Magenkrebs. In Schinz, H. R., R. Glauner, E. Uehlinger: Röntgendiagnostik. Ergebnisse 1952–1956. Thieme, Stuttgart 1957

Pruksapong, Ch., et al.: Gastric duplication. J. pediat. Surg. 14 (1979) 83

Rees, C. E.: Prolapse of the gastric mucosa through the pylorus. Surgical treatment. Surg. Gynec. Obstet. 64 (1937) 689

Richter, K. u. Mitarb.: Analyse des diagnostischen Informationswertes von Aufnahmen und Durchleuchtung bei der Röntgenuntersuchung des Magens. Fortschr. Röntgenstr. 136 (1982) 649

Rieder, H.: Beiträge zur Topographie des Magen-Darmkanals beim lebenden Menschen nebst Untersuchung über den zeitlichen Ablauf der Verdauung. Fortschr. Röntgenstr. 8 (1904/1905) 1548

Rieder, H., E. Rosenthal: Lehrbuch der Röntgenkunde. Barth, Leipzig 1913

Riegler, L. G., H. S. Kaplan, D. L. Fink: Pernicious anemia and the early diagnosis of tumor of the stomach. J. Amer. med. Ass. 128 (1945) 426

Rienmüller, R.: Die Bedeutung der Areae gastricae bei der hypotonen Doppelkontrastuntersuchung des Magens. Fortschr. Röntgenstr. 132 (1980) 485

Riggs jr., W., L. Long: The value of the plain film roentgenogram in pyloric stenosis. Amer. J. Roentgenol. 112 (1971) 77

Roggensack, H. O.: Die Doppelkontrastuntersuchung des Magens in Hypotonie. Eigene Erfahrungen und Indikationsstellung. Fortschr. Röntgenstr. 132 (1980) 676

Runström, G., A. Wallgren: On roentgen-anatomical appearance of pyloric stenosis during and after manifest stage of disease. Acta paediat. (Uppsala) 17, Suppl. 1 (1935) 261

Sandera, R.: Kombinierte Kontrastdarstellung des Canalis egestorius. Fortschr. Röntgenstr. 45 (1932) 57

Sauer, H.: Neurinom des Magens im Kleinkindesalter. Z. Kinderchir. 3 (1966) 233

Scammon, R. E., L. D. Doyle: Observation of the capacity of the stomach in the first days of postnatal life. Amer. J. Dis. Child. 20 (1920)

Schäfer, K. H.: Röntgenologische Studien bei der spastischen Pylorusstenose des Säuglings. Mschr. Kinderheilk. 98 (1950) 302

Schäfer, K. H.: Spastic hypertrophic pyloric stenosis as embryonal malformation caused by Thalidomid. Acta paediat. scand. 61 (1972) 497

Schickedanz, H., B. Kleinteich, H. Friedrich: Die kongenitale Pylorus-Atresie. Z. Kinderchir. 10 (1971) 171

Schirmer, G., W. Kozuschek, B. Helpap: Neurogene Magentumoren: Solitäre Schwannome und Neurofibrome. Fortschr. Röntgenstr. 122 (1975) 534

Schlotter, H.: Röntgendiagnostik des oberflächlichen Magenschleimhautkrebses. Bruns' Beitr. klin. Chir. 191 (1955) 269

Schmieden, V.: Die Differentialdiagnose zwischen Magengeschwür und Magenkrebs, die pathologische Anatomie dieser Erkrankungen in Beziehung zu ihrer Darstellung im Röntgenbilde. Arch. klin. Chir. 96 (1911) 253

Schops, T.: La grosse tubérosité de l'estomac. Doin, Paris 1961

Schreiber, H.: Obstructive jaundice due to gastric trichobezoar. J. pediat. Surg. 11 (1976) 103

Schröder, W.: Über den Prolaps von Magenschleimhaut in das Duodenum. Fortschr. Röntgenstr. 75 (1951) 661

Schwarz, G.: Megapneumogaster congenitus. Radiol. med. (Torino) 15 (1928) 570

Scott, W. G.: Radiographic diagnosis of prolapsed redundant gastric mucosa into the duodenum, with remarks on clinical significance and treatment. Radiology 46 (1946) 547

Seidl, G., H. Graf, W. Hofner: Pillenbezoar des Magens. Fortschr. Röntgenstr. 129 (1978) 644

Seifert, E.: Bedeutung, Möglichkeiten und Grenzen der Gastroskopie bei Magenfrühkarzinom. Röntgen-Bl. 30 (1977) 338

Shackelford, G. D., W. H. McAlister, A. E. Brodeur, E. F. Ragsdale: Congenital microgastria. Amer. J. Roentgenol. 118 (1973) 72

Shirakabe, H.: Double Contrast Studies of the Stomach. Thieme, Stuttgart 1972

Shirakabe, H., I. Heizaburo, K. Kamakura, M. Nishizawa, K. Higuraski, H. Hayakava, T. Murakami: Atlas of X-Ray Diagnosis of Early Gastric Cancer. Igaku Shoin, Tokyo 1966

Sokolow, J. N., W. B. Antonowitsch: Zur Röntgendiagnostik des Karzinoms des oberen Magenabschnitts. Fortschr. Röntgenstr. 95 (1961) 585

Stefan, H., J. Rejlek: Large lipoma of the stomach with ulceration and massive haemorrhage. Čs. Pediat. 21 (1966) 246

Stender, H. St., E. Seifert: Vergleich röntgenologischer und endoskopischer Untersuchungen beim Magenfrühkarzinom. Röntgen-Bl. 30 (1977) 332

Stiller, B.: Einige Worte über Magenaufblähung. Dtsch. med. Wschr. 37 (1911) 1982

Straub, W., L. Leo: Studien über Darmmotilität. Naunyn-Schmiedeberg's Arch. exp. Path. Pharmak. 169 (1933) 18

Straub, W., E. Munoz-Fernàndez: Studien über Darmmotilität. Naunyn-Schmiedeberg's Arch. exp. Path. Pharmak. 170 (1933) 26

Straub, W., V. Pierre: Studien über Darmmotilität. Naunyn-Schmiedeberg's Arch. exp. Path. Pharmak. 169 (1933) 1

Straub, W., H. Schild: Studien über Darmmotilität. Naunyn-Schmiedeberg's Arch. exp. Path. Pharmak. 169 (1933) 9

Stumpf, P.: Die Flächenkymographie. Fortschr. Röntgenstr. 56 (1937) 143

Teplick, J. G., R. J. Wallner, A. H. Levine, S. K. Teplick: Isolated dextrogastria. Report of two cases. Amer. J. Roentgenol. 132 (1979) 124

Töndury, G.: Angewandte und topographische Anatomie. Thieme, Stuttgart 1970

Torgersen, J.: The anatomy of the pyloric canal and the etiology of infantile pyloric stenosis. Amer. J. Roentgenol. 71 (1954) 76

Touroff, A. S. W., R. N. Sussmann: Congenital prepyloric membranous obstruction in a premature infant. Surgery 8 (1940) 739

Treichel, J., H. Oeser: Die Doppelkontrastmethode: optimale Technik der röntgenologischen Magenuntersuchung. Dtsch. med. Wschr. 100 (1975) 2226

Trendelenburg, P.: Physiologische und pharmakologische Versuche über die Dünndarmperistaltik. Naunyn-Schmiedebergs Arch. exp. Path. Pharmak. 81 (1917) 55

Trendelenburg, P.: In Bethke-Bergmann: Handbuch der normalen und pathologischen Physiologie, Bd. III. 1927 (S. 452)

Unger, R. H., H. Ketterer, J. Dupre, A. M. Eisentraut: The effects of secretin, pancreozymin and gastrin on insulin and glucagon secretion in anestheticed dogs. J. clin. Invest. 46 (1967) 4

Usland, O.: Über die Bedeutung der chron. Gastritis f. die Entwicklung des Magenkrebses. Acta chir. scand. 76 (1935) 485

Vallebona, A.: Nuovo metodo di esame radiologico del tubo digerente. Radiol. med. (Torino) 13 (1926) 241

Velde, G.: Die Magenschleimhaut bei Achylia gastrica und perniziöser Anämie. Ergebn. med. Strahlenforsch. 6 (1933) 347

Walder, E.: Zur röntgenologischen Diagnose des früh ulzerierten primären Magenkrebses im Frühstadium. Schweiz. med. Wschr. (1941)

Waldeyer, W.: Die Magenstraße. S.-B. preuß. Akad. Wiss., phys.-math. Kl. 29 (1908) 595

Wallgren, A.: Kongenitale Pylorusstenose ohne klinische Symptome. Kinderheilk. 68 (1932) 290

Wallgren, A.: Röntgenbefunde bei hypertrophischer Pylorusstenose. Kinderärztl. Prax. 12 (1941) 225

Wallgren, A.: Preclinical stage of infantile pyloric stenosis. Am. J. Dis. Child. 72 (1946) 371

Weltz, G. A.: Magenphysiologie für Röntgenzwecke. Thieme, Leipzig 1940

Weltz, G. A.: Über Peristaltik und Tonus des Magens. Münch. med. Wschr. 92 (1950) 1

Weltz, G. A., H. J. Wendt, W. Brockschmidt: Die Periodendauer der Magenperistaltik. Fortschr. Röntgenstr. 69 (1944) 1

Weltz, W., W. Vollers: Über rhythmische Kontraktionen der glatten Muskulatur an verschiedenen Organen (Magen, Darm, Harnblase). Z. ges. exp. Med. 52 (1926) 723

Werner, E.: Kaskadenmagen und Pylorospasmus. Kinderärztl. Prax. 22 (1954) 339

Whalen, J. P.: Caldwell lecture: radiology of the abdomen: impact of newer imaging methods. Amer. J. Roentgenol. 133 (1979) 586

Windholtz, F.: Zur Differentialdiagnose gutartiger und bösartiger Schleimhauthyperplasien des Magens. Radiol. Rdschr. 5 (1936) 93

Wright, F. W., J. M. Matthews: Hemophilic pseudotumour of the stomach. Radiology 98 (1971) 547

Wurlitzer, F. P., A. Mares, H. Isaacs, B. Landing, M. Woolley: Smooth muscle tumors of the stomach in childhood and adolescence. J. pediat. Surg. 8 (1973) 421

Würtemberger, H.: Gastric atresia. Arch. Dis. Childh. 6 (1961) 161

Yannopoulos, K., A. P. Stout: Smooth muscle tumours in children. Cancer 15 (1962) 958

Zimmer, E. A.: Klinik und Röntgenologie des Prolapses von Magenschleimhaut in den Pylorus und in den Bulbus duodeni. Schweiz. med. Wschr. 80 (1950) 350

Kapitel 5 Duodenum

Ahmed, S., S. J. Cohen, S. J. Jacobs: Total intestinal aganglionosis presenting as duodenal obstructions. Arch. Dis. Child. 46 (1971) 868

Åkerlund, Å.: Röntgenologische Studien über den Bulbus duodeni mit besonderer Berücksichtigung des Ulcus duodeni. Acta radiol. (Stockh.) Suppl. I, 1921

Albot, G., F. Poilleux, M. Kapandji: Duodénum et pancréas: les spasmes duodénaux et la synergie duodéno-biliaire. Actualités hépato-gastro-entérologiques de l'Hôtel-Dieu. Masson, Paris 1956

Albot, G., M. Kapandji: Les zones sphinctériennes de l'anneau duodénal, leur rôle dans la sémiologie du carrefour supérieur droit de l'abdomen. Actualités hépato-gastro-entérologiques de l'Hôtel Dieu. Masson, Paris 1957

Alnor, P. Ch., E. W. Kricke, H. J. Werner: Der Magenschleimhautprolaps. Urban & Schwarzenberg, München 1962

Astley, R.: Radiology of the Alimentary Tract in Infancy. Edward Arnold, London 1956

Atwell, J. D., A. M. Klidjian: Vertebral anomalies and duodenal atresia. J. Pediat. Surg. 3 (1982) 237

Aubrespy, P., S. Derlon, B. Seriat-Gautier: Congenital duodenal obstruction: a review of 82 cases. In: Progress in Pediatric Surgery, Vol. 11 Ed.: P. P. Rickham, W. Ch. Hecker, J. Prévôt. Urban & Schwarzenberg, München 1978

Avni, F., G. Kalifa, J. Sauvegrain: Gastric and duodenal duplications in infants and children. Ann. Radiol. 23 (1980) 195

Bachmann, K. D.: Die angeborene Duodenalstenose. Dtsch. med. Wschr. 105 (1980) 1428

Baird, J. M.: Ingested foreign bodies migrating to the kidney from the gastrointestinal tract. J. Urol. 99 (1968) 675

Barrakling, K. H.: Die präpylorische Lymphadenitis. Fortschr. Röntgenstr. 79 (1953) 315

Bauer, R., H. Hartwig: Röntgenologische Differentialdiagnose der Tumoren des Bulbus duodeni. Fortschr. Röntgenstr. 76 (1952) 468

Bower, R. J., W. K. Sieber, W. B. Kiesewetter: Alimentary tract duplications in children. Ann. Surg. 188 (1978) 669

Böttger, E., A. Ochsenschläger, F. Asmar, D. Hasselbach: Zum Aussagewert der hypotonen Duodenographie in der Diagnostik und Differentialdiagnostik der Duodenal- und Pankreaserkrankungen. Fortschr. Röntgenstr. 116 (1972) 509

Boix-Ochoa, J.: Páncreas anular en el recién nacido. Estudio de ocho casos. Rev. Esp. Pediat. 19 (1963) 547

Berg, H. H.: Die direkten Röntgensymptome des Ulcus duodeni und ihre klinische Bedeutung. Ergebn. med. Strahlenforsch. 2 (1926) 251

Bocquet, A., J. Quinard, H. Gimbergues: Résultats abtenues par l'emploi de l'isopropamide dans 16 cas d'exploration duodénale. J. Radiol. Electr. 45 (1965) 175

Bodian, M.: Congenital duodenal obstruction and mongolism. Brit. Med. J. I (1952) 77

Bremer, J. L.: Diverticula and duplications of the intestinal tract. Arch. Path. 38 (1944) 132

Bremer, J. L.: Congenital Anomalies of the Viscera: their Embryological Basis. Harvard Univ. Press, Cambridge, Mass. 1957

Bücker, J., E. Laas: Das Schleimhautrelief des Bulbus duodeni und seine Abänderung bei Entzündungen und Lymphfollikelhyperplasien. Fortschr. Röntgenstr. 97 (1962) 587

Caffey, J.: Pediatric X-ray Diagnosis, Seventh Ed. Year Book Medical Publ., Chicago 1978

Classen, M., H. Koch, L. Demling: Duodenoscopy: methods and findings. Gastrointest. Endoscopy 18 (1971) 78

Culver, G. J., H. S. Pirson, E. Milch, L. Berman, F. J. Abrantes: Intramural hematoma of the jejunum. Radiology 76 (1961) 785

Daum, R.: Verschleppte Diagnose bei kongenitalem duodenalem Membranverschluß. Klin. Pädiat. 187 (1975) 81

Dehner, L. P.: Pediatric Surgical Pathology. Mosby, St. Louis 1975

Demling, L., M. Classen: Duodenojejunoskopie. Dtsch. med. Wschr. 95 (1970) 1427

Diethelm, L.: Zur Differentialdiagnose der benignen Magentumoren. Fortschr. Röntgenstr. 58 (1938) 375

Dodd, G. D., J. S. Fischer, O. P. Park: Hyperplasia of Brunner's glands. Radiology 60 (1953) 814

Eklöf, O.: Benign tumors of the stomach and duodenum. Acta radiol. (Stockh.) 57 (1961) 177

Esscher, Th.: Preduodenal portal vein – a cause of intestinal obstruction? J. Pediat. Surg. 15 (1980) 609

Feyrter, F.: Über Wucherungen der Brunner'schen Drüsen. Virchows Arch. path. Anat. 293 (1934) 509

Fisher, J. K.: Mucocele of a Brunner gland. Radiology 136 (1980) 320

Fried, A. M.: Duodenal duplication cyst, sonographic and angiographic features. Amer. J. Roentgenol. 128 (1977) 863

Frik, W.: Beziehungen zwischen Schrotkornbulbus und Magenfeinrelief. Fortschr. Röntgenstr. 81 (1954) 757

Frik, W.: Magen und Bulbus duodeni. In: Handbuch der Medizinischen Radiologie, Bd. 11, Teil 1. Springer, Berlin 1969

Gambarelli, J., R. Fleury, H. Sarles, J. Guien: Topographie radiologique de la papille duodénale. Marseille Chir. 7 (1955) 264

Gavoni, A. F.: Benign lymphoid hyperplasia of the duodenal bulb. Gastrointest. Radiol. 1 (1976) 267

Gerhardt, P.: Hypotonic duodenography in the diagnosis of pancreatic disease. In: Anacker, H.: Efficiency and Limits of Radiologic Examination of the Pancreas. Thieme Stuttgart 1975

Girvan, D. P., C. A. Stephens: Congenital intrinsic duodenal obstruction: A twenty year review of its surgical management and consequences. J. Pediat. Surg. 9 (1974) 833

Gondos, B.: Duodenal compression defect and the „superior mesenteric artery syndrome". Radiology 123 (1977) 575

Gråberger, G.: Röntgendiagnostiziertes intraperitoneales Hämatom. Acta radiol. (Stockh.) 12 (1931) 152

Gripenberg, L., R. Stenström: Reversed rotation of the foregut and preduodenal portal vein in a newborn baby. Z. Kinderchir. 23 (1978) 318

Gross, H., G. Salzer, H. G. Wolf: Zur Diagnose und Therapie angeborener Duodenalstenosen bei Rotationsanomalien des Darmtraktes. Z. Kinderheilk. 79 (1957) 158

Gross, R. E.: The Surgery of Infancy and Childhood. Saunders, Philadelphia 1953

Grosser, O., Ortmann, R.: Grundriß der Entwicklungsgeschichte des Menschen. Springer, Berlin 1970

Hafter, E.: Arteriomesenteriale Duodenalkompression. Dtsch. med. Wschr. 94 (1969) 1495

Hecker, W. Ch.: Problematik und Klinik der kongenitalen Atresien des Digestionstraktes. Ergebn. Chir. Orthop. 44 (1962) 247

Hörmann, D., D. Himmel: Zur röntgenologischen Diagnose und Differentialdiagnose von Duodenalstenosen im Säuglings- und Kleinkindalter. Kinderärztl. Prax. 43 (1976) 554

Holthusen, W.: Erbrechen im Säuglingsalter, dargestellt aus kinderradiologischer Sicht. Mschr. Kinderheilk. 120 (1972) 274

Ivamura, K., T. Saitoh: Endoskopische Diagnostik bei Duodenalerkrankungen. Leber, Magen, Darm 4 (1974) 235

Kaude, J. V.: Hypotonic Duodenography – too often performed but of too little value? A comparison with conventional spot films. Gastrointest. Radiol. 3 (1978) 165

Kemp, R., A. Harper: Radiology of the Duodenum. Lloyd-Luke, London 1967

Kinzer, R. E.: Intraluminal diverticulum and other lesions producing intermittent duodenal obstructions or stasis. Amer. J. Roentgenol. 61 (1949) 212

Kleinhaus, S.: Duodenal foreign body: an indication for elective appendectomy. Z. Kinderchir. 27 (1979) 367

Kleinschmidt, F., E. Müller, H. M. Gries, B. Kissler: Die Früh- und Spätdiagnose der angeborenen Duodenalobstruktionen. Z. Kinderchir. 13 (1973) 322

Laudan, J. C. H., G. I. Norton: Intraluminal duodenal diverticulum. Amer. J. Roentgenol. 90 (1963) 756

Lempke, R. E.: Intussusception of the duodenum: report of a case due to Brunner's glands hyperplasia. Ann. Surg. 150 (1959) 160

Lenz, H. u. Mitarb.: Die Bedeutung der hypotonen Duodenographie, Röntgenkinematographie und Mesenteriographie für den Nachweis einer arteriomesenterialen Duodenalkompression. Röntgen-Bl. 24 (1970) 345

Liotta, D.: Pour le diagnostic des tumeurs du pancréas: la duodénographie hypotonique. Lyon chir. 50 (1955) 445

Louw, J. H.: Congenital intestinal atresia and stenosis in the newborn. Observations on its pathogenesis and treatment. Ann. roy. Coll. Surg. Engl. 25 (1959) 209

Lynn, H. B.: Duodenal obstruction: atresia, stenosis and annular pancreas. In: Pediatric Surgery, Vol. II., Third Edition. Year Book Medical Publ., Chicago 1979

Mäkelä, P., I. Rossi, M. Kormano: Effect of glucagon on the double contrast examination of the stomach and duodenum. Fortschr. Röntgenstr. 129 (1978) 418

Mall, K., M. Schmidt: Ductus choledochus mit Einmündung in ein Duodenaldivertikel. Fortschr. Röntgenstr. 125 (1976) 474

May, D. A.: Rotationsanomalien als Ursache des Darmverschlusses beim Neugeborenen. Fortschr. Röntgenstr. 121 (1974) 197

Mendl, K., C. J. Tanner: Enterogenous cyst of duodenum. Report of a case and review of the literature. Brit. J. Radiol. 27 (1954) 699

Merill, J. R., J. G. Raffensperger: Pediatric annular pancreas: twenty year's experience. J. Pediat. Surg. 11 (1976) 921

Mindell, H. J., L. Holm: Acute superior mesenteric artery syndrome. Radiology 94 (1970) 299

Müller, M.: Inkomplette Membranstenosen des Duodenums. Klin. Pädiat. 190 (1978) 239

Molenaar, J. C., S. G. Looyen: Wind sock web of the duodenum. Z. Kinderchir. 14 (1974) 164

Nahon, J. R.: The roentgen appearance of localized hyperplasia of the lymphoid follicles of the duodenum. Amer. J. Roentgenol. 73 (1955) 211

Novak, D.: Zur Technik der hypotonen Doppelkontrast-Duodenographie. Fortschr. Röntgenstr. 118 (1973) 418

Perez, C. A., F. R. Dorfman: Benign lymphoid hyperplasia of the stomach and duodenum. Radiology 87 (1966) 505

Pibram, B. O., N. Kleiber: Ein neuer Weg zur röntgenologischen Darstellung des Duodenum (Pneumo-Duodenum). Fortschr. Röntgenstr. 36 (1927) 739

Pohland, K.: Die Diagnose und Differentialdiagnose der Tumoren des Bulbus duodeni. Fortschr. Röntgenstr. 43 (1931) 337

Pohland, K.: Detailstudium am pylorusnahen Duodenalabschnitt. Fortschr. Röntgenstr. 72 (1950) 564

Porcher, P., H. U. Stössel, P. Mainguet: Klinische Radiologie des Magens und Zwölffingerdarmes. Thieme, Stuttgart 1959

Pratt-Thomas, H. R.: Aneurysm of abdominal aorta with rupture into duodenum. Amer. J. Clin. Path. 14 (1944) 405

McQuitty, J. T., M. Levy: Benign polyps of the duodenum. Amer. J. Gastroent. 32 (1959) 59

Rauber, G., J. Grosdidier: Brunnerian adenoma of the duodenal bulb. Confront. Radio-anatomo-clin. 6 (1962) 74

Rehbein, F.: Kinderchirurgische Operationen. Hippokrates Verlag, Stuttgart 1976

Rehbein, F., J. Boix-Ochoa: Duodenalstenose – Duodenalatresie. Dtsch. med. Wschr. 88 (1963) 1240

Rieth, K. G., G. F. Abbott, G. Gray: Duodenal intussusception secondary to Brunner's gland hamartoma. Gastrointest. Radiol. 2 (1977) 13

Salonen, I. S.: Congenital duodenal obstruction. Acta paediat. scand. Suppl. 272 (1978)

Sampliner, J. et al.: Intraluminal duodenal diverticulum associated with trisomy 21. Amer. J. Roentgenol. 127 (1976) 677

Sauvegrain, J.: The technique of upper gastro-intestinal investigation on infants and children. In: Progress of Pediatric Radiology, Vol. II. Karger, Basel 1969

Sauer, H.: Das Pancreas anulare des Neugeborenen, Erfahrungen bei 25 operierten Fällen. Z. Kinderchir. 3 (1966) 480

Scherer, K., W. Erbe, E. Bücheler: Angiographische Untersuchungen von Duodenaltumoren. Fortschr. Röntgenstr. 124 (1976) 345

Schmid, F.: Der arterio-mesenteriale Duodenalverschluß. In: Handbuch der Kinderheilkunde. Bd. IV (S. 936). Springer Berlin 1965

Schmid, F.: Pädiatrische Radiologie, Bd. II. Springer, Berlin 1973

Schoen, D.: Pneumatosis bulbi duodeni. Dtsch. med. Wschr. 78 (1953) 1402

Stauffer, U. G., I. Irving: Duodenal atresia and stenosis – long term results. Prog. Pediat. Surg. 10 (1977) 49

Stolze, Th., H. Berger, H. Preiss, H. J. Sykosch: Intramurales Divertikel, ein kasuistischer Beitrag. Fortschr. Röntgenstr. 121 (1974) 250

Swischuk, L. E.: Emergeny Radiology of the Acutely Ill or Injured Child. Wiliams & Wilkins, Baltimore 1979

Tandler, J.: Zur Entwicklungsgeschichte des menschlichen Duodenum in frühen Embryonalstadien. Morphol. Jahresb. 29 (1900) 187

Tschäppeler, H., W. B. Smith: Duplications of the intestinal tract: clinical and radiological features. Ann. Radiol. 20 (1976) 133

Vaage, S., O. Knutrud: Congenital Duplications of the Alimentary Tract with Special Regard to their Embryogenesis. In: Progress in Pediatric Surgery, Vol. 7 (S. 103). Urban & Schwarzenberg, München 1974

Webbe, S.: Duodenalstenosen nach Bestrahlung der Nierenregion wegen Malignom. Bericht über 4 Fälle. Fortschr. Röntgenstr. 129 (1978) 421

Weltz, W., W. Vollers: Über rhythmische Kontraktionen der glatten Muskulatur an verschiedenen Organen (Magen, Darm, Harnblase). Z. ges. exp. Med. 52 (1926) 723

Wendenburg, H. H., H. Wehling: Über differentialdiagnostische Schwierigkeiten bei großen Divertikeln und Riesenulzera am Bulbus duodeni. Dtsch. med. Wschr. 92 (1967) 845

Wieners, H.: Seltene gutartige und bösartige Wandveränderungen des Duodenum. Radiologe 6 (1966) 372

Wolfert, W., u. Mitarb.: Endoskopisch-bioptische Differentialdiagnose der Bulbustumoren. Leber, Magen, Darm 7 (1977) 46

Wurnig, P.: Röntgenbefunde am Duodenum des Kindes bei Prozessen im rechten Oberbauch. Z. Kinderchir. 5 (1967) 215

Yasui, K., J. Tsukaguchi, S. Ohara, K. Sato, N. Ono, T. Sato: Benign duodenocolic fistula to duodenal diverticulum. Report of two cases. Radiology 130 (1979) 67

Zatkin, H. R., J. J. Macy, F. W. Kveton: Intraluminal duodenal diverticulum. Report of a case. Amer. J. Roentgenol. 82 (1959) 1036

Kapitel 6 Entzündungen des Magens und des Duodenums

Abel, W.: Die Röntgendiagnose der Gastritis erosiva. Fortschr. Röntgenstr. 80 (1954) 39

Åkerlund, Å.: Röntgenologische Studien über den Bulbus duodeni mit besonderer Berücksichtigung des Ulcus duodeni. Acta radiol. (Stockh.), Suppl. (1921)

Åkerlund, Å.: Ulcusnische mit schaftförmigem Arterienstumpf. Radiol. Glas. God. (Zagreb) 2 (1938) 1

Alexander, F. K.: Chronic peptic ulcer in children. Radiology 56 (1951) 799

Alnor, P. C., E. W. Kricke, H. J. Werner: Der Magenschleimhautprolaps. Urban & Schwarzenberg, München 1962

Anderson, Ch. M., V. Burke: Paediatric Gastroenterology. Blackwell, Oxford 1975

Archer, V. W.: Hypertrophic pyloric stenosis in adults. Amer. J. Roentgenol. 23 (1930) 510

Barclay, A. E.: The normal and pathological stomach as seen by the x-rays. Brit. med. J. 1910/II, 537

Barclay, A. E.: The Digestive Tract. Cambridge University Press, London 1933

Barrakling, K. H.: Die präpylorische Lymphadenitis. Fortschr. Röntgenstr. 79 (1953) 315

Becker, H. D., H.-J. Peiper: Ulcus ventriculi. Thieme, Stuttgart 1977

Beckermann, F., J. Bücker, P. Bünger, E. Laas, E. Seeberger, R. Seitz, G. Waldmann: Zur Röntgendiagnostik der Gastritis: Versuch einer Synopsis klinischer, bioptischer und röntgenologischer Befunde. 2. Weltkongreß für Gastroenterologie, München 1962

Berg, H. H.: Die direkten Röntgensymptome des Ulcus duodeni und ihre klinische Bedeutung. Ergebn. med. Strahlenforsch. 2 (1926) 251

Berg, H. H.: Röntgenuntersuchungen am Innenrelief des Verdauungskanals. Thieme, Leipzig 1929/31

Berg, H. H.: Nachweis von Arterienstümpfen auf dem Grunde von Ulcusnischen. Verhandlungen der Deutschen Röntgengesellschaft. Fortschr. Röntgenstr. 24 (1932)

Berg, H. H.: Einfluß des Flüssigkeitsgehaltes auf die Schleimhautfaltenbildung. 4. Internationaler Kongreß für Radiologie. Zürich, 1934

Berg, H. H.: Die Gastritiden. In: Extrait du volume des rapports du Ier Congrès intern. de Gastro-Enterologie. Vromans, Bruxelles 1935 (p. 171)

von Bergmann, G., G. Katsch, H. H. Berg: Die Erkrankungen des Magens. In: von Bergmann, G., R. Staehelin: Handbuch der Inneren Medizin, Bd. 3. Springer, Berlin 1926

Bernstein, A.: Die Diagnose der idiopathischen Pylorushypertrophie des Erwachsenen. Röntgenpraxis 4 (1932) 673

Beutel, A.: Schleimhautpolypen des Magens. Röntgenpraxis 1 (1929) 735

Block, W. M.: Chronic gastric ulcer in childhood. A critical analysis of the literature with report of a case in an 11 year old boy. Amer. J. Dis. Child. 85 (1953) 566

Brinton, W.: The Diseases of the Stomach. London 1859

Bücker, J.: Die Pellagragastritis im Röntgenbild. Dtsch. Z. Verdau.- u. Stoffwechselkr. 3 (1940) 76

Bücker, J.: Die Diagnose des kleinen Magenkrebses. Springer, Berlin 1944

Bücker, J.: Gastritis, Ulkus und Karzinom. Thieme, Stuttgart 1950

Bücker, J.: Irrungen und Wirrungen in der Gastritis-Diagnostik. Fortschr. Röntgenstr. 94 (1961) 149

Bücker, J.: Zur Röntgendiagnostik der Gastritis erosiva. Radiologe 3 (1964) 78

Bücker, J.: Die Erkrankungen des Magens und Zwölffingerdarms. In: Diethelm, L., F. Heuck, et al.: Handbuch der medizinischen Radiologie, Bd. XI/1. Springer, Berlin 1969 (S. 345)

Buffard, P., L. Grozet: Zur Dünndarmallergie. Fortschr. Röntgenstr. 78 (1952) 497

Burdelski, M., H. Huchzermeyer: Gastrointestinale Endoskopie im Kindesalter. Springer, Berlin 1981

Burns, B., B. B. Gay: Ménétrier's disease of the stomach in children. Amer. J. Roentgenol. 103 (1968) 300

Cameron, A. J., H. J. Hoffmann: Zollinger-Ellison-Syndrome. Clinical features and long-term follow-up. Mayo Clin. Proc. 49 (1974) 44

Candardjis, G.: Diagnostic différentiel radiologique des ulcérations gastrique. Masson, Paris 1956

Carman, R. D.: New roentgen sign of ulceration gastric cancer. J. Amer. med. Ass. 77 (1921) 990

Case, J. T.: Roentgen observations on the duodenum with special reference to lesions beyond the first portion. Amer. J. Roentgenol. 3 (1916) 314

Castle, W. B.: Etiology of pernicious and related macrocytic anemias. Science 82 (1935) 159

Castle, W. B., M. A. Bowie: Domestic liver extract for use in pernicious anemia. J. Amer. med. Ass. 92 (1929) 1830

Chevalier, R.: L'expression radiologique de l'oedème allergique gastro-duodénal (sous contrôle endoscopique). Acta gastro-ent. belg. 16 (1953) 535

Chiari, H.: Zur Kenntnis der gutartigen Pylorushypertrophie. Virchows Arch. path. Anat. 213 (1913) 262

Christie, D. L., M. E. Ament: Gastric acid hypersecretion in children with peptic ulcer. Gastroenterology 71 (1976) 242

Collin, H.: Étude sur l'ulcère simple du duodénum. Steinheil, Paris 1894

Correl, R., F.-J. Roth, H. F. Fuchs: Magen. In Teschendorf, W., W. Wenz: Röntgenologische Differentialdiagnostik, Bd. II. Thieme, Stuttgart 1978

Cruveilhier, L. J. B.: Anatomo-Pathologie, vol. IV and X. 1821/1835

Curci, M. R., et al.: Peptic ulcer disease in childhood reexamined. J. pediat. Surg. 11 (1976) 329

Curling, P. B.: On acute ulceration of the duodenum in cases of burns. Trans. med.-chir. Soc. (Lond.) 25 (1942) 260

Cushman, P.: Glucocorticoids and the gastrointestinal tract: Current status. Gut 11 (1970) 534

Dehner, L. P.: Pediatric Surgical Pathology. Mosby, St. Louis 1975

Demling, L.: Der kranke Magen. Urban & Schwarzenberg, München 1970

Demling, L., W. Rösch: Peptische Läsionen im Lichte von Agression und Protektion. Witzstrock, Baden-Baden 1978

Demling, L., R. Ottenjann, K. Elster: Endoskopie und Biopsie der Speiseröhre und des Magens. Schattauer, Stuttgart 1972

Derrich, J. R., A. H. Wilkinson, J. M. Howard: Perforation of stress ulcer of the esophagus following thermal burns. Arch. Surg. 75 (1957) 17

Dittrich, J. K., R. Schnorr: Klinisches Bild und Verlauf der Ulkuskrankheit im Kindesalter. Ärztl. Wschr. 11 (1957) 835

Felci, L.: Gastriti. Rapport au XVII Congr. Ital. de Radiologia, Milano 1952

Fincke, B., J. Vogel: Magenulcera mit Perforation beim Neugeborenen. Kinderärztl. Prax. 12 (1974) 568

Finsterer, H., K. Glässner: In die Milz penetrierendes Ulcus der großen Kurvatur des Magens. Mitt. Grenzgeb. Med. Chir. 27 (1913) 126

Forssell, G.: Ein Überblick über die Autoplastik des Digestionskanals. Verh. Ges. Verdauungskr., 7. Tagung, Wien 1927. Thieme, Leipzig 1928

Franken, E. A.: Caustic damage of the gastrointestinal tract; roentgen features. Amer. J. Roentgenol. 118 (1973) 77

Frik, W.: Röntgendiagnostik der Magenwand. In: Frommhold, W., P. Gerhardt: Klinisch-radiologisches Seminar, Bd. VI. Erkrankungen des Magens. Thieme, Stuttgart 1977

Frik, W., R. Hesse: Die röntgenologische Darstellung von Magenerosionen. Dtsch. med. Wschr. 81 (1956) 1119

Frolkis, A., E. Somowa: Untersuchungen zur Genetik der Ulkuserkrankung. Dtsch. Gesundh.-Wes. 32 (1977) 1890

Frühmorgen, P., M. Classen: Endoskopie und Biopsie in der Gastroenterologie. Springer, Berlin 1974

Fuchs, H. F.: Kombinierte radiologische Untersuchungstechnik des Magens mit Direktaufnahmen und verbesserten Indirektaufnahmen. Leber-Magen-Darm 6 (1976) 146

Gavazzeni, M.: L'ulcera extrabulbare del duodeno. Arch. ital. Mal. Appar. dig. 2 (1933) 561

Grüttner, R., M. A. Lassrich: Magen- und Zwölffingerdarmulkus. Mschr. Kinderheilk. 128 (1980) 273

Grybosky, J.: Gastrointestinal Problems in the Infant. Saunders, Philadelphia 1975

Guéret, A., A. Lambling: Contribution á l'étude de la sémiologie radiologique des ulcérations de l'estomac. Arch. Mal. Appar. dig. 38 (1949) 1059

Gutmann, R. A.: Le diagnostic du cancer d'estomac précoce et avancé. Doin, Paris 1967

Gutmann, R. A., J. Daoud: Le cancer de l'estomac au début. Monofilms Dr. Jean Garnier 1953

Gutzeit, K.: Die Gastroskopie im Rahmen der klinischen Magendiagnostik. Ergebn. inn. Med. Kinderheilk. 35 (1929) 1

von Haberer, H.: Meine Erfahrungen mit 183 Magenresektionen. Arch. klin. Chir. 106 (1915) 533

Hafter, E.: Praktische Gastroenterologie, 6. Aufl. Thieme, Stuttgart 1978

Hansen, G.: Über Ulcusnischen mit zentraler Aufhellung im Röntgenbild. Röntgenpraxis 15 (1943) 13

Haring, W.: Magenpolypen und perniziös-anämisches Syndrom. Fortschr. Röntgenstr. 45 (1932) 521

Hart, C.: Erhebungen und Betrachtungen über das Geschwür des Zwölffingerdarms. Mitt. Grenzgeb. Med. Chir. 31 (1918) 291

Hartl, H.: Das komplizierte peptische Geschwür des Säuglings- und Kleinkindesalter. Wien. med. Wschr. 81 (1969) 945

Haubrich, W. S.: Complications of Peptic Ulcer Disease. In Bockus, H. L.: Gastroenterology, vol. I. Saunders, Philadelphia 1974

Haudeck, M.: Zur röntgenologischen Diagnose der Ulzerationen in der Pars media des Magens. Münch. med. Wschr. 57 (1910) 1587

Haudeck, M.: Die Röntgenuntersuchung des Duodenum. In Rieder, H., J. Rosenthal: Lehrbuch der Röntgenkunde. Barth, Leipzig 1924

Haudeck, M.: Zur Deutung der Veränderungen am präpylorischen Magenabschnitt. Fortschr. Röntgenstr. 39 (1929) 583/829

Heilmann, K.: Gastritis, Ursache und Bedeutung. Fortschr. Med. 94 (1976) 1879

Heinkel, K.: Histologie der chronischen Gastritis im Biopsiematerial. Gastroenterologia (Basel) 92 (1959) 322

Hellmer, H.: Über die Größenabnahme der Nische bei Carcinoma ventriculi. Acta radiol. (Stockh.) 27 (1946)

Hemmeter, J. C.: Neue Methoden zur Diagnose des Magengeschwürs. Arch. Verdau.-Kr. 12 (1906) 357

Henning, N.: Die chronische Gastritis im Lichte moderner Untersuchungsmethoden. Gastroenterologia (Basel) 92 (1959) 306

Henning, N., R. Schatzki: Gastrophotographisches und röntgenologisches Bild der Gastritis ulcerosa. Fortschr. Röntgenstr. 48 (1933) 177

Herbut, P. A.: Acute peptic ulcers following distant operations. Surg. Gynec. Obstet. 80 (1945) 410

Hofmann, S., P. Petrausch: Die Perforationen des Magen-Darm-Kanals im Säuglings- und Kindesalter. Dtsch. med. Wschr. 93 (1968) 1503

Holmes, G. W., A. O. Hampton: The incidence of carcinoma in certain chronic ulceration lesions of the stomach. J. Amer. med. Ass. 99 (1932) 905

Jenny, S., P. Frühmorgen, M. Classen, H. Bauerle, L. Demling: Endoskopisch-radiologische Diagnostik des Bulbus duodeni (Ulkus, Narbe). Dtsch. med. Wschr. 97 (1972) 118

Julien, P. J., H. I. Goldberg, A. R. Margulis, F. O. Belzer: Gastrointestinal complications following renal transplantation. Radiology 117 (1975) 37

Kade, H.: Die Bedeutung der chronischen Gastritis als präkarzinomatöse Erkrankung. Nölke, Hamburg 1947

Karlström, F.: Peptic ulcer in children in Sweden during the years 1953–1962. Ann. paediat. (Basel) 202 (1964) 218

Kawai, K., H. Tanaka: Differential diagnosis of gastric diseases. Springer, Heidelberg 1974

Kawai, K., et al.: Comparative study for duodenal ulcer by radiology and endoscopy. Endoscopy 5 (1973) 7

Kempmann, G., H. Becker: Die emphysematöse Gastritis. Fortschr. Röntgenstr. 129 (1978) 310

Keutner, H.: Die heutige Treffsicherheit der Röntgendiagnose bei Erkrankungen des Magens und des Zwölffingerdarmes. Fortschr. Röntgenstr. 60 (1939) 421

Kissane, J. M.: Pathology of Infancy and Childhood. Mosby, St. Louis 1975

Klein, N. C., et al.: Eosinophilic gastroenteritis. Medicine (Baltimore) 49 (1970) 299

Knapp, K., R. Prévôt: Erosions of the duodenal bulb. Gastroenterologia (Basel) 97 (1962) 188

Konjetzny, G. E.: Chronische Gastritis und Duodenitis als Ursache des Magen-Duodenalgeschwürs. Beitr. path. Anat. 71 (1923) 595

Konjetzny, G. E.: Entzündliche Genese des Magen-Duodenalgeschwürs. Ein Beitrag zur Kenntnis der Ätiologie. Arch. Verdau.-Kr. 26 (1925) 189

Konjetzny, G. E.: Die Entzündungen des Magens. In Uehlinger, E.: Handbuch der speziellen pathologischen Anatomie und Histologie, Bd. IV/2. Springer, Berlin 1928

Konjetzny, G. E.: Die Pylorushypertrophie des Erwachsenen als selbständiges Krankheitsbild. Med. Welt 6 (1932) 728

Konjetzny, G. E., H. Puhl: Über die Bedeutung der Gastritis und Duodenitis für die Pathogenese des Magen-Duodenalulkus. Verhdl. Dtsch. Path. Ges., Würzburg 1925

Konrad, R. M., V. Berndt: Perforation des postoperativen Streß-Ulcus. Dtsch. med. Wschr. 95 (1970) 2053

Kremser, K.: Seltene Magenerkrankungen im Röntgenbild. Röntgenpraxis 3 (1931)

Krentz, K.: Synopsis der Magenkrankheiten. Klinik, Gastroskopie und Röntgenbefund – Ein Atlas. Thieme, Stuttgart 1974

Künzler, D.: Die Magenphlegmone. Schweiz. med. Wschr. 94 (1964) 1020

Lagergren, St.: Die Salzsäure im Magensaft vor dem Auftreten perniziöser Anämien. Svenska Lekartidning 1930

Lagios, M. D., M. J. Suydam: Emphysematous gastritis with perforation complicating phythobezoar. Amer. J. Dis. Child. 116 (1968) 202

Landerer, H.: Über angeborene Stenose des Pylorus. Diss., Tübingen 1879

Laschi, G.: Das Röntgenbild der Ulkusnische. Bull. Soc. med. (Bologna) 107 (1935) 45

Lassrich, M. A.: Erkrankungen des Magens und des Duodenums. In Bachmann, K.-D., H. Ewerbeck, G. Joppich, E. Kleihauer, E. Rossi, G. Stalder: Pädiatrie in Praxis und Klinik. Fischer, Stuttgart 1980. Thieme, Stuttgart 1980

Lassrich, M. A., K. H. Schäfer: Die Ulcuskrankheit beim Kinde. Internist 6 (1965) 40

Lassrich, M. A., W. Lenz, K. H. Schäfer: Ulkusleiden im Schulalter. Dtsch. med. Wschr. 80 (1955) 1337

Lassrich, M. A., F. Bläker, H. Altrogge, M. Krieg: Gastroduodenal x-ray findings compared with gastrin levels in children with renal insufficiency, undergoing chronic haemodialysis and following kidney transplantation. 16. Kongress der Europäischen Gesellschaft für Pädiatrische Radiologie, Köln 1979

Lehmann, J. C.: Die Ätiologie der sog. spastischen Erkrankungen des Magen-Darmkanals. Zbl. Chir. 57 (1930) 2636

Levin, E., J. B. Kirsner, W. L. Palmer, C. Butler: Noctural gastric secretion studies on normal subjects and on patients with duodenal ulcer, gastric ulcer and gastric carcinoma. Arch. Surg. 56 (1948) 345

Levitt, R., R. J. Stanley, L. Wise: Gastric bullae. An early roentgen finding following alkali ingestion. Radiology 115 (1975) 597

Louis, F.: Recherches sur la maladie connue sous le nom de gastroentérie fièvre putride etc. Baillière, Paris 1827

Lust, F. J.: Roentgenologic findings in gastric and duodenal ulcers in children. Amer. J. dig. Dis. 22 (1955) 189

McDonnell, W. W., J. F. McCloskey: Acute peptic ulcers as a complication of surgery. Ann. Surg. 137 (1953) 67

Maier, R.: Beiträge zur angeborenen Pylorusstenose. Virchows Arch. path. Anat. 102 (1885) 413

Manegold, B. C.: Endoskopische Magendiagnostik. Akt. Gastroenterol. 5, Suppl. 1 (1976)

Martini, G. A., W. Dölle: Ménétrier-Syndrom. Polyadenomatose des Magens mit Eiweißverlust in den Magen-Darmkanal. Dtsch. med. Wschr. 86 (1961) 2524

Medrano, J., H. Löbermann, H. Götze: Das Magen- und Duodenalgeschwür im Kindesalter. Dtsch. med. Wschr. 103 (1978) 1742

Melchior, E.: Die Chirurgie des Duodenum. Enke, Stuttgart 1917

Ménétrier, P.: Des polyadénomes gastriques et leur rapport avec le cancer de l'estomac. Arch. Physiol. norm. path. 32 (1888) 236

Meyer, D.: Zur pathologischen Anatomie einiger Erkrankungen des Magens. In Frommhold, W., P. Gerhardt: Klinisch-radiologisches Seminar, Bd. VI. Erkrankungen des Magens. Thieme, Stuttgart 1977

Milliken, J. C.: Duodenal ulcerations in children. Gut 6 (1965) 25

Mingazzini, F.: Escesso della parete gastrica. Atti Soc. lombarda chir. 4 (1936) 209

Müller, E., R. Sailer, K. Kremer: Das akute gastro-duodenale Stress-Ulkus in der Chirurgie. Dtsch. med. Wschr. 92 (1967) 516

Olmstedt, W. W., et al.: Involvement of the gastric antrum in Ménétrier's disease. Amer. J. Roentgenol. 126 (1976) 524

Olsson, O.: Two cases of phlegmonous gastritis. Acta radiol. (Stockh.) 13 (1932) 134

Orator, V.: Ein modifizierter Pawlowmagen zum Studium der Ulkusgenese. Zbl. Chir. 59 (1932) 2389

Ott, D. J., D. W. Gelfland, W. C. Wu: Detection of gastric ulcer: comparison of single- and double-contrast examination Amer. J. Roentgenol. 139 (1982) 93

Ottenjann, R.: Chronische Gastritis. Dtsch. med. Wschr. 95 (1970) 1236

Ottenjann, R.: Die blinde Aspirationsbiopsie der Magenschleimhaut. Kritik der Methode. Dtsch. med. Wschr. 97 (1972) 221

Palmer, E. D.: The clinical significance of small benign gastric ulcer, with a note on benign ulcer of the greater curvature and in the absence of free hydrochlorid acid. Amer. J. med. Sci. 223 (1952) 386

Palmer, P. E. S.: Giant hypertrophic (tumor simulating) gastritis. J. Fac. Radiol. (Lond.) 9 (1958) 175

Pendergrass, E. P., Ph. J. Hodes: Prolapse of pedunculated tumors and gastric mucosa through the pylorus into duodenum. J. Amer. med. Ass. 94 (1930) 317

Penner, A., A. Bernheim: Acute postoperative esophageal, gastric and duodenal ulcerations. Further study of pathological changes in shock. Arch. Path. 28 (1939) 129

Peter, P., K. Kiene, J. J. Gonvers, et al.: Cimetidin in der Behandlung des Ulcus duodeni. Dtsch. med. Wschr. 103 (1978) 1163

Pinke, J.: Magenpolyp und Anämie. Röntgenpraxis 7 (1935) 793

Pohlandt, K.: Der Ringrezessus des Bulbus duodeni als Ursache typischer Fehldiagnosen von Ulkusnischen. Fortschr. Röntgenstr. 44 (1931) 425

Porcher, P., P. Buffard, J. Sauvegrain: Radiologie clinique du grêle. Masson, Paris 1954

Portis, S. A., R. H. Jaffe: Study of peptic ulcer based on necropsy record. Med. Chir. N. Amer. 110 (1938) 6

Prévôt, R.: Ulcus duodeni im Säuglings- und Kindesalter. Kinderärztl. Prax. 6 (1935) 492

Prévôt, R.: Grundriß der Röntgenologie des Magen-Darm-Kanals. Nölke, Hamburg 1949

Prévôt, R.: Die Röntgendiagnose der chronischen Gastritis. II. Weltkongreß für Gastroenterologie, München 1962

Prévôt, R.: Roentgenology of the duodenum. In Margulis, A. R., H. J. Burhenne: Alimentary Tract Roentgenology, vol. I. Mosby, St. Louis 1967

Prévôt, R., M. A. Lassrich: Röntgendiagnostik des Magen-Darmkanals. Thieme, Stuttgart 1959

Prinz, H.: Zur Frage der Pylorushypertrophie des Erwachsenen unter besonderer Berücksichtigung bestimmter Formen des Pförtnerkrebses. Langenbecks Arch. klin. Chir. 197 (1939) 1

Puhl, H., H. Brodersen: Zur Ätiologie der ulzerösen Gastritis und Duodenitis. Experimentelle Untersuchungen zur Frage der Einwirkung arteigenen Magensaftes auf die Magen-Duodenalschleimhaut. Arch. klin. Chir. 168 (1931) 30

Rausch, W.: Zum Röntgenbefund bei Ulcus perforans. Fortschr. Röntgenstr. 79 (1953) 309

Reiche, F.: Zur Diagnose des Ulcus ventriculi im Röntgenbild. Fortschr. Röntgenstr. 14 (1909/1910) 171

Renner, M., E. Böttger, H. P. Adolphs, B. C. Mangold: Vergleichende Untersuchungen über die Diagnosemöglichkeiten der Radiologie und Endoskopie bei Erkrankungen des Magens und des Duodenums. Fortschr. Röntgenstr. 121 (1974) 744

Robb, J. D. A., et al.: Duodenal ulcer in children. Arch. Dis. Childh. 47 (1972) 688

Rodriguez, H. P., J. K. Aston, C. T. Richardson: Ulcers in the descending duodenum. Amer. J. Roentgenol. 119 (1973) 316

Rösch, W., et al.: Morbus Ménétrier – eine Präkanzerose? Ergebnisse einer prospektiven Studie. Leber-Magen-Darm 5 (1975) 85

Roselund, M. L., C. E. Koop: Duodenal ulcer in childhood. Pediatrics 45 (1970) 283

Rössle, L.: Die Pylorushypertrophie des Erwachsenen. Schweiz. med. Wschr. 76 (1935) 65

Roswit, B., S. J. Malsky, C. B. Reid: Severe radiation injuries of the stomach, small intestine, colon and rectum. Amer. J. Roentgenol. 114 (1972) 460

Rothermel, E.: Zur Röntgendiagnose der Gastritis phlegmonosa. Röntgenpraxis 4 (1932) 971

Roy, C. C., A. Silverman, F. J. Cozetto: Pediatric Clinical Gastroenterology. Mosby, St. Louis 1975

Safrany, L., B. Schott, G. Portocarrero, S. Krause, B. Neuhaus: Zur Frage der Frühjahrs- und Herbstdisposition des gastroduodenalen Ulkus. Dtsch. med. Wschr. 107 (1982) 685

Schindler, R.: Lehrbuch der Gastroskopie. Lehmann, München 1923

Schindler, R.: Gastritis. Grune & Stratton, New York 1947

Schindler, R.: Saugbiopsie und chirurgische Biopsie des Magens. Z. Gastroent. 6 (1968) 83

Schinz, H. R.: Das Ulcusleiden im Röntgenbild und seine Kontrolle durch den Operationsbefund. Fortschr. Röntgenstr. 34 (1921) 591

Schnyder, P. A., R. C. Brasch, S. Salvatierra: Gastrointestinal complications of renal transplantation in children. Radiology 130 (1979) 361

Schoen, D.: Die radiologischen Methoden zur Untersuchung des Magens. In Frommhold, W., P. Gerhardt: Klinisch-radiologisches Seminar, Bd. VI. Erkrankungen des Magens. Thieme, Stuttgart 1977

Schumacher, F. V., A. O. Hampton: Radiologic differentiation of benign and malign gastric ulcers. Clinical Symposia Ciba 8 (1956) 161

Schumpelick, V., B. Rauchenberger: Duodenogastraler Reflux und Streßulkus. Dtsch. med. Wschr. 101 (1976) 1647

Schuster, S., R. E. Gross: Peptic ulcer disease in childhood. Amer. J. Surg. 105 (1963) 324

Schuster, W.: Ein Beitrag zur exsudativen Gastroenteropathie. Ménétriersche Erkrankung im Kindesalter. Mschr. Kinderheilk. 115 (1967) 171

Seagram, C. G. F., C. A. Stephens, W. A. Cumming: Peptic ulceration at the Hospital for Sick Children Toronto during the 20-year period 1949–1969. J. pediat. Surg. 8 (1973) 407

Sielaff, H. J.: Korrelation von Endoskopie und Röntgendiagnostik bei Erkrankungen des Magens. In Frommhold, W., P. Gerhardt: Klinisch-radiologisches Seminar, Bd. VI. Erkrankungen des Magens. Thieme, Stuttgart 1977

Singleton, E. B., M. H. Faykus: Incidence of peptic ulcer as determined by radiologic examination in the pediatric age group. J. Pediat. 65 (1964) 858

Spiro, H. M., R. W. Reifenstein, S. J. Gray: The effect of adrenocorticotropic hormone upon uropepsin excretion. J. Lab. clin. Med. 35 (1950) 899

Stein, G. N., A. K. Finkelstein, R. I. Markowitz: Diagnosis of peptic ulcer: X-ray diagnosis. In Bockus, H. L.: Gastroenterology, vol. I. Saunders, Philadelphia 1974

Stender, H. St., E. Seifert, G. Luska, P. Otto: Vergleichende röntgenologische und endoskopische Diagnostik des Ulcus ventriculi und duodeni. Fortschr. Röntgenstr. 122 (1975) 381

Stevenson, A. C., C. W. Yates: Accuracy of roentgen diagnosis of benign gastric ulcers. Radiology 52 (1949) 633

Stoerk, O.: Zur Frage des Ulkuskarzinoms des Magens. Wien. klin. Wschr. 38 (1925) 347

Strecker, E.-P.: Duodenum. In Teschendorf, W., W. Wenz: Röntgenologische Differentialdiagnostik, Bd. II. Thieme, Stuttgart 1978

Sturm, A.: Die biphasische Innervationsstörung der Magenwand bei Ulcus ventriculi. Dtsch. med. Wschr. 75 (1948) 158

Sun, D. C. H.: Etiology and pathology of peptic ulcer. In Bockus, H. L.: Gastroenterology, vol. I. Saunders, Philadelphia 1974

Tomenius, J.: A new instrument for gastric biopsies under visual control. Gastroenterology 21 (1952) 544

Treichel, J.: Akute gastroduodenale Ulzera – das Geschwür „ohne Nische". Fortschr. Röntgenstr. 132 (1980) 495

Treichel, J., H. N. Macha: Röntgenbefund einer Salzsäureverätzung des Magens und sein pathologisch-anatomisches Korrelat. Fortschr. Röntgenstr. 115 (1971) 120

Valencia-Parpacen, J.: Acute gastritis. In Bockus, H. L.: Gastroenterology, vol. I. Saunders, Philadelphia 1974

Vass, A., D. M. Sirca: Flemone gastrico subagudo localizado simulante un carcinoma pilorico. Amer. J. Roentgenol. 46 (1941) 59

Velde, G.: Zum Röntgenbild der Gastritis. Röntgenpraxis 2 (1930) 289

Velde, G.: Die Magenschleimhaut bei Achylia gastrica und perniziöser Anämie. Ergebn. med. Strahlenforsch. 6 (1933) 347

Vêsin, S.: Hinweise auf physiologische und funktionell pathologische Veränderungen des Magens. In Diethelm, L., F. Heuck, et al.: Handbuch der medizinischen Radiologie, Bd. XI/1. Springer, Berlin 1969

Vidal-Colomer, E.: Gastritis. Paz Montalvo, Madrid 1951

Vilardell, F.: Chronic gastritis, giant hypertrophy of gastric mucosa (Ménétrier's disease) and benign lymphoid hyperplasia. In Bockus, H. L.: Gastroenterology, vol. I. Saunders, Philadelphia 1974

Walk, L.: The roentgenological sign of gastritis. Clinical analysis. Amer. J. Roentgenol. 74 (1955) 567

Wanke, R.: Zur Röntgendiagnostik und Therapie der hypertrophischen Pylorusstenose auf dem Boden der chronischen Gastritis. Zbl. Chir. 14 (1932) 896

Wehling, H.: Das postbulbäre Ulcus duodeni. Radiologe 6 (1966) 274

Wendenburg, H. H., M. A. Lassrich: Atypische Geschwürsbildung im Magen und Duodenum während der Dauertherapie mit Corticoiden. Med. Klin. 62 (1967) 418

Whitehead, R.: Gastritis – clinical and pathological aspects. In Truelove, S. C., D. P. Jewell: Topics in Gastroenterology. Blackwell, Oxford 1973

Williams, B. L., D. I. Beeby: Acute diffuse phlegmonous gastritis. Brit. J. Surg. 60 (1973) 498

Windholz, F.: Zur Frage der Röntgendarstellbarkeit blutender Magengeschwüre. Fortschr. Röntgenstr. 56 (1937) 309

Wolff, G.: Chronische Gastritis. Barth, Leipzig 1974

Wolke, K.: Über Ulcera in der Pars descendens duodeni. Acta radiol. (Stockh.) 17 (1936) 371

Wood, I. J., R. K. Doig, R. Motteram, A. Hughes: Gastric biopsy, report of fiftyfive biopsies using the new flexible gastric biopsy tube. Lancet 1949/I, 18

Zollinger, R. M., E. R. Ellison: Primary peptic ulcerations of the jejunum associated with islet cell tumors of the pancreas. Ann. Surg. 142 (1955) 709

Kapitel 7   Operierter Magen

Anschütz, W., R. Wanke: Über das Ulcuskarzinom und das Karzinom im Ulcusmagen. Dtsch. Z. Chir. 234 (1931) 424

Arlart, I.: Polybezoar nach korrigierter Duodenalstenose bei Morbus Down. Radiologe 20 (1980) 549

Bartelheimer, H., H. J. Maurer, H. W. Schreiber: Magenoperation und Magenoperierter. De Gruyter, Berlin 1969

Baudisch, E.: Atlas röntgenologischer Befunde am operierten Magen. Fischer, Jena 1970

Beck, J., F. Rehbein: Duodenalatresie und Ulcus duodeni. Chronisch-rezidivierende Blutungen nach Duodeno-Duodenostomie. Z. Kinderchir. 12 (1973) 329

Becker, H. D.: Indikation zur Resektion in der Behandlung des Ulcus ventriculi. In Becker, H. D., H.-P. Peiper: Ulcus ventriculi. Thieme, Stuttgart 1977

Becker, H. D.: Operative Therapie des Ulcus ventriculi. Dtsch. med. Wschr. 106 (1981) 89

Beyer, W.: Zur Frage des Gastroenterostomiekrebses und seiner örtlichen Vorbedingungen. Arch. klin. Chir. 204 (1943) 445

Berning, H.: Die Bauchsymptomatologie des diabetischen Komas. Ergebn. inn. Med. Kinderheilk. 57 (1939) 582

Billroth, Th.: Offenes Schreiben an Herrn L. Wittelshöfer (Vorläufige Mitteilung über die erste gelungene Magenresektion). Wien. med. Wschr. 31 (1881) 161

Boller, R.: Der operierte Magen. Urban & Schwarzenberg, Wien 1947

Brandesky, G.: Zur Problematik der Gastroenterostomie im Säuglings- und Kindesalter. Z. Kinderchir. 7 (1969) 387

Braun, H.: Über Gastroenterostomie und gleichzeitig ausgeführte Entero-Anastomose. Langenbecks Arch. klin. Chir. 45 (1893) 361

Braun, W.: Magenkarzinom nach Gastroenterostomie. Ref. Zbl. Chir. 55 (1928) 539

Bücheler, E., K. Kremer, W. Lierse, H.-W. Schreiber: Klinisch-anatomische Tafel: Operierter Magen. Thieme, Stuttgart 1979

Bücheler, E., K. Kremer, M. Reifferscheid, H.-W. Schreiber: Klinisch-anatomische Tafel: Gallenwege, Zwölffingerdarm, Bauchspeicheldrüse post operationem. Thieme, Stuttgart 1981

Bücker, J.: Die Erkrankungen des Magens und Zwölffingerdarms. In: Handbuch der Med. Radiologie Bd. XI/I, hrsg. von F. Strnad. Springer, Berlin 1969

Burrell, M., J. S. Touloukian, A. McB. Durtis: Roentgen manifestations of carcinoma in the gastric remnant. Gastrointest. Radiol. 5 (1980) 331

Casper, H.: Der operierte Magen – Folgezustände und Komplikationen. In Diethelm, L., F. Heuck, et al.: Handbuch der medizinischen Radiologie, Bd. XI/1. Springer, Berlin 1969

Chaoul, H.: In: H. Stierlin, Klinische Röntgendiagnostik des Verdauungskanals 2. Aufl. Springer, Berlin 1928

Clémencon, G., R. Baumgarten, E. Leuthold, G. Miller, A. Neiger: Das Karzinom des operierten Magens. Dtsch. med. Wschr. 101 (1976) 1015

Cook, R. C. M.: Gastrocolic fistula: a complication of gastrostomy in infancy. J. pediat. Surg. 4 (1969) 346

Dahm, K., M. Rehner: Das Karzinom im operierten Magen. Thieme, Stuttgart 1975

Daum, R., M. Bolkenius, B. Schüler: Ergebnisse nach operativer Korrektur kongenitaler Duodenalverschlüsse. Z. Kinderchir. 20 (1977) 253

Dehner, L. P.: Pediatric Surgical Pathology. Mosby, St. Louis 1975

Dragstedt, L. R., E. N. Woodward: Appraisal of vagotomy for peptic ulcer after seven years. J. Amer. med. Ass. 145 (1951) 795

Dragstedt, L. R., P. V. Harper, E. B. Tover, E. R. Woodward: Section of the vagus nerves of the stomach in the treatment of peptic ulcer. Ann. Surg. 126 (1947) 687

von Ekesparre, W.: Indikation der Gastrostomie und Enterostomie beim Kind. Langenbecks Arch. klin. Chir. 325 (1969) 127 (Kongreßband)

Faber, K.: Obstipation und Gastritis. Acta med. scand. 77 (1931) 106

Fernholz, H.-J., W. Dihlmann: Die Bedeutung einer standardisierten Röntgenuntersuchungstechnik des Magens. Radiologe 19 (1979) 1

Forssell, G.: Über die Beziehungen der Röntgenbilder des menschlichen Magens zu seinem anatomischen Bau. Fortschr. Röntgenstr. Erg.-Bd. 30 (1913)

Frik, W.: Neoplastic diseases of the stomach. In Margulis, A. R., H. J. Burhenne: Alimentary Tract Roentgenology. Mosby, St. Louis 1973

Fuchs, G.: Das Röntgenbild des vagotomierten Magens. Radiol. Austr. 2 (1949) 167

Girvan, D. P., C. A. Stephens: Congenital intrinsic duodenal obstruction: A twenty year review of its surgical management and consequences. J. pediat. Surg. 9 (1974) 833

Goetze, O.: Das Röntgenbild des operativ veränderten Verdauungstraktes. In: Lehrbuch und Atlas der Röntgendiagnostik in der inneren Medizin und ihren Grenzgebieten. 4. Aufl., hrsg. von F. M. Groedel. Lehmann, München 1924

Gold, R. P., W. B. Seaman: The primary double-contrast examination of the postoperative stomach. Radiology 124 (1977) 297

Grettve, S.: Morphologische und tierexperimentelle Studien über die Schleimhaut des Magendarmkanals. Acta radiol. Suppl. 31, 1926

Grob, M.: Lehrbuch der Kinderchirurgie. Thieme, Stuttgart 1957

Gross, R. E., W. E. Ladd: Atlas der Kinderchirurgie. Schattauer, Stutgart 1971

Grunberg, M., F. Jonckheere: Der direkte Röntgennachweis des übernähten eingestülpten Magen-Duodenalgeschwürs. Fortschr. Röntgenstr. 55 (1937) 586

Gutmann, R. A.: Syndromes douloureux de la région épigastrique. Editeur Doin, Paris 1952

Gutmann, R. A., J. Daoud: Le cancer de l'estomac au debut. Monofilms 1 Laboratoires biothérax 1952

v. Hacker, F.: Zur Behandlung tiefsitzender Narbenstrikturen der Speiseröhre durch Sondierung ohne Ende nach temporärer Gastrostomie und Ösophagostomie. Wien. klin. Wschr. 7 (1894) 25

v. Hacker, H.: Zur Casuistik und Statistik der Magenresektion mit nachfolgender Gastroduodenostomie. Langenbeck Arch. klin. Chir. 41 (1885) 542

Hafter, E.: Der operierte Magen. Dtsch. med. Wschr. 88 (1963) 937

Hafter, E.: Praktische Gastroenterologie. Thieme, Stuttgart 1978

Haubrich, W. S.: Sequelae of gastric surgery for peptic ulcer. In Bockus, H. L.: Gastroenterology, vol. I. Saunders, Philadelphia 1974

Heberer, G., L. Schweiberer: Indikation zur Operation, 2. Aufl. Springer, Berlin 1981

Hellmer, H.: Etude sur la muceuse gastro-intestinale après gastroentéroanastomose. Acta radiol. 4 (1925) 32

Henning, N.: Über Gastritis nach Magenoperationen. Mitt. grenzgeb. Med. Chir. 42 (1933) 401

Henschen, C.: Über die Invaginationen im Bereich des Magens, insonderheit die gastroduodenalen Invaginationen. Verh. dtsch. Ges. Chir. 1927

Herfarth, Ch., P. Schlag: Gastric Cancer. Springer, Berlin 1979

Herzer, R.: Das Röntgenbild des operierten Magens. In Frommhold, W., P. Gerhardt: Klinisch-radiologisches Seminar, Bd. VI. Erkrankungen des Magens. Thieme, Stuttgart 1977

Hollender, L. F., F. Bur, R. P. van Peteghem, D. Alexion, M. Starlinger: Hat die Resektion nach Billroth I beim Magengeschwür an Bedeutung verloren? Zbl. Chir. 103 (1978) 329

Jepsen, O. L.: Über Hefepilze im Mageninhalt nach Gastrektomie und Vagotomie. Fortschr. Röntgenstr. 109 (1968) 269

Kade, H.: Die Bedeutung der chron. Gastritis als präkarzinomatöse Erkrankung. Nölke, Hamburg 1947

Kalk, H.: Histologische Befunde an der Leber von Patienten mit Magenresektion. In: Bibliotheca Gastroenterologica, Der operierte Magen. Karger 1964

Kapp, H.: Zur Bedeutung der Anamnese des Magenkarzinoms. 2. Internat. Kongr. für Gastroenterologie, Paris 1937

Konjetzny, G. E.: Mißerfolge nach Magenoperationen. Chirurg 4 (1932) 402

Konjetzny, G. E.: Der Magenkrebs. Enke, Stuttgart 1938

Kraft, W.: Doppelkontrastuntersuchung des operierten Magens. Röntgen-Bl. 30 (1977) 408

Krönlein, R. U.: Mitteilungen aus der Chirurgischen Klinik. Corresp. Bl. Schweiz. Ärzte 18 (1888) 317

Kuhlencordt, F.: Der Knochen bei gastrointestinalen Erkrankungen. In: Aktuelle Gastroenterologie, hrsg. von H. Bartelheimer, N. Heisig. Thieme, Stuttgart 1968

Kühnau, J.: Der Knochen bei gastrointestinalen Erkrankungen. Aktuelle Gastroenterologie, hrsg. von H. Bartelheimer, N. Heisig. Thieme, Stuttgart 1968

Kunz, H.: Operationen im Kindesalter, Bd. I und II. Thieme, Stuttgart 1973 und 1975

Laufer, I., G. D. Thornley, H. Stolberg: Gastrocolic fistula as a complication of benign gastric ulcer. Radiology 119 (1976) 7

Leitner, M., H. Czembirek: Doppelkontrastuntersuchung in Hypotonie am operierten Magen. Röntgen-Bl. 32 (1979) 164

Liedberg, G., J. Oscarson: Selective proximal vagotomy and gastric resection for gastric ulcer. In Pichlmaier, H., Th. Junginger: Selektive proximale Vagotomie. Thieme, Stuttgart 1979

Lindenschmidt, Th. O.: Zur Pathologie und Klinik der Invaginationen im Bereich des Magens. Brun's Beitr. klin. Chir. 182 (1951) 191

Lob, A.: Die Ergebnisse nach Übernähung durchgebrochener Magen-Zwölffingerdarmgeschwüre. Fortschr. Röntgenstr. 50 (1934) 317

Lubarsch, O.: Pathol. Anatomie u. Histologie der entzündlichen Erkrankungen des Magens. 6. Tagung d. Ges. f. Stoffw. u. Verdauungskrh. Berlin 1926

Marshak, R. H., H. Jarnis, A. J. Friedman: Giant benign gastric ulcers. Gastroenterology 24 (1953) 339

Meyer, H., W. Schmidt: Der operierte Magen. Ergebn. med. Strahlenforsch. 4 (1930) 481

v. Mikulicz, J.: Pylorectomy for carcinoma. Lancet I (1887) 171

v. Mikulicz, J.: Zur operativen Behandlung des stenosierenden Magengeschwürs. Langenbecks Arch klin. Chir. 37 (1888) 79

v. Mikulicz, J.: Die chirurgische Behandlung des chronischen Magengeschwürs. I–IV. Berl. klin. Wschr. 34 (1897) 488, 522, 540, 561

Moutier, F., A. Cornet, J. Nova: Considérations sur le radiodiagnostic des tumeurs bénignes ou soi-disant telles. Roentgen-Europ. (Paris) 1 (1961) 15

Nelson, S. W.: The discovery of gastric ulcers and the differential diagnosis between benignancy and malignancy. Radiol. Clin. N. Amer. 7 (1969) 5

Nissen, R.: Der operierte Magen. Karger, Basel 1964

Op den Orth, J. O.: Tubeless hypotonic examination of the afferent loop of the Billroth II stomach. Gastrointest. Radiol. 2 (1977) 1

Ottenjann, R.: Der operierte Magen und seine Folgezustände. In Demling, L.: Klinische Gastroenterologie, Bd. I. Thieme, Stuttgart 1973

Parker, B. C., J. Guthrie, N. E. France, J. D. Atwell: Gastric duplications in infancy. J. pediat. Surg. 7 (1972) 294

Peitsch, W., H. D. Becker: Frequency and prognosis of gastric stump cancer. Front. gastroint. Res. 5 (1979) 170

Pfeiffer, C. J.: Exogenous factors in the epidemiology of gastric carcinoma. In Herfarth, Ch., P. Schlag: Gastric Cancer. Springer, Berlin 1979

Polya, E.: Zur Stumpfversorgung nach Magenresektion. Zbl. Chir. 38 (1911) 892

Polya, E.: Technics of the gastrectomy. Surg. Gynec. Obstet. 70 (1940) 270

Porcher, P., P. Buffard: Radiologie clinique de l'estomac opéré. Masson, Paris 1957

Prévôt, R.: Zur Röntgendiagnostik des übernähten perforierten Duodenalgeschwürs. Fortschr. Röntgenstr. 51 (1935) 273

Prévôt, R.: Ergebnisse neuzeitlicher Röntgenuntersuchungen am operierten Magen. Fortschr. Röntgenstr. 56 (1937) 369

Prévôt, R.: Über das Karzinom am operierten Ulcusmagen. Fortschr. Röntgenstr. 68 (1943) 75

Prinz, H.: Über Krebsbildung im Gastro-Enterostomiering und deren Bedeutung für die Lehre von der Krebsentstehung im Magen. Arch. klin. chir. 191 (1938) 140

Ramstedt, C.: Zur Operation der angeborenen Pylorusstenose. Med. Klin. 8 (1912) 1702

Ravitch, M. M., G. D. Duremedes: Operative treatment of chronic duodenal ulcer in childhood. Ann. Surg. 171 (1970) 641

Ravitch, M. M., K. J. Welch, C. D. Benson, E. Abderdeen, J. G. Randolph: Pediatric Surgery, 3rd ed., vol. II. Year Book Medical Publishers, Chicago 1979

Rehbein, F.: Kinderchirurgische Operationen. Hippokrates, Stuttgart 1976

Reichel, P.: Diskussion. Verh. dtsch Ges. Chir. 37 (1908)

Rothmund, M., W. Stüwe, F. Kümmerle: Operative Behandlung des Ulcus duodeni. Dtsch. med. Wschr. 102 (1977) 1409

Roux, P. P. E.: Chirurgie gastro-intestinale. Rev. Chir. 13 (1893) 402

Salinger, H., F. Herz: Das postoperative Röntgenbild des perforierten Ulcus ventriculi und duodeni. Chirurg 4 (1932) 112

Sapounov, St.: Das Röntgenbild von Speiseröhre, Magen und Zwölffingerdarm nach selektiver gastraler Vagotomie und Pyloromyoplastik. Fortschr. Röntgenstr. 115 (1971) 423

Sapounov, S.: Doppelkontrastuntersuchung der zuführenden Schlinge des Billroth II-Magens. Fortschr. Röntgenstr. 136, 543 (1982)

Savy, P., R. Guillet, P. Buffard, M. Denis: Opération de Dragstedt et organes digestives. L. J. Méd. Lyon 505 (1948)

Schindler, R.: Lehrbuch und Atlas der Gastroskopie. Lehmann, München 1923

Schindler, R.: Gastroscopy, the endoscopic study on the genesis of gastric pathology. Univ. Chicago Press, Chicago 1937

Schmähl, D.: Carcinogenic substances and carcinogenesis- their clinical significance. In Herfarth, Ch., P. Schlag: Gastric Cancer. Springer, Berlin 1979

Schneider, V., L. Walz: Gastrojejunale Invagination am Resektionsmagen. Fortschr. Röntgenstr. 117 (1972) 551

Schomacher, P.-H., F. Osmers, W. Garnefeld, U. Tiwisina: Gastroenterokolische Fisteln: Diagnostik und Therapie. Klinikarzt 9 (1980) 1022

Schreiber, H. W.: Magenulcus-Resektion und Leberschaden. Langenbecks Arch. klin. Chir. 301 (1962) 220

Schreiber, H. W., H. van Ackeren, K. Dahm, W. Koch: Nichtresezierende Operationen beim Magen- und Zwölffingerdarmgeschwür. Chirurg 39 (1968) 449

Schreiber, H. W.: Magen und Ulcus duodeni. In Baumgartl, F., K. Kremer, H. W. Schreiber: Spezielle Chirurgie für die Praxis, Bd. II/1. Thieme, Stuttgart 1969

Schreiber, H. W., H. P. Eichfuß, E. Fahrtmann, K. B. Kortmann, G. A. Schlosser: Gastrojejunokolische Fistel. Zbl. Chir. 100 (1975) 914

Seaman, W. B.: Nonneoplastic diseases of the stomach. In Margulis, A. R., H. J. Burhenne: Alimentary Tract Roentgenology, 2nd. ed. Mosby, St. Louis 1971

Siewert, J. R., A. L. Blum: Interdisziplinäre Gastroenterologie. Postoperative Syndrome. Springer, Berlin 1980

Singer, J. C.: Carcinoma of the G. E. Arch. intern. Med. 49 (1932) 429

Starlinger, F.: Das Rückfallgeschwür nach Magenresektion wegen Ulcus ventriculi oder duodeni. Arch. klin. Chir. 162 (1930) 564

Starlinger, F.: Ulcus pepticum postoperativum. Ergebn. Chir. Orthop. 25 (1932) 380

Stauffer, U. G., I. Irving: Duodenal atresia and stenosis – long term results. Progr. pediat. Surg. 10 (1977) 49

Swischuk, L. E.: Emergency radiology of the acutely ill or injured child. Williams & Wilkins, Baltimore 1979

Treichel, J., H. Heitzeberg, E. Friedrich: Verbesserte Früherkennung des Magenkarzinoms. In Heuck, F.: Deutscher Röntgenkongreß 1972. Thieme, Stuttgart 1973 (S. 109)

Uehlinger, E.: Der Knochen bei gastrointestinalen Erkrankungen (Pathologische Anatomie). In: Aktuelle Gastroenterologie, hrsg. von H. Bartelheimer, N. Heisig. Thieme, Stuttgart 1968

Usland, O.: Über die Bedeutung der chron. Gastritis für die Entwicklung des Magenkrebses. Acta chir. scand. 76 (1935) 485

Wanke, R.: Rückblicke zur Indikationsfrage in der Chirurgie des Ulkusleidens am Magen u. Duodenum. Arch. Verdau.-Kr. 48 (1930)

Wanke, R., P. Alnor: Ulcus postoperativum jejuni recidivum. Zbl. Chir. 75 (1950) 1157

Weber, W.: Über eine technische Neuerung der Operation der Pylorusstenose des Säuglings. Berl. klin. Wschr. 47 (1910) 763

White, R. R., J. A. Bargen, M. M. Saghafi: Prolaps of gastric mucosa into the duodenum. Postgrad. Med. 39 (1966) 512

Wolf, H. G., E. Zweymüller: Angeborener kompletter Pylorusverschluß. Z. Kinderheilk. 88 (1963) 516

Wölfler, A.: Über die Resektion des carcinomatösen Pylorus. Wien. med. Bl. 556 (1881)

Kapitel 8   Portale Hypertension

Acker, J. J., T. Gamalos, H. S. Weens: Selective celiac angiography. Amer. J. Med. 37 (1964) 417

Adler, J.: Venous calcifications associated with cavernous transformation of the portal vein: computed tomographic and angiographic correlations. Radiology 132 (1979) 27

Alagille, D., M. Odievre: Maladies du foie et des voies biliaires chez l'enfant. Flammarion, Paris 1978

Alberti, W.: Über den röntgenologischen Nachweis von Varizen im Bulbus duodeni. Fortschr. Röntgenstr. 43 (1931) 60

Altmann, H.-W.: Morphologie der alkoholbedingten Leberschäden. In: Klinische Hepatologie hrsg. von H. A. Kühn u. H. Wernze. Thieme, Stuttgart 1979

Anacker, H.: Leberzirrhose und portale Hypertension im Splenoportogramm. In: Röntgendiagnostik der Leber. Springer, Berlin 1959

Anacker, H.: Krankheiten der Milz und des extrahepatischen Pfortaderkreislaufs in: R. Haubrich: Klinische Röntgendiagnostik innerer Krankheiten, Bd. II. Springer, Berlin–Heidelberg–New York 1966

Auvert, J., J. R. Michel, C. Farge: The radiological approach to the diagnosis of portal hypertension. In: Progress in Pediatric Radiology, Vol. 2. Karger, Basel 1969

Bahnsen, H. T., R. Sloan, A. Blalock: Splenic portal venography. Bull. John Hopkins Hosp. 92 (1953) 331

Baker, D. H., W. E. Berdon, L. S. James: Proper localisation of umbilical arterial and venous catheters by lateral roentgenograms. Pediatrics 43 (1969) 34

Beckmann, K.: Die Klinik der portalen Hypertension. In: Verh. Dtsch. Ges. f. Verd. u. Stoffwechselkr. XVIII. Tg. 1955. Thieme, Stuttgart 1956

Berdon, W. E., D. H. Baker, W. Casarella: Liver disease in children: portal hypertension, hepatic masses. In: Seminars in Roentgenology, Vol. X ed. Benjamin Felson. Grune & Stratton, New York 1975

Bergstrand, I.: Das Pfortadergebiet. In: Handbuch der Medizinischen Radiologie, Bd. 12. Springer, Berlin 1964

Berg, H. H.: Röntgenuntersuchungen am Innenrelief des Verdauungskanals. Thieme, Leipzig 1929

Beutel, A.: Ösophagusvarizen. Acta radiol. (Stockh.) 13 (1932) 527

Bigot, J. M., J. Chermet, J. P. Monnier: Les syndromes de Budd-Chiari. Diagnostic radiologique. Ann. Radiol. (Paris) 17 (1974) 451

Boijsen, E., C. A. Ekman, T. Olin: Coeliac and superior mesenteric angiography in portal hypertension. Acta chir. scand. 126 (1963) 315

Bolck, F., G. Machnik: Leber und Gallenwege. In: Spezielle pathologische Anatomie, Bd. 10, hrsg. von W. Doerr, G. Seifert, E. Uehlinger, Springer, Berlin 1978

Bolkenius, M.: Portale Hypertension im Kindesalter. Fortschr. Med. 98 (1980) 249

Boulvin, R., M. Chevalier, P. Gallus, M. Nagel: La portographie par voie splénique transpariétale. Acta chir. belg. 50 (1951) 534

Bücheler, E., D. Schulz, A. Düx: Angiographische Darstellung des Pfortadersystems nach Shunt-Operationen. Fortschr. Röntgenstr. 114 (1971) 740

Bücheler, E., H. Frommhold, D. Schulz, E. Raschke: Die indirekte (arterielle) Spleno- und Portographie in der Diagnostik des Pfortaderhochdruckes. Fortschr. Röntgenstr. 116 (1972) 627

Bücheler, E., H. Frommhold, I. Boldt: Angiographie bei Leber- und Pankreaserkrankungen. In: Wertigkeit radiologischer Methoden. Niere-Leber-Pankreas, hrsg. von A. Breit. Thieme, Stuttgart 1975

Burdelski, M., H. Huchzermeyer: Gastrointestinale Endoskopie im Kindesalter. Springer, Berlin 1981

Butler, H.: The veins of the oesophagus. Thorax 6 (1951) 276

Buttenberg, H., R. Walch: Pfortaderthrombose als Folge wiederholter Austauschtransfusionen über verweilenden Nabelvenenkatheter. Mschr. Kinderheilk. 116 (1968) 33

Charpy: Veines, traité d'anatomie humaine de Poirier Angiologie. Masson, Paris 1898

Chizzola, G.: Sul valore dell'indagni roentgenologico nelle studio dell megaoesophago. Radiol. med. 12 (1925) 806

Chiandussi, L.: Omphaloportographie. In: Klinische Hepatologie, hrsg. von H. A. Kühn u. H. Wernze. Thieme, Stuttgart 1979

Chiari, H.: Über die selbständige Phlebitis obliterans der Hauptstämme der Vena hepatica als Todesursache. Beitr. path. Anat. 26 (1898) 1

Chung, I. L.: Enhances visualization of esophageal varices by buscopan. Amer. J. Roentgenol. 121 (1974) 232

Cockerill, E. M. et al.: Optimal visualization of esophageal varices. Amer. J. Roentgenol. 126 (1976) 512

Corning, H. K.: Lehrbuch der topographischen Anatomie, 24. Aufl. Bergmann, München 1949

Deimer, E.: Intrahepatische Blockformen bei der portalen Hypertension. Fortschr. Röntgenstr. 119 (1973) 315

Deimer, E.: Zur Diagnose und Prognose des portalen Kollateralkreislaufs. Fortschr. Röntgenstr. 114 (1971) 490

Devens, K., H. Fendel, D. Meister: Die Ätiologie der extrahepatisch bedingten portalen Hypertension beim Kinde. Z. Kinderchir. 7 (1969) 458

Doener, G. A., F. F. Ruzicka, G. Hoffmann, L. M. Rousselot: The portal venous system, its roentgen anatomy. Radiology 64 (1955) 675

Dolechij, S. J., V. G. Akopjan: Portale Hypertension bei Kindern. Hippokrates Verlag, Stuttgart 1973

Dragosics, B.: Blut- und Lymphgefäßsystem der Leber. In: Klinische Hepatologie, hrsg. von H. A. Kühn, H. Wernze. Thieme, Stuttgart 1979

Düx, A.: Die Leber. In: Lehrbuch der Röntgendiagnostik, Bd. V., hrsg. von H. R. Schinz, W. E. Baensch, W. Frommhold, R. Glauner, E. Uehlinger, J. Wellauer. Thieme, Stuttgart 1965

Eckardt, V. F., K. Ewe: Shunt-Therapie bei portaler Hypertension? Dtsch. med. Wschr. 106 (1981) 387

Ehrlich, F., S. Pipatanagul, W. K. Sieber, W. B. Kiesewetter: Portal hypertension: surgical management in infants and children. J. pediat. Surg. 9 (1974) 283

Erfurth, F., H.-V. Gülzow, R. Kellner: Das Problem der Nabelvenenkatheterisierung. Kinderärztl. Prax. 42 (1974) 120

Ernst, D., M. Obladen, L. Wille: Extrahepatische Pfortaderstenose nach neonatalen Nabelprozessen. Eine Nachuntersuchung. Mschr. Kinderheilk. 124 (1976) 741

Ewerbeck, H.: Über den Pfortaderhochdruck bei Kindern. Z. Kinderchir. 2 (1965) 441

Federle, M., R. A. Clark: Mesenteric varices: a source of mesosystemic shunts and gastrointestinal hemorrhage. Gastrointest. Radiol. 4 (1979) 331

Felix, R., E. Bücheler, K. Vanselow, D. Schulz, W. Bayerl, H. Schneider: Cinedensitometrie des Portalkreislaufs. Fortschr. Röntgenstr. 117 (1972) 570

Fellows, K. E., R. A. Nebesar: Abdominal aortography, hepatic and visceral angiography. In: Angiography in Infants and Children, ed. Michael T. Tyepes. Grune & Stratton, New York 1974

Frik, W.: Zur Röntgendiagnostik der Speiseröhre. In: Diagnostik und Therapie der Erkrankungen des Magen-Darmkanals. S. Karger, Basel 1962

Frommhold, H.: Das indirekte (arterielle) Splenoporto- und Portogramm beim prähepatischen Block. Fortschr. Röntgenstr. 120 (1974) 662

Frommhold, H., E. Bücheler, I. Boldt: Das arterielle Leberbild bei portaler Hypertension. Fortschr. Röntgenstr. 121 (1974) 728

Gray, R. K., J. H. Grollman jr.: Acute lower gastrointestinal bleeding secundary to varices of the superior mesenteric venous system. Radiology 111 (1974) 559

Grosdidier, J.: Hémorrhagies digestives graves par rupture de varices duodénales dues a un faux kyste de la tête du pancréas ayant provoqué une hypertension portale localisée. In: Guy Albot et F. Poilleux: Duodénum et pancréas. Masson, Paris 1957

Hecker, W. Ch., J. Engert, F. A. Zimmermann, M. Kratzer, R.-H. Kolbinger: Portale Hypertension im Kindesalter. Chirurg 47 (1976) 271

Hoevels, J., B. Joelsson: A comparative study of esophageal varices by endoscopy and percutaneous transhepatic esophageal phlebography. Gastroint. Radiol. 4 (1979) 323

Hoevels, J., A. Lunderquist, U. Tylen: Spontaneous intermittent reversal of blood flow in intrahepatic portal vein branches in cirrhosis of the liver. Cardiovasc. Radiol. 2 (1979) 267

Höiem, L., G. Kvam: Arterio-portal fistula diagnosed by computerized tomography (CT). Europ. J. Radiol. 1 (1981) 57

Ishikawa, T., Y. Tsukune, Y. Ohyama, M. Fujikawa K. Sakuyama, M. Fujii: Venous abnormalities in portal hypertension demonstrated by CT. Amer. J. Roentgenol. 134 (1980) 271

Itzchak, Y., M. G. Glickman: Duodenal varices in extrahepatic portal obstruction. Radiology 124 (1977) 619

Jordan, B., J. Weitzman, P. Stanley: Splenoportography in the pediatric age group. J. pediat. Surg. 13 (1978) 707

Kalk, H.: Über den portalen Hochdruck und die Indikation zur chirurgischen Behandlung. Therapie der Gegenwart 1955, 121

Kalk, H.: Cirrhose und Narbenleber. Enke, Stuttgart 1957

Kegaries, D. L.: Venous plexus of the esophagus. Its pathological and clinical significance. Proc. Mayo Clin. 8 (1933) 160

Keuth, V., C. Conter, J. Wilhelmi: Zur Position des Nabelvenenkatheters. Mschr. Kinderhk. 120 (1972) 175

Kirklin, B. R., H. J. Moersch: Report of a case of roentgenologically demonstrable esophageal varices complicating splenomegaly. Radiology 17 (1931) 573

Koepp, P.: Alpha 1 – Antitrypsinmangel. In: Gastroenterologie. Redaktion: R. Grüttner. Springer, Berlin 1980

Kühn, H. A., H. Liehr, M. Grün: Pathophysiologie der portalen Hypertension. In: C. E. Zöckler, Th. Gheorghiu: Die portale Hypertension. Witzstock, Baden-Baden 1975

Kunitsch, G., G. Luska: Röntgenuntersuchungen bei der portalen Hypertension. Röntgen-Bl. 30 (1977) 230

Lagemann, K.: Obere Ösophagusvarizen bei Struma. Fortschr. Röntgenstr. 118 (1973) 440

Lebrec, D., P. de Fleury, B. Rueff: Portal hypertension, size of esophageal varices and risk of gastrointestinal bleeding in alcoholic cirrhosis. Gastroenterology 79 (1980) 1139

Leger, L., G. Albot, N. Arvay: La phlébographie portale dans l'exploration des affections hépato-spléniques. Presse méd. 59 (1951) 1077

Leger, L.: Spléno-portographie. Masson, Paris 1955

Lunderquist, A., J. Vang: Transhepatic catheterization and obliteration of the coronary vein in patients with portal hypertension and esophageal varices. New Engl. J. Med. 291 (1974) 646

Lunderquist, A., J. Vang: Sclerosing injection of esophageal varices through transhepatic selective catheterization of the gastric coronary vein. Acta radiol. 15 (1974) 546

Lunderquist, A., U. Tylen: Phlebography of the pancreatic veins. Radiology 115 (1975) 198

Lunderquist, A., G. Simert, U. Tylen u. a.: Follow-up of patients with portal hypertension and esophageal varices treated with percutaneous obliteration of gastric coronary vein. Radiology 122 (1977) 59

Martin, L. W.: Changing concepts of management of portal hypertension in children. J. pediat. Surg. 7 (1972) 559

Melhem, R. E., G. K. Rizk: Splenoportographic evaluation of portal hypertension in children. J. pediat. Surg. 5 (1970) 522

Mendez, G. jr., E. Russel: Gastrointestinal varices: percutaneous therapeutic embolization in 54 patients. Amer. J. Roentgenol. 135 (1980) 1045

Menschel, M.: Die Oberbauchchirurgie im Lichte neuerer anatomischer Untersuchungen. Forsch. Prax. Fortbildg. 18 (1967) 647

Meyer, W. W., J. Lind: The ductus venosus and the mechanism of its closure. Arch. Dis. Child. 41 (1966) 597

Mikkelsen, W. J.: Varices of the upper esophagus in superior vena cava obstruction. Radiology 81 (1963) 945

Mitra, S. K., V. Kumar, D. V. Datta, P. N. Rao, K. Sandhu, G. K. Singh, J. S. Sodhi, I. C. Pathak: Extrahepatic portal hypertension: a review of 70 cases. J. pediat. Surg. 13 (1978) 51

Mörl, M., L. Wannegat, D. Gehring: Portale Hypertension bei chronischer Hepatitis. Z. Gastroenterologie 18 (1980) 83

Mowat, A. P.: Liver Disorders in Childhood. Butterworths, London 1979

Münster, W.: Angiographische und portographische Diagnostik von Lebererkrankungen. In: Handbuch der Medizinischen Radiologie, Bd. XII/1, hrsg. von F. Heuck. Springer, Berlin 1976

Muhletaler, C., A. J. Gerlock, V. Goncharenko, G. R. Avant, J. M. Flexner: Gastric varices secondary to splenic vein occlusion: radiographic diagnosis and clinical significance. Radiology 132 (1979) 593

Myers, N. A., M. J. Robinson: Extrahepatic portal hypertension in children. J. pediat. Surg. 8 (1973) 467

Neumayr, A., L. Peschl: Portale Hypertension. In: Klinische Hepatologie, hrsg. von H. A. Kühn, H. Wernze. Thieme, Stuttgart 1979

Odievre, M., P. Chaumont, J. Ph. Montagne, D. Alagille: Anomalies of the intrahepatic portal venous system in congenital hepatic fibrosis. Radiology 122 (1977) 427

Olsen, R. W., J. R. Hodgson, A. Adson: The significance of duodenal deformity in patients with extrahepatic portal obstruction. Radiology 80 (1963) 636

Oski, F. A., D. M. Allen, L. K. Diamond: Portal hypertension – a complication of umbilical vein catheterization. Pediatrics 31 (1963) 297

Paquet, K. J., B. Harler: Die Therapie der akuten und drohenden Ösophagusvarizenblutung durch Wandsklerosierung der Speiseröhre im Kindesalter. Mschr. Kinderheilk. 125 (1977) 538

Passariello, R., P. Rossi, G. Simonetti, A. Ciolina, L. Ravighi: Emergency transhepatic obliteration of bleeding varices. Cardiovasc. Radiol. 2 (1979) 97

Perchik, L., Th. C. Max: Massive hemorrhage from varices of the duodenal loop in a cirrhotic patient. Radiology 80 (1963) 641

Petrén, T.: Die Arterien und Venen des Duodenums und des Pankreaskopfes beim Menschen. Z. Anat. Entw. Gesch. 90 (1929) 234

Pick, L.: Über totale hämangiomatöse Obliteration des Pfortaderstammes und über hepatopetale Kollateralbahnen. Virchows Arch. path. Anat. 197 (1909) 490

Piroth, H. D., H. D. Schmidt, M. Georgi, H. Brünner, R. Günther, H. Leeder: Bestimmung der Leberhämodynamik im Rahmen der Splenoportographie bei portaler Hypertension. Fortschr. Röntgenstr. 130 (1979) 311

Prévôt, R.: Röntgendiagnostik der Ösophagusvarizen als Frühdiagnose der Pfortaderstauung. Röntgenpraxis 12 (1940) 85

Rappaport, A. M., D. Sasse: Leberazinus: die strukturelle und funktionelle Lebereinheit. In: Klinische Hepatologie, hrsg. von H. A. Kühn, H. Wernze. Thieme, Stuttgart 1979

Rasenack, U.: Leberregeneration und hepatoportale Enzephalopathie. Fortschr. Med. 99 (1981) 107

Rex, H.: Beiträge zur Morphologie der Säugerleber. In: Morphologisches Jahrbuch, hrsg. von C. Gegenbaur. Engelmann, Leipzig 1888

Rex, J., K. Richter: Ösophagusvarizen und Dilatation der Azygosvenen bei Obstruktion der Vena cava cranialis. Fortschr. Röntgenstr. 106 (1967) 885

Reuter, St. R.: Angiographic evaluation of portal hypertension. In: Diagnostic Radiology ed. A. R. Margulis, Ch. A. Gooding. Academic Press, New York 1980

Richter, E.: Röntgenanatomische Untersuchungen der Nabelvene, des Ductus venosus und der Pfortader bei menschlichen Feten und Neugeborenen. Fortschr. Röntgenstr. 124 (1976) 552

Richter, H. J., L.-D. Leder: Pathologisch-anatomische Betrachtungen zur portalen Hypertension. Radiologe 20 (1980) 325

Rösch, J.: Splenoportographie. In: Ergebnisse der medizinischen Strahlenforschung. N. F. Bd. I. Thieme, Stuttgart 1964

Rösch, J.: Splenoportographie im Kindesalter. Z. Kinderchir. 2 (1965) 238

Rösch, J.: Splenoportography. In: Angiography in Infants and Children, ed. by Michael T. Gyepes. Grune & Stratton, New York 1974

Rudolph, A. M.: Congenital Diseases of the Heart. Year Book Med. Publ., Chicago 1974

Runne, M., K. Doepfmer, H. Antz, W. Groth, W. Feaux de Lacroix: Budd-Chiari-Syndrom unter Dacarbazin. Todesfall während der adjuvanten Chemotherapie eines malignen Melanoms. Dtsch. med. Wschr. 105 (1980) 230

Sappey, P.: Recherches sur un point d'anatomie pathologique rélatif à l'histoire de la cirrhose. J. de l'anatomie et de la physiologie normale et pathologique

Schatzki, R.: Die Röntgendiagnose der Ösophagusvarizen und ihre Bedeutung für die Klinik. Fortschr. Röntgenstr. 173 (1932) 85

Schoenmackers, J., H. Vieten: Atlas der postmortalen Angiogramme. Thieme, Stuttgart 1954

Schwiegk, H.: Normale und pathologische Physiologie des Pfortaderkreislaufs. Verh. dtsch. Ges. Verdau. u. Stoffwechselkr., hrsg. von H. Bansi. Thieme, Stuttgart 1956

Schultze, O.: Atlas der topographischen Anatomie, 4. Aufl. Lehmann, München 1935

Schulz, D., H. Frommhold, E. Bücheler: Die Bedeutung der indirekten Portographie für die Chirurgie der portalen Hypertension. Dtsch. med. Wschr. 99 (1974) 201

Seckfort, H., K. Crasemann, H. Hennig: Diskrepanzen zwischen ösophagoskopischem und röntgenologischem Befund bei der Suche nach Ösophagusvarizen. Med. Klin. 70 (1975) 658

Sherlock, Sh.: Diseases of the Liver and Biliary System. Blackwell, Oxford 1955

Siebner, H., H. P. Missmahl: Erkrankungen der Lebergefäße. In: Klinische Hepatologie, hrsg. von H. A. Kühn, H. Wernze. Thieme, Stuttgart 1979

Staemmler, M.: Die Kreislauforgane. In: E. Kaufmann, Lehrbuch der speziellen pathologischen Anatomie. de Gruyter, Berlin 1956

Stelzner, F., W. Lierse: Der angiomuskuläre Dehnverschluß der terminalen Speiseröhre. Langenbecks Arch. 321 (1968) 35

Stephan, G.: Röntgendiagnostik des Kollateralkreislaufs bei portaler Hypertension. Experimentelle und röntgenologische Untersuchungen über variköse Duodenalveränderungen. Habil.-Schr., Hamburg 1968

Stephan, G., R. Miething: Röntgendiagnostik venöser Duodenalveränderungen bei portaler Hypertension. Radiologe 8 (1968) 90

Stephan, G.: Differentialdiagnose der prähepatischen Blockade im Splenoportogramm. Fortschr. Röntgenstr. 114 (1970) 349

Stephan, G.: Zur Frage der Varizenblutung im Duodenum bei portaler Hypertension. Bruns' Beitr. klin. Chir. 220 (1973) 467

Swart, B.: Die Breite der V. azygos als röntgendiagnostisches Kriterium pathologischer Kollateralkreisläufe. Fortschr. Röntgenstr. 91 (1959) 415

Swart, B.: Die Technik der Varicendarstellung am Ösophagus. Radiologe 3 (1963) 65

Swart, B.: Überlegungen zur Genese typischer Kollateralkreisläufe bei portalem Hochdruck und deren röntgenologische Symptomatologie. Radiologe 8 (1968) 73

Thelen, M., D. Emons, M. Becker: Radiologische Untersuchungsmethoden bei portaler Hypertension im Kindesalter. Z. Kinderchir. 28 (1979) 134

Tyson, K. R. T., S. R. Schuster, H. Shwachman: Portal hypertension in cystic fibrosis. J. ped. Surg. 3 (1968) 271

Uflacker, R., S. Lima: Percutaneous transhepatic portography for obliteration of gastroesophageal varices in partial and total portal vein occlusion. Radiology 137 (1980) 325

Van Way, C. W., J. M. Crane, D. H. Ridell, J. H. Foster: Arteriovenous fistula in the portal circulation. Surgery 70 (1971) 876

Viamonte, M. jr., L. Le Page, A. Lunderquist: Selective catheterisation of the portal vein and its tributaries. Radiology 114 (1975) 457

Walcker, F. J.: Beiträge zur kollateralen Blutzirkulation im Pfortaderkreislauf. Arch. klin. Chir. 120 (1922) 819

Walia, B. N. S., S. K. Mitra, R. K. Chandra: Portal Hypertension. In: The Liver and Biliary System in Infants and Children, ed. R. K. Chandra. Churchill, Livingston 1979

Walker, R. M.: Die portale Hypertension. Thieme, Stuttgart 1960

Walsh, S. Z., W. W. Meyer, J. Lind: The Human Fetal and Neonatal Circulation. Function and Structure. Thomas, Springfield 1974

Wanke, R., H. Eufinger: Die Chirurgie der portalen Hypertension. Dtsch. med. Wschr. 1955, 469

Wannagat, L.: Die laparoskopische Splenoportographie. Klin. Wschr. 33 (1955) 750

Wannagat, L.: Das laparoskopische Splenoportogramm bei der hepatischen Zirrhose. Acta hepat. 3 (1955) 204

Wannagat, L.: Die Splenoportographie. Leber, Magen, Darm 3 (1973) 3

Wannagat, L.: Druckmessung und Röntgendarstellung der Pfortader. In: Klinische Hepatologie, hrsg. von H. A. Kühn, H. Wernze. Thieme, Stuttgart 1979

Weissenbacher, G., H. W. Jayek: Überraschungen bei röntgenologischer Lagekontrolle von Nabelvenenkathetern. Ann. Radiol. 12 (1969) 321

Wenz, W., H. Beckenbach, R. Daum: Die kindliche Pfortader bei Erkrankungen der Oberbauchorgane. Z. Kinderchir. 9 (1971) 354

Wenz, W.: Abdominale Angiographie. Springer, Berlin 1972

Werning, C., W. Siegenthaler: Pathogenese und Differentialdiagnose des Aszites und der Ödeme. In: Klinische Hepatologie, hrsg. von H. A. Kühn, H. Wernze. Thieme, Stuttgart 1979

Whipple, A. O.: The problem of portal hypertension in relation to the hepatosplenopathies. Ann. Surg. 122 (1945) 449

Wiedersberg, H., P. Pawlowski: Pylephlebitis nach Nabelvenenkatheterismus. Mschr. Kinderheilk. 128 (1980) 128

Wildhirt, E.: Klinische und endoskopische Diagnostik der portalen Hypertension. In: Die portale Hypertension, hrsg. von C. E. Zöckler, Th. Gheorghiu. Witzstrock, Baden-Baden 1975

Wilson, K. et al.: Portal hypertension in childhood. Brit. J. Surg. 56 (1969) 13

Wirbatz, W., B. Matev, G. Bauke, J. Kiessling, P. Georgi, H. J. Altenbrunn, W. Richter: Die röntgenologische und szintigraphische Darstellung des Portalkreislaufes der Vena umbilicalis. Dtsch. Z. Verdau. u. Stoffwechselkr. 28 (1968) 214

Wolf, G.: Die Erkennung von Ösophagusvarizen im Röntgenbilde. Fortschr. Röntgenstr. 37 (1928) 890

Wolff, H. P., K. R. Koczorek: Aldosteron und der Elektrolythaushalt bei Leberkranken. Verh. dtsch. Ges. Verdau.- Stoffwechselkr., XIX. Tg. 1957. Karger, Basel 1958

Zöckler, C. E., Th. Gheorghiu: Die portale Hypertension, Diagnostik und Therapie. Witzstock, Baden-Baden 1975

Zurbriggen, St., W. A. Fuchs, W. Bettex: Die angiographische Abklärung der portalen Hypertension im Kindesalter. Fortschr. Röntgenstr. 116 (1972) 318

Zwad, H. D., H. Uthgenannt: Die Anwendung der hypotonen Ösophagusuntersuchung in der pädiatrischen Radiologie. Röntgen-Bl. 28 (1975) 455

Kapitel 9   Dünndarm

Adlersberg, D., R. H. Marshak, H. Colcher, S. R. Drachman, A. J. Friedman, Ch. J. Wang: The roentgenologic appearance of the small intestine in sprue. Gastroenterology 26 (1954) 548

Aharon, M., U. Kleinhaus, C. Lichtig: Neonatal intramural intestinal calcifications associated with bowel atresia. Amer. J. Roentgenol. 130 (1978) 999

Albrecht, H. U.: Die Röntgendiagnostik des Verdauungskanals. Thieme, Leipzig 1931

Albright, F., F. C. Bartter, A. P. Forbes: Fate of human albumin administered intravenously to patients with idiopathic hypoalbuminemia and hypoglobulinemia. Trans. Ass. Amer. Phycns 62 (1949) 204

Alexander, H. C., G. F. Schwartz: Non specific jejunal ulcerations. In search of an etiology. Gastroenterology 50 (1966) 224

Ammann, R.: Zur Differentialdiagnose, Pathogenese und Ätiologie des Morbus Whipple. Helv. med. Acta 24 (1957) 118

Anderson, C. M., R. Astley, J. M. French, J. W. Gerhard: Small intestine pattern in coeliac disease. Brit. J. Radiol. 25 (1952) 526

Anderson, D., M. A. Mullinger, A. Bogoch: Regional enteritis involving the duodenum with clubbing of the fingers and steatorrhoe. Gastroenterology 32 (1957) 917

Andresen, J., P. Thommesen, H. H. Hansen: Diagnose des Meckel-Divertikels. Röntgen-Bl. 32 (1979) 124

Antalik, J.: Besteht ein Zusammenhang zwischen Infektionen mit Yersinia enterocolitica und der regionalen Enteritis? Fortschr. Röntgenstr. 125 (1976) 510

Archer, V. W., Ch. H. Peterson: Roentgen diagnosis of ascaridiasis. J. Amer. med. Ass. 39 (1930) 1819

Archibald, R. B., J. A. Nelson: Necrotizing enterocolitis in acute leukemia: radiographic findings. Gastrointest. Radiol. 3 (1978) 63

Arnulf, G., P. Buffard: L'iléite lymphoide terminale. Presse méd. 61 (1953) 107

Aronsen, M. D., C. A. Philips, W. L. Beeken: Isolation of a viral agent from intestinal tissue of patients with Crohn's disease and other intestinal disorders. Gastroenterology 6 (1974) 661

Astley, R.: The small intestine pattern in some diseases of childhood. Ann. Radiol. 8 (1965) 1

Astley, R., J. M. French: The small intestine pattern in normal children and coeliac disease; its relationship to the nature of the contrast medium. Brit. J. Radiol. 24 (1951) 321

Aust, C. H., E. B. Smith: Whipple's disease in a 3-month-old infant with involvement of the bone marrow. Amer. J. clin. Path. 37 (1962) 66

Avery-Jones, F.: Modern Trends in Gastroenterology. Butterworth, London 1958

Baensch, W. E.: Karzinome, Karzinoide, Sarkome und gutartige Tumoren des Dünndarms. In Schinz, H. R., R. Glauner, E. Uehlinger: Röntgendiagnostik. Ergebnisse 1952–1956. Thieme, Stuttgart 1957

Baier, R., H. Puppel: Enteritis durch Yersinia enterocolitica im Kindesalter. Mschr. Kinderheilkd. 127 (1979) 724

Balthazar, E. J.: Carcinoid tumors of the alimentary tract. I. Radiographic diagnosis. Gastrointest. Radiol. 3 (1978) 47

Balthazar, E. J., S. Goldfine: Jejunoileal bypass: roentgenographic observations. Amer. J. Roentgenol. 125 (1975) 138

Bardach, G., W. Fasching, M. Raff: Zur angiographischen Diagnose von Darmkarzinoiden. Röntgen-Bl. 31 (1978) 155

Barner, L., H. Doldt, E. P. Strecker: Dünndarmdivertikulose mit Divertikulitis. Radiologe 20 (1980) 552

Bartram, C., A. R. Chrispin: Primary lymphosarcoma of the ileum and caecum. Pediatr. Radiol. 1 (1973) 28

Bartram, C. I., E. Small: The intestinal radiological changes in older people with cystic fibrosis. Brit. J. Radiol. 44 (1971) 195

Bar-Ziv, J., J. I. G. Ayoub, B. D. Fletcher: Hemolytic uremic syndrome: a case presenting with acute colitis. Pediat. Radiol. 2 (1974) 203

Baumann, W.: In Henning, N., W. Baumann: Lehrbuch der Verdauungskrankheiten. Thieme, Stuttgart 1949; 2. Aufl. 1956

Bayes, B. J., J. R. Hamilton: Blind loop syndrome in children. Arch. Dis. Childh. 44 (1969) 76

Beck, K., W. Dischler, M. Helms, W. Oehlert: Farbatlas der Endoskopie und Biopsie des Darmes. Schattauer, Stuttgart 1973

Beckermann, F., S. Laas: Über nekrotisierende Enteritis. Ärztl. Wschr. 1 (1947) 329

Beeken, W. L., D. N. Mitchel, D. R. Cave: Evidence for a transmissable agent in Crohn's disease. Clin. Gastroent. 5 (1976) 289

Bell, M. J.: Neonatal necrotizing enterocolitis: prevention of perforation. J. pediat. Surg. 8 (1973) 601

Bell, M. J., W. M. L. Martin, W. K. Schubert, J. Partin, J. Burke: Massive small-bowel resection in an infant: long-term management and intestinal adaptation. J. pediat. Surg. 8 (1973) 197

Bell, M. J., J. L. Ternberg, F. B. Askin, W. McAlister, G. Shackelford: Intestinal stricture in necrotizing enterocolitis. J. pediat. Surg. 11 (1976) 319

Bell, R., C. B. Graham, J. K. Stevenson: Roentgenologic and clinical manifestations of neonatal necrotizing enterocolitis: experience with 43 cases. Amer. J. Roentgenol. 112 (1971) 123

Benz, G., W. E. Brandeis, E. Willich: Radiological aspects of leukaemia in childhood. Pediat. Radiol. 4 (1976) 201

Beranbaum, S. L., K. Subbarao: The hypertrophied ileocecal valve. Amer. J. dig. Dis. 22 (1955) 307

Berdon, W. E., H. Grossman, D. H. Baker, A. Mizrahi, O. Barlow, W. A. Blanc: Necrotizing enterocolitis in the premature infant. Radiology 83 (1964) 879

Berg, H. H.: Röntgenuntersuchungen am Innenrelief des Verdauungskanals. Thieme, Leipzig 1932

Berk, R. N., E. C. Lasser: Radiology of the Ileocecal Area. Saunders, Philadelphia 1975

Berk, R. N., F. A. Lee: The late gastrointestinal manifestations of cystic fibrosis of the pancreas. Radiology 106 (1973) 377

Bernard, J., G. Mathé, L. Israel: Etudes cliniques biologiques sur le syndrome de Schönlein-Henoch. Presse méd. 65 (1957) 759

Bläker, F., K.-H. Schäfer, M. A. Lassrich: Colitis ulcerosa und Colitis granulomatosa im Kindesalter. Mschr. Kinderheilk. 126 (1978) 411

Bockus, H. L.: Gastroenterology, vol. II. Saunders, Philadelphia 1964

Bockus, H. L., H. Tumen, K. Kornblum: Diffuse primary-tuberculous enterocolitis. Ann. intern. Med. 13 (1940) 1461

Bodart, P., G. Vantrappen, J. de Groote, J. Vandenbrouke: Röntgendiagnostische und chirurgische Erfahrungen bei der Enteritis regionalis. Gastroenterologia (Basel), Suppl. 95 (1961) 281

Böhm, F.: Untersuchungen über die Tuberkulose des Dünndarms. In Griesbach, R., R. W. Müller: Tuberkulose-Bücherei. Thieme, Stuttgart 1950

Boijsen, E., F. Olin: Zöliakographie und Angiographie der A. mesenterica superior. Ergebn. med. Strahlenforsch. 1 (1964) 113

Boijsen, E., J. Kaude, U. Tylen: Radiologic diagnosis of ileal carcinoid tumours. Acta radiol. Diagn. 15 (1974) 65

von Bondsdorf, B.: Diphyllobothriasis in men. Academic Press, London 1977

Bonelli, W. R.: Malignant tumors of the small and large intestine in infants and children. Clin. Proc. Child. Hosp. (Wash.) 3 (1947) 151

Bowdler, J. D., J. A. Walker-Smith: Le rôle de la radiologie dans le diagnostic de l'intolérance au lactose chez l'enfant. Ann. Radiol. 12 (1969) 467

Brahme, F., F. T. Fork: Roentgenology of the colon in Crohn's disease. Air contrast studies of the lesions and their development. Radiologe 16 (1976) 489

Brandesky, G., R. Kehn: Die nekrotisierende Enterokolitis des Neugeborenen (NDC). Z. Kinderchir. 24 (1978) 215

Braun, O. H.: Erkrankungen des Digestionstraktes in der Neugeborenenperiode. In Opitz, H., F. Schmid: Handbuch der Kinderheilkunde, Bd. I./2. Springer, Berlin 1972

von Braunbehrens, H.: Das Neurinom des Magens. Fortschr. Röntgenstr. 68 (1943) 291

Brohée, G.: La Radiologie de l'intestin grêle normale et de l'intestin grêle pathologique. Vromans, Bruxelles 1937

Brombart, M., J. Massion: Die röntgenologische Differentialdiagnose der Ileitis terminalis und der Ileozökaltuberkulose. Gastroenterologia (Basel), Suppl. 95 (1961) 299

Brooke, B., W. T. Cooke: Ulcerative colitis: diagnostic problem and therapeutic warning. Lancet 1951/II, 462

Brown, E. G., A. Y. Sweet: Neonatal Necrotizing Enterocolitis. Grune & Stratton, New York 1980

Brünner, H., S. Hofmann: Das Meckel'sche Divertikel im Kindes-alter und seine Komplikationen. Z. Kinderchir. 15 (1974) 61

Bryk, D.: Unusual causes of small-bowel pneumatosis: perforated duodenal ulcer and perforated jejunal diverticula. Radiology 106 (1973) 299

Bücker, J.: Die Manifestation der Enteritis regionalis (M. Crohn) an Magen und Duodenum. Fortschr. Röntgenstr. 127 (1977) 377

Bücker, J., H. R. Feindt: Pseudopolyposis lymphatica ilei. Fortschr. Röntgenstr. 74 (1951) 59

Buffard, P.: Étude radiologique des adénopathies iléo-caecales de l'enfant. Pédiatrie 40 (1951) 877

Buffard, P., L. Grozet: Zur Dünndarm-Allergie. Fortschr. Röntgenstr. 76 (1952) 497

Busche, H. J.: Beiträge zur Diagnostik hochsitzender Dünndarm-sarkome. Röntgenpraxis 6 (1934) 141

de Busscher, G.: Les maladies de l'intestin grêle. Erasme, Paris 1955

Campbell, W. L., W. M. Green, W. B. Seaman: Inflammatory pseudotumor of the small intestine. Amer. J. Roentgenol. 121 (1974) 305

Carrera, G. F., S. Young, A. M. Lewicki: Intestinal tuberculosis. Gastrointest. Radiol. 1 (1976) 147

Case, J. T.: The Alimentary Tract. Southworth, New York 1914

Caspary, W. F.: Dünndarm- und Stoffwechselerkrankungen. In: Ergebnisse der Gastroenterologie 1976. Demeter, Gräfelfing 1977

Castellino, R. A., B. R. Parker: Non-Hodgkin's lymphoma. In Parker, B. R., R. A. Castellino: Pediatric Oncologic Radiology. Mosby, St. Louis 1977

Castile, R. G. et al.: Crohn's disease in children: Assessment of the progression of disease, growth, and prognosis. J. pediatr. Surg. 15 (1980) 462

Cave, D. R., D. N. Mitchell, S. P. Kane, B. N. Brooke: Further animal evidence of a transmissable agent in Crohn's disease. Lancet 1973/II, 1120

Challacombe, D. N., J. M. Richardson, S. Edkins, I. F. Hay: Ileal blind loop in childhood. Amer. J. Dis. Child. 128 (1974) 719

Chang, S. F., M. I. Burrell, N. A. Belleza, H. M. Spiro: Border-lands in the diagnosis of regional enteritis: trends in overdiagno-sis and value of therapeutic trial. Gastrointest. Radiol. 3 (1978) 67

Charlesworth, D., H. Fox, A. R. Mainwaring: Benign lymphoid hyperplasia of the terminal ileum. Amer. J. Gastroent. 53 (1970) 579

Chérigié, E., A. Deporte, C. Tavernier, Mme. Pradel-Raynal: Le grêle terminal de l'enfant. Étude anatomique, anatomo-patholo-gique et radiologique. Ann. Radiol. 5–6 (1959) 37

Chérigié, E., P. Hillemand, Ch. Proux, R. L. Bourdon: L'intestin grêle normal et pathologique. Étude clinique et radiologique. Expansion Scientifique Francaise, Paris 1957

Chiba, T.: Colonic atresia following necrotizing enterocolitis. J. pediat. Surg. 10 (1975) 965

Chrispin, A. R.: Radiological examination of the small intestine in children. Progr. pediat. Radiol. 2 (1969) 211

Chrispin, A. R., E. Tempany: Crohn's disease of the jejunum in children. Arch. Dis. Childh. 42 (1967) 631

Citrin, Y., K. Sterling, J. A. Halstedt: The mechanism of hypopro-teinemia associated with giant hypertrophy of gastric mucosa. New Engl. J. Med. 257 (1957) 906

Classen, M., P. Frühmorgen, H. Koch, L. Demling: Enteroskopie – Fieberendoskopie von Jejunum und Ileum. Dtsch. med. Wschr. 97 (1972) 409

Clemens, M., J. O. Jost, P. Langhans, E. Strunk: Das Meckelsche Divertikel. Dtsch. med. Wschr. 105 (1980) 764

Clemett, A. R., D. A. Inkeles: Differentiation of acute nonspecific jejunitis from mechanical small bowel obstruction. Radiology 101 (1971) 87

Clemett, A. R., R. H. Marshak: Whipples disease. Roentgen features and differential diagnosis. Radiol. Clin. N. Amer. 7 (1969) 105

Cockrill, H., et al.: Intestinal strictures in the neonate. Amer. J. Roentgenol. 123 (1975) 764

Cohen, W. N., L. Denbesten: Crohn's disease with predominant involvement of the appendix. Amer. J. Roentgenol. 110 (1970) 361

Cohen, W. N., E. E. Mason, Th. J. Blommers: Gastric bypass for morbid obesity. Radiology 122 (1977) 609

Cola, G.: Reperto radiologico di tenia in un caso tu anafilassi alimentare. Radiol. Fis. med. (Nouva ser.) 2 (1935) 174

Collins, St. M., J. D. Hamilton, T. D. Lewis, I. Laufer: Small-bowel malabsorption and gastrointestinal malignancy. Radiology 126 (1978) 603

Combe, C., W. Saunders: A singular case of stricture and thicken-ing of the ileum: case report presented before Royal College of Physicians in London July 1806, vol. IV/16. College of Physi-cians, London 1813

Cooke, W. T., B. N. Brooke: Non-specific enterocolitis. Quart. J. Med. 24 (1955) 1

Corning, H. K.: Lehrbuch der topographischen Anatomie. Berg-mann, München 1949

Costin, B. S., E. B. Singleton: Bowel stenosis as a late complication of acute necrotizing enterocolitis. Radiology 128 (1978) 435

Crohn, B. B., L. Ginsburg, G. D. Oppenheimer: Regional ileitis. J. Amer. med. Ass. 99 (1932) 1323

Dalinka, M. K., J. F. Wunder: Meckel's diverticulum and its complications, with emphasis on roentgenologic demonstration. Radiology 106 (1973) 295

Dammermann, H. J.: Das Krankheitsbild der nekrotisierenden Enterocolitis. Ärztl. Wschr. 1/2 (1947) 481

David, O.: Zur Röntgendurchleuchtung des Dünndarms. Münch. med. Wschr. 60 (1913) 1799

Dénes, J., K. Gergely, G. Wohlmuth, A. Mohacsi, J. Léb: Nekroti-sierende Enterokolitis der Frühgeborenen. Z. Kinderchir. 12 (1973) 334

Deucher, W., H. W. Hotz: Röntgenologische Dünndarmbefunde bei einheimischer Sprue. Fortschr. Röntgenstr. 63 (1941) 119

Dicke, W. K., H. A. Weijers, J. H. van de Kamer: Coeliacic disease. Acta paediat. (Uppsala) 42 (1953) 34

Dietel, K., G. Hartmann: Ein Beitrag zur röntgenologischen Dia-gnose und chirurgischen Therapie der Enteritis necroticans beim Neugeborenen. Z. Kinderchir. 4 (1967) 16

Diner, W. C., H. H. Cockrill: The continent ileostomy (Kock Pouch): roentgenologic features. Gastrointest. Radiol. 4 (1979) 65

Dingendorf, W., B. Swart, H. Habrick: Inkomplette Mesenterial-gefäßverschlüsse als mögliche Ursache der Enteritis regionalis Crohn. Radiologe 11 (1971) 37

Djurhuus, M. J., E. Lykkegaard, O. Ch. Pock-Steen: Gastrointesti-nal radiological findings in cystic fibrosis. Pediat. Radiol. 1 (1973) 113

Dodds, W. J., J. Schulte, G. T. Hensley, W. J. Hogan: Peutz-Jeghers-Syndrome and gastrointestinal malignancy. Amer. J. Roentgenol. 115 (1972) 374

Dombrowski, H.: Zur Röntgendiagnostik der granulomatösen Co-litis (Morbus Crohn des Dickdarms) mit Beiträgen zur Angiogra-phie. Radiologe 11 (1971) 264

Dombrowski, H.: Röntgendiagnostik des Morbus Crohn. In Frommhold, W., P. Gerhardt: Klinisch-radiologisches Seminar, Bd. II. Erkrankungen des Dünndarms. Thieme, Stuttgart 1973

Dombrowski, H., G. Bürkle: Röntgentechnik und Röntgenbefunde bei chronisch entzündlichen Darmerkrankungen. Internist 22 (1981) 385

Dombrowski, H., G. Korb: Das Gefäßbild bei Enteritis regionalis (Morbus Crohn) und seine diagnostische Bedeutung. Radiologe 10 (1970) 17

Dombrowski, H., H. K. Pemsel: Angiographie bei entzündlichen Dünndarmerkrankungen und beim Mesenterialinfarkt. Radiolo-ge 14 (1974) 415

Dombrowski, H., E. O. Rieken: Roentgenologische und lupenmi-kroskopische Befunde am oberen Dünndarm. Radiologe 1 (1970) 25

Dormanns, E.: Über den sogenannten Darmbrand. Med. Klin. 43 (1948) 13

Drablos, P. A., P. Hoel, H. Vogt, O. Knutrud: Postnatal acquired intestinal atresia: a case report. Z. Kinderchir. 26 (1979) 227

Drainer, I. K., J. M. Anderson: The aetiology of necrotizing enteritis in the newborn. Z. Kinderchir. 10 (1981) 379

Dyer, N. H., C. Rutherford, J. V. Visick, A. M. Dawson: The incidence and reliability of individual radiographic signs in the small intestine in Crohn's disease. Brit. J. Radiol. 43 (1970) 401

Ebeling, W. W.: Primary jejunal ulcer. Ann. Surg. 97 (1933) 857

Ehrenpreis, T. H., J. Gierup, R. Lagercrantz: Chronic regional enterocolitis (Morb. Crohn) in children and adolescents. Acta paediat. scand. 60 (1971) 209

Ekberg, O., C. Lindstrom: Superficial lesions in Crohn's disease of the small bowel. Gastrointest. Radiol. 14 (1979) 389

Elliot, G. B., K. A. Elliot: The roentgenologic pathology of socall-ed pneumatosis cystoides intestinalis. Amer. J. Roentgenol. 89 (1963) 720

Emons, D.: Semitransparente Dünndarmdarstellung per os. Fortschr. Röntgenstr. 135 (1981) 446

Engelholm, L., P. Mainguet, P. Potvlige: Radiology in early Crohn's disease of small intestine. In: Management of Crohn's Disease. Excerpta Medica Foundation, Amsterdam 1976

Erikson, U., S. Fagerberg, U. Krause, I. Olding: Angiographic studies in Crohn's disease and ulcerative colitis. Amer. J. Roentgenol. 110 (1970) 385

Estrada, R. L.: Anomalies of Intestinal Potation and Fixation. Thomas, Springfield 1978

Exelby, P. R., A. Ghandchi, N. Lanigan, I. Schwartz: Management of the acute abdomen in children with leukemia. Cancer 35 (1975) 826

Exner, S.: Zur Mechanik der peristaltischen Bewegungen. Pflügers Arch. ges. Physiol. 34 (1884) 310

Fahrländer, H., F. Huber: Tierexperimentelle Untersuchungen über allergische Entzündungen im Dünndarm. Gastroenterologia (Basel) 97 (1962) 156

Farmer, R. G., W. A. Hawk, R. B. Turnbull: Carcinoma associated with regional enteritis. Amer. J. dig. Dis. 15 (1970) 365

Faulhaber, M.: Zur Diagnose der nicht strikturierenden Tuberkulose oder karzinomatösen Infiltration des Coecum ascendens. Fortschr. Röntgenstr. 24 (1916/17) 303

Faust, H., H. Hartweg: Ischämische Darmerkrankungen. Fortschr. Röntgenstr. 119 (1973) 273

Favara, B. E., R. A. Franciosi, D. R. Akers: Enteric duplications. Thirty-seven cases: a vascular theory of pathogenesis. Amer. J. Dis. Child. 122 (1971) 501

Feldman, M.: Clinical Roentgenology of the Digestive Tract. Williams & Wilkins, Baltimore 1957

Feyrter, F.: Carcinoid und Carcinom. Ergebn. allg. Path. path. Anat. 29 (1934) 305

Field, J., L. F. Adamson, H. E. Stoeckle: Review of carcinoids in children. Pediatrics 29 (1967) 953

Firor, H. W.: Gastrojejunocolic fistula in an infant. J. pediat. Surg. 5 (1970) 450

Födisch, H. J., R. Toledo: Morbus Crohn des Dickdarms und Colitis ulcerosa. Grundlagen der morphologischen Differentialdiagnostik. Klin. Pädiat. 190 (1978) 190

Forbes, R. D., J. Duncan: Some observations on regional ileitis and allied conditions. West. J. Surg. 45 (1937) 362

Forssell, G.: Studies of the mechanism of the movement of the mucous membrane of the digestive tract. Amer. J. Roentgenol. 10 (1923) 87

Franken, A.: Anomalies of the anterior abdominal wall: classification and roentgenology. Amer. J. Roentgenol. 112 (1971) 58

Franken, F. H., U. Boenigk, H. Schmitt, J. Falck: Beitrag zur Whippleschen Krankheit. Dtsch. med. Wschr. 100 (1975) 1390

Franken, Th., G. Schirmer, A. Sobbe: Röntgenologische Diagnose und Differential-Diagnose der Tumoren des Jejunum und Ileum. Röntgen-Bl. 28 (1975) 283

Franzen, J.: Beziehungen des Gallenflusses zur Ileozökalregion. Fortschr. Röntgenstr. 95 (1961) 769

Freud, J.: Röntgendiagnose des typischen primären Sarkoms des oberen Dünndarms. Berl. klin. Wschr. 53 (1916) 853

Frisch, H., J. P. Guggenbichler, G. Menardi: Die nekrotisierende Enterocolitis des Neugeborenen. Mschr. Kinderheilk. 127 (1979) 675

Frisch, H., J. P. Guggenbichler, G. Menardi, I. Höpfel-Kreiner: Intestinale Obstruktion nach nekrotisierender Enterocolitis. Klin. pädiat. 191 (1979) 593

Fritz, O.: Ascariden des Magen-Darmkanals im Röntgenbild. Fortschr. Röntgenstr. 29 (1922) 591

Frodl, F. K. O.: Röntgenologische Befunde bei einem ausgedehnten Dünndarminfarkt. Fortschr. Röntgenstr. 112 (1970) 689

Froehlich, A.: Carcinoide du bulbe duodénal. J. belge Gastro-ent. 7 (1939) 505

Fröhlich, H., H. Huchzermeyer, H. St. Stender: Röntgenologische Befunde bei der Ösophagitis regionalis Crohn. Fortschr. Röntgenstr. 125 (1976) 497

Frommhold, H., H. G. Rohner, D. Loischwitz, J. Kühr: Das Röntgenbild kaustischer Veränderungen des oberen Intestinaltraktes. Fortschr. Röntgenstr. 125 (1976) 514

Fuchs, H. F., E. von Fritsch, G. Sturm: Röntgensymptomatik des Dünndarms bei Durchfall. Fortschr. Med. 90 (1972) 1171

Ganter, P.: Experimentelle Untersuchungen über die Peristaltik des menschlichen Dünndarms. Pflügers Arch. ges. Physiol. 201 (1923) 101

Gardiner, G. A.: „Backwash ileitis" with pseudopolyposis. Amer. J. Roentgenol. 129 (1977) 506

Gazes, P. C.: Acute hemorrhage and necrosis of the intestines associated with digitalization. Circulation 23 (1961) 358

Gershon-Cohen, J., H. Shay: Barium enteroclysis, method for direct immediate examination of small intestine by single and double contrast techniques. Amer. J. Roentgenol. 42 (1939) 456

Gerson, D. E., A. M. Lewicki: Intramural small bowel hemorrhage: complication of sprue. Radiology 108 (1973) 521

Gianturco, C.: Fast radiological visceral survey. Radiology 54 (1950) 59

Giedion, A.: Atresien des Dünndarms. In Opitz, H., F. Schmid: Handbuch der Kinderheilkunde, Bd. IV. Springer, Berlin 1965

Gitnick, G. L., M. H. Arthur, I. Shibata: Cultivation of viral agents from Crohn's disease. Lancet 1976/II, 1256

Giustra, P. E., P. J. Killoran, J. A. Root, W. W. Ward: Jejunal divérticulitis. Radiology 125 (1977) 609

Glasier, Ch. M., M. J. Siegel, W. H. McAlister G. D. Shackelford: Henoch-Schoenlein Syndrome in children: gastrointestinal manifestations. Amer. J. Roentgenol. 136 (1981) 1081

Glauner, R.: Röntgenbefunde im Dünndarm bei einheimischer Sprue. Röntgenpraxis 17 (1948) 11

Goetz, R. H.: Pathology of progressive systematic sclerosis (generalized scleroderma) with special reference to changes in viscera. Clin. Proc. 4 (1945) 337

Goldammer, F.: Die Röntgendiagnostik der chirurgischen Erkrankungen des Verdauungskanals. Gräfe und Sillem, Hamburg 1916

Golden, R.: Radiologic Examination of the Small Intestine. Thomas, Springfield/Ill. 1945

Golden, R.: Amyloidosis of the small intestine. Amer. J. Roentgenol. 72 (1954) 401

Goldstein, H. M., G. J. Poole, C. J. Rosenquist, G. W. Friedland, F. F. Zboralske: Comparison of methods for acceleration of small intestinal radiographic examination. Radiology 98 (1971) 519

Good, C. A.: Tumors of the small intestine. Amer. J. Roentgenol. 89 (1963) 685

Gordon, R. S.: Exsudative enteropathy. Abnormal permeability of the gastrointestinal tract demonstrable with labelled polyvenylpyrrolodone. Lancet 1959/I, 325

Gray, I., M. Marten, M. Walter: Studies in mucous membrane hypersensitiveness. Allergic reaction in passively sensitized mucous membranes of ileum and colon in humans. Ann. intern. Med. 13 (1940) 2050

Gray, S. W., J. E. Skandalakis: Embryology for Surgeons. Saunders, Philadelphia 1972

Grayson, C. E.: Enlargement of the ileocoecal valve. Amer. J. Roentgenol. 78 (1958) 823

Greenstein, A. J., D. B. Sachar, H. Smith, H. Janowitz, A. H. Aufses: Patterns of neoplasia in Crohn's disease and ulcerative colitis. Cancer 46 (1980) 403

Grettve, St.: Morphologische und tierexperimentelle Studien über das Schleimhautrelief des Magen-Darmkanals. Acta radiol. (Stockh.), Suppl. 31 (1936)

Groen, J., A. M. W. Pompen: Ileitis regionalis. Geneesk. Bl. (1959)

Grosfeld, J. L.: Alimentary tract obstruction in the newborn. In: Current Problems in Pediatrics. Year Book Medical Publishers, Chicago 1975

Grosfeld, J. L.: Atresia and stenosis of the jejunum and ileum. In: Pediatric Surgery, 3rd ed. Year Book Medical Publishers, Chicago 1979

Grosfeld, J. L., M. Schiller, M. Weinberger, Clatworthy: Primary nonspecific ileal ulcers in children. Amer. J. Dis. Child. 120 (1970) 447

Gross, R. E.: The Surgery of Infancy and Childhood. Saunders, Philadelphia 1953

Grossman, H., W. E. Berdon, D. H. Baker: Reversible gastrointestinal signs of hemorrhage and edema in the pediatric age group. Radiology 84 (1963) 33

Grossmann, H., E. W. Berdon, D. H. Baker: Gastrointestinal findings in cystic fibrosis. Amer. J. Roentgenol. 97 (1966) 227

Gryboski, J. D.: The small bowel after intestinal resection. In: Gastrointestinal Problems in the Infant. Saunders, Philadelphia 1975

Gryboski, J. D.: Gastrointestinal function in the infant and young child. Clin. Gastroent. 6 (1977) 253

Guggenbichler, J. P.: Die nekrotisierende Enterocolitis des Neugeborenen. Pädiat. Prax. 21 (1979) 63

Gutmann, R. A.: Les syndromes douloureux de la région epigastrique. Paris 1934

Gutmann, R. A.: Allergie et troubles postopératoires. Arch. Mal. Apper. dig. 41 (1952) 945

Guttmann, F. M., P. Braun, A. L. Bensoussan, H. Blanchard, J. G. Desjardins, P. P. Collin: The pathogenesis of intestinal atresie. Surg. Gynec. Obstet. 141 (1975) 203

Gutzeit, K.: Über die Magen-Darmentzündungen und deren Beziehungen zur Verdauungsinsuffizienz. Med. Klin. 52 (1957) 1821

Gutzeit, K., B. Kuhlmann: Zur Röntgendiagnose der Gastroenteritis. Fortschr. Röntgenstr. 47 (1933) 141

Habermann, M., K. Windorfer, H. Petzel: Röntgendiagnostische Hinweise auf M. Crohn unter besonderer Berücksichtigung von Magenveränderungen (Doppelkontrastmethode). Fortschr. Röntgenstr. 125 (1976) 508

Hale, C. H., R. Schatzki: Roentgenological appearance of gastrointestinal tract in scleroderma. Amer. J. Roentgenol. 51 (1944) 407

Halls, J. M., H. I. Meyers: Acute appendicitis with abscess simulating carcinoma of the sigmoid. Amer. J. Roentgenol. 129 (1977) 1057

Halpern, M., B. P. Citron: Necrotizing angiitis associated with drug abuse. Amer. J. Roentgenol. 111 (1971) 663

Halsband, H., F. Rehbein: Atresien des Jejunum und Ileum. Z. Kinderchir. 7 (1969) 411

Hamilton, J. R., M. J. Lynch, B. J. Reilly: Active coeliac disease in childhood. Quart. J. Med. 38 (1969) 135

Hammer, G.: Die Röntgendiagnose der Darmtuberkulose. Fortschr. Röntgenstr. 36 (1927) 519

Hamperl, H.: Die Morphologie der Tumoren. In Altmann, H.-W., F. Büchner, et al.: Handbuch der allgemeinen Pathologie, Bd. VI/3. Springer, Berlin 1956 (S. 17)

Hamperl, H.: Ausbreitung und Wachstum der Tumoren. Langenbecks Arch. klin. Chir. 295 (1960) 22

Hampton, S. F.: Henoch's purpura based on food allergy. J. Allergy 12 (1941) 579

Handel, J., S. Schwartz: Gastrointestinal manifestation of the Schönlein-Henoch syndrom. Roentgenological findings. Amer. J. Roentgenol. 78 (1957) 643

Hansen, K., M. Simonsen: Röntgenologische Beobachtungen und Darstellungen der allergischen Gastritis und des allergischen Pylorospasmus. Fortschr. Röntgenstr. 9 (1937) 145

Hansen, P. S.: Hemangioma of small intestine with special reference to intussusception. Amer. J. clin. Path. 18 (1948) 14

Harkins, H. N.: Intussusception due to invaginated Meckel's diverticulum. Ann. Surg. 98 (1933) 1070

Hatten jr., H. P., L. Mostowycz, P. F. Hagihara: Retrograde prolapse of the ileocecal valve. Amer. J. Roentgenol. 128 (1977) 755

Haubrich, W. S., J. H. L. Watson, J. C. Sieracki: Unique morphologic feature of Whipple's disease. Gastroenterology 39 (1960) 454

Hauke, H., M. A. Lassrich, F. Ball: Ergebnisse einer radiologischen Studie bei Morbus Crohn im Kindesalter. Radiologe 18 (1978) 199

Hecker, W. Ch.: Problematik und Klinik der kongenitalen Atresien des Digestionstraktes. Ergebn. Chir. Orthop. 54 (1962) 247

Hecker, W. Ch., G. Ott, G. Hollmann: Maligne Tumoren des kindlichen Magen-Darm-Traktes. Z. Kinderchir. 4 (1967) 146

Heeren, J.: Zur röntgenologischen Differentialdiagnose der Dünndarmverlagerungen infolge raumbeengender Prozesse im Abdomen. Fortschr. Röntgenstr. 56 (1937) 615

Hegenbarth, R., H. Oelert, D. Onken, H. C. Callfelz: Luftportogramm bei Pneumatosis intestinalis im Neugeborenenalter. Klin. Pädiat. 190 (1978) 372

Heilmeyer, L.: Das Karzinoid. Medizinische 20 (1961) 1067

Heiming, E., K.-D. Ebel, M. Gharib: Komplikationen bei Zwerchfellanomalien. Z. Kinderchir. 15 (1974) 147

Hein, J., H. G. Knauff: Die Yersiniosis in Deutschland. Dtsch. med. Wschr. 103 (1978) 490

Hellemeens, N.: Röntgenaspekte des „Dumping-Syndroms" nach Magenresektion. Belg. T. Geneesk. 11 (1955) 577

Helmer, F., R. Krenn, H. Krisper, G. Weissenbacher: Nekrotisierende Enterocolitis des Neugeborenen – mögliche Früherkennung. Pädiat. Pädol. 9 (1974) 352

Henning, N., L. Demling: Die Ileitis regionalis. Ergebn. inn. Med. Kinderheilk. 10 (1958) 1

Hensler, R. A., M. Knoblauch: Gastrointestinale Komplikationen akuter Leukämien. Ergebn. inn. Med. Kinderheilk. 39 (1977) 59

Hermanutz, K. D., E. Bücheler, H. J. Biersack: Zur Röntgendiagnose des Karzinoids. Fortschr. Röntgenstr. 121 (1974) 186

Herzer, R., W. Vergau: Reaktive Veränderungen am Dünndarm während und nach Strahlentherapie. In Frommhold, W., P. Gerhardt: Klinisch-radiologisches Seminar, Bd. II. Erkrankungen des Dünndarms. Thieme, Stuttgart 1973

Hesselink, J. R., K. J. Chung, M. E. Peters, A. B. Crummy: Congenital partial eventration of the left diaphragm. Amer. J. Roentgenol. 131 (1978) 417

Heuck, F.: Röntgendiagnostik der Dünndarmtumoren. In Frommhold, W., P. Gerhardt: Klinisch-radiologisches Seminar, Bd. II. Erkrankungen des Dünndarms. Thieme, Stuttgart 1973

Hodgson, J. R., N. H. Hoffmann, K. A. Huizenga: Roentgenologic features of lymphoid hyperplasia of the small intestine associated with dysgammaglobulinemia. Radiology 88 (1967) 883

Hoefer, R. A., M. M. Ziegler, C. E. Koop, L. Schnaufer: Surgical manifestations of eosinophilic gastroenteritis in the pediatric patient. J. pediat. Surg. 12 (1977) 955

Hoffmann, K., K. Lagemann: Tumorartige Bauhin'sche Klappe. Fortschr. Röntgenstr. 117 (1972) 366

Höhn, D.: Primäre Dünndarm-Malignome. Fortschr. Med. 97 (1979) 1029

Homer, M. J., R. O. Danford: Acute diverticulitis in the young adult. Radiology 125 (1977) 623

Hornykiewytsch, T. H.: Röntgenbefunde am Dünndarm bei der Mukoviscidose. Gastroenterologia (Basel) 97 (1962) 151

Huber, F. B., A. Akorbiantz: Zur Klinik und Therapie der segmentären ischämischen Enterocolitis. Helv. chir. Acta 37 (1970) 173

Hukuhara, T.: Die normale Dünndarmbewegung. Pflügers Arch. ges. Physiol. 226 (1930) 518

Husemann, B., B. Holik, H. Banz, B. Mrozek: Radiologische Befunde nach jejuno-ilealem Shunt zur Behandlung der extremen Fettsucht. Münch. med. Wschr. 118 (1976) 937

Idriss, F. S., H. Nikaidoh: Radiographic studies of the gastrointestinal tract of the fetus in utero. J. pediat. Surg. 2 (1967) 29

Imhof, H., K. Fürst: Radiologische Differentialdiagnose von Dünndarmerkrankungen. Fortschr. Röntgenstr. 129 (1978) 424

Irving, I. M., J. Lister: Segmental dilatation of the ileum. J. pediat. Surg. 12 (1977) 103

Jack, M., A. Tishler: Tuberculosis of the transverse colon. Amer. J. Roentgenol. 133 (1979) 229

Jakob, A.: Darmtuberkulose bei Lymphatismus der Darmschleimhaut. Fortschr. Röntgenstr. 71 (1949) 912

Jarnum, S., V. P. Petersen: Protein-losing enteropathy. Lancet 1961/I, 417

Jeckeln, E., C. Ruppert, W. Frik, J. Jochims, H. Meyer-Burgdorff, J. Edelhoff: Über Darmbrand. Dtsch. med. Wschr. 72 (1947) 105

Jeghers, H., V. A. McKusik, K. H. Katz: Generalized intestinal polyposis and melanin spots of oral mucosa, lips and digits. New Engl. J. Med. 241 (1949) 993

Jenkin, R. D. T., P. Morris-Jones: Malignant lymphomas. In Bloom, H. J. G., J. Lemerle, M. K. Neidhardt, P. A. Voûte: Cancer in Children. Clinical Management. Springer, Berlin 1975

Jenkin, R. D. T., M. J. Sonley, C. A. Stephens, J. M. M. Darte, M. V. Peters: Primary gastrointestinal tract lymphoma in childhood. Radiology 92 (1969) 763

Joffe, N., H. Goldman, D. Antonioli: Barium studies in small-bowel infarction. Radiology 123 (1977) 303

Joffe, N., D. A. Antonioli, M. A. Bettmann, H. Goldman: Focal granulomatous (Crohn's) colitis: radiologic-pathologic correlation. Gastrointest. Radiol. 3 (1978) 73

Jona, J. Z., R. P. Belin, J. A. Burke: Lymphoid hyperplasia of the bowel and its surgical significance in children. J. pediat. Surg. 11 (1976) 997

Jones, C. M., F. B. Eaton: Postoperative nutritional edema. Arch. Surg. 27 (1933) 159

Jones, J. H.: Colonic cancer and Crohn's disease. Gut 10 (1969) 651

Kabakian, A., et al: Roentgenographic findings in typhoid fever. Amer. J. Roentgenol. 125 (1975) 198

Kaestle, A.: Die Bewegungsvorgänge des menschlichen Dünn- und Dickdarmes während der Verdauung auf Grund röntgenologischer und röntgenkinematographischer Untersuchungen. Münch. med. Wschr. 59 (1912) 446

Kaijser, R.: Über Hämangiome des Tractus gastrointestinalis. Langenbecks Arch. klin. Chir. 187 (1936) 351

Kaijser, R.: Zur Kenntnis der allergischen Affektionen des Verdauungskanals vom Standpunkt des Chirurgen aus. Langenbecks Arch. klin. Chir. 188 (1937) 36

Kassner, E. G., E. L. Koo, R. G. Harper, J. S. Rose: Gasless abdomen in neonates with orotracheal tubes. Radiology 112 (1974) 659

Katsch, G., E. Borchers: Beiträge zum Studium der Darmbewegungen. Das experimentelle Bauchfenster. Z. exp. Path. Ther. 12 (1913) 225

Kaufmann, E., M. Staemmler: Lehrbuch der Speziellen pathologischen Anatomie. de Gruyter, Berlin 1958

Kelleher, J., P. J. Jeczko, M. A. Radkowski: Neonatal intestinal opacification secondary to transplacental passage of urographic contrast medium. Amer. J. Roentgenol. 132 (1979) 63

Kelvin, F. M., T. A. Oddson, R. P. Rice, J. T. Garbutt, B. P. Bradenham: Double contrast barium enema in Crohn's disease and ulcerative colitis. Amer. J. Roentgenol. 131 (1978) 207

Kemperdick, H., P. Lemburg, E. Müller, H. Müntefering: Dünndarmaplasie mit Duodenalatresie und Fehlrotation des Kolons. Z. Kinderchir. 17 (1975) 217

Kendig, T. A., et al.: Meckel's diverticula: preoperative roentgen diagnosis in children. Radiology 74 (1960) 964

Kinkhabwala, M., E. J. Balthazar: Carcinoid tumors of the alimentary tract. II. Angiographic diagnosis of small intestinal and colonic lesions. Gastrointest. Radiol. 3 (1978) 57

Kirsner, J. B., R. G. Shorter: Inflammatory Bowel Disease. Lea & Febiger, Philadelphia 1975

Kleinhans, G., E. Tölle: Fistelverbindung zwischen Darm- und Harntrakt bei Morbus Crohn. Urologe A 19 (1980) 151

Kleinman, P. K., P. Winchester, P. W. Brill: Necrotizing enterocolitis after open heart surgery employing hypothermia and cardiopulmonary bypass. Amer. J. Roentgenol. 127 (1976) 757

Klemperer, P., A. D. Pollack, G. Baehr: Pathology of disseminated lupus erythematodes. Arch. Path. 32 (1941) 569

Kliegman, R. M.: Neonatal necrotizing enterocolitis: Implications for an infectious disease. Pediat. Clinics N. Amer. 25 (1979) 327

Klostermann, G. F.: Pigmentfleckenpolypose. Thieme, Stuttgart 1960

Knauer, C. M., L. S. Monroe: The roentgenographic abnormalities of the duodenum in celiac sprue. Gastroenterologia (Basel) 101 (1964) 129

Koga, Y., et al.: Intestinal atresia in fetal dogs produced by localized ligation of mesenteric vessels. J. pediat. Surg. 10 (1975) 955

Kogutt, M. S.: Necrotizing enterocolitis of infancy. Radiology 130 (1979) 367

Koischwitz, D., G. Brecht, F. Gerlach, K. Lacker: Die Manifestation der Enteritis regionalis (M. Crohn) an Magen und Duodenum. Fortschr. Röntgenstr. 125 (1976) 501

Koltai I., G. Menardi: Mesenterialzysten im Neugeborenen- und Kindesalter. Z. Kinderchir. 17 (1975) 35

Komi, N., Y. Kohyama: Congenital segmental dilatation of the jejunum. J. pediat. Surg. 9 (1974) 409

König, E.: Neurinome des Magendarmkanals. Chirurg 4 (1932) 636

Konjetzny, G. E.: Phlegmone des Dünn- und Dickdarms auf der Grundlage einer einfachen Enteritis bzw. Colitis erosiva. Zbl. Chir. 62 (1935) 978

Kozinn, P. J., K. G. Jennings: Jejunal diverticulitis; its occurrence in a 2-year-old girl. Amer. J. Dis. Child. 62 (1941) 620

Krauspe, C.: Pathologische Anatomie der Ileitis terminalis. Gastroenterologia (Basel) 95 (1961) 220

Krauspe, C., F. Stelzner: Über rätselhafte Dünndarmgeschwüre. Internist 7 (1966) 255

Krebs, J.: Die Duplikation des Verdauungstraktes. Arch. Kinderheilk. 173 (1966) 168

Kruis, W., M. Weinzierl, J. Eisenburg: Differentialtherapie von Fisteln bei Morbus Crohn. Dtsch. med. Wschr. 24 (1979) 865

Kuffer, F.: The problem of subtotal small intestinal resection in infancy. Z. Kinderchir. 2 (1965) 39

Kuhlmann, F.: Darmbefunde bei der einheimischen Sprue. Fortschr. Röntgenstr. 59 (1939) 416

Kuhlmann, F.: Zur Dünndarmallergie. Med. Klin. 39 (1943) 707

Kuhlmann, F.: Der Dünndarm im Röntgenbild. Urban & Schwarzenberg, München 1954

Kulling, G.: Zur Röntgenuntersuchung des Dünndarms im Greisenalter. Wien. med. Wschr. 103 (1953) 279

Kumar, P., C. I. Bartram: Relevance of the barium follow-through examination in the diagnosis of adult celiac disease. Gastrointest. Radiol. 4 (1979) 285

Kumpe, D., et al.: Constructive pericarditis and protein losing enteropathy: an imitator of intestinal lymphangiectasia. Amer. J. Roentgenol. 124 (1975) 365

Kümmerle, F.: Chirurgische Möglichkeiten bei Dünndarmerkrankungen. In Frommhold, W., P. Gerhardt: Klinisch-radiologisches Seminar, Bd. II. Erkrankungen des Dünndarms. Thieme, Stuttgart 1973

Kundert, J. G., R. Haller: Ileozökales Lymphosarkom. In Rehbein, F.: Maligne Tumoren im Kindesalter. Hippokrates, Stuttgart 1969

Kunz, H.: Meckelsches Divertikel. In Kunz, H.: Operationen im Kindesalter, Bd. I. Thieme, Stuttgart 1973

Kurtz, B., H.-J. Steinhardt, H. Malchow: Morbus Crohn des oberen Gastrointestinaltraktes im radiologischen und endoskopischen Bild. Fortschr. Röntgenstr. 136 (1982) 124

Labrune, B., C. Courpotin, C. Sitbon, J. P. Gubert, M. Capelle: Lymphangiectasie intestinale diffuse. Ann. Pédiat. 23 (1976) 2043

Laczay, A., A. Szabo: Kongenitale Intestinalatresie – Hydramnion – „wet-lung disease". Fortschr. Röntgenstr. 116 (1972) 828

Ladd, W. E.: Meckel's diverticulum. In Christopher, F.: Text-Book of Surgery, 3rd ed. Saunders, Philadelphia 1942 (p. 1163)

Lampe, K., R.-D. Schopen: Zum Bild der funktionellen Dünndarminsuffizienz bei regionärer Enteritis Crohn. Fortschr. Röntgenstr. 117 (1972) 312

Lange, K.: Über Ileocoecaltuberkulose. Fortschr. Röntgenstr. 31 (1923/24) 766

Lassrich, M. A.: Die nichtsklerosierende Ileitis beim Kinde. Z. Kinderheilk. 74 (1953a) 50

Lassrich, M. A.: Röntgendiagnostik unverkalkter abdomineller Lymphknoten beim Kinde. Z. Kinderheilk. 73 (1953b) 319

Lassrich, M. A.: Röntgenologische Studien an der terminalen Ileumschlinge bei gesunden Kindern. Z. Kinderheilk. 74 (1953c) 77

Lassrich, M. A.: Röntgendiagnostik bei Erkrankungen in der Ileozökalregion des Kindes. Radiologe 2 (1962) 184

Lassrich, M. A.: Crohn's disease. Progr. pediat. Radiol. (1969)

Lassrich, M. A.: Röntgenuntersuchungen des Dünndarms beim Kinde. In Frommhold, W., P. Gerhardt: Klinisch-radiologisches Seminar, Bd. II. Erkrankungen des Dünndarms. Thieme, Stuttgart 1973

Lassrich, M. A.: Small intestine – the terminal ileum loop. In Eklöf, O.: Current Concepts in Pediatric Radiology. Springer, Berlin 1977

Lassrich, M. A.: Radiologische Befunde und diagnostische Kriterien bei Morbus Crohn im Kindesalter. Mschr. Kinderheilk. 129 (1981) 132

Lassrich, M. A., H. P. Bruns: Anomalien des Magens, des Dünndarms und Dickdarms beim Kinde. Radiologe 7 (1967) 12

Laufer, I.: A simple method for routine double-contrast study of the upper gastrointestinal tract. Radiology 117 (1976) 513

Laufer, I., L. Costopoulos: Early lesions of Crohn's disease. Amer. J. Roentgenol. 130 (1978) 307

Lauge-Hansen, N.: The development and the embryonic anatomy of the human gastro-intestinal tract. Centrex, Amsterdam 1960

Laurell, H.: Roentgenograms of ascaris in the intestinal canal. Acta radiol. (Stockh.) 4 (1925) 645

Laurell, H.: Beitrag zur Röntgendiagnose der Dünndarminvagination nebst einigen Worten über die Ursache von Invaginationen überhaupt. Acta radiol. (Stockh.) 13 (1932) 362

Läwen, A.: Über Appendicitis fibroplastica. Dtsch. Z. Chir. 129 (1914) 221

Ledoux-Lebard, G.: Histoire de la radiologie du tube digestif. Gaz. méd. Fr. 75 (1968) 209

Le Heux, J. W.: Cholin als Hormon der Darmbewegung, zur Erklärung der wechselnden Wirkung des Atropins auf den Darm. Pflügers Arch. ges. Physiol. 179 (1920) 177

Lenner, V., G. Hofmann, V. Daniels: Der Strahlenschaden des Dünn- und Dickdarms. Leber-Magen-Darm 7 (1977) 92

Lenz, H.: Die Röntgenuntersuchung des Dünndarms. Radiologe 14 (1974) 393

Leszler, A.: Röntgenologische Beobachtungen bei der akrosklerotischen Form der generalisierten Sklerodermie. Fortschr. Röntgenstr. 83 (1955) 353

Letterer, E.: Wesen und pathologische Bedeutung der Amyloidkrankheit. Wien. med. Wschr. 112 (1962) 43

Lindholmer, R. E., E. Nyman, L. Räf: Nonspecific stenosing ulceration of the small bowel. Acta chir. scand. 128 (1964) 310

Lingg, G., D. Tanneberg: Ileitis durch Yersinia enterocolitica – Differentialdiagnose des Morbus Crohn. Röntgen-Bl. 34 (1981) 447

Liu, H.-Y., W. M. Whitehouse, Z. Giday: Proximal small bowel transit pattern in patients with malabsorption induced by bovine milk protein ingestion. Radiology 115 (1975) 415

Lockhart-Mummery, H. E., B. C. Morson: Crohn's disease (regional enteritis) of the large intestine and its distinction from ulcerative colitis. Gut 1 (1960) 87

Lorenzo, R. L., J. A. Harolds: The use of prone film for suspected bowel obstruction in infants and children. Amer. J. Roentgenol. 129 (1977) 617

Louw, J. H.: Jejunoileal atresia and stenosis. J. pediat. Surg. 1 (1966) 8

Louw, J. H., C. N. Barnard: Congenital intestinal atresia: Observations on its origin. Lancet 1955/II, 1065

Lubarsch, O.: Über heterotope Epithelwucherungen und Krebs. Verh. dtsch. pathol. Gesch. (10. Tgg.) Stuttgart 1906

Lücking, Th., R. Grüttner, M. Burdelski: Intestinale Saugbiopsie im Kindesalter. Erfahrungsbericht 1968–1975. Klin. Pädiat. 188 (1976) 338

Lüdin, M.: Röntgenbefunde am Dünndarm bei einheimischer Sprue. Gastroenterologia (Basel) 64 (1939) 191

Lüdin, M.: Röntgendemonstration. Befunde bei Ösophagus-Tuberkulose. Schweiz. med. Wschr. 77 (1947) 1240

Lüdin, H., S. Y. Kim: Ein Fall von Bezoar mit nachträglicher Einklemmung im Dünndarm. Fortschr. Röntgenstr. 84 (1956) 372

Lynn, H. B., E. E. Espinas: Intestinal atresia. An attempt to relate location to embryological processes. Arch. Surg. 79 (1959) 357

Maas, D., W. Wenz: Intestinale noduläre lymphatische Hyperplasie (INLH) bei Hypogammaglobulinämie. Radiologe 21 (1981) 386

Madel, S. H.: A case of hemangioma of small intestine and mesentery. A radiographic clue to diagnosis. Radiology 69 (1957) 564

Magnus, R.: Versuche am überlebenden Dünndarm von Säugetieren. Pflügers Arch. ges. Physiol. 102 (1904) 515

Maier, U. E. K.: Zur Ätiologie der nekrotisierenden Enterocolitis des Neugeborenen. Fortschr. Med. 97 (1979) 289

Mall, F. P.: Über die Entwicklung des menschlichen Darmes und seine Lage beim Erwachsenen. Arch. Anat. (Leipzig), Suppl. (1897)

Manzano. S. C.: Imagen radiológica de las complicaciones en la enteritis. Gac. méd. Méx. 96 (1966) 451

Marina-Fiol, C.: El diagnostico de la tuberculosis intestinal en su comienzo. Rev. clin. esp. 11 (1943) 81

Marina-Fiol, C.: Estudio radiologico del intestino delgado. Paz Montalvo, Madrid 1949

Marina-Fiol, C.: Bemerkungen über die Ileitis follicularis. Gastroenterologia (Basel) 98 (1962) 19

Marina-Fiol, C., R. Carballo: Exploración del ileon terminal. Rev. clin. esp. 3 (1941) 97

Marshak, R. H.: Granulomatous disease of the intestinal tract (Crohn's disease). Radiology 114 (1975) 3

Marshak, S. F., J. Eliasoph: The roentgen findings in lymphosarcoma of the small intestine. Amer. J. Roentgenol. 86 (1961) 682

Marshak, R. H., A. E. Lindner: Ischemic bowel disease, a problem in differential diagnosis. Hosp. Pract. 125 (1971)

Marshak, R. H., A. E. Lindner: Radiologic diagnosis of chronic ulcerative colitis and Crohn's disease of the colon. In Kirsner, J. B., R. G. Shorter: Inflammatory Bowel Disease. Lea & Febiger, Philadelphia 1975

Marshak, R. H., A. E. Lindner: Radiology of the Small Intestine. Saunders, Philadelphia 1976

Marshak, R. H., B. S. Wolf, D. Adlersberg: Roentgen studies of the small intestine in sprue. Amer. J. Roentgenol. 72 (1954) 380

Marshak, R. H., B. S. Wolf, N. Cohen, H. D. Janowitz: Proteinlosing disorders of the gastrointestinal tract: roentgen features. Radiology 77 (1961) 893

Martin, L. W., J. T. Zerella: Jejunoileal atresia: Proposed classification. J. pediat. Surg. 11 (1976) 399

Martini, G. A.: Exsudative Gastroenteropathie. Gastroenterologia (Basel) 97 (1962) 340

Martini, G. A., G. Möckel: Die Bedeutung der Dünndarmallergie beim „Dumping-Syndrom". In Bansi, H. W.: Verhandlungen der Deutschen Gesellschaft für Verdauungs- und Stoffwechselkrankheiten. XVIII. Tagung, Bad Homburg 1955. Thieme, Stuttgart 1956

Martini, G. A., G. Strohmeyer, P. Bünger: Exsudative Enteropathie (Essentielle Hypoproteinämie) mit rezidivierender Gelbsucht und Verkalkung im Bauchraum. Dtsch. med. Wschr. 85 (1960) 586

May, B.: Karzinoid: Diagnostik und Therapie. Dtsch. med. Wschr. 100 (1975) 2163

Meckel, J. F.: Über die Divertikel am Darmkanal. Arch. Physiol. 9 (1809) 421

Meffert, O., H. Heymann, B. Burow, H. Putzki, D. Jung: Die Karzinoide des Gastrointestinaltraktes Z. Gastroenterol. 20 (1982) 206

Meradji, M.: Ein Fall von Kolonstenose nach necrotisierender Enterocolitis. Z. Kinderchir. 16 (1975) 310

Mestel, A. L.: Lymphosarcoma of the small intestine in infancy and childhood. Ann. Surg. 149 (1959) 87

Meyers, M. A., G. G. Ghahremani, J. L. Clements, K. Goodman: Pneumatosis intestinalis. Gastrointest. Radiol. 2 (1977) 91

Miller, K. B., A. Naimark, J. F. O'Connor, L. Bouras: Unusual roentgenologic manifestations of Meckel's diverticulum. Gastrointest. Radiol. 6 (1981) 209

Miller, P. B., D. J. Sandweiss, H. Schwachman: Nonspecific granulomatous inflammation of the gastrointestinal tract. New Engl. J. Med. 255 (1956) 501

Miller, R. E., J. L. Sellink: Enteroclysis: the small bowel enema. How to succeed and how to fail. Gastrointest. Radiol. 4 (1979) 269

Miller, R. H., R. H. Wallace: Meckel's diverticulum in acute abdominal emergencies. Ann. Surg. 98 (1933) 713

Mistilis, S. P., A. P. Skyring, D. D. Stephen: Intestinal lymphangiectasia. Lancet 1965/9, 77

Möckel, G.: Röntgenologische Veränderungen am Magen und Dünndarm bei Medikamentenallergie. Z. Immun.-Forsch., Suppl. 1 (1974) 150

De Moerloose, J. L., P. Braun: Mesenteric Lymphadenitis due to Yersinia Pseudotuberculosis: its surgical significance in children. Z. Kinderchir. 26 (1979) 16

Montagne, J. P., A. A. Moss, A. R. Margulis: Double-blind study of single and double contrast upper gastrointestinal examinations using endoscopy as a control. Amer. J. Roentgenol. 130 (1978) 1041

Moore, T., et al.: Spontaneous perforation and closure of the small intestine in association with childhood leukemia. J. pediat. Surg. 10 (1975) 955

Mortenson, W.: Ein Fall von Peutz-Jeghers-Syndrom. Radiologe 1 (1961) 196

Moschkowitz, E., A. O. Wilensky: Nonspecific granulomata of the intestine. Amer. J. med. Sci. 166 (1923) 48

Moss, W. T.: Therapeutic Radiology, 2nd ed. Mosby, St. Louis 1965

Moutsouris, Chr.: The „solid stage" and congenital intestinal atresia. J. pediat. Surg. 1 (1966) 446

Mueller, C. F., R. Morehead, A. J. Alter, W. Michener: Pneumatosis intestinalis in collagen disorders. Amer. J. Roentgenol. 115 (1972) 300

Nagel, W.: Zur Klinik der Enteritis necroticans. Dtsch. Arch. klin. Med. 194 (1949) 121

Nägele, E.: Zur Röntgendiagnostik des Dünndarms. Fortschr. Röntgenstr. 83 (1965) 123

Naumann, W.: Funktionelle Dünndarmdiagnostik im Röntgenbild. Thieme, Stuttgart 1948

Nebel, G., G. Lingg, H. Vogel: Zur Röntgenmorphologie des Morbus Crohn. Röntgen-Bl. 34 (1981) 298

Nelson, S., W. Eggleston: Findings on plain roentgenogramms of the abdomen associated with mesenteric vascular occlusion with a possible sign of mesenteric venous thrombosis. Amer. J. Roentgenol. 83 (1960) 886

Nelson, S. W.: Extraluminal gas collections due to disease of the gastrointestinal tract. Amer. J. Roentgenol. 115 (1972) 225

Nesbitt, F. C., A. E. Toussaint: Neumatosis intrahepática. Bol. méd. Hosp. infant. (Méx.) 21 (1964) 393

Neutard, E., F. Kluge: Röntgenologische Veränderungen bei Erwachsenen-Sprue. Radiologe 21 (1981) 381

Noonan, C. D.: Calcified carcinoid of small bowel. A case report. Radiol. clin. (Basel) 41 (1972) 115

Novak, D.: Beschleunigung der Dünndarmpassage mit Caerulein. Dtsch. med. Wschr. 100 (1975) 2488

Novak, D.: Acceleration of small intestine contrast study by Ceruletide. Gastrointest. Radiol. 5 (1980) 61

Novak, D., J. Weber: Gegenwärtiger Stand der Pharmakoradiologie des Magen-Darmtraktes. Radiologe 16 (1976) 504

Nuvoli, U.: Anatomia radiologica normale e patologica dell' apparato digerente: Intestino tenue. Universo, Roma 1953

Oliveros, M. A., J. J. Herbst, P. D. Lester, F. A. Ziter: Pneumatosis intestinalis in childhood dermatomyositis. Pediatrics 52 (1973) 711

Olmstedt, W. W., D. E. Reagin: Pathophysiology of enlargement of the small bowel fold. Amer. J. Roentgenol. 127 (1976) 423

Ottenjahn, R.: Isolierte Darmtuberkulosen und chronische regionale Enteritiden (Crohn) im Kindesalter. Mschr. Kinderheilk. 106 (1958) 22

Otto, H. F., J.-O. Gebbers: Die Dünndarmbiopsie. In: Das gastroenterologische Kompendium, Bd. II. Witzstrock, Baden-Baden 1977

Otto, R. F., et al.: Darm und Peritoneum. In Doerr, W., G. Seifert, E. Uehlinger: Spezielle pathologische Anatomie, Bd. II/2. Springer, Berlin 1976

Paley, R. H., K. McCarten, R. H. Celveland: Enterocolonic fistula as a late complication of necrotizing enterocolitis. Amer. J. Roentgenol. 132 (1979) 989

Pannhorst, R.: Röntgenkymographische Untersuchungen der Bewegungsformen des Dünndarms von Tier und Mensch. Z. ges. exp. Med. 112 (1938) 617

Pansdorf, H.: Über Askaridennachweis im Röntgenbilde zur Klärung unbestimmter abdomineller Beschwerden sowie über ein zweckmäßiges Verfahren der röntgenologischen Dünndarmdarstellung. Fortschr. Röntgenstr. 36 (1927) 1091

Pansdorf, H.: Experimentelle Studien zur Röntgenologie des Dünndarms. Ergebn. med. Strahlenforsch. 5 (1931) 21

Pansdorf, H.: Die fraktionierte Dünndarmfüllung und ihre klinische Bedeutung. Fortschr. Röntgenstr. 56 (1937) 627

Parkkulainen, K. V.: Intrauterine intussusception as a cause of intestinal atresia. Surgery 44 (1958) 1106

Parulekar, S. G.: Diverticulosis of the terminal ileum and its complications. Radiology 103 (1972) 283

Patel, J., H. Brocard, C. Couinaud: Sur un cas de carcinoide de l'épiploon gastrosplénique. Presse méd. 60 (1952) 589

van Patter, W. N., J. A. Bargen, M. B. Dockerty, W. H. Feldman, C. W. Mayo, J. M. Waugh: Regional enteritis. Gastroenterology 22 (1954) 128

Paviot, J., R. Chevalier: Les gastropathies allergiques. J. Méd. Lyon 17 (1949) 879

Pearson, B., M.-M. Rice, K. L. Dickens: Primary systematic amyloidosis. Report of 2 cases in negroes with special reference to certain histologic criteria of diagnosis. Arch. Path. 32 (1941) 1

Pendergrass, E. P.: Roentgen diagnosis of small intestine lesions. Tex. St. J. Med. 35 (1938) 528

Pendergrass, E. P., I. S. Ravdin, C. G. Johnston, P. J. Hodes: Studies of small intestine. Effects of food and various pathologic states on gastric emptying and small intestinal pattern. Radiology 26 (1936) 651

Penner, H., C. P. Fliegel, B. Herzog, M. Meradji: Erworbene Stenose des Colon im Säuglingsalter. Z. Kinderchir. 15 (1974) 411

Pesquera, G. S.: A method for the direct visualization of lesions in the small intestine. Amer. J. Roentgenol. 22 (1929) 254

Peter, K., G. Wetzel, F. Heidenreich: Handbuch der Anatomie des Kindes, Bd. I. Bergmann, München 1938

Peters, P. E., E. J. Gäbler, B. Lingemann, W. Ritter: Röntgendiagnostik und Klinik des Gardner-Syndroms. Fortschr. Röntgenstr. 136 (1982) 133

Peterson, G. M.: Intestinal changes in giardia lamblia infestation. Amer. J. Roentgenol. 77 (1957) 670

Petzel, H., H. Mathea: Ausgedehnte lymphatische Hyperplasie im Magen-Darm-Trakt und Lymphosarkomatose. Fortschr. Röntgenstr. 116 (1972) 523

Peutz, J. L. A.: Very remarkable case of familiar polyposis of mucous membrane of intestinal tract and nasopharynx accompanied by peculiar pigmentation of skin and mucous membrane. Ned. Maandschr. Geneesk. 10 (1921) 134

Pock-Steen, O. Ch.: Roentgenologic changes in protein-losing enteropathy. Acta radiol. Diagn. 4 (1966) 681

Podolny, G. A.: Crohn's disease presenting with massive lower gastrointestinal hemorrhage. Amer. J. Roentgenol. 130 (1978) 368

Poole, Catherine A., M. I. Rowe: Distal neonatal intestinal obstruction, the choice of contrast material. J. pediat. Surg. 11 (1976) 1011

Porcher, P.: Possibilités nouvelles en radiocinématographie par l'amplificateur de brillance. C. R. Acad. Chir. (Paris) 3 (1954) 11

Porcher, P., P. Buffard, J. Sauvegrain: Radiologie clinique de l'intestin grêle de l'adulte et de l'enfant. Masson, Paris 1954

Porges, O.: Über Dünndarmkatarrh ohne Dickdarmkatarrh. Z. klin. Med. 109 (1928) 28

Preger, L., J. R. Amberg: Sweet diarrhea; Roentgen diagnosis of disaccharidase deficiency. Amer. J. Roentgenol. 101 (1967) 287

Preier, L.: Doppelbildungen des Verdauungstraktes. Z. Kinderchir. 8 (1970) 78

Prévôt, R.: Ergebnisse röntgenologischer Dünndarmstudien unter besonderer Berücksichtigung der Morphologie. Fortschr. Röntgenstr. 62 (1940) 341

Prévôt, R.: Die nichtsklerosierende Ileitis. In Schinz, H. R., R. Glauner, E. Uehlinger: Röntgendiagnostik. Ergebnisse 1952–1956. Thieme, Stuttgart 1957

Prévôt, R.: Röntgendiagnostik der Darmtuberkulose. In Hein, J., H. Kleinschmidt, E. Uehlinger: Handbuch der Tuberkulose, Bd. IV. Thieme, Stuttgart 1964 (S. 601)

Prévôt, R.: Erkrankungen des Dünndarms. In Diethelm, L., F. Heuck, et al.: Handbuch der medizinischen Radiologie, Bd. XI/2. Springer Berlin 1968

Prévôt, R.: Röntgendiagnostik der ulzerösen Kolitis und der granulomatösen Ileokolitis. In Krauspe, C., K. Müller-Wieland, F. Stelzner: Colitis ulcerosa und granulomatosa. Urban & Schwarzenberg, München 1972

Prévôt, H., H. N. Heisig, A. Papageorgiou: Enteraler Eiweißverlust bei Paramyloidose. Klin. Wschr. 43 (1965) 440

Prévôt, R., P. Haug, J. Herzberg, M. A. Lassrich: Über Röntgenbefunde am Dünndarm bei den sogenannten Kollagenosen. Radiologe 4 (1964) 99

Prévôt, R., H. Hornbostel, H. Dörken: Lokalisationsstudien bei Taenia saginata. Klin. Wschr. 30 (1952) 78

Queloz, J. M., H. J. Woloshin: Sacculation of the small intestine in scleroderma. Radiology 105 (1972) 513

Rauber, G., F. Kopsch: Lehrbuch der Anatomie des Menschen. Thieme, Leipzig 1920

Ravitch, M. M.: Polypoid adenomatosis of entire gastrointestinal tract. Ann. Surg. 128 (1948) 283

Reifferscheid, M.: Die chirurgische Behandlung der Fettsucht. Thieme, Stuttgart 1976

Reinwein, H.: Die Klinik des Malabsorptions-Syndroms. Karger, Basel 1961

van der Reis, V., F. W. Schembra: Über die funktionelle Dünndarmlänge. Z. ges. exp. Med. 52 (1926) 74

Reiter, J.: Zum röntgenologischen Nachweis von Askariden im Magendarmtrakt. Wien. klin. Wschr. 36 (1923)

Reither, M.: Die Radiologie der nekrotisierenden Enterokolitis des Neugeborenen. Radiologe 18 (1978) 208

Richmond, J. A., V. Mikity: Benign form of necrotizing enterocolitis. Amer. J. Roentgenol. 123 (1975) 301

Rice, R. P., W. M. Roufail, R. S. Reeves: The roentgen diagnosis of Whipple's disease (intestinal lipodystrophy). With emphasis on improvement following antibiotic therapy. Radiology 88 (1967) 295

Riemann, J. F.: Viral agents in Crohn's disease. Hepato-gastroenterol. 24 (1977) 403

di Rienzo, S., L. G. Mosca: Epiploitis, the significance of its roentgenological diagnosis. Amer. J. Roentgenol. 66 (1951) 215

Rigal, J.: Diagnostic radiologique de la tuberculose iléo-coecale. Thèse méd. Lyon 1954/1955. Patissier, Lyon 1955

River, L., J. Sinverstein, J. W. Tope: Collective review: Benign neoplasms of small intestine. Surg. Gynec. Obstet. 102 (1956) 1

Rodriguez-Erdmann, F., R. Levitan: Gastrointestinal and radiological manifestations of Henoch-Schönlein purpura. Gastroenterology 54 (1969) 260

Rogers, L. F., H. M. Goldstein: Roentgen manifestations of radiation injury to the gastrointestinal tract. Gastrointest. Radiol. 2 (1977) 281

Rösch, H., J. Gerber: Zur Klinik und pathologischen Anatomie des multiplen primären Dünndarmsarkoms. Dtsch. Arch. klin. Med. 168 (1930) 218

Rose, J. S., D. Gribetz, I. H. Krasna: Ileal duplication cyst: The importance of sodium pertechnetate Tc99 m scanning. Pediat. Radiol. 6 (1978) 244

Rosenbusch, G.: Der Dünndarmeinlauf oder das Enteroklysma nach Sellink. Röntgen-Bl. 31 (1978) 614

Rosenbusch, G., Th. J. van Adrichem, W. Penn: Bestandsaufnahme in der Röntgendiagnostik des Gastrointestinaltraktes (insbesondere des Dünn- und Dickdarms sowie der Gallenwege). Röntgen-Bl. 31 (1978) 65

Rosenbusch, G., C. B. H. Lamers, J. H. M. van Tongeren, C. Boetes, P. Snel, E. J. C. Lubbers: Röntgendiagnostik beim Zollinger-Ellison-Syndrom. Fortschr. Röntgenstr. 129 (1978) 168

Rosenquist, C. J., J. Heaton, G. Gray, F. Zboralske: Intestinal lactase deficiency. Radiology 102 (1972) 275

Rosenthall, L., J. N. Henry, D. A. Murphy, L. M. Freeman: Radiopertechnetate imaging of the Meckel's diverticulum. Radiology 105 (1972) 371

Rösner, N., G. Rodeck: Fistelverbindungen zwischen Darm- und Harntrakt. Urologe A 18 (1979) 26

Rosegger, H.: Die nekrotisierende Enterokolitis. Pädiat. Pädol. 12 (1977) 349

Rosenberg, H. K., F. T. Serota, P. Koch, S. Borden, Ch. S. August: Radiographic features of gastrointestinal Graft-Vs-Host disease. Radiology 138 (1981) 371

Rossi, R., M. A. Giocomoni: Segmental dilatation of the jejunum. J. pediat. Surg. 8 (1973) 335

Rother, J.: Zur Röntgendiagnose der Tuberkulose. Röntgenpraxis 7 (1935) 589

Rother, J.: Darmtuberkulose. Ergebn. ges. Tuberk.-Forsch. 8 (1937) 251

Rövekamp, Th.: Ein Beitrag zur Dünndarmdiagnostik. Röntgenpraxis 2 (1930) 1029

Rudhe, U., T. E. Keats: Granulomatous colitis in children. Radiology 84 (1965) 24

Sacher, P.: Chirurgische Aspekte der eosinophilen Gastroenteritis. Z. Kinderchir. 34 (1981) 25

Santulli, Th. v., J. N. Schullinger, W. C. Heird, R. D. Gougaware, J. Wigger, B. Barlow, W. A. Blanc, W. E. Berdon: Acute necrotizing enterocolitis in infancy: A review of 64 cases. Pediatrics 55 (1975) 376

Sauer, H.: Über Komplikationen des Meckel'schen Divertikels. Wien. med. Wschr. 116 (1966) 587

Sauer, H., G. Menardi: Mesenterialzysten im Kindesalter. Z. Kinderchir. 9 (1971) 330

Sauvegrain, J., H. Nahum: Iléite folliculaire et adénolymphatite mésentérique. In: Traité de Radiodiagnostic, vol. XVIII. Masson, Paris 1973 (p. 215)

Schäfer, H., H. Helge: Zur Röntgensymptomatologie des Malabsorptionssyndroms nach Darmoperation im Kindesalter. Arch. Kinderheilk. 178 (1969) 59

Schäfer, J., D. G. Young: Colonic stenosis and atresia following neonatal necrotising enterocolitis. Z. Kinderchir. 22 (1977) 145

Schapiro, R. L., A. Newman: Acute enterocolitis. Radiology 108 (1973) 263

Schatzki, R.: Small intestine enema. Amer. J. Roentgenol. 50 (1943) 753

Schatzki, St. C.: Whipple's disease: Roentgenologic findings, including those of an eight-year remission. Radiology 75 (1960) 908

De Schepper, A., A. Hubens, W. van Vooren, H. Verbraeken: Angiography in diagnosis of small bowel tumors. Radiologe 14 (1974) 425

Scherer, K., E. Bücheler, W. Erbe: Radiologische Diagnostik von Dünndarm-Tumoren. Röntgen-Bl. 30 (1977) 379

Schey, W. L., B. Emanuel, J. Raffensperger: Benign neoplasia and pseudoneoplasia of the small bowel in children. Gastrointest. Radiol. 4 (1979) 47

Schey, W. L., A. Shkolnik, H. White: Clinical and radiographic considerations of sacrococcygeal teratomas: an analysis of 26 new cases and review of the literature. Radiology 125 (1977) 189

Schiff, E.: Die regionale Enteritis, terminale Ileitis, Crohn's disease. Ann. paediat. (Basel) 165 (1945) 281

Schlotter, H.: Über Röntgenuntersuchungen des Dünndarms bei infektiösen Darmkatarrhen. Röntgenpraxis 15 (1943) 126

Schmidt, H.: Beitrag zum Neurinom des Magen-Darmkanals. Fortschr. Röntgenstr. 76 (1952) 262

Schmitz-Moormann, P.: Pathologische Anatomie des Morbus Crohn und der Colitis ulcerosa. Röntgen-Bl. 33 (1980) 313

Schnyder, P. A., R. C. Brasch, O. Salvatierra: Gastrointestinal complications of renal transplantation in children. Radiology 130 (1979) 361

Schönbauer, E.: Dünndarmveränderungen bei Vitamin B-Mangelerscheinungen. Wien. med. Wschr. 67 (1955) 383

Schöner, E.: Röntgenbefunde bei Whipplescher Erkrankung. Fortschr. Röntgenstr. 117 (1972) 563

Schott, H., W. Ferbert, H. K. Kaufner, J. Wolter: Das Peutz-Jeghers-Syndrom. Dtsch. med. Wschr. 99 (1974) 1525

Schulten, H.: Lehrbuch der klinischen Hämatologie. Thieme, Stuttgart 1953

Schuster, R., I. Erkelenz: Röntgendiagnostik des Morbus Crohn im Dünndarm. Röntgen-Bl. 33 (1980) 320

Schwarz, G.: Die Erkennung der tiefen Dünndarmstenosen mittels des Röntgenverfahrens. Wien. klin. Wschr. 24 (1911) 1386

Schwarz, G.: Die Röntgenuntersuchung der Verdauungsorgane. In Schittenhelm: Lehrbuch der Röntgendiagnostik, Bd. II. Springer, Berlin 1924

Schwartz, A. M., R. G. K. McCauley: Juvenile gastrointestinal polyposis. Radiology 121 (1976) 441

Schwartz, M., St. Jarnum: Gastrointestinal protein loss in idiopathic (hypercatabolic) hypoproteinemia. Lancet 1959/I, 327

Seaman, W. B., R. J. Fleming, H. B. Baker: Pneumatosis intestinalis of the small bowel. Semin. Roentgenol. 1 (1966) 234

Seitz, R.: Die Pseudopolyposis lymphatica ilei. Dtsch. med. Wschr. 76 (1951) 110

Seitz, W., G. Mangold, J. Grönninger: Das Blindsacksyndrom nach Seit-zu-Seit-Darmanastomosen. Leber-Magen-Darm 7 (1977) 84

Selke, jr., A., et al.: Massive enlargement of the ileocecal valve due to lymphoid hyperplasia. Amer. J. Roentgenol. 127 (1976) 518

Sellink, J. L.: Radiological Atlas of Common Diseases of the Small Bowel. Stenfert Kroese, Leiden 1976

Sellink, J. L., G. Rosenbusch: Moderne Untersuchungstechnik des Dünndarms oder die zehn Gebote des Enteroklysmas. Radiologe 21 (1981) 366

Shafie, M. E., P. P. Rickham: Multiple intestinal atresias. J. pediat. Surg. 5 (1970) 655

Shafie, M. E., L. Spitz, S. Ikeda: Malignant tumors of the small bowel in neonates. J. pediat. Surg. 6 (1971) 62

Sherman, N. J., M. M. Wooley: The ileocoecal syndrome in acute childhood leukemia. Arch. Surg. 107 (1973) 39

Shey, W. L., H. White, J. J. Conway, J. M. Kidd: Lymphosarcoma in children: a roentgenologic and clinical evaluation of 60 children. Amer. J. Roentgenol. 117 (1973) 59

Shimkin, P. M., T. A. Waldmann, R. L. Krugman: Intestinal lymphangiectasia. Amer. J. Roentgenol. 110 (1976) 827

Shwachman, H.: Gastrointestinal manifestations of cystic fibrosis. Pediat. Clin. N. Amer. 22 (1975) 787

Siegle, R. L., J. G. Rabinowitz, S. B. Korones, F. G. Eyal: Early diagnosis of necrotizing enterocolitis. Amer. J. Roentgenol. 127 (1976) 629

Siegmund, H.: Einfache Entzündungen des Darmrohrs. In Uehlinger, E.: Handbuch der speziellen pathologischen Anatomie und Histologie, Bd. IV/3. Springer, Berlin 1929a (S. 261)

Siegmund, H.: Spezifische Entzündungen des Darmrohres. In Uehlinger, E.: Handbuch der speziellen pathologischen Anatomie und Histologie, Bd. IV/3. Springer, Berlin 1929b (S. 371)

Siegmund, H.: Zur Pathogenese der als Darmbrand bezeichneten Enteritis necroticans. Klin. Wschr. 26 (1948) 33

Simeonov, S., V. Kaltscheva: Ein Fall von Leiomyosarkom des oberen Dünndarms und begleitende jejuno-jejunale Invagination. Fortschr. Röntgenstr. 121 (1974) 254

Simpkins, K. C.: Aphthoid ulcers in Crohn's colitis. Clin. Radiol. 28 (1977) 601

Skaane, P., T. J. Eide, T. Westgaard, T. Gauperaa: Lipomatosis and true lipomas of the ileocecal valve. Fortschr. Röntgenstr. 135 (1981) 663

Smith, S. J., H. C. Carlson, J. J. Gisvold: Secondary neoplasm of the small bowel. Radiology 125 (1977) 29

Smokvina, M.: Unsere Einstellung zur Freudschen Symptomatologie der primären Dünndarmsarkome. Fortschr. Röntgenstr. 95 (1961) 431

Snell, A., J. D. Camp: Chronic idiopathic steatorrhoe. Arch. intern. Med. 53 (1934) 615

Soares, D., J. Bennet, G. Kalifa, G. Lalande: Necrotizing enterocolitis. A report of sixty-six cases. Ann. Radiol. 25 (1982) 124

Sobbe, A., D. Voelker: Das Neurofibrom des Dünndarmes. Fortschr. Röntgenstr. 116 (1972) 572

Spier, J., F. Höpner: Therapie und Ergebnisse bei der nekrotisierenden Enterokolitis im Säuglingsalter. Klin. Pädiat. 187 (1975) 134

Stellamor, K.: Typische Wandveränderungen des Darmes oralwärts stenosierender Prozesse. Röntgen.-Bl. 32 (1979) 375

Stellamor, K., M. Redtenbacher, D. Kosak, H. Karobath: Über die sogenannte ischämisch ulzeröse Darminnenwandläsion proximal stenosierender Darmprozesse. Fortschr. Röntgenstr. 126 (1977) 556

Sternowsky, H. J., G. Kaufmann-Mackh: Severe iron deficiency anaemia from intestinal blood loss in connatal blind loop syndrome. Z. Kinderchir. 17 (1975) 29

Stierlin, E.: Die Radiographie in der Diagnostik der Ileozökaltuberkulose und anderer Krankheiten des Dickdarms. Münch. med. Wschr. 58 (1911) 1231

Strohmeyer, G., L. Filippini: Exsudative Gastroenteropathie mit Eiweißverlust. In Demling, L.: Klinische Gastroenterologie. Thieme, Stuttgart 1973

Strömbeck, J. P.: Mesenteric lymphadenitis: Clinical study. Acta chir. scand. 80, Suppl. 50 (1937) 1

Stömbeck, J. P.: Terminal ileitis and its roentgen picture. Acta radiol. (Stockh.) 22 (1941) 827

Stumpf, P., H. H. Weber, G. A. Weltz: Röntgenkymographische Bewegungslehre innerer Organe. Thieme, Leipzig 1936

Sutcliffe, J.: Crohn's disease of the colon. Brit. J. Radiol. 36 (1963) 27

Swischuk, L. E., J. D. Welsh: Roentgenographic mucosal patterns in the „malabsorption syndrome". A scheme for diagnosis. Amer. J. dig. Dis. 13 (1968) 50

Taussig, L. M., R. M. Saldino, P. A. di Sant'Agnese: Radiographic abnormalities of the duodenum and small bowel in cystic fibrosis of the pancreas (mucoviscidosis). Radiology 106 (1973) 369

Teele, R. A., et al.: Radiographic features of eosinophilic gastroenteritis (allergic gastroenteropathy) of childhood. Amer. J. Roentgenol. 132 (1979) 575

Teicher, J., M. Arlen, M. Muehlbauer, A. C. Allen: The clinical pathological spectrum of primary ulcers of the small intestine. Surg. Gynec. Obstet. 116 (1963) 196

Thiele, K. G.: Der Magen-Darm-Kanal als exokrines und endokrines Organ. Therapiewoche 11 (1979) 1814

Thoeny, R. H., J. R. Hodgson, H. H. Scudamore: The roentgenologic diagnosis of gastrocolic and gastrojejunocolic fistulas. Amer. J. Roentgenol. 83 (1960) 876

Tiling, W.: Intestinale Allergie. Z. Kinderheilk. 67 (1949) 261

Touloukian, R. J.: Neonatal necrotizing enterocolitis: An update on etiology, diagnosis and treatment. Surg. Clin. N. Amer. 56 (1976) 281

Touloukian, R. J., J. N. Posch, R. Spencer: The pathogenesis of ischemic gastroenterocolitis of the neonate: Selective gut mucosal ischemia in asphyxiated neonatal pigs. J. pediat. Surg. 7 (1972) 194

Trendelenburg, P.: Physiologische und pharmakologische Versuche über Dünndarmperistaltik. Naunyn-Schmiedeberg's Arch. Pharmak. exp. Path. 81 (1917) 55

Tschäppeler, H., W. B. Smith: Duplications of the intestinal tract: clinical and radiological features. Ann. Radiol. 20 (1976) 133

Tsunoda, A., M. Ishida: The surgical complications of Schönlein-Henoch's purpura. Z. Kinderchir. 8 (1970) 63

Tully, T. E., S. B. Feinberg: A roentgenographic classification of diffuse disease of the small intestine presenting with malabsorption. Amer. J. Roentgenol. 121 (1974) 283

Ueda, T., E. Okamoto: Segmental dilatation of the ileum. J. pediat. Surg. 7 (1972) 292

Valle, M., P. Hekali, H. Kallio, P. Keto, O. Korhola, E. Lehtinen, H. Suoranta: Radiologic demonstration of Meckel's diverticulum. Gastrointest. Radiol. 3 (1978) 100

Vardy, P. A., E. Lebenthal, H. Shwachman: Intestinal lymphangiectasia: a reappraisal. Pediatrics 55 (1975) 842

Věšín, S., A. Ochová: Das angiographische Bild des Karzinoid des Verdauungstraktes. Fortschr. Röntgenstr. 120 (1974) 23

Villegas, G. J.: Neumatosis intestinal en el lactante. Revisión de ventiséis casos. Rev. mex. Pediat. 35 (1966) 119

Virchow, R.: Neue Beobachtungen über die amyloide Degeneration. Virchows Arch. path. Anat. 11 (1857) 188

Vogel, H.: Pseudotumoren nach Magen- und Dünndarmoperationen. Röntgen-Bl. 32 (1979) 170

Volwiller, R.: Gastrointestinal Malabsorptive-Syndrom. Amer. J. Med. 23 (1957) 251

Wagner, M. L., A. J. Rudolph, E. B. Singleton: Neonatal defects associated with abnormalities of the amnion and amniotic fluid. Radiol. Clin. N. Amer. 6 (1968) 279

Wagner, M. L., H. S. Rosenberg, D. J. Fernbach, E. B. Singleton: Typhlitis: a complication of leukemia in childhood. Amer. J. Roentgenol. 109 (1970) 341

Waldmann, T. A.: Protein-losing enteropathy. Gastroenterology 50 (1966) 422

Waldmann, T. A., J. L. Steinfeld, T. F. Dutcher, J. D. Davidson, R. S. Gordon: The role of the gastrointestinal system in idiopathic hypoproteinemia. Gastroenterology 41 (1961) 197

Waldschmidt, J.: Yersinis enterocolitica und pseudotuberculosis infection in children. Progr. pediat. Surg. 11 (1978) 97

Warden, M. J., J. R. Wesley: Small bowel reversal procedure for treatment of the „short gut" baby. J. pediat. Surg. 13 (1978) 321

Weber, A.: Enterale Yersiniose – eine ernstzunehmende Erkrankung? Fortschr. Med. 17 (1982) 785

Weber, H. M.: Regional enteritis. Roentgenologic manifestations. Proc. Mayo Clin. 13 (1938) 545

Weiden, P. L., R. M. Blaese, W. Strober, J. B. Block: Impaired lymphocyte transformation in intestinal lymphangiectasia: Evidence for at least two functionally distinct lymphocyte populations in man. J. clin. Invest. 51 (1952) 1319

Weinstraub, S., R. L. Williams: A rapid method of roentgenologic examination of small intestine. Amer. J. Roentgenol. 61 (1949) 45

Weissberg, D. L., R. N. Berk: Ascaridiasis of the gastrointestinal tract. Gastrointest. Radiol. 3 (1979) 415

Weitz, W., W. Vollers: Beitrag zur Frage der Dünndarmbewegungen beim Menschen. Z. ges. exp. Med. 52 (1926) 747

Wellmann, F. K.: Kaliumhaltige Arzneimittel und stenosierende Dünndarmgeschwüre. Dtsch. med. Wschr. 91 (1966) 131

Wells, J.: The mucosal pattern of the terminal ileum in children. Radiology 51 (1948) 305

Weltz, G. A.: Der kranke Dünndarm im Röntgenbild. Fortschr. Röntgenstr. 55 (1937) 20

Wenzel E., W. Erbe: Röntgendiagnostik gastrointestinaler Metastasierung bei malignem Melanom. Fortschr. Röntgenstr. 129 (1978) 181

Wetzel, G.: Der Magendarmschlauch mit Anhangsdrüsen. In Peter, K., G. Wetzel, F. Heidenreich: Handbuch der Anatomie des Kindes. Bergmann, München 1938

Whipple, G. H.: A hitherto undescribed disease characterized anatomically by deposits of fat and fatty acids in the intestinal and mesenteric lymphatic tissues. Bull. Johns Hopk. Hosp. 18 (1907) 382

Whitehead, R.: Pathology of Crohn's disease. In Kirsner, J. B., R. G. Shorter: Inflammatory Bowel Disease. Lea & Febiger, Philadelphia 1975

Will, Ch., K. Hering: Neurinom des Dünndarms. Fortschr. Röntgenstr. 129 (1978) 646

Wunschik, F., W. Brands, M. Raute: Angiographischer Nachweis eines blutenden Meckel'schen Divertikels. Fortschr. Röntgenstr. 131 (1979) 447

von Wyttenbach, A., D. Kazlaric, A. Pedrazzini: Beitrag zur Pneumatosis cystoides intestini. Fortschr. Röntgenstr. 126 (1977) 560–563

Yanagisawa, F.: Doppelbildungen des Darmes. Chirurg 30 (1959) 109

Zimmer, E. A.: Results and consequences of our research in the subject of contrast media employed in the radiological examination of the small intestine. VI. Internationaler Kongreß für Radiologie, London 1950

Zollinger, S.: Dünndarmmotilität und Nahrung, ein Beitrag zur Frage des gastroilealen Reflexes. Fortschr. Röntgenstr. 57 (1938) 356

Kapitel 10   Dickdarm

Agnew, C. H., R. N. Cooly: Barium- enema study of postoperative recurrences of carcinoma of the colon. J. Amer. med. Ass. 179 (1962) 119

Aldrige, R. T., P. E. Campbell: Ganglion cell distribution in the normal rectum and anal canal. A basis for the diagnosis of Hirschsprung's disease. J. Pediat. Surg. 3 (1968) 475

Altman, D. H., M. I. Harbour, M. Gilbert: Congenital atresia of the colon. Radiology 84 (1965) 19

Anderson, L. A.: Acute diverticulitis of the cecum; study of ninety-nine surgical cases. Surgery 22 (1947) 479

Andersson, Å., L. Bergdahl: Carcinoma of the colon in children: A report of six new cases and a review of the literature. J. Pediat. Surg. 11 (1976) 967

Abrahamson, J., B. Shandling: Intestinal hemangiomata in childhood and a syndrome for diagnosis: A collective review. J. Pediat. Surg. 8 (1973) 487

Angerpointer, Rh.: Zur Differentialdiagnose der Colonobstruktion im Neugeborenen- und Säuglingsalter. Kinderarzt 8 (1977) 1513

Aschoff, L.: Der appendizitische Anfall. Springer, Berlin 1930

Aschoff, L.: Über die Appendizitis im Kindesalter. Arch. Kinderheilk. 108 (1936) 142

Athanasoulis, C. A., J. J. Galdabibi, A. C. Waltman, P. A. Novelline, A. J. Greenfield: Angiodysplasia of the colon: a cause of rectal bleeding. Cardiovasc. Radiol. 1 (1978) 3

Atkinson, G. O. u. Mitarb.: Intussusception of the appendix in children. Amer. J. Roentgenol. 126 (1976) 1164

Ayalon, A., H. Anner, Y. Berlatzky, M. Schiller: Eventration of the diaphragm in infancy. Z. Kinderchir. 27 (1979) 226

Baars, H. G., H. Hintner, K. P. Wenzel: Zur Differentialdiagnose der Relaxatio diaphragmatica und des intrathorakalen Volvulus des Magens. Radiol. Diagn. 16 (1975) 187

Bachman, A. L., A. R. Clemett: Roentgen aspects of primary appendiceal intussusception. Radiology 101 (1971) 531

Bacon, H. E., J. L. Berkley: The rationale of resection for recurrent cancer of the colon and rectum. Dis. Colon Rect. 2 (1959) 549

Baer, J.: Diverticulosis in an unused colon. Amer. J. Gastroenterol. 63 (1975) 169

Balihian, J. P., S. M. Uthmann, N. F. Khouri: Intestinal amebiasis. A roentgen analysis of 19 cases including 2 case reports. Amer. J. Roentgenol. 122 (1974) 245

Ball, F.: Rezidivierende Invagination am Zökumpol nach Appendektomie. Z. Kinderchir. 26 (1979) 182

Balli, R.: The sphincters of the colon. Radiology 33 (1939) 372

Balthazar, E. J., M. Gade: The normal and abnormal development of the appendix. Radiology 121 (1976) 599

Balun, M.: Divertikulose der Appendix. Fortschr. Röntgenstr. 117 (1972) 105

Bargon, G.: Röntgendiagnostik des Morbus Crohn im Bereich des Kolons. Röntgen-Bl. 33 (1980) 329

Barlow, B., W. W. Goodhue, J. N. Schullinger: Giant congenital diverticulum of the sigmoid colon. J. Pediat. Surg. 10 (1975) 549

Barnes, B. A., G. E. Behringer, F. C. Whellock, E. W. Wilkins: Treatment of appendicitis at the Massachusetts General Hospital (1937–1959). J. Amer. med. Ass. 180 (1962) 122

Baum, S., C. A. Athanasoulis, A. C. Waltman, J. Galdabini, R. R. Schapiro, A. L. Warshaw, L. W. Ottinger: Angiodysplasia of the right colon: a cause of gastrointestinal bleeding. Amer. J. Roentgenol. 129 (1977) 789

Bay, V., H.-A. Bruns, E. Farthmann, P. Matthaes: Das coecum-mobile-Syndrom. Z. Kinderchir. 5 (Suppl.) (1968) 91

Bearse, C.: Diverticulosis and diverticulitis of colon in young people. J. Amer. med. Ass. 132 (1946) 371

Becker, Chr., H. W. Becker, A. Wahab: Beitrag zur Methodik der Kolonkontrastuntersuchung im Säuglingsalter. Radiol. Diagn. 18 (1977) 349

Becker, V.: Dickdarmkrebs: Vorstufen und Risikofaktoren. In: Erkrankungen des Dickdarms, hrsg. von W. Frommhold, P. Gerhardt. Thieme, Stuttgart 1979

Behlke, F. M.: Hepatodiaphragmatic interposition in children. Amer. J. Roentgenol. 91 (1964) 669

Benevento, T. C., C. J. Schien, H. G. Jacobson: The roentgenologic aspects of some appendiceal abnormalities. Amer. J. Roentgenol. 96 (1977) 344

Benson, C. D., M. L. Lofti, A. J. Brough: Congenital atresia and stenosis of the colon. J. Pediat. Surg. 3 (1968) 253

Berdon, W. E., P. Koontz, D. H. Baker: The diagnosis of colonic and terminal ileal aganglionosis. Amer. J. Roentgenol. 91 (1964) 680

Berdon, W. E., D. H. Baker: The roentgenographic diagnosis of Hirschsprungs's disease in infancy. Amer. J. Roentgenol. 93 (1965) 432

Berdon, W. E., D. H. Baker, T. V. Santnell: Microcolon in newborn infants with intestinal obstruction. Radiology 90 (1968) 878

Berdon, W. E., D. H. Baker, T. V. Santulli, R. Amoury: The radiologic evaluation of imperforate anus. An approach correlated with current surgical concepts. Radiology 90 (1968) 466

Berdon, W. E., T. L. Slovis, J. B. Campbell, D. H. Baker, J. O. Haller: Neonatal small left colon syndrome: its relationship to aganglionosis and meconium plug syndrome. Radiology 125 (1977) 457

Berdon, W. E., D. H. Baker, H. J. Wigger, S. M. Mitsudo, H. Williams, H. J. Kaufmann, L. Shapiro: Calcificied intraluminal meconium in newborn males with imperforate anus: enterolithiasis in the newborn. Amer. J. Roentgenol. 125 (1975) 449

Berg, H. H.: Über Divertikulosis des Dickdarms. Dtsch. med. Wschr. 55 (1929) 1159

Berger, D., M. Landry: Funktionelle Untersuchung der Defäkation beim Kinde. Fortschr. Röntgenstr. 121 (1974) 428

Berger, G., D. Himmel, D. Hörmann, I. Nitz, H. J. Preuss, E. Rupprecht: Standardisierungsempfehlungen für die retrograde Röntgenkontrastdarstellung des Kolons im Kindesalter. Kinderärztl. Prax. 46 (1978) 42

Berger, L. A., D. Wilkinson: The investigation of colitis in infancy. Pediat. Radiol. 2 (1974) 145

Betz, E. H., Y. Messens: La place de l'iléocolite granulomateuse dans les iléocolites. 7. Congr. intern. der gastro-entérologique Bruxelles 1964. l'imprimerie des sciences J. Hilgers

Beyer, D., H. Neuhaus: Doppeltes Kolon – ein seltener Fall einer Darmduplikatur. Fortschr. Röntgenstr. 131 (1979) 47

Beyer, D., G. Friedman, J. Mueller: Duplication of the colon. Report of two cases and review of the literature. Gastrointest. Radiol. 6 (1981) 151

Bläker, F.: Colitis ulcerosa und Morbus Crohn. Mschr. Kinderheilk. 130 (1982) 349

Bläker, F., K. H. Schäfer, M. A. Lassrich: Colitis ulcerosa und Colitis granulomatosa im Kindesalter. Mschr. Kinderheilk. 126 (1978) 411

Blank, E., E. Afshani, B. R. Girdany, A. Pappas: „Windsock sign" of congenital membranous atresia of the colon. Amer. J. Roentgenol. 120 (1974) 330

Bley, W. R., E. A. Franken: Roentgenology of colon atresia. Pediat. Radiol. 1 (1973) 105

Blunt, A., G. F. Rich: Congenital absence of the colon and rectum. Amer. J. Dis. Child. 114 (1967) 405

Boas, J.: Über einen Fall von operativ geheilter Colitis ulcerosa. Dtsch. med. Wschr. 11 (1903) 196

Boas, J.: Diagnostik und Therapie der Darmkrankheiten. Thieme, Leipzig 1925

Bockus, H. L., J. Bank, S. A. Wilkinson: Neurogenic mucous colitis. Amer. J. med. Sci. 176 (1928) 813

Bockus, H. L., J. L. A. Roth, E. Buchman, M. Kalser, W. R. Straub, A. Finkelstein, A. Valdes-Dapena: Life History of Nonspecific Ulcerative Colitis. Karger, Basel 1957

Boles, E. Th., L. E. Vassy, M. Ralston: Atresia of the colon. J. Pediat. Surg. 11 (1976) 69

Bonzanigo, C., S. Scheidegger: Zum Krankheitsbild der sogenannten „chronischen Appendizitis". Schweiz. Rdsch. Med. 70 (1981) 953

Boston, V. E., J. E. S. Scott: Anorectal manometry as a diagnostic method in the neonatal period. J. Pediat. Surg. 11 (1976) 9

Brahme, F.: Granulomatous colitis: Roentgenologic appearance and course of the lesions. Amer. J. Roentgenol. 99 (1967) 35

Brahme, F., F.-T. Fork: Roentgenology of the colon in Crohn's disease. Air contrast studies of the lesions and their development. Radiologe 16 (1976) 489

Brawner, J., A. D. Shafer: Segmental dilatation of the colon. J. Pediat. Surg. 8 (1973) 957

Brodey, P. A., D. R. Schuldt, A. Magnuson, S. Esterkyn: Complete colonic obstruction secondary to adhesions. Amer. J. Roentgenol. 133 (1979) 917

Broll, R., Th. Hockerts, B. Höcht, A. Winkler: Die segmentale Kolonatresie – ein Beitrag zur Differentialdiagnose des Neugeborenen-Ileus. Z. Kinderchir. 34 (1981) 30

Brombart, M.: Atlas de radiologie clinique du tube digestif. Masson, Paris 1964

Brooke, B. N.: Ulcerative Colitis and its Surgical Treatment Livingstone, Edinburgh 1954

Brünner, H., C. P. Ehlert, R. Loth: Submuköse Lipome des Dickdarms. Dtsch. med. Wschr. 98 (1973) 1064

Bruns, H.-A., M. A. Lassrich: The mobile cecum. Progr. pediat. Radiol. 2 (1969) 352

Bryk, D.: Unused colon in the adult – roentgen findings. Gastrointest. Radiol. 4 (1979) 177

Bücheler, E., L. Beltz: Multilokuläres Kolonkarzinom. Fortschr. Röntgenstr. 101 (1964) 318

Bücheler, E., W. Erbe: Differentialdiagnose entzündlicher Dickdarmerkrankungen. In: Erkrankungen des Dickdarms, hrsg. von W. Frommhold, P. Gerhardt. Thieme, Stuttgart 1979

Buffard, P., L. Crozet, P. Jacquement: Radiologie Clinique. Flammarion, Paris 1975

Burdette, W. J.: Orthodox management of colonic and rectal cancer. Thomas, Springfield/Ill. 1970

Burgener, F. A.: Das Spätstadium der Colitis ulcerosa. Eine langjährige radiologische Nachuntersuchung. Fortschr. Röntgenstr. 121 (1974) 761

Cain, A. St., L. A. Longino: Carcinoma of the colon in children. J. Pediat. Surg. 5 (1970) 527

Canavese, F. u. Mitarb.: Atresia of the colon. Z. Kinderchir. 33 (1981) 316

Cancelmo, J. J., J. L. Eshleman, R. C. Uhlmann, N. F. Viek: Sigmoido-vesical fistula secondary to diverticulitis. Amer. J. Roentgenol. 115 (1972) 378

Cannon, W. B.: The movements of intestines studied by means of the roentgen rays. J. med. Res. 7 (1902) 72

Capitanio, M. A., J. A. Kirkpatrick: Lymphoid hyperplasia of the colon in children. Radiology 94 (1970) 323

Cardosa, J. M., K. Kimura, M. Stoopen, L. F. Cervantes, L. Elizondo, R. Churchill, R. Moncada: Review Article: Radiology of invasive amebiasis of the colon. Amer. J. Roentgenol. 128 (1977) 935

Carney, J. A., D. P. Thompson, Ch. L. Johnson, H. B. Lynn: Teratomas in children: clinical and pathologic aspects. J. Pediat. Surg. 7 (1972) 271

Cassano, C., A. Torsoli: Idiopathic muscular strictures of the sigmoid colon. Gut 9 (1968) 325

Castleman, B., H. I. Krickstein: Do adenomatous polyps of the colon become malignant? New Engl. J. Med. 267 (1962) 469

Chatterjee, S. K., B. C. Talukder: Double termination of the alimentary tract in female infants. J. Pediat. Surg. 4 (1969) 237

Chilaiditi, D.: Zur Frage der Hepatoptose im allgemeinen Anschluß an drei Fälle von temporärer partieller Leberverlagerung. Fortschr. Röntgenstr. 16 (1910) 173

Chrom, S. A., C. E. Gudbjerg: Roentgen examination in acute or chronic appendicitis. Acta radiol. (Stockh.). 41 (1954) 132

Cole, W. H.: Recurrence in carcinoma of the colon and maximal return following resection for carcinoma. Arch. Surg. 65 (1952) 264

Connell, D. J. O., A. J. Thompson: Lymphoma of the colon, the spectrum of radiological changes. Gastrointest. Radiol. 2 (1978) 377

Cook, R. C. M.: Gastrocolic fistula: A complication of gastrostomy in infancy. J. Pediat. Surg. 4 (1969) 346

Couinaud, C.: Le traumatisme opératoir des cancers du colon et du rectum. Presse méd. 76 (1968) 979

Cremin, B. J.: Anorectal anomalies of „imperforate anus". Ann. Radiol. 14 (1971a) 301

Cremin, B. J.: The radiological assessment of anorectal anomalies. Radiology 22 (1971b) 239

Cremin, B. J.: The early diagnosis of Hirschsprung's disease. Pediat. Radiol. 2 (1974) 23

Cremin, B. J., J. H. Louw: Polyps in the large bowel in children. Clin. Radiol. 21 (1970) 195

Cremin, B. J., V. Boston, D. Brockwell: Current views on the diagnosis of colonic aganglionosis. In: Current Concepts in Pediatric Radiology. Springer, Berlin 1977

Cremin, B. J., S. Cywes, H. J. Louw: A rational radiological approach to the surgical correction for anorectal anomalies. Surgery 71 (1972) 801

Cronkhite, L. W., W. J. Canada: Generalized gastrointestinal polyposis: unusual syndrome of polyposis, pigmentation, alopecia and onychotrophia. New Engl. J. Med. 252 (1955) 1011

Cronquist, S.: Changes in colon following resection and end-to-end anastomosis. Acta radiol. (Stockh.) 48 (1957) 425

Curranino, G., T. P. Votteler, D. R. Kirks: Anal agenesis with rectobulbar fistula. Radiology 126 (1978) 457

Czarnetzki, H.-D., H. Bellmann, G. Brückner: Ursachen und Häufigkeit von Kolon-Blasen-Fisteln. Zbl. Chir. 96 (1971) 553

Czepa, A.: Beiträge zur Röntgendiagnostik der Appendix. Fortschr. Röntgenstr. 36 (1927) 60

Czepa, A.: Weitere Beiträge zur Röntgendiagnostik der Appendix. Fortschr. Röntgenstr. 40 (1929) 214

Dassel, P. M.: Innocuous filling of the intestinal glands of the colon during barium enema (spiculation) simulation organic disease. Radiology 78 (1962) 799

Daum, R.: Tubuläre Duplikatur von Colon descendens, Sigma und Rektum. Z. Kinderchir. 15 (1974) 469

Davis, W. S., R. P. Allen, B. E. Favara, T. L. Slovis: Neonatal small left colon syndrome. Amer. J. Roentgenol. 120 (1974) 322

Defrenne, P., C. Béraud: Signes radiologiques de la colite spasmodique du nourisson et de l'enfant. Ann. Radiol. 8 (1965) 76

Defrenne, P., M. Daudet, J. P. Chappuis: Radiological diagnosis of total aganglionosis of the colon. Ann. Radiol. 14 (1971) 257

Dennhardt, D., J. Hausmanns: Ein Beitrag zur totalen Aganglionose des Colon. Z. Kinderchir. 12 (1973) 351

Desmet, A. A. u. Mitarb.: Nodular lymphoid hyperplasia of the colon associated with dysgammaglobulinemia. Amer. J. Roentgenol. 127 (1976) 515

Devroede, G. J., W. F. Taylor, W. G. Sauer: Cancer risk and life expectancy of children with ulcerative colitis. New Engl. J. Med. 285 (1971) 17

Dodds, W. J.: Clinical and roentgen features of the intestinal polyposis syndromes. Gastrointest. Radiol. 1 (1976) 127

Dölle, W., G. Strohmeyer: Das irritable Colon. Internist (Berl.) 13 (1972) 17

Dombrowski, H., B. Miller: Röntgenmorphologie der Colitis mit Berücksichtigung angiographischer Befunde. Radiologe 16 (1976) 455

Douglas N. J., D. C. Cameron, S. J. Nixon, M. V. Rensberg, E. Samuel: Intussusception in a mucocele of the appendix. Gastrointest. Radiol. 3 (1978) 97

Drasin, G. F., J. P. Moss, S. H. Cheng: Strongyloides stercoralis colitis: findings in four cases. Radiology 126 (1978) 619

Duhamel, J., P. Bauche: Polyps of the colon beyond the reach of the sigmoidoscope. Arch. Dis. Childh. 40 (1965) 173

Eagleson, W. M.: Triple carcinoma of large bowel. Canad. med. Ass. J. 70 (1954) 185

Ebel, Kl. D.: Radiologic diagnosis of anorectal malformations. Progr. pediat. Surg. 9 (1976) 77

Ebel, Kl. D.: Röntgendiagnostik von Dickdarmerkrankungen im Kindesalter. In: Erkrankungen des Dickdarms, hrsg. von W. Frommhold, P. Gerhardt. Thieme, Stuttgart 1979

Ebel, Kl. D., W. Welte: Zur Problematik der präoperativen Röntgendiagnostik bei anorektalen Mißbildungen. Z. Kinderchir. 12 (1973) 51

Edling, N. P. G., O. Eklöf: A roentgenologic study of the course of ulcerative colitis. Acta radiol. (Stockh.) 54 (1960) 397

Ehrenpreis, Th.: Megacolon in the newborn. A. clinical and roentgenological study with special regard to the pathogenesis. Acta chir. scand. 94, Suppl. (1946) 112

Ehrenpreis, Th.: Some newer aspects on Hirschsprung's disease and allied disorders. J. Pediat. Surg. 1 (1966) 329

Ehrenpreis, Th., N. O. Ericson, A. Livaditis: Anomalies of the urinary tract in patients with Hirschsprung's disease. Z. Kinderchir. 8 (1970) 89

Ehrenpreis, Th., R. Lagercrantz, U. Ruhde: Regional enteritis (Crohn's disease). Acta paediat. 51 (1962) 238

Ein, S. H., A. R. Beck, J. E. Allen: Colon sarcoma in the newborn. J. Pediat. Surg. 14 (1979) 455

Eisenberg, R. L., C. K. Montgomery, A. R. Margulis: Colitis in the elderly: ischemic colitis mimicking ulcerative and granulomatous colitis. Amer. J. Roentgenol. 133 (1979) 1113

Eisenburg, J., W. Kruis, P. Schüssler, M. Weinzierl: Das irritable Kolon-Syndrom. Fortschr. Med. 96 (1978) 2064

Eklöf, O.: Roentgenologic findings in sacrococcygeal teratoma. Acta radiol. (Stockh.) 3 (1965) 41

Eklöf, O., J. Gierup: The retrorectal soft tissue space in children: Normal variations and appearances in granulomatous colitis. Amer. J. Roentgenol. 108 (1970) 624

Encke, A., D. Zeidler: Zwerchfellbrüche und traumatische Zwerchfellrupturen. Chirurg 49 (1978) 155

Erskine, J. M.: Colonic stenosis in the newborn: The possible thromboembolic etiology of intestinal stenosis and atresia. J. Pediat. Surg. 5 (1970) 321

Esguerra-Gomez, G.: Radiology in amebiasis-diagnosis. Radiology 31 (1938) 15

Ettinger, A.: Focal granulomatous colitis. Gastroenterology 3 (1978) 73

Faegenburg, D.: Fecaliths of the appendix: incidence and significance. Amer. J. Roentgenol. 89 (1963) 752

Farman, J., J. G. Rabinowitz, M. A. Meyers: Roentgenology of infectious colitis. Amer. J. Roentgenol. 119 (1973) 375

Ferran, J. L., P. Bétoulières, H. Bonnet, G. Pous, R. Jean: Lymphoide Hyperplasie des Kolon. Ann. Radiol. 18 (1975) 489

Festen, C.: Total colonic aganglionosis: a diagnostic problem. Z. Kinderchir. 27 (1979) 330

Feyrter, F.: Zur Lehre der Polypenbildung im menschlichen Darm. Wien. med. Wschr. 79 (1929) 333

Fillipini, L.: Diagnostik und Therapie der Divertikulose und Divertikulitis des Dickdarmes. Med. Welt 24 (1973) 1583

Fischer, A. W.: Über eine neue röntgenologische Untersuchungsmethode des Dickdarms; Kombination von Kontrasteinlauf und Luftaufblähung. Klin. Wschr. 2 (1923) 1595

Fischer, A. W.: Über die Röntgenuntersuchung des Dickdarms mit Hilfe einer Kombination von Lufteinblasung und Kontrasteinlauf. Langenbecks Arch. klin. Chir. 134 (1925) 209

Fischer, E.: Das Röntgenbild der Kolon-Anastomosen und der Nahtrezidive nach Resektion von Kolonkarzinomen. Fortschr. Röntgenstr. 118 (1973) 519

Fischer, R., M. Bohr: Pathologie und Einteilung der kolorektalen Polypen. Röntgen-Bl. 32 (1979) 283

Fleischner, F. G., A. L. Berenberg: Recurrent carcinoma of the colon at the side of anastomosis. Radiology 66 (1956) 540

Fleischner, F. G.: Diverticular disease and the irritable colon syndrome. In: Alimentary tract Roentgenology, hrsg. von A. R. Margulis, H. J. Burhenne. Mosby, St. Louis 1967

Fletcher, B. D., B. S. Yulish: Intraluminal calcifications in the small bowel of newborn infants with total colonic aganglionosis. Radiology 126 (1978) 451

Födisch, H. J., R. Toledo: Morbus Crohn des Dickdarms und Colitis ulcerosa. Grundlagen der morphologischen Differentialdiagnostik. Klin. Pädiat. 190 (1978) 190

Forssell, G.: Studies of the mechanism of movements of the mucous membrane of the digestive tract. Amer. J. Roentgenol. 10 (1923) 87

Frank, P. H., R. H. Riddell, P. J. Feczko, B. Levin: Radiological detection of colonic dysplasia (Precarcinoma). Gastrointest. Radiol. 3 (1978) 209

Franken, E. A.: Lymphoid hyperplasia of the colon. Radiology 94 (1970) 329

Franken, E. A.: Anomalies of the anterior abdominal wall: classification and roentgenology. Amer. J. Roentgenol. 112 (1976) 58

Franken, F. H.: Irritables Kolon. Dtsch. med. Wschr. 103 (1978) 665

Franklin, R., B. McSwain: Juvenile polyps of the colon and rectum. Ann. Surg. 175 (1972) 887

Friedland, G. W., R. Filly: Evanescent colitis in a child. Pediat. Radiol. 2 (1974) 73

Friedmann, G., D. Beyer: Radiologische Diagnostik kolorektaler Polypen und nicht fortgeschrittener Karzinome. Röntgen-Bl. 32 (1979) 289

Gabrielsson, N., S. Granqvist, S. Sundelin, T. Thorgeirsson: Extent of inflammatory lesions in ulcerative colitis assessed by radiology, colonoscopy and endoscopic biopsies. Gastrointest. Radiol. 14 (1979) 396

Gardner, E. J., R. C. Richards: Multiple cutaneous and subcutaneous lesions occuring simultaneously with hereditary polyposis and osteomatosis. Amer. J. hum. Genet. 5 (1953) 139

Gardner, J. E., F. Tevetoglu: The roentgenographic diagnosis of geophagia (dirt-eating) in children. J. Pediat. 51 (1957) 667

Geelhoed, G. W., M. A. Kane, C. Dale, S. A. Wells: Colon ulceration and perforation in cyclic neutropenia. J. Pediat. Surg. 8 (1973) 379

Gelfand, D. W., D. J. Ott, N. A. Ramquist: Pneumoperitoneum occurring during double-contrast enema. Gastrointest. Radiol. 4 (1979) 307

Genant, H. K., K. Ranniger: Vascular dysplasias of the ascending colon: Report of two cases and review of the literature. Amer. J. Roentgol. 115 (1972) 349

Gerlach, B.: Ein Schnellverfahren zur Röntgendarstellung des Wurmfortsatzes. Dtsch. med. Wschr. 76 (1951) 1207

Gerson, D. E., A. M. Lewicki, B. J. McNeil, H. L. Abrams, E. Korngold: The barium enema: evidence for proper utilization. Radiology 130 (1979) 297

Ghazali, S.: Presacral teratomas in children. J. Pediat. Surg. 8 (1973) 915

Glauser, R., L. Filippini: Divertikelkrankheit des Dickdarmes. Dtsch. med. Wschr. 102 (1977) 755

Gottheiner, V.: Die Röntgendiagnostik der Appendix. Ergebn. med. Strahlenforsch. 3 (1928) 425

Goumoens, E., H. J. Nüesch, E. Kobler, H. Säuberli, P. Deyhle: Wie sicher ist die Radiologie in der Kolonkarzinomdiagnostik? Schweiz. med. Wschr. 107 (1977) 533

Haenisch, F.: The roentgen examination of the large intestine. Arch. Roentg. Ray 17 (1912) 108

Hale, J. E., A. Stoker: Mercury bichloride and tumor recurrence in colon anastomosis. Brit. J. Surg. 55 (1968) 868

Hammerman, A. M., B. A. Shatz, N. Susman: Radiographic characteristics of colonic „mucosal bridges": sequelae of inflammatory bowel disease. Radiology 127 (1978) 611

Hantschmann, N., B. Nemsmann: Die familiäre Polypose von Kolon und Rektum. Dtsch. med. Wschr. 10 (1974) 453

Harms, K.: Die chronische Obstipation im Kindesalter. Mschr. Kinderheilk. 124 (1976) 344

Harned, R. K.: Retrocecal appendicitis presenting with air in the subhepatic space. Amer. J. Roentgenol. 126 (1976) 416

Hasse, W.: Associated malformation with anal and rectal atresiae. Progr. pediat. Surg. 9 (1976) 99

Heberer, G., B. Wiebecke, V. Zumtobel, D. Hamperl: Maligne Polypen und früherfaßte Karzinome des Rektums. Morphologische Gesichtspunkte und selektive chirurgische Therapie. Münch. med. Wschr. 120 (1978) 201

Hecker, W. Ch.: Congenitale Colonatresie. Ein klinischer Beitrag zum Ileus in der Neugeborenenperiode. Chirurg 31 (1960) 405

Hecker, W. Ch., G. Ott, G. Hollmann: Maligne Tumoren des kindlichen Magen-Darm-Traktes. Z. Kinderchir. 4 (1967) 146

Helikson, M. A. u. Mitarb.: Congenital segmental dilatation of the colon. J. Pediat. Surg. 17 (1982) 201

Helmer, F., L. Howanietz, D. Lachmann, G. Weissenbacher: Zur Klinik und Therapie der Colonatresie. Z. Kinderchir. 7 (1969) 235

Helmholz, H. F.: Chronic ulcerative colitis in childhood. Arch. Pediat. 40 (1923) 454

Hernandez, R. J., D. Gutowski, K. E. Guire: Capacity of the colon in children. Amer. J. Roentgenol. 133 (1979) 683

Hirsch, J. S.: The cecocolic sphincteric tract. M. J. and Rec. 119 (1924) 541

Hirschsprung, H.: Stuhlträgheit Neugeborener in Folge von Dilatation und Hypertrophie des Colons. Jb. Kinderheilk. 27 (1887) 1

Heilburn, N., C. Bernstein: Difficulties in the roentgen diagnosis of cecal tumors. Amer. J. Roentgenol. 87 (1962) 693

Henning N., W. Baumann: Lehrbuch der Verdauungskrankheiten. Thieme, Stuttgart 1949

Henning, N., W. Baumann: Die Krankheiten des Darmes. In: Handbuch der inneren Medizin, hrsg. von L. Mohr, R. Staelin. Springer, Berlin 1953

Hermanek, P., T. Hager: Der sogenannte maligne Polyp des Kolons und des Rektums. Dtsch. Ärztebl. 75 (1978) 1175

Hildell, J., J. E. Rosengren: Double contrast examination in diseases of the anorectal region. Radiologe 15 (1975) 434

Hill, M. C., H. I. Goldberg: Roentgen diagnosis of intestinal amebiasis. Amer. J. Roentgenol. 99 (1967) 77

Hippéli, R.: Technik der Röntgenuntersuchung des Dickdarmes. In: Erkrankungen des Dickdarms, hrsg. von W. Frommhold, P. Gerhardt. Thieme, Stuttgart 1979

Hodgson, J.: An interim report in production of colon diverticula in the rabbit. Gut 13 (1972) 802

Holschneider, A. M.: Kinderchirurgische Aspekte der chronischen Obstipation. Mschr. Kinderheilk. 124 (1976) 351

Holschneider, A.: Elektromanometrie des Enddarmes. Urban & Schwarzenberg, München 1977

Holschneider, A. M., H. Fendel: Vergleichende röntgenologische und elektromanometrische Untersuchungen der chronischen Obstipation. Z. Kinderchir. 15 (1974) 76

Holschneider, A. M., W. Köpcke: Was leistet die Elektromanometrie in der Diagnostik anorektaler Erkrankungen? Eine diskriminanzanalytische Untersuchung. Z. Kinderchir. 16 (1975) 411

Holschneider, A. M., H. Kraeft: Stellenwert und Fehlermöglichkeiten der Elektromanometrie des Enddarmes. Z. Kinderchir. 33 (1981) 25

Holzknecht, G.: Die normale Peristaltik des Kolons. Münch. med. Wschr. 56 (1909) 2401

Homer, M. J., J. M. Braver: Recurrent appendicitis: reexamination of a controversial disease. Gastrointest. Radiol. 4 (1979) 295

Hörmann, D.: Die Röntgendiagnostik der anorektalen Fehlbildungen. Zbl. Chir. 97 (1972) 1783

Hornykiewitsch, Th.: Lageanomalie der Appendix und der Valvula coli. Fortschr. Röntgenstr. 71 (1949) 1007

Hunt, P. T., K. C. Davidson, K. W. Ashcraft, T. M. Holder: Radiography of hereditary presacral teratoma. Radiology 122 (1977) 187

Hunter, T. B., I. Tonkin: Complete duplication of the colon in association with urethral duplication. Gastrointest. Radiol. 4 (1979) 93

Hütter, B., H. Treugut: Der „falsch-positive Polyp" im Kolonkontrasteinlauf. Fortschr. Röntgenstr. 136 (1982) 378

Irle, U., G. v. d. Oelsnitz, N. Schweder, E. Willich: Zwerchfellbrüche beim Kind. Fortschr. Med. 87 (1969) 1270

Ishida, K., A. Satomi, K. Takahashi, M. Hatao, M. Ezaki: Rektumkarzinom bei einem 13jährigen Jungen. Z. Kinderchir. 34 (1981) 77

von Issendorff, W.-D.: Die Elektromanometrie des Enddarms bei der Untersuchung der chronischen Obstipation unter besonderer Berücksichtigung der Diagnostik des Morbus Hirschsprung. Z. Kinderchir. 26 (1979) 27

Janneck, C., W. v. Ekesparre: Polyposis coli familiaris. Z. Kinderchir. 12 (1973) 466

Joffe, N.: Radiographic appearances and course of discrete mucosal ulcers in Crohn's disease of the colon. Gastrointest. Radiol. 5 (1980) 371

Joffe, N., D. A. Antonioli, M. A. Bettmann, H. Goldman: Focal granulomatous (Crohn's) Colitis. Gastrointest. Radiol. 3 (1978) 73

Jona, J. Z., R. P. Belin, J. A. Burke: Lymphoid hyperplasia of the bowel and its surgical significance in children. J. Pediatr. Surg. 11 (1976) 997

Joppich, I.: Die großen Zwerchfellhernien beim Neugeborenen. Fortschr. Med. 89 (1971) 523

Junghans, H.: Erkennung und Behandlung der Schmerzen im rechten Unterbauch. Vorträge aus der praktischen Chirurgie, Heft 50. Enke, Stuttgart 1958

Jungk, K.: Colon-Doppelkontrastuntersuchung mit Glukagon. Methodik und Resultate. Röntgen-Bl. 30 (1977) 8

Kaiser, H.-W.: Die Rolle des Wurmfortsatzes bei akuten, subakuten und chronischen Erkrankungen des rechten Oberbauches. Radiologe 6 (1966) 291

Kappelman, N. B. u. Mitarb.: Megacolon associated with celiac sprue: Report of four cases and review of the literature. Amer. J. Roentgenol. 128 (1977) 65

Karjoo, M.: Toxic megacolon of ulcerative colitis in infancy. Pediatrics 57 (1976) 962

Kassner, E. G., R. W. Mutschler, D. H. Klotz, J. S. Rose: Uncomplicated foreign bodies of the appendix in children: Radiologic observations. J. pediat. Surg. 9 (1974) 207

Katsch, G.: Die Erklärung der Haustrenform des Kolon. Z. angew. Anat. 3 (1928) 18

Kaufmann, H. J.: Das Coecum mobile im Kindesalter. Ann. paediat (Basel) 179 (1952) 136

Kedziora J. A., M. Wolff, J. Chang: Limited form of Wegener's granulomatosis in ulcerative colitis. Amer. J. Roentgenol. 125 (1975) 127

Kelber, M., M. E. Ament: Shigella dysenteriae: a forgotten cause of pseudomembranous colitis. J. Pediat. 89 (1976) 596

Keller, U., A. Schärli: Funktionelle Ergebnisse nach Operation anorektaler Mißbildungen. Z. Kinderchir. 11 (1972) 67

Kelly, J. H.: Cineradiography in anorectal malformations. J. pediat. Surg. 4 (1969) 538

Kelvin, F. M., R. J. Max, G. A. Norton, T. A. Oddson, R. P. Rice, W. M. Thompson, J. T. Garbutt: Lymphoid follicular pattern of the colon in adults. Amer. J. Roentgenol. 133 (1979) 821

Keßler, M.: Appendixdivertikulose. Fortschr. Röntgenstr. 127 (1977) 496

Kienböck, R.: Zur Röntgendiagnose der Colitis ulcerosa. Fortschr. Röntgenstr. 20 (1913) 231

Kilcoyne, R., H. Taybi: Conditions associated with congenital megacolon. Amer. J. Roentgenol. 108 (1970) 615

Kirchner, S. G., G. S. Buckspan, J. A. O'Neill, D. L. Page, H. Burko: Detergent enema: A cause of caustic colitis. Pediat. Radiol. 6 (1977) 141

Kirsner, J. B.: Problems in the differentiation of ulcerative colitis and Crohn's disease of the colon: the need for repeated diagnostic evaluation. Gastroenterology 68 (1975) 187

Kleinman, P. K. u. Mitarb.: The neonatal colon: an anatomic approach to plain films. Amer. J. Roentgen. 128 (1977) 61

Knapp, K.: Torsion du cécum. Ann. Radiol. 8 (1965) 94

Knothe, W.: Die Dickdarmschleimhaut, ihre normale und pathologische Funktion im Röntgenbilde. Thieme, Leipzig 1932

Knothe, W.: Die Röntgendiagnostik der Appendix. Radiologe 2 (1962) 164

Knothe, W.: Die Röntgendiagnostik der Appendix. In: Handbuch der Medizinischen Radiologie, Bd. XI, Teil 2. Springer, Berlin 1968

Koppel, M., J. C. Bailar, F. L. Weakley, M. B. Shimkin: Incidence of cancer in the colon and rectum among polyp-free patients. Dis. Colon Rect. 5 (1962) 349

Kottra, J. J., W. J. Dodds: Duplication of the large bowel. Amer. J. Roentgenol. 113 (1971) 310

Kozlowski, K., A. Barylak: Das „akute Flexura-lienalis-Syndrom" im Kindesalter. Z. Kinderchir. 9 (1970) 216

Kraeft, H., A. M. Holschneider, W. Ch. Hecker: Folgen unzureichender Nachsorge nach operativer Korrektur von Analatresien. Klin. Pädiat. 189 (1977) 445

Krause, H.: Cronkhite-Canada-Syndrom. Med. Welt 23 (1972) 508

Krauspe, C.: Les affections granulomateuses et ulcéreuses dites iléocolitis. 7. Congr. internat. de Gastroentérologique, Brüssel 1964, Bd. III (S. 269)

Krueger, P.: Die Röntgenuntersuchungen des Dickdarms – Erfahrungen nach 2400 Doppelkontrasteinläufen. Röntgen-Bl. 30 (1977) 1

Krumhaar, D., W. Ch. Hecker, R. Daum: Analysen und Spätergebnisse operierter kongenitaler Zwerchfellhernien und Relaxationen im Neugeborenen- und Kindesalter. Z. Kinderchir. 5 (1968) 367

Lambrecht, W.: Kavernöse Hämangiomatose des Rektosigmoids. Z. Kinderchir. 13 (1973) 470

Lane, N., C. M. Fenoglio: Observations on the adenoma as precursor to ordinary large bowel carcinoma. Gastrointest. Radiol. 1 (1976) 111

Lassmann, G., G. Brandesky: Neurohistologische Befunde bei anorektalen Mißbildungen. Z. Kinderchir. 25 (1979) 205

Lassmann, G., P. Wurnig: Lokale Ganglienzellhyperplasie in der Submucosa am oralen Ende des aganglionären Segmentes bei Morbus Hirschsprung. Z. Kinderchir. 12 (1973) 236

Lassrich, M. A.: Röntgendiagnostik bei Erkrankungen in der Ileozökalregion des Kindes. Radiologe 2 (1962) 184

Lassrich, M. A.: Radiological examination in chronic appendicitis in children. Ann. Radiol. (Paris) 7 (1964) 395

Laufer, I., D. deSa: Lymphoid follicular pattern: a normal feature of the pediatric colon. Amer. J. Roentgenol. 130 (1978) 51

Laufer, I., N. Joffe, H. Stolber: Unusual causes of gastrocolic fistula. Gastrointest. Radiol. 2 (1977) 21

Leonidas, C., I. Krasna, L. Strauss, M. Becker, M. Schneider: Roentgen appearance of the excluded colon after colostomy for infantile Hirschsprung's disease. Amer. J. Roentgenol. 112 (1971) 116

Lillie, J. G., A. R. Chrispin: Hirschsprung's disease in the neonate. Ann. Radiol. 14 (1971) 265

Lilly, J. R., J. G. Randolph: Total inversion of the appendix: experience with incidental appendectomy in children. J. pediat. Surg. 3 (1968) 357

Limberakis, A. J., J. A. Mossler, L. Roberts jr., L. Jackson jr., W. M. Thompson: Leukemic infiltration of the colon. Amer. J. Roentgenol. 131 (1978) 725

Lissner, J.: Methodisches Vorgehen bei der Röntgendiagnostik der Colitis. Radiologe 16 (1976) 450

Löhr, E., H. Kasischke, I. Boettcher: Röntgenologische Beiträge zur Diagnostik von Dickdarmtumoren. Dtsch. med. Wschr. 99 (1974) 675

Löhr, B., A. Thiede, H. Poser, A. Kampe: Divertikulose und Divertikelkrankheit. Dtsch. med. Wschr. 103 (1978) 1145

Longino, L. A., T. M. Holder, R. E. Gross: Appendicitis in childhood. A study of 1358 cases. Pediatrics 22 (1958) 238

De Lorimer, A., S. Benzian, C. Gooding: Segmental dilatation of the colon. Amer. J. Roentgenol. 112 (1971) 100

Louw, J. H.: Investigation into the etiology of congenital atresia of the colon. Dis. Colon Rect. 7 (1964) 471

Louw, J. H.: Current Problems in Surgery. Year Book Medical Publishers, Chicago 1965

Louw, J. H.: Polypoid lesions of the large bowel in children with particular reference to benign lymphoid polyposis. J. pediat. Surg. 3 (1968) 195

Lucaya, J., C. Sancho, J. Bonnin, R. Tormo: Syndrome of multiple mucosal neuromas, medullary thyroid carcinoma, and pheochromocytoma: cause of colon diverticula in children. Amer. J. Roentgenol. 133 (1979) 1186

Lumb, G. R., R. H. B. Protheroe, G. S. Ramsay: Ulcerative colitis with dilatation of colon. Brit. J. Surg. 43 (1955) 182

Lux, G., P. Lederer, J. Femppel, W. Rösch: Irritables Kolon. Fortschr. Med. 97 (1979) 1261

Madison, M. S., J. A. Bargen: Fulminating chronic ulcerative colitis with unusual segmental dilatation of colon. Proc. Mayo Clin. 26 (1951) 21

Mahboudi, S., L. Schnaufer: The barium-enema examination and rectal manometry in Hirschsprung disease. Radiology 130 (1979) 643

Manzano, C., J. L. Barrera: Stenosis of the colon. Pediat. Radiol. 5 (1977) 148

Margulis, A. R.: Overlapping spectrum of ulcerative colitis and granulomatous colitis. Amer. J. Roentgenol. 113 (1971) 325

Marshak, R. H., A. E. Lindner: Ulcerative and granulomatous colitis. In: A. R. Margulis, H. J. Burhenne: Alimentary Tract Roentgenology. Mosby, St. Louis 1967

Marshak, R. H., A. E. Lindner: Radiologic diagnosis of chronic ulcerative colitis and Crohn's disease of the colon. In: Inflammatory Bowel Disease, hrsg. von J. B. Kirshner, R. G. Shorter. Lea & Febiger, Philadelphia 1975

Marshak, R. H., A. E. Lindner, D. Maklansky: Lymphoreticular disorders of the gastrointestinal tract: Roentgenographic features. Gastrointest. Radiol. 4 (1979) 103

Marshak, R. H., A. E. Lindner, D. Maklansky: Radiology of the Colon. Saunders, Eastbourne 1980

Marston, A., M. T. Phells, M. L. Tomas, B. C. Morson: Ischaemic colitis. Gut 7 (1966) 1

Martel, W. u. Mitarb.: Loss of colonic haustration in progressive systemic sclerosis. Amer. J. Roentgenol. 126 (1976) 704

Martin, L. W., J. J. Buchino, C. LeCoultre, E. T. Ballard, W. W. Neblett: Hirschsprung's disease with skip area (segmental aganglionosis). J. Pediat. Surg. 14 (1979) 686

Martins, A. G.: Solitary diverticulum of the colon in childhood. Amer. J. Dis. Child. 101 (1961) 238

Maruyama, M.: Radiologic Diagnosis of Polyps and Carcinoma of the Large Bowel. Igaku-Shoin, Tokio 1978

Mascatello, V., R. L. Lebowitz: Malposition of the colon in left renal agenesis and ectopia. Radiology 120 (1976) 371

Matsuura, K. u. Mitarb.: Innominate Lines of the Colon Radiological-Histological Correlation. Radiology 123 (1977) 581

Mayo, C. H.: Diverticula of the gastro-intestinal tract. Their surgical importance. J. Amer. med. Ass. 59 (1912) 260

McGregor, R. A., H. E. Bacon: Multiple cancers in colon surgery. Surgery 44 (1958) 828

Meier-Ruge, W.: Fortschritte in der Diagnostik des aganglionären Segments. In: Pädiatrie und Pädologie, Supplementum 2. Springer, Wien 1972

Meier-Ruge, W., R. Morger, F. Rehbein: Das hypoganglionäre Megakolon als Begleitkrankheit bei Morbus Hirschsprung. Z. Kinderchir. 8 (1970) 254

Meister, H. P.: Morphologische Befunde bei chronischer Obstipation im Kindesalter. Mschr. Kinderheilk. 124 (1976) 354

Menuk, L. S.: Abdominal desmoid masses in Gardner's syndrome. Gastrointest. Radiol. 1 (1976) 81

Metzmacher, B.: Die chronisch-rezidivierende Appendizitis beim Kinde. Inaugural-Diss., Hamburg 1971

Meunier, P. u. Mitarb. Accuracy of the manometric diagnosis of Hirschsprung's disease. J. pediat. Surg. 13 (1978) 411

Meyer, J. E.: Radiography of the distal colon and rectum after irradiation of carcinoma of the cervix. Amer. J. Roentgenol. 136 (1981) 691

Middelkamp, J. N., H. Haffner: Carcinoma of the colon in children. Pediatrics 32 (1962) 558

Miller, K. D., R. H. Tutton, K. A. Bell, B. K. Simon: Angiodysplasia of the colon. Radiology 132 (1979) 309

Miller, R. E.: Die vollständige Colonuntersuchung. Radiologe 15 (1975) 410

Miller, R. E., S. M. Chernish, J. Skucas, B. Rosenak, B. E. Rodda: Hypotonic colon examination with Glukagon. Radiology 113 (1974) 555

Miller, W. T., D. W. dePoto, H. W. Scholl, E. C. Raffensberger: Evanescent colitis in the young adult. A new entity? Radiology 100 (1971) 71

Moertel, C. G., J. A. Bargen, M. B. Dockerty: Multiple carcinomas of the large intestine. Gastroenterology 34 (1958) 85

Mohr, W.: Röntgenbilder des Darms bei tropischer Sprue. Zbl. inn. Med. 1939

Morger, R.: Zur Bedeutung der rectalen Saugbiopsie beim aganglionären Segment. In: Pädiatrie und Pädologie, Supplementum 2. Springer, Wien 1972

Morini, L.: Sul comportamento degli sfinteri del colon in forme inflammatorie dell' addome. Arch. Radiol. 16 (1940) 199

Morson, B. C.: Disease of the colon, rectum and anus. Heinemann, London 1969

Morson, B. C., L. H. Sobin: Histological typing of intestinal tumours. International histological classification of tumours No 15. World Health Organization, Genf 1976

Moseley, J. E. u. Mitarb.: Regional enteritis in children. Amer. J. Roentgenol. 84 (1960) 532

Müller, H.: Tubuläre Kolonduplikatur. Klin. Pädiat. 190 (1978) 245

Müntener, M.: Beitrag zur Kenntnis der Entwicklung des menschlichen Zwerchfells. Z. Kinderchir. 5 (1968) 350

Moutier, F.: La rectoscopie. Bull. méd. Paris 36 (1922) 19

Moutier, F., P. Porcher: Etude radiologique des spasmes non sphinctériens du côlon. Presse therm. clim. 71 (1930) 244

Neher, M.: Blasen-Darm-Fisteln. Dtsch. med. Wschr. 100 (1975) 1378

Nicole, R.: Die klinische Bedeutung des Mesenterium commune. Helv. chir. Acta 18 (1951) 364

Nicole, R.: Über das Coecum-mobile-Syndrom bei Kindern. Ann. paediat. (Basel) 183 (1954) 346

Nissan, S., J. A. Bar-Moor: Further experience in the diagnosis and surgical treatment of short-segment Hirschsprung's disease and idiopathic megacolon. J. pediat. Surg. 6 (1971) 738

Nissen, R., K. M. Pfeiffer: Zwerchfellhernien. Huber, Bern 1968

Nixon, G. W., V. R. Condon, D. R. Stewart: Intestinal perforation as a complication of the neonatal small left colon syndrome. Amer. J. Roentgenol. 125 (1975) 75

Nixon, H. H., P. Puri: The results of treatment of anorectal anomalies: A thirteen to twenty year follow-up. J. pediat. Surg. 12 (1977) 27

Nolan, D. J., W. J. Norman, G. R. Airth: Traction diverticula of the colon. Clin. Radiol. 22 (1972) 458

Nord, H. J.: Befunde beim irritierten Kolon. Dtsch. med. Wschr. 100 (1975) 2610

Oberniedermayr, A.: Zwerchfellhernien und Zwerchfellhochstand im Kindesalter. Pädiat. Prax. 9 (1970) 623

Oppermann, H. C., U. G. Bender, E. Willich: Das Flexura-lienalis-Syndrom im Kindesalter. Z. Kinderchir. 22 (1977) 33

Otto, H. F., J.-O. Gebbers: Colitis ulcerosa. Pathomorphologische Befunde. Mschr. Kinderheilk. 126 (1978) 419

Otto, H. F., W. Wolfers: Die idiopathische muskuläre Sigmastenose und ihre Differentialdiagnose. Z. Gastroent. 11 (1973) 711

Parks, T. G.: Diet and diverticular disease. Proc. roy Soc. Med. 67 (1974) 1037

Pasini, M., I. Bradic: Complete duplication of colon. Z. Kinderchir. 7 (1969) 120

Pawson, J. P., P. J. Myerson, D. A. Myerson: Colonic Lymphangioma. Gastrointest. Radiol. 1 (1976) 85

Peck, D. A., H. B. Lynn, L. E. Harris: Congenital atresia and stenosis of the colon. Arch. Surg. 87 (1963) 428

Pellerin, D., P. Bertin: Genito-urinary malformations and vertebral anomalies in ano-rectal malformations. Z. Kinderchir. 4 (1967) 375

Penner, H., C. P. Fliegel, B. Herzog, M. Meradji: Erworbene Stenose des Kolon im Säuglingsalter. Z. Kinderchir. 15 (1974) 411

Persigehl, M., M. Cen, A. Hetfeld, W. Frik: Die verschiedenen Feinreliefformen des Kolon. Fortschr. Röntgenstr. 135 (1981) 453

Persigehl, M., W. Spieth, K. C. Klose, M. Cen: Feinreliefveränderungen des Kolons im Frühstadium der Colitis ulcerosa und Colitis granulomatosa. Fortschr. Röntgenstr. 129 (1978) 177

Peutz, J. L. A.: Very remarkable case of intestinal polyposis of mucous membrane of intestinal tract and nasopharynx accompanied by peculiar pigmentation of skin and mucous membrane. Ned. Maandschr. Geneesk. 10 (1921) 134

Philip, J., P. Frühmorgen: Koloskopie bei Kindern und Jugendlichen. Mschr. Kinderheilk. 127 (1979) 574

Philippart, A. J., J. O. Reed, K. E. Georgeson: Neonatal small left colon syndrome: Intramural not intraluminal obstruction. J. pediat. Surg. 10 (1975) 733

Pickett, L. K., H. C. Briggs: Cancer of the gastrointestinal tract in childhood. Pediat. Clin. N. Amer. 14 (1967) 223

Pieper, W.-M., I. Henrich, S. Hofmann-v. Kapherr: Dolichokolon und dolichosigma im Kindesalter. Z. Kinderchir. 26 (1979) 231

Pinckney, L. E., P. S. Moskowitz, R. L. Lebowitz, P. Fritzsche: Renal malposition associated with omphalocele. Radiology 129 (1978) 677

Pintér, A., F. Szemlédy: Verkalkter Fäkalith in der Appendix eines 9jährigen Kindes. Z. Kinderchir. 17 (1975) 75

Pochaczevsky, R., J. C. Leonidas: The „recto-sigmoid index": A measurement for the early diagnosis of Hirschsprung's disease. Amer. J. Roentgenol. 123 (1975) 770

Powell, R. W., J. G. Raffensperger: Congenital colonic atresia. J. Pediat. Surg. 17 (1982) 166

Press, H. C., T. W. Davis: Ingested foreign bodies simulating polyposis. Amer. J. Roentgenol. 127 (1976) 1040

Pressler, K.: Die Füllung der gesunden Appendix. Radiologe 2 (1962) 177

Puri, P., B. O'Donnell: Appendicitis in infancy. J. pediat. Surg. 13 (1978) 173

Puri, P., B. D. Lake, H. H. Nixon, H. Mishalany, A. E. Claireaux: Neuronal colonic dysplasia: An unusual association of Hirschsprung's disease. J. pediat. Surg. 12 (1977) 681

Rabin, M. S., A. G. Bledin, D. Lewis: Polypoid leukemic infiltration of the large bowel. Amer. J. Roentgenol. 131 (1978) 723

Rauhs, R.: Der Dickdarmpolyp im Kindesalter. Med. Klin. 15 (1960) 62

Ravdin, I. S.: Polyps of the colon. Significance and management. J. nat. med. Ass. (N. Y.) 52 (1960) 387

Ravitch, M. M.: Hindgut duplication, doubling of colon and genitourinary tracts. Surgery 38 (1953) 843

Rehbein, F., W. Hüther: Das idiopathische Megakolon und seine Behandlung. Arch. Kinderheilk. 154 (1956) 126

Rehbein, F., A. Koch: Anorektale Stenose. Z. Kinderchir. 9 (1971) 341

Rehbein, F., H. Halsband, S. Hofmann: Hirschsprungsche Krankheit mit langem engem Segment. Dtsch. med. Wschr. 94 (1969) 708

Reifferscheid, M.: Kolondivertikulitis. Thieme, Stuttgart 1974

Reiser, E.: Zur Technik des Röntgeneinlaufs. Klin. Wschr. 4 (1925) 236

Reismann, B., H. J. Hernández-Richter, G. Lill: Die Duplikatur des Colon transversum – zugleich ein Diskussionsbeitrag zur Entstehungstheorie dieser Mißbildung. Z. Kinderchir. 10 (1971) 184

Ridell, R. H.: The precarcinomatous phase of ulcerative colitis. Curr. Top. Path. 63 (1976) 179

Riebel, Th.: Viszerokutane Hämangiomatose. Klin. Pädiat. 191 (1979) 580

Rieder, H.: Die physiologischen Dickdarmbewegungen des Menschen. Fortschr. Röntgenstr. 18 (1911) 85; 33 (1925) 461

Rienzo, di S., L. G. Mosca: Epiplopericolitis, the significance of its roentgenological diagnosis. Amer. J. Roentgenol. 66 (1951) 215

Ringert, R. H., D. Booss: Die Problematik angeborener Kolonstenosen. Z. Kinderchir. 23 (1978) 46

Ritche, J. A.: Pain from distension of the pelvic colon by inflating a balloon in the irritable colon-syndrome. Gut 14 (1973) 125

Rödl, W.: Das Gardner-Syndrom – drei eigene Beobachtungen mit unterschiedlicher Organmanifestation. Fortschr. Röntgenstr. 130 (1979) 558

Roesch, W.: Idiopathic muscular stricture of the sigmoid colon simulating carcinoma. Acta Hepato-Gastr. 19 (1972) 210

Rösch, W., K. Elster: Gastrointestinale Präkanzerosen. Karzinomfrüherkennung bei Risikopatienten. Witzstrock, Baden-Baden 1977

Rösner, N., G. Rodek: Fistelverbindungen zwischen Darm und Harntrakt. Urologe 18 (1979) 26

Rogers, L. F., H. M. Goldstein: Roentgen manifestation of radiation injury to the gastrointestinal tract. Gastrointest. Radiol. 2 (1977) 281

Rossi, A.: La stitichezza abituale. Ann. ital. Chir. 6 (1927) 1175

Rudhe, U.: Congenital abnormalities of the large bowel. In: Handbuch der medizinischen Radiologie, Bd. XI/2. Springer, Berlin 1968

Ruffato, C., G. Liessi, R. Valente, L. Buttazzoni: Kritische Betrachtungen zu den „innominate grooves" des Kolons. Fortschr. Röntgenstr. 131 (1979) 594

Sachatello, C. R.: Familial polyposis of the colon. A four-decade follow-up. Cancer 28 (1971) 581

Samuel, E.: The gasfilled Appendix. Brit. J. Radiol. 30 (1957) 27

Santulli, Th., W. B. Kiesewetter, A. H. Bill: Anorectal anomalies/a suggested international classification. J. pediat. Surg. 5 (1970) 281

Santulli, Th. u. Mitarb.: Imperforate Anus: A survey from the members of the surgical section of the American Academy of Pediatrics. J. pediat. Surg. 6 (1971) 484

Sarasin, R.: Les états réactionels du gros intestin. Fortschr. Röntgenstr. 53 (1936) 376

Schabel, S. I., C. I. Rogers, G. M. Rittenberg: Duodeno-duodenal fistula – a manifestation of carcinoma of the colon. Gastrointest. Radiol. 3 (1978) 15

Schaefer, E., G. Katakalidis: Neonatal small left colon syndrome. Klin. Pädiat. 190 (1978) 614

Schäfer, H.: Die kongenitalen Zwerchfellhernien und Zwerchfelldefekte. In: Handbuch der Kinderheilkunde, Bd. IV. Springer, Berlin 1966

Schapiro, R. L., A. Newman: Acute enterocolitis. A complication of antibiotic therapy. Radiology 108 (1973) 263

Schärli, A. F.: Die angeborenen Mißbildungen des Rektums und Anus. Huber, Bern 1971

Schärli, A. F.: Funktionelle Untersuchungen bei Morbus Hirschsprung. In: Pädiatrie und Pädologie, Supplementum 2. Springer, Wien New York 1972

Schennach, W.: Das kavernomatöse Hämangiom von Rektum und Sigma. Wien. klin. Wschr. 85 (1973) 158

Schey, W. L.: Use of barium in the diagnosis of appendicitis in children. Amer. J. Roentgenol. 118 (1973) 95

Schey, W. L., H. White: Hirschsprung's disease: Problems in the roentgen interpretation. Amer. J. Roentgenol. 112 (1971) 105

Schmidt, M., G. Sturm: Cronkhite-Canada-Syndrom. Fortschr. Röntgenstr. 120 (1977) 310

Schmieden, V., H. Westhues: Zur Klinik und Pathologie der Dickdarmpolypen und deren klinischen und pathologisch-anatomischen Beziehungen zum Dickdarmkarzinom. Dtsch. Z. Chir. 202 (1927) 1

Schubert, G. E.: Pathologische Anatomie der Erkrankungen des Dickdarmes. In: Erkrankungen des Dickdarms, hrsg. von W. Frommhold, P. Gerhardt. Thieme, Stuttgart 1979

Schwartz, A. M., R. G. McCauley: Juvenile gastrointestinal polyposis. Radiology 121 (1976) 441

Schwarz, G.: Über Retroportationsfähigkeit des menschlichen Dickdarms und eine Methode ihrer klinischen Prüfung. Wien. med. Wschr. 39 (1926) 514

Selberg, W.: Zur pathologischen Anatomie des Wurmfortsatzes. Radiologe 2 (1962) 151

Selke, A. C. jr., C. E. Cowley: Calcified intraluminal meconium in a female infant with imperforate anus. Amer. J. Roentgenol. 130 (1978) 786

Seltzer, S. E., B. Jones: Cecal perforation associated with gastrografin enema. Amer. J. Roentgenol. 130 (1978) 997

Seyss, R.: Zur Röntgenuntersuchung des Analkanals. Röntgen-Bl. 32 (1979) 135

Shafiroff, B. G.: Applied anatomy of colon and rectum. Pediat. Clin. N. Amer. 3 (1956) 3

Sharpe, M., R. Golden: End to end anastomosis of the colon following resection. Amer. J. Roentgenol. 64 (1950) 769

Shaw, R. E.: Appendix calculi and acute appendicitis. Brit. J. Surg. 52 (1965) 451

Simmen, H. P., G. Müller, A. Roth, T. Hasler: Das Gardner-Syndrom. Dtsch. med. Wschr. 104 (1979) 799

Simonyi, I.: Altersektasie des Kolons. Fortschr. Röntgenstr. 4 (1977) 387

Slavoj, V., O. Ledlova-Markalousova: Röntgenologische Diagnostik der chronisch-rezidivierenden Appendicitis. Radiologe 2 (1962) 195

de Smet, A. A. u. Mitarb.: Nodular lymphoid hyperplasia of the colon associated with dysgammaglobulinemia. Amer. J. Roentgenol. 127 (1976) 515

Smith, D. E.: Urinary anomalies and complications in imperforate anus and rectum. J. pediat. Surg. 3 (1968) 337

Smith, H. J., R. N. Berk, J. O. Janes, R. S. Clayton, J. L. Williams: Unusual fistulas to colonic diverticulitis. Gastrointest.-Radiol. 2 (1978) 387

Smith, L., K. M. Lippert: Peritoneo-pericardial diaphragmatic hernia. Ann. Surg. 148 (1958) 798

Soltero-Harrington, L. R., R. Garcia-Rinaldi, L. W. Able: Total aganglionosis of the colon: Recognition and management. J. pediat. Surg. 4 (1969) 330

Speder, E.: Le diagnostic radiologique des colites amibiennes. In: Année Électro-Radiologique. Masson, Paris 1935

Spriggs, E. I.: Functional diseases of the colon. Quart. J. Med. 24 (1930/31) 533

Stauch, G. W., J. Löhnert: Klinischer und röntgenologischer Beitrag zum toxischen Colon. Radiologe 16 (1976) 467

Stauch, G. W., V. Sadony, Th. Göbbeler: Das Gardner-Syndrom. Fortschr. Röntgenstr. 118 (1973) 603

Stellamor, K., M. Redtenbacher, D. Kosak, H. Karobath: Über die sog. ischämisch-ulzeröse Darminnenwandläsion proximal stenosierender Darmprozesse. Fortschr. Röntgenstr. 126 (1977) 556

Stelzner, F.: Chirurgische Erfahrungen bei der Enteritis regionalis Crohn bes. des Colon. Gastroenterologia (Basel) 87 (1962) 286

Stelzner, F.: Die anorectalen Fisteln. Springer, Berlin 1976

Stelzner, F., W. Lierse: Über die Entwicklung der Divertikulose und der Divertikulitis. Langenbecks Arch. Chir. 341 (1976) 271

Stephens, F. D., E. D. Smith: Anorectal malformations in children. Year Book Medical Publishers, Chicago 1971

Storey, C. F., R. W. Sharp: Congenital microcolon. Amer. J. Dis. Child. 82 (1951) 345

Sty, J. R., M. J. Chusid, D. P. Babbitt, St. L. Werlin: Radiographic exhibit: Involvement of the colon in chronic granulomatous disease of childhood. Radiology 132 (1979) 618

Suster, G., A. G. Weinberg, L. Graivier: Carcinoid tumor of the colon in a child. J. pediat. Surg. 12 (1977) 739

Swart, B.: Die Röntgendiagnostik der Colitis ulcerosa. In: Kremer, K., H. Kivelitz: Colitis ulcerosa. Thieme, Stuttgart 1977

Swenson, O., F. Rathauser: Segmental dilatation of colon. Amer. J. Surg. 97 (1959) 734

Talwalker, V. C.: Aganglionosis of the entire bowel. J. pediat. Surg. 11 (1976) 213

Terjung, H.: Über Appendixsteine. Fortschr. Röntgenstr. 72 (1949/50) 362

Theander, G., B. Tragardh: Lymphoid hyperplasia of the colon in childhood. Acta radiol. Diagn. 17 (1976) 631

Thoeni, R. F., A. R. Margulis: The state of radiographic technique in the examination of the colon: A survey. Radiology 127 (1978) 317

Thoeni, R. F., L. Menuck: Comparison of barium enema and colonoscopy in the detection of small colonic polyps. Radiology 124 (1977) 631

Thompson, W. M., F. M. Kelvin, R. P. Rice: Inflammation and necrosis of the transverse colon secondary to pancreatitis. Amer. J. Roentgenol. 128 (1977) 943

Tittel, K.: Über eine angeborene Mißbildung des Dickdarmes. Wien. klin. Wschr. 14 (1901) 902

Tochen, M. L., J. R. Campbell: Colitis in children with the hemolytic-Uremic-Syndrome. J. pediat. Surg. 12 (1977) 213

Treichel, J.: Röntgenologische Differentialdiagnose der Tumoren des Dickdarms. In: Erkrankungen des Dickdarms, hrsg. von W. Frommhold, P. Gerhardt. Thieme, Stuttgart 1979

Tully, T. E., S. B. Feinberg: A reappearance of antibiotic-induced pseudomembranous enterocolitis. Radiology 110 (1974) 563

Turcot, J., J. Despres, F. St. Pierre: Malignant tumors of the central nervous system, associated with familial polyposis of the colon. Dis. Colon Rect. 2 (1959) 465

Valdes-Dapena, A.: Colitis ulcerosa und Colitis Crohn: zweierlei Krankheiten? In: Kremer, K., H. Kivelitz: Colitis ulcerosa. Thieme, Stuttgart 1977

Vaudagna, J. S., J. J. McCort: Plain film diagnosis of retrocecal appendicitis. Radiology 117 (1975) 533

Velcek, F. T., I. S. Coopersmith, C. K. Chen, E. G. Kassner, P. K. Kottmeir: Familial juvenile adenomatous polyposis. J. Pediat. Surg. 11 (1976) 781

Voegeli, E.: Die Angiographie bei Dünndarm- und Dickdarmerkrankungen. Thieme, Stuttgart 1974

Vos, L. J. M., A. Eijgelhaar, P. J. Kuijjer: Congenital posterolateral diaphragmatic hernia. Z. Kinderchir. 10 (1971) 147

Wagner, H., R. Neugebauer, B. Bültmann: Multiple kavernöse
Hämangiome des Kolons. Fortschr. Röntgenstr. 128 (1978) 131

Wagner, M. D., F. J. Harberg, A. P. M. Kumar, E. B. Singleton:
The evaluation of imperforate anus utilizing percutanous injection of water-soluble iodide contrast material. Pediat. Radiol. 1
(1973) 34

Wakeley, C. P. G.: The position of the vermiform appendix as
ascertained by an analysis of 10 000 cases. J. Anat. 67 (1933) 277

Wallace, D. B.: Intra-pericardial diaphragmatic hernia. Radiology
122 (1977) 296

Waller, S. L.: Observations on the mechanism of abdominal pain.
Gut 10 (1969) 19

Wallis, H.: Psychosomatik der Obstipation des Kindes. Mschr.
Kinderheilk. 124 (1976) 348

Walther, F. J., G. Kootstra: Total small bowel and colon aganglionosis. Z. Kinderchir. 33 (1981) 310

Wangel, A. G., D. J. Deller: Intestinal motility in man. Gastroenterology 48 (1965) 69

Wangensteen, O. H., C. O. Rice: Imperforate anus. A method of
determining the surgical approach. Ann. Surg. 92 (1930) 77

Watt-Boolsen, S., S. Juul-Jørgensen, P. Palbøl: Retroventricular
dystopia of the lienal flexure of the colon. Fortschr. Röntgenstr.
125 (1976) 376

Weber, H. M.: The roentgenologic demonstration of polypoid
lesions and polyposis of the large intestine. Amer. J. Roentgenol.
25 (1931) 577

Weber, H. M.: Roentgenologic identification of commonly encoun-
tered chronic ulcerative disease of the colon. Amer. J. Roentgenol. 30 (1933) 488

Weedon, D. D., R. G. Shorter, D. M. Ilstrup: Crohn's disease and
cancer. New Engl. J. Med. 289 (1973) 1099

Weiner, M. J.: Myotonic megacolon in myotonic dystrophy. Amer.
J. Roentgenol. 130 (1978) 177

Weiner, M. E., E. L. Jenkinson: Diverticula of the appendix.
Amer. J. Roentgenol. 78 (1957) 679

Welch, C. E., J. B. McKittrick, G. Behringer: Polyps of rectum and
colon and their relation to cancer. New. Engl. J. Med. 247 (1952)
959

Welin, S.: Zur Darstellung der Kolonpolypen mit der Doppelkontrastmethode. Fortschr. Röntgenstr. 82 (1955) 341

Welin, S., F. Brahme: The double contrast method in ulcerative
colitis. Acta radiol. (Stockh.) 55 (1961) 257

Welin, S., G. Welin: The double contrast examination of the colon.
Experiences with the Welin modification. Thieme, Stuttgart 1976

Weller, M. H., Ph. S. Feldman: Benign lymphoid polyps of the
rectum. Pediat. Radiol. 3 (1975) 209

Weltz, G. A., P. Stumpf: Die Bewegungen des menschlichen
Dickdarms. Fortschr. Röntgenstr. 60 (1939) 57

Wenz, W.: Abdominale Angiographie. Springer, Berlin 1972

Whalen, J. P.: Anatomy of the colon: guide to intra-abdominal
pathology. Hickey Lecture 1975. Amer. J. Roentgenol. 125
(1975) 3

Wienbeck, M.: Pathogenese von Motilitätsstörungen in Kolon und
Anus. In: Creutzfeld u. Classen: Ergebnisse der Gastroenterologie 1977. Demeter, Gräfelfing 1978

Wiener, E. S., W. B. Kiesewetter: Urologic abnormalities associated with imperforate anus. J. pediat. Surg. 8 (1973) 151

Wietersen, F. K.: High kilovoltage method of investigation of the
colon as a routine roentgenological procedure. Amer. J. Roentgenol. 77 (1957) 690

Williams, I.: Innominate groves in the surface of mucosa. Radiology 84 (1965) 877

Williams, J.: The resemblance of diverticulum disease of the colon
to a myostatic contracture. Brit. J. Radiol. 38 (1965) 437

Willich, E.: Röntgendiagnostik der Hirschsprungschen Krankheit
im Neugeborenenalter und bei atypischen Fällen. In: Pädiatrie
und Pädologie, Supplementum 2. Springer, Wien 1972

Willital, G. H.: Klassifikation der ano-rektalen Anomalien, Operationsindikation. Z. Kinderchir. 14 (1974) 54

Willital, G. H., H. Meier: Histologische Grundlagen für die Diagnostik der Aganglionose durch Doppelsaugbiopsie. Z. Kinderchir. 21 (1977) 154

Willital, G. H., H. Groitl, E. Zeisser, A. Riedl: Fortschritte in der
Diagnostik funktioneller Störungen des Enddarms bei Kindern –
chirurgische Konsequenzen. Mschr. Kinderheilk. 125 (1977) 2

Wilson, A. K., W. R. Rumel, O. L. Ross: Peritoneo-pericardial
diaphragmatic hernia. Amer. J. Roentgenol. 57 (1947) 42

Winkler, J. M., E. D. Weinstein: Imperforate anus and heredity. J.
pediat. Surg. 5 (1970) 555

Winter, J.: Yersinia-Kolitis. Fortschr. Röntgenstr. 134 (1981) 578

Winter, J., W. Fiegler: Stellenwert der Röntgenuntersuchung in der
Karzinomdiagnostik bei chronischer ulzerativer Kolitis. Fortschr.
Röntgenstr. 135 (1981) 461

Yarnis, H., B. Crohn: Segmental ulcerative colitis. Gastroenterology 38 (1960) 721

Zegel, H. G., I. Laufer: Filiform polyposis. Radiology 127 (1978)
615

Zesbök, Z.: Über den Wert der Röntgenuntersuchung bei Appendicitis chronica. Zbl. Chir. 79 (1954) 2061

Zimmermann, F. A., A. F. Stemp, P. Meister: Teratome im
Kindesalter. Z. Kinderchir. 21 (1977) 203

Zwad, H.-D.: Füllung der Lieberkühnschen Krypten des Dickdarms beim Kolonkontrasteinlauf. Ein Beitrag zur Differentialdiagnose der Kolitis. Fortschr. Röntgenstr. 120 (1974) 278

Kapitel 11   Gallenblase und Gallenwege

Abrams, R. M., M. Chieng-Hsing, H. Firvonia, E. R. Beranbaum,
H. J. Epstein: Angiographic demonstration of carcinoma of the
gallbladder. Radiology 94 (1970) 277

de Abreu, M.: Radiographie nephro-cholécystique. Masson, Paris
1930

Abbruzzese, A. A.: Retrograde cholangiography and sclerosing
cholangitis. Amer. J. dig. Dis. 19 (1974) 571

Adolph, K.: Gallengangs- und Pankreasdiagnostik. Enke, Stuttgart
1968

Åkerlund, Å.: Die Verfeinerung der röntgenologischen Gallen-
steindiagnostik durch Untersuchung der Sedimentierungs- und
Schichtungsverhältnisse in der Gallenblase. Acta radiol.
(Stockh.) 19 (1938) 23

Akers, D. R., M. E. Needham: Sarcoma botryoides (rhabdomyosarcoma) of the bile ducts with survival. J. pediat. Surg. 6 (1971)
474

Alonso-Lej, F., W. B. Rever, D. J. Pessagno: Congenital choledochal cyst, with report of two and an analysis of 94 cases. Int.
Abstr. Surg. 108 (1959) 1

Alvarez, R.: Colangiografia transabdominal. Arch. argent. En-
ferm. Apar. dig. 28 (1953) 47

Anacker, H.: Füllungs- und Entleerungsvorgänge in den Gallenwegen. Fortschr. Röntgenstr. 81 (1954) 143

Anacker, H.: Erkrankungen der Leber und des Gallenwegssystems. In Haubrich, R.: Klinische Röntgendiagnostik innerer
Krankheiten, Bd. II. Springer, Berlin 1966

Anacker, H.: Die endoskopische retrograde Pankreatiko-Cholangiographie. In Frommhold, W., P. Gerhardt: Klinisch-radiologisches Seminar, Bd. VII. Erkrankungen der Organe des rechten
Oberbauches. Thieme, Stuttgart 1977

Anacker, H., H. D. Weiss, B. Kramann: Endoscopic retrograde
pankreaticocholangiography. Springer, Berlin 1977

Andersen, J. F., P. E. R. Madsen: The value of plain radiographs
prior to oral cholecystography. Radiology 133 (1979) 309

Araki, T., Y. Itai, A. Tasaka: CT of choledochal cyst. Amer. J.
Roentgenol. 135 (1980) 729

Arima, E., H. Aktia: Congenital biliary tract dilatation and anomalous junction of the pancreatic-biliary ductal system. J. pediat.
Surg. 14 (1979) 9

Armas Cruz, R., S. J. G. Lira, J. Harnecker: Sobre dos casos de
cancer de la vesicula biliar en la edad juvenil. Rev. méd. Chile 73
(1945) 433

Arner, O., S. Hagberg, S. I. Seldinger: Percutaneous transhepatic
cholangiography. Surgery 52 (1962) 561

Aschoff, L. A., A. Bacmeister: Die Cholelithiasis. Fischer, Jena
1909

Babbitt, D. P., R. J. Starshak, A. R. Clemett: Choledochal cyst: a
concept of etiology. Amer. J. Roentgenol. 119 (1973) 57

Baensch, W. E.: Gallensteinileus. In Schinz, H. R., W. E.
Baensch, E. Friedl, E. Uehlinger: Lehrbuch der Röntgendiagnostik, 5. Aufl. Thieme, Stuttgart 1952; 6. Aufl. 1965

Balthazar, E. J., L. W. Schlechter: Air in gallbladder: a frequent
finding in gallstone ileus. Amer. J. Roentgenol. 131 (1978) 219

Bayindir, S., H. Liehr: Zöliakographie, perkutane und endoskopisch retrograde Cholangiographie. In Kühn, H. A., H. Wernze:
Klinische Hepatologie. Thieme, Stuttgart 1979

Berg, H. H.: Studien über die Funktion der Gallenwege unter normalen und gewissen abnormalen Verhältnissen. Acta chir. scand. 1, Suppl. 2 (1922)

Berg, H. H.: Beschwerden nach Gallenoperationen. Dtsch. med. Wschr. 80 (1955) 525

Berger, H. J.: Erfahrungen beim Carcinom der ableitenden Gallenwege. Chirurg 41 (1970) 24

von Bergmann, G.: Funktionelle Pathologie. Springer, Berlin 1932

Berk, J., E. Stauffer, H. M. Shay, R. E. Karnofsky: The normal and abnormal biliary tract as shown by intravenous cholecystography and cholangiography. Gastroenterology 28 (1955) 230

Berk, R. N.: Oral cholecystography. In Berk, R. N., A. R. Clemett: Radiology of the Gallbladder and Bile Duct. Saunders, Philadelphia 1977a

Berk, R. N.: The plain abdominal radiograph. In Berk, R. N., A. R. Clemett: Radiology of the Gallbladder and Bile Duct. Saunders, Philadelphia 1977b

Bertaccini, G., T. Braibanti, F. Uva: Cholecystokinetic activity of the new peptide Coerulein in man. Gastroenterology 56 (1969) 862

Bilbao, M. K., C. T. Dotter, T. G. Lee, R. M. Katon: Complications of endoscopic retrograde cholangiopancreaticography (ERCP). A study of 10 000 cases. Gastroenterology 70 (1976) 314

Bill, Alexander H., et al.: Biliary atresia: Histopathologic observations and reflections upon its natural history. J. pediat. Surg. 12 (1977) 977

Blanton, D. E., Ch. A. Bream, St. R. Mandel: Gallbladder extopicia: a review of anomalies of position. Amer. J. Roentgenol. 121 (1974) 396

Bliesener, J. A., H. Wieners: Zur Diagnostik zystischer Gallenwegsmißbildungen im Kindesalter. Fortschr. Röntgenstr. 126 (1977) 577

Bockus, H. L.: Gastroenterology, vol. III. Saunders, Philadelphia 1965

Bode, A.: Choledochuscyste beim Säugling. Klin. Pädiat. 185 (1973) 415

Bode, J. Ch.: Gallensekretion und Entleerungsfunktion der Gallenblase. In Boecker, W.: Gallenblase – Pankreas. 8. Bad Mergentheimer Stoffwechseltagung. Thieme, Stuttgart 1975

Boijsen, E., S. R. Reuter: Combined percutaneous transhepatic cholangiography and angiography in the evaluation of obstructive jaundice. Amer. J. Roentgenol. 79 (1967) 153

Bolck, F., G. Machnik: Leber und Gallenwege. In Doerr, W., G. Seifert, E. Uehlinger: Spezielle pathologische Anatomie, Bd. X. Springer, Berlin 1978

Böttger, E., A. Burghard, F. Dittmer, B. Manegold: Die perkutane transhepatische Cholangiographie – neue Erfahrungen und seltene Befunde. Fortschr. Röntgenstr. 118 (1973) 405

Boyden, E. A.: The gallbladder of the cat. Its development, functional periodicity and anatomical variations as recorded in 2500 specimens. Anat. Rec. 24 (1923) 388

Boyden, E. A.: The effect of natural foods on the distension of gallbladder. Anat. Rec. 30 (1925) 333

Bronner, H.: Rückschlüsse der cholecystographischen Untersuchung auf die Bewegungsvorgänge der Gallenblase. Fortschr. Röntgenstr. 39 (1929) 23

Bronner, H., I. Schüller: Über die Auslösbarkeit der Gallenblasenentleerung. Münch. med. Wschr. 1 (1930) 853

Brooks, F. P.: Anatomy and physiology of the gallbladder and bile ducts. In Bockus, H. L.: Gastroenterology, vol. III. Saunders, Philadelphia 1976

Brown, R. C., R. J. Brown: Hamartoma of the gallbladder in a child. J. Pediat. 52 (1958) 319

Bruna, J., F. Čáp, E. Brunová: Perorale Cholezystographie mittels etappenweiser Gallenblasenfüllung. Röntgen-Bl. 32 (1979) 75

Buck, J., S. Bosnjakovic, F. Heuck, R. Schulze: Ein Beitrag der Röntgen-Ganzkörper-Computer-Tomographie zur Diagnose und Differentialdiagnose des Ikterus. Radiologe 19 (1979) 353

Burcharth, F.: Percutaneous transhepatic portography: I. Technique and application. Amer. J. Roentgenol. 132 (1979) 177

Burcharth, F., N. Nielbo: Percutaneous transhepatic cholangiography with selective catheterization of the common bile duct. Amer. J. Roentgenol. 127 (1976) 409

Burcharth, F., N. Nielbo B. Andersen: Percutaneous transhepatic portography: II. Comparison with splenoportography in portal hypertension. Amer. J. Roentgenol. 132 (1979a) 183

Burcharth, F. T., I. A. Sørensen, B. Andersen: Percutaneous transhepatic portography: III. Relationship between portosystemic collaterals and portal pressure in cirrhosis. Amer. J. Roentgenol. 133 (1979b) 1119

Burchardt, H., W. Müller: Versuche über die Punktion der Gallenblase und ihre Röntgendarstellung. Dtsch. Z. Chir. 162 (1921) 168

Burgener, F. A., H. W. Fischer: Die Langzeitinfusionscholangiographie beim Ikterus. Fortschr. Röntgenstr. 122 (1975) 145

Burgener, F. A., H. W. Fischer: Zur intravenösen Cholangiographie bei Hyperbilirubinämie. Fortschr. Röntgenstr. 130 (1979) 49

Bürger, M.: Pathologische Physiologie. Thieme, Leipzig 1949

Burhenne, H. J.: Nonoperative retained biliary tract stone extraction. A new roentgenologic technique. Amer. J. Roentgenol. 117 (1973) 388

Burhenne, H. J.: Percutaneous extraction of retained biliary tract stones: 661 patients. Amer. J. Roentgenol. 134 (1980) 888

Burnett, W., R. Shields: Movements of the common bile duct in man. Lancet 1958/II, 923

Byrne, R. V.: Problem of remaining common duct stone. Amer. J. Surg. 78 (1949) 514

Callahan, J. et al.: Cholelithiasis in infants: association with total parenteral nutrition and furosemide. Radiology 143 (1982) 437

Caro, A. M., J. M. Ocana Losa: Complete avulsion of the common bile duct as a result of blunt abdominal trauma – case report of a child. J. pediat. Surg. 4 (1970) 60

Caroli, J.: Les maladies des voies biliaires. In: Traité des maladies du foie, des voies biliaires et du pancréas. Flammarion, Paris 1951

Caroli, J., E. Gilles: La radiomanométrie biliaire. Étude technique. Sem. Hôp. Paris 44 (1945) 1278

Carter, R. F., G. M. Saypol: Transabdominalcholangiography. J. Amer. med. Ass. 148 (1952) 253

Carty, H.: Percutaneous transhepatic fine needle cholangiography in jaundiced infants. Ann. Radiol. 21 (1978) 149

Chamberlain, J. W., D. W. Hight: Acute hydrops of the gallbladder in childhood. Surgery 68 (1970) 899

Chandra, R. K.: The Liver and Biliary System in Infants and Children. Churchill, Livingstone, London, Edinburgh 1979

Chaumont, P., G. Kalifa, Y. Fontaine: La cholangiographie par perfusion lente chez l'enfant. Ann. Radiol. 17 (1974) 441

Chaumont, P., N. Martin, J. Y. Riou, F. Brunelle: Percutaneous transhepatic cholangiography in extrahepatic biliary duct atresia in children. Ann. Radiol. 25 (1982) 94

Chen, W.-J., Ch.-H. Chang, W.-T. Hung: Congenital choledochal cyst: with observations on rupture of the cyst and intrahepatic ductal dilatation. J. pediat. Surg. 8 (1973) 529

Chuang, V. P.: The aberrant gallbladder: angiographic and radioisotopic considerations. Amer. J. Roentgenol. 127 (1976) 417

Classen, M., L. Demling: Retrograde Cholangiographie beim Verschlußikterus. Radiologe 13 (1973) 35

Classen, M., L. Demling: Hazards of endoscopic retrograde cholangiopancreaticography (ERCP). Acta Hepato-Gastroenterol. 22 (1975) 1

Classen, M., F. W. Ossenberg: Moderne Gallenwegsdiagnostik: Endoskopisch-retrograde Cholangio-Pancreaticographie (ERCP) und Cholangioskopie (ERCS). Med. Klin. 72 (1977a) 684

Classen, M., F. W. Ossenberg: Nonsurgical removal of common duct stones. Gut 18 (1977b) 760

Classen, M., K. Schwamberger: Reintervention an den Gallenwegen. Chirurg 45 (1974) 145

Classen, M., P. Frühmorgen, T. Kozu, L. Demling: Endoscopic-radiologic demonstrations of biliodigestive fistules. Endoscopy 3 (1971) 138

Clemett, A. R.: The interpretation of the direct cholangiogram. In Berk, R. N., A. R. Clemett: Radiology of the Gallbladder and Bile Duct. Saunders, Philadelphia 1977

Cole, W.: Congenital anomalies of the bile ducts and adjacent blood vessels. Surg. Gynec. Obstet. 87 (1948) 111

Cooley, R. N.: The diagnostic accuracy of radiologic studies of the biliary tract, small intestine and colon. J. Amer. med. Sci. 246 (1963) 610

Cornud, F. et al.: Mirizzi syndrome and biliobiliary fistulas: Roentgenologic appearance. Gastrointest. Radiol. 6 (1981) 265

Cotton, P. B., L. H. Blumgart, G. T. Davies: Cannulation of the papilla of Vater via fiberduodenoscope. Lancet 1972/I, 53

Crane, A. W.: Gallstone obstruction of the duodenum with sinus between gallbladder and duodenal bulb. Amer. J. Roentgenol. 26 (1931) 92

Cremin, B. J., R. M. Fisher: Biliary ascaridiasis in children. Amer. J. Roentgenol. 126 (1976) 352

Crocella, A., U. Nanelli, S. Bruno, G. Vita: Infusionscholangiocholezystographie. Fortschr. Röntgenstr. 113 (1970) 359

Dammermann, R., W. Zilly, D. Trülzsch, H. T. Lindner, M. Kirchhof: Die Bedeutung der perkutanen transhepatischen Cholangiographie (PTC) mit ultradünner Nadel in der Differentialdiagnose der Cholestase. Dtsch. med. Wschr. 103 (1978) 371

Danziger, R. G., A. F. Hofmann, L. J. Schoenfield: Dissolution of cholesterol gallstones by chenodeoxy cholic acid. New Engl. J. Med. 286 (1972) 1

Davis, G., J. M. Kissane, K. G. Ishak: Embryonal rhabdomyosarcoma (sarcoma botryoides) of the biliary tree. Cancer 24 (1969) 333

Delany, H. M., P. J. Driscoll, H. Ainsworth: Sarcoma botryoides of the common bile duct. J. pediat. Surg. 1 (1966) 571

Demling, L.: Fünf Jahre ERCP – Pro und Contra. Dtsch. med. Wschr. 101 (1976) 797

Demling, L., M. Claasen: Endoscopy of the Small Intestine with Retrograde Pancreato-Cholangiography. Thieme, Stuttgart 1973

Demling, L., H. Koch, W. Rösch: Endoskopisch retrograde Cholangio-Pankreatikographie – ERCP –. Schattauer, Stuttgart 1979

Djian, A., C. Annonier: La cholécystocholangiographie immédiate par la méthode de perfusion intraveineuse lente. Sem. Hôp. Paris 40 (1964) 2323

Doppman, J. L., N. R. Dunnick, M. Girton, R. T. Antony, S. Fauci, M. P. Popovsky: Bile duct cysts secondary to liver infarcts, report of a case and experimental production by small vessel hepatic artery occlusion. Radiology 130 (1979) 1

Dotter, Ch. T.: Catheter biopsy, experimental technique for transvenous liver biopsy. Radiology 82 (1964) 312

Doyon, M.: Mouvements spontanés des voies biliaires. Arch. Physiol. norm. path. 5 (1893) 710

Drake, C. T., J. M. Beal: Percutaneous cholangiography. Arch. Surg. 91 (1965) 558

Duckett, J., A. J. Eraklis, L. Longino: Surgical treatment of idiopathic dilatation of the common bile duct (choledochal cyst) in 14 children. J. pediat. Surg. 6 (1971) 421

Dunne, M. G., M. L. Johnson: Gas within gallstones on CT. Amer. J. Roentgenol. 134 (1980) 1065

Duttat, G. C., G. B. Shana, T. Mesnakshi: Gallbladder disease in infancy and childhood. Progr. pediat. Surg. 8 (1975) 109

Ebel, Kl. D., E. Willich: Die Röntgenuntersuchung im Kindesalter, 2. Aufl. Springer, Berlin 1979

Edmondson, H. A.: Tumors of the liver and intrahepatic bile duct. In: Atlas of Tumor Pathology, Sect. VII. Armed Forces Institute of Pathology, Washington 1957 (p. 25)

Edmondson, H. A.: Tumors of the gallbladder and extrahepatic bile ducts. In: Atlas of Tumor Pathology. Armed Forces Institute of Pathology, Washington 1967

Eelkema, H., H. J. R. Hodgsen, M. H. Stauffer: Fifteen years follow up of polypoid lesions of the gallbladder diagnosed by cholecystography. Gastroenterology 42 (1962) 144

Eliasz, E.: Der Wert der gezielten Blendenaufnahmen bei der Cholecystographie. Röntgenpraxis 3 (1931) 874

Elias, E., A. N. Hamlyn, S. Jain, R. G. Long, J. A. Summerfiels, R. Dick, S. Sherlock: A randomized trial of percutaneous transhepatic cholangiography with the „chiba" needle versus endoscopic retrograde cholangiography for bile duct visualisation in jaundice. Gastroenterology 7 (1976) 439

Elyanderani, M., O. F. Gabriele: Percutaneous cholezystostomy and cholangiography in patients with obstructive jaundice. Radiology 130 (1979) 601

Fahr, K., H. C. Oppermann, E. Willich: Die intravenöse Cholangiozystographie im Kindesalter. Fortschr. Röntgenstr. 126 (1977) 571

Farkas, I., J. Déak, I. Pálfi, P. Preisich: Endoscopic retrograde cholangiography in biliodigestive anastomosis. Endoscopy 8 (1976) 127

Faust, H., K. Gyr: Zur Diagnostik kongenitaler zystischer Gallengangsdilatationen im Zusammenhang mit neuen therapeutischen Möglichkeiten. Fortschr. Röntgenstr. 126 (1977) 9

Faust, H., R. Bernoulli, G. Stalder, N. Gyr: Fehldiagnosen retrograder Gallen- u. Pankreasgangdarstellungen – Erfahrungen einer prospektiven Studie von 197 Untersuchungen. Fortschr. Röntgenstr. 128 (1978) 459

Feine, U.: Erfahrungen bei der intravenösen Cholangiocystographie mit Biligrafin. Fortschr. Röntgenstr. 83 (1955) 445

Feist, D.: Pathogenese der neonatalen Cholestase-Syndrome. Leber–Magen–Darm 9 (1979) 43

Felson, B.: Roentgenology of the Gallbladder and Biliary Tract. Grune & Stratton, New York 1976

Ferrucci, J. T., J. Wittenberg: Refinements in chiba needle transhepatic cholangiography. Amer. J. Roentgenol. 129 (1977) 11

Ferruci, J. T., J. Wittenberg, R. A. Sarno, J. R. Dreyfuss: Fine needle transhepatic cholangiography, a new approach to obstructive jaundice. Amer. J. Roentgenol. 127 (1976) 403

Ferrucci, J. T., P. R. Mueller, W. P. Harbin: Percutaneous transhepatic biliary drainage. Radiology 135 (1980) 1

Fiegler, W., O. H. Wegener, K. Hartmann, R. Felix: Computertomographie und Sonographie. Vergleichsstudie bei Erkrankungen des Oberbauches und des Retroperitonealraumes. Fortschr. Röntgenstr. 132 (1980) 262

Figus, A. I., L. Simon, G. Bánki, A. Salacz, L. Csernay: The comparison of different methods for the diagnosis of extrahepatic cholestasis. Congressus quartus societatis radiologicae, Hamburg 1979

Franken, jr., E. A., W. L. Smith, J. A. Smith, J. F. Fitzgerald: Percutaneous cholangiography in infants. Amer. J. Roentgenol. 130 (1978) 1057

Frommhold, H.: Spezielle Röntgendiagnostik der extrahepatischen Gallenwege. Röntgen-Bl. 5 (1974) 218

Frommhold, H., D. Koischwitz: Informationswert der Sonographie des biliären Systems. Radiologe 19 (1979) 361

Frommhold, W.: Radiologische Diagnostik der malignen Tumoren der Gallenblase und der Gallenwege. Deutscher Röntgenkongreß 1963. Thieme, Stuttgart 1964

Frommhold, W.: Gallensystem. In: Schinz, H. R., W. E. Baensch, W. Frommhold, R. Glauner, E. Uehlinger, J. Wellauer: Lehrbuch der Röntgendiagnostik, Bd. V. Thieme, Stuttgart 1965

Frommhold, W.: Röntgendiagnostik der Gallenblase und der Gallenwege. In Frommhold, W., P. Gerhardt: Klinisch-radiologisches Seminar, Bd. VII. Erkrankungen der Organe des rechten Oberbauches. Thieme, Stuttgart 1977

Frommhold, W., H. Frommhold: Röntgendiagnostik der Leber, Gallenblase und Gallenwege. In Kühn, H. A., H. Wernze: Klinische Hepatologie. Thieme, Stuttgart 1979

Fuchs, W. A., R. Preisig: Die Langzeitinfusionscholangiographie bei Patienten mit Ikterus. Fortschr. Röntgenstr. 122 (1975) 148

Garbsch, H.: Die unblutige röntgenologische Funktionsdiagnostik der extrahepatischen Gallenwege. Radiol. Aust. 14 (1963) 131

Garbsch, H.: Zur Pharmakoradiographie der großen Gallenwege. Röntgenpraxis 19 (1966) 207

Garel, L., J. Ph. Montagne, P. Balquet, C. Fauré: An unusual iatrogenic bilio-bronchial fistula. Pediat. Radiol. 9 (1980) 48

Garrow, D. G.: The removal of retained biliary tract stones. Clin. Radiol. 50 (1977) 777

Gathmann, H. A.: Morphologische Befunde beim Cholestase-Syndrom im Säuglingsalter. Leber–Magen–Darm 9 (1979) 47

Gerhardt, P., G. van Kaick: Total Body Computerized Tomography. Thieme, Stuttgart 1979

Gharhremani, G. G., M. A. Meyers: The cholecysto-colic relationship. A roentgen-anatomic study of the clonic manifestations of the gallbladder. Amer. J. Roentgenol. 125 (1975) 21

Glenn, F.: Acute cholezystitis. Surg. Gynec. Obstet. 143 (1976) 56

Glenn, F., D. M. Hays: The causes of death following biliary tract surgery for nonmalignant diseases. Surg. Gynec. Obstet. 94 (1952) 283

Glenn, F., G. Johnson: Cystic duct remnant, a sequela of incomplete cholecystectomy. Surg. Gynec. Obstet. 101 (1955) 331

Gold, R. P.: Medial indentation of the duodenal sweep by common bile duct dilatation. Amer. J. Roentgenol. 133 (1979) 223

Goldstein, L. I., W. F. Sample, B. M. Kadell, M. Weiner: Grayscale ultrasonography and thin-needle cholangiography. J. Amer. med. Ass. 238 (1977) 1041

Graham, E. A., W. H. Cole: Roentgenological examination of the gallbladder. Preliminary report of a new method of utilizing the introvenous injection of tetraiodo-phenolphthalein J. Amer. med. Ass. 82 (1924) 613

Grill, W.: Der Beschwerdekomplex nach Gallenwegseingriffen (sog. Postcholezystektomie-Syndrom). Fortschr. Med. 98 (1980) 637

Guin, C., J. Leger, J. C. Sarles, H. Sarles: Valeur diagnostique de l'étude radiologique de l'estomaque et duodénum au cours des pancréatique chroniques. J. Radiol. Électrol. 39 (1958) 473

Gundel, H., E. von Fritsch, H. Kock: Die Bedeutung der endoskopisch-radiologischen Cholangiographie bei Cholestase und Postcholezystektomiesyndrom. Dtsch. med. Wschr. 100 (1975) 1877

Günther, R., M. Georgi, A. Halbsguth, J. Knolle: Die Bedeutung der transvenösen Cholangiographie bei der Differenzierung der Cholostase. Dtsch. med. Wschr. 100 (1975) 669

Haage, J. R.: New techniques for CT-guided biopsies. Amer. J. Roentgenol. 133 (1979) 633

Haenisch, G.: Zur modernen Gallenblasenchirurgie. Chirurg 25 (1954) 286

Hafter, E., M. Knoblauch: Nicht entzündliche Erkrankungen der Gallenwege. In Kühn, H. A., H. Wernze: Klinische Hepatologie. Thieme, Stuttgart 1979

Hammar, B., P. P. Rickham: Spontaneous biliary peritonitis in infancy. J. pediat. Surg. 3 (1968) 84

Hanafee, W. M., M. Weiner: Transjugular percutaneous cholangiography. Radiology 88 (1967) 35

Hanafee, W. N., J. Rösch, M. Weiner: Transjugular dilatation of the biliary system. Radiology 94 (1970) 429

Hand, B. H.: Anatomy and function of the extrahepatic biliary system. Clin. Gastroent. 2 (1973) 3

Harley, W. D., R. H. Kirkpatrick, J. T. Ferruci jr.: Gas in the bile ducts (pneumobilia) in emphysematous cholecystitis. Amer. J. Roentgenol. 131 (1978) 661

Harned, R. K., D. P. Babbitt: Cholelithiasis in children. Radiology 117 (1975) 391

Haughton, V., A. W. Lewicki: Agenesis of the gallbladder. Radiology 106 (1973) 305

Havrilla, T. R., J. R. Haaga, R. J. Alfidi, N. E. Reich: Computed tomography and obstructive biliary disease. Amer. J. Roentgenol. 128 (1977) 765

Hayek, H. W., G. Fleischhauer: Gallensteine beim Kinde – Irrwege der Diagnostik. Klin. Pädiat. 187 (1975) 391

Hess, W.: Operative Cholangiographie. Thieme, Stuttgart 1955

Hess, W.: Die Erkrankungen der Gallenwege und des Pankreas. Thieme, Stuttgart 1961

Hess, W.: Cholecystitis, Cholelithiasis und ihre Komplikationen. In Demling, L.: Klinische Gastroenterologie. Thieme, Stuttgart 1973

Hess, W.: Nachoperationen an den Gallenwegen. Enke, Stuttgart 1978

Heuck, F.: Röntgendiagnostik der Leber und der Gallenwege. Springer, Berlin 1976

Hicken, F., A. McAllister, B. Franz, E. Crowder: Technic indications and value of postoperative cholangiography. Arch. Surg. 60 (1950) 1102

Hicken, N. F., Q. B. Coray: Spontaneous gastrointestinal biliary fistulas. Surg. Gynec. Obstet. 82 (1946) 723

Higgins, G. M., F. G. Mann: A physiologic and anatomic consideration of the sphincter mechanism of the choledochus. Anat. Rec. 35 (1937) 135

Ho, C. S., M. V. Tait, J. D. McHattie: Spiral filling defect in the common bile duct. Gastroent. Radiol. 4 (1979) 41

Hoevels, J., I. Ihse: Percutaneous transhepatic portography in bile duct carcinoma. Correlation with percutaneous transhepatic cholangiography and angiography. Fortschr. Röntgenstr. 131 (1979a) 140

Hoevels, J., I. Ihse: Percutaneous transhepatic insertion of a permanent endoprothesis in obstructive lesions of the extrahepatic bile ducts. Gastrointest. Radiol. 4 (1979b) 367

Hoevels, J., A. Lunderquist. I. Ihse: Percutanous transhepatic intubation of bile ducts for combined internal-external drainage in preoperative and palliative treatment of obstructive jaundice. Gastrointest. Radiol. 3 (1978) 23

Holle, G.: Die Bauprinzipien der Vaterschen Papille und ihre funktionelle Bedeutung unter normalen und krankhaften Bedingungen. Dtsch. med. Wschr. 85 (1960) 648

Holle, G.: Gallenblase und extrahepatische Gallenwege. In Kühn, H. A., W. Wernze: Klinische Hepatologie. Thieme, Stuttgart 1979

Hornykiewytsch, Th.: Intravenöse Cholangiographie. Thieme, Stuttgart 1956

Howland, W. J., W. S. Rothermel, H. N. Topcuoglu, M. M. Avenido: Drip-infusion cholangiography. Radiology 107 (1973) 71

Huard, P., Do-Xuan-Hop: La ponction transhépatique des cannaux biliaires. Bull Soc. Méd. Chir. Indoch. 15 (1937) 1090

Hubacher, O.: Intravenöse und orale Cholecystographie. Fortschr. Röntgenstr. 83 (1955) 471

Huchzermeyer, H., M. Burdelski, M. Gebel: Diagnostische Bedeutung der endoskopischen retrograden Cholangio-Pankreatikografie (ERCP) und der perkutanen transhepatischen Feinnadelcholangiografie (PTC) beim Cholestase-Syndrom im Kindes- und Jugendalter. Leber–Magen–Darm 9 (1979) 60

Ivy, A. C., E. Oldberg: A hormone mechanism for gallbladder contraction and evacuation. Amer. J. Physiol. 86 (1928) 599

Jaques, P. F., M. A. Mauro, J. H. Scatliff:The failed transhepatic cholangiogram. Radiology 134 (1980) 33

Järvinen, H., C. G. Standertskjöld-Nordenstamm, J. Hästbacka: Die intravenöse Cholegraphie bei akuter Cholecystitis. Fortschr. Röntgenstr. 129 (1978) 551

Jona, J. Z., D. P. Babitt, R. J. Starshak, A. J. LaPorta, M. Glicklich, R. D. Cohen: Anatomic observations and etiologic and surgical considerations in choledochal cyst. J. pediat. Surg. 14 (1979) 315

Jutras, A., J. M. Longtin, H. P. Levesque: Hyperplastic cholecystose. Amer. J. Roentgenol. 83 (1960) 795

Kaiser, J. A., J. C. Mall, B. J. Salmen, J. J. Parker: Diagnosis of Caroli disease by computed tomography: report of two cases. Radiology 132 (1979) 661

Kalk, H.: Laparoskopische Cholecysto-Cholangiographie. Dtsch. med. Wschr. 77 (1952) 590

Kasai, M., I. Watanabe, R. Ohi: Follow-up studies of long-term survivors after hepatic portal enterostomy for „non-correctable" biliary atresia. J. pediat. Surg. 10 (1975) 175

Kassner, E. G., H. Klotz jr.: Cholecystitis and calculi in a diverticulum of the gallbladder. J. pediat. Surg. 10 (1975) 967

Kassner, E., A. L. Sutton, J. de Groot: Bile duct anomalies associated with duodenal atresia: paradoxical presence of small bowel gas. Amer. J. Roentgenol. 116 (1972) 577

Kasugai, T.: Recent advances in the endoscopic retrograde cholangiopancreaticography. Digestion 13 (1975) 76

Kato, Tetsuo et al.: An attempt to produce choledochal cyst in puppies. J. pediat. Surg. 9 (1974) 509

Katzberg, R. W., Ch. M. Glasier, J. L. Booker, J. D. Mullins, D. T. Kopp: Infusion tomography and the total body opacification effect: Appraisal in the diagnosis of acute cholezystis. Radiology 134 (1980) 297

Kimura, K., et al.: Congenital cystic dilatation of the common bile duct. Relationship to anomalous pancreaticobiliary ductal union. Amer. J. Roentgenol. 128 (1977) 571

Kirklin, B. R.: Cholecystographic diagnosis of neoplasms of the gallbladder. Amer. J. Roentgenol. 29 (1933) 8

Kirklin, B. R.: Cholecystography. Brit. J. Radiol. 8 (1935) 170

Kittredge, R. D., J. W. Baer: Percutaneous transhepatic cholangiography: problems in interpretation. Amer. J. Roentgenol. 125 (1975) 35

Klippel, Ch. H.: A new theory of biliary atresia. J. pediat. Surg. 7 (1972) 651

Klotz, D., B. D. Cohn, P. K. Kottmeier: Choledochal cysts: diagnostic and therapeutic problems. J. pediat. Surg. 8 (1973) 271

Knipper, A., N. Soehendra: Postcholezystektomie-Syndrom: Situation nach Einführung der ERCP. diagnostik & intensivtherapie 3 (1978) 76

Koch, H., O. Schaffner: Technik der ERCP. In Demling, L., H. Koch, W. Rösch: Endoskopisch retrograde Cholangio-Pankreatikographie. Schattauer, Stuttgart 1979

Koehler, R. E., R. J. Stanley, J. Dicroce: Prolonged gallbladder opacification after oral cholecystography. Radiology 128 (1978) 601

Koehler, R. E., G. L. Melson, J. K. T. Lee, J. Long: Common hepatic duct obstruction by cystic duct stone: Mirizzi syndrome. Amer. J. Roentgenol. 132 (1979) 1007

Kommerell, B.: Neuere Gesichtspunkte beim Studium der extrahepathischen Gallenwege. Fortschr. Röntgenstr. 53 (1936a) 715

Kommerell, B.: Schwimmende und schwebende Gallensteine. Klin. Wschr. 15 (1936b) 743

Kommerell, B., C. Wolpers: Die Spontanauflösung menschlicher Gallensteine in der Gallenblase. Klin. Wschr. 21 (1942) 392

Koop, E. C.: Progressive extrahepatic biliary obstruction of the newborn. J. pediat. Surg. 10 (1975) 169

Kopp, R., U. Speck: Pharmakokinetik der intravenösen Gallenkontrastmittel. In Frommhold, W., P. Gerhardt: Klinisch-radiologisches Seminar, Bd. VII. Erkrankungen der Organe des rechten Oberbauches. Thieme, Stuttgart 1977

Kosenow, W., G. Schaper: Cholezystographie im frühen Säuglingsalter. Ann. paediat. (Basel) 189 (1957) 226

Krant, S. M., O. Swenson: Biliary duct hypoplasia. J. pediat. Surg. 8 (1973) 301

Krause, F. J., D. Doschek: Verbesserung der diagnostischen Möglichkeiten der PTC. Radiologe 19 (1979) 385

Krueger, P., H.-H. Fries: Untersuchungen über ein neues Kontrastmittel zur Darstellung der ableitenden Gallenwege. Röntgen-Bl. 29 (1976) 540

Kusuzawa, T., T. Toyoda: Über einen mit dem Kontrastmittel Biligrafin vor der Operation festgestellten Ascaris lumbricoides in den Gallenwegen. Ärztl. Wschr. 10 (1955) 671

Laczay, A., L. Palvölgyi, L. Visegrady: Segmental-sackuläre Dilatation der intrahepatischen Gallenwege: das sog. Caroli-Syndrom. Fortschr. Röntgenstr. 119 (1973) 457

Lajos, St.: Durch Biligrafin eröffnete Wege für die Röntgenuntersuchung des Gallensystems. Fortschr. Röntgenstr. 83 (1955) 776

Landing, B. H.: Considerations of the pathogenesis of neonatal hepatitis, biliary atresia and choledochal cyst – the concept of infantile obstructive cholangiopathy. Progr. pediat. Surg. 6 (1974) 113

Lang, E. K.: Percutaneous transhepatic cholangiography. Radiology 112 (1974) 283

Lange, L.: Simultane Cholecysto-Cholangiographie. Fortschr. Röntgenstr. 81 (1954) 399

Langecker, H., A. Harwart, K. Junkmann: 2, 4, 6 Trijod-3-acetaminobenzoesäure Abkömmlinge als Kontrastmittel. Naunyn-Schmiedeberg's Arch. exp. Path. Pharmak. 220 (1953) 195

Leger, L.: Exploration radio-chirurgicale du pancréas. In: Actualités hépato-gastro-entérologiques del'Hôtel Dieu. Masson, Paris 1957

Leger, L., M. A. Zara: Cholangiographie et drainage biliaire par ponction transhépatique. Presse méd. 60 (1952) 936

Leupold, F., F. Heuck: Untersuchungen über die Anwendung der neuen Kontrastmittel bei Gesunden und Leberkranken. Fortschr. Röntgenstr. 83 (1955) 464

Levitt, R. G., S. S. Sagel, R. J. Stanley, R. G. Jost: Accuracy of computed tomography of the liver and biliary tract. Radiology 124 (1977) 123

Lilly, J. R.: The surgery of biliary hypoplasia. J. pediat. Surg. 11 (1976) 815

Lilly, J. R., R. P. Altman: The biliary tree. In: Pediatric Surgery, 3rd ed., vol. II. Year Book Medical Publishers, Chicago 1979

Lojodice, G., A. Pelizza: Prime ricerche nel lattante con un nuovo preparato per colecistografia per via orale. Minerva pediat. 13 (1961) 221

Longo, M. F., H. R. Hodgson, D. O. Ferris: Size of the common bile duct following cholecystectomy. Ann. Surg. 165 (1967) 250

Loose, K. E.: Die intra- und postoperative Cholangiographie unter Anwendung von Röntgenaufnahmen. Fortschr. Röntgenstr. 78 (1953) 437

Lorenzo, G. A., R. W. Seed, J. M. Beal: Congenital choledochal cyst (Cystic dilatation of the common bile duct). Progr. pediat. Surg. 6 (1971) 63

Love, L., P. Kucharski, J. Pickleman: Radiology of cholecystectomy complications. Gastrointest. Radiol. 4 (1979) 33

Lucaya, J., J. L. Gomez, C. Molino, J. Gonzales-Atienza: Congenital dilatation of the intrahepatic bile ducts. Radiology 127 (1978) 748

Lüders, D.: Die Bedeutung des ^{125}J-Bengalrot-Tests für die Differentialdiagnose des Ikterus mit Verschlußsymptomatik im jungen Säuglingsalter. Z. Kinderchir. 7 (1971) 276

Ludin, H., U. Feine: Ausscheidungs-Cholangiographie mit Kompression. Fortschr. Röntgenstr. 81 (1954) 314

Luska, G., H. Huchzermeyer, E. Seifert, H. St. Stender: Röntgenologische Kriterien nicht steinbedingter Gallengangsobstruktionen. Fortschr. Röntgenstr. 126 (1977) 117

Lütkens, U.: Aufbau und Funktion der extrahepatischen Gallenwege. Vogel, Leipzig 1926

Lutz, H., R. Seidl, R. Petzoldt, H. F. Fuchs: Gallensteindiagnostik mit Ultraschall. Dtsch. med. Wschr. 100 (1975) 1375

McCume, S. W., E. P. Moscovitz: Endoscopic cannulation of the ampulla of Vater. Ann. Surg. 167 (1968) 752

McKay, A. J., J. G. Duncan, P. Lam, D. R. Hunt, L. H. Blumgart: The role of grey scale ultrasonography in the investigation of jaundice. Brit. J. Surg. 66 (1979) 162

Mallet-Guy, M. P., A. Ricard: La signification pathologique de la présence d'amylase dans les voies biliaires. Arch. Mal. Appar. dig. 42 (1953) 158

Manegold, B. C., E. Böttger, M. Renner: Maligne Tumoren an den Gallenwegen, ihre Darstellung im endoskopischen retrograden Cholangiogramm. Fortschr. Röntgenstr. 121 (1974) 767

Marchal, G., G. Wilms, A. Baert, E. Ponette: Applications of specific vascular opacification in CT of the upper abdomen. Fortschr. Röntgenstr. 132 (1980) 45

Marks, Ch., J. Espinosa, L. J. Hyman: Acute acalculous cholecystitis in childhood. J. pediat. Surg. 3 (1968) 608

Marsault, C., M. Levesque: Le foie, les voies biliaires et le pancréas. In Buffard, P., Cl. Faure, M. Bochu: Radiologie clinique. Flammarion, Paris 1975

Miller, G., W. A. Fuchs, R. Preisig: Die Infusionscholangiographie in physiologischer Sicht. Schweiz. med. Wschr. 99 (1969) 577

Minning, W., H. Vogel: Wurmkrankheiten. In Schwiegk, H.: Handbuch der Inneren Medizin, Bd. I. Springer, Berlin 1952

Mirizzi, P. L.: Operative Cholangiographie und Diagnose des Gallensteins der Papilla Vateri. Surg. Gynec. Obstet. 65 (1937) 702

Mirizzi, P. L.: La contraction du canal hépathique. Mém. Acad. Chir. 77 (1951) 732

Mirizzi, P. L.: La colangiografia durante las operationes de las vias biliares. Bol. Soc. Cirurg. B. Aires 16 (1965) 1133

Miyano, T., et al.: Abnormal choledocho-pancreatico ductal junction related to the etiology on infantile obstructive jaundice diseases. J. pediat. Surg. 14 (1979) 16

Molnar, W., A. Stockum: Relief of obstructive jaundice through percutaneous transhepatic catheter – A new therapeutic method. Amer. J. Roentgenol. 122 (1974) 356

Monti, C., G. P. Baraldi, C. Malagola, G. Ermini, M. Mattei: The role of cerulein in the differential diagnosis of common-bile-duct stenosis. Radiology 129 (1978) 611

Morales, L., E. Taboada, L. Toledo, W. Radrigan: Cholecystitis and cholelithiasis in children. J. pediat. Surg. 2 (1967) 565

Morello, D. C., B. Blumenthal, J. A. Kirkpatrick: Choledochal cyst: Diagnosis by oral cholecystography. J. pediat. Surg. 8 (1973) 69

Muggiasca, F.: Über 36 Fälle von Gallengangsatresie aus den Jahren 1944–1964. Z. Kinderchir. 3 (1966) 53

Mujahed, Z.: Nonopacification of the gallbladder and bile ducts. Radiology 112 (1974) 297

Mujahed, Z., J. A. Evans, J. P. Whalen: The nonopacified gallbladder on oral cholezystography. Radiology 112 (1974) 1

Nadel, R., L. Jourde: Cholangiographie par voie veineuse et Morphine. J. Radiol. Électrol. 35 (1954) 776

Nahum, H., C. Poree, J. Sauvegrain: The study of the gallbladder and biliary ducts. Progr. pediat. Radiol. 2 (1969) 65

Nakayama, T., A. Ikeda, K. Okuda: Percutaneous transhepatic drainage of the biliary tract. Technique and results in 104 cases. Gastroenterology 74 (1978) 554

Neuhauser, E. B. D., M. Elkin, B. Landing: Congenital direct communication between biliary system and respiratory tract. Amer. J. Dis. Child. 83 (1952) 654

Newman, D. E.: Gallstones in children. Pediat. Radiol. 1 (1973) 100

Norman, J., G. A. Babenco: Localized deformity of the gallbladder secondary to hepatic mass lesions. Amer. J. Roentgenol. 121 (1974) 412

Okuda, K., K. Tanikawa, T. Emura, S. Kuratomi et al.: Nonsurgical percutaneous transhepatic cholangiography – diagnostic significance in medical problems of the liver. Dig. Dis. 19 (1974) 21

Oliphant, M., J. P. Whalen, J. A. Evans: Time of optimal gallbladder opacification with Bilopaque. Radiology 112 (1974) 531

O'Meara, A.: Rhabdomyosarcoma of the bile ducts. Z. Kinderchir. 33 (1981) 366

Oppermann, H. C., K. Fahr, D. Feist: Segmentale intra- und extrahepatische Gallenwegsdilatationen. Z. Kinderchir. 19 (1976) 171

Orloff, Th. L.: Intravenous choledocholaminography. Amer. J. Roentgenol. 72 (1954) 804

Oshiumi, Y., et al.: Serial scintigraphy of choledochal cysts using 131 l-rose bengal and 131 l-bromsulfthalein. Amer. J. Roentgenol. 128 (1977) 769

Osswald, P., H. A. Gathmann, G. Müller: Langzeitprognose bei intrahepatischen Gallengangsfehlbildungen und bei sog. Neugeborenenhepatitis. Mschr. Kinderheilk. 123 (1975) 445

Owman, T., W. Reichardt: Perkutane transhepatische Diagnostik und Therapie beim Stauungsikterus. Radiologe 19 (1979) 376

Palmer Gold, R., W. J. Casarella, G. Stern, W. B. Seaman: Transhepatic cholangiography: the radiological method of choice in suspected obstructive jaundice. Radiology 133 (1979) 39

Pannhorst, R., K. Hajowsky: Verwendung der renalen Biligrafinausscheidung in der klinischen Diagnostik. Ärztl. Wschr. 10 (1955) 845

Pegan, V., M. Kovic, S. Repse: Choledochus-Anomalien beim Kinde. Z. Kinderchir. 16 (1975) 406

Pellerin, D., P. Bertin, C. L. Nihoul-Fekete, C. L. Ricour: Cholelithiasis and ileal pathology in childhood. J. pediat. Surg. 10 (1975) 35

Petrén, G.: Noch ein Fall eines durch röntgenologischen Nachweis von Luft in den Gallenwegen diagnostizierten Gallensteinileus. Chirurg 11 (1939) 241

Piedad, O. H., P. B. Wels: Spontaneous internal biliary fistula, obstructive and nonobstructive types. Ann. Surg. 175 (1972) 75

Poley, J. R.: Differentialdiagnose zwischen Gallengangsatresie und idiopathischer neonataler Hepatitis. Mschr. Kinderheilk. 127 (1979) 604

Poley, J. R., M. Burdelski: Möglichkeiten der klinisch-chemischen und nuklearmedizinischen Diagnostik des Cholestase-Syndroms beim jungen Säugling. Leber–Magen–Darm 9 (1979) 55

Ponhold, W., H. Czembirek: Sonographische Gallenblasendiagnostik. Fortschr. Röntgenstr. 129 (1978) 303

Prévôt, R.: Die Cholangiographie mit Biligrafin. In: Röntgendiagnostik, hrsg. von H. R. Schinz u. a., Thieme, Stuttgart 1957

Prévôt, R.: Das Postcholezystektomiesyndrom. Gastroenterologia 107 (1967) 82

Prloff, Th. L.: Intravenous choledocholaminography. Amer. J. Roentgenol. 72 (1954) 804

Rabinov, K. R., M. Simon: Peroral cannulation of ampulla of Vater for direct cholangiography and pancreatography. Preliminary report. Radiology 101 (1965) 693

Raffensberger, J. G., G. Z. Given, R. A. Warrner: Fusiform dilatation of the common bile duct with pancreatitis. J. pediat. Surg. 8 (1973) 907

Ralls, P. W., J. Halls, J. Renner, H. Juttner: Endoscopic retrograde cholangiopancreaticography (ERCP) in pancreatic disease: a reassessment of the specificity of ductal abnormalities in differentiating benign from malignant disease. Radiology 134 (1980) 347

Rasenack, U., W. Caspary: Die primär sklerosierende Cholangitis. Dtsch. med. Wschr. 106 (1981) 1351

Rathcke, L.: Steinrezidiv und Gallenwegsanastomosen. Enke, Stuttgart 1956

Rausch, W.: Zur Selbstzertrümmerung von Gallensteinen. Fortschr. Röntgenstr. 78 (1953) 89

Rees, B. I., B. W. Lawrie: Nonoperative removal of retained stones in the common bile duct. Brit. J. Surg. 65 (1978) 334

Reifferscheid, M.: Das Karzinom der extrahepatischen Gallenwege. Münch. med. Wschr. 101 (1959) 272

Rentsch, J., U. Gärtner, P. Müller, L. Kerk, E. Klatte, G. Lange, F. Pintarelli: Endoskopisch-radiologische Cholangio-Pankreatikographie. Med. Klin. 71 (1976) 1842

Rickham, P. P., J. Hirsig: Biliary atresia: recent advances in aetiology, diagnosis and treatment. Z. Kinderchir. 26 (1979) 114

Robinson, A. E., J. H. Erwin, H. J. Wiseman, M. B. Kodroff: Cholecystitis and hydrops of the gallbladder in the newborn. Radiology 122 (1977) 749

Rösch, J., J. H. Grollmann, C. J. Steckel: Arteriography in the diagnosis of gallbladder disease. Radiology 92 (1969a) 1485

Rösch, J., W. N. Hanaffee, H. Snow: Transjugular portal venography and radiologic portocaval shunt, an experimental study. Radiology 92 (1969b) 1112

Rösch, J., P. Kalin, R. Antonovic, T. Dotter: Transjugular liver biopsy and cholangiography. In Anacker, H.: Efficiency and Limits of Radiologic Examination of the Pancreas. Thieme, Stuttgart 1975

Rösch, J., P. C. Lakin, R. Antonovic, C. T. Dotter: Transjugular approach to liver biopsy and transhepatic cholangiography. New Engl. J. Med. 289 (1973) 227

Rosenfield, N., N. Th. Griscom: Choledochal cysts: roentgenographic techniques. Radiology 114 (1975) 113

Ross, A. P., J. W. Braasch, K. W. Warren: Carcinoma of the proximal bile ducts surgery. Surgery 136 (1973) 923

Rotthauwe, H. W.: Cholestase im Kindesalter aus pädiatrischer Sicht. Mschr. Kinderheilk. 128 (1980) 284

Royer, M.: Die laparoskopische Cholangiographie. Fortschr. Röntgenstr. 77 (1952) 690

Royer, M., A. V. Solari, R. Lottery-Canari: La cholangiographia noquirurgica. Nuova metoda exploracion de las vias biliares. Arch. argent. Dig. Nutr. 17 (1942) 368

Rundström, P.: Cholangiographie während der Operation. Acta chir. scand. 21, Suppl. 97 (1944)

Rupp, N., H. D. Weiss, G. Vogel, Th. Gain, A. Erdt, H. Füessel: Die perkutane transhepatische Gallengangsdrainage bei Stauungsikterus. Fortschr. Röntgenstr. 130 (1979) 306

Saito, S., M. Ishida: Congenital choledochal cyst. Progr. pediat. Surg. 6 (1974) 63

Salik, J. O., Ch. I. Siegel, A. I. Mendeloff: Biliary-duodenal dynamics in man. Radiology 106 (1973) 1

Sandström, C.: Fraktionierte perorale Cholecystographie. Acta radiol. (Stockh.) 12 (1931) 8

Sarles, H., M. Mercadier: Les pancréatites chroniques de l'adulte. Expansion, Scientifique Française, Paris 1960

Sauvegrain, J., J. Feigelson: La cholécystographie dans la mucoviscidose. Ann. Radiol. 13 (1970) 311

Schierholt, K. D.: Über die Kalkmilchgalle. Fortschr. Röntgenstr. 127 (1977) 26

Schindler, G., J. Pirschel, S. Grehm: Optimierung der peroralen Cholezysto-Cholangiographie mit Ceruletid. Fortschr. Röntgenstr. 130 (1979) 423

Schlungbaum, W.: Röntgendiagnostik bei Erkrankungen der Gallenblase. In Meyer-Burg, J., R. Häring, H. Henning, F. Lindlar,

G. Palme, W. Schlungbaum, U. Ziegler: Die kranke Gallenblase. Urban & Schwarzenberg, München 1974

Schmidt, H.: Zur Schichtuntersuchung der Gallengänge. Fortschr. Röntgenstr. 81 (1954) 155

Schubert, O.: Suprahepatische Gallenblase mit einem Chilaiditisyndrom. Fortschr. Röntgenstr. 132 (1980) 591

Schulenburg, C. A. R.: Operative Cholangiography: 1000 cases. Surgery 65 (1969) 723

Schütt, H., R. Köster: Technik und diagnostische Wertigkeit der perkutanen transhepatischen Cholangiographie. Röntgen-Bl. 32 (1979) 491

Schwegler, N.: Choledochusdivertikel. Fortschr. Röntgenstr. 128 (1978) 235

Schweizer, P.: Riesenzellhepatitis und Gallengangsverschluß des Neugeborenen. Zwei verschiedene Krankheitsbilder oder eine pathogenetische Einheit? Münch. med. Wschr. 117 (1975) 1813

Scobie, W. G., J. F. R. Bentley: Hydrops of the gallbladder in a newborn infant. J. pediat. Surg. 4 (1969) 457

Seifert, E., L. Safrany, H. St. Stender, G. Luska, F. Misaki: Identification of bile duct tumors by means of endoscopic retrograde pancreatocholangiography (ERCP). Endoscopy 6 (1974) 156

Shamiyeh, F.: Das primäre Gallenblasenkarzinom. Dtsch. med. Wschr. 99 (1974) 1583

Shanser, J. D., M. Korobkin, H. I. Goldberg, B. M. Rohlfing: Computed tomographic diagnosis of obstructive jaundice in the absence of intrahepatic ductal dilatation. Amer. J. Roentgenol. 131 (1978) 389

Shepard, V. D., W. Walters, M. B. Dockerty: Benign neoplasma of gallbladder. Arch. Surg. 45 (1942) 1

Siegel, J. H.: ERCP update: Diagnostic and therapeutic applications. Gastrointest. Radiol. 3 (1978) 311

Silvis, S. E., C. A. Rohrmann, J. A. Vennes: Diagnostic accuracy of endoscopic retrograde cholangiopancreaticography in hepatic, biliar and pancreatic malignancy. Ann. intern. Med. 84 (1976) 438

Smeets, R., J. Odo op den Orth: Gallbladder: Common cause of antral pad sign. Amer. J. Roentgenol. 132 (1979) 571

Smith, H. P., W. S. Blakemore: Benign polyp of the ampulla of Vater. Radiology 56 (1951) 571

von Sonnenberg, E., J. T. Ferrucci jr.: Bile duct obstruction in hepatocellular carcinoma. Radiology 130 (1979) 7

Spitz, L.: Experimental production of cystic dilatation of the common bile duct in neonatal lambs. J. pediat. Surg. 12 (1977) 39

Spitzenberger, O.: Zur Röntgendiagnose des Gallensteinileus. Röntgenpraxis 10 (1938) 526

Spohn, K., G. Popp: Das Karzinom der Gallenblase und der extrahepatischen Gallenwege. Langenbecks Arch. klin. Chir. 311 (1965) 431

Stechele, U., I. Greinacher: Die intravenöse Cholezystographie bei Oberbauchtumoren im Kindesalter. Z. Kinderchir. 14 (1974) 45

Stecher, W.: Über Schichtungen und Resorptionsvorgänge in der Gallenblase nach Biligrafinanwendung. Fortschr. Röntgenstr. 83 (1955) 9

Stiehl, A.: Bildung und Auflösung von Gallensteinen. In Boecker, W.: Gallenblase – Pankreas. 8. Bad Mergentheimer Stoffwechseltagung. Thieme, Stuttgart 1975

Stieve, F. E.: Beobachtungen bei Cholecystographien mit Biligrafin und die sich daraus ergebenden diagnostischen Folgerungen. Fortschr. Röntgenstr. 81 (1954) 735

Suruga, K., K. Nagashima, S. Kohno, T. Miyano, T. Kitahara, M. Inui: A clinical and pathological study of congenital biliary atresia. J. pediat. Surg. 7 (1972) 655

Swart, B.: Leerbauchdiagnostik des rechten Oberbauches. In Frommhold, W., P. Gerhardt: Klinisch-radiologisches Seminar, Bd. VII. Erkrankungen der Organe des rechten Oberbauches. Thieme, Stuttgart 1977

Swart, B., R. Köster: Technik der perkutanen transhepatischen Gallenwegsdrainage und ihre Anwendungsbreite. Röntgen-Bl. 32 (1979) 497

Swart, B., G. Meyer, F. J. Herrmann, P. Blaszkiewicz: Die Röntgendiagnostik der Gallenblase und der Gallenwege. In Diethelm, L., F. Heuck, et al.: Handbuch der medizinischen Radiologie, Bd. XII/1. Springer Berlin, 1976

Szego, P. L., L. A. Stein: Endoscopic retrograde cholangiopancreatography: A review of the rewards and indications. Gastrointest. Radiol. 3 (1978) 319

Tada, Sh., H. Yasukochi, H. Shida, F. Motegi, A. Fukuda: Choledochal cyst demonstrated by J^{131} rose bengal scanning. Amer. J. Roentgenol. 116 (1972) 587

Taenzer, V.: Rationelle Gallenwegsdiagnostik. Röntgen-Bl. 5 (1974) 213

Taenzer, V., V. Voölhardt: Double blind comparison of meglumine iotroxate meglumine iodoxamate (Endobil) and meglumine logly. Amer. J. Roentgenol. 132 (1979) 55

Takogi, K., et al.: Retrograde pancreatography and cholangiography by fiberduodenoscopy. Gastroenterology 59 (1970) 445

Takuji, T., et al.: Perforated choledochal cyst in children. Z. Kinderchir. 23 (1978) 280

Teschendorf, W.: Der gegenwärtige Stand der röntgenologischen Untersuchung der Gallenwege. Münch. med. Wschr. 97 (1955) 1341

Thistle, J. L., A. F. Hofmann: Efficacy and specificity of chenodeoxycholic acid therapy for dissolving gallstones. New Engl. J. Med. 289 (1973) 655

Thomas, P. S., J. F. T. Glasgow: Bone disease in infants with prolonged obstructive jaundice. Pediat. Radiol. 2 (1974) 125

Thompson, H. C., S. Weens: Diagnostic value of intravenous cholangiography during acute cholecystitis and acute pancreatitis. New Engl. J. Med. 260 (1959) 158

Töndury, G.: Angewandte und topographische Anatomie. Thieme, Stuttgart 1965; 4. Aufl. 1970

Torsoli, A., M. L. Ramorino, A. Alessandrini: Motility of the biliary tract. R. C. Gastroent. 2 (1970) 67

Ulreich, S., J. Massi: Recurrent gallstone ileus. Amer. J. Roentgenol. 133 (1979) 921

Vaittinen, E.: Carcinoma of the gallbladder – a study of 390 cases diagnosed in Finnland. Ann. Chir. Gynaec. Fenn. 59, Suppl. 168 (1970)

Valberg, L. S., et al.: Biliary pain in young women in the absence of gallstones. Gastroenterology 60 (1971) 1020

Varela, B., J. Polero, M. P. Rubino: Angiocholécystographie endoveineuse. Intensification des images radiologiques par injection préalable de glucose. Arch. Mal. Appar. dig. 45 (1957) 801

Vogel, H.: Röntgendiagnostik des operierten Gallenwegssystems. Röntgen-Bl. 33 (1980) 348

Vogel, H., P. Segebrecht, H. W. Schreiber: Postoperative Retonisierung dilatierter Gallenwege. Fortschr. Röntgenstr. 132 (1980) 522

Waag, K.-L., I. Joppich, W. Brands, B. C. Manegold: Kongenitale Dilatationen und Stenosen der Gallengänge im Kindesalter. Klin. Pädiat. 191 (1979) 78

Wakefield, E. G., P. M. Vicker, W. Walters: Cholecystoenteric fistulas. Surgery 5 (1939) 674

Wanke, M.: Verschlußikterus: Pathologische Anatomie. Radiologe 13 (1973) 2

Wannegat, L.: Laparoskopische Cholangiographie. Radiologe 13 (1973) 26

Weens, S.: Intravenous cholangiography in acute cholecystitis. Radiology 74 (1960) 790

Wei-Jao Chen, Chau-Hsiung Chang, Wen-Tsung Hung: Congenital choledochal cyst: With observations on rupture of the cyst and intrahepatic ductal dilatation. J. pediat. Surg. 8 (1973) 529

Weizel, A.: Physiologie und Pathologie der Gallensekretion. In Frommhold, W., P. Gerhardt: Klinisch-radiologisches Seminar, Bd. VII. Erkrankungen der Organe des rechten Oberbauches. Thieme, Stuttgart 1977

Wenz, W.: Perkutane transhepatische Cholangiographie. Radiologe 13 (1973) 41

Wenz, W., J. Fröhlich, D. Waldmann, M. Matthews: Direkte Cholangiographie: Endoskopisch-retrograd oder perkutan-transhepatisch? Radiologe 19 (1979) 388

Wepler, W.: Zur Pathologischen Anatomie der Gallenblase. In Boecker, W.: Gallenblase–Pankreas. 8. Bad Mergentheimer Stoffwechseltagung. Thieme, Stuttgart 1975

Wetzel, G.: Verdauungsapparat. In Peter, K., G. Wetzel, F. Heidenreich: Handbuch der Anatomie des Kindes, Bd. I. Bergmann, München 1936

Wetzner, S. M., M. E. Vincent, A. H. Robbins: Ceruletide-assisted cholecystography: a clinical assessment. Radiology 131 (1979) 23

Whelan, J. G., J. P. Moss: Biliary tract exploration via T-tube tract: improved technique. Amer. J. Roentgenol. 133 (1979) 837

White, Th. T., H. Sarles, J. P. Benhamou: Liver, Bile Ducts and Pancreas. Grune & Stratton, New York 1977

Wiechel, K. L.: Technique and application of the percutaneous transhepatic cholangiography. Acta chir. scand., Suppl. 309 (1963)

Wiechel, K. L.: Percutaneous transhepatic cholangiography. Acta chir. scand., Suppl. 330 (1964) 1

Winckler, K.: Lebernekrosen nach Infusions-Cholangiographie. Dtsch. med. Wschr. 103 (1978) 420

Witcombe, J. B.: Ascaris perforation of the common bile duct demonstrated by intravenous cholangiography. Pediat. Radiol. 7 (1978) 124

Witzgall, H., U. Trebbin: Biligrafinausscheidung im Harn als Chromodiagnosticum für die Leberfunktion. Ärztl. Wschr. 10 (1955) 178

Witzleben, C.: Gallbladder and bile duct. In Kissane, J. M.: Pathology in Infancy and Childhood. Mosby, St. Louis 1975

Wolpers, C.: Spontanauflösung von Gallenblasensteinen. Dtsch. med. Wschr. 93 (1968) 2525

Wolpers, C.: Morphologie der Gallensteine. Leber–Magen–Darm 4 (1974) 43

Wolpers, C.: Die Gallensteine (Arten, Bildung, Spontanauflösung. In Boecker, W.: Gallenblase–Pankreas. 8. Bad Mergentheimer Stoffwechseltagung. Thieme, Stuttgart 1975

Yousefzadeh, D. K., R. T. Soper, J. H. Jackson: Obstructive jaundice due to congenital stenosis of the ampulla of Vater. Gastrointest. Radiol. 4 (1979a) 379

Yousefzadeh, D. K., J. J. Vanhoutte, J. H. Jackson jr.: A potential pitfall of operative cholangiography in infants. Pediat. Radiol. 8 (1979b) 151

Zaunbauer, W., J. Triller, M. Haertel: Zur Röntgendiagnostik der Choledochuszyste. Fortschr. Röntgenstr. 128 (1978) 138

Zbinden, G.: Gutartiger Riesentumor des Abdomens bei einem anderthalb Jahre alten Kind. Ann. paediat. (Basel) 183 (1954) 240

Zimmon, D. S., T. P. Ferrera, A. R. Clemett: Radiology of papilla of Vater stenosis. Gastrointest. Radiol. 3 (1978a) 343

Zimmon, D. S., D. B. Falkenstein, B. V. Manno, A. R. Clemett: Choledochocele: Radiologic diagnosis and endoscopic management. Gastrointest. Radiol. 3 (1978b) 349

Kapitel 12 Leber

Ablow, R. C., E. L. Effman: Hepatic calcifications associated with umbilical vein catheterization in the newborn infant. Amer. J. Roentgenol. 114 (1972) 380

Ackermann: Die Histiogenese und Histologie der Lebercirrhose. Ein Beitrag zur Lehre von der pathologischen Anpassung. Virchows Arch. path. Anat. 115 (1889) 216

Alfidi, R. J., J. R. Haaga, T. R. Havrilla u. Mitarb.: Computed tomography of the liver. Amer. J. Roentgenol. 127 (1976) 69

Alfidi, R. J., J. Haaga, T. F. Meaney u. Mitarb.: Computed tomography of the thorax and the abdomen. Radiology 117 (1975) 257

McAlister, W. H., J. P. Keating, M. J. Siegel, G. D. Shackelford: The small liver: a radiographic feature of fatal neonatal cirrhosis. Gastrointest. Radiol. 4 (1979) 383

Altmann, H. W.: Pathology of human liver tumors. In: Primary Liver Tumors, hrsg. von H. Renner, H. M. Bolt, P. Bannasch, H. Popper. MTP Press, Lancaster 1978

Altmann, H. W., O. Klinge: Leber. In: Spezielle Pathologie, hrsg. von F. Büchner, E. Grundmann. Urban & Schwarzenberg, München 1974

Ammann, R., A. Akovibianzt, J. Eckert, F. Largiadèr, S. Geroulanos, G. P. Pouliadis: Diagnose der Echinokokkose. Dtsch. med. Wschr. 104 (1979) 1466

Anand, S. K., J. C. Chan, E. Lieberman: Polycystic disease and hepatic fibrosis in children. Amer. J. Dis. Child. 129 (1975) 810

Ariyama, J.: Radiology in Disorders of the Liver, Biliary Tract and Pancreas. Igaku-Shon, Tokyo 1981

Atkinson, G. O., M. Kodroff, P. J. Sones, B. B. Gay: Focal nodular hyperplasia of the liver in children: a report of three new cases. Radiology 137 (1980) 171

Ayoola, E. A., J. A. Vennes, J. E. Silvis, C. A. Rohrmann, M. J. Ansel: Endoscopic retrograde intrahepatic cholangiography in liver diseases. Gastrointest. Endoscopy 22 (1976) 156

Baert, A. L., G. Wilms, G. Marchal, F. de Somer, P. de Maeyer, E. Ponette: Die Aussage der Computer-Tomographie bei der Leberzirrhose. Radiologe 20 (1980) 343

De Bakey, M. E., A. Ochsner: Hepatic amoebiasis. Int. Abstr. Surg. 92 (1951) 209

Bannasch, P.: Die Cytologie der Hepatocarcinogenese. In: Handbuch der Allgemeinen Pathologie, Bd. VI/7. Springer, Berlin 1975

Bannasch, P.: Morphologie und Pathogenese der Lebertumoren. In: Klinische Hepatologie, hrsg. von H. A. Kühn, H. Wernze. Thieme, Stuttgart 1979

Barnett, P. H., E. A. Zerhouni, R. I. White jr, St. S. Siegelman: Computed tomography in the diagnosis of cavernous hemangioma of the liver. Amer. J. Roentgenol. 134 (1980) 439

Baum, J. K., F. Holtz, J. Bookstein: Possible association between benign hepatomas and oral contraceptives. Lancet/II (1973) 926

Bayindir, S., H. Liehr: Zöliakographie, perkutane und endoskopisch retrograde Cholangiographie. In: Klinische Hepatologie, hrsg. von H. A. Kühn, H. Wernze. Thieme, Stuttgart 1979

Bayly, J. H., O. Gonzales Carbalhaes: The umbilical vein in the adult: Diagnosis treatment and research. Amer. Surg. 30 (1964) 56

Becker, V.: Formänderungen der Leber. In: Klinische Hepatologie, hrsg. von H. A. Kühn, H. Wernze. Thieme, Stuttgart 1979

Beckermann, F.: Hepatolienographie mit Jodsol. Thieme, Leipzig 1940

Bell, E., H.-J. Biersack, H. Altland, M. Albrecht, C. Winkler: Das kameraszintigraphische Bild der Leberzirrhose. Fortschr. Röntgenstr. 133 (1980) 292

Berdon, W. E.: Liver disease in children. Sem. Roentgenol. 10 (1975) 207

Berdon, W. E., D. H. Baker: Giant hepatic hemangioma with cardiac failure in the newborn infant. Radiology 92 (1969) 1523

Berdon, W. E., D. H. Baker, W. Casarella: Liver disease in children: portal hypertension, hepatic masses. Sem. Roentgenol. 10 (1975) 207

Berk, J. E., M. Cohen: Granulomas of the liver. In: Gastroenterology, hrsg. von H. L. Bockus. Saunders, Philadelphia 1976

Biersack, H. J.: Szintigraphie und Funktionsszintigraphie der Leber im Kindesalter. Nuklearmediziner 2 (1978) 117

Biersack, H. J., M. Thelen, R. Knopp, H. P. Breuel, C. Winkler: Funktionsszintigraphie von Leber und Gallenwegen mit 99m Tc-Diaethyl-IDA. Fortschr. Röntgenstr. 127 (1977) 422

Blyth, H., B. G. Ockenden: Polycystic disease in the kidneys and liver presenting in childhood. J. med. Genet. 8 (1971) 257

Bove, K. E., A. J. McAdams, J. C. Partin, J. S. Partin, G. Hug, W. K. Schubert: The hepatic lesion in Reye's syndome. Gastroenterology 69 (1975) 685

Brasch, R. C., I. B. Abols, C. A. Gooding, R. A. Filly: Abdominal disease in children: a comparison of computed tomography and ultrasound. Amer. J. Roentgenol. 134 (1980) 153

Brecht, G., B. Helpap, K. Lackner: Die Thorotrastose: Überblick und computertomographisches Bild. Röntgen-Bl. 33 (1980) 232

Brecht, G., K. Lackner, R. Janson, P. Thurn: Die Computertomographie in der Notfalldiagnostik. Fortschr. Röntgenstr. 132 (1980) 272

Bristowe, F.: Cystic disease of the liver associated with similar disease of the kidneys. Trans. pathol. Soc. Lond. 7 (1856) 229

Brombart, M. M.: Gastrointestinal Radiology. Thieme, Stuttgart 1980

Bücheler, E.: Angiographische Differentialdiagnose rechtsseitiger transdiaphragmaler Zwerchfellbrüche mit Leberprolaps. Fortschr. Röntgenstr. 121 (1974) 296

Bücheler, E., I. Boldt, H. Frommhold: Leistungsfähigkeit und Grenzen der Leberarteriographie. Fortschr. Röntgenstr. 119 (1973) 530

Bücheler, E., M. Grenzmann, P. Thurn, K. J. Paquet: Die vasographische Diagnose des Leberechinokokkus. Fortschr. Röntgenstr. 114 (1971) 666

Bücheler, E., J. Hagemann, J. Remmecke: Postpartaler akuter Leberarterienverschluß. Fortschr. Röntgenstr. 133 (1980) 285

Bücheler, E., E. Raschke, L. Beltz, P. Thurn: Die arteriographische Diagnostik der primären Lebermalignome. Fortschr. Röntgenstr. 115 (1971) 163

Buck, J., S. Bosnjakovic, F. Heuck, R. Schulze: Ein Beitrag der Röntgen-Ganzkörper-Computer-Tomographie zur Diagnose und Differentialdiagnose des Ikterus. Radiologe 19 (1979) 353

Buurman, R., E. Bücheler, I. Boldt: Das Leberhämangiom im Angiogramm. Fortschr. Röntgenstr. 123 (1975) 393

Byrd, R. B., T. Cooper: Hereditary iron-loading anemia with secundary hemochromatosis. Ann. intern. Med. 55 (1961) 103

Cain, H., B. Kraus: Entwicklungsstörungen der Leber und Leberkarzinom im Säuglings- und Kindesalter. Dtsch. med. Wschr. 14 (1977) 505

Campana, H. A., Y. S. Park, G. D. Gourgoutis: Congenital hepatic fibrosis. Dig. Dis. 19 (1974) 325

Caroli, J., A. Fourès: La laparophotographie. Semaine Hôp. Paris 33 (1957) 2389

Carter, R., L. A. Brewer: Subphrenic abscess: A thoracoabdominal clinical complex. Amer. J. Surg. 108 (1964) 165

Carter, B. L., J. Morehead, S. M. Wolpert u. Mitarb.: Cross sectional anatomy, computed tomography and ultrasound correlation. Appleton-Century-Crofts, New York 1977

Castañeda, W. R., K. Amplatz: Angiography of the liver in lymphoma. Radiology 122 (1977) 679

Cawley, E. P., Y. T. Hsu, B. T. Wood: Hemochromatosis and the skin. Arch. Derm. 100 (1969) 1

Charif, P.: Subcapsular hemorrhage of the liver in the newborn. Clin. Pediat. (Philad.) 3 (1964) 428

Chiandussi, L.: Umbilico-portal catheterization. In: Diagnosis of Liver Disease, Bd. III. Grune & Stratton, New York 1970

Chuang, V. P., S. Wallace: Hepatic arterial redistribution for intraarterial infusion of hepatic neoplasms. Radiology 135 (1980) 295

Chuang, V. P., R. L. Bree, J. J. Bockstein: Angiographic features of focal lymphoma of the liver. Radiology 111 (1974) 53

Chudáček, Z.: Zum angiographischen Bild des traumatischen Leberprolapses in die Brusthöhle. Fortschr. Röntgenstr. 115 (1971) 544

Connell, Th. R., D. H. Stephens, H. Carlson, M. L. H. Brown: Upper abdominal abscess: A continuing and deadly problem. Amer. J. Roentgenol. 134 (1980) 759

Corning, H. C.: Lehrbuch der topographischen Anatomie. Springer, Berlin 1949

Couinaud, C.: Le foie. Masson, Paris 1957

Cremin, B. J., D. Nuss: Calcified hepatoblastoma in a newborn. J. pediat. Surg. 9 (1974) 913

Czembirek, H., H. Pokieser, H. Umek: Extrahepatisch entwickeltes Leberhämangiom. Fortschr. Röntgenstr. 116 (1972) 429

David, D.: Über röntgenologisch faßbare connatale Verkalkungen und Knochenmetaplasie in der Leber. Arch. Kinderheilk. 180 (1970) 190

Dehner, L. P., J. M. Kissane: Pyogenic hepatic abscesses in infancy and childhood. J. Pediat. 74 (1969) 763

Dehner, L. P., M. E. Parker, R. A. Franciosi, R. M. Drake: Focal nodular hyperplasia and adenoma of the liver: A pediatric experience. Amer. J. Pediat. Hematol. Oncol. 1 (1979) 85

Deimer, E., M. Wenzl: Zur röntgenologischen Analyse des Budd-Chiari-Syndroms. Fortschr. Röntgenstr. 117 (1972) 241

Detsch, V., Th. Rosenthal, R. Adar, M. Mozes: Budd-Chiari-Syndrome: study of angiographic findings and remarks on etiology. Amer. J. Roentgenol. 116 (1972) 430

Doehner, G. A., F. F. Ruzicka, G. Hoffmann, L. M. Rousselot: The portal venous system. Radiology 64 (1955) 675

Doerr, W.: Leber, Gallenblase und Gallenwege. In: Organpathologie, Bd. II: Verdauungstrakt. Thieme, Stuttgart 1974

Düx, A.: Die Leber. In: Lehrbuch der Röntgendiagnostik, Band V, hrsg. von H. R. Schinz u. a. Thieme, Stuttgart 1965

Düx, A.: Die Röntgendiagnostik der Leber. Dtsch. med. Wschr. 91 (1966) 1669

Edwards, C. Q., M. Carroll, P. Bray, G. H. Cartwright: Hereditary haemochromatosis. New Engl. J. Med. 297 (1977) 7

Ein, S. H., C. A. Stephens: Malignant liver tumors in children. J. Pediat. Surg. 9 (1974a) 491

Ein, S. H., C. A. Stephens: Benign liver tumors and cysts in childhood. J. Pediat. Surg. 9 (1974b) 847

Emrich, D.: Nuklearmedizinische Diagnostik und Therapie. Thieme, Stuttgart 1976

Exelby, O. R., R. M. Filler, J. L. Grosfeld: Liver tumors in the particular reference to hepatoblastoma and hepatocellular carcinoma: American Academy of Pediatrics Surgical Section Survey – 1974. J. Pediat. Surg. 10 (1975) 329

Exelby, P. R., A. El-Domeri, A. G. Huvos, E. J. Beattier jr.: Primary malignant tumors of the liver in children. J. Pediat. Surg. 6 (1971) 272

Fauvert, R., J. P. Benhamou: Congenital fibrosis. In: The Liver and its Diseases, hrsg. von F. Schaffner, S. Sherlock, C. M. Leevy. Thieme, Stuttgart 1974

Fechner, R. E.: Benign hepatic lesions and orally administered contraceptives. Hum. Path. 8 (1977) 255

Feine, U.: Szintigraphie – Funktionsszintigraphie und Cholezystographie. In: Wertigkeit radiologischer Methoden: Niere–Leber–Pankreas, hrsg. von A. Breit. Thieme, Stuttgart 1975

Feine, U.: Nuklearmedizinische Diagnostik der Leber und Gallenwege. In: Klinische Hepatologie, hrsg. von H. A. Kühn, H. Wernze. Thieme, Stuttgart 1979

Feller, A. M., P. Reifferscheid, A. Flach: Solitäre nicht parasitäre Leberzysten im Kindesalter. Z. Kinderchir. 32 (1981) 321

Fellows, K. E., R. A. Nebesar: Abdominal, hepatic and visceral angiography. In: Angiography in Infants and Children, hrsg. von M. T. Gyepes. Grune & Stratton, New York 1974

Fernholz, H. J., M. Nüvemann, R. Willmen, E. Doppelfeld: Radiologische Diagnostik bei Echinokokkus-Erkrankung des Menschen. Röntgen-Bl. 29 (1976) 490

Finch, S. C., C. A. Finch: Idiopathic hemochromatosis, an iron storage disease. Medicine (Baltimore) 34 (1955) 381

Fliegel, C. P., B. Herzog, H. Penner: Leberzyste bei einem 11 Monate alten Mädchen. Z. Kinderchir. 15 (1974) 117

Foster, S. C., B. Schneider, W. B. Seaman: Gas-containing pyogenic intrahepatic abscess. Radiology 94 (1970) 613

Fotter, R., W. D. Sager, E. Justich, D. zur Nedden: Die Bedeutung der Computertomographie in der pädiatrischen Diagnostik abdomineller und pelviner Tumoren. Röntgen-Bl. 33 (1980) 156

Frey, P. u. Mitarb.: Die Klinik des Leberkarzinoms. Dtsch. med. Wschr. 100 (1975) 1625

Friedmann, G., W. Wenz, Kl. D. Ebel, E. Bücheler: Dringliche Röntgendiagnostik. Thieme, Stuttgart 1974

Friedmann, G., U. Mödder: Leistungsfähigkeit der Ganzkörper-Computertomographie. Dtsch. Ärztebl. 1978, 2891

Fröhlich, G.: Zur nuclearmedizinischen Diagnostik des Leberprolapses, kasuistische Mitteilung. Radiologe 10 (1970) 410

Fuchs, K., V. Zühlke, H.-J. Castrup: Leberverletzungen im Kindesalter. Z. Kinderchir. 21 (1977) 63

Fuchs, W. A., P. Vock, M. Haertel: Pharmakokinetik intravasaler Kontrastmittel bei der Computer-Tomographie. Radiologe 19 (1979) 90

Gamstätter, G., J. Schier, R. Hülse: Zur Diagnose und Therapie der Leberabszesse. Med. Welt 25 (1974) 831

Gefeller, D., E. Hasse, H.-J. Löblich: Zur Diagnose und Therapie des Hepatoblastoms. Erfolgreiche Behandlung eines inoperablen Hepatoblastoms und Literaturübersicht. Z. Kinderchir. 33 (1981) 39

Gelfand, D. W.: The liver: Plain film diagnosis. Sem. Roentgenol. 10 (1975) 177

Georgi, M., B. Freitag: Pharmakoangiographie bei Lebertumoren. Fortschr. Röntgenstr. 132 (1980) 287

Gerhardt, P., G. van Kaick: Die Computer-Tomographie der Leber und des Pankreas. In: Erkrankungen der Organe des rechten Oberbauches, hrsg. von W. Frommhold, P. Gerhardt. Thieme, Stuttgart 1977

Giedion, A.: Die geburtstraumatische Ruptur parenchymatöser Bauchorgane (Leber, Milz, Nebenniere u. Niere) mit massivem Blutverlust und ihre radiologische Darstellung. Helv. paediat. Acta 18 (1963) 349

Goldberg, H. I.: CT scanning of diffuse parenchymal liver disease. In: Computed Tomography, Ultrasound and X-Ray: An Integrated Approach, hrsg. von A. A. Moss, H. I. Goldberg. Academic Press, New York 1980

Gonzales, L. R., J. Marcos, M. Illanas u. Mitarb.: Radiologic aspects of hepatic Echinococcosis. Radiology 130 (1979) 21

Grabbe, E.: Methodik und Wert der Darmkontrastierung bei der abdominellen Computertomographie. Fortschr. Röntgenstr. 131 (1979) 588

Grabbe, E., H. H. Jend: Arteriovenöse Fisteln in der Leber. Computertomographische Diagnostik. Fortschr. Röntgenstr. 136 (1982) 386

Grossman, R. K., E. J. Ring, J. A. Oleaga, D. B. Freiman, M. R. Perez: Diagnosis of pyogenic hepatic abscesses by percutaneous transhepatic cholangiography. Amer. J. Roentgenol. 132 (1979) 919

Grunst, J., R. Scholz: Biochemische Aspekte der alkoholischen Leberschäden. In: Klinische Hepatologie, hrsg. von H. A. Kühn, H. Wernze. Thieme, Stuttgart 1979

Haertel, M.: Das kavernöse Leberhämangiom im Computertomogramm. Fortschr. Röntgenstr. 134 (1980) 379

Haertel, M., Ch. Fretz, W. A. Fuchs: Zur computertomographischen Diagnostik der Echinokokkose. Fortschr. Röntgenstr. 132 (1980) 164

Haertel, M., P. Vock, A. Jonutis, J. Triller: Zur radiologischen Diagnostik der Leberechinokokkose. Fortschr. Röntgenstr. 128 (1978) 446

Hahn, E. G., U. Ott, G. A. Martini: Die Leberfibrose. Z. Gastroent. 18 (1980) 453

Hammer, B., F. W. Reutter: Der Amöbenabszess der Leber. Dtsch. med. Wschr. 98 (1973) 1526

Harbin, W. P., N. J. Robert, J. T. Ferruci jr.: Diagnosis of cirrhosis based on regional changes in hepatic morphology. A radiological and pathological analysis. Radiology 135 (1980) 273

Haswell, D. M., A. S. Berner, B. Schneider: Plain film recognition of the ligamentum teres hepatis. Radiology 114 (1975) 263

Healey, J. E., P. C. Schroy, M. W. Sörensen: The blood supply in the intrahepatic distribution of the hepatic artery in man. J. int. Coll. Surg. 20 (1953) 133

Held, H.: Steroidhormone und Lebertumoren. Internist 16 (1975) 131

Hellerer, O., G. Buchner: Topographie der Lebervenenmündung. Fortschr. Röntgenstr. 125 (1976) 243

Hengst, W., H. D. Buchinger: Zur Abgrenzung von Hepato- und Splenomegalie. Compact News in Nuclear Medicine, NUC-Compact, Sept. 1976 (S. 86)

Hess, W.: Die Erkrankungen der Gallenwege und des Pankreas. Thieme, Stuttgart 1961

Hjornsjö, C. H.: The intrahepatic ramification of the portal vein. Acta Univ. Lund, N. S. II 52 (1956) 20

Hoevels, J.: Infusionsangiographie und perkutane transhepatische Portographie bei malignen Lebertumoren. Fortschr. Röntgenstr. 130 (1979) 676

Hoevels, J.: A comparative diagnostic study of malignant lesions of the liver by infusionsangiography and percutaneous transhepatic portography. Fortschr. Röntgenstr 130 (1979) 677

Holtz, U., M. Friedrich, R. Sörensen: Multizentrisches, kavernöses Riesenhämangiom der Leber mit Phlebolithen. Radiologe 17 (1977) 77

Hübener, K.-H.: Computertomographische Densitometrie von Leber, Milz und Nieren bei intravenös verabreichten lebergängigen Kontrastmitteln in Bolusform. Fortschr. Röntgenstr. 129 (1978) 289

Hundeshagen, H., D. T. Henskes, S. Geisler u. Mitarb.: Anschluß eines datenverarbeitenden Systems an einen modifizierten Dynapix Scanner. Picker Nucl. Bull. 2 (1968)

Itai, Y., J. Nishikawa, A. Tasaka: Computed tomography in the evaluation of hepatocellular carcinoma. Radiology 131 (1979) 165

Iversen, P., M. Roholm: On aspiration biopsy of the liver with remarks on its diagnostic significance. Acta med. scand. 102 (1939) 1

Jacobaeus, H. C.: Über die Möglichkeit, die Zystoskopie bei Untersuchungen seröser Höhlungen anzuwenden. Münch. med. Wschr. 58 (1911) 2017

Janson, R., K. Lackner, K. J. Paquet, M. Thelen, P. Turn: Computertomographische und angiographische Synopsis histologisch gesicherter intrahepatischer Raumforderungen. Fortschr. Röntgenstr. 132 (1980) 658

Jeanselme, M. E.: De l'imperméabilitée aux rayons roentgen des organes contenant du pigment ocre. Presse méd. 59 (1897) 11

Johnson, C. M., P. F. Sheedy, A. W. Stanson, D. H. Stephens, R. R. Hattery, M. A. Adson: Computed tomography and angiography of cavernous hemangiomas of the liver. Radiology 138 (1981) 115

Johnson, F. L.: Androgenic-anabolic steroids and hepatocellular carcinoma. In: K. Okuda, R. L. Peters: Hepatocellular Carcinoma. Wiley, New York 1976

Jonsson, K., L. Lunderquist: Angiography of the liver and spleen in Hodgkin's disease. Amer. J. Roentgenol. 121 (1974) 789

Justich, E., W. D. Sager, G. Dietrich, R. Fotter, D. zur Nedden: Kontrastverstärkung des Leberparenchyms im Computertomogramm durch Anwendung intravenöser und peroraler biliärer Kontrastmittel. Röntgen-Bl. 33 (1980) 226

Kalk, H.: Erfahrungen mit der Laparoskopie (zugleich mit der Beschreibung eines neuen Instrumentes). Z. klin. Med. 111 (1929) 303

Kalk, H.: Cirrhose und Narbenleber. Entstehung, Klinik und Therapie. Enke, Stuttgart 1957

Kalk, H., W. Brühl: Leitfaden der Laparoskopie und Gastroskopie. Thieme, Stuttgart 1951

Kalk, H., W. Brühl, W. Sicke: Die gezielte Leberbiopsie. Dtsch. med. Wschr. 69 (1945) 693

Kaude, J., R. Rian: Cholangiocarcinoma. Radiology 100 (1971) 573

Kaude, J. V., A. H. Felman, I. F. Hawkins, jr.: Ultrasonography in primary hepatic tumors in early childhood. Pediat. Radiol. 9 (1980) 77

Kaufman, J. M., J. D. Burrington: Liver trauma in children. J. pediat. Surg. 6 (1971) 586

Kees, C. J., C. L. Hester: Portal vein gas following barium enema examination. Radiology 102 (1972) 525

Kern, J.: Leberruptur beim Neugeborenen. Z. Kinderchir. 15 (1974) 459

Kerr, D. N., S. Harrison, C. V. Sherlock: Congenital hepatic fibrosis. Quart. J. Med. (new ser.) 30 (1961) 91

Keuth, U., W. Althaus, E. M. Feldmann: Röntgenologisch dargestellte geburtstraumatische Leberruptur eines Neugeborenen. Mschr. Kinderhk. 124 (1976) 38

Kling, G., B. Klapp: Traumatischer Leberprolaps in die Thoraxhöhle. Fortschr. Röntgenstr. 116 (1972) 823

Knoblauch, M.: Erkrankungen der Leber. In: E. Hafter: Praktische Gastroenterologie, 6. Aufl. Thieme, Stuttgart 1978

Korbsch, R.: Lehrbuch und Atlas der Laparo- und Thorakoskopie. Lehmanns Verlag, München 1927

Korobkin, M., D. R. Kirks, D. C. Sullivan, St. R. Mills, J. D. Bowie: Computed tomography of primary liver tumors in children. Radiology 139 (1981) 431

Körtge, P.: Altersveränderungen der Leber. In: Klinische Hepatologie, hrsg. von H. A. Kühn, H. Wernze. Thieme, Stuttgart 1979

Kuffer, F., J. Laissue, O. Oetliker, M. Schmid: Kongenitale Leberfibrose. Z. Kinderchir. 7 (1969) 613

Kunstlinger, F., M. P. Federle, A. A. Moss, W. Marks: Computed tomography of hepatocellular carcinoma. Amer. J. Roentgenol. 134 (1980) 431

Langer, M., R. Langer, K. Rittmeyer: Angiographische Kriterien bei Leberechinokokkose. Fortschr. Röntgenstr. 131 (1979) 151

Larroche, J. Cl.: Iatrogenic lesions following umbilical catherization. Ann. Radiol. 16 (1973) 88

Larsen, L. R., J. Raffensperger: Liver abscess. J. Pediat. Surg. 14 (1979) 329

Lenzinger, H. R., M. Haertel, F. Wagner, C. Ruchti, H. Rösler: Kongenitale Leberzysten. Schweiz. med. Wschr. 106 (1976) 1396

Leonidas, J. C., R. A. Fellows: Congenital absence of the ductus venosus: with direct connection between the umbilical vein and the distal inferior vena cava. Amer. J. Roentgenol. 126 (1976) 892

Lesch, R., P. Hoppe-Seyler, H. H. Heißmeyer, D. Hoensch, H. Jenss, B. Wimmer, W. Wenz: Orale Kontrazeptiva und gutartige tumoröse Veränderungen der Leber. Radiologe 20 (1980) 565

Lieber, Ch. S., L. Feinman, E. Rubin: Alcohol and Liver. In: H. L. Bockus: Gastroenterology. Saunders, Philadelphia 1976

Lissner, J., U. Scherer: Der Wert der Computertomographie bei Leber- und Milzerkrankungen. Röntgen-Bl. 32 (1979) 1

Löhr, H., H. Vogel, H. Wroblewski, W. Rehpenning, R. Jantzen: Strahlenexposition und Strahlenrisiko der Ganzkörpercomputertomographie. Fortschr. Röntgenstr. 132 (1980) 667

Love, L., T. C. Demos, C. J. Reynes, V. Williams: Visualization of the edge of the liver in ascites. Radiology 122 (1977) 619

Lunderquist, A.: The normal arterial supply of the liver. In: Handbuch der Medizinischen Radiologie, Bd. 12, Teil 1, red. von F. Heuck. Springer, Berlin 1976

MacCarty, R. L., H. W. Wahner, D. H. Stephens, P. F. Sheedy, R. R. Hattery: Retrospective comparison of radionuclide scans and computed tomography of the liver and pancreas. Amer. J. Roentgenol. 129 (1977) 23

Mac Donald, R. A.: Hemochromatosis and Hemosiderosis. Thomas, Springfield/Ill. 1964

Madayag, M. A., R. S. Lefleur, P. Braunstein, E. Beranbaum, M. Bosniak: Radiology of hepatic abscess. N. Y. St. J. Med. 75 (1975) 1417

Magilligan, D. J. jr.: Subphrenic abscess. Arch. Surg. 96 (1968) 14

Mahmud, F., J. A. Baxter, N. R. Shah: Multiple liver abscesses with vascular blush in total body opacification. Amer. J. Roentgenol. 133 (1979) 1180

Majewski, A., W. Döhring, K. F. Gratz, Ch. Brölsch: Die fokale noduläre Hyperplasie der Leber (FNH) – ist eine radiologische Diagnose möglich? Röntgen-Bl. 35 (1982) 229

Manegold, B. C., E. Böttger, M. Renner: Maligne Tumoren an den Gallenwegen. Ihre Darstellung im endoskopischen retrograden Cholangiogramm. Fortschr. Röntgenstr. 121 (1974) 767

Marchal, G. J., A. L. Baert, G. E. Wilms: CT of noncystic liver lesions: bolus enhancement. Amer. J. Roentgenol. 135 (1980) 57

Margulis, A. R.: The role of CT in medicine and society: Present and future. In: Computed Tomography, Ultrasound and X-Ray: An Integrated Approach, hrsg. von A. A. Moss, H. I. Goldberg. Academic Press, New York 1980

Markowitz, R. I., H. Th. Harcke, W. G. M. Mitchie, D. S. Huff: Focal nodular hyperplasia of the liver in a child with sickle cell anemia. Amer. J. Roentgenol. 134 (1980) 594

Marks, W. M., R. P. Jacobs, P. C. Goodman, R. C. Lim: Hepatocellular carcinoma: Clinical and angiographic findings and predictability for surgical resection. Amer. J. Roentgenol. 132 (1979) 7

Mateev, B., W. Wirbatz: Transumbilikale Portohepatographie. In: Handbuch der Medizinischen Radiologie, Bd. XII/1. Springer, Berlin 1976

McAlister, W. H., J. P. Keating, M. J. Siegel, G. D. Shackelford: The small liver: A radiographic feature of fatal neonatal cirrhosis. Gastrointest. Radiol. 4 (1979) 383

Mc Loughlin, M. J.: Angiography in cavernous hemangioma of the liver. Radiology 113 (1971) 50

Mc Mullen, C. T., J. L. Montgomery: Arteriographic findings of focal nodular hyperplasia of the liver and review of literature. Amer. J. Roentgenol. 117 (1973) 380

Megibow, A. J., M. A. Bosniak: Dilute barium as a contrast agent for abdominal CT. Amer. J. Roentgenol. 134 (1980) 1273

Melhem, R. E.: The radiolucent liver. Pediat. Radiol. 4 (1976) 153

Melnick, P. J.: Polycystic liver: Analysis of seventy cases. Arch. Path. 59 (1955) 162

Mena, E., J. Bookstein, H. Appelman: Angiographic findings in benign liver cell tumors. Radiology 110 (1974) 339

Meves, M., D. E. Apitzsch: Die Lebervenenangiographie zum Nachweis von intrahepatischen Tumoren. Fortschr. Röntgenstr. 125 (1976) 247

Miller, J. H., G. F. Gates, P. H. Stanley: The radiologic investigation of hepatic tumors in childhood. Radiology 124 (1977) 451

Miller, W. T., E. A. Talman: Subphrenic abscess. Amer. J. Roentgenol. 101 (1967) 961

Mödder, U., G. Friedmann, L. Heuser, G. Buess: Polycystische Degeneration parenchymatöser Organe des Abdomens oder maligner Tumor? Computertomographische Abklärung. Fortschr. Röntgenstr. 127 (1977) 414

Mörl, M., H.-J. Herrmann: Parasitosen der Leber. Dtsch. Ärztebl. 1979, 1619

Mortensson, W., H. Petterson: Infantile hepatic hemangioendothelioma – angiographic considerations. Acta radiol. Diagn. 20 (1979) 161

Moss, A. A., R. E. Clark, A. J. Palubinskas, A. A. de Lorimier: Angiographic appearance of benign and malignant hepatic tumors in infants and children. Radiology 113 (1971) 61

Mowat, A. P.: Liver Disorders in Childhood. Butterworths, London 1979

Münster, W.: Arteriographische und portographische Diagnostik der Leberkrankheiten. In: Handbuch der Medizinischen Radiologie, Bd. XII/1. Springer, Berlin 1976

Mutz, I. D., Ch. E. Urban, M. Höllwarth: Systemische und biochemische Manifestationen bei Hepatoblastomen. Klin. Pädiat. 191 (1978) 359

Nebesar, R. A., M. Tefft, A. H. Colodny: Angiography of liver abscess in granulomatous disease of childhood; a case report. Amer. J. Roentgenol. 108 (1970) 628

Neiman, H. L., H. M. Goldstein: Angiography of benign and malignant hepatic masses. Sem. Roentgenol. 10 (1975) 197

Neuberger, J., H. B. Nunnerley, M. Davis, B. Portmann, J. W. Laws, R. Williams: Oral-contraceptive-associated liver tumours: Occurrence of malignancy and difficulties in diagnosis. Lancet 1980, 273

Newmark, H. N., J. Halls, J. J. Smith, E. S. Silberman, R. Burrows: Radiographic exhibit: noncalcified echinococcal liver cyst. Radiology 130 (1979) 600

Nöller, G. H.: Klinik und Wesen der Abt-Letterer-Siweschen Erkrankung. Mschr. Kinderhk. 104 (1956) 116

Noseda, G., S. Arma: Zur Diagnose und Therapie des Leberabszesses. Schweiz. med. Wschr. 102 (1972) 1783

Novy, S. B., S. Wallace, A. M. Goldman, Y. Ben-Menachem: Pyogenic liver abscess: Angiographic diagnosis and treatment by closed aspiration. Amer. J. Roentgenol. 121 (1974) 388

Oka, M.: Eine neue Methode zur röntgenologischen Darstellung der Milz. Fortschr. Röntgenstr. 40 (1929) 497

D'Orsi, C. J., W. Ensminger, E. H. Smith, M. Lew: Gas-forming intrahepatic abscess: a possible complication of arterial infusion chemotherapy. Gastrointest. Radiol. 4 (1979) 157

Parker, R. G. F.: Fibrosis of the liver as a congenital anomaly. J. Path. Bact. 71 (1956) 359

Priest, R. J., J. E. Berk: Hemachromatosis. In: Gastroenterology, hrsg. von H. L. Bockus. Saunders Philadelphia 1976

Radt, P.: Eine Methode zur Röntgenstrahlen-Kontrastdarstellung von Milz und Leber. Klin. Wschr. 8 (1929) 2128

Rake, M. O., M. M. Liberman, J. L. Dawson: Ligation of hepatic artery in the treatment of heart failure due to hepatic hemangiomatosis. Gut 11 (1970) 512

Reeder, M. M.: Liver calcification. In: Sem. Roentgenol. 10 (1975)

Reifferscheid, M., K. Griesenbeck: Leberabszeß und Leberverletzung. In: Klinische Hepatologie, hrsg. von H. A. Kühn, H. Wernze. Thieme, Stuttgart 1979

Renner, M., J. Schof, E. Böttger, R. Hartmann: Angiographische Untersuchung zur Klärung des Budd-Chiari-Syndroms. Fortschr. Röntgenstr. 120 (1974) 541

Reye, R. D. K., G. Morgan, J. Baral: Encephalopathy and fatty degeneration of the viscera. Lancet 1963/II, 749

Rickham, P. P., J. R. L. Artigas: Tumours of the liver in childhood. Z. Kinderchir. 7 (1969) 447

Rohner, H. G., R. Felix, B. Kreutzberg: Doppelter kongenitaler rechtsseitiger Zwerchfelldefekt mit partiellem Leberprolaps. Radiologe 14 (1974) 481

Rösch, J.: Hepatic venography. In: Handbuch der Medizinischen Radiologie, Bd. XII/1. Springer, Berlin 1976

Rösch, J., C. T. Dotter: Extrahepatic portal obstruction in childhood and its angiographic diagnosis. Amer. J. Roentgenol. 112 (1971) 143

Rösch, J., B. S. Mayer, J. R. Campbell, T. J. Campbell: „Vascular" benign liver cyst in children: report of two cases. Radiology 126 (1978) 747

Rösch, J., B. S. Mayer, J. R. Campbell, R. C. Neerhout: Angiography in the diagnosis of liver disease in children. Radiol. clin. (Basel) 46 (1977) 321

Rössle, R.: Entzündungen der Leber. In: Handbuch der speziellen pathologischen Anatomie und Histologie, hrsg. von Henke u. Lubarsch, Bd. V/1. Springer, Berlin 1930

Royer, M.: Valeur de la laparoscopie. Résultats de 600 observations. Sem. Hôp. (Paris) 28 (1952) 2343

Ruiz Rivas, M.: Nueva técnica de diagnóstico radiográfico aplicado a organos y estructuras retroperitoneales, mediastinales y cervicales. Rév. clin. esp. 25 (1947) 206

Rupp, N.: Die Nativdiagnostik der Lebererkrankungen im Röntgenbild. In: Handbuch der medizinischen Radiologie, Bd. 12, Teil 1. Springer, Berlin 1976

Safrany, L., K. Schönleben, G. Wittrin, E. Rüdiger: Die Hämobilie. Leber, Magen, Darm 5 (1975) 229

Sandblom, Ph.: Hämobilie. In: Klinische Hepatologie, hrsg. von H. A. Kühn, H. Wernze. Thieme, Stuttgart 1979

Sandblom, P., V. Mirkovitch: Hemobilia: Some salient features and their causes. Surg. Clin. N. Amer. 57 (1977) 397

Sapounov, St.: Ein Fall von Choledochusdivertikel mit sekundärer Steinbildung. Fortschr. Röntgenstr. 116 (1972) 719

Schäfer, K., R. Bassermann, K. Ringel, K. J. Pfeifer: Vergleichende Studie zwischen postmortaler Venographie und pathologischer Anatomie der Leber. Fortschr. Röntgenstr. 130 (1979) 43

Schärli, A., H. Stirnemann: Traumatische Haemobilie im Kindesalter. Z. Kinderchir. 4 (1967) 33

Scherer, K., M. Roters, R. Beeger: Diagnostik von Lebermetastasen. Vergleichende Untersuchung zum Stellenwert von Sonographie, Szintigraphie und Laborparametern. Fortschr. Röntgenstr. 130 (1979) 180

Scherer, U., J. Lissner, B. Brall, J. Eisenburg, M. Zrenner, F.-W. Schildberg: Computertomographie der Leber. Fortschr. Röntgenstr. 130 (1979) 531

Schicha, H., D. Emrich: Nuklearmedizinische Untersuchungen von Leber und Milz. Röntgen-Bl. 31 (1978) 533

Schild, H., M. Thelen, K. J. Paquet, H. J. Biersack, R. Janson, E. Bücheler, H. H. Hansen, J. Grönniger: Fokal noduläre Hyperplasie. Fortschr. Röntgenstr. 134 (1980) 355

Schildberg, F. W., J. Witte, G. Heberer: Die Hämobilie als Sonderform der gastrointestinalen Blutung. Dtsch. med. Wschr. 101 (1976) 743

Schmitt, W. G. H., K. H. Hübener: Dichtebestimmung normaler und pathologisch veränderter Lebergewebe als Basisuntersuchung zur computertomographischen Densitometrie von Fettlebern. Fortschr. Röntgenstr. 129 (1978) 555

Schnack, H.: Hämochromatose und Hämosiderose. In: Klinische Hepatologie, hrsg. von H. A. Kühn, H. Wernze. Thieme, Stuttgart 1979

Schreyer, H., R. Fotter, G. Gypser: Die viszerale Arteriographie bei Leber-, Pankreas- und intraperitonealen Tumoren im Kindesalter. Fortschr. Röntgenstr. 134 (1980) 365

Schultz, E., K. Lackner: Die Bestimmung des Volumens von Organen mit der Computertomographie. I. Die Ermittlung von Organquerschnittsflächen unter Berücksichtigung der dabei auftretenden Fehlermöglichkeiten. Fortschr. Röntgenstr. 132 (1980) 672

Schulz, F., A. Fritsch: Hämobilie nach intraoperativer Leberpunktion. Dtsch. med. Wschr. 105 (1980) 645

Schulze, K., K.-H. Hübener, K. Klott, H. Jenss, R. Bähr: Computertomographische und sonographische Diagnostik der Echinokokkose. Fortschr. Röntgenstr. 132 (1980) 514

Schumacher, H. R. jr.: Hemochromatosis and arthritis. Arthr. and Rheum. 7 (1964) 41

Scuro, L. A., G. Curri, G. Monti: Arteriography of the coeliac axis and superior mesenteric artery in five cases of hemochromatosis with particular regard to the pancreatic circulation Postgrad. Med. J. 44 (1968) 460

Seltzer, St. E., B. Jones: Imaging the hepatobiliary system in acute disease. Amer. J. Roentgenol. 135 (1980) 407

Shakelford, G. D., D. R. Kirks: Neonatal hepatic calcification secundary to transplacental infection. Radiology 122 (1977) 753

Shanbrom, E., N. Zheutlin: Radiologic sign in hemochromatosis. JAMA 168 (1958) 33

Shandling, B.: Surgery of the liver, gall bladder and bile ducts. In: The liver and biliary system in infants and children. Hrsg. von R. K. Chandra. Churchill Livingstone, Edinburgh London, New York 1979

Sheldon, J. H.: Haemochromatosis. Oxford University Press, London 1935

Sherman, J. D., S. L. Robbins: Changing trends in the casuistics of hepatic abscess. Amer. J. Med. 28 (1960) 943

Silverman, I.: A new biopsy needle. Amer. J. Surg. 40 (1938) 671

Silverman, I.: Improved Vim-Silverman biopsy needle. J. Amer. med. Ass. 155 (1954) 1060

Simon, M., M. Bourel, B. Genetet, R. Faucher: Idiopathic hemochromatosis. New. Engl. J. Med. 297 (1977) 1017

Sinniah, D., P. E. Campbell, J. H. Colebatch: Primary hepatic cancer in infancy and childhood. A survey of twenty cases. In: Progress in Pediatric Surgery, Bd. 7. Urban & Schwarzenberg, München 1974

Slovis, T. L., W. E. Berdon, J. O. Haller, W. J. Casarella, D. H. Baker: Hemangioma of the liver in infants: review of diagnosis, treatment and course. Amer. J. Roentgenol. 123 (1975) 791

Snow, J. H. jr., H. M. Goldstein, S. Wallace: Comparison of scintigraphy, sonography and computered tomography in the evaluation of hepatic neoplasms. Amer. J. Roentgenol. 132 (1979) 915

Soehendra, N., B. Werner: Zur Diagnostik der traumatischen Hämobilie und Bilhämie. Dtsch. med. Wschr. 102 (1977) 428

Sokol, D. M., D. Tompkins, R. J. Izant: Rupture of the spleen and liver in the newborn a report of the first survivor and a review of the literature. J. pediat. Surg. 9 (1974) 227

Sommerschild, H. C., F. Langmark, K. Maurseth: Congenital hepatic fibrosis: Report of two new cases and review of the literature. Surgery 73 (1973) 53

Somppi, E., K. Niemi, O. Ruuskanen, P. Arajärvi, K. Lauslahti: Cavernous hepatic hemangioma in the newborn: Case report of a successful resection. J. pediat. Surg. 9 (1974) 239

van Sonnenberg, E., J. T. Ferrucci: Bile duct obstruction in hepatocellular carcinoma (hepatoma) – clinical and cholangiographic characteristics. Radiology 130 (1979) 7

Stadler, H.-W., W. Rödl, H. F. Fuchs: Computer-Tomographie bei Erkrankungen von Leber und Gallenwegen. Klinikarzt 9 (1980) 536

Stake, G., F. Langmark: Benign mesenchymal liver tumors in infancy. Radiologic and histologic examinations in three cases. Z. Kinderchir. 23 (1978) 395

Stanley, P., J. L. Gwinn: Injuries to the liver and spleen. In: Diagnostic Imaging in Pediatric Trauma. Springer, Berlin 1980

Stanley, P., G. F. Gates, R. T. Eto, S. W. Miller: Hepatic cavernous hemangiomas and hemangioendotheliomas in infancy. Amer. J. Roentgenol. 129 (1977) 317

Stanley, N., S. Wallace, H. Medellin, Ch. McBride: Angiographic evaluation of primary malignant hepatocellular tumors in children. Amer. J. Roentgenol. 120 (1974) 353

Starck, Dietrich: Embryologie. Thieme, Stuttgart 1975

Steckenmesser, R., S. Bayindir, N. Heger, W. Ristig, H. Schirmer: Die Leistungsfähigkeit der selektiven Arteriographie bei raumfordernden Prozessen der Leber. Fortschr. Röntgenstr. 114 (1971) 58

Swischuk, L. E.: A new and unusual roentgenographic finding of fatty liver in infants. Amer. J. Roentgenol. 122 (1974) 159

Taylor, K. J. W., D. Sullivan, J. Simeona, A. T. Rosenfield: Szintigraphie, Ultrasonographie und computerisierte Tomographie der Leber. In: Ultraschall, Computertomographie des Abdomens, hrsg. von A. Fuchs, J. Triller. Huber, Bern 1978

Thaler, H.: Über die formale Pathogenese der posthepatitischen Leberzirrhose. Beitr. pathol. Anat. 112 (1952) 173

Thaler, H.: Die Pathogenese der posthepatitischen Leberzirrhose. Beitr. pathol. Anat. 118 (1957) 292

Thaler, H.: Die Fettleber und ihre pathologische Beziehung zur Leberzirrhose. Virch. Arch. pathol. Anat. 335 (1962) 180

Thaler, H.: Leberbiopsie. Springer, Berlin 1969

Thaler, H.: Hepatitis und Zirrhose. Dtsch. med. Wschr. 100 (1975) 1018

Thaler, H.: Leberbiopsie. In: Klinische Hepatologie, hrsg. von H. A. Kühn, H. Wernze Thieme, Stuttgart 1979 (a)

Thaler, H.: Morphologie und Pathogenese der Leberzirrhosen. In: Klinische Hepatologie, hrsg. von H. A. Kühn, H. Wernze. Thieme, Stuttgart 1979 (b)

Thämmig, R., R. Loncarevic, J. Klöss: Multiple Leberabszesse mit Spontanperforation in die freie Bauchhöhle bei Gallenwegsverschluß. Fortschr. Röntgenstr. 122 (1975) 81

Thümler, J., A. Munoz: Pulmonary and hepatic echinococcosis in children. Pediat. Radiol. 7 (1978) 164

Tien-Yu, L.: Tumors of the liver. In: Gastroenterology, hrsg. von H. L. Bockus. Saunders, Philadelphia 1976

Töndury, G.: Angewandte und topographische Anatomie. Thieme, Stuttgart 1970

Treugut, H., H. Klott, K. H. Hübner: Fokale noduläre Hyperplasie der Leber. Fortschr. Röntgenstr. 132 (1980) 216

Trübestein, G. K., F. Gerlach: Angioplastisches Lebersarkom bei Thorotrastose. Fortschr. Röntgenstr. 116 (1972) 425

Tschäppeler, H., W. A. Fuchs: Angiographische Diagnostik bei Abdominaltraumen im Kindesalter. Röntgen-Bl. 30 (1977) 302

Unita, I., A. Maitem, F. M. Bagnasco, G. A. L. Irwin: Congenital hepatic fibrosis associated with renal tubular ectasia. Radiology 100 (1973) 565

Velasquez, G., H. Katkov, A. Formanek: Primary liver tumors in the pediatric age group: an angiographic challenge. Fortschr. Röntgenstr. 130 (1979) 408

Vinograd, I., B. P. Mogle, O. Z. Lernau, I. Aviad: Diffuse intrahepatic bile duct abscess – diagnosed by percutaneous transhepatic cholangiography. Gastrointest. Radiol. 5 (1980) 245

Vogel, H., V. Schumpelick, E. Bücheler, H. W. Schreiber: Transkatheteraler Verschluß der A. hepatica. Fortschr. Röntgenstr. 133 (1980) 289

Walk, L.: Quantitative method to determine the liver size. Radiologe 18 (1978) 354

Wannegat, L.: Die laparoskopische Splenoportographie. Klin. Wschr. 31 (1955) 750

Wannegat, L.: Die Segmentangiographie der Leber mit laparoskopischer Technik und Elektrokoagulation. Selektive Hepatographie. Radiologe 15 (1975) 341

Wannegat, L.: Druckmessung und Röntgendarstellung der Pfortader. In: Klinische Hepatologie, hrsg. von H. A. Kühn, H. Wernze. Thieme, Stuttgart 1979

Wendth, A. J., J. Shamoun, E. Pantoja, Ph. Luther, Th. Frede: Cystic hamartoma of the liver in a pediatric patient. Radiology 121 (1976) 440

Wenzel, E., W. Erbe: Computertomographische Untersuchungen bei zystischen Leberveränderungen. Röntgen-Bl. 32 (1979) 393

White, Th. T., H. Sarles, J.-P. Benhamou: Liver, Bile Ducts, and Pancreas. Grune & Stratton, New York 1977

W. C. Widrich, A. H. Robbins, W. C. Johnson, D. C. Nabseth: Long-term follow-up of distal splenorenal shunts: Evaluation by arteriography, shuntography, transhepatic portal venography and cinefluorography. Radiology 134 (1980) 341

Williams, J. W., A. Rittenberry, R. Dillard, R. G. Allen: Liver abscess in newborn: Complication of umbilical vein catheterization. Amer. J. Dis. Child. 125 (1973) 111

Willital, G. H., G. N. Marangos, G. Rettenmaier, I. G. Papadopoulos: Echinokokkus – eine selten diagnostizierte Erkrankung im Kindesalter. Z. Kinderchir. 12 (1973) 171

Zum Winkel, K.: Nuklearmedizin. Springer, Berlin 1974

Witzleben, C.: Liver. In: Pathology of Infancy and Childhood, hrsg. von M. Kissane. Mosby, St. Louis 1975

Wooten, W. B., M. W. Bernardino, H. M. Goldstein: Computed tomography of necrotic hepatic metastases. Amer. J. Roentgenol. 131 (1978) 839

Yousefzadeh, D. K., A. R. Lupetin, J. H. Jackson: The radiographic signs of fatty liver. Radiology 131 (1979) 351

Zornoza, J., S. Wallace, N. Ordonez, J. Lukeman: Fine-needle aspiration biopsy of the liver. Amer. J. Roentgenol. 134 (1980) 331

Kapitel 13   Pankreas

Allaway, A. J., P. A. M. Raine: Isolated pancreatic injury following blunt abdominal trauma in childhood. Z. Kinderchir. 27 (1979) 238

Ammann, R.: Die idiopathische juvenile chronische Pankreatitis. Dtsch. med. Wschr. 101 (1976) 1789

Anacker, H.: Die pathologischen Veränderungen des Pankreasgangsystems im Röntgenbild. Fortschr. Röntgenstr. 96 (1962) 455

Anacker, H.: Krankheiten des Pankreas. In: R. Haubrich, Klinische Röntgendiagnostik innerer Organe. Springer, Berlin 1966

Anacker, H.: Schwerpunkte der röntgenologischen Pankreasdiagnostik. Dtsch. med. Wschr. 94 (1969) 1127

Anacker, H.: Radiological anatomy of the pancreas. In: H. Anakker, Efficiency and Limits of Radiologic Examination of the Pancreas. Thieme, Stuttgart 1975

Anacker, H., H. D. Weiss, W. Wiesner: Das pankreatikographische Bild der entzündlichen Pankreasprozesse. Fortschr. Röntgenstr. 117 (1972) 418

Anacker, H., H.-D. Weiss, B. Kramann: Die normale und die pathologische Entleerung des D. pancreaticus, insbesondere bei der Papillenstenose. Fortschr. Röntgenstr. 118 (1973) 391

Anacker, H., H. D. Weiss, B. Kramann, N. Rupp, G. Grünberg, W. Lanz: Die Pankreatikographie und ihre Korrelation mit der Angiographie und der Ultrasonographie in der Pankreasdiagnostik. Radiologe 15 (1975) 183

Anacker, H., H.-J. Heller, N. Rupp, H.-D. Weiss, H. Fuchs: Die Computer-Tomographie des Pankreas. Dtsch. med. Wschr. 102 (1977) 3

Anacker, H., H. D. Weiss, B. Kramann: Endoscopic retrograde pancreatico-cholangiography (ERCP). Springer, Berlin 1977

Anacker, H., H. D. Weiss, B. Kramann: Endoscopic retrograde pancreaticocholangiography in chronic diseases of the pancreas and the papillary stenosis. Gastrointest. Radiol. 3 (1978) 325

Anacker, H., H.-D. Weiss, B. Kramann, E. Gmelin: Die Treffsicherheit der endoskopischen retrograden Pankreatiko-Cholangiographie in der Diagnostik der Pankreaskrankheiten. Dtsch. med. Wschr. 106 (1981) 230

Ariyama, J., H. Shirakabe, S. Shimaguchi, J. Autenrieth: Kritischer Vergleich der Untersuchungsmethoden bei der Frage nach einem Pankreaskarzinom. Fortschr. Röntgenstr. 133 (1980) 6

Bachmann, K. D., H. Chr. Dominick: Zystische Fibrose (Mukoviszidose). In: Pädiatrie in Praxis und Klinik, hrsg. von K. D. Bachmann, H. Ewerbeck, G. Joppich, E. Kleihauer, E. Rossi, G. R. Stalder. Fischer/Thieme, Stuttgart 1980

Baert, A. L., E. Ponette, J. Pringot, G. Marchal, Y. Coenen: Axiale computergesteuerte Tomometrie bei akuter und chronischer Pankreatitis. Radiologe 17 (1977) 181

Baert, A. L., A. Wackenheim, L. Jeanmart: Abdominal Computer Tomography. Springer, Berlin 1980

Baltazar, E. J.: Radiologic examination of the stomach following surgery for pancreatic pseudocysts. Gastrointest. Radiol. 4 (1979) 23

Beck, K., W. Dischler, M. Helms, W. Oehlert: Farbatlas der Endoskopie und Biopsie des Darmes. Schattauer, Stuttgart 1973

Becker, V.: Pathologische Anatomie der für die Röntgenologie bedeutsamen Pankreaserkrankungen. Fortschr. Röntgenstr. 95 (1961) 793

Becker, V.: Bauchspeicheldrüse. In: Doerr, W., G. Seifert, E. Uehlinger: Spezielle pathologische Anatomie, Bd. 6. Springer, Berlin 1973

Becker, V.: The pathological and morphological basis of pancreatic radiodiagnosis. In: H. Anacker, Efficiency and Limits of Radiologic Examination of the Pancreas. Thieme, Stuttgart 1975

Becker, M., S. E. Miederer, D. Emons, H. W. Rotthauwe: Endoskopisch-retrograde Cholangio-Pankreatikographie im Kindesalter. Dtsch. med. Wschr. 105 (1980) 1055

Bekier, A., G. Berkovits: Die Leistung der Pankreasszintigraphie in der klinischen Diagnostik. Dtsch. med. Wschr. 100 (1975) 1465

Berger, P. E., J. P. Kuhn: CT of blunt abdominal trauma in childhood. Amer. J. Roentgenol. 136 (1981) 105

Birzle, H., R. Bergleitner, E. H. Kuner: Traumatologische Röntgendiagnostik. Thieme, Stuttgart 1976

Blau, M., M. A. Bender: ^{75}Se-Selenmethionine for visualization of the pancreas by isotope scanning. Radiology 78 (1962) 974

Böttger, E., B. C. Manegold, M. Renner: Kombinierte Anwendung verschiedener röntgendiagnostischer Untersuchungsmethoden bei Pankreaserkrankungen. Klinikarzt 4 (1975) 115

Boijsen, E.: Selective pancreatic angiography. Brit. J. Radiol. 39 (1966) 481

Boijsen, E.: Inactive malignant endocrine tumors of the pancreas. Radiologe 15 (1975) 177

Boldt, D. W., B. J. Reilly: Computed tomography of abdominal mass lesions in children. Radiology 124 (1977) 371

Brecht, G., K. Lackner, R. Janson, P. Thurn: Die Computertomographie in der Notfalldiagnostik. Fortschr. Röntgenstr. 132 (1980) 272

Bretholz, A., M. Knoblauch, R. Ammann, E. Largadiér, P. Lindner, P. Deyhle, P. Frey: Pseudozysten und Retentionszysten bei akuter und chronischer Pankreatitis. Dtsch. med. Wschr. 104 (1979) 89

Brühlmann, W., A. Rüttimann: Die Unterscheidung zwischen malignen und benignen Läsionen im retrograden Pankreatikogramm. Fortschr. Röntgenstr. 124 (1976) 542

Buchta, R. M., J. M. Kaplan: Zollinger-Ellison Syndrome in a 9 year old child: A case report and review of this entity in childhood. Pediatrics 47 (1971) 594

Bücheler, E.: Die angiographische Diagnostik der Pankreastumoren und der Pankreatitis. Dtsch. med. Wschr. 99 (1974) 727

Bücheler, E., I. Boldt, H. Frommhold, C. Käfer: Die angiographische Diagnostik der Pankreastumoren und der Pankreatitis. Fortschr. Röntgenstr. 115 (1971) 726

Bücheler, E., M. Thelen: Superselektive Angiographie der Äste des Truncus coeliacus. Röntgenbl. 24 (1971) 11

Bücheler, E., I. Boldt: Efficiency and limitations of angiography in diseases of the pancreas. In: H. Anacker, Efficiency and Limits of Radiologic Examination of the Pancreas. Thieme, Stuttgart 1975

Buck, J., J. P. Binder: Nachweis des Insulinoms im Pankreas durch Röntgen-Computertomographie. Radiologe 22 (1982) 279

Bücker, J.: Pelotteneffekt am Bulbus duodeni, ein Symptom des Pankreaskopfkarzinoms. Fortschr. Röntgenstr. 63 (1941) 303

Buntain, W. B., J. B. Wood, M. M. Woolley: Pancreatitis in childhood. J. Pediat. Surg. 13 (1978) 143

Burdelski, M., H. Huchzermeyer: Gastrointestinale Endoskopie im Kindesalter. Springer, Berlin 1981

Bürger, D.: Pankreaserkrankungen im Kindesalter. Hippokrates Verlag, Stuttgart 1982

Buurman, R., E. Grabbe: Pankreas. In: Ganzkörper-Computertomographie, hrsg. von G. Friedmann, E. Bücheler, P. Thurn. Thieme, Stuttgart 1981

Carleton, C. C., R. Ackerbaum: Intussusception secondary to aberrant pancreas in a child. J. Amer. med. Ass. 236 (1976) 1047

Churchill, R. J., C. J. Reynes, L. Love: Pancreatic pseudotumors. Computed tomography. Gastrointest. Radiol. 3 (1978) 251

Classen, M., H. Koch, L. Demling: Diagnostische Bedeutung der endoskopischen Kontrastdarstellung des Pankreasgangsystems. Leber Magen Darm 2 (1972) 79

Clemett, A. R.: Nonneoplastic diseases of the pancreas. In: A. R. Margulis, H. J. Burhenne: Alimentary Tract Roentgenology. Mosby, St. Louis 1967

Cohen, H., J. O. Haller, A. P. Friedman: Pancreatitis, child abuse, and skeletal lesions. J. Pediat. Radiol. 10 (1981) 175

Cotton, P. B.: ERCP. Gut 18 (1977) 316

Dahmann, B., C. A. Stephens: Pseudocysts of the pancreas after blunt abdominal trauma in children. J. pediat. Surg. 16 (1981) 17

Daum, R., W. Ch. Hecker, K. H. Grözinger: Die stumpfe Pankreasverletzung im Kindesalter. Z. Kinderchir. 11 Suppl. (1972) 544

Dember, A. G., C. C. Jaffe, J. Simeone, J. Walsh: A new computed tomographic sign of pancreatitis. Amer. J. Roentgenol. 133 (1979) 477

Demling, L.: Gastrointestinale Hormone. Z. Gastroent. 14 (1976) 63

Demling, L., M. Classen: Duodenojejunoskopie. Dtsch. med. Wschr. 95 (1970) 1427

Demling, L., H. Koch, W. Rösch: Endoskopisch retrograde Cholangio-Pankreatikographie – ERCP –. Schattauer, Stuttgart 1979

Doerr, W.: Bauchspeicheldrüse. In: Organpathologie, Bd. II, Verdauungstrakt. Thieme, Stuttgart 1974

Düx, A.: Fortschritte in der Diagnostik chirurgischer Krankheitsbilder durch selektive Angiographie. Langenbecks Arch. 327 (1970) 65

Düx, A.: Cavography and retroperitoneal venography in the preoperative diagnosis of pancreatic diseases. In: Anacker, A.: Efficiency and Limits of Radiologica Examination of the Pancreas. Thieme, Stuttgart 1975

Dunnick, N. R., J. L. Doppman, St. R. Mills, D. M. McCarthy: Computed tomographic detection of nonbeta pancreatic islet cell tumors. Radiology 135 (1980) 117

Dunnick, N. R., J. A. Long jr., A. Krudy, T. H. Shawker, J. L. Doppman: Localizing insulinomas with combined radiographic methods. Amer. J. Roentgenol. 135 (1980) 747

Eaton, S. B., J. T. Ferrucci: Radiology of the Pancreas and Duodenum. Saunders, Philadelphia 1973

Ebner, F., H. Höfler, P. Kratochvil, G. Brandstätter, H. Pristautz: Pankreasnekrose nach endoskopisch retrograder Pankreatikographie. Dtsch. med. Wschr. 107 (1982) 453

Eichelberger, M. R. u. Mitarb.: Acute pancreatitis: The difficulties of diagnosis and therapy. J. pediat. Surg. 3 (1982) 244

Eklöf, O.: Accessory pancreas in the stomach and duodenum. Clinical features, diagnosis and therapy. Acta chir. scand. 121 (1961) 19

Eklöf, O., A. Lassrich, P. Stanley, A. R. Chrispin: Ectopic pancreas. Pediat. Radiol. 1 (1973) 24

Engel, A., E. Lysholm: A new roentgenological method of pancreas examination and its practical results. Acta radiol. (Stockh.) 15 (1934) 635

Farman, J., S. Dallemand, M. Schneider, N. Salomon, S. Moon, H. McPherson: Pancreatic pseudocysts involving the spleen. Gastrointest. Radiol. 1 (1977) 339

Feldman, M., T. Weinberg: Aberrant pancreas: a cause of duodenal syndrome. J. Amer. med. Ass. 148 (1952) 893

Féroldi, J.: Calcifying pancreatitis, pancreatic calcification and pancreatic lithiasis. Bibl. gastroenterol., Fsc. 7. Karger, Basel 1965

Feyrter, F.: Carcinoid und Carcinom. Ergebn. allg. Path. path. Anat. 29 (1934) 305

Filler, D., K. Schwemmle, K. H. Müller: Die Pankreasverletzungen im Kindesalter. Z. Kinderchir. 24 (1978) 145

Fishman, A., M. B. Isikoff, J. S. Barkin, J. T. Friedland: Significance of a dilated pancreatic duct on CT examination. Amer. J. Roentgenol. 133 (1979) 225

Foley, W. D., E. T. Stewart, Th. L. Lawson, J. Geenan, J. Loguidice, L. Maher, G. F. Unger: Computed tomography, ultrasonography, and endoscopic retrograde cholangiopancreaticography in the diagnosis of pancreatic disease: a comparative study. Gastrointest. Radiol. 5 (1980) 29

De Ford, J. W., B. Y. Kolts: Stenosis of the colon secundary to pancreatitis. Amer. J. Dig. Dis. 18 (1973) 630

Forell, M. M., M. Otte: Pankreas. In: Klinische Hepatologie, hrsg. von H. A. Kühn, H. Wernze. Thieme, Stuttgart 1979

Fricke, M., R. Zick, H. J. Mitzkat: Das Insulinom im Computer-Tomogramm. Radiologe 18 (1978) 252

Frostberg, N.: Characteristic duodenal deformity in cases of different kinds of peri-vaterial enlargement of the pancreas. Acta radiol. (Stockh.) 19 (1938) 164

Fuchs, W. A., J. Triller: Ultraschall-Computertomographie des Abdomens. Huber, Bern 1978

Fulton, R. E., P. F. Sheedy, D. C. McIlrath, D. O. Ferris: Preoperative angiographic localization of insulin-producing tumors of the pancreas. Amer. J. Roentgenol. 123 (1975) 367

Gambarelli, J., G. Guérinel, L. Chevrot, M. Mattéi: Ganzkörper-Computer-Tomographie. Ein Atlas von Serienschnitten durch den menschlichen Körper. Anatomie, Radiologie, Scanner. Springer, Berlin 1977

Gerhardt, P.: Hypotonic duodenography in the diagnosis of pancreas disease. In: Anacker, H., Efficiency and Limits of Radiological Examinations of the Pancreas. Thieme, Stuttgart 1975

Gerhardt, P., G. van Kaick: Total Body Computerized Tomography. Thieme, Stuttgart 1979

Glazer, G. M., A. R. Margulis: Annular pancreas: etiology and diagnosis using endoscopic retrograde cholangiopancreaticography. Radiology 133 (1979) 303

Grabbe, E., H. G. Dammann, M. Heller: Wert der Computertomographie für die Prognose der akuten Pankreatitis. Fortschr. Röntgenstr. 136 (1982) 534

Grabbe, E., J. Hagemann, R. Klapdor, M. Pfeiffer: Sonographie und Computertomographie in der Verlaufskontrolle des Pankreaskarzinoms. Fortschr. Röntgenstr. 132 (1980) 149

Green, P. H. R., P. J. Barratt, J. P. Percy, V. H. Cumberland, W. R. J. Middleton: Acute pancreatitis occurring in gastric aberrant pancreatic tissue. Amer. J. Dig. Dis. 22 (1977) 734

Grosfeld, J. L., H. W. Clatworthy, A. B. Hamoudi: Pancreatic malignancy in childhood. Arch. Surg. 101 (1970) 370

Gryboski, J.: Gastrointestinal Problems in the Infant. Saunders, Philadelphia 1975

Günther, R., F. Kümmerle, J. Beyer, K. Klose, F.-P. Kuhn, K. Rückert, U. Cordes: Lokalisationsdiagnostik von Inselzelltumoren durch Sonographie, Computertomographie, Arteriographie und selektive Hormonbestimmung. Fortschr. Röntgenstr. 135 (1981) 657

Haaga, J. R., R. J. Alfidi, Th. R. Havrilla, R. Tubbs, L. Gonzalez, Th. F. Meaney, M. A. Corsi: Definitive role of CT scanning of the pancreas. Radiology 124 (1977) 723

Haertel, M., W. A. Fuchs: Computertomographie nach stumpfem Abdominaltrauma. Fortschr. Röntgenstr. 131 (1979) 487

Haertel, M., L. Kreel: Das normale Pankreas im computerisierten Tomogramm. Fortschr. Röntgenstr. 128 (1978) 1

Haertel, M., W. Zaunbauer, W. A. Fuchs: Die computertomographische Morphologie des Pankreaskarzinoms. Fortschr. Röntgenstr. 132 (1980) 1

Haße, W.: Pankreaschirurgie. Mschr. Kinderheilk. 128 (1980) 306

Hecker, W. Ch., H. Kraeft, M. Ströh: Pädiatrisch bedeutsame kinderchirurgische Probleme des Pankreas. Mschr. Kinderheilk. 128 (1980) 758

Hedemand, N., A. Kruse, E. H. Madsen, M. S. Mathiasen: X ray examination or endoscopy. Gastrointest. Radiol. 1 (1977) 331

Hess, W.: Die Erkrankungen der Gallenblase und des Pankreas. Thieme, Stuttgart 1961

Hess, W.: Die chronische Pankreatitis. Klinik, Diagnostik und chirurgische Therapie der chronischen Pankreopathien. In: Aktuelle Probleme in der Chirurgie. Huber, Bern 1969

Höcht, B., B. Gay, H. D. Klein: Aberrierendes Pankreas im Bereich der Papilla Vateri als Ursache eines Verschlußikterus im Kindesalter. Münch. med. Wschr. 117 (1975) 367

Höcht, B., U. Kühner, B. Gay, R. Arbogast: Verschlußikterus durch aberrierendes Pankreasgewebe im Bereich der Papilla Vateri. Z. Kinderchir. 22 (1977) 79

Hornbostel, H., H. Götze: Abgrenzung und Sonderformen des Hyperinsulinismus. Schweiz. med. Wschr. 91 (1961) 1333

Hundeshagen, H., H. Creutzig, H. Dopslaff: Doppelradionuklid-Pankreas-Szintigraphie mit einem Prozeßrechner. Radiobiol. Radiother. 6 (1971) 212

Hunt, D. R., P. Mildenhall: Etiology of strictures of the colon associated with pancreatitis. Amer. J. Dig. Dis. 20 (1975) 941

Ianamoto, K., F. Yoshino, N. Nakao, M. Kawanaka: Angiographic diagnosis of a pancreatic islet tumor in a patient with the WDHA syndrome. Gastrointest. Radiol. 5 (1980) 259

Iannaccone, G., M. Antonelli: Calcification of the pancreas in cystic fibrosis. Pediat. Radiol. 9 (1980) 85

Imhof, H., P. Frank: Pancreatic calcifications in malignant isle cell tumors. Radiology 122 (1977) 333

Immelman, E. J., S. Bank, H. Krige, I. N. Marks: Roentgenologic and clinical features of intramedullary fat necrosis in bones in acute and chronic pancreatitis. Amer. J. Med. 36 (1964) 96

Inamoto, K., F. Yoshino, N. Nakao, M. Kawanaka: Angiographic diagnosis of a pancreatic islet tumor on a patient with ADHA syndrome. Gastrointest. Radiol. 5 (1980) 259

Jacquement, P.: Potentials and limitations of hypotonic duodenography. In: Anacker, H.: Efficiency and Limits of Radiological Examination of the Pancreas. Thieme, Stuttgart 1975

Jeschke, R., W. Romen, F. Thanner, H. Niggemeyer: Zum Krankheitsbild der diffusen, nesidioblastischen Inselhyperplasie im Neugeborenen- und Säuglingsalter. Klin. Pädiat. 191 (1978) 402

Justich, E., F. Wiedner, P. Kratochvil, G. Brandstätter: Karzinom und fortgeschrittene Pankreatitis des Pankreaskopfes in der ERCP. Röntgen-Bl. 30 (1977) 343

Kaplan, E., M. Ben-Porath, S. Fink u. a.: Evaluation of pancreatic disease by dual channel scanning. Nucl. Med. 8 (1967) 349

Kattwinkel, J., L. Lapey, P. A. di Sant'Agnese, W. Edwards: Hereditary pancreatitis: Three new kindreds and a critical review of the literature. Pediatrics 51 (1973) 55

Kilman, W. J., R. N. Berk: The spectrum of radiologic features of aberrant pancreatic rests involving the stomach. Radiology 123 (1977) 291

Kjellman, L.: Further cases of aberrant pancreas. Acta radiol. (Stockh.) 36 (1951) 89

Klöppel, G., G. Seifert, Ph. U. Heitz: Endokrine Pankreastumoren. Morphologie und Syndrome. Dtsch. med. Wschr. 104 (1979) 1571

Klöppel, G., J. Sosnowski, H.-P. Eichfuss, K. Rückert, R. Klapdor: Aktuelle Aspekte des Pankreaskarzinoms. Dtsch. med. Wschr. 104 (1979) 1601

Komaki, S., J. M. Clark: Pancreatic pseudocyst. Amer. J. Roentgenol. 122 (1974) 385

Kreel, L.: Pancreatic duct calibre and variations on autopsy pancreatography. In: H. Anacker: Efficiency and Limits of Radiologic Examination of the Pancreas. Thieme, Stuttgart 1975

Kreel, L.: Computerized transverse axial tomography with tissue density measurements. J. comput. assist. tomogr. 1 (1977) 1

Kreel, L., M. Haertel, D. Katz: Computed tomography of the normal pancreas. J. comput. assist. tomogr. 1 (1977) 290

Kümmerle, F., P. Kirschner, G. Mangold: Zur Klinik und Chirurgie des Pankreaskarzinoms. Dtsch. med. Wschr. 101 (1976) 729

Lackner, K., H. Frommhold, H. Grauthoff, U. Mödder, L. Heuser, G. Braun, R. Buurman, K. Scherer: Wertigkeit der Computertomographie und der Sonographie innerhalb der Pankreasdiagnostik. Fortschr. Röntgenstr. 132 (1980) 509

Lammer, J., H. Lepuschütz, W. D. Sager, P. Kratochvil, G. Brandstätter, G. Zalaudek: ERCP und CT in der Diagnostik von chronischen Pankreatitis, Pseudozysten und Pankreaskarzinom – ein Vergleich. Röntgen-Bl. 33 (1980) 602

Lankisch, P. G., E. Lopez, K. Winkler, R. Schuster: Kolonveränderungen nach Pankreatitis. Dtsch. med. Wschr. 101 (1976) 1885

Leger, L., N. Arvay: Pancréatographie peroperatoire. Presse méd. 59 (1951) 735

Lindblom, A.: Des altérátions roentgenologiques de l'estomac et du duodénum dans les pancréatitis. Acta radiol. (Stockh.) 9 (1928) 255

Löffler, A., S. E. Miederer, K. Glänzer: Endoskopische retrograde Pankreatikographie und exokrine Funktion bei verschiedenen Pankreatitisformen und Papillenstenose. Leber, Magen, Darm 6 (1976) 235

Lucaya, J., J. Boix Ochoa: Ectopic pancreas in the stomach. J. Pediat. Surg. 11 (1976) 101

Macarini, N., L. Oliva: La pneumostrati-pancreatografia. Geneva Minerva medica, Turin 1955

Magistris, F., E. Machacek: Großes präpylorisches Nebenpankreas mit akuter Magenblutung. Wien. klin. Wschr. 88 (1976) 810

Mah, P. T., D. C. Loo, E. P. C. Tock: Pancreatic acinar cell carcinoma in childhood. Amer. J. Dis. Child. 128 (1974) 101

Marchal, G., G. Wilms, A. Baert, E. Ponette: Complications of specific vascular opacification in CT of the upper abdomen. Fortschr. Röntgenstr. 132 (1980) 45

Margulis, A. R.: Neoplasmas of the pancreas. In: A. R. Margulis, H. J. Burhenne: Alimentary Tract Roentgenology. Mosby, Saint Louis 1973

Margulis, A. R.: The role of CT in medicine and society. In: Computed Tomography Ultrasound and x-ray 1980: An Integrated Approach, ed. A. A. Moss, H. I. Goldberg. Academic Press, New York 1980

Margulis, A. R., Ch. A. Gooding: Diagnostic Radiology 1980. Academic Press, New York 1980

Martinez, N. S., C. G. Morlock, M. B. Dockerty, J. M. Wangh, H. M. Weber: Heterotopic pancreatic tissue involving the stomach. Ann. Surg. 147 (1958) 1

Medrano, J., W. Andler, H. Götze, W. Hartmann, W. Niebel: Posttraumatische Pankreaspseudozysten im Kindesalter. Klin. Pädiat. 191 (1979) 529

Mentschel, M.: Variationen der Pankreasgang-Anatomie und Duodenalstumpfverschluß. Chirurg 39 (1968) 181

Merrill, J. R., J. G. Raffensperger: Pediatric annular pancreas: twenty years experience. J. pediatr. Surg. 11 (1977) 921

Mödder, U., G. Friedmann, E. Bücheler, E. Baert, C. Lackner, G. Brecht, R. Buurman, N. Rupp, H. J. Heller: Wert und Ergebnisse der Computertomographie bei Pankreaserkrankungen. Fortschr. Röntgenstr. 130 (1979) 57

Moretti, G. E., D. Nusslé: Une nouvelle famille avec pancréatite chronique héréditaire. Étude des fonctions pancréatiques endocrines et exocrines. Schweiz. med. Wschr. 101 (1971) 602

Moss, A. A., M. Federle, H. A. Shapiro, M. Ohto, H. Goldberg, M. Korobkin, A. Clemett: The combined use of computed tomography and endoscopic retrograde cholangiopancreatography in the assessment of suspected pancreatic neoplasm: A blind clinical evaluation. Radiology 134 (1980) 159

Moynan, R. W., R. C. Neerhout, T. S. Johnson: Pancreatic carcinoma in childhood: Case report and review. J. Pediat. 65 (1964) 711

Niessen, K. N.: Erkrankungen des exokrinen Pankreas bei Säuglingen und Kindern. Fortschr. Med. 98 (1980) 263, 319, 475

Niessen, K. N.: Pankreaserkrankungen im Kindesalter – einschließlich neuer diagnostischer Methoden. Mschr. Kinderheilk. 128 (1980) 301

Novak, D.: Diagnostic reliability of tubeless double contrast hypotonic duodenography in pancreatitis. In: Anacker, H.: Efficiency and Limits of Radiological Examination of the Pancreas. Thieme, Stuttgart 1975

Oleszczuk-Raszke, K., Z. Domanski, K. Niczabitowski: Atypical pancreatic pseudocysts. Fortschr. Röntgenstr. 128 (1978) 464

Oliva, L.: Pneumotomography of the pancreas. In: Efficiency and Limits of Radiologic Examination of the Pancreas, hrsg. von H. Anacker. Thieme, Stuttgart 1975

Olsson, O.: Angiographie bei Pankreastumoren. Radiologe 5 (1965) 281

Otto, H. F.: Morphologische Aspekte von Pankreaserkrankungen. Dtsch. med. Wschr. 99 (1974) 767

Otto, R., E. Linder: Ungewöhnliche Lokalisation einer Pankreaspseudozyste. Fortschr. Röntgenstr. 126 (1977) 270

Pannhorst, R.: Röntgendiagnostik des Pankreas. Dtsch. med. Wschr. 6 (1955) 367

Pannhorst, R.: Diagnostische Bewertung kombinierter Funktionsstörungen am Duodenum. Fortschr. Röntgenstr. Beiheft zu Bd. 95 (1961) 22

Patamasucon, P., H. L. Pillsburg, A. R. Colón: Childhood pancreatitis with biliary calcareous disease. J. pediat. Surg. 17 (1982) 189

Perillo, R. P., G. R. Zuckerman, B. A. Shatz: Aberrant pancreas and leiomyoma of the stomach: indistinguishable radiologic and endoscopic features. Gastrointest. Endosc. 23 (1977) 162

Pokieser, H.: Pharmacoangiography. In: H. Anacker, Efficiency and Limits of Radiologic Examination of the Pancreas. Thieme, Stuttgart 1975

Prévôt, H.: Kombination von Szintigraphie und Angiographie in der radiologischen Pankreasdiagnostik. Angiography–Szintigraphy–Sympos. of Europ. Ass. of Radiol. – Mainz 1970. Springer, Berlin 1972

Prévôt, R.: Zur Frühdiagnose des Magenkrebses. 2. Internat. Kongreß für Gastroenterologie, Paris 1937

Rehbein, F.: Kinderchirurgische Operationen. Hippokrates Verlag, Stuttgart 1976

Reinhardt, K.: Röntgenbefunde bei einer Riesencyste des Pankreas. Radiologe 20 (1980) 86

Rickham, P. P.: Islet cell tumors in childhood. J. pediat. Surg. 10 (1975) 83

Ring, E. J.: Pancreatic arteriography and venography. In: Moss, A. E., H. I. Goldberg: Computed Tomography, Ultrasound and X-ray: An Integrated Approach 1980. Academic Press, New York 1980

Ritter, U.: Erkrankungen des exkretorischen Pankreas. Thieme, Stuttgart 1971

Rösch, J.: Die „superselektive" viszerale Arteriographie. Fortschr. Röntgenstr. 115 (1971) 718

Rösch, J.: Röntgendiagnostik des Pankreas. In: Handbuch der Medizinischen Radiologie, Bd. XII, Teil 2, redigiert von F. Strnad. Springer, Berlin 1973

Rösch, J.: Portal venography in the diagnosis of pancreatic disease. In: H. Anacker: Efficiency and Limits of Radiologic Examination of the Pancreas. Thieme, Stuttgart 1975

Rösch, J., D. C. Holman: Superselective arteriography of the pancreas. In: H. Anacker: Efficiency and Limits of Radiologic Examination of the Pancreas. Thieme, Stuttgart 1975

Rösch, W.: Chronische Pankreatitis. Dtsch. Ärztebl. 39 (1979) 2473

Rösch, W.: Die klinische Bedeutung anatomischer Varianten von Pankreas- und Gallengang. In: Demling, L., H. Koch, W. Rösch: Endoskopisch retrograde Cholangio-Pankreatikographie – ERCP –. Schattauer, Stuttgart 1979

Rösch, W.: ERCP bei Pankreatitis. In: Demling, L., H. Koch, W. Rösch: Endoskopisch retrograde Cholangio-Pankreatikographie – ERCP –. Schattauer, Stuttgart 1979

Rosenbusch, G., C. Lamers, J. von Tongeren: Peptische Ösophagitis und Tumorverkalkung bei Zollinger-Ellison Syndrom. Radiologe 15 (1980) 210

Sarles, H., M. Singer: Akute und chronische Pankreatitis. Witzstrock, Baden-Baden 1978

Sarles, H., M. Mercadier: Les pancréatites chroniques de l'adult. L'Expansion Scientifique Francaise, Paris 1960

Schaefer, E.: Osteolyse nach traumatischer Pankreatitis bei einem Kinde. Pers. Mitt. 1979

Scharnetzky, M., W. Schröter: Hereditäre Pankreatitis im Kleinkindesalter. Mschr. Kinderheilk. 128 (1980) 780

Schega, W., D. Dennhardt: Pankreasverletzungen im Kindesalter. Dtsch. med. Wschr. 96 (1971) 1662

Schlotter, H.: Phlegmonöse Pankreatitis. Pers. Mitt. 1965

Schmidt, K. R., K. J. Pfeifer, F. Spelsberg, R. Wirsching, R. Kuntz: Angiographische Diagnostik bei Inselzelltumoren. Ergebnisse bei 34 Patienten. Fortschr. Röntgenstr. 132 (1980) 1

Schneider, C., R. Montz: Pankreasszintigraphie. Radiologe 15 (1975) 203

Schoen, D.: The importance of the „watering ca phenomenon" for the radiological diagnosis of pancreatopathy. In: H. Anacker: Efficiency and Limits of Radiologic Examination of the Pancreas. Thieme, Stuttgart 1975

Schott, B., L. Safrany, G. Portocarrero, S. Krause, T. Balint: Was bringt die ERCP bei chronischer Pankreatitis? Klinikarzt 11 (1982) 571

Schröder, J.: Angiographie der Leber und des Pankreas. In: Klinisch-radiologisches Seminar, Bd. 7: Erkrankungen der Organe des rechten Oberbauches; hrsg. von W. Frommhold, P. Gerhardt. Thieme, Stuttgart 1977

Seif, R. J.: Das vasoaktive intestinale Polypeptid bei Verner-Morrison-Syndrom. Dtsch. med. Wschr. 100 (1975) 399

Seifert, G.: Die calciphylaktische Pankreatitis. Virchows Arch. path. Anat. 338 (1965) 319

Seifert, G.: Bauchspeicheldrüse. In: W. Doerr: Organpathologie, Bd. II. Thieme, Stuttgart 1974

Shapiro, H. A.: ERCP. In: Computed Tomography, Ultrasound and X-ray: An Integrated Approach 1980; A. A. Moss, H. I. Goldberg. Academic Press, New York 1980

Shirkhoda, A., C. A. Mittelstaedt: Demonstration of pancreatic cysts in adult polycystic disease by computed tomography and ultrasound. Amer. J. Roentgenol. 131 (1978) 1074

Shwachman, H., L. K. Diamond, F. A. Oski, K. T. Khaw: The syndrome of pancreatic insufficiency and bone marrow dysfunction. J. Pediat. 65 (1964) 645

Shwachman, H.: Gastrointestinal manifestations of cystic fibrosis. Pediat. Clin. N. Amer. 22 (1975) 787

Siafarikas, C., D. Dennhardt: Ein Beitrag zum congenitalen Cystenpancreas. Z. Kinderchir. 9 (1971) 381

Slovis, T. L., W. E. Berdon, J. O. Haller, D. H. Baker, L. Rosen: Pancreatitis and the battered child syndrome. Amer. J. Roentgenol. 15 (1975) 456

Smith, R. B., W. D. Warren, A. Rivard, A. und J. R. Amerson: Pancreatic ascites. Ann. Surg. 177 (1973) 538

Soehendra, N., E. Farthmann, B. Werner: Endoskopisch retrograde Pankreatikographie. In: Die Untersuchung der Bauchspeicheldrüse, hrsg. von H. Barthelheimer, M. Classen, F. W. Ossenberg. Thieme, Stuttgart 1976

Soehendra, N., M. Renner, E. Farthmann, H. Wehling: Retrograde Cholangio-Pankreatographie. Hamburg. Ärztebl. Febr. 1974, S. 43

Stadelmann, O., A. Sobbe, A. Löffler, S. E. Miederer: Die Bedeutung der retrograden Pankreato-Cholangiographie für die klinische Diagnostik. Fortschr. Röntgenstr. 118 (1973) 377

Stanley, R. J., S. S. Sagal, R. G. Levitt: Computed tomography of the body. Amer. J. Roentgenol. 127 (1976) 53

Stanley, R. J.: Pancreas: Computed tomography. In: Computed Tomography, Ultrasound and X-ray: An Integrated Approach 1980; A. A. Moss, H. I. Goldberg. Academic Press, New York 1980

Starck, D.: Embryologie, 3. Aufl. Thieme, Stuttgart 1975

Stolle, E., W. Fiegler, D. Banzer: Zur Analyse und Differentialdiagnose der Magen-Impressionen. Radiologe 19 (1979) 8

Stolte, M.: Pankreatographie und Pathomorphologie der Bauchspeicheldrüse. In: Demling, L., H. Koch, W. Rösch: Endoskopisch retrograde Cholangio-Pankreatikographie – ERCP –. Schattauer, Stuttgart 1979

Stolte, M.: Anatomie des Pankreasgangsystems. In: Demling, L., H. Koch, W. Rösch: Endoskopisch retrograde Cholangio-Pankreatikographie – ERCP –. Schattauer, Stuttgart 1979

Stolte, M., W. Bürner, H. Wachhausen, H. Koch: Auswirkungen der Pankreatikographie auf die Pankreasgangepithelien. Z. Gastroenterol. 19 (1981) 77

Stone, H. H.: Pancreatic and duodenal trauma in children. J. pediat. Surg. 7 (1972) 670

Stiennon, O. A.: The anatomical basis for the epsilon sign of Frostberg. Amer. J. Roentgenol. 75 (1956) 282

Swart, B.: Die Röntgenuntersuchung des Pankreas. Fortschr. Röntgenstr. 95 (1961) 809

Swart, B.: Die Röntgenuntersuchung bei Pankreaserkrankungen. Dtsch. med. Wschr. 90 (1965) 80

Swart, B.: Value and limitations of examination of the gastrointestinal tract in pancreatic disease. In: H. Anacker: Efficiency and Limits of Radiologic Examination of the Pancreas. Thieme, Stuttgart 1975

Thoeni, R. F., R. K. Gedgaudas: Ectopic pancreas: usual and unusual features. Gastrointest. Radiol. 5 (1980) 37

Töndury, G.: Angewandte und topographische Anatomie. Thieme, Stuttgart 1970

Trapp, P., A. Bode: Angiographischer Nachweis einer Pankreas-Pseudozystenblutung mit venöser Ableitung. Fortschr. Röntgenstr. 127 (1977) 188

Triller, J., P. Brutschin, M. Haertel: Radiologisch-sonographische Abklärung der Pankreaspseudozyste. Fortschr. Röntgenstr. 128 (1978) 143

Triller, J., A. R. Tischedick, M. Haertel, F. Halter, U. Scheurer: Sonographie und endoskopisch retrograde Cholangio-Pankreatikographie zur Diagnostik von Pankreas- und Gallenwegserkrankungen. Fortschr. Röntgenstr. 132 (1980) 255

Tuttle, R. J., Z. Strasberg, F. M. Cole: Angiographic diagnosis of insulinoma in a 6 year old boy. Radiology 104 (1972) 355

Tylén, U.: Angiography in inflammatory disease of the pancreas. In: Anacker, H.: Efficiency and Limits of Radiologic Examination of the Pancreas. Thieme, Stuttgart 1975

Verner, J. V., A. B. Morrison: Non-B-islet tumors and the syndrome of watery diarrhea, hypokalemia and hypochlorhydria. Clin. Gastroent. 3 (1974) 598

Voss-Schulte, K., E. Wagner: Chirurgische Maßnahmen bei chronischer Pankreatitis. Chirurg 39 (1968) 307

Wanke, M.: Experimentelle Pankreatitis. Proteolytische, lipolytische und biliäre Form. In: Bargmann, W., W. Doerr: Zwanglose Abhandlungen aus dem Gebiet der normalen und pathologischen Anatomie, Heft 19. Thieme, Stuttgart 1968

Warshaw, A. L., T. Mc.Chensney, G. W. Evans, H. F. McCarthy: Intrasplenic dissection by pancreatic pseudocysts. New Engl. J. Med. 287 (1972) 72

Wehling, H.: Zur Frühdiagnose von Pankreastumoren. Fortschr. Röntgenstr. 89 (1971) 1008

Welch, K. J.: The pancreas. In: Pediatric Surgery, 3. Aufl. Bad. 2; hrsg. von M. M. Ravitch, K. J. Welch, C. D. Benson, E. Abderdeen, J. D. Randolph. Year Book Medical Publ., Chicago 1979

Wenz, W.: Abdominale Angiographie. Springer, Berlin 1972

Wenz, W.: Pankreas. In: W. Teschendorf, W. Wenz: Röntgenologische Differentialdiagnose, 5. Aufl. Thieme, Stuttgart 1978

White, T. T., H. Sarles, J. P. Benhamou: Liver, Bile Ducts & Pancreas. Grune & Stratton, New York 1977

Wildanger, A., E. Stammel: Das aberrierende Pankreas. Fortschr. Röntgenstr. 128 (1978) 773

Winkler, C. G.: Potentials and limits of pancreatic scintigraphy. In: Efficiency and Limits of Radiologic Examination of the Pancreas. Hrsg. von H. Anacker. Thieme, Stuttgart 1975

Witthaut, H.: Pylorusnahe Pankreasektopie im Kindesalter. Z. Kinderchir. 22 (1977) 74

Zollinger, R. M., E. H. Ellison: Primary peptic ulcerations of the jejunum associated with islet cell tumours of the pancreas. Ann. Surg. 142 (1955) 709

Kapitel 14   Milz

Anacker, H.: Krankheiten der Milz und des extrahepatischen Pfortaderkreislaufs. In: Klinische Röntgendiagnostik innerer Krankheiten, hrsg. von R. Haubrich. Springer, Berlin 1966

Anger, K., P. Gelinsky, K. Lagemann: Röntgenologische und szintigraphische Milzgrößenbestimmung. Radiologe 16 (1976) 135

Baert, A. L., A. Wackenheim, L. Jeanmart: Abdominal Computer Tomography. Springer, Berlin 1980

Barta, I.: Erkrankungen der Milz. VEB Gustav Fischer, Jena 1972

Baumeister, L., D. Merten: Fehldiagnose einer Milzzyste. Radiologe 16 (1976) 140

Bayer, H. P., I. Joppich, K. L. Spleen: Die chronisch-intermittierende Milztorsion. Z. Kinderchir. 21 (1977) 386

Beahrs, J. R., D. H. Stephens: Enlarged accessory spleens: CT appearance in postsplenectomy patients. Amer. J. Roentgenol. 135 (1980) 483

Berge, T.: Splenic metastases. Frequencies and patterns. Acta path. microbiol. scand. 82 (1974) 499

Bergstrand, I., C. A. Ekman: Portal circulation in portal hypertension. Acta radiol. 47 (1957) 1

Börner, W., E. Moll, P. Schneider, K. Stucke: Zur Problematik der Thorotrastschäden. Fortschr. Röntgenstr. 93 (1960) 287

Boijsen, E., H. Efsing: Intrasplenic arterial aneurysms following splenoportal phlebography. Acta radiol. Diagn. 6 (1967) 487

Brands, W., E. Böttger, H. D. Saeger, G. Hübner: Milzzysten. Beitrag zur Klinik, Diagnose und Differentialdiagnose. Fortschr. Med. 96 (1978) 41

Broker, R. M., J. Khettry, R. M. Filler, S. Trewes: Splenic torsion and accessory spleen. J. pediat. Surg. 10 (1975) 913

Bron, K. M., W. J. Hoffman: Preoperative diagnosis of splenic cyst. Arch. Surg. 102 (1971) 459

Büll, U., G. Parrisius, K. W. Frey, H. Müller-Fassbender: Die selektive Milzszintigraphie mit ^{99m}Tc markierten wärmealterierten Erythrozyten. Radiologe 13 (1973) 48

Buurman, R., K. F. Gürtler, W. Knipper, W. Kupper: Aneurysma spurium der Arteria lienalis. Fortschr. Röntgenstr. 132 (1980) 740

Buurman, R., E. Grabbe: Milz. In: Ganzkörper-Computertomographie, hrsg. von G. Friedmann, E. Bücheler, P. Thurn. Thieme, Stuttgart 1981

Daneman, A., D. J. Martin: Congenital epithelial splenic cysts in children. Emphasis on Sonographic appearances and some unusual features. Pediat. Radiol. 12 (1982) 119

Das Gupta, T., B. Coombes, R. D. Brasfield: Primary malignant neoplasmas of the spleen. Surg. Gynec. Obstet. 120 (1965) 947

Dehner, L. P.: Pediatric Surgical Pathology. Mosby, Saint Louis 1975

Düx, A.: Milz. In: H. R. Schinz, W. E. Baensch, W. Frommhold, R. Glauner, E. Uehlinger, J. Wellauer: Lehrbuch der Röntgendiagnostik, Bd. V. Thieme, Stuttgart 1965

Duffner, P. K., M. E. Cohen, D. J. Lacey: Hepatosplenomegaly. In: Textbook of Gastroenterology and Nutrition in Infancy, Vol 2; ed. E. Lebenthal. Raven Press, New York, 1981

Eisen, M., M. Amthor, Ph. Gross, E. Hügel: Das Hämangioendotheliom der Milz. Bericht über 2 Fälle. Zbl. Chir. 97 (1972) 1467

Ekelund, L., J. Göthlin, H. Pettersson: Angiography in expansive lesions of the spleen. Amer. J. Roentgenol. 125 (1975) 81

Feine, U.: Szintigraphische Diagnostik von Milzerkrankungen. Radiologe 16 (1976) 128

Fischer, J., R. Wolf: Grundlagen und Technik der Milzszintigraphie. Acta hepato-splenol. 10 (1963) 209

Fischer, J., R. Wolf, H. Gamm: Milzszintigraphie. Dtsch. Ärztebl. 401 (1973)

Freedom, R. M., K. E. Fellows: Radiographic visceral patterns in the asplenia syndrome. Radiology 107 (1973) 387

Gelinsky, P., K. Lagemann: Die röntgenologische Dokumentation der normalen und vergrößerten Milz. Röntgen-Bl. 24 (1971) 298

Gilbert, E. F., K. Nischimara, B. G. Wedum: Congenital malformation of the heart associated with splenic agenesis. Circulation 17 (1958) 72

Gordon, D. G., M. I. Burrell, D. C. Levon, X. F. Mueller, J. A. Becker: Wandering spleen – the radiological and clinical spectrum. Radiology 125 (1977) 39

Gould, H. R., A. R. Clemett, P. Rossi: Radiologic diagnosis of splenic metastasis. Amer. J. Roentgenol. 109 (1970) 755

Grimsehl, H., G. Schaffelder: Zur Pathogenese, Klinik und Therapie von Leber- und Milzzysten im Kindesalter. Z. Kinderchir. 3 (1966) 200

Griscom, N. T.: Progress in radiology: total body opacification. Amer. J. Roentgenol. 131 (1978) 919

Haas, R., W. Brakiohiapa, E. Tahalele, D. Lichy: Über den diagnostischen Wert der radiologischen Milzvolumenbestimmung bei lymphoretikulären Systemerkrankungen. In: H. W. Pabst, G. Hör: Nuklearmedizin. Klinische Leistungsfähigkeit und technische Entwicklung. Schattauer, Stuttgart 1972

Haertel, M., H. R. Beusch: Die angiographische Normalanatomie der Milz. Fortschr. Röntgenstr. 120 (1974) 653

Heymsfield, St. B., T. Fulenwider, B. Nordlinger, R. Barlow, P. Sones, M. Kutner: Accurate measurement of liver, kidney and spleen volume and mass by computerized axial tomography. Ann. intern. Med. 90 (1979) 185

Hofmann, H.: Zur Klinik der isolierten Milztuberkulose unter besonderer Berücksichtigung der isolierten akuten Miliartuberkulose der Milz. Beitr. Klin. Tuberk. 119 (1959) 446

Hofmann, H., G. Gebhardt, H. E. Wagner: Primäre bösartige Tumoren der Milz. Zbl. Chir. 95 (1970) 497

Ivemark, B. I.: Implications of agenesis of the spleen on pathogenesis of cono-truncus anomalies in childhood; analysis of heart malformations in splenic agenesis syndrome, with 14 new cases. Acta paediat. scand. 44 (Suppl. 104) (1955) 1

Jahnke, Th., R. Mohrung, L. Schertel: Zur computertomographischen Milzvolumetrie. Electromedica 1 (1981) 49

Kaude, J.: Accessory spleen as demonstrated by celiac angiography. Radiologe 13 (1973) 53

Kaufmann, H. J.: Roentgendiagnosis of splenic cysts. Ann. Radiol. 12 (1969) 217

Kempe, D.: Zur röntgenologischen Beurteilung der Milzgröße. Fortschr. Röntgenstr. 120 (1974) 658

Kishikawa, T., Y. Numaguchi, M. Tokunaga, K. Matsuura: Hemangiosarcoma of the spleen with liver metastases: angiographic manifestations. Radiology 123 (1977) 31

Klumpp, H.: Dermoidcyste der Milz. Z. Kinderchir. 24 (1978) 366

Kuykendall, J. D., J. D. Shanser, T. E. Summer, L. R. Goodman: Multimodal approach to diagnosis of hamartoma of the spleen. Pediat. Radiol. 5 (1977) 239

Lackner, K., H. Frommhold, P. Thurn: Vergleich der Gefäßdarstellung im Abdomen und Retroperitonealraum mit Computertomographie und Ultraschall. Fortschr. Röntgenstr. 131 (1979) 479

Lackner, K., G. Brecht, R. Janson, K. Scherholz, A. Lützeler, P. Thurn: Wertigkeit der Computertomographie bei der Stadieneinteilung primärer Lymphknotenneoplasien. Fortschr. Röntgenstr. 132 (1980) 21

Lande, A., R. Bard: Celiac arteriography following percutaneous splenoportography. Radiology 114 (1975) 57

Marchal, G., G. Wilms, A. Baert, E. Ponette: Applications of specific vascular opacification in CT of the upper abdomen. Fortschr. Röntgenstr. 132 (1980) 45

Muckmel, E., M. Zer, M. Dintsman: Wandering spleen with torsion of pedicle in an child presenting as an intermittently appearing abdominal mass. J. pediat. Surg. 13 (1978) 127

Lambrecht, W., G. Weinland: Organerhaltende Operation bei großer Epidermoidzyste der Milz. Z. Kinderchir. 32 (1981) 286

Lennert, K. A., C. Sturm: Nicht parasitäre zystische Gebilde der Milz. Münch. med. Wschr. 116 (1974) 197

Markowitz, R. I., V. L. Shashikumar, M. A. Capitanio: Volvulus of the colon in a child with congenital asplenia (Ivemark's syndrome). Radiology 122 (1977) 442

Mockenhaupt, J.: Unklarer Tumor im Sinus phrenicocostalis. Münch. med. Wschr. 118 (1976) 439

Möbius, G.: Zur Pathologie der Thorotrastspeicherung in Leber, Milz und Lymphknoten. Fortschr. Röntgenstr. 101 (1964) 536

Müller, U., J. Freitag: Zystische Lymphangiomatosis der Milz. Fortschr. Röntgenstr. 116 (1972) 826

Niederle, J.: Ivemark- oder Milzagenesie-Syndrom. Pädiat. Prax. 11 (1972) 547

Pöschl, M.: Differentialdiagnostische Bedeutung der Nebenmilz. Fortschr. Röntgenstr. 83 (1955) 47

Randall, P. A., J. H. Moller, K. Amplatz: The spleen and congenital heart disease. Amer. J. Roentgenol. 119 (1973) 551

Rao, R., T. M. Silver: Normal pancreas and splenic variants simulating suprarenal and renal tumors. Amer. J. Roentgenol. 126 (1976) 530

Rösch, J.: Roentgen possibilities in spleen diagnosis. Amer. J. Roentgenol. 94 (1965) 453

Rösch, J.: Röntgendiagnostik der Milz. In: Handbuch der Medizinischen Radiologie, Bd. XII/2, hrsg. von F. Strnad. Springer, Berlin 1973

Salfelder, K., J. Schwarz: Histoplasmotische Kalkherde in der Milz. Dtsch. med. Wschr. 92 (1967) 1468

Schindler, G., F. Longin, M. Helmschrott: Die individuelle obere Normgrenze der Milz im Röntgennativbild. Radiologe 16 (1976) 166

Schertel, L.: Computertomographie der Milz. Röntgen-Bl. 33 (1980) 91

Schulte-Brinkmann, W.: Zur Röntgendiagnostik der Milzzysten. Dtsch. med. Wschr. 93 (1968) 106

Shanser, J. D., A. A. Moss, E. Clark, J. Palubinskas: Angiographic evaluation of cystic lesions of the spleen. Amer. J. Roentgenol. 119 (1973) 166

Spittel, J. A., J. F. Fairbairn, O. W. Kincaid, W. H. Remine: Aneurysm of the splenic artery. J. Amer. med. Ass. 175 (1961) 452

Stadler, H.-W., G. Hartwich: Computertomographie bei Erkrankungen der Milz. Klinikarzt 9 (1980) 376

Stellamor, K., A. Kroiss: Artdiagnostik einer Milzgeschwulst. Fortschr. Röntgenstr. 128 (1978) 241

Streicher, H. J.: Chirurgie der Milz. Thieme, Stuttgart 1961

Symmers, W. St. C.: The lymphoreticular system. In: Systemic Pathology, 2. Aufl. Bd. II, hrsg. von W. St. C. Symmers. Churchill, Livingstone 1978

Tada, S., M. Shin, T. Takashima, M. Noguchi, I. Nishio, A. Miyaka, F. Matsubara: Diffuse capillary hemangiomatosis of the spleen as a cause of portal hypertension. Radiology 104 (1972) 63

Teates, C. D., L. Seale, M. S. Allen: Hamartoma of the spleen. Amer. J. Roentgenol. 116 (1972) 419

Treves, S., R. P. Spencer: Liver and spleen scintigraphy in children. Sem. nucl. Med. 3 (1973) 55

Wagner, H. N., J. G. Afee, J. W. Winkelmann: Splenic disease, diagnosis by radioisotope scanning. Arch. intern. Med. 109 (1962) 673

Wenz, W.: Abdominale Angiographie. Springer, Berlin 1972

Wenz, W., K. Mathias: Die „Upside-down" Milz. Dtsch. med. Wschr. 102 (1977) 20

Wenz, W.: Milz. In: Teschendorf, W., W. Wenz: Röntgenologische Differentialdiagnostik, Bd. II. Thieme, Stuttgart 1978

Wetzel, G.: Die Milz. In: Handbuch der Anatomie des Kindes, Bd. I, hrsg. von K. Peter, G. Wetzel, F. Heiderich. Bergmann, München 1938

Wexler, L., H. L. Abrams: Hamartom of the spleen. Angiographic observation. Amer. J. Roentgenol. 92 (1964) 1150

Zach, M. u. Mitarb.: Das Polyspleniesyndrom. Fortschr. Röntgenstr. 126 (1977) 454

Kapitel 15 Röntgendiagnostik bei akuten abdominellen Erkrankungen

Alavi, A., E. J. Ring: Localization of gastrointestinal bleeding: Superiority of ^{99m} Tc sulfur colloid compared with angiography. Amer. J. Roentgenol. 137 (1981) 741

Anacker, H., G. Linden, R. Humpfert: Die chronischen Pankreaserkrankungen im Splenoportogramm. Fortschr. Röntgenstr. 99 (1963) 129

Anacker, H.: Efficiency and limits of the radiologic examination of the pancreas. Thieme, Stuttgart 1975

Andersen, J. F., O. Eklöf, B. Thomasson: Large bowel volvulus in children. Review of a case material and the literature. Pediat. Radiol. 11 (1981) 129

Angerpointer, Th., J. Engert, R. Bertele: Mekonium-Ileus-Äquivalent, eine chirurgische Komplikation der Mukoviszidose jenseits des Neugeborenenalters. Z. Kinderchir. 24 (1978) 99

Armitage, H. V.: Pneumoperitoneum associated with jejunal diverticulosis. Pa. Med. 73 (1970) 61

Aschoff, L.: Der appendizitische Anfall. Springer, Berlin 1930

Assmann, H.: Klinische Röntgendiagnostik innerer Erkrankungen. Vogel, Leipzig 1929

Astley, R.: Radiology of the gastrointestinal tract. In: M. Anderson, V. Burke: Paediatric Gastroenterology. Blackwell, Oxford 1975

Auldist, A. W.: Pancreatitis and choledocholithiasis in childhood. J. Pediat. Surg. 7 (1972) 78

Ball, F.: Die Röntgendiagnostik des akuten Abdomens im Säuglings- und Kleinkindesalter. Radiologe 7 (1967) 71

Balthazar, E. J.: Calcified hepatic artery aneurysm presenting with massive gastrointestinal bleeding. Gastrointest. Radiol. 2 (1977) 71

Barclay, A. E.: The Digestive Tract. Cambridge University Press 1933

Baumeister, C. F., D. D. Darling: Acute intestinal obstruction due to orange pulp bezoar. Ann. Surg. 126 (1947) 251

Becker, H., E. März: Gallensteinileus. Fortschr. Med. 86 (1968) 285

Beitzke, A., L. Mutz: Zur Röntgendiagnostik der geburtstraumatischen Milzruptur. Z. Kinderchir. 14 (1974) 339

Bell, M. J. et al.: Perforated stress ulcers in infants. J. Pediat. Surg. 16 (1981) 998

Benz, G., E. Willich: Röntgendiagnostik der retroperitonealen, extraenteralen Tumoren im Kindesalter. Radiologe 15 (1975) 257

Béraud, Cl., P. Defrenne, R. Bressieux, M. Guilleminet: Les aspects radiologiques de l'appendicite aigue chez l'enfant. J. Radiol. 43 (1962) 374

Berdon, W. E., et al.: Scrotal masses in healed meconium peritonitis. New England J. Med. 277 (1967) 585

Berdon, W. E., D. H. Baker, S. Bull, T. V. Santulli: Midgut malrotation and volvulus. Which films are most helpful? Radiology 96 (1970) 375

Berg, H. H.: Über einige akute Bauchsyndrome in der inneren Klinik und ihre Röntgendiagnostik. Fortschr. Röntgenstr. 75, 1 (Suppl.) 1951

Bergström, K., H. Jorulf: Disposable equipment for percutaneous angiography in infancy and childhood. Pediat. Radiol. 1 (1973) 241

Berk, R. N., F. A. Lee: The late gastrointestinal manifestations of cystic fibrosis of the pancreas. Radiology 106 (1973) 377

Berk, R. N., E. C. Lasser: Radiology of the Ileocecal Area. Saunders, Philadelphia 1975

Berlien, H.-P., H.-G. Breyer, J. Waldschmidt: Zur Problematik der traumatischen Dünndarmperforation. In: Das schwerverletzte Kind. Z. Kinderchir. Suppl. zu Bd. 33 (1981)

Berning, H.: Die Bauchsymptomatologie des diabetischen Komas. Erg. inn. Med. Kinderheilk. 57 (1939) 582

Berning, H., Th. O. Lindenschmidt: Der paralytische Ileus in der Inneren Medizin und Chirurgie. Ergebn. inn. Med. Kinderheilk. 16 (1961)

Beyer, D., R. Köster: Diagnostischer Wert von Abdomenübersichtsaufnahmen bei akuter Pankreatitis. Fortschr. Röntgenstr. 132 (1980) 9

Birzle, H., R. Bergsteiger, E. H. Kuner: Traumatologische Röntgendiagnostik. Thieme, Stuttgart 1975

Böttger, E., M. Semerak, W. Jaschke: Computertomographische Befunde bei Milzruptur, subkapsulärem Milzhämatom und perisplenischem Abszeß. Fortschr. Röntgenstr. 132 (1980) 282

Bolkenius, M., R. Daum, M. Braun: Zur Differentialdiagnose intestinaler Blutungen im Säuglings- und Kindesalter. Z. Kinderchir. 18 (1976) 56

Brandt, P., U. Blum, E. Ungeheuer: Der Gallenstein – eine Ursache des mechanischen Darmverschlusses. Fortschr. Med. 97 (1979) 739

Brasch, R. C., I. B. Abols, C. A. Gooding, R. A. Filly: Abdominal disease in children: a comparison of computed tomography and ultrasound. Amer. J. Roentgenol. 134 (1980) 153

Brasch, R. C.: Integrated imaging of the pediatric abdomen. In: Interventional Radiologic Techniques: Computed Tomography and Ultrasound, ed. A. A. Moss, H. I. Goldberg, D. Norman. Academic Press, New York 1981

Brecht, Th., G. Boden, H. Braun, H. Anlepp: Aneurysma dissecans aortae. Dtsch. med. Wschr. 23 (1972) 569

Brecht, G., K. Lackner, R. Janson, P. Thurn: Die Computertomographie in der Notfalldiagnostik. Fortschr. Röntgenstr. 132 (1980) 272

Brecht, G., Th. Harder: Aortenaneurysma und Aortendissektion. Fortschr. Röntgenstr. 135 (1981) 388

Briley, C. A., D. C. Jackson, I. S. Johnsrude, S. R. Mills: Acute gastrointestinal hemorrhage of small-bowel origin. Radiology 136 (1980) 317

Britt, C. I., A. J. Christoforidis, N. C. Andrew: Asymptomatic spontaneous pneumoperitoneum. Amer. J. Surg. 101 (1961) 232

v. Buch, K. G., W. Schumacher: Die Sigma-Torsion im Kindesalter. Z. Kinderchir. 15 (1974) 168

Buchholz, V., K. Schwemmler, F. Wolf: Stumpfes Bauchtrauma: dringende Indikation zur nuklearmedizinischen Abklärung. NUC compact 5 (1974) 38

Bücheler, E.: Die angiographische Diagnostik der Pankreastumoren und der Pankreatitis. Dtsch. med. Wschr. 99 (1974) 727

Bücheler, E., K.-F. Gürtler: Angiographische Diagnostik und Therapie bei akuter gastrointestinaler Blutung. Dtsch. Ärztebl. (1979) 3037

Bücker, J.: Zur Röntgendiagnostik der Gastritis erosiva. Radiologe 4 (1964) 78

Bünte, H.: Ileus beim alten Menschen. In: Ileus. Pathophysiologische und klinische Probleme. Urban & Schwarzenberg, München 1973

Burdelski, M., H. Huchzermeyer: Endoskopische Befunde bei intestinaler Massenblutung im Kindesalter. Mschr. Kinderheilk. 126 (1978) 333

Burdelski, M., H. Huchzermeyer: Gastrointestinale Endoskopie im Kindesalter. Springer, Berlin 1981

Buts, J. P., D. Claus, J. C. Beguin, J. B. Otte: Acute and chronic sigmoid volvulus in childhood: report of three cases. Z. Kinderchir. 29 (1980) 30

Buurman, R., E. Grabbe: Pankreas. In: Ganzkörper-Computertomographie, hrsg. von G. Friedmann, E. Bücheler, P. Thurn. Thieme, Stuttgart 1981

Buurman, R., E. Grabbe, U. Mödder: Leber und Gallenwege. In: Ganzkörper-Computertomographie, hrsg. von G. Friedmann, E. Bücheler, P. Thurn. Thieme, Stuttgart 1981

Campbell, J. B.: Neonatal gastric volvulus. Amer. J. Roentgenol. 132 (1979) 723

Cipel, L.: Radiology of the Acute Abdomen in the Newborn. Grune & Stratton, New York 1978

Christ, F., R. Janson, C. Engel: Zwerchfellverletzungen aus radiologischer und klinischer Sicht. Fortschr. Röntgenstr. 135 (1981) 301

Cremin, B. J.: Functional intestinal obstruction in premature infants. Pediat. Radiol. 1 (1973) 109

Cremin, B. J., S. Cywes, J. H. Louw: Radiological Diagnosis of Digestive Tract Disorders in the Newborn. Butterworths, London 1973

Cook, R. C. M., P. P. Rickham: Neonatal intestinal obstruction due to milk curds. J. Pediat. Surg. 4 (1969) 599

Curry, R. W.: Value of the left lateral decubitus position in the roentgenologic diagnosis. Surg. Gynec. Obstet. 104 (1957) 627

Daikeler, G.: Akute Baucherkrankungen. In: Teschendorf, W., W. Wenz: Röntgenologische Differentialdiagnostik, Bd. II. Thieme, Stuttgart 1978

Danelatos-Athanassiadis, C. et al.: Bile peritonitis in infancy. Helv. Paediat. Acta 25 (1970) 655

Daniels, V., J. Grönniger, G.-P. Dzieniszewski, P. Kempf: Notendoskopie nach Operationen im Bereich des oberen Gastrointestinaltraktes. Dtsch. med. Wschr. 105 (1980) 1452

Dayalan, N., M. S. Ramakrishnan: Meconium Peritonitis: postneonatal intestinal distension. J. Pediat. Surg. 9 (1974) 243

Daum, R., W. Ch. Hecker, E. Rüter: Die spontane Magenperforation bei Neugeborenen. Z. Kinderchir. 3 (1966) 481

Daum, R., W. Ch. Hecker, K. H. Grözinger: Stumpfe Pankreasverletzungen im Kindesalter. Z. Kinderchir. 11 (Suppl.) (1972) 544

Defrenne, P.: La Radiologie des urgences digestives du nouveau-né et du nourrisson. Delachaux & Niestlé, Neuchâtel 1967

Delaney, H. M., R. S. Janson: Abdominal Trauma: Surgical and Radiological Diagnosis. Springer, Berlin 1981

Dénes, J., J. Léb, M. Bognár: Gutartige, riesige Bauchtumoren im Säuglings- und Kindesalter. Z. Kinderchir. 24 (1978) 9

Diamantopoulos, G., H. P. Bayer, E. Junghans: Der Obturationsileus als Spätkomplikation des Gallensteinleidens. Med. Welt 28 (1977) 366

Dodds, W. J., R. M. Spitzer, G. W. Friedland: Gastrointestinal roentgenographic manifestations of hemophilia. Amer. J. Roentgenol. 110 (1970) 413

Doerr, W.: Fermententgleisung im Pankreas, pathologisch-anatomisch gesehen. Ärztl. Wschr. 8 (1953) 681

Dohrmann, R., M. Wenzel: Der akute Darmverschluß und die Zeit. Fortschr. Med. 92 (1974) 98

Dombrowski, H.: Röntgenologische Befunde bei Blutungen aus dem Dünndarm. diagnostik 8 (1975) 51

Donnison, A. B., H. Shwachman, R. E. Gross: A review of 164 children with meconium ileus seen at the Children's Hospital Medical Center Boston. Pediatrics 37 (1966) 833

Ebel, Kl. D., E. Willich: Die Röntgenuntersuchung im Kindesalter. Springer, Berlin 1979

Eder, M., H. J. Castrup: Die gastrointestinale Blutung aus der Sicht des Pathologen. Chirurg 40 (1969) 97

Eichelberger, M. R. et al.: Acute pancreatitis and increased intracranial pressure. J. pediat. Surg. 16 (1981) 562

Eichfuß, H. P., N. Soehendra, H. Wehling: Die massive Ulkusblutung aus Magen und Zwölffingerdarm. Dtsch. med. Wschr. 99 (1974) 1729

Ein, S. H., C. A. Stephens: Intussusception: 354 cases in 10 years. J. pediat. Surg. 6 (1971) 16

Ein, S. H.: Leading points in childhood intussusception. J. pediat. Surg. 11 (1976) 209

Ein, S. H. et al.: The painless intussusception. J. pediat. Surg. 11 (1976) 563

Ein, S. H., S. Mercer, A. Humphry, P. Macdonald: Colon perforation during attempted barium enema reduction of intussusception. J. pediat. Surg. 16 (1981) 313

Einhorn, A. E., M. Steichen: Intussusception in infancy caused by lymphoid hyperplasia of PEYER's patches. Z. Kinderchir. 11 (1972) 213

v. Ekesparre, W., A. Kerstin: Spontane Zökumperforation bei Neugeborenen. Z. Kinderchir. 7 (1969) 430

v. Ekesparre, W.: „Chirurgische" Blutungen des Verdauungstraktes im Kindesalter. Mschr. Kinderheilk. 126 (1978) 296

Eklöf, O.: Abdominal plain film diagnosis in infants and children. Progr. Pediat. Radiol. 2 (1969) 3

Eklöf, O., H. Ringertz: The value of barium enema in establishing nature and level of intestinal obstruction. Pediat. Radiol. 3 (1975) 6

Engels, M.: Chronische Invagination bei Retothelsarkomatose. Wien. med. Wschr. 121 (1971) 291

Federle, M. P., R. B. Jeffrey, R. A. Crass, V. van Dalsem: Computed tomography of pancreatic abscesses. Amer. J. Roentgenol. 136 (1981) 879

Felci, L.: Gastriti. Studio radiologico. Institute per la Diffusione di Opere scientifiche, Milano 1952

Feldman, M.: Clinical Roentgenology of the Digestive Tract. Williams & Wilkins, Baltimore 1957

Felson, B.: The Acute Abdomen. Grune & Stratton, New York 1973

Feuerbach, St., U. Gullota, M. Reiser, B. Allgayer, G. Ingianni: Computertomographische Symptomatologie des Becken- und Bauchtraumas. Fortschr. Röntgenstr. 134 (1981) 293

Filler, D., K. Schwemmle, K. H. Muhrer: Die Pankreasverletzungen im Kindesalter. Z. Kinderchir. 24 (1978) 145

Finkel, L. I., Th. L. Slovis: Mekonium peritonitis, intraperitoneal calcifications and cystic fibrosis. Pediat. Radiol. 12 (1982) 92

Fiorito, E. S., L. A. R. Cuestas: Diagnosis and treatment of acute intussusception with controlled insufflation of air. Pediatrics 24 (1959) 241

Fisher, J. K., D. R. Germann: Glucagon-aided reduction of intussusception. Radiology 122 (1977) 197

Flach, A.: Derzeitiger Stand der Chirurgie des Neugeborenen-Ileus im Bereich des Jejunums, Ileums und Kolons. Münch. med. Wschr. 116 (1974) 1119

Fliegel, C. P., H. Kotlus-Rosenberg, T. G. Griscom: Aszites in der ersten Lebenswoche. Röntgen-Bl. 28 (1975) 500

Fotter, R., W. D. Sager: CT des Beckens und Abdomens im Kindesalter. Fortschr. Röntgenstr. 131 (1979) 476

Franken, E. A.: Ascites in infants and children. Roentgen diagnosis. Radiology 102 (1972) 393

Franken, E. A., J. A. Smith: Roentgenographic evaluation of infant and childhood trauma. Pediat. Clin. N. Amer. 22 (1975) 301

Frey, C., S. F. Redo: Inflammatory lesions of the pancreas in infancy and childhood. Pediatrics 32 (1963) 93

Friedland, G. W., W. A. Rush, A. J. Hill: Smythe's „Inspissated Milk" syndrome. Radiology 103 (1972) 159

Friedmann, G., W. Wenz, Kl. D. Ebel, E. Bücheler: Dringliche Röntgendiagnostik. Thieme, Stuttgart 1974

Friedmann, G., U. Mödder: Computertomographie bei Bauchtraumen. Radiologe 22 (1982) 112

Frik, W., R. Hesse: Die röntgenologische Darstellung von Magenerosionen. Dtsch. med. Wschr. 81 (1956) 1119

Frimann-Dahl, J.: Positive contrast medium in perforated ulceration. Acta radiol. 57 (1962) 449

Frimann-Dahl, J.: The acute abdomen. In: Handbuch der Medizinischen Radiologie, Bd. XI, Teil 2, hrsg. von F. Strnad. Springer, Berlin 1968

Frimann-Dahl, J.: Roentgen Examinations in Acute Abdominal Diseases, 3. Aufl. Thomas, Springfield 1974

Fritsch, R., D. Bürger, E. Schirg: Thorakale Pankreasfisteln und deren Komplikationen im Kindesalter. Röntgen-Bl. 34 (1981) 304

Fruchter, Z., M. Spodheim, L. Enachescu: Die Röntgendiagnose der bei einem Säugling durch Karottenpuder-Phytobezoar bedingten ileo-kolischen Okklusion. Fortschr. Röntgenstr. 108 (1968) 260

Fux, H. D., H. J. Hammann: Gallensteinileus. Diagnostik und Therapie. Therapiewoche 26 (1976) 5327

Fux, H. D., D. Blindow, H. F. Kienzle: Das perforierte gastroduodenale Ulkus. Fortsch. Med. 97 (1979) 1421

Gates, G. F.: Sepsis in children following splenectomy. J. nucl. Med. 19 (1978) 113

Gates, G. F.: Nuclear medicine and ultrasound in pediatric trauma. In: Gwinn u. Stanley: Diagnostic Imaging in Pediatric Trauma. Springer, Berlin 1980

Gauderer, M. W. L., Th. C. Halpin, R. J. Izant: Pathologic childhood aerophagia: a recognizable clinical entity. J. pediat. Surg. 16 (1981) 301

Giedion, A.: Die geburtstraumatische Ruptur parenchymatöser Bauchorgane (Leber, Milz, Nebenniere und Niere) mit massivem Blutverlust und ihre röntgenologische Darstellung. Helv. paediat. Acta 18 (1963) 349

Gierup, J., H. Jorulf, A. Livaditis: Management of intussusception in infants and children: A survey based on 288 consecutive cases. Pediatrics 50 (1972) 535

Gilsanz, V., P. W. Brill, B. S. Wolf: Increased retroperitoneal fat: A sign of corticosteroid therapy. Radiology 123 (1977) 147

Gmelin, E., H. D. Weiss, H. D. Fuchs, M. Reiser: Vergleich der diagnostischen Treffsicherheit von Ultraschall, Computertomographie und ERCP bei der chronischen Pankreatitis und beim Pankreaskarzinom. Fortschr. Röntgenstr. 134 (1981) 136

Goldberg, B. H., J. M. Bergstein: Acute respiratory distress in a child after steroid-induced pancreatitis. Pediatrics 61 (1978) 317

Grayson, C. E., B. R. Kennedy: Roentgendiagnosis of ruptured aneurysma of the abdominal aorta. Radiology 54 (1950) 413

Grob, M.: Lehrbuch der Kinderchirurgie. Thieme, Stuttgart 1957

Griscom, N. T. et al.: Diagnostic aspects of neonatal ascites: report of 27 cases. Amer. J. Roentgenol. 128 (1977) 961

Grund, K. E., G. P. Dzieniszewski: Gastrointestinale Perforationen beim Neugeborenen. Z. Kinderchir. 32 (1981) 56

Gürtler, K. F., R. Buurman, W. Erbe: Computertomographischer Nachweis von Hämatomen des Becken- und Bauchraumes. Fortschr. Röntgenstr. 131 (1979) 493

Gwinn, J. L., P. Stanley: Gastrointestinal trauma. In: Gwinn u. Stanley: Diagnostic Imaging in Pediatric Trauma. Springer, Berlin 1980

Haertel, M., W. A. Fuchs: Computertomographie nach stumpfem Abdominaltrauma. Fortschr. Röntgenstr. 131 (1979) 487

Halber, M. D. et al.: Intraabdominal abscess: correct concepts in radiologic evaluation. Amer. J. Roentgenol. 133 (1979) 1

Harned, R. K., G. L. Wolf, S. M. Williams: Preliminary abdominal films for gastrointestinal examinations: how efficacious? Gastrointest. Radiol. 5 (1980) 343

Hatch, E. I., D. Naffis, N. W. Chandler: Pitfalls in the use of barium enema in early appendicitis in children. J. pediat. Surg. 16 (1981) 309

Heller, M., H.-H. Jend, K.-F. Gürtler, W. Lambrecht: Computertomographische Diagnostik traumatischer Milzläsionen. Fortschr. Röntgenstr. 136 (1982) 243

Henderson, K. C., E. M. Torch: Differential diagnosis of abdominal masses in the neonate. Pediat. Clin. N. Amer. 24 (1977) 557

Hendren, W. H., Greep, J. M., A. S. Patton: Pancreatitis in childhood: Experience with 15 cases. Arch. Dis. Child. 40 (1965) 132

Henning, N., R. Schatzki: Gastrophotographisches und röntgenologisches Bild der Gastritis ulcerosa. Fortschr. Röntgenstr. 48 (1933) 439

Herrington, J. L.: Spontaneous asymptomatic pneumoperitoneum: a complication of jejunal diverticulosis. Amer. J. Surg. 113 (1967) 567

Herzog, B.: Ileus. Kinderarzt 9 (1978) 1013

Heuck, F.: Die Bauchspeicheldrüse. In: Lehrbuch der Röntgendiagnostik, Bd. V, 6. Aufl., hrsg. von H. R. Schinz, W. E. Baensch, W. Frommhold, R. Glauner, E. Uehlinger, J. Wellauer. Thieme, Stuttgart 1965

Hinkamp, J. F., M. P. Bryne, H. M. De Bartola: Perforation of the ileum in a child. J. pediat. Surg. 9 (1974) 253

Hofmann-v. Kap-herr, S.: Das schwerverletzte Kind. Z. Kinderchir. 33 (Suppl.) (1981)

Hofmann, S., P. Petrauch: Die Perforationen des Magen-Darm-Kanals im Säuglings- und Kleinkindesalter. Dtsch. med. Wschr. 93 (1968) 1503

Hoeffel, J. C., P. Senot, B. Champigneulle, P. Drouin: Gastric retention and gastric ileus in diabetes mellitus. Radiologe 20 (1980) 540

Hörnchen, H., E. H. Radermacher, F. K. Lynen, K. Griesenbeck: Zur Ätiologie des Pneumoperitoneums bei Früh- und Neugeborenen. Z. Kinderchir. 20 (1977) 120

Holgerson, L. O., S. Maboubi, H. C. Bishop: Intramural duodenal hematoma in childhood: is surgery indicated? J. pediat. Surg. 12 (1977) 11

Hopfgartner, L., P. Wurnig: Die postoperative Invagination. Z. Kinderchir. 22 (1977) 248

Hoy, G. R., et al.: The use of glucagon in the diagnosis and management of ileocolic intussusception. J. pediat. Surg. 12 (1977) 939

Huber, P., L. Filippini: Prognose der akuten oberen Gastrointestinalblutung vor und nach Einführung der Notfallendoskopie. Dtsch. med. Wschr. 102 (1977) 1621

Hübener, K. H., W. G. H. Schmitt: Computertomographische Densitometrie des menschlichen Blutes. Fortschr. Röntgenstr. 130 (1979) 185

Humphry, A., S. H. Ein, P. M. Mok: Perforation of the intussuscepted colon. Amer. J. Roentgenol. 137 (1981) 1135

Hyde, G. A. jr.: Spontaneous perforation of bile ducts in early infancy. Pediatrics 35 (1965) 453

Isikoff, M. B., M. C. Hill, W. Silverstein, J. Barkin: The clinical significance of acute pancreatic hemorrhage. Amer. J. Roentgenol. 136 (1981) 679

McIver: Acute intestinal obstruction. Amer. J. Surg. 19 (1933) 163

Jacobson, G., C. J. Berne, H. I. Meyers, L. Rosoff: The examination of patients with suspected perforated ulcer using a water-soluble contrast medium. Amer. J. Roentgenol. 86 (1961) 37

Janson, R. u. Mitarb.: Wertigkeit der oralen Gastrografin-Passage in der Ileus-Diagnostik. Fortschr. Röntgenstr. 136 (1982) 641

Jenkner, J. F., O. Thies: Sigmaperforation. Fortschr. Med. 97 (1979) 1044

Jensen, K. G.: Meconium Ileus Equivalent in a 15-year old patient with mucoviscidosis. Act. paediat. (Uppsala) 51 (1962) 344

Johnsrude, I. S., D. C. Jackson: The role of the radiologist in acute gastrointestinal bleeding. Gastrointest. Radiol. 3 (1978) 357

Johnson, J. F., W. J. Pickett, R. W. Enzenauer: Contrast enema demonstration of a colon cut-off sign in a baby with perforated appendicitis. Pediat. Radiol. 12 (1982) 150

Johnson, J. F., F. S. Basilio, Ph. G. Pettett, E. J. Reddick: Radiographic exhibit: Hemoperitoneum secondary to umbilical artery catheterization in the newborn. Radiology 134 (1980) 60

Jorulf, H.: Röntgen diagnosis of intraperitoneal fluid. Acta radiol. (Stockh.) Suppl. 343 (1975)

Kaiser, G.: Früherfassung und Therapie der Darminvagination im Kindesalter. Chir. Praxis 21 (1976) 239

Käufer, C., U. Hiller, D. Wülfing: Stumpfe Bauchverletzung im Kindesalter. Z. Kinderchir. 11 (Suppl.) (1972) 467

Karp, M. P., D. R. Cooney, P. E. Berger, J. P. Kuhn, T. C. Jewett: The role of computed tomography in the evaluation of blunt abdominal trauma in children. J. pediat. Surg. 16 (1981) 316

Kaplan, M. H., D. A. Dreiling: Was cortisone responsible for the pancreatitis? Amer. J. Gastroenterol. 67 (1977) 141

Kassner, E. G., P. K. Kottmeier: Absence and retention of small bowel gas in infants with midgut volvulus: Mechanism and significance. Pediat. Radiol. 4 (1975) 28

Kauffmann, G. W., W. Wenz, E. P. Strecker, K. Kotoulas: Indications and use of abdominal angiography in trauma. Cardiovasc. Radiol. 2 (1979) 35

Kaufmann, R. A. et al.: Gastrointestinal perforation without intraperitoneal air-fluid level in neonatal pneumoperitoneum. Amer. J. Roentgenol. 127 (1976) 915

Kazam, E.: Acute abdomen: CT of intraabdominal effusions and fluid collections. In: Computed Tomography, Ultrasound and X-ray, an Integrated Approach 1980, hrsg. von A. A. Moss, H. I. Goldberg. Academic Press, New York 1980

Keramidas, D. C., C. Skondras, D. Anagnostou, N. Voyatzis: Volvulus of the sigmoid colon. J. pediat. Surg. 14 (1979) 479

Kerry, R. I., F. Lee, H. K. Ransom: Roentgenologic examination in the diagnosis and treatment of colon and volvulus. Amer. J. Roentgenol. 113 (1971) 343

Keuth, Z., W. Althaus, E. M. Feldmann: Röntgenologisch dargestellte geburtstraumatische Leberruptur eines Neugeborenen. Mschr. Kinderheilk. 124 (1976) 38

Kirks, D. R., C. R. Fitz, D. C. Harwood-Nash: Pediatric abdominal angiography: Practica guide to catheter selection, flow rates and contrast dosage. Pediat. Radiol. 5 (1976) 19

Kirks, D. R., L. E. Swischuk, D. F. Merten, H. C. Filston: Cecal volvulus in children. Amer. J. Roentgenol. 136 (1981) 419

Klason, T.: On perforated gastro-duodenal ulcers. Acta radiol. 22 (1941) 687

Kleinman, P. K., V. D. Raptopoulos, P. W. Brill: Occult nonskeletal trauma in the battered-child syndrome. Radiology 141 (1981) 393

Knochel, J. Q., P. R. Koehler, T. G. Lee, D. M. Welch: Diagnosis of abdominal abscesses with computed tomography, ultrasound, and ^{111}In Leukocyte Scans. Radiology 137 (1980) 425

Knothe, W.: Die Röntgendiagnostik der Appendix. In: Handbuch der Medizinischen Radiologie, Bd. 11, Teil 2, hrsg. von F. Strnad. Springer, Berlin 1968

Koch, G., H. P. Eichfuss, V. Schumpelick: Gallensteinileus. Diagnose und Therapie. Med. Welt 27 (1976) 296

Konjetzny, G. E.: Die Entzündungen des Magens. In: Henke-Lubarsch, Handbuch der speziellen pathologischen Anatomie und Histologie, Bd IV/2. Springer, Berlin 1928

Kollath, J.: Der Sigmavolvulus aus der Sicht des Röntgenologen. Radiologe 7 (1967) 83

Kraus, R., J. Klemencic, R. Strnad: Zur Diagnostik arteriosklerotischer Aneurysmen der Bauchaorta. Radiologe 13 (1973) 341

Krebs, C., G. H. Willital: Chyloperitoneum und Chylozele: Falldarstellung. Z. Kinderchir. 27 (1979) 372

Künzer, W., H. Niederhoff: Die Purpura Schoenlein-Henoch und ihre Spielformen. Dtsch. med. Wschr. 106 (1981) 1228

Kuffer, F.: Die Mekoniumperitonitis. Schweiz. med. Wschr. 98 (1968) 1109

Kuhn, J. P., P. E. Berger: Computed tomographic diagnosis of abdominal abscess in childhood. Ann. Radiol. 23 (1980) 153

Kukein, D.: Die Pankreatitis im Computertomogramm. Röntgen-Bl. 34 (1981) 212

Lambrecht, W., H. H. Hellwege, E. Schaefer: Invagination des Neugeborenen. Mschr. Kinderheilk. 128 (1980) 44

Lassrich, M. A.: Röntgendiagnostik bei akuten Baucherkrankungen im Säuglings- und Kindesalter. Radiologe 2 (1962) 14

Laurell, H.: Freies Gas in der Bauchhöhle. Acta radiol. (Stockh.) 4 (1925) 590

Laurell, H.: Röntgenologische Zeichen abdomineller Ergüsse. Zugleich ein Beitrag zur Röntgendiagnostik der Peritonitis. Acta radiol. (Stockh.) 5 (1926) 63

Laurell, H.: Röntgenbefunde bei akuten Erkrankungen der Bauchhöhle. Chirurg 2 (1930) 422

Laurell, H.: Beitrag zur Röntgendiagnose der Dünndarminvagination nebst einigen Worten über die Ursache der Invaginationen überhaupt. Acta Radiol. (Stockh.) 13 (1932) 362

Lehner, M., P. P. Rickham: Geburtstraumatische Rupturen parenchymatöser Abdominalorgane. Z. Kinderchir. 14 (1974) 265

Leonidas, J. C., W. E. Berdon, D. H. Baker, T. V. Santulli: Meconium ileus and its complications: a reappraisal of plain film roentgen diagnostic criteria. Amer. J. Roentgenol. 108 (1970) 598

Leonidas, J., W. E. Berdon, D. H. Baker, R. Amoury: Perforation of the gastrointestinal tract and pneumoperitoneum in newborns treated with continuous lung distending pressures. Pediat. Radiol. 2 (1974) 241

Leonidas, J. C., D. J. Harris, R. A. Amoury: How accurate is the roentgen diagnosis of acute appendicitis in children. Ann. Radiol. 18 (1975) 479

Leonidas, J. C. et al.: Computed tomography in diagnosis of abdominal masses in infancy and childhood. Comparison with excretory urography. Arch. Dis. Child. 53 (1978) 120

Levin, D. C., R. Wilson, H. L. Abrams: The changing role of pancreatic arteriography in the era of computed tomography. Radiology 136 (1980) 245

Lillie, J. G., A. R. Chrispin: Investigation and management of neonatal obstruction by Gastrografin enema. Ann. Radiol. 15 (1972) 237

Livaditis, A., M. Toumazani: Rectal bleeding of unknown etiology in infants and children. Z. Kinderchir. 21 (1977) 331

Lizzaralde, E.: Typhoid perforation of the ileum in children. J. pediat. Surg. 16 (1981) 1012

Löhr, E., N. Wenderdel, I. Böttcher, Ch. Brunnier: Röntgenologie und Klinik des Invaginationsileus. Fortschr. Röntgenstr. 118 (1973) 432

Louhimo, I.: Obstruktives Hämatom des Dünndarms nach stumpfer Bauchverletzung. Z. Kinderchir. 3 (1966) 381

Maglinte, D. D. T.: Radiographic exhibit: „Blind pouch" syndrome: a cause of gastrointestinal bleeding. Radiology 132 (1979) 314

Mahour, H. G. et al.: Duodenal hematoma in infancy and childhood. J. pediat. Surg. 6 (1971) 153

Mandell, G. A., S. Teplick: Glucagon – its application to childhood gastrointestinal radiology. Gastrointest. Radiol. 7 (1982) 7

Mareshal, J. L., B. Roussel, A. Mozon, J. Sauvegrain: Complete body opacification in children. Ann. Chir. infant. 16 (1975) 469

Matseshe, J. W., V. L. W. Go, E. P. di Magno: Meconium Ileus Equivalent complicating cystic fibrosis in postneonatal children and young adults. Gastroenterology 72 (1977) 732

Matthaes, P.: Intramurales Hämatom des Duodenums nach stumpfem Bauchtrauma. Bruns' Beitr. klin. Chir. 217 (1969) 569

Maurer, G.: Der Gallensteinileus. Langenbecks Arch. klin. Chir. 308 (1964) 177

Mayr, B. et al.: The value of computed axial tomography in acute abdominal emergencies. In: Radiology Today, ed. M. W. Donner, F. H. W. Heuck. Springer, Berlin 1981

McGaw F. G.: Gas reproducing perinephritic abscess. Amer. J. Roentgenol. 119 (1973) 783

Mendez, G. jr., M. B. Isikoff: Significance of intrapancreatic gas demonstrated by CT. Amer. J. Roentgenol. 132 (1979) 59

Mendez, G. jr., M. B. Isikoff, M. C. Hill: CT of acute pancreatitis: interim assessment. Amer. J. Roentgenol. 135 (1980) 463

Merler, T.: Pneumoperitoneo da probabile perforazione di ulcera dissenterica. Policlinico Sez. Piemont Chir. 2 (1932) 764

Meyer-Burgdorf, H.: Über „Darmbrand". Beitrag zur Chirurgie des Darmbrandes. Dtsch. med. Wschr. 72 (1947) 186

Meyers, M. A.: Dynamic radiology of the abdomen. Springer, New York 1976

Meyers, M. A.: Abdominal abscesses. In: Radiology Today, ed. M. W. Donner, F. H. W. Heuck. Springer, Berlin 1981

Moberg, G.: Two cases of pneumoperitoneum without any sign of perforation of alimentary canal or abdominal wall. Acta radiol. 18 (1937) 798

Möckel, G.: Allergische Reaktionen am Magen und Dünndarm als arzneimittelinduzierte Syndrome. Vhdl. Nordwestdtsch. Ges. inn. Med., Hamburg 1973

Mödder, U., G. Friedmann, J. Rosenberger: Wert der Angio-CT für Stadieneinteilung, Verlaufsbeobachtung und Therapie bei akuter Pankreatitis. Fortschr. Röntgenstr. 134 (1981) 22

Mok, P. M., A. Humphry: Ileo-ileocolic intussusception: Radiological features and reducibility. Pediat. Radiol. 12 (1982) 127

Mösslacher, H., J. Slany: Funktionelle hämorrhagische Infarzierung des Darmes bei Herzinsuffizienz. In: Ileus. Pathologische und klinische Probleme. Urban & Schwarzenberg, München 1973

Moore, A. V., D. R. Kirks, St. R. Mills, D. K. Heaston: Pediatric abdominal angiography: Panacea or passé? Amer. J. Roentgenol. 138 (1982) 433

Moore, Th. C.: Internal hernia with high jejunal obstruction in infancy. J. pediat. Surg. 8 (1973) 971

Moore, Th. C.: Massive bile peritonitis in infancy due to spontaneous bile duct perforation with portal vein occlusion. J. pediatr. Surg. 10 (1975) 537

Morens, D. H., S. L. Hammar, D. A. Heicher: Idiopathic acute pancreatitis in children. Amer. J. Dis. Child. 128 (1974) 401

Mothes, W., W. Ch. Hecker: Iatrogene Perforationen im Verdauungstrakt bei Kindern. Dtsch. med. Wschr. (1967) 643

Mucchi, J., A. Pellegrini: Diagnostica clinica e radiologica delle sindromi abdominali acute. Licinco Capelli, Bologna 1948

Mühlbacher, I., H. Hartl: Kongenitaler chylöser Ascites. Z. Kinderchir. 11 (1972) 289

Muhrer, K. H., D. Filler, K. Schwemmle, H. Feustel, W. Schellerer: Der akute Mesenterialgefäßverschluß. Dtsch. Ärztebl. 48 (1977) 2863

Naonsom, E. M., G. E. Dragan: A spontaneous pneumoperitoneum due to jejunal diverticulosis. Ann. Surg. 143 (1956) 112

Nelson, S. W., A. J. Christoforidis: The use of barium sulfate suspensions in the diagnosis of acute diseases of the small intestine. Amer. J. Roentgenol. 104 (1968) 505

Newton, N. A., H. D. Reines: Transverse colon volvulus. Case report and review. Amer. J. Roentgenol. 128 (1977) 69

Nix, G. A. J. J.: Bauchspeicheldrüsenfisteln. Fortschr. Röntgenstr. 134 (1981) 371

Norberg, P. B.: Intestinal obstruction due to citrus fruits after partial gastrectomy. Acta chir. scand. 109 (1955) 43

Nordentoft, J. M.: Über den heutigen Stand der Invaginationsbehandlung unter besonderer Berücksichtigung des Röntgenrepositionsversuches. Med. Welt 1963, 1857, 1869

Nordentoft, J. M.: The significance of hydrostatic pressure level in the nonoperative reduction of intussusception in children. Ann. radiol. 12 (1969) 191

Nordshus, T., T. Swensen: Barium enema in pediatric intussusception. Fortschr. Röntgenstr. 131 (1979) 42

Oehlert, W.: Ileus-Ursachen aus der Sicht des Pathologen. In: Ileus, hrsg. von H. Richter, P. Eckert. Thieme, Stuttgart 1978

v. d. Oelsnitz, G.: Das intramurale Duodenalhämatom. Z. Kinderchir. 9 (1970) 118

Ominsky, S. H.: The plain film of the acute abdomen, a continuing challenge. In: Computed Tomography Ultrasound and X-ray, an integrated approach, ed. Moss, A. A., H. J. Goldberg. Academic Press, New York 1980

Palmer, E. D.: The vigorous diagnostic approach to upper gastrointestinal tract hemorrhage. J. Amer. med. Ass. 207 (1969) 1477

Paquet, K. J.: Notfallendoskopie des oberen Gastrointestinaltraktes und therapeutische endoskopische Maßnahmen im Kindesalter. Z. Kinderchir. 33 (1981) 122

Patriquin H. B. et al.: Neonatal intussusception. Radiology 125 (1977) 463

Paul, F.: Der gastroenterologische Notfall: Akute Blutung aus dem Magen-Darm-Kanal. Dtsch. Ärztebl. 79 (1982) 31

Peters, H., Schubert, H. J.: Die sogenannten Spontanperforationen des Gastrointestinaltraktes beim Neugeborenen. Z. Kinderchir. 17 (1975) 332

Peters, H. H., J. Schubert: Gallensteinileus. Münch. med. Wschr. 118 (1976) 1521

Pieretti, R., A. W. Auldist, C. A. Stephens: Acute cholecystitis in children. Surg. Gynec. Obstet. 140 (1975) 16

Pochaczevsky, R., D. Bryk: New roentgenographic signs of neonatal gastric perforation. Radiology 102 (1972) 145

Pochaczevsky, R., H. Ratner, J. Leonidas, P. Naysan, F. Feraru: Unusual forms of volvulus after the neonatal period. Amer. J. Roentgenol. 114 (1972) 390

Pochaczevsky, R., J. C. Leonidas: The meconium plug syndrome: roentgen evaluation and differentiation from Hirschsprung's disease and other pathologic states. Amer. J. Roentgenol. 120 (1974) 342

Pokieser, H.: Röntgendiagnostik an der Intensivbehandlungsstation. Radiologe 21 (1981) 449

Pochon, J. P., U. G. Staufer: Das Milchpfropfsyndrom. Helv. paediat. Acta 33 (1978) 58

Posselt, H.-G., St. Strobel, S. W. Bender: Gastrointestinale Blutungen im Kindesalter. Medizin 4 (1976) 1661

Potter, E. L.: Fetal and neonatal deaths: A statistical analysis of 2000 autopsies. J. Amer. med. Ass. 15 (1940) 996

Potter, E. L.: Pathology of the fetus and the newborn. Year Book Medical Publishers, Chicago 1961

Pousseau, J., B. Comte, J. P. Oliver, J. P. Dupuy: Anévrysmes multiples des braches de l'aorte abdominal. Ann. Radiol. (Paris) 15 (1972) 601

Preier, L.: Iatrogene Rektumperforation. Z. Kinderchir. 23 (1978) 84

Prévôt, R.: Symptomlose Perforationen am Magen-Darmkanal. Röntgenpraxis 10 (1938) 303

Prévôt, R.: Zur Röntgendiagnostik akuter Baucherkrankungen. Dtsch. Z. Chir. 279 (1954) 680

Prévôt, R.: Akute Bauchsymptome bei Allergikern. Tijdschrift voor Gastro-Enterologie. Deel 5 (Nr. 6) (1962) 673

Prévôt, R., M. A. Lassrich: Röntgendiagnostik des Magen-Darmkanals. Thieme, Stuttgart 1959

Raffensperger, J. G., R. A. Seeler, R. Moncada: Das akute Abdomen im Neugeborenen- und Kindesalter. Schattauer, Stuttgart 1974

Rausch, W.: Zum Röntgenbefund bei Ulcus perforans. Fortschr. Röntgenstr. 79 (1953) 309

Ravitch, M. M.: Intussusception. In: Pediatric Surgery, Vol. 2 (S. 989). Year Book Medical Publishers, Chicago 1979

Rawson, S. P.: Investigation of the acute abdomen using water soluble contrast medium: Gastrografin. Ann. Radiol. 7 (1964) 436

Rehbein, F.: Die akuten chirurgischen Baucherkrankungen beim Neugeborenen. Langenbecks Arch. klin. Chir. 202 (1959) 402

Rehbein, F.: Kinderchirurgische Operationen. Hippokrates Verlag, Stuttgart 1976

Reinhardt, K.: Röntgenbefunde auf der Abdomenübersichtsaufnahme bei Verschlußsyndromen an den viszeralen Aortenästen. Röntgen-Bl. 32 (1979) 129

Richter, E.: Chronische ileokolische Invagination ohne abdominelle Beschwerden. Klin. Pädiat. 188 (1976) 92

Richter, H., P. Eckert: Ileus. Thieme, Stuttgart 1978

Rickham, P. P.: Der Neugeborenenileus durch abnormes Mekonium. Pädiat. Fortbild. Praxis. Vol 36 (pp. 60). Karger, Basel 1973

Riddelsberger, M. M., E. Afshani, J. P. Kuhn, D. O. Duszinski: Unusual presentation of appendical abscess on barium contrast studies. Pediat. Radiol. 7 (1978) 15

Riggs, W., L. S. Parvey: Perforated appendix presenting with disproportionate jejunal distention. Pediat. Radiol. 5 (1976) 47

Roberts, L. K., R. E. Gold, W. E. Routt: Gastric angiodysplasia. Radiology 139 (1981) 355

Rösch, W.: Blutungen im Magen-Darm-Kanal: Endoskopische Befunde. diagnostik 8 (1975) 55

Rösch, J.: Portal venography in the diagnosis of pancreatic disease. In: Efficiency and Limits of Radiologic Examination of the Pancreas, hrsg. von H. Anacker. Thieme, Stuttgart 1975

Rösch, W.: ERCP bei Pankreatitis. In: Endoskopisch retrograde Cholangio-Pankreatikographie – ERCP –, hrsg. von L. Demling, H. Koch, W. Rösch. Schattauer, Stuttgart 1979

Rösch, W., P. Frühmorgen, J. Zeus, H. Ruppin, H. Koch: 24-Stunden-Notfallendoskopieservice: Erste Erfahrungen. akt. gastrol. 4 (1975) 225

Roussel, B., C. Moine, H. Nahum: Un cas d'anévrysmes multiples des bras de l'aorte abdominale. J. Radiol. Electrol. 54 (1973) 719

Rubenson, A. et al.: Treatment and sequelae of angiographic complications in children. J. pediat. Surg. 14 (1979) 154

Rubin, A.: Ileus und ileusartige Zustände im frühen Kindesalter. Thieme, Stuttgart 1967

Sanches, R. E., G. H. Mahour, L. P. Brennan, M. M. Wooley: Chylous ascites in children. Surgery 69 (1971) 183

Sauvegrain, J., P. Deffrenne, J. Aim: Occlusion intestinale par la soupe de carottes. Diagnostic radiologique. Ann. Radiol. 10 (1967) 226

Sauer, H.: Stumpfes Bauchtrauma. In: Pädiatrie in Praxis und Klinik, hrsg. von K. D. Bachmann, H. Ewerbeck, G. Joppich, E. Kleihauer, E. Rossi, G. R. Stalder; Bd. II. Fischer/Thieme, Stuttgart 1980

Schäfer, J., A. Pinter, I. Plaszanovich, G. Kustos, I. Koltai: Obstruierende Darmwandhämatome im Kindesalter. Z. Kinderchir. 15 (1974) 402

Schaffer, A. J., M. E. Avery: Diseases of the Newborn. Saunders, Philadelphia 1977

Schatzki, R.: Roentgenologic examination in patients with bleeding from gastrointestinal tract. New Engl. J. Med. 235 (1946) 783

Schega, W.: Infusionstherapie beim Ileus. Chirurg 40 (1969) 49

Scheid, W.: Gastrische Krisen und organische Prozesse der Oberbauchorgane. Nervenarzt 18 (1947) 118

Schenken, J. R., R. L. Kruger, L. Schultz: Papillary lymphoid hyperplasia of the terminal ileum: an unusual cause of intussusception and gastrointestinal bleeding in childhood. J. pediatr. Surg. 10 (1975) 259

Schey, W. L.: Use of barium in the diagnosis of appendicitis in children. Amer. J. Roentgenol. 118 (1973) 95

Schiller, M., S. Rubin: Massive gastrointestinal bleeding in neonatal peptic ulcerations – surgical considerations. Z. Kinderchir. 24 (1978) 357

Schmidt-Hieber, M., K. Mathias, L. Baumeister, G. Kauffmann: Angiographische Diagnostik und Therapie der akuten und chronischen gastrointestinalen Blutung. Fortschr. Med. 96 (1978) 771

Schmitz-Moormann, P.: Folgen des Ileus aus der Sicht des Pathologen. In: Ileus, hrsg. von H. Richter, P. Eckert. Thieme, Stuttgart 1978

Schöpf, R., Ch. Fretz, M. Haertel: Computertomographie bei Leber- und Milzverletzungen. Fortschr. Röntgenstr. 136 (1982) 681

Schüller, A.: Über gastrische Krisen. Wien. klin. Wschr. 21 (1908) 1725

Schuster, G., E. Ungeheuer: Die massive gastrointestinale Blutung und ihre Behandlung. Dtsch. Ärztebl. 34 (1973) 2187

Schwarz, G.: Die Erkennung der tiefen Dünndarmstenose mittels des Röntgenverfahrens. Wien. klin. Wschr. 24 (1911) 1386

Schwenk, H. U., P. Koch: Früherkennung von Bauchtumoren im Rahmen der Kindervorsorge. Dtsch. med. Wschr. 103 (1978) 342

Seeland, M.: Diagnose und Therapie der Darminvagination im Kindesalter. Eine Analyse von 166 Fällen. Inaug. Diss., Hamburg 1976

Senff, A., Chr. Hedinger: Die Mekonium-Periorchitis. Z. Kinderchir. 25 (1978) 125

Sherman, N. J., H. W. Clatworthy: Massive gastrointestinal hemorrhage in the newborn infant. Pediatrics 35 (1967) 482

Shimkin, P. M.: Commentary: Radiology of acute appendicitis. Amer. J. Roentgenol. 130 (1978) 1001

Shwachman, H.: Cystic fibrosis. In: Textbook of Gastroenterology and Nutrition in Infancy (Ed. E. Lebenthal). Raven Press, New York 1981

Siegel, M. J., G. D. Shakelford, W. H. McAlister: Neonatal meconium blockage in the ileum and proximal colon. Radiology 132 (1979) 79

Siegle, R. L. et al.: Intestinal perforation secundary to nasojejunal feeding tubes. Amer. J. Roentgenol. 126 (1976) 1229

Siegle, R. L.: Neonatal gasless abdomen: another cause. Amer. J. Roentgenol. 133 (1979) 522

Signer, E.: Gastrointestinale Blutungen. In: Pädiatrie in Praxis und Klinik, hrsg. von K. D. Bachmann, H. Ewerbeck, G. Joppich, E. Kleinhauer, E. Rossi, G. R. Stalder; Bd. II. Fischer/Thieme, Stuttgart 1980

Simpson, A. et al.: Roentgen diagnosis of midgut malrotation: vale of an upper gastrointestinal radiographic study. J. Pediat. Surg. 7 (1972) 243

Singleton, E. B.: Functional intestinal obstruction. Ann. Radiol. 11 (1968) 444

Sitka, U., J. Köstler: Akutes Pneumoperitoneum in der Neugeborenenperiode. Z. Kinderchir. 14 (1974) 382

Smola, E.: Passagere Volvulusformen am kindlichen Dickdarm. Chir. Praxis 18 (1974) 505

Sos, T. A., J. G. Lee, D. Wixson, K. W. Sniderman: Intermittent bleeding from minute to minute in acute massive gastrointestinal hemorrhage: Arteriographic demonstration. Amer. J. Roentgenol. 131 (1978) 1015

Speer, Ch., D. Hauptmann: Spontane Magenruptur bei einem Neugeborenen mit Escherichia coli-Sepsis. Mschr. Kinderheilk. 129 (1981) 708

Stanley, P., J. L. Gwinn: Injuries to the liver and spleen. In: Gwinn u. Stanley: Diagnostic Imaging in pediatric Trauma. Springer, Berlin 1980

Stecken, A., K. Richter, U. Weiss: Zur Kontrastmitteldarstellung des Magen-Darm-Traktes. Fortschr. Röntgenstr. 95 (1961) 172

Stelzner, F., W. Lierse: Über die Ursache der Appendizitis. Langenbecks Arch. Chir. 330 (1972) 273

Stickler, C. B., R. H. Yonemoto: Acute pancreatitis in children. Amer. J. Dis. Child. 95 (1958) 206

Strömbeck, J. P.: Mesenteric lymphadenitis. Acta chir. scand. 80, Suppl 50 (1937) 1

Swart, B.: Die Röntgenuntersuchung des Pankreas. Fortschr. Röntgenstr. 95 (1961) 809

Swart, B., G. Meyer: Die Diagnostik des akuten Abdomens bei Erwachsenen – ein neues klinisch röntgenologisches Konzept. Radiologe 14 (1974) 1

Swischuk, L. E.: Emergency Radiology of the Acute Ill or Injured Child. Williams & Wilkens, Baltimore 1979

Szlávy, E., F. Szutrély: Die Rolle der Angiographie zur Darstellung einzelner gastrointestinaler Blutungen. Röntgen-Bl. 29 (1976) 119

Sundelin, C.: Kindsmißhandlung. In: Pädiatrie in Praxis und Klinik, hrsg. von K. D. Bachmann, H. Ewerbeck, G. Joppich, E. Kleihauer, E. Rossi, G. R. Stalder; Bd. I. Fischer/Thieme, Stuttgart 1978

Thoeni, R. F., J. P. Cello: A critical look at the accuracy of endoscopy and double-contrast radiography of the upper gastrointestinal (UGI) tract in patients with substantial UGI hemorrhage. Radiology 135 (1980) 305

Thurner, J.: Der Ileus. In: Ileus. Pathologische und klinische Probleme. Urban & Schwarzenberg, München 1973

Tschäppeler, H.: Angiographische Diagnostik bei Abdominaltraumen im Kindesalter. Röntgen-Bl. 30 (1977) 302

Tucker, A. S., L. Soine, R. J. Izant: Gastrointestinal perforations in infancy. Anatomic and etiologic gamuts. Amer. J. Roentgenol. 123 (1975) 762

Uthgenannt, H.: Die Dünndarminvagination im Magen bei der Gastroenterostomie. Fortschr. Röntgenstr. 90 (1959) 577

Vanhoutte, J. J., D. Katzman: Roentgenographic manifestations of immaturity of the intestinal neural plexus in premature infants. Radiology 106 (1973) 363

Vogel, H., J. Belz, E. Bücheler: Komplikationen des transkatheteralen Verschlusses von Abdominalarterien. Röntgen-Bl. 34 (1981) 342

Waag, K.-L., W. Ch. Hecker, B. Schüler, D. Beduhn: Untersuchungen zur Repositionsgeschwindigkeit der Luft des postoperativen Pneumoperitoneums bei Kindern. Z. Kinderchir. 7 (1969) 209

Wagner, I. U., W. Ponhold: Die Entwicklung der präperitonealen Fettlinie (Beitrag zur Röntgenmorphologie des kindlichen Abdomens) Z. Kinderchir. 33 (1981) 298

Wagner, P. K., Th. Konstantinidis: Zur Bedeutung der Notfallendoskopie bei akuten Blutungen aus dem oberen Verdauungstrakt. Med. Welt 28 (1977) 1926

Waldschmidt, J.: Die Versorgung stumpfer Traumen der Thorax- und Abdominal-Organe bei Kindern aus der Sicht des Kinderchirurgen. diagnostik & intensivtherapie 14 (1981) 153

Waldschmidt, J., R. Pankrath: Die Yersinia-Infektion beim Invaginationsileus im Kindesalter. Med. Welt 27 (1976) 1063

Weber, H.-P., D. Emons, K. Knöpfle, S. Kowaleski: Congenitaler chylöser Ascites. Eigene Beobachtung und Literaturübersicht über 51 Kinder. Klin. Pädiat. 187 (1975) 370

Wehling, H.: Angiographische Untersuchungsergebnisse bei akuten chirurgischen Notfällen. In: K. E. Loose: Angiographie und ihre Fortschritte. Thieme, Stuttgart 1972

Weitzel, W., J. Tröger: Morphologische Abdominaldiagnostik im Kindesalter. Springer, Berlin 1982

Wemmer, U., K. L. Waag, K. R. Loewe: Retikulumzellsarkom des Coecum als Ursache einer Invagination. Z. Kinderchir. 15 (1974) 354

Wenz, W.: Abdominelle Angiographie. Springer, Berlin 1972

Wenz, W., F. J. Roth, U. Brückner: Die Angiographie bei akuten gastro-intestinalen Blutungen. Fortschr. Röntgenstr. 110 (1969) 616

Wenz, W., U. Goerttler, R. Kirchner: Röntgendiagnostik der Milzverletzung. Radiologe 16 (1976) 144

Wenz, W., W. D. Reinbold: Diagnostische und therapeutische Ergebnisse der Angiographie beim stumpfen Bauchtrauma. Radiologe 22 (1982) 117

Wesson, D. E., R. M. Filler, S. H. Ein, B. Shandling, J. S. Simpson, C. A. Stephens: Ruptured spleen – when to operate? J. pediat. Surg. 16 (1981) 324

Wiebecke, B.: Blutungen im Magen-Darm-Kanal. Morphologische Befunde. diagnostik 8 (1975) 43

Willich, E.: Das Mekoniumpfropfsyndrom. Arch. Kinderheilk. 159 (1959) 276

Willital, G. H.: Der Mekonium-Ileus. Münch. med. Wschr. 112 (1970) 790

Windholz, F.: Zur Frage der Röntgendarstellbarkeit blutender Magengeschwüre. Fortschr. Röntgenstr. 56 (1937) 309

Wissler, H., H. U. Zollinger: Die familiäre kongenitale zystische Pankreasfibrose mit Bronchektasen. Helv. paediat. Acta 1 (1945) 9

Wittmann, D. H., A. Eggert: Zur Pathogenese des Gallenstein-ileus. Chirurg 48 (1977) 678

Wolf, H. G.: Das akute Abdomen in der Pädiatrie. Marseille Verlag, München 1971

Wolverson, M. K., B. Jagannadharao, M. Sundaram, P. F. Joyce, M. A. Riaz, J. B. Shields: CT as a primary diagnostic method in evaluating intraabdominal abscess. Amer. J. Roentgenol. 133 (1979) 1089

Woodard, S., F. M. Kelvin, R. P. Rice, W. M. Thompson: Pancreatic abscess: importance of conventional radiology. Amer. J. Roentgenol. 136 (1981) 871

Ziprowski, M. N., R. Littlewood Teele: Gastric volvulus in childhood. Amer. J. Roentgenol. 132 (1979) 921

Sachverzeichnis